HANDBUCH DER SOZIALEN HYGIENE UND GESUNDHEITSFÜRSORGE

HERAUSGEGEBEN VON

A. GOTTSTEIN
CHARLOTTENBURG

A. SCHLOSSMANN
DÜSSELDORF

L. TELEKY
DÜSSELDORF

FÜNFTER BAND

SOZIALE PHYSIOLOGIE UND PATHOLOGIE

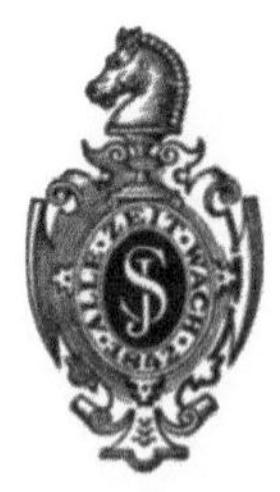

Springer-Verlag Berlin Heidelberg GmbH

1927

SOZIALE PHYSIOLOGIE UND PATHOLOGIE

BEARBEITET VON

R. ALLERS · A. BEYTHIEN · A. CZELLITZER · A. GOTT=
STEIN · A. KORFF=PETERSEN · O. KRUMMACHER
F. LÖNNE · A. MALLWITZ · O. NEUGEBAUER
A. PEYSER · H. RAUTMANN · W. SCHNELL · O. SPITTA
E. STIER · C. v. TYSZKA · J. ZAPPERT

MIT 77 ABBILDUNGEN

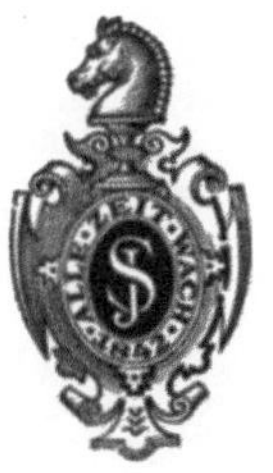

Springer-Verlag Berlin Heidelberg GmbH

1927

ISBN 978-3-540-01051-7   ISBN 978-3-642-92488-0 (eBook)
DOI 10.1007/978-3-642-92488-0

Vorwort.

Der V. Band des Handbuches bringt die Abschnitte der sozialen Physiologie und Pathologie. Für die Gebiete der sozialen Pathologie ist bewußt das neue Wort „Soziologie" im Sinne der Begriffsbestimmungen dieser Wissenschaft gewählt worden. Es soll eine Parallele zu den Darstellungen der Soziologie über wirtschaftliche Fragen geliefert werden.

Im Vorwort zum I. Bande wurde schon betont, daß der gegenwärtige Stand unseres Wissens noch nicht die Darstellung aller Gebiete der sozialen Hygiene gestatte; dies trifft vor allem für die soziale Pathologie zu. Einzelne Abschnitte sind noch so sehr in den Anfängen, und es war so schwer oder unmöglich, Bearbeiter für sie zu finden, daß auf ihren Einbezug schließlich ganz verzichtet werden mußte. Andere Abschnitte bieten noch nicht Abgeschlossenes. Die Herausgeber hegen die Hoffnung, daß trotzdem die Anregung, einzelne Gebiete der Pathologie und Klinik näher auf ihre Zusammenhänge mit der Wirtschaft zu untersuchen, auch die Vertreter der nicht oder lückenhaft behandelten Fächer veranlassen wird, an der Ausfüllung dieser Lücken mitzuarbeiten.

Dem Abschnitt über soziale Physiologie und Pathologie sind Abhandlungen über die sozialhygienischen Beziehungen der Leibesübungen angefügt.

Die Herausgeber.

Inhaltsverzeichnis.

Die Einwirkung natürlicher und künstlich erzeugter klimatischer Faktoren auf den Menschen. Von Professor Dr. OSCAR SPITTA, Geheimer Oberregierungsrat im Reichsgesundheitsamt, Berlin. (Mit 2 Abbildungen.)

Physiologie und Pathologie der Ernährung. Von Professor Dr. OTTO KRUMMACHER, Münster i. W. (Mit 2 Abbildungen.)

Soziologie der Frauenkrankheiten. Von Professor Dr. med. et Dr. phil. FRIEDRICH LÖNNE, Chefarzt der vestischen Frauenklinik und Entbindungsanstalt, Gelsenkirchen-Göttingen. (Mit 13 Abbildungen.)

Soziologie der Säuglingskrankheiten. Von Professor Dr. JULIUS ZAPPERT, Wien.

Soziologie der Nervosität. Von Professor Dr. EWALD STIER, Berlin.

Soziologie der Hautkrankheiten. Von Dr. OSKAR NEUGEBAUER, Spezialarzt des Verbandes der Genossenschafts-Krankenkassen, Wien.

Arbeit, Ermüdung, Ruhe.

Von

RUDOLF ALLERS
Wien.

I. Einleitung.

Die Behandlung der unter den Titel dieses Abschnittes fallenden Fragen, gesehen vom Standpunkt einer sozialen Hygiene, muß sich naturgemäß von einer rein physiologischen Erörterung in mancher Hinsicht unterscheiden. Frägt diese in erster Linie nach dem „Wesen" der Arbeitsvorgänge, deren Folgen für die arbeitenden Organe und im weiteren Verfolge auch für die an dem Arbeitsvorgange nicht unmittelbar beteiligten Körperabschnitte, sucht sie also vor allem die komplexen Erscheinungen auf letzte chemisch-physikalische oder auch biologische „Elemente" zurückzuführen, die sich dabei in Zellen und Geweben abspielen, so muß eine soziale Hygiene über solche Betrachtung hinausgehend sich die Frage vorlegen, was denn alle diese Abläufe zu bedeuten hätten für das Ganze der menschlichen Person in der augenblicklichen Koexistenz der verschiedenen Aspekte, unter denen sie sich uns darstellt, und in der sukzessiven Entfaltung ihres Lebens. Denn sozial kann eine Wissenschaft schlechthin nur dann heißen, wenn sie den Menschen betrachtet als eingestellt in die zahllosen mitmenschlichen Zusammenhänge. Diese Verflochtenheit aber in die Sozietät kommt nicht zustande auf Grund von Einzeleigenschaften oder Einzelseiten des Menschen, sondern es ist seine ganze lebendige Person, welche mit den anderen in Berührung und Wechselwirkung tritt. So kann auch eine sozialhygienisch abgestellte Behandlung der Arbeit nur durchgeführt werden, wenn sie ihren Gegenstand aufzufassen vermag als Äußerung der, sowie als Einwirkung auf die Gesamtpersönlichkeit.

Damit ist die eigentliche Aufgabe, aber zugleich auch die wesentliche Schwierigkeit, mit der die folgenden Darlegungen zu rechnen haben, gekennzeichnet. Die Schwierigkeit gründet einmal darin, daß wir alle als Naturwissenschaftler wenig gewohnt sind, Ganzheitsbetrachtungen an unsere Erkenntnisse heranzutragen oder dem Erwerbe unserer Einsichten solche zugrunde zu legen. Die Medizin und ebenso als einer ihrer Teile die Physiologie sind von alters her gewohnt, in Analogie mit der physikalisch-chemischen Denkweise den Organismus so aufzufassen, als sei seine Gesamtleistung summenhaft aus den Leistungen seiner Teile rekonstruierbar. Erst in den letzten Jahren haben sich unter den Biologen und Medizinern die Stimmen gemehrt, welche dafür eintreten, daß dem Organismus als Ganzen eine andere Stellung und daher auch eine andere Betrachtungsweise gebühre, als sie im Bereiche rein physikalisch-chemischen Geschehens zulässig sei.

Es ist hier nicht der Ort, auf diese Dinge näher einzugehen. Dies eine aber verdient hervorgehoben zu werden, daß die erwähnte Richtung in der Medizin, die bis vor kurzem allein herrschend gewesen ist, relativ wenig geeignet war, den sozialen Gesichtspunkt zur

Geltung kommen zu lassen. Denn im Bereiche des Sozialen verliert jede summative Betrachtung des Menschen ihr Recht, wie sie es auch schon im Bereiche des Seelischen verlieren muß. Diese — wenn auch nicht allgemeine, so doch relative und verbreitete — Blindheit für die soziale Seite des menschlichen Lebens hat mancherlei theoretische und praktische Nachteile gezeitigt. Daß der Studierende der Medizin heute noch immer weit weniger den Menschen als dessen Organe kennenlernt, bedarf nicht erst des Nachweises. Es sind noch nicht allzu viele Physiologen, welche die Notwendigkeit, alles auf das Ganze des Organismus zu beziehen, einsähen, noch weniger, welche dieser Einsicht auch als Lehrer Rechnung trügen. Und doch ist das, was dem Arzte als Maß und Kriterium seines Handelns dienen soll, nichts, was einer Summe gliche: denn Gesundheit ist mehr als nur der „normale" Ablauf aller Funktionen und die „normale" Beschaffenheit aller Organe. Es hat uns die Forschung der letzten Jahre oder des letzten Jahrzehnts gelehrt, daß über die normale Einzelfunktion hinaus das Gleichgewicht der Funktionen untereinander bestimmend für das Gesamtverhalten des Organismus ist. D. h. eine an sich „normale" Funktion kann je nach der Gesamtartung des betreffenden Organismus auch unter- oder übernormal sein. So ist es vorstellbar, daß etwa die Funktion zweier endokriner Drüsen jede für sich innerhalb normaler Grenzen bleibe, daß beide aber nicht aufeinander abgestimmt wären. Daraus könnte, wenn schon keine eigentliche Krankheit, so doch irgendeine Anomalie des Organismus und eine Beeinträchtigung seiner Regulationsbreite und Belastungsfähigkeit resultieren. Auch der Gesichtspunkt findet in der alltäglichen ärztlichen Anschauungsweise und dem üblichen Unterricht keine zureichende Berücksichtigung, daß „Gesundheit" sich nicht nur auf den eben verfließenden Zeitabschnitt beziehen dürfe, sondern nur auf ein ganzes Leben. Gewiß denken wir alle an derartige Dinge, wenn wir Hygiene überhaupt, oder wenn wir Prophylaxe betreiben, oder wenn wir etwa den chronischen Mißbrauch geistiger Getränke mißbilligen usw. Aber daß jedes Menschen Leben eigentlich ein Ganzes ist, das sich in der Zeit entfaltet, daß wir das Verhalten, die Reaktionen, das Schicksal und letztlich das Wesen eines Organismus eigentlich doch nur auffassen können, wenn wir dieses Ganze im Auge behalten, wird nur wenig bedacht.

Ebensowenig pflegt die Medizin sich dessen bewußt zu bleiben, daß der Mensch als isoliertes Wesen gar nicht existenzfähig sei. Keiner steht außerhalb des Zusammenhanges der Gemeinschaft, keiner ist der Wechselwirkung mit Seinesgleichen entzogen. Die Umwelt, in der der Mensch vornehmlich existiert und die auf ihn wirkt, ist nicht so sehr die Natur als vielmehr die Sozietät. Vieles am Verhalten des Menschen — Verhalten im weitesten Sinne genommen —, auch Momente, die ärztlicher Beurteilung unterliegen, ist nur aus den sozialen Verflochtenheiten zu verstehen.

Die in dem Gemeinschaftsdasein des Menschen gegründete Umwelt spezifiziert sich nun in mancherlei Sondergebilden, denen dann mehr oder weniger eine Eigengesetzlichkeit zukommen kann. Hierher gehört auch die Arbeit im engeren Sinne. Für die Wechselbeziehung zwischen Arbeit und Mensch ist nun eine Kenntnis der speziellen Arbeitsformen und der durch diese dem Menschen auferlegten Bedingungen erforderlich. Auch hier mangelt es vielfach dem Arzte an Kenntnissen der realen Existenzbedingungen seiner Kranken, die er oft erst spät, auf Grund vieler mühsam eroberter Einzelerfahrungen, erwirbt. Aber schon die erste Begegnung mit vielen Kranken würde eine Kenntnis dieser Dinge notwendig machen.

Solchen Erwägungen darf die Hygiene, insbesondere die soziale, sich nicht verschließen, was sie zum Teil auch nicht getan hat. Arbeit ist niemals, geschweige in einer so komplexen Lebensordnung, wie sie heute gilt, etwas Isoliertes, sondern immer sozusagen in das Medium des Sozialen eingetaucht. Jeder kleinste Handgriff ist schon irgendwie in den Gemeinschaftsbeziehungen begründet. Daher wäre in diesem Abschnitte die Arbeit unter einem zweifachen Aspekte zu betrachten: in ihrer Bedeutung für den isoliert gedachten Einzelmenschen und in der für den gemeinschaftlich verbundenen. In letzterer Hinsicht mangelt es gar sehr an Erkenntnissen. Aber auch was den ersten Punkt anlangt, ist unser Wissen noch Stückwerk. Es wird sich zeigen, daß trotz der ungeheuren bisher geleisteten Forscherarbeit, trotz beträchtlicher, gerade in der jüngsten Zeit erzielter Fortschritte in unserer Einsicht, eine große Zahl theoretisch und praktisch geradezu entscheidenden Fragen heute noch immer der Antwort harren.

Man darf indes nicht glauben, daß die Betonung des sozialen Momentes nun die Hygiene in Gefahr brächte, gewissermaßen in eine Soziologie auszuarten und sich Überschreitungen ihrer Kompetenz zuschulden kommen zu lassen. Sie muß methodisch und in ihrer Fragestellung natürlich immer Hygiene bleiben. Aber sie muß andererseits ihre Grenzen so weit vorschieben, als es in ihrer Macht gelegen ist. Denn nur so wird sie sich der mannigfachen Berührungspunkte mit vielen anderen Disziplinen bewußt. Und nur so kann sie ihre Probleme so fassen, wie es jene anderen Disziplinen erfordern. Gerade weil sie *soziale* Hygiene sein will, muß sie ihre Leistungen nach den Erfordernissen aller anderen dem gesellschaftlichen Ganzen dienenden Wissenszweigen orientieren.

Abgesehen von den teils in der Natur der Sache gelegenen Unkenntnissen, teils aber auch in den durch die mangelnde Berücksichtigung wichtiger Gesichtspunkte bedingten Lücken der Fragestellung, wird die systematische Darstellung der hier zu behandelnden Themen dadurch erschwert, daß vielfach eine nicht geringe Unklarheit der Begriffe sich geltend macht. Diese Unklarheit nicht zu vermehren und ihr, soweit es möglich, zu steuern, ist es erforlich, daß man sich eindeutig festgelegter Ausdrücke bediene. Man hat wohl im allgemeinen in ärztlichen Kreisen eine gewisse Abneigung, ja sogar ein gewisses Mißtrauen gegen theoretische Begriffsbestimmungen, die man gerne als unnütz, als Gedankenspielerei abtut. Ich kann aber mich der Meinung nicht verschließen, daß eine wissenschaftliche Untersuchung ohne weitgehende Klärung der in ihr zu verwendenden Begriffe allzu leicht in Irrtum führen kann, vielleicht sogar muß, selbst wenn alle faktischen Unterlagen sich als einwandfrei erweisen sollten. Aber auch über diese Unterlagen ist zu sagen, daß vieles von dem, was ein Forscher als eine Tatsache auffaßt, schon stark die Färbung der Einstellung tragen kann, mit der er an das Rohmaterial der Erfahrung herantritt. Schon der Mangel einer gewissen logischen Schärfe der Ausgangsposition kann in der Beobachtung und Gruppierung der Befunde einen unheilvollen Einfluß ausüben.

Man wolle daher verzeihen, wenn ich der Wiedergabe der für unser Thema bedeutsamen Beobachtungen und Theorien eine Reihe von Definitionen voranschicke, in welchen die Bedeutung der im folgenden verwendeten Ausdrücke ein für allemal festgelegt werden soll.

II. Begriffsbestimmungen.

Die meisten Worte, welche für die in unserem Gebiete wichtigen Erscheinungen und deren Elemente in Gebrauch sind, erweisen sich als in der Umgangssprache außerordentlich vieldeutig. Betrachten wir nur das Wort „Arbeit", so lassen sich mühelos folgende Bedeutungen feststellen:

1. Arbeit kann bedeuten das durch menschliche Tätigkeit entstandene End- oder Fertigprodukt. In diesem Sinne spricht man von einer Arbeit des Franz Hals und meint damit irgendein Bild, oder sagt man auf ein Werk der Tischlerfertigkeit oder sonst einer, es sei eine schöne Arbeit. Nicht ganz in dem gleichen Sinne, aber immerhin in einem verwandten, meint man auch, daß z. B. die Via Appia eine Arbeit der Römer sei. In übertragenem Sinne wendet man so das Wort auch auf tierische Tätigkeiten an, indem man deren Ergebnisse — ein Spinnennetz, ein kunstvolles Nest u. dgl. — als Arbeit des betreffenden Tieres bezeichnet. In allen diesen Fällen wäre es ebenso möglich, vom *Werk* zu sprechen, wie denn auch dieses Wort meist gleichbedeutend gebraucht wird. *Ein* Werk des Tizian oder eine Arbeit dieses, ist dasselbe. *Das* Werk eines Malers bezeichnet dann alle uns überlieferten Einzelwerke zusammengenommen.

2. Arbeit bedeutet dann die zur Fertigstellung eines Werkes erforderliche Tätigkeit; und zwar einmal in einem allgemeinen oder, wenn man will, formalen Sinne. So sprechen wir von der Arbeit des Schusters, um alle bei dessen Tätigkeit notwendigen Handlungen einheitlich zu bezeichnen. Man kann diesen Begriff verdeutlichen, wenn man ihn mit dem Ausdrucke „*Arbeitsart*" bezeichnet.

3. Nennen wir Arbeit auch Einzelhandlungen, welche von der jeweiligen Arbeitsart inbegriffen werden. So ist etwa die Befestigung einer Sohle am Oberleder auch eine Arbeit des Schusters.

4. Heißt uns Arbeit auch die Gesamtheit aller Handlungen, welche ein Mensch im Bewußtsein zu arbeiten, oder einer, der unserer Auffassung nach arbeitet, während dieser Zeit vollführt. In diesem Sinne sagt jemand auch: Dies oder das sei nicht seine Arbeit. Diesen Begriff kann man vielleicht zweckmäßig durch das Wort *Verrichtung* bezeichnen.

5. Oft ist Arbeit gleichbedeutend mit Anstrengung, so, wenn man sagt, irgend etwas sei eine Arbeit oder ein schönes Stück Arbeit. Dabei darf man nicht übersehen, daß auch das Wort Anstrengung in einem doppelten Sinne gebraucht wird. Es ist nicht dasselbe, ob einer sich anstrengt, oder ob die betreffende Leistung an sich eine anstrengende ist.

6. Einen spezifischen Sinn erhält das Wort in der Physik. Hier ist Arbeit bekanntlich das Produkt aus Last und Weg — allgemein ausgedrückt: Arbeit wird überall geleistet, wo potentielle Energie in kinetische umgewandelt wird. Genauer spricht man hier von *Arbeitsgröße*. Damit dieser Begriff angewendet werden könne, ist erforderlich, daß eine Kraft eine Gegenkraft überwinde, nicht nur ihr das Gleichgewicht halte. Eine durch ein daran hängendes Gewicht z. B. dauernd gespannt erhaltene Feder leistet keine Arbeit[1]).

7. Die Physiologie indes spricht von Arbeit überall dort, wo ein Energieverbrauch stattfindet. Da nun die Spannung der Muskeln durch eine Last, welche nicht bewegt, deren Bewegungsneigung aber das Gleichgewicht gehalten wird, ebenfalls mit einem Energieverbrauch einhergeht, so ist der physiologische Arbeitsbegriff ein weiterer. Man bezeichnet den Vorgang, bei welchem auch in physikalischem Sinne Arbeit geleistet wird, als kinetische oder dynamische Arbeit im Gegensatz zur statischen Arbeit, welche wohl Energie verbraucht, aber keine Arbeitsgröße erscheinen läßt.

Es ist fraglich, ob mit dieser Übersicht alle möglichen Bedeutungen des Wortes Arbeit aufgezählt sind. Es genügt aber das Gesagte, um zu zeigen, wie leicht man bei kritikloser Verwendung des Wortes in Äquivokationen geraten kann.

Wenn wir nun zu einer brauchbaren Terminologie gelangen wollen, wird es zweckmäßig sein, von einer vorläufigen Analyse des Verhaltens arbeitender Menschen auszugehen.

Von vornherein läßt sich sagen, daß es sich um *ein aktives Verhalten* des Menschen handelt. Erzwungene Bewegungen, mögen sie auch physikalisch oder physiologisch als Arbeit anzusehen sein, werden wir niemals mit diesem Worte bezeichnen. Aktives, oder was dasselbe ist, willentliches Verhalten ist aber bestimmt durch *Zielsetzungen* oder Zwecke. Sich ein Ziel setzen, heißt, die Realisierung eines als möglich vorgestellten Wertes anstreben. Zielsetzungen sind also orientiert an Wertgesetzlichkeiten. Daher ist es vollkommen richtig, wenn im Anschluß an HERKNER von ELIASBERG für die Arbeit als Teilvorgang der Kultur folgende Definition geprägt wird: „In der Arbeit wird beabsichtigt, einen die Zeit der Tätigkeit überdauernden objektiven Wert hervorzubringen. Motivation, Werk und Wert sind die Momente der Arbeit. Die Absicht ist ein psychologischer Vorgang. Es gibt keine objektive Arbeit ohne die psychologischen Vorgänge, durch welche im Erlebnis die Beziehung auf den Wert hergestellt wird." Jede Arbeit geschieht, können wir sagen, aus einer bestimmten seelischen Gesamtsituation, welche man in Anlehnung an die Ausdrucksweise der modernen Psychologie als das Wissen um die *Aufgabe* bezeichnen darf. Dieses Wissen, das durchaus

---

[1]) Über genauere Bestimmungen des physikalischen Arbeitsbegriffes vgl. z. B. TH. HAERING, Philosophie der Naturwissenschaften, München 1923.

nicht immer ein klares und nicht immer ein in Worten formulierbares sein muß, in das ferner auch emotive Faktoren mannigfacher Art eingehen, umfaßt also die Gesamtheit aller seelischen Bedingtheiten, unter denen der arbeitende Mensch zu Beginn seiner Tätigkeit und während dieser steht. Wir werden später darauf hinzuweisen haben, daß die spezielle Gestaltung dieser Aufgabe — eine Gestaltung, die wiederum von der auch außerhalb der Tätigkeitsperioden herrschenden *Einstellung zur Arbeit überhaupt* bedingt wird — für den Arbeitsverlauf und die Reaktion auf die Arbeit von großer Wichtigkeit sein kann (s. S. 100).

Den von ELIASBERG gebrauchten Ausdruck ,,Werk" möchte ich allerdings nicht in diesem Sinne übernehmen, weil er für unsere Zwecke zu wenig spezialisiert ist. Ich ziehe es vor, wie gesagt, die Gesamtheit aller in Betracht kommenden Handlungen — seien sie nun solche im eigentlichen Sinne oder seelische Funktionen, Haltungen, wie z. B. Spannung der Aufmerksamkeit u. dgl. — als die *Verrichtung* zu bezeichnen. Damit ist zugleich ein Ausdruck gewonnen, unter den wir auch jene Tätigkeiten begreifen können, welche — was vorkommt — verschiedenen Arbeitsarten angehören.

Alle Verrichtungen führen unmittelbar oder in selteneren Fällen erst mittelbar zu irgendeiner Veränderung der Umweltgestalten, sei es, daß ein Fertigprodukt aus den Händen des Arbeiters hervorgeht, oder daß er einen Baum fällt, Steine behaut usw. Man könnte dieses Resultat der Arbeitstätigkeit mit gutem Rechte überhaupt als *Produkt* bezeichnen. Dem Sprachgebrauch widerstrebt dies einigermaßen, und es läge nahe, hierfür das Wort *Leistung* zu empfehlen, das allerdings in der Physik als gleichbedeutend mit ,,Effekt" gilt und gleich ist der pro Sekunde entfallenden Arbeitsgröße. Man spricht da etwa von der Leistungsfähigkeit einer Fabrik und meint damit die Menge Fabrikates, die sie innerhalb eines bestimmten Zeitraumes zu produzieren vermöge. In dem gleichen Sinne sprechen wir von der Leistungsfähigkeit eines Menschen. Einem arbeitenden Menschen obliegt es, durch seine Verrichtungen eine bestimmte Menge eines ,,Produktes" zu schaffen, d. h. eine wahrnehmbare Umweltsveränderung zu setzen. In diesem Sinne muß man von einem Manne, welcher etwa geistig tätig ist, ohne daß diese Tätigkeit ein wahrnehmbares Ergebnis zeitigte, aussagen, daß er wohl eine Verrichtung, aber noch keine Leistung aufzuweisen habe. Ebensowenig dürfen wir von einer Leistung in dem definierten Sinne reden, wenn die Tätigkeit eines Menschen etwa nur im Aufmerken besteht. Bloßes Beobachten ist wohl eine Verrichtung, aber keine Leistung zu nennen. Zu einer solchen kommt es erst dann, wenn die Beobachtung zu einer Handlung irgendwelcher Art führt, wenn sie in irgendeiner Weise, und sei es nur im Wort, sinnfällig wird. Dagegen fällt die ,,statische Arbeit" sehr wohl unter den Begriff der Leistung. Wenn ein Mann z. B. einen schweren Gegenstand ruhig in der Schwebe hält, so bedeutet dies zwar für den Augenblick keine sichtbare Veränderung der Umwelt, aber es ist klar, daß dabei eine Gegenwirkung statthat, daß eine sonst unweigerlich eintretende Umweltsveränderung zeitweilig hintangehalten wird.

Jede wie immer geartete Leistung geschieht letzten Endes durch motorische Tätigkeit. Jede setzt Bewegung irgendeiner Art voraus. Organtätigkeit aber wird schon von der Verrichtung gefordert, ob sie nun als Leistung manifest wird oder nicht. Damit ist die Präsumption gegeben, daß jegliche Verrichtung mit einer Energieumsetzung einhergehe. Aber diese Annahme ist keineswegs eine zwingende. Diese Frage steht hier nicht zur Erörterung, wird aber in dem Abschnitte über geistige Arbeit gestreift werden müssen (s. S. 112).

Den Ausdruck ,,*Arbeit*" indes verwenden wir ausschließlich für jene Prozesse, welche in der Tat mit nachweisbaren Energieumsetzungen verbunden sind. So ist es berechtigt, von einer Verdauungs- oder einer Atemarbeit zu sprechen, oder von der osmotischen Arbeit der Nieren. Da wir, wie schon bemerkt, in der Physiologie es mit Energieumsetzungen auch in Fällen zu tun haben, in welchen keine physikalische Arbeit geleistet wird, stellt der so definierte Ausdruck „Arbeit" das Korrelat für Energieumsetzungen dar und wird durch sie bestimmt.

Die Quelle der potentiellen Energie ist die Nahrung. Sofern die bei einer Arbeit sich abspielenden stofflichen Umsetzungen, als die materiale Seite der energetischen, die Nahrungs- und Depotstoffe betreffen, wollen wir von einem *Verbrauch* reden. Sofern darüber hinaus auch die spezifischen Strukturen der tätigen Gewebe Veränderungen erfahren, beansprucht werden, reden wir von *Spurenbildung* oder, wenn man ein Fremdwort vorzieht, von *Ichnogenesie* [ἴχνος = Spur[1])]. Dem Verbrauche entspricht der *Ersatz* des Verbrauchten, die Ergänzung durch neuerliche Nahrungsaufnahme, unter Umständen aus den bereitliegenden Depots — man denke etwa an das Glykogen der Muskeln und das der Leber. Der Ausgleich der Spurenbildungen erfordert aber nicht allein eine Neubeistellung etwa verschwundenen organischen Materiales, sondern eine Rekonstruktion der Strukturen. Dieser Vorgang soll uns *Restitution* oder *Erholung* i. e. S. heißen.

Es ist selbstverständlich, daß das hier begrifflich scharf Getrennte faktisch nicht mit gleicher Präcision auseinandergehalten werden kann. Aber auch die empirische Beobachtung gibt uns, wie sich zeigen wird, Anhaltspunkte für die Berechtigung jener begrifflichen Scheidungen und dafür, daß ihnen im Tatsächlichen verschiedene Abläufe entsprechen. Was insbesondere die Berechtigung anlangt, zwischen Verbrauch und Spurenbildung einen Unterschied zu machen, so wird der Abschnitt über die Ermüdung dafür die tatsächliche Begründung und methodische Rechtfertigung erbringen können. Der Begriff der Ermüdung soll auch erst dort erörtert werden.

Damit glaube ich die wichtigsten, in den folgenden Seiten immer wiederkehrenden Ausdrücke hinlänglich scharf umschrieben zu haben. Es wäre höchstens noch zu ergänzen, daß wir bei jeder Verrichtung materiale und formale Elemente unterscheiden können. Die Verrichtungen etwa eines Eisendrehers sind material durch die Besonderheit der Verrichtungsart bestimmt: der Stoff, den er bearbeitet, die Maschine, mit der dies geschieht, die Gestalt, die erzielt werden soll, sind derartige Bestimmungsstücke. Dagegen sind das Arbeitstempo, die Verteilung von Tätigkeit und Pause u. ä. als formale Momente zu bezeichnen.

III. Arbeit.

Wenn über diesem Abschnitt das Wort „Arbeit" steht, so ist dies nur durch die Bedachtnahme auf die Gliederung des ganzen Werkes und die dadurch vorgeschriebene Titelgebung bedingt. Genau genommen müßte die Überschrift lauten: Verrichtung, Leistung und Arbeit. Wir sprechen zunächst von Arbeit in dem strengen Sinne unserer Definition, also von den mit Energieumsetzung einhergehenden Abläufen bei Verrichtungen und Leistungen.

Jede mit Energieumsetzung verbundene Organtätigkeit heißt Arbeit. In dem hier interessierenden Zusammenhange indes kommen von allen derartigen Organtätigkeiten nur wenige in Betracht. In erster Linie die Funktionen der Motilität, da eben jegliche Leistung letzten Endes eine Betätigung der Muskulatur beinhaltet. Ferner die Tätigkeiten der Sinnesorgane und die des zentralen wie des peripheren Nervensystems.

---

[1]) Vgl. dazu die ähnlichen, S. 82 wiedergegebenen Anschauungen von Kraepelin.

1. Muskelarbeit[1]).

Die mit Energieverbrauch verbundenen Tätigkeiten der quergestreiften Muskulatur treten in zweierlei Gestalt auf: erstens bei der eigentlichen Kontraktion, d. h. Verkürzung, und zweitens bei der Spannung. Es ist ja im Grunde ein Widersinn, von einer isometrischen d. i. ohne Längenänderung erfolgenden „Muskelkontraktion" zu reden, da Kontraktion schlechthin nichts anderes besagen darf als eben Verkürzung.

Die wechselseitige Beziehung zwischen diesen beiden Formen der Muskeltätigkeit ist eine noch wenig geklärte Frage. Da indes hier nur die notwendigen Unterlagen für die Betrachtung der menschlichen Leistungen gegeben werden soll, muß rücksichtlich der Einzelheiten auf die einschlägigen Originalwerke und die Lehrbücher der Physiologie verwiesen werden.

Über den *Mechanismus und die Energetik der Muskeltätigkeit* haben in den letzten Jahren die Untersuchungen von EMDEN, A. V. HILL und MEYERHOF wesentliche Aufklärungen gebracht. In der Darstellung folge ich hauptsächlich den ausgezeichneten Ausführungen von O. FÜRTH, welche alles darauf Bezügliche zusammenstellen und kritisch sichten.

Bei der Muskeltätigkeit wird Kohlenhydrat verbraucht. Dieses stammt aus den Muskeln, wo es auf Depot gelagert wurde, oder wird dem Muskel zugeführt. Ein vollkommen glykogenfreier Muskel ist, wie JENSEN zeigte, noch arbeitsfähig. Aus dessen Versuchen ergibt sich, daß zumindest der Herzmuskel des Hundes und des Frosches imstande ist, unmittelbar aus dem Blute Stoffe zu entnehmen, auf Grund derer er seine Arbeit leisten kann, und daß eine vorgängige Umwandlung in Muskelglykogen nicht unerläßlich ist. Den Angaben von BRIGHENTI zufolge nimmt aber bei der Tätigkeit nicht nur der Glykogengehalt des Muskels ab, sondern auch seine sonstige Trockensubstanz, während Wasser- und Salzgehalt eine Zunahme erfahren sollen. Diese Beobachtung könnte für die Theorie der Spurenbildung von Belang sein.

Auch der ruhende Muskel besitzt einen merklichen Stoffwechsel, da er pro Kilogramm und Minute etwa 2—8 ccm Kohlensäure produziert.

Es ist schon lange bekannt, daß bei der Zersetzung des Muskelglykogens bzw. des daraus entstehenden Traubenzuckers als ein Endprodukt Milchsäure gebildet wird. Die Gesetze dieser Bildung und die Bedeutung der Milchsäure für die Muskeltätigkeit sind aber erst in neuerer Zeit genauer erkannt worden.

Die meisten Autoren dürften heute mit EMDEN der Meinung sein, daß weder Glykogen noch Dextrose den eigentlichen Betriebsstoff des Muskels darstellen, sondern, daß wir diesen in einer Substanz zu erblicken haben, welche EMDEN als Lactacidogen bezeichnet (höchstwahrscheinlich eine Hexosediphosphorsäure). Wenn diese bei der Muskeltätigkeit zerfällt, liefert sie Milchsäure und Phosphorsäure. Es besteht aber zwischen den gebildeten Mengen beider Säuren kein vollständiger Parallelismus, weil neben der Zersetzung auch ein assimilatorischer Aufbau stattfindet, in welchem die frei gewordene Phosphorsäure wiederum zur Herstellung neuer Hexosediphosphorsäure verwendet wird und zu diesem Behufe sich an neues Kohlenhydrat anlagert. Den Beweis für die Phosphorsäurebildung konnten EMDEN und LAWACZEK in ihren geistreichen Versuchen an in flüssiger Luft gefrorenen Muskeln erbringen. CUTHBERTSON vermutet auf Grund seiner Analysen der Zusammensetzung ruhender und ermüdeter Muskeln, daß bei der Muskelarbeit organischer säurelöslicher Phosphor aus dem Blute aufgenommen werde, sobald der Muskel seinen Bedarf nicht mehr aus seinen Eigenbeständen zu decken vermöge.

Andere Substanzen als die Kohlenhydrate kommen für die Muskelarbeit, wenn überhaupt, nur auf dem Umwege einer Verwandlung zu Kohlenhydrat in Betracht. Dieser an sich naturgemäß einigermaßen unökonomische Vorgang findet, soviel wir wissen, eigentlich nur bei Fetten statt. Zwar hat PFLÜGER an einem mit reinem Eiweiß ernährten Hund beweisen wollen, daß der Muskel imstande sei, auf Kosten von Eiweiß Arbeit zu leisten. Doch kann auch hier erst eine Umwandlung in Kohlenhydrat Platz greifen, da in protrahierten Hungerversuchen der schon tief gesunkene respiratorische Quotient plötzlich wieder ansteigen kann, was auf eine Neubildung von Glykogen und dessen Zersetzung untrüglich hinweist. Beweisender sind in dieser Hinsicht die Versuche von ROHDE am Froschherzen, aus welchen sich ergibt, daß auch ein ausgespültes und so von allen Nahrungsbestandteilen des Blutes

---

[1]) Hier wie auch in den folgenden Abschnitten berücksichtige ich vornehmlich die neuere Literatur, da die ältere vielfach zusammengestellt wurde und in einschlägigen Handbüchern gefunden werden kann.

befreites Herz Eiweiß und Fett verbrennt, d. h. von seinem eigenen Bestande lebt. Rohde nimmt an, daß es sich bei diesen Verbrennungen um Nahrungsmaterial handle, das im Körper wohl fixiert, aber noch nicht verbrannt worden sei. Damit erscheint allerdings bewiesen, daß wenigstens das Herz auf Kosten von Eiweiß und Fett Arbeit leisten könne. Es ist aber mangels entsprechender calorimetrischer Untersuchungen nichts über den Wirkungsgrad bekannt. Nach Cuthbertson kommt bei der Muskeltätigkeit ein Fettumsatz nicht in Frage, wenn auch seine Möglichkeit für den Fall der Erschöpfung des Kohlenhydratvorrates zugegeben werden muß. Denn die früher von manchen Autoren, so von Zuntz, vertretene Meinung, daß alle Nährstoffe als Quellen der Muskelkraft gleich zu werten seien, kann kaum aufrechterhalten werden.

Unter physiologischen Bedingungen aber wird sicherlich die Muskelarbeit auf Kosten des Kohlenhydrates geleistet, das zunächst in das Lactacidogen umgewandelt wird. Die Summe von Lactacidogen und Glykogen deckt nun offenbar nicht unter allen Umständen die Menge der auftretenden Milchsäure. Laquer nimmt daher an, daß noch andere unbekannte „Zwischenkohlenhydrate" als Quelle für die Milchsäurebildung in Betracht kämen, über welche die Umwandlung von Glykogen in Lactacidogen stattfinde, die aber auch aus Traubenzucker entstehen könnten. Wie dem auch sei, jedenfalls entsteht bei der Tätigkeit des Muskels Milchsäure. Diese wirkt auf die Kolloide der Muskelsubstanz ein und wird als die „Verkürzungssubstanz", also als die Ursache der Kontraktion angesehen. Nach Aufhebung der Innervation nimmt der Milchsäuregehalt der Muskeln ab und kann nach den Untersuchungen von Tafuri am Zwerchfell des Hundes auf 53% absinken.

Ermüdet man einen Muskel unter Ausschluß von Sauerstoff, so findet eine erhebliche Anhäufung von Milchsäure statt. Bringt man sodann den Muskel in eine sauerstoffhaltige Atmosphäre, so zeigt sich eine bedeutende Steigerung der Atmung des Gewebes, wobei die Milchsäure wieder verschwindet. Doch reicht, wie Meyerhof zeigte, die aufgenommene Sauerstoffmenge nicht aus für eine vollständige Verbrennung der vorhandenen Milchsäure. Sie entspricht vielmehr nur $^1/_3$—$^1/_4$ der rechnungsmäßig erforderlichen. Zwischen Milchsäure- und Kohlenhydratbilanz besteht ein genauer Parallelismus; es verschwindet stets eine der gebildeten Milchsäuremenge äquivalente Menge an Kohlenhydrat. Bei Verbrennung der Milchsäure in der Erholungsperiode kommt es zu einer Zunahme des Kohlenhydratbestandes in jenem Ausmaße, welches dem nicht verbrannten Anteil der Milchsäure — also $^2/_3$—$^3/_4$ — entspricht. Daß übrigens noch manche Probleme der Milchsäurebildung ungeklärt sind, zeigen die Versuche von Weber, Priggs und Doisy an pankreaslosen Hunden. Ein Wiederaufbau der im Blute kreisenden Milchsäure zu Betriebsstoff scheint nach den Versuchen von Janssen und Jost dem Muskel unmöglich zu sein. Ein solcher dürfte wohl überwiegend durch die Leber besorgt werden.

Der Muskel wird als eine „chemodynamische Maschine" bezeichnet, d. h. als eine solche, in der wie in einem elektrischen Element chemische Energie unmittelbar in Arbeit umgewandelt wird (vgl. z. B. Oppenheimer). Ihn als eine thermodynamische anzusehen, ist wegen der dafür sich aus der Berechnung ergebenden hohen Temperaturen ausgeschlossen. Die energetischen Berechnungen haben an Sicherheit wesentlich gewonnen, seitdem Meyerhof die Wärmetönung des Überganges von Glykogen in Milchsäure und deren Verbrennungswärme genau bestimmt hat. Je 1 g neugebildete Milchsäure erfordert 190 cal. Der kalorische Quotient des Muskels aber, jene Wärmemenge, die beim Auftreten von 1 g Milchsäure beobachtet wird, beträgt 370 cal. Davon also ist nur die Hälfte (190 cal.) chemischen Ursprunges, der Rest von 180 cal. aber verdankt seine Entstehung offenbar physikalischen Vorgängen.

Nun können Muskeln auch bei vollkommenem Ausschluß von Sauerstoff noch Arbeit leisten. Die Arbeitsleistung des Muskels fällt ferner — Verzárs Versuche am Katzenmuskel — nicht mit der Steigerung des Sauerstoffes zeitlich zusammen, sondern geht ihr merklich voran. A. V. Hill hat gezeigt, daß man bei der Wärmebildung im Muskel zwischen zwei Phasen scharf zu unterscheiden habe. Eine Hälfte der Gesamtwärme — die „initiale Wärme" — wird bei der Kontraktion frei. Ihre Bildung ist unabhängig von der Anwesenheit oder dem Fehlen von Sauerstoff. Die andere Hälfte der Wärmetönung ist der Restitution zugeordnet. Sie tritt erst mehrere Sekunden nach der Beendigung der Kontraktion auf und gehört so nicht etwa dem Erschlaffungsvorgange, sondern der Erholung an. Sie kann sich nur bei Gegenwart von Sauerstoff entwickeln und hängt mit dem Verschwinden der Milchsäure in dieser Phase auf das innigste zusammen.

Nach Hill kann man die Erholung — in dem von diesem Autor gemeinten und nicht in dem von uns zuvor definierten Sinne, ebenso das Wort Restitution — dem Aufladen eines Akkumulators vergleichen, indem auch hier ein Vorrat potentieller Energie aufgespeichert wird. Die Restitutionswärme entspräche der Aufladewärme. Der Sauerstoffverbrauch in der Erholungsphase beträgt, wie wir sahen, nur einen Bruchteil des zur Verbrennung der gesamten Milchsäure erforderlichen Quantums. Jedenfalls verschwindet die Milchsäure, die Säuerung, welche der Erregbarkeit Eintrag täte, wird beseitigt, und Material zur neuerlichen explosiven Freimachung von Milchsäure bereitgestellt (Meyerhof).

Die erste Phase der Wärmebildung zerfällt wiederum in drei Abschnitte: 1. eine beträchtliche Wärmebildung entsprechend der zunehmenden Spannung; 2. bei länger anhaltender Reizung und daher länger bestehender Spannung folgt eine Periode geringerer, späterhin sogar abnehmender Wärmeproduktion; 3. geht die Erschlaffung nach Beendigung der Reizung mit einer plötzlichen und ziemlich erheblichen Wärmeentwicklung einher — allerdings nur bei der sog. isometrischen Kontraktion. Erst einige Sekunden später beginnt die zweite Phase der Erholungswärme (HILL und HARTREE, MEYERHOF). In diesem Zusammenhange verdient auch erwähnt zu werden, daß FULTON schon früher einen Parallelismus zwischen Aktionsstrom, Länge und Spannung des Muskels und der Initialwärme feststellen konnte.

Der Rest von 180 cal., welcher nicht auf Milchsäurebildung beruht, hängt nach der Auffassung HILLS von Reaktionen zwischen Milchsäure und Eiweißkörpern ab. Dabei hat man aber nicht an reine Quellung zu denken, sondern nach MEYERHOF an eine „Verschiebung von den Verkürzungsorten zu den Ermüdungsorten". Als erstere werden die Muskelfibrillen, als letztere das Muskelplasma angesehen. MEYERHOF glaubt die Gesamtwärme von 370 cal., welche man bei Bildung von 1 g Milchsäure findet, folgendermaßen aufteilen zu können: Spaltungswärme des Glykogens: 157 cal., Verdünnungswärme der Milchsäure: 14 cal., Neutralisierungswärme 140 cal. Den verbleibenden Rest von 60 cal. will dieser Autor auf die Besonderheiten der Entionisierung der Proteine an Strukturoberflächen oder in nichtwässerigen Phasen beziehen, während FÜRTH dabei an die Mitwirkung der gleichzeitig mit der Milchsäure in Freiheit gesetzten Phosphorsäure denkt. Nach ANDREWS ist im ermüdeten Muskel ein geringerer Gehalt an Lactacidogen und freier Phosphorsäure zu finden.

Die bei der Wärmemessung sich zwischen der isotonischen und der isometrischen Zuckung ergebende Differenz, das Fehlen der Erschlaffungswärme bei ersterer, interpretiert MEYERHOF dahin, daß zwar die positive chemische Bildungswärme der Milchsäure aus Glykogen in beiden Fällen gleich sei, daß aber die positive physikalische Wärmetönung der Formveränderung bei der isotonischen Kontraktion bedeutend größer sei als bei der mit geringfügiger Formveränderung einhergehenden isometrischen; daher sei auch die negative Wärmetönung bei der Arbeit behufs Rückgängigmachung der Formveränderung im zweiten Falle nur sehr klein. Nun trete aber eine positive Wärmetönung auf, durch adsorptive Affinitäten des umgebenden Muskelplasmas — eben die Neutralisationswärme —, welche bei der isotonischen Kontraktion durch die negative Wärmetönung der Formrückkehr kompensiert, bei der isometrischen aber infolge Mangels solcher Kompensation manifest werde.

Aus diesen thermodynamischen Untersuchungen ergibt sich, daß der Wirkungsgrad des Muskels ein außerordentlich hoher ist. Bei dessen Berechnung darf man, wie HILL hervorgehoben hat, nur die während der eigentlichen Arbeitsphase auftretende Wärmemenge berücksichtigen, nicht aber die Erholungswärme. Diesem Autor zufolge würde sich dann bei geringer Anfangsspannung und schwachen Reizen ein Nutzeffekt ergeben, der dem maximalen Werte von 100% sehr nahe käme. Auch MEYERHOF findet bei isometrischer Zuckung Werte von 75—100%, WEIZSÄCKER bei anoxybiontischer Arbeit — Vergiftung mit Cyankalium — 60—80%. Derartig hohe Werte sind, wie SCHREBER rechnerisch nachwies, weder durch Wärmeenergie noch durch Oberflächenenergie zu erklären. Wohl aber ist die Quellungsenergie imstande, so hohe Werte zu liefern.

Der praktische Wirkungsgrad der Muskelmaschine beträgt bei Berücksichtigung des Gesamtprozesses einschließlich der Erholung etwa 50%. Tatsächlich wird allerdings, da bei der Arbeitsleistung des Menschen nicht allein der Aufwand für die tätige Muskulatur in Betracht kommt und aus anderen Gründen, ein derartiger Wirkungsgrad nicht erreicht. Vielmehr macht das hier beobachtete Maximum etwa 30% aus. (Vgl. die Ausführungen S. 86.)

Für die *Theorie der Muskelkontraktion* ergibt sich also die Notwendigkeit, sie auf die Quellungsvorgänge in der Muskulatur zu gründen. Die Quellungstheorie, die schon von verschiedenen Autoren vertreten wurde, hat neuerlich durch FÜRTH eine Fassung erhalten, welche mit allen beobachteten Tatsachen in völligem Einklange zu stehen scheint.

Die FÜRTHsche Theorie besagt im wesentlichen, daß die Kontraktion zustandekomme durch eine Wasserverschiebung innerhalb der doppelbrechenden Anteile der Muskelfibrillen. Ultramikroskopische Formelemente würden auf Kosten der sie umgebenden eiweißhaltigen Flüssigkeit in Quellung geraten infolge des durch die Einwirkung der entstehenden Milch- und wohl auch Phosphorsäure gesteigerten Quellvermögens. Diese Elemente müsse man sich in Querlagen angeordnet denken, und nur als einen Teil des gesamten Stäbchenvolumens. Bei der Quellung würden sie der Quere nach auseinandergedrängt werden, und das Nachströmen des zähflüssigen Protoplasmas würde die charakteristische Formveränderung der Stäbchen bedingen. Auch RUBNER nimmt eine Querquellung als notwendig an. Die gegen diese Form der Säurequellungstheorie vorgebrachten Einwendungen, wie sie teils BETHE, teils auch MEYERHOF erhoben haben, scheinen dennoch den Kern der Lehre unangetastet zu lassen, da nach FÜRTH auch die anscheinenden Gegenargumente sich zwanglos in seine Theorie einfügen lassen. Gegen die Annahme, daß die Muskelkontraktion auf Veränderungen der Oberflächenspannung beruhe, wendet sich A. V. HILL auf Grund von Berechnungen, die allein für die Oberflächenwirkung in Betracht kommende Substanz die Milchsäure voraussetzen. Gegen die Säurequellungstheorie haben neuerlich auch Wöhlisch und Schriever Einwendungen erhoben. Sie schließen sich der Ansicht von Hill und Meyerhof an und sehen die Grundlage der Muskelkontraktion in einer Entquellung des Eiweißes und einer Entionisierung durch das H-Ion der Milchsäure. Auf Grund von Bestimmungen des isoelektrischen Punktes nehmen sie an, daß das Myosin als Verkürzungs-, das Myogen als Pufferprotein fungiere. Emden und Jost sind der Meinung, daß auch die Bildung der Milchsäure, nicht nur ihre Zerstörung, zu einem Großteil erst nach Beginn der Kontraktion einsetze, so daß es unstatthaft sei, die Säuerung als die Ursache der Kontraktion anzusprechen. In einer neueren Arbeit untersuchten indes Meyerhof und Lohmann eingehend die Vorgänge bei der Muskelermüdung an Fröschen und konnten die Annahme von Meyerhof über die entscheidende Rolle der Milchsäure bei der Muskelkontraktion wie auch die erwähnten quantitativen Beziehungen durchaus bestätigen. Bei einer Reizzeit von 5 bis 15 Sekunden und „physiologischer" Reizstärke fallen Milchsäurebildung und Kontraktion stets zusammen, während bei übermäßiger Reizung eine Milchsäurenachbildung stattfindet, welche mutmaßlich auf eine Schädigung des contractilen Apparates zu beziehen ist. Die Milchsäurenachbildung bei exzessiver Reizung steht übrigens vollkommen in Einklang mit den Ergebnissen der myothermischen Untersuchungen von Furusawa und Hartree.

Die chemischen Umsetzungen bei der Muskelkontraktion sind durch die Analyse der Vorgänge auf dem Gebiete des Kohlenhydrat- bzw. Milchsäureumsetzungen noch nicht erschöpfend beschrieben. Bei der Kontraktion spielen sich nämlich noch andere Umsetzungen ab, von denen besonders der *Kreatinstoffwechsel* gerade in den letzten Jahren Gegenstand vielfacher Diskussion gewesen ist.

Nach Riesser soll der Kreatingehalt eines Muskels direkt proportional sein dem Gehalte an quergestreiften Fibrillen und verkehrt proportional dem an Sarkoplasma. Schon dieser Befund würde auf einen Zusammenhang zwischen Kreatingehalt und Muskeltätigkeit hinweisen. Die Frage gewinnt an Bedeutung durch die auf Pekelharing zurückgehende Behauptung, daß der Kreatinstoffwechsel in der Tonusfunktion eine besondere Rolle spiele. Über diese spezielle Frage herrscht heute noch keinerlei Klarheit. Einige Forscher bestreiten überhaupt jeden Zusammenhang zwischen Tonusfunktion und Kreatinstoffwechsel — so Kahn oder Spiegel — während andere einen solchen bewiesen zu haben glauben, wie z. B. Cathcart, Henderson und Noël-Paton oder Riesser. Die Hauptschwierigkeit liegt einmal darin, daß der Begriff des Muskeltonus noch durchaus umstritten ist. Ferner darin, daß die fraglichen Umsetzungen offenbar erstens wenig umfangreiche, zweitens von vielerlei Einflüssen abhängig sein dürften. Wie auch die Deutung der vorliegenden Befunde schließlich ausfallen möge, man kann sich schwer des Eindruckes erwehren, daß das Kreatin mit der Muskelfunktion zu tun haben müsse, und zwar im Sinne der ursprünglichen Lehre von Pekelharing mit dem Tonus. So fanden Dusser de Barenne und Cohen Tervaert, daß zwar die Enthirnungsstarre so wenig wie die phasische Innervation auf den Kreatingehalt der Muskeln von Einfluß sei, daß aber die Kombination beider eine starke Kreatinvermehrung bedinge. Nach Schönfeld bewirkt auch stundenlange „hypnotische" Starre bei Fröschen eine Vermehrung des Muskelkreatins um etwa 20%. Riesser fand, daß das sympathicotrope Tetrahydro-β-Naphthylamin eine Kreatinvermehrung erzeugt, nicht aber das an den motorischen Endigungen angreifende Curare, noch das am Parasympathicus angreifende Pikrotoxin, worin eine Stütze für die Lehre von der Beherrschung des Muskeltonus durch den Sympathicus läge. Zur Kreatininfrage vgl. neuerdings die Hypothese von Tiegs. Die Versuche von Palmieri an Versuchspersonen, welche eine kreatininfreie Kost und keinen Alkohol erhielten, zeigen zwar keinen Parallelismus zwischen Leistungsgröße und Kreatininausscheidung im Harne — der übrigens die Harnsäure ziemlich parallel geht —, wohl aber eine zweifellose Abhängigkeit. Starke Ermüdung steigert die Kreatininausscheidung. Abgesehen von der Leistung sind auch individuelle Momente für den Umfang der darin sich ausdrückenden Zersetzungen maßgebend.

Es würde also, die Richtigkeit solcher Angaben vorausgesetzt, eine Steigerung des Muskeltonus mit einem Zerfall der Muttersubstanzen des Kreatins einhergehen können, welche man aber noch nicht mit Sicherheit kennt. Im Zusammenhange hiermit sei die freilich noch nicht genügend gesicherte Angabe erwähnt, daß sich bei der Tetania parathyreopriva in den Muskeln freies Guanidin finde, und daß diese Substanz in der Pathologie dieser Erkrankung eine bedeutende Rolle spiele. Guanidin könnte aber in genetischen Beziehungen zum Kreatin stehen.

Der Muskel enthält noch eine Reihe anderer Stoffe, welche sicherlich für seine Funktion nicht gleichgültig sein werden, von denen wir aber nicht wissen, inwieweit sie daran beteiligt sind. Das Verhalten der Purinstoffe, des Carnosins, verschiedener Basen usw. bei der Muskeltätigkeit ist teils noch gar nicht untersucht, teils bedürfen die betreffenden Angaben sehr der Nachprüfung.

Schließlich sind noch einige Worte von Nöten über die *anorganischen Bestandteile* des Muskels. Zunächst sind arbeitende Muskeln wasserreicher als ruhende, ganz abgesehen von den Differenzen, wlche durch die spezifische Art der Muskulatur, durch die Ernährungsweise u. a. bedingt werden. Hochgradiger Wasserverlust führt zu sehr eigenartigen Veränderungen der Bewegungsformen und der motorischen Reaktionen (DURIG). Ausführlich hat die Frage des Wassergehaltes und der Wasserbindung im Muskelgewebe neuerlich RUBNER behandelt, auf dessen Mitteilung verwiesen sei.

Der Salzgehalt verteilt sich auf: K, Na, Fe, Ca, Mg, P, Cl, und S. Unter den Kationen steht das Kalium durchaus im Vordergrunde. Nach KATZ enthält der frische Säugetiermuskel in 1000 Teilen 2,5—3,9 Teile Kalium, aber nur maximal 1,6 Natrium. Unter den Anionen überwiegt der Phosphor, da der ebenfalls in der Asche stark vertretene Schwefel der Hauptmenge nach aus den Eiweißkörpern stammt. Demnach ist das Kaliumphosphat das wichtigste Salz im Muskel. Wir wissen noch nicht genau, welche die Rolle des Kaliums in der Muskelfunktion ist. Einen Hinweis mag die Angabe von BURRIDGE geben, der zufolge Kaliumsalze in höherer Konzentration Kontraktion und Tetanus zu erzeugen vermögen, in niederen Konzentrationen ermüdend wirken. Auch fanden MITCHELL und WILSON, daß maximale Ermüdung beim Froschmuskel mit einem beträchtlichen Verlust an Kalium einhergehe.

Wenden wir uns jetzt der eigentlichen *Muskelphysiologie* zu, so kann es wiederum nicht unsere Absicht sein, diese in extenso oder auch nur auszugsweise darzustellen. Es müssen vielmehr jene Tatsachen ausgewählt werden, welche für die menschliche Arbeit in Betracht kommen. Daher scheiden selbstverständlich alle Probleme etwa der Elektrophysiologie aus. Nur die Fragen sind von Interesse, welche sich auf die Tätigkeitsweise der Muskeln und deren Bedingungen bei den menschlichen Verrichtungen beziehen[1]).

Theoretisch gibt es zwei Grenzfälle der muskulären Tätigkeit. Der eine ist durch die reine Verkürzung ohne Last bzw. aus belastetem Zustand heraus gegeben, wobei sich die Länge des Muskels, nicht aber seine Spannung ändert: isotonische Kontraktion. Der zweite ist gegeben durch die reine Spannungszunahme ohne Verkürzung, also bei übermaximaler Last, Fixation des punctum mobile: isometrische Kontraktion. Diese Kontraktionsform kann auch bei menschlichen Verrichtungen verwirklicht sein, während die reine isotonische Kontraktion, wenn überhaupt, nur in ganz seltenen Fällen vorkommen kann, weil auch beim Heben einer freischwebenden Last deren Moment sich im Verlaufe einer Bewegung meist unaufhörlich ändern wird. Praktisch allerdings kommt eine solche Bewegung der isotonischen Kontraktion sehr nahe. Ein großer Teil der Bewegungen aber entsteht durch Kombinationen der beiden Zuckungsarten. Entweder wird eine auf einer Unterlage aufruhende Last gehoben, wobei der hebende Muskel erst den erforderlichen Spannungsgrad erreichen muß und sich dann mehr oder weniger isotonisch kontrahiert. In diesem Falle spricht man von einer Überlastungszuckung. Oder es ändern sich beide Faktoren — Spannung und Länge — gleichzeitig, wie dies z. B. beim Anziehen an einer Spiralfeder der Fall ist. Die Annäherung des einen Federendes an den Körper bedingt eine Verkürzung, die zunehmende Federspannung eine Spannungssteigerung des Muskels (auxotonische Zuckung). Eine für die Verrichtungen wichtige Bewegungsform wird schließlich durch die sog. Schleuderzuckung erzielt, bei welcher die einer Masse erteilte Beschleunigung eine über das Ausmaß der eigentlichen Kontraktion hinausreichende Bewegungswirkung bedingt, wie beim Werfen, Springen und bei allen Bewegungen, welche durch ein weiteres oder weniger weites „Ausholen" eingeleitet werden.

---

[1]) Eine eingehende mathematische und physikalische Analyse der Herzmuskelarbeit hat uns unlängst BOHNENKAMP geschenkt. Aus dieser hier nicht zusammenfaßbaren Arbeit ist zu entnehmen, welcher Betrachtungsweisen man sich bei der Bearbeitung solcher Probleme zu bedienen habe, und insofern kann diese Untersuchung auch für andere arbeitsphysiologische Fragen richtunggebend werden.

Wichtiger als diese allgemeinen Angaben schiene es mir, einen Versuch der Bewegungsanalyse durchzuführen für die häufigsten und typischen Bewegungskombinationen, wie sie in den verschiedenen Verrichtungen vorkommen. Doch soll hiervon — so weit überhaupt dazu Vorarbeiten bestehen — später bei den Verrichtungen die Rede sein, um sonst unvermeidlichen Wiederholungen vorzubeugen. Ebenso wird die ganze Frage der Ermüdungswirkung verschiedener Bewegungstypen später im Zusammenhange behandelt werden.

Zu den physiologischen Bedingungen gehören aber neben der reinen motorischen Tätigkeit noch weitere Funktionen. Wir müssen die *Bedeutung des nervösen Faktors* berücksichtigen sowohl in seiner elementaren Funktionsweise, wie in seiner die Einzelbewegungen koppelnden „Integration", um sich des unvergleichlich prägnanten Ausdruckes SHERRINGTONS zu bedienen.

Unter physiologischen Bedingungen dürfte kaum je eine Bewegung ausgeführt werden, bei der nur eine Muskelindividualität ins Spiel träte. Erstens nämlich erfordert jede Bewegung zugleich gewisse fixierende und unter Umständen auch das Gleichgewicht des Körpers korrigierende Mitinnervationen, zweitens gilt das Gesetz der „reziproken Innervation", demzufolge mit der Kontraktion eines Muskels die — aktive — Relaxation seines Antagonisten und dessen zeitweise Innervation zur Kontraktion zwangläufig verbunden ist, und drittens gibt es nicht wenige sog. Mitbewegungen, für die eine konkrete Aufgabe innerhalb des betreffenden Bewegungsphänomens nicht immer aufzuweisen ist.

Bei den fixierenden und die Stellung korrigierenden Innervationen handelt es sich großenteils um nicht weitausholende Bewegungen, sondern mehr um Spannungsänderungen. Sie fallen daher nicht unter den Begriff der physikalischen, sondern unter den der statischen Arbeit. Sie werden wohl zumeist reflektorisch und durch gekoppelte Mitinnervationen erzeugt. Mutmaßlich ist an ihrem Zustandekommen das cerebello-strio-pallidäre System wesentlich beteiligt, jene efferenten Bahnen, deren gemeinsame Strecke aus dem Nucleus ruber tegmenti u. a. Kernen entspringt. Zugleich mit der Willkürinnervation gehen wahrscheinlich von der motorischen Rinde Impulse an die genannten subcorticalen Apparate, welche die entsprechenden regulierenden Innervationen veranlassen. Wir können hier u. a. an die cortico-thalamostriären Bahnen und an die von SCHAFFER beschriebene „cerebellare Pyramide" denken. Außerdem spielen reflektorisch, von den peripheren Innervationen und den dadurch bedingten Lage- und Gleichgewichtsverschiebungen ausgelöste Innervationen eine große Rolle, was alles unter den Titel der labyrinthären und sonstigen „Stellreflexe" fällt (vgl. MAGNUS).

Die infolge der reziproken Innervation auftretende aktive Erschlaffung der Antagonisten ist auch darum besonderer Beachtung wert, weil es ein derartiges Innervationsphänomen nicht nur unter diesen Bedingungen gibt. Man übersieht oft, daß der Mensch nicht nur imstande ist, seine Muskeln willkürlich zu kontrahieren, sondern auch deren Erschlaffung beherrschen und dosieren kann. Die abgestufte Exspiration, wie wir sie bei der phrasierten Rede z. B. beobachten, ist hierfür ein Beleg. Mehr noch die Feststellung, daß wir — wie zuerst ZUCKERKANDL und ERBEN zeigten — bei der aktiven Rumpfbeugung in aufrechter Stellung nicht etwa die Mm. recti abdominis innervieren, welche eine Annäherung der unteren Thoraxapertur an die Symphyse bewirken würden, sondern bei völliger Schlaffheit dieser die langen Rückenmuskeln allmählich erschlaffen lassen. Ebenso, wenn wir die belastete Hand allmählich senken: legt man auf die Vola ein Gewicht und senkt den Vorderarm, so bleiben die Ellbogenstrecker, trotzdem eine Streckung geschieht, ganz schlaff, und der M. biceps wird relaxiert. Diese Tatsache ist arbeitsphysiologisch deshalb von Wichtigkeit, weil dadurch die Aufmerksamkeit auf den Energieverbrauch auch während solcher Phasen der Leistung gerichtet wird, bei welchen zunächst daran nicht gedacht werden würde[1]).

Die Mitbewegungen sind teils Spannungen, welche nicht der Fixation dienen, teils wirkliche Bewegungen. Beide können bekanntlich durch Training verringert werden. Damit hängt zum Teil die im Laufe der Übung sich einstellende Arbeitserleichterung, die Abnahme der Ermüdungswirkung zusammen. Die Spannungen sind nicht durchweg reine Mitbewegungen im Sinne eines direkt motorischen Phänomens. Teilweise handelt es sich dabei um Ausdruckserscheinungen, insbesondere um physiologische Korrelate angespannter Auf-

---

[1]) In diesem Energieaufwand für Bremsarbeit ist auch ein Grund gelegen, warum die Beurteilung der Arbeitsleistungen am Ergographen nicht ohne weiteres möglich ist, da man aus den Kurven den Anteil aktiver Leistung bei der Gewichtssenkung schwer abnehmen kann.

merksamkeit. Wie sehr diese die Gesamthaltung des Körpers zu beeinflussen vermag, ist allgemein bekannt, was sich denn auch in mancherlei sprachlichen Wendungen wiederspiegelt.

Die Ausführung jeder, auch einer ganz einfachen Bewegung, setzt die Intaktheit der koordinatorischen Funktionen voraus, wie deren Pathologie, z. B. die Adiadochokinesis der Kleinhirnkranken zeigt. Die meisten Verrichtungen setzen indes komplizierte Bewegungskombinationen voraus. Um so wichtiger ist die genaue Abstufung und das prompte Einsetzen der koordinatorischen Regulationen.

Wir wollen nun oder intendieren nicht einzelne Bewegungen — wenigstens in der Mehrzahl der Fälle nicht -- sondern bestimmte Handlungen. Nicht die sukzessive Innervation der einzelnen am Gesamtakt des Gehens z. B. beteiligten Muskeln wird von uns intendiert, sondern das Gehen schlechthin. Dies ist ja der Sinn des Erlernens irgendwelcher Bewegungsfolgen, daß wir dahin gelangen, diese als ein Ganzes zu intendieren, ein auf solche Weise erworbenes „Bewegungsschema" im konkreten Einzelfalle zu aktualisieren, so daß es sich in den verschiedenen Innervationen auswirkt. Die Koordination erstreckt sich dabei ebenso auf die Koëxistenz wie auf die Sukzession der Einzelinnervationen, ebenso auf ihre zeitliche Bestimmtheit, wie auf die Abstufung ihres intensiven Ausmaßes. Auf diesem Gebiete ist manches noch dunkel und bedarf erst der genaueren Analyse.

Die „Automatisierung" der erlernten Bewegungskombinationen leidet bekanntlich durch die Hinwendung der Aufmerksamkeit auf die einzelnen motorischen Elemente, ein Umstand, dem A. Pick seinerzeit eine eingehende Studie gewidmet hat und den auch neuerdings Braus zum Ausgangspunkt bemerkenswerter Betrachtungen machte.

Das Erlernen von bestimmten Handlungen ist übrigens eine recht geheimnisvolle Angelegenheit. Es weiß doch niemand, welche Muskeln und wie er sie zur Ausführung einer bestimmten, an einem Anderen gesehenen Bewegung, benützen soll. Und doch werden die meisten Bewegungen, sicherlich fast alle der Kinder, auf diesem Wege einer unmittelbaren Umsetzung eines optischen Bildes in Bewegungen erlernt. Im Grunde ist dies ein ähnliches Problem, wie das der Wiedergabe eines Gesichtsbildes durch eine Bewegung beim Zeichnen. Braus macht auch darauf aufmerksam, daß die Erläuterungen, welche dem Schüler beim Unterricht manchmal gegeben werden, völlig falsch sein können, und doch den entsprechenden Erfolg zu zeitigen vermögen. Ich möchte hier insbesondere an die zuweilen jeder Physiologie hohnsprechenden Anweisungen mancher Gesangspädagogen erinnern, welche oft so gehalten sind, als ob der Schüler auch die seiner Willkür entzogenen Muskeln wissentlich beherrschen könnte — und trotz des offenkundigen Widersinnes der Vorschrift, wird der erzieherische Zweck erreicht. Es bestehen offenbar bestimmte Verbindungen, eine Art prästabilierter Harmonie zwischen den verschiedenen Elementarfunktionen. Wir sehen die gleiche Abgestimmtheit auf den verschiedensten Gebieten: auch die Möglichkeit, einen gehörten Ton nachzusingen, kann man hier anführen. Eine zentralnervöse Lokalisation dieser Funktionen und Kombinationen ist einstweilen unmöglich; nicht einmal, ob es sich dabei in der Tat um „subcorticale" Leistungen handle, erscheint völlig als ausgemacht.

Ohne weiter auf diese an sich höchst interessanten Fragen eingehen zu können, wollen wir nur unterstreichen, daß hier eine ganze Reihe von zum Teil recht ungeklärten Problemen vorliegt, deren präzise Formulierung zumindest, wenn schon nicht Lösung, von einer Physiologie der komplexen menschlichen Verrichtungen vorausgesetzt werden müßte. Da wir aber noch keineswegs so weit sind, darf es nicht wundernehmen, wenn der entsprechende Abschnitt (S. 120) mehr Problematisches als Gesichertes wird bringen müssen.

Es ist unerläßlich, bevor wir diesen Gegenstand verlassen, noch mit einigen Worten auf das Problem des *Muskeltonus* einzugehen, bzw. auf Fragen, die mit dem Wesen der Muskelspannung zusammenhängen. Denn diese spielt, wie bemerkt, bei der sog. „statischen Arbeit" eine bedeutende Rolle.

In der Tonusfrage herrscht eine nicht geringe Verwirrung. Denn dieses Wort wird in sehr verschiedener Bedeutung gebraucht. Erstens bezeichnet es einen bestimmten Befund an der Muskulatur, nämlich das dauernde Bestehen einer gewissen Verkürzung. So reden wir von der tonischen Kontraktion etwa des M. sphincter trigoni, welche nach Aufhebung der Innervation einer Erschlaffung weicht. Wir nennen aber Tonus auch einen Zustand, bei

dem von einer Verkürzung im engeren Sinne nicht die Rede ist, sondern den wir durch das
Bestehen einer größeren Spannung gegenüber der am denervierten Muskel zu beobachtenden
kennzeichnen können. Hierher gehört der eigentliche Tonus der Skelettmuskulatur, der bekanntlich einer Dauerinnervation durch die spinalen und anderen Zentren entstammt. Die
Pathologie läßt uns nun erkennen, daß möglicherweise dieser Muskeltonus entweder nichts
völlig Einheitliches ist, d. h. mehrere Elementarfunktionen in sich schließt, oder daß es neben
ihm noch andere Formen muskulärer Spannung gibt. Man vergegenwärtige sich nur die
Unterschiede zwischen der Spannung eines in postapoplektischer Contractur befindlichen
Muskels und den verschiedenen Rigorzuständen des postencephalitischen Parkinsonismus.

Eine weitere Unklarheit entsteht dadurch, daß man den gleichen Ausdruck einmal
übertragen hat auf die den Muskeltonus bedingende oder aufrechterhaltende Innervation
— man redet von tonischen Innervationen, dem Tonus des N. vagus usw. —, aber auch auf
mehr minder hypothetische Zustände des Nervensystems selbst, ja schließlich auf das Leben
überhaupt. Es ist korrekter, jenen dem Tonus zugeordneten Innervationsvorgang, wie das
auch Spiegel tut, im Anschluß an Uexküll und an Jensen als statische Innervation zu bezeichnen im Gegensatz zur dynamischen, kinetischen, phasischen, oder wie man für die zu-
standsändernde sagen will.

Folgen wir dem Sprachgebrauche Spiegels, dem wir die letzte große Untersuchung
über diese Frage verdanken, so wäre als Tonus ausschließlich ein Spannungszustand zu verstehen, der ohne willkürliche Innervation zustande kommt und bloß die gegenseitige Lage
der Skeletteile aufrechterhält, solange diese nur unter der Einwirkung der Schwere, der
Ligamente, der Antagonisten stehen und unbewegt bleiben.

Spiegel kommt auf Grund seiner kritischen Analyse wie seiner experimentellen Untersuchungen zu den folgenden Ergebnissen. Entgegen der Meinung mancher Forscher hält er
die Hypothese von der vegetativen Bedingtheit der statischen Innervation für unbewiesen.
Wohl finden sich im Muskel Endigungen, welche dem vegetativen System angehören mögen
— Boekes akzessorische Fasern —, aber ihre Bedeutung für den Tonus sei noch keineswegs
dargetan. Ebenso lehnt er die Annahme eines besonderen Stoffwechsels für den tonischen
Zustand ab, eben die Hypothese von der dabei ablaufenden Kreatinbildung[1]). Wie im Chemismus, so soll sich in elektrophysiologischer Hinsicht — Aktionsströme — die statische Innervation nur graduell von der dynamischen unterscheiden. Diese Meinung, der sich eine Reihe
von Autoren anschließt, widerspricht der anderen, ebenfalls vielfach vertretenen, von dem
Bestehen eines aktionsstromlosen Spannungszustandes.

Für die Physiologie der Bewegungen und deren Kombinationen sind nun jene Erscheinungen von großer Bedeutung, welche Rieger als erster beachtet und mit dem Namen
der „Bremsung" belegt hatte. Es handelt sich um eine Einrichtung, welche bestrebt ist, die
ursprüngliche Ruhelänge des Muskels aufrechtzuerhalten, und deren Wirkung sich im Verlaufe der Spannungskurve des passiv gedehnten Muskels ausdrückt[2]). Diese Kurve zeigt im
Beginne der Dehnung einen flachen Verlauf und steigt dann bei zunehmender Belastung
steiler an. Die Bremsung erweist sich als das Resultat eines Reflexes, der sich dem bloß physikalischen Dehnungswiderstand der Muskulatur superponiert. Der afferente Schenkel der
Reflexbahn verläuft durch die propriozeptiven Fasern, der efferente ist vom zentralen Neuron
der Pyramidenbahn unabhängig, extrapyramidal. Der Weg des Reflexes geht teilweise über
das Kleinhirn, teilweise über andere caudal von Thalamus opticus gelegene Zentren. Die
experimentelle Analyse wie die kinetische Beobachtung zeigen, daß die zentralen Mechanismen
der statischen und der kinetischen Innervation weitgehend voneinander unabhängig sind.
Das Wesen der Bremsung, sagt Spiegel, besteht darin, daß die Dehnung des Muskels reflektorisch nicht nur eine kurz dauernde Zuckung auslöst, sondern daß sich an diese eine Dauerinnervation anschließt, die den Muskel in der durch die Reflexzuckung erreichten Verkürzung
zu erhalten trachtet.

Nach Spiegel würde also zwar in den peripheren Eigenheiten des Muskelzustandes
und auch in jenen der innervatorischen Bahnen kein Unterschied zwischen der kinetischen
und der statischen Innervation bestehen, wohl aber in den zentralen, indem die Zentren
für die eine und die andere Funktion auf verschiedene Abschnitte des Zentralnervensystems verteilt wären, sich verschiedener spinaler Bahnen bedienten, und infolge der
spezifischen Reaktionsweise der Zentren je besondere Phänomene an der Peripherie erscheinen ließen.

Spiegel hat seine Kurven gewonnen, indem er die den verschiedenen Belastungen entsprechenden Winkel der Beugung im Kniegelenk bestimmte — der M. quadriceps femoris
diente als Versuchsobjekt. P. Müller hat ähnliche Versuche angestellt, wobei er aber Härte-
messungen der Muskeln mit Hilfe des Mangoldschen Sklerometers zugrunde legte. Selbst-

---

[1]) Vgl. aber oben S. 10.
[2]) Es sei hier, ohne darauf einzugehen, auf die bedeutsamen Untersuchungen v. Uex-
külls über die „Sperrfunktion" in den Muskeln verwiesen.

verständlich sind mit so differenten Methoden erhaltene Werte nicht ohne weiteres vergleichbar. Beide Verfahren messen ja nicht unmittelbar die fragliche Größe — Muskelspannung —, sondern eine davon in funktionaler Abhängigkeit stehende, wobei die Art der Funktion nicht bekannt ist. Es sollte aber dennoch eine gewisse Übereinstimmung zwischen den Kurven erwartet werden können.

R. Müller untersuchte den M. biceps brachii. Bei den einzelnen Vpn. erwiesen sich die Härtewerte in der Ruhe als recht konstant. Ferner ergab sich eine ziemliche Konstanz für die verschiedenen Altersklassen. Bei Belastung nimmt die Muskelhärte zu, und zwar mit individuell verschiedener Geschwindigkeit. Die Steilheit des Anstieges der Härtekurve bei zunehmender Belastung steht nun in umgekehrtem Verhältnis zur Leistungsfähigkeit des Muskels. Je langsamer die Kurve ansteigt, desto mehr Arbeit kann der Muskel leisten. Es scheint sich hier ein Weg zur messenden Beurteilung der Leistungsfähigkeit zu zeigen. Allerdings darf man nicht glauben, damit eine Methode zur „Eignungsprüfung" oder für ähnliche prognostische Bestrebungen gefunden zu haben, da offenbar hier das Moment des Trainings entscheidend mitspricht. (Vgl. auch die Marnitzschen Versuche über Härtemessung arbeitender und ermüdeter Muskeln.)

Diese Härtekurven verlaufen nun so, daß ihr Anstieg bei zunehmender Belastung erst steil ist und immer flacher wird. Dabei sind als Ordinaten Prozente der Anfangshärte eingetragen. Die Gestalt dieser Kurven stellt demnach geradezu eine Umkehrung der von Spiegel mitgeteilten dar. Woher dieser völlige Mangel an Übereinstimmung rührt, ist schwer zu sagen. Die Methode gründet auf den Untersuchungen von Mangold über Muskelhärte an totenstarren und wärmestarren Muskeln, die dann auf Muskeln im Zustande der Reizung, der Quellung und der chemischen Contractur ausgedehnt wurden.

Die Annahme einer Parallelität der Härtewerte und der einer physiologischen Spannungszunahme entsprechenden Veränderungen scheint wesentlich aus den Versuchen an gereizten Muskeln erschlossen worden zu sein, von denen berichtet wird, daß man im Zustande der Ermüdung ein „etwa dem Schwächerwerden der Kontraktion entsprechendes Geringerwerden der jedesmaligen Härtezunahme" gefunden habe. Ferner eine fast völlige Übereinstimmung der maximalen Härtezunahme bei der tetanischen Reizkontraktion. Allerdings scheinen mir die dafür angeführten Belege nicht als völlig zureichend. Es ist gewiß richtig, „daß die Härtezunahme ebenso wie die Verkürzung ein Teilvorgang der Muskelkontraktion ist", aber es ist vielleicht noch nicht bewiesen, daß dieser Teilvorgang dem Phänomen der Spannung eindeutig zugeordnet sei. Solange diese Beziehungen noch nicht restlos durchsichtig geworden sind, wird man meines Erachtens der direkten Spannungsmessung, soweit es auf die Beurteilung eben dieser Größe ankommt, mehr Vertrauen schenken müssen.

Jedenfalls sieht man aus dieser Sachlage, daß in den einschlägigen Fragen noch recht wenig Klarheit herrscht, und daß es gewiß voreilig wäre, irgendwelche Schlußfolgerungen für die Praxis zu ziehen.

Auch in manchen anderen Punkten fehlt es uns an der erforderlichen Kenntnis, welche uns ein Verständnis bestimmter praktischer Fragen ermöglichte. So ist es eine triviale Tatsache, daß bestimmte Haltungen „bequemer" sind als andere, daß gewisse Bewegungsabfolgen aus der einen Haltung leichter erfolgen als aus einer anderen. Die genaue Mechanik der verschiedenen Bewegungen der Glieder bei den verschiedenen Rumpfstellungen z. B. ist aber noch nicht hinlänglich systematisch erforscht.

2. Arbeit des Nervensystems und der Sinnesorgane.

Während über die biochemischen Grundlagen der Organtätigkeit der Muskulatur weitgehende Untersuchungen vorliegen, sind wir in dieser Hinsicht viel schlechter daran, wenn wir die gleiche Frage uns angesichts der nervösen Leistungen im weitesten Sinne stellen. Wohl wissen wir einzelnes: etwa, daß der Sehpurpur der Stäbchen in der Retina bei Belichtung zersetzt werde, oder daß, wie überall, so auch in Nerven, Zentren und Sinnesorganen Aktionsströme auftreten u. dgl. m. Wir sind aber nicht einmal in der Lage, auszusagen, auf Grund welcher Substanzen die genannten Organe ihre Tätigkeit bestreiten, oder welche chemischen Umwandlungen in ihnen Platz greifen. Sieht man von vereinzelten und nicht einmal ganz gesicherten Angaben über das Auftreten saurer Reaktion in tätigen oder ermüdeten Nervenzentren ab, so besitzen wir eigentlich gar keine Kenntnisse auf diesem Gebiete.

Wir wissen zwar über den *Stoffverbrauch* in den zentralen und peripheren Anteilen des Nervensystems einiges, dank den Untersuchungen vor allem von WINTERSTEIN und seinen Mitarbeitern sowie anderer Forscher. Wir wissen, daß das Nervensystem ein erhebliches Sauerstoffbedürfnis schon im Ruhezustande zeigt, daß es Kohlenhydrate verbraucht. Wir sind uns aber über die Verhältnisse bei der Arbeit noch keineswegs klar.

Es ist wohl sicher, daß geistige Arbeit keinen merklichen Mehrverbrauch an Sauerstoff oder eine Mehrerzeugung an Kohlensäure bedingt. Trotz einiger gegenteiliger Befunde von KESTNER dürfte dieser Satz zu Recht bestehen.

Was an Tatsachen über diese Dinge vorhanden ist, findet sich bei PERITZ zusammengestellt, auf dessen Abhandlung verwiesen werden muß.

Noch ärmlicher ist die Ausbeute, wenn wir uns nach Angaben über die Biochemie der sensorischen Funktionen umsehen. Wir verzichten daher überhaupt darauf, eine Übersicht zu geben.

Aus der Physiologie des Nervensystems haben wir bereits einige Tatsachen angeführt, welche für das Verständnis unserer Fragen von Bedeutung sind. Das vorhin angeschnittene Problem der Koordination ist ja in erster Linie eine Frage der Nervenphysiologie. Dringt man etwas tiefer in diesen Problemkreis ein, so stößt man alsbald auf die Notwendigkeit, Begriffe einzuführen, welche nicht mehr der Physiologie oder dem Experiment entstammen, sondern der lebendigen Beobachtung am tätigen Menschen — und an den Störungen seiner Tätigkeit —, die also bereits reichlich mit Hilfe psychologischer Kategorien gebildet werden, wovon später (S. 115) noch einiges zu sagen sein wird.

Nur einige mehr elementare Tatsachen seien hier angemerkt. Die Grundform der Funktionsweise des Zentralnervensystems ist der *Reflex*. Er ist auch die primitive Reaktion auf Reize. Man muß annehmen, daß diese Urform der Reizbeantwortung auch innerhalb der kompliziertesten motorischen Reaktionen noch fortbesteht und wirksam ist. Das soll nicht heißen, daß es angängig sei — wie so viele es tun —, die Schwierigkeiten einer Physiologie komplexer Bewegungen dadurch zu umgehen, daß man sie „einfach" als einen vielfach zusammengesetzten Reflex auffaßt. Diese Fiktion, nützlich als heuristische Hypothese bei der Erforschung des Gehirns und der Lokalisation, täuscht uns allzu leicht darüber hinweg, daß bei den zusammengesetzten Willkürhandlungen eben doch anderes vorliegt als ein Reflex; vor allem die Angepaßtheit an die jeweilige Situation und die Modifikabilität, auch während des schon eingeleiteten Ablaufes, unterscheiden diese Bewegungen radikal von den eigentlichen Reflexen. Diese können nicht mehr als sozusagen den Unterbau darstellen, über dem die komplizierte Architektur der Willkürbewegungen errichtet wird. Oder man kann auch sagen: die Willkürbewegung, besser: die Bewegungsintention, bedient sich der vorgegebenen, organisch festgelegten Mechanismen zur Realisation ihres Bewegungszieles. Schon an dieser Stelle übrigens zeigt sich, daß wir von einer bestimmten Stufe an gezwungen sind, neben die kausale die finale Betrachtungsweise zu stellen. Denn eine Willkürbewegung begreifen wir niemals aus ihrer Vorgeschichte, sondern ausschließlich aus dem ihr gesetzten Ziele.

Es erscheint mir daher auch nicht richtig, wenn F. H. LEWY schreibt: „Der Unterschied zwischen einer unwillkürlichen Bewegung auf einen äußeren Reiz und der willkürlichen Zweckbewegung liegt nur darin, daß die erstere einen phylogenetisch alten, in der Entwicklung der Tierreihe schließlich zwangsläufig gewordenen *unbedingten Reflex* darstellt, während die sog. Willkürbewegung auf einem *stellvertretenden Reflex* im Sinne PAWLOWS aufbaut, indem der äußere Reiz durch die Erinnerung an häufig vorausgegangene ähnliche Mechanismen ersetzt wird." Es ist überhaupt mißlich und gefährlich, phänomenale Differenzen aus genetischen Erwägungen erklären oder sie mit Hilfe solcher wegdisputieren zu wollen. Die Erläuterung des Autors aber scheint mir den Tatbeständen recht sehr zuwiderzulaufen, da es doch offenbar einsichtig ist, daß Willkürbewegungen an sich gegeben sein müssen, und daß dabei die „Erinnerung an häufig Vorausgegangenes" gar keine Rolle spiele. Auch wüßte ich nicht, wie man auf diese Weise zu einem Verständnis einer Reihe kinderpsychologischer Tatsachen gelangen könnte, so z. B. der, daß ein Kind ganz spontan versucht, ein optisches Gebilde zeichnerisch wiederzugeben.

Man wird die Beziehung zwischen Reflex und Willkürhandlung, glaube ich, nur dann richtig auffassen, wenn man sich entschließt, eine Art Hierarchie der Funktionen anzunehmen, deren untere Stufen die oberen zwar erst möglich machen, aber nicht bilden. In diesem Zusammenhange scheinen mir die Untersuchungen von P. HOFFMANN über die von ihm so genannten „Eigenreflexe" der Muskulatur von Bedeutung. Sie zeigen nämlich — ganz im Sinne unserer vorherigen Bemerkungen — daß diese Reflexe in den Dienst der Willkürinnervation treten und deren Ablauf erleichtern.

Schon die Beobachtung RIEGERS, daß es unmöglich sei, außer bei besonders darauf eingestellter Intention, eine rasche Bewegung plötzlich zu beendigen, sondern daß diese von einem „Rückstoß" gefolgt sei — den RIEGER als eine Erscheinung der Elastizität auffaßte, aber ISSERLIN als ein Innervationsphänomen erkannte —, zeigt, wie einfache Reflexmechanismen und komplexe Willkürabläufe ineinander verflochten sind.

Es gehört offenbar zu den Eigentümlichkeiten der Organisation aller motorischen Apparate, daß eine bestimmte Reaktion imstande ist, eine zweite, sich daran schließende vorzubereiten. Sowie bei der Flexionsbewegung anscheinend die passive Dehnung der Extensoren die Rückleitung in die Ausgangsstellung vorbereitet, so kennen wir noch andere Einrichtungen, bei welchen eine motorische Reaktion die Grundlage für die folgende abgibt. Ich erinnere daran, daß nach den Untersuchungen von MAGNUS die durch Labyrintherregung eingeleitete Kopfwendung bzw. die dabei auftretenden muskulären Prozesse im Bereiche des Nackens ihrerseits korrelierte Stellungsreflexe der Rumpf- und Extremitätenmuskulatur auslösen. Wir dürfen wohl mit Recht annehmen, daß es derartige Verflechtungen und Verkettungen motorischer Abläufe noch in weit größerem Umfange gibt, als wir heute wissen.

Wir verdanken den Experimentaluntersuchungen SHERRINGTONS, TRENDELENBURGS und anderer die Einsicht, daß auch sehr komplexe Bewegungsabläufe — wie etwa der Mechanismus des Gehens oder des Fliegens — in spinalen Anordnungen „präformiert" seien. Auch hier wird man sich vorstellen dürfen, daß die einzelnen Phasen des betreffenden Bewegungsablaufes jeweils nachfolgende auslösen. Man könnte sogar so weit gehen, darin den organischen Unterbau oder zumindest das physiologische Korrelat für die schon erwähnte Tatsache zu sehen, daß unser Wille sich niemals auf die einzelnen motorischen Elemente einer Handlung richtet, sondern auf diese als Ganzes, und daß es zu deren Ausführung genügt, die einleitenden Bewegungen bewußt zu wollen. Doch sind derartige Erwägungen, wie alle Analogisierung von Psychischem und Organischem, nur mit äußerster Vorsicht zu gebrauchen. Welche Vorstellungen man sich von den zentralnervösen Apparaten machen kann, die solchen Verbindungen zugrunde liegen, findet man bei MAGNUS vortrefflich dargestellt.

Daß die Willkürbewegungen, selbst die einfachsten, nicht ohne weiteres der Kontraktion des isolierten Muskels verglichen werden dürfen, zeigen auch die Untersuchungen von WACHHOLDER, denen zufolge jede Bewegung zeitweise durch Innervationen der Antagonisten gebremst wird, was sich ebenso in der Bewegungskurve wie in den Aktionsströmen kundgibt. Nach WACHHOLDER existiert weder für die Agonisten noch für die Antagonisten ein einheitlich gültiges Schema der Bewegungen, sondern es wechselt dieses unter den verschiedenen Bedingungen. Von diesen hat die Bewegungsgeschwindigkeit den größten Einfluß. Diese Untersuchungen, deren Einzelheiten nicht angegeben werden können, sind auch praktisch wichtig, denn sie zeigen, wie irrig es wäre, wenn man aus Bewegungsanalysen, die bei einer bestimmten Bewegungsanordnung gewonnen wurden, allgemeine Schlüsse ziehen wollte. Daher ist es auch unstatthaft, von einer Verrichtungsart auf die andere zu schließen. Vielmehr ist für jede Verrichtung, ja für jede Nuance einer solchen eine gesonderte Untersuchung zu fordern, wenn anders man über Leistungsart und Ermüdung verläßliche Angaben erhalten will. Auch für den einzelnen Muskel gilt, daß sich eine Regel dafür, inwieweit er sich als Ganzes an einer Arbeit beteiligen werde, nicht aufstellen lasse. Nach WACHHOLDER und ALTENBURGER arbeitet der Muskel nur beim Tragen schwerer Gewichte als Ganzes, dagegen betätigen sich bei geringerer Beanspruchung die einzelnen Bündel der dabei synergisch tätigen Muskeln unabhängig voneinander in verschiedenem Rhythmus. Für die partielle Kontraktion einzelner Muskelbündel bei geringer Beanspruchung und so auch einigermaßen für die Gültigkeit des Alles-oder-Nichts-Gesetzes sprechen die Untersuchungen von Haas über das Verhalten der Aktionsströme beim Halten leichter und schwerer Gewichte. Bei Ableitung von zwei benachbarten Muskelpartien nämlich sieht man erst bei ziemlich großer Belastung eine Übereinstimmung der Aktionsstrombilder, wie auch die durchschnittliche Amplitude erst bei starker Belastung dieser proportional zunimmt.

Alle diese Tatsachen weisen darauf hin, daß ein volles Verständnis der komplexen motorischen Erscheinungen, wie sie in den menschlichen Verrichtungen vorliegen, nur durch unmittelbar an solchen angestellte Untersuchungen wird erreicht werden können. Hier stehen wir aber sicherlich noch in den allerersten Anfängen. Es muß dabei immer wieder betont werden, daß nur dann Resultate erwartet werden dürfen, wenn der psychischen Seite des Arbeitsprozesses eingehend Rechnung getragen wird.

Auch im Zusammenwirken von Sinnesorganen und Motilität ruhen alle komplexen Abstimmungen auf einer organischen Unterlage, deren einfachste Form uns in der von Exner so bezeichneten „Sensomobilität" entgegentritt, welcher Ausdruck sagt, daß zwischen Motilität und Sensibilität gewisse zwangsläufige Verknüpfungen bestehen, wodurch das Zustandekommen bestimmter motorischer Reaktionen an die Intaktheit bestimmter sensorischer Funktionen unablösbar gebunden ist. So ist offenbar — dies geht auch aus den Untersuchungen Hoffmanns hervor — jeder genauer abgestufte Bewegungsablauf an die Intaktheit der propriozeptiven Leitung gebunden. Diese Koppelung stellt aber nur die unterste Basis des Zusammenwirkens von Sensibilität und Motilität dar. Eine nächsthöhere Stufe wird in den gemeinhin so genannten Reflexen zu erblicken sein, welche bestimmte, außerhalb des Erfolgsorganes gelegene Reizungen mit eindeutig bestimmten Reaktionen verbinden. (Fremdreflexe nennt sie Hoffmann im Gegensatze zu den Eigenreflexen der Muskulatur.) Manche dieser reflektorischen Reizbeantwortungen sind schon sehr zusammengesetzt. Es sei an die eben erwähnten Stellreflexe und an die durch Sherrington, Graham-Brown u. a. bekannt gewordenen Extremitätenreflexe erinnert. Wir kennen beim Tiere komplizierte Fluchtreflexe u. ä. auf optische und akustische Reize hin, als deren Bahn man zum Teil die tektospinalen Faserzüge anzusehen hat.

Es differenzieren sich diese Reflexapparate also in zweifacher Hinsicht, womit gleichzeitig eine immer weitergehende Spezialisierung und Abgestuftheit der Reaktion Platz greift: erstens nach der Erfolgsseite durch die zunehmende Komplikation des motorischen Phänomens und zweitens nach der rezeptorischen Seite durch die Angepaßtheit an immer geringere Reizdifferenzen. Diese Differenzierung drückt sich auch darin aus, daß das Raummoment eine ausschlaggebende Rolle zu spielen beginnt. Gewisse Reflexe werden erst bei bestimmten räumlichen Bedingungen auslösbar. Dies ist schon auf einer tieferen Stufe der Reflexorganisation der Fall. Man denke an den Blinzelreflex, den eine gegen das Auge gerichtete Bewegung erst dann auslöst, wenn sie nahe genug an die Cornea heranreicht.

Allen, auch den noch so komplizierten Reflexen und deren Kombinationen haftet aber immer das Moment der Zwangläufigkeit an. Dagegen charakterisiert die Willkürbewegung die Tatsache, daß ihr Ziel auf verschiedenen Wegen erreicht werden kann. Es mag jeweils eine „beste" oder eine „ökonomischste" Weise geben, ein bestimmtes Bewegungsziel zu erreichen, aber es gibt kaum je nur eine einzige, deren der Organismus sich bedienen müßte. Diese noch ohne Einbeziehung irgendwelcher introspektiver Elemente, ohne Bezugnahme auf die Erlebnisseite feststellbare Eigentümlichkeit scheidet meines Erachtens die Willkürbewegung radikal von den Reflexen, seien sie jetzt unbedingte oder bedingte. Und dieses Moment der „Wahlfreiheit" — wenn man so sagen will — bleibt auch dann noch erhalten, wenn die betreffenden Bewegungsabläufe durch „sekundäre

Automatisierung" anscheinend zu eindeutig gebundenen geworden sind. Es liegt hier nur nicht mehr im aktuellen Ablauf, sondern in dessen Genese und ist potentiell immer gegeben, da wir bekanntlich „umlernen" können, eingeschliffene „Gewohnheiten" wieder aufzugeben vermögen. Das Wesen dieser Dinge aber wird nur von der psychologischen Seite her zugänglich. Wir werden uns daran gewöhnen müssen, auch als Ärzte die verschiedenen Verhaltungsweisen des Menschen nicht allein unter der Kategorie der Kausalität, nach ihrer organischen Bedingtheit und Vorgeschichte hin zu betrachten, sondern sie allesamt zugleich auch als „Handlungen" zu verstehen, an sie die Kategorie des Sinnes heranzutragen. Mag es auch heute noch den Anschein haben, als überschritten wir so die Grenzen ärztlicher Kompetenz, so wird sich doch meiner Überzeugung nach binnen kurzem ergeben, daß wir dabei nur bewußt das tun, was wir unbewußt alle immer schon taten.

Es ergibt meines Erachtens schon diese — notwendig unvollständige und skizzenhafte — Übersicht über die physiologischen Grundlagen der Arbeitsvorgänge, daß eine erschöpfende Betrachtung der hier vorliegenden Probleme nur bei eingehender Berücksichtigung auch der psychologischen Fragestellung gelingen kann. Wir werden denn auch sehen, daß wir allerorten auf derartige Probleme stoßen, wo immer wir Fragen, die mit menschlicher Arbeit und ihren Bedingungen zusammenhängen, einigermaßen weitgehend beantworten wollen.

Bevor wir aber in diese besonderen Erörterungen eintreten können, sind noch weitere physiologische Grundlagen zu besprechen. Denn die Leistungen oder Verrichtungen der Menschen nehmen nicht nur die unmittelbar daran mitwirkenden Organe und Apparate in Anspruch, sondern zeigen gewisse Allgemeinwirkungen, deren Darstellung wir uns nunmehr zuwenden.

IV. Allgemeinwirkungen der Arbeit.

Die enge korrelative Bezogenheit aller Organe aufeinander bedingt es, daß die Arbeitsleistung Erscheinungen in fast allen Organsystemen zur Folge hat. Über diese wird im nachstehenden ein Überblick gegeben.

1. Zirkulationssystem.

Da jede Muskelarbeit, selbst geringsten Grades, eine stärkere Durchblutung der tätigen Organe notwendig macht, wird das Herz auf jeden Fall zu erhöhter Leistung veranlaßt, um so mehr, je größer die Leistung der Muskeln ist. Dieses Plus an Blutzufuhr kann auf doppelte Weise zustande kommen: durch eine Vergrößerung des Schlagvolumens, d. h. der pro Systole in die Aorta ausgeworfenen Blutmenge und durch eine Vermehrung der Herzkontraktionen. In der Regel liegt aber hier nicht eine Alternative vor, sondern es treten beide Funktionsänderungen nebeneinander auf. Unmittelbar zugänglich sind uns an Kreislauferscheinungen bekanntlich Pulszahl und Blutdruck. Die Untersuchung der anderen Momente, wie Schlagvolumen, Vollständigkeit der systolischen Entleerung, Verhalten der Herzgröße usw., sind nur auf Umwegen oder durch kompliziertere Verfahren, wie die Röntgendurchleuchtung, zu erfahren.

In vollkommener Muskelruhe sinkt der systolische *Blutdruck*. Daher soll er auch im Schlafe annähernd parallel der Schlaftiefe abnehmen. Stündlich, ohne Schlafstörung vorgenommene Blutdruckmessungen zeigen nach KATSCH und PAUSDORF dagegen keine oder nur ganz unbedeutende Veränderungen der Höhe des diastolischen Druckes; dieser kann sogar zur Zeit des tiefsten Schlafes ansteigen. Bei Arbeit steigt der Blutdruck, und zwar werden beide Werte höher gefunden. Nach CATHCART, BEDALE und McCALLUM würde bei statischer Arbeit vornehmlich der diastolische Druck eine Zunahme zeigen. Kurzdauernde, heftige Anstrengungen haben, wie YOUNG, BREINL, HARRIS und OSBORNE angeben, eine größere Blutdrucksteigerung zur Folge als mäßige Anstrengungen von längerer Dauer; diese bedingen einen anfänglich ziemlich steilen Anstieg, ohne daß eine weitere Zunahme aufträte, der Beendigung jener folgt eine beträchtliche, oft 10 Minuten dauernde Blutdrucksenkung. CHAILLEY-BERT und LANGLOIS finden, daß der systolische Druck während der Leistung stetig ansteige, wobei in den ersten 10 Sekunden eine geringe Schwankung nach oben oder nach unten auftreten könne. Sofort nach Beendigung der Leistung sinke der Druck ab, steige in den folgenden 1—2 Minuten noch einmal an und kehre erst dann zum Ruhewerte zurück. Ebenso verhalte sich der diastolische Druck, dessen nachträglicher Abfall noch steiler sei und bis zu unternormalen Werten gehe. DE SORNER unterscheidet eine primäre Blutdrucksteigerung mit peripherer Venenkontraktion und Beschleunigung der Herzaktion, deren Intensität zugleich zunehme, und eine sekundäre, die mit peripherer Erweiterung der Venen und beschleunigter sowie verstärkter Herztätigkeit einhergehe. Letzteres Stadium besteht diesem Autor zufolge auch nach Beendigung der Leistung und sei Ausdruck eines Absinkens des diastolischen Druckes bei hochbleibendem systolischen. Marschversuche über 100 m, halbstündiges Radfahren und Ergographenversuche zeigten, daß zu Beginn der körperlichen Leistung sowohl der diastoliche als der systolische Druck ansteige; im weiteren Verlaufe nehme die Differenz zwischen beiden zu, indem die Herzaktion schneller und kräftiger werde. ROGOWSKI verglich den Blutdruck von Arbeitern einer Lokomotivfabrik mit dem von Bauern — allerdings betrug die Zahl dieser nur 25, die jener aber 300, was die Verläßlichkeit der Ergebnisse wohl stark beeinträchtigt. Auch geht nicht hervor, inwieweit der Altersverteilung Rechnung getragen wurde. Bei den Arbeitern wurde der Blutdruck durchschnittlich geringer, der Pulsdruck durchschnittlich höher gefunden. Bei seinen Versuchen an Ruderern fand DIRKEN oft keinerlei Veränderung der Blutdruckwerte, nach Beendigung der Leistung meist eine geringe Erhöhung, um etwa 20 mm Quecksilber, wobei die Steigerung des systolischen Druckes in der Regel mehr ausmachte als die des diastolischen, also der Pulsdruck zugenommen hatte. Nach einem Skiwettlauf sah DEDICHEN ausnahmslos eine Blutdrucksenkung um 57—80 mm Quecksilber auftreten. ERNST und WIESEMANN finden unmittelbar nach einer sportlichen Leistung eine Blutdrucksteigerung, welche einem unternormalen Drucke weicht. Die Dauer der Senkung ist verschieden und länger nach längeren Anstrengungen. Nach einem 3-km-Lauf dauerte die Senkung 50 Minuten und der Wiederanstieg 2—3 Stunden.

Eine Erklärung gewisser Divergenzen in diesen Angaben könnten die Feststellungen von ELLIS bringen, denen zufolge der diastolische Blutdruck und die Pulsfrequenz bei allen Haltungen ansteigen sollen, welche mit einer Hebung des Kopfes verbunden sind, während der systolische Blutdruck dabei abnehme. Umgekehrt sollen sich die Dinge bei Kopfneigung verhalten. Ferner behaupten SCHNEIDER und TRUESDELL Gesetzmäßigkeiten der individuellen Unterschiede insofern gefunden zu haben, als Personen, welche im Stehen einen hohen Pulsdruck aufwiesen, 2 Minuten nach Beendigung einer Arbeitsleistung einen unternormalen Druck hatten, während Individuen mit geringem Pulsdruck in aufrechter Haltung unter den gleichen Bedingungen noch übernormale Werte zu zeigen pflegten.

Die bekannte Zunahme der *Pulsfrequenz* bei Arbeitsleistung tritt meist sofort nach Aufnahme der Arbeit ein (CHAILLEY-BERT und LANGLOIS) und erreicht bald jene Höhe, auf welcher sie weiterhin verbleibt. Nach Beendigung der Arbeit sinkt die Pulszahl rasch zur Norm ab. Auch hier macht sich ein Unterschied intensiver, kurzdauernder und längerer, mäßiger Anstrengung geltend, indem bei dieser eine Frequenzabnahme nur in der ersten Hälfte der Arbeitsperiode zu beobachten ist und die Rückkehr zur Norm langsamer erfolgt als bei jener. Für die Frequenzzunahme ist es ohne Bedeutung, ob mechanische oder statische Arbeit geleistet wird. KAUF hat versucht, eine Erklärung für die Tatsache zu geben, daß die Rückkehr zur normalen Pulsfrequenz entweder allmählich oder in plötzlichem Absinken („Bremsungen nach WENCKEBACH") erfolge. Die oft zugleich mit der Frequenzsteigerung auftretenden Extrasystolen weisen auf eine zentrale Ursache hin. In der Tat treten die „Bremsungen" hauptsächlich bei herzgesunden, aber nervösen, über Herzbeschwerden klagenden Individuen auf.

Die Zunahme der Pulsfrequenz, ebenso, wenn auch vielleicht in geringerem Umfange, die des Blutdruckes, wird mit dem Training geringer. Dies geht aus den Versuchen von DIRKEN an Ruderern hervor und den von C. D. VEN an gut trainierten Radfahrern bei täglich steigender Leistung angestellten. Diese übrigens schon längst bekannte Tatsache, nötigt zu einer Erwägung. Es ist auffallend, daß die Frequenzsteigerung sofort nach Beginn der Arbeit auftritt. Man hat, um das zu erklären, an eine reflektorische Erregung der Herznervenzentren gedacht oder daran, daß etwa zugleich mit dem Willkürimpuls an die zu betätigende Muskulatur auch eine Erregung an jene Zentren entsendet werde. Es scheint nun, daß die Dinge keineswegs einfach liegen. Erstens hat HELMREICH betont, daß die Pulsbeschleunigung bei aufrechter Körperhaltung (Stehen, Sitzen, Knien) eine andere Genese habe als die bei Arbeit, da jene ohne Steigerung des Sauerstoffverbrauches einhergehe und auch dann auftrete, wenn man die Versuchsperson passiv in die betreffende Stellung bringt. Er nennt diese Pulsbeschleunigung die statische im Gegensatze zu der dynamischen infolge von Leistungen.

Die statische Pulsbeschleunigung soll nun mit einer Verkleinerung des Schlagvolumens einhergehen; es sei möglich, daß die Verkleinerung des Herzens überhaupt das primäre Moment abgebe und die Frequenzsteigerung nur kompensatorisch einträte, um das Minutenvolumen konstant zu erhalten. Prével behauptet, daß die Pulsbeschleunigung in aufrechter Haltung, also die statische, überhaupt kein physiologischer Vorgang sei, sondern eine Folge von Gleichgewichtsverschiebungen der abdominellen Organe bei Enteroptose. Denn manuelle Kompression der Bauchdecken oder das Anlegen einer Leibbinde vermöge das Auftreten der Pulsbeschleunigung zu verhindern. Man könnte an das Wirksamwerden jener visceralen Reflexe denken, wie sie von Cannon und seinen Mitarbeitern, speziell für das Herz aber von W. R. Hess untersucht wurden. Damit könnte zum Teil auch die ohne andere Muskeltätigkeit bei forcierter Atmung auftretende Pulsbeschleunigung zusammenhängen, obwohl dabei die Atemarbeit wohl zu berücksichtigen wäre, also man kaum wie Haus davon sprechen kann, die Atmung allein, ohne Muskelarbeit, erzeuge die Frequenzsteigerung. Zweitens aber liegt eine Angabe von Deutsch und Kauf vor, welche durch die hypnotische Suggestion einer Anstrengung merkliche Steigerungen der Pulsfrequenz erzielen konnten; auch die Vorstellung einer bevorstehenden Arbeit habe einen analogen, allerdings geringeren Einfluß. Umgekehrt gelang es ihnen, die bei Verrichtung leichter Arbeit auftretende Pulsbeschleunigung in der Hypnose durch entsprechende Suggestionen zu unterdrücken; bei schwerer Arbeit war das aber nicht mehr möglich. Deutsch und Kauf schließen daraus, daß die Zunahme der Pulsfrequenz bei leichter Arbeit psychogenen Ursprunges sei[1]), die bei größeren Leistungen aber organischen. Man würde dann wohl annehmen können, daß die initiale Frequenzzunahme jedenfalls von psychischen Faktoren mitbeeinflußt sei. Es soll unerörtert bleiben, ob die Unterdrückbarkeit einer Erscheinung in der Hypnose tatsächlich genügt, um deren psychogene Entstehung zu begründen. Wir wissen doch, daß ganz sicher organisch bedingte Erscheinungen unter Umständen hypnotisch beeinflußt werden können, was sich bei postencephalitischem Parkinsonismus zeigen ließ, wie auch in den Versuchen von Bauer und Schilder über die hypnotische Beeinflußbarkeit des Bárányschen Zeigeversuches. Aber zumindest die Mitbeteiligung psychischer Momente ist jedenfalls außerordentlich wahrscheinlich. Hier begegnen wir wieder jenem Faktor, der, jeglicher Meßbarkeit entzogen und unkontrollierbar, alle Probleme menschlicher Arbeit so undurchsichtig macht und ihre Behandlung vom rein physiologischen Standpunkt aus so unbefriedigend: dem Seelischen, das in jede noch so einfach und wie immer gestaltete menschliche Tätigkeit hineinreicht, dessen wir wohl gewahr werden, dessen Einfluß aber wir nach Art und Umfang selten nur genau zu beurteilen vermögen. Übrigens nehmen Deutsch und Kauf eine psychogene Komponente auch für die Blutdrucksteigerung an. Neuestens hat Kanner elektrokardiographische Untersuchungen angestellt. In der Ruhe und während des Schlafes ist das Ventrikel-Ekg. gegenüber dem Phonogramm verkürzt, in der Arbeit verlängert, ohne daß eine feste Relation zur Pulsfrequenz bestünde. Die Überleitungszeit, die sich aus der Distanz der P- und Q-Zacke ergibt, ist in der Arbeit verkürzt. Dagegen zeigen Form und Amplitude des Ekg. keine besonderen Veränderungen.

Die *Herzgröße* haben Bruns und Römer an 46 Versuchspersonen während anstrengender körperlicher Leistung fortlaufend am Röntgenschirm kontrolliert; die Arbeit wurde bis zur momentanen Erschöpfung fortgesetzt. Die Herzgröße zeigte schon in Ruhe gewisse Schwankungen; ihr Verhalten während der Anstrengung erwies sich als variabel, indem bei 15% dauernd eine Vergrößerung, bei 25% dauernd eine Verkleinerung des Herzschattens beobachtet wurde, während bei den restlichen 60% Vergrößerung und Verkleinerung abwechselnd vorkamen. Unmittelbar nach Beendigung der Leistung bestand zumeist eine Verkleinerung. In früheren Untersuchungen von Bruns fehlte die Vergrößerung des Herzschattens, trotz einer Blutdrucksteigerung um rund 40 mm Quecksilber. Im Tierexperiment gehen dagegen Blutdrucksteigerungen höheren Grades mit Herzvergrößerung einher. Bruns meint daher, daß Blutdruck, Pulsfrequenz und Herzgröße voneinander unabhängig variabel seien. Das methodische Training hatte bei Ratten in Erschöpfungsversuchen, die Secher anstellte, keinen Einfluß auf das Ausmaß der Herzvergrößerung während oder unmittelbar nach der Leistung. Die Beziehungen zwischen Herzgröße und Sauerstoffgehalt der Atemluft bzw. Sauerstoffverarmung des Organismus konnte Takeuchi experimentell an Katzen studieren. Sank die Sauerstoffspannung des arteriellen Blutes auf 7%, so nahm die Fläche der Herzprojektion auf ein in der Thoraxwand angebrachtes Fenster um etwa 70% zu.

Das Verhalten des Herzens bei großen sportlichen Anstrengungen untersuchte neuerlich Dedichen an 296 Teilnehmern eines Skiwettlaufes. 8 mal fand er ein Hinausrücken, 30 mal eine Einwärtsverlagerung des Herzspitzenstoßes, 2 mal eine Verbreiterung der Herzdämpfung. Vereinzelt kamen Extrasystolen vor und manchmal Cyanose ohne pathologischen Herz-

---

[1]) Hierfür ließe sich die Angabe von Okunewski (Arch. f. Hyg. Bd. 94, S. 143. 1924) verwenden, der zufolge Sauerstoffverbrauch, Pulsfrequenz und Atemfrequenz bei Klavierspielern „mit der Schwierigkeit des Stückes" zunähmen.

befund. Der Autor glaubt, daß diese akuten Veränderungen nicht zu einer Dauerschädigung führten, da ein Fall, bei welchem er seit Jahren eine ausgesprochene Herzhypertrophie konstatiert hatte, nach mehrjähriger Unterbrechung der sportlichen Betätigung normale Herzdimensionen erkennen ließ. Im ganzen beobachtete Dedichen in 13,9% der Skifahrer eine Herzhypertrophie, bei Handwerkern nur in etwa 5%, bei Schwerarbeitern in 8—12%. Auch Secher sah nach Unterbrechung des Trainings die während dessen aufgetretene Herzvergrößerung im Laufe von 2 Monaten sich mehr und mehr der Norm wieder annähern. Nach Herxheimers Untersuchungen an 171 Sportleuten besteht durchschnittlich eine etwas über der Norm gelegene Herzgröße; am stärksten war die Vergrößerung bei Skifahrern, am geringsten bei Boxern. Der Quotient Herzvolumen zu Körpergewicht ist nach dem gleichen Forscher bei Berufsrennfahrern größer als bei Amateurfahrern und auch als bei Skifahrern oder Marathonläufern. Dabei beteiligen sich beide Herzkammern an der Vergrößerung. Mit Hilfe des Teleröntgenverfahrens konstantierte B. Smith bei Menschen, bei welchen seit längerer Zeit Zeichen der Überanstrengung bestanden, unternormale Herzgrößen, meistens in Gestalt des Tropfenherzens dann, wenn es sich um Menschen handelte, deren Muskulatur niemals eine zureichende Ausbildung gezeigt hatte. Die verschiedenen Herzveränderungen — Verkürzung des einen oder des anderen Durchmessers, Änderung des Winkels zwischen Quer- und Längsdurchmesser — standen in strenger Korrelation zur Thoraxform, sie sind daher nicht als Ausdruck der Überanstrengung schlechthin, sondern als spezifische Reaktionstypen bei bestimmten Konstitutionen aufzufassen. Momentaufnahmen mit $^1/_{40}$ Sekunde Exposition bei Röntgenlicht zeigten nach Meek und Eyster in 10 Fällen unter 17 während körperlicher Anstrengungen eine Vergrößerung während der Diastole, 7 mal eine Verkleinerung; in der Systole wurde 11 mal Verkleinerung und 6 mal Vergrößerung gefunden. v. Weizsäcker gibt einen Einfluß der Leistung auf die Herzgröße nur für jene Fälle zu, wo eine Erhöhung des Schlagvolumens, nicht aber für jene, bei welchen nur eine Steigerung der Schlagfrequenz eintritt.

Gordon, Levine und Wilmaers fanden bei Marathonläufern nach hochgradigen sportlichen Leistungen geringe Verkleinerung des Herzens, die sich nach 24 Stunden ausgeglichen hatte. Auch bei Ringkämpfern wurde sowohl Verkleinerung wie Erweiterung des Herzens gefunden. Erstere bedeutet zusammen mit Blutdruckerniedrigung und anhaltender Pulsbeschleunigung ein prognostisch ungünstiges Zeichen (Lampé, Weltz, Heinrich und Straubel).

Das *Minutenvolum* wurde in einer Reihe von Untersuchungen als abhängig vom Sauerstoffverbrauch gefunden. So Lindhard, Boothby, Means und Newburgh am Fahrrad-Ergometer nach Krogh, Liljestrand und Lindhard beim Schwimmen und Rudern, ferner Krogh und Lindhard. Aber es scheint, daß auch die Leistungsart nicht ohne Einfluß sei, auch wenn die Leistungsgröße die gleiche bleibt. So haben Liljestrand und Lindhard einen relativ größeren Einfluß des Schwimmens auf das Minutenvolum konstatiert, und Lindhard fand, daß andauernde statische Arbeit, die nur kurze Zeit durchgehalten werden kann, ein relativ hohes Minutenvolum bedingt, das nach Beendigung der Leistung von einer relativen Abnahme gefolgt ist. Eine neue Untersuchung von Collet und Liljestrand bestätigt, daß das Minutenvolum ebenso wie die Pulszahl und die Ventilation bei größeren Leistungsarten, bezogen auf einen bestimmten Sauerstoffverbrauch, größer sei als bei anderen. In Selbstversuchen fanden sie bei Arbeitsleistungen mit den Armen höhere Werte als beim Radfahren oder Stiegensteigen. Bemerkenswert ist, daß die Autoren eine Proportionalität zwischen der Größe dieses Unterschiedes und der subjektiven Anstrengung (sense of effort) feststellen können. Je mehr das Training fortschreitet, desto mehr verschwinden jene Unterschiede und zugleich auch das Anstrengungserlebnis. Geringer ist der Einfluß des Trainings auf Pulsfrequenz und Ventilation. Nach Meek und Eyster ist die normale Reaktion bei körperlichen Anstrengungen die Vergrößerung des Schlagvolumens; eine Zunahme des Minutenvolumens trete nur ein, wenn erstere ausbleibe. Bainbridge hat behauptet, daß das Produkt aus Schlagvolumen und Schlagfrequenz für je eine gegebene Stoffwechselgröße konstant sei, was ja mit der Annahme eines konstant jeder Größe des Sauerstoffverbrauches zugeordneten Minutenvolumens übereinstimmte. Für sich aber variieren die beiden Faktoren erheblich. Nun hat Recklinghausen angegeben, daß die Änderung von Pulsdruck und Schlagvolumen immer in gleichem Sinne erfolge. Daher meint Addis, daß auch das Produkt von Pulsdruck und Schlagfrequenz eine gesetzmäßige Beziehung zur Stoffwechselgröße haben müsse und als deren Kriterium angesehen werden könne. Er findet z. B. morgens nach Bettruhe einen Wert von 1764, tagsüber, ohne besondere körperliche Anstrengung, einen von 3980. Wie sich diese Werte bei schwerer körperlicher Leistung verhalten, scheint nicht untersucht worden zu sein. Die Schlußfolgerung von Addis mag theoretisch zu Recht bestehen; dennoch ist sehr an der praktischen Verwertbarkeit seines Verfahrens zu zweifeln. Denn von so vollkommener Konstanz sind biologische Zusammenhänge nun einmal nicht, daß man sich auf die Abhängigkeiten von Abhängigkeiten verlassen dürfte.

Herxheimer nimmt auf Grund von Aufnahmen des Venenpulses an, daß bei trainierten Sportsleuten eine vollständigere Entleerung des Herzens stattfinde als bei nichttrainierten Männern und daß die Schöpfwirkung der Vorhöfe bei jenen größer sei.

2. Veränderungen des Blutes.

Über die Veränderungen des Blutes liegen aus neuerer Zeit einige Untersuchungen vor. PARSONS und BARCROFT bestimmten bei Leistungen am Fahrradergometer die *Wasserstoffionenkonzentration* des Blutes und fanden sie unverändert. Indes haben ARBORELIUS und LILJESTRAND mit einer neuen Methode zur Bestimmung der Reaktion des Blutes an 2 Versuchspersonen (Fahrradergometer) eine Zunahme der Wasserstoffionenkonzentration nach HASSELBALCH gefunden, welche annähernd der Zunahme der Ventilation parallel ging. Dagegen bestreitet BARZ auf Grund von Bestimmungen der Kohlensäurekapazität des Blutes nach VAN SLYKE das Bestehen einer konstanten Beziehung zwischen Blutreaktion und Atmung. Nach HARVARD und REAY steigt nach Beendigung der Leistung bei untrainierten Menschen der Gehalt an anorganischem Phosphat im Blute an und erreicht erst nach mehreren Stunden die Norm. Bei Trainierten ist der Abfall weniger ausgeprägt. Man kann vermuten, daß die untrainierten Muskeln mehr Phosphat zur Resynthese des Lactacidogens benötigen.

Daß bei schwerer Arbeit und bei nicht entsprechender Sauerstoffversorgung im Blute *Milchsäure* auftreten könne, ist seit langem bekannt. Ist der Sauerstoffverbrauch kein zu stürmischer und verläuft die Arbeit in mäßigem Tempo, so kann die Milchsäure restlos verbrannt oder umgebaut werden (s. o. S. 7). Es ist daher ganz begreiflich, wenn HASTINGS bei Hunden, die, in der Tretmühle laufend, kurzdauernde schwere Arbeit zu verrichten hatten, eine Zunahme des Milchsäuregehaltes fand, diese aber bei selbst lange dauernder mäßiger Arbeit vermißte. Derartige Erfahrungen sind wohl unmittelbar praktisch nicht auszuwerten; sie weisen aber doch darauf hin, daß es bestimmte Grenzen der Arbeitsleistung geben müsse, deren oftmals wiederholte Überschreitung wahrscheinlich nicht belanglos sein mag. WISING fand bei gut trainierten Sportsleuten, daß die Alkalireserve um durchschnittlich 10% höher ist, als bei Untrainierten. Er sieht wohl darin mit Recht eine Anpassungserscheinung an die beim Sport gesteigerte Milchsäurebildung. Es wäre das eine der wenigen Beobachtungen, welche auf eine Biochemie des Trainings hindeuten. Gleichlautende Angaben macht WALINSKI.

Was es mit der von BÜRGI gefundenen Zunahme des Gehaltes an *Blutkatalase* für eine Bewandtnis hat, ist schwer zu sagen. Durch sportliches Training soll es zu einer dauernden Erhöhung kommen.

Angemerkt sei noch, daß nach SCOTT und HASTINGS der *Sauerstoffgehalt* und die Sauerstoffkapazität des Blutes bei Hunden, welche auf der Tretbahn liefen, etwas zunehmen soll, und daß nach BARTSCH die Kohlensäurekapazität des Plasmas nach der Arbeit fast immer absinke, im Mittel von 60,5 auf 57,6 Vol.-%, so daß die normale Arbeitsalkalipenie in eine echte Acidosis übergehen könne. (Versuche an Pferden.) Dagegen zeigte sich in diesen Versuchen keinerlei Veränderung in den Werten für Reststickstoff, Harnstoff, Blutzucker, Kreatin und Kreatinin.

SCOTT und HASTINGS aber fanden bei ihren Tretbahnversuchen an Hunden eine geringe Zunahme des *Blutzuckers*. Man wird wohl schon im vornherein die Möglichkeit einer Beeinflussung der Blutzuckerwerte zugeben müssen, aber auch bedenken, daß diese Veränderungen sehr vom Ernährungszustand, von der Art und Größe der Leistung, aber auch von der individuellen Beschaffenheit des Kohlenhydratstoffwechsels abhängen müsse. In der Tat fand BÜRGER bei Diabetikern besonders große Schwankungen der Blutzuckerwerte unter dem Einflusse körperlicher Arbeit.

Es ist eine lange bekannte und in jedem Lehrbuch nachzulesende Tatsache, daß bei körperlicher Arbeit eine Vermehrung der *weißen Blutkörperchen* eintritt. KREHL deutete diesen Befund dahin, daß er ein Ausdruck eines stärkeren Zuströmens der Leukocyten in die Capillaren sei. Nach GRAWITZ sowie ROSENTHAL und WAGNER handelt es sich hierbei um eine echte Leukocytose, und zwar anfänglich hauptsächlich um eine Lymphocytose infolge der Beschleunigung des Lymphstromes, während nach 30—40 Minuten eine Vermehrung der Neutrophilen eintrete und die Lymphocytose verschwinde. Diese Erscheinung wird in Übereinstimmung mit NAEGELI als die Folge einer Knochenmarkreizung aufgefaßt, welche durch in den Muskeln gebildete Stoffe zustande komme. BURKARD schließt sich dieser Auffassung an. Er untersuchte 10 Arbeiter einer Glasfabrik mit neunstündiger Arbeitszeit und fand auf dem Höhestadium der Arbeit eine Vermehrung der einkernigen Neutrophilen, während diese normalerweise neben den Polynucleären verschwinden, ein an das Blutbild mancher Infektionskrankheiten gemahnender Zustand. BURKARD nimmt an, daß die Ermüdungsstoffe auf das Knochenmark einen ähnlich abnorm reizenden Einfluß hätten wie die Toxine. JÜRGENSEN dagegen möchte das Hauptgewicht auf die mechanischen Bedingungen des Kreislaufes, insbesondere auf die Strömungsgeschwindigkeit legen, da er bei aufrechter Haltung eine bedeutend größere Leukocytenanzahl als in liegender Stellung fand.

Die *Erythrocytenzahl* wird nach den Untersuchungen von RUCK an 69 Erwachsenen und 45 Kindern durch körperliche Arbeit nicht in gesetzmäßiger Weise beeinflußt[1]). Es gelingt

---

[1]) Bei Pferden fanden SCHEUNERT und MÜLLER als Wirkung der Arbeit eine Verschiebung des Verhältnisses von Blutkörperchenvolumen zu Plasma. Machte dieses vor der Leistung 22,2—42,2 Vol.-% des Gesamtblutes aus, so nachher 40—58,8 Vol.-%.

aber, unter bestimmten Bedingungen einen solchen Einfluß nachzuweisen, wie aus den Experimenten von Broun hervorgeht. Wenn man nämlich Hunde monatelang in so engen Käfigen hält, daß den Tieren jegliche Bewegungsfreiheit genommen ist und sie dann durch mehrere Tage Arbeit leisten läßt, so findet man stets eine bedeutende Abnahme des Gesamtvolumens der roten Blutkörperchen. (Bestimmung nach der colorimetrischen wie nach der Kohlenoxydmethode.) Erst nach einer längeren, manchmal 3 Wochen betragenden Erholungszeit gleicht sich das Erythrocytendefizit wieder aus. Es erfolgt also unter diesen Umständen bei körperlicher Arbeit ein Zerfall der roten Blutkörperchen. Broun meint, daß ein solcher Zerfall immer eintrete, aber in diesen Versuchen nur deshalb so deutlich sichtbar werde, weil der hämatopoëtische Apparat nach der langen Ruheperiode nicht imstande sei, den plötzlich einsetzenden, erhöhten Anforderungen zu genügen. Normalerweise würden Zerfall und Regeneration sich die Wage halten. Dem entspräche auch das Auftreten zahlreicher Jugendformen. Auch Liebermann fand im Tierexperiment einen deutlichen Erythrocytenzerfall, der sich bald nach Arbeitsbeginn (Tretmühle) in einer Rotfärbung des Serums kundgebe. Damit stimmen die Angaben von Schellong, daß der Marschhämoglobinurie eine Hämoglobinämie vorausgehe. Schellong hält eine durch die Lordose bewirkte venöse Stauung im Nierenkreislauf für die hauptsächlichste Ursache, schließt aber andere Momente, wie Resistenzveränderungen der roten Blutkörperchen, nicht aus. Die Angabe von Price-Jones, daß nach körperlicher Anstrengung die Erythrocyten eine Vergrößerung aufwiesen, konnte durch Dryerre, Miller und Ponder nicht bestätigt werden und beruht offenbar auf Mängeln der Methodik.

3. Die Atmung und respiratorischer Stoffwechsel.

Während der Arbeit wird mehr Sauerstoff verbraucht; es muß ja von der gebildeten Milchsäure $^{1}/_{5}$—$^{1}/_{4}$ durch Oxydation beseitigt werden. Der gesteigerte Sauerstoffverbrauch fällt aber nicht allein den unmittelbar in Anspruch genommenen Muskeln zur Last, sondern zum Teil auch den Zirkulationsorganen und auch anderen, so der Atemmuskulatur, vielleicht auch dem Nervensystem. Der Sauerstoffverbrauch steigt naturgemäß mit der Leistung. Indes besteht hier keine einfache Proportionalität. Um den Mehrbedarf zu decken, muß die Lungenventilation steigen. Der Lungenventilationsquotient, d. h. das Verhältnis der Ventilationsgröße pro Minute zu dem Sauerstoffverbrauch pro Minute, beide in Kubikzentimetern ausgedrückt, wird während der Arbeit kleiner, wie die Versuche Dirkens an Ruderern zeigen; die Ventilation ist während der Arbeit rationeller. Sie wird von seelischen Momenten, von Erregung z. B., ungünstig beeinflußt. Die rationellere Ventilation während der Arbeit ist wohl nicht auf irgendwelche Besonderheiten, etwa einer Atmungsregulation, zu beziehen, sondern dürfte sich rein physiologisch oder, wenn man will, sogar physikalisch, aus dem gesteigerten Sauerstoffabfluß aus dem Blute zu den arbeitenden Muskeln erklären, wodurch das Sauerstoffgefälle von Alveolenluft zu Lungenblut steiler werden muß. Daß hier keine spezifisch-biologischen, regulatorischen Faktoren im Spiele sind, geht wohl auch daraus hervor, daß der Ventilationsquotient mit zunehmendem Training keine Änderung erfährt. Allerdings stellt sich die rationellere Ventilation nicht immer sofort ein. Bei Ruderern und Läufern kommt es vor, daß im Verlaufe einer Dauerleistung eine anfängliche Atemnot von einer Periode leichterer Atmung gefolgt wird, wobei die erst hohe Atemfrequenz wieder abnimmt und die anfänglichen Beschwerden wieder verschwinden. Dieses Phänomen wird von den englischen Sportsmen als „second wind" bezeichnet. Chailley, Bert, Faillie und Langlois haben die Erscheinung in Tretbahnversuchen analysiert und gefunden, daß die Periode des „second wind" durch eine Herabsetzung der Ventilation und eine Verminderung der abgegebenen Kohlensäure ausgezeichnet sei. (Vgl. ferner McKeith, Pembay, Spurell, Worner und Westlake.) Es ist aber nicht nur die Größe einer Leistung, sondern auch deren Durchführungsart von Einfluß. Ruckweise, heftige Bewegungen steigern Ventilation und Kohlensäureproduktion mehr als langsame, wie Garrelon und Langlois bei einfachen Freiübungen, die im Rhythmus von 23 pro Minute durch 2 Minuten fortgesetzt wurden, fanden. Allerdings ist es hier schwer zu sagen, ob nicht die heftigen Bewegungen doch eine objektive Mehrleistung bedeutet haben. Cassinis findet einen wesentlichen Unterschied im Verhalten der willkürlichen Apnoe bei Ruhe und bei Arbeit, die Kreislaufreaktionen sind je andere. Das Verhältnis zwischen Leistungsgröße und Dauer der Apnoe soll für das Individuum charakteristisch sein und konstant bleiben.

Sicherlich ist, wie z. B. Dirken betont, den individuellen Faktoren ein nicht geringer Einfluß auf das Verhalten der Atmung wie des Sauerstoffverbrauches und des Stoffwechsels zuzuschreiben. Zu den individuellen Faktoren mag man auch das Training rechnen, welches in den Ruderversuchen Dirkens eine Abnahme der Sauerstoffaufnahme pro Minute bewirkte. Offenbar wird im Laufe des Trainings die Ausführung einer Leistung immer rationeller, weshalb auch Ven bei gut trainierten jungen Männern einen weitgehenden Parallelismus von Leistungsgröße und Sauerstoffaufnahme feststellen konnte.

Nach Beendigung einer Leistung ging in den Versuchen von KROGH und LINDHARD die Ventilationsgröße so langsam auf die Ruhewerte zurück, daß der Augenblick der Arbeitsbeendigung aus den Atemkurven gar nicht ausfindig gemacht werden kann.

Die Ventilation scheint nun weiterhin in erheblichem Ausmaße von der Körperhaltung während der Arbeit abzuhängen. AMAR hat die Atemfrequenz, Ventilation, Atemexkursion, Sauerstoff- und Kohlensäurewerte für die liegende Stellung, im rückwärtsgeneigten Stehen, im aufrechten und nach vorne geneigten Stehen untersucht und nicht unerhebliche Unterschiede gefunden.

	O_2-Verbrauch	Ventilation	Atemfrequenz	Amplitude	$\frac{E}{J}$	CO_2-Ausscheidung	O_2-Verbrauch
Liegen	100						
Stehen, rückwärts geneigt	106	14,60	18	85	1,4	3,25%	3,65%
Stehen, aufrecht . .	100	13,75	14	100	1,65	3,20%	3,40%
Stehen, vorwärts geneigt	113	15,65	20	75	1,20	3,45%	3,95%

Neigung gegen den Vorfuß vergrößerte diesem Autor zufolge Brustumfang und Atemzahl um 35%, während die Fersenstellung den umgekehrten Einfluß habe und durch die Fixierung der Ansatzpunkte der Mm. scaleni diese die Atemarbeit zu unterstützen vermochten. Erheben auf die Fußspitzen steigere die Atemgröße um 21%. (Wenn diese Angaben sich in größerem Umfange bestätigen würden, könnten sie ziemlich praktische Bedeutung erlangen.) GAUTIEZ, sowie D'ARSONVAL betonen ebenfalls die große Rolle der Körperhaltung für den Atemvorgang und insbesondere den Einfluß der Fixation von Nacken und Wirbelsäule.

Da die Größe des Sauerstoffverbrauches wesentlich von der Leistungsgröße abhängt, sei sie im Zusammenhange mit dem calorischen Bedarf und der Ernährung besprochen. Nur die zeitliche Verteilung soll an dieser Stelle erwähnt werden.

Wie die Ventilationsgröße, so kehren auch die Sauerstoffwerte nach Beendigung der Leistung anfangs schneller, dann langsamer zu den Ruhewerten zurück. KROGH und LINDHARD haben aus ihren Bestimmungen des minutlichen Sauerstoffverbrauches geschlossen, daß die Muskelarbeit zu Beginn unter Sauerstoffmangel verlaufe und daß die Oxydation der Stoffwechselprodukte erst nach Beendigung der Muskeltätigkeit stattfinde. In dieser allgemeinen Form kann der Satz nun nicht zutreffen, da wir wissen, daß in der Erholungsphase nach jeder Muskelzuckung ein Sauerstoffverbrauch stattfindet; es kann nur damit gemeint sein, daß die Erholungsphasen während einer Tätigkeit nicht ausreichen, um alle Milchsäure, welche der Oxydation zugeführt werden soll, wirklich zu oxydieren, weshalb für die Nachperiode ein beträchtlicher Rest oxydabler Stoff verbleibe. Völlig geklärt sind diese Dinge noch nicht. Jedenfalls steht mit dieser nachträglichen Oxydation ein Befund im Zusammenhange, den LUNSGAARD und MÖLLER bei Versuchen mit Treppensteigen erheben konnten. Der Sauerstoffgehalt des venösen Blutes ist unmittelbar nach Beendigung einer Leistung herabgesetzt, erreicht dann rasch im Verlaufe von 4 Minuten ein Maximum, das dem Sauerstoffgehalte des arteriellen Blutes nahesteht, und kehrt nach weiteren 4 Minuten zur Norm zurück. LINDHARD hat auf Grund der Werte für das Minutenvolum, welche KROGH und LINDHARD mittels der Stickoxydulmethode erhalten hatten, berechnet, daß die Menge des pro Liter Blut absorbierten Sauerstoffes (und damit das diesem Werte entsprechende Minutenvolum) in den ersten Minuten nach Beendigung einer Leistung rasch absinke und nach 4 Minuten ein Minimum erreiche, dann steige der Wert wieder an, um nach weiteren 4 Minuten ein Maximum, dann wiederum ein zweites Minimum und schließlich wieder ein zweites Maximum aufzuweisen. LINDHARD möchte diese Mehrgipfligkeit der Kurve aus periodischen Schwankungen der Widerstände an der Peripherie herleiten, die ihrerseits in periodischen Variationen der Funktion des Vasomotorenzentrums ihren Grund haben sollen. LUPTON findet ein rasches Absinken des Sauerstoffverbrauches unmittelbar nach Abschluß der Leistung und ein Ansteigen dieses in der Erholungsperiode, in der aber das Maximum des Sauerstoffverbrauches pro Minute höchstens $^3/_4$ einer Arbeitsminute betrage. Für die Leistungen in seinen Versuchen (ruhiges Treppensteigen durch 20 Minuten, rasches Treppenlaufen durch 10, kräftiges Springen mit angehaltenem Atem durch 10 Sekunden) berechnet LUPTON unter Benutzung der Zahlen von MEYERHOF die den Erholungssauerstoffwerten entsprechenden Milchsäuremengen mit 3,13 g minimal und maximal 14,24 g.

A. V. HILL lehrt, daß bei schwerer Arbeit die Sauerstoffaufnahme auch bei maximaler Herz- und Lungenarbeit den Sauerstoffbedarf nicht zu decken vermöge. Daher werde Sauerstoff aus dem Organismus herangezogen und sozusagen eine Schuld an Sauerstoff kontrahiert, welche in der Erholungsperiode durch Mehraufnahme gedeckt werden müsse. HILL wendet sein schon erwähntes Gleichnis vom Akkumulator sinngemäß auf den ganzen Organismus an, der in der Erholungsperiode gewissermaßen wieder aufgeladen wird. Über das Sauerstoff-defizit im Sinne Hills liegen aus dessen Institut einige neuere Arbeiten vor, deren Ergeb-nisse mit den theoretischen Forderungen gut übereinstimmen (Furusawa, Long).

Anhangsweise seien noch einige Angaben über die Atmung bei Arbeit wiedergegeben. Tomann und Bruns untersuchten 30 Bergarbeiter mittels des Hasselbalchschen spirome-trischen Verfahrens und fanden, daß unter Tag neben der bei körperlicher Anstrengung auf-tretenden Lungenblähung noch der erhöhte Luftdruck (808 m Tiefe) die Lungenelastizität beanspruche; dadurch werden während des Aufenthaltes im Bergwerke Residualluft und Mittellage erhöht. Diese akute Lungenblähung geht bei jüngeren Leuten rasch, bei älteren immer langsamer nach Rückkehr unter normale Druckverhältnisse zurück. Es besteht sicherlich ein Einfluß der Vitalkapazität und die Leistungsfähigkeit, wenn auch dieser nicht so einfach und leicht zu erfassen sein mag. Man kann daher dem Vorschlage Flacks, die Arbeiter einer systematischen Atemschulung zu unterwerfen, eine gewisse Berechtigung nicht absprechen; seinen Untersuchungen zufolge kann auf diese Weise die Vitalkapazität und die pneumatische Kraft der Atemmuskulatur gesteigert werden; letztere drückt sich in der Zeit aus, durch welche mittels des Exspirationsdruckes eine Quecksilbersäule 40 mm hoch gehalten werden kann. Ob allerdings, wie man gemeint hat, darin ein brauchbares Kriterium für die Suffizienz der Atemleistungen, insbesondere im Hinblick auf Fliegereignungsprüfungen ge-legen ist, muß noch fraglich bleiben. Übrigens bedürfte es einer Untersuchung an großem Materiale, um zu wissen, ob wirklich die Vitalkapazität wesentliche Veränderungen erfahren kann[1]). Nach Dubois steht dieser Wert nicht zu dem Brustumfang und der Körpergröße oder dem Körpergewicht, wohl aber zur Körperoberfläche in Korrelation. Männer von 1,6 bis 1,7 qm Körperoberfläche haben eine Vitalkapazität von 4000 ccm, die für je 0,1 qm mehr um 350 ccm zunimmt. Bei Frauen entspricht einer Körperoberfläche von 1,4—1,5 qm eine Vitalkapazität von 2500 ccm und einer Zunahme jener um 0,1 qm eine dieser um 175 ccm. Nach den schon von Mosso, in maßgebender Weise von Durig, Zuntz und ihren Mitarbeitern am Monte Rosa angestellten Untersuchungen liefert übrigens die Vitalkapazität kein ver-läßliches Kriterium zur Beurteilung der Leistungsfähigkeit. Die Bedeutung der Atmung für die Leistungsfähigkeit geht auch aus den Versuchen von Clark-Kennedy, Bradbrooke und Owen hervor, denen zufolge das Gleichgewicht zwischen der Sauerstoffaufnahme und der Kohlensäureabgabe die entscheidende Rolle spielt. Man kann von vornherein annehmen, daß der Atemtypus nicht ohne Einfluß auf die Reaktion der Respiration auf Anstrengung sein werde. Umfängliche Untersuchungen zu dieser Frage, speziell was das weibliche Ge-schlecht anlangt, hat Hörnicke angestellt. Die durch beengende Kleidung, wozu nicht allein das Mieder gehört, bedingte Inaktivitätsatrophie der Bauchmuskulatur führt zu einem inversen Atemtypus, bei dem die Bauchwand durch die Hochstellung der unteren Thorax-apertur steigt. Die Folge ist eine Hochdrängung des Zwerchfelles und eine Verringerung des abdominalen Raumes. Diese unzweckmäßige Atmung erzeugt bei stärkerer Anstrengung unangepaßte Mitbewegungen und ein rascheres Versagen, so daß die Atemleistung — ge-messen an dem Ausblasen der Vitalkapazität gegen einen Widerstand — oft nur ein Drittel des Ruhewertes betragen kann.

Im großen und ganzen hängen die Zunahme der Atemleistungen wie die Steigerung der Herzaktion vom Sauerstoffbedürfnis ab, also von der Leistungsgröße. Indes spielen, wie schon bemerkt, noch andere Momente hinein, reflektorische und psychische. Durch welche korre-lativen Faktoren im einzelnen die verschiedenen Apparate in aufeinander abgestimmter Weise in Tätigkeit versetzt werden, kann hier nicht erörtert werden. Sicherlich fällt die Hauptauf-gabe dabei dem Zentralnervensystem, und zwar wohl wesentlich den Zentren des Hirnstammes, vor allem der Medulla oblongata zu. Es ist sattsam bekannt, daß die Wasserstoffionen-konzentration des Blutes den Hauptreiz für die Tätigkeit des Atemzentrums abgibt und auch die kardialen Zentren zu erregen vermag. Man würde sich aber meines Erachtens eine zu große Vereinfachung der Dinge gestatten, wenn man glaubte, mit diesem einen Faktor das Auslangen finden zu können. Zweifelsohne kommen noch andere, so afferente (propriozep-tive) Reize der Muskulatur in Betracht.

Was nun den *Calorienbedarf* anlangt, so besitzen wir über diesen Punkt so zahlreiche, ein-gehende und ausgezeichnete Untersuchnngen, daß es kaum nötig sein dürfte, hierüber in ex-tenso zu berichten, um so mehr die einschlägigen Tatsachen allgemein bekannt sein dürften. Verläßliche Daten können hier allerdings nur exakte Gaswechselversuche liefern, die über eine hinlängliche Zeitdauer sich erstrecken. Die Vorschläge, an Stelle der gasanalytischen Werte andere leichtere feststellbare zu setzen, dürften alle unhaltbar sein. Denn wenn es auch z. B. im allgemeinen richtig ist, daß etwa zwischen Stoffwechselgröße und Pulsfrequenz wenigstens innerhalb gewisser Grenzen feste Beziehungen bestehen, so geht es doch angesichts der vielen

---

[1]) Gordon, Levine und Wilmaers fanden nach dem Laufe bei Marathonläufern eine Verkleinerung der Vitalkapazität von 17%, nach 24 Stunden normale Werte (Arch. of internal med. Bd. 33, S. 425. 1924).

Beeinflussungsmöglichkeiten nicht an, aus der Pulsfrequenz ein Kriterium der Umsatzgröße zu machen, wie das F. G. BENEDICT und JOSLIN erwägen. Übrigens geht aus den Zahlen von BENEDICT selbst, wie nicht minder aus denen von MURLIN und HOOBLEN sowie von COLEMANN und DU BOIS und von FALTA hervor, daß selbst bei Gesunden unter normalen Bedingungen eine derartig feste Korrelation nicht besteht. Ebensowenig dürfte der Vorschlag von MURLIN und GREER, das Produkt von Pulsfrequenz und Pulsdruck als Indicator des Umsatzes zu verwenden, Berechtigung besitzen.

Der Calorienbedarf hängt natürlich in erster Linie von der Leistungsgröße ab unter Berücksichtigung des Wirkungsgrades. Dieser unterliegt vielfachen, keineswegs immer durchsichtigen Bedingungen. Man muß, wenn man über die „Schwere" einer Leistung — wenn anders man darunter nichts wie deren calorisches Äquivalent verstehen will —, für jede Leistungsart gesonderte Bestimmungen vornehmen. Man kann sich sonst in der Einschätzung außerordentlich täuschen. Als Beleg führe ich zunächst einige Zahlen an, die der jüngsten Mitteilung von C. TIGERSTEDT und OLIN entnommen sind:

Leistungsart	C-Abgabe pro Kilogramm und Stunde	Zunahme in Proz. des Ruhewertes
Ruhe in sitzender Stellung mit Tischstütze	0,120	33,3
„　„　　„　　　　„　ohne solche . .	0,125	38,9
Abschreiben	0,133	47,7
Maschinenschreiben	0,153	70,0
Waldhornblasen	0,170	88,9
Klarinette	0,190	111,1
Geigenspielen	0,234	160,0
Paukespielen	0,338	275,6

Allerdings muß zu diesen Angaben gesagt werden, daß es immer mißlich ist, den Energieumsatz aus den Kohlensäurewerten berechnen zu wollen. Denn durch die Variationen der Abventilation wie durch den Einfluß der Verschiebungen in der Wasserstoffionenkonzentration des Blutes (saure Stoffwechselzwischenprodukte) kommen unkontrollierbare Faktoren ins Spiel, so daß diese Steigerung der CO_2-Abgabe nicht eine Vermehrung oder zumindest nicht eine entsprechende Vermehrung der CO_2-Produktion bedeuten muß. Waldhornblasen gilt allgemein für „anstrengender" als das Geigenspiel. Dennoch trifft diese Ansicht nicht zu, wenn man „Anstrengung" und „Schwere der Arbeit", soweit sie sich im Energieaufwand ausdrückt, gleichsetzen will. Es ist allerdings sehr die Frage, ob das berechtigt ist. Hiervon wird noch die Rede sein. Praktisch wird es sich allerdings schwer durchführen lassen, daß man jegliche Leistungsart mit den exakten Methoden des Gasstoffwechselversuches untersuche. Es ist daher begreiflich, daß man nach methodischen Vereinfachungen trachtet. Indes ist keine dieser imstande, wirklich verläßliche Angaben zu liefern. Dies gilt auch von den zahlreichen Arbeiten von WALLER, der sich damit begnügt, die während $1/_4$ Minute entnommene Atemluft auf ihren Kohlensäuregehalt zu untersuchen und daraus den Calorienwert pro Quadratmeter Körperfläche und Stunde berechnen will. CAMPBELL hat gegen dieses Verfahren eingewendet, daß man in mehreren aufeinanderfolgenden Versuchsperioden zu je 30 Sekunden sehr abweichende Werte erhalte. WALLERS Untersuchungen erstrecken sich auf Dockarbeiter, bei welchen er von Stunde zu Stunde die Kohlensäurewerte bestimmte, Schneider, Buchdrucker, Schwimmer u. a. ORR und KINLOCH haben an diesen Versuchen Kritik geübt und vor allem darauf verwiesen, daß zu Beginn und nach Beendigung einer Leistung Schwankungen des respiratorischen Quotienten auftreten können, welche die Resultate stark beeinflussen. Nur bei konstanten Quotienten könnten so kurzdauernde Versuche brauchbare Resultate liefern. Auch VIALE lehnt die WALLERschen Versuche ab. Diesem Forscher zufolge sollen Wärmeproduktion, Gaswechsel und Pulsfrequenz mehr steigen, wenn eine bestimmte Leistung durch eine größere Zahl von Kontraktionen und bei geringer Last vollbracht wird als bei größerer Last und geringerer Hubzahl. Offenbar spielen hier die Gesetze der ökonomischen Last und Geschwindigkeit herein. Der Beurteilung des calorischen Bedarfes bei irgendeiner Leistung muß der Ruheumsatz zugrunde gelegt werden. Dieser wird, wie man weiß, von RUBNER auf die Einheit der Körperfläche bezogen, von anderen auf das Kg-Körpergewicht, mit einem Durchschnittswert von 1 Cal. pro 1 kg und 1 Stunde. Für praktische Zwecke dürfte dieser Wert durchaus genügen. Für ganz exakte Berechnungen muß auch die Ermittlung des Erhaltungsumsatzes ein Problem werden. Zwischen den Formeln von BENEDICT und HARRIS und jenen nach DU BOIS berechneten besteht der Unterschied, daß bei den ersteren der Erhaltungsumsatz sich um 6,5% höher herausstellt und mit dem Oberflächengesetz nicht in Einklang steht, ferner für den mageren Mann und die magere Frau verschiedene Werte gefunden werden. Sehr umfängliche Versuche — an 8641 Personen! — von BOOTHBY und

SANDFORD würden ergeben, daß die nach DU BOIS berechneten Werte in 92%, die nach BENEDICT und HARRIS berechneten aber nur in 82% mit den gefundenen übereinstimmten. Trotz ihrer Kompliziertheit scheint die Formel für den Grundumsatz von BENEDICT praktisch brauchbar zu sein und mehr zu leisten als die einfache Cal.-Kg-Stunden-Regel oder der Wert von GRAHAM LUSK, der nach der DU BOISschen Methode die Körperoberfläche berechnet und pro Quadratmeter einen Bedarf von 34,7 Cal. einsetzt. Für Kinder ergeben sich etwas andere Werte, was praktische Bedeutung haben kann. Mit diesen Werten für den Grundumsatz kann man operieren, da bis heute kein zwingender Anlaß vorliegt, die Lehre von seiner Konstanz unter gleichen inneren und äußeren Versuchsbedingungen aufzugeben (GRAFE).

Von den äußeren Bedingungen, welche auf den Wärmehaushalt von Einfluß sind, ist an erster Stelle die Umgebungstemperatur zu nennen. Zwar werden im allgemeinen beim Menschen, insonderheit beim bekleideten, sich Körpertemperatur und Stoffwechsel dank der physikalischen Wärmeregulation auf gleicher Höhe erhalten. Aber unter extremen Verhältnissen, wie sie bei manchen Betrieben herrschen (z. B. Schiffsheizer), wird sich dieser Einfluß doch beträchtlich geltend machen. Damit ist eine, aber nicht jede Möglichkeit bezeichnet, durch die die *klimatischen Bedingungen* einwirken können. Es ist klar, daß etwa großer Feuchtigkeitsgehalt der Luft infolge der Beeinträchtigung der Wärmeabgabe durch Verdunstung ebenfalls von Einfluß sein muß. (Siehe über den Einfluß des Tropenklimas auf Grundumsatz und Wärmehaushalt, sowie auf die Atemmechanik bei KNIPPING.) Gegen diese Versuche ist aber von seiten JOHANNSSONS wie LÖWYS eine Reihe von Bedenken geltend gemacht worden. Die Luftbewegung als solche scheint keinen Einfluß auf den Stoffwechsel zu haben (WOLPERT). Wenn aber dadurch eine starke Entziehung von Wärme eintritt, kann es zu einer geringfügigen Stoffwechselsteigerung kommen, die in den Versuchen von CAMPBELL, HARGOOD-ASH und HILL gegenüber den bei Zimmertemperatur beobachteten Werten von 0,99—1,18 Millical. pro qcm/Sek. 1,29—1,55 betrug. LILJESTRAND und MAGNUS widersprechen diesen Angaben, da sie trotz starker Erweiterung der Hautgefäße nach einem Kohlensäurebad von 33° keine Steigerung des Stoffwechsels finden konnten.

Jegliche Tätigkeit nun, welche den Umsatz steigert, nennen wir Arbeit. Demnach muß a fortiori jede Muskeltätigkeit, der auch in physikalischem Sinne Arbeit entspricht, von einer Umsatzsteigerung begleitet sein. Bemerkenswert ist, daß diese groß genug ist, um selbst bei ganz geringfügigen Leistungen, wie Heben der Arme oder Bewegen der Finger, deutlich merkbar zu werden; letzteres rief in den Versuchen von LEBER und STÜVE eine Stoffwechselsteigerung von 16,8% hervor. Aber auch bloße Spannungsänderungen, wie sie in sitzender Haltung oder bei strammer aufrechter zur Erhaltung des Gleichgewichtes erforderlich sind, bewirken Steigerungen, im ersten Falle um 7,5% (JOHANNSSON), im zweiten von 12—26%. Praktisch bedeutsam ist aber die vielfach bestätigte Tatsache, daß Stehen in bequemer, schlaffer Haltung kaum einen Mehrverbrauch gegenüber dem Sitzen oder Liegen beansprucht; es ist hierin ein Hinweis für die ökonomische Gestaltung der Leistungsbedingungen gegeben (neuerliche Arbeiten s. LILJESTRAND und STENSTRÖM, AMAR). Das Gehen bedingt sehr beträchtliche Umsatzsteigerung, was ebenfalls betriebsorganisatorisch von Bedeutung ist und den Gedanken nahelegt, dem Arbeiter im Interesse der Energieökonomie das Hin- und Hergehen möglichst zu ersparen durch mechanische Zufuhr- und Abfuhreinrichtungen. Dieser an sich richtige Gedanke kann aber nicht in die letzte Konsequenz verfolgt werden. Über den Umfang gedachter Stoffwechselsteigerung geben die bei DURIG, BENEDICT und MURSCHHAUSER sowie bei LILJESTRAND und STENSTRÖM zusammengestellten Daten Aufschluß. Es resultieren Mittelwerte von etwa 0,5 Cal. pro Kilogramm und bei niedrigen Geschwindigkeiten, bei solchen von 80—100 m pro Minute 0,6 Cal. und bei einer über 100 m 0,7—1,0 Cal., beim Laufen aber auch bis 300 m/Min. werden keine höheren Werte als etwa 0,8 Cal. erreicht. Die neueste Untersuchung zu diesem Gegenstande von H. M. SMITH ergibt die gleichen Werte. Eine etwas geänderte Berechnung der Geharbeit schlägt STUDER vor. Weil die Balancierarbeit beim Gehen eine größere sei als beim ruhigen Stehen, sind die aus diesem gewonnenen Werte für den Ruhestoffwechsel zu klein. Er führt daher eine neue Konstante als den „spezifischen Gehverbrauch" ein, deren Berechnung allerdings hier nicht wiedergegeben werden kann. Im Grunde ist es die gleiche Frage, wie die nach der Bewertung des Verbrauches bei jeglicher Arbeit: ob man nämlich den absoluten Ruhewert zugrunde legen solle oder einen relativ auf diese Arbeit bezogenen.

Die Gehversuche zeigen im allgemeinen eine der Zunahme der Geschwindigkeit parallele Steigerung des Sauerstoff- und des Calorienverbrauches, dagegen nehmen diese Werte beim Laufen von der geringsten Geschwindigkeit bis zur mittleren ab und bei höherer wiederum zu. Dies geht ebensowohl aus den Zahlen von LILJESTRAND und STENSTRÖM wie aus denen von BENEDICT und MURSCHHAUSEN hervor. Die Erstgenannten erklären dies dahin, daß die Geschwindigkeitssteigerung vornehmlich durch eine Zunahme der Schrittlänge erfolge, nicht aber durch Schrittzahl, und daß bei geringeren Laufgeschwindigkeiten die Erhebung des Körpers in der Senkrechten bei jedem einzelnen Schritt absolut und relativ groß sei. Die Laufleistung wird also bei niederer Geschwindigkeit in unökonomischer Weise ausgeführt.

Man kann übrigens leicht durch Selbstbeobachtung feststellen, daß „langsames Laufen" eine nicht leichte Aufgabe ist und man unwillkürlich in ein rascheres Tempo verfällt, offenbar weil die Muskelmechanik des Laufens eine größere Schrittlänge fordert und bei geringerer Hemmungen o. dgl. eingeschaltet werden müssen. Es begegnet uns hier der wichtige Begriff der ökonomischen Geschwindigkeit, den wir im Zusammenhange mit der Frage des Nutzeffektes und der Leistungsökonomie überhaupt weiter unten behandeln werden. Zur Illustration sei eine Tabelle nach LILJESTRAND und STENSTRÖM wiedergegeben:

Geschwindigkeit m pro Minute	Schritte pro Minute	Schrittlänge in cm	O_2-Verbrauch ccm pro Kilogramm und m	Kalorien pro Kilogramm und m
Gehversuche				
70— 75	104,0	66,4	0,101	0,491
75—100	120,2	79,0	0,118	0,574
>100	129,8	89,8	0,146	0,710
Laufversuche				
Vp. I. 143,9—175	151,0	100,0	0,208	1,004
175—200	160,3	119,5	0,190	0,917
200—225	163,0	131,4	0,163	0,787
225—250	167,8	139,6	0,165	0,796
Vp. II. 142,2	152,0	93,6	0,195	0,949
150—180	159,0	109,1	0,170	0,827
180—200	159,0	118,2	0,158	0,769
200—225	164,0	131,7	0,133	0,646
225—250	162,0	148,5	0,149	0,724
250—275	156,0	167,5	0,137	0,666

Den Energieaufwand bei der landwirtschaftlichen Arbeit haben erstmalig LOEWY und SCHROETTER untersucht. Da bei der Arbeit des Mähens und des Heutragens, das gebückte Gehen eine Steigerung des Atemvolumens erschwert, wird der Mehraufwand an Energie durch bessere Ausnutzung der Alveolarluft gedeckt, deren Sauerstoffspannung von einem Ruhewert von 87,7 mm auf 70,4 beim Mähen und von 79,5 bei langsamem Gehen auf 61,4 beim Heutragen herabsank. Auf einen Sensenschlag entfielen bei den vollkommen trainierten und an die Höhenlage (Davos) angepaßten Versuchspersonen 25 ccm Sauerstoff, entsprechend 158 Cal. Es wurden 28 Sensenschläge in der Minute ausgeführt, also pro Stunde 265 Cal. verbraucht. Ferner untersuchten LOEWY und SCHROETTER den Energieaufwand bei verschiedenen musikalischen Betätigungen. Beim Singen beträgt die Steigerung des Umsatzes, wenn affektive Bewegungen vermieden werden, 80—100%, beim Instrumentenspiel bis 270%, beim Schlagwerk sogar bis 300%.

Bei extremen Leistungen kann der Sauerstoffverbrauch außerordentlich groß werden. Athletische Menschen sollen nach HILL und LUPTON es bei anhaltender Arbeit — Flachrennen oder Springen — bis zu 4 l Sauerstoff pro Sekunde bringen. Man muß aber gestehen, daß derartige Werte nicht recht wahrscheinlich sind. WALLER und DE DECKER waren der Ansicht, daß das Gehen auf horizontalem festen Boden einen geringeren Energieaufwand nötig mache als das auf der Tretbahn. Doch hat LANGLOIS diese Unterschiede, welche er ebenfalls beobachten konnte, an die mangelhafte Anpassung an die Versuchsanordnung zurückführen können, da im Laufe der Zeit auch hier die normalen Werte gefunden werden.

Von sozialhygienischem Interesse ist der Energieaufwand bei allerhand Bewegungen, die an sich nicht der Verrichtung im engeren Sinne angehören, sondern, mehr weniger überflüssig und vermeidbar, einen Teil dessen ausmachen, was ABBE als „Leerlauf" bezeichnete. So haben CATHCART und STEVENSON die Umsatzsteigerung bestimmt, welche durch Heben und Senken der unbelasteten Arme zustande kommt, und dabei einen Verbrauch von 60,1 Cal. pro Quadratmeter Körperfläche und Stunde gefunden. Bei Gewichtshebungen mittels der Armbeuger betrug der Energieaufwand 150,9, bei der gleichen Leistung mittels der Extensoren 115,0 Cal. Auch die Bremsarbeit bei langsamer Senkung einer Last scheint von den Extensoren mit geringerem Energieaufwand ausgeführt zu werden als von den Flexoren. Der Aufwand dabei ist nach JOHANNSSON und KOVAEN auf die gleichzeitig geleistete statische Arbeit zu beziehen. Den Calorienverbrauch bei statischer Arbeit berechnen CATHCART und STEVENSON für das Halten der unbelasteten Arme mit 56,7 Cal. pro Quadratmeter und Stunde. Der Verbrauch steigt aber bei Zunahme der statischen Arbeit sehr rasch an, was der bekanntlich schnell einsetzenden Ermüdung entspricht (CATHCART, BEDALE und MC CALLUM). Die Ergebnisse dieser Forscher widersprechen den älteren Untersuchungen LINDHARDS. Dieser hat bei kurzdauernder, aber anstrengender statischer Arbeit — Beugehang am Querbalken —

an Versuchspersonen Gaswechselversuche unter gleichzeitiger Registrierung der Atmung angestellt. Während der Leistung stiege nach ihm der Sauerstoffverbrauch um wenig an, desto mehr unmittelbar nachher. In 0,9 Minuten statischer Arbeit wurde so ein Mehrverbrauch von 168 ccm Sauerstoff, in der unmittelbar darauffolgenden aber ein solcher von 955 ccm gefunden. Da während der Leistung das Minutenvolum des Herzens eine höhere Steigerung aufweise, als der Stoffwechselsteigerung entspräche, sinke die Ausnützung des Sauerstoffes unter den Normalwert. Lindhard erklärt dies durch die mechanische Behinderung der Zirkulation in den tätigen Muskeln, welche infolge der dauernden Kontraktion arterielles Blut in geringem Ausmaße einströmen lassen und kein venöses auspressen. Es arbeite daher der Muskel bei statischer Arbeit wesentlich anaërob, und die angehäufte Milchsäure werde überhaupt erst in der Nachperiode aus dem Muskel eliminiert und verbrannt, was sich auch in dem dieser Phase angehörenden, sehr hohen respiratorischen Quotienten anzeige, sowie in der Verringerung der reduzierten Wasserstoffwerte nach Hasselbalch. Auch bei anderen Leistungsarten mit überwiegend statischer Arbeit erhielt Lindhard ähnliche Resultate. Die genannten amerikanischen Autoren konnten aber die Herabsetzung der Sauerstoffwerte während solcher Leistungen ebensowenig konstatieren wie die Steigerung des Sauerstoffverbrauches in der Nachperiode.

Wie die Atemgröße und die Kreislaufveränderungen nicht mit dem Augenblick der Beendigung einer Leistung zu den Ruhewerten zurückkehren, sondern sich ihnen allmählich annähern, sinkt auch der Sauerstoffverbrauch nur nach und nach zur Norm ab; doch dauert diese Periode des Absinkens relativ kurze Zeit. Nach mittleren Leistungen ist nach 6, nach schweren nach 10 Minuten der Ruhewert erreicht. Infolge des raschen Abfalles ist im allgemeinen der Mehrverbrauch in der Nachperiode insgesamt so groß wie der während einer Arbeitsminute (A. Löwy). Wenn allerdings die Arbeitsleistung zu lokalem Sauerstoffmangel führte, wie das anscheinend in den eben erwähnten Versuchen Lindhards der Fall war, oder zu allgemeinen, wenn die Arbeit übermäßig und erschöpfend war, so können weit höhere Werte sich ergeben. Unter solchen Umständen kann auch die Nachperiode bis zu 20 Minuten andauern und der in ihr vollzogene Sauerstoffmehrverbrauch auf das 3—4fache der gewöhnlich gefundenen Werte ansteigen. Manche Autoren wollen sogar noch Stunden nach der Beendigung der Leistungsperiode eine Erhöhung des Sauerstoffverbrauches nachgewiesen haben (Jaquet, Benedict und Cathcart), ja sogar, nachdem ein 7stündiger Schlaf erfolgt war (Benedict und Carpenter). Entsprechend fanden Waller und de Decker eine vermehrte Kohlensäureabgabe in der Nachperiode.

Über die Ursachen dieser Nachwirkung ist zu sagen, daß deren mehrere sind. Während Durig und Zuntz vor allem die noch nachwirkende Erhöhung der Körpertemperatur, das Fortbestehen der vermehrten Atem- und Kreislaufarbeit, die Verbrennung intermediärer Stoffwechselprodukte und wohl auch die Neubildung von Reservekohlenhydrat aus den Eiweiß- und Fettvorräten des Organismus in Erwägung gezogen haben, belehren uns die oben referierten Untersuchungen über den zeitlichen Ablauf der Wärmebildung im Muskel, daß in der Erholungsperiode erst die Verbrennung der Milchsäure vor sich gehe. Grafe sagt daher mit Recht, daß man angesichts dieser Umstände eigentlich eine viel erheblichere Steigerung des Sauerstoffverbrauches in der Ruheperiode erwarten könnte; wenn diese nicht angetroffen werde, liege das darin, daß die meisten Leistungen des Menschen eine Abwechslung von Kontraktion und Erschlaffung der Muskulatur bedingten, so daß eben ein großer Teil der Reparationssauerstoffaufnahme schon während der Leistungsperiode stattfinden könne. Auch ist zu bedenken, daß bei den meisten Leistungen verschiedene Muskeln im Turnus in Tätigkeit geraten, und daher in den einen eine Erholungspause wirksam wird, während die anderen in die Leistungsphase eintreten[1]).

Da auch der Sport in das Interessengebiet einer sozialen Hygiene fällt, sollen einige Zahlen angeführt werden. Wird der Erhaltungsumsatz gleich 1 gesetzt, so beträgt der Energiebedarf nach Ranken für:

Schwedisches Turnen 3,	Marsch, 70 Schritte pro Minute 2,8,
Freiübungen mit einem Stab, 11,5 kg schwer 4,	Marsch, 120 Schritte pro Minute 4,2,
Müllersche Übungen 7,	Laufen, 160 Schritte pro Minute 10.

A. Löwy verglich Marschleistungen von 4 Vp. im Schnee mit und ohne Skiern. Der O_2-Verbrauch machte auf festem Schnee 17,34 ccm für das bewegte Kilogramm aus, auf weichem sogar 19,5—24,35 ohne Skier, mit Skiern 20,6—31,8 ccm. (Beim Marsch auf gutem Boden beträgt der O_2-Verbrauch pro Kilogramm und 100 m nur etwa 11 ccm.) Der Umsatz war beim Marsch auf Skiern um 45,3% (maximal) höher als ohne solche. Der Marsch auf Skiern erweist sich also als wesentlich unökonomischer (selbst beim Bergabgehen). In be-

---

[1]) Auf eine Zusammenstellung des Energieaufwandes bei verschiedenen Leistungen glaube ich verzichten zu können, da sich solche fast in jedem Lehrbuch der Physiologie, ausführlich im Handb. d. Biochemie leicht auffinden lassen.

merkenswertem Gegensatz dazu steht, daß das Gefühl der Arbeit beim Marsch auf Skiern weit geringer war.

LILJESTRAND und STENSTRÖM geben folgende Übersicht über den Sauerstoffverbrauch in ccm pro Kilogramm und Meter bei horizontaler Fortbewegung:

	Geschwindig-keit m pro Minute	Körpergewicht der Versuchs-personen	Sauerstoff-verbrauch	Zahl der Ver-suchspersonen
Gehen	70	58—87	0,10—0,11	2
,,	90	58—87	0,11—0,13	2
,,	115	58—87	0,15—0,17	2
Laufen	150	50—82	0,18—0,21	3
,,	200	50—82	0,15—0,18	3
,,	250	50—82	0,14—0,15	3
Skilaufen	120	67—100	0,16—0,21	3
,,	150	67—100	0,15—0,22	3
,,	200	67—100	0,15—0,20	3
,,	225	67—100	0,15	3
Schlittschuhlaufen	200	70,5—95,0	0,08	2
,,	250	70,5—95,0	0,07—0,08	2
,,	300	70,5—95,0	0,07—0,09	2
,,	350	70,5—95,0	0,09	2
Radfahren	150	94	0,05	1
,,	250	94	0,05	1
,,	350	94	0,06	1
Schwimmen	20	51,5—90,5	0,31—0,82	2
,,	30	51,5—90,5	0,40—0,82	2
,,	50	51,5—90,5	0,54—0,82	2

Das Schwimmen steigert den Umsatz außerordentlich. KOLMER fand eine Zunahme um das Neunfache des Ruheumsatzes; selbst gegenüber raschem Bergsteigen war der Energie-verbrauch um 18,5% höher. Auch die Atmungstätigkeit erfährt eine gewaltige Steigerung. Nach LILJESTRAND kann die Lungenventilation auf 60 L. pro Minute, der Sauerstoffverbrauch auf 2800 ccm anwachsen.

Über die Ruderarbeit liegen Angaben vor von LILJESTRAND und LINDHARD, welche bei mittlerer Anstrengung einen Sauerstoffverbrauch etwa von der bei gewöhnlicher Marsch-geschwindigkeit gefundenen Größe erhoben. Mit zunehmender Fahrgeschwindigkeit steigt der Wert erheblich an. Immerhin scheinen die bei äußerster Anstrengung vorkommenden Werte noch hinter den beim Laufen und Radfahren gefundenen zurückzubleiben. DIRKEN erhielt bei seinen Versuchen keine übereinstimmenden Werte.

Es ist nun die Frage, welche nicht unmittelbar an die Leistungsart gebundenen Momente den Energieverbrauch zu beeinflussen vermögen. Schon aus den oben mitgeteilten Zahlen geht hervor, daß ein und dieselbe Leistung — etwa Gehen — je nach der Geschwindigkeit einen verschiedenen, und zwar einen im allgemeinen mit der Geschwindigkeit wachsenden Energieverbrauch bedingt. Aber die Laufversuche von LILJESTRAND und STENSTRÖM haben darauf aufmerksam gemacht, daß diese Gleichsinnigkeit keine durchgängige sei. Übrigens findet sich auch beim Gehen das gleiche; wird die Gehgeschwindigkeit unter eine gewisse Grenze verringert, so kommt es zu einer Steigerung des Energiebedarfes. FRENTZEL und REACH fanden so bis zu einer Geschwindigkeit von 32,25 m pro Minute einen um 7,8% höheren Verbrauch als bei einer von 65,45 m, was wohl durch die Notwendigkeit zu erklären ist, die normale Pendelbewegung der Beine zu bremsen. Auch für die Gehleistung besteht demnach eine Geschwindigkeit, bei welcher der Verbrauch ein Minimum erreicht. Diese Geschwindig-keit ist individuell verschieden und bestimmt die individuellen Differenzen der frei gewählten, natürlichen und bequemen Gangart. Daraus aber folgt, daß es *nicht möglich* ist, *für eine Mehrheit von Menschen eine* und dieselbe *ökonomische Leistungsgeschwindigkeit festzulegen,* oder umgekehrt, daß der Aufwand jedes einzelnen bei einer durchschnittlich gehaltenen Ge-schwindigkeit verschieden groß sein muß. Dieser Umstand fällt begreiflicherweise für die energetische Beurteilung betriebsorganisatorischer Bestrebungen sehr ins Gewicht.

Für die Entstehung der individuellen Differenzen sind verschiedene Momente maß-gebend. Solche sind vor allem gelegen in der *Konstitution.* Wir wissen, daß eine Hyper-sekretion der Schilddrüse den Erhaltungsumsatz steigert, die Hypofunktion dessen Wert herabsetzt, und daß auch andere inkretorische Organe darauf Einfluß haben. Ist doch die Bestimmung des Grundumsatzes heute eines der wichtigsten Hilfsmittel zur Diagnose von Gleichgewichtsstörungen in den innersekretorischen Apparaten geworden. Wenn nun die

„endokrine Formel", wie man zu sagen pflegt, ein wenig nach der Seite der Hyperthyreose verschoben wäre, ohne daß darin schon ein pathologischer Zustand erblickt werden müßte, so wäre der Erhaltungsumsatz etwas höher, als es dem normalen Durchschnitt entspräche. Man darf annehmen, daß dabei auch die relativen Steigerungen bei Leistungen nicht unbeeinflußt bleiben würden. D. h., es wäre möglich, daß eine Leistung, die bei einem „Normalen" eine Steigerung um n% des Erhaltungsumsatzes bewirkte, bei einem Hyperthyreotischen im eben angedeuteten Sinne eine solche von (n ± m)% hervorriefe. In welcher Richtung sich die Abweichung bewegen würde, ist von vornherein nicht auszumachen. Meines Wissens liegen indes zu dieser Frage keine Untersuchungen vor. Die einzige Angabe darüber, die ich kenne, bezieht sich auf den Nutzeffekt; PLUMMER und BOTHBY geben nämlich an, daß der Aufwand pro Horizontalmeterkilogramm bei der Marscharbeit eines Basedowkranken 2,1 Calorien betrug bei einem Erhaltungsumsatz, der um 51% über der Norm lag. Als nach der Operation die Stoffwechselsteigerung um 25% zurückgegangen war, betrug der calorische Aufwand für die gleiche Leistung nur mehr 1,73 Cal. Bei bestehendem Hyperthyreoidismus bewirkt Muskelarbeit eine Steigerung des Stoffwechsels, welche größer ist als die Summe, die sich aus der thyreogenen Steigerung und der unter normalen Bedingungen verrichteten Arbeit ergibt. Es scheint, daß die Arbeit unter solchen Bedingungen wesentlich unökonomischer erfolge (CURTIS). Dagegen hat GLOSE bei hyperthyreotischen Kranken keinen allzu bedeutenden Unterschied auffinden können.

Hier verdient die Frage nach dem Verhalten des Kraftwechsels während der *Menstruation* der Frau kurze Erwähnung. Eine Beeinflussung wird von ZUNTZ, von GEPHART und DU BOIS bestritten, ebenso von BLUNT und DYE, welche sich gegen die gegenteiligen Resultate von SNELL, FORD und ROWNTRELL wenden. Neuerdings haben aber ROWE und EAKIN in Übereinstimmung mit den letztgenannten Autoren angegeben, daß der Energieumsatz in der der Menstruation vorhergehenden Woche einen Anstieg zeige. Diese Forscher beobachteten aber auch monatliche Schwankungen des Stoffwechsels beim Mann, die sie auf periodische Vorgänge in der Sexualsphäre beziehen wollen.

Individuell verschiedene und konstitutiv bedingte Faktoren können aber nicht nur unmittelbar auf die Größe des Erhaltungsumsatzes und deren Steigerungen einwirken, sondern diese Werte auch auf dem Umwege über die *Körpertemperatur* beeinflussen. Bekanntlich werden die chemischen Prozesse des lebenden Protoplasmas bei steigender Temperatur lebhafter; es entspricht z. B. beim Kaninchen einem Steigen der Körpertemperatur um 1° eine solche des Sauerstoffverbrauches um etwa 11,5%. Dabei machen sich nun beträchtliche individuelle Differenzen geltend. Praktisch wichtig ist, daß schon nach WINTERNITZ, dem wir die ersten Untersuchungen über diese Frage am Menschen verdanken, die Erwärmung des Körpers durch äußere Maßnahmen stets eine höhere Umsatzsteigerung bewirkt, als die febrile Temperatursteigerung. Oxydationssteigerung und Temperaturerhöhung stehen im allgemeinen in einer Beziehung zueinander, wie die R-G-T-Regel von VAN'T HOFF sie für die meisten chemischen Reaktionen festgestellt hat (GRAFE). Nun wissen wir, daß durch körperliche Arbeit die Körpertemperatur ansteigt, und ferner, daß bei manchen krankhaften Zuständen diese Temperaturerhöhung bei relativ geringfügigen Leistungen schon recht erheblich ausfallen kann. So bei der progressiven Paralyse, KAUFFMANN, CRAWFORD. Ähnlich liegen die Dinge auch bei tuberkulösen Prozessen. Wenn nun Krankheit derartige übermäßige Reaktionen hervorrufen kann, ist es nicht ausgeschlossen, daß auch innerhalb der Norm bedeutende individuelle Differenzen in der thermischen Reaktionsweise auf Anstrengung vorkommen, welche dann für die individuellen Differenzen des Energieverbrauches mitbestimmend sein könnten. Aber auch hierüber fehlen, soviel ich weiß, ausgedehntere Untersuchungen.

Schließlich gehören zu den individuelle Unterschiede bedingende Faktoren *Übung und Ermüdung*. Während das Verhalten bei dieser im Zusammenhange mit dem Ermüdungsproblem überhaupt besprochen werden wird (s. S. 42), sei über jene das Wichtigste hier ausgeführt. Wenn wir ungewohnte und unbequeme Arbeit auszuführen haben, steigt der Energieaufwand über das an sich erforderliche Maß. Die Ursache ist darin zu suchen, daß bei mangelnder Übung überflüssig viele Muskeln mit herangezogen werden, Mitbewegungen auftreten, die Kontraktionen nicht in angemessener Weise dosiert werden. Erst allmählich lernen wir — darin besteht großen Teiles die Übung — unsere Innervationen auf die unbedingt erforderlichen Muskelgruppen einzuschränken. („Desinnervation ist Sport", sagte einmal TANDLER.) Darauf beruht ja die Sicherheit und auch die Eleganz der Bewegungen des trainierten Sportsmannes, daß er keine überflüssigen Bewegungen mehr macht. Wie Übung überhaupt, so ist auch dieser Teil des Gesamtübungsvorganges nicht ein für alle Male erworben und unser Besitz; selbst bei ständig sich wiederholenden Leistungen kommt es immer wieder zu einem „Übungsverlust". Daher fand auch DURIG bei seinen Steigversuchen, daß die erste Periode des Steigens immer wieder einen höheren Umsatz erforderte als die folgenden. Bei täglich fortgesetzten, sonst ganz gleichen Marschleistungen waren immer die ersten Marschleistungen am selben Tage geringer und wurden mit einem größeren Energieaufwand durchgeführt. Die

Zunahme des Sauerstoffverbrauches wird um so geringer, je größer die Übung ist, was auch C. B. Ven bei seinen Versuchen am Fahrradergometer bestätigen konnte. Auch er bezieht diese Erscheinung auf die Ausschaltung unnützer Bewegungen und auf die immer geringer werdende Inanspruchnahme von Atmung und Kreislauf. Die Anpassung der Bewegungen an die jeweilige Leistungsart, sowohl der Auswahl der arbeitenden Muskelgruppen nach als auch der Innervationsgröße nach, ist zweifelsohne eine zentrale Leistung. Übung ist Übung der Innervationsschemata, zumindest großen Teiles.

Daß die Ungewohntheit selbst bei geringfügigen Leistungen eine Umsatzsteigerung über das erforderliche Maß hinaus bedingt, lehren auch die Versuche von Cathcart und Stevenson, welche bei Hebung und Senkung von Gewichten einen höheren Sauerstoffverbrauch fanden, wenn die Beine dazu benützt wurden, als wenn in gewohnter Weise die Arme tätig waren.

Fast in allen Untersuchungen über den Einfluß der Muskelarbeit auf den Energiebedarf wird die Rolle der Übung hervorgehoben und stets in gleicher Weise erklärt. Eine Aufzählung der Einzelangaben erübrigt sich. Die angeführten Beispiele dürften genügen.

Magne findet, daß die Übung einen großen Einfluß auf Sauerstoffaufnahme und Ventilation habe; geübte Menschen würden Kohlensäure in erhöhter Konzentration abgeben, was eine Ökonomie der Ventilation bedeutete. Auch scheinen nicht geübte Menschen für die Kohlensäurewirkung empfindlicher zu sein. Auch Briggs findet solche Unterschiede im Gaswechsel und hat sogar darauf einen Versuch gegründet, den Grad der Übung zu bestimmen.

Es sind noch einige Angaben über Veränderungen auf dem Gebiete des *Chemismus* anzuführen, denen allerdings praktische Bedeutung kaum zukommt. Der durch starke Anstrengungen bedingte *Wasserverlust* kann bis 6,6% des Körpergewichtes ausmachen. Dabei kann die Kochsalzabgabe Grade erreichen, welche eine Schädigung der Magenfunktion bedingen. Demgemäß fand auch Aggazotti am Monte Rosa eine Verringerung des Kochsalzgehaltes im Blute nach Märschen, die aber klein erscheint gegenüber den Verlusten durch den Schweiß.

Bei beträchtlichen körperlichen Anstrengungen kann *Milchsäure* in den Harn übertreten. Es bedarf dazu beträchtlicher Muskelleistung und eines relativen Sauerstoffmangels, wie er in hervorragendem Maße bei Krampfanfällen gegeben ist. Daher findet sich im Harne der Eklamptischen, Epileptischen u. ä. Kranker Milchsäure. Aber auch nach exzessiven Marsch- und Sportleistungen kann sie auftreten.

Vielleicht steht damit ebensowohl die gelegentlich vorkommende *Albuminurie* als die schon erwähnte *Hämoglobinurie* im Zusammenhange. Neuerlich hat R. J. Lee feststellen können, daß nach sportlichen Anstrengungen $^1/_4-1^0/_{00}$ Eiweiß im Harn gefunden wird, ohne daß die betreffenden Individuen je an Nephritis gelitten oder sich im Verlaufe weiterer fünf Jahre Zeichen einer solchen gezeigt hätten. Man könnte an die Milchsäure als Ursache denken, wie das Allers für die postepileptische Albuminurie tat. Doch kommen auch hinlänglich andere Faktoren, etwa Zirkulationsbehinderungen — man erinnere sich an die lordotische Albuminurie — in Betracht. Labbé, Violle und Nepveux haben übrigens zwischen Wasserstoffionenkonzentration des Harnes und Albuminurie bei Dauerläufern keinen Zusammenhang finden können. Sie machten ferner die interessante Beobachtung, daß auch die Albuminurie um so geringer ausfällt, je größer das Training ist. Vorhin wurde berichtet, daß starke körperliche Anstrengung mit einem Zerfall roter Blutkörperchen und infolgedessen mit einer Hämoglobinämie und zuweilen Hämoglobinurie einhergehen könne, und daß diese Erscheinung sich insbesondere nach langer Bewegungsarmut experimentell hervorrufen lasse. Es existiert nun eine Tierkrankheit, die paroxysmale Hämoglobinurie der Pferde, welche auf Milchsäurewirkung zurückgeführt wird und auch durch Milchsäureinjektionen in die Muskeln der Tiere künstlich erzeugt werden kann. Dabei finden sich eigenartige Degenerationserscheinungen in den Muskelfasern. Die Analogie liegt auf der Hand. Ob aber in der Tat hier und dort die gleichen Faktoren im Spiele seien, müßten erst entsprechende Untersuchungen ergeben[1]).

V. Einfluß verschiedener Umweltsbedingungen und anderer Momente.

Viele von den hier aufzuzählenden Tatsachen dürften auch an anderen Stellen des Handbuches behandelt werden, so daß eine gewisse Kürze der Dar-

---

[1]) Hinsichtlich des vielfach behaupteten Zusammenhanges zwischen Nebennierenfunktion und Muskelleistung ist es bemerkenswert, daß die unter bestimmten Bedingungen von Vincent an Ratten beobachteten Veränderungen des chromaffinen Gewebes diesem Autor zufolge ausschließlich durch Temperatursenkungen bedingt und in keiner Weise von der Muskelleistung abhängig waren. — Unter bestimmten Bedingungen, die allerdings von den physiologischen ziemlich abweichen, konnten Lim und Liu auch eine Ermüdung der Magensaftsekretion nachweisen.

stellung geboten erscheint. Wir geben nur eine Übersicht derjenigen Einflüsse, welche die Leistung, den Eintritt der Ermüdung usw. zu modifizieren vermögen. Dabei wird von den seelischen Faktoren abgesehen, die weiter unten besprochen werden.

Klimatische Verhältnisse wirken zunächst sicherlich insofern auf die Leistung und deren Folgen ein, als Ungewohntheit eine Leistungsminderung zu bedingen pflegt. Wieweit hier psychische Einflüsse ausschlaggebend sind, wieweit physiologische, wieweit bloße Zufälligkeiten, wie unzweckmäßige Kleidung oder Ernährung, bleibe dahingestellt. Es kann ein Klimawechsel aber auch umgekehrt eine zumindest subjektive Leistungssteigerung im Gefolge haben, da es Menschen gibt, welche bestimmte Klimata als besonders „anregend" empfinden. Dabei bestehen die größten individuellen Differenzen. Im einzelnen auf diese Fragen einzugehen, dürfte sich erübrigen.

Nur ein Punkt bedarf gesonderter Besprechung, das ist der Einfluß der *Höhenlage*. Dabei muß man wohl zwischen den Wirkungen großer Höhen und geringerer unterscheiden. Nach der zusammenfassenden Darstellung von Loewy tritt im Höhenklima eine gesteigerte Blutbildung auf, welche von der Sauerstoffverarmung abhängt. Die Pulsfrequenz nimmt zu, um bei längerem Verweilen wieder zu annähernd normalen Werten zurückzukehren. Auffallend sind besonders die Frequenzsteigerungen bei Anstrengungen. Der Blutdruck wird nicht eindeutig beeinflußt. Die von Liebesny beschriebenen Veränderungen im Capillarkreislauf — Störungen in der gleichmäßigen Füllung der Capillaren — führt Loewy nicht auf Höhenwirkung, sondern auf thermische Einflüsse zurück. Bei Körperruhe kommt es, wenn überhaupt, nur zu geringfügigen Änderungen der Strömungsverhältnisse des Blutes. Dagegen ist die Blutströmung bei körperlicher Arbeit erheblicher als im Tieflande. Im Verhalten der Atmung zeigen sich individuelle Differenzen. Im allgemeinen nimmt die Zahl der Atemzüge zu, aber nach einiger Zeit tritt die normale Frequenz wieder ein. Dabei pflegt die Atemtiefe so zu variieren, daß die Atemgröße annähernd konstant bleibt oder zunimmt (Durig). Diese Veränderungen zeigen sich schon in Höhen, in welchen der Sauerstoffmangel nicht als Reiz in Frage kommt. Als auslösende Faktoren spielen die Strahlung, die niedrige Temperatur und die starke Luftbewegung die Hauptrolle. Bei körperlicher Arbeit ist das Atemvolumen meist derart gesteigert, daß die gleiche Arbeit in der Höhe mit stärkerer Lungenventilation als im Tieflande vor sich geht. Diese Steigerung der Lungenventilation kann so beträchtlich sein, daß die Sauerstoffspannungen bei Körperarbeit höher bleiben als bei Körperruhe, trotz des um ein Vielfaches vermehrten Sauerstoffverbrauches. In mittleren Höhen scheint die Erregbarkeit des Atemzentrums gesteigert, in größeren, über 4000 m, herabgesetzt zu sein, so daß es zur Ausbildung eines an Cheyne-Stokessches Atmen erinnernden Typus kommen kann. Bei Menschen, welche des Höhenklimas ungewohnt sind, kann eine Steigerung des Ruheumsatzes eintreten, die bei Gewöhnung wieder verschwindet. Wichtig ist nun, daß der Energieverbrauch bei Muskelarbeit im Höhenklima größer ist. Allerdings bestehen auch hier die weitgehendsten individuellen Unterschiede. Die Ursache hierfür ist wohl in der ungenügenden Sauerstoffzufuhr zu den arbeitenden Muskeln zu suchen. Mit zunehmender Übung geht die Umsatzsteigerung allmählig zurück. Auf dem Gebiete des Eiweißstoffwechsels beobachtet man eine Stickstoffretention, welche ebenfalls bei Arbeit auffallender wird. Diese Erscheinung ist auf einen wirklichen Eiweißansatz zu beziehen, indem der Eiweißabbau durch den Sauerstoffmangel gestört erscheint. Die bei manchen Menschen anfangs sich einstellende Übererregbarkeit des Nervensystems verschwindet bei einiger Anpassung. Experimentelle Untersuchungen einfacher psychischer Funktionen ergaben keine Abweichungen.

Neuerdings hat BARCROFT sich mit der Frage nach der Muskelarbeit im Hochgebirge befaßt. Er stellt fest, daß in größeren Höhen im Blute eine Anreicherung von Milchsäure eintrete, die etwa 25 mg in 100 ccm ausmache, was einer Gesamtmenge von zirka 1 g im Blute entspräche. Es liegt kein Beweis dafür vor, daß es sich dabei um eine gesteigerte Bildung von Milchsäure handelte. Eine eingehende Diskussion der Resultate der experimentellen Muskelphysiologie führt BARCROFT zu dem Schlusse, daß eine tatsächliche Erstickung des Muskelgewebes nicht Platz greifen könne, und daß daher die Ursache jener Milchsäurevermehrung anderweitig gesucht werden müsse[1]).

Über den Einfluß der *Jahreszeiten* liegen zunächst Untersuchungen vor, die M. BERNAYS in Spinnereibetrieben angestellt hat. Sie fand, daß die Sommer- und Frühjahrsmonate hinsichtlich der Produktion den Vorrang vor den Winter- und Herbstmonaten hätten. SORER hinwiederum fand in einer Maschinenfabrik das Produktionsmaximum in den Winter- und Herbstmonaten. Aus derartigen Angaben lassen sich aber keine Schlüsse ziehen. Die Produktion wird von viel zu vielen, außerhalb der eigentlichen Arbeitsbedingungen gelegenen Faktoren beeinflußt, welche in zunächst nicht durchsichtiger Weise mit den Jahreszeiten variieren können. Erstens müßten solche Untersuchungen unbedingt die Temperatur der Betriebsstätten berücksichtigen, welche sicherlich einflußreich sind (s. u.). Zweitens können auch ganz andersartige Momente ausschlaggebend sein. Es ist z. B. möglich, daß die Marktverhältnisse mit der Jahreszeit variieren. Bei manchen Industrien ist dies sogar ganz sicher. Da könnten denn teils direkte Einflüsse — Antrieb zur Produktionssteigerung, Überstunden u. dgl. —, teils indirekt eine Änderung der seelischen Gesamteinstellung des Arbeiters sehr wohl entscheidend eingreifen.

Man müßte, um eine etwaige Abhängigkeit von den Jahreszeiten feststellen zu können, eine Leistung untersuchen, welche von solchen heterologen Momenten ganz unabhängig wäre. Dazu sind nun die vielfach beliebten Untersuchungen an Schulkindern ganz und gar nicht geeignet. Denn hier kommt wiederum das Moment des Wachstums in Betracht, welches in inkontrollabler Weise mit den Jahreszeiten zusammenhängen könnte, ferner eine ganze Reihe anderer Faktoren, die ökonomische Situation der Familie, das Verhalten der Lehrpersonen usw. Ungemein ausführliche Untersuchungen hat PEAKES angestellt. Er fand einen Gipfel der Kurve für die physische Leistungsfähigkeit in den Monaten September bis halben Dezember und einen zweiten von März bis Juni, eine Verlangsamung oder ein Stillestehen von Januar bis März. Einen ähnlichen Verlauf nimmt die Kurve für die psychische Leistungsfähigkeit.

Nach HÖSCH-ERNST findet nun zwischen April und August eine Beschleunigung des Längenwachstums statt, das dann in den Monaten September bis November langsamer wird oder nahezu stillsteht (während zugleich das Körpergewicht am stärksten zunimmt) und bis März wieder langsam ansteigt. SCHUYTEN sowohl als auch LOBSIEN finden eine Übereinstimmung insofern, als die psychische Leistungsfähigkeit in den Zeiten gesteigerten Wachstums Minima aufweisen. Allerdings verhält sich die körperliche Leistungsfähigkeit nach diesen Autoren etwas anders, indem deren Maxima in den Spätherbst und Frühwinter bzw. in den Frühsommer fallen, die Minima in die Zeiten Januar bis März und Juli bis September.

HELLPACH glaubt hieraus unter Berücksichtigung noch anderer Daten ableiten zu können, daß die Jahreskurve einen Gipfel für die körperliche und die geistige

---

[1]) Über die Wirkung von Sauerstoffmangel, wie er in großen Höhen vorkommt und praktisch nur für den Fliegerberuf von Belang ist, sowie über die von hohem Luftdruck (Überdruck, Caissons) hier zu handeln, dürfte den Rahmen unseres Themas überschreiten.

Leistungsfähigkeit im Winter und ein Auseinanderweichen der beiden Werte im Frühling und Spätsommer aufweise, derart, daß dann die geistige Leistung sinke, die körperliche aber ansteige, und wiederum einen gewissen gemeinsamen Tiefpunkt im Hoch- und Spätsommer. Damit stimmen aber die oben angeführten Ergebnisse von Peakes nicht überein, ebenso nicht die älteren von Lehmann und Pedersen. Aus deren Befunden ergäbe sich eine Zunahme der muskulären Leistungsfähigkeit im Frühjahre und ein Minimum im Hochsommer, aber auch eine Gipfelung im Spätwinter und ein Absinken im Frühwinter. Ihrer Ansicht nach ist die Jahreskurve der Leistungsfähigkeit von zwei Momenten determiniert: sie steige proportional der Lichtstrahlung und falle mit der Temperatur derart, daß die Abnahme um so steiler werde, je mehr die Temperatur unter ein bestimmtes Optimum sinke. Man sieht, daß die Resultate der verschiedenen Forscher keineswegs einheitliche sind, und darf wohl daraus schließen, daß eine eindeutige Abhängigkeit hier nicht zu vermuten ist.

Den Jahresschwankungen verschiedener körperlicher Erscheinungen sind neuerdings Griffith, Pucher, Klein und Carmer nachgegangen. An ihren vier Versuchspersonen fanden sie keine Abhängigkeit von Temperatur und Gewicht, ein Blutdruckminimum im Frühjahre, eine Zunahme der alveolaren Kohlensäure im Sommer, die Lungenventilation zu Sommersende und im Herbst am größten, im Frühjahre am kleinsten, den geringsten Sauerstoffverbrauch pro Quadratmeter am kleinsten in den Monaten Juli—September, zu welcher Zeit der respiratorische Quotient am kleinsten war. Die Höchstwerte der Erythrocyten liegen im Sommer, die der Leukocyten im Frühjahre, des Sauerstoffgehaltes im Blute im Sommer, des Kohlensäuregehaltes im Frühjahre. Schließlich wurde noch die Vitalkapazität im Herbst am größten gefunden. Wenn auch aus diesen Werten noch keine Schlüsse gezogen werden können, so stellen die Untersuchungen doch Ansätze zu einer physiologischen Analyse der Jahresschwankungen dar, welche vielleicht einmal Korrelationen zu den sonstigen Beobachtungen ergeben werden und mit diesen zusammen auch praktische Bedeutung erlangen könnten.

Alle die bisher angeführten Momente haben gewiß irgendeinen Einfluß auch auf das Arbeitsvermögen des Menschen. Nur in welcher Richtung sich dieser geltend mache, ist kaum zu eruieren. Vor allem muß auch hier betont werden, daß die seelischen Faktoren in ganz unübersehbarer Weise ihren Einfluß ausüben.

Eine wesentliche Bedeutung wird der *Temperatur* zugeschrieben. Peakes fand bei seinen Schulkindern eine Leistungsherabsetzung bei extremen Temperaturen, die er zusammen mit den Beleuchtungsbedingungen überhaupt für die Jahresschwankungen der Leistungsfähigkeit verantwortlich macht. Nach Schwarz, der Messungen an 11 jährigen Knaben anstellte, bedeutet höhere Luftfeuchtigkeit überhaupt erst bei Temperaturen über 19° einen vermindernden Einfluß für die Schulleistungen.

Frois gibt an, daß bei künstlicher *Beleuchtung* die Produktion um rund 5% hinter jener bei natürlicher zurückbleibe. Ob dies nicht hauptsächlich auf psychischen Einwirkungen beruhe, mag dahingestellt bleiben. Dafür spräche, daß auch andere Milieubedingungen, denen ein unmittelbar physiologischer Einfluß kaum zugeschrieben werden kann, derartige Wirkungen haben können.

Physiologische Momente aber sind wohl maßgebend dann, wenn Veränderungen in der *Ventilation* der Arbeitsräume oder der Luftbeschaffenheit überhaupt mit Variationen der Produktion einhergeben. Frois sah z. B. durch eine entsprechende Ventilation die Produktion durchschnittlich um 12%, maximal um 30—40% ansteigen. Um ein Bild von der Bedeutung dieser Seite der Umweltbeschaffenheit zu erhalten, müßte man ein Maß der Ventilation besitzen. Denn eine durch Änderungen der Ventilation erzeugte Produktionsverbesserung kann man nur dann beurteilen, wenn man den Ventilationsdefekt, um so zu sagen, in der Ausgangssituation angeben kann. Nur so wäre es möglich, die in verschiedenen Betrieben erhaltenen Resultate untereinander zu vergleichen. Nun kommt es dabei offenbar weniger auf den Luftwechsel als solchen, d. h. die Sauerstoffzufuhr und die Entfernung der Kohlensäure an — abgesehen von solchen Arbeitsstätten, wo der Arbeitsprozeß selbst schädliche Gase oder Dämpfe erzeugt. Sicherlich wird, auch wenn Sauerstoffmangel wesentliche Einflüsse haben sollte, dieser niemals in einem Betriebe so weit gehen, daß er wirksam würde. Der Einfluß der Ventilation hängt vielmehr offenbar mit der Temperatur und dem Feuchtigkeitsgehalt der Luft zusammen. Auf diese Faktoren nimmt nun die Konstruktion des „Katathermometers" von L. Hill Bedacht. Hier müssen einige wenige Worte darüber genügen. Das Instrument mißt die Geschwindigkeit der Wärmeabgabe pro Flächeneinheit, entweder durch Strahlung und Leitung am trockenen Instrument, oder durch Verdunstung am feuchten. Erst beide Ablesungen zusammen ergeben ein verläßliches Bild, denn die Abkühlung hängt von mehreren Faktoren ab. Während in feuchter Luft die Verdunstung cet. par. verhindert ist, wird die Wärmeabgabe durch Leitung unter solchen Umständen gefördert. Ferner sind Temperatur und Luftbewegung von Einfluß. Natürlich sind die am Katathermometer abgelesenen Werte nur in angenäherter Weise auf den menschlichen Körper übertragbar, da die Bedingungen der Abkühlung bei diesem durch die Kleidung, die Art der Verrichtung, evtl. auch durch Nebenumstände, wie Beschmutzung (z. B. Öl) stark beeinflußt wird. Mittels derartiger Messungen haben Hambley und Bedford umfängliche Untersuchungen in 35 Betrieben angestellt, die sie überdies durch direkte Bestimmungen der Luftgeschwindigkeit ergänzten. Ihrer Erfahrung nach besteht ein zweifelloser Zusammenhang zwischen der Abkühlungsgeschwindigkeit und der Leistung des Arbeiters. Höhere Temperatur der Arbeitsräume ist der Leistung abträglich, ebenso höherer Feuchtigkeitsgehalt. Eine ziemlich rasche Bewegung der Luft ist entschieden von Vorteil. Die Werte, die man am Katathermometer abliest, stehen übrigens nicht nur zu den Leistungen, sondern auch zu dem subjektiven Behagen des Arbeiters in deutlicher Korrelation. Damit wird natürlich die Frage nahe gelegt, wo denn die gedachten schädigenden Einflüsse angreifen, ob am physiologischen Leistungsapparat oder an der Psyche.

Eine weitere Verbesserung des Katathermometers rührt von Schuster und Sayer her, welche es mit einer elektrischen Registriervorrichtung verbanden, so daß die mittlere Abkühlungsdauer jeder Periode und auf Grund der Eichungskonstanten die Abkühlungsrate in Millicalorien-qcm bestimmt werden konnten. Ferner ergänzte Hill selbst seinen Apparat durch das „Confimeter", welches in einem durchlöcherten Kasten besteht, der eine Kohlenfadenlampe von 8 NK beherbergt und oben in einem Ansatzrohr ein locker liegendes Thermometer trägt. Die Apparatur ist so eingestellt, daß ein Thermometerstand von 30° einem Freiwerden von 7 Millicalorien pro Stunde und Quadratzentimeter entspricht.

Eine ausführliche Untersuchung über die Abkühlungsrate in Webereien verdanken wir Wyatt. Insbesondere in den Sommermonaten erwies sich die Abkühlung in den Arbeitsräumen als sehr unzulänglich, da sowohl die Temperatur als der Feuchtigkeitsgehalt der Luft zu hoch waren.

Für einen arbeitsfördernden Einfluß der Lufttrockenheit sprechen auch die Erfahrungen von Schweitzer, welcher im Wüstenklima eine Leistungssteigerung am Ergographen erhob und eine wesentliche Verminderung bei feuchter Hitze.

Ferner sind hier die Untersuchungen von Rothacker zu nennen. Dieser untersuchte 47 Mann im Alter von 20—43 Jahren unmittelbar nach deren Antritt zu einer 10 wöchentlichen militärischen Ausbildung und nach dem Abschluß dieser. Dabei zeigte sich eine Zunahme des Körpergewichtes, des Brustumfanges und des Hämoglobingehaltes, sowie — nach vordem unter- oder übernormalen Zahlen — ein normaler Gehalt an roten Blutkörperchen. Es mag aber zweifelhaft erscheinen, ob man mit dem Autor berechtigt ist, aus diesen Befunden auf die gesundheitsschädigende Wirkung „lang dauernder Arbeit in geschlossenen Räumen" zu schließen.

Daß die *Ernährung* von wesentlicher Bedeutung ist, bedarf nicht der Ausführung. Insbesondere, wenn der durch die betreffenden Verrichtungen erforderte Calorienbedarf nicht vollkommen gedeckt ist, es also zur quantitativen Unterernährung kommt, liegen die Schäden auf der Hand. Die Untersuchungen der letzten Jahre haben uns aber auch über die Wichtigkeit der qualitativen Zulänglichkeit aufgeklärt. Es sind dies alle jene Daten, die sich um die Begriffe der Vitamine oder akzessorischen Nährstoffe gruppieren, worauf hingewiesen zu haben an dieser Stelle genügen muß. Dagegen dürfte es angezeigt sein, einiges wenige über die Einwirkung gewisser toxischer Stoffe auf die Arbeitsleistungen anzumerken.

An erster Stelle ist natürlich des *Alkohols* zu gedenken. Es ist selbstverständlich, daß dieser in narkotisch wirkenden Mengen die Arbeitsleistung beeinträchtigt. Wie bei vielen Giften, kommt es übrigens nicht allein auf die absolute Menge, sondern ebensosehr auf das „Konzentrationsgefälle" an. So wird nach den Untersuchungen von C. Tigerstedt und Halliönen die Leistung am Ergographen weit mehr gestört, wenn man die gleiche Menge Alkohol in 40 proz. Lösung verabfolgt, als bei Darreichung einer 8 proz. Lösung. Die narkotische Wirkung wird besonders ersichtlich bei Präzisionsleistungen. Welche der Elementarfunktion dabei den Hauptangriffspunkt abgibt, ist schwer zu sagen. Wahrscheinlich sind die zentralen Verbindungen und Synergien am stärksten betroffen, während die peripheren rezeptorischen und effektorischen Apparate mehr weniger unbeeinflußt bleiben dürften. Der Untersuchung der Präzisionsarbeit sind zwei neuere Untersuchungen gewidmet. Töttermann bediente sich des Einfädelns von Nadeln und ließ 11 Stunden vor Beginn des Versuches 100 ccm 25 proz. Alkohol — also 25 g — einnehmen. Ein Einfluß wurde erst am fünften Versuchstage beobachtet. Die Leistung sank von 185 eingefädelten Nadeln am ersten (in 20 Minuten) auf 164 am zehnten Versuchstage. An Normaltagen blieben die Leistungen in je vier Minuten ziemlich gleich und zeigten in der zweiten Hälfte des täglichen Versuches eher eine Zunahme, während unter Alkoholwirkung eine Abnahme eintrat, die in den letzten vier Minuten 4 Nadeln betrug. Nach der Einstellung der Alkoholdarreichung stieg die Leistung wieder an und erreichte nach 4 Tagen den Normalwert. Als am 34. Versuchstage eine neue Alkoholperiode begonnen wurde, fand das Absinken der Leistung noch rascher statt: am 9. und am 10. Alkoholtag wurden nur mehr 157 Nadeln eingefädelt. Hier mochte nun freilich ein Wissen um die Alkoholwirkung im Spiel sein. Töttermann sieht in diesen Versuchen einen Beweis für die Steigerung der Ermüdbarkeit durch Alkohol. Külz konnte bei einer ähnlichen Arbeit, dem Aufreihen von Perlen, ebenfalls eine deutliche Verminderung der Leistung bei zwei weiblichen Versuchspersonen um 14,5 bzw. 21,5% konstatieren.

Es ist aber zweifelhaft, ob diese Versuche in der Tat einen stichhaltigen Beweis für eine Steigerung der Ermüdbarkeit durch die Wirkung des Alkohols abzugeben vermögen. Es sind sicherlich noch andere Erklärungsmöglichkeiten für diese Leistungsminderung denkbar. Vor allem könnte man an eine Störung des Antriebes oder des Interesses denken, oder an eine solche der Aufmerksamkeit. Ferner ist nicht zu vergessen, daß die Gefühlslage gewiß durch Alkohol verändert werden und auf die Leistung von Einfluß sein kann. Die Steigerung der Ermüdbarkeit ist wohl nicht ausgeschlossen, sie ist vielleicht sogar wahrscheinlich, aber sie ist nicht bewiesen. Übrigens fällt bei den TÖTTERMANNschen Versuchen die starke Wirkung der relativ kleinen Dosen auf und insbesondere die lange Nachwirkung; 11 Stunden nach der Alkoholzufuhr beginnen die Versuche und in deren zweiten Abschnitte erst macht sich die angebliche Steigerung der Ermüdbarkeit bemerklich. Dieser Umstand muß meines Erachtens wiederum den Verdacht erwecken, daß dabei rein seelische Momente ausschlaggebend gewesen sein könnten. Immerhin kann man nicht daran zweifeln, daß der Alkohol die koordinatorischen Funktionen zu schädigen vermag.

Diesen Standpunkt nimmt auch HERXHEIMER ein, welcher ausdrücklich jeglichen günstigen Einfluß von Alkohol kurz vor einer sportlichen Leistung aus diesem Grunde verneint. Wenn sich auch unter den künstlich vereinfachten Bedingungen des Laboratoriumversuches unter Umständen, etwa am Ergographen, eine günstige Wirkung gewisser Alkoholgaben feststellen lassen möge, so sei eine solche bei den komplexen motorischen Leistungen der Praxis sicherlich nicht vorhanden. Seine Versuche erstrecken sich auf 31 Personen, die einen 100-m-Lauf auszuführen hatten. Es wurden 7 g 96 proz. Alkohol in wässerigaromatischer Lösung verabfolgt. Dagegen vertreten VIALE und GRANTURCO die Ansicht, daß kleine Alkoholmengen während der Arbeit nützlich sein könnten, da sie Energie zuführten und anderes engergielieferndes Material ersparten. Während der Arbeit soll der Einfluß des Alkohols auf Lungenventilation, Kohlensäureausscheidung und Sauerstoffaufnahme geringer sein, als in Ruhe, was auf schnellerem Verbrauch oder schnellerer Ausscheidung des Alkohols beruhen soll[1].

Es ist übrigens strittig, ob Alkohol direkt eine Quelle der Muskelkraft abgeben könne oder nur indirekt durch Sparen von Eiweiß oder Fett wirke. SOMMERKAMP glaubt neuerdings die erstere Ansicht bewiesen zu haben.

Vergleichbare Resultate über die Alkoholwirkung bei verschiedenen Versuchspersonen sind nur zu erhalten, wenn diesen die gleiche Menge pro Kilogramm Körpergewicht gegeben wird. Diese Vorsichtsmaßregel wurde denn auch in den umfänglichen und eingehenden Versuchen von MILES beachtet, welche daher als die genauesten bisher vorliegenden anzusehen sind. Er untersuchte den Einfluß auf „Efficiency" beim Maschinenschreiben unter verschiedenen Bedingungen und verschiedenen Aufgaben, ferner die Einwirkung auf einfache und zusammengesetzte Bewegungen bei einer gut geschulten Versuchsperson, auf Gleichgewichtsreaktionen und einfache Bewegungen, sowie sensomotorische Koordinationen bei einer Gruppe junger Leute.

Aus diesen Versuchen ergibt sich zunächst die wichtige Tatsache, daß Alkoholkonzentrationen von 2,75% bereits eine deutliche Wirkung entfalten können. Über die Gesamtergebnisse orientiert am besten die umstehende Tabelle.

Die Tabelle bedarf keiner weiteren Erläuterung. Man sieht eine zuweilen hochgradige, aber fast immer merkliche ungünstige Einwirkung der verabfolgten Alkoholmengen. Beachtungswert ist der Stab 4. Er bezieht sich auf Versuche, in denen der Alkohol während des Schlafes der Versuchsperson rektal verabfolgt wurde. Hier also sind suggestive Momente ausgeschlossen; die „Unwissenheitlichkeit" des Verfahrens ist vollauf gewahrt.

Die Resultate von MILES bilden eine Ergänzung zu den vorhin mitgeteilten Befunden von Störungen der Koordination unter Alkoholwirkung, denen man übrigens eine Reihe älterer Arbeiten an die Seite stellen kann. Da diese in der

---

[1] Dies steht aber mit älteren Befunden, sowie neueren von MILES in Widerspruch.

Messung	Allgemeine Richtung der Alkoholwirkung	Maschinenschreiben Proz.	Rektale Verabfolgung Proz.	Trainierte Versuchspersonen Proz.	Gruppe Proz.
Pulszahl in Ruhe pro Min.	+[1])	5,3	12,0	6,0	8,8
Pulszahl bei Arbeit pro Min.	+	5,6	8,2	—	—
Sauerstoffverbrauch	+	—	10,0	4,2	—
Hauttemperatur Gesicht	+	—	—	—	0,5
Hauttemperatur Hand	+	—	—	—	2,2
Patellarreflex, Amplitude	0	—	—	—	21,0
Lidreflex, Latenz	langsamer	4,1	2,2	—	—
Lidreflex, Amplitude	0	8,8	0,0	—	—
Auge — Reaktionszeit	langsamer	—	2,4	4,4	—
Wort-Reaktionszeit	,,	4,0	—	—	—
Sehschärfe	schlechter	—	4,6	—	—
Elektrische Erregbarkeit	,,	—	1,9	1,0	—
Schwanken in aufrecht. Stellung	+	—	—	23,4	11,0
Augenbewegung, Adduktion Geschwindigkeit	0	8,3	6,1	6,5	—
Augenbewegung, Abduktion, Geschwindigkeit	0	5,9	2,9	5,7	—
Fingerbewegung, Geschwindigkeit	0	2,8	2,4	1,7	—
Koordination am Pendel	schlechter	—	—	4,7	3,2
Koordination am Pursuitmeter	,,	—	—	17,8	1,3
Maschinenschreiben, Fehler	+	39,3	—	—	—
Maschinenschreiben, Schläge pro Sekunde	0	2,6	—	—	—
Maschinenschreiben, Unleserlichkeit	+	55,0	—	—	—
Code-Übertragung	0	—	—	7,0	2,3

Alkoholliteratur oft genug besprochen werden und keine wesentlich anderen Gesichtspunkte enthalten, glaube ich sie hier übergehen zu dürfen.

Die Versuche TÖTTERMANNS können ebensowohl, wie zum Schlusse auf eine gesteigerte Ermüdungswirkung zudem auf eine Störung der Übung benutzt werden. Dies wird vor allem dadurch nahegelegt, daß DURIG in eingehenden Versuchen bei der Steigarbeit einen erheblichen Einfluß der Alkoholzufuhr auf den Übungsgewinn zeigen konnte. Eine Umrechnung seiner Resultate auf Prozente der Ausgangswerte — also der Leistung am ersten Versuchstage — ergibt folgendes Bild:

	Zunahme in Prozenten															
	Versuchstage															
	1.		2.		3.		4.		5.		6.		7.		8.	
	N	A	N	A	N	A	N	A	N	A	N	A	N	A	N	A
Steigarbeit pro Min.	100	100	21,4	3,6	29,0	—1,6	26,8	—5,0	50,6	—	54,0	—	50,4	—	59,0	—
Gesamtarbeit pro Min.	100	100	24,4	2,8	20,2	1,2	31,4	—3,4	46,6	—	47,6	—	45,4	—	54,0	—
Effekt P. S.	100	100	23,4	2,8	21,4	2,0	32,0	—3,2	46,4	—	48,4	—	46,8	—	54,8	—
Wirkungsgrad %	100	100	2,8	2,0	4,0	5,6	7,0	2,8	14,0	—	16,0	—	15,4	—	16,4	—

Man sieht sofort, wie an den Normaltagen — in der Tabelle mit N bezeichnet — sich ein stetiger Anstieg der Werte einstellt, während an den Alkoholtagen — Kolonnen A — ein solcher fehlt, jedenfalls sehr viel flacher verläuft. Es ist kein Zweifel daran, daß der Übungsgewinn unter Alkoholeinfluß weit hinter dem

---

[1]) + bedeutet Zunahme, 0 Abnahme.

möglichen zurückbleibt. Durig vergleicht die Mittelwerte zweier, hinsichtlich der Umgebung auf gleiche Zeitabschnitte verteilter Versuchsperioden und findet:

	Effekt mkg pro Min.	Wirkungs- grad
Nach Alkohol	1009	25,63%
Ohne Alkohol	1215	29,55%
Abnahme durch Alkoholgenuß . .	206	3,93%
Verlust in % des Normalwertes .	20%	13,30%

Diese Abnahme des Wirkungsgrades trotz Sinkens des Effektes ist bemerkenswert, denn sie zeigt, daß die „Maschine unter dem Einflusse dieses Feuerungsmateriales nicht nur langsamer arbeitete, als wenn ihr gewöhnliches Brennmaterial zugeführt worden wäre, sondern bei dem Versuche, sie mit Alkohol zu heizen, ist sie sogar vorübergehend direkt geschädigt worden, indem sie unter geringerer Ausnützung des ihr zu Gebote stehenden Materials weniger Arbeit leistete, wobei ihr also außer dem schlechten noch ein teuerer Brennstoff zugeführt wurde." (Durig.)

Wenn es auch, gerade durch Durigs Versuche, sicher feststeht, daß der Alkohol als Betriebsmaterial in Betracht kommen kann, und daß er imstande ist, Kohlenhydrat zu sparen, so treten doch seine, wie man sieht, nicht nur das Nervensystem oder die psychischen Funktionen betreffenden nachteiligen Wirkungen zu sehr in den Vordergrund, als daß man ernstlich an eine arbeitsfördernde Beeinflussung denken dürfte — sahen wir doch, daß die mechanischen bzw. energetischen Bedingungen durch Alkoholzufuhr eine wesentliche Verschlechterung erfahren.

Eine Substanz, der man eine günstige Beeinflussung der Leistungen zuzuschreiben pflegt, ist das *Coffein* bzw. die Kaffeebestandteile überhaupt. Es ist zwar wahrscheinlich, daß die Kaffeewirkung hauptsächlich dem Coffein zur Last falle, und daß die übrigen Bestandteile eine nur untergeordnete Rolle spielen, Doch ist darüber noch keine Klarheit geschaffen. Vom reinen Coffein ist bekannt, wie dies schon Fürth und Schwarz zeigten und Riesser und Neuschloss bestätigten, daß es den Muskel in Contractur versetzt. Dabei soll es sich nach Auffassung der beiden letztgenannten Autoren um eine Säurekontraktur handeln, bewirkt durch eine Hemmung der Resynthetisierung des Lactacidogens. Am isolierten Froschmuskel beobachtete Scarborough bei Ermüdung eine leichte und vorübergehende Erholung unter Coffeinwirkung. Eine deutliche Coffeinwirkung auf die menschliche Muskulatur ist vielleicht darum nicht nachzuweisen, weil die dazu erforderlichen Dosen zu groß wären. Bei Verabfolgung großer Mengen starken schwarzen Kaffees sahen Allers und Freund eine gewisse Unsicherheit in den Bewegungen, die aber subjektiv weit mehr ausgesprochen war als objektiv, und einen deutlichen Tremor. Ferner hat Saito einige Beobachtungen von Allers mitgeteilt, denen zufolge das Coffein die Unterschiedsempfindlichkeit für gehobene Gewichte beeinflußt. Alles dies reicht aber bei weitem nicht hin, um sich ein Bild der Coffeinwirkung machen zu können.

Herxheimer konnte an 46 Personen — wieder beim 100-m-Lauf — keine eindeutigen Ergebnisse konstatieren. Er meint, daß eine etwaige Wirkung vielleicht ausschließlich auf dem Umwege über die Psyche zustande kommen möchte. Die psychischen Wirkungen sind allerdings, besonders bei größeren Dosen, ziemlich ausgeprägte und erstrecken sich auf verschiedene Funktionen. Für die menschlichen Verrichtungen kommt dabei in Betracht die Verkürzung der Reaktionszeit (Kraepelin), die assoziative Erleichterung, welche nach Allers und Freund vor allem auf dem größeren Reichtum anschaulicher Elemente im Denken beruht und so auch die kombinatorischen Leistungen zu begünstigen vermag. Ferner besteht sicherlich ein Einfluß auf die emotionale Sphäre. Damit dürfte die Beseitigung der subjektiven Müdigkeit und die damit — infolge des Schwindens der Unlustgefühle — bewirkte Leistungszunahme, wenn anders eine solche in der Tat nachgewiesen werden kann, zusammenhängen. Daß durch Kaffee eine deutliche Euphorie bei manchen Versuchspersonen auftritt, ist nach unseren Erfahrungen zweifellos. Aber es bestehen auch hier große individuelle Differenzen.

Übrigens hat Schilling im Gegensatz zu älteren Befunden nach Coffeindarreichung meist eine Verlängerung der Reaktionszeit bei einfachen Reaktionen beobachtet. Worauf diese Differenz beruht, ist nicht zu sagen[1]).

Was schließlich die Wirkung des *Tabakrauchens* anlangt, so ist sie wohl, sofern überhaupt eine auf den uns interessierenden Gebieten nachgewiesen werden kann, wesentlich auf Kosten der psychischen Beeinflussung zu setzen, wobei vor allem die Stimmungslage in Betracht kommt. Eine Beeinträchtigung der motorischen Geschicklichkeit konnte Bates weder bei Rauchern noch bei Nichtrauchern feststellen, wenn die Versuchspersonen unmittelbar vor dem Experimente 2 Zigaretten oder 1 Zigarre geraucht hatten. Als Test diente das Werfen von 25 Pfeilen nach einem Ziele. Carver hingegen stellte eine Verminderung der koordinatorischen Genauigkeit fest, aber keine Beeinflussung der Bewegungsgeschwindigkeit und der automatisch-motorischen Reaktionen.

Nach Palmén soll der Tabak ungünstig auf die Muskelleistung wirken, und zwar um so mehr, je ermüdeter die Versuchsperson sei.

Daß die akute Nikotinvergiftung und wohl auch die Folgezustände eines exzessiven chronischen Abusus zu Tremor führen und die Koordination stören können, ist bekannt. Unwahrscheinlich ist es, daß diese Stoffe eine Schädigung der groben motorischen Kraft zu bewirken vermögen, wenn man bedenkt, wie viele gerade der schwerst arbeitenden Menschen — Holzarbeiter, Bauern usw. — dem Rauchen huldigen. Freilich sind es fast durchwegs Pfeifenraucher, welche in der Regel den Rauch nicht inhalieren und daher wohl weniger von den toxischen Stoffen resorbieren[2]).

VI. Wesen und Erscheinungen der Ermüdung.

„Jedermann weiß aus eigener Erfahrung, was Ermüdung sei." Dieser Satz dürfte von den meisten Menschen als gültig anerkannt werden. Dennoch bedarf er einer Einschränkung. Denn zunächst weiß der Mensch nicht was *Ermüdung*, sondern was *Müdigkeit* sei. Diese kann das subjektive, erlebnismäßige Korrelat jener sein, muß es aber nicht. Wie es Menschen gibt, die müde sind, ohne daß ein Grund für die Annahme einer vorangegangenen Leistung vorläge — z. B. Neurotiker, die nach arbeitslosen Tagen und nach durchschlafener Nacht müde erwachen — so verspüren wieder oft genug Individuen, bei denen objektiv aller Anlaß zur Annahme eines Ermüdungszustandes und vielleicht auch gewisse Anzeichen eines solchen bestehen, subjektiv nichts von Müdigkeit. Man denke etwa an die Mutter, die ihr krankes Kind Tag und Nacht, Wochen hindurch betreut oder wieder an den Neurotiker, der morgens „bis zur Erschöpfung müde", nachdem er tagsüber doch einige Leistungen vollbracht hat, vielleicht spazieren ging

---

[1]) Nach Untersuchungen von Allers, Freund und Prager, Pflügers Arch. 1926, über die Wirkung des Coffeins auf die periphere Retina existieren große individuelle Differenzen in der Reaktionsweise, die sich auf mehreren Gebieten gleichmäßig geltend machen.

[2]) Über die Wirkung des „Recresals" wird weiter unten S. 115 gesprochen. Eine Substanz, die Aufmerksamkeit verdiente, ist die Kola. Es scheinen aber keine exakten Untersuchungen über deren Wirkung zu existieren. Eine erste Mitteilung über Kolawirkung, der noch weitere folgen, erschien in der Zeitschr. f. d. ges. exp. Med. 1926 (Allers und Freund).

u. dgl., abends sich bedeutend frischer fühlt. Ermüdung soll also einen objektiven, Müdigkeit einen subjektiven Zustand bezeichnen.

Einen subjektiven Zustand zu definieren, ist an und für sich unmöglich. Man kann ihn einigermaßen beschreiben, man kann versuchen, die Bedingungen seines Auftretens und seiner verschiedenen Ausgeprägtheit festzustellen; schließlich aber kann man doch nichts anderes tun, als schlicht auf dieses Erlebnis hinzuweisen, so wie man keinem Menschen durch Definition klarmachen kann, was Freude oder Schmerz seien.

Von einem objektiven Zustand, also der Ermüdung, können wir hoffen eine Definition zu gehen. Nun zeigt sich, daß dies im vorliegenden Falle sehr schwer ist. Solange wir es mit einem isolierten Organ, dem Muskel in erster Linie, zu tun haben, können wir allerdings sagen: wir nennen Ermüdung jenen Zustand des Muskels (oder Organes überhaupt), der im Gefolge von Leistungen auftritt und bei gleichbleibenden äußeren Bedingungen die Leistungsgröße herabsetzt. Dies ist aber nur eine Nominaldefinition. Sobald wir dazu übergehen wollen, genetisch die Herkunft dieses Zustandes und seine Entstehungsweise zu bestimmen, Gesetze aufzufinden, welche quantitativen Charakter trügen, und sobald wir versuchen, das intimere Wesen der supponierten Zustandsänderung zu analysieren, stoßen wir auf Hindernisse. Diese wachsen ungeheuerlich, wenn wir es nicht mehr mit einem isolierten Organ, sondern mit einem Organismus zu tun haben, um so mehr natürlich, wenn dieser Organismus den Komplexitätsgrad von Beschaffenheit und Umweltsbedingungen erreicht hat, wie es etwa bei dem modernen Arbeiten der Fall ist.

Es ist daher nicht wunder zu nehmen, daß in der Literatur die Ermüdung in verschiedener Weise definiert wird. Durig gibt keine eigentliche Definition; nach seinen einleitenden Worten wäre diese so zu fassen: Ermüdung — und im weiteren Verfolge Erschöpfung oder Lähmung, schließlich Tod — ist ein Zustand, der auf einer Unterwertigkeit der lebendigen Substanz beruht, welche aus dem Überwiegen der dissimilatorischen Prozesse über die assimilatorischen resultiert. Meiner Ansicht ist diese Definition zu weit. Denn unter sie fielen auch alle jene Zustände geänderter Reaktions- und Leistungsweise, bzw. von Unterwertigkeit des Protoplasmas, welche nicht mit vorgängigen Leistungen zusammenhingen, sondern etwa durch toxische Einflüsse herbeigeführt würden. Man sagt zwar, ein nach einer Infektionskrankheit Rekonvaleszenter sei müde oder ermüdet; man könnte sich zwar denken, daß toxische Einflüsse oder irgendwelche organische Veränderungen zu der gleichen Beschaffenheit des Gewebes, wie sie der Ermüdung zugrunde liegt, führen könnten. (Bei der Myastenia gravis ist vielleicht der letztere Fall tatsächlich verwirklicht.) Dann würde die Durigsche Definition wohl den entscheidenden Faktor — die Protoplasma-Unterwertigkeit — herausstellen, aber doch nun erst eine Abgrenzung der die Ermüdung im strengen Sinn kennzeichnenden Momente notwendig machen.

Vor kurzem hat Fr. Wolf die Ermüdung dahin definiert, sie sei ein durch Abnahme der Leistungsfähigkeit sich kundgebender Körperzustand, welche durch eine der Dauer und Schwere der vorausgegangenen Arbeit entsprechende Erholung wiederum vollkommen behoben werden könne. Ähnlich lautet die Formel bei Florence: ,,Fatigue consists in a diminution of activity that is itself caused by activity". Beritoff sagt: ,,Rein physiologisch muß man die Ermüdung als eine Verminderung der erregbaren lebenden Substanz nach einer langwährenden Tätigkeit ansehen. Nach jedem Erregungsprozeß wird der erregbare Teil der lebenden Substanz mit Hilfe der Nahrungsstoffe und des Sauerstoffes wieder hergestellt[1]) . . . Ferner entsteht bei jedem Erregungsprozeß im Zusammenhange mit der Zerstörung des erregbaren Teiles der lebenden Substanz eine gewisse Menge saurer Produkte. Letztere halten die Wiederherstellung der erregbaren Substanz bedeutend auf." Diese Definition Beritoffs ist in der Tat ,,rein physiologisch", schon dadurch, daß sie den Begriff einer ,,langwährenden Tätigkeit" einführt; es ist aber eine alltägliche Erfahrung, daß auch eine sehr kurz dauernde Tätigkeit unter Umständen ermüden kann — nicht nur Müdigkeit hervorrufen. Die ,,langwährende Tätigkeit" ist eine Laboratoriumsbedingung, und nicht einmal dort von allgemeiner Gültigkeit, da doch Beritoff selbst die rasche Ermüdbarkeit der Nerven in Stickstoffatmo-

---

[1]) Durch die Einschränkung auf den ,,erregbaren Teil der lebenden Substanz" hebt sich diese Definition von der allgemeinen Vorstellung der Assimilation-Dissimilation ab. Denn diese Prozesse gelten für die lebende Substanz überhaupt.

sphäre anführt. Offenbar ist „langwährend" ein Terminus, dessen Bedeutung je nach den Umständen wechselt. Allen diesen Definitionen ist gemeinsam, daß sie das Moment der Reversibilität betonen, welches allerdings ein wichtiges Kriterium abzugeben scheint. Wenn es aber konstitutiv für die Ermüdung ist, wie sollen wir es uns erklären, daß man eben dieser Ermüdung die Fähigkeit zuschreibt, Dauerschädigungen der Organe zu bewirken? Entweder müssen wir uns, scheint es, dann entschließen, das Moment der Reversibilität aus dem Ermüdungsbegriff wegzulassen, oder die Dauerschädigung anders, als durch eine Summation der Ermüdung zu erklären. Man pflegt zu sagen: wenn die Veränderungen in der Gewebsbeschaffenheit, welche nach Leistungen auftreten, nicht ausgeglichen werden, so schädigen sie das Gewebe, verändern es irgendwie in irreversibler Weise. Meiner Ansicht ist es eine begriffliche Ungenauigkeit, dann noch von Ermüdung zu sprechen. Denn es handelt sich dabei schon um einen Folgezustand der an die Leistung anschließenden reversiblen Veränderungen. Nur dann dürften wir von einer Fortdauer der Ermüdung sprechen, wenn die bei solchen Folgeerscheinungen bestehende Gewebsbeschaffenheit einfach die stabil gewordene Beschaffenheit nach Leistungen wäre. Davon kann nun natürlich keine Rede sein. Derartige Folgeerscheinungen sind ebensowenig eine Summation der Ermüdung oder deren Persistenz, wie ein Emphysema pulmonum eine Summation oder Persistenz wiederholter Bronchitiden.

Ich halte also dafür, daß der Begriff der Ermüdung auf die den reversiblen Zustandsänderungen des Organes korrelierten Veränderungen der Reaktionsweise eingeschränkt werde, bzw. auf jene Zustandsänderungen selbst. Es wird wohl der Klarheit keinen Eintrag tun, wenn wir beide als Ermüdung bezeichnen; korrekter wäre es, zwei Termini zu gebrauchen.

Ferner ist Ermüdung gebunden an vorgängige Tätigkeit. Nun ist kein Organ je völlig untätig. Zumindest atmet es und hat einen gewissen Stoffwechsel. Warum ermüdet es nicht? Denn es schläft ja nur der ganze Mensch, seine Niere, sein Herz, seine tonisch innervierten Gefäße und Skelettmuskeln, seine Atemmuskeln — alle diese schlafen gar nicht. Der Erhaltungsumsatz im Tiefschlaf ist nicht kleiner als bei völliger Entspannung der quergestreiften Muskulatur im Wachen. Nun könnte man freilich sagen, es trete eine Ermüdung ein, die — an sich reversibel — infolge des Zwanges zu ununterbrochener Tätigkeit niemals beseitigt werde und daher allmählich zu Organveränderungen irreversibler Natur führe: der Prozeß des Alterns. Aber wenn auch, was hier nicht untersucht werden soll, diese Auffassung berechtigt wäre, so scheint mir doch zweckmäßig, den Begriff der Ermüdung in dieser Hinsicht einzuschränken.

Ich definiere daher *die Ermüdung als die Summe jener reversiblen Zustandsänderungen, welche in einem Organ nach einer Periode eines über den Ruheumsatz hinausgehenden Energieverbrauchs oder nach einer solchen durch Beanspruchung bedingter Strukturänderung auftritt*, bzw. als die Summe aller jener Veränderungen in der Reaktionsweise des Organes, die — ihrerseits reversibel — nach einer solchen Periode wahrzunehmen sind. Damit ist behauptet, daß jede über den Ruheumsatz hinaus Energie verbrauchende Tätigkeit Ermüdung im Gefolge habe, gleichgültig, wie lange sie dauerte, oder wie groß die Umsatzsteigerung war. Selbstverständlich wird bei minimalen Umsatzsteigerungen — immer eine normale Beschaffenheit der lebenden Substanz vorausgesetzt — die Ermüdung nicht nachweisbar sein; sie konvergiert eben mit der Umsatzgröße nach 0.

Bevor wir noch in eine spezielle Darlegung der über die Ermüdung bekannten Tatsachen eintreten, läßt sich von vornherein eine Überlegung über die Momente anstellen, welche die Ermüdung konstituieren. Es bedarf hierzu nur einer Besinnung auf Grundfacten der allgemeinen Physiologie.

Bei einer Organtätigkeit findet zweierlei statt. Es wird erstens Betriebsmaterial verbraucht und zweitens der spezifische Gewebsbestand in irgendeiner Weise in Mitleidenschaft gezogen. So verbraucht der Muskel bei der Arbeit einen Teil seines Kohlenhydrates und erfährt zugleich noch andere Veränderungen, über die wir allerdings noch recht wenig unterrichtet sind. Es sprechen aber immerhin einige Befunde dafür, daß die aus allgemein biologischen Gründen aufzustellende Lehre von der „organischen Beanspruchung" des arbeitenden Gewebes neben dem „Verbrauch" des doch als totes Material zu bezeichnenden Betriebsstoffes experimentell begründet werden könne[1]).

Als derartige Belege führe ich an: Die — allerdings nur bei sehr hochgradiger Arbeit deutlich nachweisbare — Steigerung der Stickstoffausscheidung. Bei der freilich exzessiven Leistung des rinden-epileptischen Anfalles ist diese z. B., wie ich mich selbst überzeugte, recht beträchtlich. Aber auch bei weit geringeren Leistungen ist diese Erscheinung nachgewiesen.

Ferner sind zu nennen die Verschiebungen in der Ionenverteilung, welche wohl zum Teil mit den den Verbrauch begründenden Vorgängen, insbesondere mit dem Freiwerden von Phosphorsäure infolge der Zerlegung des Lactacidogens zusammenhängen, aber doch nicht restlos auf diese zurückzuführen sind.

Auch liegen Angaben vor, daß sich der Gehalt an Trockensubstanz des Muskels nach der Arbeit ändere, ohne daß der Schwund an Glykogen diese Veränderung völlig zu decken vermöchte. Genaue Untersuchungen über qualitative Veränderungen der Zusammensetzung des Muskels nach der Arbeit sind mir nicht bekannt geworden.

Ich erwähne weiterhin die von STÜBEL seinerzeit beschriebenen ultramikroskopischen Strukturveränderungen in der Markscheide des Nerven bei anhaltender Reizung.

Dieser letzte Befund leitet von den mehr indirekten Anzeichen zu solchen hinüber, welche eine Veränderung in der Beschaffenheit des lebendigen Gebildes nach der Arbeit bzw. schon nach der Reizung erraten lassen. Das dem Zentralnervensystem eigentümliche Phänomen der Summation der Reize kann nur dadurch erklärt werden, daß man eine durch den Einzelreiz gesetzte Zustandsänderung des Organes annimmt. Tatsächlich bewegen sich auch alle Erklärungsversuche in dieser Richtung, wobei es nicht darauf ankommt, ob man jetzt etwa mit SHERRINGTON an eine Verminderung des Widerstandes an den Synapsen denkt oder irgendeine andere Deutung bevorzugt.

Vor kurzem hat KUPELWIESER in einer Untersuchung aus dem Wiener Physiologischen Institut zeigen können, daß das ausgeschnittene Froschherz um so früher imstande ist, einen zweiten Reiz von bestimmter Stärke mit einer Extrasystole zu beantworten, je stärker es vorher gereizt wurde. Also auch hier sehen wir offensichtlich durch den ersten Reiz eine Zustandsänderung des Organes eintreten, die sich in der geänderten Ansprechbarkeit kund gibt. In diesem Zusammenhang ist an das bekannte Phänomen der „Treppe" bei ermüdeten Muskeln zu erinnern. Die Versuche von MEYERHOF und LOHMANN über den zeitlichen Zusammenhang von Milchsäurebildung und Muskelkontraktion, welche bei sehr starker Reizung eine Milchsäurenachbildung aufdeckten, weisen ebenfalls auf das Moment der Spurenbildung hin, wie denn auch diese Autoren eine Schädigung des contractilen Apparates als die Grundlage des beschriebenen Phänomens annehmen.

Damit ist die Liste der in Betracht kommenden Beobachtungen keineswegs erschöpft. Die angeführten mögen aber genügen, um die durch die Organleistung selbst gesetzte und vom Verbrauch des Betriebsmaterials unabhängige Zustandsänderung zu erweisen. Die Unabhängigkeit vom Verbrauch erhellt u. a. auch daraus, daß schon Einzelreize genügen, um die fragliche Zustandsänderung herbeizuführen, wobei natürlich ein irgend ins Gewicht fallender Verbrauch nicht in Frage kommen kann.

Dabei ist es nicht ausgeschlossen, sondern durchaus zuzugeben, daß auch der Verbrauch von Betriebsmaterial infolge der Wirkung der entstehenden End- und Zwischenprodukte seinerseits zu derartigen Zustandsänderungen Anlaß geben könne. Die daraus erwachsenden Wirkungen — Verschiebungen der Erregbarkeit u. dgl. — sind aber nicht unmittelbar an den Verbrauch gebunden. Hinlänglich rascher Abtransport jener Stoffe z. B. müßte diese Wirkungen vermeiden lassen. Es gesellen sich also unter Umständen zu den unmittelbaren Erregungswirkungen sekundäre, die erst auf dem Umwege über den Verbrauch zustande kommen. Praktisch spielt diese Unterscheidung keine Rolle, so sehr sie für die theoretische Erklärung der Genese gedachte Änderungen von Bedeutung ist. Wichtig ist in diesem Zusammenhange aber vor allem die Tatsache von Organveränderungen, welche durch den Schwund an Betriebsmaterial nicht bezeichnet sind.

---

[1]) BAKRADSE betont, daß Ermüdung ein komplexer Vorgang sei und daß man bei deren Studium gleichermaßen die Veränderungen im Nervensystem, in den inkretorischen Organen, in der kolloiden Beschaffenheit der Gewebsflüssigkeiten und im Stoffwechsel zu berücksichtigen habe.

Lewizkij hebt in seiner zusammenfassenden Besprechung der Ermüdungsfrage hervor, daß die Toxintheorie nicht haltbar sei. Sie sei außerstande, den beträchtlichen Einfluß der emotionalen Momente, des Erregungszusatndes der tätigen Organe und die chronische Form der Ermüdung zu erklären. Als letztere sieht er — m. E. ganz zu Unrecht — die Neurasthenie an, bei der es sich doch gar nicht um Ermüdung, sondern um Müdigkeit handelt. Auch der rasche Eintritt der Ermüdung bei statischer Arbeit widerstreite ebenso der Weichhardtschen wie der Annahme von Lee, welcher die Milchsäure als „Ermüdungssubstanz" ansieht. Denn die Versuche von Hill hätten gezeigt, daß die Milchsäureanhäufung in den Muskeln bei sehr ermüdeter statischer Arbeit geringer sei als bei weniger ermüdender dynamischer Arbeit. Auch gäbe es Fälle statischer Arbeit, bei denen Ermüdung ausbleibe, und zwar sei dies immer dann, wenn die bewußte Willenstätigkeit mehr weniger ausgeschaltet sei. Auch dieser Umstand könne durch die Intoxikationstheorie nicht erklärt werden. Man muß zugeben, daß manche dieser Bemerkungen ganz berechtigt seien, darf aber bezweifeln, ob die Intoxikationstheorie dadurch tatsächlich widerlegt sei. Denn es wäre ganz gut denkbar, daß diese durch entsprechende Modifikationen den gedachten Umständen Rechnung zu tragen vermöchte.

Ich nenne nun die Gesamtheit der Vorgänge, welche im Verlaufe einer Organ-tätigkeit zu einer Zustandsänderung führen, die *Beanspruchung*, in Anlehnung an die Ausdrucksweise der Technik, die etwa sagt, ein Drahtseil werde auf Dehnung beansprucht. „Auf was" das lebendige Gewebe beansprucht wird, ist freilich einstweilen nicht zu sagen.

Die nach der Leistung zurückbleibende, mehr oder weniger andauernde Zustandsänderung des Organes aber nannte ich die *Spur* der Tätigkeit bzw. schon der bloßen Erregung („Ichnogenesie", s. o. S. 6). Dagegen wird als *Verbrauch* der mit der Organtätigkeit verbundene Schwund an Betriebsstoff bezeichnet. Der Ausgleich der Spurenbildung erfolgt durch die *Restitution*, der des Verbrauches durch den *Ersatz*.

Nach dieser Auffassung müssen also sowohl in der Periode der Leistung wie in der der Erholung zwei nebeneinander verlaufende Reihen unterschieden werden. Dabei ist über deren wechselseitige Abhängigkeit oder Unabhängigkeit noch gar nichts ausgemacht. Indes läßt sich auf Grund allgemeinphysiologischer Tatsachen noch einiges aussagen. Wir wissen, daß der hungernde Organismus das Betriebsmaterial zunächst aus den vorhandenen Reserven deckt, wobei bekanntlich in erster Linie das Kohlenhydrat, an zweiter auch das Fett, und erst zum Schlusse auch der Eiweißbestand als Energiequelle herangezogen wird. Wenigstens in den allgemeinsten Umrissen läßt sich der Ablauf derart beschreiben. Daraus ergibt sich, daß bei Mangel an entsprechenden Betriebsstoffen die Beanspruchung des spezifischen Organgewebes immer mehr zunehmen muß. Wir dürfen also voraussetzen, daß unter solchen Umständen es zu einer ausgeprägteren Spurenbildung kommen werde als bei Anwesenheit reichlicher Depots an Betriebsmaterial, wenn sonst die Bedingungen die gleichen sind.

Andererseits ist es wahrscheinlich, daß die Größe der Beanspruchung auch unabhängig von dem Verbrauch variieren kann, so daß es möglich wäre, daß eine intensive Spurenbildung auch bei relativ geringfügiger, sog. „leichter" Arbeit zustande käme.

Die Erscheinungen der Ermüdung.

Es sollen zunächst die vorliegenden Angaben über die Ermüdungssymptome in den einzelnen Organen und Organsystemen der Reihe nach aufgezählt werden. Nur die Frage nach der psychischen Ermüdung bleibt einem späteren Abschnitte vorbehalten, da sie zweckmäßig im Zusammenhange mit der nach der geistigen Arbeit behandelt wird.

a) Die Ermüdung der quergestreiften Muskeln.

Die Ermüdung des Muskels für sich kann eigentlich nur untersucht werden, wenn die nervöse Komponente durch Curare ausgeschaltet wird. In allen anderen Fällen, schon gar im intakten Organismus, ist es nicht möglich, die Ermüdung der contractilen Substanz von der des Nerven und der neuro-muskulären Verbindungen zu sondern.

Ermüdung des Muskels tritt nur dann ein, wenn dieser Arbeit geleistet, d. h. Energie verbraucht hat. Daher bewirkt die bloße Belastung noch keine Ermüdung. Wird aber der Muskel gedehnt, derart, daß er der Dehnung einen Widerstand entgegensetzt, so wird er zumindest leichter ermüdbar. In den Versuchen von EDDY und DOWNS betrug der Unterschied zwischen gedehntem und ungedehntem Muskel 14%.

Der Zeitpunkt, zu welchem sich die Ermüdung bemerkbar macht, bzw. zu welchem sie ihren höchsten Grad erreicht, hängt nicht nur von der Last ab, welche gehoben wird, sondern auch von der Reizfrequenz. Je häufiger ein Muskel gereizt wird, desto früher beginnt der Abfall der Zuckungshöhe und desto schneller wird deren Nullpunkt erreicht. Die Zahl der Kontraktionen aber bis zu diesem Punkte bleibt sich stets gleich. Es läßt sich nun für jeden Muskel eine Reizfrequenz feststellen, bei welcher die Arbeitsdauer maximal wird; jenseits dieses Optimums der Reizfolge tritt die Ermüdung wesentlich rascher ein.

Das Verhalten des Muskels im ermüdeten Zustande beschreibt F. B. HOFMANN so: Nach jeder maximalen Erregung steigt die Leistungsfähigkeit (das ist die in diesem Augenblicke auslösbare maximale Erregung) von Null bis zur vollen Höhe an. Die Wiederherstellung der Leistungsfähigkeit erfolgt am frischen Präparate sehr rasch, wird aber bei fortschreitender Ermüdung immer gedehnter, doch so, daß ihr Verlauf am ermüdeten Präparate einer anfangs steiler, später immer langsamer ansteigenden Kurve entspricht. Die Ermüdung ist also gekennzeichnet durch Verzögerung der Rückkehr der Leistungsfähigkeit nach jeder Erregung.

Daraus würde folgen, daß es eine Reizfrequenz geben müsse, bei der ein Muskel — zureichende Versorgung mit Blut, Sauerstoff usw., vorausgesetzt — überhaupt nicht mehr ermüden würde.

PALMÉN hat in seinen Versuchen am Ergographen feststellen können, daß die Leistungen bis zur Ermüdung ganz verschieden sind, je nach der Art der Verrichtung. Er nahm Gewichtshebungen mit dem Vorarm vor. Dabei zeigte sich, daß die Ermüdung bei gleichbleibender Arbeit (Hubhöhe $\times$ Last) pro Sekunde um so früher eintrat, je größer die Last gewählt wurde. Es läßt sich aber ein Rhythmus der Reizung finden und eine Belastung, bei welchen überhaupt keine Ermüdung des Muskels stattfindet.

Um nun jene Leistung festzustellen, welche ein Muskel dauernd, ohne zu ermüden, zustande bringen kann, hat TREVES an einem von ihm konstruierten Ergographen Versuche vorgenommen, in welchen er das von ihm sog. „Endmaximalgewicht" bestimmte. Es verminderte zu diesem Behufe bei gleichbleibendem Rhythmus und unveränderter Hubhöhe die zu hebende Last so lange, bis die Hubhöhe auch in länger dauernden Versuchen eben unverändert blieb.

Diese am Ergographen gewonnenen Einsichten finden durch neuere experimentelle Untersuchungen am Muskel ihre Bestätigung. Es liegt darüber eine Reihe von Arbeiten aus dem Laboratorium ASHERS vor.

Auch BERITOFF macht gleichlautende Angaben. In den Versuchen von TANI z. B. blieb der in situ belassene Kaninchenmuskel bei einer Reizdauer von $^4/_5$ und einer Reizpause von $^1/_5$ Sekunde über 8 Stunden unermüdbar. Dasselbe muß auch für Hubhöhe und gehobene Last gelten. Zwischen den Faktoren: Höhe, Last und Hubrhythmus (bzw. Hubzeit und Pause), vielleicht auch Hubgeschwindigkeit bei der Einzelhebung, muß grundsätzlich ein derartiges Verhältnis hergestellt werden können, daß eine Ermüdung nicht oder nur in unwesentlichem Umfange eintritt. Derartige Bedingungen zu ermitteln „wäre", sagt Durig, „die vornehmste Aufgabe praktischer Ermüdungsforschung, die dem Bau jeder durch menschliche Arbeitskraft anzutreibenden maschinellen Verrichtung zugrunde gelegt werden sollte." Ob diese Forderung allerdings in praxi erfüllbar wäre, ist eine andere Frage. Nicht nur Schwierigkeiten der Ermittlung solcher Werte stehen dem im Wege, sondern vielleicht vor allem wirtschaftliche Hindernisse. Aber eine allgemeine Richtung der Ermüdungsforschung wäre allerdings hierdurch bezeichnet. Manche Muskeln scheinen überhaupt nicht so betätigt werden zu können, daß Ermüdung einträte. Wenigstens soll nach den Angaben von Jaquet auch bei länger dauernder, willkürlicher maximaler Arbeit keine Ermüdung der Atemmuskulatur zustande kommen.

Dazu ist allerdings zu bemerken, daß die Versuchsbedingungen in diesem Falle nicht so variiert werden können, daß Sicherheit zu erzielen wäre. Die Leistung ist sehr gering und eine entsprechende Frequenzsteigerung nicht durchführbar.

Im allgemeinen aber wird nicht die Ermüdung der Muskelsubstanz selbst, sondern die des neuromuskulären Apparates untersucht. Eine der wichtigsten Tatsachen sind die beiden Reaktionen von Wedensky. Dieser stellte fest, daß 1. der Muskel im ermüdeten Zustande ein starkes Absinken der Tetanuskurve und bei unmittelbar darauffolgender seltener Reizung eine beträchtlich höhere Kurve liefert, während beim unermüdeten Muskel kaum merkliche Unterschiede bestehen und daß 2. bei Ermüdung durch starke Reizung eine starke Abnahme des Tetanus bewirkt werde, während schwache Reizung ein sofortiges Ansteigen bewirke. F. B. Hofmann hat diese Ermüdungsreaktion durch eine zunehmende Verlängerung des Refraktärstadiums erklärt, welche seiner Ansicht nach das wesentlichste Charakteristicum der Ermüdung darstellt. Die zweite Wedenskysche Reaktion bleibt bei direkter Muskelreizung aus und ebenso auch bei Myasthenie (Hofmann und Dedekind), weshalb sie wohl als eine Folge der Ermüdung des nervösen und nicht des muskulären Apparates ausgesprochen werden muß. Neuerdings hat Maday Ermüdungsversuche an den Muskeln des Daumenballens angestellt. Inwieweit sich im Anschlusse daran eine Methodik ausbilden ließe, um die Ermüdung einzelner Muskel oder Muskelgruppen nachzuweisen, ist — so viel ich sehe — noch ebenso unerforscht, wie die Frage nach dem Verhalten der „Ermüdungsreaktion" bei allgemeiner Ermüdung.

Es ist hier das Phänomen der sog. „Treppe" zu erwähnen, nämlich das Ansteigen der Zuckungskurve im Verlaufe einer Reizserie. Gruber, dem wir die jüngsten Untersuchungen hierzu verdanken, wendet sich auf Grund seiner Versuche am normal durchbluteten M. tibialis der Katze gegen die Meinung, daß die Treppe auf einer Verlängerung der Zuckungsdauer beruhe. Er lehnt die Auffassung von F. W. Fröhlich ab und bezieht die fragliche Erscheinung auf die Ansammlung kleiner Mengen der sog. Ermüdungsstoffe. Es ist aber sicher, daß die Form der Einzelzuckungskurve bei ermüdeten Muskeln eine andere Gestalt aufweist als bei nicht ermüdeten, daß der absteigende Schenkel im allgemeinen verlängert, die Zuckungshöhe vermindert, die Latenzzeit größer wird. Nach den Untersuchungen von F. B. Hofmann und neuerdings von E. Th. Brücke wächst auch die Dauer des refraktären Stadiums.

Es ändert sich aber auch die physikalische Beschaffenheit des Muskels. Jacobi konnte mit Hilfe des Gildemeisterschen Hammers zeigen, daß die Resistenz der Muskel bei zunehmender Ermüdung anwächst. W. Hueck spricht von einer „Ermüdungshärte" des Muskels, die auch nach Beendigung der ermüdeten Leistung als ein Ermüdungsrückstand fortbesteht und bei maximaler Ermüdung durchschnittlich 15% des Ruhewertes ausmacht. Diese Ermüdungshärte wird von ihm in Übereinstimmung mit MANGOLD, dessen Sklerometer bei diesen Versuchen benützt wurde, als wesentlich myogener Natur, nämlich als eine beginnende, leichte und schnell schwindende Myogelose infolge von Säurestarre aufgefaßt. HUECK glaubt, daß man auf Grund der Größe des Härterückstandes bei Ermüdung und der Schnelligkeit seines Verschwindens bei Erholung die Ermüdungsgrenze und Leistungsfähigkeit menschlicher Muskeln beurteilen könne. Inwieweit dies zutrifft, wird aber erst zu prüfen sein.

HENRIQUEZ und LINDHARD hatten behauptet, daß die Ermüdung durch willkürliche Kontraktionen, sogar unter Anlegung einer den Blutkreislauf abschnürenden Binde, keinen Einfluß auf das Aktionsstrombild hätten. ALTENBURGER, dessen Zerlegung des Muskelaktionsstrombildes in zwei Komponenten schon erwähnt wurde, widerspricht dieser Angabe. Seinen Feststellungen zufolge nimmt bei Ermüdung durch statische Muskelarbeit die Frequenz des langsameren (A) Rhythmus ab, ohne Verringerung der Amplitüde und mit Dehnung des Verlaufes der einzelnen biphasischen Schwankung, während der schnellere Rhythmus (B) in seiner Frequenz unbeeinflußt bleibt. Seiner Deutung entsprechend sieht ALTENBURGER darin eine Abnahme der nervösen Impulse. Es wäre dies eine Bestätigung der WALLERschen Ansicht von der rascheren Ermüdbarkeit der nervösen Verbindungen, welche Annahme freilich nicht allgemeine Anerkennung fand. So hat SANTESSON eingewendet, daß die Angaben WALLERS nur für bestimmte Reizstärken und Reizfrequenzen gültig seien, aber nicht allgemein zu Recht bestünden.

Neuere Untersuchungen von L. und M. LAPICQUE scheinen aber danach angetan, die Behauptung von WALLER zu stützen. Man konnte nämlich nachweisen, daß die Chronaxie sich beim ermüdeten Muskel ebenso ändere wie bei der Curarevergiftung. Wenn die Chronaxie den doppelten Wert der des intakten Muskels erreicht hat, wird die indirekte Reizung wirkungslos, während die direkte noch Zuckungen hervorruft, wodurch die Chronaxie weiter zunimmt. Der schon von WALLER und von ABELOUS gebrauchte Vergleich von Ermüdung und Curarisation ist nach LAPICQUE wohl begründet. Es würde sich also in der Tat in erster Linie um eine Ermüdung der nervösen Endorgane im Muskel handeln. Dadurch erfährt auch die Aufstellung von ALTENBURGER eine weitere Stütze, insofern die starke Beteiligung der nervösen Komponente am Gesamtphänomen der Muskelermüdung wahrscheinlich gemacht wird. Aber es ist nicht gesagt, daß die Ermüdung hauptsächlich gerade in den Endplatten ihren Sitz haben müsse, und daß in diesem Punkte die Verhältnisse am Nerv-Muskelpräparat und am intakten Organismus ohne weiteres gleichgesetzt werden dürften. Wenn man am ermüdeten Muskel des Menschen eine Verlängerung der Chronaxie nachweisen kann, wie das LAPICQUE voraussetzt, so ist allerdings damit dargetan, daß auch hier die Ermüdung der motorischen Endorgane einen wichtigen Faktor bildet. Aber nicht, daß es der einzige sei, da es auch eine Ermüdung der Zentren oder der synaptischen Verbindungen in ihnen gibt.

Am Menschen wurden die meisten Versuche mittels des ergographischen und ergometrischen Verfahrens durchgeführt, über das später berichtet wird (s. S. 82). Hier merken wir nur einiges an. Der Verlauf der Ermüdungskurve, also der Verbindung aller Spitzenpunkte der Einzelhebungen, ist ein sehr variabler. Nicht nur daß jeder Mensch und jeder Muskel eine für ihn charakteristische Kurve liefert (MOSSO); es spielen auch vielerlei andere Momente mit, wie schon erwähnt, die Art und Weise, wie die Hubarbeit geleistet wird, was nicht nur auf den Energieverbrauch, sondern nach den ausgedehnten Untersuchungen PALMÉNS auch auf die Größe der bis zum Eintritt der Ermüdung vollbrachten

Leistung von entscheidendem Einfluß ist. Ferner kommt der jeweilige Zustand nicht allein des arbeitenden Muskels, sondern auch des Gesamtorganismus in Betracht. Mosso und Maggiora haben der einer Arbeit am Ergographen vorausgehenden geistigen Leistung eine leistungsvermindernde Bedeutung zugeschrieben. Inwieweit freilich hier die Ermüdung als solche, und nicht vielmehr psychische Faktoren ausschlaggebend sein mögen, ist schwer zu sagen. Herabsetzung der Aufmerksamkeit, Unlustgefühl und sonstige Momente könnten sehr wohl in dem von beiden Forschern festgestellten Sinne wirken, ohne daß man von Ermüdung im eigentlichen Sinne sprechen dürfte. Andere Autoren bestreiten übrigens diese Angaben. So hat Palmén eher eine Zunahme der ergographischen Leistungen gefunden. Aus neuerer Zeit sind mir keine Untersuchungen zu dieser Frage bekannt, wiewohl sie der exakten Nachprüfung wohl wert wäre. Insbesondere könnte es von Interesse sein, nach etwaigen Korrelationen zwischen der Beeinflußbarkeit der ergographischen Leistung durch vorhergegangene psychische Arbeit und sonstigen, vor allem psychologischen, Eigenartigkeiten des Individuums zu fragen.

Ein ähnliches Problem ist das der Ermüdung — oder vorsichtiger ausgedrückt der Leistungsverminderung — einer Muskelgruppe bei Ermüdung einer anderen. Zuntz und Schumburg haben nach großen und anstrengenden Marschleistungen keine Veränderungen in der ergographischen Kurve finden können. Allerdings muß man sich darüber klar sein, daß damit noch nichts bewiesen ist. Da die Ergographie mit vielerlei Fehlerquellen behaftet ist, wäre es leicht möglich, daß Versuchspersonen, welche auf möglichste Leistungshöhe eingestellt sind, trotz Ermüdung keine Leistungsabnahme erkennen lassen, indem sie mit einer anderen Hubmethode unter Beiziehung anderer Muskelgruppen arbeiten. Solche Versuche können eigentlich nur dann als beweisend angeführt werden, wenn sie an gut geübten und der Selbstbeobachtung fähigen Versuchspersonen ausgeführt werden. Andere Autoren haben übrigens abweichende Resulate erhalten. So gibt Hedvall an, daß Ermüdung des einen Beines auch die Leistungen des anderen beeinträchtige.

Allerdings muß man hierbei wiederum bedenken, daß ein solches Ergebnis zweierlei bedeuten kann. Es kann bedeuten, daß nach Ermüdung einer Muskelgruppe die andere in einen Zustand gerate, der die Folge wäre und die Leistungsfähigkeit beeinträchtigte. Es kann aber auch bedeuten, daß die zweite Muskelgruppe durch die Leistung der ersten mit ermüdet wurde, sowie eine symmetrische Muskelgruppe in gewissem Ausmaße mitgeübt werden kann. Eine Entscheidung wäre doch nur möglich, wenn nicht funktionell zusammengehörige Muskelgruppen untersucht würden, z. B. Unterschenkel- und Unterarmmuskulatur.

Das Experiment zeigt, daß dem ermüdeten Muskel eine Erhöhung der Reizschwelle eignet und daß er stärkerer Reize bedarf, um eine bestimmte Kontraktionshöhe zu erreichen, als der unermüdete. Man muß wohl annehmen, daß für die physiologischen Reize und den Muskel im Verbande des intakten Organismus die gleichen Bedingungen gelten. Diesen Nachweis zu führen unternahm Mosso mit Hilfe des „Ponometers". Um die Stärke des innervatorischen Impulses beurteilen zu können, ließ er Gewichte mit dem Finger derart heben, daß die Belastung nur während des allerersten Abschnittes der Hebung bestand, dann aber der Muskel sich unbelastet weiter kontrahierte. Die Zuckungshöhe sollte auf diese Weise ein Maß des Innervationsüberschusses, wenn man so sagen darf, ergeben, der sich nun in der Tat im Zustande der Ermüdung als größer erwies als im ausgeruhten Zustande. Mir erscheint es allerdings fraglich, ob diese Annahme ohne weiteres stichhaltig sei. Man könnte nämlich auch in Erwägung ziehen, daß hier neben dem ursprünglichen Innervationsimpuls noch ein zweiter

Faktor im Spiele sein möchte, nämlich die Bremsung oder Hemmung einer der augenblicklichen Situation nicht mehr angepaßten Bewegungs- oder Innervationsform. Diese Betrachtung leitet aber schon zu den Fragen nach der Ermüdung der koordinatorischen Apparate oder der zentralnervösen überhaupt hinüber. Diese können indes erst besprochen werden, wenn die Ermüdung der peripheren nervösen Apparate behandelt wurde.

Bevor wir dazu übergehen, verdient noch eine Angabe Erwähnung. Der arbeitende Muskel wird bekanntlich zunächst stärker durchblutet. Nach E. WEBER nimmt aber die Durchblutung mit dem Fortschreiten der Ermüdung mehr und mehr ab, so daß schließlich bei Ermüdung eine Muskelkontraktion statt einer Erweiterung geradezu eine Verengerung der Blutgefäße bewirken kann. Es würde das natürlich einen Zirkel bedingen. Ist der Muskel schlechter durchblutet, also auch schlechter mit Sauerstoff versorgt, so wird er im überwiegenden Maße anaërob arbeiten müssen, die Milchsäure häuft sich im Gewebe an und verschiebt den Gesamtzustand noch mehr im Sinne der Ermüdung, wie denn LINDHARD auf diese Weise das besonders rasche Eintreten der Ermüdung durch statische Arbeit erklärt (s. o. S. 22).

Veränderungen des *Elektromyogramms* bei Ermüdung beschrieben GREGOR und SCHILDER. Nach ALTENBURGER tritt die Müdigkeit, als subjektive Wahrnehmung, bei statischer Arbeit zu einer Zeit auf, in der das Aktionsstrombild noch völlig normal ist. Da es nun aber sein könnte, daß die subjektiven Empfindungen noch feinere Indikatoren der muskulären Vorgänge wären als das Saitengalvanometer, darf aus diesen Befunden kein allzuweitgehender Schluß gezogen werden. COBB und FORBES regestrierten die Aktionsströme der Unterarmbeuger bei isometrischer und isotonischer Arbeit am Ergographen, wobei sich eine Abnahme der Hauptwellen an Frequenz und Höhe bei Ermüdung zeigte. Sie nehmen an, daß entweder die Ermüdung an den myoneuralen Verbindungen einen Widerstand und so ein Dekrement erzeuge, oder daß die Muskelfaser an Erregbarkeit eingebüßt habe.

b) Die Ermüdung der rezeptorischen Apparate.

Man pflegt die Ermüdung eines Sinnesorganes durch die Erhöhung der absoluten oder auch der Unterschiedswelle festzustellen. Es ist aber nicht mit vollständiger Gewißheit zu sagen, ob derartige Befunde wirklich immer auf Ermüdung bezogen werden dürften. Ist es eine Ermüdung, wenn das helladaptierte Auge eine höhere Reizschwelle für Licht besitzt als das dunkel-adaptierte? Gewiß werden durch die Belichtung bestimmte Veränderungen in den Elementen der Retina gesetzt, die wir nachweisen können (Pigmentwanderung, Zersetzung des Sehpurpurs, Gestaltveränderungen). Man könnte aber auch sagen, das helladaptierte Auge sei sozusagen „ein anderes Organ" als das dunkeladaptierte, und alle diese mit der Adaptation einhergehenden Veränderungen seien nicht Ermüdung, sondern eben Adaptation. Dagegen, daß man hier von Ermüdung spreche, läßt sich auch folgende Analogie geltend machen. Nach dem WEBERschen Gesetz — gleichgültig, ob es in strengem Sinne und immer zu Recht besteht oder nicht — nimmt der absolute Wert der Unterschiedsschwelle mit wachsendem Grundreiz zu; wenn beim Heben eines Gewichtes p ein Gewichtszuwachs von $\dfrac{1}{n}p$ eben den Eindruck des Schwererwerdens hervorzurufen vermag, so würde nach dem genannten Gesetz bei Verwendung eines Grundgewichtes von kp eine Zulage von $\dfrac{k}{n}p$ erforderlich sein, um wieder einen eben merklichen Gewichtsunterschied zu erzeugen. Da dies aber bei erstmaligen Hebungen schon der Fall ist und man kaum annehmen kann, daß die Hebung des Grundgewichtes schon eine Ermüdung bedingt, so ist es auch fraglich, ob die Erhöhung des Schwellenwertes überhaupt ohne weiteres als Anzeichen einer Ermüdung aufgefaßt werden könne. Vielmehr scheint die Sache so zu stehen, daß wir wohl dort, wo wir Ermüdung mit Recht supponieren dürfen, eine Erhöhung der Schwellenwerte finden — auch nicht regelmäßig — nicht aber aus deren Bestehen den Schluß auf das Vorliegen eines Ermüdungszustandes ziehen können.

Auf dem Gebiete des *Gesichtssinnes* liegen allerdings Tatsachen vor, welche das Vorkommen einer wirklichen Ermüdung der peripheren Sinnesfläche dartun, so in dem Umstande, daß jede durch längere Zeit einwirkende Helligkeit an Helligkeitswert allmählich einbüßt. Dieser Abfall pro Sekunde ist konstant, gleichgültig wie groß die Ausgangshelligkeit war, was, wie Durig betont, von Wichtigkeit für die Hygiene der Heimarbeit ist, wo oft bei ganz unzureichender Beleuchtung viele Stunden lang gearbeitet werden muß.

Die außerordentlich große Literatur über alle jene Phänomene, welche auf die Ermüdung des Sehapparates bezogen werden, kann aber hier nicht angeführt werden. Wir begnügen uns mit der Bemerkung, daß sowohl für die Helligkeitswahrnehmung als auch für den Farbensinn Ermüdungserscheinungen beschrieben werden. Bekanntlich werden die Phänomene des negativen Nachbildes und zum Teil auch des Sukzessivkontrastes mit einer Ermüdung der Netzhaut in Zusammenhang gebracht. Inwieweit dies für letzteren richtig ist, bleibt dahingestellt. Der Umstand, daß die Erscheinungen des Sukzessivkontrastes auch auf anderen Sinnesgebieten und dort unter Umständen auftreten können, welche die Annahme einer Ermüdung kaum zulassen, läßt es zweifelhaft erscheinen, ob jene Erklärung ohne weiteres akzeptiert werden darf, zumindest, ob sie den einzigen kausierenden Faktor bezeichnet. In neuerer Zeit ist zu diesen Fragen wenig bekannt geworden. Außer den Experimenten von Haas, die durch ihre Anwendung auf die Technik der Malerei Beachtung verdienen, wären die Erfahrungen von Rolandi zu nennen. Dieser beobachtete am Col d'Olen, daß Ermüdung in verdünnter Luft das Vermögen des Farbenerkennens stark beeinträchtigt, und daß diese Beeinträchtigung der vorangegangenen Arbeit ziemlich genau parallel gehe. Er bediente sich dabei als Maß jener Scheibengröße, bei der eine Farbe in einer Entfernung von 5 m eben richtig erkannt werden konnte. Am stärksten ist die Herabsetzung für gelb. Ob allerdings die Versuchsbedingungen allen Anforderungen entsprachen, muß als fraglich bezeichnet werden. Wir hätten in diesen Befunden übrigens es nicht mit einer direkten Ermüdung der Sinnesfläche zu tun, sondern mit einer Herabsetzung ihrer Funktion im Gefolge von Allgemeinermüdung. Dasselbe gilt für die Angaben von Piéron, der bei allgemeiner Ermüdung eine zwar nicht sehr hochgradige, aber immerhin deutliche Zunahme der retinalen Nachwirkung beobachtete, wozu er sich in sehr exakten Versuchen der Feststellung der Flimmerschwelle mittels einer Scheibe mit schwarzweißen Sektoren bediente. Die Steigerung betrug in seinen Experimenten durchschnittlich 5%. Die Untersuchung wurde nach Vollbringung schwerer, aber kurz dauernder Leistungen vorgenommen. Eine Deutung dieser Erscheinungen steht einstweilen noch aus.

In einem gewissen Widerspruche zu den Befunden Piérons stehen die Angaben von Sanders. Dieser fand bei Versuchen über Scheinbewegungen, daß das zum Hervorrufen einer solchen notwendige Intervall zwischen zwei aufeinanderfolgenden Expositionen ruhender Gebilde im Zustande der Ermüdung der Augen kürzer sein müsse als im Normalzustande. Diese Befunde wären übrigens im Sinne einer zentralen Lokalisation der Ermüdung zu verwerten.

Methodisch nicht uninteressant sind die Versuche von J. G. Taylor, welcher zur Messung der Ermüdung des Farbensinnes die Erscheinungen des Wettstreites der Sehfelder heranzog.

Während für das Auge das Bestehen von Ermüdungsphänomenen allgemein angenommen wird, ist die Frage auf dem Gebiete der *akustischen Wahrnehmungen* kontrovers. Daß selbst anhaltende Reizung mäßiger Intensität das Gehörorgan ermüde, ist bisher nie überzeugend nachgewiesen worden. Immerhin lassen die Versuche von J. C. Flügel die Möglichkeit erwägen, daß es dennoch eine solche Ermüdung geben könne. Dieser Autor fand nämlich, daß nach einseitiger akustischer Erregung von einiger Dauer eine genau in der Medianebene eingestellte Schallquelle bei dichotischer Wahrnehmung nach der Seite des unerregten Ohres verlagert erschien. Man könnte daraus schließen, daß die Reizintensität auf dem bisher nicht erregten Ohre größer, die Reizempfänglichkeit des anderen Ohres also durch die anhaltende Erregung vermindert worden sei. Allerdings setzt diese Erklärung die Stichhaltigkeit der sog. Intensitätstheorie der Schallrichtungswahrnehmung voraus, die keineswegs allgemein anerkannt wird. Auch wäre es denkbar, die von Flügel gefundene Erscheinung rein psychologisch, auf Grund von Änderungen in der Verteilung der Aufmerksamkeit zu interpretieren. Sehr laute Töne setzen die Hörschärfe für den Reizton, jedoch nur auf ganz kurze Zeit, herab; wenige Sekunden nach Beendigung der intensiven Reizung erreicht die Hörschwelle wieder ihre normalen Werte (Schäfer). Sicherlich spielt bei den sog. Ermüdungserscheinungen des Gehörorganes das Verhalten der Aufmerksamkeit eine weit größere Rolle als etwaige Veränderungen in der Funktionsweise des Sinnesapparates selbst.

Es ist hier der sattsam bekannten Tatsache zu gedenken, daß bei besonders lärmenden Gewerben Degenerationen in der Cochlea der Arbeiter beobachtet werden, denen klinisch eine mehr oder weniger umfängliche Ertaubung entspricht. Insbesondere Wittmaack hat diesen Dingen seine Aufmerksamkeit geschenkt und auch experimentell an Ratten durch dauernde Einwirkung lauter Pfeifentöne analoge Erscheinungen hervorrufen können. Nach den eingangs gebrachten Überlegungen können wir diese Entartungen des Sinnesorganes nicht als Ermüdung, sondern höchstens als Ermüdungsfolgen betrachten, und zwar offenbar als solche, die weit mehr der Spurenbildung zur Last fallen als einem exzessiven Materialverbrauch oder Energieumsatz. Wir müssen aus solchen Befunden auf eine beträchtliche Spurenbildung rückschließen. Sie experimentell nachzuweisen, ist Wittmaack bisher nicht gelungen, wie denn auch die Frage nach dem Vorkommen von Nachbildern im Bereiche der akustischen Wahrnehmungen keineswegs geklärt ist. Würde deren Nachweis gelingen, so hätten wir zumindest einen Anhaltspunkt für das Bestehen merklicher Spuren, deren Summation dann jene Degenerationen nach sich ziehen könnte. (Siehe Bd. II, S. 565 ff.)

Praktisch von geringer Bedeutung dürfte die Ermüdung des *Geschmackssinnes* sein. Sie kommt nur bei den Betätigungen des „Kosters" (z. B. Weinkoster) in Betracht. Weit wichtiger ist die Ermüdung des Geruchssinnes; nicht so sehr deshalb, weil dieser bei mancherlei Verrichtungen in Anspruch genommen werden muß, als darum, weil er berufen ist, die Rolle eines sichernden Organes zu spielen, dessen Erregung uns von der allfälligen Anwesenheit schädlicher Stoffe rechtzeitig in Kenntnis setzen soll. Es sei daran erinnert, daß uns die Beimengung z. B. von Leuchtgas zur Atmungsluft nur durch die Geruchswahrnehmung erkennbar wird. Die Ermüdung des *Geruchssinnes* tritt relativ leicht ein, wenn anders man das Verschwinden einer länger bestehenden Geruchswahrnehmung (man „gewöhnt sich" an einen Geruch) als Ausdruck einer Ermüdung auffassen kann. Darüber könnte man verschiedener Meinung sein. Bekanntlich verschwindet der Eindruck eines Temperaturunterschiedes, wenn man die Hand längere Zeit ruhig in nicht zu warmem oder kaltem Wasser hält. Diese Erscheinung wird dahin erklärt, daß die Endorgane des Temperatursinns die Temperatur des umgebenden Mediums annehmen, wodurch das als Reiz wirkende Temperaturgefälle verschwindet. Man könnte nun auch annehmen, daß bei längerer Berührung der Riechzellen mit einer Riechstoff enthaltenden Luft das „Geruchsgefälle" sich allmählich ausgliche und dadurch der Geruchseindruck schwände. Man müßte sich nur vorstellen dürfen, daß die Riechstoffe in den Riechzellen irgendwie aufgenommen, aufgelöst od. dgl. würden, was kaum unzulässig wäre. Dann aber läge bei der fraglichen Erscheinung nicht so sehr ein Fall von Ermüdung des Sinnesapparates vor als einer von „Adaptation". Ebenso würde dann die bekannte leichte Erholbarkeit des Geruchssinnes eine andere Deutung erfahren. Wenn nämlich nach längerer Einwirkung eines Riechstoffes der betreffende Eindruck verschwunden ist, so kann das ebensowohl Ausdruck einer „Erholung" sein, wie davon, daß der Riechstoff nunmehr an die von ihm freie Luft abgegeben und so der Zelle die Vorbedingung für die Herstellung eines neuen „Geruchsgefälles" geschaffen wurde. Damit stände die Tatsache, daß die sog. Ermüdung für einen Geruch die Empfindlichkeit für einen anderen nicht vermindert, sondern sogar gelegentlich erhöht, nicht im Widerspruche. Diese Fragen sind, wiewohl anscheinend ohne unmittelbare Beziehung auf die sozialhygienischen Ermüdungsprobleme, dennoch bedeutsam, weil sie warnen, allzu voreilig von Ermüdung dort zu sprechen, wo auch andere Erklärungsmöglichkeiten bestehen.

An neueren Untersuchungen zur Frage der Ermüdung des Geruchssinnes sind mir nur die von F. B. Hofmann bekannt geworden, welcher einen Teil der Ermüdungserscheinungen darauf zurückführt, daß ein chemisch einheitlicher Riechstoff mehrere Empfangsapparate von verschiedener spezifischer Energie zu erregen vermöge, und die Mitteilung von Komura.

Inwieweit durch direkte Reizung der *Hautsinnesorgane* eine Ermüdung dieser besteht, ist nicht zu sagen. Ihr Empfindungsvermögen wird zweifellos durch allgemeine Ermüdung irgendwie beeinträchtigt. Hiervon wird im Abschnitte über Nachweis und Messung der Ermüdung einiges zu sagen sein. Bei sehr hochgradiger Ermüdung kann es zu einer Herabsetzung der Schmerzempfindlichkeit kommen. Diese scheint aber nicht auf einer Erhöhung der Reizschwelle der schmerzperzipierenden Apparate zu beruhen, sondern teils rein psychologische Ursachen — Störungen auf dem Gebiete der Aufmerksamkeit, Enge des Bewußtseins u. dgl. — zu haben, teils vielleicht auf Rechnung einer Art von Narkose des Zentralnervensystems zu setzen sein.

Von praktisch größerem Interesse ist die Beeinflussung des „*Kraftsinnes*" durch die lokale Ermüdung oder auch die allgemeine. Eine systematische Untersuchung der Veränderung der Gewichtsbeurteilung durch Ermüdung hat unter meiner Leitung S. Saito angestellt. Dabei ergab sich, daß es nicht gleichgültig ist, auf welche Weise die lokale Ermüdung bewirkt wird. Ermüdet man nämlich den bei der Gewichtsbeurteilung beteiligten Muskel durch wiederholte Hebungen eines schweren Gewichtes, also durch isotonische Arbeit, so sinkt im Zustande der Ermüdung die Unterschiedsempfindlichkeit für Gewichte merklich ab. Ermüdet man aber durch Arbeit gegen einen unbeweglichen Widerstand (isometrisches Verfahren), oder läßt man statische Arbeit leisten, so nimmt die Unterschiedsschwelle im allgemeinen zu. Wir haben versucht, diese Unterschiede durch Differenzen in den Zustandsänderungen des Muskels nach den verschiedenen Ermüdungsweisen zu erklären. Nach Flecchia setzt allgemeine Ermüdung das Muskelgefühl herab und verringert die Intensität der Innervation (letztere Angabe steht übrigens im Widerspruch mit den oben angeführten ponometrischen Resultaten Mossos).

c) Ermüdung der Leitungsbahnen.

Über die Ermüdbarkeit der peripheren Nerven existieren zahlreiche Versuche am isolierten Organ. Inwieweit eine derartige Ermüdung im intakten Organismus an dem Gesamtphänomen der Ermüdung Anteil hat, kann nicht ermittelt werden. Bekanntlich kann der periphere Nerv, wenn gewisse Bedingungen, vor allem die Sauerstoffzufuhr, erfüllt sind, praktisch als unermüdbar gelten. So konnte Durig auch nach 10 stündiger tetanischer Reizung des N. ischiadicus der Katze keine Verringerung der Erregbarkeit und Leistungsfähigkeit nachweisen. Indes scheint es, daß feinere Methoden, vor allem die Registrierung der Aktionsströme mittels des Saitengalvanometers, doch eine sogar rasch eintretende Ermüdung des Nerven bei tetanischer Reizung aufzuweisen gestatten. Es verkleinert sich sowohl die Höhe der erregenden Impulse, als auch nimmt die Dauer der refraktären Phase zu.

d) Ermüdung der nervösen Zentralorgane.

In den nervösen Zentralorganen müßte man theoretisch zwischen einer Ermüdung der Leitungssysteme und einer der Zentren unterscheiden. In Analogie zu den Erfahrungen an peripheren Nerven muß man wohl auch den zentralen Bahnen Ermüdbarkeit zusprechen. Dann könnten gewisse Abänderungen zentraler Funktionen, welche im Zustande der Ermüdung auftreten, neben einer durch Ermüdungsstoffe bewirkten Störung der Zelltätigkeit im engeren Sinne auch etwa auf einer Verlangsamung der Erregungsleistung in den intrazentralen Verbindungen (Assoziationssysteme, kommissurale Bahnen, cortico-spinale, spinocorticale Bahnen usw.) beruhen. Man könnte sich sogar versucht fühlen, die Inkoordination, den Mangel an zielgerechtem Zusammenarbeiten der Nervenzentren, den wir bei der Ermüdung wahrzunehmen glauben, mit einer verschieden starken Schädigung der einzelnen Verbindungen in Zusammenhang zu bringen.

Als das Schema der zentralnervösen Funktion betrachtet man den Reflex. Sehen wir von den peripheren Anteilen des Reflexbogens ab, so besteht er im Zentrum aus dem dortselbst verlaufenden Abschnitte der afferenten Bahn, den rezeptorischen Neuronen, den Schaltneuronen und den effektorischen Zellkomplexen nebst allen längeren und kürzeren Verbindungen zwischen diesen Elementen und schließlich aus dem intrazentral gelegenen Teile des efferenten Neurons. Daß das Rückenmark als Ganzes ermüdet, haben die Untersuchungen von Verworn dargetan. Wenn auch die Frage nach der Ermüdung einzelner Reflexe noch vielfach als kontrovers gilt, so kann angesichts der Verworn schen Versuchsergebnisse an der grundsätzlichen Ermüdbarkeit jedes Reflexapparates nicht gezweifelt werden. Es ist nur im Einzelfalle jeweils die Frage, welche Bedingungen gegeben sein müßten, damit die Ermüdung dieses oder jenes Reflexes manifest werde (Durig). Wiederum ist auseinanderzuhalten die Beeinträchtigung von Reflexen bei allgemeiner Ermüdung und die nach Ermüdung eben dieses Reflexes. Die Neuropathologie kennt die Erscheinung des „leicht erschöpfbaren Reflexes", in der ein Hinweis auf die Ermüdbarkeit gegeben ist. Auch im physiologischen Experiment lassen sich Veränderungen des Reflexablaufes durch wiederholte Auslösung ein- und desselben Reflexes erzielen, die wohl mit Recht als Ausdruck einer zentralen Ermüdung angesprochen werden. Allerdings sind die hier obwaltenden Verhältnisse keineswegs einfache. Ihre etwas ausführlichere Erörterung erscheint geboten, weil sie unmittelbar hinüberleitet zu der praktisch wichtigen Frage der Koordination bzw. der Taxis und ihrer Störungen im Zustande der Ermüdung. Es ist nicht uninteressant, daß die Anregung zu der experimentellen Untersuchung der Reflexumkehr durch Ermüdung und Schock durch Beobachtungen an Kranken gegeben wurde. Verzár, dem wir eine ausführliche Analyse der fraglichen Phänomene verdanken, hatte nämlich besonders an Soldaten mit sog. „Nervenschock" gefunden, daß diese an Stelle gewohnter, zweckmäßiger bzw. reflektorischer Bewegungen, ungewöhnliche und unzweckmäßige ausführten. Bei Reflexfröschen konnte Verzár nun zeigen, daß es unter bestimmten Bedingungen gelingt, den sonst in typischer Gleichmäßigkeit ablaufenden Flexionsreflex bei elektrischer Reizung des Fußes zur Umkehr zu bringen, d. h., an seiner Stelle einen Extensionsreflex erscheinen zu lassen. Von den in diesen Versuchen ermittelten Bedingungen der Reflexumkehr sind hier folgende von Bedeutung: die Erscheinung tritt auf nach öfterer Wiederholung ein- und desselben Reizes, indem anfangs nur Flexionsreflexe, endlich aber Extensionsreflexe ausgelöst werden; wiederholte starke Reize, die sonst nur Extensionen hervorrufen (während schwache Reize Flexion bewirken), haben zur Folge, daß Reize, welche sonst nur Flexionen verursachen, jetzt Extensionen nach sich ziehen. Diese Escheinungen sind nach Verzár als Ermüdungswirkungen aufzufassen; sie treten auf entweder in Präparaten, die schon länger gebraucht sind, oder aber in solchen, die sich von dem anfänglichen Schock der Gehirnzerstörung noch nicht vollständig erholt haben, bzw. in denen ein Schockzustand provoziert worden war (z. B. durch Ziehen des Darmes oder durch starke Hautreize) oder nach Entblutung. Als Sitz der Ermüdung spricht Verzár ein intrazentrales Schaltneuron bzw. die Synapsis an. Ähnliche Befunde und Deutungen waren übrigens schon von der Schule Verworns vorgebracht worden. Eine Analogie dazu stellen ferner die Angaben von Graham-Brown und Sherrington dar: wird ein Punkt der motorischen Rindenregion wiederholt gereizt, so kann eine Umkehr der ursprünglichen Reaktion erfolgen. Während die Reflexumkehr nach wiederholter Reizung sich allerdings zwanglos als eine Ermüdung des Flexionszentrums auffassen läßt, so daß dann die Erregung auf das Extensionszentrum überginge, ist das gleiche Phänomen in seiner Abhängigkeit von der Reizstärke nicht so leicht in dieser Weise zu verstehen. Verzár glaubt eine im Augenblicke des starken Reizes entstehende hochgradige zentrale Ermüdung annehmen zu sollen. Dafür ließe sich die Reflexumkehr durch Schock geltend machen, die eine Irradiation von Erregungen sei, die durch besonders heftige und zahlreiche, das Zentralnervensystem betreffende Reize hervorgerufen würden. Diese „paradoxen Reflexe", wie sie Verzár nennt, verschwinden bei der Erholung oder aber auch dann, wenn der ermüdete Reflex von einer anderen reflexogenen Zone aus hervorgerufen wird; darin ist ein Hinweis darauf zu erblicken, daß eben nicht so sehr das effektorische Zentrum als vielmehr dessen intrazentrale Verbindungen von der Ermüdung betroffen werden. Beritoff vertritt nun eine etwas andere Auffassung. Nicht die Ermüdung des Flexionszentrums sei die Ursache der Reflexumkehr, sondern das gleichzeitige Hervorrufen beider — des Flexions- wie des Extensionsreflexes. Ein Streckreflex träte nur dann auf, wenn die reziproke Innervation der Streckung in der gemeinsamen efferenten Strecke im Vergleiche zu der Beugung überwiege. Nur wenn beide Reflexapparate in Tätigkeit geraten, kann die rasche Ermüdung des einen das allmähliche Anwachsen der Tätigkeit des anderen bewirken. Bei strenger Beschränkung der Reizung auf einen Hautabschnitt ist nur der Flexionsreflex auszulösen, und hier kann es auch nie zu einer Reflexumkehr kommen, weder durch Veränderungen der Reizstärke noch durch lange Dauer der Reizung. Wie dem auch im einzelnen sei, jedenfalls kennt auch Beritoff den Begriff der Ermüdung eines Reflexzentrums und bedient sich seiner zur Erklärung der Reflexumkehr zumindest unter bestimmten Bedingungen. Man kann auch schwer ohne diese Annahme auskommen. Schon die ältere Beobachtung von Sherrington, daß ein schwacher Reiz sehr bald aufhöre, einen bestimmten Reflex, z. B. den Kratzreflex beim Rückenmarkshund, auszulösen, während ein starker Reiz durch lange Zeit einen starken Reflex bewirke, ist kaum anders denn durch Ermüdung zu erklären. BERITOFF glaubt, daß eine schwache Reizung nur wenige Neurone in Tätigkeit versetze, eine starke aber deren viele, die nicht alle zugleich, sondern allmählich nacheinander ins Spiel treten, wodurch die längere Dauer der Wirkung bei starker Reizung erklärt wäre.

Zugleich mit der Ermüdung der die muskuläre Erregung hervorrufenden Neurone ermüden auch jene, welche die reziproke Hemmung bewirken (SHERRINGTON und BERITOFF). Es wird also dieser Auffassung zufolge der ganze Koordinationsapparat gleichmäßig von der Ermüdung betroffen. Erinnert man sich an die oben (S. 16) angeführte Bedeutung der reflektorischen Apparate für die Willkürreaktionen des Menschen, so ist klar, daß die Tatsachen der Reflexermüdung besonderer Beachtung wert sind. Allerdings muß man zugeben, daß wir heute wohl kaum in der Lage sind, diese experimentellen Resultate für die Analyse der menschlichen Ermüdungserscheinungen nutzbar zu machen, geschweige denn, daraus irgendwelche praktische Konsequenzen abzuleiten.

Die Kompliziertheit der Bedingungen, unter denen eine deutliche Reflexermüdung wahrnehmbar wird, macht es begreiflich, daß einschlägige Untersuchungen am Menschen wenig einheitliche Ergebnisse hatten. Übrigens liegen, soviel ich sehe, aus neuerer Zeit keine Mitteilungen zu diesem Gegenstande vor, die sich einer entsprechend exakten Methodik bedient hätten. Es wäre aber die Frage insbesondere für die sogenannten Eigenreflexe der Muskulatur (P. HOFFMANN) eben mit Rücksicht darauf sehr interessant, daß diese in die Willkürhandlung in eigenartiger Weise eingebaut sind, ihr in gewissem Sinne zugrunde liegen. Nur die Arbeit von PIÉRON behandelt das Verhalten des Patellarsehnenreflexes bei Ermüdung, wobei sich wohl eine Veränderung, aber keine gesetzmäßige Abhängigkeit feststellen ließ. Dabei bleibt es nun natürlich unentschieden, ob in solchen Fällen das Reflexzentrum oder der rezeptorische peripherische Apparat (das wären nach P. HOFFMANN die propriozeptiven Elemente in der Muskulatur selbst) von der Ermüdungswirkung betroffen werden. Auf die letztere Möglichkeit hat besonders LEE Gewicht gelegt. Sie kommt auch für jene Befunde in Betracht, wo lokale Muskeltätigkeit die Reflexe in dem betreffenden Gebiete herabsetzt, wie das OEKONOMAKIS an den unteren Extremitäten von Marathonläufern, TISSIÉ und BLUMENTHAL an denen von Bergsteigern beobachteten. KLARFELD konnte durch Auslösung des Patellarsehnenreflexes mit einem 3-Sekunden-Reizintervall keine Abnahme der Reaktion erreichen und hält auch noch ein Reizintervall von 1,5 Sekunden für unzulänglich. Ebenso haben JOTEYKO und SCHEVEN die Sehnenreflexe wenig ermüdbar gefunden. MAYDELL hingegen konstatierte eine Verlängerung der Latenzzeit und eine Abnahme der Zuckungshöhe.

Einen stringenteren Beweis für das Bestehen einer zentralen Ermüdung würden die oben angeführten Beobachtungen von WACHOLDER sowie von ALTENBURGER und von GREGOR und SCHILDER ergeben, wenn es richtig ist, daß die beschriebene Veränderung des Elektromyogrammes auf einen Ausfall zentraler Impulse zu beziehen ist. Es hat auch schon PIPER auf Grund elektrophysiologischer Untersuchungen der Meinung Ausdruck gegeben, daß die motorischen Zellen im Zustande der Ermüdung Impulse geringerer Frequenz an die Peripherie entsenden.

Die Auswertung der Prüfung komplizierterer Funktion als Anzeichen einer Ermüdung des Zentralnervensystems ist dadurch erschwert, daß hier psychologische Momente entscheidend eingreifen. Es ist aber durchaus fraglich, inwieweit eine Veränderung oder Beeinträchtigung seelischer Leistungen ohne weiteres auf eine Ermüdung des Zentralnervensystems bezogen werden darf. Da das Problem der geistigen Ermüdung bzw. des Verhaltens psychischer Leistungen im Zustande der allgemeinen Ermüdung später im Zusammenhange besprochen wird, sollen hier nur einige Befunde genannt werden, ohne deren Analyse zu versuchen.

Schon frühzeitig war behauptet worden, daß die *Reaktionszeiten* im Zustand der Ermüdung länger würden. Dagegen konnten Zuntz und Schumburg bei ihren Marschversuchen keine Verlängerung konstatieren, ebensowenig Peddersen und Lehmann oder Cutter. Neuerdings sind aber wiederum Versuche mitgeteilt worden, die für einen die Reaktionszeit verlängernden Einfluß der Ermüdung sprechen, und zwar nicht nur, wenn die Reaktionsversuche selbst durch lange Dauer dazu Anlaß geben könnten, sondern auch bei andersartig herbeigeführter Ermüdung. Für das erstere sprechen Versuchsresultate von Wells, Kelley und Murphy, welche in Reihen von 216 einfachen Reaktionen auf Licht- und Schallreize eine Verlängerung der Reaktionszeit um 5% in der zweiten Versuchshälfte fanden. Eine deutliche und gesetzmäßige Verlängerung behauptet Lahy beobachtet zu haben. Dagegen betonen Robinson und Bermann in Übereinstimmung mit den späteren Untersuchungen von Lee und Kleitmann, daß auch protrahierte Schlaflosigkeit (bis zu 114 Stunden) die Reaktionszeit vollkommen unbeeinflußt lasse. Manchmal wird die einfache Reaktion als ein so primitiver und dem Reflexe oder dem Automatismus noch so nahestehender Vorgang aufgefaßt, daß eine Beeinflussung durch psychische Momente — es sei denn die willkürliche Hemmung od. dgl. — für unwahrscheinlich erachtet wird. Dem ist aber nicht so. Eigene Versuche lehren, daß die Reaktionszeiten auf optische Reize kürzer ausfallen, wenn die Zuordnung von Reiz und Reaktion als sinnvoll empfunden wird, länger, wenn eine solche Sinnhaftigkeit nicht erlebt wird (sinnvoll ist z. B. das Reagieren mit der linken Hand, wenn ein L aufleuchtet, sinnlos, wenn links auf P, rechts auf X reagiert werden soll). Dadurch aber ist erwiesen, daß die „einfache" Reaktion gar kein einfacher Vorgang ist, sondern daß in sie eine Reihe psychischer Determinanten eingeht. Daher ist es ebenso verständlich, wenn je nach den Umständen ganz verschiedene Resultate zutage kommen, wie es klar ist, daß die Reaktionszeit kein bindendes Kriterium der Ermüdung abgeben kann.

In gewisser Hinsicht würden sich anscheinend komplexere Funktionen eher eignen für den Nachweis einer zentralen Ermüdung, insoweit sie nämlich mehr automatischen Charakter tragen. Die Gesamtheit aller Funktionen, welche die Aufrechterhaltung des Gleichgewichtes besorgen, ist hierfür ein Beispiel. Es ist bekannt, daß schwer ermüdete Menschen schwanken, einen an den des Betrunkenen erinnernden Gang zeigen usf. Man kann aus einer Reihe von Menschen mit großer Wahrscheinlichkeit jene herausfinden, welche eine ermüdende Tätigkeit hinter sich haben — z. B. eine schlaflose Nacht, Arbeit irgendwelcher Art oder auch Exzesse —, wenn man den Rombergschen Versuch vornimmt. Lee und Kleitmann freilich nehmen an, daß derartige Störungen der statischen Funktionen vornehmlich auf Rechnung der muskulären Ermüdung zu setzen seien. Wenn man auch diesem Moment sicherlich nicht jeden Einfluß abstreiten wird können, so glaube ich doch, daß es nicht allein ausschlaggebend sei, insbesondere nicht, wenn man unter Muskelermüdung, wie ich die beiden Forscher zu verstehen glaube, eine in Zustandsänderungen des Muskelgewebes selbst begründete Sachlage meint. Denn man kann sich zwar vorstellen, daß bei der Gleichgewichtsfunktion bald dieser, bald jener ermüdete Muskel nachläßt und zu Schwankungen und raschen korrigierenden Innervationen Anlaß gibt, aber es ist kaum denkbar, die doch wohl grundsätzlich gleichartige Störung in der Koordination überhaupt ausschließlich auf diese Weise zu erklären. Sh. J. Franz hat auf diese Erscheinung besonders geachtet. In seinen Zielversuchen beobachtete er im Zustande der Ermüdung Ungenauigkeiten in der Bewegungsausführung, welche mit der Geschwindigkeit, und zwar rascher als diese wächst. Apajalahti und Panelius haben sich des Einführens von Fäden in die Öhre von Nähnadeln bedient, um den Einfluß der Ermüdung auf Feineinstellungen zu studieren. Sie fanden — bei einer Fadendicke von 0,4 mm und einer Dimensionierung des Nadelöhres von $1,1 \times 0,6$ mm eine Herabsetzung der Leistung nach leichter körperlicher Arbeit um nur 2%, dagegen nach schweren Leistungen (z. B. Holzsägen durch 1 Stunde) eine Leistungsverminderung von durchschnittlich 9, maximal 14%. Allerdings kann hier wieder die rein muskuläre Zustandsänderung stark ins Gewicht fallen. Farmer und Brooke bedienten sich bei ihren Untersuchungen über die Arbeit der Metallpoliererinnen — Gabel und Löffel — behufs Studiums des Ermüdungseinflusses auf die einzelnen Bewegungen eines registrierenden Wattmeters, das sie an einem Polierrad anbrachten. In den späteren Arbeitsstunden sind die Ausschläge größer, und die Winkelgröße an der Basis und der Spitze der einzelnen Ausschläge nimmt zu. Darin zeigt sich eine Vermehrung des Druckes und der Strichdauer mit zunehmender Ermüdung an, sowie eine Zunahme der Anstrengung und der Dauer jedes einzelnen Arbeitsaktes, was die Leistung unökonomischer macht.

Die beiden Autoren erwägen in ihrer Erörterung dieser Erscheinung die Möglichkeit, daß sie durch zentrale Inkoordination zustande komme, und zwar infolge einer Fälschung der aus der Peripherie zufließenden, in den arbeitenden Organen entstehenden (propriozeptiven) Empfindungen. Kraepelin ließ Versuchspersonen Perlen aufreihen, wobei die Minutenleistung durch Einschieben einer andersfarbigen Perle abgegrenzt wurde. Körperliche Anstrengung setzt in der darauffolgenden Periode die Leistung herab, ebenso fortlaufendes Addieren; dies aber mutmaßlich weit weniger durch die dabei gesetzte psychische Ermüdung als durch die beim Schreiben erfolgende Fingerbewegung. Weger hat diese Versuche ausführlich bearbeitet und die Leistungsminderung wesentlich auf eine Ermüdung der kleinen Handmuskeln bezogen. Alle diese Versuche sind für das Bestehen zentraler Ermüdung deshalb nicht ohne weiteres geltend zu machen, weil der muskuläre Faktor im Sinne von Lee und Kleitmann nicht ausgeschlossen werden kann. Dennoch scheint er mir nicht ausschlaggebend zu sein. Selbstversuche haben mich gelehrt, daß bis zur starken Ermüdung oder Erschöpfung fortgesetzte Hebungen mit dem linken Arme die Bewegungssicherheit der rechten Hand zu beeinträchtigen vermögen. Wenn man auch das Vorkommen einer Mitinnervation der symmetrischen Muskelgruppen zugeben muß, so ist es doch äußerst unwahrscheinlich, daß dadurch eine so hochgradige Ermüdung dieser entstehen sollte, welche zur Erzeugung deutlicher taktischer Störungen Anlaß geben könnte. Indes bedarf diese Frage weiterer experimenteller Klärung.

Im gewissen Sinne gehört hierher eine Beobachtung von Pinkhof. Nach kräftiger tetanischer Reizung willkürlicher Muskeln beobachtete er eine unwillkürliche Nachkontraktion; dieses Phänomen ist offenbar dem Kohnstammschen Katatonusversuch verwandt. Im Zustand der Ermüdung tritt diese Erscheinung nur in abgeschwächtem Maße und nach längerer Latenzzeit (5—6 Sekunden gegen etwa 2 im Normalzustande) auf. Man kann wohl die Veränderung kaum anders als durch zentrale Momente erklären.

Die Koordinationsleistung ist aber nicht nur eine Regulation der simultanen Innervationen, sondern ebensosehr eine ihrer zeitlichen Abfolge. Es ist nun bemerkenswert, daß nach den Angaben von Ryan und Florence durch Ermüdung keine Störung der Rhythmizität zustande kommt. Da aber andererseits beim Klopfversuch (Tapping Test), den man zur Ermüdungsmessung (s. u.) heranziehen wollte, Änderungen des Rhythmus, insbesondere natürlich Verlangsamungen vorkommen, muß man schließen, daß durch die Ermüdung zwar nicht die Fähigkeit zu rhythmischen Bewegungen überhaupt beeinträchtigt werde, sondern daß nur die Grenzen, innerhalb welcher derartiges gelingt, eingeengt würden. Leider fehlen Untersuchungen — übrigens soviel ich sehe auch für den Normalzustand — über die langsamste Folge, die noch als Rhythmus eingehalten und empfunden wird. Es könnte sich daraus manches entnehmen lassen.

Ohne ausführlicher darauf einzugehen, möchte ich doch einiges über *Schlaf* und Schlafmangel anmerken. Bekanntlich ist das Problem des Schlafes physiologisch noch keineswegs geklärt. Es ist offenbar, daß er eine notwendige Einrichtung darstellt, aber weder das unerläßliche Ausmaß, noch seine Entstehung, noch seine wesentliche Leistung sind uns klar. Protrahierte Schlaflosigkeit erzeugt allerhand Störungen. Nach CRILE treten bei Kaninchen, welche 96—118 Stunden wach erhalten wurden, Veränderungen der nervösen Elemente auf. Diese nehmen mit der Dauer der Schlaflosigkeit zu und führen schließlich zu einem Zugrundegehen der Zellen. CRILE beschreibt auch Veränderungen in Leber und Nebennieren. Die Versuche an Menschen, die längere Zeit schlaflos verharrten, haben kaum eine unmittelbare praktische Bedeutung Denn in der Praxis handelt es sich wohl in der Regel nicht um eine mehrtägige Schlaflosigkeit, sondern um den andauernden Entzug eines beträchtlichen Teiles der Schlafdauer. Darüber sind mir keine Untersuchungen exakter Art bekannt. Eine einzige schlaflose Nacht bewirkte in den Versuchen von ROBINSON, HERRMANN und RICHARDSON-ROBINSON keine Änderung im Ausfall einer Reihe wohleingeübter Tests. Doch sagen die Autoren mit Recht, daß der faktische Einfluß der Schlaflosigkeit dadurch nicht ausgeschlossen sei, weil möglicherweise eine Hemmung durch eine erhöhte Willensspannung kompensiert werde. Auch HERZ fand in einem Selbstversuch, daß eine absolute Schlaflosigkeit von 80 Stunden keinerlei nachteilige Folgen hatte und die momentanen durch einen entsprechenden Erholungsschlaf von 14 Stunden in zwei Etappen ausgeglichen wurden. Ich kann diese Erfahrung bestätigen, da ich vor Jahren einen solchen Versuch mit 84stündiger Schlaflosigkeit an mir durchführte. Ob es berechtigt ist, wie HERZ es tut, daraus zu folgern, daß wir im allgemeinen dem „Luxusschlaf" (SANCTE DE SANCTIS) zuviel Zeit widmen, sei unentschieden. Wahrscheinlich ist es allerdings für viele Menschen, daß sie ohne gesundheitliche Schädigung auch mit einem geringeren als ihrem gewohnten Schlafquantum das Auslangen finden könnten.

VII. Ermüdungsmessung.

Theoretische Gründe nicht weniger als solche, die mit praktischen Fragen, solchen der Volkswirtschaft, der Gesetzgebung usw. zusammenhängen, lassen es als wünschenswert erscheinen, die durch eine bestimmte Tätigkeit hervorgerufene Ermüdung bzw. die in einem bestimmten Augenblicke dieser bestehende, messen zu können. Nur wenn dies gelingt, hat man Aussicht, die physiologische Rolle einzelner Verrichtungen, die „Schwere" einer Arbeit oder ähnliches einigermaßen genau definieren zu können.

Für eine Ermüdungsmessung scheinen folgende Wege gangbar zu sein: Man konnte daran denken, die *Leistungsabnahme* im Verlaufe irgendeiner Verrichtung *zur Grundlage der Messung zu machen*. In der Tat beurteilen wir derart schätzungsweise die Ermüdung. Wenn die Leistung pro Stunde abnimmt, glauben wir darin die Anzeichen der Ermüdung zu sehen. Es kann dies auch zweifellos richtig sein. Nur ist es fraglich, ob die Beziehung zwischen Leistung und Ermüdung eine so einfache und eindeutige sei, daß sich darauf ein messendes Verfahren gründen ließe. Bekanntlich erhält man bei der graphischen Registrierung von Muskelzuckungen isolierter Muskeln oder auch von Hubhöhen an einem Ergographen eine Serie immer niedriger werdender Zacken. Die Verbindungslinie aller Zackenspitzen ergibt die sog. Arbeitskurve, die bei Arbeit bis zur Erschöpfung auf die Nullinie absinkt. Die von dieser Kurve und den beiden Koordinatenachsen umschlossene, annähernd dreieckige Fläche ist ein Ausdruck für die bis zur Erschöpfung geleistete Arbeit, also für die unter den gegebenen Bedingungen bestehende maximale Leistungsfähigkeit[1]). Wir haben schon ausgeführt, daß die Ermüdung in irgendeinem Zeitpunkte nicht bestimmt ist durch die Zuckungshöhe, sondern durch den weiteren Verlauf der Kurve von diesem Punkte bis zur Nullinie. Eine Beurteilung der Ermüdung könnte also nur auf dem Wege einer Extrapolation gelingen. Daß eine solche niemals verläßlich sein werde, leuchtet schon für das unter wesentlich vereinfachten Bedingungen verlaufende Experiment ein, a fortiori für die tatsächlichen Arbeitsverhältnisse des Menschen. Dazu kommt noch der ausschlaggebende Einfluß der Erholungsfähigkeit. Denn es ist selbstverständlich nicht dasselbe, ob ein bestimmter Ermüdungszustand — gesetzt, man könnte ihn zahlenmäßig definieren — in allen seinen Äußerungen nach einer oder nach zwei Stunden verschwunden ist.

Es erhebt sich also gegen alle Ermüdungsmessung, die auf der Bestimmung der Leistung oder irgendeiner ihr mehr oder weniger korrelierten Größe beruht, der grundsätzliche Einwand, daß sie erstens unbewiesene und unbeweisbare Voraussetzungen über den weiteren Verlauf der Arbeitskurve machen muß, und daß sie zweitens dem ausschlaggebenden Faktor der Erholungsfähigkeit nicht Rechnung tragen kann. Also nicht deshalb nur, weil zwischen Ermüdungszustand und gemessener Größe sich keine Korrelation empirisch herstellen läßt oder deshalb, weil wir nicht genau wissen, was eigentlich Ermüdung sei, müssen alle diese Meßverfahren versagen, sondern weil es im Wesen der Ermüdung liegt, nicht allein durch die Vergangenheit, sondern durch die Zukunft bestimmt zu sein.

Vielleicht darf hier angemerkt werden, daß derartige Bezogenheiten nicht nur auf diesem Gebiete vorkommen und keineswegs einen Sonderfall darstellen. PIKLER hat meines Erachtens vollkommen zu Recht hervorgehoben, daß die Beurteilung der absoluten Intensität eines Sinnesreizes nicht durch Beziehung auf den schwächsten, eben noch wahrnehmbaren, den Schwellenreiz, geschehe, sondern vielmehr durch Beziehung auf den eben noch erträglichen größten. Wir nennen jenes Gewicht sehr schwer, das wir kaum mehr oder gar nicht heben können und gründen diese Beurteilung eben nicht etwa auf die Einsicht, daß dieses Gewicht ein ganz leichtes um ein Vielfaches übertrifft, sondern darauf, daß wir es kaum zu heben vermögen. Wir nennen ein Licht sehr hell, wenn es der Blendung bewirkenden Helligkeit sehr nahe kommt. Diese Art der Beurteilung von einem Maximum her, das aber als solches gar nicht erlebt zu werden braucht, spielt in der Psychologie eine weit größere Rolle als man gemeinhin wohl annimmt. Doch können wir hier nicht weiter davon handeln.

Wenn man also auch nicht zu einer methodisch richtig begründeten und exakten Ermüdungsmessung gelangen kann, so wäre es doch vielleicht möglich ein wenigstens praktisch verwendbares Meßverfahren aufzufinden. Dürfte man — was vielleicht statthaft ist — den Zustand des zureichend ernährten und gesunden arbeitenden Menschen als konstant ansehen, wenn die äußeren Bedingungen und gewisse innere — z. B. Lebensalter — bekannt sind, so wäre es ja denkbar, daß man zu irgendeiner Methode der Beurteilung von Ermüdung, der Extrapolation jener Kurve gelangte. Dabei wäre allerdings noch weiter vorauszusetzen, daß wir eine Reihe von Konstanten zahlenmäßig erfassen und in Rechnung stellen könnten: so die Leistungsfähigkeit der Kreislaufapparate, die Ausbildung (physiologischer Querschnitt) der Muskulatur, die Ausdauer der nervösen Zentren usw. In der Tat hat man sich der Hoffnung hingegeben, irgendwelche Zahlen berechnen zu können, die eine Scalierung der Menschen nach ihrer allgemeinen Leistungsfähigkeit gestatten sollten, die sog. „Indices“.

Daß ein derartiges Unternehmen, hätte es nur einigen Erfolg, praktisch von größter Bedeutung wäre, bedarf nicht erst der Begründung. Die immer wiederholten Versuche, dazu zu gelangen, sind ein deutlicher Hinweis. Aber auch für eine

---

[1]) Wenn nämlich die Zacken sehr enge aneinanderliegen; schreibt man mit großer Geschwindigkeit des Kymographion, so müssen alle Zacken einzeln ausgemessen und die Summe aller dieser Flächen gebildet werden.

rohempirische Maßmethode bestehen große Hindernisse. Man muß bedenken, daß schon die alltägliche, vorwissenschaftliche Erfahrung uns über das Vorkommen einer speziellen Ermüdung neben einer allgemeinen belehrt. Es kann die Unmöglichkeit bestehen, diese oder jene Verrichtung fortzusetzen, ohne daß damit gesagt wäre, irgendeine andere Verrichtung könnte nicht noch ganz gut gelingen. Dadurch wird der Wert von Ermüdungsmessungen, was die Beurteilung der individuellen Leistungsfähigkeit anlangt, natürlich noch weiter stark beeinträchtigt.

Dabei ist noch zu berücksichtigen, daß hier — wie bei allen anderen Verfahren — die individuellen Differenzen eine ganz ausschlaggebende Rolle spielen, wie das Durig anläßlich der Erörterung des Ermüdungsproblems in der Kriegsbeschädigtenfürsorge besonders betont hat.

1. Die Untersuchung der Muskelleistung nach irgendeiner Verrichtung kann sich entweder auf die arbeitende Muskelgruppe selbst erstrecken, oder den gesamten muskulären Apparat berücksichtigen. Da der Muskel nach längerer Tätigkeit auf einen bestimmten Reiz mit einer geringeren Kontraktion antwortet als zuvor, könnte die Kontraktionshöhe als ein Maß und Symptom der Ermüdung herangezogen werden. Derartige Versuche liegen vor allem von Treves vor. Mit seiner Methode der Bestimmung des „Endmaximalgewichtes" bzw. der Leistungsfähigkeit, d. h. in seiner Terminologie „die unter bestimmten Arbeitsbedingungen ohne Abfall fortzusetzende Leistung in Sekunden-Meter-Kilogrammen" könnte man wohl zu einem Werte gelangen, welcher — bestünden nicht alle die praktischen und grundsätzlichen Schwierigkeiten, von denen teils die Rede war, teils noch sein wird — der Ermüdung korreliert wäre. Ferner sind zu nennen die Versuche von Patrizi, welcher gleichzeitig das Ergogramm und das Myogramm registrierte, und zwar ersteres auf einem langsam, letzteres auf einem schnell laufenden Kymographion. Mittels dieser „partiellen Ergomyographie", wie der Autor sein Verfahren nennt, soll man die durch die Ermüdung bewirkte Verlängerung der einzelnen Muskelkontraktion zu den Hubleistungen in Beziehung setzen und so ein Maß der Ermüdung gewinnen können. Praktische Erprobungen dieser Methode liegen noch nicht vor.

Durig verweist auf die Beobachtungen von F. B. Hofmann, welche erhoffen ließen, „daß durch die Verwendung verschiedener Reizfrequenzen bei den zur Muskelreizung herangezogenen Strömen eine Analyse der Ermüdung am menschlichen Muskel möglich sein werde". Er hat dabei allerdings in erster Linie die Frage nach dem Sitz der Ermüdung im Auge, d. h. nach der relativen Beteiligung des Muskelgewebes selbst einerseits, der nervösen und neuromuskulären Apparate andererseits. Soviel ich sehe, ist diese Anregung Durigs von niemandem aufgegriffen worden.

Im Zusammenhange damit ist aller jener Versuche zu bedenken, welche mittels der *ergographischen und ergometrischen Methoden* zu einer Messung der Ermüdung gelangen wollten. Man muß sich fragen, inwieweit solche Werte ein Maß der Ermüdung abzugeben vermöchten. Sehen wir auch von den allen diesen Methoden anhaftenden technischen Mängeln und den sich daraus gegen alle Versuche ergebenden Einwendungen ab, so ist vor allem zu bemerken, daß Apparatur und Versuchsanordnung, auch wenn sie theoretisch brauchbare Resultate liefern sollte, viel zu kompliziert sind und daher nur in Laboratorien, nicht aber in Betrieben angewendet werden könnten, sicherlich keine Massenuntersuchungen gestatteten. Es ist aber auch grundsätzlich zu bezweifeln, ob eine bestimmte Verrichtungsweise und die ihr entsprechende Ermüdung eine gleichartige Ermüdung auch bei anderen Verrichtungen nach sich ziehen müsse. Dies aber wird vorausgesetzt, wenn man aus den üblichen ergographischen Versuchen auf eine durch andere Leistung bedingte Ermüdung schließen will. Eine vollkommene Messung kann nur dann geschehen, wenn die dabei geforderte Leistung der vorangegangenen wesensgleich ist. Nun zeigt sich allerdings, daß die Leistung am Ergographen nach den verschiedensten Anstrengungen, nach FÉRÉ u. a. sogar nach geistiger Arbeit, vermindert ist. Ob man aber hierin mehr als nur ein Anzeichen, ob man ein auch nur angenähertes Maß der Ermüdung vor sich habe, muß sehr bezweifelt werden.

Auch LEE und VANBUSKIRK stehen auf dem Standpunkte, daß wohl ein gewisser Parallelismus zwischen den dynamometrischen oder ergometrischen Ergebnissen und der Ermüdung vorliegen dürfte, der aber zu einer Begründung eines Urteils über den Grad dieser keineswegs ausreiche.

Die Schwierigkeit mit solchen Apparaten Serienuntersuchungen durchzuführen, glaubte WEICHARDT dadurch zu umgehen, daß er an die Stelle der Arbeit am Ergographen Hantel-Fuß-Übungen setzte. Doch unterliegt dieses Verfahren noch schwerer wiegenden Bedenken. Wie DURIG bemerkt, überwiegt bei den WEICHARDTschen Versuchen allzusehr die statische Arbeit, welche das subjektive Gefühl der Müdigkeit in einem der tatsächlichen Ermüdung wahrscheinlich nicht proportionalen Ausmaße in den Vordergrund drängt und dadurch die objektiv mögliche Leistung geringer ausfallen läßt. Auch können solche Übungen auf sehr verschiedene Weise, unter Heranziehung auxiliärer Muskeln ausgeführt werden, ohne daß eine Kontrolle gegeben wäre[1]). Es gilt übrigens schon von den Ergographenversuchen, daß die Möglichkeit einer Arbeitsverlängerung durch Änderung der Arbeitsweise, Einstellung anderer Muskeln, nicht immer vermieden oder bemerkt wird.

MARTIN hat den Widerstand der Muskulatur mittels seines „Federwage-Muskeltest" untersucht. Die an fünf Muskeln — Mm. pectoralis, flexor carpi comm., biceps, adductores und abductores femoris — mit der Federwage gefundenen Werte werden addiert und die Summe wird mit 5,65 multipliziert. Dieser Wert soll ein Maß der Gesamtstärke des Individuums sein. Nach MARTIN erhielt man so brauchbare Werte für die Beurteilung des Muskelzustandes motorisch geschädigter Personen, so vor allem bei Kindern mit poliomyelitischen Lähmungen. Seine Versuche an Industriearbeitern machen ihn skeptisch, was die Verwertbarkeit des Tests als Ermüdungskriterium anlangt. Wohl könne man bei Gruppen von Versuchspersonen oder auch bei einzelnen im Laufe längerer Zeiträume die Ermüdung auf diese Weise nachweisen, nicht aber an Einzeltagen. Auch LEE und VANBUSKIRK sprechen diesem Test jede Bedeutung für die individuelle Ermüdungsmessung ab, wiewohl LEE im großen und ganzen die Angaben von MARTIN bestätigt. Auf einem ähnlichen Gedanken beruhen die Versuche von RYAN und YATES, welche den Muskeltonus auf Grund der Dehnbarkeit des M. pectoralis zu messen unternahmen. Sie bestimmten ebenfalls mit einer Federwage jene Last, welche zur Erreichung einer bestimmten Verlängerung des Muskels erfordert wurde. Am Schlusse jedes Arbeitstages fanden sie eine Zunahme der Dehnbarkeit, insbesondere bei Verkürzung des Schlafes. Die beiden Autoren glauben in diesem Verfahren vor allem ein Mittel zu besitzen, welches die Summation der Ermüdungswirkungen nachzuweisen gestattet.

Nach alledem ist ein Verfahren, welches die Messung der Ermüdung auf die Bestimmung der Leistungsabnahme im Verlaufe einer bestimmten Verrichtung gründen würde, von vornherein nicht als aussichtsreich zu bezeichnen.

2. Man hat daher schon oft erwogen, ob es nicht gelingen könnte, die Ermüdung nicht unmittelbar an der Leistung, sondern an gewissen Allgemein-

---

[1]) Die gleichen Einwendungen scheinen sich auch gegen die „Eimer-Methode" von POPPELREUTER erheben zu lassen.

reaktionen zu messen, von denen man annehmen zu dürfen glaubte, daß sie der Ermüdung irgendwie parallel gehen möchten.

Eine Reihe von Vorschlägen will sich zu diesem Ende des Verhaltens der *Kreislauforgane und des Blutes* bedienen. So könnte man hoffen, daß zwischen den Verlagerungen und Vergrößerungen des Herzens — wie sie bei Arbeitsleistungen mit den Mitteln der üblichen physikalischen Diagnostik und im Röntgenbilde nachgewiesen werden — oder der Dauer dieser Veränderungen einerseits, der Größe und Art der Leistung andererseits Korrelation bestehen möchten. Es scheint aber diese Frage noch nicht untersucht worden zu sein.

LEE und VANBUSKIRK scheinen die einzigen zu sein, welche das Elektrokardiogramm heranzuziehen versucht haben, ohne indes Anhaltspunkte finden zu können, daß dieses sich mit der Ermüdung überhaupt ändere.

Aussichtsreicher könnte es dünken, wenn man von den verschiedenen Methoden ausginge, die über die Leistungsfähigkeit des Herzens Aufschluß geben, also etwa die Bestimmung des Schlagvolumens einer Ermüdungsmessung zugrunde zu legen versuchte. Aber wiewohl derartige Bestimmungen während verschiedener Verrichtungen vorgenommen wurden (vgl. oben S. 22), scheinen doch unter dem Gesichtspunkte einer Ermüdungsmessung solche nicht vorzuliegen. Einen Versuch in ähnlicher Richtung haben ERLANGER und HOOKER unternommen. Diese Autoren sind der Meinung, daß das Produkt aus Pulsdruck — der Differenz zwischen dem systolischen und dem diastolischen Drucke — und der Pulsfrequenz in einer eindeutigen Beziehung zu der Strömungsgeschwindigkeit des Blutes stehe, und daß man aus diesem Werte unter gleichzeitiger Berücksichtigung des diastolischen Druckes sowohl die Größe der peripheren Kreislaufwiderstände als auch die Kraft des Herzens entnehmen könne. Indes erwies sich die Hoffnung auf diesem Wege zu Werten zu gelangen, die einen Parallelismus zwischen dem Grade der Ermüdung und der Größe der peripheren Widerstände bewiesen, als trügerisch. Die Ergebnisse derartiger Messungen sind viel zu ungleichmäßig, als daß sie solche Schlüsse zuließen. Auch andere Verfahren, die von ähnlichen Erwägungen ausgingen, zeigten sich bei der eingehenden Nachprüfung durch LEE und VANBUSKIRK als unbrauchbar. Die vier Versuchspersonen dieser Forscher wurden durch Marschleistungen von täglich 6—16,75 Meilen ermüdet. Die Untersuchungen wurden $1^{1}/_{2}$ Stunden nach dem Frühstück und 3—4 Stunden vor dem Lunch vorgenommen, um so die Pulsbeschleunigungen nach der Nahrungsaufnahme auszuschalten. Die Versuche zeigen, daß sich zwar bei den einzelnen Versuchspersonen gewisse Korrelationen zwischen den Ergebnissen der Messung und dem Grade der Ermüdung, bzw. der Größe der vorangegangenen Leistung auffinden ließen, nicht aber irgendwelche allgemein brauchbare Richtlinien.

SCHNEIDER hatte zur Charakterisierung des Zustandes der Kreislaufapparate folgende Größen verwenden wollen: 1. die Pulsfrequenz, im Liegen, 2. diese beim Stehen, 3. die Steigerung der Pulsfrequenz beim Übergang aus der liegenden in die aufrechte Stellung, 4. die Frequenzsteigerung bei leichten Anstrengungen, 5. die Zeit bis zur Rückkehr zu den Ruhewerten nach solchen Anstrengungen, 6. die Differenz des Blutdruckes bei aufrechter und bei liegender Stellung. Um einheitliche und vergleichbare Resultate zu erhalten, hat SCHNEIDER die Einzelwerte nach Punkten bemessen — von — 3 bis + 6 — und daraus die Summe gebildet. Als Arbeitsleistung verlangte er 10 maliges Besteigen eines Stuhles, je 5 mal mit jedem Bein voran. SCHNEIDER glaubt aus diesen Werten eine Beurteilung der Ermüdung gewinnen zu können. (Seine eigentliche Absicht war es, zu einer Prüfung der Eignung für den Flugdienst zu gelangen.) Er meint, daß ein Zusammenhang zwischen Ermüdung und seinem Werte schon deswegen anzunehmen sei, weil der trainierte Mensch eine geringere Pulsfrequenz und eine geringere Steigerung der Pulszahl erkennen lasse, als der Ermüdete oder Geschwächte, und weil die Schnelligkeit, mit der die gesteigerte Pulszahl zur Norm zurückkehre, stark von konstitutionellen und konditionellen Faktoren abhänge. Einige Beispiele mögen das Vorgehen SCHNEIDERS belegen.

Puls im Liegen Schläge		Frequenzzunahme beim Aufstehen				
		0—10 Schläge	11—18 Schläge	19—26 Schläge	27—34 Schläge	35—42 Schläge
50— 60	3 Punkte	3 Punkte	3 Punkte	2 Punkte	1 Punkte	0 Punkte
61— 70	3 „	3 „	2 „	1 „	0 „	−1 „
71— 80	2 „	3 „	2 „	0 „	1 „	−2 „
81— 90	1 „	2 „	1 „	−1 „	−2 „	−3 „
91—100	0 „	1 „	0 „	−2 „	−3 „	−3 „
101—110	−1 „	0 „	— „	−3 „	−3 „	−3 „

Eine analoge Tabelle setzt die Pulszahl bei aufrechter Haltung in Beziehung zu der Frequenzsteigerung nach Anstrengung. Die Rückkehr zur Norm gilt, wenn sie stattfindet in

$$0— \ 60 \ \text{Sek.} \quad 3 \ \text{Punkte}$$
$$61— \ 90 \quad „ \quad 2 \quad „$$
$$90—120 \quad „ \quad 1 \quad „$$

Besteht nach 120 Sekunden noch eine Frequenzsteigerung um 2—20 Schläge, so werden 0 und bei einer solchen von 21—30 Schlägen −1 Punkt eingesetzt.

Es ist gewiß einleuchtend, daß zwischen den von SCHNEIDER untersuchten Funktionen und dem, was man „efficiency" nennt, Beziehungen obwalten. Welcher Art diese aber im einzelnen sein mögen, ist schwer zu sagen. Allerdings fanden LEE und VANBUSKIRK, daß Ermüdung auf diese Werte von Einfluß sei, und auch daß die Änderungen dieser der Leistungsgröße einigermaßen parallel gingen. Aber diese Änderungen können bei verschiedenen Versuchspersonen in gerade entgegengesetztem Sinne erfolgen. Damit wird natürlich jede Anwendung des SCHNEIDERschen Verfahrens als einer generellen Methode der Ermüdungsmessung hinfällig. Übrigens sind LEE und VANBUSKIRK der Meinung, daß sich auf diese Weise zwar nicht Ermüdung messen lasse, wohl aber der Nachweis einer Dauerschädigung des Organismus durch Krankheit oder Intoxikation führen. Ob sich dies in der Tat so verhält, könnten erst umfängliche Nachprüfungen an zahlreichen Versuchspersonen ergeben. Wenn die beiden genannten Autoren schließlich nach ihrer Übersicht über all diese Methoden ihrer Skepsis Ausdruck geben, was überhaupt die Möglichkeit einer Ermüdungsmessung auf Grund der kardio-vaskulären Reaktionen anlangt, so wird man ihnen sicherlich nur beistimmen können.

Es sei noch erwähnt, daß schon CRAMPTON vorgeschlagen hat, die Veränderungen der Pulsfrequenz und des Blutdruckes zu verwerten, wie sie beim Übergang aus der liegenden in die aufrechte Stellung zustande kommen. Er versuchte einen Index zu berechnen, der es erlauben sollte, jeden Einzelfall einzuordnen. Indes ergaben Nachprüfungen durch die State Commission on Ventilation von New York, daß dieser Index unverläßlich sei, da er in warmer, feuchter Luft kleiner ausfalle. Ferner fanden LEE und EDWARDS, daß bei völlig gesunden Versuchspersonen zuweilen vollkommen unerwartet und unerklärlich abweichende Indices auftreten können. Einen ähnlichen Index hat BARACH angegeben, welcher die Summe aus den Produkten von diastolischem bzw. systolischem Druck mit der Pulsfrequenz bildet, womit er allerdings weniger die Ermüdung als die Konstitution oder Leistungsfähigkeit zu beurteilen hofft.

Man könnte auch daran denken, daß sich zwischen der Wasserstoffionenkonzentration des Blutes und der Ermüdung Beziehungen auffinden ließen.

Vielleicht nämlich hängt die Milchsäureproduktion des Muskels, bzw. die Menge Milchsäure, welche infolge relativen Sauerstoffmangels, synthetischer Schwäche des Muskelgewebes oder aus anderen Gründen in den Kreislauf gelangt, mit der Ermüdung zusammen. Durig hat auf diese Möglichkeit hingewiesen. Indes scheinen heute so wenig, wie zu der Zeit, da er seine Darstellung schrieb, einschlägige Untersuchungen darüber zu existieren.

Ein neuer Gesichtspunkt wurde durch die Angaben von E. Weber in diese Fragen hineingetragen, als er die Umkehr der plethysmographischen Reaktion im Zustande der Ermüdung behauptete. Während die unermüdete Extremität auf Muskeltätigkeit mit einer stärkeren Durchblutung, daher einem Anstieg der plethysmographischen Kurve antworte, sollte bei Ermüdung ein Absinken der Kurve eintreten. Diese Reaktion wäre nach der Meinung Webers übrigens nicht nur für die lokale Ermüdung, sondern auch für die allgemeine charakteristisch, ja sogar für gewisse chronische Ermüdungszustände, wie sie unter der Bezeichnung „Neurasthenie" bekannt sind. Diese letztere Behauptung ist dazu angetan, von vornherein einen Verdacht gegen diese Angaben zu erregen, da man weiß, daß es sich bei der sog. Neurasthenie meist nicht um Ermüdung, sondern um eine subjektive Müdigkeit handelt. Wenn die Beobachtung Webers richtig ist, so würde sich daraus ergeben, daß seine Reaktion zumindest von psychischen Momenten außerordentlich beeinflußbar sei, also schon deswegen sich zu einer generellen Ermüdungsmessung oder einem Nachweis der Ermüdung nicht eignen könne. Weber selbst versuchte seine plethysmographische Ermüdungsreaktion durch zentralnervöse Einflüsse zu erklären. Mit der Willküraktion sollten gleichzeitig zwei zentrifugale Impulse von der Großhirnrinde ausgehen, deren einer an die Muskulatur, der andere aber an das Gefäßnervenzentrum gelange, dessen Erregung normalerweise eine periphere Vasodilatation in den arbeitenden Körperteilen bewirke. Bei Ermüdung komme es infolge der Einwirkung von Ermüdungsstoffen zu einer Schädigung des bulbären Vasomotorenzentrums, welches sodann in abnormer Weise mit einem vasoconstrictorischen Impulse reagiere. Dieser bleibe solange bestehen, solange Ermüdungsstoffe an dieses Zentrum heranträten und die Wiederherstellung der normalen Verhältnisse noch nicht vollendet sei. Wären nun Beobachtungen und Theorie richtig, so wäre auch damit im besten Falle nur ein Mittel für den Nachweis, nicht aber eines für die Graduierung der Ermüdungszustände gewonnen. Denn die das plethysmographische Verhalten einer Extremität mitbestimmenden Faktoren sind viel zu zahlreich, und ihr Ineinandergreifen ist viel zu wenig durchsichtig, als daß man hoffen dürfte, eine bestimmte Reaktion in eindeutige Beziehung zu einer vorangegangenen Leistung setzen zu können[1]). Weber wollte die Reaktion auch für eine funktionelle Herzdiagnostik ausnützen. Doch haben die Untersuchungen von Mayer, noch mehr jene von Liebesny und Scheminsky gezeigt, daß eine Verwertung der Reaktionsumkehr in diesem Sinne nicht möglich sei. Wenn aber zwischen Herzleistung und Armplethysmogramm keine eindeutige Zuordnung besteht, ist auch die Verwertbarkeit der Methode in der Ermüdungsforschung nicht gegeben. Da doch das Herz bei jeglicher Arbeit mit in Anspruch genommen wird, müßte man zumindest imstande sein, den auf die gesteigerte Herzarbeit entfallenden Teil der plethysmographischen Reaktionsveränderungen sozusagen subtrahieren zu können, was eben nicht der Fall ist. Übrigens konnte Kimura die als typisch beschriebene Depression des Armplethysmogramms unter 24 Versuchspersonen über-

---

[1]) Nach der Muskelarbeit nimmt den Versuchen von Burger zufolge die in liegender Stellung den Arm durchströmende Blutmenge, gemessen am Plethysmogramm, zu. Der Unterschied in den Kurven bei liegender und aufrechter Haltung ist in Ruhe gering, dagegen sehr deutlich nach Anstrengungen.

haupt nur 6 mal finden, so daß von einer Gesetzmäßigkeit keine Rede sein kann. Ebenso fand EWIG, daß die nach WEBER typischen Veränderungen des Armplethysmogramms nur bei 30% der gesunden Versuchspersonen auftraten, daß aber sog. pathologische Kreislaufreaktionen auch bei Normalen reichlich angetroffen wurden. Er hebt die Rolle der Armbewegungen bei der Gestaltung der plethysmographischen Kurve hervor; die Wichtigkeit dieser Fehlerquellen zeigt sich darin, daß manche Reaktionen (bei Arbeit) trotz Anlegung einer ESMARCHschen Blutleere sich zeigten. TUR sieht die Ursache der divergenten Meinungen über die WEBERschen plethysmographischen Untersuchungen allein in Mängeln der Methode. Versuche über die „Ermüdungsreaktion" hat er indes nicht angestellt.

RYAN hat vorgeschlagen, die Dauer der vasomotorischen Hautreaktion als ein Maß der Ermüdung zu verwenden. KING prüfte diese Angaben nach und fand bei 5 Soldaten mit „reizbarem Herzen" ein kürzeres Bestehen der Rötung an Ruhetagen und bei Influenzakranken an Nachmittagen eine längere Persistenz. Er schließt daraus, daß die dermatographische Reaktion wohl eine Schätzung der Ermüdung gestatte, aber kaum in Einzelversuchen, sondern nur in Gruppenuntersuchungen brauchbar sei, da man die sehr zahlreichen Fehlerquellen nicht überblicken könne. LEE und VANBUSKIRK lehnen in ihrer viel zitierten Arbeit diese Methoden ab, weil die Variationen der Rötungsdauer viel zu geringfügige seien. In einer älteren Mitteilung hatte aber LEE selbst die vasomotorische Reaktion als brauchbar angesehen.

Jedenfalls besitzen wir bis heute kein Verfahren, das uns Schlüsse aus dem Verhalten der Kreislauforgane auf das Bestehen und den Grad einer Ermüdung erlaubte.

Eine Reihe von Vorschlägen gründet sich auf das Verhalten der *Atmung.* Veränderungen des Atemtypus, die nach körperlicher Anstrengung beobachtet werden, können in zweifacher Weise gedeutet werden. Man kann sie ansehen als Anzeichen einer Ermüdung der während der Leistung stark beanspruchten Atemmuskulatur, oder aber als Anzeichen einer Allgemeinermüdung, welcher die betreffende Atemform als Symptom angehörte. Indes gilt nach den Erfahrungen von LEE und VANBUSKIRK auch hier, daß zwischen den verschiedenen Werten und der Leistungsgröße keinerlei Korrelation hergestellt werden konnte. Sie untersuchten die Fähigkeit den Atem anzuhalten, die Vitalkapazität, die Größe der Komplementärluft, die Exspirationskraft und die Dauer, während welcher durch den Atemdruck eine Quecksilbersäule auf einer Höhe von 40 mm gehalten werden kann. Besonders letzteres Verfahren ist von amerikanischen Autoren vielfach empfohlen worden. Die genannten Forscher konnten sich aber nur von der völligen Unzulänglichkeit aller dieser Methoden überzeugen, auf die näher einzugehen darum wohl nicht notwendig ist[1]).

Die Untersuchungen über den *Stoffwechsel,* insbesondere über den *respiratorischen,* liefern uns allerdings sehr verläßliche Zahlen, welche mit der Größe der Leistung in ganz bestimmtem Zusammenhange stehen. Diese Methoden scheinen sich also als die geeignetsten für eine Ermüdungsmessung darzubieten, um so mehr als die Methode der kurzdauernden Respirationsversuche, wie sie von ZUNTZ inauguriert wurde, auch gestattet, den Gang der Umsetzungen im Verlaufe einer Leistung zu verfolgen. Dennoch können auch derartige, noch so exakte Werte kaum zu einem Urteil über die Ermüdungsgröße berechtigen. Wir erfahren aus dem Respirationsversuch, wieviel Calorien aufgewendet wurden, und welchen Anteil an diesem Aufwande die Kohlenhydrate, Fette und Eiweißkörper gehabt

---

[1]) Es existiert ein „Atmungskriterium der Ermüdung" von BRIGGS, dessen Arbeit ich aber leider nicht einsehen konnte.

haben. Wenn wir imstande sind, die Leistungsgröße zu messen oder zumindest eine ihr proportionale Größe festzustellen, so können wir den Wirkungsgrad berechnen. Soviel wir aber auch auf diesem Wege über die intimeren Zusammenhänge erfahren, so reicht diese Kenntnis doch nicht aus, um den Grad der Ermüdung zu bestimmen oder auch nur ihn in verschiedenen Fällen vergleichen zu können. Denn die Ermüdung ist eben mehr als die bloße Folge oder das Korrelat des Verbrauches. Es kommt sehr darauf an, wo verbraucht wurde und auch wie. Man darf nicht vergessen, daß auch die exaktesten Stoffwechselversuche — auch die kurzdauernden — immer nur ein Gesamtresultat ergeben, dessen Aufbau aus den einzelnen Summanden undurchsichtig bleibt. Wenn z. B. in manchen Fällen die Ermüdung mehr von der Spurenbildung als vom Verbrauch abhinge, so könnten wir aus den Werten für den Sauerstoffverbrauch und die Kohlensäureabgabe nie ein Urteil darüber gewinnen, wieviel davon dem einen und wieviel dem anderen Prozeß zuzuschreiben ist. Wir haben auch schon erwähnt, daß möglicherweise das energetische oder metabolische Äquivalent der Spurenbildung zu klein sei, als daß es sich in den Stoff- bzw. Energiebilanzen ausdrücken würde. Dennoch könnte der betreffende Prozeß genügen, um bedeutende Funktionsänderungen in dem tätigen Gewebe herbeizuführen. Für die praktische Auswertung kommt dann noch die Unmöglichkeit dazu, das Moment der Erholungsfähigkeit in Rechnung zu stellen.

Bei den Stoffwechseluntersuchungen finden sich wohl Umsatzsteigerungen, welche der Leistung und sohin mutmaßlich auch der Ermüdung parallel gehen, z. B. beim Gehen unter Last. Darüber enthalten die Untersuchungen von Durig sowie die unter seinem Einfluß entstandenen von Brezina und Kolmer, Brezina und Reichel Angaben, welche durch die Arbeiten von F. G. Benedict und seiner Schule bestätigt wurden. Die absolute Größe der Änderungen im Energieumsatz sagt aber nichts aus über die Ermüdung, da weitgehende individuelle Unterschiede bestehen.

Eine beträchtliche Anzahl von Methoden zielen auf die Feststellung von Veränderungen *zentralnervöser oder neuromuskulärer Funktionen*. Einige wollen die koordinatorischen Leistungen benützen. So hat etwa Brezina einen von ihm „Palmographen" benannten Apparat konstruiert, bei welchem die Versuchsperson mit einem Stift in ein Loch zu treffen hatte. Vor diesem befand sich ein an Spiralfedern aufgehängter Ring, welcher die schon normalerweise auftretenden Zitterbewegungen auf eine Schreibvorrichtung übertrug. Die Summe der Abweichungen steigt im Zustande der Ermüdung erheblich an. Dieses Verfahren geht auf ältere Versuche zurück, die an einen Vorschlag von Blix anknüpfen, und von Oehrwall so angestellt wurden, daß die Versuchspersonen einen auf einer senkrecht aufgestellten Tafel angezeichneten Punkt mit einem gespitzten Bleistift zu treffen hatten, welcher Versuch nach einiger Einübung mit geschlossenen Augen wiederholt wurde. Auf diese Weise sollte nach der Meinung des Autors der „Muskelsinn", also doch wohl die Koordination, geprüft werden. Ebenfalls den „Muskelsinn" wollen Meumann und Gineff untersuchen, indem sie die Größe einer bestimmten vorgeschriebenen Muskelbewegung mittels eines „Kinematometers" maßen. Störungen der Koordination zeigt auch das Verfahren der Kephalographie an (Leitensdorfer), das durch graphische Aufzeichnung der Schwankungen des Körpers einen Einblick in das Zusammenarbeiten der zentripetalen und der zentrifugalen Komponenten ermöglicht. Miles hat einen Apparat konstruiert, das „Ataximeter", welcher die Bewegungen des Kopfes in aufrechter Stellung in zwei Dimensionen registriert. Unabhängig hiervon hat Löwenstein ein Meß- und Registrierverfahren für solche Zwecke angegeben. Sein Apparat schreibt Kurven, während Miles durch Einschaltung eines FICKschen Arbeitssammlers unmittelbar die Gesamtgröße der Abweichungen mißt. Übrigens haben weder MILES noch LÖWENSTEIN, wie es scheint, sich speziell mit dem Problem der Ermüdungsmessung beschäftigt, wiewohl auf diesem Wege zumindest ebenso brauchbare Resultate, wie auf allen anderen zu erhalten wären.

In diese Gruppe gehören auch die Ergebnisse des sog. „Klopfversuches" (Tapping Test). Eine vollständige Übersicht darüber und eine Bibliographie verdanken wir M. I. REAM. WELLS läßt 30 Sekunden lang an einem Morsetaster klopfen und bildet die Differenz der mittleren Kontraktzahl der ersten 5 Sekunden und der letzten 5. Diese Differenz wird durch den ersten Mittelwert dividiert. WELLS meint, daß diese Resultate verläßlicher wären als jene der Ergographie, da es beim Klopfversuch vornehmlich auf die Geschwindigkeit, also eine wesentlich vom Zentralnervensystem abhängige Komponente ankomme.

Schließlich blieben unter den Methoden der mehr mittelbaren Ermüdungsmessung jene anzuführen, welche sich auf *sinnesphysiologische* und *zentralnervöse Funktionen* erstrecken. GRIESBACH hat seinerzeit behauptet und diese Behauptung wiederholt vertreten, daß die simultane Raumschwelle bei Ermüdung, welcher Herkunft diese immer sei, zunehme, also eine Abnahme der taktilen Empfindlichkeit eintrete. Seine Angaben haben vielfach Widerspruch erregt, andererseits auch manchen Beifall gefunden. So hat sich z. B. BINET zustimmend geäußert. Die meisten derartigen Untersuchungen befassen sich mit der Frage der geistigen Ermüdung. Wir nennen die Untersuchungen von BLAZEK, BONOFF, BOLTON, GERMANN, LEUBA, NOIKOW, SAKAKI, SCHUYTEN, WIDOWITZ; KRAEPELIN lehnt die Methode ab, ebenso ALTSCHUL in seinem Artikel in der HELLERschen Encyklopaedie. Eine Verbesserung des verwendeten Instrumentariums verdanken wir KAMMEL, ohne daß dadurch die Verwertbarkeit der Methode grundsätzlich eine bessere geworden wäre. Neuerdings ist FR. WOLF wiederum für die Methode eingetreten — abgesehen von neueren Arbeiten GRIESBACHS selbst — und will in ihr das einzig brauchbare Verfahren der Ermüdungsmessung erblicken. Nun ließe sich aber ein solches Urteil, wenn wir schon von allen den gewichtigen Gegeninstanzen abstrahieren, nur dann rechtfertigen, wenn die so umstrittene Methode mittels eines Vergleiches mit einer anderen verläßlichen sich bewährte. Davon aber kann keine Rede sein. Meines Erachtens hat das ablehnende Urteil der meisten Autoren vollkommen recht.

Dieser Methode lassen sich andere an die Seite stellen, welche ebenfalls auf den Gedanken einer durch die Ermüdung bewirkten Schwellenerhöhung zurückgreifen. So hat man die absolute Tastempfindlichkeit oder auch die Schmerzempfindlichkeit heranziehen wollen. Über letztere gehen die Angaben sehr auseinander, indem sowohl eine Steigerung wie eine Verminderung der Empfindlichkeit für Schmerzreize beobachtet wurde. [VASCHIDE]. Die akustische Schwelle soll nach BAUR bei der Ermüdung ansteigen. Derselbe Autor behauptet ferner, daß die Akkommodationsfähigkeit des Auges bei Ermüdung leide, ebenso auch die Promptheit der Pupillenreaktion auf Licht, und daß das Gesichtsfeld eine Einschränkung erfahre. Letztere Angabe würde mit Befunden übereinstimmen, welche GELB und GOLDSTEIN an einem Falle von pathologischer Ermüdbarkeit nach Hirnverletzung erhoben. Allerdings ist die Analogisierung derartiger Dinge nicht ohne weiteres erlaubt. BAUR bedient sich zur Ermüdungsmessung des bekannten SCHEINERschen Versuches und bestimmt durch Verschiebung der einen Nadel längs einer Skala die Punkte, in denen Doppelsehen eintritt. Es soll die Variation der Akkommodationskraft, gemessen in Dioptrien, ein außerordentlich feines Maß der Ermüdung abgeben. Darüber hat BAUR noch genauere Angaben gemacht, während KIMURA dieses Verfahren ablehnt, weil die Resultate allzusehr von subjektiven Momenten abhingen.

Rémy will die Hörschärfe zum Nachweis der Ermüdung bei Schulkindern benutzen und schreibt ihr eine größere Empfindlichkeit als den taktilen und optischen Schwellen zu.

Diesen „Schwellenmethoden", wie man sie nennen kann, stehen jene nahe, welche andere relativ einfache Sinnesleistungen der Ermüdungsmessung zugrunde legen. So hat Lobsien die Schätzung von Zeit- und Raumstrecken verwenden wollen, und jüngst hat Aubel über derartige Experimente an 30 Versuchspersonen berichtet, welche zu je 10 den Gruppen der manuellen, der geistigen und der „Koordinationsarbeiter" entstammten. Unter letzteren versteht er solche, bei deren Verrichtung es auf ein exaktes Abgestimmtsein von fein eingestellten Muskeltätigkeiten und sensorisch-nervösen Funktionen ankommt. Die Versuchspersonen hatten aus 30 ungeordnet vorgelegten Linien diejenigen auszusuchen, welche bestimmten Mustern längengleich waren. Die Linien variierten um je 5 mm von 35—65 und von 185—215 mm.

Hier kann auch die Bestimmung der Reizschwelle für bestimmte Reflexe genannt werden. Nach Piérons Untersuchungen ist aber deren Größe in keiner Weise als Maß der Ermüdung verwendbar, da bei schwerster, aber kurzdauernder Leistung eine Erhöhung, bei Erschöpfung aber eine Verminderung des Schwellenwertes für den Partellarsehnenreflex gefunden wird.

Wenn man die Schwellenmethoden beurteilen will, so muß vor allem die jeweils angewendete Methode wenigstens technisch einwandfrei sein. Dies ist aber z. B. bei dem Verfahren Griesbachs keineswegs der Fall. Das Instrument ließe sich allerdings wesentlich verbessern, wie die Experimente von Gemelli beweisen. Meumann faßt in seinen Vorlesungen sein Urteil dahin zusammen, daß die Raumschwelle durch Ermüdung wohl vergrößert werde, aber eine eindeutige Zuordnung dieser Größen und des Grades der Ermüdung unmöglich sei. Auch Durig meint, daß kein noch so verbessertes ästhesiometrisches Verfahren je eine Messung der Ermüdung gestatten werde. Der gleichen Meinung ist auch Lobsien. Vor allem können alle diese Methoden niemals eine praktische Bedeutung erlangen, weil die individuellen Variationen viel zu groß sind, so daß keine vergleichbaren Resultate zustande kommen können. Ganz die gleichen Erwägungen gelten auch für die anderen Schwellenmethoden oder deren Verwandte.

Neuerlich hat Kreiker darauf aufmerksam gemacht, daß alle Versuche, die Sinnesschärfe zur Charakterisierung der Ermüdung heranzuziehen mit der Möglichkeit des Hineinspielens rein psychischer Momente zu rechnen hätten, wodurch natürlich ihre Verwertbarkeit noch mehr beeinträchtigt wird.

Man hat auch die *Reaktionszeit* für solche Zwecke benutzen wollen. Aber auch hier schienen die Resultate außerordentlich unzuverlässige zu sein, da nach den Angaben Durigs ebensowohl Verlängerung wie Verkürzung der Reaktionszeiten beobachtet wird. Auch dürften hier ganz besonders individuelle Differenzen eine Rolle spielen, wie diese Werte sich auch bei den verschiedenen Versuchspersonen unter dem Einflusse toxischer Substanzen ganz divergent bewegen. Lahy allerdings ist unlängst sehr für die Meinung eingetreten, daß wir in der Messung der Reaktionszeit ein treffliches Mittel zur Kontrolle der Ermüdung besäßen, weil dieser Wert trotz aller Schwankungen sich um ein je für ein Individuum charakteristisches Mittel bewege und regelmäßig eine Verlängerung bei Ermüdung aufweise. Die gleiche Beobachtung machten, allerdings nur an einer einzigen Versuchsperson, Richet und Laugier. Nach Lahy ginge die Verlängerung der Reaktionszeit parallel der Zunahme der Leistung und würde unter ungünstigen Arbeitsbedingungen noch weiter zunehmen. Kimura konnte aber keine derartige Gesetzmäßigkeit auffinden.

Auf einige Vorschläge psychologische Tests zu verwenden, werden wir im Abschnitte über geistige Arbeit kurz zurückkommen.

Man kann natürlich jede beliebige Funktion, welche unter dem Einflusse der Ermüdung irgendwelche Veränderungen aufweist, für solche „Messungen" heranziehen. Aber die Resultate dürften überall die gleichen bleiben. Die Worte Durigs: „Quantitative Methoden, mittels welcher eine solche Messung der Größe der Ermüdung möglich wäre, besitzen wir überhaupt nicht", bestehen nach wie vor zu Recht. Offenbar mögen derartige Untersuchungen dazu führen, daß der zentralnervöse Anteil an dem Gesamtsyndrom Ermüdung deutlicher erkannt werde, und daß man vielleicht Ermüdungsarten mit stärkerer nervöser Komponente von solchen mit geringerer werde unterscheiden können — aber das Wesen der Ermüdung wird dadurch nicht weiter aufgehellt und ein Maß dafür nicht gewonnen. Aber selbst wenn sich diese Erwartung — was ich für grundsätzlich ausgeschlossen halte — einmal erfüllen würde, so bliebe noch immer die Forderung bestehen, daß dieses Maß auch ein generell anwendbares sei. Und dies ist angesichts der Größe der individuellen Schwankungen ganz und gar unwahrscheinlich.

3. Es ist daher verständlich, daß man bei solcher Sachlage sich nach anderen Wegen umgesehen hat, um zu einer *Ermüdungsmessung* vielleicht *auf indirektem Wege* zu gelangen. Da bot sich als natürlichstes Verfahren jenes dar, das man als ein Übertragen der direkten physiologischen Leistungsmessung auf die ökonomische Leistung betrachten kann. Ferner kamen einige andere Größen in Betracht, welche mit dem ökonomischen Produktionsprozeß in Zusammenhang stehen. Man untersuchte also die Produktionsgröße und die Qualität des Produktes — Menge des Ausschusses —, die Zahl und Verteilung der Betriebsunfälle, die Erkrankungshäufigkeit bei den in den Betrieben Beschäftigten. Das Industrial Fatigue Research Board hält auch die Häufigkeit des Arbeitswechsels und den Zeitverlust bei der Arbeit für möglicherweise brauchbare Grundlagen einer indirekten Ermüdungsmessung.

Nun ist von vornherein klar, daß diese Methoden nur auf dem Wege statistischer Erhebungen anwendbar sind, und daß sie daher mit allen Schwierigkeiten zu kämpfen haben, die solchen überhaupt anhaften. Aber gesetzt auch, es gelänge diese alle zu beseitigen oder in Rechnung zu stellen, so besteht weiter die Schwierigkeit, daß man es mit einer unter einer sehr mannigfaltigen Reihe von Bedingungen stehenden Materie zu tun hat, die nun statistisch aufbereitet und mit irgendwelchen Momenten — also dem der Ermüdung — in Zusammenhang gebracht werden soll. Es hat daher mit Recht Stanley Kent gefordert, daß alle anderen Bedingungen ungeändert bleiben müßten, wenn man etwa den Einfluß der Ermüdung auf die *Menge des Produktes* während einer bestimmten Periode untersuchen will. Unter solchen Kautelen gewonnene Produktionskurven glaubt er als geeignet für die Beurteilung der Ermüdung ansehen zu dürfen, während er Experiment wie unmittelbare Beobachtung ablehnt.

Dagegen betont Cathcart, daß es durchaus noch nicht gelungen sei, zwischen dem Grade der Ermüdung und ihrem die Produktion herabsetzenden Einfluß irgendeine zahlenmäßige Beziehung herzustellen. Florence schlägt vor, die stündliche Produktion einem Ermüdungsstudium zugrunde zu legen. Diese Methode wurde in den Vereinigten Staaten schon 1910 angewendet anläßlich der Enquête über Women and Children Wage Earners und noch einmal 1911 in einer offiziellen Untersuchung über die Arbeitsbedingungen in der Eisen- und Stahlindustrie. Florence bemängelt indes an diesen Erhebungen, daß die erste sich nur auf die Tätigkeit an der Druckerpresse bezog, welche Verrichtung nur subjektiv durch ihre Monotonie, nicht aber objektiv ermüdend sei, und daß die zweite die Verrichtung an der Bessemer-Birne zum Gegenstand habe, welche wiederum zahlreiche Arbeitspausen bedinge. Florence selbst untersuchte die Tätigkeit des Lötens und des Etikettierens von Büchsen, welche beide Verrichtungen eine anhaltende Konzentration der Aufmerksamkeit bedingen und ohne Unterbrechung fortgesetzt werden. Die durch die Eintragung der stündlichen Produktion erhaltenen Ermüdungskurven gleichen sehr den bei Muskelermüdung erscheinenden, woraus Florence auf die Verwertbarkeit seines Verfahrens schließt. Diese Folgerung erscheint mir als nicht stichhaltig, weil die bloße Form einer Kurve gar nichts über die sie bedingenden Variabeln auszusagen vermag. An und für sich hat die Ermüdungskurve nichts so Charakteristisches, daß die Gleichheit des Kurvenverlaufes irgend etwas zu besagen hätte.

Von seiten des englischen Industrial Fatigue Research Board wurde der Gang der Produktionskurve in Blechwalzwerken, Granatendrehereien, Seidenwebereien, Metallschleifereien, in der Stahl-, Eisen- und Schuhindustrie herangezogen, um jene Arbeitsbedingungen zu ermitteln, welche das Auftreten von Ermüdung begünstigten. Für diese Kurven gilt nicht nur das eben Gesagte, sondern überdies, daß sie nur dann einer Interpretation zugänglich sein können, wenn man sie mit einem Überblick über die gesamten Vorgänge in den betreffenden Betrieben zusammenhält. Auch dann können sie nur verwertet werden, wenn man eine durch einen hinreichend langen Zeitraum konstant bleibende Einheit der Produktion ausfindig machen kann. Ferner muß zumindest die Hauptmenge der Produktion der menschlichen Arbeitskraft zur Last fallen. Wo die maschinelle Komponente stark in den Vordergrund tritt, müssen naturgemäßerweise die vom Menschen abhängigen Variationen der Produktion mehr weniger verschwinden. Demnach kann man schwerlich — wenigstens in den meisten Industriezweigen — die Gesamtproduktion eines Betriebes solchen Versuchen zugrunde legen, sondern es muß jede einzelne Verrichtung innerhalb des Betriebes für sich betrachtet werden. Die verschiedenen auf solche Weise erhaltenen Kurven sind nun auch ganz verschieden zu bewerten, je nach dem Anteile der menschlichen und der maschinellen Komponente. Durch diese Umstände wird die praktische Verwendbarkeit derartiger Verfahrensweisen sehr in Frage gestellt. Außerdem ist die Einschätzung des Anteiles der Maschine sicherlich großen Irrtümern ausgesetzt. Ein Versuch einer praktischen Anwendung liegt meines Wissens nur von Wyatt vor, der die Webereiindustrie zum Gegenstande seiner Berechnungen machte. Ein vereinzeltes Experiment kann freilich nichts für oder gegen die Methode ausmachen, dessen Prüfung nur in umfänglichen Untersuchungen in den verschiedensten Industriezweigen geschehen könnte.

Gegen jegliche Verwertung der Produktion als Maß der Ermüdung macht F. S. Lee geltend, daß die Produktion viel zu sehr willkürlicher Beeinflussung unterliege. Der Gepflogenheit, das Tagesquantum auf eine bestimmte Größe abzustellen (wobei zeitweise Stockungen durch Beschleunigung wettgemacht werden, ohne jenes Quantum zu überschreiten), diese Stereotypisierung oder dies „soldering", wie man in der Union sagt, geht nach Lee ausschließlich auf die verfehlte Lohnpolitik der Unternehmer zurück.

Die *Qualität des Produktes*, beurteilt, sei es nach einer allgemeinen Beschaffenheit, sei es nach der Menge des „Ausschusses" oder sonstiger Fehler, ist nur schwer zahlenmäßig wiederzugeben. Man hätte hier mit allen den Schwierigkeiten zu rechnen, welche sich einer Skalierung von Qualitäten überhaupt in den Weg stellen. Indes könnte es wohl Fälle geben, in denen solche Unternehmen zu Resultaten führten. Es scheinen aber keine einschlägigen Versuche vorzuliegen. Interessant ist der Einfall Vernons durch die Bestimmung des Kohlensäuregehaltes in einem Gaswerk oder durch Analysen des Hochofeninhaltes Anhaltspunkte über die Ermüdung der Arbeiter gewinnen zu wollen. Er glaubte annehmen zu dürfen, daß bei zunehmender Ermüdung die Aufmerksamkeit entsprechend abnehmen werde, und daß daher das Gas im Hochofen Mängel gegenüber der vorgeschriebenen Zusammensetzung zeigen müsse. Diese Erwartung hat sich aber nicht bestätigt.

Im Prinzip ist dieser Versuch ähnlich aufgebaut, wie der ältere von ROTH, welcher aus dem Verbrauche an elektrischer Energie Rückschlüsse auf die Betriebsintensität ziehen wollte, um so die Ermüdung der Arbeiterschaft zu beurteilen. Auch diese Werte sind durch so viele unkontrollierbare Faktoren, vor allem auch solche rein technischer Herkunft, belastet, daß ihre Verwertbarkeit nur sehr gering veranschlagt werden darf. Daß eine direkte Korrelation zwischen Stromverbrauch und Ermüdung der Arbeiter bestehe, wird man wohl kaum annehmen dürfen.

Besonders häufig hat man auf den Zusammenhang zwischen Ermüdung und *Unfallszahl* in den Betrieben hingewiesen. Der Gedanke, daß die Ermüdung die Bewegungssicherheit herabmindere und zugleich die Aufmerksamkeit erlahmen lasse, daher notwendig das häufigere Zustandekommen von Betriebsunfällen begünstigen müsse, schien zu nahe liegend, als daß man ihm nicht vertraut hätte. Nun liegt aber die Sache keineswegs so einfach. Erstens wäre festzustellen, ob nicht andere Faktoren überhaupt und spezielle in den untersuchten Fällen auf die Unfallszahl einen entscheidenden Einfluß haben konnten. Denn daß dies möglich ist, lehren z. B. überzeugend die Untersuchungen von OSBORNE und VERNON, welche bei ihren Studien in den Munitionsfabriken eine auffallende Abhängigkeit der Unfallszahl von der Temperatur des Arbeitsraumes beobachten konnten. In zwei Betrieben lag das Unfallsminimum bei 67° F (19,4° C) bei sinkender Temperatur nahm die Unfallszahl bei Männern und Frauen gleichmäßig zu, so daß bei 52° F (11,1° C) ein Maximum erreicht wurde, das um 35% höher lag als der niedrigste Wert. Eine Temperaturzunahme über das Optimum hinaus bewirkte bei Männern ein rascheres Steigen der Unfallszahl, ein weniger rasches bei den Frauen.

Schon DURIG hat betont, daß die Beurteilung der Unfallszahl vor allem die Geschwindigkeit der Produktion berücksichtigen müsse. VERNON steht auf dem Standpunkte, daß die Unfallszahl überhaupt nicht oder, wenn, so nur in sehr geringem Ausmaße, von der Ermüdung abhänge, sondern vielmehr wesentlich eine mit der Produktionsgeschwindigkeit zusammenhängende Größe sei. Ähnlich äußern sich zu dieser Frage CHANEY und HANNA, welche die Beziehungen zwischen der Produktions- und Unfallskurve folgendermaßen erklären möchten: zu Beginn der Arbeit steigt die Produktion zugleich mit der Unfallszahl an, weil eine höhere Geschwindigkeit angestrebt wird und zugleich die Koordination eine noch mangelhafte ist. Mit der Besserung der Koordination durch „Einarbeiten" nimmt die Unfallszahl ab, während die Produktion weiter ansteigt. Nach der Mittagspause erfolgt die Wiederherstellung der Koordination rascher, und diese hält länger in gleicher Höhe vor. Das Auftreten einer größeren Unfallszahl in den späteren Arbeitsperioden könnte, darf man folgern, verschiedenes bedeuten: Nachlassen der Koordination infolge von Ermüdung bei gleichbleibender Geschwindigkeit, oder Steigerung der Geschwindigkeit bei ungeänderter Koordination (z. B. im Akkord), abgesehen von der Möglichkeit der Einwirkung völlig heterologer Momente. GOLDMARK und HOPKINS kamen bei ihren Untersuchungen in zwei Betrieben der Metallindustrie — mit 8- und mit 10 stündiger Arbeitszeit — zu folgenden Schlüssen: So lange Ermüdung noch nicht besteht, variiert die Anzahl der Betriebsunfälle direkt mit der Produktionsgeschwindigkeit infolge der damit gesetzten größeren Gefährdung. Mit dem Einsetzen der Ermüdung kommt es zu einem Anstieg der Unfallskurve und zugleich zu einem Absinken der Produktionskurve, oder zu einer Zunahme der Unfälle, welche einem weiteren Ansteigen der Produktionskurve nicht mehr parallel geht. Diese Disproportionalität zeigt sich auch darin, daß die Unfallszahl in den Stunden der Produktionsabnahme nicht in einem entsprechenden Ausmaß zurückgeht. Diese beiden Autoren sehen in der Relation: Unfallszahl zu Produktionsgröße ein wichtiges Kriterium, welche sie das „Unfallsrisiko" nennen. Dieses ist in der zweiten Arbeitsstunde größer als in den ersten, ferner größer bei reiner Muskelarbeit als bei Geschicklichkeits- oder Maschinenarbeit und größer bei 10 stündiger als bei 8 stündiger Arbeitszeit. Goldmark und Hopkins glauben, daß nur die Nichtberücksichtigung dieses Quotienten Vernon zu seiner ablehnenden Haltung veranlaßt habe.

Muscio hat versucht, dieser Frage auf dem Wege des Experimentes näher zu kommen. $3^1/_2$ stündige Arbeit mit Genauigkeitstests (Zielversuche, Pursuitmeter nach Miles) ergab keine Beeinträchtigung der Genauigkeit der Bewegungsausführung, sondern eine Kurve, welche man geradezu als eine Umkehrung der Unfallskurve ansehen kann. Eine, wenigstens im Groben, der Unfallskurve analoge erhält man aber durch Steigerung der Bewegungsgeschwindigkeit. Daraus schließt Muscio, daß die Gestalt der Unfallskurve gar nicht in erster Linie durch das Moment der Ermüdung bestimmt werde, sondern vielmehr durch das der Produktionsgeschwindigkeit. Allerdings konnte er diesen letzteren Zusammenhang in eindeutiger Weise nur in den Vormittagstunden feststellen, so daß er es unentschieden läßt, ob nicht in den späteren Stunden doch die Ermüdung einen wesentlichen Einfluß auf die Unfallszahl habe. Auch die Untersuchungen von Roth, die wir erwähnten, welche in den Berliner Siemens-Schuckert-Werken einen Parallelismus zwischen Stromverbrauch und Unfallszahl ermittelten, weisen in die gleiche Richtung.

Florence ist hinsichtlich der Möglichkeit die Unfallskurve in ihre Komponenten zu zerlegen offenbar viel optimistischer als die meisten anderen Autoren. Er findet wohl, daß die Unfallskurve etwa eine Stunde vor Arbeitsschluß eine schwer erklärbare Senkung aufweise, doch glaubt er diesen Vorgang immerhin deuten zu können. Es steigere nämlich, meint er, die Erwartung des Arbeitsschlusses die Aufmerksamkeit und habe einen hebenden Einfluß auf die Stimmung des Arbeiters, wodurch er achtsamer werde und die Ermüdungswirkung kompensiere. Wenn auch die Zahl der Unfälle in der letzten Arbeitsstunde abnehme, so finde man doch, daß eine große Mehrzahl von Unfällen vermeidbar gewesen wäre, sei es durch hinlänglich rasche Reaktion, sei es durch bessere Aufmerksamkeit oder vollkommenere Koordination. Nur 5—10% aller Betriebsunfälle seien auf rein mechanische Ursachen zurückzuführen. Man kann sich meines Erachtens nicht des Eindruckes erwehren, daß diese Interpretation von Florence einigermaßen gekünstelt sei, und durch die vorgefaßte Meinung diktiert, es müsse zwischen Unfallszahl und Ermüdung eine sichere Korrelation bestehen.

Methodisch bemerkenswert erscheint in dieser Untersuchung, daß Florence die Notwendigkeit der Analyse des einzelnen Unfalles erkannt hat. In der Tat geht es nicht an, „Betriebsunfälle" als eine homogene Masse aufzufassen.

Florence hält also, wenn nur entsprechende Vorsicht bei der Aufarbeitung des statistischen Materiales beobachtet wird, die Betriebsunfälle für ein geeignetes Kriterium für die Beurteilung der Ermüdung, und zwar hauptsächlich deren psychischen Komponenten, welche Aufmerksamkeit und Einstellungsgeschwindigkeit (alertness) mehr in Mitleidenschaft ziehen würden als die Geschwindigkeit der Bewegung als solche. Aber auch dieser Autor muß einräumen, daß die Unfallskurve in ihrem Verlaufe noch von mehreren anderen Momenten abhänge, unter diesem sogar von einem, das imstande wäre, die Kurvenform geradezu in ihr Gegenteil umzukehren: unter gewissen Umständen wachse die Zahl der Unfälle direkt mit der Produktion. Je öfter nämlich der Arbeiter in der Zeiteinheit die Gefahrenpunkte einer Maschine mit seinen Händen zu passieren hätte, desto größer werde die Möglichkeit eines Unfalles, die Gefährdung. In diesen Fällen aber müßte dem Anstiege der Unfallskurve ein gleichsinniger der Produktionskurve entsprechen, während im Falle der Ermüdung diese einen absteigenden Verlauf nehmen würde. FLORENCE glaubt auch durch ergänzende Bestimmungen, wie z. B. die Messung des Stromverbrauches derartige Fehlerquellen ausschalten zu können. Zu diesem Behufe bildet er den Quotienten aus Unfallszahl pro Stunde und Stromverbrauch in der gleichen Zeit. Der Gang dieser Werte soll nun das Verhalten der Aufmerksamkeit und der „alertness" unabhängig von der Art der geleisteten Arbeit wiedergeben und im Zusammenhange mit der Produktion pro Stunde „ein der vollkommensten Methode der Ermüdungsmessung sehr nahe kommendes Verfahren" darstellen.

Diesen Optimismus zu teilen, wird man sich nur schwer entschließen können, um so mehr in gewissen Betrieben zwischen Produktionsgeschwindigkeit und Unfallszahl überhaupt keine eindeutige Beziehung feststellbar ist. Wenn dies allerdings für den Kohlenbergbau mitgeteilt wird, so wird man einwenden können, daß hier eben die technisch oder durch die Besonderheiten der Situation bedingten Unfälle eine große Rolle spielen, und nur dann Schlüsse zulässig seien, wenn die Einzelfälle analysiert und nach den dabei sich ergebenden Gesichtspunkten gruppiert würden.

Daß die Zahl der Unfälle durch Ermüdung zunehmen kann, ist natürlich sicher und wird durch viele Erfahrungen auch außerhalb der Industriearbeit bezeugt. Es sei nur an den Einfluß der Ermüdung bei touristischen Unfällen erinnert. Aber die Zusammenhänge zwischen Ermüdung und Unfallszahl bzw. Unfallsentstehung sind nirgends hinlänglich durchsichtig. Dies geht schon daraus hervor, daß in verschiedenen Gegenden das Unfallsmaximum in verschiedene Tageszeiten zu liegen kommt. IMBERT hat in Frankreich z. B. zwei Maxima feststellen können, ein niedrigeres zwischen 10 und 11 Uhr vormittags und ein höheres zwischen 4 und 5 Uhr nachmittags. In Belgien dagegen wird die absolute Höchstzahl an Unfällen am Vormittag erreicht, ebenso auch in Italien. Die Unfallsstatistik des Deutschen Reiches von 1907 hinwiederum zeigt folgende Verteilung:

Arbeitszeit bis zum Unfall ... Stunden	0—1	1—2	2—3	3—4	4—5	5—6	6—7	7—8	8—9	9—10
Unfälle in % aller	4,9	8,6	9,2	11,3	12,2	10,8	9,5	8,6	8,5	7,6

Eine sehr ähnliche Verteilung ergeben auch die Erhebungen des American Public Health Service an 40 000 Betriebsunfällen.

Demnach entfallen auf die letzte Arbeitsstunde weniger Unfälle als auf die zweite. Dies spricht immerhin gegen einen entscheidenden Einfluß der Ermüdung oder zumindest für die Mitwirkung noch ganz anderer Momente. Zugleich lehrt diese Übersicht, daß offenbar einer Beurteilung der Betriebsunfälle nicht die Häufigkeit im Laufe eines Tages, sondern die der einzelnen Stunden zugrunde gelegt werden muß.

DURIG erklärt diese Sachlage durch die mit der Dauer der Arbeit zunehmenden Automatisierung der Verrichtung, wodurch „der Schwellenwert der Reize gedrückt werde, und ein Gefahrenmoment, das zu Beginn der Arbeit genau perzipiert und apperzipiert worden wäre, gelange nicht oder erst zu spät zu Bewußtsein". Gerade die geringere Zahl an Unfällen in der letzten Arbeitsstunde vermöchte eher für ein Wirksamwerden eingetretener Ermüdung zu sprechen, da infolge dieser eine bewußte Kontrolle nicht mehr zuverlässig funktionierender Automatismen erforderlich werde, eine gesteigerte aktive Zuwendung an den Arbeitsvorgang, wie denn die Erfahrung lehre, daß wir unter erschwerenden Bedingungen der Verrichtung größere Aufmerksamkeit zuzuwenden gezwungen seien. Erst eine noch weitergehende Steigerung der Ermüdung durch übermäßig lange Arbeitszeiten müßte dann infolge des Erlahmens auch der bewußten Aufmerksamkeit zu einer Zunahme der Unfälle führen. Diese Annahme trifft in der Tat zu, wie z. B. die Aufstellungen von Pieracini und Maffei zeigen. Auch die besondere Häufung von Betriebsunfällen bei der Nachtarbeit, die neuerdings wieder von Goldmark und Hopkins anläßlich einer Untersuchung in der Metallindustrie betont wurde, spricht in diesem Sinne.

Die Sachlage wird, wie wir schon mehrfach bemerkten, durch das Hineinspielen ganz andersartiger und teilweise unübersehbarer Faktoren kompliziert. So hat die erwähnte Enquête des Public Health Service unter anderem auch feststellen können, daß die Zahl der Betriebsunfälle eine starke Abhängigkeit von der Zahl der Neueinstellungen von Arbeitern aufweise. Man müßte also, um die Bedeutung der Ermüdung als Ursache der Unfälle kennenzulernen, an einem großen Arbeitermateriale von konstanter Zusammensetzung und annähernd gleichartiger Tätigkeit in den betreffenden Betrieben eine geraume Zeit hindurch Beobachtungen anstellen können — eine Forderung, die sich kaum wird erfüllen lassen, deren Nichterfüllung aber alle Statistiken von zweifelhaftem Werte erscheinen läßt.

Man hat nicht nur die Verteilung der Unfälle auf die einzelnen Stunden eines Arbeitstages, sondern auch den Wochengang der Unfallskurve für die Beurteilung der Ermüdung dienstbar zu machen versucht. Man hat darauf hingewiesen, daß ein Gipfel der Unfallskurve auf den Samstag zu liegen komme. Durig bemerkt, daß diese Tatsache, die übrigens nicht einmal allgemein zu Recht besteht, nur dann ein Beweis der Abhängigkeit der Unfallszahl von der Ermüdung angesehen werden dürfe, wenn diese Gipfelbildung als das Ende einer ansteigenden Kurve erschiene. In der Tat könnten wir dann annehmen, daß ein allmählich während der Arbeitswoche zunehmender Faktor die Unfallszahl beherrsche. Dies ist aber nicht der Fall. Nach den Erhebungen z. B. Bienkowskis in einem Berliner Kabelwerk erreichen die Unfälle ein Häufigkeitsmaximum am Mittwoch. Dieses scheint allein mit der Intensität der Produktion zusammenzuhängen, da die dort im Akkord arbeitenden Leute sich an diesem Tage, welcher derjenige des Akkordschlusses war, beeilten, um noch möglichst viele Stücke abzuliefern. Donnerstag und Freitag findet sich ein Unfallsminimum und am Samstag wieder ein Anstieg. An dem letzteren können verschiedene Umstände die Schuld tragen: die ungewohntere Arbeit des Maschinenreinigens, die gedankliche Beschäftigung mit dem kommenden Sonntag und die dadurch bedingte Ablenkung u. a. m. Wenn in anderen Untersuchungen das Unfallsmaximum am Montag gefunden wurde, so dürfte dies wohl ohne weiteres auf die unzweckmäßige Lebensführung am vorangegangenen Sonntag bezogen werden können.

Am allermeisten wird wohl die Beurteilung der Unfallskurve erschwert durch das völlig unübersehbare Mitspielen der psychischen Momente. Wir werden diese später im Zusammenhange würdigen.

Ganz die gleichen Schwierigkeiten, wie wir sie bisher kennengelernt haben, bestehen auch rücksichtlich der Beurteilung des *Zeitverlustes*. Die innerhalb einer Arbeitsperiode für die Produktion verlorengehende Zeit wird sicherlich in ihrem Ausmaße auch durch die Ermüdung mitbedingt. Wie und in welchem Umfange dies aber stattfindet, läßt sich nicht ermitteln. Das Bestehen solch einer Abhängigkeit ist freilich schon von vornherein wahrscheinlich, wenn man bedenkt, daß Ermüdung die Neigung Ruhepausen einzuschalten, während der Verrichtung, und sei es auf ganz kurze Augenblicke, stillezuhalten, die einzelnen Bewegungen langsamer auszuführen, zu steigern vermag. Dementsprechend findet man auch, daß dieser Zeitverlust in den späteren Stunden eines Arbeitstages, insbesondere aber bei Nachtarbeit beträchtlich zunimmt.

Ein weiterer Versuch die Ermüdung indirekt nachzuweisen, gründet sich auf folgende Überlegung. Wenn die Verkürzung der Arbeitszeit eine merkliche Produktionssteigerung im Gefolge habe, so sei daraus zu schließen, daß die längere, zuvor bestandene Arbeitsdauer zu einem Zustande der Ermüdung geführt habe, deren Maß durch den nunmehrigen *Produktionszuwachs* gegeben sei. Diesen Gedanken vertritt z. B. STANLEY KENT, der auch betont, daß der bei kürzerer Arbeitszeit zu beobachtende, viel gleichmäßigere Verlauf der Wochenproduktionskurve auf die Ausschaltung einer weitergehenden Ermüdung bezogen werden müsse. Dabei nehme auch der Zeitverlust ab. So hatte die Herabsetzung der Arbeitszeit bei Munitionsarbeiterinnen von 54 auf 48 Wochenstunden eine Verkürzung der Zeitversäumnis von 10 auf 5 Stunden zur Folge. Ebenso wie der Zeitverlust, kann nach STANLEY KENT auch das *Zuspätkommen* als Ausdruck der Ermüdung angesehen werden können.

Eine durch Verkürzung der Arbeitszeit bewirkte Verminderung der Unfallszahl unterliegt selbstverständlich hinsichtlich ihrer Ausdeutung im Sinne einer Ermüdungswirkung bzw. deren Aufhebung allen den oben angeführten Bedenken. Immerhin sei verzeichnet, daß OSBORNE und VERNON bei ihren Studien in einer Munitionsfabrik fanden, daß bei einer für Frauen und Männer gleichen Arbeitszeit von 61 Wochenstunden die Unfälle bei jenen die bei letzteren um 91% übertrafen, bei Herabsetzung der Arbeitszeit für die Frauen auf $39^{1}/_{2}$ Stunden aber nur mehr 78% der bei den Männern vorkommenden betrugen.

STANLEY KENT setzt sich auch dafür ein, daß die *Erkrankungshäufigkeit* bzw. die *Zahl der Krankheitstage* als ein Maß der Ermüdung angesehen werden könne. Denn eine Verminderung der Wochenstundenzahl um 6 habe die Zahl der Erkrankungen von 39 auf 22 in der Zeiteinheit, also um mehr als 45% vermindert. VERNON spricht sich indes gegen die Verwertbarkeit solcher Daten aus, da gegenüber den spezifischen Krankheitsursachen — wie z. B. Erkältung, Infektion — die Ermüdung als pathogenetischer Faktor durchaus zurücktrete. Er untersuchte eine Menge von 24 000 Eisen- und Stahlwerksarbeitern und fand auf Grund der Statistik der Krankenkassen eine beträchtliche Zunahme der Erkrankungshäufigkeit bei den älteren Arbeitern. Es ist aber keineswegs ausgemacht, daß dieser Befund gerade durch die auf die industrielle Arbeit zurückgehende Ermüdung oder der Summierung ihrer Wirkungen beruhen müsse, da so gut wie diese, sich auch andere Schädlichkeiten im Laufe der Jahre gehäuft haben konnten — man denke z. B. nur an den Alkoholismus.

Den gleichen Bedenken begegnet die Verwendung der *Lebensdauer*. Die Frage nach einer möglichen Verkürzung des Lebens — sei es unmittelbar, sei es durch die Herabsetzung der Widerstandsfähigkeit irgendwelchen Noxen gegenüber — infolge von lange dauernder Ermüdung, kann durch den einfachen Vergleich von „anstrengenden" und „leichten" Berufen nicht beantwortet werden. Erstens ist gar nicht gesagt, daß „Anstrengung" und tatsächliche Schädigung sich decken. Zweitens spielen auch hier wiederum so zahlreiche Faktoren mit — Wohnungsverhältnisse, Ernährungsbedingungen, Arbeitsbedingungen, gewerbliche Schädigungen, Vergiftungen, Staubschäden, Lebensgewohnheiten usw. —, daß eine eindeutige Zuordnung nicht gelingen kann. Auch ist zu bedenken, daß die Auslese schon insofern von vornherein eine Rolle spielen könnte, als sich den „leichten" Berufen die weniger widerstandsfähigen Naturen mit Vorliebe zuwenden könnten. Vernon hat daher auch sehr zu Recht seine Untersuchungen auf eine eng umschriebene Gruppe von Arbeitern beschränkt, deren Arbeitsverhältnis und sonstige Lebensbedingungen genau bekannt waren. Die schon zuvor genannte Gruppe von Angestellten der Eisenindustrie wies in den Jahren 1913—1918 eine Gesamtzahl von 3500 Todesfällen auf. Die Arbeitszeit war in diesem Zeitabschnitte im allgemeinen eine 12 stündige gewesen, nur in einer Untergruppe eine 11 stündige. Es konnte kein eindeutiger Einfluß der Ermüdung auf die Lebensdauer festgestellt werden. Einigermaßen wahrscheinlich war ein solcher nur in der Gruppe der Stahlschmelzer. Vernon hebt noch hervor, daß die Mortalität schon darum ein durchaus ungeeignetes Kriterium für die Beurteilung von Ermüdungswirkungen sei, weil die am meisten geschädigten Arbeiter eben schon vor dem Tode aus dem schweren Berufe ausschieden und so von der Statistik nicht miterfaßt würden. Wie das ja in ähnlicher Weise auch für das Alkoholgewerbe und die Frage nach der Alkoholschädigung zutrifft. Immerhin wurde die Sterblichkeit bei den untersuchten Arbeitern größer gefunden als in anderen Berufen mit gleicher Altersverteilung.

Überblickt man nun den Gesamtstand der Frage, so kann man sich dem Eindrucke nicht verschließen, daß hier zwar allerhand Hinweise auf eine mögliche Wirkung der Ermüdung gefunden werden, aber daß sich doch nirgends eine Aussicht auftue, die berechtigte Hoffnung auf eine brauchbare und theoretisch wohl begründete Methode der Ermüdungsbeurteilung erwecken könnte. Wie die direkten, so scheinen auch die indirekten Methoden der Ermüdungsmessung ergebnislos zu bleiben. Wir wundern uns darüber nicht, da ja unserer Überzeugung nach die Frage nicht nur praktisch, sondern auch prinzipiell unlösbar ist.

Die indirekten Methoden kranken insgesamt an dem Übelstand, daß sie gar nicht mehr auf den Arbeitsakt selbst abzielen, sondern größtenteils sich an der Handlung des arbeitenden Menschen orientieren. In die Handlung aber geht viel mehr ein, als bloß die etwa von der Ermüdung betroffenen Funktionen. Es handelt immer der ganze lebendige Mensch. Daher fallen bei allen diesen Versuchen die psychischen Momente noch weit mehr als bei irgend welchen anderen ins Gewicht. Das subjektive Moment der Müdigkeit könnte hier viel größeren Einfluß — zumindest unter gewissen Umständen — haben, als das objektive der Ermüdung. Es haben so, wie Levinstein in seinem bekannnten Werke mitteilt, Arbeiter ausgesagt, daß ihre Arbeitsweise und das Gefühl der Schwere der Verrichtung wie der Müdigkeit wesentlich von ihrem Verhalten am Vortage abhingen. Wie kann man jemals die Gewähr haben, daß dieses oder ein ähnliches unkontrollierbares Moment nicht im Spiele sei? Selbst wenn man die Untersuchungen über viele Orte, Betriebe und lange Zeiten erstrecken könnte, wäre die Sicherheit, daß sich die verschiedenen Fehlerquellen gegenseitig aufheben, noch immer nicht gegeben. Eine derartige Ausdehnung der Untersuchungen muß aber als Mindestbedingung gefordert werden. Denn es kann sonst sehr leicht geschehen, daß von den Arbeitern eines Betriebes oder eines Betriebsortes eine große Anzahl auch außerhalb des Betriebes gleichartiges Leben führt, und daß die in diesem gelegenen Momente die Gleichförmigkeit der Resultate bedingen, die man dann irrigerweise auf die speziellen Arbeitsbedingungen beziehen würde. Darum kann auch den ansonsten überaus verdienstlichen Untersuchungen von Bienkowski und von M. Bernays sowie anderer keine Allgemeingültigkeit zuerkannt werden.

Wir kommen demnach zu dem Schlusse, daß wir *keinerlei Methode besitzen, welche die Messung der Ermüdung gestatten würde,* aber auch, daß wir *nicht einmal imstande seien, den Nachweis der Ermüdung mit Sicherheit zu führen,* geschweige denn, bestimmte Erscheinungen als Ermüdungswirkungen bezeichnen zu können[1]).

VIII. Messung der Arbeit und Arbeitsanalyse.

Wenn man die Leistungsgrößen einer Reihe aufeinanderfolgenden Zeiteinheiten als Ordinaten, die Zeiten als Abszissen in ein Koordinatensystem einträgt, so ergibt die Verbindung aller dieser Punkte eine Kurve, die sog. Arbeitskurve. Zunächst wohl an den Resultaten der Ergographie (s. u.) entwickelt, wurde dieser Begriff auf alle Arten von Leistung übertragen. Insbesondere waren es KRAEPELIN und seine Schule, welche sich ausführlich mit dieser Kurve befaßten. Sie legten ihren Betrachtungen vor allem Ergebnisse zugrunde, die bei geistiger Arbeit — vornehmlich beim Addieren einstelliger Zahlen — gewonnen waren.

Es ist klar, daß der Verlauf dieser Kurve von einer Reihe von Momenten abhängen muß. Man kann von vornherein sagen, daß Übung und Ermüdung in entgegengesetztem Sinne den Kurvenverlauf beeinflussen müssen. Wenn aber nur diese beiden Faktoren in Betracht kämen, so müßte die Kurve eine relativ einfache Form erhalten; indem Übung die Leistung zu erhöhen, Ermüdung sie zu vermindern geeignet ist, müßte eine einfache Resultante entstehen. Sie wäre eine Gerade, wenn Ermüdung und Übung in gleichem Ausmaße wirkten; da jedoch beide Größen oder Kräfte mit dem Fortschreiten der Arbeit zunehmen und zwar in einer von vornherein nicht errechenbaren Weise, würde eine gekrümmte Linie entstehen, deren Krümmung der jeweiligen absoluten und relativen Änderung der beiden Variabeln in jedem einzelnen Zeitpunkte entspräche. Die Erfahrung zeigt indes, daß ein derartig einfacher Kurvenverlauf nicht zustande kommt. Schon der Umstand, daß die Übung allmählig erst einsetzt und bis zu einem Maximum ansteigt, daß aber die Ermüdung zumindest in praktisch merklichem Ausmaße erst zu einem späteren Zeitpunkte beginnt, verursacht einen unregelmäßigen Verlauf der Kurve. Aber auch diese Tatsache genügt noch nicht, um die Eigentümlichkeit der Kurvengestalt verständlich zu machen. Daher hat KRAEPELIN versucht, verschiedene Variable zu unterscheiden und die Größe ihres Einflusses auf die Form der Arbeitskurve zu bestimmen.

Erstens wird die Kurvenform determiniert durch die Übung. Sie bewirkt eine Zunahme der Leistungen in den betreffenden Zeiteinheiten. Dem Übungsfortschritt ist aber eine Grenze gesetzt, der sich die Leistungszuwächse allmählich annähern. Der Übungsgewinn — d. i. jenes Plus an Leistung, daß im zweiten Zeitabschnitt gegenüber dem ersten erzielt wird — nimmt ständig ab. Eine Arbeitskurve, die in der Ermüdung keine Rolle spielte, müßte von dem Augenblicke des erreichten Übungsmaximums an horizontal verlaufen. Daraus ergibt sich, daß die eine Senkung der Kurve bewirkende Ermüdung um so einflußreicher sein muß, oder besser, sich um so deutlicher im Kurvenverlauf ausdrücken, je näher dem Punkte des Übungsmaximums sie einsetzt. Daher sieht man die Kurve um so früher eine absteigende Richtung einschlagen, je größer die Übung der Versuchsperson ist. Nicht weil die Ermüdung größer wäre, sondern weil ihr Einfluß durch den Übungszuwachs nicht mehr kompensiert werden kann.

---

[1]) In einer mir im Original mehr zugänglichen Monographie „Les tests de fatigue" (Paris 1924) kommt V. DHERS zu dem gleichen Schlusse der vollkommenen Unbrauchbarkeit aller dieser Methoden. Ebenso sagt MUSCIO, daß der Begriff eines Ermüdungstests aufzugeben und aus der wissenschaftlichen Diskussion auszuschalten sei. (Brit. Journ. of Psychol. [Gen. Sect.]. **12.** 31. 1921.)

Diese, so viel ich sehe, nicht genügend beachtete Tatsache — die Kraepelin mit Recht unterstreicht — wäre für die Methodik der Ermüdungsforschung von Wichtigkeit. Man sollte Ermüdungsversuche überhaupt nur an Leistungen anstellen, bei welchen das Übungsmaximum erreicht wurde.

Die Kurve sinkt mit fortschreitender Ermüdung immer mehr. Dies liegt nach der Auffassung Kraepelins aber nicht allein daran, daß die Ermüdungswirkung zunimmt, sondern mehr noch daran, daß der Arbeit in ermüdetem Zustande kein Übungswert oder nur ein geringer zukomme, was er aus den Versuchen von Rivers erschließt. Er ist auch der Meinung, daß sich bei einer Versuchsperson die Größe der Übungsfähigkeit und der Ermüdbarkeit entsprächen, so daß Menschen mit großer Übungsfähigkeit auch rascher ermüden würden. Ich glaube nicht, daß sich dies allgemein bestätigen läßt. Jedenfalls ist die Zahl der Versuchspersonen, die in dieser Hinsicht untersucht wurden, zu gering.

In den im großen und ganzen durch die Wechselwirkung von Übung und Ermüdung bedingten Verlauf der Kurve schieben sich nun Schwankungen ein, die teils unregelmäßige sind und auf äußere Momente, Störungen, Stimmungen usw. zurückgehen, teils aber an bestimmten Stellen der Kurve bei verschiedenen Versuchspersonen wiederkehren und so den Eindruck eines gewissen gesetzmäßigen Verhaltens erwecken. Kraepelin beobachtete erstens, daß im Beginn der Verrichtung eine Senkung unter die Anfangsleistung stattfinde. Er führt dies darauf zurück, daß in den allerersten Phasen der Arbeit eine höhere Willensspannung bestehe, welche aber nicht festgehalten werden könne, daher die Leistung wieder sinke, um so mehr als noch kein ausreichender Übungseinfluß sich in diesen frühen Augenblicken geltend machen könne. Im Anschluß an Rivers nennt er diesen Faktor den „Antrieb". Dieser kann sich aber auch gegen Ende einer Versuchsperiode geltend machen, wenn die Versuchsperson weiß, daß der Abschluß der Serie unmittelbar bevorsteht. Es entspricht diese Beobachtung der alltäglichen Erfahrung, daß die Menschen gegen Ende einer Arbeit auch bei sonst gesunkenem Arbeitswillen oder bei bestehender Ermüdung, sich noch einmal „aufraffen", einen „neuerlichen Anlauf nehmen" und wie die Reden sonst gehen. Man spricht auch von einem „Endspurt". Übrigens findet sich analoges bekanntlich schon bei den Tieren — man erinnere sich des in den Stall heimkehrenden Pferdes.

Derartige, auf Veränderungen der Willensspannung beruhende Schwankungen treten auch sonst während des Arbeitsablaufes ein. Es scheint, als würde eine im großen und ganzen stetig verlaufende Arbeit nicht durch eine kontinuierlich gleichbleibenden Willensspannung im Gange erhalten, sondern als benötigte sie immer wieder neu einsetzende Willensanstöße, weil die ursprüngliche Spannung immer wieder nachläßt. Damit hängt es offenbar zusammen, daß kleine Variationen in den Arbeitsbedingungen jeweils eine gewisse Arbeitssteigerung bedingen. So weist Kraepelin darauf hin, daß beim Addieren der Übergang auf eine neue Zahlenkolonne eine solche Intensivierung mit sich bringen kann. Wahrscheinlich beruht darauf die alltägliche Erfahrung, daß man bei längerdauernder Arbeit unwillkürlich geneigt ist, leichte Abwechselungen anzubringen, irgendeine Teilverrichtung, die sich auf zweierlei Weisen ausführen läßt, einmal so, einmal anders macht u. dgl. Allerdings spielen hier noch die wesentlich psychischemotionalen Momente der Monotonie und was dazu gehört, bedeutend mit.

Kraepelin glaubt noch einen weiteren Faktor unterscheiden zu müssen, nämlich die Gewöhnung. Er beobachtete ein ungemein starkes Anwachsen der Leistung von einem Tag zum anderen nicht nur im ersten Beginne der Versuche — Additionen, Lindley — sondern auch nach einer längeren Unterbrechung dieser. „Da dieses Verhalten, sagt der Autor, von dem späteren, weit flacheren Verlaufe der Übungskurve in sehr auffallender Weise abweicht, erscheint die durch die Versuchserfahrung gestützte Anschauung berechtigt, daß hier noch eine besondere, die Arbeit erleichternde Ursache mit hineinspielt, die Gewöhnung." Diese bestehe wesentlich in der allmählig immer wirksamer werdenden Ausschaltung aller Störungen, ablenkender Gedanken, in der Abschließung gegen die Umgebung, wodurch das Gefühl des „Ungewohnten" rasch verschwinde. Es mag zweifelhaft erscheinen, ob man in der Tat berechtigt sei, diesen Faktor grundsätzlich von der Übung abzutrennen. Denn auch diese ist ja kein einheitliches Gebilde. Wenn wir z. B. sagen, daß bei fortschreitender Übung alle unzweckmäßig und nicht allein auf das angestrebte Ziel abgestellten Bewegungen nach und nach ausgeschaltet werden, so scheint hier auf physiologischem Gebiete eine weitgehende Analogie zu der „Gewöhnung" im Sinne KRAEPELINS vorzuliegen. Dennoch rechnen wir dieses Moment unbedenklich dem Gesamtkomplexe der Übung zu.

Eine noch eindringendere Analyse gewisser Ungleichmäßigkeiten der Arbeitskurve hat LANGELÜDDEKE versucht, indem er Übung, Ermüdung, Anregung und Gewöhnung als stetige Funktionen darstellen will, die sich graphisch als gerade oder gekrümmte Linien präsentierten. Der Antrieb hingegen soll sich in den unregelmäßigen Zacken der KRAEPELINschen Kurve ausdrücken. LANGELÜDDEKE hat um diese Schwankungen zu messen, die pro Minute ausgeführten Additionen einstelliger Zahlen mit jenen verglichen, welche sich aus einer konstruierten „Idealkurve" in Prozenten des Zentralwertes ergeben würden. Die Größe der Kurvenschwankungen wäre diesen Berechnungen zufolge umgekehrt proportional dem Quadrate der absoluten Leistung. Mit diesen Schwankungen nicht identisch sind jene, welche zu Beginn der Arbeitskurve auftreten. Sie rühren vielmehr her von Ungleichmäßigkeiten der Aufmerksamkeit und verschwinden ganz oder zumindest größtenteils unter dem Einflusse der Übung, wobei gesunde Versuchspersonen meist nicht länger als 20 Minuten für diese Adaptation der Aufmerksamkeit benötigen.

Die Auffassung KRAEPELINS ist nicht unwidersprochen geblieben, obwohl dieser Forscher sicherlich vorsichtiger zu Werke ging, als die eben erwähnte Untersuchung. Denn diese erscheint mir trotz der offensichtlich stimmenden Werte darum nicht vollkommen zuverläßig, weil es sich schließlich ja um mehr bestimmende Momente in einen so komplexen Ablauf, wie es geistige Arbeit ist, handeln muß, und es kaum verständlich ist, daß die wenigen herausgegriffenen Momente eine so restlose Analyse gestatten sollten. Am schärfsten hat sich THORNDIKE gegen die Auffassung KRAEPELINS ausgesprochen. Man muß diesem aber Recht geben, wenn er an den Untersuchungen des amerikanischen Autors die mangelhafte Begriffsbestimmung bemängelt. Insbesondere ist die Behauptung unzulässig, daß Ermüdung durch den einfachen Vergleich der Anfangs- und der Endleistung gemessen werden könne. Wir brauchen hier nicht zu wiederholen, daß unserer Überzeugung nach Ermüdung überhaupt nicht gemessen werden könne, und daß daher auch die darauf abzielenden Gedanken KRAEPELINS uns nicht eines anderen belehren.

In seiner Erwiderung gegen THORNDIKE erweitert KRAEPELIN seine oben entwickelten Anschauungen insofern, als er für den raschen Anstieg der Übung an den ersten Versuchstagen außer der Übung noch andere arbeitssteigernde Einflüsse glaubt annehmen zu sollen. Erstens spiele die Gewöhnung an die Versuchsbedingungen eine Rolle, die Ausschaltung der störenden Nebenumstände durch die möglichst ausschließliche Richtung der Aufmerksamkeit auf die gestellte Aufgabe. Die Hauptsache aber sei in der Erlernung gewisser „Vorteile" zu erblicken, wie sie beim Erwerb jeder Art von Handfertigkeit bekannt sind. Dabei handelt es sich teils um das richtige Ergreifen des Werkzeuges, die Verwendung bestimmter Muskelgruppen — wir dürfen ergänzen: die Ausschaltung überflüssiger Mit- und Nebeninnervationen —, die vorteilhafteste Körperhaltung, das Zeitmaß in der Abfolge der einzelnen elementaren Akte. Kraepelin spricht von einer „Anpassung" an die besonderen Verhältnisse jeder Verrichtung. Eine solche käme nun seiner Ansicht nach auch bei den geistigen Arbeiten in Frage. Denn auch solche Aufgaben können, wie man weiß, auf verschiedene Weise gelöst werden, wobei die Mannigfaltigkeit der verschiedenen möglichen Wege wahrscheinlich größer ist, als man gemeinhin anzunehmen pflegt.

Interessant ist, daß Kraepelin bei der Analyse der Ermüdungskurve zu ähnlichen Gedanken gelangt, wie wir sie oben entwickelt haben. Er will nämlich zwischen der Ermüdung durch Kräfteverbrauch und der durch das Auftreten von Zerfallsstoffen bedingten unterschieden wissen. Überdies aber erwägt er die Möglichkeit, daß Abnützungsvorgänge im Spiele sein könnten, welche also das gleiche wären — wenn anders ich den Autor richtig verstehe — wie das, was ich als „Spurenbildung" benannt habe.

Eine eingehende und insbesondere vom Standpunkte der praktischen Verwertbarkeit solcher Untersuchungen beachtenswerte Kritik hat Giese an den Gedanken Kraepelins geübt. Da die dabei berührten Probleme und die Grundposition des Autores der psychotechnischen Richtung angehören, will ich hier nicht weiter darauf eingehen. Sicherlich ist es richtig, daß die Gleichsetzung der Laboratoriumsversuche und der Praxis nicht statthaft sei. Mit Thorndike wäre auch zu fordern, daß die Zahl der Versuchspersonen sehr vermehrt werden müßte, bevor man die Arbeitskurve als typisch für den Verlauf von Arbeit überhaupt ausprechen dürfte. Noch weniger ist es richtig, daß eine solche Kurve für eine einzelne Person unter allen Umständen typisch sei. (Vgl. J. Lange.)

Es ist jedenfalls ein bleibendes Verdienst jenes Forschers, überhaupt auf die Zusammensetzung der Arbeitskurve aus verschiedenen determinierenden Momenten hingewiesen und als erster den Versuch einer Analyse unternommen zu haben. Wenn es auch vielleicht nicht möglich ist, mit der von ihm erhofften Genauigkeit die einzelnen Bestimmungsstücke und den Umfang ihres Einflusses auf die Kurvengestalt festzustellen, so dürfte doch unbestritten bleiben, daß in die Kurve verschiedene Momente eingehen und vielleicht auch, daß die von ihm unterschiedenen Momente tatsächlich von entscheidender Bedeutung sind.

Diese Untersuchungen wurden aber fast alle bei geistiger Arbeit angestellt. Es mag zweifelhaft erscheinen, ob die dort gefundenen Gesetzmäßigkeiten ohne weiteres auf jegliche Arbeit schlechthin übertragen werden dürfen. Auch wenn dies statthaft wäre, könnten derartige Versuche nicht genügen, weil in ihnen eine Größe nicht faßbar wird. Sie erlauben wohl eine gewisse Arbeits- oder Leistungsgröße zu bestimmen, die sich z. B. in der Zahl der Additionen pro Zeiteinheit ausdrückt. Bei körperlicher Arbeit ist aber noch eine weitere Modifikation möglich, indem man ja nicht nur die Zahl, sondern die absolute Größe der im einzelnen Arbeitsakt erzielten Leistung variieren kann.

Darum müssen wir kurz auf die Ergebnisse jener Untersuchungen eingehen, welche mit den Methoden der Ergographie oder Ergometrie, bzw. der Dynamometrie gewonnen wurden. Auf die einzelnen Verfahrensweisen oder Apparaturen einzugehen, liegt hier keine Veranlassung vor. Von ihnen hat Zoth eine ausgezeichnete und erschöpfende Darstellung gegeben. Es kann sich vielmehr nur darum handeln, die grundsätzlich möglichen Ergebnisse und die methodischen Bedenklichkeiten zu illustrieren.

Im Prinzipe laufen alle diese Methoden darauf hinaus, eine Reihe von Einzelzuckungen zu erhalten, deren Gesamtablauf und individuelle Gestalt einen Einblick in die Vorgänge bei der Arbeitsleistung gestatten sollen. Man kann, wie GRUHLE bemerkt, folgende Fragestellungen auseinanderhalten:

1. Den Gesamtverlauf der Kurve, wie das meist geschieht, die sog. Arbeits- bzw. Ermüdungskurve, die durch die Verbindung der Spitzen aller Einzelzuk- kungen entsteht.

2. Die Gestalt der Einzelzuckung, wobei wiederum zu unterscheiden ist zwischen

a) der Einzelziehung, der Erfüllung der Aufgabe durch eine einmalige will- kürliche Kontraktion das Gewicht so hoch als möglich zu heben und dann fallen zu lassen;

b) die Zeitkontraktion, wobei das Gewicht bis zu einem Signal eine Zeitlang gehoben bleibt;

c) die Dauerkontraktion, wobei das Gewicht so lange als möglich erhoben ge- halten werden soll.

Diese Arbeit GRUHLES ist, so viel ich sehe, die letzte größere ergographische Studie. Allerdings krankt sie, wie die meisten in psychologischen Instituten vor- genommenen, an dem Überstand, daß nur von zwei Versuchspersonen Kurven gewonnen wurden. Dennoch stellt sie durch die eingehende Analyse der Kurven und die weitgehende Berücksichtigung der Literatur — es sind 180 Angaben — den bedeutendsten Beitrag der letzten Jahre dar. Für eine soziale Hygiene ist allein die Frage bedeutungsvoll, was denn nun aus derartigen Laboratoriumsunter- suchungen für das Verständnis der praktischen Verrichtungen entnommen werden könne. Es kann daran gedacht werden, erstens die theoretische Analyse des Arbeitsvorganges auf solche Versuche aufzubauen, zweitens die Bedingungen für bestimmte Leistungen abzuleiten, drittens aus den ergographischen Kurven Mittel zur Beurteilung der allgemeinen oder speziellen Leistungsfähigkeit der Versuchspersonen zu gewinnen.

Inwieweit die Arbeitskurve für das Studium der Ermüdung herangezogen werden kann, wurde schon besprochen. Wir verweisen nochmals auf die großen grundsätzlichen Bedenken, welche der unmittelbaren Auswertung einer der üblichen ergographischen Kurven entgegenstehen. Es bedarf einer besonderen Schulung der Versuchsperson, wenn die Höhe der einzelnen Hebungen als ein Maß der tatsächlichen Leistung dienen soll. Denn es kann allzuleicht in das Ergogramm eine daraus gar nicht entnehmbare Bremsarbeit eingehen. Nur wenn die Versuchsperson nach der Hebung das Gewicht wirklich bei völliger Entspan- nung der arbeitenden Muskel fällen läßt, sind die Höhen ein Maß der Leistung. GRUHLE hat darum sehr mit Recht die Analyse der Einzelzuckung und deren zeitlichen Bedingungen als unerläßlich bezeichnet. Es ist aber klar, daß dadurch die Methode außerordentlich an Handlichkeit verliert und für Serienuntersuchungen unverwendbar wird. Bei der Analyse der ergographischen aufgezeichneten Einzel- hebung darf man auch nicht diese einfach der Zuckung des isolierten Muskels gleichsetzen und die dort geltenden Gesetzmäßigkeiten auf diese übertragen. Denn erstens handelt es sich bei der Arbeit am Ergographen — wenigstens bei den am meisten benutzten Formen dieses Apparates — nicht um die Zuckung eines einzelnen Muskels, sondern um die einer Muskelgruppe. Nur einige wenige Kon- struktionen machen eine Ausnahme. So ließe sich das von ROLLETT zu anderen Zwecken verwendete Myographion, welches die Bewegungen des M. abductor digiti quinti registriert, in diesem Sinne verwerten. Zweitens handelt es sich bei der ergographischen Arbeit fast immer um Überlastungszuckungen. Dadurch entfernt sich die Zuckung wohl von dem Typus der im Experiment meist unter- suchten, nähert sich aber jener Form, welche bei der menschlichen Arbeit weitaus am häufigsten vorkommt.

6*

Gruhle beschreibt folgende allgemeine Charakteristica der Arbeitskurve: die Hebungen nehmen im Laufe eines Versuches im allgemeinen ab, die ersten Zuckungen zeigen meist — nicht immer — eine fortschreitende Zunahme der Zuckungshöhe, seltener findet sich eine Reihe einleitender Zuckungen, deren Höhe abnimmt, welche Abnahme von einem sekundären Anstieg gefolgt ist, nach welchem erst die weitere Abnahme einsetzt. Die Einzelzuckung muß nach den Ausführungen dieses Autors beurteilt werden nach: ihrer Breite, nach der Breite des Anstieges und des Abstieges, der Gipfelhöhe und den nach verschiedenen Zeiten erreichten Teilhöhen, schließlich nach ihrem Flächeninhalt. Erst die letztere Größe gibt das wahre Maß der geleisteten Arbeit.

Dabei zeigt sich nun die wichtige Tatsache, daß die von früheren Autoren vertretene Meinung, es verhielte sich die Arbeitskurve so, wie wir es oben bei der „Arbeitskurve" Kraepelins kennengelernt haben — daß nämlich zunächst infolge der „Anregung" eine Leistungssteigerung Platz griffe — unrichtig sei. Bei der Berücksichtigung der Kurvenfläche ergibt sich ein von der ersten Hebung an merklich werdendes sukzessives Abnehmen der Leistung, Gruhle spricht die Vermutung aus, daß es sich bei der geistigen Arbeit nicht anders verhalten möchte, und daß die sofort beginnende Abnahme der Leistung dort nur durch andere Faktoren sozusagen maskiert sei. Er meint, „daß die Arbeit sich nicht sogleich im Beginne der Tätigkeit auf das gesteckte Ziel gleichsam konzentrieren kann, sondern sich in Nebenumständen, Nebenarbeiten gleichsam verzettele. Erst nach einiger Zeit gelänge es, die gesamte aufgewendete Energie auch wirklich dem gesteckten Ziel sozusagen zugute kommen zu lassen." Man muß sich natürlich klar sein, daß dieser Erklärungsversuch Gruhles nicht nur hypothetisch ist, sondern auch durchaus mit mehr oder weniger inadäquaten Bildern operiert. Immerhin ist die Feststellung bemerkenswert, daß die Anregung oder der Antrieb, sofern dieses Moment zu Recht besteht, der absoluten Leistungsgröße jedenfalls nicht zu gute kommt.

Man könnte demnach in der mehr oder weniger raschen Arbeit der tatsächlichen Leistung ein Mittel erblicken wollen, welches eine Beurteilung der Ermüdbarkeit gestattete, wenn nicht eben gegen alle derartige Unternehmungen die oben ausführlich besprochenen grundsätzlichen Bedenken sich erhöhen.

Ich füge hier eine kurze Aufzählung neuerer Arbeiten zur Ergographie ein, welche nach dem Erscheinen des genannten Artikels von Zoth bekannt geworden sind. Einen Ergographen zur Erzeugung isometrischer Ermüdung hat Giessen angegeben, welcher auf dem gleichen Prinzip beruht, wie der Dynamograph von Honders und durch Betätigung elektrischer Kontakte für die Aufrechterhaltung der Spannung und Ausschaltung von Verkürzungen Sorge trägt. Dodel hat eine Vorrichtung konstruiert, die es gestatten soll, die sog. negative Arbeit am Mossoschen Ergographen zu vermeiden. Im wesentlichen schließt sich dieser Apparat an den Arbeitssammler von Fick an. Ein Federdynamometer stammt von Vernon, Apparate für spezielle Untersuchungen verschiedener Muskelgruppen von Reijs und von Bappert.

Die ergographischen und dynamometrischen Methoden sollen in allen ihren Abwandlungen dazu dienen, die tatsächlich geleistete Arbeit zu bestimmen. Deren Größe hängt von einer Reihe von Bedingungen ab. Erstens von der Artung der je an der Arbeitsleistung beteiligten Muskulatur, welche ja nicht nur große individuelle Differenzen aufweist, sondern sich in ihrer Leistungsfähigkeit von Muskelgruppe zu Muskelgruppe unterscheidet. Man hat neuerdings mehrfach Untersuchungen über die mögliche Arbeit bestimmter Muskeln angestellt. A. V. Hill nennt „realisierbare äußere Arbeit", bezeichnet in seinen Gleichungen durch W, die in irgendwelcher Anordnung bei beliebiger Arbeitsdauer tatsächlich erhältliche Maximalleistung und „theoretische maximale Arbeit" die umgewandelte potentielle Energie, welche W_0 heißt. Letzteres ist berechtigt, da ja nach Hill

(s. o. S. 9) unter günstigen Bedingungen tatsächlich 100% der zugeführten Energie in Arbeit umgewandelt werden sollen. HILL und LUPTONS haben W mit Hilfe des von ihnen so genannten „stress-strain-Diagrammes" zu bestimmen gesucht. HILL legt seine Berechnungen die Formel: $W = W_0 \left(i - \dfrac{k}{t} \right)$ zugrunde, wobei k eine von der inneren Reibung des Muskels abhängige Konstante ist. Ohne auf Einzelheiten einzugehen, wollen wir nur bemerken, daß die Berechnungen HILLS und seiner Mitarbeiter nicht unwidersprochen geblieben sind. So kommen z. B. HANSEN und LINDHARD zu anderen Resultaten als jene. Sie behaupten auch neuerdings, daß es überhaupt nicht möglich sei, nach dem HILL-LUPTONschen Verfahren den tatsächlichen Wirkungsgrad der Muskulatur zu bestimmen, weil der Ermüdungsfaktor bei maximalen Kontraktionen mit zunehmender Kontraktionsdauer sehr rasch an Bedeutung gewinne. Jedenfalls sind diese Fragen noch zu sehr kontrovers, als daß sich daraus praktisch verwertbare Anhaltpunkte gewinnen ließen.

Was die Muskelkraft anlangt, so wird sie von FRANKE definiert als die „maximale Kraft (Spannung) pro Quadratzentimeter des physiologischen Querschnittes, welche der Muskel bei maximaler Innervation und günstigster Länge auszuüben vermag". Unter Benutzung der Apparatur von BETHE und FRANKE und Zugrundelegung der wirklichen Hebelarme, deren die einzelnen Muskeln sich bedienen, wurden für den M. triceps bracchii bei drei Versuchspersonen unter den günstigsten Bedingungen, insbesondere unter Einhaltung des günstigsten Winkels, Werte von 449, 341 und 372 kg gefunden. Die Beuger liefern die maximale Arbeit nicht bei ihrer physiologischen Länge, sondern bei jener geringen Verkürzung, welche etwa einer Beugung um 20° entspricht. Für den M. biceps bracchii wurden Werte von 70, 95 und 133 kg, für den M. bracchialis solche von 83, 114 und 127 kg errechnet. Diese Untersuchungen könnten bei weiterem Verfolgen und bei hinlänglich umfangreichem Materiale wohl eine praktische Bedeutung gewinnen, indem sie in das Problem der günstigsten Haltung und Ausgangsstellung bei verschiedenen Verrichtungen Licht zu bringen vermöchten. O. FISCHER nimmt an, daß die mit der Verkürzung infolge der dabei gesetzten anderen mechanischen Bedingungen abnehmende Kraft der Muskeln einigermaßen durch die gleichzeitige Vergrößerung der Hebelarme rücksichtlich der geleisteten äußeren Arbeit kompensiert werde, was auch von FRANKE bestätigt wird. Dieselbe Gesetzmäßigkeit findet sich, wie BETHE zeigte, mittels des von ihm konstruierten Federdynamometers, womit die Kraft des Fingerdruckes gemessen werden kann, auch bei Untersuchung der Kraftverhältnisse von Bewegungen des Daumens und Mittelfingers. Die Kraftkurve dieses Greifdruckes steigt von der größten Greifweite angefangen, zunächst an, zeigt bei mittlerer Greifweite ein Plateau und sinkt bei weiterer Verringerung. Doch liegen die kleinsten Drucke nur um etwa 15% unter den höchsten.

In diesem Zusammenhange sei auf Untersuchungen über die Kraftverhältnisse bei Amputierten aufmerksam gemacht. Sie wurden von K. MEYER einer genauen Analyse unterworfen. Andere Angaben zu diesem Thema finden sich bei ALLERS und BORAK, bei RADIKES und MEYER, SAUERBRUCH und STADLER, sowie in dem zweiten Bande der großen Monographie SAUERBRUCHS. Ein Eingehen auf Einzelheiten wären hier wohl kaum am Platze. Die Frage nach den Arbeitsbedingungen bei verschiedenen Prothesen hat RECKLINGHAUSEN zum Gegenstand einer ausführlichen und instruktiven Darstellung gemacht.

Überblickt man alle diese verschiedenen Versuche, von denen hier natürlich nur die allerwenigsten angeführt wurden, so gewinnt man den Eindruck, als sei die theoretische Untersuchung in diesen Fragen bei weitem noch nicht so weit gediehen, als daß die Praxis des Wirtschaftslebens daraus irgendwelche Konsequenzen ziehen könnte. Es wird noch vielfältiger und vor allem systematischer Arbeit bedürfen, bevor die physiologische Bewegungslehre imstande sein wird, die Fragen der Praxis wirklich genau zu beantworten. Aus diesem Grunde erscheint es mir auch nicht als notwendig, hier alle Untersuchungen aufzuzählen, welche sich mit der speziellen Bewegungsanalyse, mit der Ermittelung der an einzelnen Bewegungen beteiligten Muskeln befassen. Es sei auf die Monographie von R. DU BOIS-REYMOND verwiesen, etwa noch auf die Untersuchungen von REIJS und die genannten der HILLschen Schule, die zwar unter anderen Gesichtspunkten angestellt, doch einiges zu dieser Frage beibringen.

Auch liegen über die praktisch bedeutsame Frage, wie denn durch mannigfache äußere und innere Momente die Muskelkraft beeinflußt werde kaum entsprechende Untersuchungen vor. MOORE und BARKER haben das Verhalten der Muskelkraft der Frau im Hinblick auf den Einfluß der Menstruation untersucht und gefunden, daß sie während der Periode geringer sei als im Intermenstruum. Kurze Zeit vor der Menstruation — etwa 8 Tage — soll ein rascher Abfall einsetzen. Parallel hiermit sollen Schwankungen der Herztätigkeit und der Atemfrequenz gehen. Insbesondere sei der „Zirkulationsindex", d. h. das Produkt aus Blutdruck und Pulsfrequenz zur Zeit der Menstruation ein niedrigerer. Man wird aber in der Bewertung solcher Angaben um so vorsichtiger sein müssen — wenigstens was eine rein physiologische Bedingtheit derartiger Schwankungen anlangt — als man heute mehr und mehr zur Einsicht kommt, daß ein großer Teil der menstrualen Beschwerden nicht unmittelbar somatischen Ursprunges sei, sondern vielfach auf dem Umwege über die Psyche zustande komme.

Während also die Analyse der äußeren Arbeit auf beträchtliche Schwierigkeiten stößt, ist der Nachweis des Gesamtenergieaufwandes dank der hochentwickelten Technik der Respirationsversuche bekanntlich bedeutend genauer. Vom Energieverbrauch bei verschiedenen Verrichtungen war schon oben (S. 27) die Rede. Hier soll nur die Frage nach dem Wirkungsgrade besprochen werden. Dabei wird es sich auch darum handeln, ob es möglich sei, den Wirkungsgrad durch bestimmte Maßnahmen zu steigern.

Der Wirkungsgrad des Gesamtorganismus ist natürlich etwas anderes als der des isolierten Muskels. Wenn dieser unter besonders günstigen Umständen seine Gesamtenergie in Effekt zu verwandeln mag, so kann dies beim Gesamtorganismus schon darum nicht der Fall sein, weil aus der zugeführten Energie nicht nur die reine Tätigkeit der an der Arbeit unmittelbar beteiligten Muskeln bestritten werden muß, sondern auch die gesteigerte Kreislaufarbeit, die beschleunigte Atmung, die durch die statische Arbeit der Haltung usw. bedingten Energiequanten.

Um nun den Nutzeffekt oder Wirkungsgrad kennenzulernen, ist die Kenntnis der äußeren Arbeitsgröße erforderlich. Denn jener Wert bezeichnet ja den Anteil der zugeführten Energie, welcher in Gestalt von Arbeit erscheint. Man muß dabei zwischen zwei Begriffen äußerer Arbeit wohl unterscheiden. Erstens nämlich ist äußere Arbeit alles, was in physiologischen Sinne so genannt werden muß, zweitens aber nur jene, welche in der beabsichtigten Leistung, also der Arbeit im ökonomischen Sinne merklich wird. Gemeinhin wird letztere Bedeutung gemeint, wenn vom Wirkungsgrad die Rede ist.

Der Bestimmung der Größe äußerer Arbeit dienen die verschiedenen als Ergometer bezeichneten Apparate. Diese gestatten eben nur die Bestimmung der äußeren Arbeit in dem zweitgenannten Sinne. Denn am Bremsergometer z. B. wird natürlich nur die Bremsarbeit angezeigt, nicht aber jene, die etwa durch das Heben der Beine geleistet wird. Ebenso verhält es sich bei den Versuchen, die tatsächlich geleistete ökonomische Arbeit zu messen. Praktisch ist diese Aufgabe übrigens so gut wie unlösbar. Man kann vielleicht inbesonders günstig gelegenen Fällen, die Gesamtenergiemenge, die in das betreffende Produkt oder die betreffende Leistung eingegangen ist, bestimmen, nicht aber den Anteil an Energie der in der Verrichtung überhaupt aufscheint.

Ob es theoretisch richtiger ist, nach der Energiemenge zu fragen, welche überhaupt als kinetische Energie erscheint, wie das GRAFE meint, oder nach der in das Produkt eingehenden, bleibe dahingestellt. Meines Erachtens handelt es sich hier gar nicht um theoretische Richtigkeit oder Unrichtigkeit, weil es eine reine Frage nach der Definition ist, sondern um die praktische Bedeutsamkeit und Durchführbarkeit. Da es aber praktisch kaum möglich ist, den Betrag der gesamten kinetischen Energie zu bestimmen, erscheint dieses Problem einfach entschieden.

Man muß weiterhin unterscheiden zwischen dem Bruttonutzwert (technischen Nutzeffekt) und dem Nettonutzwert. Als letzteren bezeichnet man den Quotienten der im Effekt erscheinenden Energie und der Differenz zwischen der insgesamt aufgewendeten minus der auch bei Körperruhe verbrauchten. Was dabei unter Körperruhe verstanden werden solle, wird nicht einheitlich beurteilt. Man kann entweder den absoluten Ruhe- oder Erhaltungsumsatz zugrunde legen, oder den Umsatz bei Annahme der zu der betreffenden Arbeit erforderlichen Haltung, oder schließlich jenen, der sich ergibt, wenn die gleichen Bewegungen, wie bei der Arbeit, aber passiv ausgeführt werden, wenn man also z. B. den Energieumsatz bestimmt bei passiver Drehung des Rades des Bremsergometers. In der Regel geht man von dem ersten Werte aus, während GRAFE den zweitgenannten bevorzugt [1]).

Die für den Nutzeffekt gefundenen Werte schwanken zwischen 10 und 30%. Der am isolierten Muskel beobachtete Wert von 50% wird auch für den in situ befindlichen Muskel errechnet, wenn man die auf Herz- und Atemarbeit entfallenden Energiemengen abzieht. Freilich sind diese nur annähernd durch Schätzung zu bestimmen. Allerdings sind diese Werte für den Nutzeffekt, welche sich aus den Gaswechseluntersuchungen während der Leistung ergeben, nicht ohne weiteres anzunehmen. Denn es besteht auch nach Beendigung der Leistung eine Sekundärwirkung, eine Fortdauer des Sauerstoffmehrverbrauches, der einem weiteren Aufwande an Energie entspricht. Stellt man diesen, wie GRAFE fordert ebenfalls in Rechnung, so fallen die Werte für den Wirkungsgrad nicht unerheblich kleiner aus.

Die gesamte Literatur bis 1914 wurde von F. G. BENEDICT und CATHCART zusammengestellt.

An neueren Untersuchungen sind jene von DIRKEN zu nennen, welcher bei Ruderern einen Wirkungsgrad von 23—29% fand. LUPTON hat Untersuchungen beim Treppensteigen und am HILLschen Vorderarmergometer angestellt. Unter Zugrundelegung der Gleichung von HILL, die wir eben erwähnten, berechnet er einen Nutzeffekt für die Ergometerarbeit von 29%, für die Steigarbeit von 24%.

Auffallend wenig Aufmerksamkeit wurde bisher der Frage geschenkt, wie manche Nebenumstände den Wirkungsgrad beeinflussen. Einige Untersuchungen spezieller Verrichtungen werden wir noch kennenlernen. Eine allgemeinere Problemstellung in dieser Hinsicht scheint nur der Untersuchung von AMAR zugrunde zu liegen. Dieser bestimmt die Produktivität des Arbeiters (rendement). Gleichzeitig wurden die Atembewegungen registriert, indem das die Inspiration und die Exspiration scheidende Ventil mit einer MAREYschen Trommel verbunden

---

[1]) Über den Begriff „industriellen Wirkungsgrades", welcher eine Weiterbildung des Nettowirkungsgrades darstellt, vgl. u. a. S. 122.

wurde. AMAR faßt seine Ergebnisse folgendermaßen zusammen: 1. Bei nicht allzu anstrengender Berufsarbeit bleiben Sauerstoffverbrauch und Atemkurve dauernd und unverändert regelmäßig. 2. Individuelle Unterschiede im Sauerstoffverbrauch erweisen sich als abhängig von der Körperhaltung, dem erzielten Grade an Gewandtheit, aber auch von den Beschaffenheiten des Arbeitsraumes. Mit zunehmender Übung im Verlaufe der Lehrzeit nimmt der Sauerstoffverbrauch mehr und mehr ab. 3. Alle Ungeschicklichkeiten während der Arbeit, aber nicht minder jeder Versuch übermäßige Anstrengung oder ein Versagen der Leistungsfähigkeit vorzutäuschen, drücken sich in den Sauerstoffwerten und der Atemkurve unverkennbar aus. AMAR schätzt die Wichtigkeit zweckentsprechender Atmung für die industrielle Arbeitsleistung sehr hoch ein. Er verweist darauf, daß man bei trainierten Athleten als eine besonders zweckmäßige Anpassungserscheinung ein sehr tiefes Inspirium vor den Momenten stärkster Kraftentfaltung beobachten könne.

Auf eine Darstellung der verschiedenen ergometrischen Methoden dürfen wir verzichten, da sie ebenfalls in der angeführten Arbeit von ZOTH behandelt werden. Neue Konstruktionen rühren von MARTIN her, welcher eine Art Fahrrad-Bremsergometer verwendet, und von CATHCART, dessen Apparat aus einem stählernen Schwungrad von 22 kg Gewicht und 1,3 m Umfang besteht, wobei die Spannung der Bremse durch eine Federwage reguliert wird.

IX. Ruhe.

Die zwischen je zwei Arbeitsperioden eingeschalteten, mehr oder weniger lang dauernden Pausen haben den doppelten Zweck, den Ersatz der verbrauchten Betriebsstoffe bzw. deren Wiederaufbau aus Spaltprodukten (s. o. S. 8) zu ermöglichen und die Restitution der beanspruchten Gewebsstrukturen, was ich Erholung in spezifischem Sinne nennen möchte. Demnach läßt sich der Fragenkomplex, den wir unter dem Titel „Ruhe" begreifen, von verschiedenen Gesichtspunkten aus betrachten. Wir müssen rücksichtlich des Ersatzes fragen, welcher Art die dem Organismus zuzuführenden Stoffe sein müßten, damit der Ersatz möglichst ökonomisch vor sich gehe, und zweitens welche Zeit je unter verschiedenen Bedingungen hierfür erforderlich sei. Rücksichtlich der Erholung ist zu fragen, wie lange eine Beanspruchung andauern und welchen Grad sie erreichen könne, ohne daß irreparable Schädigungen sofort oder mit der Zeit eintreten, ferner, welche Zeitspanne für die Erholung notwendig sei. Damit hängt das Problem der „Abnützung" im Laufe eines Arbeitslebens enge zusammen.

Eine theoretische Vorfrage, die aber auch praktisch sehr große Bedeutung gewinnen könnte, ist folgende: Ist es denkbar, daß die Beanspruchung des tätigen Muskels überhand nimmt und ihn funktionsunfähig oder — wenn auch jedesmal in unmerklicher Weise — so weit irreparabel schädigt, daß er schließlich funktionsunfähig wird, trotzdem Betriebsstoff in zureichender Menge zu Gebote steht? Diese Frage wird sich im Tierexperimente, auch wenn die Reizversuche durch viele Stunden fortgesetzt werden, kaum beantworten lassen. Es gibt aber gewisse Erfahrungen am Menschen, welche diese Möglichkeit einigermaßen nahelegen, worauf wir noch zurückkommen.

Zunächst sei kurz von den Bedürfnissen des Ersatzvorganges die Rede. Eine ausführliche Ernährungslehre hier zu geben, ist nicht am Platze. Es wird davon an anderer Stelle des Werkes gehandelt; übrigens verweise ich auf die vortreffliche und erschöpfende Darstellung bei DURIG. Nur gewisse, speziell arbeitsphysiologische Fragen sind hier zu erörtern.

Die Nahrungs- bzw. Calorienmenge, welche der arbeitende Mensch benötigt, hängt natürlich von der Leistungsgröße und deren Wirkungsgrad ab. Es ist selbstverständlich, daß eine Leistung von q kgm bei einem Wirkungsgrad von $p\%$ einen geringeren Energieaufwand erfordert, als bei einem Wirkungsgrad von $(p-n)\%$. Ernährungsphysiologisch kommt noch in Betracht, daß der Energiebedarf für die Verarbeitung der Nahrung selbst mit deren Menge ansteigt, abgesehen davon, daß manche Nahrungsbestandteile, vor allem das Eiweiß, an sich den Umsatz erhöhen (spezifisch dynamische Wirkung). Demnach wächst der Energiebedarf nicht einfach proportional mit der Leistungsgröße, sondern schneller.

Daß es dabei nur auf die Calorienzufuhr ankommt, wenn nur die zureichenden Mengen an Stickstoff, Kohlenhydrat, Salzen und akzessorischen Nährstoffen (Vitaminen) gewährleistet sind, bedarf ebenfalls nicht weiterer Ausführung. Als solche hat Muskelarbeit keinen Einfluß auf den Eiweißverbrauch. Eine reichlichere Eiweißzufuhr ist geboten, wenn für die Neubildung von Muskelgewebe im Training Material bereitgestellt werden soll. Nebenbei bemerkt, ist eine solche Kräftigung der Muskulatur nur durch systematisches und mäßiges Training, nicht durch forcierte Anstrengungen zu erzielen. Die relativen Eiweißmengen gibt Durig in folgenden Werten an:

Eiweißcalorien über 20% der Gesamtcalorien: überreichlich;
       etwa 15% der Gesamtcalorien: Durchschnitt für behagliche Ernährung;
       etwa 10% der Gesamtcalorien: auskömmliches Maß für Anstalts- und Massenernährung;
       unter 10% der Gesamtcalorien: nur bei genauer Kontrolle der Zubereitung und der Verabfolgung der Kost;
       etwa 5% der Gesamtcalorien: theoretisch festgelegtes Eiweißminimum bezogen auf den Erhaltungsumsatz.

Da aber Muskelarbeit den Eiweißbedarf nicht steigert, sondern nur den Calorienbedarf, werden mit wachsender Leistung und entsprechender Calorienzufuhr diese relativen Werte absolut zu hoch ausfallen.

Kestner meint, daß in den letzten zwei Menschenaltern eine Verminderung der Muskelarbeit infolge des Überhandnehmens maschineller Einrichtungen stattgefunden habe; daher sei der Gesamtcalorienbedarf gesunken und der Eiweißbedarf nur relativ — nicht absolut — gestiegen. Die Eiweißzufuhr soll nach ihm 100 g pro Tag betragen. Mit dieser Auffassung ist es allerdings verträglich, daß nach einer von Kestner zitierten Statistik im Jahre 1904 in den Vereinigten Staaten 48% der Gesamtcalorienzufuhr bei 2567 Arbeitern auf Eiweiß entfielen. Dagegen ist es unverständlich, wieso Kestner die Tatsache eines absoluten Anstieges des Fleischkonsums in Sachsen von 16 auf 44 kg in den Jahren 1844—1903 für seine Ansicht geltend machen kann. Denn der absolute Konsum müßte sich ja gleich bleiben.

Da, wie berichtet wurde, ausgiebige Muskelarbeit mit einer starken Steigerung der Phosphorsäureausscheidung im Harne einhergeht und auch im Muskel selbst das Auftreten von Phosphorsäure nachgewiesen wurde, war es folgerichtig, an einen die Beseitigung der Arbeitswirkungen beschleunigenden Einfluß der Phosphatzufuhr zu denken. „Die Phosphorsäure", drückt E. Schmitz diese Sachlage aus, „wird zu dem Vehikel, das immer neue Mengen von Kohlenhydrat dem Abbau zuführt." Bei der experimentellen Prüfung ergab sich, daß Zufuhr von Phosphorsäure (Emden, Grafe und Schmitz) die Arbeit am Ergostaten, welche durch Training zu ziemlich konstanten Werten gelangt war, um 20% zu steigern vermochte. Das gleiche Resultat wurde auch bei Versuchen erhalten, die in großem Umfange bei der Truppe angestellt wurden.

Allerdings heben EMBDEN, GRAFE und SCHMITZ selbst hervor, daß bei diesen Versuchen auch eine größere geistige Frische beobachtet wurde, die Deutung der Recresalwirkung als einer unmittelbar am Muskel angreifenden also nicht ganz sicher sei. Doch stützen sie sich auf die leistungssteigernde Wirkung der Phosphate auch am isolierten Muskel, wo sie NEUGARTEN zeigte, und glauben überdies auch für die Tätigkeit des Nervensystems eine Dissimilation phosphorhaltigen Materiales vermuten zu dürfen (vgl. hierzu S. 112 die Angaben von KESTNER und KNIPPING).

Dementsprechend wurde ein gesüßtes mit einem Aroma versetztes Natriumdiphosphat als „Recresal" in den Handel gebracht. Von ihm berichtet NOORDEN, daß es bei beeinträchtigter muskulärer Leistungsfähigkeit von guter Wirkung war. Ähnlich lauten die Aussagen von HERXHEIMER; GOESBACH sah bei allerlei Erschöpfungszuständen, STRAUCH auch bei geistiger Ermüdung günstige Resultate. (Zur Theorie der Phosphatwirkung, vgl. auch ELIAS und WEISS.)

Mit Rücksicht auf die einleitend formulierte Unterscheidung zwischen Ersatz und Erholung müßte man sich fragen, ob nicht neben der Deckung des Calorienbedarfs die Zufuhr bestimmter Substanzen erforderlich ist, welche dem Ausgleich der Beanspruchungsvorgänge dienen könnten. Es ist nicht ganz ausgeschlossen, daß schon die Phosphorsäure zum Teil hierher gehört. Man darf sich selbstverständlich nicht vorstellen, daß Verbrauch und Beanspruchung im lebenden Gewebe unabhängig voneinander abliefen. Beide Prozesse greifen gewiß vielfach ineinander, und ihre Gebiete überschneiden sich sozusagen mehrfach. Diese Unterscheidung ist ja zunächst eine begriffliche. Aber so wie wir mit Recht einen endogenen und einen exogenen Stoffwechsel auseinanderhalten, wiewohl keiner der beiden jemals isoliert untersucht oder auch betroffen werden kann, so dürfen wir auch hier für die begriffliche Unterscheidung einen realen Unterschied als ihr entsprechend annehmen. In den quantitativen Veränderungen des Stoff- und Krafthaushaltes freilich dürften die auf die Beanspruchung zurückgehenden Erscheinungen vollständig in den Hintergrund treten, und auch qualitativ sich kaum bemerkbar machen. Immerhin wäre zu erwägen, ob nicht die Bedeutung der akzessorischen Nährstoffe zum Teil in solchen Momenten gesehen werden dürfe.

Weit mehr als die durch die Stoffwechselphysiologie großenteils bereinigten Fragen nach Quantität und Qualität der Ernährung, geben alle jene Probleme Anlaß zu mannigfachen Erörterungen, welche sich um die zeitlichen Bedingungen der Ruhe gruppieren. Man kann den ganzen Fragenkomplex als den der *Pausen* bezeichnen. Dabei sind zu unterscheiden jene kürzeren Arbeitsunterbrechungen innerhalb der täglichen Arbeitsperiode, die wir im engeren Sinne Pausen zu nennen gewohnt sind, die tägliche Ruheperiode, die längere Ruhezeit am Wochenende und schließlich die Tage oder Wochen umfassenden Ruhezeiten im Laufe eines Arbeitsjahres, die man Urlaub nennen kann. Für alle diese Ruheperioden erhebt sich die doppelte Frage erstens nach ihrer zweckmäßigen Dauer, und zweitens nach ihrer Lage innerhalb des betreffenden Zeitabschnittes.

Die Pausen können nun entweder so gewählt werden, daß ein Nachlassen der Leistung überhaupt nicht in Erscheinung tritt, oder so, daß nach einer längeren Leistungsperiode, die eine Leistungsverminderung zur Folge hätte, eine Pause in solcher Dauer eingeschoben wird, daß nach deren Ende die Leistungsgröße ihr ursprüngliches Ausmaß wieder erreicht. Grundsätzlich handelt es sich natürlich in beiden Fällen um dasselbe. Im ersten gebe ich nach jeder kurzdauernden Leistung dem Muskel Gelegenheit einen vollständigen Ersatz zu bewerkstelligen und sich restlos zu erholen, im zweiten Falle ist es zu einem Defizit an Betriebsstoff und zu fortgeschritteneren Beanspruchungsvorgängen gekommen, und es bedarf daher einer längeren Zeit, bis der Ausgleich wieder vollzogen ist.

Praktisch kommt die erste Methode kaum in Betracht. Es mag wohl gewisse Verrichtungen geben, welche einerseits einen so geringen Energieaufwand erfordern, andererseits ihrem Wesen nach so viel Pausen zwischen den einzelnen Akten enthalten, daß es zur Ermüdung überhaupt nicht zu kommen braucht. Im allgemeinen bedingt aber die Natur menschlicher Verrichtungen eine gewisse Kontinuität und somit die Notwendigkeit längere Arbeitsperioden mit relativ geringfügigen Pausen durchzuhalten. Gewiß bringt jede Verrichtung es mit sich, daß Pausen eintreten, die, wenn schon nicht den Gesamtorganismus — was aber auch vorkommt — so doch dem jeweils arbeitenden Muskel Gelegenheit zu teilweisem Ausruhen geben. Daher bedeutet auch eine z. B. 8 stündige „Arbeitszeit" nicht, daß nun 8 Stunden lang Arbeit geleistet werde. Noch deutlicher ist die Diskrepanz zwischen der sog. Arbeitszeit und der Gesamtdauer wirklich geleisteter Arbeit dort, wo „Bereitschaft" eine Rolle spielt. Wir wollen daher die *Arbeitszeit* verstehen im üblichen, auch in den gesetzlichen Bestimmungen gemeinten Sinne der Dauer des Verweilens bei der Arbeit oder an der Arbeitsstätte und ihr die *Leistungszeit* als jene gegenüberstellen, während welcher tatsächliche Arbeit geleistet wird.

Die Dauer der Pausen, welche in eine Arbeitsperiode eingeschoben werden müssen, damit am Ende dieser nicht weitgehende Erschöpfung oder eine wesentliche Verminderung der Leistung eintrete, hängt selbstverständlich wesentlich von der Art der Leistung ab. Andererseits wird die Arbeitszeit dort um so länger sein, wo die Leistungszeit prozentual geringer ist. Dies ist z. B., wie DURIG hervorhebt, bei der landwirtschaftlichen Arbeit der Fall, die durch die Pausen für die Mahlzeiten, aber auch durch solche für das Wenden etwa der Egge, des Wetzens der Sense u. dgl. unterbrochen wird. Übrigens machen die Arbeiter dort, wo die Verrichtung an sich keine zureichenden Pausen bedingt, spontan solche. So fand VERNON in einem Blechwalzwerk, daß bei 6 stündiger Arbeitszeit 10,2 Minuten, bei 10 stündiger 12,5 Minuten pausiert wurde[1]). Mit der Einschaltung von Pausen, die in der Natur des Vorganges gelegen ist, hängt wohl auch die geringere Ermüdungswirkung der dynamischen gegenüber der statischen Arbeit zusammen, wiewohl wir gewiß auch noch andere Momente (wie Behinderung der Blutzirkulation s. S. 22) im Spiele sind. Auf den letztgenannten Umstand bezieht es VERNON, daß bei praktisch isometrischer Arbeit an einem von ihm konstruierten Feder-Dynamometer absolute Ruhe in den Arbeitspausen, deren Länge sich zu der Leistunsgzeit wie 1:4 oder wie 2:3 verhielt, ein geringeres Ausruhen und daher eine geringere Gesamtleistung zur Folge hatte, als wenn leichte Armbewegungen in den Pausen ausgeführt wurden.

Auch bei schwerer Arbeit können relativ kurze Pausen die Gesamtleistung erheblich steigern. Dies hat schon M. BERNAYS bei der Arbeit an der Spinnmaschine feststellen können. Im großen hat solche Experimente LOVEDAY vorgenommen. Er berichtet, daß sich 1918 eine englische Schuhfabrik veranlaßt sah, ihre Produktion zu erhöhen, ohne neue Maschinen einstellen zu können, die dazumal sehr schwer erhältlich waren. Insbesondere war dieses Problem im Preßraum akut, wo mechanische Pressen mittels entsprechend geformten Schneideflächen das Leder zuschnitten. Die Arbeit erfordert Sorgfalt und Geschicklichkeit, da fehlerhafte Stellen im Leder ebenso wie jeder überflüssige Abfall vermieden werden müssen. Es wurde nun folgender Versuch gemacht: Anstatt 2 Mädchen den ganzen Tag an der Doppelpresse arbeiten zu lassen, wurde eine Dreiergruppe gebildet; jedes Mädchen arbeitete 40 Minuten und ruhte 20 Minuten jede Stunde. Das Resultat war so gut, daß 5 Monate später 6 Doppelpressen in dieser Weise bedient

---

[1]) Vgl. auch hier und zu den folgenden Bemerkungen die von BREZINA in diesem Handbuche angeführten Tatsachen, so besonders Bd. II, S. 107ff.

wurden. Für die Ruhezeit wurde ein freundlicher, gut eingerichteter Raum zur Verfügung gestellt. Die Produktionssteigerung an den 6 Pressen machte 44% aus. Die Arbeiterinnen, welche anfangs befürchteten, nach dem neuen System die vorgeschriebene Arbeitsmenge nicht leisten zu können, zeigten sich später sehr zufrieden und gaben übereinstimmend an, daß ihre Gesundheit besser geworden, daß die Ermüdung bei Arbeitsschluß nicht mehr vorhanden sei. Insbesondere kam das neue System den schwächeren und weniger geübten Arbeiterinnen zugute.

Auf die systematische Regelung und Verteilung der Pausen legt bekanntlich die wissenschaftliche Betriebsführung (Taylor-System) großes Gewicht, wovon an anderer Stelle des Handbuches die Rede ist (Brezina Bd. II, S. 89).

Es ist nun bemerkenswert und wurde besonders von Kraepelin und seinen Mitarbeitern betont, daß unter Umständen die kürzere Pause einen größeren Effekt hinsichtlich der folgenden Leistungszunahme und damit der Gesamtleistung der Arbeitszeit haben könne als die längere. Es hängt dies nach der sicherlich berechtigten Meinung dieses Autors damit zusammen, daß die Pause nicht nur eine Ruhewirkung habe, sondern auch einen Übungsverlust bedeuten könne, vor allem aber jenen in die „Arbeitskurve" eingehenden Faktor mindere, der als „Antrieb" bezeichnet wird (s. S. 80). Ob nicht auch noch andere, rein physiologische Momente dabei im Spiele sind, ist nicht festgestellt. Es wäre dies nicht ausgeschlossen. Wenn man bedenkt, daß z. B. der Milchsäurewert im Blute 5 Minuten nach Beendigung der Arbeit sein Maximum erreicht (Hill, Long und Lupton) und sich die Möglichkeit vor Augen hält, daß diese Anreicherung an Milchsäure etwa ungünstig auf die zentralnervösen Apparate einwirken könnte, so wäre damit ein solcher rein physiologischer Faktor bezeichnet. Allerdings finden sich die gleichen Verhältnisse der Pausenwirkung auch bei geistiger Arbeit, wo mutmaßlich derartige physiologische Momente kaum in Betracht kommen.

Forscher des American Public Health Service haben in beide Arbeitsperioden eines 8- und eines 10 stündigen Arbeitstages je eine Ruhepause von 10 Minuten eingeschaltet. Im erstgenannten Betrieb ergaben sich keine eindeutigen Resultate. Im 10-Stunden-Betrieb nahm die Stundenleistung häufig merklich zu und von 12 verschiedenen Arbeitsformen ließen 11 eine Zunahme der Tagesproduktion erkennen. Besonders fiel dies bei der Arbeit des Lötens auf, bei der die Produktionssteigerung infolge der genannten Maßnahmen in 3 aufeinanderfolgenden Wochen 3, 17 und 26% ausmachte. Es kam aber auch vor, daß die Tagesproduktion geringer ausfiel, indem die Leistungssteigerung nach der Pause den durch diese bedingten Produktionsausfall nicht auszugleichen vermochte; immer aber stieg die Stundenleistung nach der Pause an. Bei schwerer körperlicher Arbeit wird durch entsprechend gelegte kurze Arbeitspausen die Produktion pro Zeiteinheit gesteigert, was z. B. beim Eisengießen bzw. Grabenziehen festgestellt wurde. So wird berichtet, daß zwei Offiziere an der englischen Front untereinander eine Wette eingingen, wer ein Grabenstück bestimmter Länge früher fertigstellen könne. Der eine ließ seine Leute in freigewähltem Rhythmus möglichst rasch arbeiten, der andere ließ unter Kontrolle der Uhr immer nur die halbe Mannschaft je 5 Minuten maximal arbeiten und 5 Minuten ruhen; dieser gewann. Wallrich und Dawson haben diese Verhältnisse unter Benutzung des Fahrradergometers untersucht und ebenfalls eine produktionssteigernde Wirkung bei schwerer, dagegen eine produktionsmindernde bei leichter Arbeit gefunden. Der Indifferenzpunkt, in dem keine wie immer geartete Pausenwirkung eintritt, hängt von individuell variierenden Bedingungen der körperlichen Beschaffenheit ab.

Auch bei den verschiedenen Verrichtungen des Großwäschereibetriebes hatten kurze Pausen (10 Minuten), welche in die Mitte einer 4- oder 5 stündigen Arbeitsschicht verlegt wurden nach den Erfahrungen von M. Smith eine merklich produktionssteigernde Wirkung.

Beim Einfüllen von Pulver in große Bomben, welche Arbeit Frauen anvertraut war, konnte Frois bei seinen Untersuchungen in einer Munitionsfabrik in Grenoble eine wesentliche Produktionssteigerung konstatieren, als die Arbeit auf Kommando durch je 3 Minuten betrieben und sodann auf 2 Minuten unterbrochen wurde, was 36 Arbeits- und 24 Pauseminuten in der Stunde ergibt. Ähnliche Resultate erzielte Frois bei der Arbeit des Nietens. Er glaubt folgende Regel aufstellen zu können: Jede Stunde des Aufenthaltes in der Werkstätte soll eine Ruheperiode enthalten, die nicht kürzer als 5 Minuten sein soll und eine Dauer von 30 Minuten erreichen kann; eine Arbeit, welche einen gewissen Energieverbrauch bedinge, solle nie länger als 55 Minuten ununterbrochen fortgesetzt werden. Man darf sich aber, wie der Autor betont, nicht allein auf die Pausen verlassen, sondern muß auch alle anderen Faktoren berücksichtigen, welche durch physische oder psychische Beeinflussung die Leistung und das Behagen der Arbeiter zu heben imstande sind, wie Ventilation, Temperatur, Feuchtigkeitsgehalt, Beleuchtung usw.

Was die Wirkung der natürlichen Pausen, wenn man so sagen darf, also die Mittagspausen usw. anlangt, so liegen darüber wenig Angaben vor. Vielfach findet sich eine deutliche Wirkung der Mittagspause, die sich in einem Anstieg der Produktion nach dieser kundgibt. Daß eine zureichende Mittagspause erwünscht sei, bedarf keiner Ausführung. Während nun für den 10—11 stündigen Arbeitstag in den meisten Ländern eine einmalige oder mehrmalige Unterbrechung für die Mahlzeiten gesetzlich festgelegt war, fehlt nach Frois eine derartige Vorschrift für den Achtstundentag. Die Dauer einer Pause für eine Mahlzeit soll mindestens eine Stunde betragen, denn eine Verkürzung dieser Zeit hat einen deutlich erniedrigenden Einfluß auf die Produktion, während bei genügender Länge ein Anstieg eintritt. (Natürlich hängt die Länge der Mittagspause davon ab, ob die Arbeiter ihre Mahlzeit in- oder außerhalb der Fabrik einnehmen, in welch letzterem Falle $1^1/_2$ Stunden als Minimum anzusetzen wären.) Die Frage nach der Mittagspause und deren wünschenswerten Länge hängt auf das engste mit der nach der *Arbeitszeit* überhaupt zusammen.

Vom Standpunkte der reinen Arbeitsphysiologie aus muß eigentlich eine einheitliche Festlegung der Arbeitszeit als ungerechtfertigt erscheinen. Gleich lang sollten nur die Leistungszeiten sein; und selbst diese nicht, da ja die verschiedenen Leistungen energetisch ganz verschiedene Werte darstellen. Das Problem der Regelung der Arbeitszeit ist aber keines, in welchem die Entscheidung der Arbeitsphysiologie zufiele. Sie hat wohl mitzureden, aber mehr insofern sie eine übermäßige Leistungszeit durch ihr Votum verbieten kann, als indem sie für die notwendige Dauer einer solchen Gründe angeben könnte. Hier verquicken sich physiologische, ökonomische, sozialpolitische und nicht zuletzt psychologische Momente zu einem schwer entwirrbaren Ganzen. Infolgedessen läßt sich auch dieses Problem von sehr verschiedenen Seiten aus betrachten.

Es ist seit den klassischen Untersuchungen Abbes bekannt, daß eine Verkürzung der Arbeitszeit eine Zunahme der Produktion bewirken kann, nachdem schon vereinzelte Versuche in dieser Richtung vorhergegangen waren. Bekanntlich gehen die Bestrebungen, die Arbeitszeit zu verkürzen, auf Owen zurück, der auch schon beobachtete, daß eine Reduktion der Arbeitszeit von etwa 17 auf $10^1/_2$ Stunden mit einer Steigerung der Produktion verbunden war. Seit 1817 trat Owen für den Achtstundentag ein, der schließlich in England im Jahre 1848 zunächst für Frauen und Jugendliche gesetzlich festgelegt wurde. Wir wollen aber der Entwicklung dieses Gedankens und seiner praktischen Durchführung nicht weiter nachgehen, sondern fragen, welche Wirkungen denn die Verkürzung der Arbeitszeit im allgemeinen habe und wie diese zu erklären seien.

Die Einwirkung der Arbeitszeitverkürzung auf die Produktion zu studieren, ist vornehmlich Aufgabe der Wirtschaftslehre. Hier werden nur einige neuere Belege angeführt.

Das Public Health Service verglich die Leistungen in einer Munitionsfabrik mit 10 stündiger und einer Automobilfabrik mit 8 stündiger Arbeitszeit. Ein direkter Vergleich der Produktion ist bei der Verschiedenheit der Arbeiten undurchführbar. Wohl aber zeigte sich in dem 8-Stunden-Betrieb ein relativ stetiger Gang der Produktion, während in dem anderen die Produktionskurve ein Maximum und einen deutlichen Abfall in der zweiten Arbeitsperiode erkennen ließ. Bei 8 stündiger Arbeit war der Zeitverlust verschwindend klein, bei 10 stündiger sehr groß, auch herrschte dort das „Stereotypieren" (s. S. 72). Das Verhältnis zwischen Unfallszahl und Produktion war im 10-Stunden-Betrieb zugunsten der ersteren verschoben.

Für die produktionssteigernde Wirkung der Arbeitszeitverkürzung ist die Art der Arbeit nicht ohne Bedeutung. In England wurde erhoben, daß eine Verkürzung der Arbeitszeit von 58,2 auf 51,2 Wochenstunden bei Schwerarbeit eine Steigerung der Produktion um 22% zur Folge hatte; daß dagegen die Herabsetzung der Wochenstundenzahl von 66,2 auf 45,6 bei einer mittleren Arbeit nur 9% Steigerung ergab und die Reduktion von 64,9 auf 48,1 bei einer leichten Arbeit an einer Maschine aber eine Abnahme der Produktion um 1%. F. S. Lee scheint wohl im Rechte zu sein, wenn er meint, dieser Verlust könne leicht auf andere Weise, durch ökonomische Maßnahmen, durch Minderverbrauch an Heizmaterial usw. hereingebracht werden und falle neben dem physiologischen — ich möchte hinzufügen: und nicht minder psychologischen — Vorteil des Arbeiters nicht ins Gewicht.

Abbe war der Meinung, daß die Leerlaufsarbeit einen guten Teil des Energieverbrauches bedinge, der auf produktive Leistung aufgewendet, die Produktion erhöhen müßte, ohne die Ermüdung zu steigern. Allerdings ist es von vornherein nicht gewiß, „ob diese Ersparnis an Umsatz für die Leerlaufsarbeit rein arithmetisch vom Grundumsatz abgezogen werden, bzw. in Form größerer Arbeitsintensität bei der verkürzten Arbeitszeit zugeschlagen werden dürfe; denn es ist zu bedenken, daß der Umsatz durch Verminderung der Leistung bei mäßiger Arbeitsgeschwindigkeit linear abnimmt, aber bei wesentlich erhöhter Arbeitsgeschwindigkeit logarithmisch mit dem Steigen der Anforderung wächst". (Durig.)

Abbe nimmt an, daß man für jede Leistungsart feststellen müsse, welche Verkürzung der Arbeitszeit und welche Beschleunigung des Arbeitstempos sich so die Wage halten, daß eine Zunahme der Ermüdung nicht eintrete. Allerdings darf man sich nicht verhehlen, daß solche Feststellungen nie absolute Verläßlichkeit erlangen können, da eben eine Messung der Ermüdungsgröße nicht möglich ist. Es wird sich bei allen solchen Versuchen doch immer mehr um ein Abschätzen handeln als um wissenschaftlich exakte Bestimmungen. Ferner ist zu bedenken, daß die Wirkung der Arbeitszeitverkürzung nicht allein auf energetisch-ökonomischem Wege erklärt werden kann; denn auch hier spielen psychologische Faktoren eine große Rolle.

Daß dem so ist, geht u. a. auch daraus hervor, daß die Lage einer Arbeitspause innerhalb einer Arbeitsperiode für die Pausenwirkung nicht gleichgültig ist. Die „Wirkung der Pause ist nicht an und für sich feststehend," sagt Amberg, „sondern hängt wesentlich ab von dem Zustand, in welchem sich der Ar-

beitende in den verschiedenen Abschnitten seiner Tätigkeit befindet." Im
großen und ganzen ergeben die Laboratoriumsversuche, daß der Pause ein um so
größerer Erholungswert zukommt, je weiter die Ermüdung gediehen ist. Ich
will hier nicht untersuchen, inwieweit diese Behauptung zu Recht besteht, und
verweise auf einschlägige Bemerkungen in dem Abschnitte über Ermüdung.

KRAEPELIN unterscheidet nach der Wirkung dreierlei Grenzfälle von Pausen
— wobei die Verschiedenheiten der Wirkung ebensowohl durch die Länge wie
durch die Lage der Pause bedingt sein können: die günstigste Pause, nach der
die Leistung nach der Pause den höchstmöglichen Grad erreicht, die Gleich-
gewichtspause, bei welcher die Leistung nach der Pause ebenso hoch ausfällt
wie vor dieser, die ungünstigste Pause, bei der die Leistung die stärkste Abnahme
gegenüber der vorausgehenden erfährt. Die KRAEPELINschen Versuche und die
seiner Schule sind fast ausschließlich mit der Methode des fortlaufenden Ad-
dierens einstelliger Zahlen angestellt worden. Es ist wahrscheinlich, aber nicht
von vornherein sicher, daß die dabei auffindbaren Gesetzmäßigkeiten auch auf
andere Leistungen übertragen werden dürfen. Aber noch eine andere Schwierigkeit besteht. Es ist wohl richtig, wenn O. GRAF die Frage nach der lohnenden
Arbeitspause so stellt: ob es überhaupt Pausen gäbe, welche den Zeitverlust —
richtiger den in der Pause entstandenen Leistungsverlust — durch entsprechende
Mehrleistungen ausglichen, und wenn er weiterhin nach der Dauer dieser Pausen
bei verschiedenen Verrichtungen und der Lage innerhalb der Arbeitszeit fragt.
Wenn aber die so naheliegende Bewertung des Pauseneffektes auf Grund der bei
Wiederaufnahme und für die ganze Arbeitszeit bewirkten Leistungszunahme
kein verläßliches Kriterium für die restitutio ad integrum der tätigen Organe wäre,
so könnte es geschehen, daß eine Pause wohl innerhalb einer begrenzten Arbeitszeit sich als die „lohnendste" erwiese, für eine größere Arbeitsperiode — für ein
Jahr oder ein Leben — nicht zureichte. Deshalb wird man den Laboratoriums-
versuchen wohl immer einräumen, daß sie Möglichkeiten für praktische Lösungen
und Bestimmungen zu bieten vermöchten, aber nicht, daß das im Experiment
Gefundene nun auch unbedingt Gültigkeit bei der Praxis der Betriebe beanspruchen dürfe. Auch kommt noch dazu, daß die Experimentaluntersuchungen
zu dieser Frage fast durchaus an einer äußerst geringen Zahl von Versuchspersonen
angestellt werden; auch GRAF hat nur mit zweien experimentiert. Bei diesen
Versuchen zeigte sich, daß eine nach dem zweiten Drittel der Arbeitsperiode ein-
geschaltete Pause eine größere Leistungszunahme bewirkte, als wenn sie nach
dem ersten Drittel eintrat. Wohl mit Recht sieht GRAF die Ursache in dem
psychischen Moment der Vorstellung, nach Erledigung des größeren Teiles der
Arbeit eine Pause vor sich zu haben, bzw. nachher nur mehr den kleineren Teil
erledigen zu müssen. Es kommt also der Pause ein bestimmter Gefühlswert zu.
Dieser ist nicht einfach als Ausdruck eines Lustgefühls anzusehen, indem sich auch
Unlustkomponenten beimengen. Wichtig ist aber, daß dieser Gefühlswert sich
nicht nur nach der Pause in der Leistung ausdrückt, sondern auch schon vor dieser
den Gang der Leistungskurve beeinflußt. GRAF mag Recht haben, wenn er in
diesem Zusammenhange auf die arbeitspsychologische und weiterhin ökonomische
Bedeutung der Arbeitsfreude verweist.

Folgerichtig haben dann Schüler KRAEPELINS es unternommen, den Gefühlswert der Pause zu verändern. So hat MEINAS an sich — als einzige Versuchsperson — feststellen können, daß erstens die Einstellung auf ununterbrochene
1-stündige Arbeit die Willensspannung etwas herabdrückt und daß zweitens die
Erwartung eines Genusses nach Beendigung der Arbeit die Arbeitsfreudigkeit
und die Leistungshöhe steigert. War die Aussicht auf Belohnung unsicher,
so trat in den letzten Abschnitten der Leistungsperiode ein Abrücken der Leistung

ein, offenbar durch Ablenkung, vielleicht auch durch Unlustgefühle, die sich an den Zweifel knüpften, bedingt. Wenn in der Pause die Belohnung eintrat, so war die Pausenwirkung eine erheblich größere, und das um so mehr, je weniger die Belohnung erwartet werden konnte, also in direkter Beziehung zu dem Momente der freudigen Überraschung stehend. Enttäuschung wirkte leistungsvermindernd.

Für die praktische Bestimmung der Länge und Lage der Pause kommen also in Betracht nicht nur die Art der jeweiligen Verrichtung, sondern auch vielerlei, von vornherein nicht übersehbare Bedingungen, großenteils psychischer Art, die nur zum Teil unmittelbar mit der Verrichtung, vielfach aber mit der allgemeinen Einstellung zur Leistung überhaupt und zu der jeweiligen Leistung im besonderen zusammenhängen dürften. Daß auch die „lohnendste" Lage der Pause nicht einfach aus den Experimenten erschlossen werden kann, geht deutlich aus dem Vergleich dieser mit den Erfahrungen der wissenschaftlichen Betriebsführung oder den oben angeführten Resultaten von Frois hervor. Es scheint übrigens, daß die Wirkung von in gleichen und nicht zu langen Abschnitten wiederholten Pausen innerhalb einer längeren Arbeitsperiode experimentell noch nicht untersucht wurde.

Offensichtlich kommen aber auch individuelle Unterschiede der Arbeitenden selbst in Betracht. Wir wollen hier nicht noch einmal die Frage nach Wesen und Basis der verschiedenen Ermüdbarkeit aufrollen. Mag diese nun konstitutionell und physiologisch begründet sein oder weitgehend auf psychologische Faktoren sich aufbauen — wir müssen sie unter den gegebenen Verhältnissen als eine bestehende Tatsache anerkennen. Wenn daher F. B. und L. M. Gilbreth sagten, es müßten zunächst für diejenigen Arbeiter Erholungspausen geschaffen werden welche dieser ersichtlich am notwendigsten bedürfen, wird man ihnen sicherlich zustimmen. Sie wollen diese Bedürftigkeit auf Grund des Aussehens der Arbeiter und des Ganges der Leistung feststellen. Allerdings heben sie hervor, daß dieser Grundsatz: Ruhepausen, sobald sie gebraucht werden, nicht dem Ideale einer hochorganisierten Betriebsführung entspräche.

Gilbreths wollen ferner den Wert der Ruhepausen steigern, indem sie die Möglichkeit des Ausruhens in liegender Stellung auf Liegestühlen u. dgl. geben. So berichten sie, daß in verschiedenen Betrieben der U.S.A. durch die Einführung von bequemen Lehnstühlen die Produktion wesentlich erhöht und den Arbeitern, welche sich anlangs ablehnend verhielten und über diese Einrichtung erlustigten, ein wesentlicher Dienst geleistet werden konnte. Jedenfalls müsse für die Pause dem Arbeiter eine Sitzgelegenheit geboten sein; und zwar seien soviel Stühle bereitzustellen, als Arbeiter beschäftigt würden. Überdies seien die Arbeiter dahin aufzuklären, daß es ihre Pflicht sei, sich auszuruhen, sobald sie Ermüdung verspürten. Allerdings darf man nicht außer acht lassen, daß ja Müdigkeit nur subjektiv bestehen kann und kein Anzeichen objektiver Ermüdung sein muß. Ob man dieser Forderung beipflichtet, wird wesentlich davon abhängen, welches Ziel man im Auge hat: die Bekämpfung der Ermüdung oder die Hebung des Behagens der Arbeiter. Gilbreths haben recht, wenn sie ihre Forderung an die weitere knüpfen, daß der Kampf gegen die Ermüdung nur gemeinschaftlich in der Zusammenarbeit von Arbeitnehmer und Arbeitgeber geführt werden könne. Wie in praxi dies durchführbar sei und wie groß die tatsächlichen Erfolge ausfielen, berichten die Autoren leider nicht. In dem genannten Buche wird auch ein Beispiel für die Normalisierung von Leistungs- und Ruhezeiten gegeben, das sich im wesentlichen mit den oben angeführten Erfahrungen von Frois deckt; es bezieht sich auf die Arbeit des Taschentücherfaltens. (Über die Ausführungen zur Verhütung der Ermüdung s. o.)

Wenden wir uns nun der Frage nach den größeren Pausen innerhalb eines Arbeitstages zu. Dabei stoßen wir sofort auf das hierzulande öfters diskutierte Problem der durchlaufenden Arbeitszeit, welches in diesem Zusammenhange mit besprochen werden soll. Zu diesem Gegenstande liegt aus letzter Zeit eine Experimentaluntersuchung von WINDSHEIMER vor, welche sich des Stichprobenverfahrens nach O. GRAF bediente. Wenn er seine Versuchspersonen durchlaufend mit einer Mittagspause von $^1/_2$ Stunde arbeiten (addieren) ließ, so kam es nach der Pause zu einer starken Leistungssteigerung, welche nach einer 3 stündigen Mittagspause — geteilte Arbeitszeit — ausblieb. WINDSHEIMER bezieht diese Differenz auf den Fortfall der stärkeren Verdauungstätigkeit und die raschere Einstellung auf die Arbeit nach der Pause, da die Arbeitsintention hier noch nicht nachgelassen habe. Selbstverständlich lassen sich diese Versuchsergebnisse wiederum nur unter allem Vorbehalte auf die Praxis übertragen.

Sicher ist es, daß lange Mittagspausen, welche zugleich eine Mehrleistung herbeiführen, etwa durch das Zurücklegen eines weiteren Weges von der Arbeitsstätte zum Orte des Mittagsmahles, in der Mehrzahl der Fälle unzweckmäßig sein werden. Allerdings wird man mit Rücksicht auf die noch anzuführende Möglichkeit, durch Tätigkeitswechsel die Ruhewirkung zu steigern oder zu beschleunigen, auch zugeben müssen, daß vielleicht unter Umständen gerade im Gehen ein günstiges Moment erblickt werden darf. Es wird dies allerdings von den speziellen Bedingungen abhängen und kann nicht allgemein formuliert werden. Für den Erholungswert der Mittagspause oder der Essenspause überhaupt sind aber verschiedene psychologische Faktoren wesentlich mitbestimmend; so wird die Bereitstellung eines freundlichen Speiseraumes, die Errichtung von Fabrikskantinen u. dgl. noch, zu begrüßen sein, insbesondere, wenn dabei auch die Vorschläge von GILBRETH soweit es geht, Berücksichtigung finden.

Im Großen und Ganzen dürfte, wo nicht übermäßige körperliche Anstrengung in Frage kommt, die sog. englische Arbeitszeit in der Tat den Vorzug verdienen. Die Gründe hierfür sind aber nur zum geringeren Teil unmittelbar arbeitsphysiologischer Natur. Weit mehr fallen manche Momente allgemeiner — hygienischer Art und wiederum psychologischer — ins Gewicht. Die Möglichkeit, bei solcher Einteilung, weit entfernt von der Arbeitsstätte, in Gartenstädten oder Vororten zu wohnen, in der nicht zerrissenen, freien Zeit sich Nebenbeschäftigungen oder sogar einem Nebenerwerb hinzugeben, früher nach Hause zu kommen, ohne das Bewußtsein, sofort wieder weggehen zu müssen, sich den Kindern widmen zu können usw., fällt mutmaßlich weit mehr ins Gewicht als die physiologischen Momente.

Wenn die ungeteilte Arbeitszeit zur Regel und sogar durch Gesetz festgelegt würde, so ergäbe sich daraus die Notwendigkeit, in gewissen Betrieben den Schichtwechsel einzuführen. Dessen Vorteile oder Unzukömmlichkeiten sind indes weit eher ökonomischer als arbeitsphysiologischer Natur. Es ist selbstverständlich, daß die Gesamtleistung dann steigen wird, wenn die Anstrengung so groß ist oder unter so ungünstigen Bedingungen vollbracht werden muß, daß die letzten Abschnitte der Arbeitsperiode durch die überhandnehmende Ermüdung unfruchtbar werden. So erinnere ich mich einer Notiz über Erfahrungen beim Bau des Panamakanales[1]), der zufolge ein viermaliger Schichtwechsel mit je 4 stündiger Arbeitszeit eine wesentliche Steigerung der Gesamtleistung nach sich zog, welche sonst durch die klimatischen Verhältnisse sehr unbefriedigend war. Die Mehrkosten, welche durch die Einstellung einer so viel größeren Arbeiterzahl entstanden, wurden durch die Mehrleistung reichlich aufgewogen.

---

[1]) Ich glaube nicht zu irren; die Nachricht, die ich während des Krieges irgendwie erfahren habe, bin ich außerstande aufzufinden.

Die weitere Frage nach der Bedeutung und erforderlichen Dauer der Arbeitsruhe innerhalb einer Arbeitswoche, bzw. nach dem Urlaube innerhalb eines Arbeitsjahres, schließlich nach der Aufteilung von Arbeit und Ruhe innerhalb eines Arbeitslebens, ist für den Physiologen kaum zu beantworten[1]).

Wir wissen zur Genüge, daß in vielen Industrien die Leistungsfähigkeit der Arbeiter im 4. Lebensjahrzehnt nachläßt. Man sagt, sie sind aufgebraucht. Was wir aber nicht wissen und nie durch ein physiologisches, sondern nur durch ein sozialpolitisches Massenexperiment von Jahrzehnte dauernder Ausdehnung erfahren können, ist, ob dieser „Aufbrauch" durch Urlaubszeiten und durch welche er hintangehalten werden könnte. Es wäre angesichts der ungeheuerlichen Kompliziertheit der in allen diesen Fragen sich verflechtenden Bedingungen sehr wohl denkbar, daß ganz andere Momente als die körperliche Anstrengung hier die Hauptsache bildeten, und daß daher ganz andere Maßnahmen notwendig wären, als allein die Einschränkung der täglichen Arbeitszeit, der Wochenstundenzahl und die Einführung von Urlauben. Niemand wird die Forderung nach Urlauben als in sich unberechtigt ablehnen; scheint es mir doch nahezu ein Recht jedes Menschen zu sein, auch einmal eine Reihe von Tagen allein sich und nicht hauptsächlich der Arbeit leben zu müssen. Mag dies also eine ethische Forderung sein, ob es eine physiologische ist, und wenn, ob sie gerade den Sinn hat, die frühzeitige Abnutzung hinauszuschieben oder zu verhüten, bleibt unentschieden.

Bei allen diesen Fragen muß man sich immer wieder vor Augen halten, daß ein Teil ihrer Schwierigkeiten überhaupt nicht arbeitsphysiologischer Natur ist. Nicht nur, weil organisatorische und gesetzgeberische Probleme zu lösen sind, sondern auch deshalb, weil die allerorten empfundene Ungleichheit der verschiedenen Leistungen die arbeitenden Menschen einer generellen Lösung wird widerstreben lassen, während andererseits doch wiederum das gemeinsame Bewußtsein, Arbeiter zu sein, nach solch einer Lösung hindrängt. Vom Standpunkt des Arbeitsphysiologen wäre es folgerichtig, wenn Arbeitszeit wie Urlaubsverhältnisse auf Grund der Leistungsgrößen, der Abnützung, des Aufbrauches, der Ermüdung und Gefährdung usw. bemessen würden. Wie immer wieder hervorzuheben ist, besitzen wir aber kaum die Möglichkeit, den einen oder anderen Faktor genau, ja kaum ihn schätzungsweise seiner Größe nach zu bestimmen, und von vielen wissen wir, daß dies unmöglich ist. Man wird, mögen auch Einsicht und Aufklärung noch so weit gediehen sein, die subjektiven Momente nie beseitigen können, die Menschen nie davon überzeugen, daß nur die Zahl recht hat und nicht das Gefühl. Für den Standpunkt, den in diesen Dingen viele Arbeiter einzunehmen geneigt sein dürften, läßt sich eine allerdings paradox klingende Formel finden, die aber, wie ich glaube, das Wesentliche kennzeichnet. Daß das Wesentliche nur im Paradoxen zu fassen ist, braucht uns nicht wunderzunehmen; denn das Leben ist der Paradoxien und der Antinomien voll, und wer es in Formeln fassen will, muß solche in Kauf nehmen. Ich meine also, die Menschen dächten etwa so: Wir sehen wohl ein, daß der Mann, welcher schwerer arbeitet, kürzer arbeiten soll, wir wollen aber nicht, daß er mehr freie Zeit habe als wir anderen. Ich glaube, die Menschen fänden sich, auch in einer durchgehend gemeinwirtschaftlich aufgebauten Wirtschaftsordnung, darein, daß der eine mehr Einkommen hätte als der andere; daß seine Konsumzeit größer sein solle, daß er für Körper und Geist, für Vergnügen und Bildung, für Frau und Kind mehr Zeit erübrigen solle,

---

[1]) Im Januar 1918 verfügte der U. S. Fuel Administrator für alle Betriebe eine 5 tägige Ruhepause. Nach dieser stieg die Produktion, z. B. in der Automobilindustrie, um 8%. Da die Arbeiter im Festlohn standen, kann der Wunsch, einen Verlust einzubringen, keine Rolle gespielt haben.

das zu ertragen, dürfte ihnen schwer fallen. Darum ist auch die Forderung nach einer einheitlichen Regelung der Arbeitszeit, nicht nur innerhalb des Tages oder der Woche, sondern des Jahres und weiter, psychologisch verständlich, wenn sie auch physiologisch nicht zu begründen sein mag.

Hier wie überall leuchtet es auf, daß das ganze Problem menschlicher Arbeit, so sehr es mit physiologischen Fragen verquickt, so sehr es auf solchen Tatsachen aufgebaut ist, dennoch seine Lösung nicht von der Physiologie erwarten darf. Sondern die Kenntnis der menschlichen Seele ist es allein, die unser gesetzgeberisches Handeln hier leiten kann. Freilich nicht jene seelenlose Wissenschaft von der Seele, wie sie aus ungezählten Arbeiten der psychologischen Laboratorien spricht, sondern eine, die sich an das Ganze des lebendigen Menschen, in seiner aktuellen Koexistenz nicht minder wie in seiner sukzessiven Entfaltung während eines Lebens, wendet.

Es kann nicht die Aufgabe eines Abschnittes in einem Handbuche der sozialen Hygiene sein, ausführlich von diesen psychologischen — oder sagen wir richtiger: menschlichen — Problemen zu handeln. Ganz außer acht kann man sie aber auch hier nicht lassen. In ihren peripheren Ausstrahlungen sozusagen reichen sie bis in das Physiologische herein, insofern die Momente der „Aufgabe", der „Einstellung", der Arbeitslust, des Willens, der Monotonie u. a. m. den Ablauf der Tätigkeit maßgebend mitbestimmen. Diese Fragen bedürfen auf alle Fälle der Besprechung. Darüber hinaus möchte ich der Stellungnahme des arbeitenden Menschens zu seiner Arbeit und zur Arbeit überhaupt einige wenige Worte widmen. Alles weitere wäre schon nicht mehr Gegenstand einer sozialmedizinischen Disziplin, sondern der Gesellschaftslehre, der Sozialpsychologie und ähnlicher Wissenschaften, deren Gebiet zu betreten sowohl der Charakter des Buches als nicht minder persönliche Unzulänglichkeit verbieten.

Einige wenige Worte seien noch hinzugefügt über einen Begriff, den wir wiederholt erwähnten: die *Erholungsfähigkeit*. Als Maß dieser kann die Zeit dienen, welche erforderlich ist, damit nach einer bestimmten Leistung oder der Erreichung einer bestimmten Leistungsminderung die Rückkehr zur Ausgangsleistung wiederum eintrete. Wobei, wie wir sagten, Ausgangsleistung alle Momente, sowohl die Leistungsgröße, als deren Dauer und Verlauf umfassen muß.

Die Erholung im ganzen zerfällt in den Ersatz und die Restitution der durch die Spurenbildung alterierten spezifischen Organstrukturen. Der Ersatz kann bei zureichender Ernährung schwerlich besondere Zeit in Anspruch nehmen. Durch die Untersuchungen von A. V. HILL und MEYERHOF wissen wir, daß ein großer Teil des bei der Muskelkontraktion zerfallenden Betriebsstoffes wieder regeneriert und nur ein geringerer der definitiven Zersetzung und Ausscheidung überantwortet wird. Bei intakter Durchblutung und unter sonst physiologischen Bedingungen muß der Ersatz rasch vonstatten gehen können. Der Hauptanteil an der Verzögerung der Erholung muß offenbar dem Ausgleiche der Spurenbildung zur Last gelegt werden.

Es sei angemerkt, daß nach der Ansicht von LINDHARD die größere Ermüdung bei statischer Arbeit auf die durch die dauernde Muskelkontraktion verschlechterte Durchblutung zurückzuführen sei, ein Gedanke, den sich auch SAITO in seinen Untersuchungen über die Einwirkung verschiedener Ermüdungsarten auf die Unterschiedsschwelle für Gewichte zu eigen gemacht hat.

Zahlreiche Beobachtungen beweisen, daß es oft gar nicht auf die absolute Größe der Ermüdung ankommt, sondern wesentlich auf die Erholungsfähigkeit. Wir haben schon an die Situation bei den Schwerarbeitern der Landwirtschaft verwiesen. Andererseits gibt es nicht wenige Menschen, denen selbst nach einer viel geringeren Leistung die Nachtruhe nicht für die Wiederherstellung der vollen

Leistungsfähigkeit genügt, welche nach irgendeiner Anstrengung auch noch am folgenden Tage „ermüdet", jedenfalls aber müde sind, vielleicht sogar noch eine längere Zeit. Insbesondere trifft dies zu bei unzureichendem Training. Man braucht nur an die Wirkung einer irgendwie forcierten Schwimmleistung zu denken nach der Winterpause oder an die einer größeren Bergtour bei touristisch nicht geübten Personen. Dabei kann die objektive Leistung ganz erheblich hinter der eines Landarbeiters etwa zur Erntezeit zurückbleiben. Übrigens scheinen die bei solchen Gelegenheiten auftretenden Muskelschmerzen einen Hinweis auf die von uns geforderte Erscheinung der Spurenbildung darzustellen.

Der entscheidende Einfluß des Trainings auch für die Erholung deutet auf die Rolle individueller Faktoren hin, die sich wohl wesentlich rücksichtlich der Spurenbildung und deren Ausgleich geltend machen werden. Wie der Eintritt der Leistungsunfähigkeit abhängt von individuellen Momenten, die teils im arbeitenden Organ selbst gelegen sind, teils im Gesamtorganismus und dessen regulatorischen Funktionen, so auch die Dauer bis zum Eintritt der vollständigen Erholung. Daraus ergibt sich, daß uns hier ganz die gleichen Schwierigkeiten begegnen müssen, welche eine allgemeingültige Festlegung bestimmter Tests und quantitativer Methoden zur Messung der Ermüdung verhindern.

Irgendwelche feste Beziehungen zwischen der Erholungsfähigkeit und experimentell erhebbaren Größen haben sich nicht auffinden lassen. Es wäre eine Wiederholung des bei Besprechung der Ermüdung Gesagten, wenn wir hier darauf eingehen wollten. Sicherlich bestehen irgendwelche Korrelationen etwa zwischen der Reaktionsweise des Kreislaufsapparates und der allgemeinen Leistungs- und Erholungsfähigkeit. Aber sie sind ebensowenig einfach und allgemein verwendbar, wie das bei der Ermüdungsforschung sich gezeigt hat.

Eine „Eignungsprüfung" müßte aber freilich auch dieses Moment mit berücksichtigen können. Ansätze zu solchen Unternehmungen sind in den verschiedenen Versuchen einer Typisierung der körperlichen Beschaffenheit gegeben. Ich erinnere an die Typeneinteilung JUL. BAUERS, an die in der französischen Klinik seit langem üblichen Typen, an die neuen Versuche KRETSCHMERS. Aber alle diese Versuche bleiben im Allerallgemeinsten stecken und führen zu keiner Methode, welche irgendwie praktische Bedeutung gewinnen könnte. Wir müssen auch hier auf quantitative Methoden verzichten.

Zum Problem der Typen gehört in gewissem Sinne auch die Angabe von QUERIDO: manuelle Arbeiter können wohl größere Gewichte heben (M. extensor pollicis longus), geistige Arbeiter aber vermögen ein Gewicht $3^1/_2$ mal so lange gehoben erhalten als jene. QUERIDO bezieht das auf die größere Konzentration der Aufmerksamkeit. Auch der Verschiedenheiten in der Reaktion der beiden Extremitäten bei Rechts- und Linkshändern wäre hier zu gedenken.

X. Die Aufgabe.

Als „Aufgabe" haben wir in der Einleitung die Gesamtheit aller seelischen Bedingungen bezeichnet, welche mit der jeweiligen Verrichtung verbunden sind. Wir überspannen dabei einigermaßen und bewußt diesen Begriff, welcher der neueren experimentellen Psychologie entnommen ist. Die Untersuchungen insbesondere der Würzburger Schule KÜLPES haben gezeigt, daß je nach der vor dem Versuche gegebenen Instruktion die Ergebnisse verschiedene sein können, und daß man zwischen Haupt- und Nebenaufgaben unterscheiden müsse. Hier aber will ich unter diesem Ausdruck nicht nur die Aufgabe im engeren Sinne, wie der Alltag dies Wort versteht, und wie es jene Experimente verwendeten, begreifen, sondern alle seelischen Faktoren, welche die Einstellung des arbeitenden Menschen zu seiner Arbeit und sein Verhalten während dieser determinieren. Also ebenso sehr die Arbeitswilligkeit und die Einflüsse der Einzel- oder Gruppenarbeit wie die durch den Arbeitsauftrag aufgezwungene oder der freien Wahl überlassene Arbeitsgeschwindigkeit oder die Genauigkeit usw.

Über die Wirkung der Instruktion liegen keine umfassenderen Untersuchungen vor, wiewohl sich hier sicherlich bemerkenswerte Zusammenhänge ergeben könnten, denn eine Versuchsreihe, welche KAPRALIK in unserem Institute angestellt hat, scheint zu zeigen, daß man auf diesem Wege in der Analyse des Gesamtarbeitsvorganges sehr wohl weiter kommen würde. Die Versuchspersonen hatten Striche zu zeichnen, wobei die Strichdauer elektromagnetisch registriert und die Strichlänge jeweils ausgemessen wurde. Die Strichlänge war der freien Wahl der Versuchspersonen überlassen. Diese standen unter verschiedenen Instruktionen: entweder sollte die Geschwindigkeit möglichst gesteigert werden, oder die Striche sollten einander tunlichst parallel sein, oder es sollte in erster Linie auf die Geschwindigkeit als Hauptaufgabe, in zweiter auf die Parallelität (Nebenaufgabe) geachtet werden, während in der vierten Reihe das Verhältnis der beiden Aufgaben das umgekehrte war. Hinsichtlich der Strichdauer ergibt sich, daß sie bei der zweiten Anordnung, in der Geschwindigkeit überhaupt nicht intendiert wurde, am längsten, in der vierten — Geschwindigkeit als Nebenaufgabe — etwas kürzer ist und in den beiden anderen Anordnungen, in welchen Geschwindigkeit allein oder als Hauptaufgabe aufgetragen war, ziemlich gleich groß ist. Ein weiterer Vergleich scheint zu zeigen, daß das Bewußtsein der Geschwindigkeit vornehmlich durch die Zahl der Impulse bestimmt wird, während Geschwindigkeit als Nebenaufgabe anscheinend durch die Steigerung der Ergiebigkeit des Einzelimpulses wirksam wird. Wenn diese, vorderhand nur bei dieser einen Verrichtung festgestellte Gesetzmäßigkeit sich auch bei anderen sollte bestätigen lassen, so bestünde die Möglichkeit, gewisse Bedingungen abzuleiten, unter denen die eine oder die andere Art der Einstellung rationell wäre. Wenn es z. B. darauf ankäme, die Ergiebigkeit des Einzelimpulses möglichst hoch zu erhalten, würde sich die willkürliche Lenkung der Intention im Sinne der vierten angeführten Instruktion empfehlen, um so mehr, als diese Einstellung, wiewohl sie subjektiv als relativ schwerer empfunden wird, keine entsprechende objektive Ermüdung bewirkt. Denn das Absinken der Leistung tritt im Laufe dieser Versuche nicht früher ein als in den anderen [1]).

Bei diesen Versuchen handelte es sich um vollkommen affektlose Einstellungen. Selbstverständlich wird die Wirkung solcher bedeutend mehr ins Gewicht fallen, wenn sie überdies affektbetont sind. Wir haben schon oben erwähnt (S. 72), daß der Gang der Produktionskurve an den einzelnen Arbeitstagen oder auch während der Arbeitswoche von affektiven Momenten und solchen des Interesses stark beeinflußt werden kann. Es wird z. B. eine möglicherweise bestehende objektive Ermüdung durch den Wunsch, am Schlußtage des Akkordes noch eine tunlichst große Stückzahl abzuliefern, oder durch die Aussicht auf das bevorstehende Arbeitsende nicht nur kompensiert, sondern sogar übertäubt. Ähnliche Wirkungen lassen sich auch im Experiment durch die Aussicht auf „Belohnung oder Strafe" erzielen.

So hat MEINAS Rechenversuche angestellt und deren Beeinflussung durch eine möglicherweise eintretende „Belohnung" (eine in einem verschlossenen Kästchen liegende Tafel Schokolade: manchmal war das Kästchen aber auch leer!) untersucht. Dabei stellte sich auch ein ungünstiger Einfluß der enttäuschten Erwartung auf den weiteren Verlauf der Versuche heraus. Die Erwartung des in Aussicht gestellten Genußmittels hat die Arbeitsfreudigkeit und damit die Höhe der Leistung gehoben. Kurz vor der Entscheidung darüber, ob nun das Kästchen die Schokolade enthalten werde oder nicht, trat eine Abnahme der Arbeitswerte ein, welche größer war, wenn die Aussicht auf die Belohnung geringer erschien. Er scheint also die dabei entstehende Unlustbetonung hemmend auf die Leistung eingewirkt zu haben. Gewissermaßen, als sei durch die Erwartung des Ausbleibens der Belohnung die Wirkung der tatsächlichen Enttäuschung antizipiert worden. Dem entspricht auch, daß die leistungssteigernde Wirkung der eingetretenen Belohnung eine stärkere war, wenn die Schokolade eigentlich nicht erwartet worden war. Ebenso war die arbeitsmindernde Wirkung der Enttäuschung dann besonders groß, wenn die Spannung vor der Entscheidung eine intensivere gewesen war.

---

[1]) In diesem Zusammenhange ist die Verschiedenheit der Reaktionszeit auf akustische und optische Signale zu erwähnen. Der Mittelwert jener beträgt nach den neuen Untersuchungen von WELLS, KELLEY und MURPHY (Journ. of exper. psychol. 4, 57. 1921) 204, dieser 237 σ.

Diese experimentellen Resultate stellen einen freilich einstweilen nur bescheidenen Beitrag zu der großen Frage nach dem Einflusse der emotiven Momente insbesondere der Arbeitsfreudigkeit, auf die Leistung dar. Nun darf nicht übersehen werden, daß auch Arbeitsfreudigkeit keine einheitliche Größe ist. Man verfällt allzu leicht in den Irrtum, Dinge, welche wir mit einem Worte bezeichnen, darum auch für einheitlich zu halten und operiert dann mit solchen Begriffen, ohne die erforderlichen Unterscheidungen zu treffen. Dadurch aber entstehen allerhand Verwirrungen und Unstimmigkeiten. So muß man sich auch vor Augen halten, daß das Phänomen der Arbeitsfreudigkeit erstens verschiedenen Ursprunges sein kann und daher zweitens Verschiedenes bedeuten wird, auch wenn es anscheinend sich dabei um das gleiche subjektive Erlebnis handeln sollte. Darüber eine Entscheidung zu fällen, dürfte meist recht schwer sein, weil die meisten Personen, die man darauf hier befragt, alles eher als in der introspektiven Analyse geschult sind. Aber auch im Erleben selbst finden sich Unterschiede, welche die Uneinheitlichkeit des Phänomens „Arbeitsfreudigkeit" deutlich genug dartun, und welche sich auch in der Beeinflussung der Leistung verschieden geltend machen.

Fragen wir einmal nach den Motiven einer Arbeitsfreudigkeit, so lehrt schon eine flüchtige Überlegung, daß hier sehr verschiedene Momente in Betracht kommen. Es kann ein Mensch arbeitsfreudig sein aus reiner Neigung zur Tätigkeit überhaupt. Es gibt in der Tat Menschen — sie mögen vielleicht nicht sehr zahlreich sein —, denen es im Grunde gleichgültig ist, was sie machen, und deren Interesse sich auf das bloße Tun an und für sich beschränkt. Dieser Typus, der sich nicht selten bei Kindern findet, manifestiert sich, wie ich glaube, insbesondere bei uninteressierter Arbeit, d. h. bei solcher, welche keine bedeutungsvollen Zwecke — z. B. Erwerb — verfolgt. Aber er kommt auch innerhalb der Erwerbstätigkeit vor. Eine zweite Art von Arbeitsfreudigkeit entsteht aus dem Interesse an der speziellen Tätigkeit. An diese denkt man meist, wenn von Arbeitsfreudigkeit die Rede ist. Es geht auch die Forderung der meisten Menschen dahin, eine Tätigkeit zu haben, welche sie „interessiere". Was dieses Wort bedeute, werden wir noch kurz uns zu fragen haben. Ferner kann ein Mensch Arbeitsfreude aus ganz heterologen Motiven entwickeln. Es kann für manche Menschen das Bewußtsein der Pflichterfüllung oder das Wissen um den Nutzen der Arbeit, sei es für einen engeren Kreis von Nahestehenden, sei es für die Gemeinschaft ein mächtiges Motiv werden, welches sie ihre Tätigkeit freudig erfüllen läßt. Ich möchte nicht unterlassen, hier anzumerken, daß diese Einstellung, mag sie sich auch nicht bei allen Menschen mit besonderer Intensität auswirken, dennoch bei allen angestrebt werden sollte, und daß diese Einstellung der Arbeit gegenüber — Arbeit im Dienste der Gemeinschaft — herbeizuführen eine der wichtigsten Aufgaben einer einigermaßen weitblickenden und zielbewußten Sozialpädagogik sein müßte. Es gibt dann noch weitere Nuancen der Arbeitsfreudigkeit: so kommt es vor, daß es nicht so sehr die Arbeit als solche ist, welche im Vordergrunde des Interesses steht, als der Kampf mit den Schwierigkeiten. Manchen Menschen bedeutet jede Vollendung eines Arbeitsaktes eigentlich den Sieg über das zu bearbeitende Material. Es nähert sich diese Einstellung in etwa einer sportlichen, einer auf den Rekord abzielenden. So kann es vorkommen, daß es sozusagen zum Ziele eines verschwiegenen Ehrgeizes wird, möglichst viele Seiten des Hauptbuches addiert, möglichst viele Blätter auf der Maschine beschrieben, möglichst viele Stücke abgedreht zu haben usw.[1]).

---

[1] Über die verschiedenen Lustformen bei Tätigkeit vgl. Bühler und neuerdings Winkler-Hermaden.

Es soll keineswegs behauptet werden, daß mit diesen Andeutungen eine erschöpfende Analyse der Motive, welche zur Arbeitsfreudigkeit führen, gelungen sei. Es ist dies ja auch schließlich nicht meine Aufgabe. Aber es ist wichtig, daß gerade eine soziale Hygiene sich von dem Irrtume allzu weit gehender Vereinfachung frei mache, weil sie berufen ist, in die komplexe Wirklichkeit tätig einzugreifen, und das nur kann, wenn sie der lebendigen Mannigfaltigkeit dieser auch gerecht wird.

Über die Arbeitsfreudigkeit bei den Arbeitern existiert meines Wissens nur die große und allgemein bekannte Enquête von LEVINSTEIN, deren Resultate einen erschütternden Eindruck machen, da sie zeigen, wieviel mehr arbeitende Menschen ihre Arbeit als eine Last und womöglich als ein Unrecht ansehen, denn als das Gegenteil. Daß daran die sozialen Verhältnisse weittragend schuld sind, ist außer jedem Zweifel. Aber es dürfte wohl auch eine nicht gerade günstige Einstellung zur Arbeit überhaupt bestanden haben. Nicht nur, weil die besondere Arbeit, welche diesen Menschen zuteil geworden, eine lästige war, nicht nur, weil ihre Einkommenverhältnisse sicherlich schlechte waren, und nicht nur, weil sie durch den Gedanken an die so vielfach bessere Situation zahlreicher anderer gequält wurden, mochte ihre Arbeitsfreudigkeit eine so geringe gewesen sein, sondern auch darum, weil ihnen jegliche Arbeit irgendwo als unerträglich erscheinen mochte. Vielleicht hätten diese Menschen es gar nicht mehr vermocht, auch unter ganz anderen, weit besseren Verhältnissen Arbeitsfreude in sich zu entfalten. Freilich tragen auch hieran letzten Endes die gesellschaftlichen Momente die Schuld. Aber es ist zweierlei, ob diese unmittelbar sich auswirken oder vermöge gewisser in der Seele verwurzelter Grundhaltungen.

Es ist mit Recht wiederholt hervorgehoben worden, daß es für den Arbeiter in modernen Industriebetrieben — aber auch für den Angestellten eines großen Bureaus — außerordentlich schwer sein müsse, an seiner Arbeit ein wahres Interesse zu nehmen, so daß Arbeitsfreudigkeit entspringen könnte, weil er sozusagen niemals das Ergebnis seiner Tätigkeit sieht. Der Handwerker, und sei es der bescheidenste, sieht unter seinen Händen ein „Werk" entstehen, aus den Rohmaterialien erwächst durch seiner Hände Arbeit ein neuer Weltbestandteil, seine geistige Leistung wirkt, wenn auch in noch so geringem Umfange, mit an der Gestaltung der Welt. Und dessen wird er im Anblick des vollendeten Werkes unmittelbar gewiß; auch wenn er sich — wie wohl die Regel — dies nicht reflex klarmacht oder sogar klarmachen kann, bestimmt diese Tatsache seine Einstellung zur Arbeit. Der Industriearbeiter sieht unter seinen Händen eine Reihe von an sich sinnlosen Stücken hervorgehen. Er weiß wohl, daß diese sich schließlich zu einem Fertigfabrikat, einer Maschine, einem Automobil zusammenfügen, aber er erlebt diese Gestaltung nicht. Auch in Betrieben, in welchen der Arbeiter selbst an dem Fertigprodukt tätig ist, wie in der Weberei z. B., fehlt doch jegliches persönliche Interesse an diesem, da es weiter nicht mehr durch seine Hände geht, sondern dem Magazin zugeführt oder in anderer Weise seiner Ingerenz entzogen wird. Man kann daher auch beobachten, daß in kleineren Betrieben oftmals eine gesteigerte Arbeitsfreudigkeit herrscht, weil hier die Anteilnahme des einzelnen Arbeiters an dem gesamten Produktionsprozeß leichter sich einstellen kann. Natürlich spielt das Bewußtsein des Arbeiters nicht unmittelbar für sich, sondern für den Unternehmer zu arbeiten, eine große Rolle. Es wäre nicht uninteressant, der Frage nachzugehen, ob die Arbeitsfreudigkeit irgendwie von den Beziehungen zum Unternehmer beeinflußt werde, ob z B. die Umwandlung eines Betriebes aus einem bisher persönlich geführten in eine Aktiengesellschaft — die ja die Unpersönlichkeit in schärfster Ausprägung darstellt: daher Société anonyme! — eine Veränderung der seelischen Einstellung der Arbeiter bedingen kann. Doch sind mir keine Studien zu diesem Punkte bekannt.

Das viel erörterte Problem der *Monotonie* kann hier, da es einerseits zu weit führen würde, andererseits zu allzu psychologischen Erörterungen Anlaß gäbe, nicht behandelt werden. Was die Wirkung der Monotonie eigentlich sei, ist noch immer nicht ausgemacht. Es ist auch sicher, daß es Monotonie in absolutem Sinne nicht gibt, sondern daß hier wiederum der Einstellung und Einschätzung von seiten der Arbeitenden entscheidet. (Vgl. die Studien von Winkler, Sachs, Wunderlich, u. a.)

Ein weiterer Faktor, der hier in Betracht kommt, ist die *Einstellung des Arbeiters zu seinen Mitarbeitern.* Zunächst handelt es sich um die Frage der Einzel- und der Gruppenarbeit. Das Zusammenarbeiten in einer Gruppe hat wiederum verschiedene Wirkungen, je nachdem ob alle Glieder der Gruppe die gleichartige Beschäftigung haben oder verschiedene. Im ersten Falle spielt das Moment der Rhythmisierung bei vielen Verrichtungen eine große Rolle. Es ist selbstverständlich auch für den Einzelarbeiter möglich, seiner Tätigkeit einen rhythmischen Ablauf zu verleihen. In der Tat wird ihm ein solcher zuweilen durch die Art der Verrichtung geradezu aufgezwungen. Die Ausbildung eines Rhythmus geschieht aber noch viel leichter, wenn mehrere mit gleichartiger Arbeit befaßt sind.

Über den *Rhythmus* ist nun zu sagen, daß es erstens einen jedem Individuum eigentümlichen gibt, daß aber offenbar dieser persönliche Rhythmus nicht für alle Bewegungen der gleiche sein muß. Es ist voreilig, wie dies manchmal geschieht, aus einer Untersuchung über den frei gewählten Rhythmus bei irgendeinem Versuche — z. B. beim Klopftest — auf die allgemeine Gültigkeit dieser Rhythmik auch für alle anderen Bewegungsformen zu schließen. Zweitens ist dieser Eigenrhythmus zwar vielleicht der dem Betreffenden am meisten gemäße, aber keineswegs der einzige, in den er sich ohne Schwierigkeit einfügen kann. Vielmehr schwankt offenbar die Möglichkeit adäquater Rhythmik in ziemlich weiten Grenzen. Nur oberhalb und unterhalb einer gewissen Geschwindigkeit treten Hemmungen und Schwierigkeiten auf. Zum Teil wird die Geschwindigkeit der rhythmischen Abfolge überhaupt nicht von individuellen, sondern von technischen Momenten diktiert. Die Tätigkeit des Hämmerns z. B. mit einem schweren Hammer wird in ihrer Zeitfolge z. T. bestimmt durch den Umstand, daß den Hammer schwebend zu erhalten eine erhebliche und nutzlose, dennoch ermüdende statische Arbeit bedeutet. Daher führen gewisse willkürliche Abänderungen in den Bewegungsfolgen manchmal zu überflüssiger Ermüdung. Zuweilen sind es Motive des sozialen Kampfes, welche den Arbeiter zwingen, seine Leistungen auf einen bestimmten Rhythmus abzustellen, damit eine bestimmte Leistungsgröße nicht überschritten werde. Nun gibt es Verrichtungen, bei welchen dies sehr schwer ist. Ich erinnere mich, einmal einem Arbeiter an einer Setzmaschine zugesehen zu haben, welcher aus derartigen Gründen gezwungen war, die Hand jedesmal einen Augenblick in der Luft erhoben zu halten, damit er nicht, dem natürlichen Rhythmus seiner Tätigkeit folgend, in ein zu rasches Arbeiten hineingerate. Natürlich leistete er dabei eine ganz nutzlose statische Arbeit. Diese Fragen leiten wiederum zu dem Problem der Leerlaufsarbeit zurück.

Über den Rhythmus liegt vor allem die klassische Untersuchung von Bücher vor, die zu bekannt ist, als daß es hier einer Wiedergabe bedürfte. In neuerer Zeit hat O. L. Forel eine zusammenfassende Studie veröffentlicht. Er unterscheidet unbewußte Rhythmen, wie sie durch die Flimmerbewegung oder die Ureterenperistaltik verwicklicht sind, unterbewußte, aber bewußtseinsfähige, wie die der Herztätigkeit oder der Atmung, und schließich die bewußten der willkürlichen Tätigkeiten. Er erblickt in der Rhythmisierung eine Einrichtung, welche für die Ökonomie der Kräfte, der Aufmerksamkeit und des Willens von Belang sei.

Die Rhythmen unterscheiden sich nun aber nicht nur nach der Frequenz der Einzelakte in der Zeiteinheit, sondern auch nach der Gruppierung und nach der Akzentuierung oder Kadenzierung. Auch hier bestehen, wie u. a. aus den Untersuchungen von GOUDRIAAN hervorgeht, gewisse individuelle Differenzen. Dieser Autor ist auch der Frage nach der physiologischen Grundlage der Rhythmik nachgegangen. · Er fand eine Korrelation zwischen dem Eigenrhythmus und der Schlagfrequenz des Herzens, indem man bei Personen mit einem rascheren Eigenrhythmus auch eine höhere Pulsfrequenz anzutreffen pflegt. Aber diese Beziehungen sind keine vollkommen strengen. Eine zureichende Klärung der Genese der rhythmischen Erlebnisse und der Wahl des Eigenrhythmus ist bis nun noch nicht gelungen.

Wie gesagt, gewinnt man den Eindruck, daß rhythmisch ausgeführte Bewegungsreihen weniger rasch zur Ermüdung führen als unrhythmische. Insbesondere hat IOTEYKO diesen Umstand betont. Der Rhythmus der Arbeit wirkt nun, wie WALDSBURGER darlegt, in mehrfacher Weise auf den Arbeiter ein, denn er wird sowohl als motorischer wie als sensorischer erlebt, indem die Bewegungen rhythmisch erfolgen und zugleich dadurch rhythmische Sinneseindrücke akustischer und optischer Art entstehen. (Die Frage, ob es einen optischen Rhythmus im strengen Sinne gebe, ist übrigens noch vielfach umstritten.) Im sensorischen Rhythmus liegt sicherlich eine anregende Komponente, wie jedermann weiß, der dessen Wirkung etwa auf eine Gruppe Marschierender in ermüdetem Zustande oder ähnliche Situationen beobachtet hat. WALDSBURGER meint, daß die ermüdungshindernde Wirkung des Rhythmus in der Schaffung bestimmter Pausen erblickt werden müsse, welche den reparatorischen Vorgängen genügend Zeit zur Verfügung stellten. Ich möchte nicht bezweifeln, daß dieses Moment eine Rolle spielt, doch aber, daß es das allein ausschlaggebende sei. Dies wird allerdings dann der Fall sein, wenn die Bewegungsabfolge sich in jenen Grenzen hält, welche eine Ermüdung praktisch ausschließen, entsprechend den oben angeführten Experimenten der ASHERschen Schule (S. 47) oder auch ältere Ergographenversuche von MAGGIORA, der bei Hebungen im 10-Sekunden-Intervall niemals Ermüdung eintreten sah. Aber in der Praxis dürften doch wohl derartig verlangsamte Rhythmen kaum eine Rolle spielen. Man könnte zwar auf die Tatsache der Unermüdbarkeit des Herzens verweisen, dessen Rhythmik immerhin eine rasche sei. Aber derartige Vergleiche sind unsichere Argumente, da der Herzmuskel sich allzusehr in seinen Eigenschaften von der Skelettmuskulatur unterscheidet.

SACHSENBERG findet, daß die akustische Wiedergabe des Arbeitsrhythmus eine fördernde Wirkung enthalte; allerdings hat diese eine obere Grenze, die durch das Arbeitstempo gesetzt wird.

Es scheint für die verschiedenen Verrichtungen je einen optimalen Rhythmus zu geben. Mutmaßlich hängt dessen Form mit der Tatsache des Bestehens einer optimalen Geschwindigkeit und optimalen Last überhaupt zusammen, wie sie durch die mehrfach zitierten Untersuchungen von BREZINA, KOLMER und REICHEL bewiesen ist. Bei der Arbeit des Feilens hat AMAR gezeigt, daß mit der Geschwindigkeit der Rhythmik zunächst auch die Leistung, gemessen an der Menge der Feilspäne, ansteigt. Diese Steigerung besteht bis zu einer Frequenz von 80 pro Minute, um bei weiterer Zunahme der Frequenz abzunehmen. Bei einer Frequenz von 85 zu arbeiten, ist schon äußerst schwer und bei einer von 90 unmöglich. Das Optimum der Produktion liegt bei 79 Feilungen pro Minute.

WALDSBURGER hebt auch hervor, daß der Hauptort der Ermüdung bei der industriellen Arbeit die jeweils dauernd in Kontraktion befindlichen Muskelgruppen seien, also diejenigen, welche nur statische Arbeit leisten. Die rhythmische Abwechslung der Betätigung sorge nun für entsprechende Ruhepausen gerade dieser Muskeln. Auch hier muß gesagt werden, daß dies allerdings möglich ist, aber jeweils von der Pausendauer, also der Rhythmik, und der Art der Beanspruchung abhängen wird, daher immer nur in jedem Einzelfalle, aber nicht generell erwiesen werden kann.

Inwieweit die Anschauung von Münsterberg zu Recht besteht, der im Rhythmus eine für die innervatorische Energie ökonomisierende Einrichtung erblicken will, mag fraglich erscheinen. Jedenfalls dürften experimentelle Belege für diese Anschauung kaum bestehen und schwer zu erbringen sein.

Durig hat nun darauf verwiesen, daß die Rhythmik verschiedener Bewegungen wesentlich bestimmt werden müsse durch die Länge der bei den einzelnen Bewegungen beteiligten natürlichen Hebelarme. Ein Rhythmus, welcher diesen physiologischen Bedingungen der verschiedenen Muskeln nicht angepaßt wäre, müßte ihm zufolge leichter ermüdend wirken als ein entsprechender. Tatsächlich hat Amar sich überzeugen können, daß zwischen der Eigenrhythmik der verschiedenen Organismen und deren Körperdimensionen gesetzmäßige Beziehungen bestehen. So nimmt der Kaurhythmus umgekehrt proportional der Körpergröße zu. Er beträgt für das Rind 70, für das Pferd 76, für den Menschen 90—100, den Jagdhund 102, die Katze 162, das Kaninchen 240, des Meerschweinchens 300 und für die weiße Maus 350. Dieselbe Gesetzmäßigkeit hat Marey schon früher für die Rhythmik des Flügelschlages erhoben.

Dabei spielen beim Menschen überdies individuelle Differenzen eine erhebliche Rolle, indem — wie schon bemerkt — ein spezifischer Eigenrhythmus zu existieren scheint. Außerdem zeigen die sog. „Motoriker" eine starke Beeinflußbarkeit durch alle von außen an sie herangetragene Rhythmen, welche Empfindlichkeit den optisch oder akustisch Veranlagten abgeht. Baerwald hat nachgewiesen, daß musikalische Menschen überwiegend der Gruppe der Motoriker angehören und automatisch auf akustische Rhythmen mit rhythmischen Bewegungen reagieren. Awramoff möchte die größere Leichtigkeit, mit der eine Verrichtung im Eigenrhythmus gegenüber einem auferlegten vor sich geht, damit erklären, daß der Eigenrhythmus den Spontanschwankungen der Willensspannung parallel gehen sollte und daher die Anforderungen der Arbeit und die innerliche Bereitschaft sozusagen immer wieder zusammenfielen. Er behauptet ferner auf Grund von Versuchen am Ergographen, daß man wohl durch einen auferlegten Rhythmus die Leistungsgröße steigern könne, daß aber bei Beibehaltung des Eigenrhythmus die Qualität der Leistung eine bessere sei. Indes kann diese Frage keineswegs als geklärt gelten.

Für die geeignetste Rhythmisierung von Bewegungen könnte auch der Umstand ins Gewicht fallen, daß die Reaktionszeiten der Glieder und auch der Bewegungen verschiedener Art verschiedene sind. So hat Rolder gezeigt, daß bei Fingerbewegungen die Reaktionszeit bei der sog. motorischen Einstellung, also Hinwendung der Aufmerksamkeit auf die auszuführende Bewegung, kürzer ist als bei sensorischer Hinwendung auf die möglichst deutliche Erfassung des Reizes, während bei Armbewegungen dieser Unterschied nicht so ausgeprägt und sogar gelegentlich in das Gegenteil verkehrt ist. Rolder meint, daß die Armbewegungen, deren ursprüngliche Intention mehr auf Abwehr gehe, der sensorischen Einstellung von vornherein angepaßter seien als der motorischen, weil Abwehr die Hinwendung an den Sinneseindruck zur Voraussetzung habe. Auch andere zwischen den beiden Bewegungsarten bestehende Unterschiede will er so erklären. In diesem Zusammenhange sei auch eine Untersuchung von Terashi erwähnt, welcher fand, daß bei bilateralen Bewegungen bei Rechtshändern die linke Hand durchschnittlich um 0,007—0,012 Sekunden hinter der rechten zurückbleibe. Die von dem Autor bevorzugte Deutung aus der linkshirnigen Organisation des Menschen wirkt nicht ganz überzeugend, weil das Moment der größeren Geübtheit der rechten Hand sicherlich mitwirken dürfte. S. und M. SERGI untersuchten die Reaktionszeiten bei sensorischer Einstellung für die Bewegungen der symmetrischen Zeigefinger und für Dorsalflexion des Fußes. Dabei fielen die Reaktionszeiten für die rechten Extremitäten auffallenderweise länger aus als die der linken. Die Autoren erklären diesen Unterschied damit, daß beim Linkshirner Bewegungen der rechten Körperseite mit umfangreicheren seelischen Prozessen vergesellschaftet seien — und auf diese entfällt allerdings der Hauptanteil der Reaktionszeit —, während die linksseitigen Bewegungen mehr automatisch verlaufen sollen[1]).

HAZELHOFF und WIERSMA finden beim Rechtshänder eine motorische Überlegenheit der rechten Hand, dagegen eine größere Empfindlichkeit der linken für elektrische Schwellenreize, Gewichtsunterschiede und Tastreize (WEBERS Ästhesiometer), welche Beziehungen beim Linkshänder umgekehrt seien. Sie erklären diese Befunde dahin, daß beim Rechtshänder die einen höheren Bewußtseinsgrad besitzenden Bewegungsvorstellungen eine Hemmung des Bewußtwerdens der Empfindungen bewirkten.

Erwähnt seien noch die Versuche von RIMATHÉ über bilaterale und simultane Ergographie. Er fand, daß bei gleichzeitiger Arbeit der rechten und der linken Hand die Einstellung der Arbeit einer Seite (wegen Erschöpfung oder aus anderen Gründen) eine Leistungssteigerung der allein weiterarbeitenden Hand bewirke. Diese von ihm „reprise" genannte Erscheinung führt er wohl mit Recht auf das Verhalten der Aufmerksamkeit zurück.

Sicher ist, daß die Bedeutung des Rhythmus nicht allein auf somatischem Gebiete zu suchen ist, sondern daß ihm auch ein beträchtlicher emotionaler Wert zukommt. Auf die Bedeutung der Emotivität für den Arbeitsprozeß haben wir ja schon wiederholt hingewiesen. Eine genaue Analyse dieser Zusammenhänge ist natürlich schwierig. Immerhin hat SULLIVAN versucht, diesem Problem auf experimentellem Wege näherzukommen. Sie ging so vor, daß die Versuchspersonen aufgefordert wurden, ihre augenblickliche Stimmungslage durch Bezeichnung eines Punktes auf einer 10 cm langen Linie anzugeben, deren eines Ende der gehobenen, deren anderes der gedrückten Stimmung entsprechen sollte. Die Bestimmungen erstreckten sich außer auf Blutdruck und Pulsfrequenz auf die Raumschwelle, die dynamometrische Leistung, Ziehen von Linien, Klopfversuch, Farbenbenennung, Additionen und freie Assoziationen. Es fand sich eine auffallend geringe Korrelation zwischen Stimmungslage und Leistung. Extreme Stimmungsschwankungen wirken ablenkend. In diesem mehr sekundären Einfluß sieht SULLIVAN das Hauptmoment. Nicht so sehr unmittelbar als dadurch, daß Stimmungen das Bewußtsein in Anspruch nähmen, sollen sie die Leistung modifizieren. Es ist sicherlich richtig, daß diese Wirkungsweise eine hervorragende Rolle spielt, und vielleicht ist sie in der Tat wichtiger als eine etwa bestehende unmittelbare Beeinflussung der Leistung. Wir wissen ja alle, daß auch andere, das Bewußtsein stark beanspruchende Inhalte, unabhängig von einem etwaigen besonderen Gefühlswert, einen solchen Einfluß auf die Leistung entfalten können. Es scheint mir aber dennoch nicht stringent bewiesen zu sein, daß nicht auch eine direkte Beeinflussung bestehen könnte.

In welcher Weise Lust und Unlust in den Arbeitsprozeß und wo sie eingreifen, ist schwer zu sagen. Auch die neuen Versuche von P. TH. YOUNG und die von ihm mitgeteilten Selbstbeobachtungen bringen keine wesentliche Aufklärung. Ebensowenig die bekannten Untersuchungen über die körperlichen

---

[1]) Allerdings kann, so nach GOLDMARK und HOPKINS, die Rhythmisierung auch insofern schädlich wirken, als unter ihrem Einfluß schon bestehende Ermüdung verdeckt werden kann.

Wirkungen der Gefühle (Lehmann, Weber, Störring u. a.). Ferner ist die Arbeit von Nicholson zu nennen, welcher die Leistung am Ergographen unter normalen Bedingungen und unter der Suggestion gesteigerter Leistungsfähigkeit verglich. Im zweiten Falle war nicht nur die Leistung größer, sondern auch nachher das subjektive Müdigkeitsgefühl auffallend wenig ausgeprägt, sowie der erforderliche Erholungszeit beträchtlich kürzer. Erteilte man die Suggestion in dem Augenblicke, da die Abnahme der Hubhöhen einsetzte, so war ein sofortiges Ansteigen bemerkbar.

Mit einer solchen Beanspruchung des Bewußtseins mag es zusammenhängen, daß manche — wie es scheint aber relativ seltene — Typen vorkommen, die in ihrer Leistung durch das Zusammenarbeiten mit anderen mehr gehemmt als gefördert werden. Wir können derartige Einstellungen schon bei den Schulkindern beobachten und finden sie in allen Lebensaltern wieder. Worauf sie beruhen, soll hier nicht untersucht werden. Sie hängen jedenfalls mit der Stellungnahme des Betreffenden der Gemeinschaft überhaupt gegenüber zusammen. Im Großen und Ganzen scheint der günstige Einfluß des Zusammenarbeitens zu überwiegen. Eine Ausnahme machen begreiflicherweise jene Verrichtungen, welche eine so vollkommene Konzentration der Aufmerksamkeit verlangen, daß die Anwesenheit anderer Menschen bereits eine störende Ablenkung bedeutet.

Die *Gruppenarbeit* wirkt in mehrfacher Weise auf den einzelnen ein. Erstens schafft sie ein eigenartiges seelisches Milieu, zweitens beeinflußt sie den Ablauf der Verrichtung. Wir verdanken W. Moede den ersten grundlegenden Versuch einer Experimentalanalyse der Gruppenpsychologie. Unter den hier bedeutsamen Faktoren sind vor allem die Mitbewegungen zu nennen. Moede sieht in dieser Tatsache — die gesehene Bewegung am anderen wirkt unmittelbar im Bewußtsein im Sinne von Innervationen teils in gleichsinniger Richtung, teils von entgegengesetzter Tendenz — ein Grundphänomen, oder wie er sagt, einen kollektiven Grundtrieb. Bekanntlich hatte schon vor langem der französische Soziologe G. Tarde die „Nachahmung" als das soziale Urphänomen betrachtet, wie übrigens schon vor ihm andere auf die Bedeutung der Mitbewegungen und verwandter Erscheinungen hin bewiesen hatten, so A. Smith in seiner Theory of Moral Sentiment. Man wird allerdings nicht umhin können, die, wenn man so sagen darf, „motorische Ansteckung" als eine weiter nicht reduzible Tatsache hinzunehmen, die ja auch in den Erscheinungen der Echopraxie und Echolalie ihre pathologische Abwandlung besitzt. Eine Erklärung dieser Ansteckung scheint bis heute nicht gelungen zu sein. Man muß sich aber klarmachen, was sie für den „Angesteckten" bedeutet. Sie erspart erstens sozusagen einen eigenen Willensentschluß. Indem man sich dem Einfluß der motorischen Ansteckung hingibt, werden einem die Bewegungen gewissermaßen diktiert, und die Notwendigkeit der Bewegungswahl fällt weg. Zweitens wird durch diese Einrichtung die Einordnung in einen bestehenden Rhythmus wesentlich erleichtert. Wir müssen uns nicht erst bewußt auf irgendeinen Rhythmus einstellen, uns in ihn einordnen, sondern die motorische Induktion reißt uns automatisch in die betreffende Rhythmik hinein. Dadurch kommt eine Ersparung an überflüssigen Einstell- und Anpassungsbewegungen zustande. An und für sich steht es ja so, daß selbst eine leicht auszuführende Bewegungsfolge und sogar eine hinlänglich vertraute jedesmal, wenn sie neuerdings aufgenommen werden soll, eine gewisse — freilich manchmal sehr kurze — Periode der Anpassung bedingt, während welcher noch nicht die volle Ökonomie erreicht ist. Man dürfte annehmen, daß bei der Gruppenarbeit die Einbringung des durch eine Arbeitspause bedingten Übungsverlustes rascher vor sich gehen würde als bei Einzelarbeit. Bekanntlich erleidet auch der durch jahre- und jahrzehntelange Tätigkeit Volltrainierte durch jede einigermaßen bedeutende Unterbrechung einen Übungsverlust, wie das z. B. ASCHAFFENBURG in seinen Untersuchungen an Schriftsetzern gezeigt und wie manche andere Beobachtung bestätigt hat. Die Einbringung dieses Übungsverlustes unter den angegebenen Bedingungen zu untersuchen, wäre nicht ohne Interesse. Ob darüber etwas bereits bekannt ist, entzieht sich meiner Kenntnis.

Ein ganz anderer Fall ist dann gegeben, wenn die Gruppe nicht mit einer einheitlichen Leistung betraut ist, sondern jedem Gliede eine besondere Verrichtungsweise zufällt. Während die einheitliche und gleichsinnige Gruppenarbeit das immerhin bedeutende Moment der Konkurrenz vollkommen ausschalten kann, da alle Glieder in einen gleichmäßigen Leistungsablauf verfallen, kann sich dieser Faktor bei ungleichartiger Verteilung der Verrichtungen stark geltend machen — wenn natürlich nicht andere Einflüsse, sei es technischer, sei es auch seelischer Art dem die Wage halten. Bedauerlicherweise sind wir in diesen Dingen wesentlich darauf angewiesen, Probleme aufzuzeigen, und können uns kaum auf irgendwelche Tatsachen berufen, weil anscheinend alle diese Fragen bisher wenig Beachtung gefunden haben, und wenn, so nur von seiten der Soziologie, welche wiederum nicht über exakt beobachtetes und analysiertes Material verfügt. Es erscheint aber dennoch nicht unnütz darauf hinzuweisen, weil jede Wissenschaft und so auch die soziale Hygiene bei einem Überblick über ihren Bestand nicht allein das Geleistete, sondern auch die weiteren Wege ins Auge fassen soll. (S. a. LANG u. HELLPACH.)

Bei der gleichartigen Gruppenarbeit macht sich ein bestimmter Einfluß auf die Arbeitsgeschwindigkeit geltend, den man im allgemeinen dahin bezeichnen kann, daß sich eine mittlere Geschwindigkeit einstellen wird, welche einerseits die eigene des langsamsten Arbeiters übertreffen, anderseits hinter der des schnellsten zurückbleiben wird. Diese Erfahrung hat man bereits in der Schule zu machen Gelegenheit. Sie hat auch zu der Idee geführt, die „Begabten" aus einer Schulklasse auszusondern und in eigenen „Begabtenschulen" zu vereinigen. Eine solche Einrichtung ist, wie W. STERN mit Recht betont hat, weder für die Ausgelesenen noch für die Zurückbleibenden besonders wünschenswert. Erstere werden dadurch in eine Sonderstellung gedrängt, was für ihre weitere Entwicklung nicht gerade vorteilhaft sein mag, letztere werden des Ansporns durch die besseren Leistungen verlustig und geraten überdies in die Stellung gewissermaßen zweitklassiger Menschen, was ebenfalls ihrer ferneren Entwicklung nur hinderlich sein kann. Überträgt man diese Erfahrungen auf die Organisation der Arbeit, so entsteht die Frage, ob es zweckmäßig sei, die Arbeiter nach bestimmten Grundsätzen — wie eben etwa die Arbeitsgeschwindigkeit — in Gruppen zu vereinigen, oder ob man die Gruppenbildung mehr weniger dem Zufalle überlassen solle. In vielen Fällen mag diese Frage bedeutungslos sein, wenn nämlich die Rhythmik der Arbeit eine durch den technischen Apparat vorgeschrieben ist. Beim Einrammen von Pfählen z. B. bestimmt sich das Tempo nach der Schwere des Rammblockes, seiner Fallhöhe usw., also nach rein mechanischen Prinzipien. Es gibt aber auch Fälle, in welchen die mechanischen Bedingungen eine weitgehende Variation des Arbeitstempos zulassen.

Wir berühren mit diesen Fragen den großen Problemenkomplex der *beruflichen Eignung*. Es ist nicht unsere Aufgabe, die Fragen der Eignungsprüfung und Begabungsforschung eingehend zu erörtern. Wir können an ihnen aber auch nicht völlig vorübergehen[1]).

Als die experimentelle Psychologie sich derartigen Problemen zuzuwenden begann, schien es, als ob man nichts Wichtigeres zu tun habe, als für möglichst

---

[1]) Vgl. die ausführliche Behandlung dieser Fragen in den durch POPPELREUTER und F. PRYLL bearbeiteten Abschnitten dieses Bandes.

viele Berufe entsprechende Eignungsprüfungen zu schaffen. Denn nur so glaubte man den wirtschaftlichen Schwierigkeiten durch eine tunlichst rationelle Ausnutzung der einzelnen Arbeitskraft begegnen zu können. Es hat indes den Anschein, als seien diese Hoffnungen sehr überspannt worden und als sei eine so spezialisierte Eignungsprüfung in Wahrheit gar nicht erforderlich. Denn offenbar liegt die Sache so, daß es eine große Anzahl von Berufen gibt, bei denen — abgesehen von jeder speziellen Eignung — ein zumindest durchschnittlicher Erfolg jedem Vollsinnigen offenstünde. Es mag sein, daß besondere Leistungen an eine spezielle Begabung geknüpft sind, wiewohl auch hier sehr zwischen der Begabung als Anlage, als Bestandstück sozusagen der Persönlichkeitsgrundlage, einerseits und einer Begabung oder einem Begabungsmangel infolge der bisherigen Entwicklung des betreffenden Menschen unterschieden werden muß.

Sowie wir die Erfahrung machen, daß auch anscheinend Unbegabte es durch Übung in irgendeiner Verrichtung zu einer erheblichen Vollkommenheit bringen können, so müssen wir auch annehmen, daß ein früh einsetzendes Training eine Reihe von „Begabungen" zur Entfaltung bringen könnte, welche ohne solche Einflußnahme verborgen blieben. Wenn man auch vielleicht nicht jenen Recht geben wird, welche das Bestehen einer spezifischen Begabung überhaupt leugnen — wie das z. B. A. Adler tut —, so muß man doch bekennen, daß wir im allgemeinen mit dem Urteil der Unbegabtheit im Sinne einer mangelnden Anlage viel zu rasch bei der Hand sind. In sehr vielen Fällen wird sich herausstellen, daß die sog. Unbegabtheit durch andere Momente vorgetäuscht wird, unter denen Mangel an Selbstvertrauen und Entmutigung die Hauptrolle spielen.

Auch unter den Vertretern der „Psychotechnik" werden Stimmen laut, welche die Anwendungsmöglichkeiten und Aussichten der Eignungsprüfungen etwas skeptischer beurteilen (so O. Lipmann, Schackwitz u. a.). Zumindest werden die allzu komplizierten Anordnungen heute vielfach abgelehnt. Auch ist der große Unterschied, der trotz aller Bemühungen zwischen der psychischen Situation der Prüfung und jener der tatsächlichen wirtschaftlichen Arbeit besteht, nicht aufzuheben, so wenig der Einwand, daß es sich eben nur um eine einmalige Prüfung handle, an Existenz verliert.

Was man gewöhnlich zu übersehen pflegt, ist die unbestreitbare Tatsache des Einflusses der subjektiven Überzeugung von Begabung oder Unbegabung. Wiederum lehrt uns die Beobachtung an Schulkindern mit entscheidender Deutlichkeit, daß dieses subjektive Moment für die objektive Leistung, aber eben nicht für die objektive Leistungsmöglichkeit den Ausschlag geben kann, und weit öfter gibt, als man gemeinhin vermutet. Diese Dinge sind auch für die Organisation der Lehrlingsbildung von grundlegender Bedeutung. Es scheint, daß diese viel zu sehr auf das rein technische Können und zu wenig auf die ebenfalls erforderliche seelische Schulung abgestellt sei.

Je eindringender man sich mit den Problemen der Bedingtheit menschlicher Arbeit beschäftigt, desto mehr wird sich die Überzeugung festigen, daß es freilich in erster Linie Fragen der Psychologie, wenn man so sagen will: der Seelenführung sind die hier im Vordergrunde zu stehen haben, nicht aber kann ich daran glauben, daß das Experiment, speziell das vom Typus der Eignungsprüfung hier das letzte Wort zu sprechen habe[1]).

So ist es auch nur auf Grund psychologischer Erwägungen verständlich, daß das Moment der *subjektiven Müdigkeit* eine solche Bedeutung besitzt. Man pflegt dieses Problem nur als ein nebensächliches zu betrachten, weil eben keine objektiven Grundlagen oder zumindest nicht adäquate vorhanden seien. Ein Um-

---

[1]) Ich bin mir bewußt, hier vielfach geltenden Anschauungen zu widersprechen. Eine Begründung meiner Stellungnahme hoffe ich in anderem Zusammenhang geben zu können.

stand sollte aber dennoch uns darauf hinweisen können, wie bedeutsam diese subjektive Seite des Arbeitsproblems ist. Durchmustert man die verschiedenen statistischen Zusammenstellungen über die der „Ermüdung" als Folgen zugeschriebenen Erkrankungen, so wird man gewahr, daß es überhaupt keinen Beruf gibt, bei welchem nicht die verschiedenen Formen der Neurose als Berufskrankheiten einen ungeheuren Prozentsatz ausmachten. Immer wiederholen sich die Bezeichnungen: Neurasthenie, Herzneurose, Hysterie u. dgl. Nun wissen wir aber heute — wenigstens dürfte die Zahl der Andersdenkenden schon verschwindend klein geworden sein —, daß die Neurosen, wie immer ihr Zustandsbild sich darstellen möge, seelischen Ursprunges, psychogene Störungen sind. Es müssen also, wenn diese Erkrankungen in solcher Häufigkeit bei allen Berufen angetroffen werden, pathogen wirkende seelische Momente in großer Zahl und hinreichender Intensität vorhanden sein. Unter diese Momente glaube ich als eines der wichtigsten das Erlebnis der Müdigkeit zählen zu dürfen. Die durch die Müdigkeit dem Menschen sich aufdrängende Überzeugung davon, daß er sich der Grenze seiner Leistungsfähigkeit nähere, besitzt eine elementare Gewalt, derart, daß sie selbst dann wirksam wird, wenn der Betreffende ganz genau weiß, daß es sich nur um ein subjektives Phänomen, nicht aber um eine objektive Beeinträchtigung seines Organismus handeln kann. Man ist versucht anzunehmen, daß die heute vorgefundene Dissoziation zwischen Ermüdung und Müdigkeit nicht immer bestanden habe. Müssen wir doch glauben, daß ursprünglich die Müdigkeit als eine Schutzeinrichtung gewirkt habe, welche die übermäßige Inanspruchnahme der Kräfte durch das eintretende Unlustgefühl unterbrochen hätte. Irgendwelche Momente in der Kulturentwicklung könnten dazu geführt haben, daß dieser unmittelbare Zusammnhang verlorenging. Wie dies geschah, darüber lassen sich vielleicht Hypothesen ausdenken, die aber nicht hierher gehören. Jedenfalls besteht die Tatsache von der zwingenden Überzeugungsgewalt des Müdigkeitsgefühles zu Recht. Und so wenig diesem eine objektive Unterlage in nicht wenigen Fällen zukommen mag, so wichtig ist es dennoch, darauf Bedacht zu nehmen. Eine soziale Hygiene darf eben nicht nur ihr Augenmerk richten auf die objektiven und somatisch-gesundheitlichen Seiten des Arbeitsproblems, sondern muß die psychische Seite ebenso berücksichtigen. Sie darf nicht nur nach der Gesundheit, sie muß auch nach dem Behagen der arbeitenden Bevölkerung fragen. Diese Forderung wird sich zweifellos mit immer elementarerer Gewalt durchsetzen. An manchen Stellen und in mancherlei Weise versucht man ihr Rechnung zu tragen. Alle Bestrebungen, die Arbeitsstätten nicht nur hygienisch einwandfrei, sondern auch in irgendwelchem Sinne erfreulich zu gestalten, alle Einrichtungen, welche der Erholung der Arbeiter dienen sollen, wie sie z. B. GILBRETH ausführlich schildert, dienen nicht allein der somatischen, sondern auch der psychischen Erholung. Und vielleicht ist diese, auch wenn es die Organisatoren solcher Einrichtungen nicht beachten, dabei das ausschlaggebende Moment. Weitaus die Mehrzahl solcher Bestrebungen geht darauf aus, dem Arbeiter Behagen zu verschaffen außerhalb seiner Arbeitszeit, sei es während der Ruhepausen, sei es nach Beendigung des Arbeitstages. Man muß sagen, daß in dieser Hinsicht an manchen Orten Bewundernswertes geleistet worden ist. Manche Arbeiterkolonien lassen an Freundlichkeit der Anlage, an Zweckmäßigkeit der Einrichtungen, an Bereitstellung von Bildungs- und Unterhaltungsmöglichkeiten kaum zu wünschen übrig. Es entsteht aber dadurch, wenn nicht zugleich der Stellungnahme zu der eigentlichen Arbeit und die seelische Einstellung während dieser mit ins Auge gefaßt wird, eine gefährliche Spaltung im Leben des arbeitenden Menschen, indem nach wie vor die Arbeit als Last und nur als unerfreuliche, wenn auch notwendige Vorbedingungen für die Behaglichkeit der freien Zeit erscheinen muß. Nur dann ist ein für den einzelnen wie für die Gemeinschaft gleich gedeihlicher Zustand erreicht, wenn die Arbeit als solche akzeptiert, d. h. nicht nur hingenommen, sondern positiv bejaht wird. Es muß sozusagen, wenn wir zu der Ausdrucksweise von vorhin zurückkehren, die Arbeit als solche, als Selbstzweck oder als Dienst an der Gemeinschaft immer „Nebenaufgabe" bleiben, welche den seelischen Hintergrund für alle Einzeleinstellungen abgibt[1]).

XI. Die geistige Arbeit und die psychischen Faktoren der Verrichtungen.

Über dieses Thema existiert bekanntlich eine ungeheure Literatur. Es kann uns nicht beifallen, darüber ausführlich zu berichten. Vielmehr bilden die wenigen hier zu machenden Bemerkungen nur eine Art Anhang.

Zunächst ist anzumerken, daß bei der geistigen Arbeit insofern von einer Leistung im strengen Sinne des Wortes nicht die Rede sein kann, weil sich ein Energieaufwand dabei nicht nachweisen läßt. Wenigstens stimmen die meisten Autoren dahin überein, daß die bei geistiger Arbeit gefundenen minimalen Unterschiede im Sauerstoffverbrauch und in der Kohlensäureausscheidung durchaus sich innerhalb der Grenzen der Versuchsfelder bewegen und in keiner Weise eine tatsächliche Energieumsetzung anzunehmen gestatten.

Die älteren Angaben zu diesem Gegenstande übergehen wir. Sie finden sich in meinem Sammelreferat zusammengestellt. Die wichtigsten Untersuchungen rühren von Atwater und Benedict und von Benedict und Carpenter her. Bei den letzteren Versuchen ergab sich eine Kohlensäureproduktion von 0,55 g, während der Arbeitsperiode und von 0,54 während der Ruhe, berechnet pro Stunde und Kilogramm Körpergewicht, bzw. pro Minute und Kilogramm 4,69 und 4,57 ccm. Die Gesamtmenge der produzierten Kohlensäure zeigte in diesen Versuchen eine Zunahme um rund 2% bei der Arbeit. Die Wärmeproduktion ist in der Arbeitsperiode um 0,5% höher gefunden worden. Die geringfügigen Differenzen könnten restlos durch Nebenumstände erklärt werden, da die Pulszahl bei den Arbeitsversuchen durchschnittlich 79, im Ruheversuch 74 Schläge betrug, außerdem der Arbeitsversuch voranging, also eine ungewohnte Situation bedeutet und überdies affektbetont war, da es sich um die Anfertigung von Prüfungsarbeiten handelte. Die Versuche von Becker und Olsen, welche eine deutliche Mehrerzeugung von Kohlensäure finden wollten, sind technisch viel zu mangelhaft, als daß sie eine Widerlegung jener anderen darstellen könnten. (Vgl. auch Waller u. de Decker).

Neuerdings sind Kestner und Knipping auf diese Frage zurückgekommen. Sie haben mittels des kleinen Benedictschen Apparates die Ruhewerte für Sauerstoff und für Kohlensäure bestimmt und sie mit jenen verglichen, welche sich ergaben, wenn den Versuchspersonen ein schwieriges Buch vorgelesen wurde. Diese Anordnung bietet gegenüber der von Atwater und den anderen den Vorteil, daß eine Beeinflussung durch Bewegungen nahezu ausgeschlossen ist. Folgende Werte wurden gefunden:

Versuchsperson	Ruhe		Arbeit		Versuchsperson	Ruhe		Arbeit	
	O_2	CO_2	O_2	CO_2		O_2	CO_2	O_2	CO_2
I nüchtern	153	129	179	142	IV	186	160	218	166
I nach Frühstück .	184	164	199	166	V	264	240	276	217
II	192	129	206	135	VI	192	176	213	197
III nüchtern . . .	212	156	258	176	VII	149	142	164	167
III nach Frühstück	297	—	306	—	VIII	173	166	230	223

[1]) Über den Einfluß von Affekten vgl. den Abschnitt über geistige Arbeit.

Demnach würde sich durchweg eine Steigerung des Sauerstoffverbrauches und daher des aus ihm zu berechnenden Calorienaufwandes ergeben. Die Steigerung ist bei der Versuchsperson V am kleinsten, was die Autoren darauf zurückführen, daß dieser Versuchsperson die Gedankengänge des vorgelesenen Buches vertraut gewesen seien und daher nur eine geringe geistige Arbeit bedeutet hätten. Der Calorienaufwand für geistige Arbeit wäre demnach meßbar, aber im Vergleiche zu körperlichen Leistungen außerordentlich gering. Aus diesen Resultaten berechnet sich ein Aufwand von 7—8 Calorien pro Stunde, gegen 10 beim Nähen, 20 beim Schreiben oder 180 bei der Arbeit des Schreiners.

Bei einer Versuchsperson ließ sich nun zeigen, daß der respiratorische Quotient im Verlaufe der geistigen Arbeit absinkt. KESTNER und KNIPPING sehen hierin einen Hinweis auf das Auftreten einer Säure im Blute, welche die Kohlensäure austriebe. In der Tat fanden sie bei Blutuntersuchungen vor und nach der geistigen Arbeit im Armvenenblute eine Vermehrung der Phosphorsäure. Berechnet auf Milligramm in 1000 ccm Plasma, ergaben sich nebenstehende Werte:

Versuchsperson	Vorher	Nachher
I	177	398
II	204	352
IX	113	231
III	77	398
X	106	125

Methodisch ist allerdings gegen diese Versuche einzuwenden, daß sie nicht parallel den Gaswechseluntersuchungen vorgenommen worden sind. Nur dann wären sie wirklich beweisend, wenn die Erniedrigung des respiratorischen Quotienten und die Vermehrung der Plasmaphosphorsäure parallel gingen. Die beiden Forscher nehmen nun an, daß diese Phosphorsäure bei der Tätigkeit des Gehirns entstehe. Die Steigerung beträgt 19 bis 321 mg in 1 l Blut. Es müßte also im Gesamtblute um das $3^1/_2$ fache mehr Phosphorsäure kreisen, d. h. in dem Falle mit der größten Vermehrung nicht weniger als 1,123 g. Und dies kann nicht einmal die ganze gebildete und aus dem Zentralnervensystem ausgeschwemmte Phosphorsäure ausmachen, da ja solche auch fortwährend durch die Nieren den Organismus verlassen dürfte. In der Tat existieren nicht wenige ältere Arbeiten, welche von einer Vermehrung der Harnphosphorsäure bei geistiger Arbeit zu berichten wissen, allerdings schwerwiegenden methodischen Einwendungen ausgesetzt sind. Nun enthält das ganze Gehirn, wie aus den bei ALBU und NEUBERG zusammengestellten Daten ersichtlich ist, 2,08 bis 3,29 g Phosphor, was 4,09 und 6,47 g P_2O_5 entspricht. Wenn also die ganze Phosphorsäurevermehrung im Blute durch Zerfall von Hirnsubstanz zustande käme, müßte bei der in diesen Versuchen angewendeten geistigen Arbeit $^1/_4$—$^1/_6$ der Hirnsubstanz zerfallen sein. Dabei sind diese, wenn auch nur grob angenäherten Zahlen nicht zu niedrig, weil im Gehirn Phosphor nicht nur in Lipoiden, Nucleinen und anderen Eiweißverbindungen, sondern sicherlich auch als anorganisches Phosphat vorhanden ist. Diese Überlegung läßt die Schlußfolgerungen KESTNERS als zweifelhaft erscheinen. Mögen auch die von ihm beobachteten Tatsachen zu Recht bestehen, so müßte man doch nach einer anderen Erklärung suchen. Jedenfalls erscheint es verfrüht, wenn die Autoren bereits die Ernährung der geistigen Arbeiter auf Grund dieser Theorie modifizieren wollen. (S. a. die Einwände von HECKER u. WINTERSTEIN, ferner von BERNSTEIN.)

Nach ILTZHÖFERS Untersuchungen am Apparat von KROGH zeigten 6 Versuchspersonen eine Zunahme der Atemfrequenz und des Atemvolumens um 10,9 und 12,9% bei leichter geistiger Arbeit und um 20,3 und 29,1% bei schwererer. Die Steigerung des Energieumsatzes erwies sich als sehr gering und fast restlos durch die gesteigerte Atemarbeit erklärlich.

Es steht also meines Erachtens nach wie vor die Tatsache der subjektiven Müdigkeit nach geistiger Arbeit und die objektiv konstatierbare Leistungsminderung der Tatsache eines mangelnden Stoff- und Energieverbrauches gegenüber. Wir haben schon einleitend bemerkt, daß dieser anscheinende Widerspruch möglicherweise dahin aufgeklärt werden könnte: eine Steigerung des Verbrauches fände allerdings bei der gesteigerten Hirntätigkeit, die wir doch bei geistiger Arbeit als bestehend annehmen müssen, nicht statt. Daher auch keine Steigerung des Sauerstoffkonsums und an Energie. Wohl aber gehen die betreffenden Prozesse mit einer größeren Lebhaftigkeit jenes Anteiles des Arbeitsvorganges einher, welchen wir als Spurenbildung benannt haben. Diese brauchte gar keine Steigerung des Energieverbrauches zu bedingen oder nur eine unmerkliche. Gar keine, wenn es sich nicht um quantitative, sondern — was sehr wohl vorstellbar wäre — um qualitative Veränderungen handelte. Immerhin ist dies bloße Hypothese, weil es an Tatsachen hier noch durchaus mangelt.

Über die körperlichen Begleiterscheinungen geistiger Arbeit wollen wir nicht viel sagen. Es ist vor allem immer zweifelhaft, wieviel von diesen den intellektuellen, wieviel etwa begleitenden emotiven Vorgängen zuzuschreiben sei. Neuerdings behauptet Miza, daß sich im Sphygmo- bzw. Plethysmogramm nur der eigentlichen geistigen Arbeit korrelierte Schwankungen auffinden ließen.

Anders stehen die Dinge dann, wenn nicht mehr rein intellektuelle Leistungen vorliegen, sondern die Affektivität mit beansprucht wird. Die Affekte finden einen mehr oder weniger intensiven Widerhall in der somatischen Sphäre, es kommt zu Ausdrucks- und Begleiterscheinungen, welche an sich schon eine Steigerung des Energieverbrauches bedingen können. Schrötter hat darüber in jünsgter Zeit interessante Untersuchungen angestellt. Diesen zufolge kann die Respirationsarbeit allein beim Lachen einen Mehraufwand an Calorien um 80%, beim Schluchzen um 85% bewirken. (Vgl. auch Totten.) Dazu kommen die zahlreichen anderen Organe, welche an den somatischen Affektwirkungen teilhaben: die Organe des Kreislaufes, aber auch innere Organe, was u. a. durch die Tatsache einer „emotiven“ Glykosurie oder Hyperglykämie bewiesen erscheint. Selbst wenn die Affektäußerungen keinen merklichen Grad erreichen, wie beim Lachen oder Weinen, müssen sie eine Steigerung der energetischen Umsetzung bewirken. Ferner ist zu bedenken, daß viele Affekte teils unmittelbar durch erhöhte Spannung — z. B. der Affekt der Erwartung, insbesondere der ängstlichen, aber auch die „gespannte“ Aufmerksamkeit — den Umsatz in der Muskulatur erhöhen, teils indirekt deren Verbrauch steigern durch die aus der Affektlage fließende körperliche Unruhe. Es wäre daher verständlich, wenn alle geistige Arbeit, welche einigermaßen affektbetont wäre, nicht nur zu einer subjektiven Müdigkeit, sondern auch zu einer objektiven Ermüdung führte. Bekanntlich macht hier aber eine Affektlage eine bemerkenswerte Ausnahme, das ist das *Interesse*. Interessante Arbeit ermüdet weniger. Zuweilen steht es so, daß die Ermüdung nur nicht während der Arbeit bemerkt wird, nach deren Beendigung sich aber um so mehr durchsetzt. Aber es kommt auch vor, daß erhebliche geistige Leistungen ohne jegliche Müdigkeit und, wie es scheint, auch ohne Ermüdung vollbracht werden, indem die Leistungsfähigkeit auch bei längerer Dauer ungeändert bleiben kann. Worauf dies beruht, oder inwieweit dieser Umstand berechtigt, überhaupt die Annahme einer wirklichen Ermüdung fallen zu lassen, bleibe dahingestellt.

Ferner ist zu bemerken, daß geistige Arbeit offenbar etwas keineswegs Einheitliches ist. Denn man kann sehen, daß Wechsel solcher Betätigung, wiewohl dabei natürlich immer noch dasselbe Organ tätig bleibt, als Erholung gewertet werden kann. Entweder müßten wir uns vorstellen, daß bei den verschiedenen Arten geistiger Arbeit verschiedene Hirnpartien ins Spiel treten — was eigentlich nicht gut angeht: denn warum sollte die Lektüre einer mathematischen Studie andere Rindenteile in Anspruch nehmen als das Studium von Versuchsprotokollen? — oder wir müßten schließen, daß es eben im Zentralnervensystem qualitativ verschiedene Betätigungsweisen gebe. Damit kämen wir von einer anderen Seite zu der vorhin erwogenen Möglichkeit einer Erklärung der Ermüdung ohne Steigerung des Energieverbrauches zurück.

Es sei hier erwähnt, daß die Affekte auch auf die körperliche Leistung mannigfachen Einfluß nehmen können. Erstens indirekt, indem die Erfüllung des Bewußtseins mit einem affektbetonten Inhalt die Hinwendung an eine andere Aufgabe wesentlich erschwert. Zweitens direkt, indem die mit den Willkürintentionen konkurrierenden Affekteinflüsse die Beherrschung der Muskulatur erschweren können. Man weiß, daß jeder einigermaßen intensive Affekt eine gewisse motorische Unsicherheit bedingen kann.

Die Frage nach den Erscheinungen der geistigen Ermüdung ist eine doppelte. Erstens ist zu fragen nach den Ermüdungserscheinungen, welche nach geistiger Arbeit auftreten, sei es, daß sie psychische, sei es, daß sie auch somatische sind — und zweitens nach den Auswirkungen der körperlichen Ermüdung innerhalb der seelischen Funktionen. Welche psychische Funktionen am leichtesten und zuerst einer Abnahme durch Ermüdung unterliegen, ist nicht mit Sicherheit festgestellt. Manche Autoren meinten, es leide vor allem das Gedächtnis, insbesondere in der speziellen Gestalt der Merkfähigkeit für allerjüngste Eindrücke. MEUMANN widerspricht dieser Behauptung. Ja, er fand sogar in jahrelangen Selbstbeobachtungen keine Abnahme der Leistung nach ermüdenden Arbeitsperioden. Andere glauben, daß es die Aufmerksamkeit sei, welche zunächst bei Ermüdung eine Schwächung erfahre. In der Tat scheint die alltägliche Beobachtung dafür zu sprechen, daß im Zustande der Ermüdung die Fixation der Aufmerksamkeit schwerer gelinge, die sog. Konzentrationsfähigkeit vermindert sei. Nach MIESENER ist besonders die Auffassung von Sinneseindrücken gestört, nach ASCHAFFENBURG die assoziativen Fähigkeiten, indem die Assoziationen äußerlicher, mechanischer würden.

Es finden sich ferner mehrere Angaben, welchen einen herabsetzenden Einfluß geistiger Arbeit auf körperliche Leistungen behaupten[1]). So hat schon FÉRÉ am Ergographen diesen Beweis führen wollen. Indes ist bei der Beurteilung derartiger Versuche größte Vorsicht geboten. Kaum irgendwo können psychische, vor allem emotive Momente leichter das Versuchsergebnis beeinflussen als hier. Ohne gleichzeitige genaue introspektive Analyse des seelischen Zustandes der Versuchspersonen dürften sich hier keine verläßlichen Resultate erzielen lassen. An derartigen Versuchen mangelt es indes, weil die experimentelle Psychologie der vergangenen Jahrzehnte viel zu sehr von der Idee erfüllt war, in Nachahmung der Naturwissenschaft „objektive" Werte aufzufinden.

Wie wenig auch auf dem Gebiete der experimentellen Ermüdungsforschung für die Erkenntnis der Ermüdung nach geistiger Arbeit zutage gefördert wurde, lehrt die gewissenhafte Übersicht, welche LOBSIEN über alle einschlägigen Fragen gegeben hat. Es verlohnt sich wahrscheinlich nicht, alle diese zum Teil widersprechenden, zum Teil methodisch mangelhaften Untersuchungen hier zu referieren.

Wie gegen die physische, so hat man auch gegen psychische Ermüdung die Darreichung von Phosphaten empfohlen. EMBDEN, GRAFE und SCHMITZ beobachteten nach Phosphatgaben eine bedeutende geistige Frische. Wenn in den Pausen bei geistiger Arbeit etwas Nahrung genommen wird, soll die Gesamtleistung erheblich ansteigen. Und zwar soll sich nach ZECH diese günstige Wirkung bereits 20 Minuten nach der Einnahme von Eiweiß, aber erst 1 Stunde nach der von Zucker zeigen.

Dagegen dürfte es angezeigt sein, mit ein paar Worten die *Mitwirkung seelischer Faktoren bei den Verrichtungen* zu streifen. Man kann sagen, daß es überhaupt keine menschliche Tätigkeit gibt, welche ohne seelischen Einschlag zustandekäme, wenn man von den vollkommenen automatisierten Tätigkeiten absieht. Aber selbst da finden wir die Willensintention, welche den Automatismus in Gang bringt und schließlich auch im Gange erhält. Ohne einen, wenn auch nicht bewußten, Willensakt würde jegliche selbst noch so sehr automatisierte Handlung stillestehen. Bekanntlich wurde von seiten der Hirnpathologie, insbesondere der

---

[1]) Daß geistige Ermüdung durch körperliche Anstrengung hervorgerufen werden könne, bzw. daß ein ermüdeter Mensch sich geistigen Arbeiten nicht unterziehen mag, ist eine allbekannte Tatsache. RICHTER hat darüber Versuche mittels einer von JAENSCH angegebenen Methode angestellt und gefunden, daß diese Wirkung bei Trainierten weit geringer ist als bei Untrainierten. Irgendwelche Schlüsse lassen diese Versuche — was etwa das Wesen der geistigen Ermüdung anlangt — natürlich nicht zu.

Aphasie- und Apraxieforschung, immer betont, daß man den Ablauf aller, auch der kompliziertesten menschlichen Handlungen nach dem Schema eines Reflexes konstruieren könne. Wie bei diesem die Erregung eines receptorischen Apparates dem Zentrum zugeleitet, dort auf mehr oder weniger großen Umwegen umgeschaltet und schließlich an das Erfolgsorgan hinausgeleitet werde, so trete der Auftrag, die Aufgabe im Wege der sinnlichen Wahrnehmung an das Zentrum heran, werde in diesem über die Rindenfelder der „Wahrnehmungs- und Erinnerungszentren" irgendwelchen Zentralstellen zugeführt, es entstehe der Bewegungsentwurf, daraus der Innervationsimpuls, der wiederum an die Peripherie gelange. Man muß gestehen, daß dieses Schema sich als ein heuristisches Hilfsmittel von großer Bedeutung erwiesen hat, da ja die Entwicklung der klinischen Hirnlokalisation sich wesentlich daran orientieren konnte. Wie bei allen Schematisierungen bestand aber auch in diesem Falle die Gefahr und wurde — wie in den meisten Fällen — nicht vermieden, daß das Schema sich verselbständige und unser Denken auch dann noch in seinen Bann zwinge, wenn die Grenzen seiner methodischen Leistung schon erreicht wären.

Insbesondere versagten diese hirnmechanischen Anschauungen in dem Augenblicke, als es sich nicht mehr darum handelte, einzelne Funktionen oder deren Störungen begreiflich zu formulieren, sondern das Gesamtverhalten des Menschen und seine „höheren" geistigen Leistungen zu erfassen. Es genügt für die Analyse der Arbeitsvorgänge durchaus nicht, sich auf dieses Schema festzulegen. Wie immer wir weltanschaulich uns zu den Fragen der Geist-Körper-Beziehungen stellen wollen, in der Praxis sind wir gezwungen, den Geist als ein Wesen sui generis mit eigenen Gesetzlichkeiten und einem spezifischen Einfluß auf das somatische Geschehen zu betrachten. Eine Analyse irgendwelchen menschlichen Tuns, und sei es des einfachsten, ist ohne Berücksichtigung der seelischen Momente inkomplett und eigentlich unverständlich. Das Bestreben, die Anschauungen des „Behaviorism" oder der „objektiven Psychologie", wie sie die Amerikaner oder Bechterew pflegen, auf die Analyse der menschlichen Handlungen zu übertragen, hat meines Erachtens bis nun noch immer zu kläglichen Ergebnissen geführt.

Es ist darum vollauf berechtigt, wenn eine Darstellung der menschlichen Arbeitsleistungen, wenn sie auch physiologische Gesichtspunkte zugrunde legt, den psychischen Faktoren, die in den Gesamtvorgang „Handlung" eingehen, einigermaßen berücksichtigt. Ganz abgesehen davon, daß sich uns immer wieder die ausschlaggebende Bedeutung dieses Momente für unser Verständnis wie für unser praktisches Tun aufgedrängt hat.

Eine psychologische Analyse der Handlung zeigt natürlich weitgehende Analogien zu jenem physiologischen Schema. (Vielleicht liegt dies aber hauptsächlich daran, daß das Schema im Grunde nur eine Übersetzung introspektiv gewonnener Einsichten in eine hirnphysiologische Terminologie darstellt.) Auch hier begegnen wir zuerst den Funktionen der Rezeptivität: die „Aufgabe" muß erfaßt, verstanden werden. Aber diese Rezeptivität ist schon nichts rein Passives. In ihr wirkt die Aktivität der Person bereits entscheidend mit durch die Funktion der Aufmerksamkeit, welche dauernd eine überragende Bedeutung im Ablaufe der Handlung beibehalten wird. Mit Recht hat man darauf hingewiesen, daß auch „Aufmerksamkeit" nichts völlig Einheitliches sei und, daß man mehrere Formen dieser Funktion unterscheiden müsse. Piorkowski kennt diese: 1. Die dauernd gleichmäßig auf einen Gegenstand gerichtete Aufmerksamkeit, wie sie z. B. bei der Arbeit des Webers im Einstuhlsystem erfordert wird, wobei nur auf das Reißen der Fäden zu achten ist. Oder bei jeder Verrichtung an einer Maschine, die in gleichbleibender Geschwindigkeit erfolgt. 2. Die gleichmäßig angespannte, aber distributiv gerichtete Aufmerksamkeit, wie sie beim Zwei- oder Mehrstuhlsystem in der Textilindustrie, bei mancherlei Sortierarbeiten, aber auch etwa bei der Beaufsichtigung einer größeren Menschenmenge, z. B. einer Schulklasse notwendig ist. 3. Die rhythmische Aufmerksamkeit, welche sich einem periodisch verlaufenden Arbeitsvorgang anpassen muß. Solche verlangt z. B. die Tätigkeit an der Mischmaschine in der Wollspinnerei, bei der die bis zu einem gewissen Grade abgelaufene Spule in annähernd gleichen Zeiträumen ausgewechselt werden soll, ferner die Tätigkeit an einer Prägemaschine, etwa auch am Dampfhammer. 4. Die in ungleichmäßigen Zeiträumen schwankende, nur in einzelnen Augenblicken maximal angespannte Aufmerksamkeit, bedingt durch einen periodisch verlaufenden Arbeitsprozeß, welcher sozusagen kritische Punkte aufweist. Diese Form kommt in Betracht z. B. beim Stahlgießen, beim Anstechen des Hochofens, ferner bei allen Prozessen, deren Fortgang durch Stichproben oder zeitweilige Beobachtungen kontrolliert werden soll. 5. Die labile, fluktuierende Aufmerksamkeit, die sich von Augenblick zu Augenblick auf einen jeweils neuen Gegenstand einstellen können muß. Das ist jene, wie sie z. B. von der Tätigkeit eines Schutzmannes an einer belebten Straßenkreuzung, von der eines Hotelportiers, eines Bankkassiers erfordert wird.

Ob nun diese verschiedenen Formen der Aufmerksamkeit in der Tat, wie manche meinen, originär verschiedenen Anlagen entspringen und ineinander nicht übergeführt werden können — so daß sich aus deren Untersuchung ein Kriterium der Berufseignung ergäbe —, lassen wir dahin gestellt. Sicher ist, daß wir beim erwachsenen oder berufsfähigen Menschen mehr oder weniger ausgeprägt die eine oder die andere Aufmerksamkeitseinstellung habituell überwiegen sehen. Immerhin muß man sich klar sein, daß kaum irgendeine Verrichtung einer der genannten Formen der Aufmerksamkeit vollkommen entbehren kann, wenn sie auch je die eine oder die andere besonders erfordert. Zur Erfassung des Auftrages z. B. ist immer die momentane Einstellung auf diesen, entsprechend der vierten Form nach PIORKOWSKI, unerläßlich.

Für den Ablauf der Verrichtung ist nun noch eine weitere Nuance der Aufmerksamkeitseinstellung von Bedeutung. Wir haben schon erwähnt, daß die automatisierten Funktionen durch die auf sie gerichtete Aufmerksamkeit gestört werden können. Es ist so auch der Klinik bekannt, daß die Hinwendung der Aufmerksamkeit auf die Atemtätigkeit Ungleichmäßigkeiten dieser zu erzeugen vermag. Dennoch kann auch eine automatische Verrichtung nicht völlig ohne Aufmerksamkeit ablaufen, ja nicht einmal eine so weitgehend automatisierte wie der Gang. Worauf richtet sich in diesen Fällen nun die Aufmerksamkeit? Diese Frage ist nicht leicht zu beantworten. Am wahrscheinlichsten will es mich dünken, daß sie sich auf die Aufrechterhaltung der entsprechenden Willensintention und den Ablauf der Verrichtung einstelle, so daß Schwankungen dieser jene immer wieder aufs neue herzustellen vermöchten. Untersuchungen zu diesem Problem kenne ich nicht. Es wäre aber ein für die Analyse des Gesamtvorganges nicht unwichtiges.

Die Aufmerksamkeit unterliegt Schwankungen. Erstens zeigt sie solche spontan, ohne ersichtliche äußere Ursachen, wobei eine gewisse Periodizität unverkennbar ist. Bekannt ist das scheinbare Lauter- und Leiserwerden des Tickens einer Uhr, das man auf solche Niveauveränderungen der Aufmerksamkeitsspannung bezieht. Diese wird zweitens von äußeren Momenten beeinflußt. Unter diesen ist zu nennen die *Ablenkung*. Ablenkbarkeit ist eine Erscheinung, welche gewissermaßen zur Charakterisierung der Art der Aufmerksamkeit gerechnet wird. Sie nimmt im Zustande der Ermüdung zu, welcher an sich bereits die Aufmerksamkeit beeinflußt. Ob diese als solche ermüden kann, mag zweifelhaft erscheinen. Sicher ist, daß bei Ermüdung alle Proben, die man zur Prüfung der Aufmerksamkeit verwendet, schlechter ausfallen und daß bei längerer Dauer derartiger Untersuchungen sich eine Verschlechterung der Ergebnisse einstellt.

Letzteres kann aber auch nur auf einem Erlahmen des Interesses beruhen und muß keine Ermüdung der Aufmerksamkeit beweisen.

Die Ablenkbarkeit durch psychische Einflüsse (höhnende Zurufe, Auspfeifen usw.) untersuchte Laird und fand bei Zugrundelegung verschiedener Tests allgemein einer Verminderung der Leistung.

Manche körperliche Zustände bedingen besonders leicht eine Minderung der Aufmerksamkeit. Nicht nur die Intoxikationen, so mit Alkohol, sondern auch febrile Zustände sind hier zu nennen, und insbesondere Hirnverletzungen. (S. Langelüddeke, der auch die psychogenen Störungen nach Schädeltraumen behandelt, ferner die Monographien von Poppelreuter und von Gelb und Goldstein).

Die Erfassung eines Auftrages oder der Aufgabe wird durch die Spannung der Aufmerksamkeit allein noch nicht gewährleistet. Es bedarf noch jener Funktion, welche die Psychologie als Auffassungsfähigkeit bezeichnet. Auch diese ist wiederum nichts Einheitliches. Denn erstens sehen wir individuelle Differenzen je nach dem Sinnesgebiete, in dem die Aufgabe präsentiert wird. Manche Menschen erfassen leicht, was ihnen akustisch geboten wird, anderen ist die optische Darbietung adäquater. Auch hier bleibe es dahingestellt, inwieweit es sich um konstitutionell festgelegte Typen handle. Einige Autoren sind der Meinung, daß der optische bzw. akustische oder motorische Typus einem Menschen anhafte als eine konstitutive Eigenschaft, eine Meinung, der ich mich auf Grund einer Reihe von Erfahrungen über Typenwechsel nicht vollkommen anschließen kann. Zweitens kann man die Auffassungsfähigkeit scheiden nach der Kompliziertheit des auffaßbaren Gegenstandes. Dies deckt sich nicht mit dem, was man den Umfang der Auffassung nennt. Dieser bezeichnet die Zahl der homogenen oder heterogenen Elemente, welche in einem einzigen Akte aufgefaßt werden können. Sie erleidet übrigens wesentliche Verringerungen bei Ermüdung, ohne daß sich wiederum sagen ließe, ob die Auffassung als solche einer Ermüdung unterliege. Dagegen erstreckt sich die hier gemeinte Differenzierung auf das, was die neuere Psychologie „Gestalterfassung" nennt, nämlich die Fähigkeit, eine Anzahl innerlich zusammenhängender Elemente als ein Ganzes zu erfassen. Diese Leistung kann bei den Verrichtungen nicht nur im Momente der Auffassung der Aufgabe eine Rolle spielen. Es ist höchst wahrscheinlich, daß die Gestaltserfassung eine wesentliche Grundfunktion unseres Seelenlebens überhaupt darstelle. Wir nehmen niemals Einzelheiten, isolierte Elemente wahr, sondern diese erscheinen uns stets zu Ganzheiten verbunden. In der Ausprägung aber dieser, wenn man so sagen will, synthetischen Fähigkeit gibt es offenbar große individuelle Differenzen. Der eine vermag sich einen raschen Überblick über komplexe Verhältnisse zu schaffen, während der andere nur allmählig, durch bewußte Arbeit oder vielleicht gar nicht zu einer derartigen Vereinigung gelangt. Es bedarf keines Hinweises darauf, wie sehr solche Leistungen in den Gang aller möglichen Verrichtungen einzugreifen vermögen. Auf die Einzelheiten dieser Dinge einzugehen, ist hier nicht tunlich. Ich verweise auf die Zusammenstellung Köhlers, welche die Grundfragen in ausgezeichneter Weise behandelt.

Wie die Ermüdung auf die Funktion der Gestalterfassung einwirkt, scheint noch nicht untersucht worden zu sein. Dagegen wissen wir, dank den Forschungen von Gelb und Goldstein sowie anderer, daß Hirnschädigungen gerade diesen Bereich seelischen Geschehens betreffen können.

Zwischen die Erfassung der Aufgabe und die Ausführung schiebt sich nun eine bedeutungsvolle Phase ein, in der sozusagen die Bereitstellung der Mittel erfolgt. Dies ist nicht nur in dem wörtlichen Sinne einer Beschaffung der Werkzeuge, Materialien usw. zu verstehen, sondern auch in dem übertragenen einer inneren Herstellung der Arbeitsbereitschaft. Wie nach den Ansichten der Hirnphysiologie der Ausführung einer Bewegung ein sog. „Bewegungsentwurf" vorangeht, der noch nicht Bewegung und noch nicht Bewegungsansatz, sondern erst eine Vorstufe dieses ist, wie der Formulierung eines Satzes oder Gedankens ein prälogisches und vorsprachliches Gebilde vorangeht, das noch nicht sprachliche Form, geschweige eine artikulatorische besitzt, so geht jeder Ausführung einer Verrichtung eine innerliche Einstellung auf diese voran. Deren Elemente im einzelnen zu erfassen oder gar zu beschreiben, dürfte äußerst schwer fallen. Es ist vielleicht auch dieses Problem von seiten einer Psychologie der Arbeit (oder des Handelns überhaupt) noch zu wenig gewürdigt worden. Wir begnügen uns, auf diese Phase hingewiesen zu haben, ohne eine weitere Analyse zu versuchen.

Erst aus dieser innerlichen Einstellung gebiert sich alles, was nun unmittelbar zur Ausführung hinüberleitet. Diese wird zunächst intendiert oder, wie man mit meines Erachtens unrichtiger Ausdrucksweise zu sagen pflegt: gewollt. Unrichtig ist dies deshalb, weil nach den Untersuchungen der experimentellen Willenspsychologie wie nicht minder nach den Erfahrungen einer Willenspathologie offenbar von einem Ins-Spiel-Treten des Willens erst in dem Augenblicke der tatsächlichen Ausführung die Rede sein kann. Bis dahin gibt es Entschluß, Wunsch, Vorstellung des zu verwirklichenden Zieles usw., aber noch keinen eigentlichen Willen. (Vgl. hierzu LINDWORSKY.)

Diese Intention richtet sich nun auf verschiedenes, je nachdem es sich um eine automatisierte, eine geübte oder eine ungeübte Verrichtung handelt. Im ersten Falle geht die Intention schlicht auf das Ganze der Verrichtung, ohne eine Spezialisierung in Teilakte zu vollziehen. Man braucht wiederum nur an das Beispiel des Gehens zu erinnern. Man beabsichtigt eben zu gehen und nicht die Ferse vom Boden abzuwickeln usw. Im zweiten Falle richtet sich die Intention auf zu größeren Komplexen zusammengefaßte Teilabschnitte der Verrichtung. Ein geübter Klavierspieler intendiert eine chromatische Skala als ein Ganzes, während er ein Musikstück etwa noch in Teilabschnitte zerlegt intendieren muß. Erst wenn auch dieses vollkommen durch Übung geläufig geworden ist, wird es als ein Ganzes intendiert werden. In solchen Fällen kann es sich dann ereignen, daß es unmöglich wird, die Verrichtung an einem beliebigen Punkte beginnen zu lassen, sondern es nötig wird, immer den ganzen Ablauf von dem ersten Akte an sich vollziehen zu lassen. Bei ungeübten Verrichtungen muß jeder Teilabschnitt, ja unter Umständen jedes Element gesondert intendiert werden. Schon dadurch wird übrigens die größere Geschwindigkeit, mit der geübte Verrichtungen ablaufen, zum Teil erklärt.

Daß bei den Verrichtungen, insbesondere bei komplexeren und ungeübten, das Gedächtnis bzw. die Merkfähigkeit von eminenter Wichtigkeit sein müssen, ist zu klar, als daß es einer Auseinandersetzung bedürfte.

Ebensowenig bedarf es eines neuerlichen Hinweises auf die Rolle der emotionalen Funktionen für die Gestaltung jeglichen Handelns überhaupt und auf deren Auswirkung im Arbeitsprozeß insbesondere.

Es ist noch viel zu wenig untersucht, wie alle diese psychischen Funktionen unter den verschiedenen äußeren und inneren Bedingungen variieren, denen der arbeitende Mensch unterworfen ist. Man kann sich nicht verhehlen, daß eine einigermaßen erschöpfende Erkenntnis der Einwirkung solcher Bedingungen und daher die Möglichkeit einer rationalen Gestaltung ihrer erst gegeben sein wird, wenn die hier angedeuteten Fragen einer Beantwortung zugeführt sein werden. Es ist sicherlich teils ein Resultat unserer allgemein wissenschaftlichen Einstellung, teils eines unserer wirtschaftlichen Ordnung, wenn diese Fragen bislang in den Hintergrund gedrängt waren. Es beweist dies aber keineswegs, daß sie neben sächliche seien. Vielmehr zeigt meines Erachtens eindringenderes Studium des ganzen Fragenkomplexes immer deutlicher, daß gerade hier die allerentscheidendsten Probleme verborgen liegen.

J. D. Ball hat sich für die Schaffung einer „industriellen Psychiatrie" eingesetzt, deren Aufgabe das Studium der Behandlung der Menschen und die Verhütung von Betriebsstörungen durch psychopathische Individuen sein soll. Ein Amt, bestehend aus Psychiater, Psychologen, Neurologen, allgemeinem Arzt, sozial geschulten Vertretern der Arbeitnehmer, Ingenieuren und Vertretern der Arbeitgeber solle die einschlägigen Fragen regeln. Die Forderung nach einer geistigen Hygiene der Arbeit wird auch von Genil-Pérrin nachdrücklich erhoben.

XII. Die Verrichtungen.

Für eine soziale Hygiene, für die Beurteilung der Bedingungen, unter denen die arbeitenden Menschen stehen, die Inanspruchnahme, welche die verschiedenen Funktionen ihres Körpers und Geistes erfahren, wäre eine genaue Analyse der Verrichtungen ein dringendes Erfordernis. Um die Frage beantworten zu können, ob irgendeine Verrichtung die Gefahr der einseitigen Beanspruchung immer derselben Muskelgruppe mit sich bringe, ist es notwendig, genau zu wissen, wie lange und in welchen Intervallen diese Beanspruchung jeweils geschieht. Und die Beispiele, die eine Analyse der Verrichtung als ein bedeutsames Desiderat dartäten, ließen sich beliebig mehren. Dem gegenüber steht unsere fast völlige Armut an derartigen Analysen. Wir besitzen wohl — und zum Teil ausgezeichnete — Berufsanalysen, aber keine der einzelnen Verrichtungen, die innerhalb eines Berufes vorgenommen werden müssen. Die Berufsanalyse kann auch die hier gestellte Aufgabe gar nicht erfüllen, weil es sehr verschiedenartige Berufe geben wird, in welchen trotzdem teilweise ganz gleichartige Verrichtungen wiederkehren, andererseits die verschiedenen Verrichtungen innerhalb eines Berufes voneinander grundsätzlich abweichen werden.

Ein Beispiel, wie eine solche Analyse aussehen könnte, wird durch die Arbeit von Frois geliefert, welcher die Tätigkeit des Nietens einer eingehenden Zergliederung unterworfen hat. Da diese ausgezeichnete Untersuchung überdies an einem wenig zugänglichen Orte erschien, sei sie etwas ausführlicher wiedergegeben. Frois beschreibt zunächst die üblichen Formen und Größen der Nietnägel, der Hämmer, der Kuppler, mit denen dem Kopfe des Nietnagels die entsprechende Gestalt gegeben wird, den Nietensetzer, welcher der Formung des unteren Endes dient, schließlich die Zangen, mit welchen die Nietnägel während des Erhitzens gehalten werden. Die Arbeit verteilt sich in der Regel auf einen Vorarbeiter, ein oder zwei Arbeiter oder Schläger, einen, der den Nietensetzer hält, und einen, der die Erhitzung besorgt, welch letztere Arbeit meist einem 14—16 jährigen Knaben anvertraut ist. Die zu nietenden Eisenteile sind entsprechend vorbearbeitet, mit den Bohrlöchern versehen und werden durch provisorische Fixation an ihrem Platze gehalten. Der Vorarbeiter überzeugt sich, daß die Bohrlöcher in den beiden Stücken genau zur Deckung kommen und korrigiert gegebenenfalls kleine Unstimmigkeiten, indem er in die benachbarten Löcher Bolzen eintreibt. Inzwischen werden die Nietnägel erhitzt, was eine gewisse Vorsicht erfordert, da die Temperatur nicht zu niedrig bleiben darf, damit die Arbeit leichter vonstatten gehe, und nicht zu hoch steigen, damit die Nägel nicht verbrennen. Der Erhitzer nimmt den Nagel in die Zange, klopft damit energisch an den Ofen, um Kohlenteilchen zu entfernen, und setzt ihn selbst in das Loch oder schleudert ihn dem Setzer zu Füßen, der ihn wieder mit der Zange ergreift und mit dem Kopfe nach unten in das Loch einführt. (Man sieht hier, wie eine relativ geringfügige Änderung der Arbeitsverteilung die Verrichtung wesentlich beeinflussen kann: die des Setzers ist in beiden Fällen eine andere). Zugleich bringt der Mann den Nietensetzer sicher an Ort und Stelle. Der Vorarbeiter nähert die beiden zu vernietenden Eisenteile durch kleine Hammerschläge und schlägt den Nietennagel im groben mit dem Hammer in die gewünschte Form (rund oder achteckig usw.). Wenn der Nagel einen Durchmesser von mehr als 14—16 mm hat, ergreift der Vorarbeiter mit großen Zangen den Kuppler, setzt ihn auf den Nagel und hält ihn dort fest, während die beiden anderen das obere Ende des Werkzeuges mit Hammerschlägen bearbeiten.

Dieser allgemeine Gang der Arbeit zerlegt sich in Einzelvorgänge. Wir übergehen die einfachere Verrichtung des Erhitzens. Der Nietensetzer muß sein Werkzeug ergreifen, es mit der Linken festhalten und sich dabei mit den Beinen gegenstemmen, um dem Schlage Widerhalt zu bieten. Dabei muß der Mann häufig eine unbequeme, hockende Stellung einnehmen, zuweilen — so beim Nieten von Kesseln — lang ausgestreckt liegen. Die linke Hand muß eingehüllt sein, weil der Nagel unter den Hammerschlägen sehr heiß wird. Außerdem ist er infolge dieser Stellung der unmittelbaren Einwirkung des Lärmes der Hammerschläge auf das Ohr ausgesetzt, und FROIS bemerkt, daß man nur selten einen Mann mit dieser Arbeit befaßt fände, der nicht an Schwerhörigkeit litte. Die Dauer des eigentlichen Nietens beträgt 26,5 bis 36 Sekunden. So lange muß also der Mann in dieser Stellung verharren und vorwiegend statische Arbeit des Haltens leisten.

Diese Arbeit ist eine schwere für alle Beteiligten. Derjenige, der das Feuer bedient, hat wohl keine Schwerarbeit, muß aber rasch und aufmerksam sein und ist der Hitze ständig ausgesetzt. Der Schläger braucht zur Setzung einer Niete durchschnittlich 36 Sekunden und könnte also 116 in der Stunde oder 1160 — zu 12 mm — in einem 10 stündigen Arbeitstage setzen. Tatsächlich wird nur mit Mühe eine Leistung von 1000 im Tage, 100 in der Stunde erreicht.

FROIS hat nun bei solchen Arbeitern eine Reihe von Untersuchungen vorgenommen. Der Blutdruck steigt schon nach 3 Minuten Hämmerns von 75 auf 80 und 90 für den diastolischen und von 140 auf 190 und mehr für den systolischen Wert. In diesen Zahlen sieht FROIS „eine Art Index für die Arbeit des Schlägers, wodurch diese irgendwie, wenn schon nicht quantitativ, so doch qualitativ charakterisiert werde. Wir haben darin, einem Ausdrucke zufolge, den ich verwendet habe und der mir sehr deutlich zu sein scheint, die Spannung der Arbeit, ihre Voltzahl (voltage), da die Verrichtung sich ständig wiederholt". Die Pulszahl stieg zugleich von 65 in der Ruhe auf 90. Die Atemfrequenz von 18 auf 30. Nach einer halbstündigen Arbeitszeit steigt der diastolische Druck nicht über 90, der systolische erreicht 220 und die Atemfrequenz 35. 10 Minuten nach Beendigung der Arbeit ist die Atemfrequenz zur Norm zurückgekehrt, der systolische Druck noch um 10 oder 20 mm über dem Ruhewert, der diastolische nahezu normal, während die Pulsfrequenz sich um wenige Schläge von der Ruhefrequenz unterscheidet. Die Reaktionszeit, welche mit einem verbesserten D'ARSONVALschen elektrischen Chronometer gemessen wurde und wobei ein Lichtreiz verwendet wurde, ergab keine eindeutigen Resultate, indem beidersinnige Schwankungen ohne Gesetzmäßigkeiten vorkamen. Ein Einfluß der Ermüdung bestand nicht.

Die Leistung, welche mit der Anbringung eines 12-mm-Nietnagels verbunden ist, ergibt sich annähernd aus der Leistung des einzelnen Hammerschlages. Dieser wog 1,04 kg, und es wurden pro Schlag 3,8—5,0 kgm geleistet, was einen Wert von 108 kgm für einen Nietnagel ergibt, und da diese Arbeit 36 Sekunden dauert, 3 kgm pro Sekunde. Die Arbeit ist gleich $\frac{m\,v^2}{2}$, wobei m die Masse des Hammers, v die Geschwindigkeit im Augenblicke des Niederschlagens bezeichnet. Die Kenntnis von v gestattet zugleich, die Arbeit zu berechnen, welche der Nietensetzer im Augenblicke des Niederschlagens verrichtet. Die Größe v kann gefunden werden, wenn es gelingt, die Geschwindigkeit der Hammerbewegung in einem unmittelbar dem Schlage vorangehenden kleinen Zeitraum zu messen, die man als konstant annehmen darf. Zu diesem Behufe hat FROIS einen Versuchshammer konstruiert, mit dessen Hilfe er die Zeit bestimmen konnte, welche der Hammer für die Zurücklegung des letzten Zentimeters seines Weges verbraucht. Im wesentlichen handelt es sich bei dieser Konstruktion um einen zweiten, dem ersten, eigentlichen vorgelagerten Hammerkopf, der 1 cm von diesem entfernt ist, und die Bewegung des Hammers gegen diesen „falschen" Kopf hin wird auf elektrischem Wege gemessen.

Die Geschwindigkeit ergibt sich mit 700—750 cm pro Sekunde. Die Arbeit berechnet sich demnach mit 2,45 oder 3,31 kgm, was von den Schätzungswerten immerhin merklich abweicht. Weitere Versuche, die Geschwindigkeit zu messen, bedienten sich außer einer zweiten Hammerkonstruktion der kinematographischen Aufnahme, wobei eine große Uhr mitphotographiert wurde. Dabei zeigte sich nun, daß die Bewegung des Hammers keine gleichförmig beschleunigte ist. Dies trifft zu vom Beginne bis etwa 8—10 cm über dem Kuppler. Von da an wird die Geschwindigkeit viel größer. Daraus geht nun die interessante Tatsache hervor, daß der Arbeiter den Hammer während eines beträchtlichen Anteiles seines Weges bremst oder, „wenn man will, daß er mit seiner Energie spart, um sie plötzlich im gewollten Augenblick zu entfalten und dann ein Maximum zu leisten". In dem Augenblick ferner, in dem der Arbeiter dem Hammer die gesteigerte Geschwindigkeit erteilt, weicht dieser aus seiner normalen Fallstellung ab und vollführt eine leichte Rotation um seine Achse. Aus allen diesen Versuchen ergibt sich für die Arbeitsleistung beim Einnieten eines erhitzten Nietnagels von 12 mm ein Durchschnittswert von 125 kgm und für einen Nietnagel bei kaltem Verfahren von 10 mm ein solcher von 120 kgm.

Gaswechselversuche ergeben, daß für den Nagel von 12 mm ein Aufwand von 2,45 Cal. erforderlich ist. Nun kann ein guter Arbeiter in 10 Stunden 900 Nieten fertigstellen. Er wendet demnach 2205 Cal. auf. Bei einem Wirkungsgrad von 25% würde die äußere Arbeit

216,844 kgm betragen. Tatsächlich fand sich aber eine solche von nur 112,00 kgm. Der Wirkungsgrad beträgt also nur 10%. Noch geringer ist der Wert, den FROIS den industriellen Wirkungsgrad nennt, d. h. den in Fertigprodukten — im weitesten Sinne — erscheinenden Anteil der Gesamtenergie. Er beträgt nur 7%.

Diese Analyse ist sicherlich eine der eingehendsten, die wir besitzen, und es wäre nur wünschenswert, daß eine große Anzahl beruflicher Verrichtungen in dieser Weise untersucht würden. Aber selbst hier vermissen wir Angaben, welche zu einer wirklich erschöpfenden Beschreibung einer Verrichtung gehören würden. Man müßte feststellen, welche Muskelgruppen und in welcher Reihenfolge sie an der Verrichtung teilhaben, wie lange jede von ihnen pausiert usw.

Immerhin führt die Untersuchung von FROIS zu einigen praktisch verwertbaren Ergebnissen. Der relativ hohe Energieaufwand rechtfertigt die Forderung, daß diese Arbeit nur von kräftigen Männern ausgeführt werden soll, um so mehr als eine beträchtliche Muskelkraft dazu gehört. Störungen des zirkulatorischen oder respiratorischen Systems sollten die damit Behafteten von dieser Arbeit ausschließen. Wichtiger ist aber das Ergebnis der Untersuchung über die Pausenwirkung. Der industrielle Wirkungsgrad war nicht unbeträchtlich höher, wenn man entweder die Schläger alle Stunden die Arbeit wechseln ließ oder aber ihnen innerhalb jeder Arbeitsstunde eine Ruhepause von 10 Minuten bis zu einer Viertelstunde zubilligte. Auch ohne Einhalten dieser Vorsichtsmaßregel zeigten kräftige Arbeiter bei 8 stündiger Arbeitszeit, selbst wenn die Arbeit mehrere Tage hindurch fortgesetzt wurde, keine merklichen Ermüdungserscheinungen.

Mit Recht sagt FROIS, daß der so niedrige Wirkungsgrad die Unwirtschaftlichkeit der menschlichen Arbeit deutlich ins Licht setze, und daß daher anzustreben sei, möglichst die menschliche Leistung auf Kosten der mechanischen oder maschinellen einzuschränken.

In mancher Hinsicht liefern auch die im Dienste der wissenschaftlichen Betriebsführung, des Taylorsystems, angestellten Untersuchungen Beiträge zu der Analyse der Verrichtungen. Sie bleiben aber notwendig einseitig, erstens weil sie aus dem einseitigen Interesse der Produktionssteigerung heraus unternommen sind und diese ihre Herkunft völlig niemals verbergen können, zweitens weil sie meist nicht von Physiologen angestellt werden und daher in ihrer Fragestellung unvollständig bleiben. So zeigen uns solche Untersuchungen wohl vieles über die zeitlichen Verhältnisse verschiedener Verrichtungen und auch vieles über deren motorische Seite, welche sogar weit mehr beachtet wird, als dies bei FROIS der Fall ist, aber es fehlt durchaus die Berücksichtigung der energetischen Bedingungen. Ferner kranken diese Untersuchungen an einem grundsätzlichen methodischen Mangel, der wiederum mit ihrem eigentlichen Interesse zusammenhängt. Sie sind nämlich alle von vornherein auf eine bestimmte Gestaltung der Arbeitsbedingungen zugeschnitten. Bekanntlich geht eine solche „Zeitstudie" so vor, daß die Arbeitsweise eines der besten Arbeiter den Messungen zugrunde gelegt wird. Es fehlen daher alle Variationen der Versuchsbedingungen, wie sie von einer wissenschaftlichen Untersuchung eingeführt werden müßten. Wir brauchen im einzelnen über die Ergebnisse dieser Experimente nicht zu berichten, da sie an einer anderen Stelle des Handbuches zur Sprache kommen.

Andere Untersuchungen wieder leiden daran, daß in ihnen nur die energetische Feststellung zu Worte kommt. Nun ist allerdings, wie schon die eben besprochene Arbeit zeigt, die Bestimmung der tatsächlich geleisteten äußeren Arbeit oft recht schwierig. Es ist manchmal sicher leichter, die Wärmeproduktion zu bestimmen und diesen Wert von der aufgewendeten Gesamtenergie abzuziehen, wodurch sich der auf die Arbeit entfallende Betrag ergibt, als diesen direkt zu bestimmen. Aber dieses Verfahren, so große Fortschritte es uns auch gebracht hat, ist dennoch für den Zweck einer Analyse der Verrichtungen im engeren Sinne ungeeignet. Denn wir erfahren dadurch nicht, wieviel Energie der betreffenden Arbeitsleistung selbst und wieviel den Nebenaktionen entspricht. Wir erfahren auf diese Weise natürlich auch nichts über die Elemente, die einzelnen Akte und Phasen, aus denen sich die Verrichtung aufbaut. Im Respirationscalorimeter läßt sich die geleistete äußere Arbeit nur in ganz speziellen Fällen bestimmen, wie sie durch die Anwendung irgendeiner Form von Ergometer verwirklicht sind.

An Versuchen, die Arbeitsleistung direkt oder indirekt unmittelbar in der „natürlichen" Form der Verrichtung zu messen, hat es zwar nicht gefehlt, sie sind aber nicht gerade zahlreich und oft recht unzulänglich. So hat AMAR versucht, die Arbeitsleistung bei der Arbeit des Feilens aus der Menge der dabei entstehenden Feilspäne zu bestimmen. Dies mag eine annähernd richtige Bestimmung gestatten — eine ganz zuverlässige deshalb nicht, weil z. B. der Druck, der beim Feilen aufgewendet wird, nicht bestimmt wird, dieser aber ebensowohl die Arbeitsgröße mit determinieren muß, wie er in zunächst undurchsichtiger Weise die Menge der Späne beeinflußen kann.

Gewiß würden Analysen wie jene von FROIS mit einigen Ergänzungen die ideale Lösung darstellen. Man muß aber gestehen, daß derartige Untersuchungen schwerlich in größerem Umfange durchgeführt werden könnten. Will man gar die Genauigkeit — was theoretisch ja richtig sein mag — so weit treiben, wie das ELMSLIE verlangt, welcher die Kinematographie des unbekleideten Körpers empfiehlt, so werden die Aussichten noch schlechtere. Immerhin wäre es denkbar, unsere Kenntnisse auf diesem Gebiete erheblich zu erweitern. Wie notwendig dies sei, hat auch IMBERT unterstrichen[1]).

Es bedarf auch dies der Beachtung, daß die verschiedenen Muskeln und Muskelgruppen verschiedenartig arbeiten. So findet z. B. VÖLCKER bei Fingerbewegungen, die durch Induktionsöffnungsschläge bewirkt wurden, eine raschere Kontraktion der Strecker. Bei fortschreitender Übung allerdings scheint sich dieser Unterschied auszugleichen, so daß ihm vielleicht keine besondere praktische Bedeutung zukommt. R. WAGNER wieder sah einen Unterschied im Verlaufe der Bewegungskurven, je nachdem ob es nur gilt, Reibungskräfte oder auch solche der Trägheit zu überwinden. Im ersten Falle zeigt die Kurve bei der Bewegungsumkehr eine mehr weniger scharfe Knickung, im zweiten mehr die Form einer Sinuslinie, indem hier die Tätigkeit der Antagonisten nicht erst im Augenblicke der Umkehr, sondern schon früher beginnt. Bei Schleuderungen tritt eine Bremsung oder Steuerung durch aktive Muskelleistungen ein, welche WAGNER auf Erregungen des propriozeptiven Apparates bezieht. Er nimmt an, daß die Dehnung der Sehne den entsprechenden Reiz abgebe.

Eine vorläufige Einteilung der verschiedenen Formen der Verrichtungen auf Grund des Produktionsverlaufes versuchte F. S. LEE zu geben. Er unterscheidet 4 Typen: den der Geschicklichkeit, den muskulären, den „Drehbanktypus" — lathemachine — und den gemischt maschinellen. Der erste ist gekennzeichnet durch mäßigen Übungseffekt, spätes Auftreten des Leistungsmaximums in der Tagesarbeit, mangelnde Erholung nach der Mittagspause und spätes Ein-

---

[1]) Eine eingehende Analyse einer speziellen Verrichtung — wenn dieses Wort noch hier angewendet werden darf — bringen HANF und H. BETHE in einer Studie über den Klimmzug, welche auch der Anwendung auf andere Probleme den Weg weisen könnte. Eine Analyse des Gehens unter ähnlichen Gesichtspunkten haben POTTEVIN und FAILLIE versucht, indem sie in der Höhe der Symphyse ein Lämpchen befestigten, dessen Bewegungen auf der photographischen Platte die des Schwerpunktes wiedergaben. Die lineare Geschwindigkeit dieser Bewegung nimmt von der Höhe der Kurve bis zu deren tiefstem Punkt zu. Die lebendige Kraft der Körperbewegung wird nun der folgenden Hebung nutzbar gemacht, und zwar beträgt ihr Anteil daran etwa 50%.

setzen der Ermüdung. Der zweite Typus zeigt einen geringeren Übungseffekt, früh gelegenes Maximum mit nachfolgender Ermüdung, Erholung in der Mittagspause und sehr deutliche Ermüdungswirkung in der zweiten Arbeitsperiode, welcher Leistungsabfall manchmal durch einen leichten Anstieg — spurt-Wirkung — unterbrochen wird. Für den dritten sind charakteristisch: ungewöhnlich niedrige Anfangsproduktion, ausgesprochene Übungswirkung in der ersten Arbeitsperiode und ziemlich gleichbleibendes Niveau in der zweiten. Die Produktionskurven des vierten sind weit weniger scharf präzisiert, als die der anderen drei. Sicherlich ist diese Typisierung eine nur vorläufige und weder umfassend noch detailliert genug. Sie ist aber immerhin ein Anfang und weist in eine wohl zu verfolgende Richtung, in der indes weitere Untersuchungen mir nicht bekanntgeworden sind. Ob allerdings der Produktionsverlauf die günstigste Basis für eine Gruppierung der Verrichtungen abgeben kann, bleibt dahingestellt. Zumindest müßten noch andere Momente daneben berücksichtigt werden. (Laboratoriumsversuche in ähnlicher Richtung haben übrigens schon vor langem Binet und Vaschide mittels des Dynamometers angestellt.)

Hierher würden auch Voruntersuchungen über die Bedingungen der Bewegungsformen gehören. Nach Clauss und Weizsäcker bleiben diese innerhalb bestimmter Grenzen unbeeinflußt von der Last, sofern der Versuchsperson Größe und Augenblick des Einsetzens einer Mehrbelastung während einer Bewegung nicht bekannt sind. Solche Untersuchungen nach vielerlei Gesichtspunkten erst können uns über die Bedingungen der Verrichtungen aufklären.

In der Absicht, zu verläßlichen Methoden der Berufsberatung zu gelangen, haben die Vertreter der angewandten Psychologie bei uns zulande wie in Amerika und in England, neuerdings auch vielfach in Spanien, zahlreiche Analysen von Berufen und den dabei erforderten Verrichtungen durchgeführt. Daß diese Erwartungen sich nur zum geringsten Teile erfüllt haben, scheint mir klar und dürfte wohl auch heute vielfach zugegeben werden. Immerhin kam auf diese Weise ein beträchtliches Material zustande. Aber die einseitige Betonung des psychologischen Interesses brachte es mit sich, daß die meisten derartigen Untersuchungen für eine Physiologie, oder besser gesagt, für eine erschöpfende Beschreibung der Verrichtungen, in der auch den physiologischen Momenten Rechnung getragen würde, nicht verwertbar sind.

Von ärztlicher Seite ist dieser Frage wesentlich unter dem Gesichtspunkte einer „negativen Berufsberatung" Aufmerksamkeit geschenkt worden. Man suchte festzustellen, welche Leiden und Defekte die Ergreifung bestimmter Berufe unratsam oder ausgeschlossen sein ließen. Z. B. wird niemand, der an Höhenschwindel leidet, sich zum Dachdecker, kein mit einer pathologischen Bewegungsunsicherheit Behafteter sich zum Feinmechaniker eigen usw. Eine nach Organgebieten bzw. medizinischen Disziplinen geordnete Darstellung dieser Fragen gibt das Laubersche Handbuch, auf das verwiesen sei, und in geringerem Umfange die Schrift von Teleky. Hier auf diese Dinge einzugehen, liegt kein Anlaß vor[1]).

Dieser Überblick über die Art des zur Verfügung stehenden Materiales lehrt, daß hinsichtlich der Frage nach dem Aufbau der einzelnen Verrichtungen noch fast alle Arbeit getan werden muß. Wenn auch in allen den genannten Arbeitsgebieten Ansätze zu einer entsprechenden Darstellung sich vorfinden, so mangelt es doch an zielbewußten systematischen Forschungen.

---

[1]) Eine ärztliche Untersuchung behufs Tauglichkeit wurde nach Kellys Erhebungen im Jahre 1918 unter 30 Betrieben mit 55850 Angestellten nur bei 7 gehandhabt. Auch noch 1920 war diese Gepflogenheit nach Goldmark und Hopkins in der Union kaum verbreitet.

Neuerdings ist von zwei Seiten eine Analyse der physiologischen und zum Teil auch der psychologischen Struktur des Berufes des Musikers gegeben worden. Beide höchst verdienstliche Untersuchungen (W. KERN, TRENDELENBURG) haben aber für die soziale Hygiene infolge der untergeordneten wirtschaftlichen Bedeutung dieser Berufe keine allzugroße Wichtigkeit. Immerhin sind sie, besonders jene von TRENDELENBURG, methodisch bedeutsam.

Wenn also noch einige Untersuchungen über den Aufbau von Verrichtungen und die dabei zu berücksichtigenden elementareren Funktionen wiedergegeben werden, so geschieht dies unter all den vorhin angeführten Vorbehalten. Keine von ihnen darf Anspruch auf zureichende Vollständigkeit erheben.

Daß die Haltung, welche während einer Verrichtung eingenommen wird, auf deren Ablauf und das Auftreten der Ermüdung großen Einfluß haben kann, wird allseits anerkannt. Damit hängen etwa die Bestrebungen zusammen, den Arbeitern ihrer jeweiligen Körpergröße entsprechende Sitzgelegenheiten zur Verfügung zu stellen, worauf z. B. GILBRETH größtes Gewicht legt. Dabei kann man die Erfahrung machen, daß die Arbeiter gegen die befehlsweise Zuteilung individuell verschiedener Stühle Widerstand erhoben, dagegen sich jeder den angemessenen spontan wählten, als die Entscheidung ihrem freien Belieben anheimgestellt wurde. Den Nachteil eines unzweckmäßigen Baues der Maschine heben auch WYATT und WESTON für die Wollspinnerei und MAY SMITH für die Arbeit in Großwäschereien hervor. Erstere vergleichen die englische Type der Spinnmaschine mit der amerikanischen und konstatieren, daß jene in bezug auf die beim Auswechseln der Spulen erforderlichen Bewegungen viel höhere Anforderungen stellt. Die Arbeiterin muß sich entweder viel zu sehr bücken oder viel zu sehr die Arme ausstrecken, während die amerikanische Maschine diese Bewegungen mit weit geringerer Exkursion und weniger gezwungener Haltung gestattet. Ähnlich zeigt SMITH, daß die Arbeiterinnen in der Wäscherei durch das Tragen von Schuhen mit hohen Absätzen in eine ungünstige Haltung gebracht werden, welche infolge der verkehrten Belastung rascher zur Ermüdung führe. Solche Beispiele ließen sich noch viele aufzählen.

Vielleicht verdient auch die Möglichkeit Erwägung, daß die wiederholte und immer wieder längere Zeit festgehaltene ungünstige Stellung nicht nur augenblicklich nachteilig wirken könne — durch gesteigerte Ermüdung etwa —, sondern auch dauernde Wirkungen bedingte. Denn die relative Lage der einzelnen inneren Organe ändert sich bei den verschiedenen Haltungen und damit die Blutversorgung, der Sekretabfluß usw. Genauere Untersuchungen zu dieser Frage liegen, wie es scheint, nicht vor. Einen Ansatz in dieser Richtung bedeuten die Feststellungen von F. W. MÜLLER über die relative Lageänderung der Organe an Leichen von Hingerichteten, welche in verschiedenen Stellungen zum Einfrieren gebracht wurden.

Es ist hier der Ort, um eine Frage aufzugreifen, welche wir schon einmal streiften. Es ist denkbar, daß gewisse Verrichtungen sich für bestimmte Typen körperlichen Baues verbieten, obwohl die dabei erforderten elementaren Anforderungen durchaus im Bereiche der individuellen Leistungsfähigkeit gelegen wären. So könnte eine Verrichtung zwar hinsichtlich der groben, dabei aufzuwendenden Kraft die Leistungsmöglichkeiten eines Menschen nicht übersteigen, aber, etwa weil eine höhere Statur zweckmäßig wäre, dennoch für den Betreffenden wenig geeignet sein. Wie man denn überhaupt bei der Frage der Eignung unterscheiden muß zwischen dem Vorhandensein der notwendigen Elementarfunktionen und der jeweils erforderten speziellen Gruppierung dieser.

Wenn wir an das eben angeführte Beispiel der amerikanischen und der englischen Spinnmaschinen denken, so leuchtet ein, daß nur bestimmt proportionierte Arbeiterinnen völlig klaglos an der einen oder der anderen Type zu arbeiten vermöchten. Freilich kann man nicht individuell gebaute Maschinen konstruieren. Aber vielleicht kann man doch irgendwie solchen individuellen Unterschieden Rechnung tragen. Die Grenze zwischen den elementaren und den komplexen Funktionen ist natürlich keine scharfe. Man kann die Fähigkeit, schnelle Bewegungsserien auszuführen, ebensogut dahin wie dorthin zählen. Immerhin erwähnen wir hier die Versuche von C. F. Hansen, vier motorische Typen zu unterscheiden: die schnellen, genauen Menschen, die schnellen ungenauen, die langsamen genauen und die langsamen ungenauen. Er verband Stromkreise mit dem Wagen einer Schreibmaschine. Zu je einer Taste von vier bezeichneten gehört ein akustisches Signal. Die Signale unterscheiden sich nur in der Lokalisation, nicht in Klang und Stärke. Das Niederdrücken einer Taste löst ein neues Signal aus usw. Ebenso können optische Signale betätigt werden. Hansen gibt aber selbst an, daß die Korrelation zwischen diesen Resultaten und anderen Tests zwar positiv, aber klein sei, ebenso auch die Korrelation mit den Ergebnissen der Intelligenzprüfung. Diese Untersuchung deutet auch nur mehr an, in welcher Richtung solche Forschungen sich bewegen könnten, als daß sie selbst befriedigende Ergebnisse brächten.

Untersuchungen über die Bedeutung des Körperbaues, insbesondere der Proportionen sind mir nicht bekannt. Die oben (S. 106) angeführten Überlegungen Durigs über die Rolle der Länge der natürlichen Hebelarme weist aber auf eine mögliche Wichtigkeit solcher Untersuchungen hin.

In diesem Zusammenhange ist die Frage nach der zweckmäßigsten Methode einer Verrichtung aufzuwerfen. Man kann bekanntlich dasselbe Ziel oft auf verschiedenen Wegen erreichen — man denke nur an die Anwendung einfacher Maschinen in der Technik.

Unter Methodik der Verrichtung ist ebenso die Anordnung elementarer Arbeitsakte und deren Abfolge zu verstehen wie grundsätzliche Abänderungen der mechanischen Bedingungen. In erster Hinsicht wurde von der Bedeutung des Rhythmus für den Ablauf der Leistung und das Hinausschieben der Ermüdung schon gesprochen. Auch von der Verteilung der Pausen war bereits die Rede. Wir sahen, daß solche einerseits der Erholung dienen, andererseits durch Übungsverlust und Abklingen der „Einstellung" die Leistung mindern können. Letzteres wäre nach Bulger und Stiles von besonderer Bedeutung. Ich gestehe aber, daß ihre Versuche am Ergographen mich nicht völlig überzeugen.

Die ersten Versuche über die Vorteile der einen oder der anderen Verrichtungsart bei gleichbleibendem Arbeitsziele scheinen von Reach herzurühren, welcher im Institute Durigs die Arbeit an der Milchzentrifuge mit Kurbel- und mit Hebelantrieb verglich. Reach faßt seine Resultate folgendermaßen zusammen: „Die Arbeit für das Stehen ist eine sehr geringe. Sie beträgt ungefähr 108 kleine Calorien pro Minute. Ihre Größe ist wesentlich abhängig von der Körperhaltung. Die Arbeit des Kurbeldrehens wird mit annähernd dem gleichen Wirkungsgrad geleistet wie die Steigarbeit. Der Energieverbrauch bei der Dreharbeit für die gleiche Menge äußerer Arbeit wächst mit der Geschwindigkeit. Was endlich den Vergleich der beiden Kurbelkonstruktionen anlangt ... so zeigte sich an der leeren Zentrifuge, daß die neue Konstruktion (Hebelantrieb) gegenüber der alten Vorteile enthält, die aber durch nachteilige Umstände mindestens aufgehoben werden. Es scheint, daß diese Nachteile in dem beständigen Wechsel des Kraftmomentes gelegen sind."

In neuerer Zeit hat sich Atzler mit seinen Mitarbeitern diesen Fragen zugewandt und eine Reihe von Versuchen angestellt, welche für die Ökonomie der

Verrichtungen belangreich sind. Er hat zunächst die einfache Arbeit des Gewichtehebens auf die optimalen Bedingungen der Größe der gehobenen Last, der Lage der Ausgangshöhe und dem Ausmaße der Hubhöhe. „Das optimale Gewicht wächst mit abnehmender Ausgangshöhe. Die optimale Hubhöhe sinkt bei niedriger Ausgangshöhe mit steigendem Gewicht. Das absolute Optimum liegt bei einem Gewicht von 18,9 kg bei einer Ausgangshöhe von 100 cm und einer Hubhöhe von 50 cm ... Für die Arbeit des Kurbeldrehens wird die optimale Frequenz bestimmt und gefunden, daß diese von der Belastung ganz, vom Radius fast ganz und von der lebendigen Kraft des Systems in gewissen Grenzen unabhängig ist." Maßgebend sind nach diesen Untersuchungen die Maße der arbeitenden Muskulatur, die notwendige Mitbewegung des Körpergewichtes, statische Anteile der Arbeit, die absolute Muskelkraft und die am Körper angreifenden Drehmomente.

Inwieweit diese eingehenden und in graphischen Darstellungen durchanalysierten Untersuchungen für die Praxis der wirtschaftlichen Arbeit nutzbar gemacht werden können, muß noch abgewartet werden [1]).

Sicherlich kann die Ökonomie der einzelnen Verrichtungen durch entsprechende Gestaltung des Vorganges vergrößert werden. Man müßte dabei auch berücksichtigen, daß offenbar die einzelnen Muskelgruppen verschieden ökonomisch arbeiten, wie das CATHCART und STEVENSON für die Flexoren und Extensoren des Armes beim Heben und Senken von Gewichten gezeigt haben.

Wie vielerlei Probleme eigentlich sich hinter der Frage nach einer Analyse der Verrichtung verbergen, ersieht man in überzeugender Weise aus der jüngst veröffentlichten, geistvollen Studie GIESES „Zur Psychologie der Arbeitshand".

Auf verschiedenen Gebieten wird die Arbeitshand, gesehen unter dem Gesichtswinkel einer funktionellen Betrachtung, zum Problem: in der Arbeitsschule, beim Prothesenbau, bei der Psychodiagnose der Rentenempfänger, wenn es sich um die Wahl eines neuen Berufes oder die Umschulung auf eine neue Tätigkeit handelt, bei den Bewegungsstudien der wissenschaftlichen Betriebsführung, bei der Frage nach der Staffelung von Lohntarifen, sofern dabei die Unterscheidung zwischen Schwer- und Schwerstarbeit, zwischen Kopf- und Handarbeit eine Rolle spielt. Bei einer derartigen Analyse hat man zwischen den bestimmten, stabilen Ausgangsstellungen der Arbeitshand und weiteren labilen Elementen zu unterscheiden. Letztere erlauben die kinematische Festlegung der Außenform der Handarbeitsvorgänge. Es gibt 8 Endstellungen der Finger, von welchen 4 praktisch wichtig sind: Streckung aller Gelenke, Beugung im Faustschluß, Überstreckung im Grundgelenke und Beugung der beiden Interphalangealgelenke zur Krallenstellung, Streckung der letztgenannten Gelenke und Beugung im Grundgelenke, wodurch eine Schaufelstellung entsteht. Ferner sind einige Fingerschlußstellungen von praktischer Bedeutung: z. B. die geballte Faust mit Oppositionsstellung des Daumens, die umklammernde offene Faust, die Klemmfaust, die Hackenfaust — der Lastengriff —, der Fingerspitzenschluß, der Fingerseitenschluß u. a. m. Da bekanntlich niemals ein Glied allein innerviert wird, sondern immer mehr oder weniger die gesamte Körpermuskulatur an der Bewegung teilnimmt, ergeben sich „Komplexbewegungsbahnen" von sehr mannigfaltiger Zusammensetzung.

Ein Bewegungsbezugssystem ist, sagt GIESE, nur dann brauchbar, wenn es das arbeitende Ich zum Mittelpunkte hat. Damit spricht auch dieser Autor die Notwendigkeit aus, stets das Ganze des arbeitenden Menschen ins Auge zu fassen und daher das Arbeitsproblem ebensowohl von der somatischen wie von der psychischen Seite her zu betrachten.

Die objektive Seite der Arbeit, wie sie sich im wesentlichen als Arbeitskurve darstellt, läßt eine Reihe von Leistungskomponenten unterscheiden. Diese sind einerseits qualitativ: Präzision, Arbeitsqualität, andererseits quantitativ: Tempo und Menge des Produktes. Hinsichtlich des Tempos muß zwischen dem spontanen — frei gewählten — und dem erzwungenen unterschieden werden, und hinsichtlich dieses wiederum zwischen den verschiedenen Reaktionsweisen darauf, da manche Menschen dadurch eine Hemmung, andere aber eine Förderung ihrer Leistung erkennen lassen. Ein weiteres Moment ist die Handgeschicklichkeit, welche an Komponenten zeigt: erstens die Impulsivität der Handenergie, d. h. die rohe Kraft im

---

[1]) Auf gewisse theoretische Bedenken gegen die Art und Weise, wie die Autoren ihre Versuchsergebnisse auswerten, will ich nicht eingehen. Insbesondere vermisse ich eine Berücksichtigung der Geschwindigkeit, mit der die einzelnen Arbeitsakte ausgeführt werden, sowie mancher anderer das Gesamtresultat beeinflussender Momente.

Augenblicksantriebe, dann die Handruhe, welche bei Spezialarbeiten von besonderer Bedeutung sein kann, endlich die lokomotorischen Qualitäten: die Treffsicherheit, die Aktivität der Beweglichkeit und die Feinheit, bedingt durch die Steuerung, die gestaffelte Bremsung der Bewegungsabläufe. Auf der Erlebnisseite ist der Sinneseindruck nicht so ausschlaggebend wie die „psycho-physische Adäquatheit". Ferner kommen in Betracht die Ausgangsstellung bzw. Ruhelage der Hand, welche für die Schwierigkeit des bei der Verrichtung zurückzulegenden Weges maßgebend wird, der Schwierigkeitsgrad der Verrichtung und die unbewußten Assoziationen, die sich mit der Verrichtung und ihren elementareren Akten verknüpfen. Weiterhin ist auf die relative Unabhängigkeit der beiden Hände, voneinander zu achten, welche, wie leicht einzusehen, bei zahlreichen Verrichtungen von Belang ist. Diese aber erscheinen nicht als Einzelakte, sondern in der Regel als eine Abfolge solcher, eine Verbindung zu Serienhandlungen, was wiederum einen beachtenswerten Gesichtspunkt ergibt. Endlich betont Giese die Wichtigkeit, jeweils die „Dominanzfunktion" zu ermitteln d. h. — wenn ich ihn richtig verstehe — sozusagen jene Funktion, welche bei der betreffenden Verrichtung die Führung inne hat. So kann diese Rolle den Sinneskorrelationen, oder der Intelligenz oder dem Willen oder den emotionalen Momenten (z. B. Interesse) zufallen.

Eine Kritik dieser bedeutsamen Ausführungen zu geben, erachte ich für unangebracht, wenn sich auch mancherlei dagegen einwenden lassen mag. Doch da sie heute noch mehr Programm, als Feststellung von Tatsachen und Konsequenzen sind, wird man gut tun, ihre praktische Bewährung abzuwarten. Dies aber ist sicher, daß durch derartige Überlegungen unser Blick für die unendliche Mannigfaltigkeit der bei den Verrichtungsabläufen mitwirkenden Faktoren geschärft wird und wir vor voreiligen Verallgemeinerungen dadurch bewahrt werden.

Wollte ich alle Einzelangaben aufzählen, wie sie, sei es in der Literatur der wissenschaftlichen Betriebsführung, sei es in jener der angewandten und der Wirtschaftspsychologie enthalten sind, so käme eine eigene Monographie zustande. Es erscheint mir auch nicht notwendig, weil ein umfassender Überblick auch nur über eine einzige Verrichtung daraus nicht gewonnen werden kann, diese Fragestellung — so wichtig sie auch für Theorie und Praxis ist — noch viel zu wenig Beachtung gefunden hat. Es mag an der hier gegebenen Skizze genug sein. Hoffen wir, daß die kommenden Jahre auch auf diesem Forschungsgebiete Fortschritte bringen werden. Daß die technischen Schwierigkeiten sehr erhebliche sind, soll freilich nicht verkannt werden — man hat aber, wenn sich das Bedürfnis zeigte, glaube ich, schon größere überwunden.

XIII. Gesetzgebung.

Eine gesetzliche Regelung der in diesem Abschnitte behandelten Fragen könnte man sich in mancherlei Hinsicht durchgeführt denken. Es ist zwar selbstverständlich, daß die legislatorische Normung niemals allen Einzelfällen gerecht werden kann, sondern vielmehr sich darauf beschränken muß, allgemeine Richtlinien von solcher Weite aufzustellen, daß die Mannigfaltigkeit aller Einzelfälle darin befaßt sei. Dabei ist weiter zu bedenken, daß eine Arbeitsgesetzgebung nicht nur, ja nicht einmal überwiegend vielleicht, von sozialhygienischen Gesichtspunkten diktiert wird. Mag man es auch für wünschenswert halten, daß derartige Erwägungen bei der Abfassung von Gesetzen über Arbeitszeit und deren Verteilung, über die Schaffung bestimmter Schutz- und Erholungsmaßnahmen usw. wesentlich durch die Einsichten der Sozialhygiene bestimmt sein sollen, so ist es doch ausgeschlossen, daß diese je allein maßgebend würden, da selbstverständlich eine ganze Reihe anderer Momente bestimmend eingreift, die teils sozialpsychologischen Wurzeln — die man schließlich zur Not noch unter dem Titel einer Sozialhygiene begreifen könnte, — teils sozial- und parteipolitischen Motiven entstammen. Die größte Beschränkung aber erfahren alle Versuche, auf Grund rein hygienischer Erkenntnisse die Arbeitsorganisation zu beeinflussen, naturgemäßerweise durch den Zwang der ökonomischen Situation bzw. der ökonomischen Interessen. Das bedeutet nicht, daß diese Beschränkung nur im Interesse der Arbeitgeber geschehen oder geschehen müsse. Es ist denkbar, daß auch von seiten der Arbeitnehmer manchen Einrichtungen, welche, sozialhygienisch gesehen, begrüßenswert wären, aus irgendwelchen Gründen ein Widerstand entgegengesetzt werden. Abgesehen von einem solchen, der immerhin eine rationale Begründung besitzt, ist noch zu bedenken, daß einer Reihe von Reformversuchen der Widerstand der Tradition, die Trägheit gegenüber dem Neuen entgegensteht — die übrigens wiederum aus dem Mißtrauen der Arbeitnehmer gegenüber den Arbeitgebern Nahrung ziehen, indem alle Neuerungen als mögliche Instrumente der „Ausbeutung" aufgefaßt werden. Es ist nach alledem klar, daß selbst de lege ferenda die Aussichten auf eine durchgreifende sozialhygienische Orientierung der Arbeitsgesetzgebung keine allzu großen sein können, daß aber um so mehr dies de lege lata gilt.

Allerdings muß es die Sozialhygiene als ihr Recht in Anspruch nehmen, auf Mängel hinweisen und deren Behebung fordern zu dürfen. Nur daß sie — wie wir in den vorangegangenen Ausführungen mehr als genug bemerken mußten — leider durch die Enge ihrer Erkenntnisse und die in der Sache gelegene Beschränktheit ihrer Erkenntnismöglichkeiten nicht immer imstande ist, ihre aus einer allgemeinen Übersicht über die Sachlage erkannten Forderungen mit der wünschenswerten Präzision wissenschaftlich exakt zu begründen. Damit wird unvermeidlicherweise den Forderungen des Hygienikers die Durchschlagskraft genommen.

Das Gebiet möglicher sozialhygienischer Gesetzgebung läßt sich von vornherein folgendermaßen gliedern:

I. Regelung der Arbeitszeit.

1. Maximale Arbeitszeit innerhalb eines Arbeitstages;

2. Verteilung der Arbeitszeit innerhalb des Arbeitstages — Mittagspausen, Ruheperioden, Nachtarbeit usw.;

3. Arbeitszeit für besondere Menschengruppen — Kinder- und Frauenarbeit, Ausnahmevorschriften für Invalide;

4. Wochenarbeitszeit;

5. Arbeitszeit in größeren Perioden: Urlaube.

II. Regelung der Arbeitsmenge, wobei die gleichen Unterteilungen ins Auge gefaßt werden können. Darüber hinaus kommt eine Frage herein, die man die der Arbeitsdichte nennen könnte: d. i. die Relation von Arbeitsmenge pro Zeiteinheit, ein Problem, das vor allem durch die Bestrebungen des sog. „Taylorismus" aktueller wird.

III. Arbeitsbedingungen, soweit sie unmittelbar der Arbeitserleichterung bzw. der Verhütung der Ermüdung dienen. Nicht aber sind jene Bedingungen hier zu behandeln, welche allgemein hygienischer Natur sind oder der Hintanhaltung spezifischer Betriebsschädigungen — gewerbliche Vergiftungen, Betriebsunfälle — bezwecken. Eine scharfe Grenze kann natürlich nicht gezogen werden, da ja auch Ermüdung, zumindest einseitige, zu gewerblichen Erkrankungen den Anlaß abgeben kann.

Wir können gleich vorwegnehmen, daß die Berücksichtigung des zweiten Punktes kaum erwartet werden darf, da es heute, wie gesagt, nicht möglich ist, das Leistungsquantum gesetzgeberisch in Rücksicht zu ziehen. Dagegen ist es grundsätzlich denkbar, daß die Frage der Arbeitsdichtigkeit eine legislative Regelung erfahre.

Über die Arbeitszeit wurde in Deutschland nach Kriegsende die Bestimmung des achtstündigen Arbeitstages getroffen. Infolge verschiedener Motive wich in der Folgezeit diese Regelung einer einverständlichen Festsetzung durch Arbeiter und Unternehmer. 1923 wurde die Normalarbeitszeit mit 8, die Maximalarbeitszeit mit 10 Stunden normiert und die Festsetzung innerhalb dieser Grenzen der freien Vereinbarung überlassen. Meist besteht eine neunstündige Arbeitszeit, bzw. die 53- oder 54-Stundenwoche. Allerdings hat das Arbeitsministerium das Recht erhalten, in gefährdeten Betrieben die Arbeitszeit herabzusetzen, was auch z. B. für die Hochöfen geschehen ist. Auch sonst bestehen einige Ausnahmebestimmungen, die sich teils auf bestimmte Betriebe, teils auf bestimmte Gruppen von Arbeitern beziehen. So ist in Preußen die tägliche Arbeitszeit für den Untertagbau bei einer Temperatur über 28° mit 6 Stunden angesetzt[1]).

Die tägliche Arbeitszeit erfährt Veränderungen durch die Gepflogenheit, den Samstag Nachmittag, zuweilen auch den einem arbeitsfreien Feiertag vorangehenden, frei zu halten. So steigt sie in der 54-Stunden-Woche auf $9^1/_2$ Stunden täglich.

In Österreich gilt die 48-Stundenwoche. Die Verteilung dieser Zeit auf die Wochentage kann durch freie Vereinbarung geschehen. Ähnliche Bestimmungen haben Frankreich, England, die Tschecho-Slowakei, Finnland — 96 Stunden in 2 Wochen —, Schweden, Dänemark, Norwegen — 160 Stunden in 3 Wochen, Spanien, Portugal, Jugoslavien (ohne Einrechnung der gestzlich oder vertraglich festgelegten Ruhepausen), Mexico u. a. eingeführt. In Polen besteht laut Dekret von 1918 sogar nur eine 46-Stundenwoche. In den Niederlanden ist eine Maximalarbeitszeit von 10 Stunden täglich und eine maximale Anwesenheitszeit von 12 Stunden statthaft. In den Vereinigten Staaten gilt der Acht-Stunden-Tag nur in wenigen Bundesstaaten und nur für einzelne Betriebsarten. Stellenweise ist eine 16 stündige Arbeitszeit zulässig.

Die Internationale Arbeitskonferenz von Washington (1919) regte eine generelle Regelung an und forderte die 48-Stunden-Woche als Norm. Nur führende Persönlichkeiten innerhalb eines Betriebes, Aufsichtspersonen oder solche in besonderer Vertrauensstellung sollen ausgenommen sein. Die tägliche Arbeitszeit solle 9 Stunden nie überschreiten.

Mit der Festsetzung der Stundenzahl ist die der Sonntagsruhe mitgegeben. Die in England seit langem herrschende Gepflogenheit der Arbeitsbeendigung an Samstag-Mittagen (semaine anglaise) bürgert sich auch anderweitig ein. In Deutschland vor dem Kriege nur in einzelnen Betrieben üblich, ist sie heute ziemlich verbreitet. Zuweilen bestehen hierin Sonderbestimmungen für Frauen und Jugendliche.

Ebenso haben die letzten Jahre eine gesetzliche Regelung der Urlaubsfragen gebracht, welche übrigens in Österreich schon 1910 durch das Handlungsgehilfengesetz angebahnt worden war.

Sonderbestimmungen existieren allenthalben für die Arbeit von Kindern, Jugendlichen und Frauen. So wird das Minimalalter normiert, unter welchem eine Beschäftigung von Kindern unstatthaft ist. In Deutschland z. B. liegt es bei 10 Jahren für eigene, bei 12 für fremde Kinder. Für Gewerbebetriebe bei 13 bzw. 14 Jahren. Fast allgemein ist die Nachtarbeit der Kinder verboten. Vielfach ist die Kinderarbeit in bestimmten Betrieben untersagt oder kann untersagt werden, wie denn der Bundesrat in Deutschland hierzu ermächtigt ist.

Jugendlichen muß nach deutschem Gesetze bei 6 stündiger Arbeitszeit eine mindestens $^1/_2$ stündige Pause gewährt werden. Bei mehr als 6 stündiger soll je $^1/_4$ Stunde Pause vor- und nachmittags oder insgesamt $^1/_2$ Stunde Pause bei mehr als 8 stündiger und eine 1 stündige Mittagspause eingehalten und eine je halbstündige vor- und nachmittags — die Normal- und Maximalarbeitszeit ist dieselbe wie für Erwachsene bei maximal 8 stündiger Arbeit und nicht mehr als 4 stündiger ununterbrochener.

Auch für die Frauenarbeit ist die Pausendauer normiert — auf eine Stunde bzw. $1^1/_2$ Stunde für Hausfrauen. Die Nachtarbeit ist ebenfalls fast allgemein

---

[1]) Eine ausführliche Darstellung ist hier nicht am Orte. Man findet sie in dem Bande „Gewerbehygiene". Die einzelnen Bestimmungen sind bei Schiff zusammengestellt. In England wurde 1919 die Maximalarbeitszeit in Kohlenbergwerken von 8 auf 7 Stunden herabgesetzt und eine Verminderung auf 6 für 1921 in Aussicht genommen (vgl. Shove).

verboten. In England hat man daran gedacht, die Frauenarbeit mehrschichtig verrichten zu lassen, weswegen das Ministerium des Innern ermächtigt wurde, eine schichtweise Arbeit zwischen 6 Uhr morgens und 10 Uhr abends zu gestatten.

Grundsätzlich sollte die Zulassung der Arbeiter zu gefährlichen oder besonders ermüdenden Berufen eine Feststellung des Gesundheitszustandes vorangehen. Eine solche Untersuchung ist in Deutschland für gewisse Betriebe vorgesehen, wie Blei- und Glashütten, Glasschleifereien, Sandbläsereien, Spiegelbeleganstalten, Herstellung von Bleiprodukten. Doch gilt diese Forderung teilweise nur für jugendliche Arbeiter. Auch in England ist ein ärztliches Tauglichkeitszeugnis allgemein nur für Jugendliche, generell aber für Feilenhauerei, Wagenbau, Ziegelei, Kabelfabriken, Seilerei u. a. vorgeschrieben. In Frankreich sollen Arbeiter, die mit Blei zu tun haben, von allen Zeichen des Saturnismus frei sein. Ausnahmebestimmungen bestehen in Österreich für Bleivergiftete, Schwerhörige, mit Epilepsie, Erkrankungen der Atmungsorgane oder Schwindel Behaftete.

Eine gesetzliche Unterstützung der in dieser Richtung zielenden wissenschaftlichen Bestrebungen scheint bisher nur in England in die Wege geleitet worden zu sein. Diese Versuche stammen dort aus dem Jahre 1910, als LLOYD GEORGE, der damals Munitionsminister war, ein „Health of Munition Workers Committee" berief, welches aus Ärzten, einem Vertreter der Arbeitnehmer und einem der Arbeitgeber, ferner aus 2—3 Beamten der Fabriksabteilung des Ministeriums des Inneren zusammengesetzt war. Zugleich wurde beim Munitionsministerium eine Wohlfahrtsabteilung errichtet. Später entstand das Industrial Fatigue Research Board, dessen Arbeiten wir wiederholt angeführt haben. Jenes Komitee hatte nur beratende Funktionen, während die einschlägigen Untersuchungen von anderen Stellen, vom Medical Research Board und dem Fatigue Research Board durchgeführt wurden, und die Exekutive in die Hand der erwähnten Ministerialabteilung gelegt war. Ich gebe deren Aufgaben nach B. S. ROWNTREE wieder.

Sicherung der Wohlfahrt des Arbeiters:

A. In der Fabrik:

1. Reine und gesunde Arbeitsräume und eine an die Leistungsfähigkeit des Arbeiter angepaßte Arbeit.

2. Passende Einrichtungen, um nahrhafte Lebensmittel zu billigen Preisen zur Verfügung zu stellen, wobei Gesundheit und Ruhebedürfnis des Arbeiters zu berücksichtigen sind.

3. Regelung der Länge des Arbeitstages und Einfügung entsprechender Arbeitspausen, so daß für Ruhe und Erholung genügend Gelegenheit bleibt und eine ungebührliche Inanspruchnahme des Arbeiters vermieden wird.

4. Regelung der Lohnsätze.

5. Schaffung von Annehmlichkeiten in der Fabrik, wie Waschräume, Ankleideräume, Arbeitsanzüge, Schutzvorrichtungen bei Maschinen usw.

6. Einrichtung einer Aufsicht, „so daß dadurch in den Fabriken Umgangsformen gesichert werden, welche für Arbeiter aus anständigen Familien nicht anstößig sind". Beaufsichtigung der weiblichen Arbeiter womöglich durch Frauen.

7. Gebührende Rücksicht auf die Arbeiter als Persönlichkeiten. Sie sollen mit Achtung behandelt, Schikanen und Brutalitäten von seiten der Vorgesetzen nicht ausgesetzt werden.

8. Wenn erforderlich, sind Gelegenheiten für zureichende Erholung außerhalb der Arbeitsstunden zu schaffen.

B. Außerhalb der Fabrik:

1. Ausreichende und bequeme Verkehrsverbindungen von und zur Arbeitsstätte.

2. Fürsorge für Wohnung, Ernährung, Preise der Lebensnotwendigkeiten, äußere Behaglichkeit und innere Befriedigung.

3. Aufsicht über allein stehende Jugendliche im Bedarfsfalle.

Man muß zugeben, daß dieses Programm weitgehend allen Wünschen, die man in dieser Hinsicht haben kann, Rechnung trägt. Eine andere Frage ist, wie weit sich solch ein Programm überhaupt in die Praxis umsetzen läßt und inwieweit es im konkreten Falle verwirklicht wurde.

XIV. Schluß.

Fragen wir uns schließlich, welche Folgerungen eine soziale Hygiene aus den vorgelegten Tatsachen und theoretischen Ansichten über Arbeit, Ruhe und Ermüdung gewinnen könne, ob die genaue Kenntnis der Resultate experimenteller, klinischer und statistischer Forschung uns in irgendeiner Weise in der Formulierung bestimmter Grundsätze dienlich sein können, und ob wir auf Grund solcher Einsichten in der Lage seien, bestimmte sozialpolitische Forderungen als biologisch begründet bezeichnen zu können. Ein Überblick über die vorhergehenden Erörterungen würde zeigen — ihn in extenso zu geben, dürfte sich erübrigen — daß wir immer wieder zu negativen Aufstellungen gezwungen waren. Es erwies sich ebenso als notwendig, die Unzulänglichkeit, ja die grundsätzliche Unmöglichkeit einer exakten quantitativen Beurteilung des Ermüdungsgrades zu betonen, wie in Abrede zu stellen, daß aus relativ kurz dauernden Versuchen oder Beobachtungen eine Einsicht über die Gefahr des Auftretens von Dauerschädigungen gewonnen werden könne. Nicht minder mußten wir der Meinung entgegentreten, daß es gelinge, auf Grund irgendwelcher Prüfungsmethoden oder Tests ein Maß für die Leistungsfähigkeit, Widerstandsfähigkeit usw. eines Menschen zu erheben. Auch dort, wo das Experiment und die an ihm entwickelte Theorie uns Anhaltspunkte für das Verständnis mancher — und auch nur möglicherweise — mit der Ermüdung zusammenhängender Schädigungen zu ergeben schien, mußten wir die unmittelbare Übertragung dieser theoretischen Folgerungen auf die Praxis des wirtschaftlichen Lebens ablehnen. Denn dieses mit der unendlichen Kompliziertheit seiner Bedingungen, vor allem in seiner überwiegenden Abhängigkeit von seelischen Faktoren, wird durch noch so sorgfältig abgewogene und vermannigfaltigte Versuchsbedingungen niemals erreicht. Demnach ist es nicht zu erwarten, daß man zu eindeutigen Bestimmungen und Vorschriften gelangen werde. Es liegt in der Natur der Sache, so bedauerlich solcher Zustand für die soziale Hygiene sein mag, daß man nur ganz allgemeine Richtlinien aufzustellen imstande sein wird, nicht aber exakte Methoden anzugeben, welche eine genaue Festlegung der zulässigen Arbeitsbelastung hinsichtlich Leistungsgröße und Leistungsdauer für je eine bestimmte Verrichtung gestatten würden.

Es sei hier der interessante Versuch von Bedeaux nachgetragen, die Lohnmessung durch eine Bewertung der Anstrengung des Arbeiters auf eine exakte Basis zu stellen, wobei drei Gesetze formuliert werden. 1. Für eine Muskelanstrengung von gegebener Kraft ist die Dauer der Arbeits- und Ruheperioden umgekehrt proportional der Geschwindigkeit der Bewegungen, 2. der Prozentsatz der Ruheperioden ist dabei direkt proportional der Geschwindigkeit der Bewegungen und der Vollendung des Arbeitszyklus. Je schneller jene, je kürzer dieser, desto häufiger müssen Pausen eintreten, auch bei geringer Muskelanstrengung. 3. Soll gelten: in einer Gruppe identisch angelernter Arbeiter ist die mittlere Produktion eines Zehntels der Zahl der besten Arbeiter nie größer als das Doppelte der Produktion der übrigen. Darauf wird eine Punktmethode gegründet. Ein Punkt ist ein Bruchteil einer Arbeitsminute plus einem einer Ruheminute, im Gesamtbetrag einer Minute und einer durch die Arbeitsart bestimmten Verteilung auf die beiden Summanden. Der Lohnstandard sind 60 Punkte pro Arbeitsstunde. So hypothetisch dies alles ist, darf es als ein Versuch, den Leistungsaufwand der Entlohnung zugrunde zu legen, nicht unterschätzt werden.

Von allen in Betracht kommenden Tatsachen scheint noch die weitaus gesicherte, einen Weiterbau zulassende, die der Schädigung durch die fortdauernde einförmige Beanspruchung zu sein, das also, was man als „physiologische Monotonie" benennen kann. Aber auch hier sind wir außerstande, das Maximum der zulässigen Dauer anzugeben bzw. die Lage und Länge der etwa zur Verhütung solcher Nachteile erforderlichen Pausen. Mit Rücksicht auf die Unmöglichkeit, den Grad der durch Summation zur Dauerschädigung führenden Spurenbildung zu beurteilen und auf die entscheidende Rolle der im vorhinein gar nicht erfaßbaren individuellen Differenzen können wir nur sagen: es gibt eine bestimmte Dauer monotoner Beanspruchung, welche auch bei geringem Energieaufwand die Gefahr mit sich bringt, daß das tätige Organ oder Organsystem im Laufe der Zeit irreversible Veränderungen erleide. Wir wollen in diesem Punkte nicht allzu skeptisch in bezug auf zukünftige Erweiterung unserer Einsichten sein. Man kann sich vor-

stellen, daß bei einer weitergehenden Berücksichtigung dieser Frage auch bei
Untersuchungen in der Praxis und bei einer Vertiefung unseres theoretischen
und experimentalen Wissens einige verläßliche Anhaltspunkte gewonnen werden
könnten. Vielleicht wird es gelingen, wenigstens jene Zeitdauer annähernd zu
fixieren, oberhalb derer unter derartigen Bedingungen die gedachte Gefahr ernstlich in Frage käme.

Denn dies wäre ein beträchtlicher Gewinn. Es ist klar, daß sich aus unseren
bisherigen Erkenntnissen die praktische Folgerung ableiten lasse: die Dauer
derartiger, physiologisch monotoner Beanspruchungen habe unter der kürzesten,
erfahrungsgemäß oder mutmaßlich bei irgendeinem Individuum solche Dauerschädigung verursachenden Zeitspanne zu liegen. Inwieweit derartige Maßnahmen innerhalb der geltenden oder einer anderen realen Wirtschaftsordnung
durchführbar sein kann, ist eine Frage, welche die Kompetenz einer sozialen
Hygiene bereits überschreitet. Aber diese ist vielleicht in der Lage, auf Grund ihrer
Einsichten gewisse Wege als gangbar nachzuweisen, deren praktische Erprobung
und wirtschaftliche Möglichkeit sich auf anderen Gebieten verwirklichen muß.

Es bliebe nämlich, auch wenn bestimmte Zahlenangaben über die zulässige
Dauer noch gar nicht gemacht werden können, der Ausweg, die Gefahr der physiologischen Monotonie bzw. ihrer nachteiligen Folgen durch einen systematisierten
Arbeitswechsel hintanzuhalten. Haben wir doch gehört, daß die einseitig beanspruchten Muskeln sich nicht nur bei absoluter Körperruhe, sondern oft sogar
besser bei Betätigung anderer Muskelgruppen zu erholen vermöchten. Es scheint
nun unter bestimmten Bedingungen nicht ausgeschlossen, den Arbeitswechsel
zum Prinzip einer Betriebsordnung zu machen. Dies ist schwerlich oder gar nicht
möglich, wenn es sich um hochqualifizierte Arbeit handelt, welche an das Können
des einzelnen Arbeiters besondere Anforderungen stellt und daher auch eine besondere und langdauernde Ausbildung erfordert. Glücklicherweise scheint gerade
die hochqualifizierte Arbeit relativ selten die Gefahr der physiologischen Monotonie
bei sich zu führen. Denn die „Qualifikation" der Arbeit, das Moment, wodurch
sie zu einer „höheren" wird, gründet neben den gesteigerten intellektuellen Anforderungen, solchen an die Aufmerksamkeit usw. vor allem in der größeren
Komplikation der einzelnen Arbeitsakte und der Vielfältigkeit ihrer Komplikationen
Damit ist aber zugleich gesagt, daß die physiologische Monotonie in solchen
Fällen weit schwerer zustande kommen kann, als bei relativ einfachen und weniger
„hochqualifizierten" Verrichtungen. Ausgeschlossen ist sie natürlich auch hier
nicht. Bei „niedrigeren" Arbeiten, insbesondere bei den „angelernten" und nicht
erlernten, scheint nun die grundsätzliche Möglichkeit eines Arbeitswechsels wohl
gegeben zu sein. Es wird sich vermutlich leicht bewerkstelligen lassen, daß ein
Arbeiter, welcher irgendeine einfache Bewegung oder Bewegungskombination
auszuführen hat, ohne wesentlichen Zeit- und Leistungsverlust auf eine andere
Arbeitsform umgestellt werde. Gerade jene Formen der Betriebsorganisation,
welche bedenkenlos und unkritisch gehandhabt, Schädigungen in der gedachten
Richtung am ehesten herbeizuführen geeignet scheinen — also alles was unter die
Titel TAYLORsystem, wissenschaftliche Betriebsorganisation usw. fällt — könnten
auch die Möglichkeit schaffen, durch Einrichtung eines Arbeitswechsels den Gefahren der physiologischen Monotonie vorzubeugen. So viel ich weiß, liegen sogar
in dieser Richtung vereinzelte praktische Versuche vor, die freilich nicht aus den
Gesichtspunkten der sozialen Hygiene, sondern aus denen einer möglichsten
Leistungssteigerung ihre Anregung schöpften, deren Ergebnisse aber — sofern
man den Nachrichten trauen darf — im Sinne der eben entwickelten Meinung
sprächen. In der englischen Munitionsindustrie, wird berichtet, habe es sich in
einigen Betrieben als zweckmäßig erwiesen, die Arbeiter in Gruppen zu je 5 zu

vereinigen und innerhalb solch einer Gruppe einen turnusweisen Arbeitswechsel
einzuführen. Dadurch habe die Leistung eine wesentliche Zunahme erfahren.
Gerade in dieser Weise den Arbeitswechsel zu organisieren, wird gewiß nicht in
allen Fällen und Betrieben möglich sein. Aber ähnliche Einrichtungen mit gleicher
Wirkung sind wohl vorstellbar. Gerade im „taylorisierten" Betriebe, der alle
Verrichtungen in elementare Einzelakte zerlegt, diese genau vorschreibt und den
Arbeiter zu der vorgeschriebenen Arbeitsweise und dem erwünschten Arbeitstempo trainiert, müßte es möglich sein, den Arbeiter nach einer gewissen Zeit
einseitiger Beschäftigung einer neuen, zwar in sich wiederum einseitigen, aber
von der ersten doch auch verschiedenen zuzuführen. Dadurch könnte, bei einiger
Berücksichtigung der physiologischen Besonderheiten der verschiedenen Arbeitsformen, einer physiologischen Monotonie einigermaßen, vielleicht weitgehend vorgebeugt werden.

Inwieweit die heute bei uns oder anderweitige bestehenden Betriebsorgani-
sationen imstande wären, solchen Anforderungen zu genügen, müßte erst erforscht werden. Es wäre eine Aufgabe, der mit der praktischen Handhabung
der sozialen Hygiene betrauten Organe bzw. auch der sozialpolitisch interessierten
Forscher, die Möglichkeiten und Notwendigkeiten solcher Maßnahmen zu untersuchen. Es wäre die Sache einer sozialhygienisch orientierten Gesetzgebung, die
Voraussetzungen derartiger Erhebungen und nötigen Falles für die Verwirklichung
den entsprechenden organisatorischen Reformen zu schaffen. Wie in diesem
Falle die Interessen der Gesamtheit und des Einzelnen, des Arbeitnehmers und des
Arbeitgebers, wie jene der Wirtschaft und der Humanität in Einklang zu bringen
wären, hat den Sozialhygieniker nicht mehr zu bekümmern. Hier hat die Sozialpolitik das Wort. Selbstverständlich ist auch in allen anderen Punkten, die sich
etwa aus den im Vorhergehenden angeführten Tatsachen erschließen lassen, die
Sozialhygiene darauf angewiesen, bloße Forderungen zu formulieren. Als Wissenschaft, wenn auch als angewandte, kann und darf sie sich durch materiale Beschränkungen, durch wirtschaftliche Interessen und sozialtechnische Schwierigkeiten
nicht behindern lassen. So auch nicht in der Aufstellung der grundsätzlichen
Forderung, daß die *Arbeitszeit* innerhalb eines Arbeitstages *„nach der Schwere"*
der Verrichtung bemessen werden müsse. Daß diese Forderung heute praktisch
nicht erfüllt werden könne, ist — darauf wurde schon oben S. 98 hingewiesen —
höchstwahrscheinlich. Im großen und ganzen scheint die Tendenz darauf zu
gehen, daß eine einheitliche maximale Arbeitszeit festgelegt werde — also z. B.
der Achtstundentag. Infolgedessen kann einer großen Zahl von Momenten, welche
die eine Verrichtungsform von einer anderen unterscheiden, nicht Rechnung
getragen werden. Es ist selbstverständlich, daß eine Arbeitszeit, welche mehr
oder weniger lange, durch das Wesen der betreffenden Anforderungen begründete,
Pausen in sich begreift — etwa „Bereitschaft" — physiologisch etwas ganz anderes
bedeutet, als die gleiche Dauer ununterbrochener oder nur selten und kurz unterbrochener Tätigkeit. Es kann aber wiederum eine Verrichtung der erstgenannten
Form schwerer sein, als eine ununterbrochene dann, wenn die jeweiligen Zeiten
realer Inanspruchnahme sehr hohe Anforderungen an die physische Leistungsfähigkeit oder auch an die Psyche — Verantwortung, Aufmerksamkeit z. B. —
stellen. Es müßte demnach im Einzelfalle über die jeweilige „Schwere" der Verrichtung eine gesonderte Untersuchung angestellt werden, deren ungeheure
Schwierigkeiten niemand verkennen kann. Einzelne Momente wären allerdings
leichter zu berücksichtigen. Es ließe sich ohne allzugroße Umständlichkeiten
ein Urteil gewinnen über die Größe des Energieaufwandes bei den verschiedenen
Verrichtungen. Schwerer wäre es schon, aber vielleicht doch nicht unmöglich,
ein — wenn auch arbiträres — Maß aufzustellen für den Grad der Unannehm-

lichkeiten, welche mit irgendeiner Verrichtung verbunden sind. Bekanntlich wird den Unterschieden zwischen den verschiedenen Verrichtungsweisen heute nur in der einzigen Art der Lohnunterschiede Rechnung getragen. Der Schwerarbeiter wird höher entlohnt, als der mit „leichter" Arbeit gleicher Art befaßte Mann. Ich betone: gleicher Art, denn es ist selbstverständlich, daß ein großer Teil der herrschenden Lohndifferenzen ganz anderen Ursprunges ist, mit dem Begriffe der „höheren" Arbeit zusammenhängt, mit der „Qualifikation", daher auch mit dem Maße der erforderlichen Ausbildung, ferner mit ganz heterologen Motiven, die etwa den Begriffen der Berufsehre und anderen Imponderabilien entspringen.

Eine ideale Sozialhygiene müßte imstande sein, alle Faktoren, welche bedingend in eine Verrichtung eingehen, zu berücksichtigen und auf diese Weise die verschiedenen Verrichtungen zu skalieren. Man könnte sich ausmalen, daß man Energieaufwand, Unannehmlichkeit, Inanspruchnahme der Aufmerksamkeit usw. nach „Punkten" bemessen würde und auf diese Weise zu einer Art „Indexziffer" für jede Arbeit gelangte. Biologisch richtig wäre es freilich dann nicht, zu sagen, die Arbeit mit dem Index 2 berechtigt zum Empfang eines doppelt so hohen Lohnes, wie die mit dem Index 1. Sondern es müßte heißen: die Arbeit vom Index 2 soll nur halb so lange verrichtet werden, als die vom Index 1 — utopische Erwägungen, für deren auch nur angenäherte Verwirklichung wohl kein Raum ist. Es dürfte kaum möglich sein, eine auf eine derartige Einstellung hin orientierte Gestaltung der Arbeitsverhältnisse auch nur anzubahnen. Aber diese Erwägungen sind um so utopischer, als nicht einmal jene Wissenschaft, die sie zu begründen unternehmen müßte, eben die soziale Hygiene, heute in der Lage ist, eine solche Indizierung der Verrichtungsformen aufzuweisen. Selbst jene so nahe liegende Forderung aller derer, welche an die Berufung der Naturwissenschaften glauben, das menschliche Leben „vernünftig" einzurichten, daß nämlich die soziale Hygiene berufen und befähigt sein solle, Urteile über die Grundsätze einer „richtigen" sozialen und ökonomischen Gestaltung abzugeben, selbst sie bleibt Utopie. Meines Erachtens geht auch diese Forderung viel zu weit, ist das Vertrauen in die Leistungsmöglichkeiten der Naturwissenschaften übersteigert. Solche Einstellung entspringt wohl der durch die überraschenden Erfolge der Naturwissenschaften, der Technik und der Medizin gezeitigten Überschätzung aller dieser Gebiete in theoretischer, wie in praktischer Beziehung. Das seinerzeit von VIRCHOW gesprochene Wort, Politik sei Medizin im Großen, kennzeichnet diese Geistigkeit. Aber wir sehen heute mehr und mehr ein, daß die Naturwissenschaften und die ihnen verwandten Disziplinen überall an der Peripherie des eigentlichen Lebens bleiben, des individuellen, wie des kollektiven.

Auch die soziale Hygiene wird sich der Erkenntnis der wesensmäßigen Beschränktheit ihrer Reichweite nicht verschließen dürfen. Sie bzw. die ihr dienende Physiologie vermag wohl grundsätzlich für jede Verrichtung und für jeden Arbeiter den jeweils mit einer Leistung verbundenen Energieaufwand anzugeben und der Ernährung gewisse Normen vorzuschreiben. Der Unterscheidung in Schwerarbeiter und andere wird dadurch, wenn auch nur im Gröbsten, Rechnung getragen. Drückt sich dies in geordneten wirtschaftlichen Verhältnissen — bei der heute geltenden Wirtschaftsordnung — aus in der höheren Entlohnung, die in erster Linie gedacht ist als ein Mittel zur Beschaffung von Nahrungsquanten entsprechend dem in der Leistung bedingten Verbrauch, so führte die gleiche Einsicht in den Zeiten der Ernährungsknappheit in den letzten Kriegs- und den ersten Nachkriegsjahren zur Einrichtung größerer Bezugsrechte an rationierten Nahrungsmitteln für die Schwerarbeiter. Zu fordern ist, daß unter Berücksichtigung des Nährgeldwertes die Entlohnung der verschiedenen Arbeiterkategorien deren Angehörige instand setze, ohne Beeinträchtigung der Beschaffung sonstiger

Lebensnotwendigkeiten das erforderliche Nahrungsquantum zu erlangen. Diese sonstigen Lebensnotwendigkeiten zu bestimmen fällt zum Teil auch in die Kompetenz der sozialen Hygiene, wie sich an anderen Stellen dieses Werkes erweisen wird. Andererseits gibt es aber wiederum Lebensnotwendigkeiten, — oder sie sollten als solche anerkannt werden — deren Wesen ihre Behandlung der Dömäne der Sozialhygiene entrückt und anderen Disziplinen, etwa einer Soziopsychologie zuweist.

Damit berühren wir abermals die in den vorhergehenden Seiten oft und oft erwähnte Schranke sowohl der Erkenntnismöglichkeiten wie der praktischen Anwendbarkeit sozialhygienischer Bemühungen: die ungeheuere, kaum genügend hoch einzuschätzende Bedeutung des *psychischen Faktors* auch auf dem Gebiete menschlicher Arbeit, ja der Arbeitsphysiologie. Wenn ich recht sehe, so macht sich auf theoretisch-biologischem wie auf praktisch-medizinischem Gebiete gleichermaßen eine Tendenz geltend, welche danach zielt, die Hegemonie des Somatischen zu brechen und dem Psychischen eine immer steigende Bedeutung in der Gestaltung der Lebenserscheinungen, normaler wie pathologischer zuzuweisen. Diese als Charakteristicum der Zeit wie als wissenschaftsgeschichtliches Phänomen gleich interessante Tatsache kann hier des Breiteren nicht ausgeführt werden. Es mag sein — wiewohl ich dies eigentlich nicht glaube — daß man heute in einer gewissen Reaktion gegen eben noch übliche Einstellungen geneigt ist, die Einflußsphäre des Psychischen über Gebühr auszudehnen. Doch scheint es mir zweifellos, daß man bis vor Kurzem diesem Momente viel zu wenig Beachtung zu schenken pflegte[1]). Jedenfalls wird auch die Sozialhygiene mehr als bisher sich der entscheidenden Rolle psychischer Faktoren bewußt bleiben müssen.

Angesichts all dieser Schwierigkeiten grundsätzlicher wie methodischer Natur, die sich einer exaktwissenschaftlichen Fundierung der sozialhygienischen Forderungen entgegenstellen, gelangt man nahezu auf den Standpunkt der Resignation, welche auf alle Genauigkeit und Verläßlichkeit der Begründungen verzichtet und ihre Entschließungen teils nach dem „Gefühl", teils aus Opportunitätsgründen und anderen heterologen Motiven trifft. Dennoch scheint es, als müßten wir nicht alle Hoffnung zu verläßlicheren Anhaltspunkten zu gelangen, ohne weiteres fahren lassen. Diese zu gewinnen wird es allerdings noch ausgedehnter Untersuchungen bedürfen, wie sie bislang noch nicht vorzuliegen scheinen. Es müßten nämlich diese nicht, wie bisher, auf einzelne Arbeitsakte oder auf kurz dauernde Arbeitsperioden ausgedehnt werden, sondern sich schlechthin über ein ganzes Arbeitsleben erstrecken. Nur eine große Anzahl solcher „Lebensanalysen" — wenn man dies Wort gestatten will — welche alle erdenklichen Einzelheiten berücksichtigen würden und zahlenmäßig erfassen, könnte bei statistischer Aufbereitung uns zu Schlüssen rücksichtlich einer wahrhaft rationalen Lebensgestaltung gelangen lassen, uns über Arbeitseinteilung, das Verhältnis von Leistungszeit und Ruheperiode, Arbeitsperiode und Urlaubsdauer usw. belehren, unter Einbeziehung aller Verschiedenheiten der Verrichtungen und der Bedingungen unter welchen diese erfolgen.

Darüber hinaus mag gerade jene, sich so hinderlich erweisende Einsicht in die überragende Bedeutung des psychischen Faktors uns dazu anhalten, auch von seiten einer Seelenhygiene die Berücksichtigung alles dessen zu verlangen, was die Einstellung des arbeitenden Menschen zu seinen Aufgaben zu beeinflussen vermag. Die Art indes zu bestimmen, auf welche Weise dies geschehen soll und kann, ist abermals nicht mehr Sache einer sozialen Hygiene, wenigstens nicht in ihrem

---

[1]) Grundsätzliches wie Faktisches zu diesen Fragen bringt das von O. Schwarz herausgegebene Werk: Psychogenese und Psychotherapie körperlicher Symptome. Wien: Julius Springer 1925.

heutigen Verstande, sondern einer angewandten Sozialpsychologie oder einer Sozialpädagogik. Insbesondere der letzteren. Denn die Erfahrungen, welche uns überhaupt zu der Erkenntnis der ausschlaggebenden Rolle seelischer Einstellungen für die individuelle Lebensgestaltung geführt haben, haben uns auch gelehrt, daß diese Einstellungen zumeist, vielleicht sogar ausnahmslos, auf den Erfahrungen der Kinderjahre gründen. Es erwächst daher der Erziehung — in der Familie wie in der Schule — die Aufgabe, den heranwachsenden Menschen besser als es bisher geschah, auf seine spätere Leistung als eines Gliedes der arbeitenden Menschheit vorzubereiten.

Es wäre gerade für den Arzt und Sozialhygieniker eine verlockende Aufgabe, ein Programm einer entsprechenden Sozialpädagogik zu skizzieren. Wir müssen uns dies hier versagen und es mit dem Hinweis auf die ganze Problematik genug sein lassen. Ansätze und wohl auch tragfähige Fundamente liegen übrigens schon vor. Einerseits in der vergleichenden Individualpsychologie A. ADLERS, andererseits in gewissen soziologischen Untersuchungen, wie etwa jenen von STOLZENBERG, von L. v. WIESE, der SCHELERschen Schule, vielleicht auch von NATORP u. a.

Man könnte hoffen, daß die soziale Hygiene, wenn auch infolge der unzureichenden Erkenntnis außerstande, allgemeine Regeln für die Gestaltung der Arbeitsverhältnisse zu entwerfen, doch es vermöchte, in beschränkterem Umfange der Praxis Anleitungen an die Hand zu geben, wie denn nun gewisse Schäden vermieden werden könnten. Aber auch hier erweisen sich die Grenzen als recht enge gezogen. Die grundsätzliche Unmöglichkeit, ein Maß für die Ermüdung zu gewinnen, teils begründet in dem Wesen der Erscheinung, teils in der entscheidenden Rolle des ebenso unfaßbaren Faktors der Erholungsfähigkeit, läßt jede Hoffnung zu irgend brauchbaren Regeln zu gelangen, als illusorisch erscheinen. Die Praxis aber kann ohne Regel nicht auskommen. Sie muß zumindest in die Lage versetzt werden, eine Gefahrenzone abstecken, eine Grenze angeben zu können, deren Überschreitung bei Voraussetzung einer „normalen" Beschaffenheit des arbeitenden Individuums die Möglichkeit oder Wahrscheinlichkeit einer vorübergehenden oder dauernden Schädigung bedingen könnte. Nun gerade für die Beantwortung dieser für die Praxis der Arbeitsorganisation und der Wirtschaftsrationalisierung, für die Nationalökonomie, die mit dem „organischen Kapital" (GOLDSCHEID) haushalten will, wichtigsten Frage, die für manche geradezu eine brennende ist, muß sich die Sozialhygiene als inkompetent erklären. Denn angesichts der Unmöglichkeit, Ermüdbarkeit und Erholungsfähigkeit des Menschen zu bestimmen, läßt sich eine das zulässige Maß überschreitende Belastung nur a posteriori, nur durch das Auftreten von Schädigungen erweisen, und auch dann nur, wenn eine eindringende Analyse aller Bedingungen den Schluß auf die pathogenetische Rolle gerade der Ermüdung wirklich rechtfertigt. Alle Versuche im vorhinein, durch experimentelle Belastungsproben, Konstitutionsindices usw. die allgemeine Widerstandsfähigkeit eines Organismus ermitteln zu wollen, haben bis nun noch niemals Resultate zutage gefördert, auf denen man mit einigem Vertrauen hätte weiter bauen können.

Ob es einmal anders sein wird, wissen wir nicht. Man möchte es fast bezweifeln. Vielleicht ist es überhaupt ein aussichtsloses Beginnen, die Mannigfaltigkeit des organischen und gar des sozialen Lebens mittels einiger Formeln einfangen zu wollen. So bleibt uns denn nichts anderes übrig, als daß wir uns bei der Lösung der so ungemein schwierigen und komplexen Probleme der Arbeitsgestaltung der Sicherheit einer gewissen Intuition und der Führung einer allgemeinen sozialen Gerechtigkeit überlassen, darauf vertrauend, daß die Menschheit, so oft sie auch in die Irre gehe, dennoch im großen und ganzen sich im Fortschreiten befinde, daß in dem Ausschnitt der Kulturentwicklung, der sich ur das Arbeitsproblem gruppiert, letzten Endes doch auch sich jener immanent Sinn durchsetzen werde, den wir — soll uns nicht Skepsis zur Tatenlosigkeit un Glaube an eine letzte Unvernunft zur Verzweiflung treiben — in allem oder hint allem historischen Geschehen annehmen müssen. Wir mögen, glaube ich, aber d einen gewiß sein, daß wir diesem idealen Sinne um so näher stehen, je mehr i allen Einzelheiten unserer Bestrebungen der Gedanke der Gemeinschaft, d organischen Zusammenhanges der Einzelnen untereinander zur leitenden Id wird.

Inwieweit diese Leitlinie in der heutigen, auf die Arbeit bezüglichen Org nisation und Gesetzgebung verwirklicht sei, zu untersuchen, ist nicht mehr unse Aufgabe.

Literatur.

Abbe: Sozialpolitische Schriften. Jena 1906. — Abelous: Cpt. rend. des séances la soc. de biol. Bd. 71, S. 283. 1912. — Ackermann: Zeitschr. f. Biol. Bd. 78, S. 331. 1922. Addis: Journ. of internal med. Bd. 29, S. 539. 1922. — Aggazotti, A.: Arch. di fisi Bd. 22, S. 465. 1925. — Allers: Zentralbl. f. d. ges. Neurol. Bd. 19, S. 209. 1920; Zeitsci f. d. ges. Neurol. u. Psychiatrie Bd. 102, S. 548. 1926. — Allers u. Bénési: Ebenda Bd. 7 S. 18. 1922. — Allers u. Borak: Wien. med. Wochenschr. 1920. — Allers u. Freun Zeitschr. f. d. ges. Neurol. u. Psychiatrie Bd. 97, S. 748. 1925. — Allers, Freund u. Prage Pflügers Arch. f. d. ges. Physiol. Bd. 212, S. 183. 1926. — Allers u. Schmiedek: Psych Forsch. Bd. 6, S. 92. 1914. — Altenburger: Pflügers Arch. f. d. ges. Physiol. Bd. 2(S. 645. 1924. — Amar: Cpt. rend. hebdom. des séances de l'acad. des sciences Bd. 17 S. 1607. 1920; Bd. 171, S. 363. 1920; Le Moteur humain. Paris 1914. — Amberg: Kraepeli Psychol. Arb. Bd. 1, S. 300. 1895. — Andrews. S., Biochem. journ. Bd. 19, S. 242. 1925. Apajalahti u. Panelius: Skandinav. Arch. f. Psychol. Bd. 41, S. 195. 1921. — Arborelius Liljestrand: Ebenda Bd. 44, S. 213. 1923. — d'Arsonval: Journ. of physiol. Bd. 53, S. 4 1920. — Aschaffenburg: Kraepelins Psychol. Arb. Bd. I, S. 608. 1896. — Asher: Schwe med. Wochenschr. Bd. 53. 1923. — Atwater u. Benedict: U. S. Dep. of Agriculture Bu 1899, Nr. 44. — Atzler, Herbst u. Lehmann: Biochem. Zeitschr. Bd. 143, S. 10. 1923. Atzler, Herbst, Lehmann u. Müller: Pflügers Arch. f. d. ges. Physiol. Bd. 2(S. 184. 1925. — Aubel: Zeitschr. f. Hyg. Bd. 96, S. 317. 1922. — Baerwald: Über d motorischen Vorstellungstypus. Schriften d. Ges. f. Psychol., Leipzig 1913. — Bainbridg Physiology of Muscular Exercise. New York 1919. — Bakradse, S.: Gigiena truda Bd. 1925; Ref. Ber. f. d. ges. Physiol. Bd. 34, S. 229. 1926. — Ball: Americ. journ. of psych Bd. 1, S. 639. 1922. — Bappert: Zeitschr. f. d. ges. Neurol. u. Psychiatrie Bd. 73, S. 2 1921. — Barach: Journ. of the Americ. med. assoc. 1914. — Barcroft: Lessons from Hi Altitudes. Cambridge 1925. — Bartsch: Beitr. z. Physiol. Bd. 2, S. 179. 1923. — Bai Journ. of biol. chem. Bd. 56, S. 171. 1923. — Bates: Journ. of comp. psychol. Bd. S. 371. 1922. — Baur: Die Ermüdung im Spiegel des Auges. Berlin 1910; Pädagogische B steine Bd. 17. 1902. — Becker u. Olsen: Skandinav. Arch. f. Physiol. Bd. 31, S. 81. 1913. Bedeaux: Journ. of applied psychol. Bd. 5, S. 119. 1921. — Benedict, F. G.: Proc. of t Americ. physiol. soc. of sciences Bd. 49, S. 145. 1910; Journ. of the Americ. med. ass Bd. 77, S. 247. 1921. — Benedict, F. G. u. Carpenter: Carnegie Inst. publ. 1910, Nr. 1 — Benedict, F. G. u. Cathcart: Ebenda 1914. Nr. 187. — Benedict, F. G. u. Josl Dtsch. Arch. f. klin. Med. Bd. 111, S. 113. 1923. — Benedict, F. G. u. Murschhaus Carnegie Inst. publ. 1915, Nr. 231. — Benedict, F. G. u. Talbot: Ebenda 1911, Nr. 2 — Beritoff: Ergebn. d. Physiol. Bd. 23, I, S. 69. 1924; Zeitschr. f. Biol. Bd. 62, S. 127. 19 Pflügers Arch. f. d. ges. Physiol. Bd. 151, S. 171. 1913; Bd. 201, S. 445. 1913. — Berna Schriften d. Ver. f. Sozialpolitik Bd. 135. 1910. — Bethe: Münch. med. Wochenschr. Bd. S. 479. 1922; Pflügers Arch. f. d. ges. Physiol. Bd. 194, S. 44. 1922. — Bienkowski: Schrif d. Ver. f. Sozialpolitik Bd. 135. 1910. — Binet: Année psychol. Bd. 11, S. 1. 1905. — Blazi Zeitschr. f. pädag. Psychol. u. exp. Pädag. Bd. 11. 1899. — Blunt u. Dye: Journ. of b chem. Bd. 47, S. 69. 1921. — Bohnenkamp: Zeitschr. f. Biol. Bd. 84, S. 79. 1926. — Bolt(Arch. of psychol. Bd. 2. 1904. — Bonoff: Arch. internat. de psychol. Bd. 4. 1908. — Booth Americ. journ. of physiol. Bd. 37, S. 283. 1915. — Boothby u. Sandford: Journ. of b chem. Bd. 57, S. 567, 781. 1922. — Braus: Pflügers Arch. f. d. ges. Physiol. Bd. 205, S. 1 1924. — Brezina: Arch. f. Hyg. Bd. 89, S. 1. 1920. — Brezina u. Kolmer: Biochem. Z schr. Bd. 38, S. 129. 1912; Bd. 65, S. 16. 1914. — Brezina u. Reichel: Ebenda Bd. S. 170. 1914; Bd. 65, S. 35. 1914. — Briggs: Journ. of physiol. Bd. 54, S. 292. 1920; Jou of the roy army med. corps. Bd. 37, S. 278. 1921. — BRIGHENTI: Zeitschr. f. allg. Physiol. Bd. 11, S. 1. 1910. — BROUN: Journ. of exp. Med. Bd. 37, S. 113. 1923. — BRÜCKE, E. TH.: Zeitschr. f. Biol. Bd. 76, S. 213. 1922. — BRUNS: Münch. med. Wochenschr. Bd. 68, S. 465. 1920. — BRUNS u. RÖMER: Zeitschr. f. klin. Med. Bd. 94, S. 22. 1922. — BÜCHER: Arbeit und Rhythmus. 6. Aufl. Leipzig 1913. — BÜHLER: Die geistige Entwicklung des Kindes. 3. Aufl. Jena 1922. — BÜRGER: Arch. f. exp. Pathol. u. Pharmakol. Bd. 87, S. 233. 1920. — BÜRGI: Americ. journ. of physiol. Bd. 63, S. 431. 1923. — BULGER u. STILES: Ebenda Bd. 1, S. 430. 1920. — BURGER, E.: Arch. néerland. de physiol. Bd. 10, S. 434. 1925. — BUR-KARD: III. Internat. Kongr. f. Gewerbekrankheiten 1918, S. 399. — BURRIDGE: Journ. of physiol. Bd. 41, S. 285. 1906. — CAMPBELL: Brit. med. journ. Nr. 3151, S. 733. 1921. — CAMPBELL, HARGOOD-ASH u. HILL: Journ. of physiol. Bd. 55. S. 209. 1921. — CARMER: Proc. of the soc. f. exp. biol. a. med. Bd. 23, S. 464. 1926. — CARVER: Journ. of comp. psychol. Bd. 2, S. 279. 1922. — CASSINIS, U.: Giorn. di med. mil. Bd. 73, S. 140. 1925. — CATHCART: Versamml. d. dtsch. physiol. Ges. 1923. Ber. f. d. ges. Physiol. Bd. 22, S. 486. 1924; Lancet Bd. 203, S. 547. 1922. — CATHCART, BEDALE u. MAC CALLUM: Journ. of physiol. Bd. 57, S. 161. 1923. — CATHCART, HENDERSON u. NOËL-PATON: Ebenda Bd. 52, S. 70. 1918. — CATH-CART u. STEVENSON: Journ. of the roy. army med. corps. Bd. 38, S. 1. 1922. — CHAILLEY-BERT u. LANGLOIS: Cpt. rend. des séances de la soc. de biol. Bd. 84, S. 725. 1921. — CHAILLEY-BERT, FAILLIE u. LANGLOIS: Cpt. rend. hebdom. des séances de l'acad. des sciences Bd. 172, S. 1610. 1921. — CHANNEY u. HANNA: U. S. bureau of labor statistics bull. 1918, Nr. 234. — CLARK-KENNEDY, A. E., H. N. BRADBROOKE u. T. OWEN: Journ. of physiol. Bd. 61, S. X. 1926. — CLAUSS u. WEIZSÄCKER: Dtsch. Zeitschr. f. Nervenheilk. Bd. 75, S. 370. 1922. — COBB u. FORBES: Americ. journ. of physiol. Bd. 65, S. 234. 1923. — COLEMANN u. DU BOIS: Arch. of internal med. Bd. 15, S. 987. 1915. — COLLET u. LILJESTRAND: Skandinav. Arch. f. Physiol. Bd. 45, S. 29. 1924. — CRAMPTON: Med. News Bd. 87, S. 529. 1905; New York med. journ. Bd. 98, S. 416. 1913. — CRILE: Arch. of surg. Bd. 2, S. 196. 1921. — CURTIS. G. M.: Biochem. Zeitschr. Bd. 167, S. 321. 1926. — CUTHBERTSON, D. P.: Biochem. journ. Bd. 19, S. 896. 1926. — CUTTER: Cpt. rend. hebdom. des séances de l'acad. des sciences 1900. — DEDICHEN: Norsk magaz. f. laegevidenskaben Bd. 81, S. 465. 1920. — DEUTSCH u. KAUF: Zeitschr. f. d. ges. exp. Med. Bd. 32, S. 397. 1923. — DHERS: Les tests de fatigue. Paris 1924. — DIETLEN: Klin. Wochenschr. Bd. 1, S. 2097. 1921. — DIRKEN: Arch. néerland. de physiol. de l'homme et des anim. Bd. 5, S. 476. 1921; Nederlandsch tijdschr. v. geneesk. Bd. 65, I, S. 404. 1921. — DODEL: Cpt. rend. des séances de la soc. de biol. Bd. 86, S. 800. 1922. — DU BOIS, E.: Arch. of internal med. Bd. 15, S. 868. 1915. — DRYERRE, H., W. G. MILLAR u. E. PONDER: Quart. Journ. of exp. physiol. Bd. 16, S. 69. 1926. — DU BOIS-REYMOND, R.: Spezielle Physiologie der Bewegungen. Berlin 1909. — DURIG: Die Er-müdung. Wien 1916. — DURIG: Die physiologischen Grundlagen der Ernährung. Handb. d. Tuberkul.-Therapie, herausg. v. LOEWENSTEIN. Berlin u. Wien 1923. — DURIG: Wien. klin. Wochenschr. 1911; Denkschriften d. Wien. Akad. d. Wiss. Bd. 68, S. 242. 1911; Pflügers Arch. f. d. ges. Physiol. Bd. 85, S. 401. 1901; Bd. 87, S. 42. 1901; Bd. 92, S. 293. 1902; Bd. 97, S. 457. 1903; Bd. 113, S. 341. 1906; Bd. 115, S. 456. 1906; Zur Enquête: Arbeit für Kriegsbeschädigte. Wien 1920. — DURIG u. REICHEL: Denkschriften d. Wien. Akad. d. Wiss. Bd. 86, 1909. — DURIG u. ZUNTZ: Skandinav. Arch. f. Physiol. Bd. 29, S. 133. 1913. — DUSSER DE BARENNE u. COHEN-TERVAERT: Pflügers Arch. f. d. ges. Physiol. Bd. 195, S. 370. 1922. — EDDY u. DOWNS: Journ. of physiol. Bd. 56, S. 182. 1911. — ELIAS u. WEISS: Berlin. klin. Wochenschr. Bd. 58, S. 959. 1921. — ELIASBERG: Grundriß einer allgemeinen Arbeitspa-thologie. Schriften z. Psychol. d. Berufseignung, H. 25. Leipzig 1924; Arch. f. Sozialwiss. Bd. 50, S. 87. 1922. — ELLIS: Americ. journ. of the med. sciences Bd. 161, S. 568. 1921. — ELMSLIE: St. Bartholomew's hosp. rep. Bd. 27, S. 172. 1920. — EMDEN: Hoppe-Seylers Zeitschr. f. physiol. Chem. Bd. 93, S. 94. 1916; Bd. 94, S. 188. 1917; Bd. 113, S. 1. 1921. — EMDEN u. LAWACZEK: Biochem. Zeitschr. Bd. 127, S. 181. 1922. — EMDEN, GRAFE u. SCHMITZ: Hoppe-Seylers Zeitschr. f. physiol. Chem. Bd. 113, S. 67. 1921. — EMDEN, G. u. H. JOST: Dtsch. med. Wochenschr. Bd. 51, S. 636. 1925. — ERLANGER u. HOOKER: Johns Hopkins hosp. reports Bd. 12, S. 145. 1904. — EWIG: Zeitschr. f. klin. Med. Bd. 101, S. 278. 1925. — ERNST, H. u. M. WISSEMANN: Veröffentl. a. d. Geb. d. Heeressanitätswesens Bd. 78, S. 93, 1925. — EXNER: Pflügers Arch. f. d. ges. Physiol. Bd. 48, S. 592. 1891. — FALTA: Dtsch. Arch. f. klin. Med. Bd. 123, S. 133. 1917. — FARMER u. BROOKE: Industrial fatigue research board. rep. Nr. 15. 1921, — FENN: Journ. of physiol. Bd. 58, S. 175. 1923. — FÉRÉ: Travail et plaisir. Paris 1904. — FLACK: Arch. internat. de physiol. Bd. 18, S. 421. 1921. — FLECCHIA: Arch. néerland. de physiol. de l'homme et des anim. Bd. 3, S. 201. 1922. — FLÜGEL: Journ. of psychol. Bd. 11, S. 105. 1920. — FLORENCE: Publ. health rep. Bd. 33, S. 349. 1918. — FOREL, O. L.: Journ. f. Psychol. u. Neurol. Bd. 26, S. 1. 1920. — FRANKE: Pflügers Arch. f. d. ges. Physiol. Bd. 184, S. 300. 1920; Münch. med. Wochenschr. Bd. 66, S. 20. 1919. — FRANZ, SH. J.: Verhandl. d. XV. internat. Kongr. f. Hyg. u. Demogr. Bd. 3, S. 512. 1912. — FROIS: Notes et mémoires de l'Institut Lannelongue 1921, Nr. 1 u. 2, S. 18. —

Frois: IIa. Confer. internacional d'Orientacion professional, S. 142. Barcelona 1923. — Fürth: Handbuch der Biochemie, herausg. v. Oppenheimer. 2. Aufl. Bd. IV, S. 297 u. Bd. VIII, S. 31; Jena 1924; Ergebn. d. Physiol. Bd. 2, I, S. 580. 1903; Bd. 17, S. 363. 1919. — Fürth u. Schwarz: Pflügers Arch. f. d. ges. Physiol. Bd. 129, S. 525. 1909. — Fulton, J. F.: Proc. of the roy. soc. of London, Ser. B, Bd. 98, S. 493. 1925; Journ. of physiol. Bd. 60, S. XXI. 1925. — Furusawa, K.: Proc. of the roy. soc., of London, Ser. B, Bd. 99, S. 148 u. 155. 1926. — Furusawa u. Hartree: Pflüger's Arch. f. d. ges. Physiol. Bd. 211. S. 644. 1926. — Garrelon u. Langlois: Cpt. rend. des séances de la soc. de biol. Bd. 84, S. 77. 1921. — Gasser u. A. V. Hill: Proc. of the roy. soc. of London, Ser. B, Bd. 96, S. 398. 1924. — Gauticz: Cpt. rend. hebdom. des séances de l'acad. des sciences Bd. 170, S. 1603. 1920. — Gelb u. Goldstein: Psychologische Studien an Hirnverletzten. Leipzig 1920.; Graefes Arch. f. Ophth. Bd. 109, S. 387. 1922. — Gellhorn: Pflügers Arch. f. d. ges. Physiol. Bd. 189, S. 174. 1921. — Gemelli: Arch. ital. di psicol. 1914. — Genil-Perrin: Rev. mond. 1921. — Gephart u. du Bois: Arch. of internal med. Bd. 17, S. 902. 1916. — Germann: Psychol. Rev. Bd. 4. 1899. — Giese: Zeitschr. f. angew. Psychol. 1921, Beih. Nr. 28. — Giese: Handbuch der Arbeitswissenschaften, herausg. v. Giese, Bd. IV. Halle 1925; Theorie der Psychotechnik. Braunschweig 1925. — Giessen: Dtsch. Mechan.-Zeit. 1914, S. 166. — Gilbreth, F. B. u. L. M.: Ermüdungsstudien, übers. v. Witte. Berlin 1921. — Gillespie: Journ. of physiol. Bd. 58, S. 425. 1924. — Glose, W.: Zeitschr. f. klin. Med. Bd. 102, S. 1. 1925. — Goesbach: Med. Klinik 1922, Nr. 17. — Goldmark u. Hopkins: Publ. health. bull. 1920, Nr. 106, S. 157. — Gordon, Levine u. Wilmaers: Arch. of internal med. Bd. 33, S. 425. 1924. — Goudriaan: Arch. néerland. de physiol. de l'homme et des anim. Bd. 6, S. 77. 1921. — Graf, O.: Kraepelins Psychol. Arb. Bd. 7, S. 548. 1922; Bd. 8, S. 1. 1923. — Grafe: Pathologische Physiologie des Gesamtstoff- und Kraftwechsels. München 1923. — Graham-Brown: Proc. of the roy. soc. of London, Ser. B, Bd. 84, S. 308. 1911. — Graham u. Sherrington: IX. Internat. Physiol.-Kongr. Groningen 1913. — Grawitz: Dtsch. med. Wochenschr. 1910. — Gregor u. Schilder: Münch. med. Wochenschr. 1912, Nr. 52; Zeitschr. f. d. ges. Neurol. u. Psychiatrie Bd. 14, S. 395. 1912; Bd. 18, S. 195. 1913. — Griesbach: Arch. f. Hyg. 1895. — Griffith, F. R., G. W. Pucher, J. D. Klein u. M. E.: Proc. of the soc. f. exp. biol. a. med. Bd. 23, S. 464. 1926. — Gruber: Americ. journ. of physiol. Bd. 63, S. 338. 1923. — Gruhle: Kraepelins Psychol. Arb. Bd. 6, S. 339. 1912. — Günzburg: Arch. néerland. de physiol. de l'homme et des anim. Bd. 7, S. 396. 1922. — Haas: Cpt. rend. hebdom. des séances de l'acad. des sciences Bd. 176, S. 188, 1831. 1923. — Haas, E.: Pflügers Arch. f. d. ges. Physiol. Bd. 212, S. 651. 1926. — Hambley u. Bedford: Industrial fatigue research board rep. Nr. 11. 1921. — Hanf, D. u. H. Bethe: Pflügers Arch. f. d. ges. Physiol. Bd. 212, S. 403. 1926. — Hansen, C. F.: Psychol. monogr. Bd. 31, S. 320. 1920. — Hansen, K. u. Lindhard: Journ. of physiol. Bd. 58, S. 314. 1924. — Haward, R. E. u. P. A. Reay: Journ. of physiol. Bd. 61, S. 35. 1926. — Hastings: Proc. of the soc. f. exp. biol. a. med. Bd. 18, S. 306. 1921. — Haus: Arch. f. exp. Pathol. u. Pharmakol. Bd. 87, S. 293. 1923. — Hazelhoff u. Wiersma: Zeitschr. f. Psychol. (u. Physiol. d. Sinnesorg.) Bd. 91, S. 349. 1923. — Hecker u. Winterstein: Hoppe-Seylers Zeitschr. f. physiol. Chem. Bd. 128, S. 302. 1922. — Hedvall: Skandinav. Arch. f. Physiol. Bd. 32, S. 115. 1915. — Hellpach: Die geopsychischen Erscheinungen. 2. Aufl. Leipzig 1917. — Helmreich: Zeitschr. f. d. ges. exp. Med. Bd. 36, S. 226. 1923. — Henriquez u. Lindhard: Pflügers Arch. f. d. ges. Physiol. Bd. 183, S. 1. 1920. — Hess, W. R.: Schweiz. Arch. f. Neurol. u. Psychiatrie Bd. 15. 1924; Bd. 16. 1925. — Herxheimer: Zeitschr. f. klin. Med. Bd. 96, S. 218. 1913; Klin. Wochenschr. Bd. 2, S. 1549. 1923; Zeitschr. f. d. ges. exp. Med. Bd. 35, S. 243. 1923; Münch. med. Wochenschr. Bd. 69, S. 243, 1339. 1921. — Herz: Pflügers Arch. f. d. ges. Physiol. Bd. 200, S. 429. 1923. — Hill, A. V.: Ergebn. d. Physiol. Bd. 22, S. 299. 1923; Lancet 1924, S. 307, 361; Journ. of physiol. Bd. 46, S. 351. 1914; Proc. of the roy. soc. of London, Ser. B, Bd. 98, S. 606. 1925. — Hill, A. V. u. Hartree: Journ. of physiol. Bd. 54, S. 84. 1920; Bd. 55, S. 133. 1921; Bd. 56, S. 367. 1922. — Hill, A. V. u. Lupton: Ebenda Bd. 57, S. 68, 287. 1922; Quart. journ. of exp. med. Bd. 16, S. 135. 1923. — Hill, A. V., Lupton u. Long: Proc. of the roy. soc. of London, Ser. B, Bd. 96, S. 438. 1922. — Hill, L.: The science of ventilation, Teil 1. Med. council spec. rep. Nr. 32; Journ. of physiol. Bd. 54, S. 36. 1920. — Hill, L., Griffith u. Flack: Philos. transact. of the roy. soc. of London, Ser. B, Bd. 207, S. 183. — Hörnicke, E.: Münch. med. Wochenschr. Bd. 73, S. 190. 1926. — Hoesch-Ernst: Die körperliche und geistige Entwicklung des Schulkindes. 1906. — Hoffmann, P.: Über die Eigenreflexe der Muskulatur. Berlin 1923; Dtsch. Zeitschr. f. Nervenheilk. Bd. 82, S. 269. 1924. — Hoffmann, P. u. Hansen: Zeitschr. f. Biol. Bd. 75, S. 293. 1922. — Hofmann, F. B.: Pflügers Arch. f. d. ges. Physiol. Bd. 95, S. 484. 1903; Bd. 103, S. 291. 1904; Zeitschr. f. Biol. Bd. 78, S. 63. 1923. — Hofmann, F. B. u. Dedekind: Zeitschr. f. d. ges. Neurol. u. Psychiatrie Bd. 6, S. 361. 1911. — Hollinger: Zeitschr. f. Biol. Bd. 77, S. 261. 1922. — Honders: Journ. de physiol. et de pathol. gén. Bd. 18, S. 951. 1920. — Hoppe: Die Tatsachen über den Alkohol. München 1912. — Hornbostel u. Wertheimer: Sitzungsber. d. preuß.

Akad. d. Wiss. 1920, S. 383. — HUECK: Zeitschr. f. d. ges. exp. Med. Bd. 43, S. 298. 1924. — HYLAN: Kraepelins Psychol. Arb. Bd. 4, S. 490. 1902. — ILTZHÖFER: Arch. f. Hyg. Bd. 34, S. 317. 1922. — IMBERT: Année psychol. Bd. 13, S. 245. 1907; IIa Confer. internacional de psicotècnica, S. 143. Barcelona 1923. — IOTEYKO: Cpt. rend. hebdom. des séances de l'acad. des sciences Bd. 130, S. 667; Art. Fatigue, in Dictionnaire de physiologie, herausg. v. RICHET. Bd. VI, S. 29. 1904. — ISSERLIN: Kraepelins Psychol. Arb. Bd. 6, S. 1. 1910. — JACOBI: Dtsch. Arch. f. klin. Med. Bd. 142, S. 940. 1923. — JANSSEN, S. u. H. JOST: Hoppe-Seylers Zeitschr. f. physiol. Chem. Bd. 148, S. 41. 1925. — JAQUET: Arch. internat. de physiol. Bd. 18, S. 189. 1921; Arch. f. exp. Pathol. u. Pharmakol. Bd. 62, S. 341. 1920. — JENSEN: Hoppe-Seylers Zeitschr. f. physiol. Chem. Bd. 35, S. 514. 1902. — JOHANNS-SON: Skandinav. Arch. f. Physiol. Bd. 8, S. 85. 1898. — JOHANNSSON u. KORAEN: Ebenda Bd. 13, S. 229. 1902. — JÜRGENSEN: Zeitschr. f. klin. Med. Bd. 40, S. 216. 1920. — KAHN, R. H.: Pflügers Arch. f. d. ges. Physiol. Bd. 117, S. 249. 1920. — KANNER. L.: Americ. journ. of the med. sciences Bd. 171, S. 331. 1926. — KAPRALIK: Ebenda Bd. 203, S. 110. 1924. — KATSCH u. PAUSDORF: Münch. med. Wochenschr. Bd. 69, S. 1715. 1922. — KATZ: Pflügers Arch. f. d. ges. Physiol. Bd. 63, S. 1. 1896. — KAUF: Wien. Arch. f. inn. Med. Bd. 5, S. 567. 1923. — KAUFFMANN: Stoffwechsel bei Psychosen, Bd. I. Jena 1909. — KELLY: Engineer. mag. 1918, S. 32. — KENT: Journ. of state med. Bd. 28, S. 261. 1920. — KERN: Das Violinspiel. Wien 1925. — KESTNER: Klin. Wochenschr. Bd. 2, S. 150. 1923. — KESTNER u. KNIPPING: Ebenda Bd. 1, S. 1335. 1922. — KIMURA: Zeitschr. f. Hyg. Bd. 98, S. 18. 1922. — KING: Arch. of internal med. Bd. 23, S. 527. 1919. — KLARFELD: Pflügers Arch. f. d. ges. Physiol. Bd. 121, S. 404. 1908. — KNIPPING: Zeitschr. f. Biol. Bd. 77, S. 165. 1922; Bd. 78, S. 259. 1923. — KÖHLER: Jahresber. üb. d. ges. Physiol. Bd. 3, I, S. 512. 1922. — KOMURA: Verslag. d. afdeel. natuurkunde, Königl. Akad. d. Wiss., Amsterdam Bd. 21, S. 1189. 1921. — KORNILOFF: Arch. f. d. ges. Psychol. Bd. 42, S. 89. 1921. — KRAEPELIN: Die Arbeitskurve. Leipzig 1902; Wundts Philos. Stud. Bd. 19, S. 459. 1902; Kraepelins Psychol. Arb. Bd. 1, S. 627. 1896; Bd. 7, S. 532. 1922; Zeitschr. f. d. ges. Neurol. u. Psy-chiatrie Bd. 70, S. 230. 1921; Über die Beeinflussung einfacher psychischer Vorgänge durch Arzneimittel. Jena 1892; Arch. f. d. ges. Psychol. Bd. 1, S. 9. 1903. — KREHL: Pathologische Physiologie. 10. Aufl. Leipzig 1920. — KREIKER: v. Graefes Arch. f. Ophth. Bd. 111, S. 128. 1923. — KROGH u. LINDHARD: Journ. of physiol. Bd. 51, S. 182. 1917; Bd. 53, S. 431. 1920. — KROGH, LILJESTRAND u. LINDHARD: Skandinav. Arch. f. Physiol. Bd. 39, S. 64. 1919. — KÜLZ: Kraepelins Psychol. Arb. Bd. 7, S. 464. 1922. — LABBÉ, VIOLLE u. NEPVEUX: Cpt. rend. des séances de la soc. de biol. Bd. 91, S. 469. 1921. — LAIRD: Journ. of exp. Psychol. Bd. 6, S. 236. 1923. — LAHY: Verhandl. d. III. internat. Kongr. f. Gewerbekrankh. 1918, S. 799. — LAHY-WALDSBURGER: Das Taylorsystem und die Physio-logie der beruflichen Arbeit. Berlin 1923. — LAMPÉ, A. E., G. A. WELTZ. H. HEINRICH u. M. STRAUBEL: Dtsch. Arch. f. klin. Med. Bd. 149, S. 317. 1925. — LANGE, BR.: Zeitschr. f. Hyg. Bd. 91, S. 473. 1921. — LANGELÜDDECKE: Zeitschr. f. d. ges. Neurol. u. Psy-chiatrie Bd. 58, S. 216. 1920. — LANGLOIS: Cpt. rend. hebdom. des séances de l'acad. des sciences Bd. 172, S. 1447. 1921. — LANZ u. HELLPACH: Gruppenfabrikation. Berlin 1922. — LAPICQUE, L. u. M.: Notes et mémoires de l'Institut Lannelongue 1921, Nr. 2, S. 15. — LAQUER: Hoppe-Seylers Zeitschr. f. physiol. Chem. Bd. 116, S. 169. 1921. — LAUBER: Hand-buch der ärztlichen Berufsberatung. Berlin u. Wien 1923. — LEBER u. STUVE: Berlin. klin. Wochenschr. 1896. — LEE, F. S.: Americ. journ. of physiol. Bd. 20, S. 170; Harvey soc. lec-tures 1917—1919, S. 217; Studies in physiology, Columbia University, New York Bd. 9. 1919 bis 1923. — LEE, F. S. u. EDWARDS: Proc. of the soc. f. exp. biol. a. med. Bd. 12, S. 72. 1915. — LEE, F. S. u. KLEITMANN: Americ. journ. of physiol. Bd. 67, S. 14. 1924. — LEE, F. S. u. VANBUSKIRK: Ebenda Bd. 63, S. 145. 1923. — LEE, R. J.: Med. clin. of North America Bd. 3, S. 1059. 1920. — LEHMANN u. PEDERSEN: Das Wetter und unsere Arbeit. Leipzig 1906. — LEUBA: Psychol. review Bd. 6. 1900. — LEVINSTEIN: Die Arbeiterfrage. München 1912. — LEWIZKIJ, W.: Gigiena truda Bd. 4, S. 3. 1926; Ref. Ber. f. d. ges. Physiol. Bd. 36, S. 893. 1926. — LEWY, F. H.: Die Lehre vom Tonus und der Bewegung. Berlin 1920. — LIEBERMANN: Zeitschr. f. Hyg. Bd. 99, S. 67. 1923. — LIEBESNY: Wien. med. Wochenschr. Bd. 71, S. 2177. 1923. — LIEBESNY u. SCHEMINZKY: Wien. Arch. f. inn. Med. Bd. 4, S. 11. 1922. — LILJESTRAND u. LINDHARD: Skandinav. Arch. f. Physiol. Bd. 39, S. 215. 1920. — LILJE-STRAND u. MAGNUS: Pflügers Arch. f. d. ges. Physiol. Bd. 193, S. 527. 1922. — LILJESTRAND u. STENSTRÖM: Skandinav. Arch. f. Physiol. Bd. 39, S. 1, 167. 1920. — LINDHARD: Journ. of physiol. Bd. 67, S. 17. 1922; Skandinav. Arch. f. Physiol. Bd. 40, S. 145, 196. 1920; Pflügers Arch. f. d. ges. Physiol. Bd. 161, S. 233. 1915. — LINDLEY: Kraepelins Psychol. Arb. Bd. 3, S. 482. 1900. — LIM, R. K. S. u. A. C. LIU: Pflügers Arch. f. d. ges. Physiol. Bd. 211, S. 647. 1926. — LINDWORSKY: Der Wille. 3. Aufl. Leipzig 1923. — LOBSIEN: Die Schwan-kungen der psychischen Kapazität. Leipzig 1902; Die experimentelle Ermüdungsforschung. Lan-gensalza 1914. — LOEWENSTEIN: Experimentelle Hysterieanalyse. Bonn 1923. — LOEWY, A.: Handbuch der Balneologie, herausg. v. DIETRICH. Bd. III. Leipzig 1924; Ergebn. d. Physiol.

Bd. 24, S. 216. 1925; Schweiz. med. Wochenschr. Bd. 63, S. 657. 1923; Handbuch der Biochemie, herausg. v. Oppenheimer Bd. VI. Jena 1923. — Loewy, A. u. H. Schroetter: Wien. med. Wochenschr. Bd. 75, S. 1585. 1925; Pflügers Arch. f. d. ges. Physiol Bd. 211. S. 1. 1926. — Long, C. N. H.: Proc. of the roy. soc. of London, Ser. B, Bd. 99, S. 167. 1926. — Long u. Lupton: Journ. of physiol. Bd. 58, S. 334. 1924. — Loveday: Industrial fatigue research board. rep. Nr. 10. 1920. — Lunsgaard u. Möller: Journ. of biol. chem. Bd. 55, S. 477. 1923. — Lupton: Journ. of physiol. Bd. 56, S. 17. 1922; Bd. 57, S. 539. 1923. — Lusk, Graham: Journ. of the Americ. med. assoc. Bd. 77, S. 250. 1921. — Mac Keith, Spurell u. Westlake: Journ. of physiol. Bd. 55, S. 6. 1921. — Maday: Dtsch. Zeitschr. f. Nervenheilk. Bd. 81, S. 239. 1924. — Magne: Notes et mémoires de l'Institut Lannelongue 1921, Nr. 2, S. 49. — Magnus: Körperstellung. Berlin 1924. — Mangold: Pflügers Arch. f. d. ges. Physiol. Bd. 196, S. 200. 1922; Arch. néerland. de physiol. de l'homme et des anim. Bd. 7, S. 185. 1922; Dtsch. med. Wochenschr. 1922, H. 24. — Mangold u. Detering: Pflügers Arch. f. d. ges. Physiol. Bd. 198, S. 290. 1922. — Mangold, Detering u. Insake: Ebenda Bd. 196, S. 215. 1922; Bd. 198, S. 279, 289, 297. 1923. — Marnitz: Zeitschr. f. klin. Med. Bd. 101, S. 399. 1925. — Martin: Journ. of physiol. Bd. 48, S. 15. 1914; Bd. 57, S. 65. 1923; Public health reports 1920. — Maydell: Pflügers Arch. f. d. ges. Physiol. Bd. 146, S. 553. 1912. — Means u. Newburgh: Journ. of pharmacol. a. exp. therapeut. Bd. 7, S. 441. 1915. — Meek u. Eyster: Journ. of physiol. Bd. 63, S. 400. 1923. — Meinas: Kraepelins Psychol. Arb. Bd. 8, S. 217. 1923. — Meumann: Vorlesungen über experimentelle Pädagogik. Leipzig 1905. — Meumann u. Gineff: Prüfung der Methoden zur Messung geistiger Ermüdung. Zürich 1899. — Meyer, K.: Zeitschr. f. orthop. Chir. Bd. 17, S. 594. 1920. — Meyerhof: Pflügers Arch. f. d. ges. Physiol. Bd. 175, S. 21. 1919; Bd. 182, S. 352. 1920; Bd. 188, S. 114. 1921; Bd. 191, S. 128. 1921; Bd. 195, S. 22. 1922; Ergebn. d. Physiol. Bd. 22, S. 328. 1923; Naturwissenschaften Bd. 9, S. 193. 1921. — Meyerhof, O. u. K. Lohmann: Pflügers Arch. f. d. ges. Physiol. Bd. 210, S. 790. 1925; Biochem. Zeitschr. Bd. 168, S. 128. 1926. — Miesemer: Kraepelins Psychol. Arb. Bd. 4, S. 391. 1902. — Miles: Alcohol and human efficiency. Carnegie Inst. publ. 1924; Journ. of industr. hyg. Bd. 3, S. 316. 1922. — Mira: IIa. Confer. internacion. de psicotècnica. Barcelona 1923. — Mitchell u. Wilson: Journ. of gen. physiol. Bd. 4, S. 45. 1921. — Moede: Experimentelle Massenpsychologie. Leipzig 1920. — Moore u. Barker: Americ. journ. of physiol. Bd. 64, S. 405. 1923. — Mosso: Die Ermüdung. Leipzig 1892. — Mosso u. Maggiora: Arch. f. (Anat. u.) Physiol. 1890, S. 205. — Müller, F. W.: Anat. Anz. Bd. 55, Erg.-H. S. 270. 1922. — Müller, R.: Pflügers Arch. f. d. ges. Physiol. Bd. 206, S. 106. 1924. — Münsterberg: Psychotechnik. Leipzig 1914. — Murlin u. Greer: Americ. journ. of physiol. Bd. 33, S. 253. 1914. — Murlin u. Hooblen: Journ. of dis. of childr. Bd. 9, S. 81. 1915. — Muscio: Industrial fatigue research board. rep. Nr. 19. 1922; Brit. journ. of psychol. (genet. sect.) Bd. 12, S. 31. 1921. — Myers: Lancet Bd. 200, S. 205. 1921. — Naegeli: Die Blutkrankheiten. Leipzig 1912. — Neugarten: Pflügers Arch. f. d. ges. Physiol. Bd. 175, S. 94. 1919. — Nicholson: Bull. of the Johns Hopkins hosp. Bd. 31, S. 89. 1920. — Noikow: Arch. internat. de psychol. Bd. 4. 1908. — Noorden: Therap. Halbmonatsh. 1921. — Oehrwall: Skandinav. Arch. f. Physiol. Bd. 19, S. 396. 1907. — Oekonomakis: Journ. f. Psychol. u. Neurol. Bd. 6, S. 85. 1905. — Okunewski: Arch. f. Hyg. Bd. 94, S. 143. 1924. — Oppenheim, K.: Der Mensch als Kraftmaschine. Leipzig 1921. — Orr u. Kinloch: Brit. med. journ. Bd. 3158, S. 39. 1921. — Osborne u. Vernon: Industrial fatigue research board. rep. Nr. 19. 1922. — Palmén: Skandinav. Arch. f. Physiol. Bd. 24, S. 187. 1905. — Palmieri, V. M.: Policlinico, sez. med. Bd. 32, S. 356. 1925. — Parsons u. Barcroft: Journ. of physiol. Bd. 53, S. 110. 1920. — Patrizi: Riv. di psicol. Bd. 17, S. 221. 1921. — Peakes: Variations in efficiency, in mental and physical tests. Baltimore 1921. — Peisendörfer: Zeitschr. f. Biol. Bd. 70, S. 505. 1920. — Pekelharing: Hoppe-Seylers Zeitschr. f. physiol. Chem. Bd. 64, S. 262. 1909; Bd. 75, S. 207. 1911. — Peritz: Handbuch der Biochemie, herausg. v. Oppenheimer. Bd. VIII. Jena 1925. — Pflüger: Pflügers Arch. f. d. ges. Physiol. Bd. 18, S. 247. 1878. — Pieracini u. Maffei: Il Ramazzini Bd. 10. — Piéron: Notes et mémoires de l'Iinstitut Lannelongue 1922, Nr. 3, S. 9. — Pikler: Abhandlungen zur Sinnesphysiologie. III. Das Webersche Gesetz. Leipzig 1920. — Pinkhof: Nederlandsch tijdschr. v. geneesk. Bd. 65, II, S. 437. 1921. — Piorkowski: Beih. z. Zeitschr. f. angew. Psychol. Nr. 11, 2. Aufl. 1919. — Plummer u. Bothby: Americ. journ. of physiol. Bd. 63, S. 406. 1923. — Pottevin, H. u. R. Faillie: Cpt. rend. hebdom. des séances de l'acad. des sciences. Bd. 181, S. 77. 1925. — Prével: Presse méd. Bd. 28, S. 235. 1920. — Querido: Nederlandsch. tijdschr. v. geneesk. Bd. 67, I, S. 2527. 1923. — Radike: Zeitschr. f. orthop. Chir. Bd. 17, S. 653. 1920. — Rae: Der Achtstundentag. Übers. v. Borchardt. Berlin 1897. — Ranken: Finska läkaresällskapets handl. Bd. 63, S. 277. 1921. — Reach: Biochem. Zeitschr. Bd. 14, S. 430. 1908; Landwirtschaftl. Jahrb. 1908, S. 1053. — Ream: Psychol. monogr. Bd. 31, S. 293. 1922. — Recklinghausen: Arch. f. exp. Pathol. u. Pharmakol. Bd. 56, S. 1. 1907. — Reijs: Pflügers Arch. f. d. ges. Physiol. Bd. 191, S. 234. 1921. — Rémy: Schweiz. Zeitschr. f. Gesundheitspfl.

Bd. 2, S. 87. 1922. — RICHET u. LAUGIER: Cpt. rend. des séances de la soc. de biol. Bd. 65, S. 816. 1913. — RICHTER, H.: Veröff. a. d. Geb. d. Heeressanitätswesens Bd. 78, S. 15. 1925. — RIEGER: Untersuchungen über Muskelzustände. Jena 1906. — RIESSER: Arch. f. exp. Pathol. u. Pharmakol. Bd. 80, S. 183. 1916; Hoppe-Seylers Zeitschr. f. physiol. Chem. Bd. 120, S. 189. 1922. — RIESSER u. NEUSCHLOSZ: Arch. f. exp. Pathol. u. Pharmakol. Bd. 93, S. 163. 1922. — RIMATHÉ: Arch. de psychol. Bd. 19, S. 128. 1924. — RIVERS: Kraepelins Psychol. Arb. Bd. 1, S. 625. 1896. — RIVERS u. KRAEPELIN: Ebenda Bd. 1, S. 668. 1896. — ROBINSON u. BERMANN: Journ. of exp. psychol. Bd. 5, S. 19. 1922. — ROGOWSKI, J.: Gigiena truda Bd. 18. 1925; Ref. Ber. f. d. ges. Physiol. Bd. 33, S. 728. 1926. — ROHDE, E.: Hoppe-Seylers Zeitschr. f. physiol. Chem. Bd. 68, S. 181. 1910. — ROLANDI: Giorn. d. reale accad. di med. di Torino Bd. 84, S. 114. 1921. — ROLDER: Arch. néerland. de physiol. de l'homme et des anim. Bd. 6, S. 111. 1921. — ROLLETT: Pflügers Arch. f. d. ges. Physiol. Bd. 71, S. 219. 1898. — ROSEMANN: Handbuch der Biochemie, herausg. v. OPPENHEIMER. 2. Aufl. Bd. VIII, S. 482. Jena 1925. — ROSENTHAL u. WAGNER: Fol. haematol. 1919. — ROTH: Verhandl. d. internat. Kongr. f. Hyg. u. Demogr., Budapest 1907. — ROTHACKER: Zeitschr. f. klin. Med. Bd. 89, S. 387. 1920. — ROWE u. EAKIN: California state med. journ. Bd. 19, S. 320. 1921. — ROWNTREE: Kölner Vierteljahrsschr. f. Soziol. Bd. 1 (B), S. 18. 1921. — ROWNTREE: The human factor in business. London 1921. — RUBNER: Abh. d. preuß. Akad. d. Wiss. 1922, S. 67. — RUCK: Acta med. scandinav. Bd. 57, S. 325. 1925. — RYAN: Americ. journ. of physiol. Bd. 45, S. 537. 1918. — RYAN u. FLORENCE: Public health reports Bd. 34, S. 1648. 1919. — RYAN u. YATES: Ebenda Bd. 34, S. 1622. 1920. — SAITO: Zeitschr. f. d. ges. Neurol. u. Psychiatrie Bd. 89, S. 514. 1924. — SACHS: Zeitschr. f. angew. Psychol. Bd. 16, S. 125. 1925. — SACHSENBERG: Ausgew. Arb. d. Lehrstuhles f. Betriebswiss. in Dresden Bd. 1, S. 1. 1922. — SANCTE DE SANCTIS: Handbuch der vergleichenden Psychologie, herausg. v. KAFKA. Bd. III. München 1922. — SANDERS: Arch. néerland. de physiol. Bd. 6, S. 421. 1922. — SANTESSON: Skandinav. Arch. f. Physiol. Bd. 1, S. 3. 1889. — SAUERBRUCH: Die willkürlich bewegliche Hand. Berlin 1922. — SAUERBRUCH u. STADLER: Münch. med. Wochenschr. Bd. 67, S. 417. 1920. — SCARBOROUGH: Journ. of pharmacol. a. exp. therapeut. Bd. 17, S. 129. 1921. — SCHÄFER: Handbuch der Physiologie, herausg. v. NAGEL. Bd. III, S. 476. Braunschweig 1905. — SCHELLONG: Zeitschr. f. d. ges. exp. Med. Bd. 24, S. 82. 1923. — SCHEREN: Pflügers Arch. f. d. ges. Physiol. Bd. 117, S. 108. 1907. — SCHEUNERT u. MÜLLER: Pflügers Arch. f. d. ges. Physiol. Bd. 212, S. 468. 1926. — SCHIFF, W.: Der Arbeiterschutz der Welt. Arch. f. Sozialwiss. Erg.-H. 16. 1919. — SCHILLING: Psychol. review Bd. 28, S. 72. 1921. — SCHMID, E.: Zeitschr. f. Biol. Bd. 77, S. 281. 1922. — SCHMITZ, E.: Klin. Wochenschr. Bd. 1, S. 432. 1922. — SCHNEIDER: Journ. of the Americ. med. assoc. Bd. 74, S. 1507. 1920. — SCHNEIDER u. TRUESDELL: Americ. journ. of physiol. Bd. 61, S. 429. 1921. — SCHÖNFELD: Pflügers Arch. f. d. ges. Physiol. Bd. 191, S. 211. 1921. — SCHREBER: Ebenda Bd. 159, S. 219. 1918. — SCHRÖTTER, H.: Monatsschr. f. Ohrenheilk. u. Laryngo-Rhinol. Bd. 59. 1925. — SCHUSTER u. SAYER: Journ. of physiol. Bd. 57, S. 14. 1923. — SCHUYTEN: Arch. de psychol. Bd. 11. 1905; Paedagog. Jaarbook Bd. 6. 1906. — SCHWARZ: Zeitschr. f. Hyg. Bd. 95, S. 446. 1922. — SCHWEITZER: Berlin. klin. Wochenschr. Bd. 58, S. 102. 1921. — SCOTT u. HASTINGS: Proc. of the soc. f. exp. biol. a. med. Bd. 17, S. 120. 1920. — SECHER: Zeitschr. f. d. ges. exp. Med. Bd. 32, S. 290. 1923; Hospitalstidende Bd. 64, S. 49. 1921. — SERGI, S. u. M.: Riv. di antropol. Bd. 24, S. 391. 1921. — SHERRINGTON: The integrative action of the nervous system. London 1906; Journ. of physiol. Bd. 90, S. 28. 1910. — SHOVE: Kölner Vierteljahrsschr. f. Soziol. Bd. 1 (B), S. 6. 1921. — SMITH, B.: Arch. of internal med. Bd. 25, S. 532. 1920. — SMITH, H. M.: Carnegie Inst. publ. 1922, Nr. 309. — SMITH, M.: Industrial fatigue research board. rep. Nr. 22. 1922. — SNELL, FORD u. ROWNTREE: Journ. of the Americ. med. assoc. Bd. 33, S. 253. 1920. — SOMMERKAMP: Pflügers Arch. f. d. ges. Physiol. Bd. 204, S. 528. 1924. — SORER: Schriften d. Ver. f. Sozialpolitik Bd. 135. — DE SORNER: Vlaamsche geneesk. tijdschr. Bd. 1, S. 153. 1920. — SPIEGEL, E.: Zur Physiologie und Pathologie des Skelettmuskeltonus. Berlin 1923; Zeitschr. f. d. ges. Neurol. u. Psychiatrie Bd. 81, S. 517. 1923. — *State Commission on Ventilation.* Public health journ. Bd. 5, S. 85. 1915. — STRAUCH: Med. Klinik 1923, Nr. 7. — STUDER, FR.: Pflügers Arch. f. d. ges. Physiol. Bd. 212, S. 105. 1926. — SULIVAN: Arch. of psychol. 1922, Nr. 53, S. 1. — TAFURI, G. B.: Arch. di scienze biol. Bd. 8, S. 24. 1926. — TAKEUCHI, K.: Journ. of physiol. Bd. 60, S. 208. 1925. — TANI: Zeitschr. f. Biol. Bd. 82, S. 291. 1924. — TARDE, G.: Les lois de l'imitation. 2. Aufl. Paris 1895. — TAYLOR, J. G.: Brit. assoc. of advancement of science 1921. — TELEKY: Ärztliche Berufsberatung. Wien 1918. — TERASHI: Giorn. d. reale accad. di med. di Torino Bd. 83, S. 90. 1920. — THORNDIKE: Psychol. review Bd. 19, S. 459. 1922. — TIEGS, O. W.: Austral. journ. of exp. biol. Bd. 2. S. 1. 1925. — TÖTTERMANN: Skandinav. Arch. f. Physiol. Bd. 40, S. 107. 1920. — TOMANN u. BRUNS: Zeitschr. f. d. ges. exp. Med. Bd. 33, S. 350. 1923. — TOTTEN: Comparat. psychol. monogr. 1925, Nr. 13. — TRENDELENBURG, W.: Arch. f. (Anat. u.) Physiol. 1906, S. 1; Pflügers Arch. f. d. ges. Physiol. Bd. 201, S. 189. 1923; Die natürlichen Grundlagen des Streichinstrumentenspieles. Berlin 1925. — TREVES: Pflügers Arch. f. d. ges. Physiol. Bd. 78, S. 112. 1899; Bd. 88, S. 7.

1902; Bd. 113, S. 529. 1906. — Tullio: Boll. d. scienze med., Bologna Bd. 11. 1911. — Tur, A.:
Dtsch. Arch. f. klin. Med. Bd. 146, S. 102. 1925. — Vaschide: Rev. de philos. Bd. 5. 1905.
— Ven, C. B.: Arch. néerland. de physiol. de l'homme et des anim. Bd. 8, S. 20. 1913. —
Vernon: Journ. of physiol. Bd. 56, S. 47. 1921; Journ. of industr. hyg. Bd. 3, S. 93. 1921;
Industrial fatigue research board. rep. Nr. 5. 1919; Health of munitions workers committee rep.
Nr. 21. 1918. — Verworn: Zeitschr. f. allg. Physiol. Bd. 1, S. 1. 1900. — Verzár: Ergebn.
d. Physiol. Bd. 15, S. 1. 1916; Arch. néerland. de physiol. de l'homme et des anim. Bd. 7,
S. 68. 1922; Pflügers Arch. f. d. ges. Physiol. Bd. 183, S. 210. 1920. — Veszi: Zeitschr. f. allg.
Physiol. Bd. 15, S. 245. 1913. — Viale: Arch. di scienze biol. Bd. 5, S. 377. 1924. — Viale
u. Granturco: Ebenda Bd. 2, S. 89. 1921. — Vincent, Sw.: Quart. journ. of exp. physiol.
Bd. 15, S. 319. 1925. — Völcker: Zeitschr. f. Biol. Bd. 75, S. 79. 1922. — Wachholder:
Pflügers Arch. f. d. ges. Physiol. Bd. 199, S. 595, 625. 1923. — Wachholder, K.: Pflügers
Arch. f. d. ges. Physiol. Bd. 209, S. 218 u. 266. 1925. — Wachholder, K. u. H. Alten-
burger: Pflügers Arch. f. d. ges. Physiol. Bd. 209, S. 248 u. 286. 1925; Bd. 212, S. 657.
1926. — Wagner, R.: Zeitschr. f. Biol. Bd. 83, S. 59. 1925. — Waldsburger: IIa. Confer. internacional de psicotècnica, S. 126, Barcelona 1922. — Walinski, Fr.: Veröff. a. d.
Geb. d. Heeressanitätswesens Bd. 78, S. 37. 1925. — Waller, A. D.: Journ. of physiol.
Bd. 8, S. 229. 1887; Proc. of the roy. soc. of London, Ser. B, Bd. 91, S. 166. 1920. — Waller, A. D. u. de Decker: Journ. of physiol. Bd. 52, S. 69. 1919; Bd. 53, S. 73, 105. 1920; Cpt.
rend. des séances de la soc. de biol. Bd. 84, S. 910. 1921; Bd. 85, S. 902. 1921; Brit. med.
journ. Bd. 3173, S. 627. 1921. — Wallrich u. Dawson: Americ. journ. of physiol. Bd. 56,
S. 460. 1921. — Watt: Arch. f. d. ges. Psychol. Bd. 4. — Weber, C. J., A. P. Briggs u.
E. A. Doisy: Journ. of biol. chem. a. internat. med. Bd. 66, S. 653. 1925. — Weber, E.:
Der Einfluß psychischer Vorgänge auf den Körper. Berlin 1910; Arch. f. (Anat. u.) Phy-
siol. 1914, S. 290; Prakt. Psychol. Bd. 2, S. 97. 1914. — Wedensky: Über die Beziehungen
zwischen Reiz und Erregung im Tetanus. St. Petersburg 1886; Pflügers Arch. f. d. ges.
Physiol. ıBd. 100, S. 1. 1903. — Weger: Kraepelins Psychol. Arb. Bd. 7, S. 442. 1922. —
Weichardt: Über Ermüdungsstoffe. Stuttgart 1910. — Weizsäcker, V. v.: Dtsch. Arch.
f. klin. Med. Bd. 133, S. 1. 1920; Pflügers Arch. f. d. ges. Physiol. Bd. 141, S. 45. 1911;
Bd. 147, S. 135. 1912. — Wells, Kelley u. Murphy: Journ. of exp. psychol. Bd. 4, S. 197.
1921. — Weyss u. Lutz: Americ. journ. of physiol. Bd. 37, S. 330. 1915. — Widowitz:
Wien. klin. Wochenschr. 1905. — Windsheimer: Kraepelins Psychol. Arb. Bd. 8, S. 17. 1923.
— Winkler: Zeitschr. f. angew. Psychol. Bd. 20, S. 46. 1922. — Winkler-Hermaden:
Arch. f. d. ges. Psychol. Bd. 53, S. 63. 1925. — Wising, E.: Zeitschr. f. d. ges. exp. Med.
Bd. 49, S. 63. 1926. — Winternitz: Klin. Jahrb. Bd. 7. 1889. — Winternitz u. Pospischil:
Blätter f. Hydrotherapie 1893. — Wolf, Fr.: Arch. f. Hyg. Bd. 91, S. 99. 1921. — Wöh-
lisch, E. u. H. Schriever: Verhandl. d. dtsch. Ges. f. inn. Med. S. 361. 1925. — Wolpert:
Ebenda Bd. 43, S. 157. 1902. — Woodworth: Psychol. monogr. Bd. 5. 1899. — Wunderlich:
Zeitschr. f. angew. Psychol. Bd. 25, S. 321. 1925. — Wyatt: Industrial fatigue research board.
Nr. 7. rep. 1919; Nr. 21. rep. 1923 — Wyatt u. Watson: Ebenda 1920, Nr. 8. — Young, P. Th.:
Americ. journ. of physiol. Bd. 32, S. 38. 1913. — Young, Breine, Harris u. Osborne: Proc.
of the roy. soc. of London, Ser. B, Bd. 91, S. 111. 1920. — Zech, J.: Psychol. Arb. Bd. 9, S. 195.
1925. — Zoth: Handbuch der biologischen Arbeitsmethoden, herausg. v. Abderhalden,
Abt. 5, T. 6 A, S. 171. — Zuntz, E.: Arch. f. Gynäkol. Bd. 78, S. 106. 1906. — Zuntz, N.:
Pflügers Arch. f. d. ges. Physiol. Bd. 45, S. 206. 1903. — Zuntz, N. u. Schumburg: Die
Physiologie des Marsches. Berlin 1904.

Die Wohnung als Grundlage der Gesundheitsfürsorge.

Von

A. KORFF-PETERSEN

Kiel.

Mit 45 Abbildungen.

Die Wohnung ist für die Gesundheit des Einzelnen wie der Volksgesamtheit in körperlicher und sittlicher Beziehung von der allergrößten Bedeutung. Hier ist der Brennpunkt des Familienlebens, und dessen sittliche Höhe wird zu einem wesentlichen Teile von der Beschaffenheit der Wohnung bedingt. Die sittliche Höhe des Familienlebens bedingt aber ihrerseits den Stand der Moral, ja bis zu einem hohen Grade den der gesamten Kultur eines Volkes. Auch auf den körperlichen Gesundheitszustand des einzelnen wie des ganzen Volkes ist die Wohnung von großem Einfluß, bringt doch eine beträchtliche Masse der Bevölkerung den größten Teil ihres Lebens in der Wohnung zu. Daher ist es natürlich, daß von je die Wohnungsfrage neben der Ernährung das lebhafteste Interesse der Soziologen und der Hygieniker gefunden hat.

Trotzdem diese außerordentliche Wichtigkeit der Wohnung außer Frage steht und immer anerkannt ist, ist es doch außerordentlich schwierig, die Einwirkung der Wohnung auf ihre Bewohner richtig einzuschätzen. Das Problem der Wechselbeziehung zwischen Wohnung und Bewohner ist nämlich ein sehr verwickeltes, und wegen der großen Mannigfaltigkeit der dabei mitspielenden Faktoren kann von einer abschließenden exakt-wissenschaftlichen Lösung kaum gesprochen werden. In manchen Fällen ist es sogar zweifelhaft, ob gewisse Erscheinungen wie Alkoholismus, unordentlicher Lebenswandel u. ä. Folge oder Grund des schlechten Zustandes der Wohnung sind. Zuweilen wird das eine, zuweilen das andere der Fall sein.

Ein große Gefahr bei der Beurteilung der hygienischen Bedeutung der Wohnung besteht darin, daß man an das Problem mit einer vorgefaßten Meinung herangeht und sich dabei von zum Teil weitverbreiteten Schlagworten leiten läßt. Es genügt auch nicht, möglichst eindrucksvolle Bilder oder bestechende statistische Daten für gewisse wirkliche oder vermeintliche Schädlichkeiten der Wohnung beizubringen, vielmehr ist es nötig, wenn anders man nicht eher eine Verwirrung als eine Klärung auf diesem so äußerst wichtigen Gebiete hervorrufen will, an derartige Darstellungen mit allerschärfster Kritik heranzutreten und eine unbedingt klare Fragestellung vorzunehmen.

I. Einfluß der Wohnungsbeschaffenheit auf die Gesundheit der einzelnen Bewohner.

Zunächst muß scharf geschieden werden zwischen den Einwirkungen, die durch die *bauliche Ausführung* der Wohnung hervorgerufen werden, und denjenigen, die auf die *Art der Wohnungsbenutzung* zurückzuführen sind.

1. Licht und Luft.

Unter den durch die bauliche Ausführung der Wohnung bedingten Faktoren, denen in ganz besonders hohem Maße ein Einfluß auf das Wohlbefinden und die Gesundheit zugeschrieben wird, stehen *Licht und Luft* obenan. Die Forderung von möglichst viel Licht und Luft als Grundbedingung für eine gesunde Wohnung ist zu einem Schlagwort geworden, das von vielen nachgesprochen wird, ohne daß sie sich klar darüber sind, worauf denn überhaupt die Wirkung dieser beiden Faktoren beruht. Es soll daher zunächst versucht werden, diese im einzelnen näher zu umgrenzen.

a) Licht.

Das Licht übt, wie allgemein bekannt, einen gewaltigen Einfluß auf die Pflanzenwelt aus. Nur im Licht vermögen die grünen Pflanzen die für ihren Aufbau nötige Assimilation der Kohlensäure auszuführen, und ebenso sind viele andere Lebensäußerungen der Pflanzen vom Lichte abhängig. Auch der Einfluß des Lichtes auf niedere Tiere ist recht gut bekannt. Dagegen ist die unmittelbare Einwirkung auf die Lebensvorgänge der höheren Tiere und des Menschen noch ziemlich unklar. Fest steht, daß die Stimmung und Arbeitsfreudigkeit, die „Aktivität des seelischen Lebens", wie Kruse sagt, durch das Licht stark beeinflußt wird. Besonders Kinder werden durch Lichtmangel seelisch herabgedrückt und streben aus dem Halbdunkel des Zimmers in den Sonnenschein. Darüber hinaus liegen völlig einwandfreie Beobachtungen kaum vor. Wiederholt sind Versuche darüber angestellt, ob das Licht den Stoffwechsel fördert, doch haben sie keine ganz eindeutigen Ergebnisse gezeigt. Ein gewisser fördernder Einfluß des Lichtes scheint sich freilich nachweisen zu lassen. Die Menge und Zusammensetzung des Blutes scheint durch Lichtentziehung nicht nachweisbar beeinflußt zu werden, jedenfalls hat man bei Grubenpferden, die zum Teil viele Jahre lang dem Lichte entzogen waren, weder eine Veränderung der Zahl der roten Blutkörperchen noch des Hämoglobingehaltes feststellen können. An Kaninchen sind aber Beobachtungen gemacht, die doch eine Abnahme des roten Blutfarbstoffes bei anhaltender Dunkelheit ergaben. Bei diesen Tieren blieb auch die Ausbildung des Knochengerüstes zurück, während der Fettansatz stieg.

Bis vor kurzem nahm man an, daß das Blut imstande sei, strahlende Energie des Lichtes bis zu einem gewissen Grade aufzuspeichern. Jedenfalls haben Versuche von Schlöpfer gezeigt, daß das Blut auf die photographische Platte einwirkt, und zwar belichtetes stärker als unbelichtetes. Versuche der neuesten Zeit, die erst während der Drucklegung dieses Buches veröffentlicht sind, haben aber unzweifelhaft ergeben, daß die Schlöpferschen Versuche falsch gedeutet worden sind, und für eine Speicherung strahlender Energie im Blute fehlt jeder Beweis. Wir dürfen auch nicht, die bei den Bewohnern dunkler, lichtloser Wohnungen in erhöhtem Maße angetroffene sog. Blutarmut ganz oder vorwiegend auf den Lichtmangel der Wohnungen zurückführen. Grober weist mit Recht darauf hin, daß bei solchen Menschen die Schädlichkeiten der Armut in mancherlei Gestalt einwirken und in ihrer Gesamtheit die Gesundheit beeinträchtigen. Das gleiche gilt für die

Rachitis der in lichtlosen Wohnungen aufwachsenden Kinder. Man ist leicht geneigt, für die Entstehung dieser Krankheit den Lichtmangel in der Wohnung ausschließlich verantwortlich zu machen, doch sind beim Zustandekommen der Rachitits offenbar eine Reihe verschiedenartiger Schädigungen wirksam, unter denen freilich den Wohnungseinflüssen eine hohe Bedeutung zukommt. Diese Frage, die in letzter Zeit stark im Vordergrund des Interesses steht, wird S. 209 eingehender erörtert werden. Die Behauptung französischer Autoren, der Mangel an Licht in den Wohnungen spiele für die Entstehung der Tuberkulose eine ausschlaggebende Rolle, wird später bei der Besprechung des Einflusses der Wohnung auf diese Krankheit kritisch gewürdigt werden.

Wir müssen nach dem Gesagten dem unmittelbaren Einflusse des Lichtes in den Wohnungen auf denGesundheitszustand des Menschen wohl eine gewisse Bedeutung beimessen, doch müssen wir uns davor hüten, diese Bedeutung zu überschätzen.

Mittelbar beeinflußt die Lichtzufuhr der Wohnungen deren hygienische Beschaffenheit insofern, als Lichtarmut den Trieb zur Reinlichkeit und Ordnung untergräbt. Um eine Wohnung sauber halten zu können, ist es unumgänglich notwendig, daß man den Schmutz sehen kann. Bei Untersuchungen an 100 Greifswalder Wohnungen fand FRIEDBERGER (Unters. über Wohnungsverhältnisse, Jena 1923), daß selbst enge und im allgemeinen wenig hygienische Wohnungen sauber und ordentlich gehalten wurden, wenn sie genügende Lichtzufuhr hatten.

Die Bedeutung des Lichtes für die Abtötung von Krankheitskeimen wird S. 148 erörtert werden.

Schließlich muß noch darauf hingewiesen werden, daß zum Lesen und Schreiben sowie zur Ausführung feinerer Handarbeiten eine hinreichende Menge Licht vorhanden sein muß, wenn nicht eine Überanstrengung und vielleicht eine Schädigung der Augen eintreten soll. Nach den neuesten Annahmen mancher Augenärzte soll die Naharbeit bei unzureichender Beleuchtung zwar nicht zur Kurzsichtigkeit führen, wie man das früher allgemein annahm, doch kann es keinem Zweifel unterliegen, daß angestrengtes Arbeiten bei mangelhafter Beleuchtung eine schwere Störung des Wohlbefindens durch starke Ermüdung der Augen und des gesamten Körpers mit sich bringt, die bei Erwachsenen zu nervösen Störungen, bei Kindern zu Rückgratverkrümmungen führen kann.

Es muß also festgestellt werden, daß eine unzulängliche Lichtzufuhr in den Wohnungen das Wohlbefinden der Menschen mittelbar oder unmittelbar zu beeinträchtigen vermag, und daß daher eine ausreichende Lichtmenge für jeden zum dauernden Aufenthalt von Menschen bestimmten Raum gefordert werden muß, über deren Größe im Kapitel „Anforderungen an einwandfreie Wohnungen" eingehender gesprochen werden wird. Eine die Gesundheit befördernde Wirkung des diffusen Lichtes ist dagegen in den Wohnungen nicht zu erwarten. Selbst eine Durchsonnung der Räume, auf die neuerdings in manchen Bauordnungen besonderer Wert gelegt wird, hat diese Wirkung nur in geringem Grade. Um diese Behauptung zu beweisen, muß etwas eingehender die Wirkung des Sonnenlichtes im Freien und in den Wohnungen besprochen werden.

Leicht nachweisbar ist, daß das unmittelbare Sonnenlicht auf die Haut eine starke Einwirkung ausübt. Bei längerer und intensiver Bestrahlung durch die Sonne tritt eine Entzündung, Rötung, Schwellung, Schmerzhaftigkeit der Haut ein. Nach dem Schwinden der akuten Entzündung pflegt eine Pigmentierung zurückzubleiben. An dem Zustandekommen dieser Wirkung sind offenbar alle Strahlen des Spektrums beteiligt, wenn auch in verschiedenem Grade, und zwar scheint die Auslösung der Entzündung vornehmlich den ultraroten und den ultravioletten Strahlen zuzukommen. Bekanntlich hat man diese starke Einwirkung des Sonnenlichtes auf die Haut zur Behandlung chirurgischer Tuberkulose herangezogen und hierbei in Gebirgskurorten, in denen die Sonnenscheindauer das ganze Jahr hindurch erheblich länger ist als in der Ebene, ganz hervorragende Erfolge gehabt. Ja sogar in der Ebene gelingt es durch diese Sonnentherapie, bei Tuberkulose — freilich unterstützt durch andere Heilfaktoren — bemerkenswerte Erfolge zu erzielen. Man pflegt diese Heilwirkung vielfach den ultravioletten Strahlen des Sonnenspektrums allein zuzuschreiben, doch sind die Ansichten hierüber noch nicht ganz geklärt. Die blauvioletten Sonnenstrahlen werden im Blutgefäßnetz der Haut absorbiert und in chemische Energie umgesetzt. Der Blutsauerstoff wird bei Sonnenbestrahlung leichter an die Gewebe abgegeben und die Fermentwirkung gesteigert. Hierin liegt vielleicht eine Erklärung für die Zunahme der Muskelleistung und des Wachstums, die unter dem Einfluß reichlicher Sonnenstrahlen beobachtet ist. Vielleicht beruht die Wirkung von Sonnenlichtkuren aber nicht ausschließlich auf umittelbarer Strahlenwirkung, sondern spielen andere klimatische Faktoren ebenfalls eine Rolle. Auf diese wird bei der Besprechung des Einflusses der Luft eingegangen werden.

Neben der obenerwähnten Entzündungserregung kann zu starke Bestrahlung der Haut noch andere Schädlichkeiten hervorrufen. Erwähnt sei hier nur, daß Pocken und andere Krankheiten bei Abschluß der blauvioletten Strahlen durch Verhängen der Fenster leichter abheilen. — Bei einzelnen besonders empfindlichen Menschen kann Sonnenbestrahlung zur Bildung bösartiger Geschwülste führen.

Diese starken, bei richtiger Ausnutzung der Sonnenstrahlen meist günstigen Einwirkungen des Sonnenlichtes kommen nur bei unmittelbarem Auftreffen auf die Haut im Freien bei nacktem oder ganz leicht bekleidetem Körper zustande. In der Wohnung werden gerade die wirksamsten Strahlen soweit geschwächt, daß auch von der „Durchsonnung" der Räume kaum mehr als die psychisch belebende Wirkung übrigbleibt. Das ist aber doch schon Grund genug, eine zeitweilige Durchsonnung der Wohnung zu wünschen, zumal erfahrungsgemäß unbesonnte Wohnräume meist dumpf und unbehaglich sind. Notwendig ist es allerdings, darauf zu achten, daß für die heiße Jahreszeit Einrichtungen vorhanden sind, um eine übermäßige Erwärmung der Zimmer durch die Sonnenstrahlen zu verhüten.

Noch eine zweite Wirkung des Lichtes von hygienischer Bedeutung muß hier erwähnt werden. Es ist das die Abtötung von Bakterien. Besonders die Krankheitserreger, weniger die unschädlichen, dem Leben außerhalb des Menschen oder der Tiere angepaßten Keime werden durch das Licht sehr stark geschädigt. Auch hieran sind wieder die Strahlen an beiden Enden des Spektrums vorwiegend beteiligt.

Praktisch kommt diese keimtötende Wirkung des Lichtes für die Seuchenbekämpfung freilich nicht in Frage, ganz besonders nicht in der Wohnung, da sich die Krankheitserreger an solchen Stellen zu finden pflegen, die dem Lichte nicht zugänglich sind, wie z. B. im Inneren der Betten, der Kleider, der Gefäße für die Entleerungen der Kranken. Es wird auch die Intensität des Sonnenlichtes vor allem gerade die der wirksamsten Strahlen in unseren Wohnungen so stark vermindert, daß sie zu einer irgendwie in Betracht kommenden Schädigung der Bakterien nicht mehr ausreicht. So fand Wiesner (Arch. f. Hyg. Bd. 61, S. 1 1907) die photochemische Intensität des Lichtes unmittelbar vor dem Fenster knapp hinter und 3,8 m hinter demselben wie 62 : 6,9 : 1. Die desinfizierende Wirkung der „Durchsonnung" ist also fast völlig belanglos.

b) Luft.

Ebenso, wie der zweifellos vorhandene günstige Einfluß des Lichtes in den Wohnungen nicht selten überschätzt wird, trifft man auch vielfach Ansichten über die Bedeutung der Wohnungsluft für die Gesundheit, die den Ergebnissen der hygienischen Wissenschaft nicht entsprechen. Auch bei dieser Frage ist es nötig, die Wirkung der Zimmerluft und die der Luft im Freien getrennt zu besprechen.

Die Luft in bewohnten Räumen wird durch die Insassen in mehrfacher Hinsicht verändert. Beim Atmungsprozeß wird Sauerstoff verbraucht, jedoch kommt es unter normalen Verhältnissen auch bei großer Menschenansammlung nie zu einer so starken Sauerstoffabnahme, daß daraus irgendwelche unangenehmen Folgen entstehen könnten. Der Sauerstoffgehalt der Luft ist so groß, und die sog. natürliche Ventilation führt durch die immer vorhandenen Ritzen und Spalten an Fenster und Türen den Räumen stets so viel Frischluft zu, daß es zu einer besorgniserregenden Sauerstoffabnahme nicht kommt[1]).

Bei der Atmung wird weiter Kohlensäure gebildet; aber auch diese erreicht unter normalen Verhältnissen keine so hohe Konzentration, daß sie bedenklich werden könnte. Erst bei einem Kohlensäuregehalt von mehr als 1% machen sich leichte Störungen des Wohlbefindens geltend. Solche Anhäufungen werden aber nur ausnahmsweise in stark besuchten Versammlungsräumen, Massenquartieren usw. angetroffen.

Ferner entstehen auf der Haut und den Schleimhäuten durch Zersetzung riechende Gase, zu denen sich oft noch andere Dünste, Zigarrenrauch, Küchengerüche usw. gesellen. Diese fallen einem neu in einen mit vielen Menschen besetzten Raum Eintretenden außerordentlich unangenehm auf, können sogar zu Übelkeit führen. Von den dauernd im Raume befindlichen Menschen werden diese unangenehmen Gerüche aber meist gar nicht wahrgenommen, da die Anreicherung der Geruchstoffe gewöhnlich so langsam vor sich geht, daß die Reizschwelle des Geruchsnerven nicht überschritten wird. Die Geruchstoffe an sich können daher nicht der Grund für die Wirkung „verdorbener" Luft sein. Der vielfach versuchte Nachweis von giftigen, gasförmigen Ausscheidungsprodukten der Menschen ist nicht gelungen.

Weitere Luftverschlechterung entsteht durch den Staub, der von den Rauminsassen verursacht wird. Sind Personen mit infektiösen Krankheiten im Raume, so kann der Staub auch Krankheitserreger enthalten. Besonders verdächtig sind in dieser Hinsicht die feinen, flugfähigen Fäserchen der Kleidung. Auch Krankheitskeime enthaltende *Tröpfchen* können sich längere Zeit in der Luft halten, wenn sie von Kranken durch Hustenstöße verstreut werden.

Diejenigen Veränderungen der Raumluft durch den Menschen, die am unangenehmsten empfunden werden und bei empfindlichen Personen zu Kopfdruck, Übelkeit, Schwindel und Ohnmacht führen können, sind die Anreicherung von Wasserdampf in stark besetzten Räumen und das Ansteigen der Temperatur infolge der von den Menschen abgegebenen Wärme. Auch Leuchtflammen können sehr erheblich zu dieser Luftverderbnis beitragen. Die gesteigerte Lufttemperatur bewirkt eine Störung der Wärmeabgabe vom menschlichen Körper, besonders wenn die Wasserverdunstung von der Haut infolge hohen Wasserdampfgehaltes der Luft behindert ist. Diese Behinderung der Wärmeabgabe ruft in erster

---

[1]) Ein irgendwie bemerkbarer Luftaustausch unmittelbar durch die Baustoffe der Wände hindurch findet dagegen gewöhnlich nicht statt, obwohl dies oft behauptet wird. Nur bei heftigem Windanfall kann er auftreten.

Linie die geschilderten Beschwerden hervor. Sie ist auch für die Leistungsverminderung bei körperlicher und geistiger Arbeit, wie sie in Räumen mit „verbrauchter" Luft beobachtet wird, anzuschuldigen. Dies haben zahlreiche Arbeiten der Flüggeschen Schule und neuerdings große, mit reichen Mitteln durchgeführte Untersuchungen der „New York State Commission on Ventilation" sowie Arbeiten aus dem Selterschen Institut bewiesen[1]).

Die Feststellung, daß wesentlich die physikalische Veränderung der Luft, die Temperaturerhöhung, das Schädigende der „verbrauchten Luft" sei, daß dagegen keine chemisch wirkenden Giftstoffe in der durch Aufenthalt von Menschen verdorbenen Raumluft nachweisbar sind, ist deswegen von besonderer Bedeutung, weil sich hiernach die Art, wie den Schädigungen entgegengewirkt werden kann, richten muß.

Alle diese Luftveränderungen sollen nämlich durch die Lüftung beseitigt werden. Beim Öffnen der Fenster wird infolge der zwischen außen und innen bestehenden Temperaturdifferenz und mehr noch durch den Wind ein Teil der Raumluft entfernt und durch frische Außenluft ersetzt. Der angesammelte Wasserdampf und die übrigen gasförmigen Verunreinigungen können meistens auf diese Weise leicht entfernt werden. In stark belegten und nicht regelmäßig gelüfteten Wohnungen, besonders wenn in den Räumen noch Beschäftigungen vorgenommen werden, die mit Geruchsentwicklung verbunden sind, kommt es aber leicht dazu, daß sich die Geruchstoffe an Möbeln, Bettzeug, Kleiderstoffen anhaften. Diese anhaftenden Geruchstoffe sind durch einfache Lüftung fast nicht zu entfernen (Kisskalt), sie sind es, die solchen Wohnungen den „Armeleutegeruch" geben, gegen den überfeinerte Menschen so besonders empfindlich sind. Die obenerwähnte amerikanische Kommission glaubt, daß derartige chronisch aufgenommene Geruchstoffe insofern schädlich wirken können, als sie den Appetit herabsetzen, und will auch beobachtet haben, daß Versuchstiere in einer Luft mit Geruchstoffen sich weniger gut entwickeln als Tiere in frischer Luft. Da nun die einmal haftenden Gerüche durch Lüftung nur äußerst schwer zu beseitigen sind, so ist es eine wesentliche Aufgabe der hygienischen Erziehung, die Leute dazu zu veranlassen, durch weitgehende Reinlichkeit die Entstehung unangenehmer Geruchstoffe zu verhindern.

Staubbeseitigung durch bloße Fensterlüftung ist schwierig; durch Zugluft kann zwar der in der Luft schwebende Staub ziemlich gut entfernt werden, doch niemals der auf Flächen abgelagerte. Beim Reinigen der Zimmer sollte daher der Staub durch Aufwischen mit einem feuchten Tuche oder noch besser durch Staubsaugeapparate entfernt werden. — Entfernung von Infektionserregern durch Lüftung ist völlig ausgeschlossen. Bei Auftreten von Infektionskrankheiten sind daher stets geeignete Desinfektionsmaßregeln durchzuführen.

Im allgemeinen kann man ohne künstliche Lüftung nicht mehr als höchstens eine zweimalige Lufterneuerung in der Stunde erwarten. Nach Pettenkofer soll nun der Kohlensäuregehalt in einem bewohnten Raume nicht höher als $1^0/_{00}$ werden, nicht etwa weil von dieser Konzentration ab die Kohlensäure an sich schädlich wirken könnte, sondern weil von da an die übrigen luftverunreinigenden Substanzen deutlich bemerkbar werden. Um den Kohlensäuregehalt nicht höher als $1^0/_{00}$ werden zu lassen, müssen einem Erwachsenen stündlich 32 cbm

---

[1]) Daß freilich die physikalischen Veränderungen der Luft *ausschließlich* die Ursache für die Schädigung des Wohlbefindens beim Aufenthalt in stark besetzten Räumen seien, ist damit nicht erwiesen. K. B. Lehmann macht mit Recht darauf aufmerksam, daß wahrscheinlich eine ganze Reihe von Faktoren, Behinderung der Wärmeabgabe, Verflachung der Atmung infolge psychischer Einflüsse, Ermüdung usw., in Frage kommen.

Frischluft zugeführt werden. Das bedeutet, daß jedem Erwachsenen ein Raum von mindestens 16 cbm zur Verfügung stehen muß [Luftkubus[1])].

Eine vorübergehende Herabsetzung der Temperatur wird durch die Lüftung verhältnismäßig leicht erreicht. Jedoch steigt die Temperatur meist sehr rasch wieder an, wenn die Wärmequellen weiter bestehen, insbesondere wenn im Sommer die Wände stark durchwärmt sind. Dies wird S. 154 eingehender begründet.

Wenn nun auch die erwähnten Experimente sowie Beobachtungen in den Behausungen von Völkern, die auf niedriger Kulturstufe stehen (Eskimos, Neger) zeigen, daß mit den gasförmigen Ausscheidungen der Menschen erfüllte Luft, wenn sie nur eine ungehinderte Wärmeabgabe gestattet, keine akuten Gesundheitsstörungen bewirkt, so bleibt doch zu erklären, warum man bei Leuten, die dauernd in Räumen mit verbrauchter Luft leben, so oft Blässe, herabgesetzte Leistungsfähigkeit, bei Kindern auch eine schlechte Entwicklung findet, während Leute, die einen großen Teil ihres Lebens im Freien verbringen, meist blühend und gesund sind. Man könnte hier daran denken, daß die gasförmigen Produkte der Atmung vielleicht eine langsame chronische Verschlechterung des Gesundheitszustandes herbeiführen könnten. Es ist aber zunächst zu beachten, daß bei den zum dauernden Stubenaufenthalt gezwungenen Menschen vielfach noch andere, aus ungünstiger sozialer Lage entspringende Faktoren wirksam sind. Hier kommt Unterernährung, ungesunde Beschäftigung, vor allem aber der Mangel an Bewegung im Freien in Betracht.

Die Luft im Freien wirkt nämlich ganz anders auf den Menschen ein, als es selbst die reinste Luft im Zimmer zu tun vermag. Der wesentliche Unterschied zwischen ihr und der Luft im Zimmer ist nämlich der, daß die Luft im Freien stets in Bewegung ist. Selbst bei sog. Windstille läßt sich immer noch eine Luftbewegung von 0,5 m in der Sekunde nachweisen. Diese Luftbewegung trifft den Körper aber nie gleichmäßig, sondern es findet stets ein An- und Abschwellen der Luftströme statt. (B. Heymann). Diese Unregelmäßigkeit der Luftbewegung ist von großer gesundheitsfördernder Bedeutung. Die Luftbewegung bedingt eine energische Wärmeentziehung vom Körper, die eine Erfrischung des Menschen und eine Anregung des Stoffwechsels bewirkt. Bei niederen Temperaturen findet auch ein kräftiger Anreiz zur Körperbewegung statt. Vielleicht bedingt auch der durch die Luftbewegung hervorgerufene Hautreiz eine Steigerung des Appetits.

Das An- und Abschwellen der Luftbewegung im Freien bedeutet weiter einen günstigen Reiz für die Hautnerven, welche die Blutfülle der Haut regulieren. Der Reiz führt zunächst zu einer Zusammenziehung der feinen Blutgefäße, die Haut wird blaß. Mit dem Abschwellen der Luftbewegung tritt aber wiederum eine stärkere Blutfülle der Haut ein, und durch diesen steten Wechsel von Kontraktion und Erweiterung der Blutgefäße tritt eine bessere Durchblutung der Haut ein, die anscheinend eine Abhärtung gegen Erkältung bewirkt.

Ganz anders wirkt der „Zug" im Inneren der Wohnungen. Dieser trifft den Körper meist einseitig und gleichmäßig. Die wohltätige Wirkung auf die Hautnerven bleibt aus; es kommt dagegen zu einer einseitigen überstarken Abkühlung, die zu verschiedenartigen Erkältungskrankheiten führen kann.

Die gesundheitsfördernde Wirkung der Außenluft kommt vollkommen freilich nur außerhalb der Ortschaften, besonders außerhalb größerer Städte zur Wirkung. Abgesehen von gelegentlicher Luftverschlechterung durch gedüngte

---

[1]) Dieser Maßstab hat allerdings nur dann eine Berechtigung, wenn man die Pettenkofersche Annahme, daß die „Luftverschlechterung" rein chemischer Natur sei, anerkennt. Da, wie gezeigt, dies unrichtig ist, hat er eigentlich keine theoretische Begründung mehr. In der Praxis hat er sich aber recht gut bewährt und wird daher auch heute noch meist angewandt.

Felder usw. ist die Luft außerhalb der Ortschaften meist frei von üblen Gerüchen, und auch der Staub- und Bakteriengehalt ist meist nur ein geringer. Vielfach enthält die Luft sogar würzigen, zu tiefem Atmen anregenden Duft. Diese gesundheitsfördernde Wirkung des Aufenthaltes in freier Luft zeigt sich deutlich bei den Bauern, die meist gesund und kräftig sind, trotzdem die ländlichen Wohnungen gerade hinsichtlich der Lüftung oft viel zu wünschen übriglassen.

In den Straßen der Städte und den Höfen der großstädtischen Häuser wird die Wirkung der freien Luft stark beeinträchtigt. Die Luftbewegung ist schon in den Straßen stark herabgesetzt und hört in den Höfen manchmal ganz auf. Durch die Auspuffgase der Automobile und die Gerüche mancher gewerblichen und industriellen Betriebe wird auch die chemische Luftbeschaffenheit so stark verändert, daß ein Anreiz zu tiefem Atmen nicht gegeben wird. Es muß freilich betont werden, daß auch die Straßenluft meist frei von Krankheitserregern ist, da etwaige in sie hineingelangende Krankheitskeime durch Austrocknung sehr bald stark geschädigt werden und außerdem eine so starke Verdünnung eintritt, daß eine Infektion höchst unwahrscheinlich wird. Eine Bekämpfung der Verunreinigungen 'der Stadtluft, zu denen außer den erwähnten Geruchstoffen auch der Staub und der Ruß gehören, ist vom Standpunkt der Wohnungshygiene ferner zu fordern, weil diese Verunreinigungen zwar nicht unmittelbar selbst gesundheitsschädlich zu sein brauchen und in der Regel auch nicht sind, dagegen ein Öffnen der Fenster unmöglich machen und somit mittelbar zur Verschlechterung der Wohnungshygiene beitragen.

Wirksame Körperkräftigung durch den wohltätigen Einfluß „guter" Luft ist nach dem Gesagten nur im Freien möglich, und es muß daher schon an dieser Stelle betont werden, daß zu einer hygienisch einwandfreien Wohnung die Gelegenheit zum Aufenthalt in der freien, reinen und bewegten Luft gehört.

2. Feuchtigkeit.

Eine ungenügende Lüftung der Wohnungen ruft nicht nur die im voraufgehenden Abschnitt behandelten akuten Schädigungen der Gesundheit und des Wohlbefindens hervor, sie verdirbt auch mit der Zeit die Wohnung selbst. Bei übergroßer Belegung der Wohnräume mit Menschen kann deren Wasserdampfausscheidung zu einem Feuchtigkeitsniederschlag an den kühleren Wänden führen, sobald deren Temperatur niedriger als der Taupunkt der Raumluft wird. Dies ruft schließlich alle Erscheinungen feuchter Wohnungen hervor. Noch bedenklicher ist das Wäschewaschen und Kochen in den Wohnräumen, überhaupt jede übermäßige Dampfentwicklung. Auch in den Küchen müssen daher unbedingt sog. Wrasenrohre zur Ableitung des Dampfes vorhanden sein.

Feuchte Wohnungen sind nicht nur höchst unbehaglich, sondern können auch erhebliche Gesundheitsstörungen der Bewohner im Gefolge haben. Im Sommer sind sie dumpf, sie behindern die Wärmeregulierung der Bewohner durch Herabsetzung der Wasserverdunstung von der Haut. Hierdurch entsteht, wie erwähnt, die Empfindung der Beklemmung. Bei Kindern kann die Widerstandskraft gegen Erkältung dadurch herabgesetzt werden. Möglicherweise trägt der dauernde Aufenthalt in solchen dumpfigen Wohnungen zur Entstehung der Rachitis bei. — Im Winter drohen den Bewohnern feuchter Wohnungen Erkältungskrankheiten, Rheumatismus, Nierenentzündung. Die durchfeuchteten Wände werden nämlich zu guten Wärmeleitern, und die dauernde Verdunstung an ihren Oberflächen setzt ihre Temperatur weiterhin herab. Hierdurch wird eine stärkere Wärmeabgabe vom menschlichen Körper durch Strahlung gegen die Wände bedingt, was ein sehr unbehagliches Empfinden hervorruft. Auch die Kleider und Betten werden durchfeuchtet und zu guten Wärmeleitern. Auf diese Weise kommt es zu übermäßiger Wärmeentziehung vom Körper, welche die erwähnte gesundheitsschädliche Wirkung haben kann.

Weiter führt die Feuchtigkeit der Wohnungen zu Schimmelpilzwucherungen auf Wänden, Kleidungsstücken, vor allem Schuhzeug und Speisen. Hierdurch verbreitet sich ein unangenehm modriger Geruch. Krankheitserreger halten sich in feuchten Räumen länger lebend, wenn auch ein Wachstum solcher Keime an feuchten Wänden ausgeschlossen ist. Das Holzwerk des Gebäudes wird durch die Feuchtigkeit sehr bedroht, insofern es nach Infektion mit Sporen zur Wucherung von Hausschwamm kommen kann. Die zum Auftreten des Hausschwammes notwendige Übertragung der Sporen von einem Hause zum andern ist leicht möglich und kann zum Teil durch den Wind, zum Teil durch Bauschutt, Kistenholz usw. erfolgen. Die oft meterlangen Mycelstränge älterer Hausschwammwucherungen können im Fehlboden, in Luftkanälen usw. weithin wuchern. Im Inneren und auf der Oberfläche des befallenen Holzes bilden sich polsterförmige Auflagerungen, und durch ein von den Pilzen abgesondertes Ferment kann das Holz so weitgehend zerstört werden, daß unter Umständen die Standfestigkeit des Gebäudes gefährdet wird. Die Gesundheit der Bewohner wird allerdings nicht unmittelbar durch den Hausschwamm gefährdet, wie das früher angenommen wurde; jedoch wird der modrige Geruch in den Wohnungen sehr lästig empfunden.

Die Wohnungsfeuchtigkeit wird freilich nicht immer durch den übergroßen Feuchtigkeitsgehalt der Raumluft hervorgerufen, sie kann vielmehr mancherlei Ursachen haben. Zunächst kommt das beim Bau des Hauses mit dem Mörtel und den angefeuchteten Mauersteinen hineingebrachte Wasser in Frage. Dies beträgt bei einem Hause mittlerer Größe bis zu 100 cbm. Außerdem enthält der Mörtel noch Hydratwasser, das beim Abbinden frei wird. Seine Menge ist auf etwa 6 cbm für einen mittleren Bau zu schätzen. Ein im Rohbau fertiges Haus darf daher nicht früher verputzt werden, als bis das Mauerwerk ausgetrocknet ist. Bezogen dürfen Neubauten erst werden, nachdem eine in den Bauordnungen verschieden bemessene Austrocknungsfrist von 6—12 Wochen verstrichen ist. Der Mörtel darf dann nur noch einen Feuchtigkeitsgehalt von höchstens 2% haben. Der mancherorts übliche Gebrauch, minderbemittelte Leute als sog. Trockenwohner in eine noch nicht genügend ausgetrocknete Wohnung aufzunehmen, ist durchaus zu verwerfen.

Eine weitere Quelle der Wohnungsfeuchtigkeit ist das Aufsteigen des Grundwassers in den Mauern, das leicht erfolgen kann, wenn beim Bau der Fundamente nicht genügend darauf geachtet wurde, daß sie nicht vom Grundwasser berührt werden und daß sie gegen Eindringen von Wasser sowohl von unten wie von der Seite isoliert werden. Auch durch Schlagregen, besonders an der Wetterseite, können die Wände äußerst stark durchnäßt werden. Hier ist aber nachträglich meist leicht Abhilfe zu schaffen, indem die Wetterseite mit wasserundurchlässigem Material verkleidet wird. Dagegen ist das Aufsteigen des Grundwassers bei fertigen Häusern nur sehr schwer zu beseitigen. Zu achten ist auch auf das Schadhaftwerden von Dachrinnen, Wasser- und Abwasserröhren.

Die Gefahr der Durchfeuchtung ist besonders groß bei den Kellerwohnungen. Hier pflegen die Wände vielfach kalt zu sein. Dringt nun wärmere feuchte Luft in diese Wohnungen ein, so kommt es leicht zu Niederschlagsbildung an den kühlen Wänden und allmählicher Durchfeuchtung. Bei ungenügender Abdichtung der Fundamente gegen das Grundwasser sind natürlich die Kellerwohnungen in erster Linie der Durchfeuchtung ausgesetzt. Dazu kommt, daß diese Wohnungen vielfach schlecht lüftbar sind, so daß die entstehende Feuchtigkeit auch nur sehr schwer zu beseitigen ist. Die mangelhafte Luftzufuhr vervollkommnet oft noch weiter das Bild der dumpfen und unwohnlichen Räume. — Trotzdem sind Kellerwohnungen nicht schlechthin als unbewohnbar zu erklären. Liegt der Fußboden nicht mehr als 0,5 m unter dem umgebenden Erdreich und stets 0,5—1 m über dem höchsten Grundwasserstand, oder ist die Wohnung mit einem genügend breiten Lichtgraben umgeben, so können Kellerwohnungen hygienisch durchaus einwandfrei sein. Die Kindersterblichkeit ist hier vielfach sogar kleiner als in den Dachwohnungen, trotzdem die soziale Lage der Bewohner nicht sehr verschieden zu sein pflegt.

3. Hitze.

Von großer Wichtigkeit für die Gesundheit der Bewohner ist der mehr oder weniger vollkommene Schutz, den die Wohnung gegen Kälte und Hitze bietet. Wir sind gewöhnt, hierbei den Schutz gegen die Kälte als das Wichtigste anzusehen, und es unterliegt auch keinem Zweifel, daß durch ungenügende Erwärmung der Wohnungen eine erhebliche Gesundheitsgefährdung und ein Anstieg der Sterblichkeit bedingt wird. Mindestens aber von der gleichen Bedeutung ist der Schutz gegen Überhitzung der Wohnungen. Mehrfach ist bereits darauf hingewiesen worden, daß das Wohlbefinden der Erwachsenen und der älteren Kinder stark beeinträchtigt wird, wenn die Abgabe der im Körper erzeugten Wärme behindert ist. Es tritt bei empfindlichen Menschen Appetitmangel, schlechter Schlaf, allgemeine Mattigkeit, Unlust zu jeglicher Arbeit ein, während bei Säuglingen unter Umständen tödliche Erkrankungen die Folge sein können. Diese letzte Erscheinung wird uns später noch ausführlich zu beschäftigen haben.

Zum Zustandekommen einer so unerwünscht starken Erwärmung der Wohnräume trägt besonders die Sonnenbestrahlung der Wände und des Daches im Verlaufe längerer Hitzeperioden im Hochsommer bei. Die Wände bilden gewaltige Wärmespeicher, und die Temperatur der Luft im Inneren der Räume hängt wegen ihrer geringen spezifischen Wärme völlig von der Wandtemperatur ab. Zwar lassen massive Wände die Wärme nur langsam bis zum Inneren der Räume vordringen, so daß im Laufe einer Hitzeperiode die Raumtemperatur nur langsam der Außentemperatur folgt. Ist aber einmal die Durchwärmung erfolgt, so halten derartige Wände die Wärme sehr lange fest. Es strömt der Innenluft aus den Wänden auch dann noch Wärme zu, wenn sich die Außenluft schon wieder abgekühlt hat. Der Temperaturabfall in den Räumen erfolgt daher nur sehr langsam. Gerade die lange Dauer der Einwirkung hoher Lufttemperatur ist aber besonders unangenehm und gesundheitsschädlich.

In den oberen Stockwerken großstädtischer Mietshäuser tritt die Überwärmung im Hochsommer besonders stark hervor. Dies ist durch verschiedene Gründe bedingt. Einmal erstreckt sich der wärmeausgleichende Einfluß des Erdbodens, der sich im Keller sehr stark bemerkbar macht, im Erdgeschoß deutlich nachweisbar ist und sich noch etwas im 1. Stockwerk zeigt, nicht mehr bis in die oberen Stockwerke. Dagegen macht sich hier die Nähe des von den Sonnenstrahlen fast senkrecht getroffenen und daher stark erhitzten Daches außerordentlich unangenehm bemerkbar. Schließlich wird die Erwärmung der oberen Stockwerke vielfach noch gefördert durch die im Hause selbst vorhandenen Wärmequellen. Vor allem kommen diese Wärmequellen in solchen Häusern in Betracht, die viele kleine, stark belegte Wohnungen enthalten. Hier bewirken die vielen Feuerstätten in den Küchen und die Wärmeabgabe der vielen Bewohner eine nicht unerhebliche Erwärmung der höheren Stockwerke, die naturgemäß um so stärker ist, je mehr Stockwerke sich übereinander befinden und je mehr Einzelwohnungen vorhanden sind. In Häusern mit großen, „herrschaftlichen" Wohnungen spielen die inneren Wärmequellen eine untergeordnete Rolle.

Bei einstöckigen Häusern mildert der abkühlende Einfluß des Erdbodens die vom Dach ausgehende Erhitzung ganz bedeutend. Dagegen macht sich schon bei zweistöckigen Gebäuden die Abkühlung im oberen Stockwerk nur noch wenig bemerkbar, und in mehrgeschossigen Häusern wirkt im oberen Stockwerk die vom Dache her eindringende Hitze ungemildert ein. Nach FLÜGGE (Großstadtwohnungen und Kleinhaussiedelungen) pflegt in einem zweistöckigen Hause die Differenz zwischen Keller und Erdgeschoß fast 2°, zwischen Erdgeschoß und 1. Stock etwa 1°, zwischen diesem und dem unter dem Dach gelegenen 2. Stock 1—2° zu betragen, so daß Keller und 2. Stock bis zu 4—5° Unterschied zeigen können.

Kleinhäuser sind hinsichtlich der Erwärmung durch die Hochsommerhitze erheblich günstiger als Großmietshäuser. Die meist dünneren Wände des Kleinhauses bieten keine so großen Wärmespeicher wie die dicken Mauern der Mietskaserne. Es dringt zwar die Wärme schneller in das Innere ein, wogegen übrigens die neuerdings immer mehr in Aufnahme kommenden, auf der Innenseite der Wände anzubringenden Wärmeisolierstoffe sehr gut schützen; es erfolgt aber auch eine schnelle Wiederabkühlung, die durch nächtliches Lüften sehr gefördert werden kann. In den Kleinhäusern fehlen ferner die vielen inneren Wärmequellen, dagegen macht sich die Kühlung durch den Erdboden stark bemerkbar. Vielfach läßt sich hier auch ein wirksamer Schutz der Wände gegen die Sonnenstrahlen durch Beranken mit Kletterpflanzen erzielen. Schließlich bietet sich hier der gewaltige Vorteil, daß Säuglinge und Kleinkinder, die unter der Überwärmung der Wohnungen besonders stark leiden, leicht ins Freie gebracht werden können.

In Großhäusern sind die Versuche, die zugestrahlte Wärme durch Kühlung zu entfernen, meist fehlgeschlagen. Einfache Lüftung reicht nicht aus, weil die Luft ein viel zu kleines Wärmespeicherungsvermögen verglichen mit den Wänden besitzt und daher viel zu große Luftmengen in die Räume eingeführt werden müßten. Höchstens kann für kurze Zeit die Lufttemperatur etwas herabgesetzt werden, doch gleicht sich das schnell wieder aus. Es ist oft sogar viel zweckmäßiger, im Sommer die Fenster tagsüber gar nicht zu öffnen, da die Außenluft vielfach nur noch mehr Wärme in die Räume führt. Man muß dann nachts lüften. Auch das Einführen vorgekühlter Luft, das in einigen großen Gebäuden versucht ist, hat nur bei äußerst intensiver Anwendung, die im allgemeinen viel zu kostspielig ist, einigermaßen Erfolg. Zu warnen ist vor dem Versprühen von Wasser, da die bei dessen Verdunstung gebundene Wärme viel zu gering ist, um irgendwelche Abkühlung zu erzielen, dagegen die gesteigerte Luftfeuchtigkeit den Aufenthalt im Raume nur noch unangenehmer macht. Es gibt zur Zeit kein Verfahren, den Räumen mit einigermaßen erschwinglichen Mitteln irgendwie ins Gewicht fallende Wärmemengen zu entziehen. Durch Erzeugung von Luftbewegung läßt sich allerdings der Aufenthalt in heißen Räumen erträglicher machen.

4. Kälte.

Weniger günstig als bei dem Schutz gegen Überhitzung liegen beim Kleinhaus die Verhältnisse hinsichtlich des Schutzes gegen Kälte. Seit dem Kriege ist das Problem des Wärmeschutzes der Wohnungen bzw. das Heizungsproblem erheblich in den Vordergrund getreten, da die Beschaffung von Heizmaterial nach dem Kriege weit schwieriger geworden ist, als sie es vorher war. Die allgemeine wirtschaftliche Notlage und der Mangel an genügendem Brennstoff hat dazu geführt, daß mehr als früher eine ungenügende Heizung der Wohnung im Winter unvermeidlich war. Ein Anwachsen der Erkältungskrankheiten hat sich denn auch in den letzten Jahren unzweifelhaft bemerkbar gemacht. Dies zeigt sich in einer unverkennbaren Veränderung der Sterblichkeitskurve der Säuglinge und Kleinkinder. Früher hatte diese ein ausgesprochenes Maximum in den heißen Monaten, während in den Wintermonaten ein Minimum vorhanden war. Das Sommermaximum ist nun in den letzten Jahren erheblich zurückgegangen, was wohl darauf zurückzuführen ist, daß die langsam in weitere Volksschichten eindringende Erkenntnis von der Schädlichkeit der Überhitzung der Kleinkinder zu einer hygienischeren Behandlung derselben hinsichtlich der Bekleidung geführt hat, woneben andere hygienische und fürsorgerische Maßnahmen (Brustnahrung, zweckmäßige Behandlung der künstlichen Nahrung) das ihrige beigetragen haben. An manchen Stellen hat sich in letzter Zeit an Stelle des Sommermaximums ein Wintermaximum gezeigt. Die Ursachen hierfür sind noch nicht völlig geklärt. Es kann sich um einen unmittelbaren Einfluß der Kälte auf die Kleinkinder handeln; viel Wahrscheinlichkeit hat aber auch die Annahme, daß die Kleinkinder bei ihrer großen Empfänglichkeit für die Erreger der sog. Erkältungskrankheiten in höherem Maße als früher von Erwachsenen angesteckt worden sind. Die mangelhafte Heizung wäre dann nur insofern eine indirekte Ursache, als meist nur ein einziger Raum geheizt wurde und sich nun die ganze Familie in ihm zusammendrängte, wodurch naturgemäß die Infektionsgefahr erhöht wurde.

Abgesehen von dieser Bedrohung der Säuglinge ist auch sonst die Kälte in mancher Beziehung von starken hygienischen Schädigungen begleitet. Sie setzt die Arbeitsmöglichkeit sehr stark herab, weil durch sie das Tastempfinden erheblich beeinträchtigt wird. Feinere mechanische Arbeit, besonders weibliche Handarbeiten, werden stark erschwert. Bei stärkerer Kälteeinwirkung treten Frostbeulen, juckende Verdickungen an Zehen und Fingern auf, die jede Arbeit, körperliche und geistige, stark hindern. Besonders schlecht ernährte Menschen neigen zu derartigen örtlichen Erfrierungen. Noch bedenklicher sind die sog. Erkältungskrankheiten: Rheumatismus, Schnupfen, Katarrhe, die auf die Stirnhöhle oder das Mittelohr übergreifen und auch die Atmungsorgane mehr oder weniger schwer schädigen können. Nach der Statistik der Leipziger Ortskrankenkasse waren 17,6% der Krankheitstage und 18,3% der Krankheitsfälle durch solche Erkältungskrankheiten bedingt. — Daß der Mangel eines warmen Zimmers dazu verführt, Kneipen, Kinos und ähnliche Orte aufzusuchen, sei nur nebenher erwähnt. Aus diesen Gründen muß der Wärmeschutz der Wohnung auch vom sozialhygienischen Standpunkt aus als besonders wichtig angesehen werden.

Das Kleinhaus ist nun hinsichtlich des Wärmeschutzes insofern recht ungünstig, als es im Verhältnis zum Großhaus sehr viel mehr Abkühlungsflächen hat. Beim Bau wird man daher auf die gute Ausgestaltung der Mauern und eine zweckmäßige Verteilung der Räume Wert zu legen haben, wie es eingehender im Kap. XI besprochen werden wird.

5. Wasserversorgung.

Zu den für die Gesundheit außerordentlich wichtigen Wohnungseinrichtungen muß unbedingt die Wasserversorgung und die Entfernung der Abfallstoffe gerechnet werden. Mängel der Wasserversorgung können zu explosionsartigen Ausbrüchen von Typhuserkrankungen führen, wenn nämlich mehrere Hausstände auf denselben Brunnen angewiesen sind und dieser auf irgendeine Weise durch Krankheitskeime infiziert wird. Manche Typhusfälle und ähnliche Erkrankungen sind allerdings zu Unrecht auf Wasser zurückgeführt worden; aber in vielen Fällen sind doch kleinere und größere Epidemien mit Sicherheit durch infizierte Brunnen verursacht worden. In den meisten Städten und vielfach auch auf dem Lande sind die einzelnen Häuser an eine zentrale Wasserleitung angeschlossen. Dies bietet entschieden eine weit größere Sicherheit gegen Infektion als die Versorgung durch Einzelbrunnen, da eine Überwachung der Anlage weit leichter ist. Unbedingte Sicherheit ist aber auch hierdurch nicht gewährleistet, und wegen des viel größeren Versorgungsgebietes nimmt eine durch infiziertes Wasserleitungswasser verursachte Epidemie eine weit größere Ausbreitung an als eine von Brunnenwasser ausgehende. Bei der Versorgung durch Wasserleitung ist den einzelnen Zapfstellen im Hause genügende Sorgfalt zu widmen. Eine jede Wohnung sollte eine besondere Zapfstelle haben, damit möglichst wenig Stellen im Hause eine zu nahe Berührung der verschiedenen Familien und damit die Möglichkeit von Krankheitsübertragung ergeben. Jedenfalls aber muß unbedingt auf peinlichste Sauberkeit der Entnahmestellen gesehen werden.

6. Entfernung der Abfallstoffe.

Von ähnlicher Bedeutung ist die Entfernung der Abfallstoffe, worunter Abwässer, Fäkalien, Küchenabfälle und Kehricht zu verstehen sind. Die am unangenehmsten die Sinne beleidigende Eigenschaft dieser Abfallstoffe — ihr übler Geruch — ist für die Gesundheit verhältnismäßig am harmlosesten. Vergiftungserscheinungen durch Jauchegase sind im allgemeinen nicht zu befürchten, Infektionskrankheiten sind nie auf diese Gase zurückzuführen. Dagegen können die Abfallstoffe selbst die Verbreitung von Infektionserregern bewirken. Wenn innerhalb der Wohnungen oder in ihrer Nähe Ansammlungen dieser Stoffe entstehen, können durch

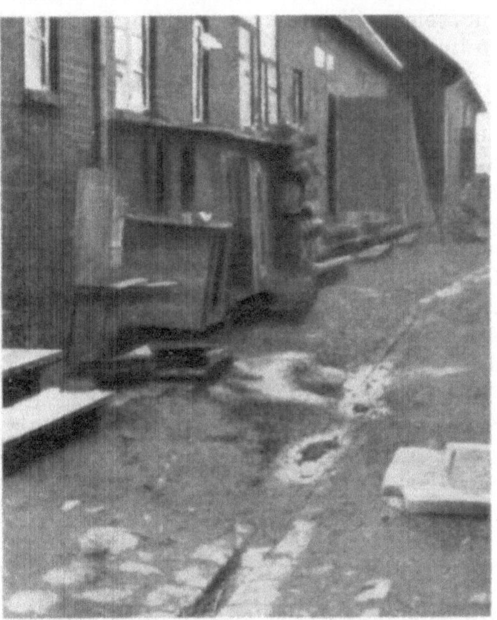

Abb. 1. Gemeinsamer Ausguß für die Bewohner eines Mietshauses. (Aus FRIEDBERGER: „Untersuchungen über Wohnungsverhältnisse" Jena 1923.)

Menschen, z. B. spielende Kinder, durch Fliegen, Luftbewegungen, beschmutzte Gerätschaften usw. Krankheitskeime, die beim Vorhandensein von Kranken oder Bacillenträgern leicht in die Abfallstoffe hineingelangen können, verbreitet werden. Besonders leicht ist das möglich, wenn Abtritte nicht sauber gehalten und von mehreren Familien gemeinsam benutzt werden. Auch bei gemeinsamer Benutzung von Ausgüssen können Krankheitsübertragungen leicht erfolgen.

II. Einfluß der Wohnweise.

1. Behandlung der Wohnung durch die Bewohner.

Für alle Mängel hinsichtlich der Versorgung der einzelnen Wohnung mit Luft und Licht, ebenso für die Feuchtigkeit und unzweckmäßige Erwärmung oder die Ansammlungen von Unrat und den damit zusammenhängenden Unzuträglichkeiten und Gefahren braucht nicht ohne weiteres die bauliche Beschaffenheit allein oder vorwiegend die Ursache zu sein. In sehr vielen Fällen sind die Mißstände bedingt durch unzweckmäßige und unvernünftige Benutzung der Wohnung.

Auch bei an sich zweckmäßiger Anlage der Fenster kann z. B. die Versorgung der Wohnung mit Luft und Licht dadurch stark beeinträchtigt werden, daß die Fenster, besonders in ihrem oberen Teile, der doch gerade das meiste Licht spendet, durch dichte Vorhänge und Gardinen verhängt werden. Auch das Verstellen der Fenster mit Gegenständen oder Blumen behindert das Öffnen zwecks Lüftung sehr. Wenn man derartige Dinge, da sie eine Wohnung wesentlich anheimelnder machen, auch nur ungern gänzlich missen möchte, so wird es doch ratsam sein, nur leichte, das Licht möglichst wenig hindernde Stoffe für Gardinen zu wählen und nur zum Abhalten der starken Sonnenstrahlen bzw. zur gelegentlich notwendig werdenden Abdunkelung des Zimmers Zug- oder Rollvorhänge aus dichteren Stoffen zu verwenden.

Eine unzweckmäßige, vor allem unzureichende Vornahme der Lüftung kann in mancher Hinsicht hygienische Schädigungen im Gefolge haben. Die Aufgaben der Lüftung sind bereits früher geschildert, und sie werden am besten erfüllt, wenn in der warmen Jahreszeit nachts gelüftet wird. Tagsüber sollte im Sommer nur kurz, etwa beim Reinigen der Zimmer oder nach den Mahlzeiten gelüftet werden, weil eine Dauerlüftung zu Zeiten, wo die Außentemperatur höher ist als im Innern, eine zu starke Erwärmung der Innenwände bewirkt, wodurch leicht eine Überhitzung der Wohnung bedingt wird. Im Winter sollte stets nur eine kurzdauernde Lüftung erfolgen, weil sonst leicht eine zu starke Auskühlung der Wände eintritt, die den Aufenthalt im Zimmer unbehaglich macht und daneben zu Feuchtigkeitsniederschlägen an den kalten Wänden führen kann. Eine Verstärkung der Lüftung durch Herstellung von Zug für kurze Zeit kann zweckmäßig sein, ist aber nicht unbedingt nötig. Durch ungenügende Lüftung wird mit der Zeit jede Wohnung verdorben. Zunächst setzen sich die in jedem Wohnraum entstehenden unangenehmen Gerüche an den Gegenständen im Zimmer fest und können dann, wie bereits ausgeführt, nur sehr schwer beseitigt werden. Bei stärkerer Belegung der Räume und mangelhafter Lüftung sammelt sich der von den Bewohnern ausgeatmete Wasserdampf unter Umständen so stark an, daß sich an den kälteren Wänden Niederschläge bilden, die schließlich zu einer völligen Durchnässung der Wände und zu allen den bereits geschilderten Unannehmlichkeiten feuchter Wohnungen führen.

Besonders schädlich für die Trockenhaltung der Wohnung ist die vielfach anzutreffende Unsitte, auf die schon an anderer Stelle hingewiesen ist, nämlich das Wäschewaschen und -trocknen in den zum Wohnen bestimmten Räumen. Ebenso sollten nur in den Küchen Speisen gekocht werden. Der bei diesen Hantierungen in großen Mengen entstehende Wasserdampf durchfeuchtet sehr schnell alle Gegenstände in den Räumen und vor allem die Wände und macht so nicht nur den Aufenthalt in den Räumen unhygienisch, sondern gefährdet auch den Bestand der Wohnung selbst. Auch eine unvernünftige Behandlung des Fußbodens kann zur Durchfeuchtung der Wohnung führen. Bei der Reinigung sollte nur so viel Wasser, als unbedingt nötig ist, auf das Holz gebracht und wieder völlig durch Aufwischen entfernt werden. Geschieht das nicht, so kommt es leicht zu einem Eindringen des Wassers in die Zwischenböden, wodurch dort Fäulnis und Schwammwucherungen eingeleitet werden können. Um eine gute Reinigung der Fußböden ohne große Mühe erreichen zu können und um eine Durchnässung der Dielen zu vermeiden, verdient der Vorschlag Grotjahns, die Fußböden mit dem leicht zu reinigenden und wasserundurchlässigen Linoleum zu belegen, der Beachtung.

Auch durch ungenügendes Heizen kann eine an sich einwandfreie Wohnung verdorben werden. Läßt man die Wände zu sehr auskühlen, so treten die S. 156

erwähnten Übelstände ein, der Aufenthalt wird höchst unbehaglich, und infolge der niederen Temperatur der Raumluft nähert sich ihr Taupunkt stark der Wandtemperatur und es kann leicht zu Wasserabscheidung auf den Wänden kommen. Auch an der Überhitzung der Wohnungen trifft bisweilen die Bewohner die Schuld. Eine unzweckmäßige Lüftung im heißen Sommer kann zu einer Durchhitzung der Mauern führen, die dann das Auskühlen derselben in der Nacht verhindert. Wird bei heißer Außenlufttemperatur das Fenster geöffnet, so kann vielleicht eine vorübergehende Erleichterung für die im Raume befindlichen Personen eintreten, vielfach wird aber gleichzeitig Wärme von der Luft an die Wände abgegeben, so daß der Aufenthalt nach dem Schließen der Fenster noch unangenehmer ist als zuvor. Noch stärker zur Durchwärmung der Mauern trägt der direkte Einfall der Sonnenstrahlen bei, und die Bewohner sollten daher durch Verhängen der Fenster in den heißen Sommertagen diesem Übelstande möglichst zu begegnen suchen. —

Eine Überheizung der Zimmer im Winter dürfte wohl in der jetzigen Zeit der Teuerung nicht allzu häufig angetroffen werden. Vor dem Kriege beobachtete man derartige Überhitzungen gerade in Kleinwohnungen bei minderbemittelten Leuten gar nicht so selten.

2. Bedeutung der Wohnung für die Übertragung von Krankheiten.

Eine besondere Besprechung muß der Wohnung in ihrer Beziehung zu den übertragbaren Krankheiten gewidmet werden. Der bauliche Zustand der Wohnung spielt hierbei eine untergeordnete Rolle. Es ist wohl möglich, daß sich in dumpfen, lichtlosen, verschmutzten und feuchten Wohnungen die von Kranken ausgeschiedenen Krankheitserreger etwas länger halten als in trockenen, gut belichteten und gelüfteten. Eine Vermehrung der Krankheitskeime an den Wänden oder auf bzw. unter dem Fußboden oder an Einrichtungsgegenständen findet aber niemals statt. Die meisten Krankheitserreger gehen in den Wohnungen verhältnismäßig bald zugrunde. Ausnahmen hiervon bilden nur die mit Dauerformen (Sporen) ausgerüsteten Arten, z. B. der Erreger des Wundstarrkrampfes. Diese kommen aber nur ganz selten in Betracht und spielen vom sozialen Standpunkte aus keine Rolle. Auch der Tuberkelbacillus ist in mancher Beziehung anders zu beurteilen als die Erreger der übrigen übertragbaren Krankheiten (Diphtherie, Typhus, Ruhr, Masern, Scharlach usw.), und die Beziehung der Wohnung zur Tuberkulose wird in einem besonderen Kapitel abgehandelt werden. Die oft gehörte Behauptung, eine unhygienische Wohnung könne zu einer „Brutstätte" von Krankheitskeimen werden, wenn man darunter eine Vermehrungsstätte der Bakterien außerhalb des menschlichen Körpers versteht, entbehrt jeder Begründung. — Vielleicht kommt gelegentlich die Ansiedelung von Ungeziefer in schlecht gehaltenen Wohnungen auch für die Übertragung von Krankheiten in Frage. Fleckfieber und Rückfallfieber werden durch Insekten von Mensch zu Mensch übertragen. Hauptsächlich sind Kleiderläuse die Überträger; beim Rückfallfieber kann aber anscheinend auch die Wanze, die sich in vernachlässigten Wohnungen einzunisten pflegt, die Krankheit verbreiten.

Wichtiger als die *Beschaffenheit der Wohnung* ist für die Krankheitsverbreitung die *Dichte der Wohnungsbelegung*, die Wohn- und Siedlungsdichte. Unter Wohndichte versteht man die Anzahl der auf eine Wohnung, unter Behausungsdichte die Zahl der auf ein Haus entfallenden Bewohner, während unter Siedlungsdichte die Zahl der Menschen auf 1 ha verstanden wird.

Bei den meisten Infektionskrankheiten ist der Kranke der Mittelpunkt der Verbreitung, und die Ansteckungen gehen vorwiegend von den frisch vom Kranken ausgeschiedenen Erregern aus. Daher sind naturgemäß die Mitbewohner, die in enge Berührung mit den Kranken kommen, am stärksten gefährdet. Aber auch Nachbarn und gelegentliche Besucher sind der Infektionsgefahr, wenn auch erheblich geringer, ausgesetzt.

Es liegt also die Annahme nahe, daß dort, wo infolge engen Zusammenwohnens die Möglichkeit für viele Menschen gegeben ist, mit dem Kranken in engere Berührung zu kommen, auch die Wahrscheinlichkeit einer zahlreicheren Erkrankung eine größere sein muß. Wesentlich ist dabei, ob die Möglichkeit besteht, den Kranken genügend abzusperren und eine peinliche Sauberkeit durchzuführen. In engen, dicht belegten Wohnungen ist das naturgmäß sehr schwierig. Aber auch in Wohnungen ohne diese Mängel kann ein Umsichgreifen der Krankheit eintreten, wenn ein enger Verkehr mit dem Kranken nicht unterbleibt, was meist auf Unvernunft zurückzuführen ist, manchmal aber auch einer falschen oder zu späten Diagnosestellung zur Last fällt. Selbst herrschaftliche Wohnungen und Paläste schützen dann nicht vor der Weiterverbreitung der Krankheit.

Die Behausungs- bzw. Besiedelungsdichte kann besonders dann bedeutungsvoll sein, wenn in einer Gegend „Parasitenträger" vorhanden sind. Darunter versteht man Menschen, die, ohne selbst krank zu sein, Krankheitserreger ausscheiden. Je mehr Menschen gezwungen sind, mit solchen Parasitenträgern in engere Berührung zu kommen, um so größer ist naturgemäß die Möglichkeit der Ansteckung. Auch dabei spielt das Verhalten des Trägers hinsichtlich Reinlichkeit, aber auch die Möglichkeit, diese durchzuführen, also Wasserversorgung und Abfallbeseitigung, eine große Rolle.

Es zeigt sich also, daß die Beschaffenheit der Wohnung und wohl mehr noch die Art ihrer Benutzung für die Verbreitung übertragbarer Krankheiten von Bedeutung ist; man darf aber bei Untersuchungen hierüber nicht zu sehr verallgemeinern.

Stark kontagiöse Krankheiten: Pocken, Masern, Keuchhusten, Influenza, verbreiten sich überall da, wo empfängliche Menschen zusammenkommen. Die Ansteckung kann ebenso leicht an der Arbeitsstätte, in der Schule, auf Spielplätzen, in den Beförderungsmitteln erfolgen wie im Hause.

Auch in hygienisch einwandfreien Wohnungen läßt sich nur selten eine so weitgehende Absperrung des Kranken erreichen, daß eine Weiterverbreitung derartiger Krankheiten nicht eintritt. Für den Verlauf der Krankheiten ist naturgemäß die Versorgung der Kranken von ausschlaggebendem Einfluß, wobei die Wohnung freilich auch eine gewisse, aber nicht entscheidende Rolle spielt.

Bei den Pocken ist die Disposition für die Krankheit, die sich bekanntlich durch die Schutzimpfung grundlegend ändern läßt, ausschlaggebend. Die Wohnung tritt dagegen völlig in den Hintergrund. Dies beweist die Verbreitung der Pocken unter der Bevölkerung in Wilna (Blattern und Schutzimpfung. Denkschrift, bearbeitet im Reichsgesundheitsamt). Trotzdem es kaum eine Bevölkerungsgruppe gibt, die unter hygienisch ungünstigeren Verhältnissen lebte als das jüdische Proletariat in den vormals polnisch-russischen Städten, bei denen selbst in den besseren Wohnungen die Tapeten von den Wänden hingen und die Betten einen von Ungeziefer starrenden Lumpenhaufen bildeten, wurden bei ihnen weit weniger Personen von den Pocken heimgesucht als von der unter weit besseren sanitären Verhältnissen lebenden katholischen und evangelischen Bevölkerung. Dies ist darauf zurückzuführen, daß die mosaische Bevölkerung weit besser durchgeimpft war als die übrigen Konfessionen, und zeigt, daß bei den Pocken die durch Impfung günstig beeinflußte Disposition des einzelnen eine weit größere Bedeutung hat als die Wohnungsbeschaffenheit.

Auch bei der Verbreitung der Diphtherie ist die Wohnung offensichtlich nicht von so großem Einfluß, wie man zunächst annehmen sollte. Dies geht daraus hervor, daß in einer Familie bzw. in einem Hause meistens nur eine Person erkrankt. So fand GOTTSTEIN, daß im Jahre 1910 unter 802 Erkrankungen an Diphtherie in Charlottenburg folgende Verteilung der Erkrankungsfälle nach Familien stattfand.

649 mal ein einziger Fall pro Familie
58 „ 2 Fälle „ „
11 ., 3 ,. ,, ,,
1 ,. 4 ,. ,, ,,

Im Jahre 1906 kamen in Berlin nach seinen Angaben von 1880 Diphtherieerkrankungen auf 1 Grundstück:

1 Fall bei 1557 Erkrankungen
2 Fälle „ 221 ,.
3 „ „ 64 ..
4 „ „ 24 ,.
5 „ „ 9 „
6 „ „ 3 „
7 „ „ 0 „

Dies ist darauf zurückzuführen, daß zum Zustandekommen der Diphtherieerkrankung die Aufnahme des Erregers allein nicht genügt. Es muß vielmehr noch etwas Weiteres, noch nicht sicher Erforschtes hinzukommen, damit eine Erkrankung entsteht. Vielleicht handelt es sich dabei um Schädigungen durch Erkältung, jedenfalls um eine Erhöhung der Disposition. — In der Umgebung eines Erkrankten wird ein großer Teil der Menschen (etwa 6%) zu Bacillenträgern. Je mehr Personen Berührung mit diesen haben, desto größer ist natürlich die Möglichkeit der Weiterverbreitung der Krankheit. Insofern ist die Wohn- bzw. Besiedlungsdichte entschieden von Einfluß. HEUBNER, FLÜGGE (Zeitschr. f. Hyg. Bd. 17) u. a. fanden denn auch, daß die Frequenz der Diphtherie ungefähr mit der zunehmenden Wohndichte wächst. (Lehrbuch der Kinderkrankheiten). Demgegenüber fand REICHE (Med. Klinik 1913, Nr. 33) in Hamburg die Stadtteile der bestgestellten Bewohner von der Krankheit am meisten befallen. Der Einfluß der Wohnung ist hier also nicht recht geklärt. — Die Ansicht, daß schlecht gelüftete Häuser ein autochthones Auftreten der Diphtherie bewirken, entbehrt jeder Grundlage. Daß in einem Hause zeitlich weit getrennte Diphtheriefälle gelegentlich auftreten, läßt sich ungezwungen durch das Vorhandensein der Bacillenträger erklären.

In der amtlichen Berliner Statistik findet sich eine Registrierung von Scharlach und Diphtherie nach der Höhenlage der Wohnung, die hier mitgeteilt sei. Diese Zusammenstellung ist insofern interessant, als sie zeigt, daß die Verteilung der Erkrankungszahlen an diesen beiden Krankheiten auf die einzelnen Wohnungen, abgesehen vom Keller, eine auffällig gleichmäßige ist. Für die Kellerwohnungen ist das Urmaterial zu klein. Wenn man

	Scharlach $^o/_{oo}$	Diphtherie $^o/_{oo}$
Keller	1,08	2,14
Erdgeschoß	2,38	2,82
1 Treppe	2,50	2,85
2 Treppen	2,38	2,64
3 „	2,43	2,54
4 „ und höher	2,48	2,65

aus diesen Zahlen eine Schluß ziehen darf, so wäre es der, daß Wohnungseinflüsse bei Scharlach- und Diphtherieerkrankungen nicht nachweisbar sind, da doch die Wohnungen in den verschiedenen Stockwerken ihrer Größe und

Einrichtung nach sehr verschieden zu sein pflegen. Allerdings dürfen aus dieser Statistik nur mit größter Vorsicht Folgerungen gezogen werden, da es sich um Erkrankungen der Jugendlichen handelt, und die Zahl der Jugendlichen in den einzelnen Stockwerken unbekannt ist.

Typhus und Cholera können einerseits durch Kontakt von Kranken bzw. Dauerausscheidern oder durch infizierte Nahrungsmittel, in erster Linie Milch, oder Wasser übertragen werden. In diesem letzten Falle spielt die Wohnung bei der Übertragung gar keine Rolle. Bei der Kontaktinfektion ist die Besiedelungsdichte von Einfluß, da bei dichtem Zusammenwohnen von Menschen natürlich die Gefahr, mit bacillenausscheidenden Personen oder ihren Ausscheidungen in Berührung zu kommen, eine große ist. Noch wichtiger ist aber die Art der Entfernung der Abfallstoffe und die Möglichkeit genügender Sauberkeit. In Schleswig-Holstein ist Typhus in den kleinen Landstädten stärker verbreitet als in den Großstädten. Die Vorteile der geringeren Besiedelung werden hier offenbar aufgehoben durch die schlechteren Einrichtungen zur Beseitigung der Abfallstoffe und zur Seuchenbekämpfung. Das flache Land weist allerdings die kleinste Erkrankungsziffer auf, wie aus nachstehender Tabelle ersichtlich ist.

	Einwohnerzahl	Zahl der Erkrankungen 1914—1924	Jährliche Erkrankungsziffer	Jährliche Erkrankungsziffer auf 10 000 Einw.
Stadtkreise	560 346	1597	145,18	2,59
Kleine Landstädte	229 927	941	85,54	3,72
Flaches Land	716 065	1512	137,45	1,9?

Ähnlich liegen die Verhältnisse bei Paratyphus und Ruhr[1]).

Die Beziehungen der Tuberkulose zur Wohnung und die darüber herrschenden Ansichten sind so mannigfach, daß sie in einem besonderen Kapitel besprochen werden sollen.

Für das Zustandekommen von ansteckenden Krankheiten ist nicht nur die Art der Verbreitung der Krankheitskeime maßgebend, sondern auch die Disposition der bedrohten Menschen. Durch Förderung der natürlichen Abwehrkräfte des Körpers, die teils in der Unverletztheit der Haut und Schleimhaut, teils in einer günstigen Blutbeschaffenheit liegen, kann den Krankheitserregern das Eindringen in den Körper und ihre Ansiedelung in ihm erschwert und umgekehrt können die Abwehrkräfte durch eine Reihe von schädigenden Momenten geschwächt werden. Hierher gehören Wärmestauung, starke Abkühlung, Unterernährung, Überanstrengung. Insofern die Wohnung durch Überhitzung oder Abkühlung oder überhaupt durch den Aufenthalt in geschlossenen Räumen eine Schädigung der Abwehrkräfte des Körpers bewirkt, trägt sie entschieden auch zur leichteren Verbreitung übertragbarer Krankheiten bei. Freilich ist zu berücksichtigen, daß neben der Wohnung auch die übrigen Einflüsse ungünstiger wirtschaftlicher Lage, vor allem schlechte Ernährung, für die Krankheitsdisposition von großer Bedeutung sind. Schließlich spielt die mehr oder weniger starke Durchseuchung der Bevölkerung und der nach Überstehen mancher ansteckenden Krankheiten eintretende Schutz eine so große Rolle, daß demgegenüber Wohnungseinflüsse ganz in den Hintergrund treten.

Die Beschaffenheit der Wohnung und die Wohnweise ist nach dem Ausgeführten entschieden bei manchen Infektionskrankheiten von großem Einfluß, im allgemeinen aber nicht von so ausschlaggebender Bedeutung, wie vielfach angenommen wird.

---

[1]) In neuester Zeit sind auch aus einzelnen Gegenden Amerikas ganz gleiche Verhältnisse berichtet worden.

3. Einfluß der Wohnung auf die Moral.

Der Einfluß der baulichen Gestaltung der Wohnung und der Wohnweise auf Ordnungs- und Reinlichkeitssinn sowie auf die Moral der Bewohner wird allgemein als ein äußerst großer angesehen, und hieran ist wohl auch nicht zu zweifeln. Exakt nachzuweisen ist aber dieser Einfluß nur schwer. Es ist klar, daß in einer düsteren, schwer lüftbaren und daher dumpfigen Wohnung Ordnung und Reinlichkeit kaum durchzuführen sind, und daß infolgedessen auch das Interesse dafür schnell verlorengeht. Eine solche Wohnung pflegt dann bald vollkommen vernachlässigt zu werden und alle Merkmale der sog. Elendswohnungen aufzuweisen. Freilich wird später noch gezeigt werden, daß keineswegs alle Elendswohnungen auf diese Weise entstehen, sondern daß ein großer Teil, wenn nicht der größte von ihnen ursprünglich durchaus einwandfrei war und nur durch die angeborene Unfähigkeit der Bewohner, Ordnung und Sauberkeit aufrechtzuerhalten, in seinen verfallenen Zustand geraten ist. Das Zusammendrängen vieler Familien in Gegenden, wo bereits derartige verwahrloste Wohnungen vorhanden sind, führt dann allerdings leicht dazu, daß an sich ordentliche Leute durch das schlechte Beispiel der anderen verdorben werden und nun auch ihrerseits ihre Wohnungen verkommen lassen.

Das gezwungene Zusammenwohnen auf engem Raume und auch schon das Zusammendrängen der eigenen Familie in ein oder zwei, oft nicht einmal heizbare Räume, nicht selten noch unter Zuziehung von nicht zur Familie gehörigen Personen als Untermieter oder Schlafgänger, muß jedes Behaglichkeitsgefühl unterdrücken, das Familienleben verkümmern lassen und die Familienzusammengehörigkeit lockern. Dies führt wiederum leicht dazu, daß Zerstreuung außerhalb der Wohnung in Kneipen und Vergnügungsstätten niederen Ranges gesucht wird, wodurch Alkoholismus und Verwahrlosung gefördert werden. Bei der Betrachtung der Zusammenhänge zwischen Alkoholismus und Wohnung darf allerdings nicht außer acht gelassen werden, daß der Alkoholismus in einer sehr großen Reihe von Fällen auf ererbter geistiger Minderwertigkeit beruht und daß vielfach die Dinge so liegen, daß ein infolge Trunksucht sozial Herabgekommener eine an sich schon verwahrloste Wohnung beziehen muß, oder daß ein schon Trunksüchtiger in eine noch einwandfreie Wohnung einzieht und diese dann auf Grund seiner Minderwertigkeit verkommen läßt, so daß also der Alkoholismus nicht Folge, sondern Grund der Wohnungsverwahrlosung ist.

Für die Verwahrlosung der Jugend ist die Behausungszahl sicherlich von einschneidender Bedeutung. Es kann keinem Zweifel unterliegen, daß das böse Beispiel, welches den Kindern in den engen Quartieren der Großstadt geboten wird, für ihre moralische Entwicklung nur verderblich sein kann. Einwandfreie statistische Zahlen hierüber scheinen freilich nicht vorzuliegen. GRUHLE schreibt in seinem Buche ,,Die Ursachen der jugendlichen Verwahrlosung und Kriminalität": ,,Ein weiteres Moment, das sich ebenso wie der Beruf des Jungen einer exakten Feststellung entzieht, sind die Wohnungsverhältnisse. Die populäre Literatur pflegt ausführlich zu schildern, welche Gefahren es für ein Kind bergen kann, wenn es mit einem anderen Familienglied (zumal des anderen Geschlechts) das Bett teilt, oder wenn es in den Pubertätsjahren Zeuge des sexuellen Verkehrs der Eltern oder des Gebahrens der Schlafburschen wird. Es hat kaum viel Zweck, die Wohnungs- und Schlafverhältnisse der verwahrlosten Kinder in einem Zeitpunkte, etwa dem Zwangserziehungsbeschluß, zu betrachten. Übersieht man das ganze bisherige Leben der Jugendlichen, so sieht man sofort, wie oft diese Verhältnisse wechseln und wie schwer sie exakt festgelegt werden können. Was z. B. nützt eine genügende Zimmerzahl, wenn soundso viele Schlafburschen mitbeteiligt sind? In der Literatur fanden sich nur wenig Stellen, die in genauerer

Weise auf den Zusammenhang des Wohnungselends und der Verwahrlosung hinweisen. Von Berlin erwähnt Starke, daß schon 1872 an jedem Quartalstermin 20000 Haushaltungen wanderten. Daß sich auch die gefährdenden Momente, die im Schlafburschenwesen, Vermietung an Kellnerinnen tiefstehender Kneipen oder an geheime Prostituierte, in der Nachbarschaft von Bordellen usw. liegen, nicht zahlenmäßig und exakt fassen lassen, bedarf kaum eines Nachweises. Leider trifft man in der Literatur auch sehr selten auf gut und genau beschriebene Einzelfälle. Entweder pflegen sich solche Schilderungen nur auf wenige Zeilen zu beschränken, oder sie sind tendenziös gefärbt oder feuilletonistisch ausgestattet."

Gruhle selbst fand bei dem von ihm untersuchten Württemberger Material daß die Städte, besonders die Mittelstädte, mehr verwahrlostes Material liefern, als es dem Anteil der gleichaltrigen Bevölkerung entspricht, wie aus Abb. 2 hervorgeht.

Die Orte mit unter 2000 Einwohnern liefern weniger Verwahrloste als der Bevölkerungszahl entspricht. Ferner scheint nach Gruhles Untersuchungen die Verwahrlosung bei den Stadtkindern etwas früher offenbar zu werden als bei den Landkindern. Auffälligerweise sind die Dorfjungen den Stadtjungen im Sittlichkeitsverbrechen erheblich voraus. Auch scheinen die verwahrlosten Landkinder mehr zu schweren Straftaten und öfter zu Roheitsakten zu neigen.

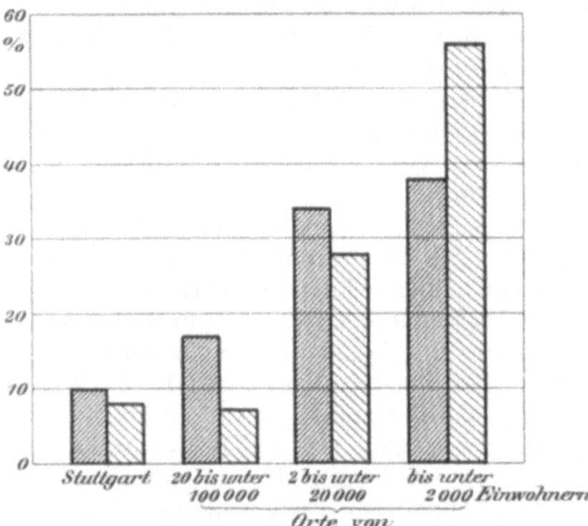

Abb. 2. Die engschraffierten Stäbe geben die Fürsorgezöglinge, die weitschraffierten den Anteil der betreffenden Orte an der Gesamtbevölkerung wieder. (Aus Gruhle: „Die „Ursachen der jugendlichen Verwahrlosung und Kriminalität", Berlin 1912.)

Ähnlich liegen die Verhältnisse bei der Prostitution. Es ist nicht zu bezweifeln, daß als ein wichtiger Grund, der die Mädchen auf die abschüssige Bahn bringt, die schlechten Wohnungsverhältnisse, besonders die Überfüllung und das Schlafgängerwesen anzusehen sind. Zahlenmäßig nachweisen läßt sich das schwer. Neher, der eingehende Untersuchungen über die geheime und öffentliche Prostitution in Stuttgart, Karlsruhe und München angestellt hat, nennt als wichtigen Grund das Wohnungselend, spricht darüber aber nur in allgemeinen Ausdrücken. Ein Beweis für die große Bedeutung mangelhafter Wohnung bei der geschlechtlichen Entgleisung der Mädchen könnte darin gesehen werden, daß die Dienstmädchen eine so große Zahl von Prostituierten stellen; waren und sind doch noch jetzt vielfach die Unterkunftsräume dieser Personen so minderwertig, daß sie fast zwangsmäßig auf den Aufenthalt außerhalb der Wohnung in ihrer Freizeit angewiesen sind. Aber Neher weist nach, daß die Hausangestellten zwar absolut in großer Zahl Prostituierte werden, daß das von ihnen gestellte Kontingent relativ aber nicht größer ist als das anderer weiblicher Berufskreise. Gumpert hat im Jahre 1924 (Dtsch. med. Wochenschr. 1924, S. 206 u. 1618) auf die Zunahme der Geschlechtskrankheiten unter den Jugendlichen in Berlin aufmerksam gemacht und glaubt als einen der für diese Erscheinung wesentlich verantwortlichen Faktoren das Wohnungselend ansehen zu müssen. Bei dem von ihm beigebrachten — übrigens nicht sehr großen — Material ist in einer Reihe von Fällen dieser Faktor auch sicherlich der ausschlaggebende gewesen; in manchen kann aber von einem Wohnungselend nicht die Rede sein, oder es kann wenigstens nicht als unmittelbare Ursache angesehen werden. Das gleiche gilt von den Fällen, die NOAK in seiner Schrift „Die Wohnungsnot als sexuelles Problem" zusammenstellt.

Auch bei der Geburtenbeschränkung und Fruchtabtreibung spielt die Wohnung entschieden eine Rolle, indem als Grund hierfür in vielen Fällen die Schwierigkeit, für kinderreiche Eltern eine entsprechende Wohnung zu bekommen, oder die Frucht, in der Wohnung durch das zu erwartende Kind zu sehr beschränkt zu werden, in Betracht kommt. Zahlenmäßig ist dieser Faktor nicht anzugeben. Ausschlaggebend für die weite Verbreitung des Geburtenrückganges ist die Wohnung auch sicherlich nicht; denn die Geburtenbeschränkung ist gerade in den Kreisen am weitesten verbreitet, bei denen die Wohnungsfrage nicht die größte Rolle spielt. Bei den bessergestellten Kreisen hat der Geburtenrückgang begonnen und das größte Ausmaß erlangt, obwohl hier die Enge der Wohnung nicht die Rolle spielt wie bei dem Proletariat, wo erst viel später der Wille zum Kinde abgenommen hat.

Der Geburtenrückgang ist zwar vorzugsweise eine Erscheinung der städtischen Bevölkerung; auf dem Lande hat er viel später eingesetzt und keineswegs den Umfang wie in der Stadt erreicht. Hierbei spielt aber die Wohnweise kaum eine Rolle, vielmehr ist ausschlaggebend, daß auf dem Lande viel leichter die Arbeitskraft der Kinder für die Familie ausgenutzt werden kann.

Bei allen diesen die Moral betreffenden Erscheinungen ist es deswegen so außerordentlich schwer, den Einfluß der Wohnung richtig einzuschätzen, weil bei ihnen teilweise in der ererbten Anlage des Menschen liegende, teilweise äußerst verwickelte wirtschaftliche Momente eine Rolle spielen, deren Bedeutung im einzelnen gar nicht erfaßt werden kann.

III. Entwicklung des Wohnwesens.

Die bisherigen Ausführungen sollten zeigen, in welcher Weise die Wohnung durch ihre bauliche Gestaltung und durch die Art ihrer Benutzung von sozialhygienischem Einfluß sein kann. Im folgenden soll versucht werden festzustellen, wie das Wohnwesen zur Zeit wirklich ist und welche Folgerungen und Forderungen daraus gezogen werden müssen.

Der zur Zeit bestehende Zustand des Wohnungs- und Siedlungswesens ist in mancher Hinsicht historisch bedingt, hat doch auf diesem Gebiete die Vergangenheit einen so großen unmittelbaren Einfluß auf die Gegenwart wie auf kaum einem anderen Gebiete. Auf den meisten Gebieten der Gütererzeugung hat der aus der Vergangenheit stammende Gütervorrat nur eine untergeordnete Bedeutung für die Erzeugung der Gegenwart. Auf dem Gebiete des Wohnungswesens ist dagegen der aus der Vergangenheit übernommene Gütervorrat entscheidend. Auch bei normalem Baubetrieb ist die Neuerzeugung jeweils nur ein kleiner Teil des der Bevölkerung dienenden Dauerbestandes an Wohnungen. Nach EBERSTADT (Das Wohnungswesen 1922) erreichte vor dem Weltkriege die jährliche Neubautätigkeit in Großstädten und Industrieorten etwa $2-2^{1}/_{2}\%$ des Wohnungsbestandes, in Kleinstädten und auf dem flachen Lande erheblich weniger.

1. Städtebau und Wohnung.

Für die heutige Gestaltung des Wohnwesens kommen hauptsächlich drei Zeitabschnitte in Betracht (EBERSTADT: a. a. O.): 1. der mittelalterlich kommunale Städtebau, 2. der landesfürstliche Städtebau, 3. der Abschnitt des 19. Jahrhunderts und der Jetztzeit.

Entgegen weitverbreiteter Annahme war die mittelalterlich kommunale Städteanlage weiträumig. Die im 12. und 13. Jahrhundert mächtig aufstrebenden Städte enthielten große Freiflächen und waren von weitem unbebauten Gelände umgeben. Innerhalb der Mauer lagen Höfe, Äcker, Gärten und Weinberge. Die Umwallung mancher Städte war so weiträumig, daß das Stadtareal bis in das 19. Jahrhundert hinein nicht erweitert zu werden brauchte. Die Aufteilung des Bodens geschah durch den ursprünglichen Besitzer in einem erbpachtartigen Verfahren. Das damals geltende deutsche Recht trennte Grund und Boden von dem darauf errichteten Gebäuden, so daß die Errichtung von Häusern nicht das Gelände verteuerte. Das Bestreben ging dahin, jedem Bürger, ob reich oder unbemittelt, den Hausbesitz zu ermöglichen.

Als Haustypen wurden verschiedene Systeme neu ausgebildet. Der erste Typ ist das freistehende, mit den Nachbarhäusern nicht verbundene, von ihnen oft durch einen weiten Hof, vielfach aber auch nur durch einen schmalen Zwischenraum getrennte Haus. Dies enthielt im Erdgeschoß die große Tenne oder Diele, in die ein Wagen einfahren konnte, dessen Ladung durch einen in der Mitte durch das ganze Haus gehenden Aufzug in die oberen Speichergeschosse befördert werden konnte. Die unteren Geschosse waren zu Geschäfts- u. Wohnräumen ausgebaut. (Abb. 3). In hygienischer Hinsicht war gegen diese Häuser kaum etwas einzuwenden.

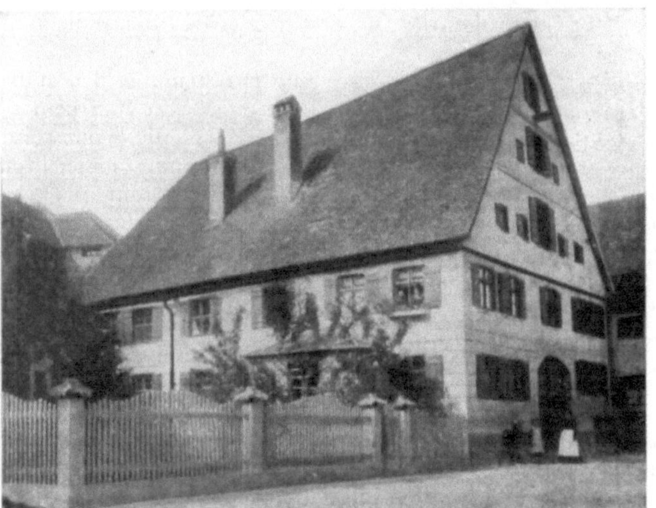

Abb. 3.   Mittelalterliches Haus (aus Eberstadt a· a. O.)

Anders war dies bei den sog. Teilhäusern. Ausgehend von dem Grundsatze, daß jeder Bürger eigenen Hausbesitz haben sollte, wurden im Erbgang nicht selten Einzelhäuser in senkrechter Richtung geteilt, so daß Haushälften, Hausdrittel und zuweilen noch kleinere Teile entstanden. Die horizontale Teilung nach Stockwerken kam erst in späterer Zeit auf. Derartige Aufteilungen brachten naturgemäß manche Nachteile mit sich, und die so entstandenen Wohnungen waren oft nicht einwandfrei, zumal wenn die Speichergeschosse zu Wohnungen ausgebaut wurden. Der letzte für das Mittelalter charakteristische Haustyp ist das Reihenhaus, wobei anfangs oft eine große Zahl von Kleinhäusern unter einem Dache vereinigt wurden. Dieser Typ entstand bei der Aufteilung der großen Grundstücke, die durch das rasche Wachsen der mittelalterlichen Städte im 12. und 13. Jahrhundert nötig wurde. Die Grundstücke hatten meist eine ziemlich gleichmäßige Abmessung: schmale Straßenfront mit 3 Fenstern (17 bis 20 Fuß) und eine recht bedeutende Tiefe (80 Fuß). Das Wesentliche der mittelalterlichen Bodenteilung war das Seßhaftmachen des einzelnen Bürgers auf eigenem Hausbesitz, und hierauf beruhte in hohem Maße die Leistungsfähigkeit des Bürgertums. Mit dem Erwerb eines Grundstückes war vielfach ein Bauzwang verbunden; Baumaterial wurde teilweise frei zur Verfügung gestellt.

Die Straßen wurden ihrem besonderen Zwecke entsprechend als schmale Wohn-
oder breitere Verkehrsstraßen ausgebildet. Die Höhe der Häuser war oft auf
Keller und 2 Geschosse bemessen.

Einzelne Städte besaßen Wasserleitung. Vielfach wurde ein Wasserlauf
durch die Stadt geleitet zur Aufnahme der Abwässer und Wasserentnahme für
gewerbliche Zwecke.

Nach Beendigung des 30jährigen Krieges beginnt in Deutschland der Abschnitt der landesfürstlichen Baupolitik. Die Hauptaufgabe bestand darin, die
durch den Krieg in Verfall geratenen Städte wieder aufzurichten, und hierin hat
der landesherrliche Absolutismus ohne einen ihm vielfach ungerechtfertigterweise
zugeschriebenen Zwang Hervorragendes geleistet. Der herrschende Staatsgedanke
kam durch eine bestimmte Planmäßigkeit im Städtebau zum Ausdruck. Im
Gegensatz zum Mittelalter galt jetzt die Symmetrie der ganzen Anlage, besonders
der Plätze und die gerade Straße, als Ideal. Oft hatte der Festungsbauer das
entscheidende Wort zu sprechen. Ihm diente die befestigte Umfassung als Grundlage, in die die Stadt hineinkonstruiert wurde. In dieser Zeit kam, durch italienische Vorbilder beeinflußt, das breitgestreckte Etagenmiethaus zur Einführung.
Dieser Haustyp sollte den Städten ein vornehmeres Aussehen verleihen und war
außerdem erwünscht, um für die zahlreichen Beamtenfamilien Mietwohnungen
zu schaffen. Neben dem Etagenhaus wurde aber das Kleinhaus und die Klein-
siedelung keineswegs vernachlässigt. Weggefallen ist in dieser Periode die Unterscheidung zwischen Verkehrs- und Wohnstraße und die beliebige Aufteilung
des Bodens durch die Besitzer. Unbebaute Grundstücke wurden vom Landesherrn
den Baulustigen unentgeltlich überwiesen; ebenso bekamen diese vielfach freies
Baumaterial. Hiermit wurden allerdings nur mittelalterliche Einrichtungen
übernommen.

2. Industrialisierung und Wohnung.

Die neuzeitlichen Wohnungs- und Siedlungsprobleme sind bedingt durch
die sozialen und gewerblichen Umschichtungen und die starke Bevölkerungsvermehrung. Dies alles beruht auf der Entwicklung der Industrie. Durch die
Industrie sind seit dem Beginn des 19. Jahrhunderts immer neue Arbeiter-
massen in die Städte und Industriedörfer gezogen worden. Diese Massen
verlangten dort Arbeit und Wohnung. Der Industriearbeiter suchte nicht wie
der Handwerker in der Wohnung gleichzeitig die Arbeitsstätte. Für ihn kam die
„Kleinwohnung" in Frage. Diese waren in ausreichender Zahl nicht vorhanden.
So wurden die Innenflächen der Grundstücke zu Kleinwohnungen ausgebaut,
aber auch Schuppen und Ställe dazu umgewandelt, größere Bürgerwohnungen
in Kleinwohnungen aufgeteilt. Plan- und regellos wurde gebaut. Es entstanden
äußerst minderwertige Wohnungen und eine dichte Zusammenpferchung der
Bewohner mit all ihren hygienischen Gefahren. — So war es denn auch die
Cholera, die in den Jahren 1830—1832 ganz Westeuropa durchzog, die zuerst der
Allgemeinheit die Gefahren der schlechtgehaltenen Wohnbezirke vor Augen
führte.

Jetzt mußte planmäßig Abhilfe geschaffen werden. In England, wo die
Industrialisierung am weitesten vorgeschritten war, wurde 1844 eine parlamen-
tarische Untersuchungskommission eingesetzt und auf Grund ihres Berichtes
1848 die Public Health Act erlassen. Diese begann die Städtehygiene mit der
Durchführung der drei Forderungen: Straßenpflasterung, Trinkwasserversorgung,
Kanalisation. Gleichzeitig aber wurde in England die Wohnungsgesetzgebung
ausgebildet und dabei die Kleinwohnung als selbständiges Gebiet des Städtebaues
erkannt. In Deutschland war zu jener Zeit die Industrialisierung noch nicht

so weit vorgeschritten; aber auch hier hatte ein Aufblühen der Volkswirtschaft stattgefunden. Eine Verschiebung der Bevölkerung war hier jedoch nicht wie in England eingetreten. In den alten Industrieorten war der Arbeiter noch Hausbesitzer. Die übliche Hausform war das Einfamilienhaus oder das neben der Wohnung des Besitzers noch eine zweite vermietbare Wohnung enthaltende Kleinhaus. Dem Hause war meist eine gewisse Gartenfläche beigegeben, die Gemüsezucht und das Halten von Kleinvieh gestattete. Das Massenmietshaus war fast ganz unbekannt. Der Typ des damaligen Arbeiterhauses war mithin hinsichtlich der Wohnweise frei von wesentlichen Mängeln.

In den 50er Jahren des vergangenen Jahrhunderts trat die Notwendigkeit städtebaulichen Eingreifens in den französischen Industriebezirken immer mehr hervor. Nicht nur die schlechten sanitären Zustände in den Arbeiterbezirken zwangen dazu, sondern die jetzt organisierte Arbeiterschaft trat mit ihren Forderungen in politischen Bestrebungen hervor. So kam es unter Napoleons III. persönlicher Führung zu großen und viel bestaunten städtebaulichen Unternehmungen. Er begann die Sanierung von Paris, indem er zunächst die alten Stadtteile rücksichtslos durch ganz neue Straßenanlagen ersetzte. Hier war es berechtigt, breite, kostspielige Straßenzüge, die dem Verkehr dienten, zu schaffen; und so gestaltete er Paris zu der „imposanten“ vielbewunderten neuzeitlichen Großstadt. An die Erneuerung der Altstadt schloß sich die Stadterweiterung an, die nun ebenfalls in der gleichen „imposanten“ Weise mit breiten Straßenzügen und großen Plätzen durchgeführt wurde.

Diese Übertragung der für die Innenstadt, die zur Geschäftsstadt und zum Verkehrszentrum (City) wurde, berechtigten und notwendigen großartigen Straßen- und Platzanlagen auch auf die als Wohnstadt zu betrachtenden Neuanlagen wurde zum schematischen Grundsatz für die gesamten Stadtanlagen auf dem Kontinent. Hierin lag der große Fehler des damaligen Städtebaues. Stadtinneres und Stadterweiterung verlangen ihrer Natur nach ganz verschiedene Behandlung der Straßen- und Hausanlagen. Der „Kultus der Straße“, wie Eberstadt diese schematische Behandlung von Stadtinnerem und Vorstädten bezeichnet, vereitelte die wichtigsten Aufgaben der Straße, nämlich die, der vorteilhaftesten, besten und billigsten Aufteilung von Wohngelände zu dienen. Gleichzeitig bedingte er ein gewaltiges Anschwellen der Bodenpreise und damit einen Zwang zu schlechten Bauformen. Infolge der hohen Straßenkosten mußten die anliegenden Gelände bis zum äußersten ausgenutzt werden, und dies geschah durch das Zusammendrängen der Bevölkerung in hohen Stockwerkshäusern mit Seiten- und Hintergebäuden. Während also die Straße eine stattliche Bauweise vortäuschte, entstand an ihr die Mietskaserne mit ihren vielfach unbefriedigenden Wohnungsformen.

3. Bodenspekulation und Wohnung.

Gefördert wurde diese Entwicklung durch die Bodenspekulation im üblen Sinne, d. h. durch *die* Bodenhändler, denen es weniger darum zu tun war, Bauland der Besiedelung zu erschließen, als darauf, Land, das in absehbarer Zeit baureif werden würde, an sich zu bringen, und den hohen Wertzuwachs, der durch die enge, vielgeschossige Bebauung gewährleistet wurde, einzuheimsen. So entstanden Geländeaufteilungen, die — schematisch entworfen — ein System breiter, kostspieliger Straßen mit tiefen Grundstücken darstellten, welche nur durch den behördlicherseits gewollten Mietskasernenbau ausgenutzt werden konnten. Es kamen Baublöcke zustande, wie einer in der Abb. 4 dargestellt ist. (Eberstadt.) Die Abbildung gibt einen Berliner Baublock wieder, der — unter den neueren — zu denen mittleren Umfangs (145 m Tiefe) zählt. Die Gegend ist ein reines Wohnviertel (Arbeiterviertel). Die einzelnen Grundstücke haben eine Tiefe von 70 bis 80 m; sie müssen durch zweifache, zum Teil dreifache Hinterhausbebauung (Hofwohnungen) ausgenutzt werden. Von den Wohnungen liegt nur ein geringer Teil nach den übermäßig ($22^1/_2$, 26 und 34 m) breiten Straßen, die lediglich dem Vorteil der Bodenspekulation dienen. Die Mehrzahl der Wohnungen befindet sich auf den Höfen.

Später ist man andere, aber nicht weniger willkürliche und auf die künstliche Höhertreibung des Grundpreises bewußt abzielende Wege gegangen. Die schachbrettartige Aufteilung des Geländes wurde verlassen und nun die Mannigfaltigkeit der kleinen mittelalterlichen Aufteilungsstraße — ins Gewaltige übertrieben — nachgeahmt. Die Straßenzüge wurden gekrümmt und möglichst viele unmotivierte Ecken konstruiert. Hierdurch wurde der Bodenpreis weiter in die Höhe getrieben; denn die Bauordnungen gestatteten für Eckbaustellen eine höhere Ausnutzung, somit höhere Rente und höheren Bodenpreis. Ein Beispiel für eine solche willkürliche „moderne" Bodenaufteilung gibt nachstehende Abb. 5 (EBERSTADT, 4. Aufl., S. 239).

Die Kleinwohnung auf dem Kontinent wurde also im Gegensatz zu England in die Mietskaserne gedrängt. Dies ist aber keine durch völkische Eigenart oder wirtschaftliche Notwendigkeiten bedingte und daher unabwendliche Entwicklung, sondern ein ganz willkürlicher, meist aus spekulativen Erwägungen betriebener Vorgang.

Der Erfolg ist nun der, daß bei Ausbruch des Krieges die Wohnweise der Völker sich so gestaltete, wie sie aus nachstehender Zusammenstellung ersichtlich ist. (Abb. 6, EBERSTADT, S. 6).

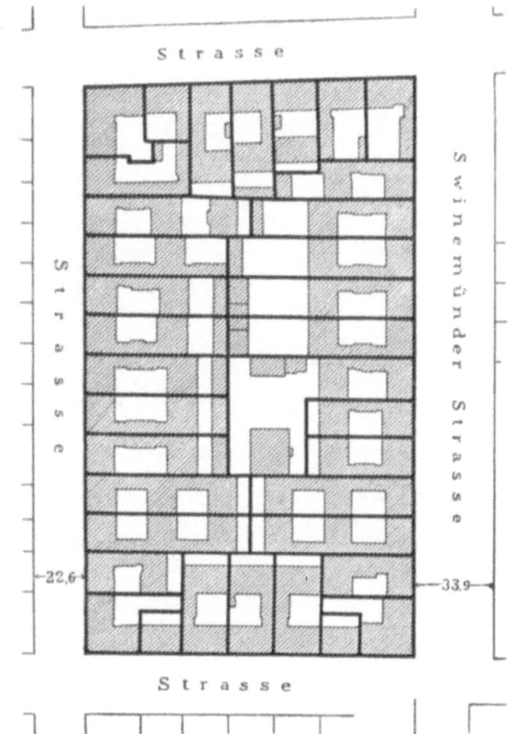

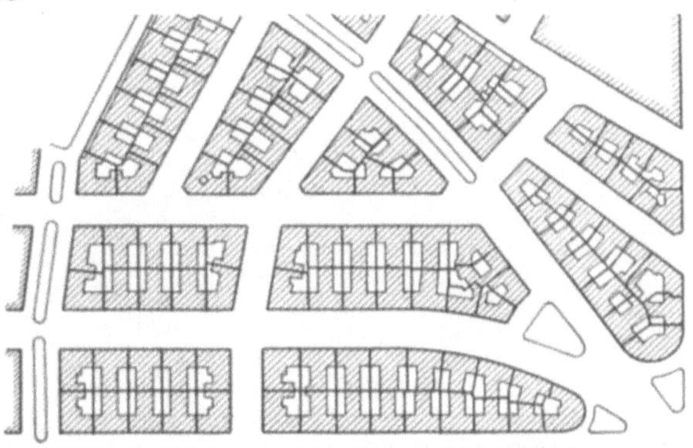

Abb. 5. Aufteilung des Tempelhofer Feldes bei Berlin.

Um die Angaben dieser Tabelle richtig zu bewerten, ist folgendes im Auge zu behalten: Die Zahlen entsprechen dem wirklichen Stande der Wohnweise dort, wo das ursprüngliche Bausystem beibehalten ist, wie z. B. in England. In den Städten jedoch, wo man vom Kleinhaus zur Mietskaserne übergegangen ist, aber noch Kleinhäuser in größerer Zahl bestehen, erscheint die durchschnittliche

170   A. KORFF-PETERSEN: Die Wohnung als Grundlage der Gesundheitsfürsorge.

Behausungsziffer zu klein, besonders für die Kleinwohnung. Nach EBERSTADT kann man sagen, daß die allgemeine Vorherrschaft des Einfamilienhauses nur bis zu der Durchschnittsziffer von etwa 5,5 Bewohnern für das Gebäude anzunehmen ist. Bei 6—8 Bewohnern erscheint das Einfamilienhaus bereits mit dem

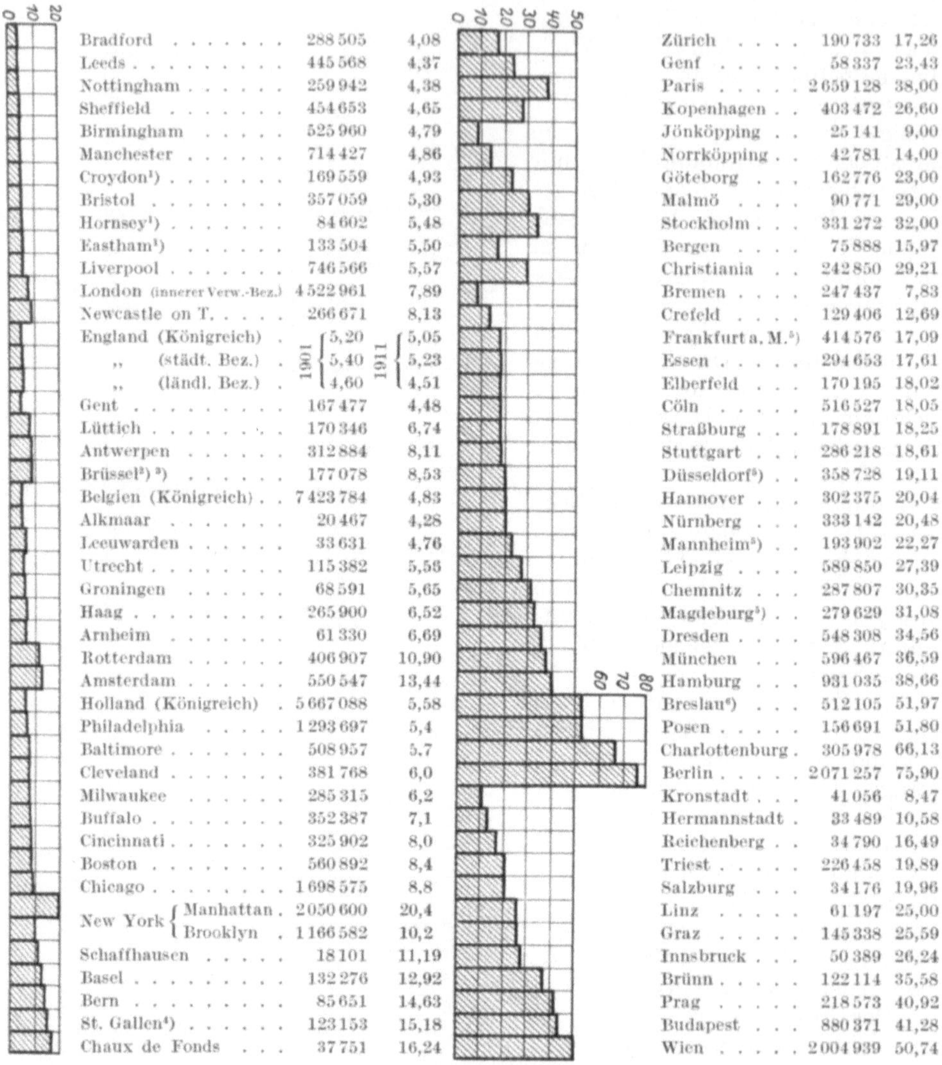

	b	a
Bradford	288 505	4,08
Leeds	445 568	4,37
Nottingham	259 942	4,38
Sheffield	454 653	4,65
Birmingham	525 960	4,79
Manchester	714 427	4,86
Croydon[1])	169 559	4,93
Bristol	357 059	5,30
Hornsey[1])	84 602	5,48
Eastham[1])	133 504	5,50
Liverpool	746 566	5,57
London (innerer Verw.-Bez.)	4 522 961	7,89
Newcastle on T.	266 671	8,13
England (Königreich) . 1901 {	5,20	1911 { 5,05
,, (städt. Bez.) .	5,40	5,23
,, (ländl. Bez.) .	4,60	4,51
Gent	167 477	4,48
Lüttich	170 346	6,74
Antwerpen	312 884	8,11
Brüssel[2])[3])	177 078	8,53
Belgien (Königreich) . .	7 423 784	4,83
Alkmaar	20 467	4,28
Leeuwarden	33 631	4,76
Utrecht	115 382	5,58
Groningen	68 591	5,65
Haag	265 900	6,52
Arnheim	61 330	6,69
Rotterdam	406 907	10,90
Amsterdam	550 547	13,44
Holland (Königreich) .	5 667 088	5,58
Philadelphia	1 293 697	5,4
Baltimore	508 957	5,7
Cleveland	381 768	6,0
Milwaukee	285 315	6,2
Buffalo	352 387	7,1
Cincinnati	325 902	8,0
Boston	560 892	8,4
Chicago	1 698 575	8,8
New York { Manhattan .	2 050 600	20,4
{ Brooklyn .	1 166 582	10,2
Schaffhausen	18 101	11,19
Basel	132 276	12,92
Bern	85 651	14,63
St. Gallen[4])	123 153	15,18
Chaux de Fonds . . .	37 751	16,24

	b	a
Zürich	190 733	17,26
Genf	58 337	23,43
Paris	2 659 128	38,00
Kopenhagen . .	403 472	26,60
Jönköpping . .	25 141	9,00
Norrköpping . .	42 781	14,00
Göteborg . . .	162 776	23,00
Malmö	90 771	29,00
Stockholm . . .	331 272	32,00
Bergen	75 888	15,97
Christiania . .	242 850	29,21
Bremen	247 437	7,83
Crefeld	129 406	12,69
Frankfurt a. M.[5])	414 576	17,09
Essen	294 653	17,61
Elberfeld . . .	170 195	18,02
Cöln	516 527	18,05
Straßburg . . .	178 891	18,25
Stuttgart . . .	286 218	18,61
Düsseldorf[5]) . .	358 728	19,11
Hannover . . .	302 375	20,04
Nürnberg . . .	333 142	20,48
Mannheim[5]) . .	193 902	22,27
Leipzig	589 850	27,39
Chemnitz . . .	287 807	30,35
Magdeburg[5]) . .	279 629	31,08
Dresden	548 308	34,56
München . . .	596 467	36,59
Hamburg . . .	931 035	38,66
Breslau[6]) . . .	512 105	51,97
Posen	156 691	51,80
Charlottenburg .	305 978	66,13
Berlin	2 071 257	75,90
Kronstadt . . .	41 056	8,47
Hermannstadt .	33 489	10,58
Reichenberg . .	34 790	16,49
Triest	226 458	19,89
Salzburg . . .	34 176	19,96
Linz	61 197	25,00
Graz	145 338	25,59
Innsbruck . . .	50 389	26,24
Brünn	122 114	35,58
Prag	218 573	40,92
Budapest . . .	880 371	41,28
Wien	2 004 939	50,74

Abb. 6. Die Wohnweise der Völker in der Gegenwart.

a = Behausungsziffer; b = Einwohnerzahl. [1]) Vororte Groß-London. [2]) Innenstadt ohne Anschlußgemeinden. [3]) Außengemeinden 6,78 bis 9,72; siehe EBERSTADT, Brüssel und Antwerpen, Jena 1919. [4]) Siedelungsbereich. [5]) Während der Zählperiode 1905—1910 Eingemeindung größerer Außenbezirke. [6]) Behausungsziffer von 1905.

Zweiwohnungshaus untermischt. Ziffern von 10 Bewohnern aufwärts bekunden einen erheblichen Anteil, von 15 Bewohnern aufwärts eine weitgehende Anwendung des Mehrwohnungshauses. Bei 19 Bewohnern — in wohlhabenden Städten schon bei etwa 18 — hat die mehrstöckige Bauweise (Stockwerkshäufung) für den Kleinwohnungsbau in entscheidender Weise das Übergewicht erlangt; bei einer

Durchschnittsziffer von 30 Bewohnern und darüber treten die großen Hausformen des Massenmietshauses und der Mietskaserne ein.

Die Tabelle läßt nun einen auffälligen Unterschied erkennen. In den Städten Deutschlands, Österreichs, Frankreichs sowie in den Großstädten von Holland, Dänemark, Schweden, Norwegen und eines Teils von New York herrscht allgemein das Vielwohnungshaus bzw. die Mietskaserne, während sich in dem Hauptteile von Holland, Belgien, England, Nordamerika das Einfamilienhaus erhalten hat.

In Deutschland hat sich das Bausystem mit Stockwerkshäufung in den meisten Großstädten durchgesetzt. Nur im nordwestlichen Gebiete Deutschlands, begrenzt etwa von der Linie Bremen-Koblenz, hat sich das Kleinhaus noch einigermaßen gehalten. In Bremen, wo sich das Kleinhaus am besten gehalten hat, geht man aber doch auch allmählich zum Mehrwohnungshaus, besonders für die unteren Mietpreisstufen, über. Es sei hier bemerkt, daß es weder der vielfach angeschuldigte Festungscharakter einer Stadt ist, der das Zusammendrängen der Menschen in Mietskasernen bedingt — die Festungen Straßburg und Köln haben eine wesentlich geringere Behausungsziffer als die offenen Städte Berlin und Charlottenburg — noch die Industrialisierung an sich. In den aufblühenden Industrieorten Krefeld, Barmen, Essen, Dortmund usw. sind die Behausungsziffern noch heute geringer als in manchen weniger rasch gewachsenen Städten. Stärker als die Festungswerke haben die spekulativen Bodengesellschaften die Städte eingeengt, und mehr als die Industrialisierung hat der Kultus der Straße die Menschen in die Mietskasernen gedrängt.

Ehe nun an die Untersuchung des gesundheitlichen Einflusses der verschiedenen Wohnarten gegangen werden kann, muß das Typische der einzelnen Arten dargelegt werden.

IV. Das Kleinhaus.

Das Kleinhaus als Einfamilienhaus ist fast nur dort möglich, wo die Bautätigkeit unter Ausschaltung der Bodenspekulation durch Staat, Gemeinde, Arbeitgeber oder Bauvereinigungen betrieben wird. Es kann als Einzel-, Gruppen- oder Reihenhaus zur Ausführung kommen. Im nachstehenden sind einige Abbildungen typischer Kleinhäuser sowie Grundrisse gezeigt (Abb. 7—12). Sie enthalten 2—3 Zimmer nebst Küche, diese vielfach als Wohnküche ausgestaltet, zuweilen noch eine Kammer. Wesentlich ist es, daß eine völlige Trennung der einzelnen Familien ermöglicht ist, und daß jede Familie leichten Zugang zur freien Natur hat. Meist ist ein Stück Gartenland beigegeben. Die Häuser er-

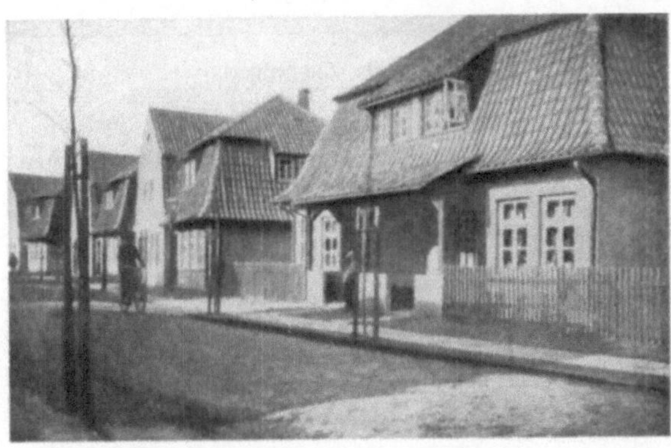

Abb. 7. Kleinhäuser als Doppelhäuser.

möglichen den dauernden Erwerb. Für Verzinsung und Tilgung ist nicht oder nicht wesentlich mehr aufzubringen als für eine Mietwohnung im Hochbau.

Das Zweiwohnungshaus enthält auf jedem Geschoß eine selbständige Wohnung und wird fast ausschließlich als Doppel- oder Reihenhaus aufgeführt. Die Treppe ist teilweise für beide Familien gemeinsam, zuweilen werden auch für

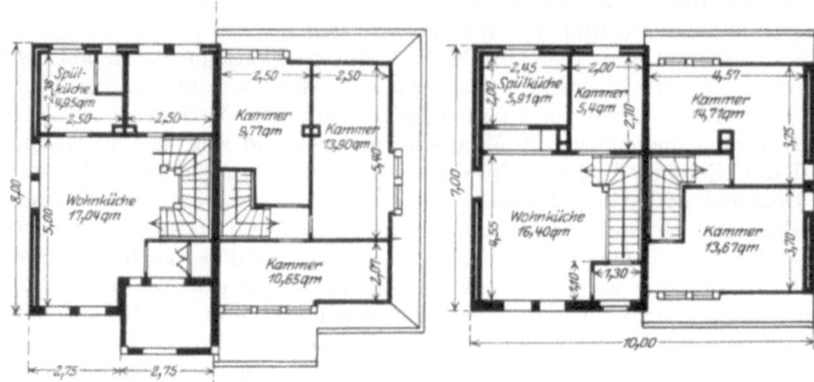

Abb. 8. Grundrisse zu Abb. 7.

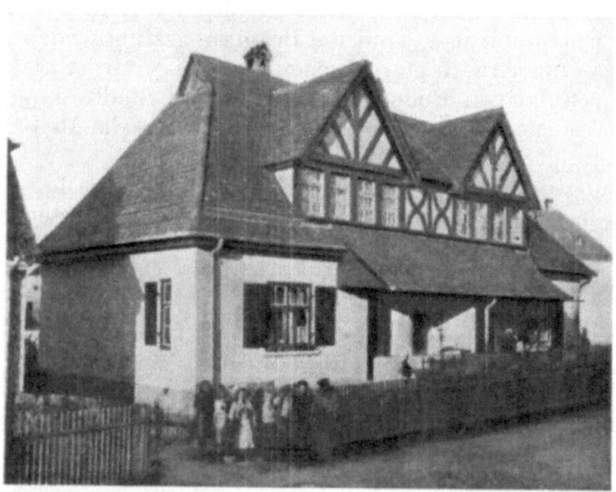

Abb. 9. Doppelhaus.

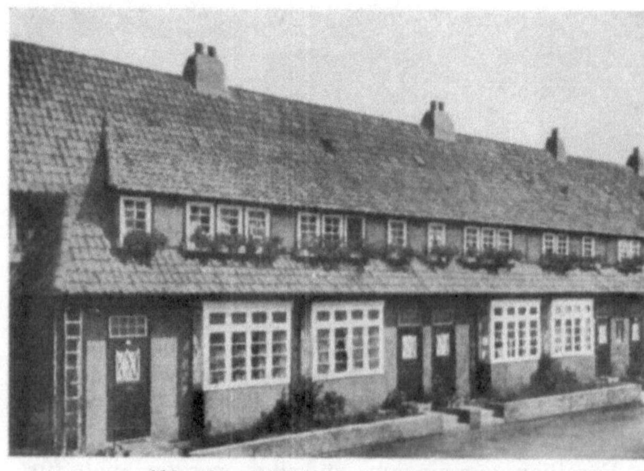

Abb. 10. Kleinhäuser als Reihenhäuser.

jede Familie getrennte Eingänge und Treppen angelegt. Dies letzte ist vom hygienischen Standpunkt vorzuziehen. Gelegentlich ist versucht worden, die Eingänge dadurch möglichst weit zu trennen, daß man die Kleinhäuser zwischen zwei Straßen anlegte und den Zugang zum Erdgeschoß von der einen, den zu dem Obergeschoß von der anderen Straße nimmt. Zweiwohnungshäuser werden seitens der Erwerber öfters deswegen gewünscht, um durch die Vermietung der einen Wohnung einen Teil der Verzinsung decken zu können. Manchmal wird auch eine auf einem Geschoß für sich abgeschlossene Wohnung, wie sie derartige Häuser im Gegensatz zu den Einfamilienhäusern bieten, von den Frauen gewünscht, weil die Bewirtschaftung leichter ist.

Als Mittelhäuser bezeichnet der „Entwurf zu einer Bauordnung vom 25. April 1919" Wohnhäuser für Klein- und Mittelwohnungen, die folgenden Anforderungen entsprechen:

a) Sie dürfen nicht mehr als 3 Vollgeschosse haben — ein Wohnhaus verliert die Eigenschaft als Mittelhaus nicht, wenn im Bedarfsfalle Einzelwohnräume,

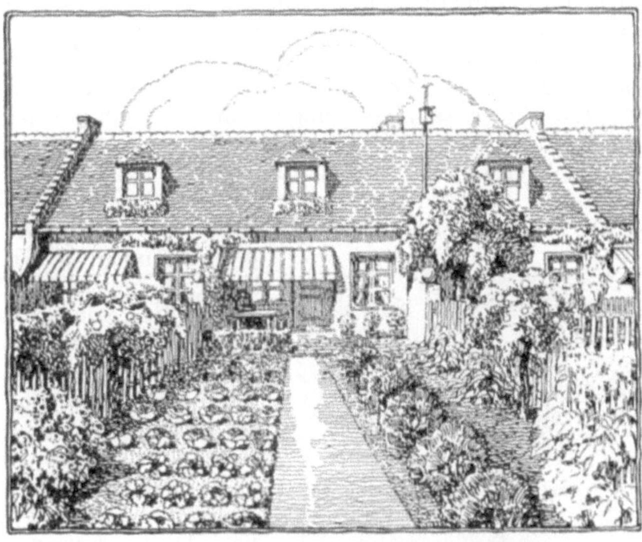

Abb. 11. Kleinhaus-Reihenhäuser mit Einzelgärten.

die als Zubehör zu den unteren Großwohnungen dienen, im Dachgeschoß eingebaut sind — oder sie dürfen nicht mehr als 2 Vollgeschosse und 1 voll ausgebautes Dachgeschoß mit selbständigen Wohnungen enthalten.

b) Sie dürfen nicht mehr als 6 Wohnungen enthalten, wobei jedes Geschoß aus höchstens 8 Räumen zum dauernden Aufenthalt von Menschen bestehen darf, deren Größe und Ausstattung den ortsüblichen Verhältnissen bei Klein- und Mittelwohnungen entspricht.

c) Sie dürfen keine Wohnräume im Kellergeschoß haben.

Das Zweiwohnungs- und Mittelhaus hat mit dem Kleinhaus den Vorzug gemeinsam, daß es den Bewohnern den Aufenthalt im Freien erleichtert; wenigstens gilt das für die 2 unteren Geschosse. Das dritte

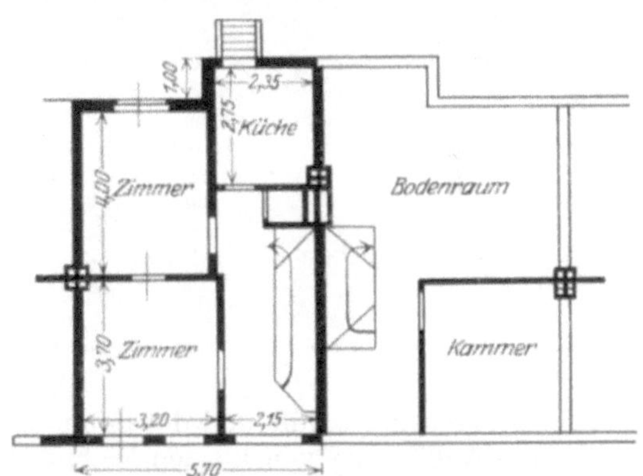

Abb. 12. Grundriß eines Einfamilienreihenhauses (Bremen).

könnte dann solchen Leuten zugewiesen werden, die des Aufenthalts in unmittelbarer Nähe des Hauses weniger bedürfen. Auch das übermäßig enge Zusammenwohnen mehrerer Familien tritt bei derartigen Häusern nicht auffallend in Erscheinung.

V. Mietskasernen.

Ganz anders liegen die Verhältnisse in der Mietskaserne. Das Charakteristische der Mietskaserne ist die Aufhäufung von Wohnungen übereinander sowie die Anlage von Seitenflügeln und Hinterhäusern. Diese Anlage von Seitenflügeln und Hintergebäuden bedingt die Entstehung von Höfen, wie sie in den Abb. 13, 14 u. 15 wiedergegeben sind. Abb. 13 u. 14 stammen aus einer älteren, Abb. 15 aus einer etwas neueren Bauperiode in Berlin. Die hygienischen Anforderungen hinsichtlich Wasserversorgung und Abwässerbeseitigung sind in diesen Mietskasernen fast durchweg erfüllt. Freilich sind die Spülklosetts sehr häufig für mehrere Familien gemeinsam, so daß dadurch Krankheitsübertragungen von einer Familie auf die andere sehr wohl möglich sind. Eine hinreichende Trennung der verschiedenen Familien ist meist nicht möglich, so daß das Gefühl des Fürsichseins der einzelnen Familie und damit die Behaglichkeit nicht entstehen kann. Der Grundriß einer für Berliner Verhältnisse charakteristischen Mietskaserne (Abb. 16) zeigt, daß sie meistens in jedem Stockwerk 2 Wohnungen von je 5 Räumen, 5 Wohnungen von Stube, Kammer und Küche und 6 Wohnungen von Stube und Küche, davon 3 Vorderwohnungen und 10 Hofwohnungen enthalten. Einzelne Zimmer der Eckwohnungen sind dabei so angelegt, daß die Belichtung und Lüftung durch die Fenster in ganz unzureichendem Maße erfolgt. Außerdem ist aus dem Plan ersichtlich, daß bei einer großen Reihe der Wohnungen die Zahl der Räume zu gering ist. Die Trennung der Familienmitglieder nach Alter und Geschlecht ist nicht durchführbar. Durch die Stockwerksanhäufung wird der Bodenpreis so in die Höhe getrieben, daß trotz verhältnismäßig hoher Mieten der einzelnen Wohnungen kein zureichender Raum gewährt werden kann (Eberstadt a. a. O.).

Ein hygienisch außerordentlich bedenklicher Mißstand ist es, daß für die einzelnen Wohnungen keinerlei Freifläche vorhanden ist, die es ermöglicht, besonders die Kinder

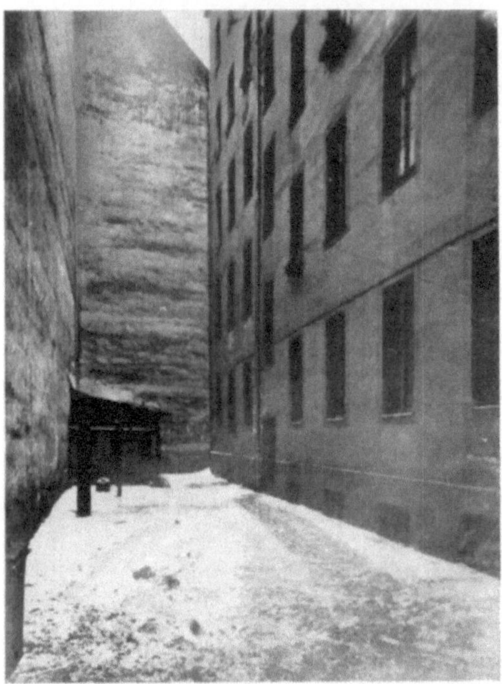

Abb. 13. Ansicht aus Berliner Hofwohnungen.

der bewegten Außenluft und der Sonne zuzuführen.

Die Anhäufung von kleinen Wohnungen führt, wie S. 154 näher ausgeführt, zu starker Überhitzung besonders der höher gelegenen Wohnungen in der warmen Jahreszeit. Es kommt gar nicht selten vor, daß im Hochsommer auch abends und nachts der Aufenthalt in der Wohnung so drückend und unerträglich wird, daß die Bewohner die Wohnungen verlassen müssen und im Freien, vielfach aber auch in der Kneipe Erquickung suchen.

Durch die mannigfachen Kommunikationen der einzelnen Wohnungen miteinander (Flure, Treppenhaus usw.) verbreiten sich die Dünste überallhin, und die Luft ist in den einzelnen Wohnungen meist stark verunreinigt. Die Forderung nach Querdurchlüftung ist daher bei Mietskasernen meist durchaus gerechtfertigt, kann jedoch wegen der starken Ausnutzung des Baugrundes in einer sehr großen Zahl von Wohnungen nicht erfüllt werden. Es möge hier allerdings bemerkt sein, daß die Forderung der Querdurchlüftbarkeit auf alle Wohntypen, auch auf die Kleinhäuser auszudehnen, hygienisch nicht gerechtfertigt erscheint.

Auf die verhältnismäßig hohen Gefahren bei Bränden für die Bewohner der Mietskasernen soll hier nur andeutungsweise hingewiesen werden.

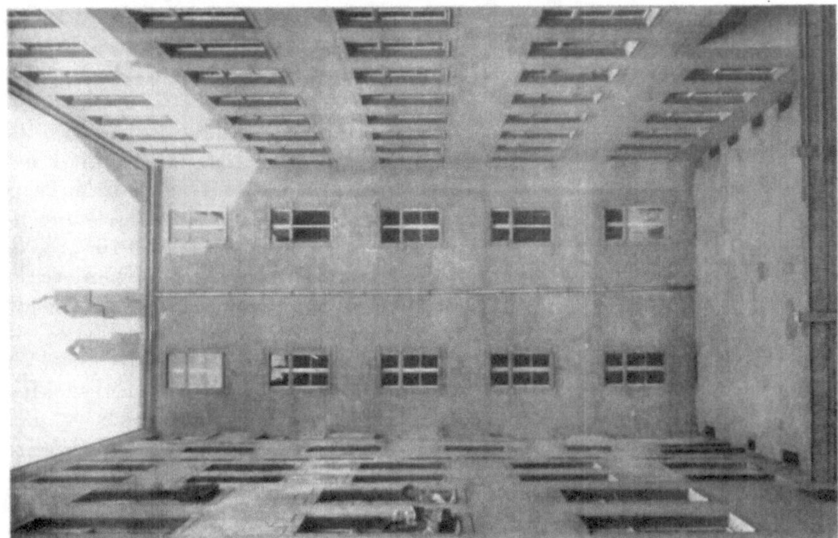

Abb. 15.

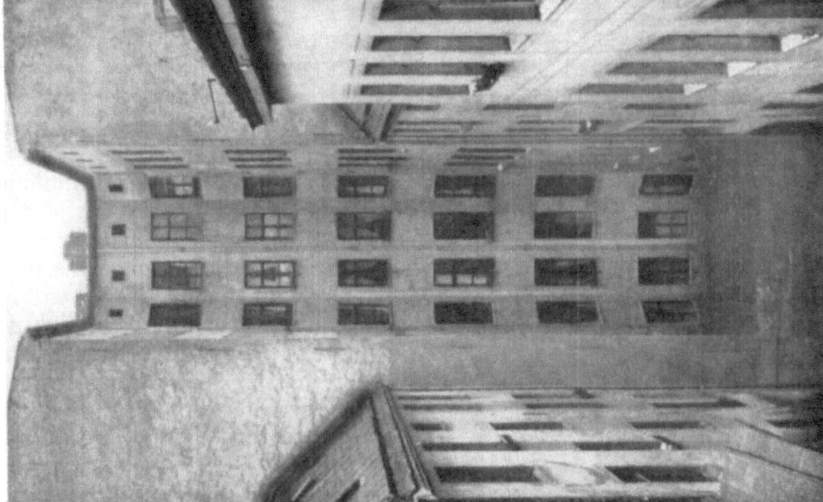

Abb. 14.

Typische Höfe Berliner Mietskasernen, Abb. 14 älterer, Abb. 15 neuerer Bauart.

Die Entwicklung des Mietskasernenwesens hat für Deutschland eine sehr beachtenswerte wirtschaftliche Folge gehabt, die sich fernerhin hygienisch stark ausgewirkt hat. Es ist das die vom Statistiker Schwabe zuerst beschriebene und folgendermaßen formulierte Tatsache: „Je ärmer jemand ist, desto größer ist die Summe, die er im Verhältnis zu seinem Einkommen für Wohnung ausgeben muß." Nach Eberstadt betrug um das Jahr 1914 in den unteren Einkommen-

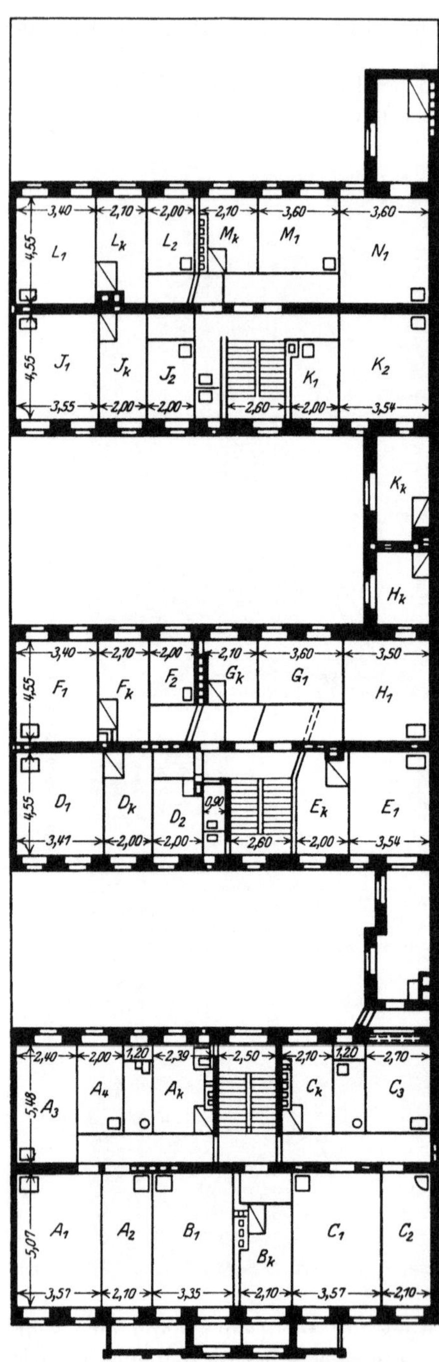

Abb. 16. Typischer Grundriß einer Berliner
Mietskaserne.

stufen bis 2000 Mark bei der städtischen Bevölkerung in Deutschland die für Miete zu leistende Aufwendung meist 20—25% des Einkommens, während der wirtschaftlich zulässige Anteil $16^2/_3$ bis $14^2/_7$% beträgt. Die Richtigkeit des Schwabeschen Gesetzes ist durch vielfache Untersuchungen bestätigt. Ebenso ist festgestellt, daß in Deutschland bis 1914 ein fast ständiges Steigen der Mietspreise stattgefunden hat, die in den Ländern mit Flachbau bisher sich nicht in dem Maße gezeigt hat. Außerdem ist dort nur mit einem Satz von etwa $14—16^2/_3$% des Einkommens als Wohnungsmiete zu rechnen. Als Beispiel für das Gesagte diene die nachstehende Tabelle 1.

Bemerkenswert ist, daß diese Verhältnisse — ebenso wie die Entwicklung der Mietskaserne überhaupt — nicht durch wirtschaftliche Notwendigkeiten bedingt sind. Dies geht daraus hervor, daß im Osten Deutschlands die Mietspreise wesentlich höher sind als im Westen mit seiner hochentwickelten Industrie.

Die Verteuerung der Mietspreise für die ärmeren Schichten der Bevölkerung hat dazu geführt, daß die Kleinwohnungen vielfach sehr stark überfüllt sind. Es muß eben jeder Raum bis zur Grenze des Möglichen ausgenutzt werden. In Deutschland pflegt man im allgemeinen eine Belegung mit 5 Personen für je einen Raum als Höchstzahl zu bezeichnen, in England gilt ein Raum schon als überfüllt, wenn mehr als 2 Personen auf ihn kommen. Unter Zugrundelegung der Annahme einer Überfüllung bei 6 und mehr Personen für ein heizbares Zimmer, von 11 und mehr Bewohnern für 2 heizbare Zimmer ergibt sich für 1905 folgende Tabelle 2 der überfüllten Wohnungen.

Eine derartig hohe Wohnungsdichte muß selbstverständlich als hygienisch außerordentlich bedenklich bezeichnet werden. Die Verbreitung ansteckender Krankheiten ist in solchen überfüllten Wohnungen naturgemäß besonders leicht möglich. Auch in sittlicher Hinsicht birgt eine derartige Anhäufung besonders für die heranwachsende Jugend außerordentliche Gefahren, worauf besonders Albert Sydekum in „Großstädtisches Wohnungselend" 3. Aufl. hinweist.

Tabelle 1. *Miete und Einkommen.*

Stufe	Einkommen M.	1880				1900			
		Zahl der Fälle	Durchschnittl. Einkommen M.	Durchschnittl. Miete M.	Miete in % des Einkommens	Zahl der Fälle	Durchschnittl. Einkommen M.	Durchschnittl. Miete M.	Miete in % des Einkommens
1	bis 420	15 571	379	110	28,9	6 134	329	105	31,8
2	420 .. 600	824	537	137	25,6	7 301	567	151	26,6
3	600 .. 900	6 800	605	130	21,5	10 809	788	177	22,4
4	900 .. 1 200	3 126	1 039	218	21,0	7 248	1 055	211	20,0
5	1 200 .. 1 500	2 004	1 326	264	19,9	3 474	1 347	269	20,0
6	1 500 .. 1 800	1 132	1 633	339	20,8	2 072	1 654	327	19,7
7	1 800 .. 2 400	1 543	2 099	400	19,1	2 800	2 104	423	20,1
8	2 400 .. 3 000	1 170	2 701	532	19.7	2 086	2 706	505	18,7
9	3 000 .. 3 600	724	3 304	655	19,8	1 341	3 352	567	16,9
10	3 600 .. 4 800	693	4 155	762	18,3	1 667	4 155	653	15,7
11	4 800 .. 6 000	375	5 350	979	18,3	988	5 346	801	15,0
12	6 000 .. 9 000	513	7 393	1 196	16,2	1 333	7 344	973	13,3
13	9 000 .. 12 000	187	10 488	1 434	13,7	644	10 366	1 169	11,3
14	12 000 .. 15 000	83	13 446	1 677	12,5	337	12 892	1 315	10,2
15	15 000 .. 18 000	39	16 550	1 723	10,4	212	16 384	1 506	9,2
16	18 000 .. 24 000	41	21 105	1 978	9,4	232	20 685	1 615	7,8
17	24 000 .. 30 000	33	26 631	2 269	8,5	149	27 231	1 747	6,4
18	30 000 .. 36 000	10	33 443	2 310	6,9	82	33 001	1 824	5,5
19	36 000 .. 48 000	18	41 015	2 552	6,2	110	41 499	2 171	5,2
20	48 000 .. 60 000	5	51 980	1 850	3,6	46	55 305	2 465	4,5
21	60 000 .. über 100 000	6	89 941	3 050	3,4	101	99 208	2 586	2,6

Besonders verhängnisvoll ist die Überfüllung der Wohnungen, wenn, wie das sehr häufig der Fall ist, dazu noch eine Bettennot besteht, und die heranwachsenden Kinder zu mehreren, zuweilen nicht einmal des gleichen Geschlechts

Tabelle 2. *Die übervölkerten Wohnungen am 1. Dezember 1905.*

Stadt	1 hzb. Zim. mit 6 u. mehr Bewohnern		2 hzb. Zim. mit 11 u. mehr Bew.		Zusammen		1 hzb. Zim. m. 6 u. mehr Bewohnern		2 hzb. Zim. mit 11 u. mehr Bew.		Zusammen		1 Wohnraum m. 6 u. mehr Bew.	2 Wohnräume m. 11 u. m. Bew.	Zusammen	
	Küche nicht als heizb. Zim. gerechnet						Küche als heizb. Zim. gerechnet									
	Anz.	Proz.	Anz.	Proz.	Anz.	Proz.	Anz.	Proz.	Anz.	Proz.	Anz.	Proz.	Anz.	Anz.	Anz.	Proz.[1]
Altona .	1773	4,39	60	0,15	1833	4,54	43	0,10	23	0,6	66	0,16				
Berlin . .	24024	4,59	416	0,08	24440	4,67	546	0,10	109	0,02	655	0,13	297	68	365	0,07
Breslau .	6694	5,86	182	0,16	6876	6,02	2387	2,09	97	0,08	484	2,17	1651	69	1720	1,5
Charlotten-burg. .	1600	2,84	73	0,13	1673	2,97	60	0,11	10	0,02	70	0,12	42	6	48	0,08
Erfurt . .	1155	5,10	116	0,51	1271	5,61										
Essen . .													7	9	16	0,03
Hamburg	5399	2,96	263	0,14	5662	3,10	108	0,06	60	0,03	168	0,09	1	2	3	0,00
Kiel. . .	341	1,03	34	0,10	375	1,13	5	0,02	5	0,02	10	0,03				
Königsberg	4550	9,13	80	0,16	4630	9,30	298	0,60	69	0,14	367	0,74	179	10	189	0,38
Leipzig .	3692	3,22	295	0,26	3987	3,48	90	0,08	43	0,04	133	0,12	7		7	0,01
Lübeck .	1330	6,07	32	0,15	1362	6,22	231	1,05	9	0,04	240	1,10	16	1	17	0,08

zusammenschlafen müssen. M. von Gruber gibt an, daß in den Jahren 1904 bis 1907 rund 70 000 Münchener unter Bettenmangel litten. Nach der Erhebung der Berliner Ortskrankenkasse für 1914 ergibt sich, daß in 6909 Fällen, d. h. 35,81% der Gesamtzahl der untersuchten, die Bettenverhältnisse ungenügend waren. Aus der Zeit nach dem Kriege stellt mir die Berliner Fürsorgeärztin

[1]) In Prozenten sämtlicher bewohnter Wohnungen.

Frau Dr. Szagun eine kleine Statistik, betreffend 221 Familien von Schülerinnen aus den Fortbildungsschulen mit 1033 Personen und 105 Familien von Frauen aus der Säuglingsfürsorge mit 475 Personen, zur Verfügung. Von den 1033 Angehörigen der Fortbildungsschülerinnen schliefen 769 allein, 246 zu zweien in einem Bett, 18 zu dreien in zwei Betten. Von den 475 Angehörigen der Mütter 307 allein, 128 zu zweien, 3 zu dreien in einem Bett und 30 zu dreien in zwei Betten. Ferner 5 allein auf dem Sofa und 2 zu zweien auf einem Sofa. Der Bettenmangel hat vielfach seine Ursache nicht in der Armut der Bewohner, sondern in der Unmöglichkeit, weitere Betten in der engen Wohnung aufzustellen. Einige Male scheint allerdings aus den Angaben hervorzugehen, daß das enge Schlafen darauf zurückzuführen war, daß ein Raum als „gute Stube" benutzt wurde. Nach Angaben aus den „Mitteilungen des Statistischen Amtes der Stadt Kiel" Nr. 21 wurde in einer Kölner Schule festgestellt, daß 10% der Kinder zu 3 bis 5 Personen in einem Bette schliefen. Aus Mangel an Betten schliefen 2% der Kinder auf dem Boden oder auf Stühlen.

Diese hygienischen Unzuträglichkeiten werden noch erheblich vergrößert, wenn in eine Wohnung noch Familienfremde als Abmieter oder gar Schlafgänger aufgenommen werden. Das ist aber sehr häufig nötig, damit die Miete aufgebracht werden kann. Die überwiegende Mehrzahl der Haushaltungen mit Schlafleuten entfällt auf Kleinwohnungen von 1—3 Räumen, wobei jeder abgesonderte Raum als Wohnraum gezählt wird. Im Jahre 1905 wurden Schlafleute (einschließlich deren Kinder) gezählt:

Tabelle 3. *Schlafleute.*

	Anzahl	Proz. der Bevölkerung		Anzahl	Proz. der Bevölkerung
Berlin	104081	5,55	Dresden	13860	2,81
Breslau	14733	3,46	Düsseldorf	10065	4,12
Charlottenburg	8114	3,5	Elberfeld	2390	1,5
Chemnitz	7422	3,39	Freiburg	2558	3,78
Cöln	10855	2,66	Leipzig	18725	3,75
			Plauen	5992	5,84

(Statist. Jahrbuch Deutscher Städte Bd. XVI, S. 467.)

Tabelle 4. *Frühere Reichswohnungszählung vom 31. V. 1918*

Zahl der Wohnräume	Durchschnittszahl der Bewohner auf 1 Wohnraum		Insbesondere bewohnte Woh-					
			1		2		3	
	1918	1910	1918	1910	1918	1910	1918	1910
nur Gewerberaum	1,50	1,29	137	168	43	12	9	5
1 { nur Küche	1,31	0,14	8009	6027	1536	1581	406	473
{ nur Wohnraum	1,29	1,43	28814	22639	6151	6509	1411	1921
Zus.	1,29	1,43	36823	28659	7687	8090	1817	2394
2 { 1 Wohnraum mit Küche .	1,25	.	44305	.	68525	.	46126	.
{ 2 Wohnräume ohne ..	0,91	.	1387	.	727	.	326	.
Zus.	1,25	1,60	45692	16057	69252	51795	46452	50619
3 { 2 Wohnräume mit Küche	1,06	.	19182	.	53495	.	54864	.
{ 3 .. ohne ..	0,81	.	131	.	92	.	84	.
Zus.	1,06	1,32	19313	6686	53587	30395	54948	42721
4	0,84	1,01	4712	2279	15980	9932	18693	14115
5	0,70	0,82	2117	1085	7976	5758	9402	7944
6 und mehr	0,56	0,64	1227	861	5242	4208	8020	8698
überhaupt	0,97	1,15	110021	55795	159767	110190	139341	126496

1905 umfaßte nach EBERSTADT die Unterstufe der Wohnungen in Berlin, die nur ein heizbares Zimmer oder nur unheizbare Zimmer besaßen, 788 809 Bewohner. In diesen Räumen wohnten 25 424 Familien mit Schlafleuten, 3609 Familien mit Zimmerabmietern und 108 mit Schlafleuten und Zimmerabmietern zugleich. In den Wohnungen von 1—2 Räumen allein wurden 4246 Zimmerabmieter und 35 754 Schlafleute gezählt (Statist. Jahrb., 31. Jahrg. S. 145. Grundstücksaufnahme von 1905, S. 57 u. 94). — Nach der Zählung von 1910 befanden sich in den Wohnungen von 1—2 Räumen (Stube und Küche) 20 545 Haushaltungen mit Schlafleuten, 3143 mit Zimmerabmietern und 36 mit Schlafgängern und Zimmerabmietern zugleich. Bei der Wohnung von 3 Räumen (Stube, Kammer und Küche) waren die entsprechenden Ziffern 28 272, 14 090 und 555.

Für die Wohnungserhebungen der Jahre 1910 und 1918 und die Stadt Berlin sind die Ergebnisse in Tabelle 4 zusammengestellt, auf die später noch zurückzukommen sein wird.

Die Stadt Kiel hat das Material der Wohnungszählung vom 13. Mai 1925 hinsichtlich der Wohnverhältnisse kinderreicher Familien bearbeiten lassen. Als kinderreich gelten dabei Familien mit mindestens vier oder Witwen und Witwer mit mindestens drei unversorgten Kindern unter 18 Jahren. Die Auszählung ergab 2 598 Familien mit 16 178 Personen, darunter 472 Witwen und Witwer mit 2 161 Personen. Mehr als 50% (1 357 Familien) entfielen auf die Wohnungsgröße 3 Wohnräume, wobei die Küche als Wohnraum mitgerechnet ist. 23,5% kamen auf 4 Wohnräume, 11,12% auf 5 Wohnräume. In 216 = 8,31% Familien waren noch 297 Kinder über 19 Jahre vorhanden und 573 Familien = 22,06% hatten noch 976 familienfremde Personen aufgenommen.

Diese hygienisch und sittlich überaus unerfreuliche Entwicklung des Wohnungswesens, die schon lange vor dem Kriege das Vorhandensein einer qualitativen Wohnungsnot erkennen läßt, ist, wie gezeigt, durch die nicht naturnotwendig entstandene, also abänderbare falsche Boden- und Baupolitik bedingt. Dagegen kann nur ein geringer Teil der wirklich verwahrlosten Wohnungen dieser Entwicklung zur Last gelegt werden. In populären Schriften spielen Schilderungen und Abbildungen solchen „Wohnungselends" eine große Rolle. In den Abb. 17

tadt Berlin.
nd Wohnungsaufnahme vom 1. XII. 1910.

ungen mit ... Bewohnern

4		5		6		7		8		9 oder mehr	
1918	1910	1918	1910	1918	1910	1918	1910	1918	1910	1918	1910
7	4	3	3	1	1	—	1	—	—		—
154	192	53	69	14	23	7	5	3	2	··	1
356	654	80	234	40	69	13	23	4	6	—	2
510	846	133	303	54	92	20	28	7	8	···	3
23 358	.	9 189	.	3 421	.	1 219	.	444	.	210	.
127	.	69	.	17	.	7	.	7	.	—	.
23 485	35 878	9 258	18 474	3 438	8 164	1 226	3 428	451	1 303	210	716
37 198	.	19 238	.	8 616	.	3 687	.	1 479	.	889	.
49	.	19	.	8	.	4	.	1	.	1	.
37 247	41 213	19 257	28 840	8 624	16 315	3 691	8 184	1 480	3 771	890	2 499
13 838	14 278	7 412	10 355	3 235	5 983	1 491	3 062	615	1 505	418	1 094
7 722	8 194	4 371	6 097	2 133	3 628	871	1 900	359	872	254	735
7 690	9 801	5 620	9 178	3 228	6 383	1 597	3 789	760	2 103	787	2 055
90 499	110 214	46 054	73 251	20 713	40 566	8 896	20 392	3 672	9 562	2 559	7 102

bis 20 sind einige derartige Elendswohnungen wiedergegeben. In manchen Fällen sind solche menschenunwürdige Wohnungen der früher herrschenden Bauweise zur Last zu legen, so die in Abb. 17 gezeigte Portierswohnung, für die man früher ebenso wie für die Dienstmädchengelasse vielfach unzureichenden, in Treppenhäusern usw. ausgesparten Raum für gut genug befand. Dasselbe gilt für das menschenunwürdige Gelaß der Abb. 18, trotzdem hier die Verwahrlosung zum Teil auf die schlechte Behandlung durch die Bewohner zurückzuführen ist. In den meisten Fällen ist die Verwahrlosung aber lediglich auf nachlässige und unsachgemäße Behandlung der Wohnung durch die Einwohner selbst zurückzuführen. So würden die Räume der Abb. 19 u. 20 sofort einen ganz anderen Eindruck machen und wohnlicher erscheinen, wenn nur die einfachsten Forderungen der Ordnung erfüllt wären.

Zumeist finden wir solche verwahrlosten Wohnungen in der Gegend der Innenstadt. Die moderne Entwicklung hat dazu geführt, daß in den großen Städten sich der Stadtkern zur Geschäftsstadt (City) ausbildet. An diese so entstehenden reinen Geschäftsbezirke schließen sich Straßen an, die eng bewohnt sind, teils von durchaus ordentlichen Leuten, die ihres Gewerbes wegen hier wohnen müssen, teils aber auch von minderwertigem Volk. In einem Teil dieser Straßen sind die Häuser für baldigen Abbruch bestimmt, und auf ihre Instandhaltung wird daher nicht der allergrößte Wert gelegt. Hier siedelt sich dann leicht der billigeren Miete wegen eine minderwertigere Mieterschaft neben durchaus vollwertigen Bevölkerungselementen an. Diese weniger guten Bevölkerungselemente bestehen vielfach aus Einwanderern, die aus Gegenden mit geringerer Kultur sich nach den großen Städten zusammenfinden. In Deutschland handelt es sich dabei meistens um

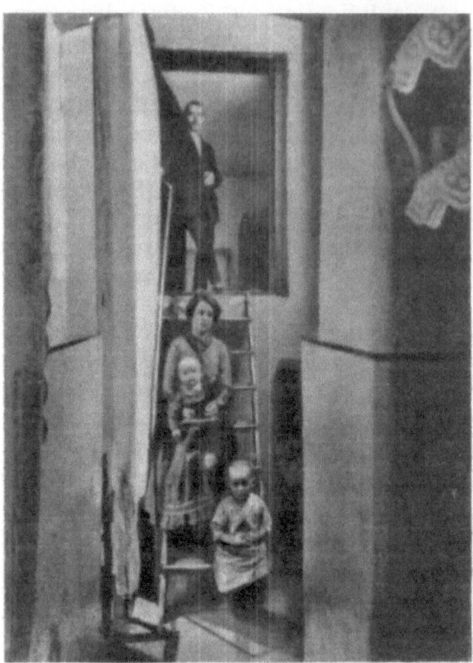

Abb. 17. Portierwohnung in einer Berliner Mietskaserne.

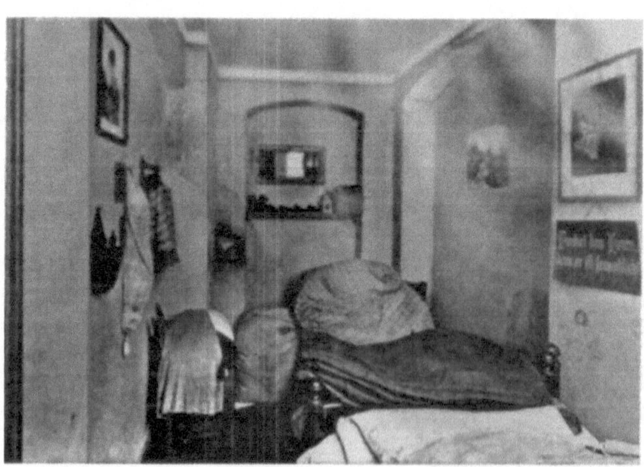

Abb. 18 Wohnraum mit einem winzigen Fenster in einer Mietskaserne.

Zuwanderer aus den östlichen Nachbarländern. Schließlich pflegen sich in diesen Gegenden solche Volksteile niederzulassen, die auf irgendeine Weise unter das

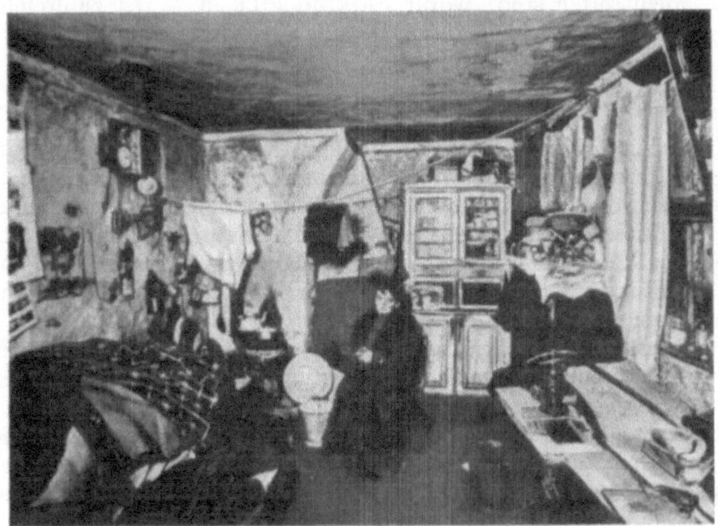

Abb. 19. Wesentlich durch Nachlässigkeit der Bewohner verwahrloster Wohnraum.

soziale Durchschnittsniveau herabgesunken sind. Darunter sind sehr viele sittlich und intellektuell Minderwertige, die infolge ihrer schlechten Wohnsitten jede Wohnung zur Verwahrlosung bringen (s. auch S. 163).

Die Verfallswohnungen sind also nicht etwa für die ärmere Bevölkerung gebaut, sondern es sind ursprünglich gute Wohnungen, die aus den geschilderten Gründen in ihren minderwertigen Zustand geraten sind. Durch Mittel der Wohnungsfürsorge ist gegen diese Wohnungsverwahrlosung nicht anzukämpfen. Als Abhilfe kommt lediglich der vollkommene Abbruch derartiger Stadtbezirke in Frage, wie er im großen Maße in einer Reihe von Städten im vorigen Jahrhundert durchgeführt worden ist. Vielfach hat ein derartiges Vorgehen allerdings nur zur Folge gehabt, daß die Bewohner dieser verwahrlosten Wohnungen etwas weiter nach der Peripherie der Stadt zogen, und daß alsbald dort derselbe Prozeß der Wohnungsverwahrlosung begann.

Es muß übrigens besonders hervorgehoben werden, daß sich

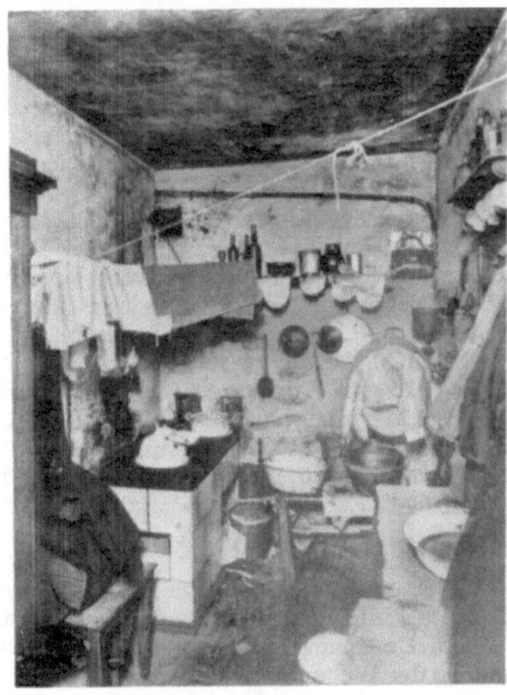

Abb. 20. Wesentlich durch Nachlässigkeit der Bewohner verwahrloster Wohnraum.

verwahrloste Wohnungen nicht nur in den Mietskasernen der Großstädte finden, sondern daß sie auch in nicht geringer Zahl in den Kleinhäusern der Kleinstädte anzutreffen sind, wofür Friedberger (a. a. O.) zahlreiche Belege bringt.

VI. Entwicklung des Wohnungswesens im Kriege.

Zu Kriegsbeginn trat infolge der Umstellung des gesamten Wirtschaftslebens auf die Erfordernisse des Krieges ein zunächst vorübergehender Stillstand der Bautätigkeit ein. Im weiteren Verlauf wurden bereits begonnene Bauten zwar noch zu Ende geführt, doch nur selten Neubauten begonnen. Der Bauindustrie und den Baugeschäften war ein großer Teil ihrer Arbeiter durch Einberufung zum Heere entzogen und ein anderer Teil mußte für die kriegswichtigen Industrien hergegeben werden.

Das Fehlen der Arbeitskräfte in der Bauindustrie führte zu einem Mangel an Baumaterial, außerdem wurden ihre Erzeugnisse mehr und mehr der Privatverarbeitung entzogen und kamen unter öffentliche Zwangswirtschaft. Späterhin mußte infolge Kohlenmangels die zwangsweise Stillegung zahlreicher Ziegeleien und anderer Bauindustriebetriebe angeordnet werden. Durch die Knappheit der Baustoffe und die hohen Löhne in der Industrie stiegen die Herstellungskosten eines Neubaues ununterbrochen. Dagegen blieben die Mieten auf dem Friedensstande. Deswegen war schon während des Krieges die Verdienstmöglichkeit im Hausbesitz stark eingeschränkt, zumal sich zunächst noch ein genügender Vorrat an leerstehenden Wohnungen bot. Es fehlte also vollkommen der Anreiz zur Errichtung neuer Bauten. Schließlich wurde sogar ein Bauverbot erlassen, dem noch ein Bauunterhaltungsverbot folgte. In den ersten Jahren nach dem Kriege bestand der Mangel an Baustoffen noch fort. Als dann die Bauindustrie wieder leistungsfähiger wurde, setzte das unaufhaltsame Sinken des Geldwertes ein. Eine dem sinkenden Geldwerte entsprechende Mietssteigerung durfte aber nicht erfolgen, da vom 1. April 1920 ab eine behördliche Zwangsfestsetzung der Mieten eintrat. So fehlte wiederum vollkommen der Anreiz für das Privatkapital, sich dem Wohnungsbau zuzuwenden, und dies führte zu dem vollständigen Darniederliegen der Bautätigkeit.

Trotz dem Stillstand der Bautätigkeit machte sich zu Anfang des Krieges ein Mangel an Wohnungen noch nicht bemerkbar. Es war noch ein genügender Überschuß an Leerwohnungen vorhanden, der sogar zunächst eine Zunahme aufwies. Die im Anfang des Weltkrieges infolge von Kriegstrauungen stark steigende Zahl der Familien übte noch keine Wirkung auf den Wohnungsmarkt aus. Die größte Zahl der Jungverheirateten bezog keine eigene Wohnung. Noch für das Jahr 1916 gibt Kuczynski für die Stadt Berlin folgendes Bild der Verhältnisse auf dem Wohnungsmarkt: Die Zahl der Wohnungen in Berlin mit seinen 45 Vororten war auf 1132327 angewachsen, von denen trotz Aufhören der Bautätigkeit immer noch 5,5% leer standen. In Hamburg betrug 1918 die Zahl der Leerwohnungen 7,2%, in Altona 9,8%, in Elberfeld 6,8%, in Aachen 7,0%, in Plauen 12,7%, in Pforzheim 11,6% (zitiert nach Eberstadt, Wohnungszählung vom 31. Mai 1918).

Der erste Mangel in einzelnen Wohnungsgattungen trat ein, als 1917 die Industrie infolge des Hindenburgprogramms immer mehr Arbeitskräfte in ihre nähere Umgebung heranzog. Diesem Mangel suchte man durch stärkere Belegung der Wohnungen und durch Wohnbarackenbau von seiten der Fabriken zu begegnen. Einzelne Unternehmer gingen auch zum Bau von Dauersiedlungen über; so wurden die Gartenstädte Staaken und Plaue durch den Staat als Arbeitgeber, von privater Seite z. B. die Industriesiedlung der Leunawerke in der Provinz Sachsen gebaut.

Im Laufe der Zeit wurden aber die Ansprüche an den Wohnraum größer. Der für die Wohnung aufzuwendende Geldbetrag machte in der minderbemittelten Bevölkerung vor dem Kriege, wie erwähnt, einen hohen Teil (etwa 23%) des Einkommens aus. Infolge der hohen Löhne, der gesteigerten Einnahmen im Kleinhandel und der künstlich niedrig gehaltenen Mieten betrug er dagegen von den letzten Jahren des Krieges an nur noch einen kleinen Bruchteil davon. Dieser vom hygienischen Standpunkt nur zu begrüßende größere Anspruch an Wohnraum führte dazu, daß viele Personen, die bisher in Schlafstelle oder Einzelzimmer gewohnt hatten, nunmehr eine kleine oder selbst größere Wohnung bezogen. Von den bisherigen Bewohnern mittlerer und größerer Wohnungen wurden diese jedoch zähe festgehalten, auch wenn sie sonst ihre Lebenshaltung vielfach einschränken mußten. So kam es, daß am Ende des Krieges die Zahl der Bewohner der kleinen Wohnungen geringer wurde, dagegen eine übergroße Nachfrage nach mittleren und größeren bestand. Dies geht z. B. deutlich aus der S. 174/75 mitgeteilten Statistik für Berlin hervor (Tab. 4), die mir bereits vor mehreren Jahren vom damaligen Leiter des Berliner Statistischen Amtes liebenswürdigerweise zur Verfügung gestellt wurde.

Gelegentlich sind auch zwei kleinere Wohnungen zu einer größeren vereinigt worden. Das Reichsarbeitsministerium (Denkschrift über Maßnahmen auf dem Gebiete des Wohnungs- und Siedlungswesens seit 1914, Reichstagsdrucksache 1920—1922, zu Nr. 3472) hat durch eine Umfrage bei den Wohnungsämtern der größeren Städte festzustellen versucht, ob hierdurch eine bemerkenswerte Abnahme der Wohnungszahl eingetreten sei. Die Antworten lauten sehr verschieden. Eine Reihe von Städten verneint die Frage, während sie von anderen bejaht wird. Gegenüber den Vorkriegsjahren hatte sich also an manchen Orten trotz dem äußerlich hervortretenden Wohnungsmangel die Wohnweise der Bevölkerung *verbessert*. Dies schließt jedoch nicht aus, daß auch schon damals einzelne Familien, die von auswärts zuzogen, in durchaus menschenunwürdigen Behausungen unterkommen mußten.

Dieses gesteigerte Wohnraumbedürfnis blieb auch nach dem Kriege bestehen, wurde vielfach sogar allgemeiner. Das geht unter anderem auch aus den Ausführungen von VIKTOR NOAK im Taschenbuch für Kommunalpolitiker, Vorwärts-Verlag, Berlin hervor. Er schreibt: „Wiederholt wurde ich auf meinen Informationsreisen für die Sozialisierungskommission darauf hingewiesen, daß die Arbeiterschaft jetzt infolge der allgemeinen Hebung ihrer sozialen Stellung und wirtschaftlichen Verhältnisse sich nicht mehr wie früher mit Stube und Küche begnügt, sondern in mehrräumigen Wohnungen zu wohnen wünscht. Dasselbe konstatiert auch die Denkschrift des Sächsischen Ministeriums über das Landeswohnungsamt vom 7. 2. 21.“

Neben dem gesteigerten Bedürfnis nach Wohnraum kommt als weiterer Grund für den Wohnungsmangel die Zunahme der Familiengründungen nach dem Kriege in Betracht, die noch begünstigt wurden durch das Aufhören der Militärdienstpflicht. Für die nicht durch Gebietsabtrennung berührten Provinzen und Länder gibt die vorhin erwähnte Denkschrift des Reichsarbeitsministeriums folgende Zahlen an: Haushaltungen (1910) 11150075, Personen (1910) 50266522; Haushaltungen (1919) 12073060, Personen (1919) 50850823. Die Zunahme der Familiengründungen steigert weit mehr als die Bevölkerungszunahme die Nachfrage nach Wohnungen. In Berlin kamen z. B. 1910 auf 2071257 Personen 556113 Haushaltungen, während deren Anzahl 1919 589070 betrug, trotzdem die Anzahl der Personen auf 1902509 zurückgegangen war.

Für Dresden hat der Rat auf eine entsprechende Anfrage in der Stadtverordneten-versammlung folgende Angaben gemacht (s. Jahrb. d. Bodenreform Jg. 1924, Heft 4, S. 204):

Es waren vorhanden am	1. Dezember 1910	1. Oktober 1922
Wohnungen	138650	169716
Einwohner	548308	610097
Einwohner auf 1 Wohnung . .	3,95	3,59

Die Wohnungsdichte hat also in der Tat erheblich abgenommen. Kämen aber auch am 1. Oktober 1922 auf eine Wohnung 3,95 Bewohner wie im Jahre 1910, so würden für die Unterbringung der 610097 Dresdner Einwohner 154455 Wohnungen genügen und sogar noch 15261 Wohnungen über den Bedarf vorhanden sein.

Die Berechnung des Wohnungsbedarfs nach der Einwohnerzahl ist jedoch unrichtig. In den Wohnungen wohnen nicht Einzelpersonen, sondern Haushaltungen, und maßgebend für den Bedarf an Wohnungen ist nicht die Zahl der Personen, sondern die der Haushaltungen. Die Zahl der Haushaltungen aber hat sich von 1910 bis 1919, für welche Jahre sie nach den beiden Volkszählungen dieser Jahre kontrolliert werden kann, sehr erheblich vermehrt, von 136930 auf 152727, das ist um 15797 = 11,54%, und zwar nur im Bereich des Stadtgebietes von 1919 und ohne die weitere Zunahme bis zur Gegenwart, wie sie besonders auch durch die Eingemeindungen von 1921 verursacht ist. Für die ganze Stadt würde sogar eine Vermehrung auf 176000 Haushaltungen anzunehmen sein, unter der Voraussetzung, daß die Personenzahl der Haushaltungen seit 1919, insbesondere auch durch die Eingemeindungen keine wesentliche Änderung erfahren hat, eine Voraussetzung, die im ganzen zutreffen würde, wenn auch die Rückkehr der über 8000 Kriegsgefangenen eine kleine Verschiebung herbei geführt hat. Im einzelnen gibt für die Vermehrung zwischen den Volkszählungen von 1910 und 1919 die folgende kleine Übersicht Auskunft:

Tabelle 5. *Zahl der Haushaltungen (1910 ohne Anstalten) mit der nachstehenden Personenzahl.*

	1	2	3	4	5	6
1910 Proz.	12552 9,16	26118 19,07	29478 21,54	25797 18,84	18581 13,57	11690 8,53

	7	8	9	10	11 u. mehr	Zus.
1910 Proz.	6458 4,71	3235 2,36	1532 1,12	196 0,58	743 0,54	136930 100

	1	2	3	4	5	6
1919 Proz.	18307 11,99	34698 22,72	36652 24,00	28579 18,72	17330 11,35	9026 5,91
	+5755 +45,85	+8580 +32,85	+7174 +24,34	+2782 −10,78	−1251 −6,73	−2664 −22,79

	7	8	9	10	11 u. mehr	Zus.
1919 Proz.	4152 2,72	1977 1,29	909 0,60	389 0,23	708 0,47	152727 100
	−2306 −35,71	−1258 −38,89	−623 −40,67	+407 −51,13	−35 −4,71	+15797 −11,54

Zunahme (+) oder Abnahme (−) verglichen mit der Zahl von 1910.

Die Übersicht zeigt, daß die Ursache der Vermehrung der Haushaltungen ihre wesent-liche Verkleinerung ist. Die Haushaltungen mit 3 oder weniger Personen haben fast die ganze Vermehrung an sich gezogen auf Kosten der größeren Haushaltungen mit 5 und mehr Personen, die Rückgänge bis zu 40% erfahren haben bei einer durchschnittlichen Zunahme im Stadtgebiete von 11,54%. Für den Zweck der gegenwärtigen Untersuchung genügt, daß die Vermehrung der Haushaltungen einen Mehrbedarf von rund 6000 Wohnungen über den gegenwärtigen Stand hinaus verursacht.

Ferner berücksichtigt die Bemessung der Wohndichte nur nach der Kopfzahl der Bevölkerung nicht den Umstand, daß ein erheblicher Teil der Bevölkerung nicht in einzelnen Wohnungen wohnt, sondern in größeren Lebensgemeinschaften, bei den Volkszählungen gewöhnlich Anstalten genannt, untergebracht ist, also in Krankenhäusern, Versorgungshäusern, Strafanstalten, Armenanstalten, Kasernen, Gasthäusern, Pensionen usw.

Bei der Volkszählung von 1910 (neuere Zahlen liegen nicht vor) betrug dieser Anteil 26 235 von 548 308 Personen. In dem Verhältnis dieses in Anstalten wohnenden Bevölkerungsteiles zu dem in Wohnungen untergebrachten ist nun in den letzten Jahren eine nicht unerhebliche Schiebung eingetreten. Einerseits hat der Teil der Bevölkerung, der in Kasernen wohnt, das Militär, sich bedeutend vermindert: 1910 wurden über 10 000 in den Kasernen untergebrachte Soldaten gezählt, während zur Zeit die Reichswehr nur etwas über 4000 Köpfe zählt. Andererseits muß angenommen werden, daß in den eingemeindeten Vororten ein geringerer Teil der Bevölkerung in Anstalten lebt als im Stadtkern und den diesem unmittelbar vorgelagerten Vororten, so daß auch hier ein über den Durchschnittssatz des Jahres 1910 hinausgehender Teil der Bevölkerung auf Wohnungen angewiesen ist.

Endlich setzt die Bestimmung der Wohndichte nach der Bevölkerungszahl voraus, daß alle Einwohner ein gleiches Raumbedürfnis haben, oder wenigstens, daß in dem Verhältnis der Bevölkerungsteile mit verschiedenem Raumbedürfnis keine Verschiebungen eingetreten sind. Diese Voraussetzung trifft aber nicht zu. Nach der Volkszählung von 1919 und annehmbar auch in der Gegenwart ist ein viel geringerer Prozentsatz von Kindern in der Dresdner Bevölkerung enthalten als im Jahre 1910. Im letzteren Jahre befanden sich unter 548 308 Einwohnern 153 219 Personen im Alter bis zu 15 Jahren = 27,94%, auf das gegenwärtige Stadtgebiet umgerechnet würde das 169 336 Kinder ergeben — 1919 aber waren nur noch 113 118 Kinder = 21,37% der gesamten Bevölkerung vorhanden. Nach diesem Prozentsatz würden zur Zeit 128 454 Kinder bis 15 Jahre in Dresden sein gegen 169 336, also rund 40 000 weniger als im Jahre 1910. Es sind demnach über 40 000 Kinder durch Erwachsene ersetzt worden. Daß diese Erwachsenen, auch ohne daß sie verhältnismäßig höhere Ansprüche machen, einen größeren Wohnungsbedarf haben als die entsprechende Anzahl Kinder, ist selbstverständlich.

Bei der Statistik über die Besetzung der Wohnungen werden die Untermieter regelmäßig mit in Rechnung gestellt. Dementsprechend sind sie auch in unseren Schätzungen für die Nachkriegszeit auf Grund der Verhältnisse von 1910 inbegriffen.

Die festgestellte Zunahme der Wohnungen mit einer Belegschaft von nur 3 und weniger Personen läßt sich unter anderem auf folgende Ursachen zurückführen:

a) die große Zahl von Hausstandneugründungen (Eheschließungen) unmittelbar nach dem Kriegsende,

b) die Kriegstodesfälle,

c) das Fehlen der im Jahre 1919 noch in Kriegsgefangenschaft befindlichen Dresdener,

d) den Geburtenausfall,

e) die Einschränkung des Haltens von Dienstboten,

f) die Einschränkung der Verabreichung von Logis an Handwerksgehilfen seitens der Arbeitgeber.

Für eine einwandfreie Bezifferung des Einflusses aller dieser Vorgänge auf die derzeitige Wohnungsbelegschaft fehlen aber die Unterlagen, die nur eine allgemeine Wohnungsaufnahme beschaffen könnte."

Ich habe diesen Bericht des Dresdener Rates ausführlich mitgeteilt, weil er in klarer Weise die verschiedenen, auch für andere Städte zutreffenden Gründe zussammenfaßt, weshalb trotz Abnahme der Bevölkerung und geringer Zunahme der Wohnungen doch ein Wohnungsmangel entstehen konnte.

Ein weiterer Grund für den Wohnungsmangel ist der gewaltige Flüchtlingsstrom, der sich aus den geraubten Gebieten und aus dem östlichen Ausland über Deutschland ergoß. Die Denkschrift des Reichsarbeitsministeriums gibt die Zahl dieser Zuwanderer für Anfang Dezember 1920 mit 813 328 Personen an. Die Zahl der Haushalte wird dabei auf 150 000 geschätzt. In den westlichen Gegenden nahm auch die Besatzung einen ungebührlich großen Teil des Wohnraumes in Anspruch.

Auch auf dem Lande ist ebenso wie in den Städten das Bedürfnis nach ausgedehnterer und besserer Wohnung gestiegen. Unzweifelhaft hat die Landbevölkerung vielfach schlechter in bezug auf Wohnungshygiene gelebt als die Städter. Besonders gaben die sog. Schnitterkasernen oft Anlaß zu schweren und berechtigten Klagen. Hiergegen lehnt sich aber jetzt vielfach auch die Landbevölkerung auf, und so ist die Landarbeiterfrage zu einem hohen Grade zu einer Wohnungs- und Siedlungsfrage geworden.

Bemerkt muß werden, daß die oben angeführten Gründe für den Wohnungsmangel in verschiedenen Gegenden verschieden sind. Während in den Großstädten vielfach der gesteigerte Wohnraumbedarf und die Familiengründungen das ausschlaggebende war, war es an anderen Stellen der Zuzug von Arbeitern und Flüchtlingen. Das letztere ist offenbar für Greifswald der Fall, dessen Einwohnerzahl von 24 679 im Jahre 1910 auf 39 379 im Jahre 1920 stieg.

Wie groß der Wohnungsmangel wirklich ist, ließ sich bisher zahlenmäßig nicht angeben. Die Zahl der Wohnungsuchenden bei den Wohnungsämtern gibt kein zuverlässiges Bild, weil selbst unter den als dringlich Eingetragenen viele sind, bei denen kein unbedingter Zwang für die Wohnungsänderung vorliegt. Gochts (Umfang des Wohnungsmangels im Lande Thüringen, Viertelj-Ber. d. Thür. stat. Landesamts 1925, Nr. 3) unterscheidet bei den Wohnungsuchenden 3 Klassen: a) diejenigen, bei denen nur eine Verbesserung oder Vergrößerung einer vorhandenen Wohnung angestrebt wird, b) solche, die zwar keine selbständige Wohnung innehaben, aber doch so untergebracht sind, daß eine Wirtschaftsführung in üblicher Weise möglich ist, und c) solche Ehepaare oder Familien, die in normalen Zeiten einen eigenen Haushalt haben würden, jetzt aber getrennt leben müssen oder doch keinen Haushalt führen können. Nur bei der letzten Gruppe erkennt er eine dringliche Wohnungsnot an. Durch Zählung bzw. Schätzung der Eheschließungen, des Zuzuges, der neugebauten Wohnungen errechnet er für Thüringen bei 1 625 000 Einwohnern 37 276 fehlende Wohnungen, darunter 20 991 dringende Fälle.

Solche Schätzungen sind aber naturgemäß mit sehr vielen Fehlerquellen behaftet und dürfen nur sehr vorsichtig verwandt werden. Neuerdings ist von einer Reihe von Städten der richtige Weg beschritten, durch besondere Zählungen der wirklich vorhandenen Wohnungen und Haushaltungen ein wirklich getreues Bild der Wohnungsverhältnisse zu schaffen. Bisher liegen die Ergebnisse dieser Zählungen für Berlin und Kassel vor. Die Kasseler Statistik bezeichnet als Wohnräume alle Wohn- und Schlafräume ohne Rücksicht auf ihre Heizbarkeit, die Berliner die mit einem ins Freie gehenden Fenster versehenen Räume, dazu die Küchen. Nach den Richtlinien des Verbandes der Deutschen Städtestatistiker werden als übervölkert alle Wohnungen angesehen, bei denen mehr als 2 Personen auf einen Raum kommen. Wenn auch diese Annahme wesentlich weitgehender ist als die früher übliche, die erst Räume mit über 4 Bewohnern (teilweise sogar über 6!) als übervölkert ansah, wird man sie doch als berechtigt anerkennen müssen.

In Kassel ergab sich die nachstehende Verteilung der Bevölkerung auf die verschiedenen Wohnungen:

	Zahl	Bewohner
Kleinwohnungen (1—3 Räume)	13 525	45 762
Mittelwohnungen (4—5 „)	21 029	85 669
Großwohnungen (6 und mehr Räume) . . .	7 421	36 782
zusammen	41 875	168 213

10 915 Wohnungen hatten keinen Abort für sich allein.

Übervölkert waren 1156 Wohnungen mit 8927 Einwohnern. Dies waren meist Wohnungen mit nur einem oder 2 Räumen. 800 Wohnungen waren in Schuppen, Ställen, Gartenhäuschen errichtete Behelfswohnungen. Dazu kommen noch 759 Wohnungen, die durch Aufteilung größerer entstanden sind.

4228 = 10,1% aller Wohnungen wurden von mehr als einer Haushaltung bewohnt. Bei diesen waren in 1501 Fällen getrennte Küchen vorhanden. Die meisten Untermieter wiesen die Großwohnungen auf. Rechnet man, daß normalerweise 2% aller Wohnungen von mehr als einer Haushaltung benutzt werden, so errechnet sich der Wohnungsbedarf in Kassel folgendermaßen:

1. für die sog. Untermieterhaushaltungen . . . . 3583 Wohnungen
2. für Haushalte, die jetzt in Wohnungen untergebracht sind, die durch Zerlegung neu geschaffen sind . . . . 759 „
3. für Haushalte, die jetzt in Wohnungen untergebracht sind, die durch Ausbau von früher nicht zu Wohnzwecken verwendeten Räumlichkeiten entstanden sind . . . . 800 „

zusammen 5142 Wohnungen

Für Berlin sind vorläufig folgende Zahlen ermittelt:

vorhandene Wohnungen 1179612
„ Haushaltungen 1254140
Haushaltungen ohne eigene Wohnung 74528

Schlüsse auf die Größe des Wohnungsmangels lassen sich hieraus vorläufig nicht ziehen, doch wird man ABEL (Ges.-Ing. 1926, S. 318) Recht geben, daß die Tatsache, daß neben 68830 Wohnungen mit 2 Haushaltungen 2828 mit 3 bis 5 Haushaltungen gezählt wurden, doch auf Überfüllung hindeutet. Ebenso kennzeichnet sich die Wohnungsnot noch durch den Umstand, daß 7049 Wohnungen in Behelfsbauten eingerichtet waren. Noch nicht zahlenmäßig angegeben sind die Fälle, in denen Wohnungen wegen Baufälligkeit oder aus gesundheitlichen Gründen eigentlich unbenutzbar wären, sowie die, in denen infolge der Wohnungsnot die Begründung einer Familie oder eines selbständigen Haushaltes bisher noch unterblieben ist.

Ebenso wie in Deutschland zeigen sich auch in fast allen Siegerstaaten die gleichen Wohnungsschwierigkeiten. Über die Wohnungsnot in den Vereinigten Staaten gibt RÖSIGER (Volkswohnung, Juli 1922) einen Bericht, aus dem folgendes angegeben sei: Die Ursache liegt in dem Darniederliegen jeder Bautätigkeit infolge Materialmangels, hervorgerufen zuerst durch behördliche Beanspruchung aller Transportmittel, dann durch einen Aufruf aus dem Frühjahr 1918, alles überflüssige Bauen einzustellen, um Kräfte für kriegsnotwendige Betriebe frei zu machen. Und endlich durch Einführung einer Baugenehmigungspflicht im September 1918, die den Wohnungsbau vollständig erdrosselte. Nach dem Waffenstillstand war es die Unsicherheit der politischen Lage, derentwegen eine im Kriege ausgesprochene Kreditsperre erst im März 1919 aufgehoben wurde. Auch das Kapital hielt sich in Amerika von dem unrentablen Hausbau fern, da die niedrigen Mieten eine Verzinsung nicht gestatteten. Recht ungünstig hatten auch die Steuergesetze des Krieges gewirkt, die unter anderem Steuerbefreiung für Kriegsanleihen brachten und eine Kapitalsanlage in Hypotheken unvorteilhaft werden ließen. Endlich hinderten umfangreiche Streiks in den Zubringerindustrien den Baumarkt.

Wie in Deutschland versuchte auch hier die Regierung die Baunot zu beheben durch Staatszuschüsse u. ä., jedoch ohne durchschlagenden Erfolg. Daher wurde endlich durch Senatsbeschluß eine Studienkommission für den Wiederaufbau eingesetzt, die in einem Bericht nur solche Maßnahmen empfahl, „die ohne große politische Erörterung und ohne Änderung bestehender Gesetze durchführbar schien". Besonders lehnte diese Kommission jede unmittelbare Unterstützung durch Bereitstellung von Mitteln zur Senkung der Baukosten oder Mieten ab und berief sich dabei auf den Mißerfolg derartiger Unterstützungen in England und auf die schwere Belastung des Steuerzahlers, welche die Art der Finanzierung des Kleinwohnungsbaues in Frankreich zur Folge gehabt haben. Schließlich faßte sie ihre Vorschläge in 10 Gesetzentwürfe zusammen, die hauptsächlich in einer Steuerpolitik gipfeln, welche die Bautätigkeit wieder lohnend erscheinen ließen.

Auch für England war mit dem Stillstand der Bautätigkeit während des Krieges eine erhebliche Wohnungsknappheit verbunden. Auch hier war aus Materialmangel und Fehlen der Arbeitskräfte der Hausbau zum Erliegen gekommen und konnte wegen Schwierigkeiten in der Geldbeschaffung bei den gestiegenen Arbeits- und Materialpreisen nach Kriegsende nicht so bald wieder aufleben. Die Regierung war aus sozialen Gründen bemüht, die Mietspreise künstlich niedrigzuhalten, und verschlimmerte dadurch noch die Wohnungsknappheit, da jede private Bautätigkeit mit dem Miets- und Hypothekengesetz (1915) gelähmt wurde (Prager: Behebung der Wohnungsnot in England. Berlin 1920). Schließlich wurde die Bautätigkeit durch den Zwang behördlicher Genehmigung, die meist nur für Bauten von Kriegsinteresse erteilt wurde, gänzlich zum Aufhören gebracht. Nach Kriegsbeendigung suchte die Regierung mit allen Mitteln und neuen Gesetzen den Baumarkt zu beleben und sicherte zu diesem Zweck staatliche und andere Zuschüsse. Da aber alle Maßnahmen für den Bau von Wohnungen sich fast ausschließlich auf die Arbeiterklasse beschränkten, so hat wegen der schweren Belastung der Steuerzahler und der einseitigen Hilfe für einzelne Bevölkerungsschichten die Regierungspolitik scharfe Opposition gefunden, vor allem da bis jetzt die Erfolge doch recht wenig ins Gewicht gefallen sind. — Ähnlich liegen die Verhältnisse in anderen Ländern.

Über den Stand des Wohnungswesens in Preußen im Jahre 1925 wird in der Volkswohlfahrt (Amtsblatt des preuß. Ministeriums für Volkswohlfahrt, Jahrg. 7, Nr. 16) folgendes berichtet:

„Die Neubautätigkeit hatte im Vergleich zu den vorhergehenden Jahren eine beträchtliche Zunahme aufzuweisen, so daß einzelne Bezirke bereits von einem Nachlassen der Nachfrage berichten. Das Wohnungsangebot beschränkte sich im wesentlichen auf Neubauwohnungen. Die Nachfrage betraf in der Hauptsache Kleinwohnungen (Zwei- und Dreizimmerwohnungen). Neben dem vermehrten Zugang an Neuwohnungen haben die gegen Ende des Jahres 1924 eingeleiteten Maßnahmen zur Lockerung der Wohnungszwangswirtschaft vielfach und namentlich in den großen Städten zu einer leichten Entspannung auf dem Wohnungsmarkt geführt. Der Druck der Nachfrage hat sich durch die planmäßig fortgeführten Mietserhöhungen vermindert. Die Wohnungsansprüche sind infolge der allgemeinen wirtschaftlichen Notlage bescheidener geworden. Die Steigerung der Miete hat bewirkt, daß viele, die nach einer größeren oder besser gelegenen Wohnung strebten, auf ihre Wünsche verzichteten.

Die im letzten Jahre erfolgte teilweise Räumung des besetzten Gebietes hat gleichfalls zu einer leichten Entspannung auf dem Wohnungsmarkt beigetragen. Eine Steigerung des Wohnungsbedarfs wird aber auch mehrfach aus den Grenzgebieten wegen weiterer Unterbringung von Optanten gemeldet. Schwierigkeiten haben sich gelegentlich dadurch ergeben, daß infolge bedingungslos ausgesprochener Räumungsurteile einzelne Familien obdachlos wurden, die mit Hilfe der Wohnungsämter nicht einmal notdürftig wieder untergebracht werden konnten und sich daher mit einem polizeilich beschafften Obdach zunächst begnügen mußten.

Im übrigen wird in erhöhtem Umfang wieder abvermietet, und zwar in den großen Altwohnungen wie auch in Neubauten, deren Bauherren die durch das Steigen der Baupreise entstandenen Mehrkosten bisweilen nur durch Untervermietung verzinsen können.

Zusammenfassend läßt sich die Lage des Wohnungsmarktes dahin charakterisieren, daß die Wohnungsnot sich zwar nicht verschärft hat, andererseits aber auch der rückständige Wohnungsbedarf nur sehr allmählich behoben werden kann. Es ist somit eine Art Stillstand eingetreten, ein Zustand, der nach wie vor unvermeidliche Schwierigkeiten für die Bevölkerung mit sich bringt."

Während der Drucklegung dieses Abschnittes ist eine Arbeit von K. Freudenberg in der Zeitschr. f. Schulgesundheitspfl. u. soz. Hyg. (Jg. 40, Nr. 1, 2) erschienen, in der die Ergebnisse der Wohnungszählung vom Jahre 1925 in einigen weiteren Städten statistisch behandelt sind. Dieser Arbeit möchte ich an dieser Stelle folgende Feststellungen entnehmen:

Infolge des vorherrschenden Neubaues von Kleinwohnungen und ebensosehr infolge der — baulichen oder auch nur rechtlichen — Zerlegung größerer Wohnungen hat sich die Verteilung der Wohnungen auf die einzelnen Wohnungsgrößenklassen in nicht unerheblichem Ausmaße verschoben, wie man aus der folgenden Tabelle ersieht:

Zahl der Wohnräume der Wohnung	Von 100 Wohnungen entfielen auf Wohnungen dieser Größe in										
	Berlin[1,2]		Chemnitz[1,3]		Halle		Hannover[1]		Düsseldorf		Mannheim[1]	
	1910	1925	1910	1925	1910	1925	1910	1925	1910	1925	1910	1925
1	7,6	6,8	3,8	2,4	2,5	1,9	0,9	1,0	4,4	4,5	1,9	1,7
2	35,0	38,1	32,4	27,3	7,1	7,4	1,7	3,0	30,9	29,7	14,4	15,1
3	32,6	34,7	32,4	34,3	37,0	35,2	8,1	12,7	27,9	29,3	36,3	37,9
4	10,5	10,0	17,8	21,6	24,1	26,6	29,3	32,8	16,1	17,7	24,2	25,0
5	6,2	5,3	7,6	8,9	12,9	14,1	30,8	23,5	9,2	9,1	10,9	10,4
6	3,5	2,6	3,4	3,4	7,0	6,9	15,8	11,5	4,3	4,2	5,2	4,6
7	1,9	1,3	1,5	1,2	3,8	3,8	6,5	8,0	2,6	2,3	2,9	2,2
8 u. m.	2,7	1,2	2,2	1,0	5,6	4,1	6,9	7,5	4,6	3,2	4,2	2,5
unbekannt	—	—	—	—	—	—	—	—	—	—	—	0,5

Im allgemeinen sind also die kleinsten Wohnungen und namentlich die größeren (etwa von 5 Wohnräumen an) verhältnismäßig seltener geworden, während die mit 2—4 Wohnräumen jetzt einen entsprechend größeren Anteil als 1910 haben. Als Wohnräume sind hierbei Zimmer, Küchen, Mansarden mit Fenstern ins Freie, und 1925 im Gegensatz zu 1910 auch Mädchenkammern gezählt. Durch diese nunmehr erfolgte Einbeziehung der Mädchenkammern hat sich der Vergleichsmaßstab etwas verschoben, wodurch sich z. B. (nach SEUTEMANN) die scheinbare Zunahme der größten Wohnungen in Hannover erklären dürfte.

Hinsichtlich der Zahl der Dach- und Kellerwohnungen bietet die Statistik keine Anhaltspunkte.

Wichtig sind die Aufschlüsse der folgenden Tabelle:

Zahl der Haushaltungen in der Wohnung	Zahl der Wohnungen	Zahl der Haushaltungen	Von den Haushaltungen enthalten Familien				Familien überhaupt	Familien auf	
			1	2	3	4 und mehr		eine Haushaltung	eine Wohnung
Stettin									
1	62247	62447	61079	1146	22	—	63437	1,02	1,02
2	5061	10122	10088	33	1	—	10157	1,00	2,01
3 u. m.	239	720	714	6	—	—	726	1,01	3,04
zus.	67547	73089	71881	1185	23	—	74320	1,02	1,10
Hannover									
1	97890	97890	94132	3649	107	2	101759	1,04	1,04
2 u. m.	9797	20076	19845	222	9	—	20316	1,01	2,07
zus.	107687	117966	113977	3871	116	2	122075	1,03	1,13
Halle									
1	45529	45529	44474	1044	11	—	46595	1,02	1,02
2	4898	9796	9752	44	—	—	9840	1,00	2,01
3 u. m.	396	1190	1176	13	1	—	1205	1,01	3,04
zus.	50823	56515	55402	1101	12	—	57640	1,02	3,04

Bezüglich der 1125 Familien ohne eigene Haushaltung in Halle ermittelte die dortige Statistik, daß es sich hierbei in 780 Fällen (69%) um Ehepaare (teil-

[1]) Im Umfange von 1910.
[2]) Nur Wohnungen ohne Gewerberäume.
[3]) Bodenkammern sind nicht als Wohnräume gerechnet, auch wenn sie zum Schlafen benutzt werden.

weise mit Kindern oder auch anderen Angehörigen) und in 345 Fällen (31%) um „sonstige Familiengemeinschaften" handelt. 563 Ehepaare (72% aller Ehepaare ohne eigene Haushaltung) wohnten bei Eltern oder Elternteilen, 39 (5%) bei Kindern, 46 (6%) bei sonstigen Verwandten und 132 (17%) bei Fremden; von den „sonstigen Familiengemeinschaften" wohnten 280 (81%) bei Verwandten, 65 (19%) bei Fremden.

Auch diese Zahlenangaben zeigen also, daß der Wohnungsmangel bedingt ist durch die Zunahme der Familien; denn die durchschnittliche Wohndichte hat gegen 1910 in den kleinsten Wohnungen zwar zugenommen, in den mittleren dagegen, die die Hauptmasse aller Wohnungen bilden, deutlich abgenommen, während sie in den größten ziemlich unverändert blieb. Im Ganzen zeigen die Ziffern eine kleine Besserung; jedoch ist diese leider nur scheinbar vorhanden, wie eine nähere Betrachtung zeigt.

Zunächst dürfen nämlich die Zahlen der Bewohner zweckmäßigerweise nicht allein auf die Wohnungen bezogen werden, sondern vor allem auf die Wohnräume, da die durchschnittliche Raumzahl der Wohnungen sich ein wenig verkleinert hat.

Aber auch die auf die Zahl der Wohnräume bezogenen Dichteziffern von 1925 sind nicht genau mit denen von 1910 vergleichbar, da die Zählung der Wohnräume nicht ganz gleichartig erfolgte; es sind nämlich die Mädchenkammern 1910 nicht als Wohnräume gezählt worden, wogegen dies 1925 geschah. Außerdem hat sich der Altersaufbau der Bevölkerung gegen 1910 wesentlich in dem Sinne verschoben, daß die Erwachsenen mit ihrem größeren Wohnraumbedürfnis gegenüber den Kindern zugenommen haben. Unter Berücksichtigung dieser Verhältnisse muß also eine geringe Verschlechterung der Wohnweise festgestellt werden.

Eine Auszählung der übervölkerten Wohnungen in 5 Großstädten ergibt, daß von den Zweizimmerwohnungen an — mit Ausnahme von Hannover — eine wesentliche Abnahme der übervölkerten Wohnungen eingetreten ist. Der Anteil der Bevölkerung am Wohnraum ist ein sehr viel gleichmäßigerer geworden. Die Wohnungszählung von 1925 zeigt also, soweit das Material schon verwendet werden kann, keineswegs das trübe Bild, wie es auf Grund der agitatorischen Verallgemeinerung von — gewiß zahlreichen — Mißständen zu erwarten gewesen wäre.

VII. Einfluß der verschiedenen Wohnungsarten auf die Volksgesundheit.

1. Sterblichkeit in Stadt und Land.

Es unterliegt aber keinem Zweifel, daß auch jetzt, trotzdem sich mancherorts eine qualitative Besserung der Wohnungsverhältnisse in der Abnahme der Bewohnerzahl des einzelnen Raumes zeigt, doch noch eine qualitative und besonders quantitative Wohnungsnot besteht, der nur durch großzügige Bautätigkeit abgeholfen werden kann. Für den Hygieniker erhebt sich dabei die Frage, ob er den Flach- oder Hochbau, das Kleinhaus oder die Mietskaserne befürworten soll. Es wird daher nötig, den Einfluß der einen und der anderen Bauweise auf die Gesundheit miteinander zu vergleichen. Es liegt nahe, zunächst die allgemeine Sterblichkeit in Stadt und Land zu betrachten. Hieraus läßt sich ein Schluß erwarten über den Einfluß der verschiedenen Wohnweisen auf die Gesundheit, da in den Städten die enge Wohnweise und die Mietskaserne vorherrscht, während auf dem Lande zumeist die weiträumige Besiedelung im Flachbau anzutreffen ist. Der Vergleich ergibt nun eine ständige Abnahme der Mortalitätsziffern sowohl in den Städten wie auf dem Lande, und zwar ist sie in den Städten viel stärker. Wie die nachstehende Tabelle zeigt, ist seit dem Jahre 1891 die Sterblichkeit in der Stadt geringer als auf dem Lande.

Tabelle 6. *Die Sterblichkeit in Promille der Lebenden.*

	Stadt	Land		Stadt	Land
1871—1875	31,4	28,3	1891—1895	24,1	24,3
1876—1880	28,9	26,3	1896—1900	22,2	22,2
1881—1885	27,8	26,5	1901—1905	19,2	19,8
1886—1890	25,7	25,4	1906—1908	17,8	18,2

(Aus FLÜGGE: Großstadtwohnungen und Kleinhaussiedelungen, S. 14.)

Für die Großstädte ist diese Erscheinung noch deutlicher. Ein Vergleich der Sterblichkeit im Staate Preußen und in den Großstädten ergibt folgende Zahlen:

	Staat	Großstädte	Berlin
1909	17,1	16,5	—
1910	16,1	14,5	—
1911	17,2	15,8	—
1912	15,5	14,0	—
1913	14,9	13,4	13,45
1922	14,79	—	14,11

Einzelne Großstädte weisen sogar noch erheblich geringere Sterblichkeitsziffern auf, so betrug 1913 die Sterblichkeit in Wilmersdorf nur 7,9 auf 1000 Lebende.

Hiernach ist also scheinbar das Leben in den Großstädten gesünder als auf dem Lande. Dies ist jedoch ein Trugschluß; denn die günstigere Sterblichkeit in den Städten erklärt sich aus dem völlig anderen Altersaufbau der Bevölkerung in Stadt und Land. Der Altersaufbau der Bevölkerung in den Städten und auf dem Lande ergibt sich für das Jahr 1905 aus nachfolgender Tabelle.

Tabelle 7. *Altersaufbau.*

Alter in Jahren	Männlich		Weiblich	
	Land	Stadt	Land	Stadt
0— 5	144,6	118,2	139,3	113,3
5—10	129,4	105,4	125,6	100,7
10—15	117,0	98,1	113,6	94,2
15—20	94,5	103,3	91,7	98,0
20—25	64,5	110,1	75,7	93,9
25—30	72,8	93,2	71,5	90,5
30—40	124,0	146,1	122,0	142,6
40—50	100,8	103,0	100,0	108,2
50—60	73,8	66,4	76,5	77,4
60—70	50,6	38,2	53,7	51,3
70—80	22,9	14,8	24,7	23,2

(Aus FLÜGGE: Großstadtwohnungen und Kleinhaussiedelungen, S. 16.)

Es zeigt sich also, daß in den Städten die Altersklasse von 15—50 Jahren, verglichen mit dem Lande, stark überwiegt. Vor allem sind die Altersstufen von 20—30 Jahren, also die des kräftigsten Alters, in den Städten erheblich stärker vertreten als auf dem Lande.

Die Erklärung hierfür liegt darin, daß auf dem Lande der Ersatz der Gestorbenen und Abgewanderten fast nur durch Geburten, in der Stadt dagegen vorwiegend durch Zuwanderung erfolgt. In einzelnen Großstädten übertrifft die Zahl der Zugezogenen die der in der betreffenden Stadt Geborenen ganz außerordentlich. — Die in den Städten Zuwandernden stehen nun meistens in bestem Lebensalter. Die gesamte Sterblichkeit einer Bevölkerung ist aber bedingt durch die Säuglings- und Kleinkindersterblichkeit und die Sterblichkeit der höheren Altersklassen. Diese Altersklassen mit hoher Sterblichkeit sind aber in den Städten sehr wenig vertreten.

Ein Vergleich der Gesamtsterblichkeit von Stadt und Land muß also zu falschen Schlüssen führen. Es ergibt sich denn auch gleich ein ganz anderes Bild, wenn man die Sterblichkeit der einzelnen Altersklassen und diese noch getrennt nach Geschlechtern vergleicht. Ballod gibt für 1906—1910 folgende Sterblichkeitstafel für Stadt und Land.

Tabelle 8. *Sterblichkeitstafel für Stadt und Land.*

Alter in Jahren	Auf 1000 männliche Lebende starben		Auf 1000 weibliche Lebende starben	
	Stadt	Land	Stadt	Land
0— 1	205,8	210,6	168,5	174,7
1— 2	39,9	37,1	38,3	35,6
2— 3	14,9	13,2	14,2	12,9
3— 4	9,6	8,1	9,2	7,9
4— 5	7,1	5,9	6,7	5,9
5—10	4,0	3,5	4,0	3,6
10—15	2,4	2,2	2,4	2,4
15—20	4,1	3,6	3,5	3,1
20—25	5,1	4,7	4,6	4,2
25—20	5,5	4,7	5,4	5,0
30—35	6,8	4,9	6,2	5,7
35—40	9,1	6,1	7,2	6,5
40—45	12,3	8,0	8,3	7,0
45—50	17,2	11,0	10,3	8,3
50—55	24,0	15,6	14,2	11,8
55—60	33,2	22,4	20,3	18,1
60—65	46,3	33,3	31,0	29,2
65—70	65,9	50,5	48,1	37,7
70—75	97,0	79,4	76,1	77,4

Aus dieser Tabelle ergibt sich, daß die Sterblichkeit des männlichen Geschlechtes in der Stadt mit Ausnahme der Säuglinge recht erheblich größer ist als auf dem Lande. Besonders tritt das hervor vom 30. bis 35. Lebensjahre an. Hier ist die Sterblichkeit in der Stadt teilweise um die Hälfte größer als auf dem Lande. Beim weiblichen Geschlecht ist ebenso wie bei den männlichen Kindern die Übersterblichkeit in der Stadt nur eine geringe. Wenn man die Großstädte und das Land vergleicht, so ist die Frauensterblichkeit in den Städten sogar eine etwas geringere als die auf dem Lande.

Es fragt sich nun, ob man aus diesen Tatsachen Schlüsse auf den Einfluß der Wohnweisen auf die Gesundheit ziehen kann. In der Tat ist behauptet worden, daß diese Übersterblichkeit der einzelnen Altersklassen in den Städten auf das Wohnen in den Mietskasernen zurückzuführen sei. Dieser Schluß ist aber schwer haltbar. Wenn er nämlich richtig wäre, so müßte gerade die Sterblichkeit der Kinder und Frauen, die doch vorwiegend im Hause sich aufhalten, verhältnismäßig die größere sein. Daß dies nicht der Fall ist, spricht dafür, daß die Übersterblichkeit der männlichen Bevölkerung in der Stadt nicht so sehr durch Ursachen bedingt ist, die in der Wohnung liegen, als vielmehr in außerhäuslichen. Auch die Luftbeschaffenheit und Ernährungsweise können nicht die Ursache sein; denn auch sie beeinflussen das weibliche Geschlecht in gleicher Weise wie das männliche. Wir werden wohl nicht fehlgehen, wenn wir mit KRUSE (Über den Einfluß des städtischen Lebens auf die Volksgesundheit, Bonn 1898) die verschiedene Beschäftigungsart mit all ihren mittelbaren und unmittelbaren Einflüssen als wesentliche Ursache der Ungleichheiten in den Sterblichkeitsverhältnissen in Stadt und Land ansehen. In der Stadt ist der Mann bei Ausübung seines Berufes größeren Gesundheitsschädigungen ausgesetzt. FLÜGGE ist der Ansicht, daß die vermehrten Erkrankungen des Herzens, der Nieren und des Gehirns weniger auf den Beruf selbst als auf Alkoholmißbrauch und Geschlechtskrankheiten zurückzuführen sind, für die in der Stadt und bei den Männern ungleich stärkere Verführung vorliegt als auf dem Lande und bei den Frauen. Seiner Ansicht nach hat die Steigerung an Tuberkulose bei den Männern ihren Grund zum Teil vielleicht in ihrer vermehrten Exposition beim Verkehr in- und außerhalb der Arbeitsstätte, zum Teil in der erhöhten Disposition durch Arbeiten in hygienisch ungünstigen Räumen. Wahrscheinlich finden sich auch unter den vom Lande in die Stadt ziehenden Männern manche schwächliche, die der schweren Arbeit auf dem Lande nicht gewachsen sind, während das unter den vom Lande zuziehenden weiblichen Personen nicht so sehr der Fall ist.

FLÜGGE macht ferner noch auf eine andere Erscheinung aufmerksam, die dagegen spricht, daß die Wohnverhältnisse in der Sterblichkeit der Städter in die Erscheinung treten. Das ist die Tatsache, daß sich in den letzten Jahrzehnten eine fortschreitende Verbesserung der Sterblichkeitsverhältnisse gezeigt hat, obwohl in bezug auf die großstädtischen Wohnungen umfangreichere Änderungen kaum stattgefunden haben.

Auch lokalstatistische Untersuchungen, bei denen Städte mit guter Bauweise und solche mit schlechter untereinander hinsichtlich der Sterblichkeit ihrer Bewohner verglichen worden sind, haben bezüglich der Beurteilung der Wohnungseinflüsse nur sehr geringen Wert. Es muß nämlich bedacht werden, daß vielfach die übrigen Lebensbedingungen der Bevölkerung sowie die sozialen Verhältnisse der verglichenen Städte sehr stark voneinander abweichen, so daß man zur Beurteilung der Sterblichkeit nicht einen einzelnen Faktor herausgreifen kann.

Besser wäre es vielleicht, Stadtteile mit guten Wohnungen und solche mit schlechten untereinander zu vergleichen. Solche Untersuchungen sind sehr zahlreich ausgeführt worden. Aber auch hier sind außerordentlich viele Fehlerquellen vorhanden. Zunächst ist es fast unmöglich, die Zahl der Bewohner der Stadtteile mit schlechten Wohnungen festzustellen, da diese außerordentlich stark wechseln. Demnach wird die Berechnung der Sterblichkeit auf 1000 der Bevölkerung große Ungenauigkeiten ergeben müssen. Aber auch wenn es möglich wäre, diese Fehler zu vermeiden, so lassen sich auch dann auf den Einfluß der *Bauart* der betreffenden Stadtteile keine Schlüsse ziehen; denn die Statistiken berücksichtigen fast nur die verschiedene Wohndichte. Diese kann aber in Flachbauten ebenso groß sein wie in Mietskasernen. Schließlich ist zu berücksichtigen, daß die Bewohner der Stadtteile mit guten Wohnungen immer eine Auslese der sozial und meist auch intellektuell Bessergestellten bedeuten. Vergleiche der Sterblichkeit der Bewohner von Häusern der Bau- und Sparvereine mit der Gesamtsterblichkeit der betreffenden Stadt ergeben regelmäßig bessere Zahlen für diese Bewohner. Es ist aber ohne weiteres klar, daß die Mitglieder der Bau- und Sparvereine schon durch ihre Zugehörigkeit zu diesem Verein zeigen, daß sie nicht zum eigentlichen Proletariat gehören. Ausgeschlossen sind in solchen Wohnsiedelungen von vornherein fast immer die Alkoholiker, da diese pekuniär nicht imstande sind und meistens auch nicht den Willen haben, die notwendigen Beiträge und evtl. Anzahlungen auf die Häuser zu entrichten. Auch Tuberkulöse, deren soziale Lage infolge ihrer Krankheit meist eine gedrückte ist, werden aus diesem Grunde vielfach nicht imstande sein, sich an solchen Siedlungsunternehmungen zu beteiligen.

Endlich zeigt es sich, daß auch Familien mit vielen Kindern verhältnismäßig selten in solchen Siedlungen angetroffen werden. Kinderreiche Familien können oft die höheren Ausgaben für das Wohnen in solchen Siedlungshäusern nicht aufbringen und müssen mit geringwertigeren Wohnungen sich begnügen. Unter den Bewohnern der Häuser des Berliner Bau- und Sparvereins befinden sich z. B. kaum halb soviel Kinder, als dem durchschnittlichen Altersaufbau der Bevölkerung entspricht (Flügge: a. a. O.).

Aus der allgemeinen Sterblichkeitsstatistik lassen sich also kaum Schlüsse auf den Einfluß der Wohnung als solcher auf den Gesundheitszustand der Bevölkerung ziehen. Es soll nun im folgenden untersucht werden, wie sich die Sterblichkeit an solchen Krankheiten, die man als „Wohnungskrankheiten" zu bezeichnen pflegt, verhält. Zu diesen Krankheiten wurden früher eine große Reihe der übertragbaren Krankheiten gerechnet. Die Bedeutung der Wohnung für diese Erkrankungen ist S. 159 ff. besprochen worden.

2. Wohnung und Tuberkulose[1]).

Einer besonders eingehenden Untersuchung bedarf die Frage nach den Beziehungen, die zwischen Wohnung und der Tuberkulose bestehen, wird doch in weitesten Kreisen die Tuberkulose als die Wohnungskrankheit $\varkappa\alpha\tau'\ \dot{\varepsilon}\xi o\chi\eta\nu$ angesehen. Eine Berechtigung hierfür scheint in der Tat vorzuliegen, wenn man die Sterblichkeit an Tuberkulose auf dem Lande und in der Stadt miteinander vergleicht. Mit Ausnahme von wenigen Provinzen übertrifft die Sterblichkeit in den Städten die auf dem Lande recht bedeutend, wie aus nachstehender Tabelle ersichtlich ist. (Flügge: Großstadtwohnungen, S. 41.)

Tabelle 9. *Ernährung und Lebenskraft der ländlichen Bevölkerung, 1910.*

In den preußischen Provinzen starben (nach Kaup) 1907 bzw. im Durchschnitt von 1905—1907 auf 10000 Lebende an Tuberkulose:

	Stadt	Land
Ostpreußen	17	11
Westpreußen	22	11
Brandenburg	12	15
Pommern	19	13
Posen	10	15
Schlesien	26	16
Sachsen	18	12
Schleswig-Holstein . . .	16	13
Hannover	18	17
Westfalen	19	17
Hessen-Nassau	22	18
Rheinprovinz	17	18
Ferner in Preußen 1908	19	14
„ „ „ 1909	18	13

Nun sind freilich, worauf Flügge aufmerksam macht, bei solchen Statistiken mancherlei Fehlerquellen vorhanden, die die Sterblichkeit an Tuberkulose auf dem Lande zu klein erscheinen lassen. Vor allen Dingen wird damit zu rechnen sein, daß die Tuberkulosefälle auf dem Lande nicht so vollkommen zur Meldung gelangen wie in den Städten. Aber diese Fehlermöglichkeit ist doch wohl kaum hinreichend, um die große Regelmäßigkeit dieser Ergebnisse zu erklären. Es fragt sich aber, ob die Übersterblichkeit an Tuberkulose in der Stadt ohne weiteres auf den Unterschied in der Wohnweise zurückgeführt werden kann.

---

[1]) Vgl. hierzu Bd. III, S. 191 ff.

PRINZING gibt folgende Zusammenstellung der Todesfälle an Tuberkulose auf je
100000 Lebende für die Jahre 1894—1897 in Preußen:

Tabelle 10. *Tuberkulosesterblichkeit in Preußen.*

Alter	Männliches Geschlecht				Weibliches Geschlecht			
	Land	Städte	Groß-städte	Berlin	Land	Städte	Groß-städte	Berlin
0— 5 Jahre	95	209	285	254	93	191	253	239
5—10 ,,	35	57	69	64	43	71	85	83
10—15 ,,	45	55	55	47	87	92	85	71
15—20 ,,	155	178	188	204	185	171	151	153
20—25 ,,	294	257	261	282	219	225	206	202
25—30 ,,	235	315	314	319	258	266	238	228
30—40 ,,	241	411	448	458	276	292	273	262
40—50 ,,	336	535	577	549	275	266	253	237
50—60 ,,	475	580	577	523	342	272	242	197
60—70 ,,	632	606	588	489	471	324	298	230
70—80 ,,	410	372	379	315	299	226	251	221
über 80 ,,	164	908	134	153	135	107	157	116
Zusammen	217	293	322	323	203	213	211	199

Tabelle 11. *Sterblichkeit in Württemberg auf 100 000 Lebende nach* PRINZING.

Altersklassen	Städte mit über 100 000 Einwohnern		Übriges Land	
	männlich	weiblich	männlich	weiblich
0— 1 Jahr	269	198	356	287
1—15 Jahre	60	66	44	61
15—25 ,,	166	178	227	233
25—35 ,,	276	235	279	285
35—50 ,,	423	207	301	219
50—60 ,,	478	133	459	216
über 60 ,,	363	183	449	296
Zusammen	232	165	229	199

Zunächst ist sehr auffällig, daß eine Zerlegung der Sterblichkeit nach Alter und Geschlecht, wie sie in den Tabellen 10 und 11 vorgenommen ist, ergibt, daß in den Städten wohl die heranwachsende Jugend eine erheblich höhere Sterblichkeit als auf dem Lande aufweist, daß dagegen die Sterblichkeit der jungen Leute von 15—25 Jahren und die der Frauen durchweg auf dem Lande fast ebenso hoch oder höher ist als in den Städten. Besonders in den Großstädten und in Württemberg tritt das hervor. Also gerade die Bevölkerungsschichten, die sich vorwiegend in der Wohnung aufzuhalten pflegen, erliegen der Tuberkulose in geringerem Grade als die außerhalb beschäftigten. Ein unmittelbarer Einfluß der städtischen Wohnweise auf die Tuberkulosesterblichkeit läßt sich aus dieser vergleichenden Statistik demnach nicht herleiten, bemerkenswert ist sogar, daß der Rückgang der Tuberkulosesterblichkeit vor dem Kriege in den Städten teilweise größer war als auf dem Lande.

Die Beziehungen der Tuberkulose zur Wohnung ist weiterhin auf mannigfache Art zu ergründen versucht worden. Vielfach hat man die Statistik über die Häufigkeit des Auftretens von Tuberkulosesterbefällen in den verschiedenen Gegenden eines Ortes herangezogen. WERNICKE hat in Posen umfassende statistische Erhebungen über das Vorkommen der Todesfälle an Lungenschwindsucht angestellt, und fand dabei, daß die Tuberkulose vorzugsweise in bestimmten Häusern auftritt. Es zeigte sich, daß Straßen mit der gleichen Häuserzahl, aber mit geringerer Einwohnerzahl weniger häufig von Tuberkulose heimgesucht wurden, als solche mit derselben Häuser- aber höheren Einwohnerzahl, daß also die Tuberkulose der Wohndichtigkeit parallel geht. Für Paris haben JOUILLERAT und BONNIER in Arbeiten, die sich über 17 Jahre erstrecken, gezeigt, daß es dort Häuser gibt, in denen die Tuberkulose jährlich neue Opfer fordert. Das Gemeinsame aller dieser Häuser ist außer mangelhafter Lüftung und ungenügender Beleuchtung ihre Übervölkerung.

Ähnliche Ergebnisse berichten Marie-Davy, Lancereaux, Romberg und Hädike, Kayserling u. a. (vgl. Wernicke: „Die Wohnung" in Mosse-Tugendreich, Krankheit und soziale Lage). Oft sind derartige Wohnungen stark vernachlässigt.

Ein Beweis dafür, daß die Wohndichtigkeit und die Verwahrlosung nun auch wirklich der Grund für die hohe Tuberkulosesterblichkeit in diesen Gegenden ist, wird mit solchen Statistiken freilich nicht erbracht. Es wird ganz übersehen, daß in den minderwertigen Wohnungen die Bevölkerung außerordentlich stark fluktuiert, so daß vielfach die in den minderwertigen Wohnungen Sterbenden ihre Tuberkulose gar nicht in den Sterbewohnungen sich zugezogen haben. Die Tuberkulose ist eine ausgesprochen chronisch verlaufende Krankheit, die sich über 5—10 Jahre bis zum Tode hinzieht. Sie setzt dabei die Erwerbsfähigkeit der Kranken stark herab. Da nun der für die Wohnung aufzubringende Teil der Einnahme verhältnismäßig um so größer ist, je kleiner die Einnahme an sich ist, wird der Erkrankte gezwungen, in immer schlechtere Wohnungen zu ziehen und der Tod erfolgt schließlich in der elendesten Wohnung. Geht man den einzelnen Fällen näher nach, so findet man häufig, daß die Gestorbenen erst kurz vor ihrem Tode die minderwertigen Wohnungen bezogen haben, weil ihr durch die Krankheit heruntergekommenes Einkommen ihnen das Wohnen in einer besseren Wohnung nicht mehr gestattete. Ganz ähnlich liegen die Verhältnisse, wenn nicht der Ernährer der Familie tuberkulös erkrankt ist, sondern eines oder mehrere der Familienangehörigen. Dann belastet vielfach die Erkrankung die Ausgaben so stark, daß ein Abwandern in minderwertige Wohnungen die notwendige Folge ist. In manchen Fällen wird auch die Überfüllung solcher Wohnungen eine Folge des sozialen Abstieges des Inhabers sein; denn es liegt zu nahe, den Versuch zu machen, den Einkommensausfall durch Aufnahme von Untermietern und Schlafgängern etwas auszugleichen (Winkler: Über Tuberkulose und Wohnung. Zeitschr. f. Tuberkul. Bd. 22. 1914).

Die Verwertung der Tuberkulose-Sterblichkeitsstatistik für die Beurteilung des Wohnungseinflusses wird durch diese Momente stark erschwert. Überhaupt muß bei der Tuberkulose der große Einfluß, der dem Beruf und der Wohlhabenheit zukommt, sehr beachtet werden. Es gibt Berufsarten, die fünfmal so viele Tuberkulosefälle aufweisen als andere. Bei einem Vergleich der verschiedenen Wohlhabenheitsschichten zeigt sich ferner, daß die Wohlhabenden bis zu sechsmal weniger an Tuberkulose sterben als die Ärmeren. Bei der Beurteilung des Wohnungseinflusses muß das berücksichtigt werden.

Vor allem dürfte der Schluß, den Jouillerat aus seinen Untersuchungen zieht, daß der Lichtmangel in den Wohnungen das Ausschlaggebende sei, sehr anfechtbar sein. Er begeht offenbar den Fehler, aus der Fülle der wirksamen Momente eines herauszugreifen, ohne die Wirkungsweise der anderen entsprechend zu würdigen. Einen günstigen Einfluß des Lichtes bei der Verhütung der Tuberkuloseinfektion nachzuweisen, ist recht schwierig. Eine Abtötung der Tuberkelbacillen durch das Licht in größerem Umfange ist auch in einer einwandfreien Wohnung nicht zu erwarten, da, wie S. 147 gezeigt, die desinfizierende Kraft des Lichtes eine sehr geringe ist, und sich die Erreger hauptsächlich in den Betten und der Wäsche, also an solchen Stellen finden, wohin das Licht doch kaum je dringt. Ferner ist auch hier zu beachten, daß ein großer Teil der Tuberkulösen die elenden, zum Teil gänzlich fensterlosen Wohnungen, die Jouillerat untersucht hat, sicherlich nur darum gewählt hat, weil es ihm unmöglich war, bessere zu bezahlen.

Wenn nun auch die oben besprochenen lokalstatistischen Untersuchungen über die Tuberkulosesterblichkeit keine bindenden Schlüsse über den Wohnungseinfluß bei dieser sozialhygienisch so bedeutungsvollen Erkrankung zulassen, so ist damit doch nicht gesagt, daß nicht doch die Art der *Wohnungsbenutzung* und vor allem die *Wohndichte* von Einfluß auf ihre Verbreitung sind.

In erster Linie wird die Tuberkulose durch die beim Husten und Nießen von einem Menschen mit offener Tuberkulose verstreuten, mit Tuberkelbacillen behafteten feinsten Tröpfchen verbreitet. Diese können unmittelbar die Bacillen auf die Schleimhäute anderer Menschen übertragen, oder sie infizieren feinste Stäubchen und können dann mit diesen eingeatmet werden. Auf den Boden gelangte Auswurfteilchen, die dorthin durch Ausspucken oder durch das Herabsinken der Hustentröpfchen gelangt sind, können durch Berühren Infektionen zustande bringen, der besonders auf dem Fußboden herumspielende Kinder ausgesetzt sind. Am schlimmsten wird die Ansteckungsgefahr, wenn die Kranken achtlos mit ihren Ausscheidungen umgehen, sich beim Husten nicht abwenden und nicht die Hand oder ein Taschentuch vor den Mund halten, oder wenn sie rücksichtslos auf den Boden spucken und wohl gar ihren Auswurf an Kleider und Gegenstände verschmieren. Bei vernünftigem Verhalten der Kranken kann die Gefahr wesentlich eingeschränkt werden.

Es ist nun ohne weiteres klar, daß in engen Wohnungen bei großer Wohndichte die Möglichkeit und Wahrscheinlichkeit der Weiterverbreitung der Tuberkulose unter den Mitbewohnern weit größer ist als in großen Wohnungen und geringer Wohndichte. Je mehr Menschen in enge Nähe des Kranken kommen, um so größer ist natürlich die Gefahr, von Hustenstößen getroffen zu werden oder mit Tuberkelbacillen beschmutzte Gegenstände zu berühren.

Auf die große Gefahr, die darin besteht, daß ein Tuberkelbacillen verstreuender Lungenkranker in seiner Wohnung verbleibt, hat vor allem Robert Koch hingewiesen. Er sucht in seiner letzten Arbeit die Gründe für das in einigen Ländern zu beobachtende Zurückgehen der Tuberkulosesterblichkeit aufzudecken. Hierbei weist er auf den auffallenden Unterschied zwischen England und Schottland einerseits und Irland andererseits hin. In England und Schottland nimmt die Tuberkulosesterblichkeit ab, in Irland nimmt sie zu. Die Gründe für diesen Unterschied hat Newsholme genau geprüft und ist dabei zu dem Ergebnis, dem sich auch Koch anschließt, gekommen, daß dies auf der Verschiedenheit der Krankenfürsorge beruht. In den ersten beiden Ländern werden nämlich die der Armenpflege zufallenden Schwindsüchtigen geschlossenen Anstalten überwiesen, während sie in Irland in den Wohnungen verbleiben. Hier bewirkt dann der Schwerkranke in seiner Umgebung immer neue Ansteckung, besonders bei den stark gefährdeten Kindern. Die Gefahr ist naturgemäß um so größer, je enger die Wohnung ist, und da ist eine Feststellung Kayserlings von größter Bedeutung, daß 40,6% der in ihren Wohnungen verstorbenen Phthisikern in Einzimmerwohnungen und 41,7% in Zweizimmerwohnungen starben. In Berlin waren in 3 Jahren weit über 8000 Personen allein durch die in einzimmerigen Wohnungen sterbenden Schwindsüchtigen der höchsten Ansteckungsgefahr ausgesetzt. Gewiß ließe sich durch eine Erziehung der Tuberkulosekranken zur Innehaltung der gebotenen Vorsichtsmaßregeln (Vermeidung des Anhustens gesunder Personen, Benutzung von Spucknäpfen oder -flaschen usw.), wie dies in den Heilstätten angestrebt wird, vieles bessern. Es ist aber nicht außer acht zu lassen, daß ein großer Teil dieser Kranken unbelehrbar ist, und daß die Kranken in vorgeschrittenem Stadium vielfach auch gar nicht mehr fähig sind, die Vorschriften zu befolgen. Der wirksamste Schutz gegen Ansteckung wäre demnach die Absonderung der Schwindsüchtigen in Krankenhäusern oder Asylen. Dies muß auch in erster

Linie angestrebt werden, sie ist aber nur zu einem geringen Bruchteile möglich; denn im Deutschen Reiche wären jährlich 150000—200000 Personen abzusondern. Ein wirksamer Schutz wäre aber auch schon möglich, wenn es gelänge, diesen Kranken in ihrer Wohnung einen besonderen Schlafraum anzuweisen. Wenn man aber bedenkt, daß im Jahre 1900 43% der Berliner Haushaltungen aus nur einem Raume bestanden, und im Jahre 1905 in Berlin von je 1000 Bewohnern etwa 417 in Wohnungen mit nur einem heizbaren Zimmer wohnten, und daß von den Einzimmerwohnungen im Jahre 1900 immer noch mehr als 10% übervölkert, d. h. von mehr als 5 Personen bewohnt waren, so wird man zugeben müssen, daß auch diese Aufgabe bei der jetzigen großstädtischen Wohnweise eine äußerst schwierige ist.

Man kann freilich nicht behaupten, daß die Wohndichtigkeit in den großstädtischen Mietskasernen alleine die Schuld an der Verbreitung der Tuberkulose treffe. Auch in den ländlichen Kleinwohnungen zeigt sich der verderbliche Einfluß unzweckmäßiger Wohnungsbenutzung. Gerade in ländlichen Siedelungen findet man oft eine hohe Wohndichtigkeit besonders in den Schlafräumen. Robert Koch hat den Nachweis geführt, daß nicht die ärmsten Gegenden der östlichen Provinzen die höchsten Sterblichkeitsziffern an Tuberkulose hatten, sondern diese finden sich in den relativ wohlhabenden und weitläufig bebauten Gegenden der Nordseeküste. Das ist wesentlich darauf zurückzuführen, daß hier als Schlafraum schrankähnliche, in die Wand eingebaute Behälter (Butzen, Alkoven) dienen, die gleichzeitig von mehreren Personen benutzt werden.

Hinsichtlich der Übertragung der Tuberkulose innerhalb der Familie sind also keine grundsätzlichen Unterschiede zwischen städtischem und ländlichem Wohnen festzustellen. Dagegen bringt die größere Behausungs- und Siedlungsdichte in der Stadt eine größere Gefahr mit sich hinsichtlich der Tuberkuloseverbreitung außerhalb der Familie. Besonders die Kinder, aber auch die Erwachsenen kommen gezwungen oder freiwillig hier oft in nahe Berührung, so daß eine Ansteckung außerordentlich leicht möglich wird. Mit Hilfe der Pirquetschen Reaktion läßt sich denn auch wirklich eine stärkere Verbreitung der Tuberkulose unter der Stadtjugend als unter der gleichaltrigen Landjugend feststellen.

Außer durch die stärkere Verstreuung der Tuberkelbacillen ist aber die städtische Wohnweise noch dadurch an der Tuberkuloseverbreitung beteiligt, daß die Widerstandskraft des Körpers gegen diese Krankheit herabgesetzt wird. Wenn auch kräftig gebaute muskulöse Menschen keineswegs vor der Schwindsucht sicher sind, so werden doch vorzugsweise solche Menschen von ihr heimgesucht, die schlaffe Muskulatur, engen Brustkasten mit Senkung der oberen Aperturebene aufweisen. Es wird nun später (S. 203ff.) gezeigt werden, daß die Wohnverhältnisse in der Mietskaserne gerade derartige Anomalien unter den Jugendlichen begünstigen.

Wiederholt ist in der Literatur darauf hingewiesen worden. daß überall dort, wo die Wohnverhältnisse besser werden, sich ein Absinken der Tuberkulosesterblichkeit zeigt. So berichtet Blum von München-Gladbach, daß dort bei einer Bevölkerungszunahme von 30% die Tuberkulosesterblichkeit um 50% abnahm, wofür als einer der wichtigsten Gründe der Umstand anzusehen sei, daß durch rege gemeinnützige Bautätigkeit für die Verbesserung der Arbeiterwohnungen gesorgt und durch Gewährung von Mietszuschüssen bedürftigen Familien ermöglicht wird, ihre tuberkulösen Familienangehörigen in einem besonderen Zimmer oder doch wenigstens in einem Bett allein schlafen zu lassen. Ebenso ist in Gartenstädten vielfach eine geringere Tuberkulosesterblichkeit festgestellt als in den eng besiedelten Stadtteilen. Hier darf man freilich, wie S. 193 ausgeführt, nicht vergessen. daß die Bewohner derartiger Siedelungen sich aus den besser gestellten intelligenteren und darum auch auf allgemeine Hygiene mehr bedachten Volkskreisen rekrutieren.

Wenn man auch nach dem Ausgeführten der Wohnungsbeschaffenheit an sich keine ausschlaggebende Bedeutung für die Verbreitung der Tuberkulose beimessen kann, so ist doch die Art der Wohnungsbenutzung und besonders die Wohn- und Siedlungsdichte entschieden von großem Einfluß. Unter den Bekämpfungsmaßnahmen gegen die Tuberkulose ist also die Wohnungsreform eine der wichtigsten.

In richtiger Erkenntnis dieser Tatsache haben die Wohnungsausschüsse des deutschen und preußischen Städtetages den nachstehenden Leitsätzen des Wohlfahrtsausschusses über die Wohnungsfürsorge für Tuberkulosekranke zugestimmt: 1. Zu einer erfolgreichen Bekämpfung der Tuberkulosekrankheit sind ausreichende und zweckentsprechend gebaute Wohnungen für die Kranken dringend erforderlich. 2. Der Gedanke der Erbauung geschlossener Siedlungen für Tuberkulosekranke ist aus den verschiedensten Gründen im allgemeinen abzulehnen. 3. Es wird empfohlen, Wohnungen für Tuberkulöse, die den hygienischen Anforderungen der Lage und Bauart nach entsprechen, in die allgemeine Bebauung einzusprengen. 4. Bei Festsetzung der Mieten muß auf die finanzielle Leistungsfähigkeit der Familien Rücksicht genommen werden, die der Regel nach zu den wirtschaftlich schwachen gehören. 5. Es muß dafür Sorge getragen werden, daß die für Tuberkulosekranke erbauten Wohnungen nur von Familien, in denen Tuberkulose herrscht, bewohnt werden. Die an die Wohnungen zu stellenden hygienischen Anforderungen (vgl. Ziffer 3 der obigen Leitsätze) sind in den nachstehenden, von Stadtmedizinalrat Dr. v. DRIGALSKI aufgestellten Richtlinien zusammengestellt: a) Da es sich fast immer um Familienwohnungen handeln wird, dürften nicht weniger als 3 Zimmer mit Klosett und nach Möglichkeit auch Badegelegenheit (Brause) in Betracht kommen. b) Die Räume sollen direktem Sonnenlicht zugänglich sein. Nordlage ist ganz zu vermeiden, Lage der Räume nach Süden oder wenigstens eines nach Süden orientierten Zimmers ist vorteilhaft, andernfalls soll die Hausachse nordsüdlich orientiert sein, so daß die Fenster nach Osten und Westen liegen[1]). Ein Südzimmer wäre sehr erwünscht und vorteilhaft mit einer kleinen Loggia oder einem gedeckten Balkon zu versehen -- wenn das nicht möglich ist, mit einem kleinen Fensteraustritt, so daß ein Fenster bis zum Fußboden durchgeführt und als Tür geöffnet werden kann. c) Breitfenster sind zu bevorzugen. Je ein Fenster soll mit einem Kippflügel versehen sein, so daß leicht gelüftet werden kann. Aus Stilrücksichten kleine Fenster zu wählen, ist nicht angängig. d) Jeder Raum muß heizbar sein. e) Der Tuberkulöse soll sein eigenes, wenn auch kleines Schlafzimmer haben. f) Unbelichtete Kammern oder Alkoven sollen nicht als Schlafgelegenheit vorgesehen werden. g) Die Größe des Zimmers soll nicht unter ein gewisses Mindestmaß herabgehen. Dabei ist es wichtiger, daß die Bodenfläche groß ist, als daß die Zimmer immer besonders hoch sind. h) Die Bildung dunkler Winkel soll durchaus vermieden werden. Vorteilhaft sind Fußböden und Wand durch runde Übergänge zu verbinden, so daß die Scheuerleisten wegfallen. i) Möglichst glatter Fußboden! k) Innenanstrich möglichst hell, keine Tapeten, sondern abwaschbarer Wandanstrich. l) Einbau von Wandschränken und Einrichtung der Küche nach holländischem Muster zu empfehlen (vgl. Tagung des deutschen Vereins für öffentliche Gesundheitspflege in Bonn 1925, Dtsch. Zeitschr. f. öff. Gesundheitspflege, Januar 1926). m) Die Türgriffe sollen glatt, ohne „Verzierungen" gehalten sein. n) Sehr wünschenswert ist ein kleiner Garten für Arbeit und Aufenthalt im Freien.

3. Säuglingssterblichkeit und Wohnung.

Als eine weitere Wohnungskrankheit gilt die hohe Säuglingssterblichkeit, insbesondere die Sommersterblichkeit an Brechdurchfall. Lange Zeit hindurch mußten die großen Städte als wahre Mördergruben für die Säuglinge angesehen werden. Die Säuglingssterblichkeit war in ihnen erheblich höher als auf dem Lande, wie nachstehende Tabelle (s. S. 200) von KRUSE erkennen läßt.

Es kann wohl als feststehend angenommen werden, daß die Erkrankung der Säuglinge an Brechdurchfall eine Funktion der Wärme ist, sei es, daß die Wärme — wie früher meist angenommen — eine Zersetzung der Milch begünstige, sei es, was nach neueren Ansichten wahrscheinlicher ist — den Säugling durch Hitze-

---

[1]) Das trifft nur bei freistehenden Häusern zu, bei Häusern in großstädtischen Straßen kann Südlage ausgesprochen ungünstig sein (s. S. 242).

Tabelle 12. *Sterblichkeit im 1. Lebensjahr von 100 Lebendgeborenen in Preußen.*

	Ehelich		Unehelich		In Berlin
	Städte	Land	Städte	Land	
1876—1880	21,1	18,3	40,3	31,2	30,4
1881—1885	21,1	18,6	39,8	31,9	27,8
1886—1890	21,0	18,7	39,5	33,2	26,3
1891—1895	20,3	18,7	38,5	33,6	24,2
1896—1900	19,5	18,5	37,4	33,6	21,8
1901—1905	18,1	17,8	33,9	32,2	20,2
1906—1910	15,3	16,2	28,0	29,5	16,5

stauung unmittelbar schädige, oder daß beide Schädigungen zusammenwirken. Dies ist ohne weiteres aus einem Vergleich der Kurven der Temperatur und der Kindersterblichkeit in verschiedenen Jahren ersichtlich, wie sie z. B. von Willim

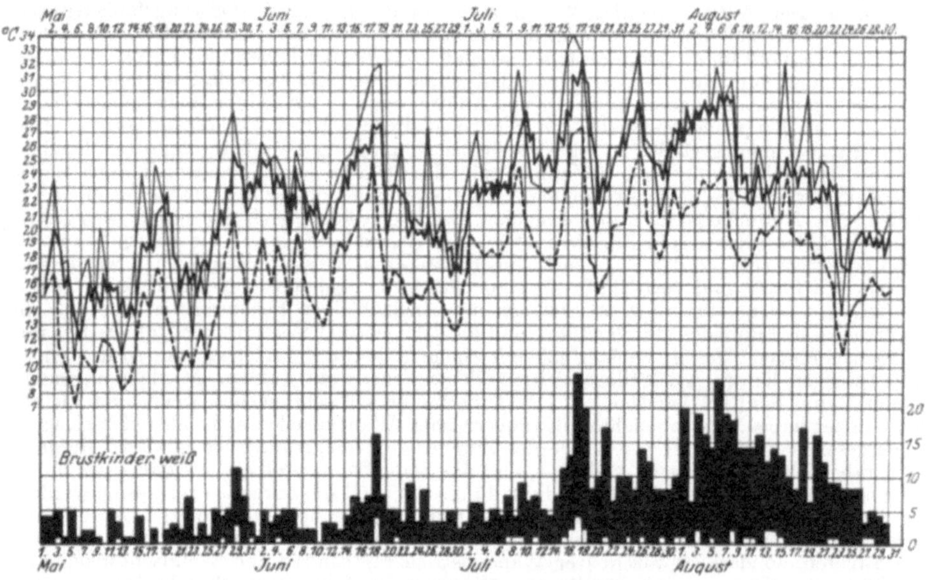

Abb. 21. Kindersterblichkeit an Magen-Darmkrankheiten in Breslau, 1. Mai bis 1. September 1904, verglichen mit dem Tagesmittel der Temperatur im Freien, der Wandtemperatur eines Dachgeschosses und dem Tagesmaximum im Freien.

——————— Temperatur im Dachgeschoß
——————— verglichen mit Maximum
— — — verglichen mit Tagesmittel.

für Berlin zusammengestellt sind. Freilich ergibt ein Vergleich beider Kurven nicht eine volle Übereinstimmung, wenn man für die Temperaturkurve die mittlere Lufttemperatur nimmt, vielmehr muß man den Verlauf der Temperatur in der Wohnung mit der Sterblichkeitskurve vergleichen. Dies hat zuerst Willim an Breslauer Verhältnissen gezeigt, indem er die Wandtemperatur im Dachgeschoß maß (s. Abb. 21).

Neuerdings hat Rietschel diese Messungen in großem Stile in Dresden durchgeführt und dabei gefunden, daß sich in den Proletarierwohnungen selbst in relativ kühlen Sommern Temperaturen bis 36° finden, also weit höhere, als man gewöhnlich anzunehmen geneigt ist.

Die Sommersterblichkeit der Säuglinge war vor 50—60 Jahren in Deutschland noch fast unbekannt, während sie in den Großstädten Nordamerikas schon seit dem Ausgang des 18. Jahrhunderts gefürchtet wurde. Die erste Monographie, die wir über diese Krankheit besitzen und die im Jahre 1789 erschien, stammt von einem Amerikaner namens RUSH, einem Freunde FRANKLINS. Er gibt in dieser kleinen Schrift eine so ausgezeichnete Beschreibung der Krankheit, daß bis vor etwa 3 Jahrzehnten nichts wesentlich Neues hinzugefügt wurde. Natürlich machte sich RUSH als Kind seiner Zeit keine richtigen Vorstellungen von der Ursache der Krankheit, sondern er hielt sie für eine Art Wechselfieber, aber er erkannte doch als erster, daß das Herausbringen der Kinder aus der Stadt das wesentlichste Heilmittel dieser Krankheit sei. War doch diese Krankheit eine ausschließliche Erscheinung der Großstädte, wurde sie doch auf dem Lande in Amerika überall vermißt. So rühmt RUSH, daß das beste Heilmittel das Herausbringen der Kinder von der Stadt auf das Land wäre. „Niemals habe ich ein Kind sterben sehen," sagt er, „das ich aufs Land gebracht hatte, und Dutzende sah ich in den engen Wohnungen der Stadt dahinsiechen." — Wo man die Kinder nicht aufs Land bringen kann, da fordert er, daß man mit ihnen spazieren fahren müsse am Morgen und Abend, oder mit ihnen spazieren reite. (Zitiert nach RIETSCHEL, Jahrb. d. Bodenreform 1911.)

Es liegt nun nahe, die stärker schädigende Wirkung der Stadt auf die Gesundheit der Säuglinge verglichen mit dem Lande auf die verschiedene Bauart der Häuser, insbesondere in der Ausbildung der vielgeschossigen Mietshäuser zu suchen. Naturgemäß ist die Zimmertemperatur in erster Linie von der Höhe der Außentemperatur und weiter von der Himmelsrichtung, nach der das Zimmer liegt, abhängig. Auch die Dicke der Mauern, der Raumgehalt des Zimmers, die Anzahl und Beschäftigung der Bewohner ist von größtem Einfluß auf die Höhe der Temperatur. Ferner ist auch das Stockwerk, in welchem die Wohnung liegt, von Bedeutung. Am niedrigsten pflegt die Temperatur im Keller zu sein, und demgemäß findet sich auch die geringste Säuglingssterblichkeit im Kellergeschoß, trotzdem die dort belegenen Wohnungen oft von sozial tiefstehenden Familien bewohnt werden.

Man hat oft versucht, statistisch zu beweisen, daß wirklich die Magen-Darmkrankheiten der Säuglinge in den Mietskasernen der großen Städte ihre Opfer fordern, weil dort die geschilderten Temperaturverhältnisse am ausgeprägtesten sind. In der Tat zeigt es sich auch, daß in heißen Sommern die Säuglingssterblichkeit in einer Reihe von Städten gegenüber kühleren Jahren stark gestiegen ist. Es fand sich freilich in manchen Fällen auch eine beträchtliche Steigerung bei den angrenzenden Landkreisen; bei mehreren Städten war aber die Zunahme der Sterblichkeit deutlich höher. Wenn sich hieraus die Bedeutung der Städte für die Säuglingssterblichkeit auch als kleiner erwiesen hat als man früher annahm, so zeigt sich doch zweifellos eine Verschlechterung der Gesundheitsverhältnisse der Säuglinge durch die großstädtische Lebensweise.

Die ungünstigeren Verhältnisse in den Städten beweisen nun an sich noch nicht, daß die Wohnungen schuld an der hohen Sterblichkeit sind. Die stärkere Säuglingssterblichkeit in den oberen Geschossen könnte auch auf einer Häufung von Säuglingen in diesen Wohnungen beruhen. Um den Wohnungseinfluß nachzuweisen, sind eine ganze Reihe lokalstatistischer Untersuchungen angestellt worden. Die meisten von ihnen halten einer Kritik jedoch nicht stand, da vielfach zu kleines Material verwendet worden ist und auch die übrigen Faktoren, die für die Sterblichkeit von Einfluß sind, wie wirtschaftliche Lage, Ernährungsweise, ärztliche Versorgung, Pflege usw. nicht hinreichend gewürdigt wurden. Unterlagen für eine zuverlässige Statistik sind kaum zu erlangen. FLÜGGE glaubt jedoch auf Grund folgender Überlegung eine gewisse Wahrscheinlichkeit für eine ungünstige Beziehung zwischen den höchsten Stockwerken und der Sterblichkeit an Magen-Darmkrankheiten dartun zu können: ,,Eine spezifische Häufung der Säuglinge in den höchsten Stockwerken wird auch in den übrigen Säuglingserkrankungen zum Ausdruck kommen. Wenn daher die Ziffer der Gesamtmortalität mit Ausschluß der Cholera infantum für das 4. und 5. Stockwerk nicht höher ist als für das 3., wenn aber hier die Cholera infantum auffällig mehr Opfer fordert, so würde dies tatsächlich für einen besonders ungünstigen Einfluß der höchsten Stockwerke auf die Sommersterblichkeit sprechen. Für 2 Jahre, 1913 mit sehr kühlem Sommer, und 1911 mit heißem Sommer, ergibt eine solche Berechnung in Berlin folgendes:

1913 starben mit Angabe der Wohnung 1029 Kinder im 1. Lebensjahre an Magen-Darmkrankheiten (I), 3210 an anderen Erkrankungen (II); 1911 starben 2264 an Magen-Darmkrankheiten, 4460 an anderen Erkrankungen. Die Verteilung nach Prozenten auf die verschiedenen Stockwerke war für beide Kategorien folgende:

Tabelle 13. *Sterblichkeit an Magen-Darmerkrankungen nach der Wohnungslage.*

	I		II	
	1913	1911	1913	1911
Keller	2,7	3,5	2,93	2,87
Erdgeschoß	17,5	16,0	15,8	15,8
1. Stock	17,5	18,8	19,7	19,5
2. „	19,2	19,4	19,8	19,5
3. „	19,2	19,5	21,7	21,3
4. u. 5. Stock	23,1	23,0	20,4	21,0

Im allgemeinen zeigen also die verschiedenen Erkrankungen der zweiten Kategorie in den höchsten Stockwerken eine geringe Abnahme; die Todesfälle an Magen-Darmkrankheiten (I) dagegen in beiden Jahren eine deutliche Steigerung.''

Aber auch diese so wahrscheinlich gemachte größere Gefährdung der Säuglinge in den höheren Stockwerken braucht nicht unmittelbar Folge der *Bauart* der städtischen Wohnungen zu sein, es kann vielmehr auch diese Erscheinung daran liegen, daß in den oberen Stockwerken verhältnismäßig mehr Bewohner in schlechter wirtschaftlicher Lage leben und infolgedessen die Kinder schlechter gehalten werden als in den niedrigeren Stockwerken.

Ein Beweis, daß die Mietskaserne an sich das Leben der Säuglinge bedrohe, ist also zwar streng statistisch nicht zu erbringen, aber doch sehr wahrscheinlich. Zu den S. 154 aufgeführten ungünstigen Temperaturverhältnissen in den Mietskasernen kommt nämlich noch hinzu, daß es in den heißen Sommertagen sehr schwierig ist, die Kinder aus den gefährdeten Wohnungen an kühlere Plätze zu bringen, was bei ländlicher Besiedelung meist verhältnismäßig einfach ist.

Es muß nun hervorgehoben werden, daß seit dem Jahre 1906 die Sterblichkeit der Säuglinge in Stadt und Land fast gleich ist, in manchen Jahren die Sterblichkeit auf dem Lande die in den Städten sogar übertrifft. Es kann das aber nicht

Tabelle 14. *Die Säuglingssterblichkeit in Preußen auf 1000 Lebendgeborene.*

Jahr	Männlich	Weiblich	Ehelich	Unehelich	Stadt	Land	Überhaupt
1913	163	137	140	255	145	154	150
1920	146	121	121	248	137	132	134
1921	146	122	121	253	130	138	134
1922	137	112	112	247	128	123	125
1923	140	117	117	246	129	129	129

als ein Gegenbeweis gegen das in diesem Abschnitt Aufgeführte angesehen werden. Es kann das darauf beruhen, daß die in den Städten vorhandenen Schädlichkeiten durch andere Momente überkompensiert werden. So ist der Geburtenrückgang bisher in den Städten ein wesentlich größerer als auf dem Lande, und es ist von den verschiedensten Seiten gezeigt worden, daß mit der Zunahme des Geburtenrückgangs eine Abnahme der Säuglingssterblichkeit parallel geht. Auch die leichtere Möglichkeit, in den Städten bei Erkrankungen der Säuglinge ärztliche Hilfe zu erreichen, sowie die größere Fürsorge und Belehrung, welche den Müttern in der Stadt zuteil wird, mögen hierzu beitragen. Seit etwa 1922 findet sich nun auch in heißen Sommern überhaupt kein nennenswerter Anstieg in der Kurve der Säuglingssterblichkeit mehr, wie nachstehende Tabelle zeigt.

Tabelle 15. *Gestorbene Säuglinge in Preußen 1923 und 1922 nach Kalendermonaten* (*Tagesdurchschnitt*).

	1923	1922		1923	1922
Januar	321	369	Juli	264	259
Februar	380	381	August	285	278
März	368	356	September	326	280
April	287	367	Oktober	260	252
Mai	266	340	November	224	263
Juni	234	249	Dezember	229	279

Die im Auftrage des Ministers für Volkswohlfahrt vom preußischen statistischen Landesamt herausgegebenen „Medizinalstatistischen Nachrichten" 1925 führen dies darauf zurück, daß „dieser Sommersterblichkeitsrückgang wie der Sterblichkeitsrückgang bei Erkrankungen des Magen-Darmkanals der Säuglinge überhaupt im wesentlichen der umfassenden Säuglingsfürsorge zu verdanken ist, die im Verlaufe des Krieges einsetzte und namentlich durch Aufklärung der Mütter über die gesundheitlichen Vorteile des natürlichen Stillens usw. und mit der Belehrung über die Gefahren der Überfütterung das Ihrige getan hat, diese Erkrankungen samt ihren Gefolgskrankheiten zu beschränken und damit auch die Sterblichkeit herabzudrücken. Auf den Rückgang dieser Teilsterblichkeit allein ist aber der Rückgang auch bei der Gesamtsterblichkeit der Säuglinge gegenüber den Jahren vor dem Kriege zurückzuführen; Rückgänge bei anderen Todesursachen sind ohne Belang und werden durch Erhöhungen bei anderen, wie Grippe und Lungenentzündung, zum Teil mehr als ausgeglichen.

Inwieweit aber noch über all solche Einzelbetrachtungen hinweg in der Nachkriegszeit der stärkere Wille, einmal zur Welt gekommene Kinder auch am Leben zu erhalten, bei der Entwicklung der Säuglingssterblichkeit seit dem Kriege mitspielt, das ist eine Frage, die sich ziffernmäßig schwerlich beantworten läßt. Sicherlich aber wird nicht erwünschtes kindliches Leben im Vergleich zur Vorkriegszeit in weit höherem Maße bereits vor der Geburt beseitigt, anstatt nach ihr der Gleichgültigkeit der Erzeuger seiner Erhaltung gegenüber zum Opfer zu fallen."

Ich möchte auch den S. 182 ff. erwähnten Umstand als vielleicht mitbeteiligt ansehen, daß die Überfüllung eines großen Teiles der Wohnungen nach dem Kriege geringer geworden ist.

4. Allgemeine Körperbeschaffenheit und Wohnung.

Überblicken wir den Einfluß der Wohnung auf die ansteckenden und besonders die sog. Wohnungskrankheiten, so ergibt sich, daß ein Unterschied bei Kleinwohnung und Mietskaserne, der unmittelbar auf die Verschiedenheit der

Bau*art* zurückzuführen wäre, kaum festzustellen ist. Es fragt sich nun, ob etwa Einflüsse nachweisbar sind, die zwar weder in den Morbiditätsziffern noch in der Mortalität in Erscheinung treten, die sich aber doch in einer gewissen körperlichen Minderwertigkeit bestimmter Klassen bemerkbar machen. Um derartige Zusammenhänge aufzudecken, kann man die Konstitutionsforschung heranziehen. Anhaltspunkte über die Konstitution verschiedener Bevölkerungsklassen kann nun ihre verschiedene Militärtauglichkeit geben. Freilich können aus den Ergebnissen der Aushebungsstatistik nur mit großer Vorsicht Schlüsse gezogen werden. Ein Vergleich der Militärtauglichkeit der Stadt- und Landbevölkerung vor dem Weltkriege ergab nach den übereinstimmenden Untersuchungen Schjernings, Vogels, Schwienings, Meinshausens und Meisners unzweifelhaft eine Überlegenheit des Landes gegenüber den Städten. Die stadtgeborenen Militärpflichtigen stellten bei den Aushebungen um mehrere Prozent weniger Taugliche, als die landgeborenen. Nach den Angaben von Schwiening (1908) und von Kuczinski (1910) betrug die Zahl der dauernd und völlig Untauglichen überall 7—9%. Zum Landsturm geschrieben wurden in den Städten 26, auf dem Lande 20%; zur Ersatzreserve in den Städten 16, auf dem Lande 18% und zum Dienst mit der Waffe tauglich in den Städten 49, auf dem Lande 55%, im Mittel 53%. Es braucht nicht darauf hingewiesen zu werden, daß auch auf dem Lande starke regionäre Schwankungen bezüglich der Militärtauglichkeit vorkamen: in Gegenden, wo Kleinbetrieb auf minderwertigem Boden vorherrscht und die Ernährung daher schwieriger und mangelhafter war, war auch die Militärtauglichkeit niedriger als in Gegenden des Großbetriebes und auf gutem Boden.

Kaup weist ferner darauf hin, daß in vielen Gegenden Deutschlands die Landbevölkerung dazu übergegangen ist, alle eigenen Erzeugnisse zu Geld zu machen und die Familie mit Surrogaten zu ernähren. Hierdurch wurde die Ernährung in manchen Gegenden sehr verschlechtert und so war in verschiedenen Gegenden die Militärtauglichkeit der Bevölkerung stark zurückgegangen. Es blieb aber trotzdem die durchschnittliche Überlegenheit der Landbevölkerung unbezweifelbar.

Die Gründe für die höhere Untauglichkeit der Stadtbevölkerung waren allgemeine Körperschwäche, schwache Brust, Herzerkrankungen, die bei etwa 40% der Untauglichen festgestellt wurden. Es zeigte sich also, daß das Leben in den Städten bei einem beträchtlichen Teil der Jugend ungünstig auf die allgemeine Körperentwicklung und besonders auf die Entwicklung von Lunge und Herz einwirkte.

Es fragt sich nun, ob wir aus diesen Tatsachen Rückschlüsse auf die Wirkung der Wohnweise ziehen können. Zweifellos sind eine große Anzahl anderer Momente in den Städten vorhanden, die schädlich auf die Körperbeschaffenheit einwirken. Sicherlich wirkt der längere Schulbesuch und manche Berufsschädigungen auf die Jugend in den Städten in ungünstigem Sinne ein, aber dieser Einfluß darf nicht überschätzt werden, da hierfür die Dauer der Einwirkung doch zu kurz ist. Wenn auch gerade bei den sog. Stubenarbeitern (Schneider, Schuster, Weber, manche Fabrikarbeiter, Handeltreibende) besonders geringe Tauglichkeit beobachtet wurde und hieraus auf den schädigenden Einfluß dieser Berufe geschlossen werden könnte, so dürfen wir nicht vergessen, daß diese Berufe vielfach von solchen Leuten gewählt werden, die an sich schwächlich sind und in diesen Beruf hineingehen, weil sie von vornherein annehmen müssen, den Anstrengungen anderer Berufe nicht gewachsen zu sein. Es war also doch wohl weniger die berufliche Beschäftigung der Stadtjugend, die ihre geringere Militärtauglichkeit bedingte, als vielmehr andere Faktoren. Ob es freilich die Wohnungsschäden an sich sind, ist recht zweifelhaft, denn wir beobachteten gerade in der ostpreußischen Landbevölkerung die höchsten Tauglichkeitsziffern und doch waren die Wohnungen dort auf dem Lande im allgemeinen sehr mangelhaft. Vielfach spielten für den Grad der Militärtauglichkeit soziale Verhältnisse, Wohlhabenheit, Ernährung eine große Rolle, aber der wichtigste und wohl ausschlaggebende Unterschied zwischen der Stadt- und Landbevölkerung ist der, daß die Landjugend die Möglichkeit hat und vielfach auch dazu gezwungen wird, ihre Körpermuskulatur in freier Luft ausgiebig zu gebrauchen und alle Organe des Körpers kräftig auszubilden, während die Stadtjugend hierzu nur eine ungenügende Gelegenheit und wenig Antrieb findet.

Auch auf anderem Wege kann man zu gewissen Schlüssen über die Konstitution der Jugendlichen in Stadt und Land gelangen. Es sind das systematische Untersuchungen der Schulkinder. Für die schulentlassene Jugend sind derartige Untersuchungen nur in geringer Zahl ausgeführt, dagegen liegen für die Schüler eine ganze Reihe solcher Statistiken vor. Manche dieser Untersuchungen sind allerdings wenig geeignet, die uns hier interessierende Frage des unmittelbaren Wohnungseinflusses zu klären. Es sind das Erhebungen über bestimmte Erkrankungen oder Ernährungsverhältnisse, gewerbliche Arbeit usw.

Einen bemerkenswerten Gegensatz zwischen Stadt und Land zeigen die Untersuchungen mit den PIRQUETschen Cutireaktionen auf latente tuberkulöse Herde. Bei den Bewohnern entlegener, dem Verkehr mit Kulturmenschen noch nicht erschlossener Gegenden fällt diese Prüfung selbst an Erwachsenen negativ aus. Bei zerstreut wohnender Landbevölkerung, z. B. in der südrussischen Steppe, im ländlichen Palästina, in der römischen Kampagna usw. werden nur bei einem geringen Teil der heranwachsenden Jugend positive Ausschläge erhalten. In Dörfern und kleinen Städten Deutschlands ergeben die Kinder bei Schulabschluß etwa zur Hälfte positive Reaktion, in größeren Städten zu etwa zwei Drittel und in Großstädten zu fast 100%. Das besagt, daß bei den intensiven Verkehrsverhältnissen der Großstadt ein großer Teil der Kinder schon vor der Schulzeit Tuberkelbacillen aufnehmen und irgendwelche tuberkulöse Herde davontragen, die größtenteils symptomlos bleiben, aber eine gewisse, wenn auch unvollkommene Immunität gewähren[1]).

Die zahlreich angestellten Untersuchungen über die Schultauglichkeit können untereinander sehr schwer verglichen werden, da offensichtlich die Kriterien, nach denen die Schulärzte ihr Urteil gefällt haben, nicht übereinstimmen. Vor allen Dingen können sie für die uns interessierende Frage des Einflusses von Stadt- und Landwohnung nicht herangezogen werden; dies letztere aus dem Grunde, weil die auf dem Lande durchgeführten Untersuchungen der Schulen noch viel zu gering sind. Außerordentlich wünschenswert wäre es, wenn diese Lücke durch Anstellung von Schulärzten auch in den kleinen Städten und auf dem Lande die hierfür nach einheitlichen Gesichtspunkten zu untersuchen hätten, ausgefüllt werden könnten.

In größerer Anzahl sind Untersuchungen über Körpergröße, Gewicht und gelegentlich auch Brustumfang der städtischen Schüler ausgeführt worden. Sie zeigen Unterschiede, bedingt durch Rasse und Wohlhabenheit. Im allgemeinen sind die Schüler der höheren Schulen größer und kräftiger als die der Volksschulen. Aus ländlichen Schulen liegen Zahlen, die mit denen aus den Städten gewonnenen verglichen werden könnten, nur vereinzelt vor. E. SCHMIDT (Arch. f. Anthrop. Bd. 21, S. 385) hat im Jahre 1892 im Kreise Saalfeld 9605 Kinder untersucht und erhielt dabei folgende Zahlen:

---

[1]) SCHLESINGER: Inaug.-Dissert. Berlin 1916, zit. nach FLÜGGE: a. a. O.

Tabelle 16. *Körpergröße.*

Alter	Durchschnittsgröße in Zentimeter		Durchschnittsgewicht in Kilo	
	Stadtkinder	Landkinder	Stadtkinder	Landkinder
6	108,3	109,4	18,5	18,7
7	113,2	114,9	20,5	20,8
8	118,1	120,1	22,3	22,8
9	123,5	125,0	24,5	25,0
10	127,3	129,8	26,1	27,0
11	132,4	133,8	29,3	29,9
12	137,4	138,8	31,6	33,1
13	142,0	144,2	35,1	36,4

Auch ein Vergleich in jedem einzelnen Bezirk zwischen Stadt und Land zeigte eine ungünstige Entwicklung der Stadtkinder.

Peiper (Concordia, 18. Jahrg. Nr. 1. 1911) bestimmte 1909 im Bezirk Köslin in Pommern bei 4660 Schulknaben, etwa zur Hälfte Stadt-, zur Hälfte Landkindern, Körperlänge, Körpergewicht und Brustumfang. Die Ergebnisse zeigt nachstehende Tabelle:

Tabelle 17. *Körpermaße.*

	Im Alter von 6—7 Jahren		Im Alter von 11—12 Jahren	
	Stadt	Land	Stadt	Land
Körperlänge . . .	114,9	114,9	135,9	137,5
Körpergewicht . . .	19,6	20,4	30,4	31,3
Brustumfang . . .	58,6	58,3	66,5	67,3

Bei den älteren Kindern waren also auch hier die landgeborenen stark überlegen.

Ascher (Veröff. a. d. Geb. d. Medizinalverwalt. 1912) hat im Stadt- und Landkreis Hamm Säuglinge, Klein- und Schulkinder untersucht, und zwar Schulkinder aus 20 vorwiegend landwirtschaftlichen Dörfern mit 2203 Kindern, aus 35 vorwiegend industriellen Dörfern mit 9578 Kindern und außerdem 5353 Schulkinder der Städte Unna und Kamen, sowie 7505 Kinder der Stadt Hamm. Er hat dabei die Zahl der „Mindergewichtigen" festgestellt, wozu diejenigen Kinder zu zählen sind, deren Körpergröße und Gewicht um mehr als 10% geringer war als es nach der Normaltabelle eigentlich hätte sein sollen. Seine Ergebnisse waren folgende:

Tabelle 18. *Mindergewichtig.*

	1911	1912
Vorwiegend landwirtschaftliche Dörfer	3,8	4,6
„ industrielle Dörfer	8,8	9,7
Städte Unna und Kamen	8,8	10,6
Stadt Hamm	12,2	10,5

Für ostpreußische Verhältnisse sind die Untersuchungen von Kisskalt interessant (Dtsch. Med. Wochenschr. 1916, Nr. 25). Er stellt für Königsberg und Umgebung nachstehende Zahlen auf (s. Tabelle 19).

Diese Zahlen zeigen, daß in Ostpreußen die nach Kisskalts Angaben gut ernährten Landkinder nicht die gleichen Maße aufweisen, wie die Stadtkinder auf dem Gymnasium, sondern durchweg kleiner und leichter sind. Dies führt er auf Rassenunterschiede zwischen den Gymnasiasten und den Landkindern zurück. Länge und Gewicht der Volksschulkinder in der Stadt und auf dem Lande stimmten ziemlich genau überein. Um festzustellen, ob sich zwischen der nach Kisskalts Feststellungen vielfach unterernährten, blutarmen Bevölkerung der äußeren Stadtteile und der kräftigen Landjugend keine ziffernmäßigen Unterschiede ergeben, hat er ferner die Druckkraft der Hände mit dem Collinschen

Tabelle 19. *Körpermaße.*

Alter	Gymnasiasten Mai-Juni 1914	Stadtvolksschüler Mai-Juni 1914 nach PERL	Nach ASCHER	Schaaksvitte		Pobethen Dezember 1915	Quednau April 1914	Nach CAMERER (ohne Kleider)
				April 1914	Dezember 1915			
				Länge.				
6	113,3	112,1	110	—	114,5	113,7	108	109
7	122,6	116,2	115	116,2	118,1	118,7	118	115
8	126,0	119,7	120	120,3	122	123,6	121	120
9	131,2	125,0	116	124,4	125	126,6	126,2	125
10	132,4	130,7	129	129,6	131	131,8	126,4	130
11	140,6	136,0	135	131,6	135	136,5	135,4	135
12	150,7	139,8	139	137,4	137	139,5	136,6	140
13	151,1	144,8	143	140,1	143	145,8	151,2	145
14	158,7	151,8	—	145,5	—	—	—	151
15	161,5	—	—	—	—	—	—	157
16	167,9	—	—	—	—	—	—	164
17	174,1	—	—	—	—	—	—	168
18	171,6	—	—	—	—	—	—	170
				Gewicht.				
6	21,8	21,1	20,2	—	20,9	20,0	18,6	20,5
7	26,7	22,1	21,8	23,7	20,7	21,5	22,6	23
8	28	23,6	23,7	24,4	24,8	24,0	24,7	25
9	28,8	26	26,0	26,8	26,0	25,2	27,4	27,5
10	31,4	28,6	28,0	28,5	28,6	28,3	29	330
11	34,3	30,3	31,1	29,5	30,8	31,3	31,9	32,5
12	39,8	32,9	33,8	34,3	31,5	32,5	35,8	35
13	41,5	36	36,7	35,4	37	39,8	40,2	37,5
14	47,2	—	—	36	—	—	35	41
15	49,9	—	—	—	—	—	—	45
16	57,8	—	—	—	—	—	—	50
17	61,2	—	—	—	—	—	—	56
18	66,3	—	—	—	—	—	—	60

Dynamometer und den Unterarmumfang messen lassen. Er erhielt dabei nachstehende Zahlen:

Tabelle 20. *Druckkraft und Unterarmumfang.*

Alter	Gymnasiasten	Stadtvolksschüler	Schaaksvitte		Quednau	Gymnasiasten	Stadtvolksschüler	Schaaksvitte		Quednau
			April 1914	Dezember 1915				April 1914	Dezember 1915	
	Druckkraft rechts.					*Unterarmumfang rechts.*				
6	9,7	8,6	—	8,8	8,1	17,6	17,5	—	—	—
7	14,1	9,6	10,0	10,4	10,7	18,8	17,7	17,5	—	17,5
8	14,9	10,2	12,4	14,6	10,9	19,2	18,1	18	—	17,7
9	15,3	12,1	13,3	14,3	13,0	19,3	18,3	18,7	—	18,1
10	15,8	14,9	15,8	17,0	15,1	19,4	19,3	19	—	18,3
11	18,5	16,6	16,6	21,0	15,4	20,5	19,8	19,1	—	19,8
12	21,1	18,3	20,6	21,0	19,1	21,5	20,4	20,7	—	19,8
13	23,5	20,1	21,6	24,0	23,2	21,7	21	21	—	20,4
14	27,1	24,1	23,0	—	—	22,6	22,1	20,4	—	21,0
15	31,2	—	—	—	—	23,5	—	—	—	22,1
16	35,5	—	—	—	—	24,7	—	—	—	—
17	36,3	—	—	—	—	25,1	—	—	—	—
18	37,6	—	—	—	—	25,7	—	—	—	—

Es ergab sich also ganz deutlich, daß auch in Ostpreußen die Körperkraft der Stadtvolksschulkinder geringer war als die der gleich großen und gleich schweren Landjugend, daß also auch hier die Stadtjugend in ihrer körperlichen Entwicklung zurückgeblieben war. KISSKALT nimmt an, daß dieselben Rassenunterschiede, wie sie zwischen den Gymnasiasten und der Landjugend bestehen, auch zwischen den städtischen Volksschulkindern und der Landjugend beständen und glaubt, daraus schließen zu sollen, daß die städtischen Volksschulkinder auch in Länge und Körpergewicht zurückgeblieben sind.

Die neuesten Ergebnisse der Schülermessungen sind in der vom Deutschen Zentralausschuß für Auslandshilfe durch dessen ärztlichen Beirat 1924 herausgegebenen Tabelle „Größe und Gewicht der Schulkinder und andere Grundlagen für die Ernährungsfürsorge" zusammengestellt. Zahlen, die einen Vergleich

Tabelle 21. *Bonn. Körpermaße.*

| | Volksschulen | | | | | | Höhere Schulen | | | | | |
| | Knaben | | | Mädchen | | | Knaben | | | Mädchen | | |
Alter	An-zahl	Durch-schnitt-liche Größe in cm	Durch-schnitt-liches Gewicht in kg	An-zahl	Durch-schnitt-liche Größe in cm	Durch-schnitt-liches Gewicht in kg	An-zahl	Durch-schnitt-liche Größe in cm	Durch-schnitt-liches Gewicht in kg	An-zahl	Durch-schnitt-liche Größe in cm	Durch-schnitt-liches Gewicht in kg
6 — 6$^1/_2$	97	114,5	18,2	98	111,5	19,4	—	—	—	15	116,8	21,3
6$^1/_2$— 7	260	112,8	20,4	212	112,3	19,7	—	—	—	27	114,8	20,6
7 — 7$^1/_2$	304	115,6	20,5	242	114,1	20,6	—	—	—	48	122,0	22,9
7$^1/_2$— 8	363	118,3	21,7	236	116,4	21,1	—	—	—	42	121,5	22,8
8 — 8$^1/_2$	282	119,0	23,6	264	120,0	22,7	9	130,5	28,0	47	124,7	24,4
8$^1/_2$— 9	308	123,2	23,6	283	121,4	23,5	31	129,4	26,9	45	126,0	24,6
9 — 9$^1/_2$	336	125,4	24,4	269	124,2	24,6	42	130,1	27,7	60	128,0	26,0
9$^1/_2$—10	330	126,8	26,3	248	126,6	25,7	53	133,4	28,7	39	131,7	26,7
10 —10$^1/_2$	296	129,0	28,4	284	129,1	26,3	62	133,3	29,2	68	135,6	29,2
10$^1/_2$—11	236	132,0	28,3	257	131,3	27,8	78	135,2	30,0	39	135,2	30,5
11 —11$^1/_2$	258	132,7	29,0	231	132,0	29,1	81	139,3	31,9	95	138,7	31,9
11$^1/_2$—12	263	135,9	30,3	268	136,0	30,7	109	140,0	31,5	40	142,9	33,7
12 —12$^1/_2$	235	137,2	31,8	229	138,0	31,6	94	145,0	34,9	91	143,7	35,0
12$^1/_2$—13	274	139,3	33,7	267	140,8	33,4	128	145,8	35,5	62	145,8	36,1
13 —13$^1/_2$	253	141,9	34,3	250	143,9	35,9	88	148,0	37,7	67	147,8	38,1
13$^1/_2$—14	271	143,3	35,6	288	149,5	37,5	84	149,0	38,5	35	151,8	39,4
14 —14$^1/_2$	107	148,5	36,7	84	149,0	39,8	61	150,2	41,2	20	150,7	40,2
14$^1/_2$—15	—	—	—	—	—	—	19	154,2	42,6	6	155,3	43,6

Landkreis Bonn.

| | Volksschulen | | | | | |
| | Knaben | | | Mädchen | | |
Alter	Anzahl	Durchschnitts-Größe in cm	Durchschnitts-Gewicht in kg	Anzahl	Durchschnitts-Größe in cm	Durchschnitts-Gewicht in kg
5$^1/_2$— 6	108	110,4	19,4	93	109,0	18,0
6 — 6$^1/_2$	187	111,8	20,3	119	110,8	19,7
6$^1/_2$— 7	205	113,8	21,2	189	113,1	20,7
7 — 7$^1/_2$	228	116,8	21,8	327	115,8	21,3
7$^1/_2$— 8	254	119,5	23,2	249	119,0	22,7
8 — 8$^1/_2$	292	121,0	24,4	210	120,8	23,1
8$^1/_2$— 9	311	123,9	25,0	226	123,1	23,9
9 — 9$^1/_2$	351	126,5	25,8	209	125,2	24,9
9$^1/_2$—10	254	128,6	27,0	241	128,5	25,6
10 —10$^1/_2$	231	130,6	28,4	214	129,9	24,3
10$^1/_2$—11	250	132,5	29,3	249	132,4	29,3
11 —11$^1/_2$	238	132,5	30,9	197	134,8	30,2
11$^1/_2$—12	271	137,3	31,4	233	136,9	31,7
12 —12$^1/_2$	226	140,3	33,6	213	140,4	34,5
12$^1/_2$—13	235	141,9	35,0	211	144,3	35,9
13 —13$^1/_2$	246	143,5	36,7	201	144,5	38,0
13$^1/_2$—14	87	145,9	37,9	113	146,6	38,2
14 —14$^1/_2$	10	149,0	39,5	6	148,6	38,5

zwischen Stadt- und Landjugend ermöglichten, finden sich darin nur wenig. Hier sollen nur die Messungen von F. A. Schmidt, Berechnungen und Zahlen für Stadt- und Landkreis Bonn mitgeteilt werden (s. Tab. 21, S. 208).

Sämtliche Messungen ergaben also eine deutliche Überlegenheit der Landjugend.

Schlüsse auf den Einfluß der Wohnungen aus diesen Zahlen zu ziehen, ist allerdings sehr schwer. Schlecht unterhaltene und überfüllte Wohnungen sind sicherlich in den durchforschten Landgebieten ebenso anzutreffen wie in den Städten. Zweifellos ist es aber, daß das Aufwachsen der Jugend auf dem Lande in der freien Luft kräftig dazu beiträgt, Stoffwechsel und Appetit zu heben und zur Aufnahme nahrhafter Speisen anzuregen und die Ausbildung von Muskulatur und Knochengerüst zu fördern. Dagegen hat die Stadtjugend zu einer solchen Ausarbeitung des Körpers in freier Luft zwischen den Mietskasernen kaum Gelegenheit.

5. Rachitis.

Eine Krankheit, bei deren Entstehung die Wohnung sicherlich ursächlich beteiligt ist, ist die Rachitis oder Englische Krankheit. Über deren sozialhygienische Bedeutung herrscht wohl kein Zweifel, ist sie es doch, die eine große Reihe der Verkrüppelung im Kindesalter verursacht. Die Faktoren, die zur Rachitis führen, sind noch nicht sicher bekannt. Außer erblicher Veranlagung und unrichtiger Ernährung, insbesondere Mangel gewisser Vitamine, spielt sicherlich der Abschluß der Kinder von der Luft im Freien und besonders von Licht und Sonne eine erhebliche Rolle. Die Häufigkeit dieser Krankheit ist statistisch außerordentlich schwer zu erfassen, da die leichten Fälle der Beobachtung sehr leicht entgehen. Der Augenschein lehrt aber, daß besonders die Kinder der minderbemittelten Kreise in den Großstädten unter dieser Krankheit leiden. Sie vor allem verleiht der Kinderwelt der großstädtischen Arbeiterviertel das charakteristische Gepräge: das mit O-, seltener X-Beinen behaftete Kind mit dem großen Hirn- und dem relativ kleinen Gesichtsschädel, mit dem watschelnden Gang, dem aufgetriebenen Leib und dem engen Brustkorb (Hühnerbrust). Auch unter den Kindern der Wohlhabenden tritt die Rachitis in Erscheinung; doch bleibt es hier bei den leichten Graden.

Daß der Mangel an Licht eine wesentliche Ursache der Rachitis ist, scheinen eine Reihe von statistischen Arbeiten zu beweisen, in denen die behandelnden Ärzte Aufzeichnungen über die Art der Wohnung der erkrankten Kinder gemacht haben und dabei feststellen zu können glaubten, daß der größte Teil der Kinder aus lichtlosen Wohnungen stammte. Vielfach sind aber diese Arbeiten nicht sehr kritisch durchgeführt. Insbesondere sind die übrigen sozialen Verhältnisse, unter denen die Kinder lebten, nicht genügend gewürdigt. Auch die großen Erfolge, die man in der Therapie dieser Krankheit durch die Lichtbehandlung erzielt hat, weisen darauf hin, daß das Licht von besonderer Bedeutung ist. Eingehende Untersuchungen an Ratten, bei denen man eine der menschlichen Rachitis völlig gleichende Krankheit durch besondere vitaminfreie Fütterung hervorrufen kann, zeigen, daß man die Erkrankung durch Bestrahlung mit ultraviolettem Licht verhindern kann. Einschalten von Fensterglas hebt die Lichtwirkung vollkommen auf. In den Wohnungen selbst kann also das Licht seinen schützenden Einfluß kaum ausüben; aber das Licht im Freien wirkt sicher der Rachitis entgegen. Gegen diese Annahme scheint eine Mitteilung von E. Mellanby zu sprechen, der über die Einwohner der Insel Lewis auf den Hebriden folgendes berichtet (zitiert nach R. Hamburger, Dtsch. Med. Wochenschr. 1924, S. 1111): „Viele der Einwohner wohnen dort in den sog.

‚schwarzen Häusern‘, aus Torf und Steinen erbauten Häuschen, vielfach ohne Schornstein, aus denen der Rauch des fortwährend brennenden Torffeuers nur durch die Tür entweichen kann; oft haust das Vieh unter dem gleichen Dach. Die Kinder werden, bis sie laufen können, fast niemals aus dem Haus genommen, außer vielleicht auf ein paar Minuten an einem schönen Sommertage. Rachitis soll auf dieser Insel fast unbekannt sein." Hiernach käme dem Licht nur eine untergeordnete Bedeutung zu.

Der scheinbare Widerspruch erklärt sich aber daraus, daß die Nahrung dieser Menschen außerordentlich vitaminreich ist. Die Hauptbestandteile der Kost bestehen in Fisch, Eiern und Hafermehl. Fischleber, die reichste Quelle des antirachitischen Vitamins, ist die Lieblingsspeise der Leute. Die Seltenheit der Rachitis bei schlechten hygienischen Allgemeinbedingungen faßt Mellanby als Rückwirkung dieser Kost auf, die sich auch darin äußert, daß die lange Zeit an der Brust genährten Säuglinge eine Muttermilch genießen, die wegen des Reichtums des A- bzw. D-Faktors in der mütterlichen Kost selbst so reich an Vitamin ist, daß andere rachitogene Schädigungen dadurch ausgeglichen werden.

Besonders schwer wirkt natürlich das Zusammentreffen mehrerer die Rachitis begünstigender Umstände, besonders, wenn ein disponiertes Kind in einer dunklen Wohnung unter schlechten Ernährungsverhältnissen aufwächst. Bemerkenswert ist hier, was Grotjahn über seine Beobachtungen an englischen Proletarierkindern berichtet:

„Zu meinem größten Erstaunen wurde ich gewahr, daß die Krankheit, die sich in Berlin und seinen Vororten an der Mehrzahl der sorgfältig gekleideten Proletarierkindern schon im Vorübergehen diagnostizieren läßt, mit verschwindenden Ausnahmen unter den zerlumpten Rangen des Londoner Arbeiterviertels *vollkommen fehlt*. Vielmehr weisen die Kinder einen ganz vortrefflichen Ernährungszustand auf, sind rotwangig und kräftig in allen ihren Bewegungen. Das Londoner Arbeiterkind ist eben trotz der ungeheuren Größe der Stadt in viel höherem Maße Freiluftwesen als die deutschen Kinder in den mit Mietskasernen bebauten Groß- und Mittelstädten Deutschlands, die mit Treppen und Korridorabschlüssen dem Kinde den Weg ins Freie erschweren und namentlich den eigentlich selbstverständlichen Aufenthalt des kleinen Kindes in Hof und Straße immer erst zu einer Aktion machen, die wegen ihrer Umständlichkeit kaum täglich und dann nur für kurze Zeit ins Werk gesetzt wird. Es ist sicher kein Zufall, daß man in den schottischen Großstädten, die in deutscher Art mit hohen Mietskasernen bebaut sind, auch wieder zahlreiche rachitische Kinder antrifft." (Zitiert nach Eberstadt a. a. O.)

Bei dieser Krankheit sind es also nicht eigentlich bauliche Wohnungsmängel und auch nicht so sehr der Mangel an Licht in der Wohnung, der wie früher (S. 146) ausgeführt, nicht den ihm vielfach zugeschriebenen Einfluß hat, welche die Ursache bilden, sondern es ist die Schwierigkeit, aus den höheren Stockwerken und den Hinterhäusern auf geeignete Plätze zu gelangen, wo die freie Außenluft und das durch kein Fensterglas denaturierte Licht seine in früheren Abschnitten geschilderte günstige Wirkung entfalten kann.

6. Zusammenfassung.

Fassen wir zum Zwecke der Urteilsbildung darüber, ob der Hygieniker die Mietskaserne oder das Klein- bzw. das Mittelhaus für die zukünftige Bauperiode empfehlen soll, die wichtigsten Ergebnisse der voraufgegangenen Abschnitte kurz zusammen, so ist folgendes zu sagen: Der unmittelbare Einfluß von Luft und Licht in den Wohnungen ist zwar nicht so groß, wie vielfach angenommen wird, auch besteht kein grundsätzlicher Unterschied zwischen Groß- und Kleinhaus hinsichtlich der Wirkung dieser Faktoren, denn mangelhafte Lüftung und Beleuchtung finden wir in beiden Bautypen fast in gleichem Maße. Es ist aber vielfach leichter, einen Ausgleich für etwaige Mängel dieser Art durch den Aufenthalt in freier Luft beim Kleinhause zu erreichen als bei der Mietskaserne.

Was die Temperaturreglung der Wohnräume im Winter anlangt, so ist hier das Kleinhaus dem Großmietshaus gegenüber entschieden im Nachteil, denn eine zweckmäßige Heizung erfordert im Kleinhaus erheblich mehr Brennmaterial als im Großhause. Dieser Nachteil des kleinen Hauses wird aber sehr wesentlich abgeschwächt, wenn man das Einfamilienhaus nicht als Einzelhaus, sondern als Gruppen- oder Reihenhaus baut. Eine übermäßige Erwärmung der Wohnräume im Sommer, die zu schweren Belästigungen der erwachsenen Bewohner und unter Umständen zu tödlichen Erkrankungen der Säuglinge führt, finden wir in den Mietskasernen erheblich häufiger und stärker als in den kleinen Häusern. Die dadurch bedingten Gesundheitsschädigungen sind statistisch zwar nicht sicher zu beweisen, aber sie werden doch durch die Statistik sehr wahrscheinlich gemacht und kommen in einer erhöhten Sterblichkeit der Säuglinge an Sommerdiarrhöe in den oberen Stockwerken der Mietskasernen zum Ausdruck. Man muß sich allerdings hüten, bei der Beurteilung dieses Faktors die Bedeutung der sozialen Lage zu vernachlässigen. Eine evtl. auch beim Kleinhause vorhandene Überhitzung der Wohnräume im Sommer kann hier wiederum erheblich besser ausgeglichen werden, weil man Erwachsene und Kinder viel leichter an die frische, bewegte Außenluft bringen kann und hier Luft und Sonne mit ihren gesundheitsfördernden Einflüssen auf den Körper einwirken. Dagegen sind die Bewohner der Mietshäuser, wenn es überhaupt möglich ist, die kleinen Kinder die vielen Treppen herunter an die Luft zu bringen, oft nur auf enge, dumpfe Höfe mit stagnierender Luft oder mehr oder weniger staubige Straßen angewiesen.

Die großen Schwierigkeiten, die günstigen Faktoren von Luft und Licht im Freien auf den Körper der Kinder und Jugendlichen in den Mietskasernen einwirken zu lassen, führen zu einer nachweisbaren Verschlechterung der Konstitution dieser Leute, die sich in stärkerer Disposition zur Tuberkulose, geringerer Militärtauglichkeit und geringerer Muskelkraft der Stadtjugend zeigt. Auch die Rachitis, deren Ursachen zwar noch nicht völlig bekannt sind, scheint durch die städtische Wohnweise in hohen Mietskasernen gefördert zu werden.

Für die Infektionskrankheit spielt die Wohnung nicht die ausschlaggebende Rolle, die man ihr vielfach beimißt, doch wird durch das Zusammendrängen vieler Menschen auf engem Raume die Ansteckungsmöglichkeit bei einzelnen Krankheiten beträchtlich erhöht.

Ein schädlicher Einfluß des Wohnens im großen Mietshause auf Sittlichkeit und Moral und damit indirekt auf die leibliche Gesundheit ist streng statistisch zwar sehr schwer nachzuweisen, aber mit größter Wahrscheinlichkeit doch anzunehmen. Nach alledem kann es nicht zweifelhaft sein, daß der Flachbau die zu bevorzugende Bauweise ist.

VIII. Versuche zur Besserung der Mißstände.

1. Wohnungsaufsicht.

Um den baulichen Stand der Wohnungen auf einer zureichenden Höhe zu erhalten, ist schon vor dem Kriege zunächst von einzelnen Städten, dann durch das Preußische Wohnungsgesetz vom 23. 3. 1918 die Wohnungsaufsicht und Wohnungspflege geregelt worden. Danach kann die Orts- und Kreispolizeibehörde Wohnungsordnungen erlassen, welche die Benutzung der Gebäude zum

Wohnen und Schlafen regeln. In Gemeinden mit mehr als 10 000 Einwohnern sind solche Wohnungsordnungen zu erlassen. Diese Ordnungen haben vorzuschreiben, daß als Wohn- und Schlafräume (auch Küchen) nur solche Räume benutzt werden dürfen, welche zum dauernden Aufenthalt von Menschen baupolizeilich genehmigt sind. Sie können Vorschriften treffen über eine den gesundheitlichen Anforderungen entsprechende Beschaffenheit und Instandhaltung der Räume, eine den Anforderungen des Familienkreises entsprechende Trennung der Räume verschiedener Haushaltungen. Ferner regeln sie das Vorhandensein der erforderlichen Kochstellen, Wasserentnahmestellen, Ausgüsse, Aborte (einer für höchstens 2 Familien). Sie können Weisungen enthalten über die Belegung der Wohn- und Schlafräume, die Beschaffenheit der Gesindestuben und über die Bedingungen, unter denen die Aufnahme nicht zur Familie gehöriger Personen gegen Entgelt statthaft ist.

Für Gemeinden mit mehr als 100 000 Einwohnern ist zur Durchführung der Wohnungsaufsicht ein Wohnungsamt zu errichten, das mit genügenden und geeigneten Personen zu besetzen ist. Auch für kleinere Gemeinden kann durch Anordnung der Aufsichtsbehörde die Errichtung eines solchen Wohnungsamtes vorgeschrieben werden. Die Wohnungsaufseher sollen für ihren Beruf entsprechend vorgebildet sein. Sie haben das Recht, in Ausübung der Wohnungsaufsicht alle zum dauernden Aufenthalt von Menschen benutzten Räume, sowie die dazu gehörigen Nebenräume zu betreten, jedoch muß die Besichtigung so vorgenommen werden, daß eine Belästigung der Beteiligten möglichst vermieden wird. Ergibt sich, daß eine Wohnung hinsichtlich ihrer Beschaffenheit oder ihrer Benutzung den Anforderungen nicht entspricht, so ist Abhilfe in der Regel zunächst durch Rat, Belehrung oder Mahnung zu versuchen. Erst wenn das fruchtlos verläuft, ist polizeilich einzuschreiten.

Den Wohnungsordnungen und der Wohnungsaufsicht unterliegen:

1. Wohnungen, die einschließlich Küche aus 4 oder weniger zum dauernden Aufenthalt von Menschen bestimmten Räumen bestehen;

2. Größere Wohnungen, in denen Personen gegen Entgelt als Zimmermieter, Einlieger oder Schlafgänger aufgenommen werden;

3. Wohn- oder Schlafräume, die Dienstboten, Gewerbegehilfen, Handlungsgehilfen usw. zugewiesen sind;

4. Wohn- oder Schlafräume in Mietwohnungen, die im Keller oder in einem nicht voll ausgebauten Dachgeschoß liegen;

5. Ledigenheime und Arbeiterlogierhäuser.

Eigenwohnungen der im vorhergehenden Absatz mit Nr. 1 bezeichneten Art, die ausschließlich von einer Familie bewohnt werden, sollen, sofern nicht in ihnen Personen gemäß Nr. 2 aufgenommen werden, den Wohnungsordnungen nur dann unterstellt werden, wenn dafür ein besonderes Bedürfnis vorliegt.

Die Wohnungsaufsicht hat vor dem Kriege in weitem Maße segensreich gewirkt. Eine große Anzahl von Beanstandungen wegen Überfüllung, Feuchtigkeit, baupolizeilicher Fehler, reparaturbedürftiger Wände, Mangel an Abortanlagen und mangelhafter Beleuchtung sind erfolgt und in den meisten Fällen durch gütliche Verhandlungen beseitigt worden. Nur in wenigen Fällen hatte die Aufsichtsbehörde mit böswilligem Widerstand zu tun.

Leider ist zur Zeit infolge des Wohnungsmangels eine ersprießliche Wirksamkeit der Wohnungsaufsichtsbeamten vielfach nicht möglich, trotzdem sie gerade jetzt wegen des oft zu beobachtenden starken Verfalls der Häuser besonders angezeigt wäre.

Nach den Berichten der Wohnungsaufsichtsbeamten in Preußen (auszugsweise Veröffentlichung in der Zeitschrift „Volkswohlfahrt" 1926, Nr. 16) war der

Zustand der vorhandenen Wohnungen im Berichtsjahr 1925 etwa folgender: Der bauliche Zustand der Häuser sowohl im Innern wie im Äußern hatte sich in den Städten während des Berichtsjahres vielfach gebessert. Bei Mietern und Vermietern machte sich das Bestreben geltend, die Wohnungen allmählich wieder in den wohnlichen Zustand zu setzen, der den städtischen Bedürfnissen entspricht. Im allgemeinen war der Zustand der großen Wohnungen gut, der der mittleren mittelmäßig bis gut; die Beschaffenheit der kleinen Wohnungen dagegen infolge starker Abnutzung vielfach unbefriedigend. Obwohl in einzelnen Aufsichtsbezirken festgestellt wurde, daß bei mehrstöckigen Mietshäusern die aus den Mieten einkommenden Instandsetzungskosten zur notwendigen baulichen Unterhaltung ausreichend waren, wird aus anderen berichtet, daß der Hausbesitz, namentlich soweit er sich aus Kreisen des Mittelstandes und der Kleinrentner zusammensetzt, nicht in der Lage sei, die notwendigen Instandsetzungskosten aus eigenen Einnahmen zu bestreiten. Ebenso reichten bei den Klein- und Mittelhäusern — besonders bei den älteren mit geringen Friedensmieten — die gesetzliche Miete für eine ordnungsgemäße Unterhaltung, insbesondere für größere Instandsetzungsarbeiten nicht überall aus; vor allem im Hinblick auf die lange Dauer der Vernachlässigung.

Eine regelmäßige und systematische Durchführung der Wohnungsaufsicht konnte auch während des Berichtsjahres noch nicht wieder aufgenommen werden, da vielfach geschulte Hilfskräfte fehlten. Andererseits kann auch von einer geordneten Wohnungspflege solange noch nicht die Rede sein, als infolge der Raumnot jede nicht gerade baufällige Wohnung zu Wohnzwecken in Anspruch genommen werden muß.

2. Städtische Bodenpolitik.

Bei allen Stadterweiterungen, Straßenanlagen und sonstigen Verbesserungen (Bau von Kanalisationen, Straßenbahnen, öffentlichen Gebäuden) tritt notwendigerweise ein Wertzuwachs der Grundstücke ein. Um diesen, der doch letzten Endes durch die Aufwendung der Gemeinde entstanden ist, dieser wieder zuzuleiten und womöglich selbst einen Einfluß auf die Preisbildung am Grundstücksmarkt ausüben zu können, haben einige weitsichtige Stadtverwaltungen schon vor dem Kriege planmäßige Bodenpolitik getrieben. Bereits in früheren Abschnitten ist ausgeführt, daß eine Verteuerung des Bodens dazu zwingt, ihn übermäßig baulich auszunutzen. In der Erkenntnis, daß somit die Wohnungsfrage mit der städtischen Bodenpolitik aufs engste zusammenhängt, hat die Stadt Ulm als erste die praktische Folgerung gezogen und großen Landbesitz erworben. Der Oberbürgermeister dieser Stadt, Wagner, schreibt darüber („Die Tätigkeit der Stadt Ulm a. d. D. auf dem Gebiet der Wohnungsfürsorge"): „Von vornherein war die Ulmer Stadtverwaltung sich darüber vollkommen klar, daß eine Arbeiterwohnungsfürsorge in großem Stile und mit dem in Ulm gesteckten Ziel der Schaffung von Eigenheimstätten sich nur durchführen lasse, wenn die Stadt über ein möglichst großes Grundeigentum verfüge, und ferner, daß die Erhaltung und planmäßige Vermehrung des letzteren auch noch andere, die Interessen der Allgemeinheit und damit auch die Arbeiterwohnungsfrage auf das vorteilhafteste begünstigende Errungenschaften in sich schließe.

„Nicht allein, daß ein großes Grundeigentum die Gemeinde befähigt, Wohlfahrtseinrichtungen aller Art, wie öffentliche Anlagen, Volksgärten, Spiel- und Eislaufplätze, Kinder- und Schulgärten, Pachtgärten für kleine Leute, Seen und dgl. zu schaffen, es setzt dieselbe auch in den Stand, die bauliche Entwicklung nach der sozialen, hygienischen und bautechnischen Seite hin zu beeinflussen, lebens- und entwickelungsfähige industrielle Unternehmungen heranzuziehen und ungesunde und schwindelhafte Gründungen hintanzuhalten, die Grundstücks- und Bauspekulation durch Moderierung der Bauplatzpreise einzuschränken und den Wertzuwachs des Grund und Bodens der Allgemeinheit zu sichern.“

Ulm hat im Laufe einiger Jahre mehr als $^3/_5$ des gesamten überbaubaren Geländes der Gemarkung Ulm in seinen Besitz gebracht und ist infolgedessen in der Lage, den Stadterweiterungsplan und die ganze künftige Entwickelung der Stadt zu beherrschen. Dem Beispiele Ulms sind später eine ganze Reihe anderer Städte gefolgt.

Das Verhältnis des städtischen Grundeigentums zum Stadtgebiet für die deutschen Städte mit über 20000 Einwohnern nach dem Stande von Ende 1924 ergibt folgende Tabelle:

Tabelle 22. *Stadtgebiet und städtisches Grundeigentum von deutschen Städten mit übe*

Städtegruppen	Einwohnerzahl Ende 1924 in 1000	Gesamtfläche ha	Von der Gesamtfläche ware		sonstig
			bebaut		
			überhaupt	in Proz. der Gesamtfläche	überhaupt
1	2	3	4	5	6
I. 45 Städte mit 100000 und mehr Einwohnern	15508	396185	62284	16,5	257654
II. 47 Städte mit 50 bis 100000 Einwohnern	3304	183896	21895	11,9	133440
III. 112 Städte mit 20 bis 50000 Einwohnern	3564	263841	29270	11,1	203040
204 Städte	22376	843922	116449	13,8	594134

Umstritten ist noch die Frage, in welcher Weise das von der Stadt erworbene Gelände den Baulustigen überlassen werden soll. Ulm hat die erworbenen Grundstücke zum Teil weiter veräußert, jedoch in einer Form, daß jede Spekulation mit ihnen ausgeschlossen war und die Stadt auch auf die innere und äußere Ausgestaltung der Gebäude einen Einfluß behielt. Es ist das durch Kaufverträge geschehen, welche ausbedingen, daß den Anforderungen des Gemeinderates bezüglich der architektonischen Ausgestaltung der Gebäude, welche an die Straße zu stehen kommen, an den Außenseiten und bezüglich der Interessen der Gesundheit, Sicherheit und Bequemlichkeit vom Gemeinderat gewünschte Beschaffenheit im Innern Folge zu leisten ist. Ferner bedingt sich die Stadt folgendes Wiederkaufsrecht aus: Sofern der Käufer oder seine Rechtsnachfolger das verkaufte Grundstück dem Zwecke entziehen, zu dem es verkauft ist, steht der Stadt Ulm das Recht zu, das Grundstück um den beim Verkauf bezahlten Preis zurückzuerwerben. Ein etwaiger Verbesserungsaufwand wird bei dem Wiederkauf insoweit in Rechnung genommen und dem Kaufpreise zugeschlagen, als diese Besserung zur Zeit des Wiederkaufes noch den Wert des Grundstücks erhöht, wogegen bei etwa eingetretener Verschlechterung des Grundstückes der Kaufpreis sich entsprechend ermäßigt. Im Falle der Veräußerung des ganzen Grundstückes durch den Käufer tritt das Wiederkaufsrecht der Stadt nicht ein, wenn die Zweckbestimmung des Grundstückes erhalten bleibt.

Von manchen Seiten ist dies Vorgehen aus finanziellen Gründen als unzweckmäßig bezeichnet worden. Es wird gefordert, daß die Städte den erworbenen Grundbesitz ohne jegliche Beschränkung veräußern sollen. Ein derartiges Vorgehen erscheint aber wenig angebracht, da sich die Städte damit des wichtigsten Vorteils planmäßiger Bodenpolitik begeben, nämlich die Preisbildung des Bodens mit zu beeinflussen.

Neuerdings sind Bestrebungen im Gange, die eine planmäßige Bodenvorratswirtschaft der Städte und Gemeinden bzw. Gemeindeverbände durch ein Reichsgesetz erzwingen wollen. Der ständige Beirat für das Reichs-Heimstättenwesen beim Reichsarbeitsministerium hat einen „Entwurf eines Bodenreformgesetzes" ausgearbeitet, dessen Vorlegung der Reichstag mit starker Majorität von der Regierung verlangt hat. Dieser Bodenreformgesetzentwurf verlangt im wesentlichen folgendes: Die Städte sind verpflichtet, insofern Bodenvorratswirtschaft zu treiben, als die Landbeschaffung für Wohnheimstätten, Nutzgärten und sonstige Siedlungszwecke und öffentlichen Anlagen es erfordert. Das gleiche gilt für Landgemeinden von mehr als 5000 Einwohnern; für kleinere erhalten diese Aufgabe die Gemeindeverbände; Stadt- und Landkreise, Ämter, Oberämter u. ä.

000 Einwohnern nach dem Stande von Ende 1924 (Gesamtergebnis).

ha iche n Proz. ler Gemtfläche	Auf 1 ha der		Fläche des städtischen Grundeigentums (ausschließlich Straßenflächen)		Fläche des städtischen Grundeigentums innerhalb des Stadtgebiets in Proz. der Gesamtfläche (ohne Straßen, Plätze usw.)
	Gesamtfläche (Spalte 3)	bebauten Fläche (Spalte 4)	innerhalb des Stadtgebiets ha	außerhalb des Stadtgebiets ha	
	entfallen Einwohner				
7	8	9	10	11	12
65,0	39,1	237,5	89 224	74 922	25,2
72,6	18,0	150,9	47 248	56 678	27,6
77,0	13,5	121,7	47 426	84 305	19,1
70,4	26,5	192,1	183 898	215 905	23,7

Genügt eine Gemeinde (ein Gemeindeverband) erfüllbaren Wünschen nach Bereitstellung von solchem Land nicht, so ermächtigt die Aufsichtsbehörde eine geeignete Stelle, die Aufgaben der Gemeinde (des Gemeindeverbandes) zu erfüllen.

Eine Reichsbehörde überwacht und fördert als Reichsheimstättenamt die Durchführung dieses Gesetzes im Zusammenwirken mit den ständigen Landesbehörden.

Unter besonderen Umständen kann der nächstweitere Verband verpflichtet werden, unter Berücksichtigung der Wünsche seiner Gemeinden die Aufgabe dieses Gesetzes zu erfüllen.

Die Gemeinden dürfen Grundstücke und Rechte an Grundstücken, die sie auf Grund dieses Gesetzes erworben haben, an Dritte nur unter solchen Bedingungen abgeben, die einen spekulativen Mißbrauch ausschließen, aber gegen willkürliche Entziehung sichern.

Für das Gebiet einer oder mehrerer Gemeinden sind nach näherer Vorschrift der Landesgesetzgebung Nutzungspläne festzustellen (Wirtschaftspläne, Flächenaufteilungspläne u. ä.). Durch sie werden die für das Wohnen, den Verkehr, die Erholung, das Gewerbe usw. erforderlichen Flächen in der Weise rechtsverbindlich festgelegt, daß die davon betroffenen Grundstücke nur dem Plan gemäß genutzt und bebaut werden dürfen. Ein Anspruch auf Entschädigung erwächst aus der Planfeststellung nicht.

Nach näherer Vorschrift der Landesgesetzgebung kann eine Neueinteilung (Umlegung) von Grundstücken stattfinden:

a) in überwiegend unbebauten Gebieten, um Baugelände zu erschließen, die Grundstücke zweckmäßig zu gestalten und öffentliche Verkehrs- und Erholungsflächen festzulegen,

b) in überwiegend bebauten Gebieten das Bedürfnis nach Klein- und Mittelwohnungen zu befriedigen, die Wohnverhältnisse gesundheitlich zu verbessern, Wohn- und Industrieniederlassungen zu trennen und zur Befriedigung dringender Verkehrsbedürfnisse neue Straßen zu schaffen oder für sonstige, dem Wohle der Allgemeinheit dienende Zwecke.

Das Nähere hierüber bestimmt die Landesgesetzgebung. Vorbehaltlich der für öffentliche Zwecke zu verwendenden Flächen darf der Wert des jedem Eigentümer zugewiesenen Grundstücks zuzüglich der weiteren ihm gewährten Leistungen nicht höher sein, als der des eingeworfenen Grundstücks, wie es sich aus der letzten Einschätzung nach dem Reichsbewertungsgesetz ergibt.

Für die S. 215 aufgeführten Aufgaben haben die Gemeinden (Gemeindeverbände) an allen Grundstücken ihres Bezirkes ein *dingliches Vorkaufsrecht* gemäß §§ 1094ff. BGB., am unbebauten Boden ihres Bezirks ein *Ankaufsrecht* im Veräußerungsfalle und ein *Enteignungsrecht* an unbebautem Boden innerhalb der oben vorgesehenen Pläne. Diese Erwerbsrechte gehen denen aller anderen Berechtigten vor. Die Gemeinde kann sie auch für den weiteren Verband oder für ein gemeinnütziges Unternehmen ausüben.

Die Ausübung des Ankaufsrechtes ist ausgeschlossen, wenn der Eigentümer das Grundstück an eine Körperschaft des öffentlichen Rechtes, an seinen Ehegatten oder an eine Person veräußert hat, die mit ihm in gerader Linie oder bis zum dritten Grade der Seitenlinie verwandt oder bis zum zweiten Grade verschwägert ist.

Bei der Ausübung des Ankaufsrechtes und bei der Enteignung ist der Preis zu zahlen, der sich aus der letzten Einschätzung nach dem Reichsbewertungsgesetz ergibt. — Als Entschädigung gilt auch eine als Reallast einzutragende tilgbare wertbeständige Rente.

Der Entschädigungsberechtigte kann die Übernahme des ganzen Grundstücks fordern, wenn dieses durch eine teilweise Inanspruchnahme seiner früheren Bestimmung gar nicht oder nicht ohne erhebliche Erschwerung oder Belästigung dienen kann.

Entsteht durch teilweise Inanspruchnahme eine Wertminderung des übrigbleibenden Teiles, so ist auch diese zu vergüten.

Soweit ein wirtschaftliches Bedürfnis besteht, hat die Entschädigung nach Möglichkeit durch Land zu erfolgen.

Die hier mitgeteilten Bestimmungen schneiden tief in die bisher geltenden Ansichten vom Eigentum ein. Wenn sie für das Wohnwesen fruchtbringend sein sollen, so ist ferner Voraussetzung, daß die Gemeinden ihren Bodenbesitz zweckmäßiger verwenden, als es die bisherigen uneingeschränkten Besitzer taten. Daß diese Voraussetzung immer zutrifft, ist nicht ohne weiteres zu bejahen. Im allgemeinen wird aber doch wohl anzunehmen sein, daß bei den Gemeinden eine größere Bereitwilligkeit vorhanden sein wird, bei der Geländeaufteilung hygienische Gesichtspunkte zu berücksichtigen als bei Privaten oder Bodengesellschaften, bei denen der Gelderwerb in erster Linie steht. Daher wird der Hygieniker sich wohl mit den wesentlichen Punkten des Entwurfes einverstanden erklären können. Sie ermöglichen es jedenfalls den Gemeinden, die S. 240ff. aufgestellten Forderungen hinsichtlich der Bebauungspläne leichter durchzuführen als das bisher möglich war[1]).

---

[1]) Die Verwirklichung dieses und der weiteren in diesem Aufsatz erwähnten Bodengesetze hat sich der „Bund deutscher Bodenreformer" Berlin NW, Lessingstr. 11 unter der Leitung von DDr. jur. et med. h. c. A. Damaschke zur Aufgabe gestellt, der die Bodenspekulation bekämpft und Anhänger in allen politischen Parteien hat.

3. Bauvereine.

Nicht nur Städte und Gemeinden haben versucht, die Schäden des rein spekulativen Bauens zu bekämpfen, es haben sich auch Vereine gebildet zu dem Zweck, für ihre Mitglieder gesunde und möglichst billige Wohnungen zu schaffen, die auch den Anforderungen an die Ästhetik weitgehend genügen. Derartige „Bau- und Sparvereine" haben in kleineren Orten vielfach Einzelhäuser errichtet. In Großstädten haben sie sich mehr oder weniger dem üblichen Hochbau angepaßt. So entstanden hier „veredelte Mietskasernen". Als Beispiel derartiger Bauweisen seien hier zunächst einige Bauten des Berliner Bau- und Sparvereins E. G. m. b. H. besprochen. Der Verein ist bestrebt, „die guten Seiten des großstädtischen Wohnwesens besser als bisher für den Minderbemittelten zur Geltung zu bringen und die häßlichen Seiten für die Bewohner der Häuser nach Möglichkeit zu mildern". Die hohen Bodenpreise zwingen zum Bau von mehrgeschossigen

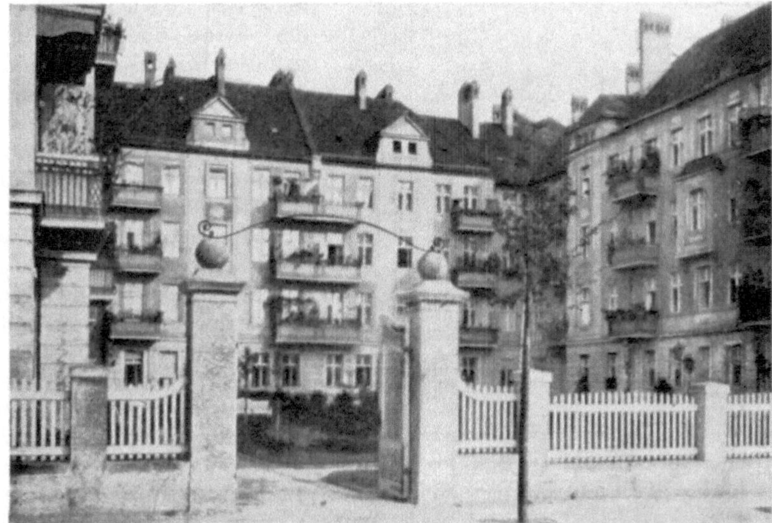

Abb. 22. Straßenhof einer Ansiedelung des Berliner Arbeiter-Spar- und Bauvereins.

Häusern, doch hat der Verein schon bei den ersten Ansiedelungen nur die Hälfte des Baugrundes bebaut, während nach den baupolizeilichen Vorschriften eine Bebauung von $2/3$ möglich gewesen wäre. Der Verein hat das Prinzip durchgeführt, daß große zusammenhängende Höfe geschaffen würden, die für die Beleuchtung und Lüftung der fünfgeschossigen Häuser sicherlich wirksamer sind als getrennte kleine Höfe, selbst wenn diese zusammen der Fläche nach gleich groß sind. Der Verein hat sich zunächst an die ortsübliche Bauweise angelehnt und Vorderhaus nebst damit verbundenem Seitenflügel und Quergebäude errichtet. Später ist er von dieser Bauart, die, wie S. 173 ff. auseinandergesetzt, für die Lüftung und vor allen Dingen Beleuchtung sehr unzweckmäßig ist, abgegangen. Er hat deshalb möglichst lange Fronten zu bauen versucht. Da bei flachen Baustellen, wo dies an sich am einfachsten ist, die zu zahlenden Straßenbaukosten erheblich verteuert werden, und da derartig schmale Grundstücke außerdem den Nachteil haben, daß sie schmale, handtuchartige Höfe ergeben, so sind tiefe Grundstücke bevorzugt worden. Hierbei wurden die Straßenfronten unterbrochen und so die langen zweiseitig belichteten Hofgebäude mit der Straße in Verbindung gebracht (s. Abb. 22, 23 u. 24). Bei dieser Ansiedelung, die 900 Kleinwohnungen

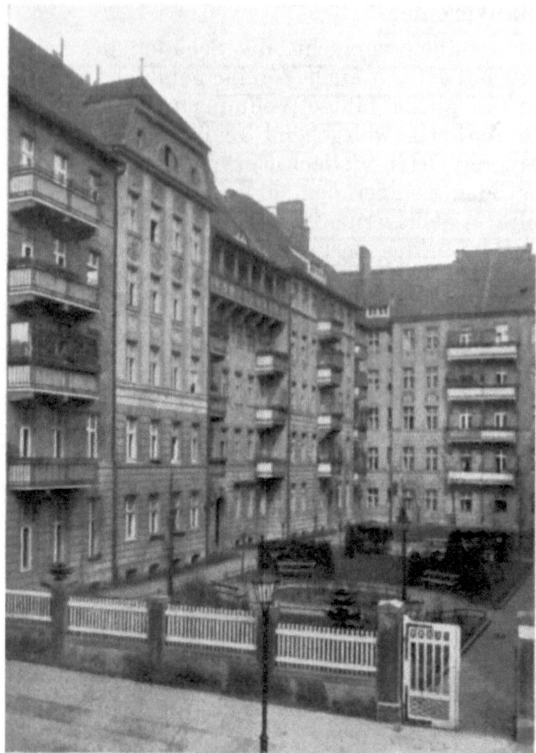

Abb. 23. Straßenhof einer Ansiedelung des Berliner Arbeiter-Spar- und Bauvereins.

enthält, ist die Hälfte des Bodens bebaut; eigentliche Hinterwohnungen sind hier so gut wie gar nicht vorhanden.

Die an den gartenartig angelegten Straßenhöfen liegenden Wohnungen haben gegen die eigentlichen Straßenwohnungen sogar den Vorzug, daß sie gegen den Staub und Lärm der Straße besser geschützt sind. Die Bewohner blicken anstatt auf das Steinpflaster der Straße in die Gartenanlagen, deren Anblick auch den auf der anderen Seite der Straße gelegenen Frontwohnungen zugute kommt. Die Art der Bebauung hat sich als durchaus rentabel erwiesen.

Die genossenschaftliche Wohnungsherstellung hat es ermöglicht, daß die Bauausführung erheblich gediegener sein konnte als sie im allgemeinen beim Kleinwohnungsbau angewandt wird. Durchweg wurden massive Wände, Doppelfenster, Kachelherde, Kachelöfen, freistehende Wasserklosetts, Gasleitungen in allen Räumen ausgeführt, wodurch Dauerhaftigkeit, Brauchbarkeit und Annehmlichkeit der Wohnung erheblich erhöht wurden. Der Verein mußte nämlich damit rechnen, daß der aufstrebende Arbeiterstand immer größeren Wert auf einen gewissen Komfort der Wohnungen legt.

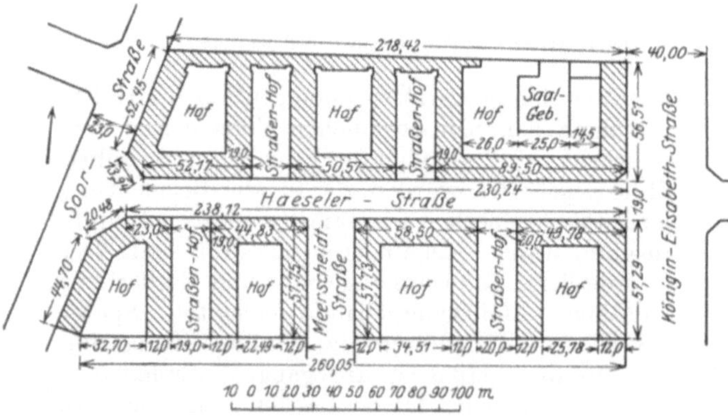

Die Grundrißgestaltung der einzelnen Wohnungen ist so, daß auf den älteren Grundstücken des Vereins zum Teil noch die billigste Bauweise angewendet wurde, bei welcher in jedem Stockwerk des fünfgeschossigen Hauses 4 Wohnungen am Treppenaufgang liegen. Dies bedeutet mancherlei Mißstände, vor allem, daß eine zu enge Berührung der Bewohner der einzelnen Wohnungen zustande kommen kann (s. Abb. 25). Derartige Wohnungen sind nicht durchlüftbar. Wie früher ausgeführt, ist dieser Mangel zwar nicht zu überschätzen, jedoch ist eine

Abb. 24. Plan einer Siedelung des Berliner Arbeiter Spar- und Bauvereins.

Querdurchlüftung in Großmietshäusern sehr erwünscht. Außerdem haben die Wohnungen den Nachteil, daß sie nur Fenster nach einer Himmelsrichtung haben. In den späteren Gebäuden des Vereins liegen in jedem Geschoß nur 2 Wohnungen am Treppenaufgang (s. Abb. 27). Derartige Wohnungen wurden jedoch zu teuer und ihre Anlage mußte wieder verlassen werden. Daher baute der Verein später 3 Wohnungen an einem Treppenaufgang, von denen zwei in sich durchlüftbar sind und die dritte durch den Korridor und das geöffnete Treppenhausfenster durchlüftet werden kann (s. Abb. 26).

Nach den Mitteilungen des Vereins enthalten mehr als 60% der Vereinswohnungen 2 heizbare Zimmer, 30% nur ein heizbares Zimmer und der Rest 3—5 Zimmer. Jede Wohnung ist in sich abgeschlossen, hat separaten Korridor, eigenen Abort, Küche, Speisekammer, besonderen Kellerverschlag und Bodenraum. In dem Klosettraum befindet sich über der Tür ein Hängeboden, der

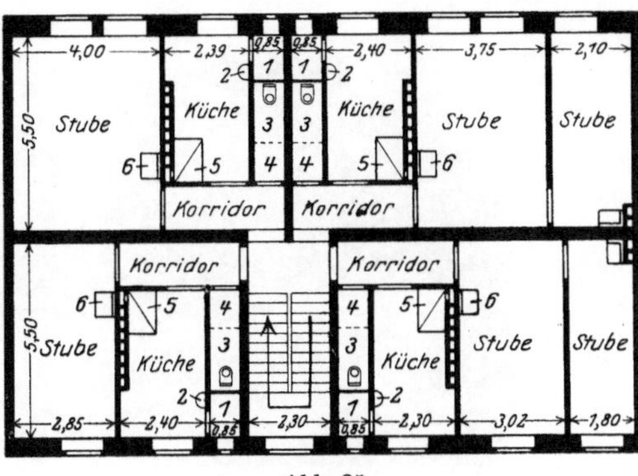

Abb. 25.

1 = Speisekammer, 2 = Wasserleitung und Ausguß, 3 = Spülklosett, 4 = Hängeboden, 5 = Kachelherd, 6 = Kachelofen.

hauptsächlich zum Aufbewahren der schmutzigen Wäsche dient. In den Wohnungen darf nicht gewaschen werden, hierzu ist vielmehr eine Waschküche nebst Trockenboden im Dachgeschoß an jedem Treppenaufgang zur gemeinschaftlichen Benutzung vorgesehen. Gleichfalls im Dachgeschoß befinden sich die Badezimmer, die jedem Bewohner zur Verfügung stehen und in der Weise benutzt

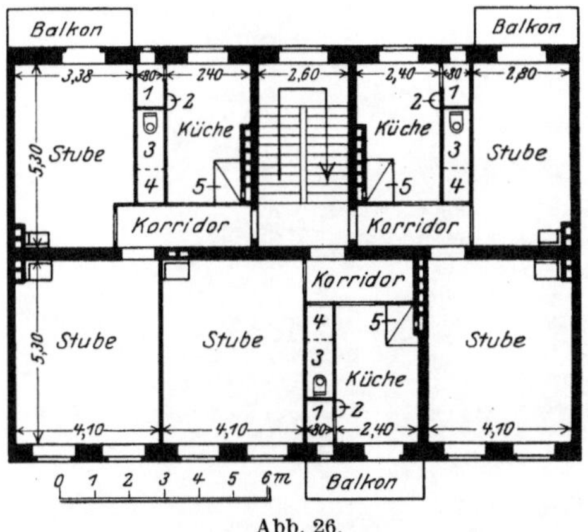

Abb. 26.

1 = Speisekammer, 2 = Wasserleitung und Ausguß, 3 = Spülklosett, 4 = Hängeboden, 5 = Kachelherd.

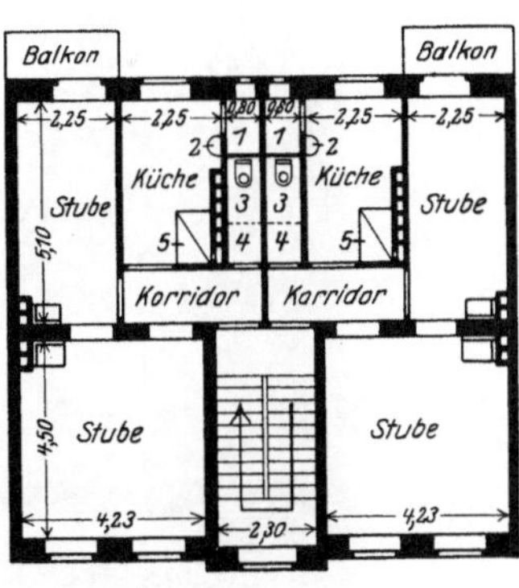

Abb. 27.

1 = Speisekammer, 2 = Wasserleitung und Ausguß, 3 = Spülklosett, 4 = Hängeboden, 5 = Kachelherd.

werden, daß sich der Mieter mit einem Kostenaufwande von höchstens 10 Pfennigen (Angaben von vor dem Kriege) für Feuerung das Bad selbst bereitet. Auffallend billig ist im Verhältnis zu anderen Gegenden und anderen Bauarten die Beheizung der Wohnung, die durch Braunkohlenbriketts erfolgt und im Durchschnitt dem Mieter nicht mehr als 25 Mark im Jahre kosten dürfte, wobei ein erheblicher Teil des Feuerungsmaterials zum Kochen verwandt wird. Jede

Wohnung enthält in den oberen Geschossen einen Balkon, der von den Bewohnern durchweg als liebevoll zu pflegender Blumengarten der Großstadt angesehen wird.

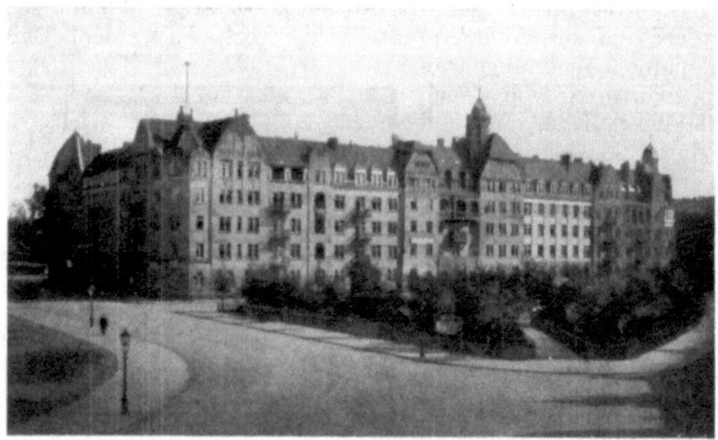

Abb. 28. Posadowsky-Wehner-Häuser in Dresden.

Die Wohnungen sind seitens des Vereins unkündbar, die Mieten können nicht gesteigert werden.

Der Verein berichtet, daß die Gesundheits- und Sterblichkeitsverhältnisse in seinen Wohnungen auffallend günstige wären. Hier muß jedoch auf die S. 193 gegen solche Statistiken vorgebrachten Bedenken hingewiesen werden.

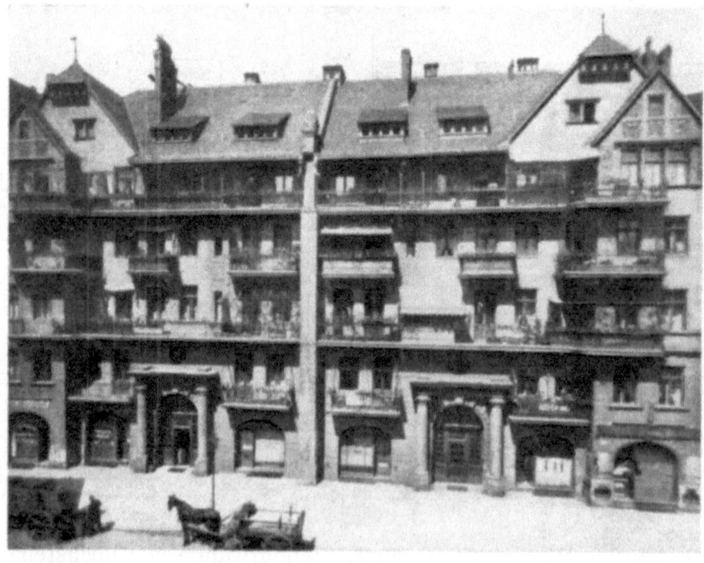

Abb. 29. Arbeiterreihenhäuser (PRAUSNITZ).

Ähnlich wie der Berliner Spar- und Bauverein ist auch z. B. der Verein für Erbauung billiger Wohnungen in Leipzig-Lindenau vorgegangen. Bekannt sind ebenso die Posadowsky-Wehner-Häuser des Dresdener Spar- und Bauvereins.

Wie die Abb. 28 u. 29 zeigen, gelingt es auch in der Großstadt, Häuser zu schaffen, die ein ästhetisch durchaus befriedigendes Aussehen darbieten, trotzdem sie immer noch als Mietskasernen anzusprechen sind.

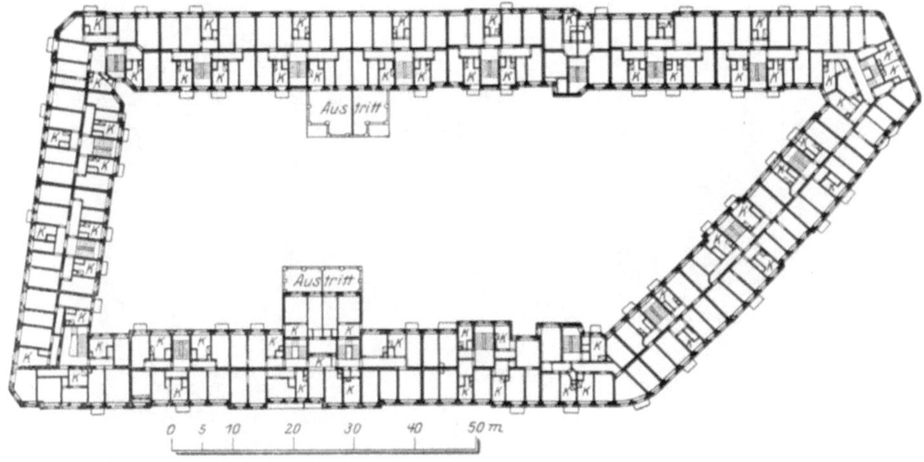

Abb. 30. Hof einer Arbeitersiedelung.

Wenn auch diese Bauten der verschiedenen Arbeitergenossenschaften einen gewaltigen Fortschritt im Kleinwohnungswesen bedeuten, so können sie als das letzte zu erstrebende Ziel doch kaum angesehen werden, da eine Reihe von Mängeln, die bei Besprechung der Mietskasernen hervorgehoben wurden, noch nicht völlig beseitigt sind. Sicherlich ist die Grundrißgestaltung und die Solidität der Ausführung erheblich zweckmäßiger als die der Spekulationsmietskasernen. Die Behaglichkeit der einzelnen Wohnungen ist wesentlich erhöht. In vielen Fällen ist aber doch noch eine zu nahe Berührung der einzelnen Familien möglich und so sind die dadurch gegebenen Veranlassungen zu Zwistigkeiten und die Möglichkeit der erleichterten Übertragung ansteckender Krankheiten von einer Familie auf die andere nicht beseitigt.

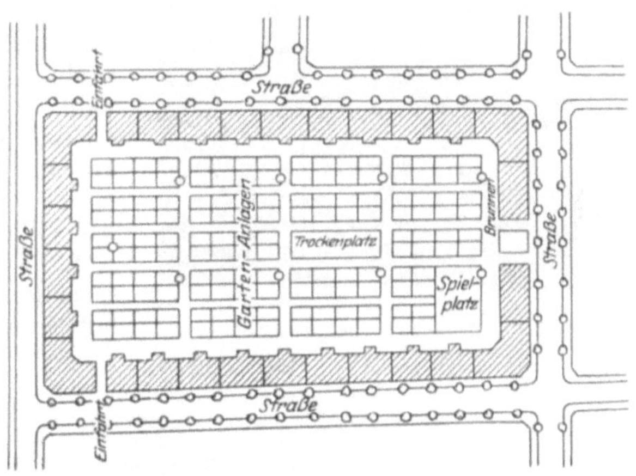

Abb. 31. Hof einer Arbeitersiedelung.

Wenn auch die Höfe eines Baublocks als ein einheitliches Ganzes aufgefaßt worden sind (s. Abb. 30, 31, 32), wodurch für die Bewohner der Häuser eine freundliche Aussicht ins Freie geboten wird und für die Kinder gefahrlose Spielplätze gebildet werden, so bleibt doch noch der Nachteil aller vielgeschossigen Wohnungen bestehen, daß diese Höfe von den Bewohnern der oberen Stockwerke schwer erreicht werden können, besonders wenn kleine Kinder vorhanden sind, und ferner wird in den allseitig bebauten Höfen (s. Abb. 30 u. 31) doch kaum eine solche Luftbewegung erreicht, wie sie wünschenswert wäre, um einen kräftigen Anreiz auf die Haut zu geben.

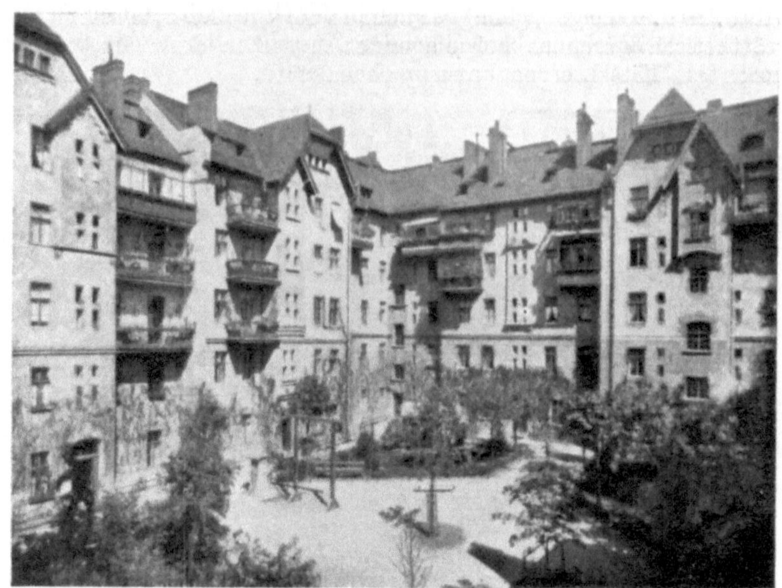

Abb. 32. Hof einer Arbeitersiedelung des Berliner Arbeiter-Spar- und Bauvereins (PRAUSNITZ).

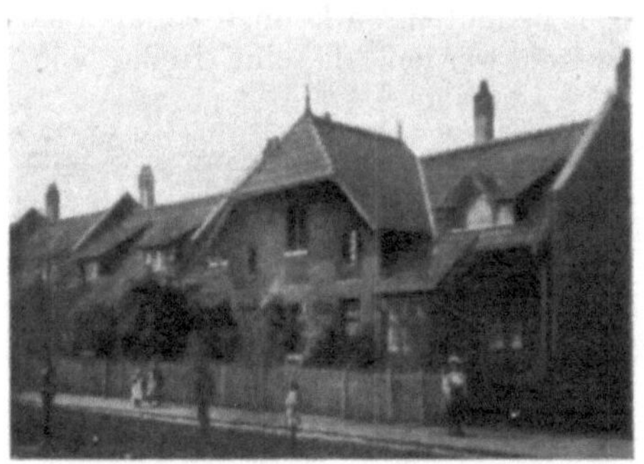

Abb. 33. Reihenhaus aus Alfredshof.

4. Wohnungsfürsorge seitens der Arbeitgeber.

Auch von seiten der Arbeitgeber sind — teilweise sogar in sehr großer Zahl — Wohnungen für ihre Arbeiter erbaut. Sehr bekannt sind die Arbeiteransiedelungen der Firma Friedrich Krupp in Essen. Einige Bauten dieser Art sollen hier wiedergegeben werden. Abb. 33 stellt Reihenhäuser dar, wie sie in der Kruppschen Kolonie „Alfredshof" erbaut sind. Zu jedem Hause gehört ein Garten. Eine jede Wohnung hat im Erdgeschoß eine Wohnküche und ein Schlafzimmer; die größeren eine Küche und 2 Zimmer und entsprechende Räume im Dachgeschoß. Am Eingang zu einer Wohnung des Reihenhauses liegt eine Veranda mit Zugang zu Abort und Keller.

In der Kolonie Alfredshof ist man auch von der Anlage gleich-

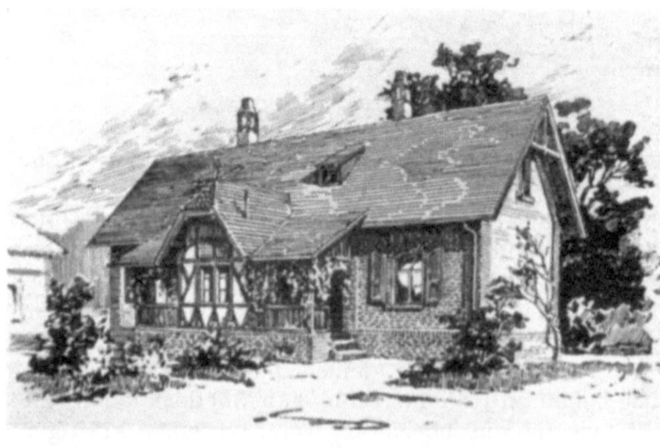

Abb. 34. Doppelhaus aus Alfredshof.

mäßiger rechtwinkliger Straßen abgegangen, da diese in Wohnkolonien
leicht eintönig wirken, und hat für
eine größere Abwechselung in der
Straßenführung gesorgt. Es sind an
verschiedenen Stellen freie Plätze eingeschaltet, für eine wechselnde Gestaltung der Architektur ist gesorgt
und so ein ansprechendes und ge-
schmackvolles Bild geschaffen worden.

Abb. 34 u. 35 zeigt ein Zwei-
familienwohnhaus der Kolonie Alten-
hof. Es enthält im Parterre neben
der Veranda den Abort und außer der
Küche noch ein durchlüftbares Zimmer. Das Dachgeschoß enthält eine
Stube und den Trockenboden.

In anderen Kruppschen Arbeiter-
siedelungen hat man des Bodenpreises
wegen den Flachbau nicht durch-

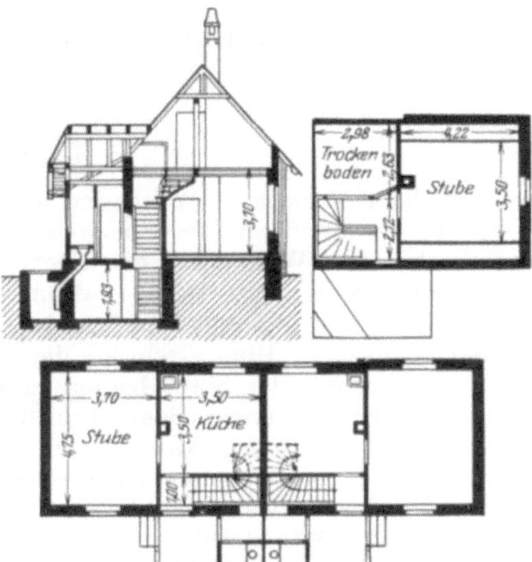

Abb. 35. Auf- und Grundriß zu Abb. 34.

führen können, es ist aber bei dem Bau von mehrgeschossigen Häusern nicht
über 3 Geschosse hinausgegangen und hat durch geschickte Gruppierungen der

Häuser um Höfe mit Gartenanlagen doch verstanden, auch
diesen Kolonien ein freund-
liches Aussehen zu verleihen.
Naturgemäß sind aber die geschilderten Mängel der mehrgeschossigen Häuser nicht
ganz zu vermeiden.

Bemerkenswert sind auch
die Einzelhäuser mit je 4 Wohnungen der Farbenfabriken
vorm. Friedrich Bayer & Co.
in Leverkusen, die in Abb. 36
u. 37 wiedergegeben sind. Die
Häuser sind senkrecht und in
der Längs- und Querachse geteilt. Der Eingang für jede
Familie ist getrennt und jede
Familie hat ein Hausviertel vom
Keller bis zum Boden zur alleini-
gen Benutzung. Ferner gehört zu
jeder Wohnung 100 bis 120 qm
Gartenland. Auf die beste Instandhaltung der Häuser und Gärten ist
eine Prämie ausgesetzt, wodurch
die Lust an der Bearbeitung der
Gärten erhöht wird.

Eine vorbildliche Siedelung
ist die Arbeiterkolonie Gminders-
dorf der Firma Ulrich Gminder in

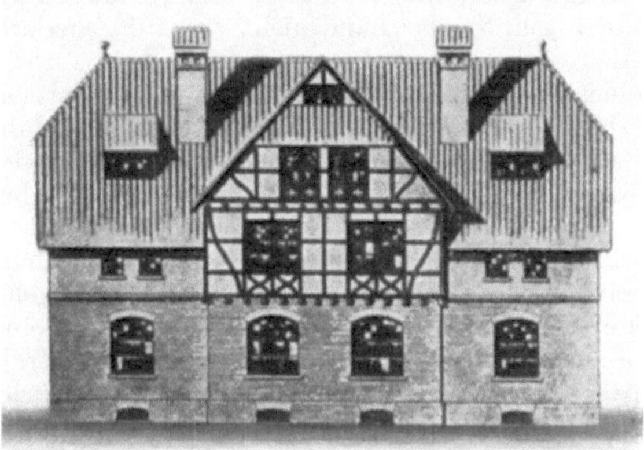

Abb. 36. Arbeiterhaus der Firma Bayer & Co.

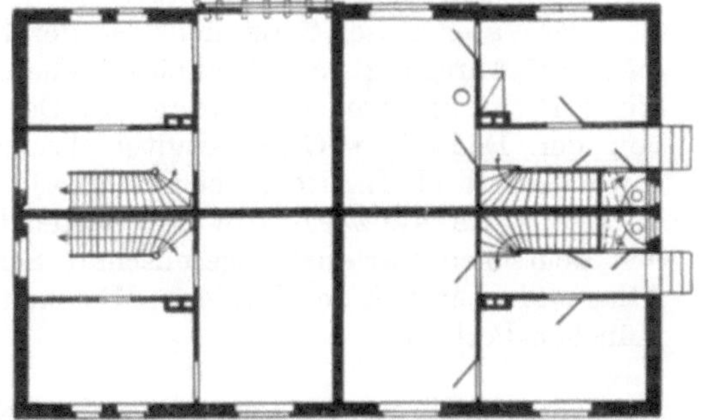

Abb. 37. Grundriß zu Abb. 36.

Reutlingen. Bezüglich der Einzelheiten muß auf die Broschüre über diese Kolonie, die im Verlage von Julius Hoffmann in Stuttgart erschienen ist, hingewiesen werden.

5. Gartenstadt.

In der geschilderten Weise sind eine große Reihe von Ansiedelungen entstanden, die zweifellos die Wohnungshygiene sehr befördert haben. Vielfach haben aber diese Wohnungen den Nachteil, daß sie von dem Orte der Tätigkeit ihres Inhabers zu weit entfernt sind und die Fahrt von der Wohnstätte zur Arbeitsstelle zu viel Zeit und Geld kostet. Diesem Übelstande will die *Gartenstadtbewegung* abhelfen. Diese strebt an, die Arbeitsstätte selbst, also das industrielle Unternehmen aus der Stadt heraus zu verlegen und neben der Arbeitsstätte selbst die Arbeiter anzusiedeln. Daneben sollen die Nahrungsmittel in kleingewerblichen Betrieben produziert werden, soweit sie für die Siedelung notwendig sind. Durch eine Verbindung der Ansiedelung mit Landwirtschaft und Gärtnerei hofft man, die Lebensmittel verbilligen zu können, da eben der Transportweg fast völlig fortfällt. Man strebt daher an, solche Betriebe zusammenzulegen, die sich gegenseitig ergänzen. Um aber derartigen Gartenstädten nicht den Charakter der Großstädte mit ihren vielen Mängeln annehmen zu lassen, sollen diese Siedelungen nur eine beschränkte Größe von höchstens 30000 Menschen haben. Sie sollen in weiträumiger Bebauung errichtet, und es sollen Gärten, freie Plätze und ein Waldgürtel vorgesehen werden. Das wesentlich Neue dieser Gartenstadtbewegung ist, daß der Grund und Boden der Gartenstadt einer Gesellschaft gehören soll, die das Land nicht verkauft, sondern nur auf lange Sicht verpachtet. Als rechtliche Form kann z. B. das „Erbbaurecht" gewählt werden. Der Inhaber eines nach diesem Recht vergebenen Grundstückes ist berechtigt, auf dem Grundstück ein Bauwerk zu errichten gegen ein Jahresentgelt, aber nur auf gewisse Zeit. Nach Ablauf dieser Zeit fällt das Grundstück an die Gesellschaft zurück. Das Recht kann vererbt und veräußert werden.

Die Bebauung des Landes ist meist so gedacht, daß nur $^1/_6$ der Fläche bebaut wird. Im Zentrum sollen die öffentlichen Gebäude und um diese ein größerer Park angelegt werden. Vom „Zentralpark"gehen radiale Straßen ab, die durch konzentrisch verlaufende Straßen wieder miteinander verbunden werden. Durch die mittlere ca. 130 m breite konzentrische Straße soll der außerhalb des Zentralparkes gelegene Teil der Stadt in 2 große Gürtelscheiben aufgeteilt werden. Die einzelnen Grundstücke sind auf ca. 200 qm bemessen und die Wohnhäuser sollen höchstens 3 Familien aufnehmen. Nach der Peripherie zu sind Kohlenlager, Molkereien usw., noch weiter heraus die Gärtnereien und landwirtschaftlichen Betriebe angeordnet. (Einzelheiten s. Abb. 38 u. 39.) Die Bebauung des Geländes soll von außen nach innen zu stattfinden.

Der Vater dieses Gedankens ist der Engländer Howard. In England sind auch auf Anregung von Großindustriellen schon eine Reihe von Versuchen in dieser Richtung gemacht worden. In Deutschland wird der Gedanke vertreten von der Deutschen Gartenstadtgesellschaft, Sitz: Schlachtensee bei Berlin. (Literatur: H. Muthesius, Das moderne Landhaus; H. Muthesius, Das englische Landhaus; Ebenedzard Howard, Gartenstädte in Sicht, 1907. Fachzeitschriften der Deutschen Gartenstadtgesellschaft Schlachtensee bei Berlin. Prausnitz, Atlas und Lehrbuch der Hygiene, München 1909[1]). Zeitschrift: Die Gartenstadt, München-Perlach.)

---

[1] Diesem Buche sind eine Reihe von Abbildungen der letzten drei Abschnitte entnommen.

Eine sich gut entwickelnde Gartenstadtanlage „Ratshof" wurde 1907 bei Königsberg i. Pr. gegründet. In Hellerau bei Dresden sind von den Deutschen

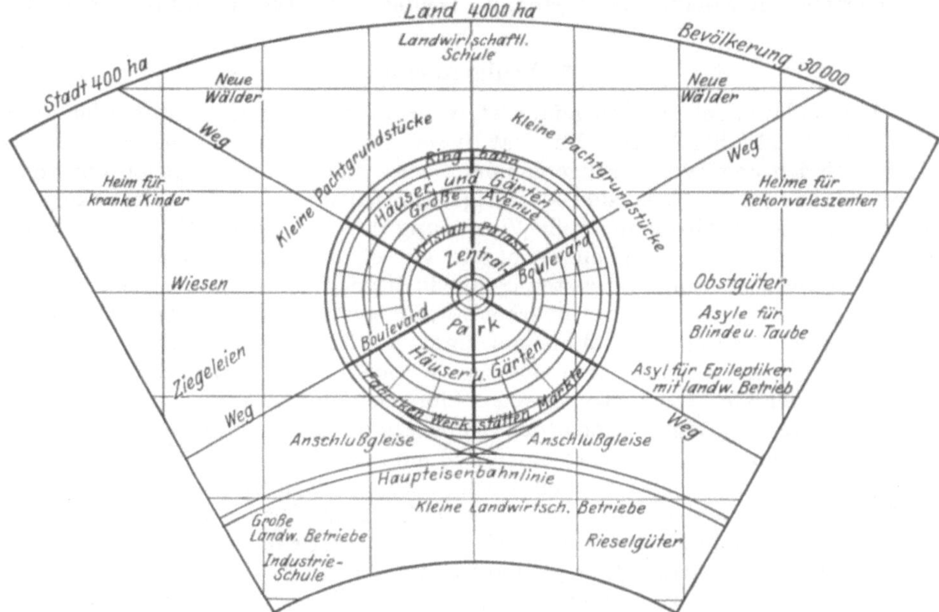

Abb. 38. Schema einer Gartenstadt (aus PRAUSNITZ: Atlas der Hygiene).

Werkstätten für Handwerkskunst 1908 Versuche zur Errichtung einer solchen Gartenstadt gemacht worden. Der Bebauungsplan von RICH. RIEMERSCHMIED entworfen, teilt das Gesamtgelände von 130 ha in 5 Bauzonen: 1. Kleinhäuser, 2. Landhäuser, 3. Wohlfahrtseinrichtungen, 4. Fabriken, 5. Vorbehaltsgelände.

Später sind dann eine Reihe ähnlicher Siedelungen angelegt.

Die Gartenstädte pflegen in erster Linie den Bau von Klein- und Mittelhäusern, in Einzelfällen kommen auch größere Bauten zur Ausführung. Im Jahre 1920 betrug die Zahl der Bewohner etwa 27000. Über die bei derartigen Anlagen besonders wichtige Frage der Beseitigung der Abfallstoffe siehe S. 236.

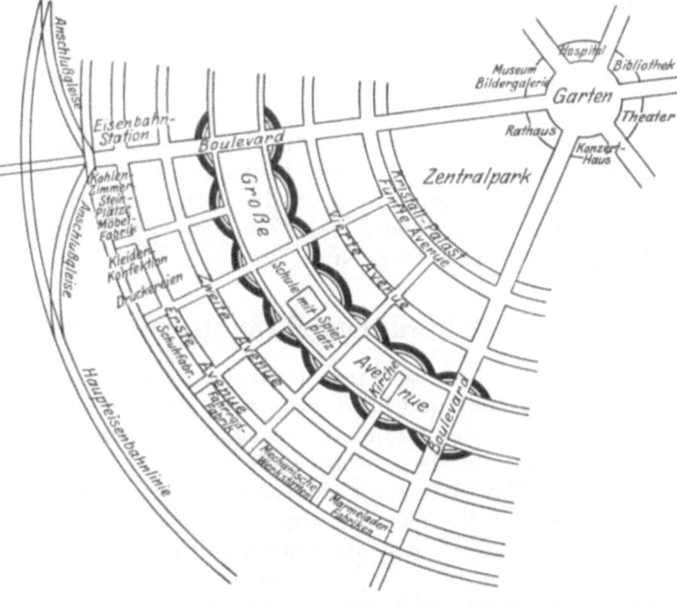

Abb. 39. Einzelheiten zum Schema einer Gartenstadt (aus PRAUSNITZ: a. a. O.).

Eine eingehende Schilderung der Vor- und Nachteile einer solchen Siedelung findet sich in der Arbeit von Johanna Nitsch, Hygienische Untersuchungen in der Gartenstadt Staaken bei Spandau. (Zeitschr. f. Hyg. u. Infektionskrankh. Bd. 88. 1919.)

6. Ledigenheime.

Das Schlafburschenwesen gefährdet, wie S. 178ff. näher ausgeführt, Mieter und Vermieter in gleicher Weise. Man hat diesen Übelstand zu bekämpfen versucht durch Errichtung von Ledigenheimen, die nach verschiedenen Systmen durchgeführt sind. Teils sind derartige Einrichtungen als Wohltätigkeitsanstalten, bei denen also keine volle Verzinsung des Anlagekapitals erstrebt wird, ins Leben gerufen, teils beruhen sie auf rein wirtschaftlicher Grundlage und werden in kaufmännischem Sinne verwaltet. Schließlich sind noch von industriellen Unternehmungen Logierhäuser für Unverheiratete geschaffen worden, bei welchen die zur Verfügung gestellten Wohnungen einen Teil des Lohnes ausmachen.

In England hat man meist das sog. Kabinen- oder Kojensystem gewählt, wo jedem Schläfer seine eigene abgeschlossene Kabine zur Verfügung steht. In Deutschland ist dagegen mehr der Grundsatz des Eigenzimmers durchgeführt. Schlafhäuser mit gemeinsamen Schlafsälen sind auch von manchen industriellen Unternehmungen errichtet worden, doch sind sie vom hygienischen Standpunkt aus weniger empfehlenswert. Das Ledigenheim in Charlottenburg das unter Bürgschaftsübernahme der Stadt auf städtischem Erbpachtsgelände errichtet ist, enthält 285 einbettige Zimmer und 24 Zimmer mit 2—3 Betten. Ferner sind Unterhaltungsräume, Bibliothek, Bad usw. vorhanden. Sicherlich sind derartige Einrichtungen vom wohnungshygienischen Standpunkte außerordentlich wertvoll, jedoch ist ihre Zahl in den Großstädten vorläufig viel zu klein, um dem Schlafburschenwesen sichtbaren Abbruch tun zu können.

Für die Unterbringung alleinstehender Arbeiterinnen sind vielfach Heime von seiten der Arbeitgeber, mehr vielleicht noch durch Vereinstätigkeit errichtet worden. Den Bewohnern wird neben Wohnung, Gelegenheit zur Fortbildung, Erwerbstätigkeit und gesellige Unterhaltung geboten.

Sehr besserungsbedürftig sind oft die Wohnungsverhältnisse der Studenten. Um hier Wandel zu schaffen, haben sich an vielen Universitäten Organisationen gebildet, die in erster Linie Wohnung vermitteln, deren Hauptaufgabe aber die Schaffung von Studentenheimen ist.

Auch die Erhaltung und Errichtung von Altersheimen für hilfsbedürftige alte Leute, denen ihr geringes Einkommen nicht gestattet, sich ausreichende Hilfe zu halten, fördert indirekt die Wohnungshygiene, da oft derartige Leute Wohnungen von 2—3 und mehr Zimmern innehaben, die für größere Familien frei gemacht werden können.

IX. Behördliche Maßnahmen nach dem Kriege.

Der Krieg ließ, wie früher erörtert, die normale und freie Bautätigkeit gänzlich erlahmen und führte zu den S. 182ff. geschilderten Verhältnissen. Um den dringenden Notständen zu begegnen, insbesondere, um deren wucherische Ausbeute zu verhindern, wurden die Wohnungen unter Zwangsbewirtschaftung gestellt. Im Mai 1920 wurde ein Gesetz, dessen Geltungsdauer zeitlich beschränkt war, betreffend Maßnahmen gegen den Wohnungsmangel erlassen, das später mehrfach verlängert bzw. abgeändert wurde. Die wesentlichsten Bestimmungen dieses Gesetzes in der Fassung vom 26. Juli 1923, geändert durch Verordnung vom 4. Dezember 1923, sind folgende:

Ohne vorherige Zustimmung der Gemeindebehörden dürfen
a) Gebäude oder Teile von Gebäuden nicht abgebrochen,
b) mehrere Wohnungen zu einer nicht vereinigt werden.
Räume, die bis zum 1. Oktober 1918 zu Wohnungszwecken bestimmt oder benutzt waren, dürfen zu anderen Zwecken, insbesondere als Fabrik-, Lager-, Werkstätten-, Dienst- oder Geschäftsräume nicht verwendet werden. In besonderen Fällen kann die Gemeindebehörde Ausnahmen zulassen, wenn für den beanspruchten Raum neuer Wohnraum erstellt wird.

Der Verfügungsberechtigte hat der Gemeindebehörde a) unverzüglich Anzeige zu erstatten, sobald eine Wohnung oder Fabrik-, Lager-, Werkstätten-, Dienst-, Geschäfts- oder sonstige Räume unbenutzt sind, b) ihrem Beauftragten über die unbenutzten Wohnungen, Räume, sowie über deren Vermietung Auskunft zu erteilen und ihm die Besichtigung zu gestatten.

Als unbenutzt gelten Wohnungen und Räume der bezeichneten Art, wenn sie völlig leerstehen oder nur zur Aufbewahrung von Sachen dienen, sofern den Verfügungsberechtigten eine andere Aufbewahrung ohne Härte zugemutet werden kann oder wenn der Verfügungsberechtigte seinen Wohnsitz dauernd oder zeitweilig in das Ausland verlegt hat.

Die Gemeindebehörde kann für eine unbenutzte Wohnung oder andere unbenutzte Räume, die zu Wohnungszwecken geeignet sind, von dem Verfügungsberechtigten verlangen, daß er mit einem der ihm bezeichneten Wohnungssuchenden innerhalb einer angemessenen Frist einen Mietvertrag abschließt. Kommt ein Mietvertrag nicht zustande, so setzt auf Anrufen der Gemeindebehörde das Mieteinigungsamt, falls für den Verfügungsberechtigten kein unverhältnismäßiger Nachteil aus der Vermietung an sich oder aus der Art des Mieters zu besorgen ist, einen Mietvertrag fest.

Auf Anordnung der Gemeindebehörde hat der Verfügungsberechtigte der Gemeinde Wohnräume,· unbenutzte Fabrik-, Lager-, Werkstätten-, Dienst-, Geschäftsräume oder sonstige Räume (auch Dachgeschosse) zur Errichtung als Wohnräume gegen Vergütung zu überlassen.

Bei besonders starkem Mangel an Wohnungen kann die oberste Landesbehörde auch weitergehende Anordnungen, insbesondere Eingriffe in die Freizügigkeit und Unverletzlichkeit der Wohnungen und des Eigentums vornehmen. Für Räume, die im Eigentum oder der Verwaltung des Reiches, eines Landes oder einer Körperschaft des öffentlichen Rechtes stehen, gelten besondere Bestimmungen.

Die Freizügigkeit ist durch den § 8 dieses Gesetzes insofern beschränkt, als dieser folgendes vorschreibt:

Wollen Personen, die vor dem 1. Januar 1914 in Deutschland ihren Wohnsitz hatten, oder Personen, bei denen die im § 14 genannten Voraussetzungen vorliegen, ihre selbständigen benutzten Wohnungen innerhalb des Reichsgebietes miteinander tauschen, so sind sie verpflichtet, die Genehmigung der beteiligten Gemeindebehörden unter Beifügung der schriftlich gegebenen Zustimmung der Vermieter vor Durchführung des Tausches einzuholen. Wird die Zustimmung versagt, so entscheidet das Mietseinigungsamt.

Die Vorschriften dieses Gesetzes finden auf Neubauten oder durch Um- oder Einbauten neugeschaffene Räume keine Anwendung, wenn sie nach dem 1. Juli 1918 gebrauchsfertig geworden sind oder künftig bezugsfertig werden. Auf Neubauten, die mit Zuschüssen aus den für die Wiederherstellung der während des Krieges zerstörten Gebäude bereitgestellten Mittel errichtet sind, finden die Vorschriften dieses Gesetzes dagegen Anwendung.

Aus dem Auslande oder einem besetzten oder abgetretenen Gebiete vertriebene Deutsche sind bei der Unterbringung vorzugsweise zu berücksichtigen.

Auf Räume zur Unterbringung von Angehörigen eines Betriebes finden die Vorschriften des Gesetzes nur dann Anwendung, wenn solche Räume länger als 4 Wochen nicht benutzt sind und keine Aussicht auf Benutzung innerhalb 4 Wochen besteht.

Ende 1920 erließen fast alle Länder Anordnungen für ihr gesamtes Gebiet, welches die Erfassung und Ausnutzung des vorhandenen Wohnraumes auf Grund des Wohnungsmangelgesetzes regelten, das damals noch größere Vollmachten gab, als in der eben geschilderten Fassung.

Eine Übervorteilung der Mieter durch die Vermieter, die bei der Zwangslage, in der sich die Mieter infolge der Wohnungsknappheit befanden, leicht hätte eintreten können, suchte man dadurch zu verhindern, daß der Mietspreis in den einzelnen Ländern durch besondere Verordnungen geregelt wurde. In den verschiedenen Gemeinden sind die Zuschläge zur Friedensmiete sehr verschieden festgesetzt worden. In Berlin betrugen sie zunächst 20%, Ende 1920 30%, im Jahre 1921 45% und am 1. Januar 1922 70%. In den Gebieten mit besonders teurer Lebenshaltung, z. B. im Rheinland, sind die Zuschläge schon früher auf 50, 70% und mehr bemessen worden.

Neuerdings wird der Mietpreis durch das Reichsmietengesetz vom 24. März 1922, das am 1. Juli 1922 in Kraft getreten ist, geregelt. Hiernach kann der Vermieter wie der Mieter jederzeit dem anderen Vertragsteil gegenüber erklären, daß die Höhe des Mietzinses nach den Vorschriften dieses Gesetzes berechnet werden soll (gesetzliche Miete). Als Grundlage hierfür wird die Miete angesehen, die dadurch gebildet wird, daß von der Friedensmiete der Betrag abgezogen wird, der in ihr für Betriebs- und Instandsetzungskosten sowie für Vergütungen für Brennmaterial von Sammelheizungen und Warmwasserversorgung enthalten war. Dieser Betrag ist von der obersten Landesbehörde in Prozenten der Friedensmiete festzusetzen. Zu der Grundmiete treten Zuschläge für etwaige Steigerung der Zinsen einer in der Vorkriegszeit vorhandenen Belastung des damaligen Grundstückswertes, für Betriebskosten und für laufende Instandsetzungsarbeiten. Zur Schaffung von Mitteln für große Instandsetzungsarbeiten ist von den Mietern ein weiterer Zuschlag in einem Hundertsatze der Grundmiete zu zahlen, der von der obersten Landesbehörde festzusetzen ist. Dieser Zuschlag ist auf ein besonders einzurichtendes Hauskonto einzuzahlen. Über das Hauskonto darf der Vermieter nur mit Zustimmung der Mieter verfügen. — Das Gesetz sieht weiter die Bildung einer Mietervertretung vor. Es soll neben einer angemessenen Entschädigung für den Vermieter die Mittel aufbringen für die vielfach unterbliebenen dringend notwendigen Reparaturen der alten Wohnungen. Zu diesem Zwecke waren schon vorher einzelne Städte dazu übergegangen, dem Hausbesitz besondere Geldmittel zur Verfügung zu stellen, die teils als verlorene Zuschüsse, teils als gering verzinsliche Tilgungsdarlehen gegeben wurden.

Einer Verdrängung des Mieters aus seiner Wohnung soll das „Gesetz über Mieterschutz und Mieteinigungsämter" vorbeugen. Die wichtigsten Bestimmungen dieses Gesetzes in der Form vom 1. Juni 1923 und den späteren Abänderungen besagt folgendes: Mietverhältnisse über Gebäude oder Gebäudeteile können vorbehaltlich bestimmter im Gesetz geregelter Verhältnisse auf Verlangen des Vermieters gegen den Willen des Mieters nur aus den nachstehenden Gründen durch gerichtliches Urteil aufgehoben werden. Der Vermieter kann auf Aufhebung des Mietverhältnisses klagen, wenn der Mieter oder eine Person seines Hausstandes oder Betriebes sich einer erheblichen Belästigung des Vermieters oder eines Hausbewohners schuldig macht oder durch unangemessenen Gebrauch des Mietraumes oder Vernachlässigung der gebotenen Sorgfalt den Mietsraum oder das Gebäude erheblich gefährdet und dies Verhalten ungeachtet einer Abmahnung des Vermieters fortsetzt bzw. nicht für eine ihm mögliche Abhilfe sorgt, oder wenn das Verhalten ein solches war, daß dem Vermieter die Fortsetzung des Mietverhältnisses nicht zugemutet werden kann. Auch kann auf Aufhebung des Mietverhältnisses seitens des Vermieters geklagt werden, wenn der Mieter mit der Mietezahlung zu stark im Rückstande ist. Schließlich kann der Vermieter auf Aufhebung des Mietverhältnisses klagen, wenn für ihn aus besonderen Gründen ein so dringendes Interesse an der Erlangung des Mietraumes besteht, daß auch bei Berücksichtigung der Verhältnisse des Mieters die Vorenthaltung eine schwere Unbilligkeit für den Vermieter darstellen würde. Bei Aufhebung des Mietverhältnisses aus diesem Grunde kann das Gericht auf Antrag des Mieters den Vermieter verpflichten, zu den Kosten des Umzuges ganz oder teilweise beizutragen. Die Entscheidung in solchen Klagesachen fällt das Amtsgericht unter Zuziehung von Beisitzern, die zur Hälfte Mieter, zur Hälfte Vermieter sein müssen.

Die im Mieterschutzgesetz, im Reichsmietengesetz und im Wohnungsmangelgesetz besonderen Ämtern übertragenen Aufgaben müssen durch Mieteinigungsämter wahrgenommen werden, die aus einem zum Richteramt befähigten Vorsitzenden und mindestens zwei Beisitzern, von denen der eine Mieter, der andere Vermieter sein muß, gebildet sind.

Diese Gesetze, die so tief in die bisher bestehenden Begriffe von Eigentum und Selbstbestimmung einschneiden, sind naturgemäß außerordentlich vielseitig kritisiert worden. Zweifellos waren sie zunächst unbedingt notwendig, wenn nicht ganz unhaltbare Zustände hätten entstehen sollen. Sie weisen aber alle Schattenseiten der Zwangswirtschaft auf. Vielfach haben sie die Liebe und das Interesse der Besitzer zu ihrem Eigentum stark vermindert, so daß — zumal bei den hohen Preisen — eine sorgliche Instandhaltung der Häuser litt. Ein Anreiz für das Privatkapital, sich dem Wohnungsbau zuzuwenden, fehlt völlig. Die Tätigkeit der Wohnungsämter hat nicht nur auf Seiten der Vermieter zu Klagen geführt. Schiebungen bedenklichster Art sind bis in die letzte Zeit hinein vorgekommen.

Ein Abbau der Wohnungszwangswirtschaft wäre daher sehr zu begrüßen. Natürlich kann er nicht plötzlich geschehen, denn Gehälter und Löhne müssen sich anpassen. Es sollten aber schon jetzt Vorarbeiten getroffen werden, um auch auf dem Gebiete der Wohnungswirtschaft die Rückführung gesunder Verhältnisse anzubahnen. Damit wird auch begonnen, indem große Wohnungen aus der Zwangsbewirtschaftung freigegeben werden.

Notwohnungen.

Einer eingehenden Kritik vom hygienischen Standpunkte bedürfen Vorschläge, die zum Teil infolge der eben besprochenen Gesetze und der den Behörden erteilten Befugnisse gemacht sind.

Man wollte der Wohnungsnot dadurch steuern, daß man größere Wohnungen so einrichtet, daß in ihnen statt einer Familie mehrere untergebracht werden könnten. Derartigen Wohnungsaufteilungen ist früher aus hygienischen Gründen jederzeit entschieden entgegengetreten worden. Bei einer solchen Benutzung der Wohnung wird die Gefahr der Übertragung ansteckender Krankheiten außerordentlich groß. Die Möglichkeit der Absonderung eines Erkrankten ist in derartigen Wohnungen zweifellos erheblich kleiner als in solchen, die von vornherein für eine Familie berechnet sind. Ferner läßt es sich nicht vermeiden, daß bei der Aufteilung einer großen Wohnung zu mehreren Kleinwohnungen gewisse Räumlichkeiten von beiden Familien gemeinsam benutzt werden müssen (Klosetts, Wasserzapfstellen usw.). Hierdurch werden die Übertragungsmöglichkeiten bei ansteckenden Krankheiten erheblich vermehrt, was besonders zu Zeiten einer Epidemie verhängnisvoll werden kann. Ferner ist zu bedenken, daß auch eine

Infizierung bisher sauberer Wohnungen durch Parasiten wie Wanzen, Läuse usw. bei solchem engen Zusammenleben sehr leicht möglich ist. Damit steigt aber wieder die Gefahr der Übertragung gewisser ansteckender Krankheiten wie des Fleckfiebers, des Rückfallfiebers und ähnlicher. Die besonders im Kriege ausgebildeten Methoden zur Vernichtung des Ungeziefers sind aber keineswegs sehr einfach und erfordern große Vorsicht und sorgfältigste Ausführung, wenn sie gefahrlos und erfolgreich sein sollen. Eine derartige Zerlegung bestehender Wohnungen bzw. die Zwangseinquartierung sollte daher auch im Interesse der Volksgesundheit auf das unbedingt nötige Mindestmaß beschränkt bleiben.

Auch andere Vorschläge, z. B. der Ausbau von Dach- und Kellergeschossen zu Wohnungen sind hygienisch nicht unbedenklich. Es ist schon an früherer Stelle (S. 154) darauf hingewiesen, daß im Sommer in den Dachwohnungen die Hitze so stark ansteigt, daß dadurch besonders bei Kindern eine unter Umständen tödliche Schädigung entstehen kann. Im Winter dagegen finden wir hier häufig unangenehm tiefe Temperaturen. Bei Kellerwohnungen besteht dagegen die Gefahr der Erkältungskrankheiten in erhöhtem Maße, besonders wenn die Wände nicht vollständig trocken sind. Nun dürfte es technisch wohl möglich sein, diese Schädlichkeiten der Wärmeökonomie zu vermindern, dadurch, daß man wärmeisolierende Schichten einbaut, welche sowohl einer übermäßigen Einwirkung der Hitze wie einer zu starken Auskühlung der Wohnung bis zu einem gewissen Grade entgegenwirken können. Derartige Ausbauten erfordern aber einen erheblichen Kostenaufwand und es ist daher, um die Verzinsung zu erzielen, empfohlen worden, diese Räume nicht als vorübergehende Wohnungen zu betrachten, sondern sie auch für die Zukunft als dauernd bewohnbar anzuerkennen. Hiergegen muß aber vom hygienischen sowohl wie vom volkswirtschaftlichen Standpunkt entschieden Einspruch erhoben werden. Gelingt es auch vielleicht auf diese Weise, bei Dachwohnungen die Gefahr einer Überhitzung und Erkältung etwas einzuschränken, so wird die Gefahr, daß die Bewohner derartig hochgelegener Wohnungen zu sehr von dem Aufenthalt in freier, bewegter Luft abgeschlossen werden, auf deren Bedeutung schon hingewiesen wurde, erheblich vermehrt. Außer diesem unvermeidbaren Übelstand hat aber der Ausbau von Dach- und Kellergeschossen zu dauernd bewohnbaren Wohnungen noch den Nachteil, daß dadurch die Gebäude bzw. der Grund und Boden ganz erheblich im Werte steigen. Diese Wertsteigerung ergreift auch das Gelände in der Umgebung und erschwert so eine Anlage neuer und zweckentsprechender Wohnungen erheblich.

X. Bestrebungen zur Förderung des Wohnungsbaues.

1. Technische Bauerleichterungen.

Es müßte darum das Bestreben sein, an Stelle von Notwohnungen neue Gebäude zu errichten, in denen hygienisch einwandfreie Wohnungen hergestellt werden könnten. Um die Wirkung der hohen Baukosten, die der Errichtung solcher Bauten entgegenstehen, etwas abzuschwächen, hat man schon 1919 versucht, durch Herabsetzung der an die technische Bauausführung zu stellenden Anforderungen eine Einschränkung der Kosten zu erreichen. Alle Länder haben in letzter Zeit die baupolizeilichen Anforderungen an Klein- und Mittelhäuser erheblich gemildert, was um so eher möglich war, als für die bisher gültigen Baupolizeivorschriften das vier- bis fünfstöckige Zinshaus maßgebend war und daher die Anforderungen bezüglich Feuersicherheit, Standfestigkeit usw. für kleinere Häuser bei weitem zu hoch waren. Die „Baupolizeirechtlichen Vorschriften" (Druckschrift 3 des Reichs- und Preußischen Staatskommissar für das Wohnungswesen) definieren als „Kleinhäuser" Häuser mit höchstens zwei Vollgeschossen ohne

Nebenwohngebäude mit einer zu Garten- oder landwirtschaftlicher Nutzung geeigneten Freifläche von wenigstens 200 qm. Sie dürfen in jedem Geschoß nur eine geringe Anzahl von Kleinwohnungen enthalten. Mittelhäuser sind danach Häuser mit höchstens drei Vollgeschossen und sechs Wohnungen ohne Wohnräume im Kellergeschoß. — Die in dieser Musterbauordnung vorgesehenen Vorschriften lassen zwar vom hygienischen Standpunkt im einzelnen manche Kritik zu, können aber doch im ganzen als ein Fortschritt begrüßt werden.

Eine weitere Verbilligung des Bauens hat man dadurch angestrebt, daß man Baustoffe verwandte, für die das Material auf der Baustelle oder in deren unmittelbaren Nähe vorhanden war. Dadurch wurden die hohen Transportkosten gespart, es brauchte nur wenig Kohle verwandt zu werden und der Arbeitslohn konnte dadurch verringert werden, daß der Bauherr selbst einen beträchtlichen Teil der Arbeit ausführte. So sind eine ganz unabsehbare Zahl sog. *Ersatzbauweisen* erfunden und zum Teil in der Praxis angewandt worden. Teilweise haben sie der Hauptanforderung: gute Standfestigkeit bei geringem Materialverbrauch und gutem Wärmeschutz recht gut entsprochen. Teilweise haben sich jedoch in der einen oder anderen Richtung bedeutende Mängel bemerkbar gemacht. Es ist daher nötig, diese Bauweisen und Baustoffe hier zu besprechen.

Aus der großen Zahl der vorgeschlagenen Baustoffe sollen freilich nur einzelne wenige besprochen werden, bei denen damit gerechnet werden kann, daß sie sich längere Zeit auf dem Baumarkte halten werden.

Zunächst möge der Lehmbau Erwähnung finden. Die Lehmbauweise wurde zur Zeit der Baustoff- und Kohlenknappheit staatlicherseits stark gefördert, da sie fast keine Kohlen erfordert. Freilich ist behauptet worden, daß für Fundamente, Ausbau der Ecken mit Ziegeln usw. doch ebensoviel Kohle verbraucht wurde wie für Betonbauten. Mir scheint der Beweis allerdings nicht geglückt zu sein. — Die Standfestigkeit von Lehmbauten, die zu beurteilen freilich nicht eigentlich Sache des Hygienikers ist, muß nach Erfahrungen an alten Lehmhäusern bei sachgemäßer Ausführung als ausreichend bezeichnet werden. Die Wärmeleitfähigkeit und das Wärmespeicherungsvermögen sind fast dieselben wie bei dem altbewährten Ziegelstein. Eine gleich dicke Wand aus ungebranntem Lehm schützt also gegen einen zu schnellen Wärmeaustausch ebensogut wie eine Ziegelwand. Ein Nachteil der Lehmstampfwand kann es unter Umständen sein, daß sie, um genügend standfest zu sein, immer eine beträchtliche Dicke haben muß. Die Schalldämpfung soll nach Nussbaum in Lehmhäusern eine bessere sein als in Ziegelhäusern. Die Luftdurchlässigkeit der Lehmwände ist allerdings eine recht geringe. Die auf der Luftdurchlässigkeit der Wände beruhende Porenventilation spielt aber überhaupt eine ganz untergeordnete Rolle. Ein beträchtlicher Nachteil der Lehmbauweise ist ihr Verhalten gegenüber Wasser. Sie können unter Umständen von Wasser so stark aufgeweicht werden, daß die Standfestigkeit des Hauses leidet. Lehmwände sind daher gegen das Grundwasser besonders gut zu isolieren und ebenso vor Schlagregen zu schützen; auch eine Kondensation von Wasser auf ihnen ist möglichst zu vermeiden. Sie müssen also an der Außen-, besonders der Wetterseite sehr sorgfältig verputzt oder womöglich mit Schiefer, Schindeln oder dgl. belegt werden. Zu beachten ist auch, daß dicke Lehmstampfwände natürlich eine verhältnismäßig lange Austrocknungszeit erfordern. — Die Befürchtung, daß in Lehmbauten besonders viel Ungeziefer sich einniste, ist nach Angaben von Nussbaum und nach eigener Umfrage nicht zu bestätigen.

Bei der Ausführung des Lehmbaues als Stampf- oder Patzenbau werden teilweise fasrige Stoffe, Haare, Heidekraut oder Holzwolle und dgl. beigemengt. Vielfach empfohlen wird Zusatz von Schlacke, da hierdurch eine größere Porosität und geringere Wärmeleitung erzielt werde. Der Einfluß der Schlackenbeimengung wird aber überschätzt. Vor der gelegentlich aufgetauchten Erwägung, den Lehm durch Blut oder Harn fester zu machen, möchte ich dringend warnen.

Nuck, der auf meine Veranlassung Feststellungen darüber machte, wie sich die kurz nach dem Kriege ausgeführten Bauweisen in der Praxis bewährten, erwähnt, daß die Angaben der Bewohner von Lehmstein und Lehmstampfbauten in Röntgental bei Berlin durchweg günstig lauteten. Sie berichten übereinstimmend von sehr guter Heizbarkeit und hatten nie über Wandfeuchtigkeit infolge Schlagregens oder Kondensation zu klagen. Bei den Lehmbauten haben sich allerdings stellenweise technische Mängel, z. B. große senkrechte Risse gezeigt, die nach dem ersten Auftrocknen durch Senkung auftraten. Außerdem stellte sich eine Holzverkleidung der Schlagwetterseiten als notwendig heraus, weil sonst teilweise die Außenwände vom Regen ausgewaschen worden wären. Wenn aber solche technischen Mängel vermieden werden, ist der Lehmbau hygienisch einwandsfrei.

Um den altbewährten Ziegelstein zu verbilligen und in wärmetechnischer Hinsicht zu verbessern, sind Hohlsteine der verschiedensten Art vorgeschlagen worden. Diese haben mancherlei Vorzüge vor Vollsteinen. Wegen des geringen Gewichtes können sie größer geformt werden, sind also wirtschaftlicher in Herstellung und Anwendung. Die Luft in den Hohlräumen isoliert um so besser die Wärme, je mehr getrennte Lufträume horizontal nebeneinander gelagert sind. Es ist also zweckmäßig, den Hohlraumstein möglichst porös herzustellen, damit nicht durch die Stege der Hohlsteine Wärme und Schall gut weitergeleitet werden. Die Wärmekapazität der Hohlsteine ist naturgemäß eine geringere als die von Vollziegeln. Über Hohlmauerwerk wird später noch einiges zu erwähnen sein.

Der Kalksandstein, der wegen seiner großen Druckfestigkeit und seiner sauberen und regelmäßigen Gestalt für das Großhaus einen der beliebtesten Baustoffe darstellt, ist zum Bau von massiven Außenmauern für Kleinhäuser weniger geeignet, da sein Verhalten hinsichtlich Wärmeleitfähigkeit und Wärmespeicherung wenig günstig ist. Wollte man lediglich aus Kalksandsteinen eine Außenwand von genügend kleinem Wärmedurchgang herstellen, so müßte man sie so dick machen, daß sie schon wegen des großen Materialverbrauchs, aber auch wegen der zum Durchheizen nötigen Brennstoffmenge unwirtschaftlich werden würde. Die übrigen Eigenschaften des Kalksandsteins, besonders sein Verhalten gegenüber Wasser, sind vom hygienischen Standpunkt aus als durchaus gut zu bezeichnen.

Die Vorzüge des rheinischen Schwemmsteines, der in der Gegend von Neuwied aus vulkanischem Bimstein hergestellt wird, sind in letzter Zeit viel gerühmt worden. Es unterliegt auch wohl keinem Zweifel, daß wir in ihm einen vorzüglichen Baustoff besitzen. Die Wärmeleitfähigkeit des Schwemmsteines ist wegen seiner großen Porosität bei weitem die kleinste, also hygienisch günstigste von allen Baustoffen. Die Vorzüge, die dieser Stein hinsichtlich der Trockenhaltung der Räume haben soll, sind allerdings vielfach übertrieben. Auch die starke Luftdurchlässigkeit des Schwemmsteines sinkt bei ausgeführten Bauten so stark herab, daß sie praktisch ohne jede Bedeutung wird. Das leichte Gewicht und die geringe Wärmeleitfähigkeit sichern aber doch dem Schwemmstein für viele Zwecke eine gute Verwendbarkeit.

Die Verwendung von Kiesbeton kommt wohl als massive Außenwand für Wohnhäuser seiner ungünstigen Wärmeeigenschaften wegen kaum in Frage. Dagegen lassen sich die Eigenschaften des Betons durch Zusatz von porösen Stoffen, Schlacken, Brikettasche, Bimsstückchen u. a. zum Zement so wesentlich verbessern, daß sie dem Ziegel hinsichtlich der Wärmeeigenschaften gleichkommen. Durch derartige Beimischungen wird aber die Tragfähigkeit des Betons herabgesetzt und daher wird er meist in Form von komplizierten Bauweisen verwendet, bei denen Hohlmauern entstehen, die mit schlecht wärmeleitenden Stoffen ausgefüllt werden müssen.

Dem Füllmaterial sollte übrigens bei allen Hohlbauweisen durchaus eingehende Beachtung geschenkt werden, damit nicht Stoffe zur Verwendung kommen, die in Fäulnis übergehen oder durch Abspaltung von Säuren u. dgl. schädlich wirken können.

Neuerdings hat der Professor BUGGE an der Norwegischen Technischen Hochschule sehr eingehende Wärmedurchgangsbestimmungen an etwa 30 Versuchshäusern verschiedenster Bauweisen ausgeführt und in einer Broschüre die Ergebnisse dieser Versuche zusammengestellt. Hierbei schneiden die untersuchten Zement- und Betonkonstruktionen verhältnismäßig ungünstig ab. Die „englische" 1 Stein starke Mauer aus Zementstein mit Koksgrus, ferner die Wände aus Leansteinen und schließlich eine Wand mit „Monier"-Außenteil und $1/_4$ Stein starker „Moler"-Steinschicht wiesen eine erheblich größere Wärmeverbrauchszahl auf als eine $1^1/_2$ Stein starke Ziegelmauer. Ich möchte jedoch nicht verschweigen, daß ich auch Schlackenguß-Betonhäuser kennen gelernt habe, deren Bewohner mit der Bauart dieser Häuser sehr zufrieden waren.

Aus der BUGGEschen Schrift ist ferner zu entnehmen, daß Holzwände unter den angewandten Versuchsbedingungen sehr günstig dastehen, und zwar am günstigsten, wenn die Hohlräume in ihnen mit porösem Material ausgefüllt sind. Erheblich schlechter waren Konstruktionen, die den Holzbauweisen ähnelten, bei denen jedoch anstatt Holz Zementplatten verwendet worden waren. Freilich waren auch diese noch etwas besser als die $1^1/_2$ Stein starke Ziegelmauer. Diese wurde auch übertroffen von einer Reihe von Wandkonstruktionen, bei denen eine Kombination von Ziegel mit gutem Isoliermaterial vorlag, oder die in sich geschlossene Hohlräume enthielten.

In verschiedenen Siedelungen, in denen die verschiedenartigsten „Ersatzbauweisen" angewendet waren, habe ich Nachfragen darüber anstellen lassen, wie sich die Bauweisen in der Praxis bewährt hatten. Die Ergebnisse waren im allgemeinen wenig günstig. Wenn auch sicherlich ein Teil der Übelstände darauf zurückzuführen war, daß die Bewohner von den Räumen nicht den Gebrauch machten, den sich der Architekt gedacht hat, so muß man aus ihnen doch die Mahnung entnehmen, bei Anlage von neuen Siedelungen nicht allzu weit von der bisher gebräuchlichen soliden Bauweise abzuweichen.

Einige Bemerkungen mögen hier über Isolation der Wände mitgeteilt sein. HENCKY hat vorgeschlagen, die Wände nur so stark zu machen, als es die Tragfähigkeit erfordert und den nötigen Wärmeschutz durch Anbringen von Isolierstoffen an der Innenseite zu bewirken. Versuche an einem Laboratoriumsmodell, die LIESE und ich vornahmen, zeigten ebenfalls die Überlegenheit dieser Anordnung. Da es sich immer wieder zeigt, daß Laboratoriumsversuche ergänzt werden müssen durch Beobachtungen an wirklich bewohnten Häusern, hat NUCK innen isolierte Häuser auf ihre hygienischen Verhältnisse geprüft. Er fand, daß bei derartig isolierten Häusern mit einer Wandschicht von 25 cm Mauerwerk und 3 cm Torfoleumbelag gegenüber einem nach Friedensbauweise ($1^1/_2$ Stein) erbauten Hause eine Ersparnis an Heizstoffen von etwa 20% erzielt wurde. Ein mit Torfoleum isoliertes Dachgeschoß in einem Fachwerkbau, bei dem die Dachschrägung einen Teil der Außenwand bildete, wies im Sommer gegenüber einem nicht isolierten eine bis $5°$ geringere Lufttemperatur auf, was naturgemäß einen gewaltigen hygienischen Vorzug bedeutet.

2. Geldliche Unterstützung.

Außer durch die zum Schutze der Mieter erlassenen Gesetze und durch die Zulassung technischer Erleichterungen für Neubauten hat das Reich versucht, der Wohnungsknappheit auch durch unmittelbare geldliche Unterstützungen bzw. Erleichterungen von Neubauten entgegenzuwirken. Durch das sog. Wohnungsnotgesetz vom 12. Februar 1921 wurden die Länder verpflichtet, zur Förderung des Wohnungsbaues in dem Rechnungsjahr 1921/22 zusammen mindestens 30 Mark auf den Kopf der Bevölkerung aufzuwenden. Zur Deckung wurde eine Abgabe von den bebauten Grundstücken in Aussicht gestellt und diese „Abgabe zur Förderung des Wohnungsbaues" (Hauszinssteuer) später durch Gesetz eingehender geregelt. Der Grundgedanke des Gesetzes ist zuerst von Dr. Ing. Martin Wagner im Jahre 1916 vertreten worden. Es soll zur Finanzierung der Neubauten der Unterschied zwischen den Mieten in alten und neuen Gebäuden nutzbar gemacht werden. Das Gesetz sieht die Erhebung einer Mietssteuer von dem unmittelbaren Nutzungsberechtigten vor. Die Steuer wird in allen vor dem 1. Juli 1918 errichteten Gebäuden nach dem Nutzungswert vom 1. Juli 1914 bemessen. Die Abgabe trifft alle Arten von Gebäuden, auch Läden, Geschäftsräume, Werkstätten, Fabriken und landwirtschaftliche Nutzgebäude. Nur einzelne öffentliche und gemeinnützige Gebäude sind davon befreit. Die von den Ländern zu erhebende Abgabe beträgt 5% des Nutzungswertes. Dazu haben die Gemeinden ebenfalls 5% des Nutzungswertes zu erheben; jedoch kann die Erhebung von Zuschlägen für einzelne Gemeinden durch die oberste Landesbehörde außer Kraft gesetzt, aber auch erhöht werden. Von dem Rohertrag der Steuer haben die Länder und Gemeinden 10% an einem vom Reichsarbeitsminister verwalteten Ausgleichsfonds des Reiches abzuführen. Die Verwendung dieses Fonds geschieht nach Benehmen mit einem aus Vertretern der Länder und Gemeinden bestehenden Ausschuß. Nach Anordnung der obersten Landesbehörde kann von bebauten Grundstücken, deren Gebäude vor dem 1. Juli 1918 fertiggestellt sind, eine besondere „Grundsteuer" oder ein besonderer Zuschlag zu bestehenden oder neu einzuführenden Steuern vom Grundvermögen erhoben werden. Diese muß annähernd denselben Ertrag liefern wie die Mietssteuer. Der Grundeigentümer ist berechtigt, vom Mieter die Erstattung der Abgaben zu verlangen. Den Anteil, der auf die vom Eigentümer selber benutzten Räume fällt, muß er auch selber tragen. Bei wirtschaftlich wenig leistungsfähigen Mietern kann die Steuer zurückerstattet werden, wenn der Mieter über 60 Jahre alt oder erwerbsunfähig ist und das steuerbare Einkommen sich hauptsächlich aus Kapitaleinkommen, Pensionen, Renten usw. zusammensetzt.

Auf die vielfachen Änderungen dieser Verordnung kann nicht näher eingegangen werden. Zurzeit steht die Angelegenheit so, daß bei Kleinwohnungen den Baulustigen gewährt werden kann: zunächst eine Hypothek aus den Einnahmen der Hauszinssteuer, die an letzter Stelle im Grundbuch eingetragen wird und mit 1% zu verzinsen ist. Ferner übernimmt zumeist die Gemeinde eine Bürgschaftshypothek in derselben Höhe wie die Hauszinssteuerhypothek, die zu einem niedrigerem Zinssatz als der gerade übliche hergegeben wird. Die Handhabung ist freilich in den verschiedenen Gemeinden verschieden und richtet sich auch nach den verfügbaren Mitteln. Für die Beamten, Angestellten und Arbeiter des Reiches, der Staaten und der Gemeinden wird außerdem noch ein Arbeitgeberzuschuß gewährt, der gewöhnlich mit 5% zu verzinsen und mit 1% zu amortisieren ist. Auf die wichtige Frage weiterer Kreditbeschaffung kann im Rahmen dieser Ausführungen nicht eingegangen werden.

Diese positive geldliche Unterstützung wird ergänzt durch eine Reihe von steuerlichen Erleichterungen für den Kleinhausbau. Durch Gesetz vom

24. März 1921 ist der § 59 des Einkommensteuergesetzes dahin abgeändert, daß vom steuerbaren Einkommen Aufwendungen für die Neubeschaffung von Kleinwohnungen abgezogen werden können, die in den Jahren 1920 bis einschließlich 1923 baulich beendet worden sind, sofern die Verwendung der Bauten zu Kleinwohnungszwecken für mindestens 15 Jahre von der Fertigstellung an gesichert ist. Ebenso können Zuwendungen an Vereinigungen, die satzungsgemäß ausschließlich die Förderung des Kleinwohnungsbaues bezwecken, vom steuerbaren Einkommen abgesetzt werden. Solche Zuwendungen sind auch von der Erbanfall- oder Schenkungssteuer befreit, sofern sie in den Jahren 1920 bis 1923 gemacht sind. Für das Körperschaftssteuergesetz sind ähnliche Erleichterungen vorgesehen. Die Wohnungen in den Neubauten sind von der Zahlung der Mietszinssteuer befreit.

Trotz aller dieser Erleichterungen und positiven Förderungen des Bauens hat die Bautätigkeit doch jetzt im Jahre 1927 noch keineswegs die Höhe wieder erreicht, die unbedingt notwendig wäre, um dem Wohnungsmangel wirklich abzuhelfen. Es müßten jährlich mindestens etwa 100 000—200 000 Wohnungen mehr hergestellt werden. Daß die Herstellung von Wohnungen noch so im Argen liegt, ist wohl im wesentlichen darauf zurückzuführen, daß das private Kapital sich von der erwerbsmäßigen Wohnungsherstellung zurückhält, da infolge der Zwangsbewirtschaftung eine gewinnbringende Anlage von Kapital auf dem Wohnungsmarkte zurzeit nicht möglich ist. Auch dies spricht, ebenso wie die früher aufgeführten Gründe für eine beschleunigte Aufhebung der Zwangswirtschaft, wobei natürlich mit der notwendigen Vorsicht vorgegangen werden muß.

3. Kleinhaussiedelung.

Die eben geschilderten Staatsbeihilfen und Bauerleichterungen kommen besonders dem Kleinwohnungsbau zugute und vor allem ist in den ersten Jahren nach dem Kriege die Kleinhaussiedelung bevorzugt worden. Wohnungen, deren bebauter Raum eine bestimmte Größe überschreitet, erhalten keinen Bauzuschuß. Diese Förderung der Kleinhaussiedelung war zunächst schon aus dem Grunde geboten, weil es in der ersten Zeit nach dem Kriege unmöglich war, im Hochbau neue Wohnungen herzustellen, da infolge der Kohlennot ein einheitlicher Baustoff, der für den Hochbau unbedingt nötig ist, nicht zu beschaffen war. Es konnten also nur Wohnungen im Flachbau hergestellt werden. Die Kleinhaussiedelung ist aber auch vom hygienischen Standpunkte aus entschieden dem Hochbau vorzuziehen, wie aus den früheren Ausführungen wohl zur Genüge hervorgeht. In der Kleinhaussiedelung haben die Bewohner die Möglichkeit, leicht in die freie und bewegte Außenluft zu gelangen und deren gesundheitsfördernde Einflüsse auf sich einwirken zu lassen. Es müssen aber auch bei der Herstellung dieser Art von Wohnungen hygienische Gesichtspunkte berücksichtigt werden.

Zunächst sollen nur Ansiedelungen für solche Personen besprochen werden, die als Hauptberuf irgendeine industrielle Tätigkeit haben und daneben die Bearbeitung eines Stückes Gartenland in ihrer Freizeit bzw. durch ihre Frau und Kinder besorgen können. Es handelt sich also im wesentlichen um Industriearbeiter. Daß den Ansiedelungen für Industriearbeiter ein gewisses Maß von Gartenland beigegeben wird, ist aus hygienischen Gründen erwünscht. Es genügt freilich schon ein bescheidenes Fleckchen, auf welchem ein Ruheplatz für die Erwachsenen und ein Spielplatz für die kleineren Kinder vorhanden sein muß. Die größeren Kinder können in Kleinhaussiedelungen mit ihrem geringen Verkehr ruhig der Straße anvertraut werden.

Die Wichtigkeit der Beigabe von etwas Land folgt schon aus dem großen Streben der Großstadtbevölkerung nach Lauben- und Schrebergärten außerhalb des Häusermeeres, der sich während des Krieges besonders stark bemerkbar machte. In der Kriegszeit war dieses Streben freilich vielfach durch die Hoffnung, die Ernährung durch selbstgebaute Gartenfrüchte verbessern zu können, hervorgerufen, aber auch in normalen Zeiten ist dies Streben immer hervorgetreten und die Leute legen oft weite Strecken zurück, um ihre Gärten pflegen und in Ordnung halten zu können. Ein gar nicht so ganz kleiner Teil der Siedler legt freilich auf die Bebauung von Gartenland keinen Wert.

Sehr umstritten ist die Größe, die den einzelnen Grundstücken zu geben ist. Wenn diese auf etwa 150 qm bemessen wird, so dürfte damit ein gutes Mittelmaß gefunden sein. Vielfach werden allerdings erheblich größere Flächen verlangt, und zwar aus zwei Gründen:

1. glaubt man, daß dadurch die Nahrungsmittelproduktion gefördert werden kann und auf diese Weise eine Verbesserung der Lebenshaltung des ganzen Volkes erzielt wird. Man darf den auf diese Weise zu erwartenden Zuwachs an bebautem Land aber nicht überschätzen. Es sind in Deutschland schätzungsweise ausgenutzt etwa 32 Millionen Hektar. Nehmen wir nun an, daß in etwa 400 000 Kleinhäusern 2 Millionen Menschen mit einer Zugabe von 150 qm Land angesiedelt werden, so sind das 6000 ha oder nur $0{,}2^0/_{00}$ der Gesamtfläche. Gibt man der einzelnen Siedelung 600 qm Land, so ergibt sich noch nicht einmal 1 pro mille der Gesamtfläche. Betrachten wir die Calorienmenge, welche auf einem Grundstück von 150 qm gewonnen werden kann, und nehmen wir die am meisten Calorien spendende Kartoffel als Grundlage, so ergibt sich, daß etwa 3% des Bedarfes einer 5köpfigen Familie auf diesem Grundstück gewonnen werden kann (Flügge). Das ist also eine Menge, die kaum in Betracht zu ziehen ist. Gehen wir nun mit der Gewährung von Gartenland weiter, so kann natürlich ein erheblich größerer Teil des Bedarfes daraus gedeckt werden, aber zunächst werden dann die Ansiedelungen sehr weit ausgedehnt, und außerdem ist auf einen einigermaßen günstigen Ertrag nur dann zu rechnen, wenn der Besitzer einen großen Teil seiner Zeit der Pflege des Grundstückes widmen kann, was bei Fabrikarbeitern nicht vorausgesetzt werden darf. Werden aber, wie zumeist, hauptsächlich Küchenkräuter anstatt Kartoffeln angebaut, dann ist die Ausbeute an Calorien außerordentlich gering. Wir dürfen also hinsichtlich einer Verbesserung der Ernährung von solcher Landbeigabe nicht allzu viel erhoffen. Dagegen ist die Freude am Landbau, die den Leuten auf diese Weise vermittelt wird, nicht gering anzuschlagen, und aus diesem Grunde ist die Beigabe von etwa 150 qm Land durchaus anzuraten. Für solche Leute, die Zeit und Lust zur gründlichen Bewirtschaftung eines größeren Landstückes haben, wäre nach Möglichkeit ein solches am Rande der Siedelung vorzusehen (vgl. Flügge a. a. O.).

Als zweiten Grund die Kleinsiedelungen mit einer größeren Beigabe von Land zu versehen, wird geltend gemacht, daß man so die ganzen Abgänge des Hauses an Fäcalien und Gebrauchswässern beseitigen könne, ohne ein kostspieliges unterirdisches Leitungssystem einzurichten. Durch Berechnung und Versuche ist man zu dem Ergebnis gekommen, daß für eine Durchschnittsfamilie von 5 Köpfen 600 qm Gartenfläche nötig sind, um die Fäcalien in Form von Torfstühlen und die Abwässer durch Versickern und Untergrundberieselung zu beseitigen. Freilich muß ein Komposthaufen angelegt werden, der mehrfach umgearbeitet und mit Torfspreu und Kalk versetzt werden muß. Dazu haben aber viele Bewohner keine Neigung und auch kaum das nötige Verständnis. Eine regelmäßige Beigabe von soviel Land für eine Ansiedelung von Fabrikarbeitern wird daher kaum zu empfehlen sein. Der für ein Grundstück von 150 qm notwendige Dünger wird von den Kleintieren, welche die Bewohner meist zu halten pflegen, in ausreichendem Maße geliefert. Es ist dann natürlich eine Kanalisation der Siedelung vorzusehen, um die Abgänge der Familie selbst zu beseitigen. Dafür empfiehlt sich das Trennsystem, welches die Hauswässer und Fäcalien unterirdisch beseitigt, während man die Meteorwässer oberflächlich ableiten kann. Als Kläranlage kommt das künstliche biologische Tropfkörperverfahren evtl. in Verbindung mit Fischteichen in Frage. In letzter Zeit ist das „Emscher-Filter" und „belebte Schlammverfahren" sehr in Aufnahme gekommen, das nur einen geringen Raum beansprucht und daher für Kleinhaussiedelungen vielleicht zu empfehlen ist. Erfahrungen in dieser Hinsicht liegen allerdings noch nicht vor. — Dort, wo Gewißheit besteht, daß der Gartenbau auch wirklich gepflegt wird und genügend Land (600 qm) bei jedem Hause vorhanden sind, kann das Grubensystem zugelassen werden. Fäkalien, Urin und Hausabwässer werden dann in dichten gemauerten Gruben gesammelt, aus denen sich in einer bestimmten Höhe Drainröhren unter der Erde im Garten verteilen, so daß die flüssigen Bestandteile durch Untergrundberieselung entfernt werden, während die festen Teile herausgepumpt und mit den Küchenabfällen, Laub, Erde, Kalk zu Kompost verarbeitet werden.

Soll die Landbebauung dazu dienen, die Einnahmen aus Renten, Handwerk oder dgl. merkbar zu verstärken, so müssen Kräfte und freie Zeit genügend vorhanden sein, um ein beträchtliches Stück Land intensiv zu bebauen. Womöglich sollte es dann nicht kleiner als etwa $^{1}/_{2}$ Morgen = 1250 qm bemessen werden. Diese Größe ist die des kleinsten Rentengutes, das von staatlichen Rentenanstalten beliehen wird. Eine Anleitung zur Bewirtschaftung eines derartigen Eigenheimes ist von PAUL BEHREND, dem Geschäftsführer des Deutschen Vereins Arbeiterheim zu Bethel b. Bielefeld im Selbstverlag des Vereins unter dem Titel „Die kleinste Landwirtschaft" herausgegeben. Hinsichtlich der Beseitigung der Abwässer kommen bei derartigen Anwesen schon landwirtschaftliche Grundsätze in Frage.

Einige Worte mögen hier über die Bedeutung der Tierhaltung in stadtähnlichen Kleinsiedelungen folgen.

Unter keinen Umständen ist durch die Tierhaltung eine Besserung der Ernährung in rein quantitativer Hinsicht zu erwarten. Es müssen immer erheblich mehr Calorien in den Tierkörper eingeführt werden als aus dem Produkte wieder gewonnen werden können. Dies gilt sowohl für die Geflügelzucht wie für die Schweinemast. Auch bei der Kaninchenzucht, die übrigens in den meisten Teilen Deutschlands für die Ernährung keine Bedeutung hat, gilt ähnliches. Es ist auch nicht der Fall, daß die Calorien dem Tierkörper in Form von Substanzen zugeführt werden können, die zur menschlichen Ernährung doch nicht geeignet wären. Vielmehr muß, wenn ein überhaupt beachtenswerter Erfolg der Tierhaltung erreicht werden soll, die Zufuhr der tierischen Nahrung in Form von Getreide, Kartoffeln, Rüben usw. erfolgen, die auch für den menschlichen Genuß geeignet sein würden. Ein Erfolg der Tierzucht ist ferner nur dann zu erwarten, wenn die Pflege der Tiere sorgsam und liebevoll vorgenommen wird. Die Fütterung muß regelmäßig und pünktlich vor sich gehen, die Ställe müssen gut gepflegt werden, und so stellt die Tierzucht an die Arbeitswilligkeit und Arbeitskraft der Züchter nicht unerhebliche Ansprüche.

Auch hinsichtlich der pekuniären Ersparnisse ist bei einer Tierhaltung kaum die Rede. Die Beweggründe, die während des Krieges zu der starken Zunahme der Tierhaltung in städtischen Ansiedelungen geführt haben, nämlich, daß es fast nur auf diese Weise möglich war, überhaupt zum Genuß von tierischen Produkten zu kommen, fallen jetzt weg, da Schweinefleisch, Geflügel und Eier auf dem Markte fast ebenso billig zu haben sind, wie sie die Kleintierzucht liefert. Der Wert der Tierzucht für die Ansiedler beruht also lediglich darauf, daß der Nahrung etwas mehr Geschmacksreize verliehen werden als sie sonst vielleicht haben würde, was allerdings hygienisch vielfach sehr erwünscht sein kann. Ein wirtschaftlicher Nutzen ist damit nur in seltenen Fällen verbunden. Es gilt in dieser Beziehung von der Tierzucht etwa dasselbe wie vom Kleingartenbau. Auch hier ist der wirtschaftliche Nutzen ein äußerst geringer oder überhaupt nicht vorhanden, da die von den Produkten des Kleingartens gelieferten Calorien auf dem Markte meist ebenso billig oder unter Umständen sogar noch billiger zu kaufen sind, als sie dem Gartenbauer zu stehen kommen. Der Wert der Kleingartenarbeit liegt vor allem darin, daß die in dem Garten Beschäftigten dem wohltuenden Einfluß von Licht und Luft ausgesetzt sind, dann ferner, daß auch durch die Produkte des Gartens der Nahrung mehr Geschmacksreize verliehen werden und die Zufuhr von Vitaminen gesteigert wird, wodurch der Tendenz der großstädtischen Ernährung zu konzentrierten vitaminarmen Nahrungsmitteln überzugehen, etwas entgegengewirkt wird. Schließlich ist der psychische Einfluß, den die Freude am eigenen Produzieren für die Ansiedler bietet, nicht gering anzuschlagen.

Die Ansiedelung von Arbeitern in Kleinhaussiedelungen mit Beigabe von Gartenland ist sicherlich geeignet, den Gesundheitszustand und die Konstitution der Angesiedelten zu heben, denn es ist anzunehmen, daß sich dort die Verhältnisse so gestalten werden, wie sie in dem Kapitel VII, 4 dargestellt sind. Aus derartigen hygienischen Gründen, aber auch aus national-ökonomischen, sowie aus nationalen Gründen wäre die Verpflanzung zahlreicher Arbeiter aus den Städten auf das flache Land sehr erwünscht. Hierdurch würde die Arbeitslosigkeit in den Städten vermindert, der große Menschenausfall durch den Krieg und den Geburtenrückgang könnte bis zu einem gewissen Grade ausgeglichen werden, da, wie früher gezeigt, die Geburteneinschränkung auf dem Lande nicht die große Ausdehnung hat wie in der Stadt. Deutschland müßte dann eben wieder mehr agrarischen Charakter annehmen, wie es ihn früher besaß, wo z. B. im Jahre 1871 noch fast 64% der Bevölkerung auf dem Lande lebten, während es im Jahre 1910 nur noch 40% waren; wogegen in städtischen Gemeinden in derselben Zeit die Einwohnerschaft von reichlich 36 auf 60 vom Hundert anwuchs und in den Großstädten von mehr als 100000 Einwohnern sogar von 4,8 auf 21,3%. Es ist eben in den letzten Dezennien der ganze natürliche Bevölkerungszuwachs den Städten und Industrieorten zugute gekommen, während das platte Land immer mehr entvölkert wurde. Das gilt besonders für die Großgüterdistrikte im Osten mit Ausnahme der polnisch sprechenden Gebiete.

Raum genug ist vorhanden, um Millionen von Ansiedlern unterzubringen. Nach Sehring harren noch annähernd 2 Millionen Hektar Hoch- und Niedermoor und weite Heideflächen, über die eine genaue Statistik nicht vorhanden ist, der Urbarmachung, die technisch durchaus möglich wäre. Sehring hält es für zweifellos, daß dort mehr als 1 Million Menschen in kurzer Zeit Unterkunft und auskömmliche Nahrung finden könnten.

Die Ansiedelungsmöglichkeit auf bereits urbar gemachtem Lande ist freilich distriktsweise sehr verschieden. In den Kleinbauernbezirken am Mittel- und Oberrhein und seinen Nebenflüssen, in Franken und Thüringen kann die Bevölkerungskapazität als im allgemeinen erreicht angesehen werden. Dagegen fehlt es in den Gemeinden der Großbauerngüter, d. h. im Küsten- und Hinterland der Nordsee, den Vorländern der Alpen und einigen Teilen von Mitteldeutschland, vor allem aber im Lande der großen Güter östlich der Elbe an Menschen. Während der Reichsdurchschnitt 120 Einwohner auf den qkm beträgt und in den kleinbäuerlichen oder hochindustriellen Gebieten des Westens und Südwestens 141 Bewohner auf den Quadratkilometer kommen, lebten im Jahre 1910

in Schleswig-Holstein . . . . 85 Menschen,
„ Hannover . . . . 76 „
„ Oldenburg, ohne Birkenfelde . . . . 73 „
„ Südostdeutschland, rechtsrhein. Bayern ohne Oberfranken und in den Bergischen Jagst- und Donaukreisen . . . . 84 „

auf dem Quadratkilometer. Im Osten sinkt, mit Ausnahme von Schlesien und Brandenburg, die Zahl auf 60, also die Hälfte des Reichsdurchschnittes. In diesen Zahlen sind die Städte einbegriffen. Rechnet man diese nicht mit, so ergibt sich für die Kreise mit kleinbäuerlichem Charakter durchschnittlich 90—100 Einwohner auf den Quadratkilometer, in großbäuerlichen Kreisen 40—80 und in unfruchtbaren Strichen 35—50. In den östlichen Gutsbezirken beträgt in gutbesetzten Kreisen der Durchschnitt etwa 20—30, in schwachbesiedelten 4—12 Einwohner auf den Quadratkilometer (SEHRING).

Zum Teil ist diese geringe Bevölkerung auf die große Ausdehnung der Forsten zurückzuführen, in erster Linie jedoch auf die geringe Ausstattung des landwirtschaftlichen Großbetriebes mit Arbeitskräften. Die notwendige Ergänzung der Arbeitskräfte während der Erntezeit erfolgte durch die aus Polen zuwandernden Saisonarbeiter. Auch nach dem Kriege pflegen diese Arbeiter in großer Zahl zur Zeit der Ernte nach Deutschland herüberzukommen. Hierin liegt ganz zweifellos eine nicht unbedenkliche nationale Gefahr, da immer einige dieser Arbeiter in den betreffenden Gegenden zurückbleiben und so die deutschsprechende Bevölkerung durch polnischsprechende verdrängt wird. Durch Ansiedelung von landwirtschaftlichen Arbeitern und Kleinbauern in diesen national stark bedrohten Gegenden des Ostens, aber auch in Schleswig-Holstein, wo die Dänen durch planmäßige Siedelung Boden zu gewinnen suchen, könnte dieser nationalen Gefahr entgegengewirkt werden.

Eine Vorbedingung dafür wäre allerdings die Errichtung hygienischer und behaglicher Wohnungen, denn der deutsche Ansiedler mit seiner höheren Kultur kann und wird sich nicht mit einem Unterkommen begnügen, das der kulturell tieferstehende polnische Arbeiter noch als ausreichend ansieht.

Sollen die Versuche, eine Rücksiedelung der Stadtbevölkerung auf das Land in größerem Maße zu erreichen, von Erfolg begleitet sein, so muß es den Rückwanderern ermöglicht werden, Land zu erwerben. Nur die Landgemeinden, bei denen die selbständige Kleinbauernwirtschaft sich im wesentlichen mit den Arbeitskräften der eigenen Familie behelfen konnten, vermochten ihren Nachwuchs zu einem großen Teil festzuhalten. Je geringer die Gelegenheit zum Erwerb von Grundbesitz für die nachgeborenen Kinder der Bauern war, um so stärker war überall die Abwanderung, so daß gerade die menschenärmsten Landbezirke fortwährend die stärksten Abwanderungen zeigten und nur diejenigen Landschaften, die dicht mit Kleinbauernwirtschaft besetzt waren, eine zunehmende Volkszahl aufwiesen.

An dieser Stelle kann die sehr umstrittene Frage, ob für die Volkswirtschaft der Groß- oder Kleinbetrieb das Bessere ist, nicht besprochen werden. Jedenfalls aber muß bei dem Versuch, die Stadtbevölkerung wieder mehr aufs Land zu ziehen, Sorge getragen werden, daß kein ländliches Proletariat entsteht. Die Bildung von Zwerg-Bauernanwesen ist also zu vermeiden und die richtigen Maße für die Größe der einzelnen Anwesen ist nach den örtlichen Bedingungen zu bemessen.

Schon 1919 sind mit der „Verordnung zur Beschaffung von ländlichem Siedelungsland" gesetzliche Maßnahmen getroffen, die der Förderung der Rückwanderung dienen sollen. Danach sind die Bundesstaaten verpflichtet, zur Schaffung von neuen Siedelungen gemeinnützige Unternehmen zu gründen, soweit solche nicht vorhanden sind. Diesen Siedelungsunternehmen sind die Staatsdomänen bei Ablauf des Pachtvertrages zu höchstens dem Ertragswert zum Kauf anzubieten. Das Siedelungsunternehmen kann Moor- und Ödland für Siedelungszwecke im Enteignungsverfahren in Anspruch nehmen. Ferner ist ihm an landwirtschaftlichen Grundstücken ein Vorkaufsrecht einzuräumen. Die Eigentümer großer Güter sind zu Landlieferungsverbänden zusammenzuschließen und diese Landlieferungsverbände sind verpflichtet, den gemeinnützigen Unternehmen Land aus dem Bestand der großen Güter zu einem angemessenen Preise zu beschaffen. Der Erfolg dieser Rücksiedelungsbestrebungen ist bisher ein recht bescheidener. Einerseits mag das an einem gewissen Widerstand der Landbesitzer liegen, andererseits darf aber nicht vergessen werden, daß von den städtischen Arbeitern nur wenige für die Landarbeit geeignet bzw. dazu geneigt sind. Die Bewirtschaftung eines ländlichen Anwesens setzt gewisse Kenntnisse, vor allem aber die Lust zu der rauhen und erheblich schwereren Landarbeit voraus. Ganz besonders ist aber auch eine verständige Mitarbeit der Frau notwendig und gerade diese ist bei den Frauen der Arbeiter vielfach zu vermissen.

XI. Forderungen an einwandfreie Wohnungen.

Nunmehr sollen die hygienischen Forderungen besprochen werden, die gestellt werden müssen, damit einwandfreie Wohnungen entstehen. Notwendig ist vor allem, daß überall dort, wo es sich um die Anlage neuer Ortschaften oder um Stadterweiterungen handelt, zunächst ein möglichst großzügiger Bebauungsplan (Landesplanung) aufgestellt wird. Es ist längst erkannt, daß die Aufstellung eines solchen Bebauungsplanes oft nicht die Sache eines Ortes für sich allein sein kann, sondern daß weit größere Verbände sich zusammenschließen müssen, um in gemeinsamer Arbeit die vielen ineinandergreifenden Momente einheitlich zu regeln.

Das Straßennetz muß so geplant werden, daß es sich in den verschiedenen Bezirken ergänzt. Die Verkehrsmittel müssen nach einheitlichen Gesichtspunkten ausgebaut werden, so daß die Arbeiter auf möglichst schnellem und billigem Wege von ihren Wohnungen an den Ort ihrer Beschäftigung gelangen können. Gerade bei der Projektierung der Verkehrsmittel werden der schnelle Aufschwung der Technik und die Möglichkeiten, die sich für die Zukunft voraussichtlich ergeben werden, schon von vornherein Berücksichtigung finden müssen.

Man wird bei aufstrebenden Industrieorten in Erwägung zu ziehen haben, ob es nicht vielleicht angebracht ist, das für die Ansiedelung der Arbeiter zu erschließende Baugelände nicht in unmittelbarer Nähe des Industrieortes auszuwählen, ob es nicht vielmehr zweckmäßiger ist, in weiterer Entfernung besondere kleine Ortschaften, die in sich einen völlig geschlossenen Stadtcharakter mit allen notwendigen Einrichtungen darstellen (Satellitenstädte) entstehen zu lassen und dann mit dem Hauptorte durch die modernsten Verkehrsmittel in Verbindung zu bringen. Weiter wäre es die Aufgabe eines großzügigen Bebauungsplanes, Freiplätze, Sportplätze, Dauerwald, Wasserflächen usw. planmäßig im Gelände so zu verteilen, daß diese von allen Zonen aus möglichst leicht erreichbar sind.

Das zu bebauende Gelände muß planmäßig in Bauzonen eingeteilt werden, bei denen die Überbauungsmöglichkeit hinsichtlich der Höhe der zu errichtenden Stockwerke und der Größe des von der Bebauung freizulassenden Areals festzusetzen ist. Nicht zu umgehen wird es dabei häufig sein, daß bereits bestehende Bebauungspläne geändert werden müssen und eine Herabzonung eintreten muß.

Auf gesetzlicher Grundlage beruht die spezielle Landesplanung im Ruhrkohlenbezirk seit 1920, wo der Ruhrsiedlungsverband, der verwaltungsmäßig dem provinziellen Aufbau nachgebildet ist, sich in 3 Regierungsbezirke hineinerstreckt und ein einheitliches Wirtschaftsgebiet von Steinkohle und Eisenindustrie erfaßt in Größe von rund 383000 ha. In dem mitteldeutschen Industriegebiet, das sich über die preußische Provinz Sachsen, über Teile der Staaten Sachsen, Thüringen und Anhalt erstreckt, und das etwa ein Drittel der deutschen Braunkohlenwirtschaft, drei Viertel der deutschen Kupfererzeugung neben Kaliindustrie enthält, haben sich kleinere Wirtschaftsgebiete in Ausschüssen zusammengeschlossen. Diese ehrenamtlichen Ausschüsse werden aus Vertretern der Stadt- und Landkreise, der Industrie, des Handels und der Landwirtschaft gebildet, die Sachverständigen anhören, Planbearbeiter für die Wirtschaftspläne ernennen, die Kosten für die Aufstellung dieser Pläne beschließen und auf die Interessenvertretungen umlegen. Die neun Siedlungsausschüsse des Regierungsbezirks Merseburg sind seit 1. April 1925 zu einem losen Siedlungsverband vereinigt mit dem Titel „Siedlungsverband für den engeren mitteldeutschen Industriebezirk". In dem gleichen Jahre haben sich dann die vom Ruhrsiedlungsverband nicht erfaßten Stadt- und Landkreise des Regierungsbezirks Düsseldorf als eingetragener Verein auf Grund freier Vereinbarung zusammengeschlossen zu einem Landesplanungsverband, wobei die Durchführung der Pläne den Gemeinden anheimgestellt ist. Dieser Bezirk ist kein wirtschaftlich geschlossenes Gebiet wie der Ruhrsiedlungsverband.

Landesplanungen sind ferner begonnen; im Münsterland; bei Aachen; in West-Sachsen; in Ost-Thüringen; bei Magdeburg; in Ober-Schlesien[1]).

Um den Städten oder größeren Verbänden überhaupt die Möglichkeit zu geben, diese Aufgabe auch wirklich durchzuführen, ist schon seit längerer Zeit der Entwurf eines Städtebaugesetzes ausgearbeitet, der aber immer noch nicht die gesetzgebenden Körperschaften durchlaufen hat.

Die einzelnen, vom hygienischen Standpunkte zu betrachtenden Fragen sollen im folgenden ausgeführt werden:

Der leitende Gedanke muß sein, daß die Volksgesundheit besonders durch die Entwöhnung der Bevölkerung vom Aufenthalt im Freien infolge der großen Besiedelungsdichte und dem Zusammendrängen zahlreicher Menschen in gehäuften hohen Stockwerkshäusern bedroht wird und daß dem in erster Linie entgegengewirkt werden muß. Wenn angängig, sollen für die Industrie, die Gewerbebetriebe und die eigentlichen Wohnviertel besondere Abschnitte bestimmt werden. Meist ist es zweckmäßig, den Gewerbetreibenden vornehmlich die zentralen Teile der Ortschaft zuzuweisen, während der Industrie und den Wohnvierteln die peripheren Teile vorbehalten bleiben. Auch eine Trennung der Wohnstraßen für die Industriearbeiter, die, falls man für sie nicht die eben erwähnten Satellitenstädte vorzieht, nicht allzuweit von ihrer Arbeitsstätte liegen sollen, und der Wohnstraßen für die geistig arbeitende Bevölkerung, für die möglichst ruhige Abschnitte in Frage kommen, ist zweckmäßig. Die Entscheidung, welcher Teil des Ortes als Verkehrszentrum auszugestalten ist, wird von mancherlei technischen Erwägungen abhängen. Ebenso bedingen diese im wesentlichen die Richtung der Hauptstraßen.

Hygienisches Interesse beansprucht die Frage nach der notwendigen *Straßenbreite*. In früheren Zeiten glaubte man, jeder neuen Straßenanlage die Möglichkeit bieten zu sollen, sich zur Verkehrsstraße auszugestalten. Man bemaß daher die Straßenbreite auch in der Peripherie der Ortschaften meist viel zu groß. Das

---

[1]) (Einzelaufgaben auf dem Gebiete des Wohnungswesens und der Körperpflege, Vortrag „Städtebau und Landesplanung" vom Verbandsdirektor Dr. Schmidt-Essen).

bedingte hohe Straßenbaukosten, dadurch hohe Grundpreise und eine übermäßig starke und hygienisch bedenkliche Ausnutzung des anliegenden Geländes. Der moderne wissenschaftliche Städtebau fordert deswegen Trennung der Straßen in Verkehrs- und Wohnstraßen. Vom Verkehrszentrum sollen 20—30 m breite Verkehrsstraßen nach der Peripherie der Stadt zu angelegt werden. Für diese ist gerade Linienführung und rechtwinklige Kreuzung anzustreben. Weiter sind für das Verkehrsnetz breite Ring- und mäßig breite Diagonalstraßen vorzusehen. Neben diesen mit höheren Häusern zu bebauenden Straßen sind schmale Wohnstraßen in größerer Zahl anzulegen, an denen Häuser von 2—3 Stockwerken errichtet werden. Die Breite dieser Straßen ist auf 7—9 m zu bemessen, wovon etwa 5 m auf den Fahrdamm entfallen. Hierdurch werden kleinere Baublocks ermöglicht, Neben- und Hinterhäuser können fortfallen, dagegen kann den einzelnen Häusern Gartenland beigegeben werden.

Die Straßenrichtung wird vielfach durch verkehrstechnische Erwägungen bedingt sein. Wo aber die Wahl der Richtung freisteht, sollte besonders bei Wohnstraßen darauf Bedacht genommen werden, daß eine möglichst günstige Besonnung der Hausmauern erzielt wird. Bei freistehenden Gebäuden oder solchen an breiten Straßen ist die nach Süden gerichtete Front entschieden die günstigste. Sie bekommt im Sommer verhältnismäßig wenig, im Winter verhältnismäßig viel Wärme durch die Sonne zugestrahlt. Im Gegensatz dazu ist die Nordfront ausgesprochen ungünstig, da sie nur im Hochsommer morgens und abends ganz kurze Zeit besonnt wird. Gleichmäßiger verteilt sich die Besonnung auf die West- und Ostfront, doch sind hier die Besonnungsverhältnisse ungünstiger als bei der Südfront. Ganz ähnlich wie die Südfront verhalten sich die Südost- und Südwestwände. Die Nordost- und Nordwestfront ist etwas günstiger als die Nordfront. In engen Straßen mit mehrgeschossigen Häusern kann Südlage für die unteren Stockwerke ausgesprochen ungünstig werden. Hier bieten Südost- und Südwestseite oft bessere Verhältnisse. Wohnungen mit nur nach Norden gerichteten Räumen sind unzulässig.

Demnach scheint der Verlauf in der Diagonalen zu den Haupthimmelsrichtungen als Straßenrichtung am geeignetsten. Bei geschlossenen Baublocks werden freilich die Höfe desto besser besonnt, je mehr die Längsseiten des Blocks sich der Nordsüdrichtung nähern.

Das Pflastermaterial der Straßen soll hart und schwer zerreiblich sein, damit eine Staubbildung möglichst vermieden wird. Durch ein zweckmäßiges Quergefälle ist ein schnelles Ablaufen des Meteorwassers und leichte Reinigung zu ermöglichen. Ist das Pflaster nicht fugenlos, so sind die Fugen zwischen den einzelnen Steinen möglichst mit nichtstaubender fester Füllmasse auszufüllen. Sehr zweckmäßig ist Stampfasphalt. Stellenweise hat sich Holzpflaster bewährt, doch sind auch mitunter Mißstände zu verzeichnen gewesen. Einfache Chaussierung der Fahrdämme ist in Städten unzulässig. Für Wohnstraßen mit geringem Wagenverkehr kann sog. Teermakadam in Frage kommen.

Bei den Verkehrsstraßen ist ein nicht zu schmaler *Bürgersteig* unerläßlich, bei Wohnstraßen kann er unter Umständen fehlen. Die Breite der Verkehrsstraßen ist so zu bemessen, daß der Wagenverkehr in beiden Richtungen ungehemmt ist und im Notfalle zwischen zwei aneinander vorbeifahrenden Wagen noch ein Mensch stehen kann. Man wählt meist Breiten von 5, 7,5 oder 10 m; bei Wohnstraßen kann man auf 4—4,2 m herabgehen.

Wasser-, Gas-, Elektrizitätsleitungen usw. sind so zu verlegen, daß bei etwaigen Reparaturen das Pflaster möglichst geschont wird.

Die Planung von niedrigen Häusern an schmalen Wohnstraßen mit kleiner Blockeinteilung ist beanstandet worden mit der Begründung, daß dann auf einer bestimmten Fläche viel weniger Menschen untergebracht werden könnten als beim Hochbausystem. Es müßte dann das Baugelände viel zu ausgedehnt werden und die Kosten würden zu groß. Gegen diesen Einwand hat zunächst Kuczinski (Jahrbuch der Bodenreform Bd. 8. 1912) Stellung genommen. Er hat vorgeschlagen, jedes Bauquartier in eine 26 m tiefe äußere und innere Zone zu teilen (s. Abb. 40). In der äußeren sollen 18 m hohe Gebäude zulässig sein, in der inneren dagegen nur zweigeschossige Häuser von höchstens 8 m Höhe. Die Straßenbreite in der inneren Zone soll ebenfalls höchstens 8 m betragen. Die innere Zone wird in kleine Blocks zerlegt von 40—46 m Tiefe. Das ganze Gelände umfasse beispielsweise 19 ha. Nach altem System würden dann 191 viergeschossige Gebäude von 20 m Front darauf errichtet werden. Nach neuerem System würden 107 ebensolche Häuser in der äußeren Zone und 550 kleinere + 100 größere Zweifamilienhäuser in der inneren Zone errichtet werden. In beiden Fällen sind nach Kuczinski Wohnfläche, Mieterträge, Zahl der Mieter durchaus gleich.

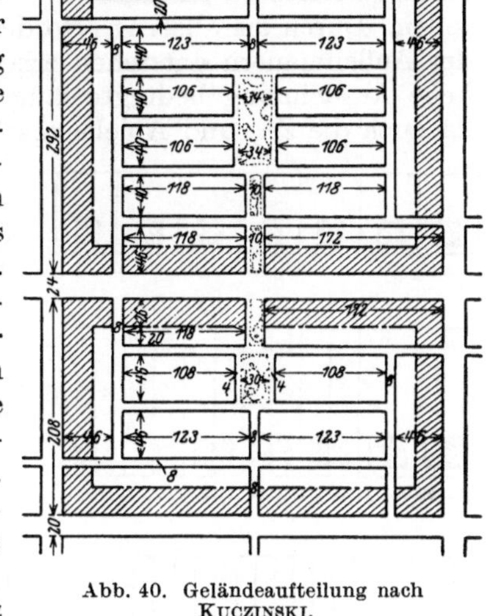

Abb. 40. Geländeaufteilung nach Kuczinski.

Ein anderer Vorschlag ist von Deetz gemacht. Er will nur den für Wirtschaftszwecke unbedingt erforderlichen Hofraum dem Grundstücke belassen. Den übrigen freien Raum, der sonst unbebaut bleiben müßte, will er für die Gesamtheit verwerten, und zwar so, daß Reihenhäuser beiderseits von Straßenstreifen eingefaßt werden. Als Haushöhe läßt er höchstens 14 m zu. Die Tiefe des Gebäudes soll 12 m sein. Ein 2 m breiter Streifen schließt sich als Hof für Wirtschaftszwecke an. Beiderseits käme eine Straße von 14 m Breite, wovon $1^1/_2$ m für den Fußweg, 5 m für den Fahrdamm und $7^1/_2$ m für die gärtnerischen Anlagen mit Sitzgelegenheit, Spielplätzen, Rasenflächen usw. verwendet werden. Hierbei würde nach seinen Berechnungen wirtschaftlich der gleiche Ertrag bestehen bleiben (s. Abb. 41).

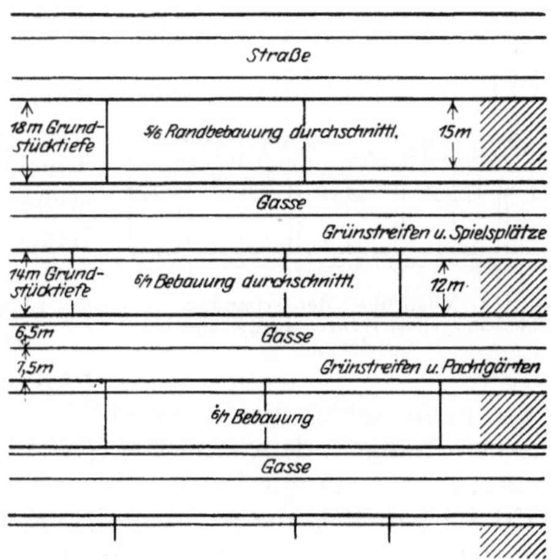

Abb. 41. Geländeaufteilung nach Deetz.

Eine derartige Bebauung würde aber fast schon das hygienisch Zulässige überschreiten. Es zeigt sich aber aus derartigen Berechnungen doch, daß bei zweckmäßiger Aufteilung des Geländes auf dem gleichen Bezirk annähernd ebensoviele Menschen untergebracht werden können, ohne daß wirtschaftlich ein allzu großer Nachteil entsteht, wie bei Bebauung nach dem hygienisch unerwünschten Mietskasernensystem.

Man wird freilich das Mehrstockwerkshaus trotz seiner wiederholt dargelegten Mängel nicht ganz ausschalten können. Es ist auch durchaus nichts dagegen einzuwenden, wenn in Kleinhaussiedelungen zwischen die Flachbauten Mittelhäuser mit 2—3 Vollgeschossen eingestreut werden.

Auch in dem Bestreben, die einzelnen Familien ganz für sich abgeschlossen anzusiedeln, kann leicht zu weit gegangen werden. Man hat geglaubt, unbedingt die Einfamilienhäuser als völlig freistehende Einzelhäuser mit starkem räumlichen Abstand errichten zu müssen. Dies hat aber eine Reihe von beträchtlichen Nachteilen. Durch die allseitig erforderliche Fundamentierung und die Ausgestaltung der Außenmauern entstehen erhebliche Baukosten, die durch die starke räumliche Ausdehnung bedingte lange Straßenfront verursacht hohe Anliegekosten, da auch die Zu- und Ableitungsröhren erheblich vermehrt werden müssen. Ein hygienischer Nachteil ist auch der Umstand, daß solche Häuser eine viel größere Abkühlungsfläche darbieten als aneinandergebaute, wodurch die Beheizung im Winter viel teurer wird. Besser schon sind Doppelhäuser, bei denen wenigstens eine Wand gemeinsam ist. Alle erzwungene Berührung der einzelnen Familien kann man vermeiden, wenn man die Eingänge möglichst weit voneinander getrennt anordnet. Auch das Reihenhaus, bei dem also ganze Straßenzüge in geschlossener Bauweise aufgeführt werden, kann hygienisch und ästhetisch bei geschickter Bauausführung durchaus einwandfrei sein und verdient seiner erheblich größeren Billigkeit wegen besonders in Zeiten wirtschaftlicher Schwierigkeiten den Vorzug vor dem Einzelhaus. Auch solche Reihenhäuser können mit einem ausreichenden Gartenland versehen werden, selbst wenn sie recht beträchtlich ineinandergeschachtelt werden, wie das verschiedentlich, um Baukosten zu sparen, vorgeschlagen wurde.

Peter Behrens und H. de Vries haben in ihrer Arbeit „Vom sparsamen Bauen" gezeigt, wie erheblich viel mehr Häuser an einer Straße angelegt werden können, wenn man vom freistehenden Haus zum Reihen- bzw. Gruppenhausbau übergeht. Dies ist ohne weiteres aus der dieser Arbeit entnommenen Abb. 42 zu ersehen.

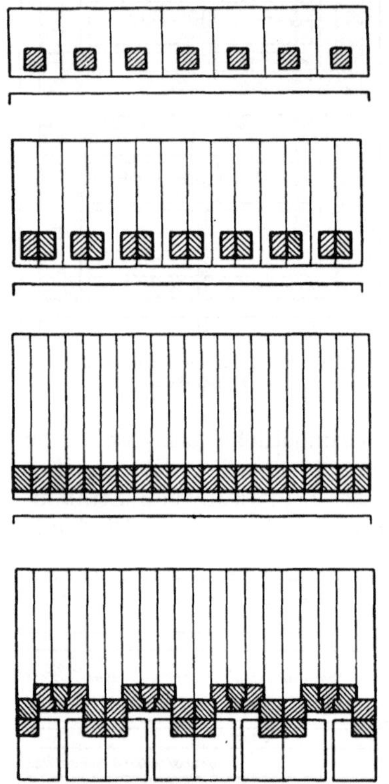

Abb. 42. Möglichkeit der Erbauung verschiedener vieler Häuser an der gleichen Straßenlänge.

Die Gruppenhäuser, die in der Abb. 43 nochmals etwas größer dargestellt sind, sind zwar nicht mehr direkt durchlüftbar. Dies ist aber kein besonderer hygienischer Mangel, denn im Gegensatz zu den Wohnungen in den Großmietshäusern, wo es in der Tat häufig zu starken Anhäufungen übler Gerüche kommt, trifft dies in Kleinhäusern meist viel weniger zu. Eine gewöhnliche einseitige Fensterlüftung reicht daher meistens aus, zumal ja die Bewohner außerordentlich leicht in ihre Gärten gelangen können und dort die freie Außenluft, die unter allen Umständen selbst der reinsten Zimmerluft vorzuziehen ist, auf sich einwirken lassen können. Entsteht wirklich einmal ein übermäßig starker Geruch — z. B. durch Anbrennen von Speisen oder dgl. — so kann dies auch bei solchen Gruppenhäusern leicht durch Öffnen eines seitlichen Fensters und z. B. der im rechten Winkel dazu gelegenen Haustür beseitigt werden. Dauernde Durchlüftung wird doch nur selten in Frage kommen, da bei kühler Witterung die entstehende Zugluft unangenehm empfunden wird und bei warmer Witterung, wie früher ausgeführt, eine starke Lüftung der Wohnung oft mehr schaden als nützen kann.

Als Grund für den Bau freistehender Häuser war der Gedanke mit maßgebend, daß der Siedler diese Häuser als freies Eigentum erwerben kann. Zweifellos bietet der freie Besitz bzw. die Aussicht, einmal das Haus als freies Eigentum bekommen zu können, wie die Erfahrung in zahlreichen Fällen gelehrt hat, einen Anreiz, Wohnung und Garten pfleglicher zu behandeln, als dies bei Mietswohnungen üblich ist. Er hat allerdings für den Arbeiter den Nachteil, daß dieser fest an die Scholle gebunden ist und infolgedessen die Konjunktur, die sich ihm vielleicht an einer anderen als seiner bisherigen Arbeitsstätte bietet, nicht so gut ausnutzen kann. Auch ist die Möglichkeit geringer, die Zahl der Räume der wachsenden Größe der Familie anzupassen. Uneingeschränktes Eigentum an den Häusern bietet ferner die Gefahr, daß diese überschuldet oder als Spekulationsobjekt benutzt werden. Um diesem letzten Übelstande entgegenzutreten, ist die Hergabe des Baulandes in Erbpacht oder als Reichsheimstätte empfehlenswert.

Wo eine ungünstige Besitzverteilung der Grundstücke eine zweckmäßige Aufteilung zu Bauland hindert, muß die Gemeinde eine Umlegung oder Enteignung der Grundstücke vornehmen. Zur Bekämpfung der das Bauland verteuernden und dadurch zu übergroßer Ausnutzung desselben führenden Bodenspekulation sollten die Gemeinden bestrebt sein, möglichst viel Bauland in eigenen Besitz zu bekommen, das gegebenenfalls in Erbbaupacht an die Baulustigen ausgegeben werden kann.

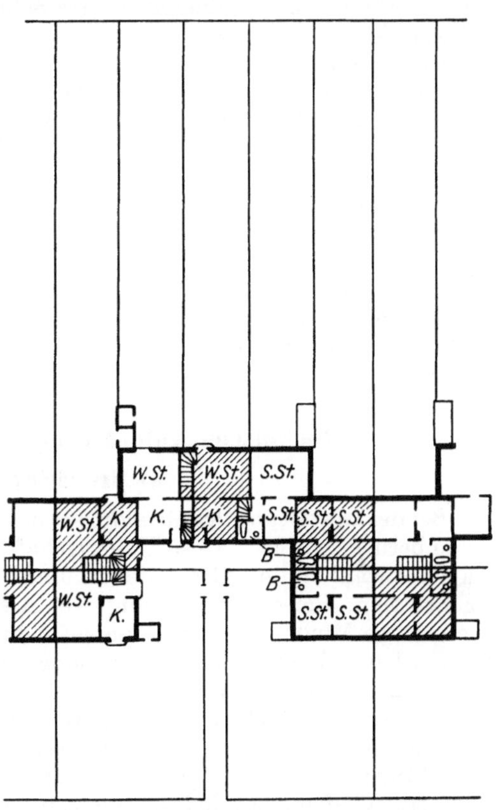

Abb. 43. Dasselbe wie Abb. 42, vergrößert.

In ausgiebiger Zahl und Größe sind Plätze (Gartenanlagen, Spiel- und Erholungsplätze) vorzusehen. Derartige Anlagen wirken zwar nicht — wie vielfach behauptet wird — durch Luftverbesserung als „Lungen" der Stadt (der Sauerstoffgehalt ist in ihnen genau der gleiche wie in den verkehrsreichsten Straßen); sie ermöglichen es aber den Bewohnern der großen Mietshäuser, sich dem gesundheitsfördernden Genusse der freien und bewegten Luft und der Einwirkung von Licht und Sonne hinzugeben. Besonders für die Kinder ist der Einfluß dieser Faktoren von größter Bedeutung. Daher sollen Freiflächen nicht ausschließlich als Schmuckplätze ausgestaltet werden. Notwendig sind möglichst zahlreiche kleinere Plätze, die Spielgelegenheit für die Kinder und Ruheplätze für die Erwachsenen bieten. Bei geschickter Anordnung kann dabei der schmückende Charakter der Anlage durchaus gewahrt bleiben. Für die heranwachsende

Jugend sind größere Sportplätze vorzusehen, deren Zahl aber beschränkt sein kann und die auch in weiterer Entfernung von den Wohnvierteln angelegt werden können. Nach Möglichkeit sollten auch die grünen Flächen der Parke dem Publikum zum Betreten freigegeben werden, wie das z. B. in England durchaus gebräuchlich ist.

Bisher sind die deutschen Städte den ausländischen, besonders den englischen gegenüber, hinsichtlich der freien Plätze stark im Rückstande. Auf den Kopf der Bevölkerung kommen an grünen Flächen (Park, Gärten und Schmuckanlagen) in Berlin 2,2 qm, in Leipzig 1,8, in London 5,3 qm.

Bei enggebauten Gegenden mit hohen Häusern gewähren die in Deutschland weitverbreiteten Laubenkolonien oder Schrebergärten den Einwohnern Gelegenheit zur Betätigung in freier Luft. Auch der Vorschlag, die flachen Dächer der Häuser zu Dachgärten auszugestalten, verdient wohl der Beachtung, obwohl derartige Einrichtungen einen wirklichen Garten nie ersetzen und auch immer nur verhältnismäßig wenigen Menschen zugute kommen.

Bei städtischen Grundstücken ist die Bebauung im allgemeinen durch Bauordnungen geregelt, in Preußen auf Grund des Wohnungsgesetzes vom 18. März 1918 und der baupolizeirechtlichen Vorschriften vom 12. Mai 1919. Ein Teil des Grundstückes bleibt unbebaut, mindestens 25—30%; in neu zu erschließendem Gelände bei dreigeschossiger Bauweise 50%, bei zweigeschossiger 40%.

Höfe sollen mindestens 40 qm groß und nicht unter 5 m breit sein. Der Abstand der Häuser voneinander (Bauwich) soll nicht unter 5 m betragen. Bei engerem Häuserabstand entstehen schmale, leicht zur Schmutzansammlung führende Gänge. Es ist dann die geschlossene Bauweise vorzuziehen.

Technische Anforderungen an die Häuser selbst.

a) Grundrißgestaltung.

Bei der Gestaltung des Grundrisses sind eine Reihe von hygienischen Momenten zu berücksichtigen. In sog. „herrschaftlichen Wohnungen" richtet sich natürlich die Anzahl und die Größe der Räume nach den Bedürfnissen und den Mitteln der Erbauer. Bei der Errichtung von Kleinwohnungssiedelungen darf dagegen eine gewisse Mindestzahl an Räumen nicht unterschritten werden. Man glaubte eine Zeitlang, eine zweckmäßige Lösung der Grundrißgestaltung darin gefunden zu haben, daß man den Hauptraum der Kleinwohnungen als Wohnküche ausgestaltet, die unmittelbar an einen Aufwaschraum anstößt, in welchem die gröbsten hauswirtschaftlichen Arbeiten verrichtet werden können. Hierdurch wird bei richtiger Anordnung für die Hausfrau die Überwachung der Kinder sehr erleichtert. Vielfach hat jedoch die Einrichtung der Wohnküche keinen Beifall gefunden, da dieser Raum das Gefühl der Behaglichkeit nicht recht aufkommen läßt, so daß eine Trennung von Küche und Wohnraum zweckmäßiger erscheint. Neben der Wohnküche sollten in gewöhnlichen Arbeiterhäusern jedenfalls mindestens 3 Schlafstuben oder Kammern vorhanden sein, damit eine Trennung der heranwachsenden Kinder von den Eltern und untereinander nach Geschlechtern möglich ist. Anspruchsvollere Bewohner wünschen vielfach noch eine „gute Stube", doch soll man bei Siedlungsbauten sich vor einem Zuviel an Räumen hüten, da dies erfahrungsgemäß zu Untervermietung und zum hygienisch unerwünschten Schlafburschenwesen führt. Notwendig ist weiter ein einwandfreier Speisenaufbewahrungsraum, der zweckmäßigerweise mit einem Wirtschaftsbalkon verbunden wird. Ferner muß unbedingt für jede Wohnung ein besonderer Abort, eine Wasserzapfstelle und eine völlige Trennung der einzelnen Wohnungen des Hauses vorhanden sein.

Die Größe des einzelnen Raumes muß so bemessen werden, daß der nötige „Luftkubus" erreicht wird. Hierunter versteht man die Luftmenge, die vorhanden sein muß, damit auf jeden Insassen in der Stunde 32 cbm Luft bei der Annahme eines zweimaligen stündlichen Luftwechsels kommt. Für jede Person muß also mindestens 16 cbm Luft vorgesehen werden. Für Schlafzimmer kann man etwas geringere Zahlen in Ansatz bringen. Um diese Raumgröße zu erreichen, sollte weniger auf die Höhe als auf die genügende Grundfläche gesehen werden, da zu hohe Zimmer sich schlecht heizen lassen und bei zu kleiner Grundfläche leicht das Gefühl des Bedrücktseins aufkommt und weiter Ordnung und Sauberkei erschwert werden. Als Mindesthöhe der Zimmer sind 2,8—3 m zu fordern, als Bodenfläche mindestens 15 qm.

Bei der Anordnung der Räume zueinander ist ein möglichst günstiger Wärmeschutz anzustreben. Bei Gruppenhäusern ist das dadurch zu erreichen, daß die

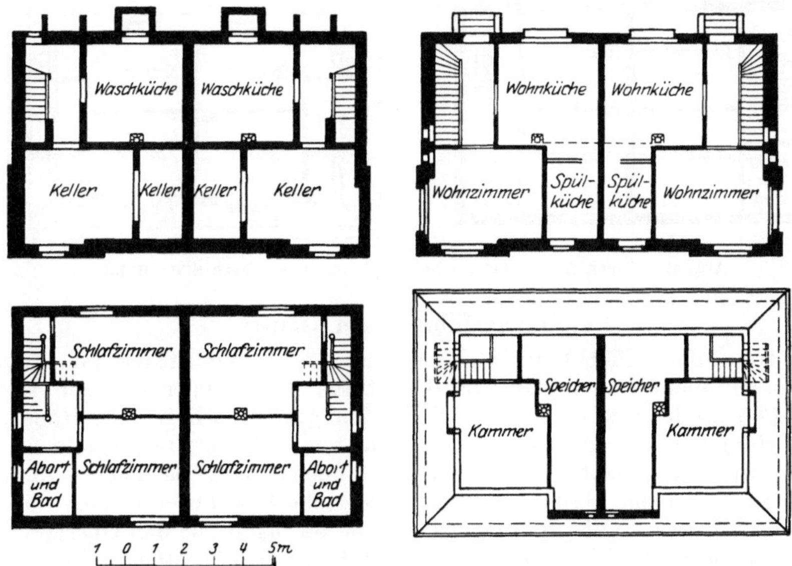

Abb. 44. Unzweckmäßig große Abkühlungsfläche der Wohnräume. Nach Schachner.

zum Wohnen bestimmten Räume in den Kern des Hauses und die Nebenräume, Flure, Treppenhaus usw. nach außen verlegt werden, so daß sie die bewohnten Räume wie ein Wärmemantel umgeben. Bei mehrstöckigen Gebäuden sollten die im Winter geheizten Räume, wenn irgend möglich, übereinander liegen. Wie bei gleicher Raumbemessung die Räume wärmetechnisch ganz verschieden angeordnet sein können, zeigen die Abb. 44 u. 45 (nach Schachner). Bei Abb. 44 ist die Abkühlungsfläche der wärmebedürftigen Räume — Wohnzimmer, Kammer — unnötig groß, da sie in den Ecken des Gebäudes liegen, bei Abb. 45 werden sie von den Nebenräumen gegen Abkühlung geschützt.

Bei freistehenden größeren Einzelhäusern ordnet man die Räume zweckmäßigerweise folgendermaßen an: Schlafzimmer nach Osten, Wohn- und Kinderzimmer nach Süden, Küche, Speisezimmer, Badezimmer, Klosett nach Norden, Treppenhaus nach Westen.

Bei der Auswahl des Baugrundes ist darauf zu achten, daß die Gebäudemauern nicht durch Grundwasser durchnäßt werden. Als guter Baugrund kommt schwer verwitternder Fels, Sand und Mergel in Betracht; schlecht ist reiner Ton,

Lehm, Moor und verunreinigter Boden. Das Grundwasser soll auch bei höchstem
Stand die Kellersohle nicht berühren; die Meteorwässer müssen guten Abfluß
haben. Gegen etwaiges Aufsteigen des Grundwassers von unten oder von der Seite
her müssen die Grundmauern durch wasserdichten Anstrich gesichert werden.

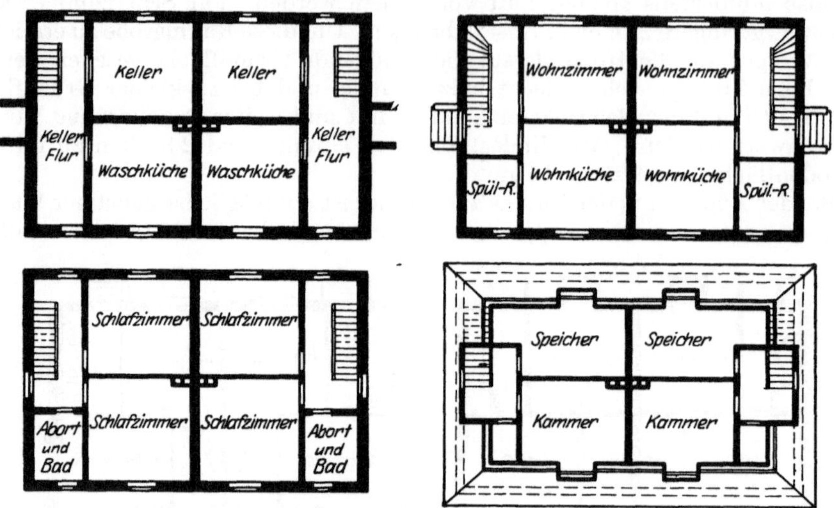

Abb. 45. Gegen Abkühlung geschützte Wohnräume. Nach Schachner.

b) Bauausführung der Häuser.

Die Haushöhe, Giebel zu $^1/_3$ gerechnet, nach der Straße zu sollte bei
Wohnhäusern nicht höher sein, als die Straße breit ist; nach dem Hofe zu
höchstens ebenso hoch wie der Abstand von dem gegenüberliegenden Hause. Die
absolute Höhe der Wohnhäuser sollte im Hochbaugebiete 20—25 m nicht überschreiten und die Anzahl der Stockwerke höchstens 5 betragen. Als Regel
hat das dreigeschossige Haus zu gelten. Die Höhe bewohnter Räume mit mehr
als 2 Vollgeschossen muß mindestens 2,75 m betragen, in den Obergeschossen
der „Mittelhäuser", in Einfamilien- und Kleinhäusern (höchstens 2 Vollgeschosse
mit einer geringen Anzahl Kleinwohnungen ohne Nebenwohngebäude mit mindestens 200 qm Landbeigabe) sind 2,50 m erlaubt.

Kellerwohnungen sind wie schon erwähnt — oft feucht und dumpfig und
daher hygienisch meist zu verwerfen. Liegt jedoch der Fußboden nicht mehr als
höchstens 0,5 m unter dem umgebenden Erdreich und stets 0,5—1 m über dem
höchsten Grundwasserstand, ist er ferner gegen Feuchtigkeit gut isoliert und ist
durch einen Lichtgraben vor den Fenstern für gute Belichtung gesorgt, so können
Kellerwohnungen durchaus einwandfrei und oft hygienischer als die Wohnungen
in den Dachgeschossen sein.

Für „Kleinhäuser" schreiben die neueren Bauordnungen eine Unterkellerung
nicht mehr vor, jedoch ist es ratsam, eine solche, wenn es die verfügbaren Geldmittel irgend erlauben, vorzunehmen, da das Fehlen eines Kellers meist sehr
unangenehm empfunden wird. Die Kellersohle muß völlig dicht sein, so daß auch
keine Bodenluft, die stets sehr kohlensäurereich ist und bei Gasrohrbrüchen in der
Erde nicht wahrnehmbares giftiges Kohlenoxyd enthalten kann, in das Haus
einzudringen vermag.

Berührt das Grundwasser die Fundamente, so ist der Bauplatz durch Auf-
schütten zu erhöhen oder das Grundwasser durch Drainage zu senken. Sehr

zweckmäßig ist auch die Anlage eines Lichtgrabens mit Wasserableitung rings um das Haus herum.

Von den Seitenwänden der Gebäude ist außer Standfestigkeit schlechte Wärme- und Schalleitung, mäßige Wärmespeicherung und Trockenheit zu verlangen.

Früher legte man besonderes Gewicht auf die Luftdurchlässigkeit der Wände, da man glaubte, daß die „Porenventilation" wesentlich zur Lufterneuerung der Räume beitrüge. Es hat sich aber herausgestellt, daß der Luftdurchtritt durch das Baumaterial hindurch in der Praxis ganz verschwindend ist, während allerdings durch zufällige Undichtigkeiten zwischen den Steinen und besonders bei den Fenstern und Türen ein nicht unbeträchtlicher Luftaustausch stattfindet. Dieser unkontrollierbare Luftaustausch ist allerdings meist unerwünscht, und man wird in der Regel gut tun, ihn möglichst weitgehend einzuschränken. Ganz luftundurchlässig soll das Baumaterial freilich auch nicht sein. Es muß vielmehr imstande sein, etwaigen in den Wohnräumen entstehenden Wasserdampf in seinen Poren aufzunehmen und später wieder abzugeben. Erfahrungsgemäß werden Wände, bei denen dies nicht der Fall ist, (asphaltierte, mit Ölfarbe bestrichene) leicht feucht. An der Außenseite dagegen ist völlige Undurchlässigkeit durchaus erwünscht.

Die wichtigste zu fordernde Eigenschaft der Wände ist schlechte Wärmeleitung. Diese Eigenschaft haben besonders die porösen Baustoffe. Infolgedessen hindern sie im Sommer eine zu schnelle Erwärmung, im Winter eine zu schnelle Auskühlung der Räume. Poröses Wandmaterial ist auch deswegen von Vorteil, weil es kein zu großes Wärmespeicherungsvermögen besitzt und daher im Winter nicht übermäßig viel Heizungswärme zu seiner Durchwärmung gebraucht.

Das Wärmespeicherungsvermögen der Wände darf freilich auch nicht zu klein werden, da sonst die Häuser nach Aussetzen der Heizung zu schnell auskühlen. Näheres siehe bei Heizung.

Es ergibt sich hieraus, daß lufthaltige Mauern, die jedoch dem Eindringen von Regen genügend Widerstand entgegensetzen, was durch guten Außenputz, Belegen mit Schiefer u. a. erreicht werden kann, für die Wärmeökonomie der Häuser am vorteilhaftesten sind. Die Luft soll jedoch in kleinen Zellen abgeschlossen sein, durchgehende Luftschichten in den Wänden sind infolge Auftretens von sog. Konvektionsströmen für die Wärmehaltung nicht günstig. Sie werden zweckmäßigerweise mit Kieselgur, Schlacke oder anderem porösen Material ausgefüllt.

Die Dicke der Mauern sollte nicht unter $1\frac{1}{2}$ Ziegelstein (36 cm) betragen. Die neuesten Bauvorschriften gestatten zwar für Kleinhäuser nur einen Stein starke Mauern, jedoch besteht bei so dünnen Mauern die Gefahr zu starker Abkühlung im Winter. Isolierung der Wände mit schlecht wärmeleitendem Material an der Innenseite ist sehr zweckmäßig.

Besondere Beachtung verdienen die Zwischenböden, d. h. die Hohlräume zwischen dem Fußboden des oberen und der Decke des darunterliegenden Stockwerkes. Diese Hohlräume müssen zum Schutz gegen Wärmeverluste und Schallübertragung mit einem Füllmaterial ausgefüllt werden. Hierzu sollte nur reines, trockenes und unverbrennliches Material benutzt werden, reiner (ausgeglühter) Sand, Kalktorf, Infusorienerde. Dringend zu warnen ist vor der Verwendung von Bauschutt als Füllmaterial. Dieses pflegt oft außerordentlich verunreinigt zu sein und kann z. B. zur Einschleppung von Hausschwamm führen.

Die Dielen müssen so fest gefugt sein, daß weder Staub aus dem Zwischenboden, in welchem sich Bakterien oft sehr lange lebend halten können, herausdringen, noch Wasser in den Zwischenboden eindringen kann.

Das Dach muß aus schlecht wärmeleitendem und völlig wasserundurchlässigem Material bestehen. Am besten wird es mit einer Isolierschicht unterlegt zur Abhaltung der Besonnungswärme. Vor allem ist dies nötig, wenn Dachwohnungen eingebaut werden. Der Raum unter dem Dache muß gut lüftbar sein, damit die Besonnungswärme durch einen kühleren Luftstrom entfernt werden kann.

Treppen sollen bequem begehbar sein, nach etwa 15 Stufen soll ein Absatz folgen. Sie sollen nicht zu schmal und möglichst feuersicher sein.

Fenster sollen wenigstens teilweise zum Öffnen eingerichtet und als Doppelfenster ausgebildet sein, da hierdurch ein erheblicher Wärmeschutz und dementsprechend eine große Ersparnis an Heizmaterial erzielt wird. In Prospekten von Baufirmen findet man gelegentlich die Angabe, auf Doppelfenster könne verzichtet werden, um die Baukosten zu verringern. Dem ist entgegenzuhalten, daß eine auf Kosten des Wärmeschutzes erzielte Ersparnis an Baukosten durch erhebliche Mehrkosten bei der Heizung wett gemacht werden.

Beim Wohnhaus haben die Fenster als wichtigste Lüftungseinrichtung zu dienen. Die Temperatur der Raumluft wird auf diese Weise verhältnismäßig leicht abgekühlt. — Freilich steigt sie meist sehr rasch wieder an, wenn die Wärmequellen weiter bestehen, insbesondere wenn im Sommer die Wände stark durchwärmt sind. Auch die gasförmigen Luftverunreinigungen können meist auf diese Weise leicht entfernt werden. Der Erfolg der Lüftung wird sehr verstärkt, wenn getrennte Einstrom- und Ausstromöffnungen vorhanden sind. Dies hat zu der schon wiederholt besprochenen Forderung der Querdurchlüftbarkeit geführt, die zwar recht erwünscht und in Mietskasernen zu fordern ist, auf die man aber in Kleinhäusern ruhig verzichten kann (vgl. S. 244). Es ist hygienisch nicht begründet, wenn die neuen Bauvorschriften bei Kleinhäusern entweder Querdurchlüftung oder die Anbringung besonderer Abluftkanäle in den einzelnen Räumen verlangen. Die Forderung der Querdurchlüftung erscheint unbillig, wenn dadurch die Durchführung von Bauplänen von Kleinhäusern mit weitgehender Geländeausnützung unmöglich gemacht wird. Ganz zweckmäßig, wenn auch nicht unbedingt nötig, sind kurze Luftzuführungskanäle in den Wohnräumen, die nahe über dem Fußboden einmünden, und zwar am besten hinter dem Ofen oder Heizkörper, damit die einströmende Luft im Winter vorgewärmt wird. Dicht unter der Zimmerdecke können ferner Luftabströmöffnungen angebracht werden, durch welche die Wirkung der Einströmöffnungen erheblich erhöht wird. Zustrom- und Abstromöffnungen sind unbedingt mit Klappen zum Verschließen zu versehen. — Einrichtungen zum Herabklappen der oberen Fensterflügel haben nur dann Zweck, wenn sie möglichst einfach sind. Vielfach wird ihre Anwendung schon durch das Anbringen von Gardinen unmöglich gemacht.

Von ebenso großer hygienischer Bedeutung wie die Lüftung ist die Temperaturregelung der Wohnräume. Am wohlsten fühlen wir uns bei einer Lufttemperatur von 18—21° C. Wie aber bereits ausgeführt, kann bei starker Besonnung des Hauses diesem so viel Wärme zugestrahlt werden, daß im Sommer die Temperatur im Innern des Hauses erheblich höher werden kann.

Die Wohnungen gegen diese sommerliche Überhitzung zu schützen, ist verhältnismäßig schwierig, da die Lufttemperatur im Inneren der Häuser völlig abhängig ist von der Temperatur der Umfassungswände, die einen gewaltigen Wärmespeicher darstellen, dessen Wirkung S. 154 beschrieben ist. In unseren Breiten dürfte der zweckmäßigste Schutz das Bepflanzen mit Schlinggewächsen sein. Fenster sind zum Schutze gegen die Sonnenstrahlen mit Läden oder Jalousien zu versehen.

Zu warnen ist vor dem Versprühen von Wasser in den Zimmern, um eine Luftabkühlung zu erreichen. Die beim Verdunsten gebundene Wärme ist viel zu gering, um irgendwelche Abkühlung zu erzielen, dagegen macht die gesteigerte Luftfeuchtigkeit den Aufenthalt im Raume nur noch unangenehmer. Es gibt zur Zeit kein Verfahren, den Räumen mit einigermaßen erschwinglichen Mitteln irgendwie ins Gewicht fallende Wärmemengen zu entziehen. Durch Erzeugung von Luftbewegung läßt sich allerdings der Aufenthalt in heißen Räumen erträglicher machen.

Wesentlich wirksamere Bekämpfungsmaßnahmen stehen uns der Kälte gegenüber zu Gebote. Jedoch müssen wir auch hier alle sich uns bietenden Hilfen benutzen, um möglichst wirtschaftlich zu verfahren. Hier stehen uns eine Reihe durchaus guter Heizeinrichtungen zur Verfügung. An diese sind folgende Anforderungen zu stellen:

Sie sollen eine Temperatur von 17—19° bei der stark schwankenden Außentemperatur gewährleisten. Diese Temperatur soll im Zimmer möglichst gleichmäßig verteilt sein und auch nachts nicht allzu tief abfallen. Die Feuchtigkeit soll eine zuträgliche sein, d. h. etwa 50% betragen. Die Heizung soll die Zimmerluft nicht durch gas- oder staubförmige Produkte verunreinigen, und auch der aus dem Schornstein entweichende Rauch soll nur mäßig sein. Schließlich soll die Heizung gefahrlos, leicht zu handhaben und billig sein.

Um diesen Anforderungen zu genügen, müssen die Heizeinrichtungen zunächst gut regulierbar sein und die im Zimmer aufgestellten Heizkörper dürfen nicht allzu viel Wärme speichern. Auch darf die Heizfläche nicht zu stark erhitzt werden. Es werden dann nämlich die in der Nähe des Heizkörpers gelegenen Teile des Zimmers leicht überhitzt und die dort befindlichen Personen durch Strahlung belästigt, während nach den Seiten zu eine rasche Temperaturabnahme stattfindet. Außerdem findet auf Heizflächen, deren Temperatur 70° übersteigt, eine trockene Destillation des Staubes statt, bei der brenzliche, die Schleimhäute reizende Produkte neben Kohlensäure und Ammoniak entstehen. Diese verursachen die lästigen Erscheinungen, für die zu Unrecht die Trockenheit der Luft in geheizten Zimmern verantwortlich gemacht wird. Im allgemeinen wird nämlich etwas zu trockene Luft besser vertragen als zu feuchte, so empfinden einzelne Personen einen Feuchtigkeitsgehalt von 60% bei 19° schon als drückend. Allzu große Trockenheit (unter 20%) kann durch Verdampfen von Wasser bekämpft werden. Eine Bekämpfung der Rauchplage, zu der die Hausfeuerung sehr stark beiträgt, ist im Interesse der Allgemeinheit mit allen Mitteln zu erstreben. Dies geschieht am besten durch Begünstigung der Zentralheizung, die an Stelle der vielen nur eine Feuerstelle besitzt, und durch weitgehende Verwendung von Gas zum Kochen.

Da das aber nicht überall möglich ist, sind zur Vermeidung starker Rauchentwicklung und zur Erzielung einer möglichst guten und billigen Ausnutzung des Brennmaterials folgende Regeln zu beachten: Vor dem Anheizen ist der Rost und der Aschekasten sorgfältig zu reinigen. Zum Anheizen sind nur zerkleinerte Kohlenstücke zu benutzen. Die Glut darf beim Nachheizen niemals mit dem neuen Heizmaterial völlig bedeckt werden. Es ist vielmehr zweckmäßig, die Glut auf den hinteren Teil des Rostes zurückzuschieben und das neue Brennmaterial auf den vorderen Teil zu schütten. Der Rost darf nicht zu groß sein und muß völlig vom Heizmaterial bedeckt werden, sonst tritt zuviel Luft durch ihn hindurch und entführt zuviel Wärme ungenutzt in den Schornstein. Der Zug des Ofens oder Herdes ist richtig, wenn eine an die Spalte der Aschentür gehaltene Kerzenflamme senkrecht abgelenkt wird. Erlischt die Flamme, so ist der Zug zu stark und es muß evtl. das Rauchrohr verengert werden; wird sie nur wenig abgelenkt, so ist der Zug zu schwach. Dies ist vielfach auf Undichtigkeiten im eigenen Ofen oder in solchen, die an denselben Schornstein angeschlossen sind, zurückzuführen. Zur Rauchbekämpfung ist ferner die Auswahl eines geeigneten Brennmaterials nötig. Für Öfen sind Fettkohlen in Nußgröße, Koks, auch mit Magerkohle gemischt — besonders für Kachelöfen —, Anthrazitkohle für Dauerbrandöfen und Briketts besonders für rostlose Öfen aber auch sonst geeignet.

Bezüglich der einzelnen in Betracht kommenden Heizungssysteme ist folgendes zu beachten:

Für Kohlenfeuerung sind eiserne Öfen und Kachelöfen im Gebrauch. Von eisernen Öfen sind die verschiedenen Arten der Mantel - Regulier - Füllöfen am zweckmäßigsten. Diese haben einen Feuerungsraum, der das ganze Brennmaterial für 6—24 Stunden auf einmal aufzunehmen vermag. Meist wird das frische Feuerungsmaterial auf die glimmenden Reste des vorhergehenden aufgeschüttet, so daß die Öfen bei geschickter Bedienung nur einmal während der ganzen Heizperiode angeheizt zu werden brauchen. Auch nachts kühlen die mit diesen Öfen geheizten Räume nur wenig aus. Um den eigentlichen Heizofen ist in einem Abstande meist ein Blechmantel angelegt, der eine Belästigung der Bewohner durch Strahlung verhindert. Durch diesen Mantel wird außerdem die Zirkulation der Zimmerluft verstärkt, und es kann der Mantelraum mit einem Lüftungskanal verbunden werden, so daß fortwährend frische Luft in das Zimmer gefördert wird. Da diese Öfen sehr gut regulierbar sind, entsprechen sie weitgehend allen an ein gutes Heizsystem zu stellenden Anforderungen. Vor allen Dingen ist es ein großer Vorteil des dauernden Heizbetriebes, daß in der Nacht die Wände nicht zu stark auskühlen und also auch nicht bei Beginn des neuen Heizens wieder durchwärmt zu werden brauchen. Hierdurch wird dieser Heizbetrieb sparsam.

Die Kachelöfen haben den Vorteil, daß ihre Oberfläche immer nur eine mäßige Temperatur annimmt. Sie sind ihres großen Wärmespeichers wegen aber sehr schlecht regulierbar. Für unser Klima sind jedenfalls nur kleine Kachelöfen angezeigt, die zur guten Ausnutzung der Heizflächen frei stehen und ohne die Luftzirkulation hemmende Verzierungen sein sollen.

Für die sog. „Übergangszeit" sind Gasöfen sehr zweckmäßig. Sie sind sehr leicht zu bedienen und zu regulieren. Sie sind unbedingt mit Abzugsrohren für die Verbrennungsgase zu versehen, da sonst schwere Gesundheitsstörungen entstehen können. Auch bei Badeöfen ist dies unbedingt zu beachten. Die Anschaffung der Gasöfen ist billig, der Betrieb aber verhältnismäßig teuer. Petroleumöfen können als Aushilfsheizung gelegentlich gute Dienste leisten, verschlechtern aber die Luft außerordentlich.

Elektrische Heizung ist im allgemeinen sehr teuer. Nur dort, wo billige Elektrizität zur Verfügung steht, z. B. der Nachtstrom von Wasserkraftwerken, ist man nicht ohne Erfolg dazu übergegangen, nachts kachelofenartige Wärmespeicher elektrisch zu erhitzen, die dann tags ihre Wärme an die Räume abgeben.

Die Zentralheizungen haben vor den bisher besprochenen Lokalheizungen den Vorzug, daß ihre Bedienung meist einfacher ist, da nur eine Feuerstelle für verschiedene Räume vorhanden ist. Die Wärmeausnutzung ist besser, es erfolgt keine Verunreinigung der Wohnräume durch Staub und Asche, und die Flure und Treppen können ohne wesentliche Mehrkosten mitgeheizt werden. Die Durchführung der ununterbrochenen Heizung ist sehr erleichtert. Die Anlagen sind aber meist teurer als die der Ofenheizung und Fehler der Anlage sowie Reparaturen nur mit großen Schwierigkeiten und Unbequemlichkeiten zu beseitigen. Auch erfordern sie eine aufmerksame Bedienung.

Für Wohnungen kommt fast ausschließlich die Warmwasserheizung in Frage. Diese hat den Vorteil, daß die Heizkörper nicht übermäßig erhitzt werden und die Bedienung einfach ist. Der großen Wärmekapazität des Wassers wegen ist die Regulierfähigkeit aber eine beschränkte. Zweckmäßig ist es daher, selbsttätige Wärmeregulatoren, die den Zustrom des Wassers regeln, einzubauen. Die Aufstellung der Radiatoren hat unter den Fenstern zu erfolgen, die Wände hinter den Heizkörpern sind gut zu isolieren.

Bei der Niederdruck-Dampfheizung nimmt die Oberfläche der Heizkörper leicht zu hohe Temperatur an. Diese Heizungsart ist daher trotz guter Regulierbarkeit für Wohnungen weniger geeignet.

Heißwasser- und Hochdruckdampfheizung bieten mancherlei Gefahren und sind daher besser in Wohnhäusern zu vermeiden.

Neuerdings ist mit Erfolg die Abwärme von industriellen Betrieben zur Heizung von Fernheizwerken benutzt, die gleich ganze Häuserblocks, oft in beträchtlicher Entfernung von der Zentrale, mit Wärme versorgen.

In letzter Zeit wird wieder in stärkerem Maße für die Luftheizung Reklame gemacht. Bei dieser Heizungsart wird die Luft von außen durch Kanäle einem zentralen Heizraum zugeführt und hier erhitzt. Sie strömt dann durch Zufuhrkanäle den einzelnen Räumen zu, während besondere Abluftkanäle die verbrauchte Luft ableiten. Mit diesem Heizsystem ist also eine ausgiebige Lüftung verbunden. Zufriedenstellend wirkt die Luftheizung aber nur, wenn außer den genannten Kanälen noch sog. Mischkanäle vorhanden sind. Diese dienen dazu, die warme Luft mit kälterer zu mischen, um auf diese Weise die Luft mit der für die Herstellung der gewünschten Raumtemperatur nötigen Wärme in die Räume eintreten zu lassen. Diese Heizung ist geeignet für Räume mit starkem Lüftungsbedarf. Für Wohnhäuser überwiegen meist die Unannehmlichkeiten, die in schwieriger Regulation, starker Abhängigkeit der Räume voneinander, besonders bei stärkerem Windanfall, bestehen.

Für Kleinhäuser sind eine Reihe von besonderen Heizeinrichtungen vorgeschlagen, bei denen z. B. die Wärme des Kochherdes im Winter gleichzeitig zum Heizen mehrerer Zimmer ausgenutzt wird, oder der Heizkessel der Wasserheizung gleichzeitig den Flur und das Treppenhaus erwärmt. Derartige Einrichtungen können recht gut sein; es kann aber hier nicht näher darauf eingegangen werden.

Bezüglich der Belichtung von Wohnhäusern schreiben die Bauordnungen meist vor, daß diese „ausreichend" sein soll, ohne jedoch anzugeben, was darunter zu verstehen ist.

Als Mindestforderung sollte etwa folgendes gelten: Die Fenstergröße soll $^1/_5 - ^1/_3$ des Fußbodens betragen. Es soll mindestens $^1/_3$, besser die Hälfte des Fußbodens Licht unmittelbar vom Himmelsgewölbe bekommen. Dann ist auch die Gewähr dafür gegeben, daß Plätze im Zimmer vorhanden sind, an denen feinere Handarbeiten ohne Überanstrengung der Augen ausgeführt werden können. Beachtet sollte stets werden, daß die Fenster möglichst hoch unter die Decke hinaufreichen müssen, da dann das Licht am besten ausgenutzt wird. Die Fenster können dann etwas höher über dem Fußboden aufhören und im Ganzen etwas kleiner sein als bei niedriger Anordnung. Das hat den Vorteil, daß weniger Wärme durch sie hindurch verloren geht.

An künstliche Beleuchtung sind folgende Anforderungen zu stellen: Das Licht soll ausreichend sein (25 Lux sind das Mindestmaß für Lesen), aber nicht blenden. Alle Lichtquellen müssen daher mit lichtzerstreuenden Medien (Mattglas o. a.) umgeben sein, da alle in der Praxis vorkommenden Lichtquellen einen für das Auge belästigenden Glanz haben. Die Arbeitsplätze sollen am hellsten beleuchtet, doch sollen auch die übrigen Teile des Zimmers nicht zu dunkel sein, da der starke Kontrast von Hell und Dunkel das Auge stark anstrengt. Die

Farbe des Lichtes soll dem Auge zuträglich sein, und es darf keine schädlichen Strahlen in großer Menge enthalten. Dabei ist zu bemerken, daß die modernen elektrischen Lichtquellen in der Zusammensetzung ihres Lichtes zwar dem Sonnenlicht am nächsten kommen, von vielen Menschen aber das gelbliche Licht der Petroleumlampen angenehmer empfunden wird. Daß eine Schädigung der Augen durch die in erhöhter Menge in den elektrischen Lichtquellen vorhandenen kurzwelligen Strahlen stattfindet, ist allerdings sehr zweifelhaft. Das Licht muß gleichmäßig und ruhig sein. Durch die Beleuchtung darf dem Raume keine zu große Wärmemenge zugeführt werden, insbesondere dürfen die im Raum befindlichen Menschen nicht durch strahlende Wärme belästigt werden. Die Raumluft darf nicht durch schädliche Gase bzw. Wasserdampf oder Ruß in irgendwie erheblichem Maße verunreinigt werden. Die Beleuchtung muß ungefährlich und wirtschaftlich sein.

Gegen das moderne Gasglühlicht sind bei guter Anlage kaum hygienische Bedenken vorzubringen. Die Glühlampen müssen aber unbedingt mit Lichtschirmen, die das direkte Hineinsehen verhüten, versehen werden. — Bei guter Anlage und ordnungsgemäßer Bedienung sind die Gefahren der Explosion und Vergiftung durch ausströmendes Gas gering. Bei Rohrbrüchen in der Erde kann allerdings das seiner Riechstoffe beraubte Gas unbemerkt in Kellerräume eindringen und zu Kohlenoxyd-Vergiftungen führen. Ebenso sollte man in Schlafstuben Gasbeleuchtung vermeiden, da schlafende Menschen meist den Gasgeruch nicht wahrnehmen.

Die elektrische Beleuchtung hat den gewaltigen hygienischen Vorzug vor allen anderen Beleuchtungsarten, daß bei der für Innenbeleuchtung ausschließlich in Frage kommenden Glühlampe die Luftverschlechterung ganz fehlt. Auch die Wärmeproduktion ist bei den normalen Metallfadenlampen verhältnismäßig sehr gering. Die Blendungsgefahr ist allerdings eine große und muß durch Abschirmung verhütet werden. Die Handhabung der elektrischen Beleuchtung ist sehr bequem, Gefahren durch Kurzschluß sehr gering. Im Preise sind gleichartige Gas- und elektrische Lampen fast gleich. Der aufgeführten Vorzüge wegen wird die elektrische Beleuchtung vor den anderen meist bevorzugt werden.

Von großer hygienischer Bedeutung sowohl für den einzelnen Menschen wie für das gesamte öffentliche Leben ist die Versorgung der Wohnungen mit gutem Trinkwasser und die Beseitigung der Abwasser. Gerade dies letzte sollte bei Neusiedelungen bedacht werden. Es ist schon wiederholt vorgekommen, daß bei der Planfestsetzung für Siedelungen die Abwasserfrage nicht gehörig durchdacht war, und daher sich bald Mängel bemerkbar machten, die hygienisch sehr bedenklich waren und deren Beseitigung große wirtschaftliche Opfer kostete. Einige Gesichtspunkte, die bei der Abwasserbeseitigung zu berücksichtigen sind, wurden schon S. 236 besprochen. Die ganze Frage kann hier nicht erörtert werden. Die neuerdings gerade für Siedelungen erhobene Forderung, die Abgänge nicht zu „beseitigen", sondern zu „verwerten", bedarf sicher der Beachtung. Praktische Vorschläge zur Verwirklichung dieser Forderung für eng bebaute Stadtteile liegen noch nicht vor. Daher muß vorläufig mit der größten Vorsicht vorgegangen werden.

In der vorliegenden Arbeit ist versucht worden, die vielfach verwickelten Beziehungen zwischen Wohnung und Gesundheit möglichst unparteiisch und kritisch darzustellen. Bei manchen Fragen, die in anderen Schriften je nach der Parteistellung des Verfassers in bestimmtem Sinne beantwortet werden, mußte ich daher zu einem non liquet kommen. Es muß eben auf manchen Gebieten, die bei oberflächlicher Betrachtung als völlig geklärt erscheinen, noch weit mehr Material gesammelt werden, um zu einem wissenschaftlich begründeten Urteil kommen zu können. Eins darf aber wohl jetzt schon als sicher angesehen werden:

Von weit größerer Bedeutung als die bauliche Beschaffenheit der Wohnung an und für sich — abgesehen von der Wasserversorgung und Abwasserbeseitigung — ist die Möglichkeit, daß die Bewohner, besonders die Kinder, leicht und gefahrlos das Freie erreichen und den Körper in Sonne und bewegter Luft ausarbeiten können. Die zukünftige Entwicklung des Bauwesens muß also so geleitet werden, daß mäßig hohe Häuser oder Kleinhäuser die herrschende Bauform wird, daß diesen möglichst etwas Gartenland oder wenigstens leicht erreichbare Freiflächen beigegeben werden. Dann ist zu erwarten, daß etwaige Schäden durch bauliche Mängel, wie ungünstige Beleuchtung und Lüftung, auf ein Minimum herabgedrückt oder gar überkompensiert werden.

Die Einwirkung natürlicher und künstlich erzeugter klimatischer Faktoren auf den Menschen.

Von

Oscar Spitta

Berlin.

Mit 2 Abbildungen.

Es gibt ein natürliches und ein künstliches — durch Kleidung und Wohnung geschaffenes — Klima.

Der Einfluß klimatischer Faktoren auf den Menschen ist verwickelter Art. Die gleichzeitige Beeinflussung des Nervensystems und des Stoffwechsels bringt es mit sich, daß es schwer fällt, mitunter auch überhaupt nicht möglich ist, die Einwirkung der einzelnen Komponenten für sich zu erfassen. Experimentell mußte man daher der Lösung der Frage dadurch näher zu kommen suchen, daß man nach Möglichkeit die Einwirkung der einzelnen Faktoren (Strahlung, Temperatur, Luftfeuchtigkeit, Luftbewegung usw.) für sich oder wenigstens bei Gleichbleiben des oder der anderen Faktoren prüfte und sich aus den Ergebnissen das Bild konstruierte, das die tatsächlichen Verhältnisse uns in buntem Wechsel stündlich und täglich vor Augen führen. Im folgenden ist der gleiche Weg beschritten worden. Vorerst dürfte es aber angebracht sein, einige zum Verständnis notwendigen physikalischen Tatsachen kurz ins Gedächtnis zurückzurufen.

I. Physikalische Vorbemerkungen.

1. Strahlung. Von den Transversalschwingungen des Äthers sind in der Sonnenstrahlung solche zwischen 18000 und 290 $\mu\mu$[1]) enthalten. Dieser Ausschnitt enthält die langwelligen ultraroten (Wärme-) Strahlen von 18000 bis 760 $\mu\mu$, die sichtbaren Strahlen von 760 bis 400 $\mu\mu$ und die ultravioletten Strahlen mit Wellenlängen von 400 bis 290 $\mu\mu$. Die ultravioletten Strahlen, namentlich von der Wellenlänge um 300 $\mu\mu$ herum, haben bemerkenswerte Wirkungen auf den Stoffwechsel (vgl. hierüber u. a. die Arbeit von Kestner und seinen Mitarbeitern). Auch die Pigmentierung der Haut unter dem Einfluß des Sonnenlichtes ist auf ihre Rechnung zu setzen. Das Fensterglas läßt bekanntlich die wirksame ultraviolette Strahlung nicht hindurch, jedenfalls nicht die Strahlen unter 310 $\mu\mu$. Nähere Angaben über die physiologische Wirkung der Ultraviolettstrahlung s. bei Kestner. Strahlen unter 290 $\mu\mu$ sind in der Sonnenstrahlung nicht enthalten. Von der gesamten Energiemenge, welche die Sonne der Erde zustrahlt, gelangen nur 75% bis zu 1800 m Höhe und nur 50% bis zum Meeresniveau, unter Berücksichtigung der Bewölkung sogar nur 52 bzw. 24% [Dorno (2)], d. h. die Zusammensetzung des Sonnenlichtes wird beim Durchgang durch die Atmosphäre qualitativ und quantitativ verändert. Im Hochgebirge ist daher die Wirkung des Sonnenlichtes reiner und die Sonnenstrahlung intensiver als im Tiefland. Der Absorption verfallen vor allem die ultravioletten Strahlen des Sonnenlichtes, während

---

[1]) 1 $\mu\mu$ = 1 Millionstel Millimeter.

die langwelligen Strahlen verhältnismäßig unbeschränkt die atmosphärische Gashülle passieren. Absorbierend auf die Sonnenstrahlen wirken in den untersten Schichten der Atmosphäre natürlich dann auch Staub, Nebel und andere Umstände. LINKE (1) hat daher in die Sonnenstrahlungsforschung als neue Größe noch den „*Trübungsfaktor*" eingeführt. Im übrigen ist auch der Stand der Sonne nicht gleichgültig, insofern bei Hochstand die Menge der kurzwelligen Strahlen relativ gesteigert ist. Im Sommer ist daher das Sonnenlicht reicher an Ultraviolettstrahlen als im Winter. Die Frühjahrssonne entsendet relativ viel ultrarote Strahlen aus. In dem terrestrischen Spektrum verteilen sich die Strahlen wie folgt:

Ultrarot . . . . 60% der Gesamtenergie
Sichtbarer Teil . . . . 39% „   „
Ultravioletter Teil . . . . 1% „   „

Die Temperatur der Sonne wird zu 6000—7000° C angenommen. Derartige Temperaturen künstlich zu erzeugen, sind wir nicht in der Lage (im Knallgasgebläse werden nur Temperaturen von rund 2000°, im elektrischen Flammenofen von etwa 4000° erreicht; ähnlich hohe Temperaturen entstehen beim „Thermitverfahren"). Die dem Auge sichtbare Strahlung beginnt erst zwischen 400 und 500°. Von 500° ab (in runden Zahlen) erscheinen erhitzte Leuchtkörper rotglühend, von 1000° ab gelbglühend; über 1200° setzt der weißglühende Zustand ein, der bei etwa 1600° die größte Intensität erreicht. Mit steigender Temperatur nimmt der Anteil nicht nur der sichtbaren, sondern auch der ultravioletten Strahlen zu. Sonnenlicht und künstliches Licht unterscheiden sich insofern wesentlich voneinander, als bei ersterem der Gehalt an sichtbaren Strahlen weit größer ist als bei künstlichem (z. B. elektrischem) Lichte. Beträgt der sichtbare Anteil beim Sonnenlicht etwa 40% der Gesamtstrahlung, so macht er beim elektrischen Licht nur etwa 5% aus.

2. Wärme. Arbeit ist Kraft mal Weg. Die Einheit der Kraft ist das *Dyn* (Beschleunigung der Masse 1 g in 1 Sek. um 1 cm). Die Arbeit, die ein *Dyn* leistet, wenn es irgend einen Körper in der Kraftrichtung um 1 cm verschiebt, ist ein *Erg*; als praktische Arbeitseinheit wählt man ein vielfaches des Erg, nämlich 10^7 Erg und bezeichnet dieses Maß als ein *Joule*. Nach dem 1. Hauptsatze der mechanischen Wärmetheorie läßt sich Arbeit restlos in Wärme verwandeln. Die Arbeit von 4,2 Joule ist äquivalent mit 1 cal. Der umgekehrte Prozeß der Umwandlung von Wärme in Arbeit ist nur teilweise möglich (2. Hauptsatz).

a) **Spezifische Wärme.** Als spezifische Wärme (Wärmekapazität) eines Körpers bezeichnen wir diejenige Anzahl großer Calorien, welche einem Kilogramm des Körpers zugeführt werden müssen, damit seine Temperatur um 1 Grad steigt. Während bei festen oder flüssigen Körpern die beim Abkühlen oder Erwärmen eintretenden Volumveränderungen klein sind, ist dies bei Gasen nicht der Fall. Man muß daher bei ihnen zwei verschiedene spezifische Wärmen unterscheiden, die spezifische Wärme bei konstantem Volumen und die spezifische Wärme bei konstantem Druck.

Es beträgt die spezifische Wärme bei 18° C z. B. vergleichsweise in abgerundeten Zahlen:

Kupfer 0,09
Asbest und Glas 0,19
Erdboden (gewachsener) etwa 0,20
Atmosphärische Luft 0,24
Wolle, trocken 0,39
Wasserdampf 0,48
Blut . . . . 0,917 [1]
Wasser 1,00

b) **Ausbreitung der Wärme.** Wärme pflanzt sich fort durch Leitung, Strahlung und durch Wärmekonvektion. Unter letzterer versteht man den Transport von Wärme durch auf dem Wege der Leitung erwärmte Massen infolge Veränderung des spezifischen Gewichtes derselben.

Ausbreitung durch Leitung. Wärme fließt stets von einem höher temperierten Orte nach einer Stelle niedriger Temperatur bis der Ausgleich vollzogen

---

[1] Nach ATZLER und RICHTER.

ist. Die Schnelligkeit dieses Ausgleichs, das Gefälle, hängt von der Größe der Temperaturdifferenz ab. Man unterscheidet die äußere und die innere Wärmeleitfähigkeit. Die erstere wird dargestellt durch die Anzahl von Calorien, die ein Körper, dessen Temperatur um 1° höher ist als die der Umgebung, von einem Quadratzentimeter seiner *Oberfläche* in der Sekunde abgibt. Unter der inneren oder absoluten Wärmeleitfähigkeit versteht man dagegen die Anzahl von Calorien, die in der Sekunde durch den *Querschnitt* von 1 qcm durchgehen, wenn zwei im Abstand von 1 cm voneinander entfernte Querschnitte die Temperaturdifferenz von 1° aufweisen.

Das *Wärmeleitungsvermögen einiger* den Hygieniker interessierender *Stoffe*, ausgedrückt in Grammcalorien in 1 Sekunde, beträgt z. B.:

Luft	0,000055
Kork	0,00013
Seide ⎱ Gewebe ⎰	0,00022
Flanell ⎰ ⎱	0,00023
Papier	0,00031
Kautschuk, vulkanisiert	0,00038
Schnee	0,00051
Baumwolle, Gewebe	0,00060
Wasser	0,00124
Holz, parallel den Fasern	0,0012—18
„ quer zu den Fasern	0,0007—8
Glas	0,0015
Eis	0,0057
Granit	0,008
Marmor	0,008
Eisen	0,17
Messing	0,20
Kupfer	0,72

Alle Luft enthaltenden (porösen) Stoffe, z. B. Kleidungsstoffe, sind daher besonders schlechte Wärmeleiter. Zur Wärmeleitung steht auch die Wärmekapazität in physiologisch wichtiger Beziehung (Wärmeaufnahmefähigkeit, spezifische Wärme). Holz leitet die Wärme in der Richtung der Faser besser als quer zur Faserrichtung.

Ausbreitung durch Strahlung. Die calorische Strahlung geht von jedem Körper aus, dessen Umgebung eine niedrigere Temperatur hat, als er selbst. Theoretisch kann also jeder Körper Wärme ausstrahlen, dessen Temperatur sich nicht auf dem absoluten Nullpunkt (— 273°) befindet.

Die Wärmestrahlen verhalten sich hinsichtlich ihrer Reflektierbarkeit wie die Lichtstrahlen, sie sind, je nach ihrer Wellenlänge, verschieden stark brechbar (also dunkle weniger als helle) und auch sonst (z. B. hinsichtlich der Interferenz, Fortpflanzungsgeschwindigkeit usw.) ihnen gleich. Das Kirchhoffsche Absorptionsgesetz (die Größe des Absorptionsvermögens eines Körpers für Strahlen entspricht der Größe des Emissionsvermögens) gilt auch für die Wärmestrahlen. Schwarze Körper absorbieren also fast alle Wärmestrahlen, umgekehrt absorbieren blanke Metallflächen nur geringe Mengen, strahlen sie aber auch nicht aus. Ebenso wie dunkle Flächen mehr Wärme absorbieren als helle, schlucken rauhe Flächen mehr als glatte, der größeren Oberfläche halber. Von Wasser werden Lichtstrahlen wenig, Wärmestrahlen aber stark aufgenommen. Physiologisch sehr wichtig ist die *Wärmeabgabe durch Verdunstung* von Wasser. 1 kg (Liter) Wasser bindet beim Verdunsten rund 600 kg/Cal. Nach Schmidt (2) absorbiert die Haut des Weißen etwa 90%, die Haut des Negers 95% der Sonnenstrahlung. Die Tiefenwirkung kommt den Wärmestrahlen zu.

c) Luftfeuchtigkeit. Die atmosphärische Luft enthält wechselnde Mengen von Wasserdampf. Die in einem Kubikmeter Luft vorhandene Menge

Wasser, ausgedrückt in Grammen bezeichnet man als *absolute* Feuchtigkeit. Je nach ihrer Temperatur vermag die Luft größere oder kleinere Mengen von Wasserdampf aufzunehmen. So können enthalten sein maximal in 1 cbm Luft

von   0° C . . . . 4,9 g
„   10° C . . . . 9,3 g
„   20° C . . . . 17,2 g
„   30° C . . . . 30,1 g

Der in der Luft enthaltende Wasserdampf trägt, entsprechend seinem Gewicht, zu dem Druck bei, den die Luft ausübt. Dieser Dampfdruck steigt also mit steigendem Wasserdampfgehalt und beträgt beispielsweise für die vorstehend genannten Werte zwischen 4,6 und 31,5 mm Quecksilbersäule. Die Werte gehen also mit den Werten für die absolute Feuchtigkeit parallel. Kühlt sich die Luft ab, so wird das überschüssige Wasser bei dem jeweiligen „Taupunkt" in flüssiger Form ausgeschieden.

Bekanntlich interessiert vom hygienischen Standpunkt aus weniger die absolute als die sog. *relative* Feuchtigkeit, d. h. die tatsächlich vorhandene Wasserdampfmenge, ausgedrückt in Prozenten der maximal möglichen. Je niedriger die relative Feuchtigkeit ist, um so größer ist das *Sättigungsdefizit*, d. h. die Möglichkeit, neue Wasserdampfmengen aufzunehmen.

3. Luftbewegung. Geringe, kaum quantitativ meßbare Luftbewegungen, besonders wenn sie nur bestimmte Körperstellen treffen, bezeichnen wir als *Zugluft*, stärkere Luftbewegungen als *Wind*. Bei einer Geschwindigkeit des Windes bis zu 0,5 m in der Sekunde werden aufsteigende Rauchfahnen noch kaum in ihrer Richtung abgelenkt, bei höheren Geschwindigkeiten bis 4 m bewegen sich die Wimpel, bei 4—7 m sind die Wimpel gestreckt und bei Geschwindigkeiten über 7 m in der Sekunde bewegen sich die Zweige der Bäume. Aus diesen Anhaltspunkten läßt sich die Luftgeschwindigkeit annähernd schätzen. Über einer freien Flüssigkeitsfläche steht gesättigter Dampf, der nur langsam in die umgebende Luft diffundiert. Durch das Fortführen dieser Dampfzonen durch Wind wird die Verdunstung einer Flüssigkeit erheblich beschleunigt.

4. Luftelektrizität. Die Atmosphäre ist Sitz eines elektrischen Feldes mit der Erdoberfläche als Kathode. Das vorhandene Potentialgefälle unterliegt einer jährlichen und täglichen Periode. Was die erstere anlangt, so liegt das Minimum im Sommer, das Maximum im Winter, bei der letzteren liegt das Hauptminimum zwischen 3 und 4 Uhr früh, die Maxima bei uns gewöhnlich um 8 Uhr morgens und 8 Uhr abends. Das Potentialgefälle hängt von meteorologischen Faktoren ab, doch liegen die Verhältnisse noch zu verwickelt, um die Rolle der einzelnen meteorologischen Einflüsse hierbei scharf für sich betrachten zu können. Eine tägliche Registrierung dieser Größen (im besonderen des von der Erde zur Atmosphäre übergehenden elektrischen Vertikalstromes) erfolgt seit einiger Zeit an verschiedenen Stellen, z. B. in Davos und Potsdam. [DORNO (3).]

II. Beziehungen zwischen Lufttemperatur und Hauttemperatur (Wärme- und Kältegefühl).

Wie man bei der Prüfung des Einflusses der Nahrung auf den Stoffwechsel von der Untersuchung des hungernden Organismus ausgegangen ist, so müßte man bei der Untersuchung der klimatischen Einflüsse auf den Menschen von der Einwirkung dieser Faktoren auf den unbekleideten Körper den Ausgang nehmen, denn es liegt auf der Hand, daß wir durch die Kleidung die an und für sich schon durch das Zusammentreffen verschiedener klimatischer Faktoren schwer zu übersehenden Verhältnisse der Wärmeregulation des Körpers noch mehr komplizieren. Solche Untersuchungen am *nackten* Körper sind aber bisher nur selten ausgeführt worden.

Der homoeotherme (Warmblüter-) Organismus hält bekanntlich unter den verschiedensten Umständen zähe an seiner Temperatur fest. Als Mittelwerte kann man 37,1° (im Rektum), 36,8° (in der Mundhöhle) und 36,6° (in der Achselhöhle gemessen) annehmen. Die Tagesschwankungen (Maximum gewöhnlich zwischen 6 und 7 Uhr abends, Minimum zwischen 4 und 5 Uhr morgens) betragen gewöhnlich nur einige Zehntel Grade, können aber normalerweise bis zu 1° und selbst etwas mehr betragen. Die Schwankungen gehen überein mit den Schwankungen der Kohlensäureproduktion, sind also abhängig vom Stoffwechsel.

Ein Anstieg der Körpertemperatur kann unter physiologischen Verhältnissen vorübergehend entstehen durch erhebliche Steigerung der Außentemperatur bei ungenügender Entwärmung und durch starke körperliche Anstrengungen; unter pathologischen Verhältnissen im Fieberzustand. Ein tüchtiges Tennisspiel z. B. läßt bei manchen Personen die Temperatur bis 39° ansteigen (Starling). Auch durch die Nahrungsaufnahme können geringe Steigerungen der Körpertemperatur eintreten. Steigerungen der Körpertemperatur um 2—3°, falls sie nicht flüchtiger Art sind, pflegen schon mit erheblichen Störungen des Allgemeinbefindens verbunden zu sein. Bei 41—42° ist die Lebensgefahrgrenze erreicht. Umgekehrt kann die Temperatur des menschlichen Körpers bei starker Abkühlung des Körpers nicht unerheblich sinken (Schade).

Die automatische Regulierung der Körperwärme kann durch Veränderung der Wärmeproduktion oder durch Veränderung der Wärmeabgabe erzielt werden, auch können beide Vorgänge zusammenwirken.

Der *Temperatursinn* erstreckt sich gleichermaßen auf die Empfindung von Wärme, wie Kälte, doch sind Wärme und Kälte dem Nervensystem der Haut gegenüber bekanntlich nur relative Begriffe. Die Angriffspunkte sind die sog. Wärmepunkte und Kältepunkte der Haut, die aber nicht gleichmäßig verteilt sind und unter denen die Kältepunkte weitaus überwiegen. Man rechnet auf die gesamte Hautoberfläche des menschlichen Körpers etwa 30000 Wärme- und 250000 Kältepunkte. Ob getrennte Nervenbahnen für die Wärme- und Kälteempfindung vorhanden sind, steht noch dahin. Die Haut reagiert nach dem Gesagten auf Kälteempfindung viel lebhafter als auf Wärmeeinflüsse, im übrigen ist der Temperatursinn verschieden stark ausgebildet an den einzelnen Körperteilen, am besten an Brust, Nase, Vorderseite des Oberarmes und Unterarmes und Bauch, bedeutend weniger gut an den exponiert (unbekleidet) getragenen Teilen, wie Gesicht und Hand und sehr gering an den Schleimhäuten. Die Mundschleimhaut erträgt daher z. B. heiße Flüssigkeiten besser als gewisse Teile der Außenhaut. Die Empfindlichkeit der Haut gegen Temperaturschwankungen wechselt je nach dem Zustand, in dem sie sich befindet und nach den vorausgegangenen Temperatureinflüssen, verhältnismäßig am besten können Unterschiede (bis zu $1/_5$° C) noch wahrgenommen werden bei Hauttemperaturen zwischen 27 und 32°. In Bädern zwischen 23 und 38° C entsteht ein Wärmegefühl im ganzen Körper bei 33°, ein Kältegefühl bei 31° C. Der Indifferenzpunkt liegt bei 32° C. Beim Eintauchen eines Fingers, der längere Zeit mit Wasser von 10° in Berührung war, in Wasser von 20° entsteht ein Wärmegefühl, ein vorher in 30° warmes Wasser getauchter Finger empfindet dagegen 20° als kalt. Es beweist dies, daß Kälteempfindung in jedem Falle ausgelöst wird, wenn die Temperatur der Hautschicht, in welcher die Endorgane der Sinnesorgane liegen, sinkt und Wärmeempfindung, wenn die Temperatur der Haut steigt, zum Teil unabhängig von der Temperatur des Körpers oder der äußeren Umgebung (E. H. Hering). Die äußeren atmosphärischen Verhältnisse, wie Lufttemperatur, Feuchtigkeit und Luftbewegung haben aber einen mittelbaren Einfluß, insofern als sie die Abgabe der Blutwärme an die Haut beeinflussen.

Wärme- und Kältegefühl stehen mit der *Hauttemperatur*[1]) im Zusammenhang, aber auch mit der Körpertemperatur. Der Einfluß der Hauttemperatur auf Befinden und psychische Stimmung ist bekannt. Sinkt die Hauttemperatur bis zu den Erscheinungen des Frierens, so sinkt gleichzeitig gewöhnlich auch die Körpertemperatur um einige Zehntel Grade. Das Umgekehrte stellt sich ein bei Erhöhungen der Hauttemperatur in deren Gefolge die physikalische Wärmeregulation (s. unten) einsetzt. Für diese Temperaturempfindungen ist von großem Einfluß die Dicke des vorhandenen Unterhautfettgewebes. Der Fette fröstelt und schwitzt bei Außentemperaturen, die um 3—5° unter denen liegen, bei denen bei Mageren Frostschauer und Schweiß auftreten [Loewy (3)]. In dem Intervall zwischen den gekennzeichneten Zuständen besteht das sog. „*Behaglichkeitsgefühl*".

Über die *Hauttemperatur des Nackten* hat, nächst Rubner, Kisskalt (2) die eingehendsten Untersuchungen angestellt. Aus ihnen, sowie aus den früheren Messungen Rubners (1) ergibt sich folgendes: Bei *trockener* Luft und Windstille bewegt sich die Hauttemperatur, wenn die Lufttemperatur (die Zahlen sind etwas abgerundet) von 13° an steigt, ebenfalls ansteigend von 28—35,5°. Bei dieser Temperatur erreichen sich beide Kurven, die der Lufttemperatur und die der Hauttemperatur. Steigt die Lufttemperatur weiter, z. B. bis 40°, so geht die Hauttemperatur nicht weiter mit, sondern hält sich um 36° herum. Ist die Luft aber *mit Feuchtigkeit* beinahe oder ganz *gesättigt*, so steigt auch die Hauttemperatur weiter und erreicht Höhen von 38°. Es zeigt sich also, daß bei trockener Luft die Schwankungen der Hauttemperatur etwa nur 8°, bei feuchter Luft etwa 10° betragen können.

Reichenbach und Heymann (1) untersuchten ebenfalls die *Beziehungen zwischen Haut- und Lufttemperatur* und bemühten sich, eine mathematische Formel für die Beziehungen zwischen der Gesamtheit der klimatischen Faktoren und ihrer thermischen Wirkung auf den Körper, d. h. der Hauttemperatur zu finden. Ihre durch *Messungen an der Stirnhaut* gefundenen Zahlen (in *ruhender* Luft und bei mittlerer relativer Feuchtigkeit) wurden bei einem Temperaturintervall der Luft zwischen 7 und 29° gewonnen. Die gemessenen Hauttemperaturen schwankten dabei zwischen 28,4° und 33,3°, nach einer Formel (s. unten) berechnet zwischen 28,2 und 33,9°. Die Versuche sind später in anderer Richtung von Heymann und Korff-Petersen fortgeführt worden. Bei diesen Versuchen schwankten die Stirntemperaturen in ruhender Luft und bei verschiedener Luftfeuchtigkeit zwischen 28,6 und 35,5°, während sich die Lufttemperaturen von 10,2 bis 27° bewegten. Zwischen Luft- und Stirntemperatur besteht, wie die früheren und die neuen Versuche gezeigt haben, eine lineare Beziehung, die sich durch die Formel der geraden Linie S (Stirntemperatur) $= a + b \cdot L$ (Lufttemperatur) ausdrücken läßt. a und b sind Konstanten.

Soweit man überhaupt Zahlen aufstellen kann, die für die Mehrzahl der Menschen Gültigkeit haben — denn der Ernährungszustand, die Gewöhnung und manche sonstigen individuellen Verschiedenheiten werden bis zu einem gewissen Grade immer mitsprechen — wäre nach Rubner das Gefühl der Behaglichkeit bei einer Hauttemperatur zwischen 32 und 33°, gemessen an der Haut des Stammes, gelegen. Unter 32° entsteht das Gefühl der Kühle, über 33° das un-

---

[1]) Die eingehende Veröffentlichung von R. Cobet über: *Die Hauttemperatur des Menschen* im 25. Bd. der Ergebnisse der Physiologie, München (J. F. Bergmann) 1926, S. 439—516, erschien erst, als die vorliegende Arbeit bereits zum Umbruch vorlag. Sie konnte daher nicht mehr berücksichtigt werden.

behaglicher Wärme. Kisskalt möchte die Grenzen, innerhalb deren das Gefühl der Behaglichkeit besteht, etwas weiter gezogen wissen und zwar von 31,5 bis 33,5°. Nach Vincents Messungen an der Haut des Daumenballens erweckt eine Hauttemperatur von 22° das Gefühl von „sehr kalt", von 22—26° von „kalt", von 28—31,5° als „gemäßigt" und von 34—37,5° als „Hitze". Dorno registriert bei einer Wangentemperatur von 26° das Gefühl „kühl", bei 30° „angenehm kühl", bei 32° „angenehm warm", bei 33—34° „Hitzegefühl"[1]).

Durch die *Bekleidung* verschieben sich die Verhältnisse der Hauttemperatur in dem Sinne, daß die bekleidete Haut eine höhere Temperatur annimmt, als die unbekleidete. So maß beispielsweise Rubner (1) die Temperatur der Haut einer Versuchsperson bei 12° Lufttemperatur, wie folgt: nackt 27,9°, nach Anlegen eines Hemdes 29,5°, dazu einer Weste 30,3° und schließlich nach Anlegen auch noch des Rockes 31,1°. Die Hauttemperatur bekleideter Stellen (bei uns kann man, wenigstens bei der Männerkleidung, rund 80% des Körpers als bekleidet rechnen) hält sich innerhalb weiter Grenzen bei Wärmeentziehungen auf gleicher Höhe.

Maßgebend für das Wärmegefühl ist aber nicht immer die Lufttemperatur allein, sondern von großem Einfluß darauf ist auch die Luftfeuchtigkeit und die Luftbewegung. So hat z. B. Wolpert darauf hingewiesen, daß bei Windstille höher temperierte feuchte Luft für kälter gehalten wird als niedriger temperierte trockene. Der Grund hierfür ist darin zu suchen, daß feuchte Luft die Wärme besser leitet als trockene. Nach Rubner steigert Luftfeuchtigkeit die Kälteempfindung, aber nur bei niedrigen Temperaturen.

Über die Wirkung der *Wärmestrahlung* liegen verschiedene Untersuchungen vor. Cramer hat sich zunächst eingehend mit der quantitativen Feststellung der Sonnenstrahlung für hygienische Zwecke befaßt und mit Rubner zusammen dann die Wirkung der Sonnenstrahlung auf das Tier experimentell bearbeitet. Rubner (2) hat diese Frage dann auch an künstlichen Lichtquellen weiter verfolgt. Da die leuchtende Strahlung bei künstlichen Lichtquellen nur einen Bruchteil der Gesamtstrahlung ausmacht, die dunkle Wärmestrahlung vielmehr überwiegt, so glaubte Rubner die Gesamtstrahlung unbedenklich als einen Maßstab für die Wärmewirkung im allgemeinen ansehen zu dürfen. Eine durch Wärmestrahlen hervorgerufene Erhöhung der Temperatur der Gesichtshaut um 0,4° wurde in Rubners Versuchen eben noch empfunden, einen Zuwachs von 0,9° empfanden die Versuchspersonen schon deutlich als warm; ein Zuwachs von 1,1° und darüber wurde bereits als störend, lästig und unerträglich bezeichnet. Bei der durch Sonnenlicht hervorgerufenen Strahlung liegen die Verhältnisse dagegen anders, weil bei ihr der Anteil der sichtbaren Strahlung verhältnismäßig größer ist als bei den künstlichen Lichtquellen. Die Strahlung des Sonnenlichtes wird daher besser vertragen als letztere. Nach Versuchen von Dorno und Loewy (4) können die von Rubner angegebenen Werte indessen nicht als allgemein gültig angesehen werden. Die Versuche, die Wolpert (1) über den Einfluß der Besonnung auf den Gaswechsel des Menschen angestellt hat, zeigten keine gesetzmäßigen Zusammenhänge.

Extrem starke Einwirkung von Wärmestrahlen führt bekanntlich zu Erscheinungen, die wir in der Praxis bisweilen als sog. *Sonnenstich* zu sehen bekommen. Diese Erscheinung ist von dem durch Wärmestauung bedingtem sog. Hitzschlag insofern zu trennen, als sie bereits bei Körperruhe auftritt (Hiller). Wahrscheinlich handelt es sich dabei um das Entstehen einer echten Meningitis

---

[1]) Ältere Angaben über Hauttemperaturen und Temperaturempfindungen s. z. B. bei Kunkel: Zeitschr. f. Biol. Bd. 25, S. 55. 1889 und Ruhemann: „Ist Erkältung eine Krankheitsursache?" 1898.

serosa. Verursacht wird auch der Sonnenstich ganz vorwiegend durch Wärmestrahlen [SCHMIDT (1)]. Auch die hohe Sommersterblichkeit der Säuglinge beruht zum Teil auf einer Hyperthermie (RIETSCHEL). Wegen des Hitzschlags bei der Arbeit vgl. ds. Handb. Bd. II, S. 403.

Den leuchtenden (namentlich den gelben und grünen) Strahlen kann zwar eine psychische und mittelbar die Lebensvorgänge stimulierende Wirkung nicht abgesprochen werden [HELLPACH, LOEWY (3)], dagegen läßt sich ein unmittelbarer Einfluß auf den Stoffwechsel bisher nicht erkennen. Anders dagegen wirken schon die nicht sichtbaren chemisch wirksamen Strahlen. So ist die ultraviolette Komponente des Spektrums verantwortlich zu machen für die Einwirkungen auf die Haut, die sich in der Veränderung des Pigmentes (sog. Sonnenbrand) zeigen und auf das Gefäßsystem (Rötung). Ob die Pigmentbildung der Haut als ein Abwehrvorgang aufzufassen ist insofern, als das Pigment die ultravioletten Strahlen absorbiert und so am weiteren Eindringen hindert, ist noch nicht bewiesen. Vielleicht erleichtert es nur die Entwärmung. Die dunkle Hautfarbe der in den Tropen lebenden Völker wäre demnach also kein Zufall. Auch für die Regeneration der Blutzellen im Säugetierkörper und die Fermenttätigkeit scheinen die kurzwelligen Strahlen nicht ohne Einfluß zu sein.

Wegen der vielfach noch strittigen anderen Einflüsse der Strahlung auf den Menschen, unter denen namentlich die Beeinflussung des Blutdruckes, der Atmung, der Zirkulation und des Nervensystems zu nennen sind, vgl. die von LOEWY (4) im Handb. der Balneologie aufgeführte Literatur.

Wegen der sonstigen Einwirkung von Wärme auf den menschlichen Organismus vgl. den Abschnitt SPITTA: „Wirkung von Wärme und Feuchtigkeit" im 2. Bd. ds. Handb. S. 397, ferner SCHADE (1).

III. Der Wärmehaushalt des Menschen und seine Beeinflussung durch verschiedene Faktoren[1]).

Die grundlegenden Erkenntnisse auf diesem Gebiete verdanken wir hauptsächlich den experimentellen Arbeiten RUBNERS und seiner Schüler.

Von der durch die Oxydation der Nahrungsstoffe gebildeten Energie verläßt nur etwa der zwanzigste Teil den Körper in Form mechanischer Arbeit; der Rest wird als Wärme verbraucht zur Erhaltung der Körpertemperatur oder zur Erwärmung der Umgebung. Die vom Menschen entwickelte Wärme, beim Erwachsenen täglich etwa 2500—3000 kg/Cal., muß so abgeführt werden, daß es weder zu einer Wärmestauung mit Erhöhung der Körpertemperatur kommt noch zu einer übermäßigen Abnahme, die ein Sinken der Körpertemperatur hervorrufen würde. Unter sonst gleichen Verhältnissen ist die Wärmeabgabe eines Körpers seiner Oberfläche proportional, und, auf die Einheit der Körperoberfläche bezogen, ist die Wärmebildung gleich groß (RUBNER).

Von der erzeugten Wärme werden nur wenige Prozente verbraucht zur Erwärmung der eingenommenen Nahrung und der eingeatmeten Luft. Die mit der ausgeatmeten Kohlensäure zu Verlust gehende Wärme ist ebenfalls nur auf wenige Prozent zu veranschlagen. Die Hauptmasse der Wärme, nämlich ungefähr 90—94% muß auf anderem Wege abgegeben werden. Zur Verfügung stehen hier drei Wege: Abgabe durch Leitung, Strahlung und Wasserverdunstung. Bei der Wasserverdunstung spielt der Wasserdampfgehalt der Expirationsluft eine gewisse, aber doch nur untergeordnete Rolle. Mit ihr gehen nur einige Prozente der Wärmemenge fort, wechselnd in der Größe natürlich je nach dem

---

[1]) Vgl. zu diesem Abschnitt auch KOELSCH (s. Literatur).

Wassergehalt der Außenluft und der Atemgröße (Arbeit). Rubner (3) hat beispielsweise für eine ruhende Person in Sommerkleidung bei Windstille und 17,5° Lufttemperatur folgende Bilanz berechnet:

	Abgabe von Wärme absolut in Cal.	in Proz. der Gesamtwärme
Atmung	35	1,29%
Arbeit	51	1,88%
Erwärmung der Kost .	42	1,55%
Wasserverdunstung. . .	558	20,66%
Leitung . . . . } 2014 {	833	74,59% { 30,85%
Strahlung	1181	43,74%
Summe	2700	99,97%

Im Mittel kann man annehmen, daß rund 85—95% der erzeugten Wärme durch die vorstehend genannten drei Wege abfließen müssen.

Die Verhältnisse, d. h. die Beziehungen dieser drei Größen zueinander werden am besten illustriert durch eine graphische Darstellung, die Rubner (4) gebracht hat, und die von Peters (2) etwas vereinfacht worden ist.

Die Versuche wurden an einem mageren Manne von 57 kg Gewicht in Sommerkleidung angestellt bei Temperaturen zwischen 2° und 40° bei geringer gleichbleibender Feuchtigkeit. Einzelheiten bei Wolpert (9). In der Abb. 1 bedeuten die Abszissen die Lufttemperaturen, die Ordinaten Calorien. Die oberste Kurve gibt die Gesamtwärmebildung an, die mittlere den Wärmeverlust durch Leitung und Strahlung und die unterste

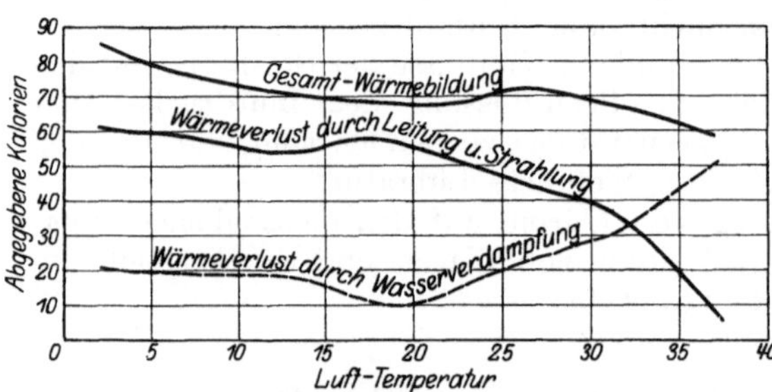

Abb. 1. Die Entwärmung des Körpers.

die Differenz der beiden andern, den Wärmeverlust durch Wasserverdampfung. „Man sieht", schreibt Rubner, „wie mit von 2° an steigender Temperatur bis 40° die Gesamtwärmebildung abnimmt, aber doch nicht sehr erheblich. Leitung und Strahlung zeigen ein sehr gesetzmäßiges Verhalten, sie sinken, je wärmer es wird; namentlich von 30° ab nimmt Strahlung und Leitung rapid ab. Die Wasserverdunstung aber gleicht sozusagen diese Abnahme der Wärmeabgabe wieder etwas aus. Sie hat ihr Minimum bei 18—20°, von hier ab kompensiert sie in rasch steigendem Maße die Einbuße an Strahlung und Leitung. Bei 37,5° deckt die Wasserverdunstung fast die ganze Menge der erzeugten Wärme." Den Anteil, welchen der Wärmeverlust durch Wasserverdampfung ausmacht, kann man auch durch den sog. *Entwärmungsquotienten* [Rubner (22)] messen. Man erhält diesen, wenn man die Menge des ausgeschiedenen Wassers durch die Menge der ausgeatmeten Kohlensäure dividiert. Der Quotient hängt von den Schwankungen der relativen Feuchtigkeit und von der Temperatur der Umgebung ab. Er beträgt z. B.

bei 2° 1,24
„ 15—20° 0,79
„ 35—40° 5,3

1. Chemische und physikalische Wärmeregulation.

Bekanntlich unterscheidet man seit Rubner (6,7) *zwei Arten von Wärmeregulation*: die chemische und die physikalische. Erstere greift ein beim Sinken der Lufttemperatur durch Steigerung der Verbrennungsvorgänge im Organismus. Nur jene biologischen Vorkommnisse sind nach RUBNER als *chemische Regulation* zu verstehen, bei welchen die Erhaltung der Eigentemperatur durch die Vermehrung der Wärmeproduktion beim ruhenden Tier erzielt wird, nicht also durch Muskelbewegungen, die bekanntlich reflektorisch durch Kältereize leicht ausgelöst werden (Frostschauer, Zittern.) Muskelzittern tritt nach den Feststellungen von LOEWY und von STERN dann ein, wenn die Körpertemperatur um etwa 0,3—0,8° gesunken ist. Beim hungernden erwachsenen Tier (Meerschweinchen) fand RUBNER z. B. pro Kilogramm und Stunde bei 0° eine Kohlensäureabgabe von 2,905 g, bei 30° dagegen nur von 1,317 g. Der Stoffumsatz bei 0° war also ungefähr $2^1/_2$mal so groß, als bei 30°. Solche Zunahme findet man sonst nur bei schwerer Arbeit. Die „kritische Temperatur", d. h. die Temperatur des kleinsten Umsatzes liegt nach RUBNER bei 33°. Bei weiter steigender Temperatur übernimmt die physikalische Regulation den Ausgleich. Erst wenn auch diese nicht mehr ausreicht, kommt es zur Überwärmung (Hyperthermie) des Tierkörpers mit abermaligem starken Anstieg des Stoffwechsels. Die Untersuchungen anderer Autoren lassen das Bestehen einer chemischen Regulation beim Menschen im strengen Sinne RUBNERs als zweifelhaft erscheinen. Namentlich haben LOEWY (1), JOHANSSON und PLAUT für den Menschen ihr Bestehen bestritten. Praktisch spielt sie jedenfalls beim Menschen, schon der Kleidung und Wohnung wegen keine erhebliche Rolle. CAMPBELL, HARGOOD-ASH und HILLS Untersuchungen stützen andererseits die RUBNERsche Ansicht. Man wird daher diese Frage, die im übrigen mehr von wissenschaftlichem, als praktischem Interesse ist, noch offen lassen müssen. Beim ruhenden unbekleideten Menschen beginnt die durch unwillkürliche Muskelbewegungen hervorgerufene chemische Regulation zwar schon bei 22—24°, bei gewöhnlicher Bekleidung aber erst von etwa 15° abwärts. Ebenso wie die Kleidung setzt auch die Nahrungsaufnahme die Temperatur, bei der die chemische Regulation einsetzt, herunter, wie schon die praktische Erfahrung zeigt.

Von weit größerer Bedeutung für die Wärmeregulation des Menschen ist jedenfalls die von RUBNER zuerst genauer studierte sog. *physikalische Regulation*, in deren Gebiet im allgemeinen eine Änderung des Stoffwechsels nicht erfolgt.

Sie tritt ein bei höheren Lufttemperaturen und ist in weitem Maße abhängig von den sonstigen äußeren Verhältnissen, z. B. Konstitution des Menschen, d. h. ob mager oder fettleibig, Hunger oder Nahrungsaufnahme, Art der Kleidung und vor allem Feuchtigkeit und Ruhe oder Bewegung der Luft und kinetischer Zustand der Atmosphäre.

Grundlegend für unsere Erkenntnis sind auch hier wieder die Tierversuche gewesen, die RUBNER (8) angestellt hat. Es hat sich gezeigt, daß Erhöhung der relativen Feuchtigkeit der Luft (Verringerung des Sättigungsdefizits) den Wärmeverlust durch Strahlung und Leitung vermehrt und entsprechend den Wärmeverlust durch Wasserdampfabgabe vermindert.

Die Wärmeregulation steht wahrscheinlich auch unter dem Einfluß verschiedener *Hormone* (Schilddrüse, Nebennieren, Hypophyse).

2. Einfluß der Luftfeuchtigkeit.

Ihre Beziehung zum Wärmehaushalt des Menschen wird besonders durch die Untersuchungen von RUBNER und v. LEWASCHEW illustriert. Die von diesen Autoren angegebene graphische Darstellung (Abb. 2) über die Menge der Wasserdampfabgabe bei verschiedener Temperatur und relativer Feuchtigkeit ergibt folgendes:

Die Zahlen auf der Abszisse bedeuten die Werte für die relative Feuchtigkeit, die Zahlen auf der Ordinate die abgegebenen Mengen von Wasserdampf in Grammen. Die vier Linien repräsentieren Versuche bei vier verschiedenen Temperaturen, nämlich (von unten nach oben) bei 15°, 20°, 23° und 25° C. Zu den Versuchen diente eine 58 kg schwere Versuchsperson im großen Pettenkoferschen Respirationsapparat.

Als Ergebnis läßt sich entnehmen, daß, je höher der Feuchtigkeitsgehalt der Luft ist, um so weniger Wasserdampf bei den verschiedenen Lufttemperaturen abgegeben wird. Ferner: Die Temperatur steigert bei den verschiedenen Graden der Wasserdampfsättigung der Luft die Wasserdampfausscheidung in proportionalem Verhältnis. Bei sehr trockener Luft (10% rel. Feuchtigkeit) ist die Differenz der Wasserdampfausscheidung zwischen 15 und 25° Lufttemperatur noch 35 bis 84 gleich 49 g, bei sehr feuchter Luft (80% relative Feuchtigkeit) nur noch 12 bis 24 gleich 12 g, also ein Viertel. Ist die Wasserdampfausscheidung demnach zwar eine Funktion der Temperatur der Luft und deren Feuchtigkeitsgehalt, so wird doch die Größe der Wasserdampfausscheidung, d. h. die austrocknende Wirkung der Luft auf den Menschen nicht genau durch das jeweilige Sättigungsdefizit der Luft bestimmt. Für das gleiche Sättigungsdefizit bei ungleicher Temperatur ergibt sich vielmehr kein gleichmäßiger, sondern ein mit der Temperatur steigender Wasserverlust. Bei 25° wird z. B. um 28% mehr Wasser verloren, als man nach dem Grade des Sättigungsdefizits hätte erwarten sollen. Moog (2) prüfte an 10 ruhenden Personen den Einfluß der Umgebungstemperatur auf die unmerkliche Wasserabgabe von der Haut innerhalb der Grenzen von 17—28°. Er konnte zeigen, daß die Wasserabgabe in der Hälfte der Fälle annähernd der Umgebungstemperatur parallel ging, d. h. also mit der Temperatur stieg, in der anderen Hälfte der Fälle aber

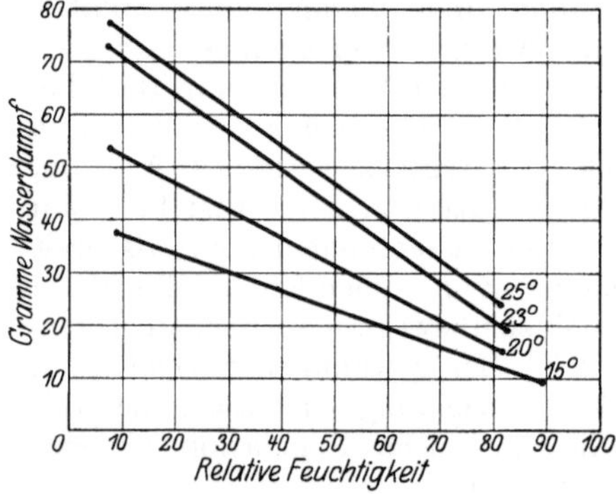

Abb. 2. Menge der Wasserdampfabgabe bei verschiedener Temperatur und relativer Feuchtigkeit.

sich keine direkte Beziehung zwischen Temperatur der Umgebung und Perspiratio insensibilis feststellen ließ. Somit spricht ein Teil seiner Versuche für die von Rubner und Lewaschew (a. a. O.) und auch von Schwenkenbecher (s. unten) vertretene Ansicht, der andere Teil für die von Loewy (2) verfochtene Anschauung.

Schwenkenbecher fand am hungernden ruhenden gesunden Menschen, daß die Wasserausscheidung der bedeckten Haut (Hemdbekleidung) innerhalb der Grenzen von 12—33° und einer mittleren relativen Feuchtigkeit von 51 bis 66% annähernd proportional ging. Es wurde pro Quadratmeter Körperfläche z. B. bei einer Versuchsperson zwischen 25,4 und 30,1° steigend stündlich eine Wassermenge von 6—33 g ausgeschieden. Als Normalwert der einstündigen Wasserdampfabgabe durch die Haut bei mittlerer Temperatur, mittlerer relativer Feuchtigkeit und leichter Bekleidung für einen 70 kg schweren gesunden Mann, der sich mäßig nährt und keine anstrengende Arbeit leistet, nimmt Schwenkenbecher 28 g an, das wären für den Tag 672 g Hautwasser. Je Kilogramm und Tag wären das etwa 10 g, je Quadratmeter Oberfläche etwa 350 g. Wolpert (2) rechnet rund 1 kg je Tag. Bei Loewy und Wechselmann finden sich weitere Hinweise auf die von anderen Autoren gefundenen Zahlen.

Im Gegensatz zu Schwenkenbecher vermochten die letztgenannten Autoren aber keine direkten Beziehungen zwischen der Außentemperatur und der Wasserabgabe von der Haut festzustellen. Sie halten die Wasserabgabe für einen rein physikalischen Vorgang. Das gilt aber nur für Körperruhe und mittlere

Temperaturen. Wird die Umgebungstemperatur abnorm hoch (über 25°) gesteigert und tritt gar noch Muskelarbeit hinzu, so findet man einen plötzlichen starken Anstieg der Wasserabgabe. Dann erst tritt nach diesen Autoren neben den rein physikalischen Vorgang auch ein aktiv sekretorischer. Wasserdampfdiffusion und Schweißbildung sind nach LOEWY und WECHSELMANN also zwei ihrem Wesen nach ganz verschiedene Dinge und nicht (wie SCHWENKENBECHER u. a. annehmen) nur quantitativ verschiedene Stufen desselben sekretorischen Prozesses.

Die Größe der durch die Perspiratio insensibilis ausgeschiedenen Wassermengen kann natürlich unter besonderen Verhältnissen sehr hohe Werte erreichen. So berechnen z. B. CASPARI und SCHILLING für die Tropen Werte, die über 3 kg pro Tag liegen. Allerdings handelt es sich bei diesen Zahlen mehr um Schätzungen als um exakte Messungen.

Als Tagesmittel der Wasserdampfabgabe fanden WOLPERT und PETERS (1) beim ruhenden Menschen, bei 24° C, 65% relativer Feuchtigkeit und Windstille 1650 g, als Stundenmittel unter diesen Verhältnissen somit 70 g.

Bei mittleren Temperaturen konnte RUBNER einen Einfluß der Luftfeuchtigkeit auf die Wärmeproduktion und die Stoffzersetzung auch beim Menschen nicht feststellen. Erst über 30°, wenn die physikalische Wärmeregulation einsetzt, steigt die CO_2-Produktion, die in der Behaglichkeitszone von 20—30° C ein Minimum hat, wieder an, aber sehr unregelmäßig. Dieses Verhalten erscheint zweckwidrig, weil es zur Überwärmung führt. Für die vermehrte Wärmebildung nimmt man als Ursache die Arbeit der Schweißdrüsen und Atemmuskeln, die veränderte Zirkulation und die geringe Erhöhung der Bluttemperatur an. Der weiteren Erhöhung der Bluttemperatur und der Schweißdrüsenarbeit wirkt eine Schutzreaktion entgegen, die in einer *Einschränkung* der Verbrennungen besteht. Auf diese „*zweite obere chemische Wärmeregulation*", welche etwa bei 27° beginnt, am ausgesprochensten aber über 37° in Wirksamkeit ist, wurde schon WOLPERT (3) aufmerksam und hat auf sie bereits deutlich hingewiesen. Sie gilt nach WOLPERT (4) nicht nur für den Ruhenden, sondern in vollem Umfange auch für den Arbeiter. Später ist dann auch von anderer Seite (vgl. PLAUT und WILBRAND) auf diese, den Stoffverbrauch einschränkende Wärmeregulation wieder aufmerksam gemacht und darauf hingewiesen worden, daß sie darum meist verborgen bleibt, weil sie gewöhnlich durch die anderen in Frage kommenden Momente überkompensiert wird.

Durch die verschiedene Intensität des Wärmeverlustes mittels Strahlung und Leitung kann sich der Mensch den wechselnden Feuchtigkeitszuständen der Atmosphäre weitgehend anpassen, aber diese Anpassungsfähigkeit geht nur bis etwa 30° Lufttemperatur. Von hier an antwortet der Körper auf Steigen der Luftfeuchtigkeit mit profuser *Schweißbildung*. Daß ein reichliches Fettpolster für die Entwärmung in feuchter Luft nachteilig ist, wurde schon oben hervorgehoben. Nach RUBNER vermag der Fette schon von 25° ab bei steigender Luftfeuchtigkeit die Wasserverdunstung nicht mehr nennenswert einzuschränken und anderweitig für den gehemmten Wärmeabfluß Ersatz zu schaffen, er schwitzt mit zunehmender Feuchtigkeit. Je fettreicher ein Mensch ist, um so weniger vermag er Wärme und namentlich feuchte Wärme zu ertragen. Nach SCHATTENFROH machte sich der Unterschied zwischen dem Mageren und Fetten (nackt) von 30° an besonders bemerkbar. Der Grund hierfür liegt auf der Hand. Da Fett ein schlechter Wärmeleiter ist, so ist beim Fettleibigen die Wärmeabgabe durch Strahlung und Leitung behindert. Sie muß ersetzt werden durch gesteigerte Wasserverdunstung, die sich viel früher zur Schweißbildung steigert als beim mageren Menschen. Nach RUBNER deckt letzterer 19% des Wärmeverlustes durch Wasserverdampfung, ein Fetter dagegen 35%.

Lufttemperatur, Feuchtigkeit und Luftbewegung verursachen je nach ihrer Kombination beim Menschen verschiedene *Empfindungen*. Hohe relative Feuchtigkeit steigert bei niedrigen Temperaturen die Kälteempfindung, bei hohen Temperaturen die Wärmeempfindung, sie ist also stets ein unerwünschtes Moment. Es ist bekannt, daß hohe Lufttemperaturen bei niedriger relativer Feuchtigkeit selbst bei Windstille verhältnismäßig gut vertragen werden, dagegen sind Temperaturen von beispielsweise 24° und nahezu wassergesättigter Luft für längere Zeit kaum noch erträglich. Für den Arbeitenden ist zu vermerken, daß auch er in feuchter Luft weniger Wasserdampf abgibt als in trockener, doch mußte Wolpert (4) auf Grund seiner Untersuchungen zu dem Schlusse kommen, daß es keinen einheitlichen Wasserdampfzuwachs der Ruhe gegenüber, auf Rechnung der Arbeit gibt. Die Unterdrückung der Wasserverdunstung ruft bei dem Arbeitenden weit mehr als beim Ruhenden ein Gefühl bleierner Schwere hervor. Die Arbeitslust sinkt infolge der Müdigkeit in feuchter Luft immer wenn die Temperatur 20° überschreitet. Temperaturen von 25° wirken bei nur 60% Feuchtigkeit schon erschlaffend. Der Magere vermag zwar selbst bei 35° noch mittlere körperliche Arbeit (z. B. 5000 kgm pro Stunde) zu verrichten, wenn die Luft trocken ist, nicht aber mehr schwere Arbeit. Muß trotzdem schwere Arbeit (z. B. 15000 kgm pro Stunde) bewältigt werden, so steigt die Körpertemperatur über die Norm zugleich mit der Stoffzersetzung und unter dem Ausbruch profusen Schweißes. Die Folge ist völlige körperliche Erschöpfung. Trockene Wärme dagegen ist keine Kontraindikation für körperliche Arbeit. Wolpert (5) kam auf Grund experimenteller Prüfung zu dem Schluß, daß sich auch in Luft, deren Temperatur nur einige Grad unter Körpertemperatur liegt, ohne hygienische Bedenken reichliche Arbeit leisten läßt, wenn die Arbeitsbedingungen zweckmäßig sind. Diese Bedingungen sind: Trockenheit der Luft (20—30% relative Feuchtigkeit), Ablegen der Kleidung (Nacktarbeit) während der Arbeit und Luftbewegung. Die schwersten Erscheinungen der Wärmestauung, die namentlich beim Militär häufig vorkommen, sind bekannt als sog. Hitzschlag (vgl. S. 263). Da die Nahrungszufuhr, namentlich die N-haltige, die Wärmebildung steigert, so ist z. B. Arbeit bei hoher Temperatur leichter ausführbar bei stickstoffarmer Kost als bei reichlicher gleichzeitiger Eiweißzufuhr (Rubner). Loewy (2) hat den Einfluß, den wechselnde Außentemperaturen auf die Wasserabgabe von der Haut haben, verfolgt und gefunden, daß ihre Menge bei Lufttemperaturen zwischen 14 und 24° und bei mittlerer relativer Feuchtigkeit zwischen 75 und 375 g pro Quadratmeter innerhalb von 24 Stunden beträgt und daß bestimmend für die Menge wesentlich der Zustand des Hautorgans ist, und zwar in physikalischer Hinsicht die Temperatur seiner oberflächlichen Schichten.

Moog (1) betont die Kompliziertheit des physiologischen Vorgangs der Hautwasserabgabe. Er fand bei 5 Personen, daß bei Schwankungen der relativen Feuchtigkeit um 30—40% und bei einer Durchschnittstemperatur von 25° die unmerkliche Wasserabgabe durch die Haut bei hoher relativer Feuchtigkeit größer ist als bei niedrigem Feuchtigkeitsgehalt der Luft. Es handelt sich dabei also nicht um einen rein physikalischen Vorgang der Abdunstung, sondern im Sinne Rubners um eine aktiv wärmeregulatorische Tätigkeit der Haut. Die unmerkliche Hautwasserabgabe setzt sich aus zwei Vorgängen zusammen, einer insensiblen Schweißabsonderung und einem Perspirationsprozeß (Moog und Buchheister).

Plaut und Wilbrand im Kestnerschen Laboratorium legten sich die Frage vor, wodurch die an und für sich unzweckmäßige (s. oben) Steigerung des Gaswechsels beim Schwitzen bedingt sei und wie sich die widersprechenden Zahlen für den Stoffwechsel beim Schwitzen erklären. Nach ihren Untersuchungen beruht die Gaswechselsteigerung des Warmblüters bei hohen Außentemperaturen auf der Erhöhung der Blutwärme. Der warmblütige Organismus wirkt dieser unzweckmäßigen Steigerung der Verbrennungen durch Einschränkung des Verbrauchs an anderer Stelle entgegen (sog. „2. chem. Wärmeregulation" nach KESTNER), Nahrungsaufnahme und Kälte unterdrücken die zweite chemische Wärmeregulation (vgl. S. 267).

3. Einfluß der Luftbewegung.

Als weiterer, die Wärmeregulation beeinflussender Faktor ist die *Luftbewegung* zu nennen. Über sie sind wir eingehend durch die Untersuchungen von WOLPERT (6, 7) im RUBNERschen Laboratorium unterrichtet worden.

Versuche an einer 57 kg schweren Versuchsperson im PETTENKOFERschen Respirationsapparat ergaben zunächst folgendes: Während bei Windstille mit steigender Temperatur (von 20—37°) die Gesamtwasserdampfabgabe von 18 g auf 112 g stündlich stieg, zeigte es sich, daß in bewegter Luft (Windgeschwindigkeit von 8 m in der Sekunde) zwischen 20—35° die Wasserdampfabgabe nur etwa die Hälfte, ja nur ein Drittel der Wasserdampfabgabe in ruhender Luft betrug. Erst von 36° an aufwärts trat eine starke Erhöhung der Wasserdampfabgabe ein, die das Doppelte und mehr der Werte in ruhender Luft erreichen konnte. Geringe Windgeschwindigkeiten von nur 1 m in der Sekunde ergaben eine verhältnismäßig geringere Wasserdampfabgabe, doch gingen die Werte nicht proportional, sondern bei stärkerem Wind wurde die Zunahme geringer. So hat ein Wind von 8 m Geschwindigkeit weit mehr als die halbe Wirkung eines Windes von 16 m. Die Beeinflussung des menschlichen Organismus durch bewegte Luft, soweit experimentell begründet, hat WOLPERT (1902) in folgenden Sätzen formuliert:

1. Gibt sich die Wirkung des Windes durch, wenn auch geringgradigste, Kältesymptome (Gänsehaut usw.) zu erkennen, so sind Atmungsgröße sowohl wie Kohlensäurebildung nebst Sauerstoffverbrauch, auch die Wasserdampfabgabe aus Respiration bedeutend höher als bei Windstille.

2. Unter mittleren Verhältnissen, wo man bewegte und unbewegte Luft unterschiedslos für die Wärmeempfindung hinnimmt, werden Atmungsgröße und Kohlensäurebildung durch den Wind nicht beeinflußt, die Wasserdampfabgabe (aus Perspiration) jedoch bedeutend durch den Wind herabgesetzt.

3. In solchen Fällen (höhere Temperaturen, etwa 30° und mehr), wo bewegte Luft als eine Annehmlichkeit empfunden wird, ist die Atmungsgröße durch den Wind gesteigert, die Kohlensäurebildung etwas herabgesetzt, die Wasserdampfabgabe (aus Perspiration) bedeutend durch den Wind herabgesetzt.

4. Bei extrem hohen Temperaturen (Luft wärmer als der Körper) sind Atmungsgröße, auch Kohlensäurebildung in bewegter Luft höher als in ruhender Luft, die Wasserdampfabgabe (aus Perspiration) in bewegter Luft bedeutend höher als in ruhender Luft.

Die nackte Versuchsperson empfand bei 35° und 40° bewegte Luft angenehmer als Windstille, bei 20° Windstille angenehmer als Wind. Die bekleidete Versuchsperson empfand bei 25° keinen Unterschied zwischen Wind und Windstille. Bei 30—40° wurde bewegte Luft leichter als unbewegte ertragen. Bei 20° wurden im Wind schon leichte Kältegefühle verspürt. Bei 15° wurde Wind schon als sehr kalt empfunden („Gänsehaut"), unbewegte Luft dagegen nicht.

Im Wind lieferte der Nackte 57,3 g Kohlensäure stündlich, der Bekleidete nur 31,6 g. Die Steigerung der Atmungsgröße im Wind bewirkt eine Erhöhung der Lungenventilation, reflektorisch durch die Abkühlung der Haut veranlaßt. In feuchter Luft war die Atmungsgröße etwas höher als in trockener.

Im Wind von 20° wurde von dem Bekleideten trockene Luft für kälter gehalten als feuchte, im Wind von 15° dagegen feuchte Luft für kälter als trockene. Der Nackte empfand dagegen die feuchte Luft in allen Fällen für die kältere.

Sichtbare Schweißbildung tritt im Winde erst bei höheren Temperaturen auf als bei Windstille, da der Wind naturgemäß eine austrocknende Wirkung auf die Haut ausübt.

Über den Begriff Wind ist schon auf S. 259 das wesentlichste gesagt worden. Luftbewegungen unter 0,5 m in der Sekunde werden noch kaum als Wind empfunden.

Aus den Wolpertschen Versuchen geht als praktisch bedeutsam hervor, daß bei den gewöhnlich vorkommenden Temperaturen der Wind nicht, wie man annehmen sollte, die Verdunstungsgröße steigert, sondern sie herabsetzt. Gesteigert wird dagegen natürlich die Wärmeabgabe durch Leitung.

Lange (2) hat den Einfluß des Windes auf die Hauttemperatur genauer untersucht, nachdem bereits Heymann (1) und Reichenbach zusammen mit Heymann (1) auf diesem Gebiete wertvolle Vorarbeit geleistet hatten (vgl. S. 261). Die Temperaturmessungen an der Haut wurden thermoelektrisch vorgenommen (wie schon früher von Kunkel und Rubner), und zwar an Stirn, Brust und Hals. Es wurde mit Windstärken von 1—6 m/sec gearbeitet.

Es zeigte sich bei diesen Versuchen, daß niedrige Lufttemperatur die Windwirkung verstärkt, dauernde und fortgesetzte Winde die Wärmeregulation stärker beeinflussen als kurze kontinuierliche oder längere intermittierende und daß die Stärke des Windes nicht von solcher Bedeutung ist, wie von vornherein anzunehmen war. Bekleidete Hautstellen erlitten durch bewegte Luft eine wesentlich geringere Abkühlung als nackte und erwärmten sich rascher nach Aufhören der Luftbewegung. Dauernd unbekleidet gehaltene Körperteile reagierten auf Wind vollkommener als andere. Nach Lange kann man die Wirkung des Windes auf den Körper in Vergleich stellen mit der Wirkung kühler Bäder. Kurze Windstöße scheinen die Haut zur Reaktionsfähigkeit besser zu erziehen als kontinuierliche langdauernde, welche eine Abstumpfung der Hautempfindlichkeit bei Muskelruhe bedingen. Schon geringfügige Befeuchtung der Haut verstärkte den Abkühlungseffekt des Windes erheblich. Durch Körperbewegung werden die Verhältnisse anscheinend in günstiger Weise beeinflußt.

Die vorstehend genannten Untersuchungen bestätigen also zum Teil das, was die praktische Erfahrung seit langem schon gelehrt hat.

4. Zusammenwirken der einzelnen Einflüsse.

Für das Wohlbefinden des Menschen unerläßlich ist, daß er sich im Zustande einer geregelten Wärmewirtschaft befindet. Nur dann stellt sich bei ihm das ein, was Rubner das „*Behaglichkeitsgefühl*“ genannt hat. Es ist bereits darauf hingewiesen worden, daß nach Rubner dieses Behaglichkeitsgefühl nur dann vorhanden zu sein pflegt, wenn die Wärmeregulation sich auf den Wegen physikalischer Vorgänge abspielt, wozu der Ausbruch sichtbaren Schweißes nicht mehr zu rechnen ist. Für den bekleideten *ruhenden* Menschen ist eine solche Regulation in dem Temperaturintervall von 15—26° meist möglich. Während wir den Einfluß niedriger Temperaturen gewöhnlich leicht durch Variation unserer Kleidung sowie durch Wohnung und Heizung paralysieren können, ist bei höheren Temperaturen die ausreichende *Entwärmung* des Körpers eine Aufgabe, die der Körper in erster Linie *selbst* lösen muß, allerdings auch wieder unter richtiger Benutzung hygienischer Bekleidungsgrundsätze. Diese Entwärmung oder *Abkühlung* nun ist, wie wir gesehen haben, ein komplizierter Vorgang, bei welchem nicht nur Temperaturdifferenzen, sondern auch der Feuchtigkeitsgehalt der

Luft, die Luftbewegung und schließlich auch die Wärmestrahlung entscheidend mitzuwirken haben. Das Bedürfnis, ein *objektives* Maß für diesen Entwärmungsvorgang zu besitzen, wenn auch nur in angenähertem Maße, besteht schon lange.

Schon Flügge(1) hatte in dieser Richtung eine Lösung gesucht und Vincent hatte eine Formel konstruiert, bei welcher allerdings die Luftfeuchtigkeit nicht berücksichtigt war, sondern in die nur die Faktoren Lufttemperatur (A), Strahlung (E = Differenz zwischen gewöhnlichem und geschwärztem Thermometer) und Windgeschwindigkeit (V) einbezogen worden waren. Diese Formel (für die am Daumenballen gemessene Hauttemperatur P) lautete: $P = 26{,}5 + 0{,}3\,A + 0{,}2\,E - 1{,}2\,V$.

Reichenbach und Heymann(1) haben sich mit der Frage der Brauchbarkeit dieser Formel, mit Hilfe deren das stärkere oder geringere Kältegefühl, das der Mensch in freier Luft empfindet, bestimmt werden soll, beschäftigt, Rubner hat sie von vornherein abgelehnt.

Man ist dann dazu übergegangen, *Apparate* zu konstruieren, welche den ganzen Komplex von Faktoren, die zur Erzielung einer Abkühlung zusammenwirken, messen sollen. Versuche von Osborne und Krieger in dieser Richtung, die schon vor Dezennien unternommen wurden, sind später von Frankenhäuser in verbesserter Weise wieder aufgenommen worden. Er schuf einen „Homöotherm" bezeichneten Apparat, ein zylindrisches Gefäß aus Kupferblech von 100 qcm Oberfläche, das 100 g Wasser enthält und nach künstlicher Erwärmung der natürlichen Abkühlung ausgesetzt wird. Jeder Grad Temperaturverlust soll einer Grammcalorie Wärmeverlust pro Quadratzentimeter Oberfläche entsprechen. Die dem Instrument anhaftenden Mängel bestehen in seiner Empfindlichkeit gegen Erschütterungen und in der unregelmäßigen Abkühlung infolge der Bildung von Konvektionsströmen. E. Peters und Jötten haben es allerdings benutzt und als brauchbar befunden, andere Autoren, wie Dorno, Flügge, Lange und Reichenbach lehnen es aber ab.

An Stelle dieses Apparates lassen sich nun einfachere Instrumente mit gleichem oder noch besserem Erfolge verwenden. Schon Grosse hatte vorgeschlagen, zur Bestimmung der Abkühlungsgeschwindigkeit ein gewöhnliches Thermometer um 10° über die Umgebungstemperatur zu erwärmen und dann die Zeit zu beobachten, welche nötig ist, es auf die Hälfte des Temperaturüberschusses, also um 5° abzukühlen. Er bestimmte also die sog. „Halbierungszeit". Diese Methode gestattete indessen naturgemäß nur die Gewinnung von Vergleichswerten. Hill hat nun versucht, diese Messungen quantitativ zu gestalten durch Konstruktion seines sog. „*Katathermometers*". Einiges über das Katathermometer ist bereits im 2. Bande dieses Handb. (S. 406) gesagt worden. An dieser Stelle muß indessen etwas näher auf die Hillsche Methode eingegangen werden.

Das Katathermometer ist ein einfaches Alkoholthermometer, das mit zwei Marken versehen ist [Fabrikanten: James J. Hicks, London EC., Hatton Garden 8/10¹)]; die obere Marke liegt bei 37,7°, die untere bei 35,0° C. Das Thermometer wird in warmem Wasser soweit erhitzt, daß der Alkoholfaden einige Zentimeter über die obere Marke gestiegen ist, dann wird unter Kontrolle der Stoppuhr genau die Zeit gemessen, welche das Thermometer braucht, um von der oberen zur unteren Marke zu sinken. Die Ablesung kann am *trockenen* oder an dem durch ein übergeschobenes Musselinbeutelchen *feucht* gehaltenen Thermometer vorgenommen werden. Durch Division der Sekundenzahl in den jedem Instrument beigegebenen Faktor (z. B. 459) ergibt sich die Abkühlung, gemessen in tausendstel Grammcalorien pro Quadratzentimeter und Sekunde. Die Eichung des Instrumentes wird empirisch mittels besonderer Apparate vorgenommen.

Seine Aufgabe besteht also in der Messung der abkühlenden Wirkung der Atmosphäre auf eine Oberfläche von annähernd Körpertemperatur (36,5°). Wenn auch der in $^1/_{1000}$ Grammcalorien pro Quadratzentimeter und Sekunde mit dem Katathermometer gefundene *Abkühlungswert* keineswegs sagen soll, daß die Oberfläche des Menschen genau dieselbe Abkühlung erfährt, so unterliegt sie doch einem der Angabe des Thermometers etwa proportionalen Effekt (Dorno). Der Abkühlungswert des feuchten Thermometers ist, theoretisch

---

¹) Neuerdings auch Richter und Wiese, Berlin N 4.

genommen, fast wichtiger als der des trockenen, da die menschliche Haut selten vollkommen trocken ist. Dorno hat bei vergleichenden Feststellungen der *Wangentemperatur* und der Katawerte mit dem trockenen Katathermometer festgestellt, daß man die Abkühlung, welche die Wange durch den Einfluß von Temperatur und Luftbewegung erfährt, auch katathermometrisch ausdrücken kann. Man erhält nämlich nach ihm die Abkühlung der Wange in Celsiusgraden, wenn man den vom Katathermometer angegebenen trockenen Abkühlungswert halbiert.

Das grundsätzlich Neue an diesen Messungen ist die Einführung einer Grundtemperatur von rund 37° zum Studium der klimatischen Einflüsse auf das Wohlbefinden des Menschen. Besonders eindringlich hat sich Dorno (1) dafür eingesetzt, daß die meteorologischen Faktoren auf die Temperatur des *Objekts,* zu dem sie in Beziehung gesetzt werden soll, also auf die Körpertemperatur des Menschen, bezogen werden müssen und nicht auf die Temperatur der *Luft.* Ganz allgemein sollte daher nach ihm eine spezifisch medizinische Klimatologie als Ausgangspunkt nicht den Nullpunkt der Celsiusskala, sondern die Körpertemperatur wählen. Man muß also in diesem Sinne die neuen Begriffe „physiologische Temperatur", „physiologischer Feuchtigkeitsgehalt", „physiologisches Sättigungsdefizit" usw. einführen.

Mit der praktischen Bedeutung der *Abkühlungsgröße* haben sich in letzter Zeit bereits verschiedene Forscher beschäftigt, von deutschen Autoren namentlich Weiss und Heymann, Korff-Petersen und W. Rosenthal.

Weiss glaubt, daß das Instrument in der Lüftungstechnik und zur Messung von Zugerscheinungen mit Vorteil wird Verwendung finden können. Für gewerbehygiënische Zwecke wird man nach ihm allerdings die Grenzen des zulässigen „*Kataindex*" (d. i. die Zahl, die man erhält, wenn man die Konstante des betreffenden Instruments durch die Zeit in Sekunden dividiert, die bei der Abkühlung von 37,7° bis auf 35° verstreicht) in den einzelnen Berufsgattungen praktisch erst noch bestimmen müssen.

Heymann und Korff-Petersen dagegen haben untersucht, ob sich vielleicht Gesetzmäßigkeiten zwischen den mit dem Katathermometer gewonnenen Werten und dem Verhalten des menschlichen Körpers feststellen lassen. Da nach den bisher vorliegenden Untersuchungen im Bereiche der Temperaturen von 15—25° die *Stirntemperaturen* mit den subjektiven Empfindungen ungefähr parallel gehen, haben sie diese als objektiven Maßstab für das Befinden des Menschen klimatischen Einflüssen gegenüber benutzt und daher sowohl die Beziehungen zwischen Stirntemperatur und *trockenem* Katawert bei ruhender und bewegter Luft von mittlerer Feuchtigkeit, als auch die Beziehungen zwischen Stirntemperatur und *feuchtem* Katawert festgestellt. Sie fanden, daß bei *ruhender* Luft und mittlerer Feuchtigkeit ein *trockener* Katawert von 5—6 wohl als normal angesehen werden kann, d. h. daß innerhalb dieser Grenzen Wohlbefinden herrscht. Dieser Wert wird auch von Hill selbst angegeben. Dagegen ließen sich nach ihnen für *bewegte* Luft noch keine sicheren Grenzwerte feststellen, da z. B. Wind auf das leblose Instrument (das Katathermometer) ganz anders, und zwar viel stärker als auf den lebenden menschlichen Körper einwirkt. Auch charakterisiert anscheinend bei bewegter Luft die Stirntemperatur das Befinden nicht mehr eindeutig. Immerhin wurden stets Katawerte in bewegter Luft *über 9,5* als kühl, Werte *unter 5* als lästig warm empfunden. Auch zwischen *feuchtem* Katawert und Empfindung war in *ruhender* Luft eine gewisse Beziehung zu erkennen (auffallenderweise nicht zwischen Stirntemperatur und feuchtem Katawert), insofern nämlich, als ein Über- oder Unterschreiten eines Intervalls von 13,5—16 zu unangenehmen Empfindungen führte, dagegen zwischen *bewegter* Luft und *feuchtem* Katawert eine Beziehung bisher nicht. Weitere Versuche über diese interessante Frage müssen abgewartet werden.

Vernon und Bedford (1) fanden in gut ventilierten Stellen von Kohlenbergwerken einen trockenen Katawert von etwa 6 und einen feuchten von etwa 16, an den am schlechtesten bewetterten Stellen dagegen Werte von 3,1 bzw. 9,5.

Aus der Temperatur des trockenen und des feuchten Thermometers sowie aus der Luftbewegung hat Yaglou mit Hilfe graphischer Darstellung einen sog. „*wirksamen Temperaturindex*" ("effective temperature index") konstruiert. Die Behaglichkeitszone soll zwischen 17,0° und 21,5° wirksamer Temperatur liegen. Ähnliche Überlegungen haben auch Yagloglou und Miller für den bekleideten Körper angestellt. Ein Urteil über die Brauchbarkeit dieses Maßstabes muß vorbehalten bleiben.

Von anderen Seiten [vgl. Linke (2)] ist gegen die Hillsche empirische Abkühlungsformel eingewendet worden, daß die Körperoberfläche nicht Bluttemperatur hat, sondern niedriger liegt, daß der Einfluß der Windstärke in der Formel übertrieben und daß der Einfluß der Strahlung in ihr nicht genügend berücksichtigt worden ist.

Die anfangs zweifellos etwas überschwengliche Beurteilung des Katathermometers dürfte allmählich auf das richtige Maß zurückgehen. Vor allem muß man sich hüten, kritiklos den menschlichen Körper und das Alkoholgefäß des Katathermometers miteinander in Vergleich zu stellen; das geht natürlich schon deshalb nicht, weil man ein lebendes Gewebe nicht mit einer toten Glasmasse in Parallele bringen darf. Dann sind auch die Massenverhältnisse derart ungleich, daß schon hieraus Schwierigkeiten entstehen müssen und schließlich befindet sich ja der menschliche Körper gewöhnlich größtenteils in bekleidetem Zustand, ein Umstand, der den Vergleich zwischen dem Verhalten der menschlichen Haut und der Glasfläche des Alkoholgefäßes bei der Abkühlung noch weiter kompliziert. Kritische Betrachtungen in dieser und anderer Richtung hin finden sich daher bei verschiedenen Autoren, z. B. bei MC CONNELL uns YAGLOGLOU und bei VERNON und BEDFORD (2), auf die hier nur verwiesen werden kann. Immerhin ist die Schaffung des Katathermometers für die Methodik der Untersuchung der Wärmeregulation des Menschen als ein Fortschritt zu buchen.

Das HILLsche Katathermometer dient *Einzelbeobachtungen*. Schon REICHENBACH (1) hat aber vorgeschlagen, die Einzelbeobachtungen durch fortlaufende mittels selbstregistrierender Apparate zu ersetzen. Das von ihm angegebene Instrument besteht aus einem mit Öl gefülltem zylindrischem Entwärmungsgefäß aus dünnem Kupferblech von 20 cm Höhe und 9 cm Durchmesser. Der Inhalt des Gefäßes wird durch elektrische Heizung auf gleicher Temperatur gehalten. Je nach dem Grade der Abkühlung schwankt der Verbrauch an elektrischer Energie. Diese Schwankungen werden durch ein selbstregistrierendes Instrument gemessen, so daß die graphischen Aufzeichnungen ein Bild der wechselnden klimatischen Faktoren, welche in ihrer Gesamtheit die Abkühlung bedingen, ergeben. Auch SCHADE (2) hat im Jahre 1922 einen ähnlichen Vorschlag gemacht. Ferner hat DORNO unter dem Namen ,,Calometer" ein selbstregistrierendes Instrument bauen lassen, das aber, soweit dem Verfasser bekannt, ziemlich kompliziert und kostspielig ist.

Einen Mittelweg bedeutet das nach den Angaben von THILENIUS und DORNO konstruierte ,,*Davoser Frigorimeter*". Es ermöglicht die Bestimmung der *mittleren* Abkühlungsgröße *innerhalb einer bestimmten, beliebig zu wählenden Zeit* unter gleichzeitiger Berücksichtigung von Lufttemperatur, Luftfeuchtigkeit, Luftbewegung und Wärmestrahlung.

Als Meßkörper dient eine geschwärzte massive Kupferkugel von 176,7 qcm Oberfläche, die mittels einer Metallröhre auf einer Platte montiert ist. Diese Metallröhre enthält ein nach besonderem Verfahren gebautes *Kontaktthermometer*. Durch den Strom der elektrischen Leitung kann die Kugel auf die Temperatur von 33° erwärmt werden (entsprechend ungefähr der Hauttemperatur im Behaglichkeitszustand). Der Kontaktthermometer bewirkt, daß die Stromzuführung unterbrochen wird, sobald die Temperatur von 33° erreicht ist, und daß sie wieder einsetzt, sobald die Temperatur um 0,1—0,2° gesunken ist. Die Zeit, während welcher der Kugel Strom zugeführt wird, zeigt eine besondere, auf einem Holzgestell montierte Uhr an. Das Verhältnis der Minutenzahl, um welche diese Uhr während zweier Ablesungen vorgerückt ist, zu der inzwischen tatsächlich verflossenen Zeit in Minuten, vervielfacht mit der am Umschalter des Instruments abzulesenden Zahl, ergibt die Millicalorien, die jedem Quadratzentimeter der Kugeloberfläche zur Erhaltung der Normaltemperatur zugeführt werden müssen, mit anderen Worten: *die Abkühlungsgröße.*

5. Einfluß der Kleidung.

Die klimatischen Einflüsse auf den Menschen werden durch die *Kleidung* in so bedeutsamer Weise verändert und verschoben, daß eine richtige Beurteilung der auf die Wärmeregulation des Menschen einwirkenden Faktoren ohne Berücksichtigung dieses, uns ein künstliches Klima verschaffenden Mittels ausgeschlossen ist. Auf eine kurze Darstellung der Grundlagen der Kleidungshygiene kann daher an dieser Stelle nicht verzichtet werden. Als erster hat v. PETTENKOFER den Weg vorgezeichnet, auf dem sich die wissenschaftliche Beurteilung der Bekleidungsfrage zu bewegen hätte; andere Autoren, wie KRIEGER und LINROTH haben sich dann mit dem Wärmeleitungsvermögen und dem Wasserdampfgehalt der Kleidung befaßt, doch erst Rubner (12) und seine Schüler haben den Unterbau für die wissenschaftliche Bekleidungslehre geschaffen.

Der *Schutz gegen Abkühlung* ist zunächst die wichtigste Aufgabe der Kleidung. Daher mußte, nachdem zunächst die physikalischen Eigenschaften der Kleiderstoffe nach neuen Methoden untersucht worden waren [Rubner (11)], zunächst Aufschluß über das *Wärmeleitungsvermögen der Grundstoffe unserer Kleidung* (Wolle, Baumwolle, Leinen, Seide) gewonnen werden. Rubner (13) stellte fest, daß die zur Herstellung benutzten Grundstoffe alle erheblich bessere Wärmeleiter als die Luft sind, daß aber außerdem die einzelnen Grundstoffe ein spezifisches Leitungsvermögen besitzen. Weit mehr als von der Grundsubstanz hängt das Wärmeleitungsvermögen eines Gewebes aber von den *Mengenverhältnissen zwischen Luft und Grundstoff* ab. Dieses Verhältnis findet seinen Ausdruck im *spezifischen Gewicht* der Kleidungsstoffe. Die Änderungen des Leitungsvermögens gehen letzterem proportional. Spezifisches Gewicht und *Dicke* eines Stoffes bestimmen fast allein das *Wärmehaltungsvermögen.* Von großem Einfluß auf das spezifische Gewicht ist der Einfluß der *Webweise.* Bei gleichartig hergestelltem Gewebe haben wollene Stoffe das geringste, baumwollene und leinene Stoffe das größte Leitungsvermögen. Nach der Webweise geordnet haben Flanellstoffe das geringste spezifische Gewicht (etwa 0,1), Trikotgewebe ein etwas höheres (etwa 0,25) Kleidertuche etwa 0,3, Leinen und Schirting dagegen etwa 0,8. Das überhaupt niedrigste spezifische Gewicht hat infolge seines enormen Luftreichtums das Pelzwerk (0,05). Es besteht nämlich zu etwa 95% aus Luft, während der Luftgehalt von Leinen und Schirting nur ungefähr 35% beträgt. (Nach K. B. Lehmann [s. unten] betragen die Werte 45% bei Leinen und 55% bei Baumwolle; demnach müßte die luftreichere Baumwolle bei gleicher Stoffdichte etwas wärmer halten als die Leinwand.) Die übrigen genannten Gewebe stehen mit einem Luftgehalt von etwa 70—90% in der Mitte. *Plätten, Stärken* und *Appretieren* macht die dabei in Betracht kommenden Gewebe fast völlig luftfrei.

Neben dem Luftgehalt ist das *Verhalten des Wassers zum und im Gewebe* hygienisch das wichtigste Moment. Alle Kleidungsstoffe sind hygroskopisch, d. h. sie nehmen in Abhängigkeit von der relativen Feuchtigkeit der Luft Wasserdampf unter Wärmeentwicklung auf [Rubner (14, 15)]. Bei 100% relativer Feuchtigkeit nehmen 100 g Wolle rund 30 g Wasserdampf auf, 100 g Baumwolle etwa 23 g, 100 g Leinen etwa 25 g, wenn die Stoffe vorher getrocknet worden sind. Den Zuwachs des Wärmeleitungsvermögens der Kleidungsstoffe durch Aufnahme von hygroskopischem Wasser berechnet Rubner für Wolle zu rund 110, für Baumwolle zu 16 und für Seide zu 40%. Da aber die Wollstoffe infolge ihrer Struktur die stoffärmsten (d. h. die luftreichsten) Gewebe zu sein pflegen, so wird dadurch die Wirkung des hygroskopischen Wassers mehr als ausgeglichen. Von größter Bedeutung ist *das zwischengelagerte Wasser.* Legt man Gewebe in Wasser, so füllen sich alle Poren damit und man hat den Zustand der „maximalsten Wasserkapazität". Preßt man die Stoffe dann mit der Hand aus, so bleibt eine Wassermenge zurück, die Rubner als „minimalste Wasserkapazität" bezeichnet. Im ersteren Falle verschwinden die spezifischen Unterschiede im Wärmeleitungsvermögen der Stoffe praktisch völlig, da Wasser die Wärme besser leitet als die Pflanzenfaser. Die minimalste Wasserkapazität ist natürlich der für die Praxis wichtigere Zustand. *Auf jeden Fall erhöht die Einlagerung von Wasser die Wärmeleitung, und zwar bis zum Drei- und Mehrfachen.* Am geringsten sind die Beeinflussungen beim Wollflanell, am ungünstigsten bei den glatten Hemdenstoffen, denn wenn Wollflanell im trockenen Zustande 923 pro Mille lufthaltige Poren hat, so besitzt es im Zustande der minimalsten Wasserkapazität immer noch 803 pro Mille. Ungünstiger liegen dagegen die Zahlen bei Baumwollflanell

(888 gegen 723), noch ungünstiger beim Wolltrikot und Baumwolltrikot (833 gegen 615) und am allerungünstigsten beim Schirting und feinem Leinen, *dessen lufthaltiges Porenvolumen auf 0 sinkt* (520 gegen 0). Nach K. B. Lehmann (a. a. O.) enthält Leinwand nach dem Ausdrücken nur etwa 76% der Wassermenge der Baumwolle. *Grobe* Leinenstoffe sind, wasserbenetzt, noch etwas lufthaltig. Für die Aufnahme von Wasser ist auch die Benetzbarkeit der Stoffe maßgebend, die bei der Wolle infolge ihres Fettgehaltes am geringsten, bei den übrigen Stoffen aber erheblich ist.

Die Wärmeabgabe feuchter Kleiderstoffe erfolgt durch Strahlung, Leitung an die Luft und Wärmebindung. Die Wärmeausstrahlung benetzter Stoffe kann kleiner, ebensogroß oder größer sein als die trockener. Von Einfluß auf die Ausstrahlung ist vor allem die Wärmebindung durch die Wasserverdampfung, aber auch die Menge des von der Kleidung aufgenommenen Wassers. Die Oberfläche nasser Kleidungsstoffe kann durch die starke Verdunstung so weit abgekühlt werden, daß die Ausstrahlung erheblich sinkt. Die Verdunstungsgröße ist abhängig von der Menge des aufgenommenen Wassers. Versuche über den *Einfluß der die Kleider ventilierenden Luft* auf die Wärmeleitung ergaben [Rubner (16)], daß vermehrte Luftzirkulation imstande ist, durch Wärmetransport die schlechtere Wärmeleitung zu überkompensieren. Dichte Kleidung enthält nicht nur weniger Luft, sondern auch viel weniger bewegliche Luft. Mit zunehmender Dicke nehmen die durchgehenden Luftmengen rasch ab. Der höhere Wärmeschutz dicker Stoffe geht also auf Kosten der Lüftbarkeit. Daß locker gewebte Stoffe besser ventilieren als dichtgewebte ist selbstverständlich. Rubner (17) nennt „*Permeabilitätkoeffizient*" die Zahl, welche angibt, wieviel Sekunden notwendig sind, um durch 1 qcm Fläche in 1 cm dicker Schicht 1 ccm Luft bei 0,42 mm Wasserdruck durchzudrücken. Danach ist der Permeabilitätskoeffizient beim Baumwolltrikot 1,1, beim Loden 2,8, beim Wolltrikot 5,7, bei Militärhosenstoff 15,7, beim glattgewebten Baumwollenstoff dagegen 76,3. Der Koeffizient ist der umgekehrte Wert der Durchlässigkeit. Beim Vergleich von Baumwolle- und Leinengewebe fand K. B. Lehmann (a. a. O.) das erstere weniger durchlässig. Auch er fand mit der Zunahme der Schichtdicke für Leinen und Baumwolle eine prozentuale Abnahme der Luftdurchlässigkeit.

Die Permeabilität der Kleidungsstoffe für Luft, eine Funktion in erster Linie des Porenvolumens, ist neben der Wärmeleitung einer der wichtigsten Eigenschaften der Kleidungsstoffe. Außer Rubner (16) haben de Lange und K. B. Lehmann (a. a. O.) sich mit dieser Eigenschaft beschäftigt. de Lange hat seine Ergebnisse tabellarisch zusammengestellt und die Stoffe appretiert, gewaschen und nicht appretiert geprüft.

Geht man mehr auf die *physiologischen Fragen* ein, so ist zunächst zu untersuchen, *wieviel Wärme durch die Kleidung dem Körper gespart wird* [Rubner (18, 20)]. Die Prüfung von Kleidungen aus verschiedenen Grundstoffen unter gleichmäßigen Bedingungen, durch Vergleichung des nackten und des bekleideten Armes ausgeführt, ergab für Wolle rund 19, für Baumwolle und Seide rund 17% Wärmesparung. Selbstverständlich ist auch die Stoffdicke von Einfluß, ferner der Feuchtigkeitsgehalt der Stoffe, der den Wärmedurchgang um etwa 35—75% steigern kann. Setzte Rubner die Wärmeabgabe des trockenen unbekleideten Armes = 100, so ergab sich beim mit Wolltrikot bekleidetem der Wert 80, beim mit glatter Baumwolle bekleidetem der Wert 83. Dagegen stiegen diese Werte bei feuchten Stoffen auf 124 (Wolltrikot) bzw. 157 (glatte Baumwolle). Auch mit Hilfe des oben beschriebenen „Davoser Frigorimeters" läßt sich das Wärmehaltungsvermögen von Kleiderstoffen bestimmen (A. Müller). Die trockene nackte Haut gibt weniger Wärme durch Strahlung und Leitung ab als die durch nasse Kleidung überlagerte. Tritt noch Luftbewegung hinzu, so erhöht sich die Wärmeabgabe weiter, wenn auch langsam (*Erkältungsgefahr*).

Auf Grund der vorstehend kurz skizzierten wissenschaftlichen Grundlagen unserer Kenntnisse über den Wärmehaushalt des Körpers und die Wirkung der Kleidungsstoffe lassen sich *für die Praxis folgende allgemeine Schlüsse* ziehen.

Die Kleidung beeinflußt die Temperatur der von ihr bedeckten Körperteile, sie wirkt dadurch auf das Temperatur- und Behaglichkeitsgefühl des Menschen ein, das allerdings sowohl von der Temperatur, wie von der relativen Feuchtigkeit der Luft abhängig ist. Am behaglichsten fühlt sich der Mensch, wie oben schon betont, in *dem* Abschnitt der *physikalischen* Wärmeregulation, wo die Wärmeabgabe vorwiegend durch Leitung und Strahlung und nicht durch Wasserverdunstung erfolgt. Die Grenzen, innerhalb deren dies Behaglichkeitsgefühl (Wohlbefinden) besteht, sind zwar durch Gewöhnung etwas verschiebbar, immerhin kann man, wie zum Teil oben schon auseinandergesetzt wurde, darüber doch folgende Regeln aufstellen: Die Grenzen der Hauttemperatur, bei der keine Klagen über Kälte und Wärme erhoben zu werden pflegen, liegen etwas unter 32° und etwas über 33°. Der Spielraum beträgt also rund 2°. Das *künstliche Klima*, das sich der Mensch durch seine Kleidung schafft, erhält seinen Charakter durch die Beschaffenheit der in der Kleidung befindlichen Kleiderluft (von höherem Kohlensäuregehalt). Sie steht im Wechsel mit der Außenluft und wird von deren Verhältnissen (Temperatur, Feuchtigkeit, Bewegung) beeinflußt [Rubner (11), Wolpert (9)]. Der Kohlensäuregehalt der Kleiderluft sinkt mit steigender Permeabilität der Kleidungsstoffe und mit der steigenden Luftbewegung. Nicht minder wird die Zusammensetzung der Kleiderstoffe aber beeinflußt durch das Verhalten des Menschen (Ruhe, Bewegung, körperliche Arbeit). Da in den meisten Fällen die Kleiderlufttemperatur höher ist als die Temperatur der Außenluft, namentlich unter der Einwirkung von Sonnenstrahlung, *so wird der Gehalt an relativer Feuchtigkeit der Außenluft beim Eintritt in die Poren der Kleidung herabgesetzt*. Die Kleiderluft ist daher meist trockener als die Außenluft. Das vom Körper abgegebene Wasser gleicht dieses Defizit zwar bis zu einem gewissen Grade aus, überkompensiert sie aber nur bei Schweißbildung. Für gewöhnlich werden durch die Kleidung daher nicht nur die Temperatur-, *sondern auch die Feuchtigkeitsverhältnisse* der den Körper in den Poren der Kleidung unmittelbar umgebenden Luftschicht *in günstigem Sinne geändert* (Behaglichkeitsgefühl). Voraussetzung dafür ist allerdings eine *rationelle* Bekleidung. Eine Kleidung, die zu dick oder zu dicht ist, die eine ausreichende Ventilation und damit einen ergiebigen Wechsel der Kleiderluft nicht zuläßt, muß ungünstig auf das Befinden wirken. Es kommt hier zunächst auf die Beschaffenheit der *Unterkleidung* an, die aus gewissen praktischen Gesichtspunkten (Reinlichkeit, Mode usw.) aus dichten glattgewebten Baumwoll- oder Leinenstoffen zu bestehen pflegt, wenigstens bei der großen Masse der Bevölkerung. Diese Stoffe sind aber viel zu wenig luftdurchgängig. Unter Verhältnissen, unter denen eine gesteigerte Abgabe von Wasserdampf notwendig ist, versagen sie. Sie befördern den Schweißausbruch, werden dann nahezu völlig luftfrei und die durchnäßten Stoffe geben dann, nachdem das schweißerzeugende Moment (meist körperliche Arbeit) fortgefallen ist, durch übermäßige Leitung und Strahlung, verbunden mit starker Wasserverdunstung leicht Anlaß zu *Erkältungskrankheiten. Eine zweckmäßige Kleidung muß daher einen gleichartigen hygienischen Aufbau haben von der Unterkleidung angefangen bis zur Oberkleidung (Homogenität der Kleidung).*

Während bei *niedrigen* Außentemperaturen trockene Kleidung die Wärmeabgabe verringert, feuchte sie vermehrt, liegen bei *hohen* Außentemperaturen die Verhältnisse so, daß die Kleidung durch Beschleunigung der Schweißbildung und durch Sättigung der Kleiderluft mit Wasserdampf in jedem Falle die notwendige Wärmeregulierung stört. *Nur gesteigerte Wasserverdunstung, nicht Bildung von Schweiß ist die physiologisch richtige Entwärmungsart bei gesteigerter Wärmeproduktion.*

Die Kleidung setzt natürlich auch den Wärmeverlust des Körpers durch *Abstrahlung* herab. Nach RUBNERs Beobachtungen sank (die Ausstrahlung der nackten Haut bei mittlerer Temperatur = 100 gesetzt) die Ausstrahlung

durch das Anziehen eines Wollhemdes . . auf 73
„   ein Leinenhemd . . . . „ 60
„   die Weste . . . . „ 46
„   den Rock . . . . „ 33

Die in der Literatur vorliegenden Versuche am bekleideten und nackten Menschen zeigen, daß im nackten Zustand bei trockener Luft und Windstille Temperaturen unter 27° als zu kühl empfunden werden. In leichter Kleidung tritt dieses Gefühl erst unterhalb 15° ein. Im Gegensatz dazu empfindet der Nackte Temperaturen über 33° als zu warm und diese Empfindung tritt beim leicht bekleideten bereits oberhalb von 27° auf. *Die Kleidung verschafft uns also eine Anpassungsfähigkeit für ein Temperaturintervall von 10—12°.*

Unter den Genußmitteln, die zur Herbeiführung einer behaglichen Temperatur bei niedriger Außentemperatur oder unzureichender Bekleidung oft in Anwendung kommen, spielt der *Alkohol* eine Hauptrolle. RUBNER (22) hat über die Wirkungen des Alkoholgenusses bei einer Versuchsperson im Respirationsapparat bei niedriger Temperatur (10,5—13,9°) feuchter und trockener Luft Versuche angestellt. *Dabei zeigte es sich, daß die Wirkung des Alkohols auf die Ertragbarkeit niederer Temperaturen unverkennbar war.* Unter dem Einfluß des Alkoholgenusses nahm ferner die Wasserdampfabgabe zu; trotzdem war das Kältegefühl vermindert. Trinken von reinem Wasser in größeren Mengen hat diesen Einfluß nicht (LASCHTSCHENKO).

Was die *Farbe der Kleidung* angeht, so sind für ihre Wahl, abgesehen von Gesichtspunkten, die sich aus Gewohnheit, Reinlichkeitsbedürfnis, Mode und technischen Umständen ergeben, die bekannten physikalischen Tatsachen maßgebend. Strahlen kommen nur dann zur Wirksamkeit, wenn sie absorbiert werden. Das größte Absorptionsvermögen für alle Arten Strahlen haben nun schwarze Stoffe, das geringste weiße. Weiß absorbiert lediglich ulraviolette Strahlen. Die *weiße Kleidung zur Sommerszeit* und in den Tropen ist also durchaus rationell.

6. Einfluß der Arbeit.

Auf die Beziehungen zwischen Arbeit und Wärmeregulation des Körpers ist im vorstehenden schon mehrmals verwiesen worden. Grundlegende Arbeiten über diese Frage sind zunächst von WOLPERT (4, 5) veröffentlicht worden. Er schließt aus seinen Versuchen, daß *in Arbeitsräumen* schon bei der gewöhnlichen Lufttemperatur von 18—20° eine geringere Luftfeuchtigkeit als in den Wohnräumen angebracht ist, statt 40—60% vielleicht 30—50% relative Feuchtigkeit. In niedrig temperierten Arbeitsräumen (etwa 15°) hält WOLPERT eine höhere Luftfeuchtigkeit bis etwa 70% für wünschenswert, da feuchte Luft unter diesen Verhältnissen als wärmer empfunden werde. Im großen und ganzen sollte man es sich jedenfalls zur Regel machen, Arbeitsräume, sofern die Art des Betriebes dies zuläßt, womöglich mit so trockener Luft (bis 20% relative Feuchtigkeit) zu versorgen, *daß keine Schweißbildung beim Arbeitenden eintritt.* Hochwarme Luft kann für den körperlich arbeitenden kaum jemals zu trocken sein, dagegen sehr leicht zu feucht. Bei hohen Arbeitsraumtemperaturen muß außer für Trockenheit der Luft auch noch für entsprechende leichte Kleidung und nötigenfalls auch für Luftbewegung gesorgt werden. Aber es ist zu beachten, daß Arbeiten in leichter Bekleidung oder nackt bei Windstille unbedenklicher ist als Arbeiten in stärker bekleidetem Zustand und Luftbewegung (Wind von 8 m Geschwindigkeit). Die größten Arbeitsleistungen bei hoher Lufttemperatur lassen sich allerdings nur unbekleidet in bewegter trockener Luft vollführen.

Die Wasserdampfabgabe des Menschen, die während körperlicher Arbeit gesteigert zu sein pflegt, bleibt auch nach geleisteter Arbeit noch bis zu mehreren Stunden erhöht [Wolpert und Peters (2)].

Sehr wertvolle Beiträge zu der Frage der Beeinflussung der Körperwärme durch Arbeit lieferten Reichenbach und Heymann (2) durch Beobachtungen an Arbeitern über Tage und an *Bergarbeitern*. Die bei letzteren häufig bestehenden ungünstigen Verhältnisse (hohe Temperatur bei gleichzeitig hoher relativer Feuchtigkeit) führen namentlich in unbewegter Luft schon bald zu Erhöhungen der Körpertemperatur und zur Wärmestauung. Es zeigte sich allerdings dabei merkwürdigerweise, daß hinsichtlich der nachteiligen Wirkung einer solchen Wärmestauung eine gewisse Gewöhnung eintritt. Der Körper paßt sich den abnormen klimatischen Bedingungen an, doch vermutlich auf Kosten der Gesundheit. (Früheres Eintreten der Invalidität.)

Franz hat über eine größere Anzahl von Betriebsunfällen durch Hitzschlag bzw. Sonnenstich berichtet.

Daß unter ungünstigen klimatischen Bedingungen das *Ermüdungsgefühl* bei der Arbeit sich früh einstellt, darf nicht Wunder nehmen. Auf die Existenz besonderer Ermüdungsstoffe im Sinne Weichardts soll erst weiter unten eingegangen werden. Für die große Bedeutung der Temperatur- und Feuchtigkeitsverhältnisse für die Arbeitsleistung, die schon durch die grundlegenden Untersuchungen deutscher Forscher (s. oben) durch das Laboratoriumsexperiment sichergestellt worden war, ist neuerdings in der Praxis besonders durch die Arbeiten Hills (vgl. oben bei Katathermometer) das Interesse von neuem erregt worden. So wurde im Jahre 1920 englischerseits eine eigene Untersuchungskommission gebildet, die in Verbindung mit den Arbeitgebern die klimatischen Verhältnisse in den südafrikanischen Randminen studieren sollte. Über diese Ergebnisse liegen Berichte vor. Ich muß mich darauf beschränken, an dieser Stelle auf diese und ähnliche Arbeiten hinzuweisen (Orenstein u. Ireland; Vernon).

7. Einfluß der Wohnung.

Einige Worte müssen auch noch den Beziehungen zwischen der Wohnung und dem Wärmehaushalt des Menschen gewidmet werden. Maßgebend hierfür ist, wie bei der Kleidung die Erwärmung durch Strahlung und Leitung, sowie der Feuchtigkeitsgehalt.

Die *Besonnung* von Haus und Wohnung ist ein für das Wohlergehen so einflußreicher und allgemein bekannter Faktor, daß es sich fast erübrigt, ihn besonders zu besprechen. Korff-Petersen (1) versuchte festzustellen, wie stark die einzelnen nach den verschiedenen Himmelsrichtungen gerichteten Hauswände unter den in der Wirklichkeit gegebenen Verhältnissen in ihren verschiedenen Höhen von der Sonne bestrahlt werden und wie lange die Dauer der Bestrahlung währt. Er betont dabei, daß zwar die psychische günstige Wirkung der Sonnenbestrahlung nicht unterschätzt werden darf, daß aber sonstige Strahlenwirkungen zum großen Teil dadurch ausgeschaltet werden, daß das Sonnenlicht beim Durchgang durch die Fensterscheiben einen großen Teil der hygienisch besonders wichtigen Strahlen durch Absorption einbüßt, namentlich die ultravioletten Strahlen des Spektrums, deren bakterizide Kraft am größten ist. Somit verbleibt im wesentlichen die wärmende Wirkung der Sonnenstrahlen, die von den Wänden gespeichert werden. Diese Wärmemenge ist natürlich von großer Bedeutung für die Wärmeökonomie der Wohnung.

Die *Wärmeleitfähigkeit* der Baumaterialien ist naturgemäß von ausschlaggebender Wichtigkeit für die sowohl in der warmen, wie in der kalten Jahreszeit notwendige *thermische Isolierung der Wohnräume.* Über sie sind wir hauptsächlich durch die Untersuchungen aus dem Laboratorium für technische Physik der Technischen Hochschule München unterrichtet. Auf sie muß hier verwiesen werden. Genannt mögen auch die Untersuchungen von TSCHAPLOWITZ über die Wärmeleitung keramischer Materialien sein. Die Wärmeleitzahl der Baumaterialien nehmen zu mit ihrer Temperatur, ihrem Raumgewicht und ihrer Feuchtigkeit. Die Verhältnisse liegen bei ihnen also ganz ähnlich, wie bei den Kleidungsstoffen.

Einige Beispiele für die Wärmeleitzahlen (λ) mögen lediglich zum Zwecke des *Vergleichs* genannt werden (nach KNOBLAUCH-RAISCH-REIHER):

Korksteine	0,033—0,094
Torfplatten	0,048—0,142
Sägemehl	0,060
Gebrannte Kieselgursteine	0,074—0,090
Hochofenschwemmsteine	0,072
Rhein. Schwemmstein	0,11
Kiefernholz, senkrecht zur Faser	0,12
Linoleum	0,15
Hohlziegel	0,17
Flußsand, trocken	0,27
Kies	0,29
Ziegel	0,41—0,82 (je nach Feuchtigkeit)
Verputz	etwa 0,50
Lehmwand, gestampft	0,52
Beton	0,72—1,04
Kalksandstein	0,80
Natursandstein	1,22

Die Wärmedurchlässigkeit Λ ist diejenige Wärmemenge, die in 1 Stunde durch einen Quadratmeter einer Wand hindurchgeht, wenn die Temperaturdifferenz ihrer beiden Oberflächen 1°C beträgt. Sie ergibt sich aus der Wärmeleitzahl λ des Materials und aus der Wandstärke δ nach der Formel

$$\Lambda = \frac{\lambda}{\delta}$$

und charakterisiert die wärmetechnischen Eigenschaften der Wandkonstruktion.

Im Zusammenhang mit diesen Fragen stehen die sehr beachtenswerten Arbeiten aus dem Hygienischen Institut der Universität Berlin, welche sich mit der *Wärmeökonomie von Gebäuden in hygienischer und wirtschaftlicher Beziehung* befassen (KORFF-PETERSEN und LIESE; NUCK). Für Kleinhaussiedlungen ist auf Grund dieser Arbeiten die Innenisolation der Wände bei Dauerheizung mit nicht wärmespeichernden Heizkörpern in der kalten Jahreszeit zu empfehlen. Die Brennstoffersparnis durch Innenisolation kann je nach Umständen im Vergleich mit nicht isolierten Siedelungshäusern bis zu 46% betragen. In Sommerversuchen wurde festgestellt, daß in den Flachhaussiedelungen zu Beginn der warmen Jahreszeit die isolierten Häuser in den Zimmern eine meist um etwa 2° tiefere Lufttemperatur aufwiesen als die nicht isolierten Häuser. Bei fortschreitender Erwärmung am Tage und in den Nächten bietet dagegen eine Isolierung der Hauswände keinen Vorteil gegenüber den nicht isolierten; erst bei hoher Tagestemperatur und längerer Einwirkung der Sonnenbestrahlung auf die Außenwände übersteigt wiederum die Innenraumtemperatur des nicht isolierten Hauses die des isolierten, d. h. hier wird die Isolierung auch an heißen Sommertagen zu einem guten Wärmeschutz für das Innere.

Die Sorge für *trockene Wohnräume* muß hauptsächlich dahin gehen, die *innere* Wand trocken zu halten, d. h. Niederschlagswasser zu vermeiden.

Der ungünstige Einfluß *feuchter Wohnungen* auf die Gesundheit ihrer Insassen ist bekannt und in der Literatur schon häufig besprochen worden. Auf der 27. Versammlung des Deutschen Vereins für öffentliche Gesundheitspflege zu München im Jahre 1902 war dieses Thema z. B. Gegenstand der Beratung. Auf die Leitsätze der damaligen Referenten Abel und Olshausen und einige andere Arbeiten kann hier nur verwiesen werden (Steinberger; Schwarz).

Da Wasser ein bedeutend stärkerer Wärmeleiter ist als Luft, haben auch feuchte Wände ein erhöhtes Wärmeleitungsvermögen. Ihre Temperatur wird unter Umständen durch die Wasserverdunstung noch weiter gesenkt. Feuchte Zimmerluft, eine Folge nasser Wände, erhöht ebenfalls die Wärmeleitung. Der Körper des Menschen verliert infolgedessen durch Leitung und Strahlung erheblich größere Wärmemengen als unter normalen Verhältnissen, und Erkältungs- und andere Krankheiten sind häufig die Folge. Die Ursachen der Wohnungsfeuchtigkeit können dauernde und vorübergehende sein. Erstere beruhen auf Verwendung ungeeigneter Baumaterialien, ungenügender Sicherung gegen Schlagregen usw., letztere auf mangelhafter Unterhaltung der Baulichkeiten und unzweckmäßiger Benutzung der Räume. Hierzu sind insbesondere zu rechnen: Überfüllung der Wohnung mit Menschen, mangelhafte Lüftung und Heizung und übermäßige Entwicklung von Wasserdampf in einzelnen Räumen einer Wohnung. Prophylaktische Maßnahmen beim Bau sind wichtiger und wirksamer als die spätere Beseitigung des Übels, die unter Umständen sehr schwierig ist (z. B. Schutz des Gebäudes gegen Grundfeuchtigkeit und Tageswasser).

Was das Befinden des Menschen in kalten Räumen betrifft, so hat Kisskalt(1) untersucht, wie groß der Wärmeverlust des Menschen in schlecht angeheizten Zimmern gegenüber dem in gutgeheizten Räumen sich gestaltet, d. h. um wieviel größer in ersteren die Ausstrahlung des Körpers nach den kalten Wänden hin ist. Er berechnete, daß z. B. bei einer Lufttemperatur im Zimmer von 17,5° und niedrigerer Wandtemperatur von einer Person bei geringer körperlicher Arbeit für jeden Grad Temperaturdifferenz etwas über 8% Wärme mehr abgegeben werden als bei Temperaturgleichheit. *Seine Untersuchungen beweisen jedenfalls, daß schon geringfügige Temperaturdifferenzen zwischen Luft und Wänden einen starken Wärmeverlust bedingen, welcher den Aufenthalt in einem solchen Raum sehr unbehaglich und unter Umständen auch gesundheitsschädlich gestalten kann.*

Rubner (23) hat zuerst gezeigt, wie man die vom Menschen einerseits durch Leitung, andererseits durch Strahlung abgegebene Wärme gesondert berechnen kann. Bei der von ihm aufgestellten Wärmebilanz (die natürlich nur für den untersuchten Fall galt) fand er, daß insgesamt rund 75% der Wärme durch Leitung und Strahlung abgegeben wurden. Auf die Leitung entfielen dabei rund 31%, auf die Strahlung rund 44%. Die eingehenden Versuche, die Masje seinerzeit angestellt hat, die von einem Menschen durch Strahlung abgegebene Wärme zu messen, sind nach Rubner mit zu vielen Fehlern behaftet, als daß sie eine exakte Berechnung erlauben.

IV. Einwirkung sonstiger klimatischer Faktoren.

Von anderen physikalischen Einwirkungen könnten noch in Betracht kommen Luftdruck und Luftelektrizität. In bezug auf diese Faktoren kann man sich kurz fassen.

Was den *Luftdruck* anlangt, so steht fest, daß Änderungen des Luftdrucks um mehrere hundert Millimeter Quecksilbersäule vom Menschen ohne Schaden vertragen werden. So wirken erheblich gesteigerte Drucke z. B. auf die Caissonarbeiter, sofern nur das Ein- und Ausschleusen langsam erfolgt, gewöhnlich nicht ungünstig ein und die Verminderung des Luftdrucks, wie sie bei Bergsteigern und Luftfahrern unvermeidlich ist, bringt nur unter gewissen extremen Verhältnissen gesundheitliche Gefahren mit sich. Die im gewöhnlichen Leben vorkommenden klimatischen Luftdruckveränderungen bewegen sich demgegenüber innerhalb so kleiner Grenzen (maximal etwa 50 mm), daß es von vornherein sehr unwahrscheinlich ist, daß sie eine physiologische Wirkung ausüben könnten. Diesen experimentellen und wissenschaftlichen Anschauungen widersprechen allerdings manche Beobachtungen am Menschen (HELLPACH). So hat man den plötzlichen Luftdruckschwankungen auch von kleinerem Ausmaß vielfach doch einen Einfluß auf das Befinden zugeschrieben. Von Luftdruckschwankungen, wie sie z. B. vor dem Eintritt von Föhnwind eintreten, glaubten BREZINA und SCHMIDT (1) festgestellt zu haben, daß sie Leistungsfähigkeit und Befinden herabsetzen. Später von den gleichen Autoren (2) angestellte Untersuchungen haben es dann aber wieder sehr zweifelhaft gemacht, ob solche Beziehungen wirklich bestehen.

Die Vermutung KESTNERs, daß es sich bei der Beeinflussung des Befindens durch bestimmte mit Luftdruckerniedrigung einhergehende Wetterlagen, z. B. bei Fallwinden nicht um eine physikalische, sondern um eine stoffliche Wirkung besonderer in der Atmosphäre entstehender Substanzen handelt, ist wohl nicht zutreffend (GRIESBACH).

Auch die experimentellen Untersuchungen, die sich auf den Einfluß der *Luftelektrizität* [KUNOW, KORFF-PETERSEN (2)] beziehen, sind ergebnislos verlaufen oder haben gezeigt, daß derartige Versuche zur Entscheidung der Frage nicht ausreichen. Aber auch hier steht die Erfahrung im Gegensatz zu den Ergebnissen experimenteller Forschung, die Erfahrung nämlich, daß luftelektrische Zustände den menschlichen Organismus zweifellos gelegentlich beeinflussen. Wegen der physikalischen Tatsachen vgl. WIGAND.

Die Einwirkung der *Witterung* auf Befinden und Gesundheit überhaupt ist leider noch wenig geklärt, da eine der häufigsten Folgen ungünstigen Witterungseinflusses, die sog. Erkältung, ebenfalls noch ein nur teilweise gelöstes Problem darstellt (s. unten). Auch die Beziehungen zwischen Wetter und sonstigen Krankheiten, die man auf statistischem Wege zu klären versucht hat (PRINZING), liegen noch ziemlich im dunkeln, so sicher an sich der Einfluß von abnormen klimatischen Zuständen auf die Gesundheit ist. Namentlich ist das Wesen der Einwirkung der Witterung im weiteren Sinne des Wortes auf das Nervensystem noch unklar (BERLINER). Nur die Einwirkung gewisser *extremer Witterungszustände* auf bestimmte Altersgruppen, so z. B. der Sommerhitze auf die Säuglinge, ist genauer studiert und ihre ursächliche Bedeutung einigermaßen gefestigt (LIEFMANN und LINDEMANN).

V. Erkältungskrankheiten und Abhärtung.

Störungen der normalen Wärmeregulation beim Menschen erzeugen als häufigste pathologische Erscheinung die sog. Erkältungskrankheiten. Auf Vorbedingungen ihrer Entstehung ist bereits in den vorstehenden Kapiteln gelegentlich hingewiesen worden. STICKER hat das Gebiet der Erkältungskrankheiten ausführlich behandelt. Neuerdings hat GÄHWYLER zusammenfassend den heutigen Stand der Erkältungsfrage noch einmal dargestellt. Dort findet sich auch die neuere wichtigere Literatur aufgeführt. Er kommt zu dem Schluß, daß die vielen angestellten Experimente die Erkältungsfrage nicht zu lösen vermochten, daß die aufgestellten Theorien vorläufig eben Theorien bleiben, und daß man daher in der Prophylaxe und Behandlung nur auf die Erfahrung angewiesen ist.

Besonders eingehend hat sich in den letzten Jahren Schade mit dem Erkältungsproblem befaßt. Auf seine Arbeiten ist bereits im 2. Bande ds. Handb. (S. 408) Bezug genommen. Es sei hier darauf verwiesen. Eine zusammenfassende Darstellung über diese Fragen gibt Schade im Handb. der normalen und pathologischen Physiologie, Bd. 17, Correlationen III, S. 424. 1926.

Bemerkenswert ist die bei manchen Personen zwischen dem Erkältungsinsult und dem Ausbruch der Erkältungserscheinungen liegende ziemlich gleichmäßige *Inkubationsdauer* von etwa 12—15 Stunden.

In unmittelbarem Zusammenhange mit der Frage über das Wesen der Erkältung steht die *Abhärtungsfrage*; aber so lange wir nicht in der Lage sind, eine restlose Aufklärung des Erkältungsvorganges zu geben, so lange wird man auch hier auf die praktische Erfahrung sich beschränken müssen. Die Abhärtung besteht im wesentlichen in einer Gewöhnung an lokale und allgemeine Abkühlungsreize, und diese Gewöhnung ist wohl in erster Linie bedingt durch die Reaktionsfähigkeit der Haut, das schnelle Anspringen vasomotorischer Regulationsvorrichtungen auf reflektorischem Wege, welche den Kältereiz paralysieren. Wir sehen daher, daß zur Erkältung hauptsächlich Personen neigen mit schlaffer, blutloser Haut. Der Vorschlag, die Haut auf ihre Reaktionsfähigkeit durch Auflegen von Eisstückchen zu prüfen und die dabei eintretende Reaktionsgeschwindigkeit zu messen (Häberlin, Kestner, Lehmann, Wilbrand und Georges), geht daher zweifellos von einem richtigen Gesichtspunkt aus. Es handelt sich hier also, wie auch z. B. Strasser hervorhebt, um einen Schutzvorgang, auf dessen regelmäßigen Eintritt man nur rechnen kann, wenn der Körper entsprechend erzogen worden ist. Diese Erziehung kann sowohl durch Luft- wie durch Wasserbäder vorgenommen werden. Da aber die Wärmeabgabe der Haut an Wasser etwa 25 mal so stark ist als an Luft, so erhellt ohne weiteres, daß die Abhärtung durch Luftbäder die mildere Form ist, die im allgemeinen vorzuziehen ist, namentlich im Kindesalter (Klotz) oder mit der jedenfalls zunächst der Anfang gemacht werden muß. Sehr wichtig ist es, mit dieser Gewöhnung schon frühzeitig zu beginnen, da die Erfahrung lehrt, daß Abhärtungsverfahren im späteren Alter häufig auf Schwierigkeiten stoßen, ja zu direkten Mißerfolgen führen.

Da Erkältungskrankheiten häufig den Ausgangspunkt für ernstere Infektionskrankheiten bilden, so müssen naturgemäß kälteempfindliche Personen besonders peinlich alle Gelegenheiten meiden, bei denen Infektionen übertragen werden können, aber es ist ja bekannt, daß diese persönliche Prophylaxe auch nur auf schwachen Füßen steht und im praktischen Leben gewöhnlich versagt.

VI. Der Einfluß „verdorbener" Luft auf den Menschen.
Die Ermüdungsfrage.

Haben wir den vorliegenden Gegenstand bisher mehr unter dem Gesichtspunkt der Einwirkung physikalischer Faktoren behandelt, so bleibt nun noch übrig, als Ergänzung zu dem Gesagten die Frage kurz zu erörtern, ob auch *chemische* Veränderungen der Luft imstande sind, unser Befinden nachteilig zu beeinflussen. Wir müssen hier das alte Problem von dem Einfluß der sog. schlechten, verdorbenen und verbrauchten Luft noch einmal kurz anschneiden, da dieses untrennbar ist von der Frage, ob die Wärmestauung allein unserer Gesundheit Abbruch tut.

Für einen Teil der Hygieniker sind die Akten über den Einfluß der chemischen Luftveränderung auf das Wohlbefinden des Menschen bereits geschlossen. Für sie sind es lediglich Temperatur und Feuchtigkeit, die unter Umständen die Luft geschlossener Räume für den Menschen unerträglich machen. Andere Autoren, z. B. Rubner, denken vielleicht auch heute noch nicht so radikal.

Über die Verunreinigungen der Luft durch die Atmung des Menschen ist im Zusammenhange schon oft geschrieben worden. Von neueren zusammenfassenden Darstellungen mag die von LODE erwähnt werden. FLÜGGE und seine Schüler [FLÜGGE (2), PAUL, ERCKLENZ] haben bekanntlich mit Nachdruck in ihren Arbeiten, die auf sorgfältigen experimentellen Untersuchungen beruhen, darauf hingewiesen, daß es ein Übermaß von Wärme bei gestörter Wärmeabgabe, also die *Wärmestauung* ist, welche das Übelbefinden in der Luft geschlossener Räume bisweilen hervorruft. Die wichtigsten dieser Arbeiten mögen auch hier genannt sein. Bei den Versuchspersonen, die im FLÜGGEschen Institut verwendet wurden, stellten sich schon bei 26° und mäßiger Feuchtigkeit oder bei 21—23° und höherer Feuchtigkeit fast immer Unbehagen, Kopfdruck, Beklemmung, Schwindel und Neigung zum Erbrechen ein. Die Empfindung war nicht bei allen Personen die gleiche. Die unangenehmen Erscheinungen traten ein, wenn die Hauttemperatur, an der Stirn gemessen, bei Gesunden 34—35°, bei empfindlichen Kranken 32—33° erreicht hatte und wenn die Hautfeuchtigkeit um 20—30% gestiegen war. Es wurde aus diesen Versuchen folgender Schluß gezogen: Es kann wohl nicht mehr daran gezweifelt werden, daß die unangenehmen Symptome, wie sie sich in Versammlungsräumlichkeiten, Kirchen, Schulen usw. gelegentlich einstellen, unabhängig von der Einatmung der betreffenden Luft zustande kommen und daß demgemäß die chemische Verunreinigung der Luft nur eine ganz untergeordnete Rolle spielen kann. Dagegen haben die Versuche gelehrt, daß eine um so größere Bedeutung dem physikalischen Verhalten der Luft in den genannten Örtlichkeiten beigemessen werden muß. Zweifellos sind es vorzugsweise die in den genannten Räumen herrschenden Temperatur-, Feuchtigkeits- und Luftbewegungsverhältnisse, welche eine ausreichende Wärmeabfuhr von seiten des menschlichen Körpers verhindern und so zu den bekannten, am besten mit dem Sammelnamen „Wärmestauungssymptome" zu bezeichnenden unangenehmen Erscheinungen führen.

Zum Zustandekommen dieser Erscheinungen gehört aber, worauf HINTZE hinweist, eine gewisse Überempfindlichkeit gegen Hitze, die nicht allzu häufig anzutreffen ist. HINTZE suchte festzustellen, wie groß der Prozentsatz solcher überempfindlicher Personen ist, und ob es gelingt, durch weitere Steigerung der Temperatur- und Feuchtigkeitsgrade auch bei solchen Personen Überempfindlichkeit hervorzurufen, die bei den in Versammlungsräumen herkömmlichen Verhältnissen noch keine Störungen erleiden. Er konnte bei seinen Versuchen und Beobachtungen feststellen, daß die Überempfindlichkeit gegen Hitze bei Temperatur- und Feuchtigkeitsgraden, wie sie in Versammlungsräumen gelegentlich vorkommen, eine seltene Erscheinung vorstellt und daß eine Überempfindlichkeit auch bei weit höheren Hitzegraden, wie sie nur ausnahmsweise, z. B. in Gewerbebetrieben, beobachtet werden (es wurden Temperaturen bis 41° bei 50—60% relativer Feuchtigkeit angewendet) nicht öfter hervortritt.

In neuester Zeit ist die Frage des Einflusses der Luftverschlechterung, namentlich in Schulen, auf das Befinden des Menschen noch einmal gründlichst von amerikanischen Gelehrten (*Ventilation-Report*) studiert worden. Ohne auf Einzelheiten einzugehen, sei nur erwähnt, daß bei den Untersuchungen, abgesehen natürlich von dem dominierenden Einfluß von Temperatur und Feuchtigkeit, doch auch Einwirkungen beobachtet wurden (Appetitverminderung in verdorbener Luft beim Menschen, bei Tieren sogar Wachstumsverminderung), die vielleicht doch zum Teil mit schädlichen Beimengungen der Luft zusammenhängen. Der Bericht hat sich jedenfalls auf den Standpunkt gestellt, daß es zurzeit noch nicht möglich ist, alle schädlichen Luftfaktoren zu bestimmen.

Die von Weichardt seinerzeit mit großer Bestimmtheit verfochtene Ansicht (vgl. auch Ströde), daß die ermüdende Wirkung verbrauchter Luft hervorgerufen werde durch Ermüdungsgifte besonderer Art (sog. „Kenotoxine"), konnte den Nachprüfungen anderer Autoren [Inaba, Korff-Petersen (3)] nicht standhalten.

Nachdem schon früher die von Wolpert (10) vertretene Ansicht, daß die Beimengung von Ausatmungsluft den Stoffwechsel beeinflusse, von Heymann (2) als unrichtig gekennzeichnet war, konnten auch die Angaben von Peters (1), daß das Kondenswasser von menschlicher Ausatmungsluft, wenn auch in geringem Grade durch Anwesenheit unbekannter Stoffe die Tätigkeit des isolierten Froschherzens schwächt, von Lange (1) nur insoweit bestätigt werden, als es höhere Kohlensäuregrade der Ausatmungsluft sind — keine anderen giftigen Stoffe—, welche die Ermüdung des Froschherzens beschleunigen. Neuerdings hat dann Kimura unter anderem noch einmal geprüft, wie sich die Luft geschlossener Räume bei hohem Kohlensäuregehalt hinsichtlich ihres Einflusses auf die Ermüdung verhält. Er fand, daß 2—3% Kohlensäurebeimengung zur Luft (reine und Ausatmungskohlensäure) wenn nur die Sauerstoffmenge genügend hoch ist, bei einer 30 Minuten langen leichten oder mittelschweren körperlichen Arbeit keine Herabsetzung der Ergographenleistung erkennen läßt. Erst bei schwerer Arbeit vermag ein solcher (praktisch wohl kaum je vorkommender) Kohlensäuregehalt die Leistungsfähigkeit zu vermindern.

Zusammenfassend wird man also sagen müssen, daß bis jetzt kein zwingender Beweis dafür erbracht ist, daß in verbrauchter oder verdorbener Luft *chemische* Stoffe vorhanden sind, die das Befinden des Menschen ungünstig beeinflussen. Damit soll nicht gesagt sein, daß sie nicht existieren. Aber sie lassen sich bisher mit unseren Methoden nicht nachweisen, auch sprechen viele experimentellen Beobachtungen gegen ihr Vorhandensein.

Im übrigen umfassen die Begriffe des Übelbefindens und der Ermüdung ein so kompliziertes Gebiet, auf dem zum Teil auch endokrine Vorgänge eine bedeutsame Rolle spielen mögen, daß man sich hüten muß, ihre Ursache allein in außerhalb des Körpers gelegenen Faktoren zu suchen.

Literatur[1]).

Abel u. Olshausen: Feuchte Wohnungen: Ursache, Einfluß auf die Gesundheit und Mittel zur Abhilfe. Dtsch. Vierteljahrsschr. f. öff. Gesundheitspflege Bd. 35, S. 247. 1903. — Atzler u. Richter: Über die Wärmekapazität des arteriellen und venösen Blutes. Biochem. Zeitschr. Bd. 112, S. 310. 1920. — Berliner: Der Einfluß von Klima, Wetter und Jahreszeit auf das Nerven- und Seelenleben. Grenzfragen d. Nerven- u. Seelenlebens Bd. 15. Wiesbaden: J. F. Bergmann 1914. — Brezina u. Schmidt (1): Sitzungsber. d. Akad. d. Wiss., Wien. Mathem.-naturw. Kl. III, Bd. 123, S. 209. 1914; (2): Über Beziehungen zwischen der Witterung und dem Befinden des Menschen. Arch. f. Hyg. Bd. 90, S. 83. 1922. — Campbell, Hargood-Ash, Hill: The effect of cooling power of the atmosphere on body metabolism. Journ. of physiol. Bd. 55, S. 259. 1921. — Caspari u. Schilling: Über den Stoffwechsel der Europäer in den Tropen. Zeitschr. f. Hyg. Bd. 91, S. 57. 1921. — Cramer: Die Messung der Sonnenstrahlung in hygienischer Hinsicht. Arch. f. Hyg. Bd. 20, S. 313. 1894. — Dorno (1): Über geeignete Klimadarstellungen. Zeitschr. f. physikal. u. diätet. Therapie Bd. 26, S. 393 u. 437. 1922; (2): Die Physik der Sonnenstrahlung. Handb. d. Balneol., med. Klimatol. u. Balneographie Bd. I, S. 504ff. 1916; (3): Vorträge über Meteorologie usw. anläßlich des Ferienkursus für Ärzte in Davos, August 1923. Braunschweig: Vieweg 1924, S. 21. — Ercklentz: Das Verhalten Kranker gegenüber verunreinigter Wohnungsluft. Zeitschr. f. Hyg. Bd. 49, S. 433. 1905. — Flügge (1): Untersuchungen über die hygienische Bedeutung einiger klimatischer Faktoren, insbesondere des Windes. Festschr. z. 60. Geburtstage von Robert Koch, S. 639. Jena 1903; (2): Über Luftverunreinigung, Wärmestauung und Lüftung in geschlossenen Räumen. Zeitschr. f.

---

[1]) Die durch einen * (Stern) gekennzeichneten Arbeiten konnten leider im *Text* nicht mehr genügend berücksichtigt werden, da sie erst nach Fertigstellung des vorliegenden Beitrages erschienen sind.

Hyg. Bd. 49, S. 363. 1905. — FRANKENHÄUSER: Die klimatischen Faktoren in ärztlicher Betrachtung. Med. Klinik 1911, S. 855. — FRANZ: Über Betriebsunfälle durch Wärmestauung in Industriebetrieben. Zeitschr. f. Hyg. Bd. 79, S. 249. 1915. — GÄHWYLER: Der heutige Stand der Erkältungsfrage. Schweiz. med. Wochenschr. 1922, S. 648. — GRIESBACH: Zur Ursache der Schwüle. Klin. Wochenschr. 1924, S. 152. — GROSSE: Über die Abkühlungsgeschwindigkeit. Zeitschr. f. Balneol. Bd. 6, S. 253. 1914. — HÄBERLIN, KESTNER, LEHMANN, WILBRAND u. GEORGES: Die Heilwirkung des Nordseeklimas. Klin. Wochenschr. 1923, S. 2020. — HELLPACH: Die geopsychischen Erscheinungen in ihrem Einfluß auf das Seelenleben. 3. Aufl. Leipzig 1924. — HEYMANN (1): Über den Einfluß des Windes auf die Wärmeabgabe toter Objekte. Zeitschr. f. Hyg. Bd. 46, S. 196. 1904; (2): Über den Einfluß wieder eingeatmeter Exspirationsluft auf die Kohlensäure-Abgabe. Zeitschr. f. Hyg. Bd. 49, S. 388. 1905. — HEYMANN u. KORFF-PETERSEN: Beobachtungen über das Verhalten des Menschen, besonders seiner Arbeitsfähigkeit, unter verschiedenen thermischen, mit dem Katathermometer festgestellten Bedingungen. I. Mitteilung: Das Verhalten der Hauttemperatur und des subjektiven Empfindens bei verschiedenen Katathermometerwerten. Zeitschr. f. Hyg. Bd. 105, S. 450. 1926. — HILL, LEONHARD: The science of ventilation and open air treatment, Part I and II. Medical research Committee, London 1919—1920. — HILLER: Hitzschlag und Sonnenstich. Leipzig 1917. — HINTZE: Versuche über den Einfluß von Temperatur und Feuchtigkeit im geschlossenen Raum auf den menschlichen Organismus. Zeitschr. f. Hyg. Bd. 80, S. 171. 1915. — INABA: Über das Kenotoxin Weichardts in der Ausatmungsluft. Zeitschr. f. Hyg. Bd. 68, S. 1. 1911. — JÖTTEN: Die Bedeutung der Bestimmung des Abkühlungseffektes für die medizinische Klimatologie. Zeitschr. f. Hyg. Bd. 103, S. 78. 1924. — JOHANSSON: Über den Einfluß der Temperatur in der Umgebung auf die Kohlensäureabgabe des menschlichen Körpers. Skandinav. Arch. f. Physiol. Bd. 7, S. 123. 1897. — KESTNER: Die physiologischen Wirkungen des Klimas. Handb. d. norm. u. pathol. Physiol. Bd. 17, Correlat. III, S. 498—559. 1926. — KESTNER, PEEMÖLLER u. PLAUT: Die Einwirkung der Strahlung auf den Menschen. Klin. Wochenschr. 1923, S. 2018. — KIMURA: Ermüdungsstudien bei genau bemessener körperlicher Arbeit. Zeitschr. f. Hyg. Bd. 98, S. 68. 1922. — KISSKALT (1): Die Wärmeabgabe des Menschen in ungleichmäßig temperierten Räumen. Arch. f. Hyg. Bd. 63, S. 287. 1907; (2): Die Hauttemperatur des Nackten unter normalen und einigen abnormen physiologischen Bedingungen. Arch. f. Hyg. Bd. 70, S. 17. 1909. — KLOTZ: Abhärtung im Kindesalter. Zeitschr. f. physikal. u. diätet. Therapie Bd. 18, S. 615. 1914. — KNOBLAUCH, RAISCH u. REIHER: Die Wärmeleitzahl von Bau- und Isolierstoffen und die Wärmedurchlässigkeitszahl neuer Bauweisen. Gesundheitsingenieur 1920, S. 607. — *KOELSCH: Die gesundheitliche Bedeutung von Temperatur, Feuchtigkeit und Luftbewegung für gewerbliche Arbeit, Beiheft 5—6 zum Zentralblatt für Gewerbehygiene und Unfallverhütung. S. 1. — KORFF-PETERSEN (1): Die Besonnung der Häuser in städtischen Straßen. Zeitschr. f. Hyg. Bd. 91, S. 179. 1921; (2): Untersuchungen über den Einfluß luftelektrischer Faktoren, insbesondere der Ionisation, auf das Wohlbefinden des Menschen. Zeitschr. f. Hyg. Bd. 80, S. 505. 1915; (3): Untersuchungen über das Kenotoxin. Zeitschr. f. Hyg. Bd. 78, S. 37. 1914. — KORFF-PETERSEN u. LIESE: Der Einfluß von Wandkonstruktion und Heizung auf die Wärmeökonomie von Gebäuden in hygienischer und wirtschaftlicher Beziehung. I. und II. Teil. Zeitschr. f. Hyg. Bd. 93, S. 407. 1921 u. Bd. 96, S. 405. 1922; ferner NUCK: Untersuchungen über Wärmeisolationen unter sommerlichen Verhältnissen. Zeitschr. f. Hyg. Bd. 99, S. 359. 1923, und NUCK: Untersuchungen über die Wärmeökonomie isolierter und nicht isolierter Siedlungsbauten in hygienischer und wirtschaftlicher Beziehung. Ebenda Bd. 105, S. 113. 1925. — KRIEGER: Untersuchungen und Beobachtungen über die Entstehung von entzündlichen und fieberhaften Krankheiten. Zeitschr. f. Biol. Bd. 5, S. 476. 1869. — KUNOW: Zur Kenntnis der Beziehungen zwischen Luftelektrizität und Wohlbefinden des Menschen. Zeitschr. f. Hyg. Bd. 80, S. 485. 1915. — LANGE (1): Über den Nachweis von Giftstoffen der Ausatmungsluft am isolierten Froschherzen. Zeitschr. f. Hyg. Bd. 78. S. 65. 1914; (2): Über den Einfluß bewegter Luft auf das thermische Verhalten des Menschen. Zeitschr. f. Hyg. Bd. 91, S. 473. 1921; (3) Weitere Untersuchungen über die Einwirkung bewegter Luft auf das thermische Verhalten des Menschen. Zeitschr. f. physikal. u. diätet. Therapie Bd. 25, S. 241. 1921. — LANGE, DE: Untersuchungen über einige physikalische Eigenschaften von 50 Kleidungsstoffen, mit besonderer Rücksicht auf die Permeabilität in feuchtem Zustande. Arch. f. Hyg. Bd. 51, S. 221. 1904. — LASCHTSCHENKO: Über den Einfluß des Wassertrinkens auf Wasserdampf- und Kohlensäure-Abgabe des Menschen. Arch. f. Hyg. Bd. 33, S. 145. 1898. — LEHMANN, K. B.: Vergleichende Untersuchungen über die hygienischen und technischen Eigenschaften glatter weißer Leinwand und Baumwollgewebe. Arch. f. Hyg. Bd. 60, S. 191. 1907. — LIEFMANN u. LINDEMANN: Der Einfluß der Hitze auf die Sterblichkeit der Säuglinge in Berlin und einigen anderen Großstädten. Dtsch. Vierteljahrsschr. f. öff. Gesundheitspflege Bd. 43, S. 332 u. 375. 1911. — LIESE: s. KORFF-PETERSEN. — LINKE (1): Der

Trübungsgrad der Atmosphäre als klimatischer Faktor. Verhandl. der klimatol. Tagung in Davos 1925, S. 80; (2): Die physikalischen Faktoren des Klimas. Handb. d. norm. u. pathol. Physiol. Bd. 17, Correlat. III, S. 463. 1926; — Linroth, Klas: Einige Versuche über das Verhalten des Wassers in unseren Kleidern. Zeitschr. f. Biol. Bd. 17, S. 184. 1881. — Lode: Atmosphäre, im Handb. d. Hyg. von Rubner-v. Gruber-Ficker Bd. I, S. 392. 1911. — Loewy (1): Über den Einfluß der Abkühlung auf den Gaswechsel des Menschen. Pflügers Arch. f. d. ges. Physiol. Bd. 46, S. 189. 1890; (2): Untersuchungen über die physikalische Hautwasserabgabe. Biochem. Zeitschr. Bd. 67, S. 243. 1914; (3): Neueres aus der Klimatophysiologie. Klin. Wochenschr. 1924, S. 1009; (4): Allgemeine Klimatophysiologie, in Bd. III des Handb. d. Balneol., med. Klimatol. u. Balneographie von Dietrich u. Kaminer, S. 30. Leipzig 1924. — Loewy u. Wechselmann: Zur Physiologie und Pathologie des Wasserwechsels und der Wärmeregulation seitens des Hautorgans. Virchows Arch. f. pathol. Anat. u. Physiol. Bd. 206, S. 79. 1911. — Masje: Untersuchungen über die Wärmestrahlung des menschlichen Körpers. Virchows Arch. f. pathol. Anat. u. Physiol. Bd. 107, S. 17. 1887. — Mc Connell u. Yagloglou: The Kata Thermometer: Its Value and Defects. U. S. Publ. Health Rep. 1924, S. 2293. — Moog (1): Der Einfluß der relativen Luftfeuchtigkeit auf die unmerkliche Hautwasserabgabe. Dtsch. Arch. f. klin. Med. Bd. 138, S. 181. 1922; (2): Der Einfluß der Temperatur auf die unmerkliche Hautwasserabgabe. Zeitschr. f. d. ges. exp. Med. Bd. 31, S. 316. 1923. — Moog u. Buchheister: Über die Schweißsekretion des Menschen. Münchn. med. Wochenschr. 1926, S. 895. — Müller, A.: Die Anwendung des Davoser Frigorimeters zur Bestimmung des Wärmehaltungsvermögens von Kleiderstoffen. Arbeiten aus dem Reichsgesundheitsamt. Bd. 57, S. 314. 1926. — Nuck: s. Korff-Petersen. — Orenstein u. Ireland: Experimental observations upon the relation between atmospheric conditions and the production of fatigue in mine laborers. Journ. of industr. hyg. Bd. 4, S. 30, 70. 1922. — Paul: Die Wirkungen der Luft bewohnter Räume. Zeitschr. f. Hyg. Bd. 49, S. 405. 1905. — Peters, E.: Das Hochgebirgsklima im Lichte calorimetrischer Messungen mittels des Frankenhäuserschen Homöotherms. Schweiz. med. Wochenschr. 1920, S. 1022. — Peters, F. (1): Die Wirkung des Kondenswassers aus menschlicher Atemluft und aus Verbrennungsgasen einiger Leuchtmaterialien auf das isolierte Froschherz. Arch. f. Hyg. Bd. 57, S. 145. 1906; (2): Über die Bedeutung der klimatischen Faktoren für den gesunden Menschen. Vierteljahrsschr. f. gerichtl. Med. Bd. 49, S. 277. 1915. — Pettenkofer: Über die Funktion der Kleider. Zeitschr. f. Biol. Bd. 1, S. 180. 1865. — Plaut: Die Wärmeregulation bei Mensch und Tier. Deutsche med. Wochenschr. 1924, S. 296. — Plaut u. Wilbrand: Zur Physiologie des Schwitzens. Zeitschr. f. Biol. Bd. 74, S. 191. 1922. — Prinzing: Witterung und Krankheit. Dtsch. med. Wochenschr. 1922, S. 549. — Reichenbach (1): Über einen Apparat zur Registrierung des Wärmeverlustes durch die Witterung. Zeitschr. f. Hyg. Bd. 98, S. 528. 1922; (2): s. bei Rubner (11). — Reichenbach u. Heymann: (1): Untersuchungen über die Wirkungen klimatischer Faktoren auf den Menschen. Zeitschr. f. Hyg. Bd. 57, S. 1. 1907; (2): Untersuchungen über die Wirkungen klimatischer Faktoren auf den Menschen. II. Mitteilung. Zeitschr. f. Hyg. Bd. 57, S. 23. 1907. — Rietschel: Die Sommersterblichkeit der Säuglinge. Ergebn. d. inn. Med. u. Kinderheilk. Bd. 6, S. 473. 1910. — *Rosenthal, W.: Das Katathermometer und seine Anwendung. Beiheft 5—6 sum Zentralblatt für Gewerbehygiene und Unfallverhütung, S. 126. — Rubner (1): Thermische Studien über die Bekleidung des Menschen. Arch. f. Hyg. Bd. 23, S. 37. 1895; (2): Die strahlende Wärme irdischer Lichtquellen in hygienischer Hinsicht. Arch. f. Hyg. Bd. 23, S. 87, 193, 297 u. 343. 1895; (3): Zur Bilanz unserer Wärmeökonomie. Arch. f. Hyg. Bd. 27, S. 69. 1896; (4): Klimatologisches und Physiologisches im Handb. d. physikal. Therapie von Goldscheider u. Jakob, Teil I, Bd. 1, S. 31. 1901; (5): Über die Anpassungsfähigkeit des Menschen an hohe und niedrige Lufttemperaturen. Arch. f. Hyg. Bd. 38, S. 120. 1900; (6): Biologische Gesetze. Marburg 1887; (7): Gesetze des Energieverbrauchs, XIV. Kap. Leipzig u. Wien 1902; (8): Die Beziehungen der atmosphärischen Feuchtigkeit zur Wasserdampfabgabe. Arch. f. Hyg. Bd. 11, S. 137. 1890; (9): Stoffzersetzung und Schwankungen der Luftfeuchtigkeit. Ebenda S. 243; (10): Thermische Wirkungen der Luftfeuchtigkeit. Ebenda S. 255; (11): Über einige wichtige Eigenschaften unserer Kleiderstoffe. Arch. f. Hyg. Bd. 15, S. 29. 1892. [Eine sehr gute Zusammenstellung der früheren Arbeiten anderer Autoren und der ersten Arbeiten Rubners auf diesem Gebiete findet sich bei Reichenbach: Über den gegenwärtigen Stand unserer Kenntnis von den physikalischen Eigenschaften der Kleidung. Hyg. Rundschau 1894, S. 1057 u. 1106]; (12): Die Kleidung, im Handb. d. Hyg. von Rubner-v. Gruber-Ficker, Bd. I, S. 581. 1911; (13): Das Wärmeleitungsvermögen der Grundstoffe und der Gewebe unserer Kleidung. Arch. f. Hyg. Bd. 24, S. 265 u. 346. 1895; (14): Einfluß der Feuchtigkeit auf das Wärmeleitungsvermögen der Kleidungsstoffe. Arch. f. Hyg. Bd. 25, S. 29. 1895; (15): Die äußeren Bedingungen der Wärmeabgabe von feuchten Kleidungsstoffen. Ebenda S. 70; (16): Luftbewegung und Wärmedurchgang bei Kleidungsstoffen. Arch. f.

Hyg. Bd. 25, S. 1. 1895; (17): Über die Permeabilität der Kleidungsstoffe. Arch. f. Hyg. Bd. 27, S. 249. 1896; (18): Über den Wärmeschutz durch trockene Kleiderstoffe nach Versuchen am menschlichen Arm. Arch. f. Hyg. Bd. 25, S. 252. 1895; (19): Einfluß des Stärkens von Baumwollenstoff auf die Wärmedurchlässigkeit. Ebenda S. 286; (20): Calorimetrische Versuche am menschlichen Arme bei nasser Kleidung. Ebenda S. 294; (21): Über einige wichtige Eigenschaften unserer Kleidungsstoffe. Arch. f. Hyg. Bd. 15, S. 51. 1892; (22): Über die Anpassungsfähigkeit des Menschen an hohe und niedrige Lufttemperaturen. Arch. f. Hyg. Bd. 38, S. 120 bzw. 141. 1900; (23): Zur Bilanz unserer Wärmeökonomie. Arch. f. Hyg. Bd. 27, S. 69. 1896. — RUBNER u. CRAMER: Über den Einfluß der Sonnenstrahlung auf Stoffzersetzung, Wärmebildung und Wasserdampfabgabe bei Tieren. Arch. f. Hyg. Bd. 20, S. 345. 1894. — RUBNER u. LEWASCHEW, v.: Über den Einfluß von Feuchtigkeitsschwankungen unbewegter Luft auf den Menschen während körperlicher Ruhe. Arch. f. Hyg. Bd. 29, S. 1. 1897. — SCHATTENFROH: Respirationsversuche an einer fetten Versuchsperson. Arch. f. Hyg. Bd. 38, S. 93. 1900. — SCHADE (1): Artikel „Wärme". Handb. d. norm. u. pathol. Physiol., herausgeg. von BETHE, v. BERGMANN, EMBDEN u. ELLINGER, Bd. 17, Correlat. III, S. 392. Berlin: Julius Springer 1926; (2): Ebenda S. 398. — SCHMIDT, E.: Heiztechnische Arbeiten des Forschungsheims für Wärmeschutz in München und ihre Bedeutung für die Zentralheizungsindustrie. Gesundheits-Ing. 1924, S. 197. — SCHMIDT, P. (1): Über Sonnenstich und über Schutzmittel gegen Wärmestrahlen. Arch. f. Hyg. Bd. 47, S. 262. 1903; (2)· Experimentelle Beiträge zur Frage der Entstehung des Sonnenstichs. Arch. f. Hyg. Bd. 65, S. 17. 1908. — SCHWARZ: Über Wohnungsfeuchtigkeit. Zeitschr. f. soz. Hyg. Bd. 1, S. 453. 1919/20. — SCHWENKENBECHER: Über die Ausscheidung des Wassers durch die Haut von Gesunden und Kranken. Dtsch. Arch. f. klin. Med. Bd. 79, S. 29. 1904. — STEINBERGER: Die Wohnung und die Wohnungsfeuchtigkeit. Berlin: Ernst & Sohn 1914. — STERN: Über das Verhalten der Wärmeregulation im Fieber usw. Zeitschr. f. klin. Med. Bd. 20, S. 63. 1892. — STICKER: Erkältungskrankheiten und Kälteschäden, ihre Verhütung und Heilung. Berlin 1916. — STRASSER: Abhärtung. Zeitschr. f. physikal. u. diätet. Therapie Bd. 17, S. 385. 1913. — STRÖDE: Über den Nachweis organischer Lähmungsstoffe in verbrauchter Luft. Zeitschr. f. Schulgesundheitspflege 1917, S. 1. — THILENIUS u. DORNO: Das Davoser Frigorimeter. Zeitschr. f. d. ges. physikal. Therapie Bd. 29, S. 230. 1925. — TSCHAPLOWITZ: Die Wärmeleitung keramischer Materialien. Zeitschr. f. Hyg. Bd. 85, S. 146. 1918. — Ventilation. Report of the New York State Commission on Ventilation. New York: E. P. Dutton & Co. 1923. — VERNON: Recent investigation on atmospheric conditions in industry. Journ. of industr. hyg. Bd. 4, S. 315. 1922. — VERNON u. BEDFORD (1): An investigation of the atmospheric conditions in coal mines by means of the kata-thermometer. Journ. of industr. hyg. Bd. 6, S. 281. 1924; (2): Methods of investigating ventilation and its effects. Medical Research Council, Special Report Series No. 100, London 1926, Part III. — VINCENT: Nouvelles recherches sur la température climatologique. Brüssel 1906. — WEICHARDT (1): Über Ausatemluft. Arch. f. Hyg. Bd. 65, S. 252. 1908; (2): Über Eiweißspaltprodukte in der Ausatemluft. Ebenda Bd. 74, S. 185. 1911. — WEICHARDT u. STÖTTER: Über verbrauchte Luft. Ebenda Bd. 75, S. 265. 1912. — WEISS: Die hygienischen Grundlagen der Lüftungstechnik mit spezieller Berücksichtigung der Katathermometrie zur Bestimmung der Entwärmungsverhältnisse. Arch. f. Hyg. Bd. 96, S. 1. 1925. — WIGAND: Die Luftelektrizität der freien Atmosphäre. Verhandl. d. klimatol. Tagung in Davos 1925, S. 100. Basel: Benno Schwabe & Co. — WOLPERT (1): Über den Einfluß der Besonnung auf den Gaswechsel des Menschen. Arch. f. Hyg. Bd. 44, S. 322. 1902; (2): Die Luft und die Methoden der Hygrometrie. 1898, S. 119; (3): Über den Einfluß der Luftbewegung auf die Wasserdampf- und Kohlensäure-Abgabe des Menschen. Arch. f Hyg. Bd. 33, S. 206. 1898; (4): Über den Einfluß der Luftfeuchtigkeit auf den Arbeitenden. Arch. f. Hyg. Bd. 36, S. 203. 1899; (5): Über die Ausnutzung der körperlichen Arbeitskraft in hochwarmer Luft. Arch. f. Hyg. Bd. 36, S. 294. 1899; (6): Über den Einfluß der Luftbewegung auf die Wasserdampf- und Kohlensäure-Abgabe des Menschen. Hyg. Rundschau 1897, Nr. 13 u. Arch. f. Hyg. Bd. 33, S. 206. 1898; (7): Über den Einfluß des Windes auf die Atmungsgröße des Menschen. Ebenda Bd. 43, S. 21. 1902; (8): Über den Einfluß der Luftbewegung auf die Wasserdampf- und Kohlensäure-Abgabe des Menschen. Arch. f. Hyg. Bd. 33, S. 266. 1898; (9): Über den Kohlensäuregehalt der Kleiderluft. Arch. f. Hyg. Bd. 27, S. 291. 1896; (10): Wird die Kohlensäureabgabe des Menschen durch Beimengung von Ausatmungsluft zur Einatemluft beeinflußt? Arch. f. Hyg. Bd. 47, S. 26. 1903. — WOLPERT u. PETERS (1): Die Tageskurve der Wasserdampfabgabe des Menschen. Arch. f. Hyg. Bd. 55, S. 299. 1906; (2): Über die Nachwirkung körperlicher Arbeit auf die Wasserdampfabgabe beim Menschen. Arch. f. Hyg. Bd. 55, S. 309. 1906. — YAGLOGLOU u. MILLER: Effective Temperature with Clothing. Journ. of Americ. soc. Heating a. Ventil. 1925, S. 59; zitiert nach Gesundheitsingenieur 1925, S. 429. — YAGLOU: The Thermal Index of atmospheric conditions and its Application to sedentary and to industrial Life. The Journ. of industr. hyg. Bd. 8, S. 5. 1926.

Physiologie und Pathologie der Ernährung.

Von

OTTO KRUMMACHER.

Münster i. W.

Mit 2 Abbildungen.

I. Einleitung.

Immer und immer wieder hört man die Theorie zugunsten der Praxis herabwürdigen, eingedenk des Dichterwortes: „Grau, teurer Freund, ist jede Theorie.‘‘ Und was die Ernährungslehre betrifft, insbesondere die Volksernährung, so hat bei uns in Deutschland der Krieg das herkömmliche Mißtrauen gegen die wissenschaftliche Forschung noch erheblich verstärkt. In einer Zeit, wo das widersinnigste für möglich gehalten wurde, hatte die Kritik einen harten Stand. Nicht selten begegnet man der Ansicht, die Erfahrungen während der feindlichen Einschließung hätten alle früheren Lehren umgestoßen, und die Ernährungswissenschaft müßte nun völlig neu begründet werden.

Die Teilnahmlosigkeit der deutschen Regierung an der Volksernährung hat uns RUBNER unlängst dargelegt (32). Seine 1912 gegebenen Anregungen blieben ohne den geringsten Erfolg. In Deutschland fehlte es nach seiner Schilderung sogar während des Krieges an jeder amtlichen Fühlung mit der deutschen Ernährungswissenschaft.

Woher dieses Mißtrauen und in welchem Grade ist es berechtigt?

Gewiß wird niemand verkennen, daß die auf wissenschaftlichem Wege festgestellten Wahrheiten noch einer gewissen Umformung bedürfen, ehe sie für die Praxis brauchbar werden, zumal unter so verwickelten Bedingungen, wie sie der lebende Organismus bietet. Die Nutzanwendung gelingt meist nicht ohne anfängliche Mißerfolge, denn die Theorie behandelt zunächst immer nur ideale Fälle, während in der Praxis mancherlei das Musterbild trübende Umstände hinzukommen. In diesem Sinne besteht in der Tat ein gewisser Gegensatz zwischen Theorie und Praxis. Er gleicht sich aber um so leichter aus, je besser das Lehrgebiet wissenschaftlich ausgebaut ist. Dafür bieten die technischen Fächer, Brückenbau, Maschinenkunde, Elektrotechnik sinnfällige Beispiele, die sich noch reichlich vermehren ließen.

Es wäre auch gar nichts einzuwenden, wenn das Mißtrauen der breiteren Gesellschaftsschichten gegen die Ernährungswissenschaft lediglich aus der Überzeugung flösse, daß die Theorie durch die Praxis ergänzt werden muß. Dem ist aber nicht so. Das Mißtrauen wurzelt viel tiefer, nämlich in einer falschen Vorstellung von der Theorie überhaupt, wie sie seinerzeit schon LIEBIG zu bekämpfen hatte, als er sich anschickte, die Agrikulturchemie auf neue Grundlagen zu stellen. Mit dem Worte Theorie bezeichnete nach LIEBIGS Urteil der praktische Mann die zufälligen Einfälle und Erklärungen, die der eine oder der andere sich gemacht hatte. Und ähnliches gilt noch heute von den Lobrednern der Praxis; wie es auch die dem Mephistopheles in den Mund gelegten Worte unverkennbar zum Ausdruck bringen.

Vielen Gebildeten, die nicht durch die Schule exakter Naturwissenschaft hindurchgegangen sind, will es auch heutzutage noch keineswegs einleuchten, daß sich die unverbrüchlichen Gesetze der Physik und Chemie auf den lebenden Organismus anwenden lassen. Daher die auffallende Leichtgläubigkeit allen neu auftauchenden Kostregeln gegenüber, wenn sie nur mit dem üblichen Wortgepränge angepriesen werden. Und wenn nun gar die Gebote der neuen Propheten einem geheimen Wunsch entgegenkommen, vermögen sie dem Volkswohl den größten Schaden zuzufügen. Welcher Familienvater möchte es in schwerbedrängter Zeit nicht gern vernehmen, daß man eigentlich mit weniger und einfacherer Kost auskommen könnte? Da tut Aufklärung der Laienkreise wahrhaft not, um eine weitgreifende Unterernährung mit ihren schlimmen Folgen abzuwehren.

II. Wesen und Bedeutung der Nahrung im allgemeinen.

Beim Leser dieses Werkes darf ich wohl die Überzeugung voraussetzen, daß im lebenden Körper nichts wider die Naturgesetze geschieht. Sind aber die an der Nahrung sich abspielenden Prozesse, ausschließlich chemischer und physikalischer Art, dann sind auch in der Ernährungswissenschaft nur dann Erfolge zu erwarten, wenn wir die verschwommenen Begriffe des Alltagslebens durch streng naturwissenschaftliche Begriffe ersetzen, also beispielsweise nicht Brot, Gemüse und Fleisch zum Gegenstand unserer Untersuchung machen, sondern Eiweiß, Fett und Kohlenhydrate. Damit werden viele volkstümliche Fragen für uns gegenstandslos, oder erweisen sich zum mindesten als unrichtig gestellt. So unter anderen die Frage nach der naturgemäßen Lebensweise, sowie die Entscheidung, ob Pflanzen- oder Fleischnahrung dem Menschen zuträglicher sei.

Die Ernährungslehre ist nur ein Kapitel aus der Lehre vom Stoffwechsel. Allein in einem Werke, das vorwiegend der Nutzanwendung dienen soll, wird man eine vollständige Grundlegung der Physiologie des Stoffwechsels nicht erwarten. Dazu würde auch der zugemessene Raum nicht ausreichen. Wir wollen uns vielmehr sogleich den Nährstoffen zuwenden unter dem Vorbehalt, an Ort und Stelle die erforderlichen Ergänzungen einzuflechten.

Gleichfalls muß ich mir versagen, auf die an sich ungemein aufklärende geschichtliche Entwicklung der Ernährungslehre einzugehen, und was die Untersuchungsmethoden betrifft, so können sie nur insoweit berücksichtigt werden, als es zum Verständnis des Gedankengangs nötig ist.

1. Die Nahrung als Baustoff.

Am ersten springt die stoffliche Bedeutung der Nahrung in die Augen. Daß wachsende Geschöpfe an Masse zunehmen, hungernde abmagern, sind Beobachtungen, die sich von selbst aufdrängen. Die Nahrung dient also dazu: entweder Leibessubstanz zu erzeugen, oder einen Verlust an Leibessubstanz zu verhüten.

Die tieferen Gründe vermochte freilich erst die wissenschaftliche Forschung aufzudecken. Im lebenden Körper spielen sich chemische Zersetzungen ab, deren Enderzeugnisse als unbrauchbar entfernt werden. Bei den höheren Tieren, also auch beim Menschen, handelt es sich dabei durchweg um Oxydationen. Dies erhellt aus folgenden Gründen. Die ausgeatmete Luft ist stets reicher an

Kohlensäure und ärmer an Sauerstoff als die eingeatmete; folglich muß Sauerstoff im Organismus verschwinden und Kohlensäure entstehen; oder mit anderen Worten: Kohlenstoff wird im lebenden Körper zu Kohlensäure oxydiert.

Durch mühsame Bilanzversuche ist ferner festgestellt, daß auch Wasserstoff zu Wasser verbrennt, und endlich sehen wir stickstoffhaltige Zersetzungsprodukte in gelöstem Zustande durch den Harn den Körper verlassen, hauptsächlich als Harnstoff.

Die Verbindungen, welche zu Kohlensäure, Wasser und Harnbestandteilen verbrennen, sind nun keine anderen als Eiweiß, Fett und Kohlenhydrate, Stoffe, die sowohl im Körper wie in der Nahrung die Hauptmasse der organischen Substanz ausmachen.

Daneben findet aber auch ein Verlust an Mineralsubstanzen statt, die durch Harn und Kot den Körper verlassen. Sie stammen zwar beim genügend genährten Organismus größtenteils aus der Nahrung, so daß man geneigt sein könnte, sie für unbrauchbare Schlacken zu halten. Allein im Hungerzustande, oder wenn man die Salze aus der Nahrung wegläßt, scheidet dennoch der Körper Mineralien aus, die in diesem Falle nur aus der Leibessubstanz selbst hervorgegangen sein können. Beim Untergang der Gewebe gelangen nämlich die hier bisher festgehaltenen anorganischen Bestandteile in den Kreislauf und werden, wie alle im Augenblick nicht verwertbaren Stoffe, aus dem Körper entfernt. Das Brustbein einer längere Zeit ohne Salze ernährten Taube war papierdünn, ein deutlicher Beweis, daß sogar das Knochengewebe kein unveränderliches Gebilde ist, sondern einem stetigen Wechsel unterliegt.

Wir haben also gesehen, daß im Organismus ein beständiger Stoffverlust stattfindet: organische Verbindungen werden zerstört, ihre Enderzeugnisse aus dem Körper entfernt und überdies Mineralsubstanzen ausgeschieden. Um daher den Körper auf seinem Bestande zu erhalten, müssen die abgegebenen Stoffe durch neue ersetzt werden. Dies ist die Aufgabe der Nahrung.

Was ist nun aber der tiefere Sinn des Stoffwechsels? Wozu wird immer wieder Nahrung aufgenommen, wenn sie doch der Zerstörung verfällt?

2. Die Nahrung als Energiespender.

Das richtige Verständnis liefert uns erst die energetische Bedeutung der Nahrung. Das Gesetz von der Erhaltung der Energie darf ich wohl als bekannt voraussetzen; nur sei bemerkt, daß der Organismus keine andere als chemische Energie von außen aufnimmt, wenigstens keine verwertbare. Nur bei hoher Umgebungstemperatur kann allerdings strahlende Wärme dem Körper zuströmen, aber es sind keine Vorrichtungen vorhanden, sie nutzbar zu machen. Und was die anderen Formen der strahlenden Energie betrifft, Licht, Röntgen- und Radiumstrahlen, so vermögen sie zwar einen großen Einfluß auf die im Körper verlaufenden Prozesse auszuüben, aber sicherlich nicht durch Zufuhr von Energie, sondern nur durch Auslösung.

Die chemische Spannkraft bleibt somit als einzige Energiequelle für den lebenden Körper übrig. In allen Lebewesen spielen sich demnach auch energiespendende chemische Vorgänge ab, die allerdings bei niederen Organismen nur mit den empfindlichsten Methoden nachweisbar sind: chemische Verbindungen höherer Spannkraft werden in solcher geringer Spannkraft umgesetzt.

Die dabei verlaufenden Prozesse brauchen nicht grade Oxydationen zu sein, viele niedrigen Organismen bedürfen nicht der Mitwirkung des Sauerstoffs. Allein die Oxydationsprozesse sind imstande weitaus mehr Energie zu entwickeln, als einfache Spaltungen. Demgemäß sehen wir auch, daß die anspruchsvolleren warmblütigen Tiere ihre Energie durchweg aus Oxydationen schöpfen.

Der Stoffverbrauch, den wir bisher kennen gelernt haben, ist also im Grunde nur eine Begleiterscheinung des Energieverbrauchs. Das Bedürfnis des Organismus nach Energie ist das ursprünglichere. Worauf es beruht, ist vielleicht noch nicht nach allen Seiten aufgeklärt; doch leuchtet ein, das alle Lebewesen Wachstumsarbeit verrichten müssen, bei der neben der Volumvergrößerung auch solche chemische Umwandlungen eine Rolle spielen, die nicht von selbst, sondern nur unter Aufwand von Energie verlaufen.

Dazu kommt bei den warmblütigen Tieren als Hauptleistung eine beträchtliche Wärmeerzeugung, derart, daß die Körpertemperatur stets auf der gleichen Höhe bleibt, während die Umgebungstemperatur in der Regel viel tiefer liegt.

Endlich leistet der Organismus kraft seiner Muskeln äußere Arbeit, die natürlich ebenso wie die Wärme aus der chemischen Energie der Nahrung stammt und sich auch in Wärmeeinheiten angeben läßt, wenn wir für je 427 kgm 1 Calorie[1]) in Rechnung stellen. Die Summe der chemischen Energie, welche 1 g Nährstoff zu liefern vermag, einerlei, ob sie vollständig als Wärme oder zum Teil als Arbeit zum Vorschein kommt, läßt sich aus der Verbrennungswärme ermitteln. Um diese festzustellen, wird eine genau abgewogene Menge des betreffenden Nährstoffes in einem stählernen Gefäß, der calorimetrischen Bombe, unter hohem Sauerstoffdruck verbrannt in der Weise, daß die dabei erzeugte Wärmemenge in ein Calorimeter abströmen und gemessen werden kann.

Da nun nach dem Gesetz von HESS die bei einem chemischen Prozeß entbundene Energie nur vom Anfangs- und Endzustande, nicht aber von den Zwischenstufen und der Schnelligkeit der Reaktion abhängt, so kommt die Verbrennungswärme der Fette und Kohlenhydrate dem Organismus auch restlos zugute, denn in beiden Fällen, in der Bombe wie im lebenden Körper, erhalten wir als Enderzeugnisse Kohlensäure und Wasser.

Anders verhält es sich mit dem Eiweiß. Verbrennt es in der Bombe, so bilden sich Kohlensäure, Wasser, Schwefeltrioxyd und Stickstoff; oxydiert es sich dagegen im Organismus, so entstehen neben Kohlensäure und Wasser stickstoffhaltige Zersetzungsprodukte, die mit dem Harn den Körper verlassen, in der Hauptsache Harnstoff.

Als brauchbare Mittelzahlen für die im lebenden Körper nutzbare Verbrennungsenergie der drei Nährstoffe sind ermittelt

$$\text{für 1 g Fett} \ldots \ldots \ldots \ldots \ 9{,}3 \text{ Cal.}$$
$$\text{,, 1 g Kohlenhydrate} \ldots \ldots \ 4{,}1 \text{ ,,}$$
$$\text{,, 1 g Eiweiß} \ldots \ldots \ldots \ 4{,}1 \text{ ,,}$$

Der Verlust durch den Kot ist in diesen Zahlen nicht mit einbegriffen. Hierfür bestimmte Werte anzugeben, ist nicht möglich, da die Ausnützung nicht nur von der chemischen Natur der Nahrung abhängt, sondern auch von ihrem mechanischen Gefüge.

Die mechanische Energie hat andere Eigenschaften als die übrigen Energiearten. Bisher haben wir Wärmebildung und Arbeitsleistung immer nur zusammen betrachtet, ohne die einzelnen Posten zu trennen. Dies Verfahren war durchaus berechtigt, da die Verbrennungswärme der Nährstoffe allein über die Summe der innewohnenden Spannkraft Auskunft gibt, eine Größe, die in der Thermodynamik die Gesamtenergie des chemischen Vorgangs heißt und mit dem Buchstaben U bezeichnet wird.

Daß wir sie in Wärmeeinheiten messen, darf uns nicht zu dem Irrtum verleiten, als müßte auch immer Wärme ins Spiel kommen. Die entwickelte Wärme, die sog. Wärmetönung, ist nur deshalb ein so bequemes Energiemaß, weil sich alle

---

[1]) Unter Calorie (Cal) ist stets die Kilocal zu verstehen.

Energiearten leicht in Wärme umwandeln lassen. Und wenn wir nun einen chemischen Vorgang in einem Calorimeter ohne Arbeitsleistung sich abspielen lassen, wie es tatsächlich bei Ermittlung der Verbrennungswärme geschieht, so tritt die entbundene Energie zwar ausschließlich als Wärme zutage, was wir aber auf diese Weise erhalten, ist die Gesamtenergie U, die eben nur unter bestimmten, hier absichtlich gewählten Bedingungen mit der erzeugten Wärme zusammenfällt.

Die Calorienzahl soll also nicht Gleichheit mit der erzeugten Wärme, sondern nur Gleichwertigkeit ausdrücken. Heißt es also beispielsweise: „die Verbrennungswärme eines Grammes Fett beträgt 9,3 Calorien, so bedeutet dies nur, daß die bei der Verbrennung frei werdende Energie 9,3 Calorien erzeugen könnte, nämlich dann, wenn sie vollständig in Wärme verwandelt würde.

Es sind aber auch chemische Vorgänge bekannt, die, zweckmäßig geleitet, überhaupt keine Wärme liefern, sondern andere Energiearten aus der chemischen Spannkraft entstehen lassen. So z. B. die im Daniellelement verlaufende chemische Reaktion.

Es unterliegt also keinem Zweifel, daß auch die in den Arbeitsleistungen des lebenden Körpers zutage tretende Energie letzten Endes aus der Verbrennungswärme der Nährstoffe stammt. Damit eine bestimmte Arbeit geleistet werde, muß eine entsprechende Menge Kohlenhydrat, Fett oder Eiweiß verbrennen.

Eine Frage ganz anderer Art ist es hingegen, wieviel *mechanische Arbeit* aus einem bestimmten Vorrat chemischer Energie gewonnen werden kann, also z. B. ob die in 1 g Fett aufgespeicherten 9,3 Calorien Spannkraft imstande sind, $9,3 \cdot 427$ kgm zu liefern oder weniger; eine Frage, die das Energiegesetz, das zwischen den einzelnen Energiearten gar nicht unterscheidet, ganz offen läßt.

Die Antwort fällt verschieden aus, je nachdem sich die Umwandlung der chemischen Energie in mechanische vollzieht.

Es wird sich empfehlen, die folgenden Betrachtungen an die in der Maschinenkunde übliche Behandlungsweise anzuschließen.

Als Wirkungsgrad bezeichnet man hier das Verhältnis der geleisteten Arbeit zur aufgewendeten chemischen Energie. Sehen wir von allen im Bau und Material liegenden Unvollkommenheiten ab, so beträgt der Wirkungsgrad bei der Dampfmaschine höchstens 0,27, beim Gasmotor höchstens 0,38. Also 62 bis 73% der chemischen Spannkraft bleiben ungenutzt. Sie gehen natürlich nicht als Energie verloren; sie erscheinen als Wärme, und Wärme ist ja auch eine Form der Energie. Aber für den Nutznießer der Maschine bedeuten sie einen Verlust, denn er bedient sich derselben, nicht um zu heizen, sondern um Arbeit zu gewinnen.

Warum ist es nun nicht möglich, mittels Dampfmaschine oder Gasmotor die chemische Energie der Brennstoffe restlos in mechanische Energie überzuführen? Die Gründe ergeben sich aus folgender Überlegung.

Dampfmaschine und Gasmotor sind Wärmekraftmaschinen, d. h. die chemische Energie der Brennstoffe wird hier nicht sofort in Arbeit, sondern zuvörderst in Wärme umgewandelt, und erst aus der Wärme die mechanische Energie gewonnen. Die Wärme nimmt aber unter allen Energiearten eine Ausnahmestellung ein, die sich am leichtesten aus ihrer Natur als ungeordneter Bewegung begreifen läßt. Haben nämlich, wie unter anderen Nernst (26) auseinandersetzt, die einzelnen Moleküle verschiedene Geschwindigkeiten und Bewegungsrichtungen, so ist es natürlich nicht möglich, alle Molekularbewegungen zu einer gemeinsamen Resultante zu vereinigen, die etwa imstande wäre, einen Kolben vorwärts zu treiben. Die Vereinigung gelingt, von Ausnahmefällen abgesehen, immer nur mit einem Bruchteil der Molekularbewegungen.

Beachten wir nun zunächst, daß alle Vorrichtungen, die Arbeit aus chemischer Spannkraft dauernd erzeugen, nur periodische Maschinen sein können, also nur

dann zu gebrauchen sind, wenn sie nach getaner Arbeit wieder in den Anfangs-
zustand zurückkehren, oder wie man sagt: einen Kreisprozeß durchmachen.
Wird aber Arbeit aus Wärme mittels Kreisprozeß gewonnen, so läßt sich ein
Naturgesetz besonderer Art anwenden, der sog. zweite Hauptsatz der mechanischen Wärmetheorie. Ihn zu begründen kann nicht meine Aufgabe sein, nur
sei bemerkt, daß er nicht etwa aus dem Energiegesetz als Folgerung fließt, sondern
einen davon unabhängigen Ursprung hat.

Mit Hilfe dieses Satzes läßt sich nun beweisen, daß bei Kreisprozessen der genannten
Art aus der verbrauchten Wärme immer nur ein Bruchteil als Arbeit zu gewinnen ist, und
daß dieser Bruchteil durch die Temperatur der Wärme- und Kältequelle in der Maschine,
des Kessels und Kühlers bestimmt ist.

Ist T_1 die absolute Temperatur des Kessels in Celsiusgraden (von -273 an gezählt),
T_2 die absolute Temperatur des Kühlers, Q die verbrauchte Wärme, und A die maximale,
d. h. günstigenfalls zu gewinnende Arbeit, so besteht die Gleichung:

$$A = Q \frac{(T_1 - T_2)}{T_1} \, .$$

Der Ausdruck auf der rechten Seite ist also die Größe, die wir schon als Wirkungsgrad
kennengelernt haben. Wie man sieht, steigt sein Wert mit der Temperaturdifferenz zwischen
Kessel und Kühler, die bei der Dampfmaschine im günstigsten Falle 167° beträgt, und
fällt mit der Temperatur des Kessels. Die Temperaturdifferenz ist also die unerläßliche
und wichtigste Bedingung, wenn dauernd Arbeit aus Wärme erzeugt werden soll.

Arbeitsleistungen im lebenden Körper. Als man die Bedeutung des zweiten
Hauptsatzes für die Muskelarbeit noch nicht erkannt hatte, galt es als selbstverständlich, daß der Muskel auf gleiche Weise wie Dampfmaschine und Gasmotor seine Arbeit hervorbringe. Allein schon ADOLF FICK hat 1869 auf das un-
wahrscheinliche dieser Vorstellung hingewiesen (7). Inzwischen sind zahlreiche Versuche und theoretische Erörterungen durchgeführt worden, die eine Entstehung
der Muskelarbeit aus Wärme nicht möglich erscheinen lassen. Denn wenn sich
auch, wie FICK auseinandersetzt, mit der Muskelsubstanz ein arbeitsliefernder
thermodynamischer Kreisprozeß ausführen ließe, so könnte doch der Wirkungsgrad immer nur ganz gering sein, weil erhebliche Temperaturdifferenzen im lebenden Körper sicher nicht vorkommen. Dieser Folgerung widerspricht aber jede
Erfahrung, denn die tatsächlich mit dem Muskel angestellten Versuche haben
durchschnittlich einen hohen Wirkungsgrad ergeben.

Ferner hat K. SCHREBER die Frage neuerdings vom Standpunkt des Ma-
schineningenieurs beleuchtet und gerade für die Biologie wertvolle Aufschlüsse
gegeben (38).

In den Wärmekraftmaschinen, — so führt er aus — sind immer Stoffe vorhanden, die große Änderungen des Raumumfanges durchmachen, Dämpfe oder
Gase. Im lebenden Körper fehlen dazu alle Voraussetzungen. Wärme kann also
nicht die Energiequelle der Muskelarbeit sein, der Muskel ist keine thermodynamische Maschine.

Einwände. Freilich ist die ganze Beweisführung nur stichhaltig, wenn wir
die Gültigkeit des zweiten Hauptsatzes auch für den lebenden Körper in Anspruch
nehmen. Und doch hat kein geringerer als HELMHOLTZ eine Durchbrechung
dieses Gesetzes in lebenden Organen immerhin für möglich erklärt. Über die
Verwandlung der ungeordneten Wärmebewegung in geordnete sichtbare äußert
er sich mit folgenden Worten: ,,ob eine solche Verwandlung den feinen Strukturen der lebenden organischen Gewebe gegenüber unmöglich sei, scheint mir
immer noch eine offene Frage zu sein" (12).

Auch V. HILL hat sich diesem Zweifel angeschlossen (13).

Man kann den Einwänden einen verschiedenen Sinn unterlegen. Wie heutzutage immer deutlicher erkannt wird, ist der zweite Hauptsatz ein Wahrschein-

lichkeitsgesetz, daß nur zu Recht besteht, wenn die in Frage kommenden Gebilde aus sehr vielen Elementarteilchen aufgebaut sind. Es gilt aber nicht für einzelne herausgegriffene Moleküle oder Atome, eine Folgerung, die durch die Brownsche Bewegung auf das schlagendste bestätigt wird. Indessen sind auch in der kleinsten Zelle stets so viele Moleküle vorhanden, daß wir darauf unbedenklich die Gesetze der Wahrscheinlichkeit anwenden dürfen, wie unter anderen Nernst auseinandergesetzt hat (27). Im gleichen Sinne äußert sich C. Oppenheimer (28).

Die Kleinheit der organischen Gebilde, Muskelzellen, oder vielleicht gar Muskelscheiben würde also noch keinen Grund gegen die Anwendung des zweiten Hauptsatzes auf lebende Wesen abgeben.

Indessen kann man dem von Helmholtz gemachten Einwurf noch einen anderen Sinn unterlegen.

William Thomson und nach ihm Maxwell haben einmal dargelegt, daß winzige Geschöpfe von außerordentlicher Sinnesschärfe und Intelligenz, die sie Dämonen nennen, imstande sein müßten, durch rechtzeitiges Öffnen und Schließen kleiner Klappen den zweiten Hauptsatz umzustoßen.

Natürlich wird niemand im Ernst sich die lebenden Zellen von Dämonen erfüllt denken, aber man könnte sich doch eine höchst verwickelte Maschinerie vorstellen, die das gleiche leistete, im selben Sinne Intelligenz vortäuschte wie die Setzmaschine in einer Druckerei. Damit schrumpfen die Bedenken auf eine wenig wahrscheinliche und ungeklärte Vermutung zusammen, die uns höchstens als leise Warnung vor übereilten Schlüssen dienen mag. Bei der Unsicherheit der gemachten Annahme wäre es indessen gänzlich verfehlt, sie zu einer Theorie weiter auszuspinnen.

Die Aussicht, den Folgerungen des zweiten Hauptsatzes zu entrinnen, ist also beim lebenden Organismus äußerst gering, und somit sind wir wohl berechtigt, seine Gültigkeit in den lebenden Geweben vorauszusetzen.

Dann folgt aber nach dem Gesagten unabweisbar, daß die Muskelarbeit nicht aus Wärme, sondern nur unmittelbar aus chemischer Spannkraft hervorgeht. Und wiederum taucht die Frage auf, wieviel Arbeit aus einer bestimmten Menge Kohlenhydrat, Fett oder Eiweiß erzeugt werden kann, und zwar ohne Vermittlung von Wärme als Zwischenstufe und bei konstanter Temperatur.

Grundsätzlich ist diese Frage längst gelöst. Vollzieht sich nämlich ein chemischer Prozeß bei gleichbleibender Temperatur, eine Bedingung, die mit hinreichender Annäherung im lebenden Körper erfüllt sein dürfte, so ist die günstigstenfalls zu gewinnende Arbeit A durch die Abnahme einer Größe bestimmt, die nach Helmholtz freie Energie benannt und mit dem Buchstaben F bezeichnet wird[1]).

Während wir aber die aus Wärme zu gewinnende maximale Arbeit mit Hilfe einer allgemein gültigen Formel berechnen können, falls nur die entwickelte Wärme und die Temperaturdifferenz bekannt ist, hängt die maximale Arbeit, welche unmittelbar aus chemischen Reaktionen ohne Dazwischentreten der Wärme hervorgeht, von der besonderen Natur der beteiligten

---

[1]) Mit der Gesamtenergie U steht die freie Energie in keinem unmittelbaren Zusammenhang; sie kann kleiner sein als U, kann aber auch größer sein, ein Ergebnis, das auf den ersten Blick unverständlich erscheint, da doch das Ganze stets größer sein muß als die Teile. Allein wenn man von der gesamten Energie spricht, so ist damit allemal nur die gesamte Energie des betrachteten Vorgangs gemeint, und es ist natürlich immer möglich, aus der Umgebung Energie in Gestalt von Wärme heranzuziehen. Übrigens hat diese Möglichkeit für den Organismus keine wesentliche Bedeutung, weil die herbeizuschaffende Wärme ja doch wieder aus dem Körper selbst geholt werden müßte und darum auch nur aus der Verbrennung der Nährstoffe erzeugt sein könnte.

Stoffe ab, und nur in ganz bestimmten Fällen läßt sie sich durch den Versuch ermitteln.

Auch eine längst bekannte mathematische Beziehung zwischen maximaler Arbeit und der Wärmetönung der chemischen Reaktion hatte praktisch wenig Wert, weil ein wesentlicher, in die Gleichung eingehender Summand unbekannt war.

Erst ein von NERNST 1907 entdecktes Gesetz zeigte den Weg, diesen Summanden zu finden und somit die maximale Arbeit A aus der Gesamtenergie U zu berechnen. Freilich läßt sich diese Rechnung vollständig nur durchführen, wenn gewisse physikalische Zahlenwerte bekannt sind. Doch dürfte es in anderen Fällen genügen, sich einer Näherungsformel zu bedienen, die gleichfalls von NERNST herrührt.

Diesen Weg haben BÁRON und PÓLÁNYI beschritten und so die maximale Arbeit berechnet, welche Eiweiß, Fett und Kohlenhydrate leisten, falls sie unter den im Organismus gegebenen Bedingungen oxydiert werden (1). Die Unterschiede zwischen beiden Größen, maximaler Arbeit und Gesamtenergie waren, nur gering; sie betrugen 6—13%.

Übrigens war diese gute Übereinstimmung keineswegs überraschend, vielmehr nach zahlreichen Befunden an chemischen Vorgängen verwandter Art wohl zu erwarten.

Alles in allem sind wir also wohl berechtigt, die Verbrennungswärme der Nährstoffe als Maßstab der im Körper zu entbindenden Energie anzusprechen, vorausgesetzt natürlich, daß beim Eiweiß der erforderliche Abzug gemacht wird. Ja für die Wärmebildung ist dies Verfahren sogar das einzig zulässige; aber auch für die zu leistende Arbeit erhalten wir, wie gezeigt, Werte hinreichender Annäherung.

Eine andere Art der Berechnung wäre auch gar nicht durchzuführen und würde uns überdies nichts nützen, denn es ist natürlich unmöglich, die chemische Spannkraft von vornherein in zwei Summanden, die freie und gebundene Energie, zu scheiden, da die äußere Arbeit je nach den Umständen verschieden ist.

Endlich ist zu bedenken, daß wir durch Rechnung lediglich einen Höchstwert für die zu gewinnende Arbeit finden, der nur dann wirklich erreicht wird, wenn sich die arbeitsliefernden Vorgänge reversibel vollziehen. Dies ist indessen bei der Muskeltätigkeit sicher nicht der Fall, denn hier beträgt der Wirkungsgrad höchstens 30%, während bei reversibalem Ablauf nach den erwähnten Überlegungen von BÁRON und PÓLÁNYI 100% zu erwarten wären.

III. Nahrungsbedarf.

Nachdem wir uns über Wesen und Aufgabe der Nahrung verständigt haben, gilt es den Nahrungsbedarf festzustellen.

Daß dieser von den verschiedensten äußeren und inneren Umständen abhängen muß, erhellt von selbst. Da fragt es sich zunächst, ob es denn überhaupt möglich ist, die aufzunehmenden Nährstoffmengen mit einem gemeinsamen Maß zu messen, oder ob wir jeden Nährstoff für sich untersuchen müssen. Offenbar kann von einem gemeinsamen Maß der Nährsubstanzen nur in bezug auf ihre Energieentwicklung die Rede sein, während ihr Verhalten als Baustoff natürlich durch die chemische Beschaffenheit bestimmt ist. Das Eisen des Hämoglobins ist nicht durch ein anderes Element vertretbar, und ebensowenig ist es möglich das zum Aufbau der Gewebe dienende Eiweiß durch Kohlenhydrate oder Fette zu ersetzen.

1. Energiebedarf.

Das Gesetz der isodynamen Vertretung[1]).

Was hingegen den Energiebedarf betrifft, so läßt er sich in einem gemeinsamen Maß ausdrücken, unabhängig von der chemischen Natur der einzelnen Nährstoffe.

Dies ist nur möglich auf Grund des Gesetzes von der isodynamen Vertretung, dessen Aufdeckung wir H. v. Hösslin und Rubner verdanken. Danach vermögen sich die organischen Nährstoffe, Eiweiß, Fett und Kohlenhydrate in solchen Mengen gegenseitig zu ersetzen, welche im Körper die gleiche Energie liefern. Rubner fand am lebenden Tier folgende Vertretungswerte:

100 g Fett ersetzen 232 Stärke,
      234 Rohrzucker,
      243 getrocknetes, fett- und extraktfreies Fleischmehl.

Die gegenseitige Vertretung nach Maßgabe der nutzbaren Energie ist nicht etwa eine denknotwendige Folge des Energiegesetzes. Auf den ersten Blick möchte es vielleicht so scheinen, denn isodyname Mengen Eiweiß, Fett und Kohlenhydrate enthalten ja die gleichen Beträge nutzbarer Energie, müssen also auch bei ihrer Zersetzung die gleichen Wärmemengen liefern. Wenn also die Körpertemperatur ungeändert bleibt, sollte man denken, werde auch in jeder Minute die gleiche Wärmemenge erzeugt, nämlich ebensoviel wie der Organismus durch Leitung, Strahlung und Konvektion verliert. Und in der Tat wäre dieser Schluß auch für einen leblosen Körper völlig zwingend; allein der Organismus besitzt ja gerade Mittel und Wege, trotz gesteigerter Wärmeerzeugung eine Temperatursteigerung über das normale Maß zu verhüten, indem er jede überschüssige Wärmemenge, wie sie z. B. bei der Muskelarbeit auftritt, durch Verstärkung des Abflusses aus dem Körper hinausschafft. Die ungeänderte Körpertemperatur ist also noch kein Beweis dafür, daß in gleichen Zeiten gleiche Energiemengen aus chemischer Spannkraft entwickelt werden. Das Gesetz von der isodynamen Vertretung ist lediglich ein Erfahrungssatz. Er beweist nur, daß der Organismus mit allen drei Nährstoffen gleich gut zu wirtschaften versteht.

Wahrung gegen Mißverständnisse.

Das Gesetz besagt keineswegs, daß ein gegenseitiger Ersatz der Nährstoffe in beliebigem Umfang stattfinden könne, daß wir also imstande seien, den Energiebedarf ebensogut durch Eiweiß wie durch Fett und Kohlenhydrate zu bestreiten. Hier spielt die Organisation des Körpers, insbesondere die Beschaffenheit der Verdauungswerkzeuge eine entscheidende Rolle. So vermag sich z. B. der Hund mit Eiweiß allein vollständig zu nähren, der Mensch ist dazu nicht befähigt, weil er die zur Erhaltung seines Bestandes nötige Eiweißmenge nicht verdauen kann.

Der Umstand, daß dem Spielraum der gegenseitigen Vertretung gewisse Schranken gesetzt sind, verstößt also keineswegs gegen die Gültigkeit des Gesetzes, da dies, wie gesagt, über den Umfang der Vertretbarkeit überhaupt keine Bestimmung enthält. Nur *wenn* ein Ersatz stattfindet, geschieht er in isodynamen Mengen.

---

[1]) Das von Rubner geprägte Wort isodynam bedeutet „gleich in Bezug auf die bei der physiologischen Verbrennung entwickelte Energie". Treffender wäre wohl der Ausdruck isoenergetisch oder äquicalorisch, da man bei Dynamik immer nur an Bewegungserscheinungen oder mechanische Kraftwirkungen denkt. Allein die einmal gewählte Bezeichnung hat sich mit der Zeit so eingebürgert, daß eine Änderung nur nachteilig sein könnte.

Indessen hat es sich gezeigt, daß auch die Vertretung nach isodynamen Mengen nur unter gewissen Bedingungen gilt. Ehe wir jedoch darauf eingehen, wird es nötig sein, das Gesetz auf einen schärferen Ausdruck zu bringen.

Beobachtet wurde am lebenden Geschöpf, daß die drei organischen Nährstoffe Eiweiß, Fett und Kohlenhydrate in gleichen Zeiten gleiche Wärmemengen erzeugen. Somit können ihre Reaktionsgeschwindigkeiten, d. h. die in der Minute umgesetzten Mengen nicht die gleichen sein; Kohlenhydrate und Eiweiß müssen vielmehr schneller verbrennen als das Fett mit seinem hohen Brennwert. Die gleiche Wärmemenge für alle Nährstoffe kann in der gleichen Zeit nur herauskommen, wenn die jeweiligen Reaktionsgeschwindigkeiten den zugehörigen Verbrennungswerten *umgekehrt* proportional sind.

Bezeichnen wir die Reaktionsgeschwindigkeit mit V, die Verbrennungswärme mit U und die Art der Nährstoffe durch ihre Anfangsbuchstaben, k, e, f, die als Indices hinzugefügt werden, so müssen folgende Gleichungen erfüllt sein:

$$(1)\quad \frac{V_k}{V_f} = \frac{U_f}{U_k} \qquad (2)\quad \frac{V_e}{V_f} = \frac{U_f}{U_e} \qquad (3)\quad \frac{V_e}{V_k} = \frac{U_k}{U_e}$$

oder in der bequemeren Form des Produktes geschrieben:

$$(1\,\mathrm{b})\quad V_k \cdot U_k = V_f \cdot U_f \qquad (2\,\mathrm{b})\quad V_e \cdot U_e = V_f \cdot U_f \qquad (3\,\mathrm{b})\quad V_e \cdot U_e = V_k \cdot U_k.$$

Die Reaktionsgeschwindigkeit V ist gleich der umgesetzten Menge M, dividiert durch die zugehörige Zeit. Der Nenner fällt natürlich weg, wenn wir die Zeiten gleich machen. Nunmehr erscheint das Gesetz in der von RUBNER gefundenen Form, daß in gleichen Zeiten von allen drei Nährstoffen die gleichen Wärmemengen geliefert werden. Wir brauchen also in diesem Fall nur V durch die Menge M zu ersetzen, z. B. in Gleichung (1 b), dann erhalten wir:

$$M_k \cdot U_k = M_f \cdot U_f.$$

Nehmen wir an, in einer bestimmten Zeit würden 100 g Fett umgesetzt und es sollte festgestellt werden, wieviel Kohlenhydrate in demselben Zeitraum hätten verbrennen müssen, unter Berücksichtigung der S. 291 genannten Brennwerte, um die gleiche Wirkung hervorzubringen, dann ist zu setzen:

$$M_f = 100, \qquad U_f = 9{,}3, \qquad U_k = 4{,}1, \qquad M_k = x$$

und wir erhalten $x \cdot 4{,}1 = 100 \cdot 9{,}3$, und somit ergibt sich $x = 930 : 4{,}1 = 227$.

Wie soll man sich nun aber das Zustandekommen dieser merkwürdigen Gesetzmäßigkeit erklären? Liegt der Grund in den Nährstoffen oder im Organismus oder in der Wechselwirkung beider?

Schließen wir zunächst einmal jede physiologische Wirkung aus und nehmen an, die Zersetzungsvorgänge spielten sich in einem leblosen Thermostaten von Körpertemperatur ab, so wären Reaktionsgeschwindigkeiten der beobachteten Art wohl denkbar, aber sie könnten nur ein Werk des Zufalls sein; aus der chemischen Massenwirkung ließe sich ein Gesetz nimmermehr ableiten, das in gleichen Zeiten gleiche Wärmeerzeugung bei verschiedenen Stoffen verlangt. Es war also schon von vornherein die Ursache, in physiologischen Umständen zu suchen. RUBNER konnte dartun, daß das Gesetz der isodynamen Vertretung nur unter zwei Bedingungen gültig ist,

1. wenn die Calorienzufuhr den Bedarf nicht überschreitet,

2. wenn die Außentemperatur so tief liegt, daß die sog. chemische Wärmeregulation in Tätigkeit tritt.

Zum Verständnis der folgenden Erörterungen wird es nötig sein, etwas näher auf das Wesen der Wärmeregulierung einzugehen.

Bekanntlich bleibt die Körpertemperatur, von krankhaften Erscheinungen abgesehen, nahezu konstant, während doch die Außentemperatur dem mannigfachsten Wechsel unterliegt. Um dieses Ziel zu erreichen, stehen dem Organismus zweierlei Mittel zu Gebote: er kann 1. die Wärmeerzeugung steigern oder verringern, oder 2. den Wärmeabfluß verstärken oder verringern. Die erste Art der

Wärmeregulierung heißt die chemische, die letztere die physikalische. Die Mittel, deren sich der Organismus dabei bedient, sind bei höherer Außentemperatur: Erweiterung der Hautgefäße und Steigerung der Wasserverdunstung durch Haut und Lunge. Bei niedriger Außentemperatur treten natürlich die umgekehrten Erscheinungen ein.

Der Wirkungsbereich der chemischen und physikalischen Wärmeregulierung läßt sich am besten aus dem Verlauf nebenstehender Kurve erkennen: Die Abszissen bedeuten die Außentemperaturen, die Ordinaten die in 24 Stunden erzeugten Wärmemengen in Calorien auf 1 kg Lebendgewicht. Die Werte sind von Rubner (34) S. 369 an einem Hund im Hungerzustande gewonnen worden, doch sind die Verhältnisse beim Menschen nicht wesentlich anders. Wie man sieht, nimmt bei niederer Umgebungstemperatur zwischen 7 und 20° die Wärmeerzeugung allmählich ab. Zwischen 20 und 30° bleibt sie nahezu gleich. In diesem Bereiche wird also die Konstanz der Temperatur ausschließlich durch die besprochenen physikalischen Mittel erreicht. Über 30° ist wieder eine vermehrte Wärmebildung zu beobachten, die natürlich erst recht eine Verstärkung des Wärmeabflusses nötig macht. Die Temperaturgrenzen für chemische und physikalische Regelung sind von Fall zu Fall verschieden, je nach den Schutzvorrichtungen der betreffenden Geschöpfe, wie Behaarung, Fettpolster, Ausbildung der Schweißdrüsen; aber immer bleibt die niedrige Außentemperatur das Wirkungsgebiet der chemischen, die hohe Außentemperatur das der physikalischen Wärmeregelung.

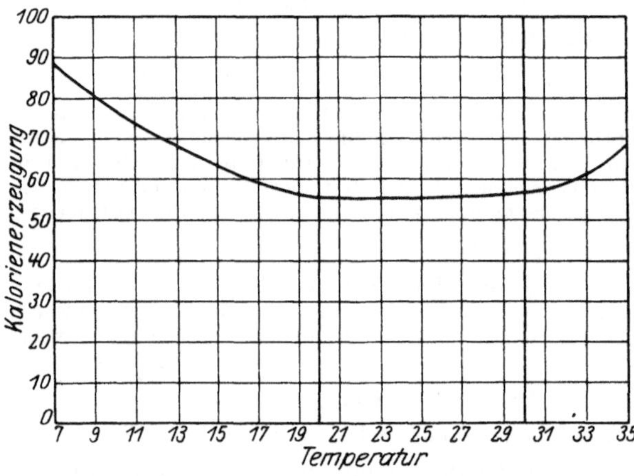

Abb. 1. Calorienerzeugung für 1 kg Körpergewicht und wechselnde Außentemperatur.

Die Wärmeregulierung ist also ein wesentlicher, den Energieumsatz bestimmender Umstand. Bei niedriger Außentemperatur ist es der Kältereiz, der die Muskeln in Tätigkeit setzt, so daß die mehrerzeugte Wärme den Wärmeverlust gerade aufhebt.

Solange also dieser Kältereiz wirkt, wird die Zersetzungsgeschwindigkeit gesteigert. Wie groß ist nun aber die wahre Zersetzungsgeschwindigkeit der einzelnen Nährstoffe, wie sie ohne diesen Reiz zu finden sein müßte?

Diese Frage läßt sich natürlich nur entscheiden, falls wir den Kältereiz ausschalten. Das gelingt einmal, wenn wir mehr Calorien zuführen als dem Bedarf entspricht, denn unter diesen Umständen dient nur ein Teil des verbrannten Nährmaterials zur Deckung des Wärmeverlustes. Sicherer läßt sich aber unser Ziel erreichen, falls wir den Organismus bei hoher Außentemperatur untersuchen, wo die chemische Wärmeregulierung von selbst aufhört. Man hat wohl eine Umgebungstemperatur von 33°, wie sie Rubner für seine Versuche wählte, bedenklich gefunden in der Meinung, daß sie den Körper schädige und darum Ergebnisse liefere, die gar nicht auf den normalen Organismus anzuwenden seien; allein diese Ansicht beruht auf einem Irrtum. Beim zivilisierten Menschen sind in der Regel 80% des Körpers durch die Kleidung bedeckt, und die Temperatur der die Haut berührenden Schicht beträgt ungefähr 33°.

Auf die bei 33° Außentemperatur angestellten Untersuchungen Rubners wollen wir etwas genauer eingehen.

Sie ergaben zunächst einmal, daß der genährte Organismus sich in bezug auf den Calorienverbrauch wesentlich anders verhält als der hungernde. Der Energieverbrauch im Hunger liefert aber entschieden das natürlichste Grundmaß. Da die Temperatur im Körper gesunder Geschöpfe unter allen Umständen konstant bleibt, so befindet sich auch der hungernde Organismus im Wärmegleichgewicht, d. h. er erzeugt soviel Wärme, wie nach außen abfließt.

Wenn man nun aber nur soviel Calorien, zuführt als im Hunger entwickelt werden, so reicht diese Menge keineswegs aus, um den Körper auf seinem Bestande zu erhalten; vielmehr wird noch Leibessubstanz mitverbraucht. Dabei zeigen die einzelnen Nährstoffe nach der quantitativen Seite ein verschiedenes Verhalten. Die Eiweißkörper bewirken die größte Steigerung des Energieverbrauches über den Hungerwert, dann folgen die Fette und endlich die Kohlenhydrate. Reichen wir als einzigen Nahrungsstoff Eiweiß und führen 100% der im Hunger entwickelten Calorienmenge zu, so erhöht sich der Energieumsatz auf 131%, also 31% werden aus der Leibessubstanz erzeugt. Fett bewirkt eine Steigerung von 13, Kohlenhydrat von 6% über den Hungerverbrauch. Diese Erhöhung des Umsatzes nach der Nahrungsaufnahme bezeichnet man nach Rubner als die spezifisch dynamische Wirkung der Nährstoffe[1]).

Die spezifisch dynamische Wirkung auf die Verdauungsarbeit zurückzuführen, wie man wohl versucht hat, ist nicht angängig.

Daß die Verarbeitung der Nahrung mitunter einen beträchtlichen Energieaufwand erfordert, soll nicht geleugnet werden, allein in den Rubnerschen Versuchen, die wir hier im Auge haben, kann dieser Wert nur von verschwindender Größenordnung gewesen sein; sonst könnten die unter verschiedenen Bedingungen gemachten Beobachtungen unmöglich so genau übereinstimmen.

Für die Anschauung, daß die spezifisch-dynamische Wirkung ausschließlich in der Beschaffenheit der frisch resorbierten Nahrung zu suchen ist, scheint mir besonders ein Versuch Rubners zu sprechen, der an einem Hunde nach Einverleibung von Phlorhizin angestellt wurde (34). Phlorhizin ruft bekanntlich einen künstlichen Diabetes hervor. Im vorliegenden Falle, wo das Tier hungerte, mußte der ausgeschiedene Traubenzucker, wenigstens größtenteils aus dem Körpereiweiß stammen. Die Steigerung des Eiweißumsatzes nach Eingabe von Phlorizin betrug in Wärmeeinheiten ausgedrückt 32% des Hungerwertes. Man muß sich also vorstellen, daß das gelöste Eiweiß stets seine spezifische Wirkung entfaltet, einerlei, ob es aus dem Darm resorbiert, oder aus abgelagertem Körpereiweiß in den gelösten Zustand überführt ist.

Fütterungsminimum.

Es fragt sich nun weiter, wieviel Eiweiß, Fett und Kohlenhydrate müssen wir zuführen, damit der Körper auf seinem Bestande verharrt, — immer vorausgesetzt, daß die chemische Wärmeregulation ausgeschaltet bleibt — also die Außentemperatur von 33° herrscht? Und wiederum wollen wir uns derselben Rechnungsweise wie vorhin bedienen, nämlich die Calorienzufuhr in Prozenten des im Hunger gefundenen Umsatzes ausdrücken.

Dann erhält man nach den von Rubner in dieser Richtung angestellten Versuchen für das Eiweiß folgende Werte.

---

[1]) Auch diese Bezeichnung führt leicht zu Mißverständnissen. Hier wäre eine Änderung des Namens ohne Frage am Platze z. B. in „spezifisch energetisch".

Eine Zufuhr von

100% des Hungerverbrauchs steigert den Umsatz um 31%
131% ,,   ,,   ,,   ,,   ,,   ,, 37%
137% ,,   ,,   ,,   ,,   ,,   ,, 39%
140% ,,   ,,   ,,   ,,   ,,   ,, 40%

Also erst eine Calorienmenge von 140% des Hungerumsatzes führt bei reiner Eiweißnahrung zum Gleichgewicht; jetzt erst haben Zufuhr und Verbrauch denselben Wert.

Mit Fett läßt sich der stationäre Zustand schneller erzielen, noch schneller mit Kohlenhydraten. Die einschlägigen Zahlen für die Fütterungsminima der drei Nährstoffe sind folgende:

Bei Fütterung mit Eiweiß   ist erforderlich 140%
,,   ,,   ,, Fett   ,,   ,,   115%
,,   ,,   ,, Kohlenhydraten ,,   ,,   106%
der im Hunger verbrauchten Calorienmenge.

Die Zahlen sind freilich zunächst aus der Zufuhr erschlossen; aber die Zufuhr ist eben nur nötig, um den Verbrauch auszugleichen. Steht also dem Organismus genügend Nahrungseiweiß zur Verfügung, und kann sich der Umsatz ohne störende Einflüsse vollziehen, so werden davon 140% der im Hunger erzeugten Calorienmenge verbraucht, vom Fett unter den gleichen Bedingungen 115 und vom Kohlenhydrat 106%.

Welche tiefere Bedeutung kommt nun den gefundenen Werten zu?

Versucht man den zusammengesetzten Begriff des Fütterungsminimums in seine Grundbegriffe zu verlegen, so sieht man unschwer, daß er aus denselben Bestandteilen besteht wie die Reaktionsgeschwindigkeit. Fütterungsminimum bedeutet zunächst die geringste Menge eines bestimmten Nährstoffes, mit der man einen Organismus auf seinem stofflichen und energetischen Bestande erhalten kann. Dieser Grenzwert läßt sich aber auch definieren als die größte Menge eines Nährstoffes, die in 24 Stunden im Organismus zersetzt werden kann. Verabreichen wir weniger, wird natürlich auch weniger zersetzt, verabreichen wir aber mehr, erfolgt Ansatz.

Natürlich müssen sich auch innerhalb des lebenden Körpers die Reaktionen in einem bestimmten Volumen abspielen, das begrifflich in dem Grenzwert enthalten ist, wenn wir auch darüber keine nähere Angaben machen können. In den in Rede stehenden vergleichenden Versuchen über die Fütterungsminima hat das Volumen stets denselben Wert, weshalb es bei der Berechnung nicht berücksichtigt zu werden braucht.

Das Fütterungsminimum wird somit gefunden, wenn wir eine Menge durch ein Volumen dividieren und den Quotienten noch durch die Zeit teilen.

Es ist eine Größe folgender Beschaffenheit: $\dfrac{\dfrac{\text{Menge}}{\text{Volumen}}}{\text{Zeit}}$.

Aus den gleichen Grundbegriffen ist aber auch die Reaktionsgeschwindigkeit $\dfrac{dC}{dt}$ zusammengesetzt, wenn wir bedenken, daß die Konzentration C im Grunde $\dfrac{\text{Menge}}{\text{Volumen}}$ bedeutet.

Fütterungsminima und Reaktionsgeschwindigkeit sind daher Begriffe gleicher Art. Es liegt daher nahe, in den für die Fütterungsminima gefundenen Zahlen die Maximalwerte für die Reaktionsgeschwindigkeit der einzelnen Nährstoffe bei Körpertemperatur zu erblicken. Nur diese Maximalwerte sind der Ermittelung zugänglich.

Die maximalen Reaktionsgeschwindigkeiten von Eiweiß, Fett und Kohlenhydrat müssen sich danach verhalten wie 140 : 115 : 106, zunächst allerdings im Energiemaß ausgedrückt. Da aber ein für allemal bekannt ist, daß 1 g Eiweiß und 1 g Kohlenhydrat 4,1, 1 g Fett 9,3 Calorien im Organismus liefern, so brauchen wir nur die gefundenen Calorienmengen durch die zugehörigen nutzbaren Verbrennungswerte zu dividieren, um die maximalen Zersetzungsgeschwindigkeiten in Gramm zu erhalten.

Dann ergeben sich folgende Zahlen:

$$\text{für Eiweiß} \dots \dots \quad 140 : 4{,}1 = 34{,}1$$
$$\text{„ Fett} \dots \dots \quad 115 : 9{,}3 = 12{,}4$$
$$\text{„ Kohlenhydrate} \dots \dots \quad 106 : 4{,}1 = 25{,}9$$

Diese Werte weichen vom Gesetz der isodynamen Vertretung nicht unerheblich ab, und es fragt sich, worauf die Unterschiede beruhen. Man wird nicht umhin können, den Schlüssel des Verständnisses im Gesetz der chemischen Massenwirkung zu suchen, wie bereits O. FRANK und R. TROMMSDORF (11) dargelegt haben. Auch RUBNER scheint diesem Gedanken nicht abgeneigt zu sein, obgleich er eine andere Erklärung vorzieht.

Somit kommen wir zurück auf C. VOITS Lehre vom zirkulierenden Eiweiß, die so vielen Mißverständnissen und Anfeindungen begegnet ist. Ich behaupte keineswegs, daß diese Theorie in allen Punkten aufrecht zu erhalten sei; worauf es hier allein ankommt, ist der Umstand, daß frisch resorbiertes Eiweiß in größerem Umfang zersetzt wird als das abgelagerte, und daß diese Tatsache mit der Eiweißkonzentration des Säftestroms zweifellos in Zusammenhang steht. Das Gesetz der chemischen Massenwirkung enthält denselben Gedanken, nur in schärferer Fassung.

Für unimolekulare Reaktionen, an die man in erster Linie denken muß, weil der Zerfall einer einzigen Molekülart in Rede steht, gilt die Gleichung: $-\dfrac{dC}{dt} = C \cdot k$, d. h. die in dem kleinen Zeitteilchen dt verschwindende Menge dC ist stets der jeweiligen Konzentration C proportional, wobei k den von Fall zu Fall verschiedenen Proportionalitätsfaktor bedeutet.

Natürlich ist schon nach den Darlegungen auf S. 298 nicht zu erwarten, daß sich die im lebenden Körper abspielenden Umsetzungen restlos aus der chemischen Massenwirkung erklären lassen, aber daraus folgt doch beileibe nicht, daß dies Gesetz im Organismus überhaupt keine Rolle spiele; vielmehr müssen wir überall, wo chemische Vorgänge verlaufen, seine Gültigkeit voraussetzen. Und wenn auch Reize bei der Kälte und bei der Muskelkontraktion in das Getriebe eingreifen, so vermögen sie wohl, das Gesetz zu verdecken, niemals aber aufzuheben.

Während des Hungers ist nun offenbar die Konzentration der Nährstoffe im Säftestrom gering: es bedarf äußerer Antriebe, um die zur Erhaltung nötige Energie zu erzeugen. Unmittelbar nach der Resorption ist dagegen die Konzentration der Nährstoffe gesteigert, und demgemäß auch die Geschwindigkeit der Zersetzung. Diese Erscheinung läßt sich am Eiweiß besser verfolgen als an den übrigen organischen Nährstoffen, doch muß es sich mit ihnen natürlich geradeso verhalten.

Die von RUBNER als Fütterungsminima gefundenen Zahlen sind somit leicht verständlich, wenn wir sie als Ausdruck der den einzelnen Nährstoffen zukommenden wahren Reaktionsgeschwindigkeit auffassen. Wir brauchen dabei nur die Annahme zu machen, daß die vierundzwanzigstündigen Zersetzungsgrößen den wahren Reaktionsgeschwindigkeiten proportional seien. In ähnlichem Sinne spricht RUBNER von der wahren spezifischen Wirkung. Aber diese wahren Reaktionsgeschwindigkeiten können eben nur auftreten, wenn die chemische Wärmeregulierung ausgeschaltet ist.

Stimmt man meiner Auffassung zu, dann bedürfen nicht die Abweichungen vom Gesetz der energiegleichen Vertretung einer Erklärung. Sie sind eben nur der Ausdruck der reinen Massenwirkung. Einer Erklärung bedarf vielmehr das Isodynamiegesetz selbst. Wie S. 297 auseinandergesetzt, müssen bei isodynamer Vertretung die Reaktionsgeschwindigkeiten der betreffenden Nährstoffe ihrem Energiegehalt umgekehrt proportional sein, es müssen sich also verhalten:

Die Zerstzungsgeschwindigkeiten von Eiweiß, Fett und Kohlenhydraten wie 1/4,1 : 1/9,3 : 1/4,1 oder wie 24,4 : 10,7 : 24,4.

Nachstehende Tabelle mag den Unterschied zwischen den im Sinne der entwickelten Theorie wahren Reaktionsgeschwindigkeiten und den Reaktionsgeschwindigkeiten bei isodynamem Verlauf noch deutlicher zum Ausdruck bringen.

	Relative Reaktionsgeschwindigkeiten	
	wahre	bei isodyn. Vertretung
Eiweiß	34,1	24,4
Fett	12,4	10,7
Kohlenhydrate . .	25,9	24,4

Wie läßt sich nun aber die bei niedriger Außentemperatur beobachtete isodyname Vertretung der organischen Nährstoffe erklären, wenn doch ihre eigentlichen Reaktionsgeschwindigkeiten zu anderen Werten führen? Sie ist lediglich eine Folge der chemischen Wärmeregulierung: Der Kältereiz steigert den Energieverbrauch in den Muskeln, so daß der erhöhte Wärmeverlust durch einen entsprechenden Wärmegewinn aufgehoben wird.

Nehmen wir beispielsweise an, bei einer Außentemperatur von 10° würden in 24 Stunden 140 g Eiweiß umgesetzt, und diese Menge genügte gerade, um die Körpertemperatur auf ihrer ursprünglichen Höhe zu halten. Dann beträgt die erzeugte Wärmemenge $140 \cdot 4,1 = 574$ Calorien. Stände dagegen anstatt des Eiweißes nur Kohlenhydrat zur Verfügung, so würden durch Massenwirkung allein in 24 Stunden nur $106 \cdot 4,1 = 435$ Calorien geliefert, da sich nach früheren Darlegungen (S. 300) die wahren Reaktionsgeschwindigkeiten von Eiweiß und Kohlenhydrat im Energiemaß wie 140 : 106 verhalten. Mit 435 Calorien reicht jedoch der Körper nicht aus. Infolgedessen werden durch den Kältereiz 574 — 435, oder 139 Calorien nachgeliefert.

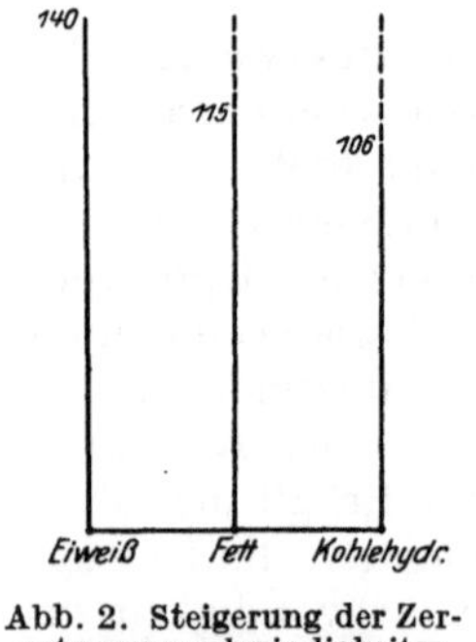

Daß zwischen Eiweiß und Fett, und endlich zwischen Kohlenhydrat und Fett grundsätzlich die gleichen Beziehungen, nur mit anderen Zahlenwerten herrschen, bedarf keiner weiteren Begründung.

Immer werden also infolge des Kältereizes so viel Wärmeeinheiten als Zuschuß erzeugt, daß sie den Wärmeverlust gerade aufheben.

Die nebenstehende Zeichnung wird den Sachverhalt noch anschaulicher machen.

Abb. 2. Steigerung der Zersetzungsgeschwindigkeiten im Bereiche der chemische Wärmesteuerung.

Die ausgezogenen Linien stellen die relativen wahren Zersetzungsgeschwindigkeiten von Eiweiß, Fett und Kohlenhydraten im Energiemaß dar, die sich verhalten wie 140 : 115 : 106. Die jeweiligen Längen drücken also die in einer bestimmten Zeit, z. B. in 24 Stunden von den einzelnen Nährstoffen gelieferten Calorien aus, wie sie unter Ausschluß des Kältereizes zu finden wären.

Setzen wir nun willkürlich fest, daß durch den Anfangswert von 140 Calorien der Energiebedarf gerade gedeckt sei, dann bliebe bei reiner Eiweißzersetzung auch in kalter Umgebung der Kältereiz aus, vom Fett und Kohlenhydrat müßten aber so viel Wärmeeinheiten nachgeliefert werden, daß die Gesamtmenge wiederum

140 Calorien betrüge. Dieser Zuschuß ist durch die gestrichelten Linien wiedergegeben.

Wenn also im Bereiche der chemischen Wärmesteuerung in gleichen Zeiten
stets gleiche Wärmemengen erzeugt werden, so ist die isodyname Stellvertretung
nur die selbstverständliche Folge dieses Sachverhaltes. Die wahren Reaktionsgeschwindigkeiten werden verdeckt; sie können sich erst geltend machen in
wärmerer Umgebung, wenn der Kältereiz wegfällt.

Nun befindet sich aber der Körper des Menschen vermöge seiner Kleidung
größtenteils in einer Umgebung mit tropischem Klima, also im Bereich der physikalischen Wärmeregelung, wo dem Gesagten zufolge das Gesetz der isodynamen
Vertretung seine Gültigkeit verliert und die spezifisch-dynamische Wirkung zutage
tritt. Somit scheint es, als ob wir überhaupt nicht berechtigt wären, die isodyname
Vertetung auf die Ernährung des Menschen anzuwenden.

Allein es ist zu bedenken, daß gerade das Eiweiß mit seiner großen Reaktionsgeschwindigkeit nur einen kleinen Bruchteil in der menschlichen Nahrung ausmacht, etwa 4—5% ihres Calorienwertes, wenigstens bei Bewohnern der gemäßigten Zone, die wir ja immer in erster Linie berücksichtigen. Die spezifisch-
dynamische Wirkung der Fette und Kohlenhydrate ist wesentlich geringer, so
daß bei der üblichen gemischten Kost die Steigerung des Energieverbrauchs nach
Aufhören der chemischen Wärmesteuerung nur 11—14% des Hungerwertes
beträgt.

Die Ernährung in Ländern verschiedenen Klimas.

Nur die den einzelnen Nährstoffen eigene Reaktionsgeschwindigkeit vermag den hohen Energieumsatz in heißem Klima zu erklären: Wäre der Organismus imstande, die Wärmeerzeugung genau dem Bedarf anzupassen, so brauchte
er offenbar bei einer Außentemperatur, die nur einige Grade unter der Körpertemperatur liegt, weniger Nahrung aufzunehmen als in unseren Breiten. Diese
Folgerung drängt sich von selbst auf und hat auch seinerzeit ROBERT MAYER
getäuscht.

Es ist aber schon lange bekannt (44) und durch die neuesten Untersuchungen
von W. KNIPPING (16) wiederum bestätigt worden, daß die Wärmebildung in den
Tropen ungefähr dieselbe ist wie in der gemäßigten Zone. Der genannte Forscher
beobachtete bei Europäern nach der Reise aus der Heimat anfangs eine Erhöhung,
später eine Herabsetzung des Energieverbrauchs. Doch betrug die letztere nur
10—20% gegenüber dem früheren Umsatz und läßt sich vielleicht aus der verminderten Arbeitsleistung erklären. Die in der Achselhöhle gemessene Temperatur
stieg nie über 36,5°, abgesehen von Heizern, die im Maschinenraum arbeiteten.
Der Körper wendet also genau wie in den RUBNERschen Versuchen alle Mittel
an, um sich der im Übermaß gebildeten Wärme zu entledigen, deren wirksamstes
natürlich die beim Verdunsten des Schweißes entstehende Kälte ist.

Unter dem Gesichtspunkt des Energiehaushaltes erscheint eine Vorrichtung,
die Wärme weit über den Bedarf erzeugt, entschieden unzweckmäßig; aber der
Organismus besitzt eben kein Mittel, um die Reaktionsgeschwindigkeit der bei
Körpertemperatur verbrennenden Nährstoffe herabzusetzen. Da also eine Ein-
sparung in heißer Umgebung nicht möglich ist, andererseits aber bei gemischter,
vorwiegend aus Kohlenhydraten bestehenden Nahrung, sich die spezifisch dynamische Wirkung nur wenig geltend macht, so sind wir im allgemeinen wohl
berechtigt, den Nahrungsbedarf des Menschen nach isodynamen Mengen festzusetzen.

Die Wahlfreiheit hat freilich bei einzelnen Personen keinen weiten Spielraum. Vergleichen wir dagegen verschiedene Volksstämme, so läßt sich doch eine

große Mannigfaltigkeit in der Zusammensetzung der Nahrung erkennen. Während in vielen Gegenden Ostasiens der stärkereiche Reis das Hauptnahrungsmittel bildet, sind Kamtschadalen und Eskimos im wesentlichen auf Fleisch und tierisches Fett angewiesen. In dieser Hinsicht sind die von A. und M. Krogh (19) an zwei grönländischen Eskimos gemachten Beobachtungen besonders lehrreich. Die beiden untersuchten Personen verzehrten als Höchstbetrag täglich je 218 g Fett und außerdem Robbenfleisch, das 85 g Stickstoff enthielt, also ungefähr 500 g Eiweiß dem Körper zuführte, so daß im ganzen mindestens 4000 Calorien geliefert sein müssen. Hier ist der Einfluß der chemischen Wärmeregulierung unverkennbar.

Welchem Wechsel die Mengen der zugeführten Nährstoffe nach Klima und Gewohnheit unterliegen, mögen einige Beispiele zeigen.

	Eiweiß	Fett	Kohlen-hydrate	Calorien
Rubner (35) fordert für einen Erwachsenen von 60 kg bei leichter Arbeit	111	41	294	2368
Eijkmann fand für Europäer in Batavia von 65 kg	100	84	246	2470
für Malayen von 50 kg	73	30	472	2512
Neapolitaner verbrauchen im Mittel bei einem Gewicht von 51 kg	70	32	369	2098
Japaner bei einem Gewicht von 51 kg	90	14	456	2369

Die Eiweißmenge ist also, wenn wir von den Bewohnern der Polarzone absehen, unter allen Breitengraden ungefähr die nämliche, während Fette und Kohlenhydrate einander in größerem Umfang vertreten: im Norden überwiegen die Fette, im Süden die Kohlenhydrate.

Der Gesamtbedarf an Energie und das Oberflächengesetz.

Das Gesetz der isodynamen Tauschwerte liefert uns also mit den erörterten Einschränkungen ein gemeinsames Maß für die einzelnen Nährstoffe, das uns erst in den Stand setzt, den Gesamtbedarf an Energie zahlenmäßig anzugeben.

Es fragt sich nun weiter, von welchen Umständen der Gesamtbedarf abhängt. Hier ist an erster Stelle natürlich die Körpergröße zu nennen, denn daß ein großes Geschöpf mehr Nahrung braucht als ein kleines, versteht sich von selbst. Um daher die an verschiedenen Lebewesen gewonnenen Resultate untereinander vergleichbar zu machen, rechnet man den Calorienverbrauch in der Regel auf 1 kg Lebendgewicht um. Dabei ist stillschweigend vorausgesetzt, daß der Energiebedarf dem Körpergewicht proportional sei, eine Annahme, die im Grunde genommen allerdings falsch ist. Handelt es sich indessen um Vertreter gleicher Gattung, so liefert das Verfahren immerhin annähernd richtige Werte.

Große Abweichungen ergeben sich dagegen, wenn man den Energieumsatz verschiedenartiger Lebewesen auf 1 kg Körpergewicht bezieht, wie folgende von E. Voit zusammengestellten Zahlen vor Augen führen (45).

Tierart	Körpergewicht in kg	Energieumsatz im Hunger in Kilo-calorien auf 24 Stunden berechnet	
		für 1 Kilo Körpergewicht	für 1 qm Oberfläche
Pferd	441	11,3	> 948
Schwein . . .	128	19,1	1078
Mensch . . .	64	32,1	1042
Hund	15	51,5	1039
Gans	3,5	66,7	967

Wie man sieht, schwanken die auf 1 kg Körpergewicht berechneten Calorienwerte ganz erheblich, zwischen Pferd und Gans sogar um das Sechsfache. Dem gegenüber erhält man nahezu konstante Werte, falls man den Energieverbrauch auf 1 qm Oberfläche bezieht, wie die letzte Spalte augenfällig bezeugt.

Dies Gesetz, daß der Energiebedarf nicht dem Gewichte, sondern der Oberfläche proportional verläuft, herrscht mit großer Strenge bei allen Warmblütern. Es wird uns daher auch bei Ermittlung der Kostsätze für den Menschen genauere Werte liefern als die Berechnung nach Gewichtsmengen[1]).

Was die Begründung betrifft, so ist es von einem wesentlichen Posten des Energieverlustes, der Wärmeabgabe ohne weiteres klar, daß er durch die Oberfläche des Körpers bestimmt wird, doch kommen daneben noch andere Einflüsse in Frage, deren Beziehung zur Oberfläche nicht so deutlich in die Augen fällt.

Da es große Schwierigkeit bereitet, die Oberfläche direkt zu messen, pflegt man sie in der Regel aus dem Körpergewicht nach folgender Formel[2]) zu berechnen: $O = G^{\frac{2}{3}} \cdot k$, in der O die Oberfläche, G das Gewicht und k eine für jede Tierart eigentümliche Konstante bedeutet. Die wichtigsten Konstanten sind in nebenstehender Tabelle zusammengestellt.

Tierart	$K = \dfrac{O}{G^{\frac{2}{3}}}$
Pferd	9,0
Mensch	12,3
Hund	11,2
Kaninchen . .	12,9
Ratte	9,1

Berechnet man den Calorienbedarf auf 1 qm Oberfläche, so ergeben sich nach RUBNER (35) S. 153 für den Erwachsenen bei leichter Arbeit 1256 Cal., bei mittlerer Arbeit 1479 Cal.

Beim wachsenden Geschöpf ist natürlich für 1 qm Oberfläche nicht der gleiche Umsatz zu erwarten, da der für den Anwuchs erforderliche Betrag der Nahrung von Jahr zu Jahr wechselt.

---

[1]) In neuerer Zeit ist bezweifelt worden, ob gerade die äußere Körperfläche der maßgebende Umstand sei; ohne Frage kommt aber als solcher eine zweidimensionale Größe in Betracht und darum läßt sich die Formel unbedenklich verwenden.

[2]) Die Formel beruht auf folgender Überlegung: Linien können natürlich nur mit Linien, Flächen nur mit Flächen, Körper nur mit Körpern verglichen werden. Eine lineare Größe kann daher nur dann zum Flächenmaß werden, wenn sie ins Quadrat erhoben wird, zum Raummaß, wenn sie in der dritten Potenz erscheint. Die Wahl der gemeinschaftlichen Längeneinheit ist in gewissem Grade willkürlich und mehr durch Zweckmäßigkeit als durch Notwendigkeit bestimmt. Bei der Kugel bietet sich von selbst der Radius, beim Würfel die Kantenlänge usw. Ist die der Messung zugrunde liegende lineare Größe l, dann werden bei geometrisch ähnlichen Körpern die Volumina sich wie die dritten Potenzen von l verhalten, die Oberflächen wie die zweiten. Bezeichnen wir die auf den einen Körper bezüglichen Werte mit l, O, V, die auf den anderen bezüglichen mit $l_{,}$, $O_{,}$, $V_{,}$, so lassen sich folgende Gleichungen aufstellen:

$$\text{(I)} \quad \frac{V}{V_{,}} = \frac{l^3}{l_{,}^3} \qquad\qquad \text{(II)} \quad \frac{O}{O_{,}} = \frac{l^2}{l_{,}^2},$$

woraus sich ergeben:

$$\text{(I b)} \quad \frac{l}{l_{,}} = \frac{V^{\frac{1}{3}}}{V_{,}^{\frac{1}{3}}} \quad \text{und} \quad \text{(II b)} \quad \frac{l}{l_{,}} = \frac{O^{\frac{1}{2}}}{O_{,}^{\frac{1}{2}}}.$$

Somit erhält man:

$$\text{(III)} \quad \frac{V^{\frac{1}{3}}}{V_{,}^{\frac{1}{3}}} = \frac{O^{\frac{1}{2}}}{O_{,}^{\frac{1}{2}}} \qquad \text{oder} \qquad \frac{O}{O_{,}} = \frac{V^{\frac{2}{3}}}{V_{,}^{\frac{2}{3}}}.$$

Die letzte Gleichung nach O aufgelöst, liefert schließlich:

$$O = V^{\frac{2}{3}} \cdot \frac{O_{,}}{V_{,}^{\frac{2}{3}}}.$$

Ist nun für einen einzigen Vertreter einer bestimmten Art Oberfläche und Volumen direkt ermittelt, so zieht sich der zweite Faktor auf der rechten Seite $O_{,}/V_{,}^{\frac{2}{3}}$ zu einer Konstanten zusammen, die natürlich für jede Tierart einen anderen Wert hat. Wir können also auch schreiben: $O = V^{\frac{2}{3}} \cdot k$.

Bei gleicher Dichte der zu vergleichenden Tierkörper ist es erlaubt, an Stelle des

Rubner (35) S. 158 hat folgende Werte für den Bedarf Jugendlicher ermittelt.

Körpergewicht in kg	Verbrauch in Calorien
4	1221
12	1406
16	1519
23	1406
32	1389
44	1150
53	1200
59	1200

Muskelarbeit.

Daß die Muskelarbeit einen mächtigen Einfluß auf den Energieverbrauch haben muß, ist nach den Darlegungen auf S. 292 ohne weiteres klar. Es muß mindestens soviel Energie entbunden werden als der geleisteten Arbeit gleichkommt. Da aber die Muskeln, wie S. 293 auseinandergesetzt, keine thermodynamischen Maschinen sind, so gelingt es nicht, einen allgemein gültigen Wirkungsgrad zu berechnen. Rein theoretisch betrachtet, könnte der Wirkungsgrad den Wert 1 erreichen. In Wirklichkeit ist das freilich nicht der Fall. Nach zahlreichen vorliegenden Versuchen beträgt der Wirkungsgrad durchschnittlich etwa 30%. Als äußerste Grenzen wurden 22 und 48% beobachtet.

Daß beim Radfahren auf ebenem Boden nur die Reibung zu überwinden ist, bedarf keiner Erörterung. Bei gleichem Verbrauch an Nährstoffen werden zu Rad etwa doppelt bis dreimal so große Strecken zurückgelegt als zu Fuß, ein Resultat, das natürlich ohne die heutige Vollkommenheit der Fahrräder nicht möglich wäre.

Was dann weiter die Betriebsstoffe für die Arbeitsleistung betrifft, so werden stickstofffreie Nährsubstanzen entschieden bevorzugt. Während die ausgeschiedene Kohlensäure infolge der Arbeit erheblich zunimmt, unter Umständen auf das Dreißigfache, ist eine Steigerung im Eiweißverbrauch entweder überhaupt nicht, oder nur in unerheblichem Betrage nachzuweisen, und jedenfalls steht sie zur Arbeitsleistung in gar keinem Verhältnis: ja in den bahnbrechenden Versuchen von Fick und Wislicenus, die das Faulhorn bestiegen, wäre nicht einmal die gesamte Menge des zersetzten Eiweißes imstande gewesen, die geleistete Arbeit zu bestreiten, selbst wenn man einen Wirkungsgrad von 100% annimmt (8).

Damit soll keineswegs gesagt sein, daß Eiweiß als Betriebsmaterial der Muskelarbeit überhaupt untauglich sei. So fand Pflüger, daß ein mit magerem Fleisch ernährter Hund imstande war, große Arbeitsleistungen zu vollziehen, deren Energie nur aus dem Eiweiß stammen konnte (31).

Wir müssen uns daher vorstellen, daß die Muskeln ihre Arbeit auf Kosten aller drei Nährstoffe verrichten können. Nach neueren Untersuchungen von A. Krogh und J. Lindhard scheinen allerdings die Fette als Betriebsmittel den Kohlenhydraten etwas nachzustehen; sie entwickeln aus der Verbrennungswärme etwa 10% weniger mechanische Energie als die ersteren (18).

Volumens das Gewicht einzuführen. Die Gleichung erscheint dann in der Gestalt:·
$$O = G^{\frac{2}{3}} \cdot k.$$

Die in dieser Gleichung auftretenden Konstanten lassen sich selbstverständlich auch unmittelbar aus dem Gewicht und der Oberfläche eines Geschöpfes ohne Kenntnis des Volumens ableiten.

Beispiel: Das Körpergewicht eines Menschen betrage 66 Kilo, dann ist $K = 12,3$ und die Oberfläche $66^{\frac{2}{3}} \cdot 12,3 = 200$ Quadratdezimeter oder 2 Quadratmeter. Wir erhalten als erstes Resultat Quadratdezimeter, weil wir vom Gewicht in Kilogramm ausgingen und in Gedanken das Gewicht auf das Volumen zurückgeführt hatten. Offenbar entspricht aber dem Kilogramm der Liter oder das Kubikdezimeter.

2. Der Bedarf an Baustoffen.

Eiweiß.

Bisher haben wir die Nahrung als Betriebsstoff betrachtet zur Erzeugung von Wärme und Arbeit. Was bei der Verbrennung in den Muskeln und den übrigen Geweben zerstört wird, ist im wesentlichen toter Stoff, ich sage im wesentlichen, nicht ausschließlich. Ein kleiner Teil von Zellen und Gewebsfasern geht stets zugrunde. Wir brauchen ja nur an den Untergang der roten und weißen Blutkörperchen zu denken; und zum Aufbau dieser eingerissenen Formen ist hauptsächlich Eiweiß erforderlich. Kohlenhydrate, Fette, Sterine und Lecithine gehören sicherlich auch zum nötigen Bestand der Zellen, aber ihre Menge ist hier so gering, daß wir beim gegenwärtigen Stand unserer Kenntnisse von der Rolle dieser Stoffe in der Gewebsbilanz keine Rechenschaft geben können.

Somit bleibt das Eiweiß als einziger organischer Nährstoff übrig, für dessen Zufuhr wir sorgen müssen, wenn die zerstörte Leibessubstanz wieder erneuert werden soll. Da fragt es sich zunächst: Wie groß ist denn die täglich zersetzte Eiweißmenge, die aus der zerstörten Leibessubstanz stammt? Dieser Betrag, den wir nach RUBNER als Abnützungsquote bezeichnen, läßt sich am besten bestimmen, wenn man eine eiweißfreie Nahrung darreicht, die aber den Calorienbedarf durch Kohlenhydrate und Fette vollständig deckt. Unter den angegebenen Bedingungen ist nämlich die im Harn ausgeschiedene Stickstoffmenge nahezu ein Maß der Abnützungsquote; nur für den Stickstoffverlust durch den Kot, abgestoßene Haare und Hautepithelien sind noch geringfügige Korrekturen anzubringen. So erhielt K. THOMAS als Durchschnittswert der Abnützungsquote beim Erwachsenen 25 g täglich (43).

Man darf aber keineswegs glauben, daß es genüge, 25 g Eiweiß mit der Nahrung zuzuführen, um diesen Verlust auszugleichen, denn wir müssen bedenken, daß auch das Eiweiß der Leibessubstanz eine ihm eigentümliche Zusammensetzung hat. Wird daher Eiweiß anderer Art gereicht, so erweisen sich nicht alle Bausteine zum Umbau tauglich: die Überführung des Nahrungseiweißes in das Körpereiweiß gelingt nicht ohne Rest, und so ist es begreiflich, daß die einzelnen Eiweißarten in ihrer Fähigkeit, die Leibessubstanz zu ersetzen, große Verschiedenheiten zeigen. Der nicht zum Aufbau fähige Anteil geht natürlich nicht verloren: er dient als Brennstoff.

Die S. 304 angeführten Eiweißmengen in der Nahrung sind ohne Frage genügend, um den Verlust durch die Abnützung zu decken, auch wenn wir die verschiedene Wertigkeit der einzelnen Eiweißarten berücksichtigen.

Eiweißansatz.

Es ist eine den Landwirten längst bekannte Tatsache, daß es viel leichter gelingt, Fett als Fleisch aufzuspeichern. Dies hängt mit der oben schon berührten leichten Zersetzlichkeit des Nahrungseiweißes zusammen. RUBNER hat ja gezeigt, daß im Bereich der physikalischen Wärmeregulierung der Calorienverlust durch Eiweiß allein nur dann zu decken ist, wenn die dargereichte Menge den Hungerbedarf um 40% übersteigt. Solange man also unter dieser Grenze bleibt, kann Eiweiß nicht aufgespeichert werden. Bei gemischter Kost sind freilich die Bedingungen für die Ablagerung von Körpereiweiß etwas günstiger, doch ist nach O. KELLNER bei Tieren vorgerückten Alters auf einen nennenswerten Ansatz von Muskelfleisch überhaupt nicht zu rechnen, und das gleiche gilt auch vom Menschen (15).

Anders verhält es sich mit jugendlichen und durch Nahrungsmangel eiweißarm gewordenen Geschöpfen. Hier ist ein Anwuchs von Eiweiß mit gemischter Kost viel leichter zu erzielen.

Was dann weiter die Ablagerung von Kohlenhydraten und Fetten betrifft, so kann auch diese nur stattfinden, wenn die Calorienzufuhr den Calorienverlust übersteigt, die Energiebilanz also positiv ist.

Bekanntlich befinden sich in Leber und Muskeln Vorratsräume für Glykogen, die sich füllen, wenn die Zufuhr an Kohlenhydraten den Bedarf überschreitet. Allein das Fassungsvermögen der Organe für Glykogen ist verhältnismäßig gering. Im Körper des Erwachsenen lassen sich höchstens 3 kg aufspeichern, während der Fettgehalt 30—40% des Körpergewichts erreichen kann. Demgemäß sehen wir denn auch bei überschüssiger Zufuhr von Kohlenhydraten Fett daraus hervorgehen. Namentlich bei Schweinen und Gänsen gelingt es leicht, mit stärkereichem Mastfutter große Mengen von Fett aufzuspeichern.

Daß schließlich im Überschuß dargereichtes Nahrungsfett sich als Körperfett ablagert, ist eine durch viele Versuche erhärtete Tatsache, die auch von vornherein die größte Wahrscheinlichkeit hatte. Es bedarf keiner Begründung, daß die gewonnenen Resultate sich ebenfalls auf den Menschen anwenden lassen.

Ausnützung.

Es versteht sich von selbst, daß nicht die zum Munde geführten Nährstoffe, sondern nur die in die Säfte übergetretenen als Bau- und Brennstoffe dienen können. Bekanntlich wird aber immer ein gewisser Bruchteil der aufgenommenen Nahrung durch den Kot ausgeschieden, der nicht allein von der chemischen, sondern auch von der mechanischen Beschaffenheit derselben abhängt. Darum ist es auch nicht möglich, bestimmte Ausnützungswerte für Eiweiß, Fett und Kohlenhydrate anzugeben. Die Ausnützung muß vielmehr an jedem einzelnen Nahrungsmittel gesondert geprüft werden. Bei der Ernährung mit gemischter Kost geht man indessen allen Schwierigkeiten aus dem Wege, wenn man für den Verlust durch den Kot 8% des eingeführten Calorienwertes in Abzug bringt. Somit läßt sich der Caloriengehalt eines jeden Nahrungsmittels mit hinreichender Genauigkeit berechnen, indem man die zugeführten Mengen Eiweiß, Fett und Kohlenhydrate mit ihrem zugehörigen nutzbaren Brennwert multipliziert und von der Gesamtenergie 8% subtrahiert.

Mineralsubstanzen[1]).

Es leuchtet ein, daß dem wachsenden Geschöpfe neben Eiweiß, Fett und Kohlenhydraten auch Mineralstoffe zum Aufbau neuer Gewebsteile dargeboten werden müssen, da alle Organe und Säfte Salze in größerer oder geringerer Menge enthalten.

Für den ausgewachsenen Organismus, der nicht an Masse zunehmen soll, ist dieser Schluß nicht ohne weiteres zwingend. Die Erfahrung hat jedoch gezeigt, daß auch nach Vollendung des Wachstums unausgesetzt Mineralsubstanzen im Harn und Kot austreten, selbst wenn der Körper nichts davon aufnimmt; also einmal bei vollständiger Nahrungsentziehung, und weiter beim Salzhunger, wenn Eiweiß, Fett und Kohlenhydrate in ausreichenden Mengen gereicht werden, die Mineralstoffe dagegen fehlen.

Die Erscheinung ist leicht zu erklären: Bei der Zerstörung der Gewebe, die in geringem Umfange stets vor sich geht, gelangen die bis dahin hier festgehaltenen Salze ins Blut. Da sie aber im Augenblick an Ort und Stelle nicht verwendbar

---

[1]) Ausführliche Literaturangaben finden sich bei G. v. Wendt in Oppenheimers Handb. d. Biochemie Bd. IV, 1, S. 561. Bezüglich des Eisens siehe Erich Meyer: Resorption und Ausscheidung des Eisens. Ergebn. d. Physiol. von Asher u. Spiro, Bd. V, S. 698. Wiesbaden 1906.

sind, werden sie wie alle unbrauchbaren Bestandteile durch Niere und Darmwand aus dem Körper entfernt. Daß selbst das so beständig erscheinende Knochengewebe einem Wechsel unterliegt, beweist ein Versuch von J. Forster, der eine Taube längere Zeit mit einem salzfreien Futter ernährte und nach dieser Periode untersuchte. Alle Knochen zeigten sich mehr oder weniger eingeschmolzen, und das Brustbein war papierdünn (10).

Hinsichtlich der Resorption und Ausscheidung liegen die Dinge bei den anorganischen Nährstoffen viel verwickelter als bei den organischen. Mineralien werden nicht allein durch die Niere, sondern zum Teil auch durch die Darmwand aus dem Körper entfernt, wie z. B. Calcium, Magnesium und Eisen. Darum ist es bei den mit dem Kot entleerten Mineralsubstanzen zumeist gar nicht möglich zu entscheiden, welcher Anteil als unresorbierter Rest, welcher als Ausscheidungsprodukt des Blutes angesehen werden muß. Ist aber die Bilanz der Mineralstoffe ungenau, so muß von der Feststellung des Bedarfes das gleiche gelten.

„Der sog. Erhaltungsbedarf“, bemerkt G. v. Wendt, „ist ein sehr unsicherer Begriff, die absolute Größe ist wechselnd und schwer festzustellen, noch schwerer ist es, eine exakte Vorstellung davon auf Grund der exogenen Zufuhr zu bekommen.“

Daß ein Mangel an bestimmten Salzen zu den schwersten Störungen führen kann, haben allerdings zahlreiche Versuche dargetan. So beobachtete E. Voit, daß kalkarme Nahrung bei wachsenden Tieren die Verknöcherung des Skelettes hintanhält, während die Massenzunahme keine Einschränkung erfährt. Es entsteht ein der Rhachitis durchaus ähnliches Krankheitsbild (47).

Ebenso leidet bei unzureichender Eisenzufuhr die Blutbildung jugendlicher Geschöpfe.

Die lange Zeit offene Frage, ob nur organische Eisensalze zur Hämoglobinbildung beitragen, oder auch anorganische, ist nunmehr durch einwandfreie Versuche im Sinne beider Möglichkeiten entschieden.

Allein in der Auslegung aller dieser Resultate ist die äußerste Vorsicht geboten, namentlich wenn man darauf die Behandlung von Krankheiten gründen will.

Daß Rhachitis und Osteomalacie auf mangelnder Zufuhr von Kalk und Magnesia beruhe, dürfte heute kaum noch angenommen werden, besonders seitdem man weiß, daß auch Mangel an Vitamin A Knochenerkrankungen hervorrufen kann (s. S. 310). Man glaubt vielmehr, die wahre Ursache dieser Krankheiten in einer fehlerhaften Beschaffenheit der Knochenzellen suchen zu müssen. Ähnlich verhält es sich mit den meisten Anämien. Eisenmangel der Nahrung dürfte als Ursache kaum in Frage kommen. Was in besonderem die Chlorose betrifft, so ist zwar die günstige Wirkung der Behandlung mit Eisensalzen unumstritten, allein in der Deutung dieser Ergebnisse gehen die Meinungen noch weit auseinander.

Auffallend ist die große Menge Kochsalz, die fast überall der Nahrung zugesetzt wird. Unstreitig dient es in erster Linie dazu, als Genußmittel die Speisen zu würzen; denn im Hunger und bei salzfreier Kost werden nur ganz geringe Chlornatriummengen ausgeschieden. Daneben scheint ihm aber auch eine stoffliche Bedeutung zuzukommen. Bunge hat nämlich darauf aufmerksam gemacht, daß sich das Verlangen nach Kochsalz nur einstellt, wenn Kalisalze aufgenommen werden, also bei Pflanzennahrung und gemischter Kost (4). Es fehlt aber nicht nur den fleischfressenden Tieren, sondern auch jenen Volksstämmen, die wie Kamtschadalen und Tungunesen im wesentlichen auf animale Nahrung angewiesen sind. Die von Bunge 1873 entwickelte Vorstellung, daß Natrium durch Kalium aus seinen Verbindungen verdrängt würde, bedarf natürlich heutzutage im Sinne der elektrolytischen Dissoziationslehre einer Berichtigung.

Alles in allem läßt sich wohl behaupten, daß in der üblichen Nahrung des Menschen, wenigstens bei gemischter Kost, die zum Wiederersatz und Aufbau nötigen Mineralstoffe reichlich, ja überreichlich vorhanden sind, so daß wir für ihre Zufuhr nicht besonders zu sorgen brauchen. Eine Steigerung der Einnahmen über den Bedarf wäre natürlich völlig wertlos, wenn es nur auf die Stoffbilanz der Mineralsubstanzen ankäme. Dem ist aber nicht so, denn den Metallen Eisen, Calcium und Magnesium ist sicherlich neben der stofflichen Wirkung noch ein anregender Einfluß auf das lebende Gewebe zuzuschreiben, wie es von anderen Metallen, Arsen und Quecksilber, längst feststeht. Doch mag es mit diesen Andeutungen sein Bewenden haben, da es nicht möglich ist, im Umkreis meiner Abhandlung auf die umfangreiche, noch wenig gesichtete Literatur näher einzugehen. Nur ein Punkt bedarf noch der Klarstellung. Jede Lösung ist imstande, bei ihrer Verdünnung Arbeit zu leisten, ebenso wie zur Erhöhung der Konzentration Arbeit verbraucht wird. Somit könnte es wohl scheinen, als ob die in den Salzlösungen der Säfte schlummernden osmotischen Spannkräfte in gleicher Weise wie die chemischen bei der Energiebilanz in Rechnung gestellt werden müßten, eine Anschauung, die in der Tat seinerzeit Vertreter gefunden hat. Allein die Überlegung beruht auf einem Mißverständnis. Die Energie der osmotischen Arbeiten ist keine ursprüngliche, sondern geborgte; sie stammt, wenigstens unter den im Tierkörper herrschenden Konzentrationsverhältnissen, aus der Wärme des Körpers selbst, letzten Endes also aus der Verbrennungswärme der Nährstoffe. Da diese aber in der Energiebilanz schon gebucht ist, wäre es fehlerhaft, für die osmotischen Arbeitsleistungen einen besonderen Posten einzusetzen. Aufnahme von Salzen bringt also dem Organismus keinen Energiegewinn.

3. Vitamine.

Man sollte denken, daß ein Lebewesen, dem Brenn- und Baustoffe in genügender Menge zugeführt werden, überhaupt keinen Mangel leiden könne. Allein es hat sich gezeigt, daß außer den längst als Nährstoffe erkannten Substanzen noch weitere Stoffe für das Leben unerläßlich sind, denen man den Namen Vitamine gegeben hat. Das Wort bedeutet eigentlich: für das Leben wichtige Ammoniakderivate. Die anfangs aufgestellten Formeln über den chemischen Aufbau sind heute freilich wieder zweifelhaft geworden. Gleichwohl hat man an dem einmal geprägten Namen festgehalten. Als gleichbedeutend sind noch im Gebrauch: Nutramine, Ergänzungsstoffe und akzessorische Nährstoffe.

Wir vermögen heute drei verschiedene Arten Vitamine zu unterscheiden, deren Dasein allerdings nur aus ihren Wirkungen erschlossen wurde, ohne daß wir imstande wären, über ihre chemische Natur nähere Auskunft zu geben. In Ermangelung bestimmter Merkmale sind als vorläufige Bezeichnungen Vitamin A, B und C eingeführt, die wir nacheinander betrachten wollen. Vor allem ist aber wichtig zu bemerken, daß alle drei Arten nur in den Pflanzen entstehen.

Vitamin A.

Dieser Ergänzungsstoff ist in Fetten löslich und wahrscheinlich selber eine fettartige Substanz. Es wird gefunden in der Milch, im Eidotter und Lebertran, fehlt aber in allen pflanzlichen und vielen tierischen Fetten. Dagegen begegnet uns Vitamin A in manchen grünen Gemüsen, unter anderen im Spinat. Durch Siedehitze wird es nur langsam zerstört. Junge Hunde, denen Vitamin A entzogen war, zeigten mit der Rhachitis verwandte Erscheinungen und blieben im Wachstum zurück. Somit müssen wir diesem Stoff eine für Wachstum und Verknöcherung nötige Wirkung zuschreiben.

Vitamin B.

Vitamin B ist in Wasser löslich. Es findet sich im Samen der Hülsenfrüchte sowie in den Getreidekörnern; hier aber nur in den äußeren Schichten. Dem von allen einhüllenden Häuten befreiten Reiskorn fehlt es gänzlich. Endlich trifft man es an in der Hefe und in den Eiern. Durch Siedehitze wird es schnell vernichtet. Nach Entziehung des Vitamins B hat man bei Tauben und Hühnern eine eigenartige, als Polyneuritis bezeichnete Erkrankung des Nervensystems beobachtet, die mit der Beriberi-Krankheit des Menschen große Ähnlichkeit hat. Beriberi pflegt in Gegenden aufzutreten, wo der Reis die Hauptnahrung bildet. Die Krankheit zeigt sich aber nur dann, wenn sog. polierter Reis verwendet wird, d. h. wenn bei der Zurichtung alle Hüllen des Reiskornes, auch das sog. Silberhäutchen, entfernt werden.

Reiskleie und Auszüge derselben vermögen die künstlich hervorgerufenen Krankheitserscheinungen der Tiere wie auch die Beriberikrankheit des Menschen zu heilen.

Vitamin C.

Die Substanz C findet sich vor allem in saftreichen Früchten, Orangen, Zitronen und Tomaten, außerdem in gelben Rüben, Kartoffeln und Kohlarten, endlich in den Keimen von Getreidearten und Hülsenfrüchten.

Gegen Hitze ist Vitamin C ziemlich widerstandsfähig, falls der Sauerstoff ferngehalten wird; dagegen wird es beim Trocknen an der Luft leicht zerstört und fehlt deshalb auch in den Dörrgemüsen mehr oder weniger vollständig.

Nach Entziehung dieser Vitaminsubstanz zeigen sich bei Tieren alle Erscheinungen, wie sie von alters her beim Skorbut des Menschen bekannt sind. Der längst vermutete Zusammenhang dieser Krankheit mit der einseitigen Ernährungsweise, wie sie namentlich auf längeren Seereisen Platz greifen muß, ist somit durch die Entdeckung des Vitamins C erschlossen. Allerdings ist hier so wenig wie bei den anderen Vitaminen von einer befriedigenden Erklärung ihrer Wirkung die Rede. Man weiß nur, daß sie wirken, aber nicht weshalb sie wirken.

4. Genußmittel.

Eßlust und Sättigunsggefühl bestimmen die aufzunehmenden Nahrungsmengen, nicht wissenschaftliche Überlegungen über Stoff- und Energiebedarf. Nur eine schmackhafte Kost wird auf die Dauer ertragen. Da nun aber die bisher betrachteten Brenn- und Baustoffe, vom Zucker abgesehen, im reinen Zustande kaum einen Geschmack haben, so sieht man leicht, daß noch andere Substanzen hinzukommen müssen, um eine Nahrung genießbar zu machen.

Verstehen wir im Anschluß an C. Voit unter Genußmitteln alle gewohnheitsmäßig aufgenommenen Substanzen, die weder als Bau- noch als Brennstoffe eine Rolle spielen, so leuchtet ein, daß unter diesen Begriff die allerverschiedenartigsten Dinge zusammengefaßt werden. Hierher gehören die wohlschmeckenden und angenehm riechenden Substanzen, wie sie in Früchten, Kräutern und im Fleischextrakt vorkommen; sodann Verbindungen, die sich erst bei der Zurichtung der Speisen, beim Backen und Braten bilden, ferner Stoffe, die wir zur Geschmacksverbesserung hinzufügen, wie das Kochsalz und die vielen inländischen und ausländischen Gewürze.

Eine ähnliche Bewandtnis hat es mit den alkoholischen und alkaloidhaltigen Getränken, Wein, Bier, Branntwein, Kaffee, Tee, Kakao. Wir genießen sie nicht als Nahrungsmittel, sondern um uns an ihnen zu laben und die Stimmung zu heben. Das gleiche gilt vom Rauchtabak.

Über die Wirkung der meisten Genußmittel sind unsere Kenntnisse noch sehr mangelhaft. Daß dem Kochsalz außer seiner Rolle als Würzmittel noch eine stoffliche Bedeutung zukommt, war schon S. 309 erwähnt.

Wichtig ist zu bemerken, daß die Steigerung des allgemeinen Behagens, die sich neben dem Wohlgeschmack nach Aufnahme vieler Genußmittel einstellt, nicht etwa mit einer Steigerung der Leistungsfähigkeit Hand in Hand geht. Nur von Fleischextrakt und Fleischbrühe ist durch Pawlow (30) auch objektiv eine günstige Wirkung nachgewiesen. Sie befördern die Absonderung des Magensaftes mittels Stoffen, die zur Zeit noch unbekannt sind. Kreatin und Kreatinin, an die man zunächst denken könnte, sind wirkungslos.

Ein lebhafter Streit ist seit langem um den Wert des Alkohols entbrannt. Wegen der großen sozialen Bedeutung möge dieser Gegenstand etwas genauer erörtert werden.

Da der Alkohol im Körper gut resorbiert und verbrannt wird und nach allem, was wir wissen sogar zur Arbeitsleistung dienen kann, darf ihm die Natur eines echten Nahrungsstoffes nicht abgesprochen werden. Allein aus diesem Grunde läßt sich der Alkoholgenuß noch keineswegs rechtfertigen, denn alle von ihm berichteten Leistungen können von anderen Nahrungsstoffen besser und billiger vollzogen werden. Auch denkt wohl niemand, der sich dem Alkoholgenuß hingibt, an dessen Nährkraft: Wir genießen ihn ausschließlich als Erfrischungs- und Stärkungsmittel. Unter den alkoholischen Getränken besitzt allerdings das Bier einen nicht unbeträchtlichen Nährwert; doch beruht dieser wesentlich auf seinem Gehalt an Kohlenhydraten, die etwa 6% ausmachen.

In nicht zu großen Gaben sind alkoholische Getränke wohl geeignet, einen günstigen Einfluß auszuüben, indem sie das Ermüdungsgefühl beseitigen und ein allgemeines Wohlbehagen hervorrufen; aber hier gilt in besonderem Maße die Bemerkung, daß die Wirkung nur subjektiv ist. Nur das Gefühl der Ermüdung wird verringert, nicht die Ermüdung selbst; im Gegenteil, nach Alkoholaufnahme ermüden erfahrungsgemäß die Muskeln schneller. So dürfen wir auch die durch alkoholische Getränke Kranken und Schwachen dargebotene Stärkung nicht wörtlich nehmen, sondern nur figürlich auffassen.

Da nun große Mengen alkoholischer Getränke die Leistungsfähigkeit wesentlich herabsetzen, und ihr gewohnheitsmäßiger Genuß nicht selten schwere Erkrankungen, wie Schrumpfniere und Lebercirrhose im Gefolge hat, kann man es nur begrüßen, wenn die Bestrebungen, dem Alkoholmißbrauch zu steuern, immer mehr um sich greifen. Daß aber der Vernünftige mit dem Unvernünftigen leiden und auf ein Mittel verzichten soll, das ihm den Lebensgenuß wesentlich erhöht, liegt meines Erachtens kein Grund vor.

IV. Hunger[1]).

Wie eingangs dargelegt, bedarf der Organismus Tag für Tag einer bestimmten Calorienmenge, die aus chemischer Spannkraft entwickelt wird. Darum müssen auch ohne Nahrungszufuhr die Zersetzungen unausgesetzt ihren Fortgang nehmen; nur zehrt der Körper jetzt von seiner eigenen Leibessubstanz.

Somit scheint es, als ob der Hungerzustand überhaupt die einfachsten Verhältnisse darbiete. Das ist auch in gewissem Sinne der Fall, zumal wenn wir den Energieverbrauch ins Auge fassen. Hierfür liefert uns der Hunger den natürlichsten Maßstab. Aber wir dürfen doch nicht übersehen, daß der schon bald

---

[1]) Zusammenfassende Darstellung bei Th. Brugsch: „Hunger", im Handb. d. Biochemie von C. Oppenheimer Bd. IV, 1, S. 285. Jena 1911.

eintretende Mangel an Kohlenhydraten die Art der chemischen Zersetzungen wesentlich beeinflußt, wie später noch ausführlicher dargelegt werden soll.

1. Energieverbrauch.

Vor allen Dingen ist wichtig, zu bemerken, daß der Energieverbrauch des fastenden Organismus nur wenig geringer ist als bei Erhaltungsdiät. BENEDICT (2) bestimmte beim Menschen den Calorienverbrauch an den ersten 7 Hungertagen: Die Wärmeerzeugung sank nur um 6%, von 29,7 Calorien für Tag und Kilogramm auf 28,0 Calorien für Tag und Kilogramm. Ähnliche Beobachtungen machten LANDERGREN, SONDÉN und TIGERSTEDT (20).

Die Ursache des geringeren Energieverbrauchs ist einmal in der Abnahme des Körpergewichtes zu suchen, da ein kleineres Geschöpf offenbar weniger Energie bedarf als ein größeres, daneben aber auch in dem Fortfall der spezifisch-dynamischen Wirkungen, von der S. 299 die Rede war.

2. Verhalten der einzelnen organischen Nährstoffe, Eiweiß, Fett und Kohlenhydrate während des Hungers.

Auch das Verhalten der einzelnen organischen Nährstoffe während des Hungers läßt sich auf Grund der früher entwickelten Vorstellungen dem Verständnis nahe bringen. Wir hatten S. 302 gesehen, daß unter den drei organischen Nährstoffen das Eiweiß die größte Reaktionsgeschwindigkeit besitzt, und noch einmal sei daran erinnert, daß dieser Begriff immer nur auf die gelösten Stoffe anzuwenden ist. Wir haben aber Grund anzunehmen, daß von dem frisch resorbierten Eiweiß am ersten Hungertage noch erhebliche Mengen in den Säften kreisen. So ist es denn begreiflich, daß die Eiweißzersetzung des ersten Hungertages noch ganz unter dem Einfluß der vorher genossenen Nahrung steht: War viel Eiweiß verabreicht, wird auch noch am ersten Hungertage viel Eiweiß zersetzt.

Neben den in den Säften kreisenden Eiweißmengen ist noch die Menge des aufgespeicherten Glykogens von Einfluß auf die Eiweißzersetzung; doch macht sich seine eiweißsparende Wirkung nur in den ersten Tagen der Hungerperiode bemerkbar, weil die Glykogenvorräte sehr bald dergestalt aufgezehrt werden, daß die zurückbleibenden Reste keinem erkliche Sparwirkung mehr erzielen können.

Nachdem nun das aus der Nahrung stammende Eiweiß und das aufgespeicherte Glykogen verbraucht sind, nimmt die im Harn ausgeschiedene Stickstoffmenge einen fast konstanten Wert an, der anzeigt, daß nunmehr Tag für Tag nahezu die gleiche Eiweißmenge zerstört wird. Jetzt lebt der Körper hauptsächlich auf Kosten von Fett. Von den erzeugten Calorien stammen in dieser Periode nur etwa 10% aus Eiweiß und ungefähr 90% aus Fett.

Dehnt sich der Hungerzustand über einen noch längeren Zeitraum aus, so macht sich schließlich wieder eine Steigerung der Eiweißzersetzung bemerkbar, offenbar, weil die Fettlager jetzt nahezu erschöpft sind. Der Anstieg braucht nicht plötzlich zu erfolgen: er kann sich ganz allmählich einstellen. Von diesem Zeitpunkt an verliert der Körper äußerst schnell an Gewicht, und bald tritt der Tod ein. Darum hat man auch die in Rede stehende Zunahme der Eiweißzersetzung als prämortale Steigerung bezeichnet.

Der schnelle Verfall nach Erschöpfung der Fettvorräte erklärt sich leicht, wenn man bedenkt, daß erst 980 g Muskelsubstanz soviel Verbrennungswärme liefern wie 100 g Fett.

Die gegebene Erklärung, die sich sozusagen von selbst darbietet, rührt von C. VOIT her. Sie ist entschieden die natürlichste: Der Organismus braucht eben Tag für Tag eine bestimmte Calorienmenge. Solange der Fettvorrat reicht, lebt er von Fett; ist dieses aufgezehrt, wird er genötigt, die für das Leben wichtigeren Eiweißvorräte in Angriff zu nehmen. Aber natürlich kann diese Deutung nicht den Anspruch machen, den Erkenntnistrieb zu befriedigen: Sie ist im wesentlichen noch teleologisch. Die Mittel, die es dem Körper ermöglichen, je nach Bedarf bald Fett, bald Körpereiweiß zum Zerfall zu bringen, kennen wir nicht.

Eine andere Auffassung vertritt Fr. N. Schultz (23). Er erblickt die Ursache des gesteigerten Eiweißzerfalls am Ende der Hungerperiode in einem Absterben der Zellen infolge der unzureichenden Ernährung. Seine Auslegung, die ich der Vollständigkeit halber erwähne, ist indessen in ihrer jetzigen Fassung noch so unbestimmt, daß ich von einer kritischen Besprechung in der vorliegenden Abhandlung abstehen muß.

3. Abnahme der einzelnen Organe im Hunger.

Auch bei der Abnahme der einzelnen Organe während des Hungers erkennen wir das Walten von Kräften nach dem Gebot der Zweckmäßigkeit. Wie das Eiweiß als wertvollster Stoff bis zuletzt vor dem Zerfall bewahrt bleibt, so werden auch die für das Leben wichtigeren Organe in viel geringerem Grade beim Hunger zerstört als die leichter zu entbehrenden; ja wir haben Grund anzunehmen, daß die ersteren sich sogar noch während des Hungers auf Kosten der letzteren bereichern. Nachgewiesen ist eine derartige Stoffverschiebung von Miescher (23) am hungernden Rheinsalm, der 8 Monate keine Nahrung aufnimmt, ein Zeitraum, innerhalb dessen die Geschlechtsorgane wachsen, während die Rückenmuskeln einschmelzen.

Würden alle Organe gleichmäßig im Hunger abnehmen, das Nervensystem im selben Maße wie das Fettgewebe, so müßte der Tod offenbar viel schneller eintreten. Von Versuchen in dieser Richtung seien nur die von Sedlmeyer angestellten erwähnt (41). Die Zahlen bedeuten die Abnahme der Trockensubstanz in Prozenten:

Knochen	19—24
Muskeln	70—65
Leber	72—64
Herz	55—44
Rückenmark	1— 0
Fettgewebe	97—89

Da bei lange fortgesetztem Hunger alle Organe schließlich doch mehr oder weniger in Mitleidenschaft gezogen werden, so läßt sich eine bestimmte Ursache des Hungertodes kaum angeben.

Von anscheinend noch größerer Bedeutung als das Versagen lebenswichtiger Organe ist die unzureichende Wärmeerzeugung, wie sie sich am Ende der Hungerperiode durch das Sinken der Körpertemperatur kenntlich macht. Sie ist ein Merkmal des unmittelbar bevorstehenden Todes. Durch Einhüllen der hungernden Geschöpfe in warme Tücher gelingt es freilich auch jetzt noch, das Leben eine Zeitlang zu erhalten.

4. Qualitative Änderungen des Stoffwechsels infolge des Hungers.

Bisher haben wir immer nur der quantitativen Änderungen gedacht, welche der Hunger bewirkt, doch stellen sich bei Nahrungsentziehung auch Abweichungen von der gewöhnlichen Art der Zersetzungen ein, Abweichungen, die unverkennbar an die beim Diabetes beobachteten Erscheinungen erinnern.

So werden Acetonkörper während des Hungers in nicht unbeträchtlichen Mengen im Harn und zum Teil auch in der Exspirationsluft ausgeschieden.

Unter Acetonkörpern versteht man bekanntlich die drei Verbindungen: Acetessigsäure, β-Oxy-Buttersäure und Aceton. Alle drei haben zweifellos einen gemeinsamen Ursprung. Als Muttersubstanz muß die β-Oxy-Buttersäure angesprochen werden, die durch Oxydation leicht in Acetessigsäure übergehen kann wie aus nebenstehender Gleichung zu erkennen ist.

$$\beta\text{-Oxi-Butter-säure}\quad \begin{array}{c} CH_3 \\ | \\ C{<}^H_{OH} \\ | \\ CH_2 \\ | \\ COOH \end{array} \;+\; O \;=\; \begin{array}{c} CH_3 \\ | \\ C{=}O \\ | \\ CH_2 \\ | \\ COOH \end{array} \;+\; H_2O \quad \text{Acetessigsäure}$$

Und diese Umwandlung ist nicht nur überhaupt möglich, sie kommt auch nach den Befunden von Schwarz im Organismus wirklich vor (40).

Die Acetessigsäure zerfällt aber ihrerseits leicht durch hydrolytische Spaltung in Kohlendioyxd, Wasser und Aceton auf folgende Weise:

$$\text{Acetessigsäure}\quad \begin{array}{c} CH_3 \\ | \\ C{=}O \\ | \\ CH_2 \\ | \\ COOH \end{array} \;+\; \begin{array}{c} H \\ \\ OH \end{array} \;=\; \begin{array}{c} CH_3 \\ | \\ C{=}O \\ | \\ CH_3 \end{array} \quad \text{Aceton} \\ +\; CO_2 \;+\; H_2O$$

Die Acetonkörper stammen, wie vor allem die Untersuchungen von Magnus Levi (21) gezeigt haben, aus den Fetten, die bei Mangel an verbrennbaren Kohlenhydraten eine unvollkommene Oxydation erleiden, ein Umstand, der sich im Diabetes sowohl wie im Hunger bemerkbar machen muß. Der von den Klinikern geprägte Ausspruch „die Fette verbrennen im Feuer der Kohlenhydrate‟ gibt eine anschauliche Vorstellung, ohne daß man darin freilich mehr als eine Umschreibung der Tatsachen erblicken darf.

Die Acetonkörper sind also offenbar Bruchstücke der unvollständig verbrannten Fettmoleküle.

Diese Befunde stehen durchaus mit der Knoopschen Regel im Einklang, nach der ja bekanntlich die Oxydation der Fettsäure stets am β C beginnt. Was die ausgeschiedenen Mengen betrifft, so fanden Bönninger und Mohr am 16. Hungertage beim Menschen 2,2 g Aceton im Harn und 1,8 g in der ausgeatmeten Luft. Brugsch stellte am 23. bis 30. Hungertage als tägliche Durchschnittsmenge 9 g β-Oxy-Buttersäure fest (29).

V. Unterernährung.

Unterernährung ist ein unvollständiger Hungerzustand. Kein Wunder, daß uns dabei ähnliche Erscheinungen wie beim vollständigen Hunger begegnen.

Allerdings kann eine unzureichende Ernährung eine Weile ohne jede Schädigung ertragen werden, wenn in der nächstfolgenden Zeit alle vom Körper eingebüßten Substanzen durch überreichliche Zufuhr ergänzt werden. Auf die Dauer aber stellen sich bei Unterernährung bedenkliche Folgezustände ein und gerade während des Weltkrieges ist man mit einem bis dahin kaum beobachteten Krankheitsbild näher bekannt geworden, dem Hungerödem. Wie der Name besagt, werden als hervorstechendstes Merkmal dieser Krankheit ödematöse Schwellungen beobachtet und zwar an verschiedenen Körperstellen. Am häufigsten sind die Beine betroffen. Hier macht sich auch die Erscheinung am ersten bemerkbar. Der Wassergehalt des Blutes ist erhöht, der Eiweißgehalt verringert. Der Blutdruck zeigt kein auffallendes Verhalten. Die unzureichende Ernährung gibt sich ferner kund durch starke Abmagerung und große Hinfälligkeit.

Wie in diesem Falle das Ödem zustande kommt, ist noch dunkel. Und es wäre auch wenig ersprießlich, näher darauf einzugehen, weil die Ursache des

Ödems überhaupt trotz zahlreicher Theorien noch nicht befriedigend aufgeklärt ist. Dessen ungeachtet dürfen wir aber mit MAASE und ZONDEK in erster Linie die unzureichende Calorienzufuhr für die Entstehung der Krankheit verantwortlich machen (22). Daneben spielt wahrscheinlich auch die geringe Eiweißzufuhr eine Rolle. Dagegen kann Mangel an Vitamin, woran man wohl anfangs dachte, als bestimmender Umstand schwerlich in Frage kommen. MAASE und ZONDEK (22) äußern sich darüber mit folgenden Worten: „Obwohl unsere Kriegskost einseitig genug war, kann man ihr doch den Mangel an Vitaminen kaum zum Vorwurf machen". Überdies konnten diese Forscher durch Verabreichung vitaminreicher Nahrung niemals eine Besserung erzielen. Endlich gelang es E. A. KOHMANN, (17) Hungerödem an Tieren künstlich hervorzurufen; aber auch in diesen Versuchen ließ sich ein Einfluß der Vitamine auf das Krankheitsbild nicht wahrnehmen.

Mangel an einzelnen Nährstoffen.

Bei dem Worte Unterernährung denkt man zunächst an die Schäden, die durch unzureichende Energiezufuhr verursacht werden.

Da aber die Nahrung, wie dargelegt, außer der Energieversorgung noch andere Aufgaben zu erfüllen hat, so kann sie auch bei ausreichendem Caloriengehalt dennoch an diesem oder jenem unentbehrlichen Stoffe Mangel leiden. Das wurde bereits früher S. 307 auseinandergesetzt, möge aber im gegenwärtigen Zusammenhang noch einmal besonders betont werden.

Um mit den organischen Nährstoffen zu beginnen, so kann das Eiweiß nur in beschränktem Umfange durch Fett und Kohlenhydrate ersetzt werden, wie S. 307 näher ausgeführt ist.

Eine gewisse Menge von Kohlenhydraten scheint ferner für die regelrechte Fettoxydation unerläßlich zu sein; sonst bilden sich die auf S. 315 erwähnten Acetonkörper. Da aber Zucker auch aus Eiweiß entstehen kann, so brauchen bei Kohlenhydratmangel die Acetonkörper keineswegs immer zu entstehen.

Wir hatten dann S. 308 weiter gesehen, daß auch die Mineralsubstanzen, die Tag für Tag aus den Geweben losgelöst und aus dem Körper entfernt werden, stets durch die Nahrung wieder ergänzt werden müssen, nicht allein beim wachsenden, sondern auch beim ausgewachsenen Geschöpf.

Und endlich darf es nach S. 310 nicht an Vitaminen fehlen.

Allein wie aus den Beobachtungen von MAASE und ZONDEK (22) und weiter aus den Versuchen von KOHMANN (17) hervorgeht, ist die Gefahr des Vitaminmangels bei gemischter Kost sehr gering, selbst wenn eine allgemeine Unterernährung besteht. Die Vitamine sind eben so außerordentlich verbreitet, und es genügt eine so geringe Menge, daß ein Fehlbetrag auf der einen Seite leicht durch einen Überschuß auf der anderen Seite ausgeglichen werden kann, zumal man auch in den Konservenfabriken bemüht ist, diese wertvollen Ergänzungsstoffe möglichst zu erhalten (14).

Selbstverständlich gilt diese Regel nur, wenn eine gewisse Wahlfreiheit in betreff der Kost besteht; sie gilt nicht beim Säugling, der mit Kuhmilch ernährt wird. Hier ist zu beachten, daß Trockenmilch einen weit geringeren Gehalt an Vitaminen besitzt als frische Milch. Durch das einst so hoch gepriesene SOXHLETsche Verfahren der Sterilisierung werden die Vitamine B und C zerstört. Es wäre indessen verfehlt, diese Methode, die sich nach anderer Richtung glänzend bewährt hat, völlig zu verwerfen: man braucht ja nur geringe Mengen vitaminreicher Nahrungsmittel neben der Milch zu verabreichen.

Endlich ist auch die Fütterungsweise der Kühe zu berücksichtigen. Da die Vitamine letzten Endes aus dem Pflanzenreich stammen, ist die Milch bei Trockenfutter stets vitaminärmer als bei Grünfutter.

In manchen Gegenden Ostasiens, in Japan, an der chinesischen Küste, in Vorder- und Hinterindien sowie auf dem malayischen Archipel sind die breiteren Volksschichten auch heutzutage noch vorwiegend auf Reisnahrung angewiesen, die, wie oben dargelegt, die gefürchtete Beriberikrankheit erzeugt, falls nicht besondere Vorsichtsmaßregeln getroffen werden.

Sollte unser Kapitel: Physiologie und Pathologie der Ernährung vollständig sein, so müßte auch der Kost bei Krankheiten, insbesondere Stoffwechselstörungen wie Diabetes und Gicht gedacht werden. Allein einmal haben diese Erkrankungen kaum Beziehungen zur sozialen Hygiene, andererseits fällt die Aufgabe, besondere Diätvorschriften zu geben, schon ganz in das Arbeitsgebiet des Klinikers, dem neben theoretischen Kenntnissen zahlreiche praktische Erfahrungen zur Seite stehen.

Literatur.

1. Báron u. Pólányi: Über die Anwendung des zweiten Hauptsatzes auf Vorgänge im tierischen Organismus. Biochem. Zeitschr. Bd. 53, S. 1. 1913. — 2. Benedict: Metabolism in ination. Institute of Washington 1907. — 3. Bodländer, G.: Ausscheidung aufgenommenen Weingeistes aus dem Körper. Pflügers Arch. f. d. ges. Physiol. Bd. 113, S. 213. 1906. — 4. Bunge, G. v.: Zeitschr. f. Biol. Bd. 9, S. 104. 1873; Bd. 10, S. 110 u. 295. 1874. — 5. Durig, A.: Pflügers Arch. f. d. ges. Physiol. Bd. 113, S. 213. 1906. — 6. Eger: Zeitschr. f. klin. Med. Bd. 32, H. 3/4. — 7. Fick, A.: Mechanische Arbeit und Wärmeentwicklung, S. 154. Leipzig 1882; 8. — Myothermische Untersuchungen. Wiesbaden 1889. — 9. Forster, J.: Zeitschr. f. Biol. Bd. 9, S. 297. 1873. — Versuche über die Bedeutung der Aschebestandteile in der Nahrung. — 11. Frank, O. u. R. Trommsdorf: Zeitschr. f. Biol. Bd. 43, S. 283. 1902. — 12. Helmholtz, H.: Ostwalds Klassiker d. ex. Wiss. Bd. 124, S. 30, Anm. — 13. Hill, A. V.: Ergebn. d. Physiol. Bd. 15, S. 346. 1916. — 14. Juckenack, A.: Unsere Lebensmittel vom Standpunkt der Vitaminforschung. Die Volksernährung Heft 4, S. 19. Berlin 1923. — 15. Kellner, O.: Grundzüge der Fütterungslehre. 5. Aufl. Berlin 1916. — 16. Knipping, W.: Zeitschr. f. Biol. Bd. 78, S. 259, 265. 1923. — 17. Kohmann, E. A.: The experimental production of edema as related to protein defiences. Americ. journ. of physiol. Bd. 51, S. 378—405. 1920. — 18. Krogh, A. u. J. Lindhard: Ber. üb. d. ges. Physiol., Berlin 1921, S. 388. — 19. Krogh, A. u. M.: Malys Jahresber. üb. d. Tierchem. Bd. 43, S. 605. 1915. — 20. Landergren, Sondén u. Tigerstedt: Beiträge zur Kenntnis des Stoffwechsels beim hungernden Menschen. Skandinav. Arch. f. Physiol. Bd. 51, S. 55. 1896. — 21. Levi, Magnus: Arch. f. exp. Pathol. u. Pharmakol. Bd. 42. 1899; Bd. 45. 1901. — 22. Maase, C. u. H. Zondek: Das Hungerödem. Leipzig 1920. — 23. Miescher: Histochem. u. physiol. Arbeiten, Leipzig 1897. — 24. Morgulis, S.: Hunger und Unterernährung. Leipzig 1923. — 25. Müller, Franz: Beiträge zur Frage nach der Wirkung des Eisens bei experimenteller Anämie. Virchows Arch. f. pathol. Anat. u. Physiol. Bd. 146, S. 436. 1901. — 26. Nernst: Theoretische Chemie. 7. Aufl., S. 208. 1913. — 27. Nernst, W.: Verhandl. d. 84. Ges. dtsch. Naturforsch. u. Ärzte Münster 1912. Leipzig 1913, S. 111. — 28. Oppenheimer, C.: Der Mensch als Kraftmaschine, S. 10. Leipzig 1921. — 30. Pawlow: Arbeit der Verdauungsdrüsen. Wiesbaden 1898. — 31. Pflüger: Pflügers Arch. f. d. ges. Physiol. Bd. 50, S. 98. 1891. — 32. Rubner, M.: Die Lage der Ernährungswissenschaft in Deutschland. Naturwissenschaften Jg. 9, S. 340. 1921; 33. — Arch. f. Hyg. Bd. 66, S. 9, 12. 1908; 34. — Gesetze des Ernegieverbrauchs, Leipzig u. Wien 1902. S. 369 u. 347; 35. — v. Leydens Handb. d. Ernährungstherapie Bd. II, S. 153. Leipzig 1903; 36. — Zeitschr. f. Biol. Bd. 42, S. 295. 1901. — 37. Schirokauer: Untersuchungen über Eisenstoffwechsel. Zeitschr. f. klin. Med. Bd. 68, S. 303. — 38. Schreber, K.: Der Mensch als Kraftmaschine. Pflügers Arch. f. d. ges. Physiol. Bd. 197, S. 300. 1922. — 39. Schultz, Fr. N.: Zeitschr. f. Biol. Bd. 41, S. 368. 1901. — 40. Schwarz: Arch. f. exp. Pathol. u. Pharmakol. Bd. 31. 1893. — 41. Sedlmeyer: Zeitschr. f. Biol. Bd. 37, S. 25—68. 1890. — 42. Tartakowsky: Resorption und Assimilation des Eisens. Pflügers Arch. f. d. ges. Physiol. Bd. 101, S. 423. 1904. — 43. Thomas, K.: Arch. f. (Anat. u.) Physiol. 1909, S. 219. — 44. Voit, C.: Über die Nahrung in verschiedenen Klimaten. Vortrag in der Münch. anthropol. Ges. 1894. (Sep.) S. 477. — 45. Voit, E.: Über die Größe des Energiebedarfs im Hungerzustand. Zeitschr. f. Biol. Bd. 41, S. 113. 1900. — 46. Voit, E. u. Lehmann: Zeitschr. f. Biol. Bd. 42, S. 619. — 47. Voit, E.: Über die Bedeutung des Kalks für den tierischen Organismus. Zeitschr. f. Biol. Bd. 16, S. 55. 1880. — 48. Rosemann, R.: „Alkohol" im Handb. d. Biochemie von C. Oppenheimer Bd. IV, 1. S. 413. Jena 1911.

Hunger und Ernährung.

Wirtschaftlicher Teil.

Von

C. v. TYSZKA

Hamburg.

I. Probleme der Ernährung.

1. Wandlungen der Ernährung im Laufe der Zeit.

Die Triebfedern jeder wirtschaftlichen Tätigkeit sind unsere Bedürfnisse, sie zwingen uns, tätig zu sein, um sie zu befriedigen. Aber wie alles im Leben dem Wechsel unterworfen ist, so auch unsere Bedürfnisse, von den primitivsten, ursprünglichen an bis zu den verfeinertsten. Und gerade jenes elementarste Bedürfnis, dessen Nichtbefriedigung die Vernichtung der Existenz bedeutet, die Stillung des Hungers, hat im Laufe der Zeit ganz außerordentliche Wandlungen erfahren. Freilich in einem Punkte können wir eine Konstanz feststellen. Es dürfte heute für erwiesen gelten, daß der Mensch von jeher omnivor war, und daß reine Pflanzennahrung — soweit sie überhaupt auf die Dauer bei Völkerschaften vorkam — nur ein Notbehelf gewesen ist. Auf der anderen Seite kennen wir aber auch kein Volk, das ausschließlich von Fleisch sich ernährt hätte, wir kennen — soweit unsere Erfahrungen reichen — kein Jägervolk, das nicht zugleich auch einen, wenn auch nur primitiven Anbau von Feldfrüchten, sog. Hackbau, betrieben hätte. Diese Unmöglichkeit des Menschen, allein von Fleisch zu leben, dürfte physiologisch in dem Bau der Kauwerkzeuge und der Verdauungsorgane begründet sein. Zweifelhaft mag allerdings sein, ob es nicht Fischervölker gegeben hat, die ausschließlich von dem Konsum von Fischen gelebt haben.

Wenn somit die omnivore Eigenschaft des Menschen feststehen dürfte, so hat doch die *Art der Ernährung* im Laufe der Zeit *große Veränderungen* erfahren. Will man die *Tendenz*, die hier herrscht, in einem einzigen Satz zusammenfassen, so kann man vielleicht sagen: das Streben des Menschen ging stets dahin, die leicht verdaulichsten, bekömmlichsten und dabei doch schmackhaftesten, und andererseits die die geringste Mühe der Zubereitung erfordernden Nahrungsmittel auszusuchen; und die Fleischnahrung zeigte sich in dieser Hinsicht allen anderen überlegen, nicht nur infolge ihres hohen Nährwertes (Eiweißgehaltes) und ihrer Schmackhaftigkeit, sondern auch durch die Möglichkeit der reichen Abwechslung. Denn auch dies läßt sich ganz allgemein feststellen, daß — namentlich mit höherer Kultur — das Bestreben sich zeigt, die Ernährung möglichst abwechslungsreich zu gestalten.

In diesem seinem Streben nach bekömmlicher, schmackhafter und abwechslungsreicher Kost wurde der Mensch von den verschiedensten Faktoren beeinflußt und zum Teil in Schranken gehalten, so daß man eine Reihe von *Ursachen-komplexen* unterscheiden kann, die die Wandlungen in der Ernährung beeinflußt und damit wieder den körperlichen wie geistigen Zustand des betreffenden Volkes mit bestimmt haben. Denn nicht nur der Mensch bestimmte sich seine Nahrung unter dem Einfluß der verschiedensten Faktoren, sondern ebenso hat auch die *jeweilige Ernährungsweise den Menschen in seiner körperlichen wie geistigen Veranlagung beeinflußt*. Als solche Ursachenkomplexe wird man feststellen können:

1. Die *Natur*, insonderheit die Bodenbeschaffung und das Klima des betreffenden Landes.

2. Das *Herkommen*, das Gebräuchliche, die Sitte und Anschauungen über das, was zuträglich ist oder nicht.

3. *Religiöse Anschauungen* und Vorschriften, die gewisse Speisen vorschreiben, andere wieder verbieten.

4. Der jeweilige *kulturelle Zustand*, die Einsicht in die Naturzusammenhänge und die Höhe des Bildungsniveaus; und schließlich im Zusammenhang damit.

5. Der Stand der *Wirtschaft* und *Technik*.

Wenn auch alle diese Faktoren auf die Ernährungsweise von Einfluß sind, so treten sie doch in den verschiedenen Zeitepochen in recht unterschiedlichem Maße hervor. In dem *Kindheitszeitalter* der Völker und Kulturen sind es in erster Linie die *Natur* (Bodenbeschaffenheit und Klima), sowie ferner *Herkommen* und *religiöse Anschauungen*, die die Art der Ernährung bestimmen. Die wilden Völkerschaften essen und trinken alles Genießbare, was die Natur und die Gelegenheit ihnen bietet, Perioden der Dürre, Aussterben des Wildstandes lassen sie hungern und darben. Mit dem Aufsteigen zur ersten, primitiven Kulturstufe wird dann die Ernährungsweise durch das Herkommen in Verbindung mit religiösen Vorschriften geregelt. Beides ist vielfach auf die Erfahrung früherer Generationen über das, was zuträglich und bekömmlich ist, zurückzuführen. Solche Ge- und Verbote gewisser Speisen finden wir schon frühzeitig bei allen Völkerschaften, und sie haben sich bis in die neuste Zeit — wie z. B. Schweinefleischverbot bei den Juden, Fasten in katholischen Gegenden — erhalten.

Mit *fortschreitender Kultur*, der zunehmenden Einsicht in die physikalischen und wirtschaftlichen Zusammenhänge und in Verbindung damit den Fortschritten der Wirtschaft durch Änderungen in der Technik infolge Erfindungen tritt der Einfluß der Natur des Landes sowie des Herkommens und der religiösen Anschauungen mehr und mehr zurück, und das Bestreben gewinnt die Oberhand, die *Nahrung* immer *zweckmäßiger* zu gestalten durch Auswahl der Speisen, die leicht verdaulich, bekömmlich und schmackhaft sind und eine abwechslungsreiche Kost gestatten. Reich *eiweißhaltige Stoffe* werden dabei bevorzugt, vor allem *Fleisch*, dann auch Milch, Eier, Butter, Käse. Die vegetabilische Nahrung wird verfeinert, und zwar in doppelter Weise: einmal durch *Anbau* der *feineren, eiweißhaltigeren Vegetabilien* an Stelle der gröberen, zum anderen durch *bessere Bereitung* der aus diesen Stoffen hergestellten Speisen, feinere Ausmahlung des Mehles u. dgl. Dazu tritt das Bestreben, einmal die Kost durch *Gewürze* reizvoller, zum anderen durch *Genußmittel* wie Zucker, Kakao, Kaffee, Tee u. dgl. abwechslungsreicher zu gestalten. Eine Differenzierung zwischen der Kost der Ober- und Unterschicht tritt jetzt ein und wird vielfach immer noch verschärft und vergrößert. Aber während in den primitiven Zeiten diese Differenzierung auf dem Herkommen, der Sitte oder in religiösen Vorschriften beruht, ist sie später in der wirtschaftlichen Ohnmacht der unteren sozialen Klassen begründet. Auch diese haben das Bestreben, ihre Nahrung im angegebenen Sinne zu verbessern, sie vermögen es nur nicht, da ihnen die finanziellen Mittel fehlen.

Deutlich tritt uns dieser Entwicklungsgang sowohl in der *Antike* wie auch bei den *europäischen Kulturvölkern* und in *Asien*, vor allem bei den Japanern entgegen. Bekannt ist die Schlemmerei und Völlerei der „beati possidentes" zu Beginn unserer Zeitrechnung, der ein elend lebendes Proletariat, das nach „panem et circensem" verlangte, gegenüberstand. Und das gleiche Bild am *Ausgang des Mittelalters*, zu Beginn der sog. neuen Zeit. Die oberen Schichten ernährten sich außer von den Erträgnissen der Jagd (die dem Bauer verboten war) von den Abgaben, den „Zehnten" der hörigen Bauern, die in dem besten Vieh, Milch, Eiern und dem besten Korn bestanden, während die Nahrung des niederen Volkes — wie uns um 1544 Sebastian Münster[1]) berichtet — aus „schwarze Ruckenbrod, Haberbrey, oder gekochten Erbsen und Linsen" bestand, ihr Trank war „Wasser und Molken". Und dieser Zustand erhielt sich Jahrhunderte, ja er verschlimmerte sich noch teilweise infolge der großen und langen Kriege, so besonders während des 30jährigen. Aber auch im *18. Jahrhundert* war es keinesfalls besser, da die Ausbeutung und Unterdrückung der Bauern durch die Grundherrn ihnen kaum das Notdürftigste zum Leben ließ. So schreibt 1740 ein französischer Bischof an den Minister Fleury: „Unseren Landleuten fehlt die Hälfte des Jahres ihr Brot aus Gerste und Hafer, das ihre einzige Nahrung bildet."

Erst im Laufe des 19. Jahrhunderts, und zwar in Deutschland vornehmlich von der zweiten Hälfte an *besserten* sich die *Ernährungsverhältnisse*. Die Kost wurde reichhaltiger, abwechslungsreicher und vor allem qualitativ besser, indem an Stelle grober, oft mangelhaft zubereiteter Nahrungsmittel eine feinere, einen höheren Nährwert enthaltende und leichter verdauliche Kost trat. Zurückzuführen war dies vor allem einmal auf das Eindringen der Wissenschaft, der *Agrikulturchemie* in die landwirtschaftlichen Betriebe. Jetzt wurde die Feldbestellung eine intensivere, bessere Sorten konnten angebaut werden, ein höherer Ertrag pro Hektar wurde erzielt, die Viehhaltung hob sich, das Vieh wurde gemästet. Dazu kam zweitens die *bessere Verarbeitung* der Früchte durch Neuerungen in der Technik und die *bessere Zubereitung* der Speisen durch Kenntnisse der Zubereitungsmethoden, und drittens die *Fortschritte im Gewerbe, Industrie und Handel*, die in Verbindung mit der *Verbesserung der Verkehrsmittel und -wege* es gestatteten, Agrarprodukte aus klimatisch günstiger gelegenen Ländern den dichtbevölkerten Staaten Europas zuzuführen. Mit dem Aufsteigen auch der unteren Volksschichten zum Lichte der Kultur und Zivilisation, der Metamorphose des alten Handwerksgesellen und hörigen Bauern zum modernen Industriearbeiter, der zunehmenden Industrialisierung und Verstädtigung, der Entwicklung des Dorfes zur Stadt, der Stadt zur Großstadt[2]), damit Hand in Hand gehend der Vermehrung und Verfeinerung der Bedürfnisse und Ansprüche, trat eine *Zunahme des Fleischverbrauches* auch der unteren Schichten und ein *Übergang von der Roggenbrotnahrung zum Weizenbrot* ein.

So stieg der Fleischverbrauch aus eigener Produktion in *Deutschland* pro Kopf der Bevölkerung von 13,6 kg im Durchschnitt des Jahres 1816 auf 52 kg im Jahre 1913 und 47 kg im Jahre 1925. In England entfielen — nach Craigie — im Jahre 1834 nur 18 kg, 1904 dagegen 55 kg Fleisch auf den Kopf der Bevölkerung. In Frankreich stieg — nach Esslen — der Fleischverbrauch pro Kopf von 19,98 kg im Jahre 1840 auf 57,01 kg im Jahre 1909. Dabei hat in einigen Ländern, so besonders in Deutschland und Österreich, eine *Verschiebung des Fleischverbrauches* dahingehend stattgefunden, daß der Konsum von Schweinefleisch auf Kosten dessen von Rind- und Hammelfleisch stieg. Nach Esslen betrug 1816 der prozentuale Anteil

---

[1]) Münster: Kosmographie, zit. nach Lichtenfelt: Geschichte der Ernährung, S. 63. Vgl. auch M. Heyne: Das deutsche Nahrungswesen, 1901; danach war Brot und Käse die allgemeine Hausnahrung.

[2]) Die *Zahl der Großstädte* hat sich in Deutschland von 1871—1925 versechsfacht, die Einwohnerzahl in ihnen versiebenfacht; jeder vierte Deutsche ist heute ein Großstädter.

des Rindfleisches 46% des Gesamtverbrauches, Schweinefleisch 25%, Schaffleisch 15%, dagegen 1907 Rindfleisch nur noch 30%, Schaffleisch gar nur 2%. Schweinefleisch aber 61%. Anders in Frankreich und vor allem in England. Im letzteren Lande tritt der Schweinefleischkonsum gegenüber dem von Rind- und Hammelfleisch stark zurück. Auch in der *Brotversorgung* hatten sich im Laufe der zweiten Hälfte des 19. Jahrhunderts Wandlungen vollzogen. Im Zusammenhang mit der zunehmenden Industrialisierung und Verstädtigung ging in den Kulturländern die Bevölkerung immer mehr von der Roggenbrotnahrung zum Verbrauch des feineren, eiweißhaltigeren Weizenbrotes über. Nach den Angaben der Reichsstatistik sank in Deutschland der Verbrauch an Roggen von 1893/94 mit 158 kg pro Kopf bis 145 kg im Jahre 1912/13, dagegen stieg der Weizenverbrauch von 83,2 kg (1893/94) auf 93,6 kg (1912/13). Als ein besonderes Anzeichen der Verfeinerung der Kost ist auch die *Zunahme des Zuckerverbrauchs* anzusehen. Dieser stieg nach der Reichsstatistik in Deutschland von 6 kg pro Kopf im Durchschnitt der Jahre 1871/76 auf 20,2 kg im Durchschnitt von 1924/25[1]).

Und diese Entwicklung können wir auch bei den industriell und damit kulturell aufsteigenden *asiatischen Völkerschaften*, besonders den *Japanern*, beobachten. So war noch bis vor kurzem die Nahrung der niederen japanischen Schichten äußerst dürftig; sie bestand vor allem aus einem Gemisch von Reis, Gerste und Hirse und höchstens in Stücke geschnittener Eingeweide von Tieren. In den letzten Jahrzehnten aber hat auch in japanischen Arbeiterkreisen die Fleischnahrung zugenommen, ganz besonders der Schweinefleischkonsum. In *Tokio* gelangten — nach LICHTENFELT — 1875 nur 613 Stück Schweine, 1900 jedoch nahezu das zehnfache dieser Zahl zur Schlachtung.

2. Die Ernährung des Städters und Landbewohners in der Gegenwart.

Das geschilderte Bild von den Wandlungen in der Ernährung wäre unvollständig, wollte man es nicht durch einige charakteristische Differenzierungen ergänzen. Als erstes kommt hier seit dem Entstehen der modernen Stadt der Unterschied in der Ernährung des Städters und Landbewohners in Betracht. OSWALD SPENGLER macht in seinem „Untergang des Abendlandes" — (II. Teil, S. 109ff.) — auf die Gegensätzlichkeit in der seelischen Verfassung des Stadtbewohners und des Dörflers aufmerksam. Beide gehören anderen, sich nur wenig berührenden Denkkreisen an, der Bauer ist „geschichtslos", die Stadt und der Städter allein repräsentieren die jeweilige Kultur. Dieser Unterschied in der Seele kommt auch in der Ernährung zum Ausdruck, und hier sehen wir vielleicht am deutlichsten jene *Wechselwirkung zwischen Ernährung und geistigem wie körperlichem Habitus* der Bevölkerung, von der schon oben die Rede war. Der Bauer steht in ständiger, inniger Berührung mit der Natur und wird daher von dieser in ganz anderem Maße beeinflußt als der Städter, für den die soziale Um- und Mitwelt bestimmend ist auf seine Denkungsart. Infolgedessen halten sich *auf dem Lande* die *herkömmlichen Gebräuche* auch *in der Ernährung* viel länger als in der Stadt. Die Veränderungen gehen hier weit langsamer vor sich; es wird, wie in allem anderen, so auch in der Ernährung, an dem festgehalten, was traditionell gebräuchlich ist. Was Vater und Großvater aßen, dasselbe verzehren auch Sohn und Enkel. Und diese konservative Art in der Ernährung wirkt wiederum zurück auf die körperliche wie geistige Beschaffenheit des Bauern, hilft mit die konservative Denkungsart, den traditionellen Sinn im Bauerntum aller Länder zu erhalten und zu festigen. Denn wenn auch jener aus der naturalistischen Schule stammende Spruch „Der Mensch ist, was er ißt" übertrieben sein mag, ein Stück Wahrheit steckt doch darin. Den Einfluß der Stoffe, die wir unserem Körper zu seinem Aufbau zuführen, auf die ganze körperliche wie seelische Entwicklung des Menschen leugnen zu wollen, scheint mir nicht angängig. Nur wird man sich natürlich vor Übertreibungen zu hüten haben.

Die *Nahrung des Städters* ist demgegenüber „rationeller", mehr von Zweckmäßigkeitsgründen diktiert. Die Bestrebungen, die Kost durch Übergang zu

---

[1]) Über die Veränderungen in der Ernährung durch die Wirkungen und Nachwirkungen des Krieges vgl. weiter unten den II. Abschnitt: Probleme der Lebenshaltung.

stärker eiweißhaltigeren Nahrungsmitteln zu verbessern, an die Stelle einer mehr vegetabilischen Nahrung eine mehr animalische treten zu lassen, kommen hier viel elementarer zum Durchbruch. Dazu kommt, daß der Bauer mehr isoliert und abgeschlossen von der Welt lebt, der Städter dagegen in den Strudel des Weltverkehrs einbezogen ist. Auch das wirkt in der gleichen Richtung der weiteren Differenzierung der Nahrung. Denn für den Landmann wird infolgedessen das Selbstverständliche und Gegebene sein, in der Hauptsache von dem Ertrage seiner Scholle zu leben, während auf den Tisch des Städters die Früchte aus aller Herren Länder gelangen.

Das erwähnte Streben des Städters, an die Stelle der gröberen, schwerer verdaulichen Kost eine feinere, leichter verdaulichere und stärker eiweißhaltige zu setzen, hat aber nicht nur in dem mehr „rationellen" Denken des Städters, seinem Brechen mit dem Altüberkommenen sowie in der Möglichkeit der leichteren Erlangung aller gewünschten Nahrungsmittel seinen Grund, sondern auch in seiner *anders gearteten Beschäftigungsweise*. Die vornehmlich körperliche, stets im Freien ausgeübte Tätigkeit des Landmanns verlangt und verträgt eine derbere Kost. Der Appetit ist stark, die Organe sind gut ausgearbeitet und kräftig; Roggenbrot, Gemüse, Leguminosen, Kartoffeln, Milch, aber weniger Fleisch und tierische Fette ist hier die natürliche, den Verhältnissen angepaßte Ernährung. Eine ganz andere Ernährung bedarf dagegen die vielfach sitzend ausgeübte, selten im Freien, meist in geschlossenen Räumen stattfindende, stets nervenaufregende und nervenverbrauchende Tätigkeit des Städters. Sei es im Maschinensaal der Fabrik oder in den Büros der großen Unternehmungen, sei es in den Kontoren der Handelshäuser oder am Studiertisch und Laboratorium des Gelehrten, stets verlangt seine Tätigkeit ein fortgesetztes Aufpassen und Achtgeben, ein fortwährendes Anspannen des Geistes, und damit ist ein starker *Verbrauch an Nerven- und Geisteskraft* verbunden. Einer solchen Tätigkeit entspricht keine derbe Kost, hier verlangt der Magen Nahrungsmittel, die bei *leichter Verdaulichkeit* einen *hohen Nährwert* haben, da den angestrengten, nervös überreizten Organen möglichst wenig Arbeit zugemutet werden darf. Eine derbe Kost würde hier zu Verdauungsstörungen führen. Das gilt in ganz besonderem Maße für den rein geistigen Arbeiter. Eine solche Kost ist aber Weizenbrot an Stelle von Roggenbrot und vor allem mehr Fleisch, tierische Fette und Fisch. Dazu kommt noch ein zweites Moment, das in der gleichen Richtung wirkt: Die Trennung von Arbeitsstätte und Wohnstätte, die in den Großstädten räumlich sehr weit auseinanderliegen, hat zu der sog. „durchgehenden Arbeitszeit", die ohne längere Pausen 8, 9 und 10 Stunden beträgt, geführt. Soll der Körper ohne gesundheitsschädigende Wirkungen solch lange Pausen im Essen vertragen, so braucht er eine Nahrung, die lange vorhält, einen großen Sättigungswert hat. Das ist aber allein die Fleischkost. Während bei vorwiegend vegetabilischer Nahrung fünf Mahlzeiten am Tage eingehalten werden müssen, kann sich der Großstädter bei vorwiegend animalischer Kost mit drei, unter Umständen sogar mit zwei Mahlzeiten begnügen. So kann man also sagen, daß die Kost des Städters der des Landmannes beinahe geradezu entgegengesetzt ist: denn für die Landbewohner ist die Hauptnahrung das Vegetabilische, Fleisch nur die Zugabe, für den Städter dagegen ist die Hauptnahrung Fleisch, Vegetabilien Zugabe, — wie es vor allem in den Speisen der öffentlichen Lokale zum Ausdruck kommt. Die Zunahme der Weizenbrot- und Fleischnahrung in den europäischen Kulturstaaten in dem letzten halben Jahrhundert ist somit zum wesentlichen Teil auf die Verstädtigung und Industrialisierung zurückzuführen[1]).

---

[1]) Nach J. König (Chemie der Nahrungs- und Genußmittel, 1904) betrug der Fleischverbrauch pro Kopf und Jahr in Deutschland in den Städten 53 kg, auf dem Lande

Damit ist aber nicht gesagt, daß die Kost der Landbewohner stets eine schlechtere, unterwertigere gegenüber der des Städters sei; sie war eine solche nur bei den ausgebeuteten hörigen Feudalbauern früherer Zeiten und bis zur Gegenwart bei den schlecht bezahlten Landarbeitern und vielfach bei dem ländlichen Gesinde. Im besser situierten Bauerntum und erst recht bei den grundbesitzenden Klassen begegnen wir dagegen einer, wenn auch einfachen, so doch ganz vorzüglichen Kost. Denn die Nahrung in ländlichen Kreisen ist *natürlich und echt*; Kunstprodukte, durch die Industrie hergestellte Nahrungsmittel kommen gar nicht oder doch nur ganz vereinzelt auf den Tisch. In der städtischen Bevölkerung dagegen, und namentlich in den minderbemittelten Schichten, herrscht, vor allem in den letzten Jahrzehnten, das Streben vor, die immer teurer werdenden natürlichen, „echten" Nahrungsmittel *durch künstliche, durch Surrogate* zu ersetzen: an Stelle der Butter tritt die Margarine, an Stelle frischer Milch kondensierte oder Milchpulver, Ei wird ersetzt durch „Eiersatz", frisches Fleisch durch Konserven oder Wurst minderwertiger Qualität, statt Honig wird Kunsthonig oder Marmelade genossen u. dgl. Selbst wenn diese künstlichen Nahrungsmittel der Gesundheit auch nicht direkt schädlich sind, so bedeuten sie doch immerhin eine *Beeinträchtigung der Kost*, da alle diese Surrogate — (mit Ausnahme der medizinischen Präparate) — weit weniger Nährwert haben, vielfach auch weniger bekömmlich sind als die echten Stoffe, die sie ersetzen sollen. Aber nicht wenige dieser Ersatzstoffe sind *direkt gesundheitsschädlich*.

So behauptet REMBARDEL in seinen Studien, daß die Verfälschung der Eßwaren und Trinkwaren in Paris (wo — wie er behauptet — nur die falschen Haare der Frauen echt sind) derartige Verhältnisse erreicht hat, daß man mit Bestimmtheit sagen kann, daß mindestens 80% der Krankheiten, welche die Franzosen und besonders die niedrigen Klassen plagen, indirekt durch die Verfälschungen entstehen, mit denen man die Bedarfsartikel Weine und Liköre herstellt. „Die Betrügereien — schreibt A. MARESCALCHI — sind unendlich und verschieden. Es gibt jetzt kein Nahrungsmittel, welches nicht der Verfälschung obliegt ... alles unterliegt dem schändlichen, unerschöpflichen, erfinderischen Genius der Betrüger, und alles dieses vergiftet physiologisch und ökonomisch die Menschheit." Diese Verfälschung der Nahrungsmittel ist es, die der Teuerung in den Städten der Gegenwart ihre scharfe Spitze verleiht, und diese in doppeltem Maße für die Bevölkerung bedrohlich erscheinen läßt, die nicht nur die Folgen der Unterernährung, sondern auch die der Verfälschung der Nahrungsmittel zu tragen hat.

3. Beruf und Einkommen in ihrem Einfluß auf die Ernährung.

Der Einfluß des Berufes auf die Ernährung zeigt sich in doppelter Hinsicht: einmal *unmittelbar durch die Berufstätigkeit*, indem die durch die Ausübung der verschiedenen Berufstätigkeiten in unterschiedlichem Maße in Anspruch genommenen geistigen und körperlichen Kräfte eine verschiedene Ernährung des Körpers verlangen; und zweitens *mittelbar durch die unterschiedliche Höhe des Einkommens*, die durch die Verschiedenheit der Berufe und vor allem der Stellung im Berufe, ob selbständiger Unternehmer, Angestellter oder Arbeiter bedingt wird. Denn während in früheren Zeiten die Bevölkerung sich sozial in Stände, Klassen, Kasten gliederte, kommt gegenwärtig in dem Beruf und besonders in der Stellung in diesem die soziale Differenzierung der Bevölkerung zum Ausdruck. Und ebenso wie früher Ober- und Unterschicht in der Ernährung sich schieden,

---

32 kg. Nach ESSLEN (Die Fleischversorgung des Deutschen Reiches) betrug der Fleischverbrauch in den französischen Städten 1892: 58,12 kg, auf dem Lande dagegen nur 26,25 kg pro Kopf. In England betrug 1904 der Fleischverbrauch der Arbeiter auf dem Lande 39 kg pro Kopf, dagegen des in den Städten lebenden Mittelstandes $82^1/_2$ kg. Eine Untersuchung von 2567 Arbeiterfamilien in Nordamerika zeigte Anfang des 20. Jahrhunderts, daß nur 40% des Calorienbedarfs durch Vegetabilien (Brot, Mehl, Kartoffeln, Reis) gedeckt wurden, dagegen 48% der Calorien und 59% des Eiweißes durch Fleisch (Bull. of the Bureau of Labor Nr. 54, Sept. 1904).

werden wir heute eine Unterschiedlichkeit in der Ernährung auf Grund der durch die berufliche Tätigkeit bedingten verschiedenen Einkommen, zwischen Wohlhabenden und Minderbemittelten, reich und arm feststellen können.

Betrachten wir zuerst die *unmittelbare Einwirkung der Berufstätigkeit auf die Ernährung*, so ist einer Verschiedenheit in der Ernährung schon Erwähnung getan, der zwischen der Landwirtschaft treibenden und der städtischen Bevölkerung. Wir werden unsere Untersuchung daher in der Hauptsache auf die städtischen Berufe beschränken können. Hier werden wir zunächst zwischen Berufen, die mehr *körperliche Tätigkeit* bedingen und solchen, die weniger oder gar keine körperliche Arbeit, dagegen *geistige Anspannung* verlangen, scheiden können. Die Ernährungsweise beider Arten Arbeiter ist in vieler Hinsicht unterschiedlich, und zwar bedingt durch die verschiedenartigen Veränderungen, die Muskelarbeit und geistige Arbeit im Körper hervorrufen. Körperliche Arbeit hat einen starken Verbrauch von Calorien zur Folge, bei geistiger Arbeit ist dieser weit geringer, dagegen gehen bei dieser, — worauf besonders Kestner in seinen Arbeiten hingewiesen hat — gewisse andere physiologische Veränderungen (Zunahme des Phosphorsäuregehaltes des Blutes) vor sich, die eine eiweiß- und zwar besonders fleischeiweißreiche Ernährung erfordern. Durch die Natur ihrer Arbeit wird daher der Muskelarbeiter auf eine mehr kompakte, derbere, vielfach vegetabilische Kost, die viel Calorien enthält, der geistige Arbeiter dagegen auf eine feinere, mehr animalische Bestandteile enthaltende Nahrung, die bei geringerem Caloriengehalt viel Eiweiß enthält[1]), hingewiesen. Diese Tatsache wird durch die Erhebungen über Haushaltsrechnungen bestätigt, die ein starkes Überwiegen der Fleisch- und Fettnahrung, daneben auch einen großen Zuckerverbrauch bei Zurücktreten der vegetabilischen Kost bei geistigen Arbeitern, dagegen ein Hervortreten der Kartoffel-Leguminosen- und Zerealien-Nahrung bei Handarbeitern zeigen[2]).

---

[1]) Um 100 g Eiweiß pro Tag aufzunehmen, benötigt man — nach Kestner — bei Fleisch 500 Cal., bei Ei 1100 Cal., bei Käse 1300 Cal., bei Milch 2000 Cal., bei Weißbrot 3300 Cal., bei Kartoffeln 5000 Cal., bei Reis 5600 Cal., bei grobem Brot 7600 Cal. Vgl. Kestner: Beruf, Lebensweise und Ernährung, in Klin. Wochenschr., 22. Jan. 1923, ferner das oben zitierte Werk: Die Ernährung des Menschen. Berlin 1924.

[2]) Vgl. u. a. Grotjahn: Über Wandlungen in der Volksernährung (Leipzig 1912), der eine sehr große Zahl von Budgets aus den verschiedensten Quellen — vor allem aus le Play: Les Ouvriers Européens und Les Ouvriers des Deux Mondes, ferner E. Engel: Die Lebenskosten belgischer Arbeiterfamilien früher und jetzt, 1895; F. Wörishoffer: Die soziale Lage der Fabrikarbeiter in Mannheim, 1891; Kuhna: Die Ernährungsverhältnisse der industriellen Arbeiterbevölkerung in Oberschlesien, 1894, u. a. — gesammelt hat, aus denen der größere Fleischverbrauch und verhältnismäßig geringere Vegetabilienverbrauch der geistigen Arbeiter hervorgeht. So zeigt das Budget eines akademisch gebildeten Beamten im Kanton Thurgau, 1891, auf die männliche erwachsene Person umgerechnet, einen Verbrauch von 149 kg Zerealien, 111 kg Kartoffeln, 23 kg Zucker, 19 kg Fett, 118 kg Fleisch; das eines Berliner Arztes, 1910: 100 kg Zerealien, 147 kg Kartoffeln, 31 kg Fett, 80 kg Fleisch; das eines Berliner Kaufmanns, 1880: 121 kg Zerealien, 131 kg Kartoffeln, 32 kg Zucker, 28 kg Fett, 115 kg Fleisch. Dagegen das Budget eines Arbeiters der Eisenbahnwerkstätten in Frankfurt a. M., 1888: 136 kg Zerealien, 9 kg Leguminosen, 505 kg Kartoffeln, 51 kg Milch, 13 kg Fett, 36 kg Fleisch; das eines Arbeiters einer chemischen Fabrik in Frankfurt a. M., 1888: 182 kg Zerealien, 628 kg Kartoffeln, 12 kg Fett, 25 kg Fleisch. Das eines Grazer Schuhfabrikarbeiters, 1900: 312 kg Zerealien, 33 kg Kartoffeln, 12 kg Zucker, 8 kg Fett, 18 kg Fleisch. Das eines flandrischen Schuhmachers, 1895: 320 kg Zerealien, 347 kg Kartoffeln, 415 kg Milch, 15 kg Fett, 16 kg Fleisch; das eines Zurichters einer belgischen Waffenfabrik, 1893: 248 kg Zerealien, 128 kg Kartoffeln, 5 kg Zucker, 7 kg Käse, 23 kg Fett, 31 kg Fleisch; das eines belgischen Messerschmieds, 1891: 340 kg Zerealien, 370 kg Kartoffeln, 11 kg Fett und verschwindend wenig Fleisch. Alles auf die erwachsene männliche Person (Konsumtionseinheit) und das Jahr auf Kilogramm nach dem Engelschen Verfahren (s. unten) umgerechnet. Freilich ist hier auch die unterschiedliche Einkommenslage der geistigen und körperlichen Arbeiter zu berücksichtigen, worauf im folgenden eingegangen wird.

Die körperlich Berufstätigen wird man aber hinsichtlich ihrer Ernährung noch weiter differenzieren können, und zwar in solche, die *schwere,* die *mittlere* und die *leichte Körperarbeit* verrichten. Zu den ersteren dürften die Berg- und Hochofenarbeiter, zu den zweiten die Arbeiter in Maschinenfabriken, die Schlosser, die Schmiede, ferner die Arbeiter der Elektrizitätsindustrie, der Industrie der Steine und Erde, des Baugewerbes und zum Teil im Handel (z. B. Hafenarbeiter) gehören, zu der dritten Gruppe die Arbeiter der Textilindustrie, im Bekleidungs- und Reinigungsgewerbe. Die Nahrung des Schwerarbeiters wird in bezug auf die Derbheit der Kost mehr der des Landmannes ähneln; dürfte aber im allgemeinen fleisch- und auch fettreicher sein als die des Landarbeiters. Gegenüber der Kost der nur leichtere körperliche Arbeit verrichtenden Personen dürfte sie nicht nur massiger sein, sondern vor allem auch mehr Fleisch und Fett enthalten. Die Nahrung der letzteren wird — namentlich bei geringem Einkommen — in der Hauptsache aus Kartoffeln und Zerealien bestehen.

Dies wird auch durch die Erfahrung bestätigt. So zeigt — nach den Zusammenstellungen von GROTJAHN — das Budget eines Kohlenhäuers aus dem Ruhrgebiet, 1886, folgenden Verbrauch auf die erwachsene männliche Person nach dem ENGELschen Verfahren berechnet: 249 kg Zerealien, 24 kg Kartoffeln, 39 kg Fett, 42 kg Fleisch; das eines Bergarbeiters aus dem nördlichen Frankreich, 1893: 259 kg Zerealien, 170 kg Kartoffeln, 8 kg Zucker, 26 kg Fett, 50 kg Fleisch; das eines sächsischen Schlossers im Jahre 1886: 179 kg Zerealien, 210 kg Kartoffeln, 15 kg Fett, 54 kg Fleisch. Dagegen das Budget eines Genter Webers aus dem Jahre 1884: 205 kg Zerealien, 303 kg Kartoffeln, 28 kg Milch, 10 kg Fett und verschwindend wenig Fleisch. Ebenso zeigen die schon oben in der Anmerkung aufgeführten Budgets des flandrischen Schuhmachers, des Grazer Schuhfabrikarbeiters und des belgischen Messerschmiedes einen hohen Zerealien- und Kartoffelverbrauch, dagegen einen sehr geringen Fleischverbrauch.

Noch bedeutender als der unmittelbare Einfluß der Berufstätigkeit ist der mittelbare, durch die unterschiedliche *Höhe des Einkommens* bedingte Einfluß des Berufes auf die Ernährung. Hier ergeben sich wesentliche Unterschiede zwischen den einzelnen Wohlhabenheitsklassen. Zunächst ist die *Kost der wohlhabenden Schichten* weit *reichhaltiger* und damit *abwechslungsvoller* als die der ärmeren Bevölkerung. Auf den Tisch des reichen Mannes kommen all die Nahrungs- und Genußmittel, die die jeweilige Kulturstufe kennt; nicht mit einer einzigen Speise begnügt man sich, wie der minderbemittelte, sondern jede Mahlzeit besteht aus einer Reihe von Speisen. Dadurch soll der Appetit angereizt werden, so daß in den wohlhabenden Schichten vielfach auch quantitativ mehr genossen wird als in den ärmeren. Doch nicht nur reichhaltiger, sondern vor

Das Kaiserliche Statistische Amt — jetzt Statistische Reichsamt — berechnete auf Grund der 852 Haushalte der großen Erhebung von 1907 (2. Sonderheft des Reichsarbeitsblattes, 1909) folgenden Nahrungsmittelverbrauch in Beamten- und Arbeiterfamilien:

Nahrungsmittel		Verbrauch einer Familie		Auf den Kopf	
		A	B	A	B
Fleisch . . . . kg		101,0	127,8	21,2	27,3
Wurst . . . . „		29,8	29,8	6,3	6,4
	Fleisch und Wurst zus. kg	130,8	157,6	27,5	33,7
Butter . . . . kg		35,2	44,2	7,4	9,5
Andere Fette . . . . „		28,5	21,5	6,0	4,6
Käse . . . . „		18,3	12,8	3,8	2,7
Eier . . . . Stck.		392	589	82,4	125,7
Kartoffeln . . . . kg		437,9	472,0	92,0	100,8
Kaffee . . . . „		14,7	14,6	3,1	3,1
Milch . . . . Liter		504,3	650,2	105,9	138,8

A = Arbeiterfamilien, B = Beamten- und Lehrerfamilien.

allem auch *qualitativ wertvoller* ist die Ernährung der Oberschicht. Denn der Wohlhabende kann sich seine Kost frei nach seinem Belieben wählen, der Minderbemittelte ist dagegen in der Auswahl seiner Nahrungsmittel durch sein Unvermögen beschränkt. Infolgedessen werden in den gutsituierten Kreisen die stark eiweißhaltigen Nahrungsmittel wie Fleisch, Butter, Eier in besonderem Maße bevorzugt, und auch der Zucker, zum Teil in Gestalt von Zuckerwaren, spielt hier eine große Rolle; dem Minderbemittelten dagegen erlaubt seine beschränkte Vermögenslage nicht, diese wertvollen aber teureren Nahrungsmittel in ausreichender Menge sich zu beschaffen, und so wird hier gezwungenermaßen zu einer Kost gegriffen, die zwar nicht kräftig ist, dafür aber schon bei nur geringeren Ausgaben ein Sättigungsgefühl hervorruft, nämlich zu magen- und darmfüllenden Nahrungsmitteln wie Kartoffeln, Leguminosen, Roggenbrot.

Die schlechtere Ernährung der Minderbemittelten ist auch durch *Haushaltsrechnungen* erwiesen. Nach den vom *Deutschen Metallarbeiterverband* 1908 durchgeführten Wirtschaftsrechnungen stellte sich pro Kopf der *Verbrauch an Fleisch*:

bei Einkommen von 900—1200 M. auf 21,6 kg jährl.
„   „   „ 1200—1600 „ „ 21,0 „ „
„   „   „ 1600—2000 „ „ 24,4 „ „
„   „   „ 2000—2500 „ „ 28,6 „ „
„   „   „ über 2500 „ „ 27,8 „ „

Dagegen ging der Kartoffelverbrauch von 133,5 kg in den untersten Einkommensstufen unter 1200 M. auf 108,8 kg in der höchsten Einkommensstufe über 2500 M. zurück. Nach den Erhebungen des *Kaiserlich Statistischen Amtes* über *852 Haushaltsrechnungen* des Jahres 1907 stieg der Verbrauch pro Familie an Fleisch und Wurstwaren in den erhobenen 522 Arbeiterhaushalten von 106,1 kg bei Einkommen bis 1200 M. auf 112,8 kg bei Einkommen von 1200—1600 M., auf 128,0 kg bei Einkommen von 1600—2000 M. und schließlich auf 153,8 kg bei Einkommen von 2000—3000 M. Noch deutlicher tritt die Zunahme des Fleischverbrauches mit steigendem Wohlstande bei den untersuchten 218 Beamtenhaushalten hervor. Es betrug hier der Verbrauch einer Familie an Fleisch und Wurstwaren

bei Einkommen von 1200—1600 M. . . . . 108,4 kg
„   „   „ 1600—2000 „ . . . . 120,6 „
„   „   „ 2000—3000 „ . . . . 162,0 „
„   „   „ 3000—4000 „ . . . . 185,1 „
„   „   „ 4000—5000 „ . . . . 226,2 „

Auch die aus den verschiedensten Quellen zusammengestellten Budgets in der schon erwähnten Schrift von Grotjahn bestätigen die erwähnten Tatsachen. Grotjahn stellt hier die freigewählte Kost der Wohlhabenden — 12 Budgets — einmal der Kost der städtischen Handwerker, Unterbeamten und gutgestellten Arbeiter — 18 Budgets —, zum anderen der Kost der von jeder Naturalwirtschaft losgelösten, auf reinen Geldlohn angewiesenen industriellen und großstädtischen Arbeiter — ca. 400 Budgets — gegenüber. Als mittlere Normalkost der wohlhabenden Kreise nimmt Grotjahn — umgerechnet auf eine erwachsene männliche Person nach dem Engelschen Verfahren — auf Grund der von ihm gesammelten Haushaltsrechnungen an: 175 kg Zerealien, 25 kg Fett, 175 kg Kartoffeln, 100 kg Fleisch, 25 kg Zucker. Einen geringeren Fleisch-, Fett- und Zuckerverbrauch haben dagegen bereits die städtischen Handwerker, Unterbeamte und gutgestellten Arbeiter. Bei den diesen Kreisen entnommenen Budgets erreicht der Fleischverbrauch — auf die erwachsene männliche Person umgerechnet — nur selten 100 kg, hält sich im allgemeinen zwischen 60 und 70 kg, beträgt zum Teil sogar nur 50 kg, und der Fettverbrauch schwankt im allgemeinen zwischen 15 und 20 kg. Noch weit weniger animalisch ist die Kost in den Budgets der großstädtischen Industriearbeiter. Hier beträgt nur in den seltensten Fällen der Fleischverbrauch 50 kg, meist schwankt er zwischen 25 und 35 kg, ist vielfach noch geringer. Auch der Fett- und, soweit angegeben, der Zuckerverbrauch ist sehr gering. Ersterer beträgt im allgemeinen 10—15 kg, selten höher, vielfach geringer; der Zuckerverbrauch ist im großen ganzen ein wenig höher, etwa 15—20 kg, vielfach aber ebenfalls geringer.

Auch aus dem *Ausland* liegen Untersuchungen, die ähnliche Ergebnisse aufweisen, vor. Über die Ernährungslage der arbeitenden Klassen in England hat Lord Rowntree Untersuchungen angestellt. Er sagt darüber: „Eine Untersuchung der Ernährung der verschiedenen Bevölkerungsklassen der Stadt ergab, daß die Ernährung der Mittelklassen mehr als genügend, die der bessergestellten Handwerker als genügend, die der Arbeiterklasse ernstlich als ungenügend bezeichnet werden muß. Sie erhält durchschnittlich 25% weniger Nahrung, als wissenschaftlich verlangt werden muß. Sie hungert nicht, aber ihre Nahrung gestaltet sich mehr voluminös als nahrhaft." Nach den Berichten der *Royal Statistical Society* verteilte sich der jährliche Durchschnittsverbrauch an Fleisch, der im ganzen 55 kg pro Kopf betrage, folgendermaßen auf die einzelnen sozialen Klassen: Land- und ungelernte gewerbliche Arbeiter 39 kg pro Kopf, gelernte Arbeiter $48^1/_2$ kg, der niedere Mittelstand $55^1/_3$ kg, der Mittelstand $82^1/_2$ kg, die höheren Stände 136 kg Fleisch[1]).

Außer durch Mangel an tierischem Eiweiß und tierischen Fetten wird die Kost der unteren Klassen noch dadurch verschlechtert, daß sie es sind, die durch die *Verfälschung der Nahrungsmittel* besonders betroffen werden. Denn die Minderbemittelten sind es, die zu den Ersatzstoffen greifen, die statt Butter Margarine, statt Milch Milchpulver, statt Eier „Eiersatz" statt frischer Waren überhaupt präparierte, künstlich zurechtgemachte nehmen und dadurch ihre Nahrung weiter verschlechtern. Und die weitere Folge davon ist, daß sie auch den Gefahren der direkten Verfälschung der Nahrungsmittel, von denen oben die Rede war, in besonderem Maße ausgesetzt sind.

4. Die Ernährung bei den verschiedenen Rassen, Stämmen und Völkerschaften.

Daß die Ernährungsweise der verschiedenen Rassen, Stämme und Völkerschaften recht große Unterschiede aufweist, zeigt schon der oberflächlichste Überblick. Was aber nur sehr schwer feststellbar sein dürfte, ist die Frage, ob diese Unterschiede in den verschiedenen Rassen- und Stammesveranlagungen begründet sind, oder ob und inwieweit andere Faktoren, wie z. B. die Natur des betreffenden Landes, die Höhe des Kulturstandes und des Bildungsniveaus, der Stand der Technik u. a. m. eine Rolle spielen. Hierüber dürften wir restlich Aufschüsse kaum zu erwarten haben. Begnügen wir uns aber mit der Tatsache der unterschiedlichen Kost bei den verschiedenen Völkern, ohne nach den näheren Gründen zu forschen, so bietet sich uns eine bunte, abwechslungsreiche Mannigfaltigkeit. Schließen wir die Völker der Vergangenheit aus und betrachten nur die Gegenwart, so können wir vielleicht sieben große Kreise unterscheiden, die in ihrer Ernährungsweise grundsätzliche Unterschiede zeigen. 1. Den europäisch-amerikanischen Völkerkreis, 2. die russischen und halbrussisch-mongoloiden Völkerschaften, 3. den indisch-persischen Völkerkreis, 4. die Völker des Nordrandes von Afrika, wozu auch noch die Araber gezählt werden könnten, 5. den asiatisch-malayischen Völkerkreis, 6. die Eingeborenen Afrikas und Ozeaniens, 7. die Nordpolvölker.

Freilich, besondere typische Charakteristika in der Ernährungsweise dieser einzelnen Völkerkreise aufzuweisen, wird kaum möglich sein, dazu ist die Kost innerhalb dieser Völkerkreise doch zu verschieden. Vielleicht wird man aber folgende Richtlinien aufstellen können: Die Nahrung der *europäisch-amerikanischen Völkerschaften* ist gekennzeichnet durch das Streben nach möglichst eiweißreicher, dabei leicht verdaulicher und abwechslungsreicher Kost, das in der Zunahme der *Fleischnahrung* und der Ersetzung der Roggenbrot- durch die *Weizenbrotnahrung* zum Ausdruck kommt. Daneben haben wir hier, vornehmlich in den Unterschichten, im allgemeinen einen reichlichen *Kartoffelverbrauch*, der in den anderen Völkerkreisen mehr, zum Teil ganz, zurücktritt. Sämtliche übrigen Völkerkreise — vielleicht mit Ausnahme der Nordpolvölker und den Völkerschaften in den russisch-asiatischen Steppengebieten — weisen dagegen eine mehr vegetabilische Ernährungsweise bei mehr oder weniger derber Kost auf; in *Indien* wie vor allem in dem *asiatisch-malayischen Völkerkreis* spielt hierbei der *Reis*

---

[1]) Nach Esslen: a. a. O. S. 253.

eine ausschlaggebende Bedeutung, der wiederum bei den europäisch-amerikanischen Völkerschaften nur in geringem Maße genossen wird. Fischnahrung
finden wir in ausgesprochenem Maße bei den am Meere und in fluß- und seenreichen
Gebieten wohnenden Völkerschaften, wie neben Europa auch in Japan. Nähere
Einzelheiten zu geben ist infolge unserer Unkenntnis der Ernährungsweise der
außereuropäischen Völkerschaften aber leider unmöglich.

Dagegen ist es sehr interessant zu sehen, daß innerhalb des europäisch-amerikanischen
Völkerkreises sich doch in der Ernährung der einzelnen Völker wesentliche Unterschiede
ergeben. So ist der Fleischbverrauch in den einzelnen europäischen und von Europäern
kolonisierten Ländern ein recht verschiedener: König gibt in seinem Werk über die Nahrungsmittel folgenden *Fleischkonsum in den einzelnen Ländern* pro Kopf und Kilo im Jahr an:

Australien	111,6 kg	Belgien und Holland	34,3 kg
Ver. Staaten von Amerika	54,4 „	Österreich-Ungarn	29,0 „
Deutschland	52,3 „	Spanien	22,2 „
England	47,6 „	Rußland	20,8 „
Frankreich	33,6 „	Italien	10,4 „

Hierbei dürfte der Verbrauch in England wohl etwas zu niedrig angeschlagen sein, wie ja
überhaupt alle derartige Berechnungen und Schätzungen nur Annäherungswerte liefern
können. Trotzdem ist in dieser Aufstellung der Einfluß der Industrialisierung unverkennbar.
Das sog. „Arbeiterparadies" Australien, wo natürlich nur die weiße Bevölkerung erhoben
ist, zeigt infolge der dort gezahlten hohen Löhne die höchste Verbrauchsziffer, dann folgen
die Vereinigten Staaten, dann Deutschland und England (richtiger wohl in umgekehrter
Reihenfolge), dann Frankreich, Belgien, Holland, schließlich Rußland und Italien. Liegen
somit diesen Unterschieden im Fleischkonsum unverkennbar andere Faktoren als Rassen-
veranlagung zugrunde, so können doch manche kleinere Verschiedenheiten der Nahrungs-
gewohnheiten auf *Stammesveranlagung* zurückzuführen sein; so mag vielleicht der allgemein
stärkere Fleischkonsum in Süddeutschland, besonders in Bayern, gegenüber Norddeutschland (nach Lichtenfelt 80 kg pro Jahr und Kopf in München gegen nur 71 kg in Berlin)
zugleich mit dem Zurücktreten der Kartoffelnahrung, dagegen der Vorliebe für kompakte
„Mehlspeisen" dem kräftigeren bayrischen Volksschlag zuzuschreiben sein — vielleicht aber
auch dem reichlicheren Biergenuß! So etwas wird sehr schwer zu entscheiden sein. Das
schon erwähnte *Überwiegen der Schweinefleischkost in Deutschland* gegenüber dem stärkeren
Rind- und Hammelkonsum in England kann in einer verschiedenartigen Geschmacksrichtung
der beiden Völker begründet sein. Es ist aber ebensogut möglich, daß hier rein *wirtschaftliche Faktoren* ausschlaggebend sind: die günstigen Weideverhältnisse in England führten
ganz von selbst zu erhöhter Rind- und Hammelzucht, während das rasch sich industriali-
sierende Deutschland bei starker Zunahme der Bevölkerung gewissermaßen instinktiv zur
Zucht des Tieres überging, das am kürzesten aufzuziehen war, sich am schnellsten entwickeln
konnte ohne größere Weideflächen zu beanspruchen: das Schwein.

Aber außer in der Art und Wahl der Nahrungsmittel bestehen zwischen
den einzelnen Völkern wesentliche, ja zum Teil noch bedeutendere Unterschiede
in der *Art der Zubereitung der Speisen*. Und zwar nicht nur zwischen den großen
Völkerkreisen: hier ist es ja augenfällig. Wie ganz anders bereitet der Japaner
und Chinese seine Speisen als der Europäer, wieder anders der Inder, wieder anders
der Russe, ganz zu schweigen von den Eingeborenen Afrikas oder Ozeaniens!
So verzehrt die autochthone Bevölkerung außereuropäischer Erdteile die Nahrungsmittel — auch Fleisch und Fisch — vielfach roh, während der Europäer
im allgemeinen auf die verfeinerte Zubereitung größeren Wert legt. Hier mögen
— neben der Höhe des Kulturstandes — auch Verschiedenheiten in der Geschmacksrichtung eine Rolle spielen. Auch zwischen den Völkern eines Kulturkreises
sehen wir in dieser Hinsicht recht große Unterschiede, und hier dürfte der verschiedenartige Geschmack der einzelnen Völker von ausschlaggebender Bedeutung sein: wie anders z. B. ist die sog. „Deutsche Küche" als die „französische",
beide wieder verschieden von der „englischen"; wiederum eine andere Geschmacksrichtung hat der Italiener, der Spanier. Ja selbst innerhalb eines und desselben
Volkes unterscheidet man verschiedene „Küchen" z. B. in Deutschland die
„norddeutsche" von der „süddeutschen" Küche.

5. Ernährung und Verkehrsmittel.

Von außerordentlicher Bedeutung für die Ernährung war der im Laufe des 19. Jahrhunderts erfolgte *Ausbau der Verkehrsmittel und Wege*; und zwar in doppelter Weise: einmal unmittelbar durch die hierdurch gegebene Möglichkeit der schnellen und sicheren Beförderung der Agrarprodukte überallhin, sodann mittelbar dadurch, daß der Ausbau der Verkehrswege eine intensivere Bewirtschaftung in der Landwirtschaft ermöglichte. Beides wirkte auf eine Verbesserung der Ernährung der Bevölkerung hin. In früheren Zeiten bis in die erste Hälfte des 19. Jahrhunderts hinein war im allgemeinen eine jede Gegend in bezug auf die Ernährung auf die Erzeugnisse ihrer eigenen Landwirtschaft angewiesen; wohl fand auch — bereits im Mittelalter — ein Handel in landwirtschaftlichen Produkten statt, aber dieser war mehr ein Luxushandel mit Spezereien, Gewürzen, seltenen Früchten, nicht mit Massengütern. Vor dem Ausbau der Verkehrswege war Getreide und Mehl ebenso wie Vieh und Fleisch in größeren Quantitäten so gut wie untransportabel. Die Folge war, daß die Bevölkerung unter dem *Wechsel der Ernten stark zu leiden* hatte; ein ungünstiges Erntejahr, oder gar Mißwuchs konnte Hungersnot in der davon betroffenen Provinz zur Folge haben, während vielleicht im angrenzenden Bezirk eine so überreichliche Ernte war, daß die Brotfrucht verschwendet wurde und zum Teil verdarb. Ein Ausgleich war infolge der Transportunmöglichkeiten nicht gegeben. Die Folge war ein *außerordentliches Schwanken der Getreidepreise in den* einzelnen Jahren: So stellte sich in Halle der Preis für den Scheffel Roggen im Jahre 1600 auf 31 Gr., dagegen 1604 auf nur 15 Gr. Die Mißernte von 1621 hatte das Heraufgehen der Preise von 37 Gr. (1620) auf 160 Gr. (1621) zur Folge. 1622 fiel der Preis aber wieder auf 28 Gr., 1624 stand er jedoch schon auf 54 Gr., 1628 wieder auf 17 Gr. Und so ging es im ganzen 17. und 18. Jahrhundert bis in das 19. Jahrhundert hinein. Das einzige Mittel, die Bevölkerung vor der Ungunst der Ernten zu schützen, war die Errichtung von *Kornmagazinen*, denen wir schon im Altertum begegnen, später in den mittelalterlichen Städten und dann in den merkantilistischen Staaten. Aber diese Aufspeicherung von Korn in großen Magazinen war doch ein recht umständliches, kostspieliges Verfahren, dessen Wirksamkeit überdies nicht immer sicher war; denn bei sehr schlechten Ernten versagte auch dieses System, da eine Ansammlung von so großen Vorräten, daß die gesamte Bevölkerung ausreichend versorgt werden konnte, unmöglich war.

Hier haben nun die modernen Verkehrsmittel eine vollständige Änderung geschaffen. Zunächst brachte der *Ausbau der Binnenwasserstraßen* einen Ausgleich in der Ernährung der Bezirke und Provinzen eines Landes; ergänzend traten hier die Eisenbahnen hinzu. Aber gerade für die Agrarprodukte des Massenverbrauches, vor allem Getreide, war doch der Ausbau der Flüsse und Kanäle von überwiegender Bedeutung. Zunächst infolge der größeren Billigkeit des Transportes. Haben doch die um ein vielfaches niedrigeren Frachtraten der Binnenschiffe nicht selten dazu geführt, statt direkt per Bahn mit großem Umwege per Schiff die Waren zu befördern[1]). Dazu kommt, daß die Binnenschiffe infolge ihrer Größe ganz andere Mengen als die Eisenbahnen zu befördern vermögen. So ist die Tragfähigkeit eines Rheinschiffes von 1500 t so groß wie 150 Güterwagen, ersetzt also mehrere Güterzüge; und heute werden Binnenschiffe

---

[1]) So berichtet Lotz (Verkehrsentwicklung in Deutschland. 4. Aufl. 1920), daß ein Essigfabrikant in Eßlingen Essig nach Hamburg zur Vermeidung der hohen Bahnfracht auf folgendem Weg verschickte: per Bahn nach Mannheim, per Rheinschiff von Mannheim nach Rotterdam, per Seeschiff von dort nach Hamburg. Die Fracht stellte sich fast um die Hälfte billiger als per Bahn direkt.

von über 2000 t gebaut[1]). Die *große Bedeutung guter Kanalverbindungen* für die Ernährung eines Landes zeigt sich hier in aller Deutlichkeit. Der leider bis jetzt unterbliebene Bau eines „Mittellandkanals" hätte wesentlich zur Ausgleichung der Ernährung im Osten und Westen Deutschlands beigetragen. Seine gegenwärtige Inangriffnahme ist daher sehr begrüßenswert. Gleiche Bedeutung kommt den *Flußregulierungen* zu. Daß Deutschland während des Krieges so unvollkommen mit rumänischem und ukrainischem Getreide versorgt werden konnte, ist auf die Unterlassung des Stromschnellenregulierung der Donau am „Eisernen Tor" zurückzuführen. Rumänisches Getreide kam vielmehr im Frieden per Seeschiff über das Mittelländische Meer, Straße von Gibraltar und Ozean. Denn Getreide per Bahn zu befördern, ist im allgemeinen — von Ausnahmen abgesehen — wegen der verhältnismäßig hohen Frachtsätze nicht lohnend. Die Eisenbahn kommt vielmehr für Spezialfrüchte, Gemüse wie auch Vieh und Fleisch, daneben für Butter, Milch, Eier als Beförderungsmittel in Frage.

Eine noch größere Bedeutung als der Binnenschiffahrt kommt aber der *Seeschiffahrt* zu. Mit der Nutzbarmachung des Dampfbetriebes für den Kauffahrteiverkehr wurde — wie Sax sich ausdrückt — die Weltwirtschaft auf das Gebiet der Rohprodukte ausgedehnt. Aus den fernsten Ländern, aus Canada, Argentinien, Australien kommt jetzt *Getreide* auf den europäischen Markt[2]). Die aufkommende Weltwirtschaft scheidet jetzt die Länder bezüglich ihrer Ernährungsgrundlage in zwei sich einander ergänzende Teile: Es bilden sich auf der einen Seite die „*Industriestaaten*" aus, deren Landwirtschaft nicht mehr imstande ist, die wachsende Bevölkerung ausreichend mit Nahrungsmitteln zu versorgen, und ihnen gegenüber stehen die „*Agrarstaaten*", die mehr an Rohprodukten erzeugen, als ihre Bevölkerung konsumieren kann, und die infolgedessen im Austausch mit den gewerblichen Erzeugnissen der Industrieländer diese mit Nahrungsmitteln versorgen. Die alten Sorgen und Befürchtungen von strichweisen Hungersnöten verschwinden, dafür treten neue Sorgen auf: politische Besorgnisse der Industriestaaten, ihre Ernährung unter allen Umständen sicherstellen zu können[3]). Die Welternährung ist aber — wenigstens in der Gegenwart — für alle in die Weltwirtschaft verflochtenen Länder sichergestellt. Ist ein Land, ja selbst ein ganzer Erdteil von Mißernten heimgesucht, so wird dies durch überreiche Ernten in anderen Ländern und Erdteilen kompensiert, und die Rolle der Ausgleichung der Welternährung fällt den modernen Verkehrsmitteln zu; daß aber in der ganzen Welt zugleich Mißernten herrschen sollten, erscheint völlig ausgeschlossen, schon deshalb, weil in den einzelnen Erdteilen die Ernten zu verschiedenen Jahreszeiten stattfinden.

Doch nicht nur Getreide, auch *Fleisch* ist Welthandelsartikel geworden. Weniger lebendes Vieh — wenn auch dieses — als besonders Fleisch, und zwar in *gefrorenem und gekühltem Zustande*, wird durch Kühlschiffe von einem Erdteil zum anderen transportiert, und die Kühlanlagen erlauben auch eine längere Aufbewahrung des Gefrierfleisches. Auch Fett und Speck, sogar Butter, Eier,

---

[1]) 1912 zählte Deutschland 1650 Binnenschiffe mit 800 und mehr Tonnen Tragfähigkeit. Die Tragfähigkeit der statistisch erfaßten deutschen Binnenflotte betrug 1912: 7,4 Mill. t. (Vgl. Lotz: Verkehrsentwicklung, S. 110.)

[2]) Einen Begriff von dem Einfluß von Handel und Verkehr auf die Ernährung der europäischen Völker gibt vielleicht folgende Gegenüberstellung: Nach der Schätzung des bekannten französischen Physiokraten Turgot betrug der Getreidehandel seinerzeit, also am Ausgang des 18. Jahrhunderts, 10—11000000 hl jährlich. Nach der Zusammenstellung des „Corn-Trade-Yearbook" allein der überseeische Getreidehandel für Europa im Durchschnitt der letzten Vorkriegsjahre rund 400000000 hl. (Vgl. Artikel „Getreidehandel" im Wörterbuch der Volkswirtschaft, 3. Aufl.)

[3]) Hierauf und auf die Probleme der Ernährungsmöglichkeit der Menschheit in der Zukunft wird später eingegangen.

Milch in kondensiertem Zustand, einzelne Gemüse, wie z. B. Reis, und vieles andere wird von Land zu Land, von einem Erdteil zum anderen schnell und sicher befördert. Mit einem Wort: Für die Art und Weise der Ernährung des modernen Europäers — wie sie in den vorigen Kapiteln kurz skizziert wurde — ist der Ausbau der modernen Verkehrsmittel und -wege Hauptbedingung gewesen.

Die mittelbare Bedeutung der Verkehrsmittel besteht darin, daß diese die Landwirte instand setzen, eine *intensivere Wirtschaft* zu betreiben. Hierauf hat besonders JOH. v. THÜNEN in seinem 1826 erschienen Werk „Der isolierte Staat" hingewiesen. THÜNEN zeigte zunächst die Abhängigkeit der Betriebsweise von der Lage des betreffenden Grundstücks zum Absatzmarkt: je näher diesem gelegen, desto intensiver kann das Feld bestellt werden, da die dadurch verursachten höheren Produktionskosten sich durch die Nähe des Marktes rentieren. Der Bau eines Verkehrsweges, gleich ob Kanal, Eisenbahn, Landstraße, rückt nun gewissermaßen das Grundstück näher an den Absatzmarkt an, wodurch die Möglichkeit intensiverer Bebauung des Grund und Bodens gegeben ist. Daß die Landwirtschaft der europäischen Staaten in der zweiten Hälfte des 19. Jahrhunderts zu immer intensiverer Wirtschaftsweise vorgehen konnte, ist wesentlich mit dem Ausbau der Verkehrsnetze zuzuschreiben.

II. Probleme der Lebenshaltung.

1. Die Methoden der Lebenshaltungsstatistik.

Die Lebenshaltungsstatistik ist erst in den letzten Jahrzehnten ausgebaut worden, wenn auch aus früheren Zeiten vereinzelte Untersuchungen über Wirtschaftsführung vorliegen. Aber erst das Aufkommen der großen Masse, das Aufsteigen der Industriearbeiterschaft zum Lichte der Kultur und Zivilisation hat dazu geführt, sich im großen und systematisch mit der Lebenshaltung der Bevölkerung zu beschäftigen. Und während in früheren Zeiten gerade dies Gebiet ein Tätigkeitsfeld der privaten Forschung war — um nur einige Namen zu nennen; in England: ARTHUR YOUNG, in Frankreich: DUCPÉTIAUX und LE PLAY, in Deutschland: ERNST ENGEL, SCHNAPPER-ARNDT, WÖRRISHOFER, KUHNA — sind es gegenwärtig die amtlichen Stellen, die der Erhebung der Lebenshaltung ihr besonderes Augenmerk widmen. Daß Untersuchungen über Lebenshaltung erst so spät in Angriff genommen sind, hat aber außerdem seinen Grund in der *Schwierigkeit der exakten Durchführung* derartiger Erhebungen. Denn was heißt „Lebenshaltung eines Volkes"? Gibt es überhaupt eine solche als einen einheitlichen Begriff? Ist nicht vielmehr die Lebenshaltung und Lebensführung etwas durchaus Subjektives, fast so vielgestaltig als es Wirtschaftseinheiten überhaupt gibt? — Wie will man diese Fülle des kaleidoskopisch-abwechslungsreich dahinfließenden wirklichen Lebens in ein paar tote Zahlen einfangen, ohne ihm allzuviel Gewalt anzutun, sondern trotzdem ein wahrheitsgetreues Bild zu erhalten? — Damit erhellt von selbst die große Schwierigkeit einer jeden Lebenshaltungsstatistik, und so kommt der Methodik hier eine ganz besondere Bedeutung zu. Nur peinlich genaueste und sorgfältigste Beobachtung neben weiser Beschränkung kann hier zum Ziele führen.

Die *Wege*, die eingeschlagen werden können, um ein Bild von der Lebenshaltung und deren Veränderungen im Laufe der Zeit zu gewinnen, sind etwa folgende:

1. Die *Erhebung von Wirtschaftsrechnungen* durch Führung von Haushaltsbüchern seitens ausgewählter Familien (*Budgetmethode*).

2. Die Aufstellung eines Normalbedarfes an Nahrungsmitteln auf Grund der Ergebnisse der *physiologischen Forschung* in Verbindung mit der fortlaufenden Ermittlung der Preise für diesen Bedarf. (*Physiologische Methode.*)

3. Die Annahme eines *schätzungsweisen Normalverbrauches* auf Grund früherer Wirtschaftsrechnungen unter Berücksichtigung anderer einschlägiger Faktoren und die fortlaufende Feststellung der Preise für diesen Verbrauch zur Ermittlung der Ausgaben. (*Teuerungsstatistik.*)

4. Die Zugrundelegung einer *behördlich festgesetzten Tages- oder Wochenration* an Nahrungsmitteln, deren Preise fortlaufend verfolgt werden.

Die erste, die *Budget-Methode,* besteht darin, daß ausgewählten Familien Haushaltungsbücher oder Fragebogen übergeben werden, in die sie ihre Einnahmen sowie sämtliche Ausgaben und, soweit als möglich, auch den Verbrauch an Nahrungsmitteln einzutragen haben. Dadurch erhält man — unter der Voraussetzung, daß die Posten wahrheitsgetreu und vollständig eingetragen werden — ein Bild von der Lebenshaltung dieser Familien in dem Zeitraum, währenddessen diese Bücher geführt werden. Erschöpfend ist dies Bild aber nur, wenn die Eintragungen ein ganzes Jahr hindurch fortgesetzt werden, denn bei kürzeren Zeiträumen macht sich der Wechsel der Jahreszeiten störend bemerkbar, der sowohl in der Verschiedenheit des jahreszeitlichen Verbrauchs an Nahrungsmitteln, wie auch in den zu bestimmten Zeitabschnitten fälligen Ausgaben (z. B. Miete, Steuern oder größere Anschaffungen) zum Ausdruck kommt. Freilich ist es nicht immer möglich, Familien zu gewinnen, die ein ganzes Jahr lang bereit sind, Aufzeichnungen zu machen, dann muß man sich gezwungenermaßen mit kürzeren Perioden (Vierteljahr, Monat oder gar nur Woche) begnügen.

Die Budgetmethode ist den übrigen Methoden vor allem darin *überlegen,* daß die Angaben dem wirklichen Leben entnommen sind, hier also die Wirklichkeit wiedergespiegelt wird. Allerdings bedarf dies der *Einschränkung,* und zwar in doppelter Hinsicht. Zunächst ist unbedingte Voraussetzung, daß die Aufzeichnungen der betreffenden Familien wahrheitsgetreu und vollständig sind. Infolgedessen wird man sehr vorsichtig in der *Auswahl des Personenkreises,* der hier in Frage kommen kann, sein müssen. Es leuchtet von selbst ein, daß es unmöglich ist, die Bevölkerung eines ganzen Landes oder auch nur einer Stadt über ihre Lebensführung zu befragen. Eine solche Erhebung wäre infolge der Unvollständigkeit der Angaben völlig wertlos. Die Personen müssen bereit sein, Aufzeichnungen über ihre Lebenshaltung vorzunehmen, und der Forscher muß auch die Gewißheit haben, daß diese Personen wirklich zuverlässig sind; er muß sie entweder persönlich kennen, oder sie müssen ihm durch andere zuverlässige Personen empfohlen sein. Gerade in der Lebenshaltungsstatistik kommt der grundsätzliche *Unterschied zwischen der physikalischen und soziologischen Untersuchung,* der darin besteht, daß es bei letzterer nicht nur auf den Willen des Experimentators ankommt, sondern auch die zu untersuchenden Objekte willens sein müssen, an der Erhebung teilzunehmen, während die physikalischen Untersuchungsobjekte willenlose Anorganen sind, scharf zum Ausdruck. Und hierin, in dem stets nur mehr oder weniger engumgrenzten Kreis der beobachteten Familien, liegt die *zweite Einschränkung,* von der oben die Rede war. Denn nicht die Ermittlung der Lebensführung dieser wenigen Familien, sondern die Erforschung der Lebenshaltung der gesamten Bevölkerung ist Zweck der Untersuchung. Die ausgewählten Familien sollen gewissermaßen nur typisch sein für die ganze Bevölkerung, von ihnen und ihrer Lebensführung wird auf das Ganze geschlossen. In diesem Schlusse, — pars pro toto — liegt aber die Gefahr[1]).

---

[1]) Aus der stattlichen Reihe der im Laufe des letzten halben Jahrhunderts durchgeführten Untersuchungen über die Lebenslage der Bevölkerung seien hier nur einige der wichtigsten angeführt: Fr. le Play: „Les Ouvriens Européens", Paris 1855, „Les Ouvriens des Deux Mondes", Paris 1856. Die von Ernst Engel unter dem Titel „Die Lebenskosten belgischer Arbeiterfamilien früher und jetzt" bearbeitete belgische Erhebung von 1892. Die 1907 durchgeführte große Erhebung des *Kaiserlich Statistischen Amts* über 852 Familien: „Wirtschaftsrechnungen minderbemittelter Familien im Deutschen Reich" (2. Sonderheft des Reichsarbeitsblattes). Die Erhebung des deutschen *Metallarbeiterverbandes*: „302 Haushaltungsrechnungen von Metallarbeitern", 1909. Die Erhebungen des *Kriegsausschusses für*

Bei der Bearbeitung der Ausgaben wie des Verbrauches an Nahrungsmitteln macht, sofern man diese auf eine Person beziehen will, das Geschlecht sowie der Altersunterschied der einzelnen Familienmitglieder Schwierigkeit. Es ist, namentlich für Vergleichszwecke, natürlich nicht angängig, Ausgaben wie Verbrauch auf den Kopf schlechthin zu berechnen, da in den einzelnen Altersklassen die Nahrungsaufnahme eine verschiedene ist. Man hat sich daher durch Berechnung sog. *„Konsumtionseinheiten"* zu helfen versucht. Das primitivste Verfahren ist hierbei, zwei Kinder unter einem gewissen Alter (10 oder 14 Jahren) gleich einem Erwachsenen zu setzen. Dies Verfahren ist aber recht roh und der Wirklichkeit wenig entsprechend. Deshalb hat man sich bemüht, eingehender den Verbrauch in den verschiedenen Altersklassen festzusetzen. Die bekannteste und vor allem in Deutschland gebräuchlichste Methode stammt von ERNST ENGEL. (Das sog. *Quet-Verfahren*, benannt nach dem Belgier A. QUETELET.) Hier wird der Verbrauch berechnet nach der Gewichtszunahme des Menschen pro Zentimeter des Längenwachstums. Der Verbrauch der Neugeborenen wird mit 1 angenommen und dazu jährlich eine Steigerung von 0,1 zugeschlagen, und zwar bei männlichen Personen bis zum Alter von 25 Jahren, so daß sich der Verbrauch einer erwachsenen männlichen Person auf 3,5 stellt, bei weiblichen Personen nur bis 20 Jahren, so daß sich der Verbrauch einer weiblichen erwachsenen Person auf 3,0 stellt. Ein anderes Verfahren hat das *Arbeitsamt der Vereinigten Staaten* eingeschlagen, das — nach den anthropometrischen Messungen GALTONS — den Verbrauch des Mannes = 100, den der Frau = 90 setzt; für Kinder von 11—14 Jahren werden 90 Einheiten, für solche von 7—10 Jahren 75 Einheiten, von 4—6 Jahren 40 und von 1—3 Jahren 15 Einheiten angenommen. Die *deutsche Erhebung* von 1907 nahm für erwachsene männliche Personen (über 15 Jahre) 1 an, für erwachsene weibliche 0,8, Kinder von 13—15 Jahren wurden mit 0,5, von 10—13 mit 0,4, von 7—10 Jahren mit 0,3, von 4—7 Jahren mit 0,2 und bis 4 Jahren mit 0,1 eingesetzt. KUHNA wendet in seinem Buch „Die Ernährungsverhältnisse der industriellen Arbeiterbevölkerung in Oberschlesien", 1894, eine vierte Berechnungsart an. Als volle Einheit gilt ihm jede über 17 Jahre alte Person, für Kinder und Jugendliche werden Teileinheiten von $^1/_{10}$ bei 0—2jährigen bis $^7/_{10}$ bei 15—17jährigen angenommen. Doch auch alle diese verfeinerten Methoden können nur Annäherungswerte liefern; selbst die vielleicht beste, die ENGELsche, ist nicht fehlerfrei, hier dürfte z. B. der Verbrauch der Personen von 16—20 Jahren zu gering gegenüber erwachsenen älteren Leuten angesetzt sein. Das wirkliche Leben ist zu wechselvoll und mannigfaltig, als daß es sich restlos in ein paar toten Zahlen wiedergeben ließe.

Die *zweite (physiologische) Methode* hat zur Grundlage den physiologisch festgestellten Ernährungsbedarf des Menschen. Die zum Aufbau des Körpers erforderlichen Bestandteile werden im wesentlichen in drei Gruppen eingeteilt: Eiweißkörper, Fette und Kohlenhydrate und diese nach Calorien, Wärmeeinheiten, gemessen. Man hat nun versucht, einen einheitlichen Normalbedarf an Calorien (und damit auch an Eiweiß, Fett und Kohlenhydrate) festzusetzen. Hierbei begegnet man aber der Schwierigkeit, daß der Calorienbedarf einmal verschieden groß ist nach Alter und Geschlecht, zum anderen aber auch unterschiedlich je nach der Arbeitsleistung. Der Mann bedarf mehr Calorien als die Frau, je größer das Gewicht, desto höher der Calorienbedarf; Körperarbeit verbraucht mehr Calorien als geistige, und zwar erstere um so mehr, je schwerer sie ist.

Konsumenteninteressen in den Jahren 1916, 1917 und 1918 (veröffentlicht im Reichsarbeitsblatt, Sonderheft 17 und 21). Die *österreichische Erhebung*: „Wirtschaftsrechnungen und Lebensverhältnisse von Wiener Arbeiterfamilien in den Jahren 1912—1914", Wien 1916. Die Erhebungen des *englischen Handelsamtes* in den Jahren 1905—1908 über die Lebenshaltung in den großbritannischen, deutschen, französischen, belgischen Städten und den Vereinigten Staaten von Amerika: Eine sehr große Anzahl von Familien, aber nur eine Woche erhoben: in England 1944, in Deutschland 5046, in Frankreich 5605, in Belgien 1859, in den Vereinigten Staaten 7616 (deutsch bearbeitet von mir: „Die Lebenshaltung der arbeitenden Klassen", 1912). Die *französische Erhebung*: „Salaires et coût de l'existence à divers époques", Paris 1911, die *spanische* von Prof. BERNIS: „El problema de las subsistencias", Salamanca 1911. (Letztere beide von mir deutsch bearbeitet in: „Löhne und Lebenskosten in Westeuropa", 1914.) Die Erhebung der *Vereinigten Staaten* über 8544 Familien in: „Cost of Living and retail prices of food", Washington 1904.

Diesen Bedürfnissen Rechnung tragend, hat z. B. Rubner vier Kategorien unterschieden: für leichte Arbeit 2631 Calorien, für mittlere Arbeit 3121 Calorien, für schwere Arbeit 3659 Calorien, für Bergarbeit 5231 Calorien pro Tag[1]). Eine Lebenshaltungsstatistik wird aber diese feineren Unterschiede nicht immer berücksichtigen können; hier wird es vielfach notwendig sein, einen einheitlichen Maßstab durch Annahme eines *Normalcalorienbedarfes* aufzustellen. Als solcher wird im allgemeinen 3000 Calorien pro Tag für die erwachsene männliche Person bei mittelschwerer Arbeit angesehen; der Calorienbedarf der Frau ist mit $^4/_5$ etwas geringer (2400 Calorien), der eines Kindes im Alter von 10—15 Jahren beträgt $^3/_4$, der eines solchen von 5—10 Jahren $^1/_2$, von 1—5 Jahren $^3/_{10}$ des Mannes[2]). Umgerechnet auf die drei Nährstoffgruppen ergeben sich folgende Zahlen:

	Eiweiß g	Fett g	Kohlehydrate g	Calorien g
Mann	100	60	500	3000
Frau	80	48	400	2400
Kinder von 10—15 Jahren	75	45	375	2250
„ „ 5—10 „	50	30	250	1500
„ „ 1— 5 „	30	18	150	900

In der *Praxis* können bei der Berechnung des Ernährungsbedarfes *zwei Wege* eingeschlagen werden. Entweder legt man den physiologischen Normalbedarf an Calorien, Eiweiß, Fett und Kohlenhydrate zugrunde und berechnet, wie hoch sich die Kosten der Ernährung belaufen, wenn jeweils zur Deckung des Bedarfes die gangbarsten und billigsten Nahrungsmittel gekauft werden. Man erhält dadurch eine Art physiologischen *Ernährungs-Existenzminimums*, das aber — da die kulturellen Bedürfnisse unberücksichtigt geblieben sind — ein Existenzminimum im eigentlichen Sinne nicht ist. Oder man geht von einer feststehenden Menge Nahrungsmittel aus, die z. B. aus Wirtschaftsrechnungen entnommen ist, und berechnet, inwieweit dieser Verbrauch an Nahrungsmitteln dem Normalbedarf an Calorien, Eiweiß, Fett und Kohlenhydraten entspricht, hinter ihm zurückbleibt oder ihn übersteigt. Auf diese Weise kann die physiologische Methode in den Dienst der Budgetmethode gestellt werden.

Die *dritte Methode*, die *schätzungsweise Feststellung des Verbrauchs*, wird besonders dann angewandt, wenn dem Bedürfnis nach augenblicklicher und fortlaufender Orientierung über die durch Preissteigerungen hervorgerufenen Veränderungen in der Lebenshaltung der Bevölkerung Rechnung getragen werden soll. Denn die Erhebung von Wirtschaftsrechnungen dauert geraume Zeit; bei schnell wechselndem Preisniveau kann das Ergebnis bereits bei der Feststellung veraltet sein. In diesem Falle wird ein durch Schätzung (entweder auf Grund früherer Haushaltsrechnungen oder durch Sachverständige) ermittelter Verbrauch zugrunde gelegt, die Preise für die einzelnen Nahrungsmittel festgestellt und durch Multiplikation der Preise mit dem geschätzten Verbrauch die Höhe der Ausgaben berechnet. Auf diese Weise ist das Statistische Reichsamt bei Aufstellung seiner „*Teuerungsstatistik*" vorgegangen. Hier ist der Normalbedarf einer fünfköpfigen Familie (Ehepaar, 3 Kinder im Alter von 12, 7 und $1^1/_2$ Jahren) durch Schätzung des Verbrauches an den wichtigsten Lebensmitteln,

---

[1]) Kestner hat neuerdings in seinem Aufsatz „Beruf, Lebensweise und Ernährung" (Klin. Wochenschr. vom 22. Jan. 1923) — nach Benedict u. Harris: „Biometrical Study of Basal Metabolism", Carnegie-Inst. Nr. 279 — Grundumsätze für den Calorienbedarf, die bei völliger Ruhe gelten, nur abhängig sind von Geschlecht, Alter, Größe und Körpergewicht aufgestellt: So für Mann von 60 kg 1550 Calorien, für Frau mit gleichem Gewicht 1400 Calorien, für Mann mit 75 kg 1850 Calorien.

[2]) Voit forderte 3050 Calorien, Flügge 3000 Calorien, desgleichen die interalliierte wissenschaftliche Verpflegungskommission auf ihrer ersten Konferenz in Paris am 25. März 1918.

Heizung, Beleuchtung, Miete, Bekleidung sowie seit 1925 des sonstigen — kulturellen — Bedarfs für einen Monat festgelegt[1]).

Jeden Monat werden in allen der Teuerungsstatistik angeschlossenen Gemeinden[2]) amtlich die Preise dieser Lebensbedürfnisse, und zwar an zwei Stichtagen, ermittelt. Die Multiplikation der Preise mit dem geschätzten Verbrauch (den sog. *Wertigkeitszahlen*) ergibt die Ausgaben für die betreffenden Lebensbedürfnisse. Die Addition der Ausgaben die „*Teuerungszahl*" des jeweiligen Monats in der betreffenden Gemeinde. Das gewogene arithmetische Mittel der Teuerungszahlen bestimmter ausgewählter Gemeinden (die sog. Eildienstgemeinden) ist die „*Reichsteuerungszahl*". Außerdem wird eine „*Reichsindexziffer*" dadurch gebildet, daß die jeweilige Teuerungszahl zu dem auf gleicher Weise ermittelten Friedensbedarf (dieser gleich 1 gesetzt) in Beziehung gesetzt wird. Der Teuerungsstatistik kommt eine große praktische Bedeutung bei Gehalts- und Lohnverhandlungen sowie bei Preiskalkulationen zu.

Die *vierte Methode*, die Zugrundelegung einer behördlicherseits festgestellten Normalration, spielt nur eine untergeordnete Rolle. R. CALWER hat auf einer solchen, der Verpflegungsration eines Marinesoldaten im Frieden, seine Lebenshaltungsstatistik aufgebaut.

2. Die Lebenshaltung in wohlhabenden und minderbemittelten Kreisen.

Eine der Hauptaufgaben der Lebenshaltungsstatistik ist die Erforschung der unterschiedlichen Lebenshaltung der begüterten und der weniger bemittelten Kreise. Hierüber haben nun die zahlreichen Untersuchungen der letzten Jahrzehnte einigermaßen Klarheit geschaffen, die gestatten, gewisse soziologische Gesetze, richtiger wohl Gesetzmäßigkeiten in der Lebenshaltung, festzustellen. Das grundlegende Gesetz ist von ERNST ENGEL bereits auf Grund seiner Untersuchungen über die Lebenskosten belgischer Arbeiterfamilien im Jahre 1895 aufgestellt worden. Es bezieht sich auf das Verhältnis der Höhe der Einnahmen zu den Gesamtausgaben und insbesondere den Ausgaben für die notwendigen Lebensmittel, vor allem für die Ernährung. ENGEL fand, daß je geringer das Einkommen, je ärmer also eine Familie ist, „ein desto größerer Anteil der Gesamtausgabe zur Beschaffung der Nahrung aufgewendet werden muß" (*Engelsches Gesetz*). Oder mit anderen Worten: mit steigendem Wohlstand sinkt ständig die Ausgabenquote für die Ernährung. Dieses Gesetz hat sich bei allen Untersuchungen über Lebenshaltung bestätigt.

---

[1]) Die Lebensbedürfnisse sind:

Brot	45	kg	Briketts	3	Ztr.
Mehl	4	„	Leuchtgas	$7^1/_2$	cbm
Nährmittel	11	„	Elektrizität	$2^1/_2$	kWst
Kartoffeln	50	„	Wohnung	2	Zimmer,Küche
Gemüse	15	„	Männeranzug	$^1/_{12}$	Stück
Fleisch und Wurst	8		Knabenanzug	$^1/_{12}$	„
Speck	0,5	„	Mädchenkleid	$^1/_{12}$	„
Fett (Butter, Margarine, Schmalz	6,25	„	Frauenröcke	$^2/_{12}$	„
			Hemdentuch	$^{16}/_{12}$	m
Salzheringe	1,5	„	Frauenblusen	$^2/_{12}$	Stück
Zucker	3,5	„	Männerhemden	$^6/_{12}$	„
Eier	28	Stück	Frauenhemden	$^6/_{12}$	„
Vollmilch	35	Liter	Männersocken	$^6/_{12}$	„
Käse	1,75	kg	Frauenstrümpfe	$^6/_{12}$	„
Kaffee und Ersatz	1,5	„	Männerstiefel	$^1/_{12}$	Paar
Kakao	1,0	„	Frauenstiefel	$^1/_{12}$	„
Salz	2,0	„	Kinderstiefel	$^2/_{12}$	„
Kochgas	15	cbm	Besohlen	$^8/_{12}$	„

Außerdem an sonstigen Bedarf: Seife, Handtuch, Zeitung, Schreibbedarf, Verkehrsausgaben, Vergnügen (Kino) usw.

[2]) Sämtliche Städte über 10000 Einwohner, rund gegen 600 Gemeinden.

Nach der großen *Untersuchung des Kaiserlich Statistischen Amts* vom Jahre 1907 stellte sich der Ausgabenanteil für Nahrungs- und Genußmittel in den 418 Familien mit weniger als 2000 Mk. Jahreseinkommen auf etwas über die Hälfte der Gesamtausgaben, nämlich auf 52,3%, bei der nächsthöheren Einkommensstufe, den 293 Familien mit einem Einkommen von 2000—3000 Mk. jährlich, betrug· der Anteil der Aufwendungen für Nahrungs- und Genußmittel noch nicht die Hälfte der Gesamtausgaben, nämlich nur 45,9%, und bei den 141 Familien über 3000 Mk. Einnahmen stellte sich dieser Anteil sogar nur auf 36,2%. Nach den *Untersuchungen des Deutschen Metallarbeiterverbandes* über die Lebenshaltung der Metallarbeiter betrugen die Ausgaben für Nahrungsmittel in der niedersten Einkommenstufe unter 1200 Mk. 49,29% der Gesamtausgaben, in der nächsten Stufe (1200—1600 Mk.) 49,47%, in der folgenden (1600—2000 Mk.) 47,34%, in der Einkommenstufe 2000—2500 Mk. 45,47% und in der höchsten Stufe über 2500 Mk. 46,46% der Gesamtausgaben. Noch klarer tritt dieses Ausgabenverhältnis in Erscheinung, wenn man diesen Arbeiterfamilien Haushalte bedeutend besser situierter Kreise gegenüberstellt. Das Kaiserlich Statistische Amt hat 1909 auch zwei *Haushalte höherer Beamten* bearbeitet; bei diesen stellte sich der Prozentanteil der Ausgaben für Nahrungsmittel einschließlich Genußmittel auf nur 31—32% der Gesamtausgaben[1]). Nach der großen *amtlichen österreichischen Erhebung* stellten sich die Ernährungsausgaben bei einem Einkommen bis 800 Kr. pro Kopf (Konsumtionseinheit) auf 57,0% des Einkommens, in der Einkommenstufe 800—1000 Kr. betrugen sie 50,8%, gingen in der nächsthöheren Einkommenstufe (1000—2000 Kr.) auf 49,1% und in der letzten Stufe (über 1200 Kr.) auf 42,4% des Einkommens zurück.

Zergliedert man die *Ernährungsausgaben einzeln* und stellt hier insbesondere einerseits die *Ausgaben für Fleisch*, Fleischwaren und Wurst, ferner für Butter, Schmalz, Fette, Käse und Eier, denen für *Zerealien, Kartoffeln* und Grünwaren andererseits gegenüber, so zeigen die einzelnen Wohlhabenheitsstufen recht bedeutende Unterschiede in ihren Ausgaben für die einzelnen Nahrungsmittel. Im allgemeinen zeigt sich mit *zunehmender materieller Besserstellung* eine *Steigerung der Ausgaben* vor allem für *Fleisch* und *Schinken*, nicht dagegen in gleicher Weise für Wurstwaren, ferner einer Steigerung der Ausgaben für Butter, dagegen nicht für Margarine und Schmalz; und zwar nicht nur absolut, sondern auch prozentual, im Verhältnis zu den Gesamtausgaben. So stiegen nach der *Reichsstatistik* die Ausgaben für Fleisch, Schinken und Speck von 17,5% der Ernährungsausgaben in der niedersten Einkommenstufe auf 20,3% in der höchsten, die für Wurstwaren sanken dagegen von 6,4% auf 5,1%. Die Ausgaben für Butter erhöhten sich von 8,0% auf 10,2%, die für Margarine fielen von 4,6% auf 2,3%. Desgleichen steigen bei vermehrtem Einkommen auch die Ausgaben für Eier, und zwar ebenfalls absolut wie relativ. — Nach der Reichsstatistik von 2,4% auf 3,9%. — Dagegen *sinken mit zunehmender Wohlhabenheit die Aufwendungen für Brot und Backwaren und* ganz besonders für *Kartoffeln*. — Brot und Backwaren von 17,3% zu 14,7%, Kartoffeln von 3,6% zu 2,7%. — Die Ausgaben für Grünwaren (Gemüse, Leguminosen u. dgl.), ebenso wie die für Milch, Käse und Fische bleiben anteilig ziemlich stabil; die für Milch und Käse zeigen nur absolut mit zunehmender Wohlhabenheit eine Steigerung, dagegen ist die prozentuale Erhöhung nur ganz geringfügig. Faßt man die Ausgaben für die einzelnen Nahrungsmittel *in größeren Gruppen* zusammen, so ergibt sich — nach der genannten Reichsstatistik — folgendes Bild:

Einkommenstufen	Unter 2000 Mk. Proz.	2000—3000 Mk. Proz.	Über 3000 Mk. Proz.
tierische Nährmittel	53,2	53,5	54,3
pflanzliche „	31,4	29,9	29,7
sonstige „	15,4	16,6	16,0

---

[1]) Nach den Untersuchungen von Henriette Fürth in „Ein mittelbürgerliches Budget", 1907, entfielen in einem mittelbürgerlichen Haushalt etwa ein Drittel der Ausgaben auf die Ernährung.

Es offenbart sich also ganz deutlich eine ausgesprochene Vorliebe für die Fleisch- und Fettnahrung, die — natürlich bis zu gewissen Grenzen — vor allen anderen Nahrungsmitteln bevorzugt wird, und auf die, sobald es die Vermögensverhältnisse gestatten, unter Zurücksetzung der Kartoffel-, aber auch Brot- und Backwarennahrung, mehr verausgabt wird.

Auch die Untersuchungen des *Deutschen Metallarbeiterverbandes* über die Lebensverhältnisse der Metallarbeiter bestätigen dies. Danach betrugen die Ausgaben für Fleisch und Fleischwaren in der niedersten Einkommenstufe unter 1200 Mk. 13,83% der Nahrungsmittelausgaben, in der höchsten Stufe (über 2500 Mk.) aber 15,04%, dagegen sind die Ausgaben für Brot von 10,26% auf 9,80% und die für Kartoffeln von 2,28% auf 1,58% zurückgegangen.

Und das gleiche Bild zeigt auch die große *amtliche österreichische Erhebung* von 1912 über 119 Wiener Arbeiterfamilien. Danach stiegen die durchschnittlichen Ausgaben für Fleisch von 19,5% der Nahrungsausgaben in der Einkommenstufe bis 800 Kr. pro Kopf auf 28,1% in der von 1000—1200 Kr. und 32,8% in der über 1200 Kr. Eine weit geringere Steigung zeigten die Ausgaben für Wurst (nur von 4,9% auf 5,8%). Dagegen sanken die Ausgaben für Brot und Backwaren von 18,2% in der untersten Stufe zu nur 10,5% in der höchsten Stufe und gleicherweise die für Kartoffeln von 2,1% auf 1,3%. Insgesamt erhöhten sich die Ausgaben für tierische Nahrungsmittel von 57,2% der Ernährungsausgaben in der untersten Einkommenstufe auf 67,4% in der höchsten, während dementsprechend die Ausgaben für pflanzliche Nahrungsmittel von 42,8% auf 32,6% zurückgingen.

Zu einem ähnlichen Ergebnis ist auch W. Gerloff in seinen Untersuchungen über „Wirtschaftsführung und Haushaltsaufwand deutscher Volksschullehrer" gekommen, der sein Resultat in die Worte zusammenfaßt, „daß bei steigendem Haushaltsaufwand die Ausgabenquote für pflanzliche Nahrung schneller als jene für tierische fällt. Von den Ausgabenquoten für tierische Nahrung aber sinkt die für sonstige tierische Nahrung verwandte Quote der Gesamtausgaben schneller als das Ausgabenprozent für Fleisch. — Je geringer der Haushaltsaufwand überhaupt ist, desto größer ist die für pflanzliche Nahrung verwandte Ausgabenquote".

Das Maß der Ausgaben für die Ernährung ist somit ein untrüglicher Maßstab für das materielle Wohlbefinden einer Bevölkerungsschicht.

Für die Ausgaben auf *Miete und Wohnungswesen* überhaupt läßt sich in gleicher Schärfe eine solche Gesetzmäßigkeit wie für die Ausgaben der Ernährung nicht aufstellen. Freilich hat der erste Direktor des Statistischen Amts der Stadt Berlin, Schwabe, bereits 1867 bei seinen Untersuchungen über Einkommen und Miete den Satz aufgestellt, daß, je ärmer jemand ist, desto größer die Summe sei, die er im Verhältnis zu seinem Einkommen für seine Wohnung ausgeben müsse (*Schwabesches Gesetz*). Dieser Satz hat sich aber nicht in dem Maße bestätigt wie das Engelsche Gesetz. Er ist infolgedessen auch mehrfach angegriffen worden, und eine Reihe von Untersuchungen schienen darzutun, daß es eine Gesetzmäßigkeit in dieser Beziehung nicht gäbe. Man fand nämlich in gering bemittelten Arbeiterkreisen auch eine sehr geringe anteilige Aufwendung für die Wohnung, dagegen in bessersituierten Bürgerkreisen eine prozentual viel höhere Ausgabenquote für Miete. Dies ist aber nicht darauf zurückzuführen, daß überhaupt keine Gesetzmäßigkeit zwischen Miete und Einkommen besteht, sondern beruht darin, daß das Schwabesche Gesetz durch *ein anderes Gesetz gekreuzt* wird, das ebenfalls das Verhältnis zwischen Miete und Einkommen zum Gegenstand hat. Denn für den Wohnungsaufwand ist nicht wie für den Ernährungsaufwand in erster Linie nur das Einkommen maßgebend, sondern auch die *soziale, gesellschaftliche Stellung.* Von gewissen sozialen Kreisen (z. B. Lehrern, Ärzten, Beamten, Kaufleuten) wird ein bestimmter Wohnungsaufwand erwartet und muß gemacht werden, allein ihrer sozialen Stellung wegen, unbekümmert um die Höhe der Einnahmen. In Arbeiterkreisen richten sich dagegen die Ausgaben lediglich nach dem Einkommen. Infolgedessen finden wir häufig in Arbeiterkreisen bei kleinem Einkommen eine sehr geringe Mietquote, dagegen in Beamten- und Kaufmannskreisen bei vielleicht nur einem etwas größerem Einkommen einen sehr hohen Prozentsatz an Wohnungsmiete. Berücksichtigt man jedoch diese Einschränkung, so ergibt sich die Richtigkeit des Schwabeschen Gesetzes. Untersucht man Haushalte, die demselben sozialen Kreise angehören, so zeigt sich in der Tat, daß, je niedriger das Einkommen ist, desto höher die Quote wird, die für die Wohnung auszugeben ist. Das erhellt deutlich aus der *österreichischen Erhebung*, die im Gegensatz zur reichsdeutschen, in welcher Arbeiter-, Beamte- und Lehrerhaushalte zusammen erhoben sind, lediglich Arbeiterfamilien enthält. Hier ging der Anteil der Ausgaben für Miete von 14,8% des Einkommens in der untersten Stufe bis 800 Kr. auf 12,6% in der höchsten Einkommenstufe über 1200 Kr. zurück. Auch aus der reichsdeutschen Erhebung von 1907 geht dies hervor, sofern hier die Arbeiter- von den Beamtenhaushalten getrennt betrachtet werden. Denn in den Arbeiterbudgets allein ging der Ausgabenanteil für Wohnung von 19,8% der Gesamtausgaben in der untersten Einkommenstufe (unter 1200 Mk. Einkommen) auf 17% in der Einkommenstufe von 2000 Mk. bis 2500 Mk und 13,9% in der höchsten Einkommenstufe über 3000 Mk. zurück[1]).

Über die Verteilung der *übrigen Ausgaben* ist auf Grund von Haushaltsrechnungen folgendes zu sagen. Die Ausgaben für *Heizung, Feuerung und Beleuchtung* zeigen mit zunehmender Wohlhabenheit zwar absolut eine große Steigerung, prozentual aber nur eine geringe Ermäßigung. Sie betragen nach der *Reichsstatistik* in der untersten Einkommenstufe bis 2000 Mk. 4,7%, in der mittleren von 2000—3000 Mk. 4% und in der höchsten über 3000 Mk. 3,5% der Gesamtausgaben[2]). Und zwar zeigt die Ausgabe für Beleuchtung eine viel stärkere Steigerung als die für Heizung und Feuerung. Denn jene bietet bei zunehmender materieller Besserstellung mehr Gelegenheit über das Notwendigste hinauszugehen. Bei den Ausgaben für Heizung und Feuerung ist dies nicht in dem Maße der Fall, sie sind gleicherweise notwendig für arm wie reich. Infolgedessen tritt hier dasselbe Gesetz wie bei den Ausgaben für Ernährung zutage, daß nämlich mit zunehmendem Wohlstand der Ausgabenanteil sich verringert. Nach der *Reichsstatistik* sanken dann auch die Ausgaben für Heizung und Feuerung von 3,43% in der untersten Einkommenstufe auf nur 2,15% in der höchsten, während die Ausgaben für Beleuchtung von 1,21% auf 1,31% stiegen.

Die Ausgaben für *Kleidung, Wäsche und Reinigung* zeigen mit der Verbesserung der materiellen Situation eine starke absolute bei geringfügiger prozentualer Erhöhung. Sie betrugen nach der *Reichsstatistik* in der untersten Einkommenstufe 10,7%, in der mittleren 13,3% und in der höchsten 14,3% der Gesamtausgaben; nach der *österreichischen Statistik* in der untersten Stufe 6,5%, in der mittleren 9,5% bzw. 8,3%, in der höchsten Stufe 9,8% des Einkommens; nach der *Metallarbeitererhebung* in der untersten Stufe 12,5%, in der höchsten 14,4% der Gesamtausgaben. Hierbei zeigt sich ein Unterschied in den Ausgaben für die Bekleidung allein und denen für Wäsche und Reinigung. Denn mit steigender Wohlhabenheit nimmt die Ausgabe für Kleidung bedeutend mehr zu als wie die für Wäsche und Reinigung, da bezüglich der Bekleidung schon der Mode wegen in den bessersituierten Kreisen die notwendigen Grenzen leichter überschritten

---

[1]) Auch das Verhältnis zwischen *Miete und Einkommen* zeigt die weit stärkere Belastung der minderbemittelten Kreise mit den Ausgaben für die Wohnung. Nach den Untersuchungen des Statistischen Amts der Stadt *Breslau* betrug im Jahre 1890 bei Einkommen bis 420 Mk. die Miete 31,8%, bei Einkommen von 420—600 Mk.: 26,6%, bei Einkommen von 600—900 Mk.: 22,4%, bei 900—1200 Mk.: 20%, bei 1500—1800 Mk.: 19,7% des Einkommens; dagegen in bemittelten Kreisen bei Einkommen von 24000—30000 Mk. nur 6,4% des Einkommens. Vgl. auch R. Eberstadt: Handbuch des Wohnungswesens, 4. Aufl. 1920.

[2]) Nach der *österreichischen Erhebung* in der untersten Einkommenstufe 4,8%, in der höchsten 3,4% des Einkommens. Nach der *Metallarbeitererhebung* in der untersten Stufe 4,9%, in der höchsten 3,9% der Gesamtausgaben.

werden. Dagegen halten sich die Ausgaben für Wäsche und Reinigung meist innerhalb der Grenzen des Notwendigen und Nützlichen, so daß auch für diese Posten im allgemeinen das Gesetz gelten dürfte, daß die Ausgabenquote mit zunehmender Wohlhabenheit sinkt.

Die Ausgaben für die sog. *Kulturbedürfnisse*, wozu insbesondere die für geistige Anregung und Geselligkeit (Zeitungen, Literatur, Bücher, Konzert, Theater), ferner für Gesundheits- und Körperpflege, persönliche Bedienung und ähnliches gehören, zeigen mit zunehmendem Wohlstand eine starke nicht nur absolute, sondern auch prozentuale Erhöhung. So betrugen nach der *österreichischen Statistik* die Ausgaben für „geistige Zwecke und Geselligkeit" in der untersten Einkommenstufe 3,8% des Einkommens, in den nächsthöheren 4,9% bzw. 4,8%, dagegen in der höchsten 6,3%. Nach der *Metallarbeitererhebung* zeigten die Ausgaben für „Bildung und Unterhaltung" eine Steigerung von 1,7% in der niedersten Einkommenstufe auf 2.5% in der höchsten. Die *Reichsstatistik* vereinigt diese Ausgaben mit den für Unterricht, Vor- und Fürsorge, Verkehrsmittel und Steuern und faßt sie unter „Sonstiges" zusammen. Diese sonstigen Ausgaben stellten sich in der untersten Einkommenstufe auf 14,6%, in der mittleren auf 19% und in der höchsten auf 27,5% der Gesamtausgaben. Die Ausgaben für reine Genußmittel, Luxus und Vergnügen zeigen mit steigendem Einkommen absolut wie prozentual beträchtliche Erhöhungen.

Zusammenfassend wird man vielleicht sagen können, daß mit *steigendem Einkommen die Ausgabenquote der physiologisch dringlichen Lebensbedürfnisse* die Tendenz zum *Sinken* aufweist, und zwar *um so schärfer, mit je primitiveren Mitteln* das betreffende Lebensbedürfnis gedeckt wird. In bezug auf die Ernährung kommt dies in einem weit stärkeren Zurückgehen der Ausgabenquote für pflanzliche wie der für tierische Nahrungsmittel zum Ausdruck. Wohnung, Kleidung, Heizung, Beleuchtung zeigen unter gewissen Verhältnissen und Bedingungen mit zunehmender Wohlhabenheit ein Sinken der Ausgabenanteile. Jedoch sind Ausnahmen hier nicht selten. Dagegen erhöhen sich mit steigendem Einkommen die Ausgabenquoten für geistige, gesellige und Erholungsbedürfnisse, die sog. Kulturbedürfnisse, sowie die Ausgabenanteile für Luxus und Vergnügen.

3. Die Veränderungen in der Lebenshaltung im Laufe des letzten Jahrhunderts vor dem Kriege.

Die Wandlungen in der Lebenshaltung der großen Masse der Bevölkerung sind im Verlaufe des 19. Jahrhunderts im großen ganzen parallel gegangen mit der sich *ändernden wirtschaftlichen Struktur* des Landes. Man wird hier nacheinander folgende drei Perioden unterscheiden können: 1. den *reinen Agrarstaat*, 2. die sich anschließende Periode *des Übergangs des Agrarstaats zum Industrie- und Handelsstaat* und 3. den *überwiegenden Industrie-Handelsstaat*. Diese Entwicklung haben die einzelnen Länder Europas zu verschiedenen Zeiten durchgemacht. Am frühesten England. Hier ist der reine Agrarstaat schon um die Wende des 18. zum 19. Jahrhundert verschwunden, die Übergangszeit dürfte hier bis zum Fallen des Kornzollgesetzes, 1846, anzusetzen sein; von Anfang der 50er Jahre an wurde dann England immer mehr überwiegender Industrie-Handelsstaat. Viel später ist Deutschland in die Bahnen des Industriestaats eingebogen. Noch in der ersten Hälfte des 19. Jahrhunderts war Deutschland reiner Agrarstaat mit nur einem unbedeutenden industriellen Überbau. Die Übergangsperiode wird man hier vielleicht vom Ausbau des Eisenbahnwesens und der Wasserstraßen also vom Ende der 40er Jahre an bis zur Einführung des Getreideschutzzolles, 1878, ansetzen dürfen. Von Beginn der 80er Jahre an wurde aber auch Deutschland immer mehr überwiegender Industrie-Handelsstaat. Zeitlich ähnlich dürften die Verhältnisse in Frankreich liegen.

Die *Lebenshaltung* der Bevölkerung war in diesen drei Perioden jeweils eine *wesentlich andere*. Im *Agrarstaat* lebte der weitaus überwiegende Teil der Bevölkerung auf dem Lande[1]). Die Ernährung war dementsprechend eine überwiegend vegetabilische; die Wohnverhältnisse dürftig, was aber bei dem vielen Aufenthalt im Freien in gesundheitlicher Hinsicht nicht von Belang war; die Kleidung einfach und grob, zumeist aus heimischen Gespinsten bestehend; Ausgaben für Heizung und Beleuchtung kamen kaum in Frage, da das Feuerungsmaterial, Holz und vielleicht Torf, nur selten Kohlen, zumeist aus heimischen Beständen beschafft werden konnte. Kulturbedürfnisse fehlten fast ganz. Die Wirtschaft war zu einem Teil noch Naturalwirtschaft. Die Preise für die Lebensbedürfnisse, vor allem für Nahrungsmittel, zeigten je nach dem Ausfall der Ernten große Schwankungen, da ein wirtschaftlicher Ausgleich infolge des Fehlens von Verkehrsmittel- und -wegen unmöglich war.

Wesentlich verschieden ist schon die Lebenshaltung in der *Übergangsperiode*. Eine, wenn auch zunächst nur schwache Industrialisierung setzt ein, aus Land- und Kleinstädten werden Mittelstädte, vereinzelt Großstädte. Die Wirtschaft weitet sich, der Markt verliert seinen örtlichen Charakter, er wird immer mehr nur zum Begriff des Verhältnisses vom Angebot zur Nachfrage. Der Handel bringt, ermöglicht durch den Ausbau der Verkehrswege, die an entferntesten Orten hergestellten Waren überall hin. Durch alles dieses erweitern und verfeinern sich die Bedürfnisse. Die Lebenshaltung wird — gemäß den erhöhten Ansprüchen — eine bessere, insbesondere in den Städten. Es differenziert sich jetzt der Städter in Kost, Kleidung, Wohnung, Kulturbedürfnissen, überhaupt in seiner ganzen Lebensführung, vom Landbewohner, der hinter jenem zurückbleibt. Die Schwankungen der Preise hören auf, dagegen nehmen diese zunächst eine aufwärtssteigende Richtung ein, bis nach Ausbau der Weltwirtschaft in der dritten Periode die Einfuhr außereuropäischer, überseeischer Lebensmittel preisdrückend auf dem Markt wirkt.

Diese dritte Periode, der *überwiegende Industriestaat*, ist bezüglich der Lebenshaltung der Bevölkerung vor allem gekennzeichnet durch die Verflechtung aller Länder in die *Weltwirtschaft*. Ganz neuartige Austauschbeziehungen bahnen sich an. In den alten Kulturländern Europas tritt die Landwirtschaft immer mehr hinter der mächtig wachsenden Industrie und dem Handel zurück[2]). Die Landwirtschaft treibende Bevölkerung fängt an — relativ, im Verhältnis zur industriellen — zurückzugehen. Auf einer immer schmaler werdenden landwirtschaftlichen Basis erhebt sich ein stolzer industrieller Überbau. Infolgedessen kann die Bevölkerung nicht mehr ausreichend mit heimischen Nahrungsmitteln versehen werden. Die Einfuhr von Lebensmitteln und Rohstoffen aus außereuropäischen, vielfach überseeischen Ländern wird zur Existenznotwendigkeit, und erkauft wird die Einfuhr dieser lebensnotwendigen Waren und Güter durch die Ausfuhr von Fabrikaten. So wird diese internationale Arbeits- und Produktionsverteilung ein neuer mächtiger Anreiz zur weiteren Industrialisierung. Und im Gefolge davon wachsen und vergrößern sich die Städte: aus Mittelstädten werden Groß-

---

[1]) Nach der Zählung von 1816 waren in Preußen 78% der Bevölkerung in der Land- und Forstwirtschaft tätig.

[2]) Während 1882 in Deutschland noch 42,5% der Gesamtbevölkerung von der Landwirtschaft lebten, waren es 1907 nur noch 28,6%. Dagegen ist im gleichen Zeitraum der Anteil der von Industrie, Handel und Verkehr lebenden Bevölkerung von 45,5% auf 56,2% gestiegen. In Großbritannien und Irland waren nach der letzten Vorkriegszählung von 100 Erwerbstätigen nur 12 in der Land- und Forstwirtschaft und Fischerei tätig, dagegen 69 in Industrie, Handel und Verkehr.

städte, aus diesen Weltstädte. Ganze Städtekomplexe und Industriezentren entstehen; in England besonders in Lancashire, in Deutschland in Rheinland-Westfalen. Die *Lebenshaltung* der Bevölkerung erfährt hierdurch eine *gewaltige Umwandlung*; sie wird verfeinert, erhöht, aber nicht immer verbessert. Die Kost wird eine immer mehr animalische, Roggenbrot wird durch Weizenbrot ersetzt, aber auch vielfach — meist in den minderbemittelten Schichten — Butter durch Margarine und andere heimische, „echte" Waren durch Ersatzstoffe. Die *Wohnungsverhältnisse* bessern sich freilich auch — vor allem äußerlich. Gegenüber der „Kate" des alten Dorfbewohners sind die modernen Miethäuser, die sog. „Mietkasernen", wahre Paläste. Aber andere Sorgen treten auf. Der Mangel an Licht und Luft in den engen Straßen und Höfen in Verbindung mit der durch die hohen steigenden Mieten herbeigeführten Überfüllung der Räumlichkeiten und der vielfachen Aufnahme von familienfremden Personen in die eigene Häuslichkeit führt zu dem Problemkomplex, den wir mit „Wohnungsfrage" zu bezeichnen gewohnt sind[1]). Auch die *Bekleidung* verfeinert sich; der grobe Stoff wird verdrängt durch einen viel feineren; die Machart wird eine ganz andere, bessere, „städtische". Aber die haltbare, gute, reine Wolle wird vielfach ersetzt durch die qualitativ minderwertigere Baumwolle, das gute, echte Leinen durch Ersatzstoffe wie Schirting, so daß die Kleidungsstücke ebenso wie die Wäsche, die dem Augenschein nach weit besser erscheinen, doch lange nicht mehr so gut und haltbar sind als in früheren Zeiten. Eine ganze Reihe *neuer Bedürfnisse* entstehen; so die nach geistiger Anregung und Unterhaltung, denen die immer wachsende Zahl der Zeitungen und Zeitschriften, die Vorträge, Theater, Konzerte nachzukommen suchen. Aber auch „Erholung" und „Zerstreuung" will die Großstadtwelt, und die Zunahme und der ständig steigende Besuch der „Kinos", der Vergnügungsstädten und „Lunaparks" legt Zeugnis von der Mächtigkeit dieses Bedürfnisses ab.

An der Hand des zur Verfügung stehenden Materials soll im folgenden ein *kurzer zahlenmäßiger Überblick über die Veränderungen in den hauptsächlichsten Lebenskosten in Deutschland* und *einigen anderen europäischen Ländern* gegeben werden[2]). In der nachfolgenden *Tabelle* ist, soweit zuverlässiges Material vorhanden war, die Entwicklung der Kosten der Lebenshaltung (hauptsächlich Ernährung) in Deutschland, England, Frankreich, Belgien, Spanien, Österreich, Italien, Holland, den Vereinigten Staaten von Amerika, Kanada und Japan im Laufe des letzten Jahrhunderts zur Darstellung gebracht[3]).

In *Deutschland* standen die Kosten der Lebenshaltung zu Anfang des 19. Jahrhunderts — nachdem die durch die napoleonischen Kriege herbeigeführte Preissteigerungsperiode überwunden war — ziemlich tief. Deutschland war — gemessen am Ausland, wie z. B. England und auch im Vergleich zum ersten Jahrzehnt des 20. Jahrhunderts — ein billiges Land. Doch bereits seit Ende der zwanziger Jahre fangen die Lebenskosten an zu steigen bis etwa zur Mitte der dreißiger Jahre, um dann mehr als ein Jahrzehnt stabil zu bleiben, zum Teil sogar etwas zurückzugehen. Dann folgt in der zweiten Hälfte der vierziger Jahre

---

[1]) Einen zutreffenden Ausdruck für die Mietpreissteigerung gibt die Inbeziehungsetzung von *Einkommen* und *Miete*. Nach der *Breslauer* Statistik ist der Prozentsatz der Miete vom Einkommen in minderbemittelten Kreisen von 1880 mit 21—29% zu 1890 mit 22—32% gestiegen; in *Hamburg* von 1868 mit 19,8% bis 1901 mit 24,7%. Nach BRUTZER (Die Verteuerung der Lebensmittel in Berlin, 1912) stieg der Mietpreis einer Arbeiterwohnung von 216 M. (1880) auf 350 M. (1910). In *Berlin* wohnten 1905 rund 600000 Personen in Wohnungen, in denen jedes Zimmer mit 5 und mehr Personen belegt war. In *Leipzig* gab es 1910: 6670 Einzimmerwohnungen mit 5 und mehr Personen, 1521 Zweizimmerwohnungen mit 9 und mehr Personen. Vgl. dazu EBERSTADT: Handbuch des Wohnungswesens, 4. Aufl. 1920.

[2]) Vgl. dazu mein Buch: „Löhne und Lebenskosten in Westeuropa", 1914, sowie meine Schrift: „Tatsachen und Ursachen der internationalen Verteuerung der Lebenshaltung", Annalen f. Soziale Politik u. Gesetzgebung Bd. 3, H. 5/6. 1914, aus welcher das folgende Material entnommen ist; über die zugrunde gelegte amtliche Literatur s. dortselbst.

[3]) Die Tabelle ist meinen angezogenen Schriften entnommen; über die Methode siehe daselbst.

Entwicklung der Lebenskosten (Haushaltskosten) in Deutschland, England, Frankreich, Belgien, Spanien, Österreich, Italien, Holland, den Vereinigten Staaten von Amerika, Kanada und Japan. In Indexziffern ausgedrückt.

Zeitraum	Deutschland nach den durchschnittlichen Preisen		England		Zeit-raum	Frankreich	Belgien	Spanien	Österreich	Italien	Holland	Vereinigte Staaten von Amerika	Kanada	Japan
	in Preußen	in München												
	Index 1896/1900 = 100		Index 1896/1900 = 100			Index 1900 = 100	Index 1900 = 100	Index 1901 = 100	Index 1900 = 100	Index 1900 = 100	Index 1900 = 100	Index 1900 = 100	Index 1900 = 100	Index 1900 = 100
	Haushalts-kosten[1]	Haushalts-kosten[1]	Haushalts-kosten[1]	Lebens-kosten[2]		Lebens-kosten[2]	Haushalts-kosten[1]	Haushalts-kosten[1]	Haushalts-kosten[1]	Haushalts-kosten[1]	Haushalts-kosten[1]	Haushalts-kosten[1]	Haushalts-kosten[1]	Haushalts-kosten[1]
1821/25	48,1	47,1	147,0[3]	—	1820	80,0	—	—	—	—	—	—	—	—
1826/30	53,9	46,1	143,3	—	1830	83,5	—	—	—	—	—	—	—	—
1831/35	57,8	50,3	121,1	—	1840	84,5	—	—	—	—	—	—	—	—
1836/40	57,0	51,5	132,2	—	1850	85,5	—	—	—	—	—	—	—	—
1841/45	63,1	51,7	115,6	—	1860	95,5	—	—	—	—	—	—	—	—
1846/50	71,2	54,1	113,7	—	1870	103,0	130,2	—	—	—	—	—	—	—
1851/55	86,1	57,8	119,3	—	1880	110,0	140,4	—	—	—	—	—	—	—
1856/60	—	59,6	123,0	—	1890	103,0	106,2	89,6	—	—	—	—	—	—
1860/65	84,0	66,6	117,3	113,4	1895	—	95,2	85,6	—	—	—	—	—	—
1866/72	100,6	91,4	135,0	123,3	1900	100,0	100,0	97,6	100	100	100	100	100	100
1873/80	111,0	98,5	145,3	128,1	1901	101	101	100,0	100	101	100	105	104	97
1881/85	104,8	94,7	129,9	116,8	1903	106	113	102,3	102	101	102	111	106	108
1886/90	99,2	95,8	116,2	108,3	1905	107	110	108,8	116	100	102	113	111	132
1891/95	104,9	97,3	108,3	104,2	1907	112	115	101,5	120	107	105	122	128	134
1896/1900	100,0	100,0	100,0	100,0	1909	111	120	102,6	125	108	109	133	133	132
1901/05	106,1	104,8	106,0	104,6	1910	114	122	—	120	112	115	140	135	132
1906/10	121,2	116,0	110,3	107,8	1911	121	128	—	145	114	117	139	136	138
1906/12	127,2	118,1	111,7	108,9	1912	123	132	—	—	111	123	150	151	—

[1]) Haushaltskosten umfassen die Kosten für die Ernährung.

[2]) Unter Lebenskosten sind außer den Kosten für Ernährung auch die für Heizung, Beleuchtung, Wohnung und in England auch die für Kleidung verstanden.

[3]) Von 1821/25 bis 1856/60 sind die Haushaltskosten an den Brot- und Getreidepreisen gemessen.

eine allmähliche Aufwärtsbewegung der Preise, die eine nicht unerhebliche Verteuerung auslöst und bis gegen Ende der fünfziger Jahre anhält. Nach einer ganz geringen, vorübergehenden Preisdrückung setzt Anfang der sechziger Jahre von neuem eine scharfe Steigerung der Haushaltskosten ein. Diese geht bis in die Mitte der siebziger Jahre. Nach den teuren siebziger Jahren beginnt Ende dieses Jahrzehnts eine Zeit etwas geringerer Lebenskosten. Aber die Senkung des Preisniveaus ist nur von kurzer Dauer; bereits in der zweiten Hälfte der achtziger Jahre haben die Preise ihren tiefsten Stand erreicht. Von Mitte der neunziger Jahre an beginnt das Leben sich wieder zu verteuern. Das neue Jahrhundert bringt dann eine scharfe Aufwärtsbewegung, ganz besonders von etwa 1905/06, von welcher Zeit an das Leben sich fortgesetzt verteuert. Die letzten Jahre vor dem Kriege sind die weitaus teuersten im ganzen untersuchten Zeitraum.

Eine ganz andere Entwicklung zeigen die Lebenskosten in *England*. Hier stehen — im Gegensatz zu Deutschland — zu Beginn des 19. Jahrhunderts die Preise für die wichtigsten Lebensbedürfnisse, insbesondere die für Vegetabilien, recht hoch; zeigen aber die Tendenz zum Sinken, und das Leben verbilligt sich bis etwa zur Mitte der dreißiger Jahre. Dann folgt ein Ansteigen der Lebenskosten, das seinen Höhepunkt in den vierziger Jahren hat. Dann findet unter der Wirkung der Aufhebung der Getreidezölle, 1846, ein erheblicher Rückgang des ganzen Lebensmittelpreisniveaus statt, der bis in die fünfziger Jahre hinein anhält. Doch bereits Ende dieses Jahrzehnts setzt eine neuerliche Teuerung ein, die mit kaum merklicher Unterbrechung bis etwa Mitte der siebziger Jahre dauert. In diesem Jahrzehnt ist der Hochstand der Preise erreicht. Vom Ende der siebziger, in schärferem Maße vom Anfang der achtziger Jahre an verbilligt sich das Leben in England infolge der fortgesetzten Zufuhr von billigen Nahrungsmitteln aus den neuerschlossenen überseeischen Ländern außerordentlich. Der Tiefstand der Preise ist um die Wende des 20. Jahrhunderts erreicht. Dann folgt eine allmähliche, langsame Aufwärtsbewegung; die Preishöhe der siebziger Jahre wird aber vor dem Kriege nicht mehr erreicht.

Wieder anders ist die Bewegung der Lebenskosten in *Frankreich*. Hier haben wir ein langsames, ständiges Ansteigen der Lebenskosten vom Beginn des 19. Jahrhunderts bis Ende der siebziger Jahre. In den achtziger und neunziger Jahren verbilligt sich das Leben auch hier. Das neue Jahrhundert bringt ein neues, aber nur mäßiges Ansteigen der Lebenskosten. Diese geringfügige Verteuerung der Lebenshaltung in Frankreich gegenüber Deutschland im 20. Jahrhundert ist zweifellos zu einem guten Teil eine Folge der durch den dauernden Geburtenrückgang verschuldeten Stockung in der Bevölkerungsvermehrung.

In *Belgien* senken sich die in den siebziger Jahren recht hochstehenden Lebenskosten bis zur Jahrhundertwende, von da an zeigt sich ein erneuertes Anziehen der Preise, und zwar in ähnlicher Weise wie in Frankreich, nur mit dem Unterschied, daß die Verteuerung im 20. Jahrhundert schärfer zum Ausdruck kommt als dort.

In *Spanien* zeigt sich ein allmähliches Ansteigen der Haushaltskosten bis etwa 1905, dann ein geringer Rückgang.

In den übrigen Ländern· Österreich, Italien, Holland, Vereinigte Staaten von Amerika, Kanada und Japan wurden die Lebenskosten nur bis zur Jahrhundertwende zurückverfolgt. *Österreich* zeigt hierbei eine ähnlich scharfe Preissteigerung wie Deutschland, die zum Teil sogar die Verteuerung in Deutschland übertrifft. In *Italien* sehen wir ein allmähliches Ansteigen der Haushaltskosten, das seinen Höhepunkt im Jahre 1911 erreicht, und dann einen geringen Rückgang. Auch *Holland* zeigt ein allmähliches Ansteigen der Haushaltskosten. Besonders bemerkenswert ist die starke Steigerung der Kosten der Lebensführung in den außereuropäischen Ländern, den *Vereinigten Staaten von Amerika, Kanada* und *Japan*, die etwa vom Jahre 1905 an recht beträchtlich ist.

Geht man den *Ursachen* dieser verschiedenartigen Gestaltung der Lebenskosten in den einzelnen Ländern nach, so wird man *zwei große Ursachenreihen* unterscheiden müssen: Nämlich die Faktoren, die auf Seite des *Angebots*, der *Produzenten*, und die, die auf Seite der *Nachfrage*, der *Konsumenten*, in Wirksamkeit sind. Auf Seite des Angebots, der Produzenten, wird die Preisgestaltung durch die *Weltmarktlage*, die wiederum durch die jeweilige *Wirtschaftspolitik* des Landes beeinflußt wird, bestimmt. Auf Seite der Nachfrage, der Konsumenten, ist *Zahl* sowie nicht minder auch die *Kaufkraft der Bevölkerung* maßgebend.

Betrachten wir zuerst *England*: Die hohen Preise zu Beginn des 19. Jahrhunderts sind die Nachwirkungen der napoleonischen Kontinentalsperre. Während dieser Zeit war aller Boden, auch der ungünstigste, in Bebauung genommen. Eine Rentabilität der Landwirtschaft war infolgedessen nur bei sehr hohen Preisen möglich. Als nach dem Sturz Napoleons die Kontinentalsperre aufgehoben wurde, fürchteten die englischen Landwirte durch das Eindringen des billigeren ausländischen Getreides (vor allem aus Preußen und Polen) eine Schmälerung ihrer Rente. Infolgedessen wurde der englische Markt durch hohe Getreidezölle abgesperrt. Dadurch wurde ein großer Preissturz vermieden; die Preise blieben mit Schwankungen auf der bisher gehaltenen Höhe. Sie senkten sich wohl infolge günstiger Ernten Ende der zwanziger Jahre; dann aber brachten schlechte Ernten ein neuerliches Ansteigen. Erst nach Aufhebung der Getreidezölle im Jahre 1846 fand eine nennenswerte Preissenkung statt. Diese aber war nicht von sehr langer Dauer. Denn nun setzte die starke *Industrialisierung* ein und es traten die Faktoren, die auf Seite der *Konsumenten* die Preissteigerung verursachten, in Erscheinung. Jede Industrialisierung ist mit einer Zunahme des Wohlstandes verbunden; dadurch entstehen neue zahlungsfähige Käuferschichten: nämlich das neu aufgekommene Unternehmertum auf der einen Seite, die besser entlohnten Arbeiterschichten auf der anderen Seite. Die *Kaufkraft* der Bevölkerung *steigt,* damit erhöhen sich ihre Bedürfnisse und dies führt zu vermehrter Nachfrage auf allen Gebieten, besonders auch der Nahrungs- und Genußmittel. Die Folge ist, daß die Preise eine steigende Richtung einschlagen. Diese Preissteigerung infolge vermehrter Nachfrage blieb solange bestehen, bis die *Weltmarktlage* sich wieder *zugunsten der Konsumenten änderte.* Dies war Anfang der siebziger Jahre der Fall. Jetzt setzte die Konkurrenz der billiger liefernden überseeischen Kolonisationsländer ein. Dazu kam der Ausbau der Verkehrswege und -mittel. Billiges und qualitativ gutes Getreide und andere Lebensmittel kamen aus Amerika und später auch aus Rußland und senkten das Preisniveau auf dem englischen Markt außerordentlich. Die Folge war das Sinken der Lebenskosten in England von der zweiten Hälfte der siebziger Jahre an. Die Verbilligung hielt dann an bis zur Wende des 20. Jahrhunderts. Da traten *zwei neue Faktoren* auf: einmal änderte sich die *Weltmarktlage zuungunsten der Konsumenten,* und zwar insofern, als die bisher billig liefernden Agrarländer anfingen, sich zu industrialisieren und infolgedessen ihre Lebensmittel nur zu erhöhten Preisen abgaben. Von noch größerer Bedeutung aber war, daß die *Kaufkraft der Bevölkerung* durch die fortgesetzte Industrialisierung nicht nur Europas, sondern auch anderer Länder, vor allem der Vereinigten Staaten von Amerika, außerordentlich *zunahm.* Die Bedürfnisse breiteten sich auch extensiv immer mehr aus; d. h. in immer weiteren Schichten vermehrten und verfeinerten sie sich, erhöhten sich die Ansprüche; neue zahlungsfähige Käuferschichten entstanden, die Nachfrage wuchs und infolgedessen stiegen die Preise. Verstärkt wurde diese Tendenz durch die vermehrte Goldproduktion in den letzten Jahrzehnten vor dem Kriege, die immer wieder neuen Anstoß und Anregung zu erweiterter Nachfrage gab. Vor einer übermäßigen Preissteigerung bewahrte aber die englische *Freihandelspolitik,* die den heimischen Markt den Zufuhren aus anderen billiger liefernden Ländern offen hielt.

Dieselben Faktoren haben auch die Preisbewegung in *Deutschland* beeinflußt. Deutschland war bis in die Mitte des vorigen Jahrhunderts ein Land, das seine Bevölkerung ausreichend selbst versorgen konnte. Es exportierte sogar darüber hinaus noch Getreide, besonders nach England. Die Schwankungen der Lebenskosten bis zu dieser Zeit waren vornehmlich durch den Wechsel der Ernten bedingt. Die starke Aufwärtsbewegung der Preise, die in den fünfziger und sechziger Jahren einsetzte, ist dann zu einem erheblichen Teil durch die damals einsetzende *Industrialisierung* verursacht gewesen. Eine *kaufkräftige Bevölkerungsschicht* entstand, die Bedürfnisse erhöhten und verfeinerten sich, die Nachfrage nach landwirtschaftlichen Produkten wuchs. So kam eine landwirtschaftliche Hochkonjunktur. Im inneren Lande vermehrter Absatz an die wachsende und immer kaufkräftiger werdende Bevölkerung, nach außen hin erhöhter Export zu guten Preisen nach England, wo ebenfalls die Nachfrage im Steigen war. Die Folge war eine starke *Erhöhung der Bodenpreise* und der *Grundrente*, was natürlich wiederum preissteigernd auch auf die Agrarprodukte wirkte. Da kam die *industrielle Krise* des Jahres 1873. Auch nach Amerika griff diese hinüber. Dort in Amerika waren zur Zeit der Hochkonjunktur in den Städten des Ostens Unternehmungen gegründet, Eisenbahngesellschaften hatten Bahnen, die zum Teil den Kontinent vom Osten nach dem Westen durchquerten, gebaut. Die folgende Depression legte viele Unternehmen still, zahlreiche zugewanderte Arbeiter wurden brotlos, und diese wandten sich nach dem Inneren des Landes, wo sie große Flächen zu Spottpreisen erhielten, um als Farmer Getreide zu bauen. So erwuchs auf jungfräulichem Boden Weizen, dessen Produktionskosten sich weit unter denen in Deutschland stellten. Und dies billige Getreide gelangte bei sehr niederen Transportkosten nach Westeuropa. Denn wie jede wirtschaftliche Depression hatte auch die der siebziger Jahre ein Sinken der Frachtraten der Schiffahrtsgesellschaften zur Folge gehabt. Zuerst kam das Getreide nach England und verdrängte hier die Einfuhr aus Deutschland; bald aber wurde auch *der deutsche Markt mit dem billigen*, in der Qualität vorzüglichen *amerikanischen Getreide* überschwemmt. Und nicht nur von Westen her. Auch in Rußland erfolgte die Herabsetzung der Eisenbahnfrachten angesichts der industriellen Krise und im Gefolge davon kam auch *billiges Getreide* aus dem *Inneren von Rußland* nach Deutschland. Aber dieser Preisdruck kam nicht zur vollen Geltung, er wurde aufgehalten durch die *deutsche Wirtschaftspolitik*, die durch ihre *Zollgesetzgebung* den heimischen Markt den ausländischen Agrarprodukten — wenigstens bezüglich der Preiswirkung — völlig verschloß. Der deutsche Konsument wurde dadurch verhindert, die Vorteile der für ihn günstigen Weltkonjunktur auszunützen. Daher sehen wir auch nur eine ganz vorübergehende Preissenkung Ende der siebziger und Anfang der achtziger Jahre. Denn bereits 1878 wurde ein zunächst nur mäßiger Schutzzoll (1 Mk. pro Dz.) eingeführt; 1885 verdreifacht, 1887 auf 5 Mk. heraufgesetzt. Nach einer vorübergehenden Ermäßigung Anfang der neunziger Jahre wurden die Zölle 1902 wieder erhöht (5 Mk. Roggen, 5,50 Mk. Weizen). Infolge der erhöhten Schutzzölle einerseits und der zunehmenden Industrialisierung andererseits stiegen dann im 20. Jahrhundert die Lebenskosten in Deutschland außerordentlich, und zwar weit mehr als in England.

4. Die Veränderungen in der Lebenshaltung und insbesondere in der Ernährung in Deutschland während des Krieges und in der Nachkriegszeit.

Der Krieg und seine Nachwirkungen haben die Lebenshaltung, und zwar vor allem der städtischen Familien, in einschneidender Weise ungünstig beeinflußt. Wie die oben erwähnten Untersuchungen über die *Lebenshaltung vor dem Kriege* dargetan haben, entfielen in dem letzten Vorkriegsjahrzehnt je nach dem Grade der Wohlhabenheit etwa 30—50% der Gesamtausgaben auf die Ernährung, die Miete beanspruchte 6—18%, Heizung und Beleuchtung 3—5%, Kleidung und Wäsche 10—15%, und — namentlich in bemittelten Kreisen — wurde eine nicht unerhebliche Quote für Kulturbedürfnisse (bis etwa 30%) aufgewendet. Bezüglich der *Ernährung* lag der Schwerpunkt bei den städtischen Familien in den animalischen Lebensmitteln; insbesondere wurde bevorzugt die Fleisch-, Fett-, Butter-, Eier- und Milchnahrung, für die allein rund 50% der Ausgaben für die Ernährung aufgewendet wurden; und deutlich war das Streben erkennbar, mit zunehmendem Wohlstand die Aufwendungen für diese Nahrungsmittel auf Kosten der vegetabilischen Kost zu vergrößern. Die Lebenshaltung war also die eines kulturell hochstehenden Volkes, das im ganzen sich gut ernähren und auch für andere Bedürfnisse, wie geistige und gesellige, etwas erübrigen konnte. Der *Krieg* hat hier nun infolge der durch die feindliche Blockade erzwungenen Absperrung vom Weltmarkt eine *wesentliche Verschlechterung* gebracht. Die gesamte Lebenshaltung wurde auf eine *kulturell tiefere Stufe* herabgedrückt, die Ernährung eine *qualitativ minderwertige.*

Über das Maß dieser *Verschlechterungen* in der *Lebenshaltung städtischer Familien* sind wir durch die *Untersuchungen des Kriegsausschusses für Konsumenteninteressen* unterrichtet. Die Erhebungen fanden statt im April 1916 und erstreckten sich über 858 Familien, im Juli 1916 über 146 Familien, im April 1917 über 342 Familien und im April 1918 über 249 Familien[1]. Die Erhebungen waren also umfangreich genug, um uns ein einwandfreies Bild von der Lebenshaltung städtischer Familien im Kriege zu geben. Die bereits im zweiten Kriegsjahr einsetzende Teuerung der Lebensmittel in Verbindung mit ihrer schwierigen Erlangung führte zunächst zu einer Erhöhung des Ausgabenanteils dieser. Statt wie bisher 30—50% wurden im Kriege etwa 50—60% der Gesamtausgaben, zum Teil noch eine höhere Quote, auf die Ernährung verwendet. Und hier ergab sich die bemerkenswerte Tatsache, daß der Abstand in den anteiligen Aufwendungen für die Ernährung im Frieden und im Kriege sich mit zunehmender Wohlhabenheitsstufe vergrößerte. Denn nach der Friedensuntersuchung des Kaiserlich Statistischen Amts wurden in der untersten Einkommenstufe 52%, in der höchsten Einkommenstufe 36% der Gesamtausgaben für die Ernährung aufgewendet; nach den Untersuchungen des Kriegsausschusses war dagegen die Spannung in den Ernährungsausgaben zwischen bemittelt und weniger bemittelt weit geringer; hier betrug die Ausgabenquote in der untersten Stufe 59%, in der höchsten 50%.

Der Krieg hat somit nicht allein den Anteil der Ausgaben, der für die Ernährung aufgewendet werden mußte, erheblich vergrößert, er hat auch sehr wesentlich die Tendenz, mit zunehmender Wohlhabenheit den Anteil der Ausgaben für die physiologisch notwendigen Bedürfnisse zugunsten der Ausgaben für Kulturbedürfnisse zu verringern — jenes erfreuliche Zeichen des Kulturfortschritts — abgeschwächt. Die im Frieden beobachtete starke Erhöhung dieser Ausgaben mit zunehmendem Wohlstand war im Kriege kaum merklich angedeutet. Denn nach der Friedenserhebung stellte sich der Ausgabenanteil für Kulturbedürfnisse in der untersten Einkommenstufe auf 8,2%, in der höchsten auf 13,4%, nach der Erhebung von 1917 dagegen betrugen die diesbezüglichen Quoten 7,5 und 9,3%. Der *Krieg* hat zu einer beträchtlichen *Vergrößerung des Anteils der Ausgaben für die physiologisch notwendigen Bedürfnisse auf Kosten des Anteils der Ausgaben für Kulturbedürfnisse, und zwar ganz besonders bei den etwas besser gestellten Schichten, dem Mittelstand, geführt.*

Am einschneidendsten aber ist die *Ernährungsweise* beeinflußt worden. Hier zeigt eine Gegenüberstellung der im Frieden und während des Krieges erhobenen Haushalte einen starken *anteiligen Rückgang* der Ausgaben für *Fleisch* und *Fleischwaren, Butter* und *Fetten, Milch* und *Eiern;* — so gingen die Ausgabenanteile von Fleisch und Fleischwaren von 19—23% der Ernährungsausgaben im Frieden auf 14—15% im Kriege, Butter von 8—10% auf 4—6%, Milch von 9—10% auf 4—8% zurück — und ebenfalls sank die Ausgabenquote für Brot und Backwaren von 15—17% im Frieden auf 11—12% im Kriege. Dagegen trat eine Erhöhung der Ausgaben für Kartoffeln und zum Teil für Fische, Gemüse und Magerkäse ein, durch die der Ausfall jener hochwertigen Nahrungsmittel ersetzt werden mußte. Fleisch, Fette, Butter, Milch, Eier sind aber die für die Ernährung des Städters wichtigsten Nahrungsmittel, in denen der Schwerpunkt der städtischen Lebensweise liegt, und die wegen ihres starken animalischen Eiweißgehaltes besonders wertvoll sind. Das Sinken der Ausgabenquote dieser Lebensmittel zugunsten der eiweißarmen vegetabilischen Kost bedeutet somit eine außerordent-

---

[1] Veröffentlicht im Reichsarbeitsblatt 1917 und insbesondere in den Sonderheften 17 und 21. Vgl. auch meinen Aufsatz: „Die Veränderungen in der Lebenshaltung städtischer Familien im Kriege" im Arch. f. Sozialwissensch. u. Sozialpolitik Bd. 43, H. 3.

liche Verschlechterung der Ernährungslage, die besonders die Gesundheit des Städters mit seiner Nerven verbrauchenden Lebens- und Arbeitsweise beeinträchtigen muß.

Noch schärfer tritt aber die Verschlechterung in der Ernährung durch Gegenüberstellung des *Verbrauchs an Nahrungsmitteln* im Frieden und im Krieg hervor. Dann zeigt sich zunächst eine starke *Einschränkung* der gesamten Kost. Stellt man den im Kriege erhobenen Verbrauch an Brot und Backwaren, Kartoffeln, Butter und Fetten, Fleisch und Fleischwaren, Fischen, Eiern, Käse und Milch, Gemüse ,Obst und Zucker dem durch die Friedensuntersuchungen ermittelten Verbrauch gegenüber, so erhält man folgendes Bild:

Der durchschnittliche monatliche Verbrauch an den wichtigsten Nahrungsmitteln im Frieden und im Kriege.

Auf den Kopf entfielen in Gramm.

Nahrungsmittel	Im Frieden				Im Kriege		
	Erhebung d. Kais. Stat. vom Jahre 1907/08		320 Haushaltsrechg. v. Metallarb. 1908	Durchschtl. Verbrauch einer erw. Person 1912/13[1])	Kriegserhebung des Konsumentenausschusses		
	Arbeiterfamilien	Beamtenfamilien			1916	1917	1918
Brot und Backwaren .	—	—	13155	} 11010[2])	8770	8352	9374
Mehl	—	—	1110		1445	1876	1593
Kartoffeln	7666	8400	10590	16380	16793	12025	21807
Butter, Fette	1116	1175[3])	525[5])	750	862	507	614
Fleisch, Fleischwaren, Konserven	2291	2808[4])	2064[6])	4020	1901	1829	1710
Fische, Räucherwaren, Konserven	—	—	—	690	857	311	777
Eier	340	520	425	510	600	300	450
Milch, Milchkonserven .	10560	13800	11160	13813	9870	11000	9000
Käse	316	225	—	360	363	448	397
Gemüse, Obst, Obst-. konserven	—	—	—	10740	2573	1938	3671
Zucker	—	—	—	1410	1184	907	844

Nicht nur der Verbrauch an Nahrungsmitteln insgesamt zeigt danach einen starken Rückgang, sondern ganz besonders bezeichnend für die Kriegsernährung ist die außerordentliche *Minderung des Konsums an den qualitativ wertvollen Nahrungsmitteln*, vor allem an Fleisch, Butter, Fetten, Milch, während der Kartoffelverbrauch eine Steigerung aufweist. Und die Ernährung verschlechterte sich mit der längeren Dauer des Krieges immer mehr, was ganz besonders an dem zunehmenden Rückgang des Fleisch-, Butter- und Fettverbrauchs zutage tritt. Das oben mitgeteilte Ergebnis der Untersuchungen über die Verteilung der Ausgaben wird also durch eine Betrachtung des Verbrauchs vollkommen bestätigt: Einschränkung der Ernährung, ganz besonders aber Rückgang der qualitativ wertvollen animalischen Nahrungsmittel und Ersetzung durch minderwertige Vegetabilien.

Berechnet man auf Grund dieser Erhebungen im Kriege den *Brennwert (Caloriengehalt)* sowie den *Eiweißgehalt* der aufgenommenen Nahrungsmittel — wie dies LOEWY getan hat —

---

[1]) Nach den Berechnungen von KUSZYNSKI und ZUNTZ in dem Aufsatz: „Deutschlands Nahrungs- und Futtermittel". Allg. Stat. Arch. Bd. 9, H. 1.
[2]) Einschl. Grütze, Teigwaren, Graupen.
[3]) Nur Butter.
[4]) Nur Fleisch, keine Wurst.
[5]) Nur Butter und pflanzliche Fette (keine tierischen Fette).
[6]) Einschl. tierischer Fette.

so zeigt sich das Bedenkliche der Kriegskost vor allem in der so *geringen Eiweißzufuhr*. Diese betrug nach der Erhebung vom April 1916: 68,29 g, im Juli 1916 nur 66,77 g pro Tag und Kopf (Konsumtionseinheit, also umgerechnet auf die erwachsene männliche Person). Das Jahr 1917 brachte einen weiteren Rückgang des Eiweißverbrauchs, auf nur 59,93 g pro Kopf und Tag. Damit stand 1916 der Eiweißverbrauch um mehr als 30%, 1917 sogar um rund 40% unter dem Normalbedarf. Besonders erschwerend fällt hier der Rückgang des animalischen Eiweißes ins Gewicht, das von 46,3% des Gesamteiweißes im Jahre 1916 auf 43,1% im Jahre 1917 fiel. Nicht so bedeutend war die Minderung des Calorienverbrauchs. Dieser stellte sich 1916 auf 2230 und 1917 auf 2120 pro Kopf und Tag. Eine sehr beträchtliche Verringerung hat wiederum die Fettzufuhr erfahren. Während sie in der Friedensnahrung mit 938 Calorien 25,8% der Gesamtcalorienaufnahme ausmachte[1]), betrug ihr Anteil an der Kriegskost nur 17% mit 360,6 Calorien.

So ist also *im Kriege* aus der fleisch- und fettreichen Nahrung des Städters, die seinem Bedürfnis nach stark eiweißhaltiger Kost — eine Folge seiner wesentlich intensiveren und nervenverbrauchenden Tätigkeit als der des Landbewohners — entspricht, in zunehmendem Maße *eine fleisch- und fettarme*, dagegen eine *vegetabilienreichere Kost* geworden. Damit wurde der bis zum Kriege bestandene *Unterschied* in der *Ernährungsweise zwischen Stadt und Land* gerade in *sein Gegenteil* verkehrt. War bis zum Krieg die Ernährung des Städters eine mehr animalische, die Kost des Landbewohners eine vegetabilische gewesen, so kehrte sich das Verhältnis infolge des in den Städten eingetretenen Fleisch-, Fett-, Eier-, Milch- und Buttermangels während des Krieges gerade um. Denn auf dem Lande blieb — wenigstens im zweiten und dritten Kriegsjahr — die Ernährung ziemlich unverändert bestehen. Das geht außer aus den vielfachen Nachrichten in der Presse usw. über die auf dem Lande während des Krieges bestehenden Ernährungsverhältnisse, den notorisch bekannt gewordenen Aufspeicherungen von Schinken, Speck, Würsten, Eiern in den Häusern und Kellern auf dem platten Lande, auch aus den Zahlen der *Handelsstatistik*, aus einer Betrachtung des Verhältnisses des Zuschusses vom Ausland zum inländischen Verbrauch bei den wichtigsten Nahrungs- und Futtermitteln in den letzten Vorkriegsjahren hervor, aus der ersichtlich wird, daß der Zuschuß des Auslandes weit geringer war als die Einschränkung im Verbrauch an animalischen Nahrungsmitteln in den Städten[2]).

Rubner faßt in seinem Gutachten über die Ernährungs- und Gesundheitsverhältnisse im November 1918[3]) sein *Urteil über die Kriegskost* in folgende Worte zusammen: „Die Stadtkost und Kost der Industriebezirke hat ihren Charakter vollkommen geändert, die tierischen Nahrungsmittel fehlen für Erwachsene so gut wie ganz, die Kost ist schwer verdaulicher geworden, zumal man auch das Korn auf 94—96% ausmahlt und daneben allenfalls Rüben und Blattgemüse, auch Kartoffeln als wesentlicher Bestandteil der täglichen Mahlzeit dienen müssen. An Zutaten für die Zubereitung fehlt es ganz. Die Speisen sind voluminös, von ewig gleichbleibender Konsistenz, reizlos. Nichts unterbricht seit Jahren die einförmigen, größtenteils suppenartigen wässerigen Gerichte. Nur aus dem Zustand des Halbhungerns ist es verständlich, daß eine Bevölkerung mit dieser Kost sich jahrelang abfindet. Denn die Masse der Nahrung, die hie und da aus spärlich fließenden Quellen vom Lande her ergänzt wird, betrug nach der Rationierung für eine Person im Winter 1916/17 knapp die Hälfte, im Sommer 1917 zeitweilig nur ein Drittel des durchschnittlichen Friedensbedarfs. Diese Zeit hat einen verhängnisvollen Einfluß, von dem sie sich nicht wieder erholen sollte, auf die Bevölkerung ausgeübt." „Der Nahrungsmangel war so groß, daß in manchen Städten, z. B. in Leipzig, der durchschnittliche Körpergewichtsverlust der Bevölkerung auf 20—25% angegeben war. Im Äußeren, an den schlotternden Kleidern, an Haut-

---

¹) Nach dem Eltzbacherschen Sammelwerk: „Die deutsche Volksernährung usw." 1914.

²) Näheres darüber in meiner angezogenen Schrift im Arch. f. Sozialwirtschaft u. Sozialpolitik Bd 43, H. 3.

³) Zitiert nach Max Rubmann: „Hunger, Wirkungen moderner Kriegsmethoden," 1919, S. 11 ff. Über den Einfluß der Kriegswirtschaft vgl. außerdem: „Die Hauswirtschaft im Kriege", Heft 25 der Beiträge zur Kriegswirtschaft, 1917; ferner v. Tyszka: „Teuerung und Krieg", 1916 und von demselben: „Der Konsument in der Kriegswirtschaft", 1916.

farbe, Miene und Ausdruck sah man die Spuren des körperlichen Zusammenbruches. Die körperliche Leistungsfähigkeit sank dementsprechend. Schlaffheit, Müdigkeit nach mäßigen Anstrengungen gehörte zur Regel, aber auch auf geistigem Gebiete fiel die Minderwertigkeit, Indolenz, der Mangel an Initiative und Schaffenslust, wie auch die nervöse, gereizte Stimmung ins Auge. Die Klagen über die reizlose Kost, über das unerträgliche ewige Einerlei wurden überall laut, und Magen-, aber noch mehr Darmkrankheiten, darunter viele Todesfälle, kamen im Sommer und Herbst 1917 zur Beobachtung."

„Mit dem Schwund des Fettes mehrten sich die Leistenbrüche, Vorfall der weiblichen Genitalien, Fälle von Einstülpung des Darmes. Die entfetteten blutarmen Personen hatten besonders schwer unter dem rauhen Winter und Kohlenmangel zu leiden, so daß die Zahl der Lungenerkrankungen unter diesen Leuten recht häufig wurden. Allgemeiner wurde von Tag zu Tag die Erscheinung der Polyurie unter Störung des Schlafes, sie war auf die hochgradig verwässerte Kost zurückzuführen."

Ein ergreifendes Bild entwerfen der Stadtschularzt Prof. Dr. A. THIELE und der Lehrer FRIEDRICH LORENZ über die Wirkungen der feindlichen Hungerblockade auf die *Gesundheit der Schuljugend*, in dem es heißt, daß „die Zahl der Unterernährten um über die Hälfte, die der Blutarmen und Bleichen so hoch gestiegen ist, daß die Hälfte aller Schüler als solche zu bezeichnen sind, die der Schwindsüchtigen und der Schwindsucht Verdächtigen auf die doppelte Höhe der Zahl vor 2 Jahren". .... „Die Zahl der Unterernährten hat sich vervierfacht, die Hälfte aller Kinder ist auch hier auffällig blaß und die Tuberkulose hat die doppelte Menge der Kinder ergriffen."[1]).

Auch in der *Nachkriegszeit* hat der *Tiefstand in der Lebenshaltung und insbesondere der Ernährungslage* der großen breiten Masse der Bevölkerung lange Zeit *weiter angehalten*; erst im letzten Jahre (1925) ist langsam eine merkliche Verbesserung eingetreten, wenngleich das Vorkriegsniveau auch jetzt noch bei weitem nicht erreicht ist. Die Ursache hierfür war die im Gefolge der Wirkungen des Versailler Friedensdiktats stehende fortgesetzte *enorme Verteuerung* sämtlicher Lebensbedürfnisse. Um über das Maß der Verteuerung unterrichtet zu sein, führt das Statistische Reichsamt — wie schon oben erwähnt — seit Anfang 1920 fortlaufend eine *Teuerungsstatistik*, die an der Hand der wichtigsten Lebensmittel, ferner Heizung, Beleuchtung, Wohnung, seit Anfang 1922 Bekleidung, seit Anfang 1925 auch der Kulturbedürfnisse, dartun soll, in welchem Maße die Lebenskosten einer fünfköpfigen Familie gegenüber dem letzten Friedensjahr gestiegen sind[2]). Danach hielt sich die Teuerung innerhalb des Jahres 1920 noch in mäßigen Grenzen, die Lebenskosten betrugen im Februar 1920 etwa das 8- bis 9fache, im Juli das 10- bis 11fache und im Dezember das 11- bis 12fache des Friedens. Auch noch im Jahre 1921 war die Teuerung erträglich, wenngleich im Dezember 1921 die Lebenskosten auf etwa das 20fache der Friedensausgaben gestiegen waren. Die außerordentliche Teuerung setzte vielmehr erst im Laufe des Jahres 1922 und ganz besonders 1923 ein. Die Reichsindexziffer, die angibt, um wieviel die Lebenskosten in dem betreffenden Monat höher standen als im Frieden, stellte sich im Juli 1922 auf 53,8 (also fast 54mal höher), im Oktober

---

[1]) Zitiert nach „Hunger", S. 27. Nach der gleichen Schrift standen in Deutschland vom Herbst 1916 an nur 1344 Calorien pro Kopf und Tag (mit Rücksicht auf die Schwerverdaulichkeit der Kriegskost sogar nur 1000 Calorien) zur Verfügung gegen ein Verpflegungsminimum von 3000 Calorien; ein Eiweißgehalt von nur 30 g gegen 100 g. Im einzelnen: 160 g Mehl mit Kleie gegen 320 g Mehl ohne Kleie im Frieden, 20 g mageres Fleisch gegen 150 g gutes Fleisch, 7 g gegen 56 g Fett. Allerdings ist hierbei nur die rationierte Kost berücksichtigt, der Zukauf aus dem Schleichhandel nicht in Rechnung gestellt. Daß aber ein solcher stattgefunden hat, zeigen die erwähnten Untersuchungen des Kriegsausschusses für Konsumenteninteressen. Allerdings war er sehr gering, denn der Verbrauch an rationierten Nahrungsmitteln übertraf dem Gewicht nach den an freien um mehr als das Fünffache und war auch an Nährwert der freien Kost überlegen. Besonders deutlich tritt hierbei die schlechte Kost der Minderbemittelten hervor, denn in den untersten Einkommenstufen übertraf der Verbrauch der rationierten Lebensmittel der der freien um das Neun- bis Siebenfache, in der höchsten dagegen nur um etwas mehr als das Doppelte.

[2]) Über die Methode s. 1. Kapitel des zweiten Abschnittes „Die Methoden der Lebenshaltungsstatistik".

1922 auf 220,6, im Dezember 1922 auf 685,1, im Januar 1923 auf 1120,3, Februar auf 2643,0, im März auf 2854,0, im April auf 2954,0 und im Mai 1923 auf 3876,0. Dann setzte im Sommer und Herbst 1923 die katastrophale Entwertung der Mark ein. Mit dieser enormen Teuerung konnten die Einnahmen nur der wenigsten Schritt halten. In den meisten Fällen blieben diese weit hinter der Erhöhung der Lebenskosten zurück. Und zwar ganz besonders im städtischen Mittelstande. Auf diesem lastete die Teuerung im vollen Umfange und zwang zu weitgehenden Einschränkungen in der Lebenshaltung und insbesondere auch in der Ernährung. Freilich auch die große Masse der arbeitenden Bevölkerung wurde von der Teuerung hart mitgenommen, aber hier war relativ, im Verhältnis zur Vorkriegszeit, die Einschränkung doch keine so große wie im städtischen Bürgertum.

Über das Maß der *Herabdrückung der Lebenshaltung, der Verschlechterung der Ernährung in der ersten Nachkriegszeit*, den Jahren der Inflation, sind wir durch *mehrere Untersuchungen* unterrichtet. Zunächst hat die verdienstvolle Bearbeiterin von *Haushaltsrechnungen aus dem Mittelstande*, HENRIETTE FÜRTH, uns ein Bild von *dem Haushalt vor und nach dem Kriege* (1920/22) entworfen. Die schon in den Kriegsbudgets beobachtet Vergrößerung des Anteils der Ausgaben für die physiologisch notwendigen Lebensbedürfnisse auf Kosten der Kulturbedürfnisse zeigt sich auch nach dem Kriege. Während nach den Berechnungen H. FÜRTHS in ihrem mittelbürgerlichen Budget im Jahre 1913/14 nur 27% des Gesamtverbrauchs auf die Ernährung entfielen, erreichte im Jahre 1920 der Verbrauch an Eßwaren 49% des Gesamtverbrauchs, es mußte somit fast die Hälfte der Ausgaben auf Nahrungsmittel verwendet werden. Im Jahre 1921 belief sich die Ernährungs-Verbrauchs-Quote auf 44% und im ersten Quartal 1922 auf 40%. Das bedeutet aber nicht, wie H. FÜRTH ausführte, ,,eine Senkung des bezüglichen Preisniveaus oder der bezüglichen absoluten Ausgaben, sondern es kommt in dieser Verschiebung zum Ausdruck, daß andere Lebensbedürfnisse noch mehr im Preise gestiegen sind und weiter, daß die Zurückstellung der Ausgaben für Wäsche, Kleidung, Schuhwerk und ähnliche Dinge auf die Dauer undurchführbar ist''.

Betrachtet man die auf die einzelnen Nahrungsmittel entfallenden Ausgabenanteile, so zeigt der Nachkriegshaushalt ein ganz ähnliches Bild wie das Kriegsbudget. Die *Ausgabenanteile der wertvollen animalischen Nahrungsmittel sind* gegenüber dem Frieden *stark zurückgegangen*, dagegen sind *anteilmäßig die Ausgaben für die vegetabilische, voluminöse Kost gestiegen*.

So sank die Ausgabenquote für Fleisch von 19,4% der Ernährungsausgaben im Frieden auf 14,9% im Jahre 1920 und 18,6% im Jahre 1921. Die Ausgabenanteile für Eier gingen von 9,0% im Frieden auf 7,2% 1920 und 8,7% 1921 zurück. Ganz besonders groß ist der Rückgang der Ausgabenanteile für Butter wie für Milch; für Butter wurde im Frieden 6,3% und für Milch 7,6% der Ernährungsausgaben aufgewendet, dagegen im Jahre 1920 für Butter nur 2,9%, für Milch 2,7% und 1921 für Butter 4,2%, für Milch 4,3%. Auf der anderen Seite sind aber die Ausgabenquoten für Kartoffeln, Brot und Hülsenfrüchte sehr erheblich gestiegen. Der Ausgabenanteil für Kartoffeln erhöhte sich von 1,7% im Frieden auf 6,8% 1920 und 4,6% 1921, für Hülsenfrüchte stiegen die Ausgabenanteile von 0,4% im Frieden auf 0,7% 1920 und 0,5% 1921. Sehr beträchtlich war auch die Steigerung der diesbezüglichen Quote für Schwarzbrot, von 4,2% im Frieden auf 5,9% 1920 und 5,2% 1921. Dagegen gingen, und zwar sehr stark, die Ausgabenanteile für Weißbrot und Backwerk zurück (von 8,5% im Frieden auf nur 0,9% 1920 und 3,0% 1921).

Noch anschaulicher tritt die Verschlechterung der Nachkriegskost durch Gegenüberstellung der *verbrauchten Mengen* zutage. ,,Was wir hier konstatieren müssen, schreibt H. FÜRTH, ist menschlich gesehen geradezu erschütternd'': Eine außerordentliche Einschränkung des Fleisch-, Butter-, Milch- und Eierverbrauches, dagegen eine Zunahme der Kartoffel- und Schwarzbrotnahrung, aber wiederum ein starker Rückgang im Konsum von Weißbrot. Denn der Fleischverbrauch minderte sich von 130 g pro Kopf und Tag im Frieden auf nur 75 g im Jahre 1920 und 105 g im Jahre 1921. Der Butterverbrauch ging sogar von 32,5 g pro Kopf und Tag auf 8 g 1920 und 9 g 1921 zurück. Der Eierkonsum

sank von 1,4 g auf 0,4 g 1920 und 0,7 g 1921; eine einschneidende Verminderung erfuhr der
Milchverbrauch, der im Jahre 1920 auf nur 19% und im ersten Quartal 1922 sogar auf 15%
des Friedensverbrauches herabging. Im Gegensatz hierzu standen die hohen Verbrauchs-
ziffern für Kartoffeln und Schwarzbrot. Der Kartoffelverbrauch stieg von 300 g pro Kopf
und Tag im Frieden auf 980 g im Jahre 1920 und 328 g im Jahre 1921; der Konsum an
Schwarzbrot, der im Frieden 175 g betragen hatte, stieg 1920 auf 333 g und 1921 auf 243 g,
dagegen sank dementsprechend der Weißbrotverbrauch von 115 g im Frieden auf nur 8 g
1920 und 41 g 1921. H. Fürth faßt das Ergebnis in folgende Worte zusammen: „Der Verbrauch hochwertiger Nahrungsmittel hat sich stark, bei einzelnen in erschreckendem Maße,
vermindert. An ihre Stelle sind Surrogate oder mindernährhaltige Nahrungsmittel, wie
Kartoffel usw., getreten." ... „Die Tatsache, daß selbst unter so außergewöhnlich günstigen
Vorbedingungen — (Haushalt gehörte zur Friedenszeit zu den sehr gutsituierten Kreisen) —
ein Herabgleiten des ganzen Lebensstandes unvermeidbar war, enthüllt den Abgrund, dem
die breiten Massen unseres Volkes mit wachsender Geschwindigkeit entgegengetrieben
werden." Die geringe Verbesserung der Erhöhung im Jahre 1921 gegenüber dem Vorjahre
fällt demgegenüber kaum ins Gewicht, vor allem, da die scharfe Teuerung des Jahres 1922
aller Voraussicht eine weitere Verschlechterung der Nahrung zur Folge gehabt hat.

Zu dem gleichen betrübenden Ergebnis führt die von Simon veranstaltete Untersuchung des *Haushaltes eines höheren Beamten*[1]). Auch hier beobachten wir in der Nachkriegszeit ein starkes Ansteigen der Ausgaben für Ernährung gegenüber dem Frieden —
(über 40% gegen rund 30% in der Friedenszeit) —. Weiterhin dementsprechend eine Einschränkung der Ausgaben für alle Bedürfnisse, die das Leben auf eine kulturell höhere Stufe
stellen. „Diese Entwicklung, so resümiert der Verfasser, führt geradewegs zur Vernichtung
derjenigen Kreise, die bisher die deutsche Kultur repräsentierten."

Über die *Ernährungslage des deutschen Arbeiters in den ersten Nachkriegsjahren* —und zwar während der Inflationszeit — *im Vergleich zur Vorkriegszeit*
ist *von mir* eine Untersuchung in der „Klinischen Wochenschrift" (Jg. 1, Nr. 34
vom 19. August 1922) veröffentlicht worden. Ich habe hier zunächst die Durch-
schnittsausgaben für Ernährung einer minderbemittelten vierköpfigen Familie
unter Zugrundelegung des im Frieden durch Haushaltsrechnungen festgestellten
Verbrauchs im Juli 1914 und Juni 1922 gegenübergestellt. Dadurch erhält man
ein Bild von den Veränderungen in der Ernährungslage unter der Voraussetzung,
daß Bedarfseinschränkungen wie -verschiebungen nicht stattgefunden haben.
Danach erforderte die Ernährung eine Mehrausgabe von 5448,5%, denn während
im Frieden eine vierköpfige Familie sich mit einem Geldaufwand von 78,27 Mk.
monatlich ausreichend ernähren konnte, brauchte sie im Juni 1922 für den gleichen
Bedarf 4344,78 Mk. Höher als die Durchschnittsernährungskosten sind gestiegen
die Ausgaben für Fleisch und Fisch mit 6483,4%, die für Butter mit 5707,2%,
die für Kartoffeln um 9053,0%, die für Eier um 7042,9% und die für Gemüse
und Kohl sogar um 14185,7%.

Diesen rein theoretischen Berechnungen habe ich sodann die Ergebnisse
zweier Untersuchungen über die Haushaltungskosten in der Nachkriegszeit gegenübergestellt. Die eine bezieht sich auf eine *dreiköpfige Arbeiterfamilie der Altonaer
Firma Solomon* (Ehepaar und ein minderjähriges Kind), die erstmalig im Jahre
1905 ihre Ausgaben für Ernährung gebucht und im Jahre 1920 dies Arbeiter-
budget weiter verfolgt hat; die zweite ist auf meine Anregung hin von einer
meiner Hörerinnen, Frl. Gertrud Oehkle verfaßt und umfaßt 147 *Familien
des Eisenbahnerverbandes Groß-Hamburg*, die ihre gesamten Ausgaben im Monat
Juli 1921 aufgezeichnet haben. Diese letztere Arbeit ist von mir dann durch
Berechnung des *Ernährungsverbrauches*, ausgedrückt in *Calorien, Eiweißgehalt,
Fett und Kohlehydrate* (und zwar für 67 Familien der Einkommenstufe 1200 bis

---

[1]) Jahrbücher f. Nationalökonomie u. Statistik, 3. Folge, Bd. 64, H. 5, Nov. 1922.
Vgl. auch den Aufsatz: „Das Existenzminimum des geistigen Arbeiters" von Guradze und
Freudenberg in Bd. 65, H. 4 der genannten Jahrbücher. Hier wird der Versuch gemacht,
das Kultur-Existenzminimum eines akademisch Gebildeten zu berechnen, und zwar bezüg-
lich des Ernährungsbedarfes unter besonderer Berücksichtigung der neueren Forschungen
Kestners.

1500 Mk. im Monat) erweitert worden. Außerdem sei als Ergänzung die Untersuchung des *Hamburgischen Statistischen Landesamt* über 86 Groß-Hamburger Familien des Mittelstandes im Jahre 1923 herangezogen. Diese Berechnungen sind in der untenstehenden Tabelle wiedergegeben.

Der Ernährungsbedarf auf den Kopf in 67 Hamburg-Altonaer Familien im Juli 1921 und 86 Groß-Hamburger Familien im Jahre 1923.

Nahrungsmittel	Es entfiel auf den Kopf (Konsumtionseinheit) täglich ein Verbrauch von							
	Eiweiß in g		Fett in g		Kohlenhydrate in g		Calorien	
	Juli 1921	Jahr 1923	Juli 1921	Jahr 1923	Juli 1921	Jahr 1923	Juli 1921	Jahr 1923
Fleisch	3,7	8,9	2,5	6,8	0,1	—	43	108
Wurst und Aufschnitt	1,7	2,1	1,3	4,9	—	0,4	22	57
Fische	8,4	3,2	1,1	1,1	2,3	—	59	29
Butter, Schmalz und pflanzl. Fette (Margarine)	0,1	0,24	18,5	45,5	0,1	0,23	169	425
Milch	6,4	4,8	7,0	5,3	9,6	7,2	134	101
Käse	2,9	4,1	3,8	5,3	—	—	50	69
Eier	0,4	0,8	0,3	0,7	0,02	0,04	5	10
Kartoffeln	6,1	5,6	0,4	0,4	80,7	72,0	355	319
Gemüse	4,0	1,2	0,5	0,1	7,4	4,0	79	23
Salz, Gewürze	—	—	—	1,2	—	—	—	—
Zucker	—	—	—	—	34,7	47,0	139	188
Brot und Backwaren	13,3	15,1	1,7	1,5	135,8	154,7	623	683
Mehl, Mühlenfabrikate	5,6	9,2	0,6	1,0	45,9	75,5	216	355
Obst, Früchte	0,03	1,2	—	—	1,2	5,0	5	21
Kakao, Honig, Sonstiges	1,0	0,05	3,2	1,5	17,7	0,6	112	4
Zusammen	53,6	56,5	40,9	75,3	335,5	366,7	2011	2392

Stellt man dem auf diese Weise ermittelten Verbrauch den erforderlichen *Mindest-Normalbedarf* — (3000 Calorien, 100 g Eiweiß, 66 g Fett, 500 g Kohlenhydrate pro erwachsene männliche Person) also pro Konsumtionseinheit 2700 Calorien, 90 g Eiweiß, 60 g Fett, 350 g Kohlenhydrate — gegenüber, so zeigt sich ein zum Teil *starkes Zurückbleiben der tatsächlich aufgenommenen Mengen.* Ganz *besonders gering* war der *Eiweißverbrauch,* der nicht einmal zwei Drittel der erforderlichen Menge betrug, der Fettbedarf wurde 1921 zu etwa 80% gedeckt, während er 1923 den Normalbedarf überschritt; selbst der Calorienbedarf blieb hinter der erforderlichen Menge zurück. Nur der Kohlenhydratverbrauch war normal zu nennen. Das bedeutet eine starke *Unterernährung.* Hierbei ist besonders charakteristisch der verhältnismäßig hohe Prozentanteil an Kohlenhydraten, dagegen der außerordentlich geringe an Eiweißgehalt. Eine solche eiweiß- und fettarme, an Kohlenhydraten jedoch reiche Nahrung ist aber die typische Ernährungsweise armer Familien, die nicht genügend Geld haben, um eine kräftige Kost sich zu beschaffen, sondern zur Stillung des Hungers in verhältnismäßig großer Menge magen- und darmfüllende Nahrungsmittel, wie Kartoffeln, Gemüse und Kohl zu sich nehmen.

Teilt man die Nahrungsmittel in *pflanzliche* und *tierische,* so zeigt sich sowohl bezüglich der Calorienzahl wie auch der in den Nahrungsmitteln enthaltenen Kohlehydrate und Eiweißstoffe ein großes *Übergewicht der pflanzlichen Nahrungsmittel.* Denn der Calorienbedarf wurde zu über 75% durch pflanzliche, nur zu 20—22% durch tierische Nahrungsmittel gedeckt. Bei den Kohlenhydraten ergab sich — wie ja erklärlich — ein noch schärferes Überwiegen der pflanzlichen Nahrungsmittel. Besonders bezeichnend ist aber wieder, daß auch der Eiweißbedarf zu mehr als der Hälfte durch pflanzliche Nahrungsmittel und nur zu rund 44% durch tierische Nahrungsmittel gedeckt wurde.

Das gleiche Bild der Ernährung zeigt auch eine Berechnung der Ausgaben der *Altonaer Arbeiterfamilie* in den einzelnen Monaten des Jahres 1920, gegliedert nach Calorien und dem in dem Nährwert enthaltenen Eiweiß, Fett und Kohlenhydraten. Setzt man den Normalverbrauch dieser dreiköpfigen Arbeiterfamilie in einem jeden Monat gleich 100, so ergibt sich die Tatsache, daß bis auf wenige Monate niemals der Normalverbrauch, und zwar sowohl bezüglich der Ausnutzungszahlen (Calorien), wie auch der Zusammensetzung der Nahrungsmittel nach Eiweiß, Fett und Kohlenhydraten erreicht worden ist. Der Calorienverbrauch wird annähernd erreicht in den Monaten September (98,97) und Oktober (99,63), im Dezember mit 101,01 — eine Folge des Weihnachtsfestes — sogar überschritten. Der kleinste Calorienverbrauch ergibt sich im Juli mit 68,80. Die Normalmenge an Eiweiß und Kohlehydraten wird in keinem Monat erreicht. Besonders groß ist auch hier der Mangel an Eiweiß; so wird in den Monaten Februar und Juli nicht einmal die Hälfte, mit Ausnahme der Monate März und Oktober in keinem Monat zwei Drittel des Normalverbrauches gedeckt. Wesentlich besser steht es mit den Kohlenhydraten; durchschnittlich werden vier Fünftel des Normalverbrauches konsumiert. Eine eigenartige Entwicklung zeigt der tatsächliche Fettverbrauch. Bis auf die Monate Januar, Februar, März, Mai und November, in denen der Normalverbrauch nicht ganz, aber doch stets über vier Fünftel erreicht wird, ist in den einzelnen Monaten mehr, zum Teil sogar bis 50% mehr, als der Normalverbrauch konsumiert worden. Diese Tatsache wird aller Wahrscheinlichkeit nach mit der Aufhebung der Zwangsbewirtschaftung der Fette und dem Verlangen nach der so stark entbehrten fettreichen Nahrung im Zusammenhang stehen.

Vergleicht man dieses Ergebnis der Untersuchung der Lebenshaltung in der ersten Nachkriegszeit mit der *Kost während des Krieges* nach den schon erwähnten Untersuchungen von LOEWY, so zeigt sich eine *große Übereinstimmung* besonders bezüglich des Mangels an Eiweiß in der aufgenommenen Nahrung. Auch die Nachkriegsernährung der Inflationszeit erweist sich wie die Kriegskost typisch „eiweißarm".

Nach der *Stabilisierung der Währung* sind in den Jahren 1924/25 die Bemühungen Wirtschaftsrechnungen aufzustellen — und zwar mit besseren Erfolgen als während der Inflation — fortgesetzt worden. So liegen für die erste Hälfte des Jahres 1924 und die erste Hälfte des Jahres 1925 derartige Untersuchungen seitens des *Hamburgischen Statistischen Landesamtes* vor[1]). Die Zahl der untersuchten Familien betrug im ersten Halbjahr 1924 22 mit 93 Personen, im ersten Halbjahr 1925 78 mit 321 Personen; die Zahl der Konsumtionseinheiten (Vollpersonen) — 2 Kinder unter 11 Jahren gleich eine erwachsene Person gerechnet — stellte sich auf 87 bzw 243. Dem *Beruf* nach gehörten die Familien in der Hauptsache dem gehobenen Arbeiterstande an, aber auch Angestellte und Privatbeamte befanden sich darunter.

Die *Ergebnisse* werfen ein bedeutsames Licht auf die Ernährungsverhältnisse minderbemittelter Familien in der ersten Zeit nach der Stabilisierung unserer Geldverhältnisse. Zunächst ist die *Steigerung der Einnahmen wie der Ausgaben* bemerkenswert. Die durchschnittlichen Einnahmen einer Haushaltung stiegen von 457,56 Mk. im ersten Vierteljahr 1924 auf 821,51 Mk. im zweiten Vierteljahr 1925 und dementsprechend sind auch die Ausgaben gestiegen von durchschnittlich 440,28 Mk. im ersten Vierteljahr 1924 auf 785,77 Mk. im zweiten Vierteljahr 1925. Diese Erhöhung der Einnahmen wie der Ausgaben hatte eine *Hinaufsetzung der Lebensansprüche* zur Folge, die zum Ausdruck kam in einer starken absoluten wie auch anteilsmäßigen Zunahme der Ausgaben für „sonstige" in der Hauptsache kulturelle Bedürfnisse (von 204,55 Mk. oder 46,5% im ersten Quartal

---

[1]) Veröffentlicht im Oktoberheft der Hamburger Statist. Monatsberichte des Jahres 1925, S. 238 ff. Vgl. auch meinen Aufsatz: „Ernährungslage und Lebenshaltung des deutschen Volkes in den Jahren 1924/26" in der Klin. Wochenschr., Jg. 5, Nr. 28 u. 29. 1926. Nach Abfassung des Manuskripts erschien die Schrift: „Die Lebenshaltung minderbemittelter Familien in Hamburg im Jahre 1925", Heft 20 der Stat. Mitteilungen über den Hamburger Staat, in der das ganze Jahr 1925 behandelt wird; 80 Familien mit 309 Personen haben hier Anschreibungen gemacht.

1924 auf 434,65 oder 55,3% im zweiten Vierteljahr 1925), dagegen einem anteilmäßigen Rückgang der Ausgaben für die physiologisch unbedingt notwendigen Lebensmittel von 53,5% auf 44,7%. Dem absoluten Betrage nach sind dagegen auch die Ausgaben für die Lebensmittel gestiegen, nämlich von 235,73 Mk. auf 351,12 Mk. Mit einer Verbesserung der Ernährung ging also Hand in Hand eine noch stärkere Steigerung der Ausgaben für die übrigen (kulturellen) Lebensbedürfnisse.

Sehr eingehend ist der *Verbrauch an Nahrungsmitteln* sowie der auf den Kopf einer Vollperson entfallende Nährwert ermittelt. Im Laufe des Untersuchungsjahres ergaben sich bezüglich des Verbrauchs an Nahrungsmitteln zunächst recht bemerkenswerte Verschiebungen, die sich im allgemeinen dadurch charakterisieren lassen, daß der *Konsum an Qualitätswaren* auf Kosten minderwertiger oder Ersatzwaren *zunahm*. So zeigte sich eine Steigerung des Verbrauchs an Fleisch und Fleischwaren (von 46,2 kg im ersten Halbjahr 1924 auf fast 50 kg im ersten Halbjahr 1925), während der Verbrauch an Brot, Mehl, zum Teil auch an Gemüse und Hülsenfrüchten zurückging. Der erhöhte Konsum an Fleisch beruhte wesentlich auf einer Steigerung des Verbrauchs an Ochsen-, Kalb- und Hammelfleisch, während der Verbrauch an den übrigen Fleischsorten nur geringfügige Änderungen aufwies. Bemerkenswert ist auch, daß der Butterkonsum zunahm, während der Margarine- und insbesondere der Schmalzverbrauch zurückging. Der Brotverbrauch verminderte sich, dagegen stieg der Konsum an den sonstigen feineren Backwaren.

Eine Betrachtung der auf den Kopf der Konsumtionseinheit täglich entfallenden *Nährwerte* zeigt ebenfalls eine erhebliche Verbesserung der Ernährungsverhältnisse nach der Inflationszeit. Man erhält dann folgendes Ergebnis:

Zeitraum	Nährwert pro Tag und Vollperson			
	Eiweiß g	Fett g	Kohlenhydr. g	Calorien
Juli 1921	53,6	40,9	355,5	2011
Juli 1923	56,5	75,3	366,7	2392
1. Quartal 1924.	48,7	72,7	278,9	2005
2. Quartal 1924.	58,5	84,2	345,5	2405
1. Quartal 1925.	68,2	93,5	360,5	2593
2. Quartal 1925.	67,3	97,1	328,0	2505
Im ganzen Jahr 1925 . .	68,8	94,0	373,9	2648

Besonders erheblich war die Zunahme des Fettverbrauchs, aber auch der Eiweißzufuhr. Von 1921 bis 1925 stieg der Fettgehalt der Nahrung von 40,9 g auf 97,1 g oder um 137,4%, der Eiweißverbrauch von 53,6 g auf 68,8 g oder um fast 30%. Der Caloriengehalt der Nahrung zeigte beträchtliche Schwankungen: er war am geringsten im ersten Quartal 1924, in der die Ernährung überhaupt infolge der starken Teuerung nach der Stabilisierung am mangelhaftesten war, am größten im Jahre 1925. Recht bemerkenswert ist ferner die *Zunahme des animalischen Eiweißes auf Kosten des vegetabilischen Eiweißes*. Im Juli 1921 und auch noch im Jahre 1923 machte die animalische Kost noch nicht die Hälfte der insgesamt aufgenommenen Eiweißmengen aus. Sie betrug im Juli 1921 44,1%, 1923 sogar nur 42,7% der Eiweißzufuhr. Erst von 1924 an war das animalische Eiweiß mit mehr als der Hälfte an der Gesamteiweißmenge beteiligt, und zwar im ersten Quartal 1924 mit 51,1%, im zweiten Quartal 1924 mit 51,9%, im ersten Quartal 1925 mit 57,4%, im zweiten Quartal 1925 mit 61,4%. Nur allein durch Fleisch und Fleischwaren wurde in Prozenten der Gesamteiweißzufuhr gedeckt 1921 10,1%, 1923 19,5%, erstes Quartal 1924

23%, zweites Quartal 1924 24,4%, erstes Quartal 1925 30,4%, zweites Quartal 1925 28,6%. In bezug auf die Calorienmengen ergibt sich eine ähnliche Entwicklung.

Es dürfte nicht des Interesses entbehren, diese Untersuchungen mit aus der Nachkriegszeit vorliegenden *ausländischen Erhebungen* zu vergleichen. Eingehende Untersuchungen über die Lebenshaltung liegen aus *Sowjet-Rußland* vor, und zwar über *Arbeiterfamilien* in der *Stadt Moskau* und dem *Moskauer Gouvernement*. Die Erhebungen sind angestellt im Dezember 1922, im November 1923 sowie im November 1924. Die Zahl der untersuchten Familien betrug im Dezember 1922 282, im November 1923 738 und im November 1924 717. In der nachfolgenden Tabelle ist eine Gegenüberstellung der russischen Untersuchungen mit den Hamburger Erhebungen in großen Zügen gegeben.

Der Vergleich ist in mehrfacher Hinsicht recht lehrreich. Es zeigt sich zunächst einmal, daß nicht nur der Kohlenhydratverbrauch, sondern auch der Eiweißverbrauch wie der Caloriengehalt der Nahrung der russischen Arbeiter ein größerer war als in den untersuchten deutschen Familien. Das mag befremdlich erscheinen, erklärt sich aber durch eine nähere Betrachtung der Zahlen. Teilt man nämlich die Nahrung in animalische und vegetabilische, so zeigt sich bei den *russischen Familien* ein ganz außerordentliches *Überwiegen der vegetabilischen Kost*. Denn der Eiweißbedarf wurde im Dezember 1922 nur zu 22%, November 1923 zu 27,3% und November 1924 zu 38,8%, der Calorienbedarf 1922 zu 7,1%, November 1923 zu 9,8% und November 1924 zu 15,8% durch

Der Nährwert der aufgenommenen Nahrung in deutschen und russischen Familien.

1. Es entfiel in minderbemittelten Familien Groß-Hamburgs auf den Kopf (Vollperson) ein täglicher Verbrauch an:

Nahrungsmittelgruppen	Im Jahre 1923 86 Familien				1. Quartal 1924 22 Familien				2. Quartal 1925 78 Familien			
	Ei-weiß g	Fett g	Kohlen-hydr. g	Calo-rien	Ei-weiß g	Fett g	Kohlen-hydr. g	Calo-rien	Ei-weiß g	Fett g	Kohlen-hydr. g	Calo-rien
I. Fleisch und Fleischwaren	11,0	11,7	0,4	165	14,1	14,4	0,4	205	19,2	20,0	0,6	284
Fische	3,2	1,1	—	29	2,9	1,0	—	27	4,1	1,4	—	37
Butter und animal. Fette	0,1	15,5	0,1	155	0,1	14,4	0,1	140	0,2	19,4	0,1	284
Eier	0,8	0,7	0,04	10	0,9	0,7	0,04	11	3,8	3,2	0,2	48
Milch und Milchprodukte	8,9	10,6	7,2	170	6,9	7,9	7,9	138	14,0	16,0	15,8	279
Zusammen animalische Nahrungsmittel	*24,0*	*39,6*	*7,8*	*529*	*24,9*	*38,4*	*8,4*	*521*	*41,3*	*60,0*	*16,7*	*932*
Von 100 des jeweiligen Nährwerts	42,48	52,59	2,13	22,12	51.13	52,82	2,92	25,98	61,37	61,79	5.09	37.21
II. Getreideerzeugnisse . . .	24,3	2,5	230,2	1038	19,0	1,9	182,8	821	19,2	1,9	186,1	833
Davon Brot und Backwaren	15,1	1,5	154,7	683	13,4	1,3	136,6	603	14,5	1,4	147,6	652
Kartoffeln	5,6	0,4	72,0	319	4,0	0,3	51,8	205	5,2	0,3	66,3	294
Übrige pflanzl. Nahrungsmittel und pflanzl. Fette	2,5	30,1	56,1	502	0,8	31,0	44,5	455	1,5	32,1	57,9	438
Davon Zucker	—	—	47,0	188	—	—	40,3	161	—	—	50,3	201
Zusammen vegetabil. Nahrungsmittel	*32,4*	*33,0*	*358,3*	*1859*	*23,8*	*33,2*	*279,1*	*1481*	*25,9*	*34,3*	*310,3*	*1565*
Von 100 des jeweiligen Nährwerts	57,34	43,82	97,71	77,72	48.87	45,67	96,94	73,87	38,48	35,32	94.60	62,47
III. Sonstige Nahrungsmittel .	0,05	2,7	0,6	4	0,03	1,1	0,4	3	0,1	2,8	1,0	8
Von 100 des jeweiligen Nährwerts	0,08	3,59	0,06	0.16	—	1.51	0,14	0,14	0,15	2,89	0,31	0,32
Insgesamt	*56,5*	*75,3*	*366,7*	*2392*	*48,7*	*72,7*	*287,9*	*2005*	*67,3*	*97,1*	*328,0*	*2505*

2. Es entfiel in Moskauer Arbeiterfamilien auf den Kopf (Vollperson) ein täglicher Verbrauch an:

Nahrungsmittelgruppen	Dezember 1922 282 Familien				November 1923 738 Familien				November 1924 717 Familien			
	Ei-weiß g	Fett g	Kohlen-hydr. g	Calo-rien	Ei-weiß g	Fett g	Kohlen-hydr. g	Calo-rien	Ei-weiß g	Fett g	Kohlen-hydr. g	Calo-rien
I. Fleisch und Fleischwaren	13,0	4,2	0,4	94	22,5	7,4	0,7	165	34,1	1,4	13,0	266
Fische	6,0	2,4	—	47	2,7	1,4	—	25	2,4	1,2	—	22
Butter und animal. Fette	0,1	9,4	—	87	0,1	11,2	—	105	0,3	17,6	—	164
Eier	0,1	0,1	—	1	0,6	0,6	—	8	1,0	1,0	—	14
Milch und Milchprodukte	1,1	1,2	1,3	22	2,5	2,7	2,6	46	3,2	3,3	2,8	56
Zusammen animalische Nahrungsmittel	*20,3*	*17,3*	*1,7*	*251*	*28,4*	*23,3*	*3,3*	*349*	*41,0*	*36,1*	*4,2*	*522*
Von 100 des jeweiligen Nährwerts	22,04	30,09	0,26	7,07	27,33	38,20	0,53	9,84	38,83	55,03	0,76	15,81
II. Getreideerzeugnisse . . .	59,8	9,0	483,0	2308	66,3	10,7	491,0	2380	56,7	7,4	410,2	1987
DavonBrotundBackwaren	28,2	3,1	240,1	1129	22,5	3,7	165,9	802	33,5	4,7	239,3	1164
Kartoffeln	9,0	1,0	114,0	513	6,5	0,3	82,9	373	5,3	0,6	68,0	306
Übrige pflanzl. Nahrungs-mittel und pflanzl. Fette	3,0	30,2	45,0	478	2,7	26,7	48,5	446	2,2	19,8	66,9	469
Davon Zucker	—	—	25,7	105	—	—	26,4	108	—	—	47,0	193
Zusammen vegetabil. Nahrungsmittel . . .	*71,8*	*40,2*	*642,0*	*3299*	*75,5*	*37,7*	*622,4*	*3199*	*64,2*	*27,8*	*545,1*	*2762*
Von 100 des jeweiligen Nährwerts	77,96	69,91	99,74	.92,93	72,67	61,80	99,47	90,16	60,79	42.37	99,20	82,64
III. Sonstige Nahrungsmittel.	—	—	—	—	—	—	—	—	0,4	1,7	0,2	18
Von 100 des jeweiligen Nährwerts	—	—	—	—	—	—	—	—	0,38	2,60	0,04	0,55
Insgesamt	92,1	57,5	643,7	3550	103,9	61,0	625,7	3548	105,6	65,6	549,5	3302

animalische Nahrung gedeckt. Dagegen betrug, wie schon erwähnt, in den deutschen Familien der Prozentsatz des tierischen Eiweißes zum Gesamteiweiß schon 1923 über 40%, und von 1924 an wurde mehr als die Hälfte des Eiweißbedarfs durch animalische Nahrung gedeckt. Die Kost der russischen Familien war also eine ganz überwiegend vegetabilische, aber calorienreiche. Es ist die Kost körperlich schwerarbeitender Personen, der Bewohnerschaft eines Agrarlandes, in der auch der Industriearbeiter bäuerlich lebt. Eine ganz andere Kost gebraucht dagegen der *Städter* und insbesondere der *Großstädter in Deutschland,* das durchindustrialisiert ist, und in dem auch in der Industrie infolge Verwendung modernster Maschinentechnik die *intensive geistige Arbeit* die körperliche Arbeit zu einem großen Teil ersetzt hat und somit überall *weitaus an erster Stelle steht.* Wie schon oben ausgeführt[1]), muß die *Nahrung des industriestaatlichen Städters* — gleich ob Kaufmann oder Arbeiter, ob Angestellter oder Beamter — infolge seiner angestrengten nervenverbrauchenden Tätigkeit bei langer durchgehender Arbeitszeit nicht nur *eiweißreich,* sondern *überwiegend animalisch sein.* Eine solche Kost ist für den Städter notwendig, wenn er bei seiner geist- und nervenbeanspruchenden Arbeit sich gesund erhalten will.

Von diesem Gesichtspunkt aus betrachtet, entspricht die *Ernährung in den untersuchten Hamburger Familien* selbst 1925 *durchaus nicht den zu stellenden Anforderungen.* Insbesondere ist die *aufgenommene Eiweißmenge unbedingt zu gering.* Sie steht nicht nur recht erheblich hinter dem Eiweißverbrauch der

---

[1]) Vgl. Probleme der Ernährung, Beruf und Einkommen in ihrem Einfluß auf die Ernährung.

bäuerlich lebenden russischen Arbeiterfamilien zurück, sondern sie ist auch — gemessen an dem obenaufgestellten Mindestnormalbedarf von 90 g Eiweiß pro Konsumtionseinheit — zu gering. Der *Caloriengehalt* der Nahrung mag — wenn er auch den in den russischen Familien nicht erreicht — als noch ausreichend bezeichnet werden. Der verhältnismäßig geringe Kohlenhydratverbrauch erklärt sich aus der Art der Tätigkeit und Arbeit der Familien als gelernte Industriearbeiter, Kaufleute, Angestellte. Außerordentlich groß dagegen ist der *Fettverbrauch*, der den normal zu erwartenden erheblich übertrifft, was wohl in dem maritimen Klima Hamburgs seine Erklärung finden mag. Aber als Ersatz für die mangelnde Eiweißzufuhr kann der überreiche Fettgehalt der Nahrung keineswegs angesehen werden. In dieser Hinsicht — in bezug auf den Eiweißverbrauch — bleibt also die *Ernährung minderbemittelter städtischer Familien in Deutschland* — und die untersuchten Familien dürften als typische Repräsentanten angesprochen werden — *noch recht verbesserungsbedürftig*. Zurückzuführen ist dieser Mangel in der Kost auf die *schwierigen Lebensverhältnisse* in unserem Vaterland, die ihren Ausdruck finden in der *großen Verteuerung der Lebensbedürfnisse*, mit denen die Einnahmen weitester Kreise nicht Schritt halten können. Denn während nach der Reichsstatistik gegenüber der Vorkriegszeit die Kosten für Nahrungsmittel um mindestens 50%, die für Heizung um ca. 70%, für Bekleidung um über 80% und für Kulturbedürfnisse um fast 100% gestiegen sind, haben sich die Löhne der ungelernten Arbeiter um 45%, die der gelernten Arbeiter nur um etwa 37%, die der geistig tätigen Angestellten und Beamten dagegen allerhöchstens um 20% erhöht. Dazu kommt die große Zahl der Arbeitslosen — ca. 2 Millionen —, die sich mit nur ganz bescheidenen Einnahmen begnügen müssen. So wird man sagen können, daß im großen Durchschnitt die Mehreinnahmen der Masse der Bevölkerung kaum 10% über dem Vorkriegsniveau liegen dürften. Daß bei dieser Lage an allem, ganz besonders auch an der Ernährung gespart wird, erscheint nur zu begreiflich. Eiweißträger sind aber die teuersten Nahrungsmittel, so wird der Verbrauch hieran nach Möglichkeit eingeschränkt, dafür nach billigen Ersatzstoffen — wie z. B. Margarine — gegriffen, freilich auf Kosten der Volksgesundheit.

Ein Versuch, die vorliegenden Ergebnisse der Nachkriegszeit mit *Erhebungen der Vorkriegszeit* zu vergleichen, stößt insofern auf Schwierigkeiten, als früher Verbrauchsfeststellungen und Nährwertberechnungen nur ganz ausnahmsweise vorgenommen wurden. Die große Zahl deutscher wie ausländischer Erhebungen enthält so gut wie nichts darüber. Nur in einigen wenigen kleineren Untersuchungen sind eingehende Verbrauchsberechnungen angestellt, die aber nicht immer als typisch anzusprechen sind. Die maßgebendste von diesen ist die von ADOLF GÜNTHER 1912 angestellte Erhebung, die sich auf 50 minderbemittelte Haushalte erstreckt. Für die hier untersuchten Familien wurde ein täglicher Konsum pro Kopf (Konsumtionseinheit) von 93,4 g Eiweiß, 121,1 g Fett, 400,2 g Kohlenhydrate bei einem Caloriengehalt von 3385 festgestellt. Hieran gemessen bleibt der Nährwert der untersuchten Hamburger Familien der Nachkriegszeit besonders im Eiweißverbrauch erheblich hinter dem Vorkriegsstand zurück. Schließlich seien noch die auf rechnerische Weise gewonnenen Zahlen aus dem ELTZBACHERschen Sammelwerk „Die deutsche Volksernährung und der englische Aushungerungsplan" (Braunschweig 1914) gegeben. Auf Grund der inländischen Produktion und der Einfuhr vom Ausland wird dort der durchschnittliche tägliche Konsum pro Kopf mit 92,9 g Eiweiß, 106,0 g Fett, 530,5 g Kohlenhydrate bei 3642 Calorien angegeben. Wenn auch solchen Berechnungen kein allzu hoher Wert beigemessen werden kann, so ist es doch immerhin bezeichnend, daß auch diese rechnerischen Ergebnisse zu höheren Nährwerten gelangen, als die untersuchten Familien der Nachkriegszeit aufweisen[1]).

5. Die Entwicklung des Reallohns vom Beginn des 19. Jahrhunderts bis zur Gegenwart.

Im vorhergehenden wurde das Problem der Lebenshaltung von der Ausgabenseite aus betrachtet, also unter dem Gesichtspunkt der sich fortgesetzt ändernden Preisgestaltung der Lebensbedürfnisse. Dabei wurde — sofern ein längerer Zeitraum in Frage kam — die stillschweigende Voraussetzung gemacht, daß die einmal gegebene Lebensweise sich nicht ändert. Dies aber entspricht keineswegs der Wirklichkeit. Nicht nur das Preisniveau, sondern auch die Art der Lebensführung ist fortgesetzten Wandlungen unterworfen, die sich vielfach wechselseitig bedingen. Die Änderungen in der Lebensweise finden aber ihren besonderen Ausdruck in der *Einkommengestaltung, der Entwicklung der Löhne und Gehälter*. Denn ein Steigen der Arbeitslöhne hat die Erhöhung der Bedürfnisse und Ansprüche, ein Sinken der Löhne das Zurückschrauben der Bedürfnisse unter Umständen bis auf ein Mindestmaß (das Existenzminimum) zur Folge. Um ein vollendetes Bild von den Veränderungen der Lebenshaltung zu gewinnen, muß man daher diese auch von der Einnahmeseite aus betrachten. Hier genügt es aber nicht, die Entwicklung der in Geld gezahlten Löhne (der Nominallöhne) zu schildern, sondern man wird — da die Kaufkraft der Löhne je nach der Höhe des Preisniveaus eine ganz verschiedene ist — die Löhne zu den Lebenskosten in Beziehung setzen müssen, also die *Entwicklung der Reallöhne* betrachten müssen.

Verfolgt man in Deutschland zunächst die *Nominallöhne* und zwar von der Reichsgründung bis zum Ausbruch des Krieges, so zeigt sich im großen ganzen eine recht *erhebliche Steigerung*, die besonders im letzten Friedensjahr bedeutend war. Zwar wird es infolge der großen Verschiedenheiten in der Lohnentwicklung innerhalb der einzelnen Gewerbe und Berufe, sowie in Stadt und Land schwer sein, einen Durchschnittsarbeiter zu bilden. Man wird aber vielleicht sagen können, daß sich in Deutschland der Lohn von der Reichsgründung bis zum Ausbruch des Weltkrieges etwa verdoppelt, zum Teil sogar verdreifacht hat. Dabei fiel die stärkste Steigerung auf das letzte Jahrzehnt.

Setzt man das Jahr 1900 gleich 100, so stiegen im Oberbergamtsbezirk Dortmund die Schichtlöhne der *Bergarbeiter* von 58,1 im Jahre 1871 auf 88,6 im Jahre 1902 und 116,7 im Jahre 1912. Eine noch stärkere Steigerung zeigten die Stundenlöhne der *Maurer* in Dresden, von (in Indexziffern, 1900 gleich 100) 48,9 im Jahre 1871 auf 96,6 im Jahre 1902 und 148,8 im Jahre 1913. Geringer war wieder die Lohnerhöhung im *Buchdruckgewerbe*: In Indexziffern (1896—1901 gleich 100) ausgedrückt, stiegen die Löhne in Berlin von 1873/75 mit 99,0 zu 1902/06 mit 107,2 und zu 1909/11 mit 119,0; in Leipzig von 92,2 auf 109,4 und 121,5, in München von 86,9 auf 107,1 und 119[2]). Freilich war die Entwicklung nicht gleichmäßig, und zwar sowohl zeitlich wie örtlich. In erster Hinsicht wurde die Entwicklung von zwei Faktoren beherrscht: der jeweiligen *Konjunktur* und den *Preisen* für die wichtigsten Lebensbedürfnisse. Gute Konjunktur hat ein Steigen, schlechte ein Zurücksinken des Lohn-

---

[1]) In der oben erwähnten, während der Drucklegung erschienenen Untersuchung des *Hamburgischen Stat. Landesamtes* über die Lebenshaltung von 80 Familien im Jahre 1925 ist ein Vergleich mit der Vorkriegszeit, nämlich der Hamburger Erhebung von 1907 recht eingehend durchgeführt. Als Ergebnis ist festzustellen, daß insbesondere die Fleischeiweißzufuhr gegenüber der Vorkriegszeit zurückgegangen ist; auch der Fettverbrauch war 1907 größer als 1925, wobei bemerkenswert, daß sich der Fettbedarf 1907 zu einem weit höherem Prozentsatz durch tierische Nahrungsmittel gedeckt wurde als 1925. Die Kohlenhydratzufuhr und der Caloriengehalt blieben 1925 um ein geringes hinter denen von 1907 zurück.

[2]) Vgl. mein Buch: „Löhne und Lebenskosten in Westeuropa", 1914, dem dieses und das folgende Material der Vorkriegszeit entnommen ist.

niveaus zur Folge[1]). Auf der anderen Seite hat eine Preissteigerung eine vielfach durch Lohnkämpfe erzwungene Lohnerhöhung zur Folge. In örtlicher Hinsicht sehen wir einmal in den Städten, die von einer einsetzenden Teuerung am schärfsten getroffen werden, eine im allgemeinen stärkere Lohnsteigerung als in den ländlichen Industriebezirken; ferner können wir auch in der Regel eine stärkere Lohnsteigerung in den ungelernten als in den hochstehenden gelernten Berufen beobachten (Buchdrucker geringere Lohnsteigerung als Maurer-Handlanger).

Bringt man zur Gewinnung eines der Wirklichkeit entsprechendes Bildes diese *Nominallöhne in Beziehung zu den Lebenskosten*, so schrumpft die stolze Lohnsteigerung, vor allen Dingen des letzten Vorkriegsjahrzehnts, die die in Geld gezahlten Löhne zeigen, sehr erheblich zusammen, denn dann offenbart sich die soeben erwähnte Abhängigkeit der Lohnsteigerung von den Lebenskosten. Das wechselvolle, im allgemeinen eine aufsteigende Richtung zeigende Bild der Nominallöhne geht dann über in eine nur geringere Unterschiede aufweisende *Reallohnbewegung*; freilich auch die Konjunkturperioden treten hier

Die Veränderungen im Lebensstandard deutscher Arbeiterfamilien[2]).
1866/72—1912.

Zeitraum	Löhne der eigentlichen Bergarbeiter im Oberbergamtsbezirk Dortmund Index 1896—1900 = 100	Haushaltskosten nach den Durchschnittspreisen in Preußen Index 1900 = 100	Kaufkraft der Löhne, Reallöhne	Zeitraum	Tarifliche Minimallöhne der Buchdrucker in München Index 1896—1900 = 100	Haushaltskosten nach den Preisen in München Index 1896—1901 = 100	Kaufkraft der Löhne, Reallöhne
1866—1872 1871	58,1	100,6	57,8	1871—1875 1873—1875	86,9	81,1	107,1
1873—1880 1875	73,6	111,0	65,5	1876—1880 1876—1878	86,9	98,0	88,6
1881—1885 1885	58,9	104,8	56,1	1881—1885 1879—1886	85,6	95,0	89,3
1886—1890 1890	77,1	99,2	77,7	1886—1890 1887—1889	91,3	115,1	80,6
1891—1895 1895	72,7	104,9	69,1	1891—1895 1890—1891	95,5	115,5	82,7
1896—1900 1900	100,0	100,0	100,0	1896—1900 1896—1901	100,0	100,0	100,0
1901—1905 1905	93,8	106,1	88,1	1901—1905 1902—1906	107,1	109,5	97,9
1906—1910 1910	104,1	121,2	82,9	1906—1910 1907—1908	119,0	119,0	100,0
1906—1912 1911	107,6	127,0	80,6	1909—1911 1909—1911	119,0	111,4	98,8
1911—1912 1912	116,7	135,2	81,5				

[1]) So wurde die Lohnhöhe des guten Konjunkturjahres 1873 im Bergbau mehr als zwei Jahrzehnte lang nicht erreicht; sie betrug in diesem Jahre 5 Mk. pro Schicht, ging bis 1879 auf 2,55 Mk. zurück, hob sich dann wieder und erreichte 1883 mit 3,75 Mk. den höchsten Stand, wiederum Rückgang bis 2,99 Mk. (1886), Ansteigen bis 4,08 Mk. (1891); dann wieder ein Zurücksinken auf 3,71 Mk. (1893), ein neuerliches Ansteigen auf 5,16 Mk. im Jahre 1900, womit zum ersten Male die Lohnhöhe von 1873 überschritten wurde; dann wiederum ein Sinken mit nachfolgendem Aufsteigen im Jahre 1907 auf 5,98 Mk., darauf ein Zurückgehen bis 5,33 Mk. (1909), ein Ansteigen auf 6,02 Mk. im Jahre 1912.

[2]) In dieser Tabelle sind für Norddeutschland die Löhne westfälischer Bergarbeiter mit den Haushaltskosten in Preußen, für Süddeutschland die Löhne der Buchdrucker in München mit den Haushaltskosten daselbst kombiniert worden. — Die Tabelle ist meinem angezogenen Buch über Löhne und Lebenskosten in Westeuropa entnommen; über die Berechnungsmethode s. daselbst Näheres.

in Erscheinung, aber gleichfalls nicht mit derselben Heftigkeit wie in den Nominallöhnen, denn auch die Lohnerhöhung bringenden guten Konjunkturjahre sind in der Regel von einer Preissteigerung begleitet. Ganz besonders auffällig wird aber dann — wie aus der nebenstehenden Tabelle hervorgeht — die Tatsache, daß das 20. Jahrhundert trotz seiner starken Nominalsteigerung eine Erhöhung der Kaufkraft der Löhne nicht gebracht hat, sondern im Gegenteil die *Reallöhne herabgesunken* sind; vornehmlich gilt dies für Norddeutschland. Dort ging der Reallohn vom Ende der neunziger Jahre bis etwa 1910/11 um fast 20% zurück, um sich in den allerletzten Jahren vor dem Kriege wieder ein wenig zu heben. Freilich können alle diese Berechnungen nur Annäherungswerte geben; immerhin läßt sich aus ihnen doch soviel mit ganzer Klarheit erkennen, daß dem *Aufsteigen der arbeitenden Klassen in Deutschland durch die enorme Preissteigerung sämtlicher,* vor allen Dingen auch der *notwendigsten und für den Haushalt eines Städters wichtigsten Lebensmittel* (Fleisch und Brot) in den *letzten Jahren ein Ziel gesetzt ist,* und daß trotz außerordentlicher Lohnaufbesserungen der *Lebensstandard weiter Schichten* des deutschen Volkes *herabgedrückt wurde.*

In der untenstehenden Tabelle ist der Versuch eines Vergleichs der *Bewegung der Reallöhne in Deutschland, Großbritannien, Frankreich, Spanien und Belgien* durchgeführt. Danach zeigt sich in *England* eine im ganzen zwar ähnliche, im Laufe des 20. Jahrhunderts aber doch abweichende Reallohnbewegung. Auch hier kulminiert der Reallohn um die Wende des 20. Jahrhunderts, um von da an etwas zurückzugehen. Aber dieser Rückgang ist doch bei weitem nicht so scharf wie in Deutschland, insbesondere in Norddeutschland. Dieser Unterschied ist begründet in der *verschiedenartigen Wirtschaftspolitik* beider Länder. Infolge des Zollabschlusses vom Weltmarkt übertraf in Deutschland die Steigerung der Lebenskosten die der Löhne erheblich. In England dagegen war die Preissteigerung dank der Freihandelspolitik des Landes eine weit geringere, so daß der Reallohn — trotzdem die Erhöhung des Nominallohnes dort weit hinter der in Deutschland zurückblieb — sich nur unwesentlich senkte. Am günstigsten scheint der *französische Arbeiter* dazustehen, dessen nur mäßige Verteuerung der Lebenshaltung durch die beträchtliche Erhöhung seines Lohnes weit mehr wie ausgeglichen wurde. Diese bedeutende Erhöhung des Lebensstandards der französischen Arbeiterschaft ist aber viel zu teuer erkauft durch den infolge der Abnahme der Geburtenziffer eingetretenen Rückgang in der Bevölkerungsvermehrung.

Vergleich der Bewegung der Reallöhne in Deutschland, Großbritannien, Frankreich, Spanien und Belgien[1]). 1870—1910.

Jahr	Deutschland[3])		Großbritannien[2])	Frankreich[2])	Spanien[3])	Belgien[3])
	Preußen	Süddeutschland				
	Index 1900 = 100	Index 1896/1901 = 100	Index 1900 = 100	Index 1900 = 100	Index 1901 = 100	Index 1900 = 100
um 1870	57,8	—	53,8	69,0	—	51,0
„ 1875	65,5	107,1	64,0	—	—	56,7
„ 1880	—	88,6	—	74,5	—	49,1
„ 1885	56,1	89,3	68,2	—	—	78,6
„ 1890	77,7	80,6	82,5	89,5	89,5	82,6
„ 1895	69,1	82,7	84,3	—	94,2	92,3
„ 1900	100,0	100,0	100,0	100,0	100,0	100,0
„ 1905	88,1	97,9	91,6	104,5	94,1	86,0
„ 1910	{ 82,9 [79,6][4])	100,0[5]) 98,8[6]) }	92,2	106,0	102,0	—

[1]) Die Tabelle ist meinem angezogenen Buch: „Löhne und Lebenskosten in Westeuropa" entnommen; über die Berechnungsmethode s. daselbst.

[2]) Reallöhne, ermittelt aus Nominallöhne und Lebenskosten (Kost, Wohnung, Heizung, Beleuchtung).

[3]) Reallöhne, ermittelt aus Nominallöhnen und Haushaltskosten.

[4]) Reallöhne, ermittelt aus Nominallöhnen und Haushaltskosten einschließlich Mietaufwendungen.

[5]) 1907/08.   [6]) 1909/11.

Wenn wir nun die Frage aufwerfen würden, ob das *Leben der minderbemittelten, arbeitenden Schichten* kurz vor dem Kriege ein *besseres* gewesen sei als etwa zu Beginn oder um die Mitte des 19. Jahrhunderts, so wird man mit dem Urteil sehr zurückhaltend sein müssen. Freilich der Lebensstandard hat sich bedeutend gehoben, das Kulturniveau ist ein höheres geworden. Die Preis- und Lohnsteigerung ist ja weiter nichts anderes als ein Ausdruck dafür, daß mehr Güter, Waren, Bedarfsgegenstände, Lebensmittel, Luxusgegenstände u. dgl. angeschafft und verbraucht werden konnten. Auch die Vorsorge für die Zukunft ist eine bessere geworden, das zeigt die Entwicklung des Versicherungswesens, des privaten wie des öffentlichen, das zeigen die zunehmenden Sparkasseneinlagen. Ob aber der einzelne ein besseres Auskommen gehabt hat als vor 50, 60 oder auch 100 Jahren, das ist sehr schwer zu entscheiden. Hier spielen psychologische Imponderabilien eine zu große Rolle. Die bloße Zahl besagt noch gar nichts. Rein quantitativ ist, infolge der Bedarfsverschiebung, diesem Problem nicht beizukommen. Die Lebensverhältnisse sind zu grundverschieden geworden, als daß man das rohe Instrument der Zahl als Maßstab gebrauchen könnte.

SOMBART faßt sein Urteil darüber in seiner lesenswerten Schrift: „Die deutsche Volkswirtschaft im 19. Jahrhundert"[1]) in folgende Worte zusammen: „Es muß dringend vor dem Irrtum gewarnt werden, man könne nach irgendeinem Umrechnungsschematismus schließlich doch zu reinen Quantitäten der Bedarfsbefriedigung gelangen; oder man dürfe etwa den Brotpreis oder den Preis sonst eines einzelnen Konsumartikels zugrunde legen, um daraufhin die Bedeutung eines bestimmten Einkommens in verschiedenen Zeiten zu ermessen. Nein, es bleibt bei der vollständigen Unvergleichbarkeit, denn die unwägbaren und unmeßbaren Umstände bei der Verwendung des Einkommens sind das Entscheidende. Die Lage des Städters oder des Landbewohners, des Verzehrers von Mehlsuppe oder Kartoffeln, von Schnaps oder Zeitungen, von Wolle oder Baumwolle ist eine so grundverschiedene, daß man sie niemals in ein reines Quantitätsverhältnis zueinander bringen kann. Wie will man feststellen, ob 1000 M. Einkommen in der kleinen Stadt vor hundert Jahren und 1000 M. Einkommen heute in der Großstadt mehr oder weniger für den einzelnen bedeuten? — Was nützt es zu sagen: damals kostete das Brot soviel, heute soviel? Jener aß ja Roggenbrot, dieser ißt Weizenbrot; jener aß früh Mehlsuppe, dieser trinkt Kaffee mit Zucker und Milch; jener hatte eine gleich große Wohnung wie dieser zum halben Preise, auch noch ein Gärtchen vor dem Hause, während dieser im Hof vier Treppen hoch wohnt. Aber dafür bekommt der Großstädter mit einem Einkommen von 1000 M. viel billigere Hemden (wenn sie auch nicht mehr so lange halten), gut gebrautes Bier, den ,Vorwärts' und alle Sonntage Freikonzert für sein Geld, kann auch ein paarmal in der Woche in der Straßenbahn fahren und kann zehnmal soviel Briefe für den gleichen Portobetrag absenden. Seine Kinder werden ihm umsonst unterrichtet, während sein Vorgänger vor hundert Jahren sich ein Schwein mästen konnte; nachts, wenn er betrunken aus der Kneipe kommt, läuft er nicht Gefahr, im Sumpfe stecken zu bleiben, denn die Straßen sind wohlgepflastert und gut beleuchtet; während der Kleinstädter vor hundert Jahren doppelt soviel Fleisch essen konnte und halb soviel Steuern zahlte. Wer hat denn nun mehr? —"

Die *Nachkriegszeit* brachte — vor allem in Deutschland und Österreich — eine vollständige *Umschichtung der Einkommens- und Vermögensverteilung*, von denen auch die feste Bezüge (Löhne und Gehälter) empfangenden Personen betroffen wurden. Zunächst wurden die in den Jahrzehnten des verflossenen Friedens erarbeiteten und gesammelten Vermögen durch die Geldentwertung, wenigstens soweit sie in Renten angelegt waren, vollständig vernichtet, nur die in Sachwerten bestehenden Vermögen haben sich zu einem Teil halten können. Damit ist eine Volksschicht auf das schwerste betroffen, zum Teil in bitterste Not geraten, die durch ihre an den Tag gelegten wirtschaftlichen Tugenden des Fleißes, der Arbeitsamkeit und Sparsamkeit volkswirtschaftlich außerordentlich wertvoll ist. Demgegenüber haben, begünstigt durch die Inflation und spekulative Glücksfälle, sich große Vermögen in den Händen von Personen ansammeln können, die sehr oft nicht zu den volkswirtschaftlich wertvollen und

---

[1]) Dritte Aufl., 1913.

sozial denkenden Kreisen gehörten, und deren Reichtumsammlung vielfach auf Kosten der Gesamtheit des Volkes vor sich gegangen ist. Parallel mit dieser Umschichtung in der Vermögensverteilung ging, wesentlich mit beeinflußt durch die Umgestaltung unserer politischen Verhältnisse, eine nicht minder einschneidende *Änderung in der Einkommensverteilung*, und zwar insbesondere *zwischen körperlichem und geistigem Arbeiter.*

In der verflossenen Friedenszeit entsprach im allgemeinen die Entlohnung und Besoldung der geleisteten Arbeit, und zwar dergestalt, daß, je höher und qualifizierter die Leistung, desto höher auch die Entlohnung war, daß geistige Arbeit besser bezahlt wurde als rein körperliche Handarbeit. Nach dem Kriege setzte aber eine Entwicklung ein, die gerade die *hochqualifizierte Arbeit*, die eine intensive Berufsausbildung zur Voraussetzung hat, insbesondere die *geistige des Akademikers, außerordentlich stark hinter der rein körperlichen Arbeit*, die ohne Berufsausbildung geleistet werden kann, in der Entlohnung *zurückbleiben* ließ. Das geht allein schon aus dem Verhältnis der Nominallöhne der Handarbeiter zu den geistigen Arbeitern hervor. Nach den Veröffentlichungen der Reichsstatistik[1]) stellte sich im Dezember 1922 gegenüber dem letzten Friedensjahr Lohn und Gehalt in den gelernten Berufen zu dem Lohn des ungelernten Arbeiters folgendermaßen:

Es bezog

	Ende 1913	Dezember 1922
der gelernte Arbeiter	das 1,45fache	1,05fache
„ untere Beamte	„ 1,59 „	1,22 „
„ mittlere Beamte	„ 3,48 „	1,70 „
„ höhere Beamte	„ 5,70 „	2,16 „

des Einkommens des ungelernten Arbeiters.

Während also im Frieden der Akademiker fast das Sechsfache an Gehalt bezog als der ungelernte Gelegenheitsarbeiter, war im Dezember 1922 sein Einkommen nur etwas mehr als doppelt so hoch.

Besonders deutlich aber tritt diese Herabdrückung der geistigen Arbeit durch Berechnung des *Realwertes, der Kaufkraft der Gehälter und Löhne* in den letzten fünf Jahren im Vergleich zur Vorkriegszeit hervor. Freilich stellen sich einer solchen Berechnung Schwierigkeiten entgegen, da ein zahlenmäßiger Maßstab gefunden werden muß, an dem und mit dem das stets wechselnde Preisniveau gemessen werden kann. Diese Schwierigkeit wird von einer 1922 erschienenen Schrift des Statistischen Landesamtes Hamburg[2]) durch Zugrundelegung der Reichsteuerungszahl überwunden. Wenn diese auch nur einen Teilbedarf gibt, so spiegeln sich doch hier die Veränderungen in den Lebenskosten getreu wieder. Das Bild, was wir auf Grund dieser Berechnungen erhalten, ist ein geradezu erschütterndes, denn es zeigt, in welcher Weise der geistige Arbeiter in Deutschland während der Inflationszeit zum Paria in der Gesellschaft geworden ist. Während der ungelernte Handarbeiter sein Einkommen im großen und ganzen den gestiegenen Lebenskosten hat anpassen können, und zwar verhältnismäßig um

---

[1]) In „Wirtschaft und Statistik", Zeitschrift herausgegeben vom Statist. Reichsamt.

[2]) „Der Wert der Gehälter und Löhne in Hamburg", Heft 13 der Statist. Mitteilungen 1922. Vgl. auch hierzu den schon genannten Aufsatz von Guradze und Freudenberg: „Das Existenzminimum des geistigen Arbeiters". Hiernach war im Februar 1923 als Kultur-Existenzminimum eines Akademikers ein Betrag von 725000 M. anzusehen, das Einkommen eines höheren Beamten betrug zur Zeit aber nur 514000 M. monatlich. Die Realbezahlung eines solchen betrug danach — gemessen am Vorkriegseinkommen — nur die Hälfte des Reallohnes eines ungelernten Arbeiters.

so besser gestellt war, je geringer sein Lohn im Frieden, je weniger qualifiziert seine Arbeit war, ist der *Lebensstandard des geistigen Arbeiters*, insbesondere des *Akademikers herabgedrückt worden*; denn *sein Einkommen blieb wesentlich hinter den gestiegenen Lebenskosten* zurück. Setzt man das Friedenseinkommen gleich 100, so bezog im Mai 1923 ein Erdarbeiter ein Realeinkommen von 112,0, ein Hafenarbeiter ein solches von 95,4, ein Möbeltischler 84,6, ein Schlosser 70,7, ein Buchdrucker 72,6, ein unterer Beamter 58,1, ein mittlerer Beamter 51,5, ein *höherer Beamter* 34,6. Letzterer war also gezwungen, seine ganze *Lebensführung* in einer Weise *herabzusetzen*, die für den Fortbestand deutschen Geisteslebens im höchsten Maße bedrohlich sein muß. Und eine gleiche Unterwertung der geistigen Arbeit ist auch in den *freien Berufen*, insbesondere im *Ärztestand* und in der *Rechtsanwaltschaft* eingetreten.

Nach der Stabilisierung unserer Währungsverhältnisse ist hierin freilich eine kleine Besserung eingetreten. Die Spannen in der Entlohnung zwischen gelernter und ungelernter körperlicher Arbeit wie zwischen einfacher und qualifizierter, körperlicher und geistiger Arbeit sind etwas größer geworden, wenn freilich das Vorkriegsniveau noch lange nicht erreicht ist. Denn während — worauf schon oben hingewiesen wurde — der ungelernte Arbeiter seit 1925 seinen Lohn den gestiegenen Lebenskosten ungefähr anpassen konnte, blieb der gelernte Arbeiter ziemlich weit dahinter zurück. — Steigung der Lebenskosten 50—80%, des Lohnes des ungelernten Arbeiters 45%, des gelernten 37%. — Die geistig tätige Angestellten- und Beamtenschicht ist dagegen in ihren Reallohnbezügen auch 1925 noch weit unter das Vorkriegsniveau zurückgesunken, und zwar umsomehr je qualifizierter die Arbeit ist. Denn nach den von der Reichsstatistik angestellten Berechnungen schwanken (1925/26) die Gehälter der Bankangestellten zwischen 82 und 106 (Friedenszeit = 100); die kaufmännischen Angestellten beziehen etwa 101—127% ihrer Vorkriegsgehälter und die öffentlichen Beamten etwa 87,8—116,7% des Friedensgehaltes. Manche Angestellte und Beamte beziehen also heute absolut weniger an Gehalt als vor dem Kriege, trotz der enormen Verteuerung aller Lebensbedürfnisse.

Die für das ganze deutsche Volkstum überaus *bedenklichen Wirkungen der materiellen Unterwertung der geistigen Arbeit*, insbesondere der akademischen Berufe, werden nicht ausbleiben. Der Nachwuchs für die akademischen Berufe wird sich verringern, schon heute ist ein Nachlassen des Besuches der Universitäten zu bemerken. Nur noch Kinder aus reichem Hause werden studieren können, weil einmal die Mittel in dem wirtschaftlich entkräfteten bürgerlichen Mittelstand durch die Ausgaben für den notwendigsten Lebensunterhalt vollständig aufgebraucht werden, so daß für akademische Ausbildungszwecke nichts mehr übrig bleibt, und weil außerdem die Entlohnung im späteren Berufe den aufzuwendenden Kosten nicht mehr entspricht, so daß die Verantwortung nicht mehr übernommen werden kann, zum Zwecke der akademischen Ausbildung fremde Gelder aufzunehmen. So werden die Kreise, in denen die geistige Arbeit bisher Überlieferung war und aus denen zum Teil aus diesem Grunde viele für die Allgemeinheit wertvolle Kräfte hervorgegangen sind, diesen Berufen verlorengehen und der akademische Nachwuchs nur noch aus einem kleinen Teil des Volkes hervorgehen können, einem Teil, der mitunter sehr wenig geeignet ist, die geistigen Führer im Erwerbs- und öffentlichen Leben zu liefern. Das aber bedeutet für die *deutsche Volkswirtschaft eine schwere Gefahr*. Denn Deutschlands Wirtschaftsleben ist in erster Linie groß geworden durch die *Durchdringung der körperlichen*, handwerksmäßigen Tätigkeit *mit geistiger Arbeit*. Aller Fortschritt in Wirtschaft und Kultur ist letzthin in der geistigen Arbeit, dem Fortschreiten der wissenschaftlichen Erkenntnis begründet. Erst die wissenschaftlichen

Errungenschaften haben den Wirkungsgrad der körperlichen Arbeit so erhöhen können, daß die Güter der Natur sich umwandeln in Kulturgüter. Wird das Emporkommen wissenschaftlicher Forschung durch eine unzweckmäßige Besoldungspolitik gelähmt, so wird dem Wirtschaftsleben eine der mächtigsten Grundlagen zu seiner weiteren Entwicklung entzogen.

III. Ernährungspolitik.

1. Die Ernährungspolitik im Altertum und im mittelalterlichen Stadtstaat.

Die Ernährungspolitik einer Zeit steht wie die gesamte Wirtschaftspolitik jeweils unter dem Einfluß des Geistes, der das ganze Wirtschaftsleben beherrscht. In jenen Zeiten gebundenen Wirtschaftslebens, in denen die Obrigkeit es als ihre Aufgabe erachtete, das gesamte Wirtschaftsleben zu regeln und zu leiten, sehen wir die Zentralgewalt starke Eingriffe auch in das Ernährungswesen vornehmen. Ja hier stehen — sowohl im Altertum wie im mittelalterlichen Stadtstaat — Ernährungsfragen und -sorgen im Kernpunkt der Wirtschaftspolitik, die in kritischen Zeiten sogar zu einer Zwangsbewirtschaftung des Getreides und amderer Lebensmittel schreitet. Diese öffentliche Bewirtschaftung der Nahrungsmittel spielt besonders in den Bezirken, die sich nicht selbst ausreichend versorgen können, sondern auf die Zufuhr von auswärts angewiesen sind, eine große Rolle. So besonders in *Athen* und *Rom*. In Attika reichte bereits zu Solons Zeiten das heimische Getreide nur in Zeiten besonders guter Ernten. Zur Zeit des Demosthenes wurde dies Land hauptsächlich aus dem Pontus versorgt. Große Kornflotten, die in kritischen Zeiten von Kriegsschiffen begleitet waren, vermittelten die Einfuhr. Für Rom wurde bereits seit dem 5. Jahrhundert v. Chr. Getreide vom Staate aus den italienischen Provinzen, besonders aus jener Kornkammer des Altertums, Sizilien, aufgekauft, später auch aus Afrika und Ägypten. Hand in Hand mit dieser öffentlichen Getreideversorgung ging eine Preispolitik, die darauf gerichtet war, der großen Masse der Bevölkerung das Brot zu nur sehr mäßigen Preisen, teilweise unentgeltlich zur Verfügung zu stellen. Die „Lex frumentaria" des C. Gracchus (123) setzte den Preis für den Modius Weizen in Rom auf $6^1/_3$ As fest, während es in den Ausfuhrländern wie Sizilien doppelt so hoch stand. Seit dem Jahre 58 kam dann die unentgeltliche Lieferung an die minderbemittelte Bevölkerung auf, zu Cäsars Zeiten waren etwa 320000 Personen auf diese Weise zu versorgen.

Von der hohen Bedeutung der öffentlichen Getreidewirtschaft für das Wohl des ganzen Volkes legt ein neuerdings gefundener *altägyptischer Papyrus* Zeugnis ab[1]). Dort wird von einem Aufruhr um das Jahr 2000 berichtet, in dem die Kornmagazine zerstört worden sind, und es heißt darin:

„Es sind ja die Beamten erschlagen, ihre Akten sind fortgenommen."
„Wie wehe ist mir vor Traurigkeit in solcher Zeit."

Oder an anderer Stelle:

„Es sind ja die Akten der Kornschreiber zerstört, ..."
„Es dreht sich das Land wie eine Töpferscheibe, ..."
„Der Nil flutet und doch ackert man nicht."

Eine ähnliche, aber doch in mancher Hinsicht anders geartete Ernährungspolitik hatte der *mittelalterliche Stadtstaat*. Hier war die gesamte Wirtschaftspolitik beherrscht von den Gedanken des gerechten Ausgleichs zwischen Produzenten und Konsumenten. Wirtschaft war nicht private Sache des einzelnen, sondern öffentliche Angelegenheit, und der einzelne stand in seiner Wirtschaft

---

[1]) Vgl. auch Häpke: a. a. O. Auch die Geschichte Josephs in Ägypten in der Bibel zeigt, daß öffentliche Getreidewirtschaft in den Reichen des Altertums recht allgemein verbreitet war.

Konsumtion und vor allem der *Marktzwang*: niemand darf verkaufen oder kaufen an anderen Stellen als dem öffentlichen Markt, es sei denn, er besäße ausdrücklich die Erlaubnis, und der Markt ist nur den städtischen Bürgern zugänglich, niemandem anders, außer er erhalte die ausdrückliche Genehmigung. Damit waren die Richtlinien für die Ernährungspolitik gegeben. Die Sorge der Öffentlichkeit für zureichende und gute Versorgung der Bevölkerung gipfelte einmal in der *Beaufsichtigung* der betreffenden Produzenten — der Bäcker, Fleischer, Müller — über die Güte ihrer Erzeugnisse, richtigen Maßes und Gewichtes, sodann der Festsetzung von *Preistaxen* für die wichtigsten Lebensmittel, insbesondere für Brot und Fleisch und schließlich einer *Vorratspolitik* in kritischen Zeiten.

So finden wir Preistaxen schon im frühesten Mittelalter, zuerst herausgeboren aus dem kanonischen Recht (Konzil von Frankfurt, 794, setzte den Getreidepreis fest); im späteren Mittelalter, etwa vom 13. Jahrhundert an, waren Preistaxen ganz allgemein (1272 die ersten Preistaxen der Bäcker in Berlin). Solche Preistaxen haben sich dann noch erhalten, auch nachdem die mittelalterliche Stadtwirtschaft längst verfallen war. Ihr Erbe, der sog. merkantilistische Territorialstaat, wandelte gerade in bezug auf die Ernährungspolitik in den Bahnen der alten Stadtwirtschaft und hielt bis ins 19. Jahrhundert hinein die Preistaxen aufrecht. Auch die sog. „Reichspolizeiordnung" von 1548 hielt in Art. 36 an dem Taxwesen fest. Streng wurde ferner das Verbot des Vor- und Aufkaufens von Lebensmitteln gehandhabt; keiner durfte mehr als für den eigenen Hausbedarf kaufen; jeder Zwischenhandel war streng verpönt. An Übertretungen scheint es aber trotzdem nicht gefehlt zu haben. Below[1]) zitiert einen alten sprichwörtlichen Vers aus jener Zeit:

> „Durch Gesetz, Statut und Polizei,
> Haut er der Löcher mancherlei."

Zur Vermeidung von Teuerungen war die Ausfuhr von Lebensmitteln aus dem Stadtgebiet im allgemeinen streng verboten. Zum Teil wurde auch, namentlich in kriegerischen Zeiten, Getreide in städtischen Kornhäusern aufgespeichert, oder die Bäcker wurden zum Halten von Vorräten verpflichtet.

2. Ernährungssorgen der modernen Industriestaaten.

Mit dem Aufkommen der modernen Industriestaaten, in England vom Ende des 18. Jahrhunderts an, in Deutschland seit der zweiten Hälfte des 19. Jahrhunderts, tritt die Ernährungspolitik in ein neues Stadium. War in früheren Zeiten vor dem Ausbau der Verkehrsmittel und -wege das Augenmerk im besonderen darauf gerichtet, sich vor dem Wechsel der Ernten zu sichern, Vorratspolitik[2]) zu treiben, um bei Mißernten wie auch bei kriegerischen Verwicklungen nicht der Hungersnot preisgegeben zu sein, so tritt nun diese Sorge zurück. Eine Mißernte ist jetzt von keinen ernsteren Folgen mehr begleitet, da der geregelte Verkehr schnell einen Ausgleich herbeiführt. Aber andere, *neue Sorgen* treten auf: die *Bevölkerung wächst über den Spielraum*, den die eigene Landwirtschaft gewähren kann, immer weiter hinaus. Aus anderen, dünner besiedelten Gebieten müssen Getreide und andere Lebensmittel eingeführt werden, um die Bevölkerung ausreichend zu versorgen. Und erkauft wird diese Einfuhr von Agrarprodukten mit der Ausfuhr von Fabrikaten. Da erhebt sich die bange Frage: Wird diese Nahrungsmittelzufuhr von Bestand sein, werden nicht einmal die Agrarländer aufhören zu liefern, und wird damit nicht die Existenz des eigenen Volkes bedroht sein? Diese Sorgen verdichten sich zu *Forderungen* der Wirtschafts-, insbesondere der *Ernährungspolitik*. Und diese Forderungen lauten: *Sicherstellung im Dienste der Allgemeinheit.* Deshalb die Regelung der Produktion wie der

---

[1]) Below: a. a. O. S. 21.

[2]) Bekannt sind die Bestrebungen *Friedrichs des Großen*, ein sog. „*Magazinsystem*" aufzubauen, das darin bestand, in Zeiten günstiger Ernten Getreide aufzukaufen, um in der Not, bei Mißwachs, wie auch in Kriegszeiten versorgt zu sein. Vgl. W. Naude: Die brandenburgisch-preußische Getreidehandelspolitik von 1713—1806, in Schmollers Jahrb. Jg. 29, H. 1. 1895.

der Ernährung wie der Versorgung mit den übrigen unentbehrlichen Rohstoffen, die der heimische Boden nicht zu liefern vermag, und infolgedessen zugleich *Erschließung von Absatzmärkten* für die heimische Industrie zur Ermöglichung der Gewinnung dieser nicht im Lande erzeugten Produkte durch Ausfuhr von Industriefabrikaten.

Auf zwei verschiedenen, ja zum Teil einander entgegengesetzten Wegen ist dies Problem zu lösen versucht worden: *einmal* durch *autarkische Abschließung* vermittels einer *Schutzzollpolitik* mit dem Zweck der *weitgehendsten Selbstgenügsamkeit*, zum *anderen* durch *ungehinderte Verflechtung in die Weltwirtschaft* durch *Verwirklichung des Freihandels*[1]). Den ersten Weg ging Deutschland, den zweiten England bis zum Kriege.

Von den *Befürwortern der Selbstgenügsamkeit* wird auf die Gefahren der Abhängigkeit eines Industriestaates, dessen Bevölkerung durch die heimische Landwirtschaft nicht mehr ausreichend versorgt werden könne, hingewiesen. Diese wären doppelter Natur: einmal drohe das *Versiegen der Nahrungsmittelzufuhr* infolge industrieller Verselbständigung der bislang liefernden Agrarländer, verbunden damit wäre aber auch zugleich ein *Rückgang der Ausfuhr von Fabrikaten*, mit der die Einfuhr von Nahrungsmitteln bezahlt werden müßte. Das bedeute in den Industrieländern Brot- und Arbeitslosigkeit der breiten Masse, wodurch die Existenz von Volk und Staat in Frage gestellt sei.

Diese Befürchtungen sind, wenn sie auch übertrieben sein mögen, nicht ohne weiteres von der Hand zu weisen. Freilich hat sich bislang immer gezeigt, daß die ausfallende Zufuhr von Agrarprodukten aus einem sich industriell verselbständigenden Lande mehr als reichlich durch das Auftauchen neu erschlossener Agrarländer auf dem Weltmarkt ausgeglichen wurde. Und eine wirkliche Gefahr des Knapperwerdens der Nahrungsmittelzufuhr an die Industriestaaten kann solange nicht vorliegen, als noch auf der gesamten Erde genügend Nahrungsmittelspielraum vorhanden ist[2]). Andererseits zeigte sich jedoch, und zwar als eine Folge der zunehmenden Industrialisierung sämtlicher Länder, ein *fortgesetztes Steigen der Preise* auch der eingeführten Agrarprodukte im letzten Jahrzehnt vor dem Kriege. Eine sachgemäße Ernährungspolitik müßte infolgedessen bestrebt sein, der heimischen Bevölkerung die Nahrungsmittel so günstig wie möglich zu beschaffen. Aber gerade das Mittel, das gefordert wird, um diese Gefahr zu bannen, die *Erhebung eines agrarischen, insbesondere eines Getreideschutzzolles*, erscheint das *allerungeeignetste*. Durch den Schutzzoll soll die industriestaatliche Landwirtschaft zu Konkurenzfähigkeit mit der überseeischen erzogen werden, um in die Lage gebracht zu werden, die heimische Bevölkerung ausreichend versorgen zu können. Allein die Konkurrenzunfähigkeit der industriestaatlichen Landwirtschaft gegenüber den Agrarländern liegt in der Höhe des Bodenwertes in den Industriestaaten. Der Zoll aber, der seinen Zweck, die Steigerung des Getreidepreises, erfüllt, erhöht zugleich auch die Bodenrente und den Bodenwert,

---

[1]) Der Raum gestattet nicht, näher auf das interessante nationalökonomische Problem einzugehen. Interessenten seien auf meine beiden Schriften: Das weltwirtschaftliche Problem der modernen Industriestaaten, 1916 und: Vom Geist in der Wirtschaftspolitik, 1919 verwiesen. An Schriften, die die *wirtschaftliche Selbstgenügsamkeit* befürworten, seien genannt: A. Wagner: Agrar- und Industriestaat, 1902; E. Pohle: Deutschland am Scheidewege. 1902; K. Oldenberg: Deutschland als Industriestaat, 1897; G. Hildebrand: Die Erschütterung der Industriewirtschaft, 1910. *Gegen* Schutz-, insbesondere Agrarzölle sind gerichtet: E. Brentano: Die Schrecken des überwiegenden Industriestaates. 1901 und: Die deutschen Getreidezölle, 2. Aufl. 1911; H. Dietzel: Weltwirtschaft und Volkswirtschaft, 1900; F. Mender: Das moderne Zollschutzsystem, 1916.

[2]) Auf dies Problem wird im folgenden Kapitel näher eingegangen. Hier sei nur bemerkt, daß auf absehbare Zeit ein Knapperwerden der Nahrungsdecke der Erde nicht zu befürchten ist.

verteuert also gerade das Produktionselement, in dessen Höhe die Konkurrenzunfähigkeit der zu schützenden Landwirtschaft besteht. Das erstrebte Ziel, die Landwirtschaft eines Industriestaates unabhängig von der Nahrungsmitteleinfuhr aus anderen, klimatisch günstiger gelegenen, dünn besiedelten Ländern zu machen, kann somit ein *Schutzzoll niemals erreichen*; im Gegenteil, die Schutzzollpolitik verteuert nicht nur die inländischen Agrarprodukte durch Hochhaltung der Preise im Inlande über dem Weltmarkt, sie bewirkt auch durch die Erschwerung der Einfuhrmöglichkeit eine Verteuerung der Waren auf dem Weltmarkt. Denn in dem Maße, wie der Industriestaat seinen Markt fremden Erzeugnissen versperrt, bereiten diese der Aufnahme von Industriefabrikaten Schwierigkeiten. Der Weg, den *Deutschland* in seiner Ernährungspolitik einschlug, konnte somit *nicht zum Ziele führen*. Eine *Freihandelspolitik* dagegen, wie sie *England* bis zum Kriege hatte, öffnet den heimischen Markt bereitwillig den ausländischen Agrarerzeugnissen, was einmal dem Konsumenten durch Niedrighaltung der Preise für die wichtigsten Lebensmittel zugute kommt, zum anderen auch der inländischen Industrie, die auf Entgegenkommen in der Aufnahme ihrer Erzeugnisse auf fremden Märkten rechnen kann.

Freilich soll die weit schwierigere Stellung Deutschlands gegenüber dem Meer beherrschenden, an kolonialen Unternehmungen reichen England nicht verkannt werden. Die Ernährungssorgen waren für Deutschland viel ernsterer Natur. Die *Stärkung der heimischen Landwirtschaft* mußte in erster Linie Ziel sein — freilich nicht durch das untaugliche Mittel des Schutzzolls — sondern durch *Hebung der Agrikulturkenntnisse* (Pflege von Landwirtschaftsschulen und ähnliches) und vor allem durch *innere Kolonisation*: Schaffung von Kleinbauerstellen, Heimstätten, an Stelle großer Latifundien. Die Getreideversorgung des deutschen Volkes aber hätte durch langfristige Handelsverträge auf freihändlerischer oder doch nur sehr gemäßigt schutzzöllnerischer Grundlage mit den Überseeländern und den Staaten Osteuropas sichergestellt werden müssen. Statt autarkischer Abschließungsbestrebungen hätte Ziel der Politik möglichst weitgehende Verflechtung in die Weltwirtschaft sein müssen. Dadurch wäre dem Konsumenten die Lebenshaltung verbilligt, der Industrie durch erhöhte Exportmöglichkeit Arbeitsgelegenheit beschafft worden. Denn — das ist auch hier wieder die Ironie des Schicksals — das Mittel, durch das die Schutzzolländer wie Deutschland die Gefahr des Versiegens der Nahrungsmittel-Einfuhr bannen wollten, war gerade geeignet, diese Gefahr heraufzubeschwören. Denn die Absperrungspolitik der Industriestaaten zwang erst die Agrarländer, sich zu industrialisieren. Diese Absperrungspolitik ist es dann auch gewesen, die jene Atmosphäre des gegenseitigen Mißtrauens und Übelwollens, die die Keime zum Ausbruch des Weltkrieges enthielt, — wenn vielleicht nicht geschaffen — so doch gestärkt und verdichtet hat.

Vor dem Kriege wäre der gekennzeichnete Weg in der Ernährungspolitik für Deutschland leicht gangbar gewesen; daß er nicht beschritten wurde, ist auf das Überwiegen großagrarischer Sonderinteressen über das Gemeinwohl zurückzuführen. Gegenwärtig ist dagegen eine solche Politik sehr erschwert. Inwieweit Deutschland heute und in der Zukunft seine Getreideversorgung von auswärts durch günstige Gestaltung der Handelsbeziehungen sicherstellen kann, kommt auf die gegenwärtig nicht vorauszusehende politische Konstellation an. Um so mehr muß Pflege der heimischen Landwirtschaft, freilich nicht durch Schutzzölle, sondern durch die anderen genannten Mittel erstes Ziel sein. Das ist um so mehr notwendig, als gegenwärtig die landwirtschaftlichen *Erträge* gegenüber der Vorkriegszeit *stark gesunken* sind. Zunächst ist durch die Abtretung von Gebieten die *Produktionsfläche* eine *geringere* geworden: 14,2% der gesamten landwirtschaftlichen Nutzfläche ist verloren gegangen, gegen einen Menschenverlust von nur 10%. So steht Deutschland nur eine verkleinerte Ernährungsbasis zur Verfügung. Und auch auf dieser sind die Erträge zurückgegangen. Der Hektarertrag an Weizen minderte sich von 24,1 dz 1913 auf 14,2 dz im Jahre 1922 und 16,6 dz 1924, erst 1925/26 stieg der Hektarertrag auf 20,7 dz; der Hektarertrag von Roggen ging von 19,3 dz auf 12,6 dz 1922 und 17,1 dz, 1925 Gerste von 22 dz auf 14 bzw. 18,1 dz, Hafer von 22 dz auf 12,5 bzw. 16 dz, Kartoffeln von 157 dz auf 149 bzw. 148,5 dz im Jahre 1925 zurück. Dementsprechend gingen auch die Ernteerträge zurück: bei Weizen von 4 Mill. t 1914 auf 2,4 Mill. t 1924 und 3,2 Mill. t 1925, bei Roggen von 10,1 Mill. t auf 5,7 bzw. 8 Mill. t, bei Hafer von 8,6 auf 5,6 bzw. 5,5 Mill. t, bei Gerste von 3 auf 2,4 bzw. 2,5 Mill. t im Jahre 1925. Die Folge des Rückganges der landwirtschaftlichen Produktion war, daß eine verhältnismäßig größere Quote vom Ausland eingeführt werden mußte. Während im Frieden nur etwa $^1/_3$ des Getreidebedarfs eingeführt zu werden brauchte, betrug in den Nachkriegsjahren die Einfuhrquote bis zu $^2/_3$ des Gesamtbedarfs. Die seit 1925 wieder aufgenommene Zollpolitik ist aber verfehlt. Nur die zollfreie Einfuhr von Getreide kann die Landwirtschaft in den Stand setzen, sich sachgemäß der veränderten Weltmarktlage anzupassen.

Von fast noch einschneidenderer Bedeutung ist aber der *Rückgang der Viehwirtschaft*. Abgesehen davon, daß der Verlust an Vieh durch die Abtrennung der Gebiete ebenfalls größer war als der an Bevölkerung, ist auch der Viehbestand in den uns gebliebenen Gebieten zurückgegangen. Denn auf 1000 ha Anbaufläche entfielen 1913: 560,3 Rinder, 1921 dagegen nur 522; der Schweinebestand ging sogar von 836,7 auf 1000 ha im Jahre 1913 auf 591,7 im Jahre 1921 zurück. Vom 1. Dezember 1913 bis 1. Dezember 1925 ging der Rindviehbestand von 18,5 auf 17,2 Mill., der Schweinebestand sogar von 22,5 auf 16,1 Mill. zurück. In diesen Zahlen erschöpft sich aber die Einbuße in der Fleischversorgung der deutschen Bevölkerung keineswegs, denn infolge der Einschränkung der Kraftfuttermitteleinfuhr[1]) hat die *Qualität des Viehs sehr gelitten*; eine Mästung des Viehs ist in dem Maße wie in früheren Zeiten heute kaum mehr möglich. Infolgedessen ist zu dem Rückgang des Viehbestandes auch eine Minderung des Gewichts getreten. Stellt man zur Veranschaulichung der Verschlechterung der Fleischversorgung die Anfälle aus den beschaupflichtigen Schlachtungen von 1913 und 1921 gegenüber, so ergibt sich für ersteres Jahr ein Gewicht von 2 508 321 t Fleisch, 1921 dagegen nur 1 151 355 t, das ist ein Rückgang der der städtischen Bevölkerung zur Verfügung stehenden Fleischmenge von 1 446 966 t oder rund 50%[2]). Gegenüber 1906 zeigt sich 1924 nach der Reichsstatistik eine Abnahme des Schlachtgewichts bei Ochsen von 10,9%, bei Kühen von 8,3%, bei Kälbern von 10,3% und nur bei Schweinen eine Zunahme von 3,5%.

Auf der Fleischkost basiert aber — wie im vorhergehenden hervorgehoben — die Nahrung des Städters und Industriellen, des Arbeiters, des Angestellten wie des Leiters. Ein Volk, das gegenwärtig im Wirtschaftskampf bestehen will, muß in der Lage sein, sich *ausreichend mit Fleisch versorgen zu können*. Da die heimische Produktion nicht ausreicht, muß das Augenmerk der Ernährungspolitik darauf gerichtet sein, die fehlende Fleischmenge durch Einfuhr zu beschaffen.

---

[1]) Nach der Reichsstatistik ging gegenüber den letzten Friedensjahren die Einfuhr von Futtergerste um 94,5%, von Hafer um 84,8%, von Kleie um 90,7%, von Ölkuchen um 88,0% zurück. Vgl. hierzu die vom Statistischen Reichsamt herausgegebene Schrift: „Deutschlands Wirtschaftslage unter den Nachwirkungen des Weltkrieges", 1923.

[2]) Vgl. den Aufsatz von Ministerialrat Dr. Niklas: „Gefrierfleischeinfuhr und einheimische Produktion", in Der Hanseat Jg. 4, H. 10/11.

Und hier bietet sich in der Einfuhr von *Gefrierfleisch* ein geeignetes Mittel zur Hebung des Fleischkonsums. Infolge der erstklassigen Beschaffenheit des südamerikanischen Viehbestandes sowie der vervollkommneten Technik des Gefrierens steht gegenwärtig Gefrierfleisch an Nährwert dem Fleisch aus eigener Produktion keineswegs nach. Deshalb sollten alle gesetzlichen Maßnahmen, die die Gefrierfleischeinfuhr hemmen, fallen; im Gegenteil wäre es Aufgabe der Ernährungspolitik, die Einfuhr von Gefrierfleisch im besonderen zu begünstigen. Vor allem ist die Aufhebung des § 12 des Fleischbeschaugesetzes, das der Einfuhr Schwierigkeiten bereitet, und zwar endgültig durch Gesetz — nicht nur vorübergehend im Verordnungswege — zu fordern. Dann kann sich der Handel im großen auf die Einfuhr von Gefrierfleisch einstellen, was eine wesentliche Verbilligung zur Folge haben wird. Volk ist in Not, deshalb dürfen agrarische Sonderinteressen nicht wieder wie in früheren Zeiten über das Gemeinwohl gestellt werden.

3. Ernährungsfragen der Zukunft.

Die Frage nach der Möglichkeit des Versiegens der Nahrungsmittelquellen auf der ganzen Erde, oder — was das gleiche ist — der absoluten Übervölkerung der Erdoberfläche, ist eng an den Namen MALTHUS geknüpft. Wenn auch schon vor ihm von anderen, so von dem Feldprediger Friedrich des Großen, J. P. Süssmilch, wie von Justus Möser auf die Gefahren der Übervölkerung aufmerksam gemacht worden ist, so war der Engländer R. Th. Malthus (1766—1834) doch der erste, der das Problem in seiner ganzen Größe erfaßte und eine Lösung versuchte. Seine Lehre gipfelte in der Behauptung, daß die *Bevölkerung sich schneller vermehre*, als günstigstenfalls die *Nahrungsmittel gesteigert* werden könnten. Die Bevölkerung, so lehrte er, hätte die Tendenz, in geometrischer Progression zu wachsen, und zwar verdoppele sie sich in jeweils 25 Jahren, die Nahrungsmittel könnten aber höchstens in arithmetischer Progression gesteigert werden. Das dadurch entstehende Mißverhältnis zwischen Volkszahl und Ernährungsmöglichkeit finde seinen Ausdruck in dem Elend, der Not, der Armut, sowie in Laster und Verbrechen; und er empfahl als Mittel die Einschränkung der Kindererzeugung durch Enthaltsamkeit.

Eine mehr als hundertjährige Erfahrung hat MALTHUS aber bezüglich seiner *Prognose* von der Bevölkerungszunahme *nicht recht* gegeben: Eine 25jährige Verdoppelungsperiode wäre — selbst bei günstigster Sterblichkeit — nur unter der Voraussetzung gegeben, daß auf jede gebärfähige Frau im Durchschnitt acht Kinder entfielen, die am Leben blieben; ein Kinderreichtum, wie kein Volk ihn aufweist[1]). Was aber ganz besonders ins Gewicht fällt, ist, daß neuere statistische Forschungen gezeigt haben, daß mit *zunehmendem Wohlstand*, Verfeinerung der Bedürfnisse, Erhöhung der Ansprüche, kurz mit kulturellem Aufstieg die *Zahl der Geburten ständig zurückgeht*[2]). Die außerordentliche Zunahme der Bevölkerung, die die Industriestaaten Europas im Laufe des 19. Jahrhunderts zu

---

[1]) Die stärkste Bevölkerungszunahme haben im Laufe des letzten Jahrhunderts Britisch-Indien und Java aufzuweisen; in beiden Ländern hat sich die Bevölkerung im Laufe von etwa 50 Jahren verdoppelt. Weit geringer war die Bevölkerungszunahme in den europäischen Kulturstaaten, in denen die Verdoppelungsperioden 75—100 Jahre betrugen.

[2]) Von besonderem Interesse sind hier die Untersuchungen des jüngeren BERTILLON, der nachweisen konnte, daß in den Weltstädten Paris, Berlin, Wien, London die Zahl der Geburten in den armen Stadtteilen eine viel größere ist als in den wohlhabenden und reichen. So kamen in den sehr armen Stadtteilen dieser Städte 108—200 Geburten jährlich auf 1000 gebärfähige Frauen, in den reichen Stadtteilen dagegen 53—107 und in den sehr reichen nur 34—71 Geburten. Vgl. Bull. de l'inst. internat. de statist. Bd. 11. 1899.

verzeichnen haben, ist nicht — wie nach der Lehre von Malthus zu erwarten
wäre — einer wachsenden Zahl von Geburten zu danken, sondern ist darauf
zurückzuführen, daß infolge sanitärer Maßnahmen, der Verbesserung der hygienischen Verhältnisse, der Bekämpfung der Epidemien und Seuchen die *Sterblichkeit sich verringerte*, so daß sich ein Geburtenüberschuß aus dem noch schnelleren
Herabgehen der Sterbeziffer als der Geburtenziffer ergab[1]). Damit ist aber die
Begrenztheit der Bevölkerungszunahme gegeben; diese findet ihr Korrektiv in sich
selbst. Da das Sinken der Sterbeziffer durch die Natur der Dinge begrenzt ist,
muß bei fortgesetzter Abnahme der Geburtenziffer diese sich einmal niedriger
stellen als die Sterbeziffer. Der Geburtenüberschuß schlägt dann um in einen
Sterbeüberschuß; die Bevölkerung hört auf zu wachsen[2]).

Und betrachten wir das Problem von der *Nahrungsmittelseite* aus, so sehen
wir, daß auch hier Malthus mit seiner Prognose nicht recht gehabt hat. Trotz
der außerordentlichen Zunahme der Bevölkerung ist der Nahrungsmittelspielraum der Welt kein kleinerer geworden, sondern hat sich — wenigstens bis zum
Kriege — noch mehr erweitert und vergrößert als die Volkszahl der Erde. Den
Beweis geben die ständig gestiegenen Ernteerträge in allen Weltteilen[3]), die fortgesetzt steigende Einfuhr von Nahrungsmitteln nach Europa[4]) und nicht zuletzt
auch die Verbesserung der Lebenshaltung, die Erhöhung und Verfeinerung im
Lebensstil und in der Lebensführung in allen Schichten der Bevölkerung. Trotz
der außerordentlichen Zunahme der Bevölkerung ist die Ernährung keine schlechtere geworden, sondern hat sich im Laufe der letzten Jahrzehnte vor dem Kriege
wesentlich gebessert. Ja, nach den Berechnungen des englischen Handelsamts
hat im letzten Jahrzehnt vor dem Kriege die mit Weizen bebaute Fläche der
Erde sogar stärker zugenommen als die Bevölkerung dieser Gebiete. Denn erstere
stieg von 1901—1911 um 22,9%, letztere nur um 13%[5]).

So könnte man zur *Umkehrung des Satzes von Malthus* kommen und folgern,
daß die Nahrungsmittel die Tendenz haben, sich schneller zu vermehren als die
Bevölkerung. Denn einerseits zeigt sich — soweit unsere Erfahrungen reichen —
die durch das stärkere Absinken der Sterbeziffer gegenüber der Geburtenziffer
bedingte außerordentliche Bevölkerungszunahme des 19. Jahrhunderts nur als
ein kurzes Zwischenspiel, an dessen Anfang stagnierende Bevölkerungsbewegung
infolge hoher, die Geburtenziffer überragender Sterbeziffer steht, dessen Ende
aber bezeichnet ist durch Aufhören des Bevölkerungswachstums infolge Sinkens der
Geburtenziffer auf oder gar unter die Sterbeziffer. Auf der anderen Seite zeigen
uns aber die letztverflossenen Vorkriegsjahrzehnte eine sehr starke Ausweitung
des Nahrungsmittelspielraums, die zum Teil größer ist als selbst eine starke

---

[1]) Im Deutschen Reich kamen in den 40er Jahren des vorigen Jahrhunderts auf 1000
der Bevölkerung 36,1 Geborene, 26,8 Gestorbene, der natürliche Bevölkerungszuwachs stellte
sich somit auf 9,3; zu Beginn des 20. Jahrhunderts stand dagegen einer Geburtenziffer von
nur 34,9 eine noch viel stärker gesunkene Sterbeziffer von nur 20,0 gegenüber, so daß sich
ein Bevölkerungszuwachs von 14,9 ergab.

[2]) Vgl. näheres darüber bei Brentano: Die Malthussche Lehre, in Abhandl. d. hist.
Klasse d. Kgl. bayrischen Akad. d. Wiss. Bd. 24. 1909, sowie in meiner Schrift: Volkswirt-
schaftliche Theorien, 1920.

[3]) Nach den Zusammenstellungen des ungarischen Ackerbauministeriums stieg der
Welternteertrag an Weizen von 1878/82 mit 554,5 Mill. dz auf 955,5 Mill. dz im Jahre 1909,
der von Roggen im gleichen Zeitraum von 303,7 Mill. dz auf 459,4 Mill. dz. Allein in Argentinien stieg die Weizenernte von 16,9 Mill. dz (1891—1900) auf 52,4 Mill. dz (1908).

[4]) Nach den statistischen Veröffentlichungen des englischen Handelsamtes stieg die
Einfuhr von Weizen in das Vereinigte Königreich von 57,6 tausend Cwts im Durchschnitt
der Jahre 1880/84 auf 94,7 tausend Cwts 1905/08; die Einfuhr von Vieh und Fleisch im
gleichen Zeitraum von 13,5 tausend Cwts auf 21,9 Cwts.

[5]) Agricultural Statistics 1911; vgl. auch Lichtenfelt: a. a. O. S. 193.

Bevölkerungszunahme[1]). Trotzdem wird man aber mit der Behauptung, die Nahrungsmittel vermehrten sich schneller als die Bevölkerung, ebenso vorsichtig sein müssen wie mit der entgegengesetzten. Wenn auch freilich für die gesamte Menschheit das Ernährungsproblem heute noch nicht brennend sein mag, — worauf weiter unten näher eingegangen wird, — so kann es doch für das einzelne Volk seine bedenklichen Seiten haben. Denn die Lehre von MALTHUS besteht für ein solches Volk *zu Recht,* dem, auf räumliches Gebiet beschränkt, die *Möglichkeit entzogen* ist, sich über dasselbe entweder *durch Auswanderung* oder — was das weit vorteilhaftere und daher erstrebenswerte Ziel ist — *durch Warenexport auszubreiten.*

Damit rückt der Begriff „*Übervölkerung*" in ein neues Licht. Die Frage der „absoluten Übervölkerung" der Erdoberfläche, die die alten Merkantilisten des 18. Jahrhunderts beschäftigte, kommt in die zweite Reihe; dagegen wird akut die Frage nach der „*relativen Übervölkerung*" eines Landes, einer Übervölkerung, die weniger bezug hat auf die Größe des betreffenden Landes, als vielmehr auf die *jeweilige Wirtschaftsverfassung* und *wirtschaftliche Struktur* des Volkes und Landes. Wo eine „intellektuelle" Ausbreitung des Volkes über die Grenzen des eigenen Gebietes durch Export seiner Arbeit und Produkte, seines Kapitals, seines Geistes gegeben ist, da besteht keine Übervölkerung, auch wenn der Nahrungsspielraum der eigenen Landwirtschaft weit überschritten ist. Wo dagegen jene fehlt, sei es durch eine ungeeignete Wirtschaftsverfassung wie in Rußland, oder durch Lahmlegung des Wirtschaftslebens, Verarmung des Volkes infolge Überbürdung mit aufdiktierten Lasten, wie in Deutschland und Österreich, da tritt Übervölkerung ein, d. h. da steht die Volkszahl zum erkrankten wirtschaftlichen oder politischen Leben nicht mehr in einem richtigen Verhältnis. Infolgedessen muß es Aufgabe der einzelnen Staaten sein, durch zweckmäßige Gestaltung ihrer Politik dem eigenen Volke einen möglichst großen Anteil an der Weltwirtschaft und ihrem Gesamtertrage zu sichern. Und damit mündet dieses Problem in die im vorigen Kapitel behandelten Fragen von der sachgemäßen Gestaltung der Ernährungspolitik. Die Voraussetzung dafür ist freilich, daß eine absolute Übervölkerung der Erdoberfläche noch nicht vorliegt. Und wie steht es hiermit; ist begründete *Befürchtung,* daß in absehbarer Zeit die *Nahrungsdecke zu klein* für eine weiter fortschreitende Bevölkerung der Erde werde? —

Hierüber liegen nun mehrere interessante Untersuchungen, insbesondere von BALLOD vor[2]). Versucht man zunächst, sich einen Überblick über die Ausdehnungsmöglichkeit der Getreideanbaufläche, vor allem des *Weizenanbaues* als der edelsten Brotfrucht, der für die Zukunft die größte Bedeutung zukommt, zu verschaffen, so kommt man — nach BALLOD — zu dem Ergebnis, daß auf der

---

[1]) Vgl. auch JULIUS WOLF: Nahrungsspielraum und Menschenzahl, 1917, in dem es heißt: „Nicht *mangelhafte* Anpassung, sondern *Über*anpassung ist das Gesetz der Zeit, in die wir eingetreten sind, d. h. nicht zur Akkomodation der Menschenzahl an Nahrungs- und Unterhaltungsmittelspielraum, sondern — soweit es sich um die Kulturmenschheit handelt, — ein *steigendes* Zurückbleiben der Menschenzahl hinter der Unterhaltungsmöglichkeit. Es ist richtig, der technisch-ökonomische Fortschritt verlangsamt sich. Er setzt nicht aus und verästelt sich hundert- und tausendfach, aber zieht man seine Summe, so sieht man, daß seine Steigerungsreihe geringer wird. Das Wachstum der Menschenzahl jedoch, mindestens soweit es sich um die Kulturmenschheit handelt, verlangsamt sich noch mehr. Die Geburtenziffer geht ja, ... je näher es unserer Tage, desto entschiedener zurück. In Hinsicht der Sterblichkeit sehen wir einen raschen und bedeutenden Fortschritt von einem *langsameren* abgelöst. Und daraus ergibt sich, daß auch die Vermehrungsrate der Bevölkerung ... nunmehr allgemein bei den Kulturnationen zurückgehen muß." (S. 32.)

[2]) BALLOD: Grundriß der Statistik, 1912 und: Wieviel Menschen kann die Erde ernähren, in Schmollers Jahrb. Jg. 36, 1912. Vgl. auch meine schon erwähnte Schrift: Das weltwirtschaftliche Problem der modernen Industriestaaten.

gesamten Erdoberfläche noch etwa 50—60 Mill. ha — ohne künstliche Bewässerung — mit Weizen bestellt werden könnten, das ist gegenüber den heutigen Verhältnissen 60—70% mehr. Unter Zuhilfenahme künstlicher Bewässerung würde sich aber eine weitere Ausdehnungsmöglichkeit um ca. 40 Mill. ha ergeben. Das heißt: „Die gesamte Weizenfläche auf Erden könnte etwas mehr als verdoppelt werden; anstatt den 86—90 Mill. ha mit Weizen bestellter Fläche könnten mit der Zeit 180—200 Mill. ha mit Weizen bestellt werden." Selbst bei der Annahme, daß die Bevölkerung der Erde auch in der nächsten Zukunft in ähnlich schneller Weise wüchse wie in letztem Säculum, ist ein Mangel an Weizennahrung für die nächsten 150—200 Jahre nicht zu befürchten. Auch das Eintreten eines *Fleischmangels* ist in absehbarer Zeit völlig ausgeschlossen. Es bedarf wohl keines Beweises, daß die Fleischproduktion, deren einzige Voraussetzung das Vorhandensein großer Weideflächen ist, fast unbegrenzt steigerungsfähig ist. Und solcher geeigneter Weideflächen gibt es in Kanada, Argentinien und Australien übergenug.

Die andere Frage nun, „*wieviel Menschen kann die Erde ernähren*" beantwortet Ballod dahin, daß selbst unter Zugrundelegung der Vorkriegslebenshaltung in Deutschland die Erde etwa 5600 Mill. Menschen gegenüber rund 1711 Mill. in der Gegenwart zu ernähren vermöge. Die Volkszahl der Erde könnte sich somit verdreifachen, ohne ernsten Ernährungsschwierigkeiten zu begegnen. Ja bei Entdeckung weiterer Phosphorlager könnte die Nahrungsmittelerzeugung noch weiter verdoppelt werden. Eine *Knappheit der Nahrungsdecke*, eine bedrohliche Verengerung des Nahrungsspielraums der gesamten Erde steht also *in absehbarer Zeit nicht zu befürchten*. Freilich sind dies nur Schätzungen, aber meines Erachtens recht gewissenhafte und deshalb im großen ganzen wohl zutreffende. Die Völker werden sich daher in der für uns zu übersehenden nächsten Zukunft nicht mit der Frage: „kann die Erde uns noch ernähren?" zu beschäftigen haben, sondern ihre *Ernährungssorgen* werden in der *Forderung* gipfeln, einen *möglichst großen Anteil an der Weltwirtschaft und ihrem Ertrage* durch eine sachgemäße, die eigenen Interessen wie die der anderen Völker gerecht abwägende Wirtschafts-, Handels-, wie nicht minder auch äußeren Politik zu erlangen. Einer Politik nicht der Gewalt und des engherzigen Eigennutzes, sondern des gegenseitigen Verständnisses, der Versöhnung und der Friedensliebe[1]).

Literatur.

Adler, G.: Die Fleischteuerungspolitik der deutschen Städte beim Ausgang des Mittelalters. 1893. — Alberti, Mario: Konsumverein und Teuerung. 1913. — Ballod: Grundriß der Statistik, S. 90. — v. Below, G.: Mittelalterliche Stadtwirtschaft und gegenwärtige Kriegswirtschaft, 1917. — Boeckh: Staatshaushalt der Athener. — Cruschmann: Hungersnöte im Mittelalter, 1900. — Der Untergang der mittelalterlichen Stadtwirtschaft, Jahrb. f. Nat. u. Stat., Bd. 76. — Die Lage der arbeitenden Klasse in Moskau und dem Moskauer Gouvernement in den Jahren 1923—1925. Herausgegeben vom Vorstand des Moskauer Büros für Arbeitsstatistik, Dr. T. Markuson, Moskau 1926. — Die Untersuchung des *Hamburger Statistischen-Landesamtes* über 80 Familien im Jahre 1925 im Heft 20 der Statistischen Mitteilungen über den Hamburger Staat 1926. — Engel, E.: Die Lebenskosten belgischer Arbeiterfamilien früher und jetzt 1895. — Erman, Adolf: Die Mahnworte eines ägyptischen Propheten. Sitzungsber. d. preuß. Akad. d. Wiss. 1919; — Erhebung von Wirtschaftsrechnungen minderbemittelter Familien, 2. Sonderheft des Reichsarbeitsblattes, 1909. — Esslen: Die Fleischversorgung des Deutschen Reiches, S. 39f. 1912; — a. a. O. S. 248. — Friedrich: Die Eingeborenen Südaftikas. 1873. — Fürth, H.: Der Haushalt vor und nach dem Kriege. 1922. — Gerloff, W.: Arch. f. Sozialwissensch.

---

[1]) Vgl. hierüber näheres in meiner Schrift: Vom Geist in der Wirtschaftspolitik, 1919, sowie in meinem Beitrage zur Festgabe für Lujo Brentano: „Die freihändlerische Bewegung nach dem Kriege", 1925.

u. Sozialpolitik Bd. 30, H. 2. — GROTJAHN: Über Wandlungen in der Volksernährung, Leipzig 1912. — GÜNTHER, ADOLF: Lebenshaltung des Mittelstandes. München u. Leipzig 1920. — Handwörterbuch der Staatswissenschaften, Art. Getreidehandel; — 320 Haushaltungsrechnungen von Metallarbeitern. Stuttgart 1909. — HÄPKE R.: Das Ernährungsproblem in der Geschichte. Schmollers Jahrb. Jg. 45, H. 2. 1921. — Jahrbuch der Amtlichen Statistik des Preußischen Staates, 1867. — KESTNER, O.: Der Sättigungswert der Nahrung. Dtsch. med. Wochenschr. 1919, Nr. 10. — KESTNER, O. u. H. W. KNIPPING in Gemeinschaft mit dem Reichsgesundheitsamt: Die Ernährung des Menschen. 2. Auflage Berlin 1926; — Die Ernährung bei geistigen Arbeitern. Klin. Wochenschr. Jg. 1, Nr. 27. — KRAKAUER, S.: Das Verpflegungswesen der Stadt Rom in der späteren Kaiserzeit, 1874. KULMA: Die Ernährungsverhältnisse der industriellen Arbeiterbevölkerung in Oberschlesien 1894. — LAMPRECHT: Deutsches Wirtschaftsleben im Mittelalter, 1886 ff. — LICHTENFELT: Geschichte der Ernährung. 1913; — Geschichte der Ernährung, S. 65. — LOEWY, A.: Über Kriegskost. Dtsch. med. Wochenschr. 1917, Nr. 6/7; — Statistische Erhebungen über die Kriegskost im dritten Kriegsjahr. Zeitschr. f. physikal. u. diätet. Therap. Bd. 23. 1919. — v. PÖHLMANN, R.: Geschichte der sozialen Frage und des Sozialismus in der antiken Welt, 1912; — Die Übervölkerung der antiken Großstädte 1884. — ROSCHER: Über Kornhandel und Teuerungspolitik, 1852. — Royal Stat. Society, Meeting November 1904; zitiert nach LICHTENFELT: a. a. O. S. 205. — RUBNER, M.: Die Begrenzung der Ernährungsmöglichkeit des Menschen. Dtsch. med. Wochenschr. 51. Jg. 1925; — Wandlungen in der Volksernährung, S. 64. 1913. — SAX: Die Verkehrsmittel in Volks- und Staatswirtschaft, 2 Bde. Wien 1878/79. — SEEBOHM-ROWNTREE: Poverty, A Study of Town-Life. London 1908, zitiert nach LICHTENFELT: a. a. O. S. 285. — v. TYSZKA: Die Lebenshaltung der arbeitenden Klassen, 1912, und Löhne und Lebenskosten in Westeuropa, 1914. — VIRCHOW: Über Nahrungs- und Genußmittel. 2. Aufl. 1872. — Wirtschaftsrechnungen minderbemittelter Familien im Deutschen Reich. 2. Sonderheft des Reichsarbeitsblattes, 1909. — Wirtschaftsrechnungen und Lebensverhältnisse von Wiener Arbeiterfamilien in den Jahren 1912—1914. Wien 1916. — WÖRISHOFFR, F.: Die soziale Lage der Fabrikarbeiter in Mannheim 1891. — Zwei Wirtschaftsrechnungen von Familien höherer Beamten. 3. Sonderheft zum Reichsarbeitsblatt.

Die amtliche Überwachung des Lebensmittelverkehrs.

Von

A. Beythien
Dresden.

I. Allgemeines.

Die Fürsorge für eine zweckentsprechende Ernährung bildet einen wichtigen Teil, wenn nicht die Grundlage der Gesundheitspflege, weil nur ein gut genährter Organismus die nötige Widerstandskraft gegen Krankheiten und andere schädliche Einflüsse besitzt. Sie gehört aber auch ebenso wie die Bekämpfung ansteckender Krankheiten, die Beschaffung reiner Luft und gesunden Trinkwassers usw. zu den Aufgaben der *öffentlichen* Gesundheitspflege, weil vom Ernährungszustande der Volksglieder die Erfüllung ihrer staatlichen Pflichten abhängt und weil der einzelne nicht imstande ist, den Lebensmitteln ihren Wert oder Unwert anzusehen und daher Übervorteilung und Betrug wehrlos gegenübersteht.

Die Erkenntnis von der Notwendigkeit einer amtlichen Überwachung des Lebensmittelverkehrs ist denn auch keineswegs eine Errungenschaft der Neuzeit, sondern im Gegenteil uralt, zum mindesten so alt wie die Anfänge eines Lebensmittelverkehrs überhaupt. Immerhin ist wohl anzunehmen, daß ein derartiger Verkehr, den man vielleicht als einen Handel mit Lebensmitteln, sei es im Wege des Tausches oder Verkaufens, definieren könnte, erst bei einer gewissen Kulturstufe einsetzte. Im Kindheitszustand der Menschheit sorgte jeder für den eigenen Bedarf. Der Nomade ernährte sich vom Ertrage der Jagd oder der Viehzucht. Mit beginnender Seßhaftigkeit wandte der Mensch sich dem Anbau der Halmfrüchte, der Leguminosen und sonstiger Gemüsepflanzen zu und erlernte die Bereitung des Mehles und Brotes, des Käses und der Butter, des Weins und des Bieres, des Essigs und nach und nach der zahlreichen, noch jetzt gebräuchlichen Lebensmittel. Lange Jahre ruhte diese ganze Arbeit in den Händen der Hausfrauen, die sich nach besten Kräften für ihre Angehörigen zu sorgen bemühten, und erst ganz allmählich, besonders seit der Gründung von Städten, begannen sich die einzelnen Gewerbe herauszubilden. Der Anbau der Feldfrüchte und die Viehzucht gingen an einen besonderen Stand, denjenigen der Landwirte über, der Müller und Bäcker übernahmen die Herstellung des Mehls und des Brotes, der Schlächter diejenige der Fleisch- und Wurstwaren, der Winzer stellte den Wein, der Brauer das Bier her. Die Entdeckung der fremden Weltteile durch Spanier und Portugiesen brachte uns zahlreiche ganz neue Nahrungs- und Genußmittel, wie Zucker, Kaffee, Tee, Kakao, Gewürze; Meere trennten nicht mehr, sondern vereinten, und der rasch aufblühende, Länder umspannende Handel vermittelte den Austausch und Vertrieb der Waren. Nur verhältnismäßig wenige Arten von Lebensmitteln, wie Wurstwaren, Gemüsekonserven, Fruchtsäfte, Marmeladen, Eiernudeln, wurden nach wie vor, bis noch vor wenigen Jahrzehnten, vorwiegend im Schoße der Familie bereitet, und erst der neuesten Zeit mit ihrer ungeheuren Industrialisierung und der zunehmenden Beschäftigung der Frauen in den Fabrikbetrieben war es vorbehalten, auch diese letzten Reste aus den meisten Haushaltungen zu verdrängen und an die Großbetriebe zu überliefern. Ohne zu bestreiten, daß die Nahrungsmittelindustrie in mancher Hinsicht günstig gewirkt hat, sei es durch Verwertung der Abfälle und damit bessere wirtschaftliche Ausnutzung der Rohstoffe, sei es durch Vervollkommnung der Erzeugnisse, wie der Molkereiprodukte, der alkoholischen Getränke usw., oder endlich durch Schaffung neuer brauchbarer Ersatzmittel, wie der Margarine, läßt sich doch nicht verkennen, daß diese Entwicklung nicht immer zum Vorteil der Verbraucher ausschlug. Der Hang nach leichtem Gewinn, das Bestreben, um jeden Preis die Konkurrenz zu unterbieten, veranlaßte, daß die altgewohnten Bahnen der reellen Herstellung vielfach verlassen wurden und daß an die Stelle der bekannten Nahrungsmittel minder wertvolle Surrogate traten.

Es ist wohl selbstverständlich, daß dieser Zeitpunkt nicht den Anfang, sondern den Höhepunkt der Übervorteilung und Täuschung im Lebensmittelverkehr bedeutet, da das zu ihr führende Motiv der Habsucht zu allen Zeiten die Menschen beseelt hat, und so erfahren wir denn schon aus den alten griechischen und römischen Schriftstellern, daß ihnen derartige unlautere Handlungen bekannt waren.

DIOSKORIDES beschreibt 50 Jahre a. Chr. zahlreiche Verfälschungen von Nahrungsmitteln und die zu ihrer Entdeckung geeigneten Methoden. PLINIUS DER ÄLTERE beklagt die Verpanschung des Weines, indem er sagt: „Der Wein wird nur mehr nach der Etikette verkauft, denn die Lese wird bereits in der Kufe verfälscht"; und aus den Schriften des Mittelalters geht hervor, daß man auch zur Zeit des 15. Jahrhunderts verstand, die Milch mit Mehlbrei, das Bier mit Wasser zu vermischen, daß unsere Vorfahren manches Faß zu stark geschwefelten Weines in die Flüsse gießen mußten, ja sogar auf offenem Markte der alten Reichsstädte Safranfälscher verbrannten.

Ebenso alt wie die Verfälschung der Lebensmittel sind aber auch amtliche Maßnahmen zu ihrer Bekämpfung und zur Verhütung der mit dem Genuß ungeeigneter Lebensmittel verbundenen Gefahren. Schon im grauen Altertum besaßen die auf hoher Kulturstufe stehenden Ägypter und Israeliten, wie auch später die Araber und Türken, besondere Speisegesetze, die nur scheinbar religiöse Satzungen, in Wahrheit aber, wie das Verbot des Schweinefleisches und des Weines, gesundheitliche Vorsichtsmaßregeln waren. In Athen wurde durch besondere Beamte eine Marktkontrolle, in Rom durch die Ädilen und die Praefecti annonae eine Beaufsichtigung des Lebensmittelverkehrs ausgeübt. Auch unsere deutschen Vorfahren achteten mit aller Strenge darauf, daß Nahrungsmittelfälscher bestraft wurden. Zur Blütezeit des deutschen Bürgertums im Mittelalter bestanden in den meisten Hansestädten diesbezügliche Vorschriften. Im ältesten geschriebenen Stadtrecht der Stadt Soest in Westfalen vom Jahre 1120, das später die Grundlage des lübischen Rechts wurde, heißt es nach JUCKENACK: „Wer faulen (d. i. verfälschten) Wein mit gutem (d. i. reinem) Weine mischt, der hat, wenn er überführt wird, sein Leben verwirkt." In Dortmund wurde schon im Jahre 1250 den Käufern verboten, das Fleisch bei der Besichtigung anzufassen; die Stadt Schwerte hatte bereits 1397 eine Freibank für finniges und sonst nicht einwandfreies Fleisch. Dresden erließ im 15. Jahrhundert eingehende Bestimmungen zur Gewährleistung der guten Beschaffenheit des Bieres, und die freie Reichsstadt Nürnberg hatte sogar eine systematische und umfassende Nahrungsmittelkontrolle eingerichtet. Vor allem richtete sich die obrigkeitliche Vorsorge auf die Reife und Güte des Fleisches, weil gerade den Fleischern in den mittelalterlichen Quellen, nach MORIZ HEYNE, viel Unredlichkeit und betrügerische Kniffe nachgesagt werden. Aber auch für Mehl, Brot, Bier und Schmalz war eine Schau ins Leben gerufen worden, die in den Händen der Zünfte lag und eifrig ausgeübt wurde. Eine Milchordnung vom Jahre 1450 untersagte die Verfälschung mit Mehl, während an Wasserzusatz und Entrahmung anscheinend noch nicht gedacht wurde. Beim Wein war bereits damals wie heute der Zusatz von Alaun, sowie übermäßiges Schwefeln verboten, und scharfe Erlasse regelten den Handel mit Gewürzen, für deren Verfälschung im Jahre 1444 mehrfach Todesstrafe durch Verbrennen oder Eingraben verhängt wurde. In den älteren Lübecker Zunftrollen findet sich eine Verordnung von 1530 über den Verkauf von Gewürzen, Marzipan und anderen Zuckerwaren. Neben diesen Maßnahmen der Gemeinden wurden schließlich auch von einzelnen Landesherren und von Reichs wegen gesetzliche Vorschriften über Lebensmittel erlassen und mit einer strengen Kontrolle durchgeführt.

Allen diesen vortrefflichen gesundheitlichen Maßnahmen wurde mit der übrigen Kultur des Mittelalters durch den Niedergang des Deutschen Reiches, besonders die trostlosen Verheerungen des 30jährigen Krieges ein Ende bereitet, und erst dem wiedererstandenen neuen Deutschen Reiche war es beschieden, sie zu neuem Leben zu erwecken. Gerade in den ersten Jahren nach dem siegreichen Kriege von 1870 hatte, wie so mancher ungesunde Auswuchs des großen Geldzuflusses nach Deutschland, auch die Verfälschung der Nahrungsmittel einen unerträglichen Umfang angenommen. Die Rufe nach Abhilfe wurden immer dringender und fanden schließlich im Reichstage so lebhaften Widerhall, daß sich die Regierung veranlaßt sah, dem 1876 gegründeten Kaiserlichen Gesundheitsamte die Regelung der Nahrungsmittelgesetzgebung als die erste seiner umfangreichen Arbeiten zu übertragen, trotzdem dieses eigentlich in erster Linie zur Bekämpfung der großen Volksseuchen, besonders der Cholera, geschaffen worden war. Die bereits in Angriff genommene Frage der Flußverunreinigung wurde einstweilen zurückgestellt, nachdem BISMARCK 1877 gelegentlich der Budgetberatung geäußert hatte: ,,Mir schien es wichtiger, dasjenige, was dem menschlichen Körper zugeführt wird, lieber in erster Linie zu betrachten, als dasjenige, was den Flüssen zugeführt wird.''

Von vornherein bestand Übereinstimmung darüber, daß ein besonderes Gesetz geschaffen werden müsse, da die allgemeinen Vorschriften des Strafgesetzbuches sich als unwirksam erwiesen hatten. In erster Linie gilt dies von dem *§ 263*, dem sog. *Betrugsparagraphen*, nach dem der Bestrafung wegen Betrugs verfällt, ,,wer in der Absicht, sich oder einem Dritten einen rechtswidrigen Vermögensvorteil zu verschaffen, das Vermögen eines anderen dadurch beschädigt, daß er durch Vorspiegelung falscher Tatsachen oder durch Entstellung oder Unterdrückung wahrer Tatsachen einen Irrtum erregt oder unterhält''. Eine so komplizierte Bestimmung mußte für die praktische Überwachung meist versagen, da die Absicht einer rechtswidrigen Bereicherung nicht immer nachweisbar ist, da weiter bei den einfachen Verhältnissen des An- und Verkaufs von Lebensmitteln eine Vorspiegelung falscher Tatsachen häufig nicht in Frage kommt und schließlich das Vermögen des Käufers dann nicht beschädigt wird, wenn der Preis der verfälschten Ware niedrig ist und ihrem Verbrauchswerte entspricht.

Die andere Vorschrift des Strafgesetzbuches in *§ 367 Ziffer 7*, die denjenigen mit Strafe bedroht, der verfälschte oder verdorbene Getränke oder Eßwaren feilhält oder verkauft, hat den Nachteil, daß sie sich nicht auf die Verfälschung selbst bezieht, und daß die Höchststrafe von 150 M. wenig geeignet erscheint, abschreckend auf Fälscher und Verkäufer zu wirken, die mit ihren unsauberen Manipulationen Tausende verdienen.

Zur Schaffung eines einheitlichen Nahrungsmittelrechts begann das Kaiserliche Gesundheitsamt seine Tätigkeit damit, daß es zunächst die bei den wichtigsten Nahrungsmitteln beobachteten Verfälschungen sowie etwaige gesundheitsschädliche Wirkungen verfälschter oder verdorbener Waren ermittelte und einen Überblick über den Umfang der hierdurch verursachten Schäden verschaffte. Auf Grund dieser Feststellungen und unter Berücksichtigung des bereits vorliegenden englischen Nahrungsmittelgesetzes vom 11. August 1875 hatte es dann die zur Abstellung der beobachteten Übelstände geeigneten Maßnahmen zu erwägen, wobei neben den erforderlichen Strafbestimmungen besonderes Gewicht auf den Erlaß geeigneter polizeilicher Vorbeugungsmaßregeln gelegt und

in diesem Sinne die Gründung möglichst zahlreicher technischer Untersuchungsanstalten als erstes Erfordernis bezeichnet wurde. Der auf Grund dieser Vorarbeiten ausgearbeitete Entwurf hat im Reichstage zunächst mehrere Abänderungen und insbesondere auch Abschwächungen erfahren und schließlich zu dem
Gesetze betr. den Verkehr mit Nahrungsmitteln, Genußmitteln und Gebrauchsgegenständen vom 14. Mai 1879, kurz *Nahrungsmittelgesetz*, geführt, das nebst
mehreren später erlassenen Ergänzungsgesetzen für besondere Gebiete im folgenden Abschnitte besprochen wird.

II. Die Nahrungsmittelgesetzgebung.

Die Grundlage der gesamten deutschen Nahrungsmittelgesetzgebung bildet
das Nahrungsmittelgesetz vom 14. Mai 1879, das sich in den 48 Jahren seines
Bestehens als wirksame Waffe zur Bekämpfung verfälschter und gesundheitsschädlicher Waren erwiesen hat. Es wird zwar in kurzer Zeit durch ein neues
Lebensmittelgesetz, dessen Entwurf dem Reichstage zur Entschließung vorliegt,
abgelöst werden. Da aber die leitenden Gesichtspunkte dieselben geblieben sind
und die ganze Rechtsprechung sich auf das alte Gesetz bezieht, so empfiehlt
es sich, zunächst an dem Wortlaute des Gesetzes von 1879 die grundlegenden
Begriffe des Nahrungsmittelrechts zu erörtern und danach die Folgegesetze und
die abweichenden Bestimmungen des neuen Lebensmittelgesetzes zu besprechen.

1. Das Nahrungsmittelgesetz vom 14. Mai 1879.

§ 1. Der Verkehr mit Nahrungs- und Genußmitteln, sowie mit Spielwaren, Tapeten,
Farben, Eß-, Trink- und Kochgeschirr und mit Petroleum unterliegt der Beaufsichtigung
nach Maßgabe dieses Gesetzes.

§ 2. Die Beamten der Polizei sind befugt, in die Räumlichkeiten, in welchen Gegenstände der in § 1 bezeichneten Art feilgehalten werden, während der üblichen Geschäftsstunden oder während die Räumlichkeiten dem Verkehr geöffnet sind, einzutreten. Sie
sind befugt, von den Gegenständen der in § 1 bezeichneten Art, welche in den angegebenen
Räumlichkeiten sich befinden, oder welche an öffentlichen Orten, auf Märkten, Plätzen,
Straßen oder im Umherziehen verkauft oder feilgehalten werden, nach ihrer Wahl Proben
zum Zwecke der Untersuchung gegen Empfangsbescheinigung zu entnehmen. Auf Verlangen ist dem Besitzer ein Teil der Probe amtlich verschlossen oder versiegelt zurückzulassen. Für die entnommene Probe ist Entschädigung in Höhe des üblichen Kaufpreises
zu leisten.

§ 3. Die Beamten der Polizei sind befugt, bei Personen, welche auf Grund der §§ 10, 12, 13
dieses Gesetzes zu einer Freiheitsstrafe verurteilt sind, in den Räumlichkeiten, in welchen
Gegenstände der in § 1 bezeichneten Art feilgehalten werden, oder welche zur Aufbewahrung
oder Herstellung solcher zum Verkaufe bestimmter Gegenstände dienen, während der in
§ 2 angegebenen Zeit Revisionen vorzunehmen.

Diese Befugnis beginnt mit der Rechtskraft des Urteils und erlischt mit dem Ablauf
von drei Jahren von dem Tage an gerechnet, an welchem die Freiheitsstrafe verbüßt, ver-
jährt oder erlassen ist.

§ 4. Die Zuständigkeit der Behörden und Beamten zu den in §§ 2 und 3 bezeichneten
Maßnahmen richtet sich nach den einschlägigen landesrechtlichen Bestimmungen. Landesrechtliche Bestimmungen, welche der Polizei weitergehende Befugnisse als die in §§ 2 und 3
bezeichneten geben, bleiben unberührt.

§ 5. Für das Reich können durch kaiserliche Verordnung mit Zustimmung des Bundesrats zum Schutze der Gesundheit Vorschriften erlassen werden, welche verbieten:

1. bestimmte Arten der Herstellung, Aufbewahrung und Verpackung von Nahrungs-
und Genußmitteln, die zum Verkaufe bestimmt sind;

2. das gewerbsmäßige Verkaufen und Feilhalten von Nahrungs- und Genußmitteln
von einer bestimmten Beschaffenheit oder unter einer der wirklichen Beschaffenheit nicht
entsprechenden Bezeichnung;

3. das Verkaufen und Feilhalten von Tieren, welche an bestimmten Krankheiten leiden,
zum Zwecke des Schlachtens, sowie das Verkaufen und Feilhalten des Fleisches von Tieren,
welche mit bestimmten Krankheiten behaftet waren;

4. die Verwendung bestimmter Stoffe und Farben zur Herstellung von Bekleidungsgegenständen, Spielwaren, Tapeten, Eß-, Trink- und Kochgeschirr, sowie das gewerbsmäßige Verkaufen und Feilhalten von Gegenständen, welche diesem Verbote zuwider hergestellt sind;

5. das gewerbsmäßige Verkaufen und Feilhalten von Petroleum von einer bestimmten Beschaffenheit.

§ 6. Für das Reich kann durch Kaiserliche Verordnung mit Zustimmung des Bundesrats das gewerbsmäßige Herstellen, Verkaufen und Feilhalten von Gegenständen, welche zur Fälschung von Nahrungs- oder Genußmitteln bestimmt sind, verboten oder beschränkt werden.

§ 7. Die auf Grund der §§ 5, 6 erlassenen Kaiserlichen Verordnungen sind dem Reichstag, sofern er versammelt ist, sofort, andernfalls bei dessen nächstem Zusammentreten vorzulegen. Dieselben sind außer Kraft zu setzen, soweit der Reichstag dies verlangt.

§ 8. Wer den auf Grund der §§ 5, 6 erlassenen Verordnungen zuwiderhandelt, wird mit Geldstrafe bis zu 150 M. oder mit Haft bestraft. Landesrechtliche Vorschriften dürfen eine höhere Strafe nicht androhen.

§ 9. Wer den Vorschriften der §§ 2—4 zuwider den Eintritt in die Räumlichkeiten, die Entnahme einer Probe oder die Revision verweigert, wird mit Geldstrafe von 50—150 M. oder mit Haft bestraft.

§ 10. Mit Gefängnis bis zu 6 Monaten und mit Geldstrafe bis zu 1500 M. oder mit einer dieser Strafen wird bestraft:

1. wer zum Zwecke der Täuschung im Handel und Verkehr Nahrungs- oder Genußmittel nachmacht oder verfälscht;

2. wer wissentlich Nahrungs- oder Genußmittel, welche verdorben oder nachgemacht oder verfälscht sind, unter Verschweigung dieses Umstandes verkauft oder unter einer zur Täuschung geeigneten Bezeichnung feilhält.

§ 11. Ist die in § 10 Nr. 2 bezeichnete Handlung aus Fahrlässigkeit begangen worden, so tritt Geldstrafe bis zu 150 M. oder Haft ein.

§ 12. Mit Gefängnis, neben welchem auf Verlust der bürgerlichen Ehrenrechte erkannt werden kann, wird bestraft:

1. wer vorsätzlich Gegenstände, welche bestimmt sind, anderen als Nahrungs- oder Genußmittel zu dienen, derart herstellt, daß der Genuß derselben die menschliche Gesundheit zu beschädigen geeignet ist, ingleichen, wer wissentlich Gegenstände, deren Genuß die menschliche Gesundheit zu beschädigen geeignet ist, als Nahrungs- oder Genußmittel verkauft, feilhält oder sonst in Verkehr bringt;

2. wer vorsätzlich Bekleidungsgegenstände, Spielwaren, Tapeten, Eß-, Trink- oder Kochgeschirr oder Petroleum derart herstellt, daß der bestimmungsgemäße oder vorauszusehende Gebrauch dieser Gegenstände die menschliche Gesundheit zu beschädigen geeignet ist, ingleichen, wer wissentlich solche Gegenstände verkauft, feilhält oder sonst in Verkehr bringt. Der Versuch ist strafbar.

Ist durch die Handlung eine schwere Körperverletzung oder der Tod eines Menschen verursacht worden, so tritt Zuchthausstrafe bis zu 5 Jahren ein.

§ 13. War in den Fällen des § 12 der Genuß oder Gebrauch des Gegenstandes die menschliche Gesundheit zu zerstören geeignet und war diese Eigenschaft dem Täter bekannt, so tritt Zuchthausstrafe bis zu 10 Jahren, und wenn durch die Handlung der Tod eines Menschen verursacht worden ist, Zuchthausstrafe nicht unter zehn Jahren oder lebenslängliche Zuchthausstrafe ein. Neben der Strafe kann auf Zulässigkeit von Polizeiaufsicht erkannt werden.

§ 14. Ist eine der in den §§ 12, 13 bezeichneten Handlungen aus Fahrlässigkeit begangen worden, so ist auf Geldstrafe bis zu 1000 M. oder Gefängnisstrafe bis zu sechs Monaten und, wenn durch die Handlung ein Schaden an der Gesundheit eines Menschen verursacht worden ist, auf Gefängnisstrafe bis zu einem Jahre, wenn aber der Tod eines Menschen verursacht worden ist, auf Gefängnisstrafe von einem Monat bis zu drei Jahren zu erkennen.

§ 15. In den Fällen der §§ 12—14 ist neben der Strafe auf Einziehung der Gegenstände zu erkennen, welche den bezeichneten Vorschriften zuwider hergestellt, verkauft, feilgehalten oder sonst in Verkehr gebracht sind, ohne Unterschied, ob sie dem Verurteilten gehören oder nicht; in den Fällen der §§ 8, 10, 11 kann auf die Einziehung erkannt werden.

Ist in den Fällen der §§ 12—14 die Verfolgung oder die Verurteilung einer bestimmten Person nicht ausführbar, so kann auf die Einziehung selbständig erkannt werden.

§ 16. In dem Urteil oder dem Strafbefehl kann angeordnet werden, daß die Verurteilung auf Kosten des Schuldigen öffentlich bekanntzumachen sei.

Auf Antrag des freigesprochenen Angeschuldigten hat das Gericht die öffentliche Bekanntmachung der Freisprechung anzuordnen; die Staatskasse trägt die Kosten, insofern dieselben nicht dem Anzeigenden auferlegt worden sind. In der Anordnung ist die Art der Bekanntmachung zu bestimmen.

Sofern infolge polizeilicher Untersuchung von Gegenständen der in § 1 bezeichneten Art eine rechtskräftige, strafrechtliche Verurteilung eintritt, fallen dem Verurteilten die durch die polizeiliche Untersuchung erwachsenen Kosten zur Last. Dieselben sind zugleich mit den Kosten des gerichtlichen Verfahrens festzusetzen und einzuziehen.

§ 17. Besteht für den Ort der Tat eine öffentliche Anstalt zur technischen Untersuchung von Nahrungs- und Genußmitteln, so fallen die auf Grund dieses Gesetzes auferlegten Geldstrafen, soweit dieselben dem Staate zustehen, der Kasse zu, welche die Kosten der Unterhaltung der Anstalt trägt.

Das Gesetz erstreckt sich, abgesehen von den besonders aufgeführten Gebrauchsgegenständen, die zunächst außer Betracht bleiben sollen, auf Nahrungs- und Genußmittel, ohne eine Definition dieser Begriffe zu geben. Dieselbe mußte daher von der Rechtsprechung festgelegt werden und läßt sich auf Grund maßgebender Reichsgerichtsentscheidungen folgendermaßen formulieren:

Nahrungsmittel sind Stoffe, die, sei es in fester oder flüssiger Form, der Ernährung des menschlichen Körpers dienen, auch wenn zu ihrer Genießbarkeit eine vorherige Zubereitung erforderlich ist.

Genußmittel sind Stoffe, die, auch ohne der eigentlichen Ernährung, d. h. der Erzeugung von Kraft und Wärme oder dem Ersatze verbrauchter Körpersubstanz zu dienen, von Menschen genossen zu werden pflegen, allerdings unter der Voraussetzung, daß sie durch die Organe dem Körper zugeführt und mit dem Genusse verbraucht werden.

Trotz ihrer scheinbaren Eindeutigkeit hat diese Begriffsbestimmung nicht alle Zweifel zu beseitigen vermocht und zu wechselnden Entscheidungen über die Einordnung gewisser Stoffe geführt.

Besonders gilt dies von einigen Hilfsmitteln der Nahrungsmittelindustrie, wie *Hefe, Weinstein, Natriumbicarbonat, Backpulver, Konservierungsmitteln,* die weder einen eigentlichen Nähr- noch Genußwert besitzen. Nach anfänglichem Schwanken der Rechtsprechung hat das Reichsgericht sie schließlich endgültig als Genußmittel beurteilt. Ebenso sind *Tabak* und *Zigarren,* nicht aber *Rosen* oder *Parfüms* als Genußmittel anzusehen, da ihr Duft zwar einen Genuß bereitet, doch ohne einen Verbrauch durch den Organismus zu bedingen.

Der bisweilen erhobene Einwand, daß gewisse Stoffe deshalb keine Nahrungs- oder Genußmittel seien, weil sie für sich allein nicht genießbar sind, ist hingegen nicht beachtlich. Vielmehr gehören auch solche, die der Verbindung mit anderen bedürfen, wie *Essig, Gewürze, Hopfen* u. a. zu den Genußmitteln.

Die Frage, ob *Arzneimittel* unter den Geltungsbereich des Gesetzes fallen, muß von Fall zu Fall nach den besonderen Umständen beurteilt werden. So hat z. B. die Strafkammer beim Amtsgericht Strasburg in Westpreußen den Verkäufer einer methylalkoholhaltigen *Baldriantinktur* auf Grund von § 12 des Gesetzes verurteilt, weil er die Tinktur als Schnaps, d. h. ein Genußmittel, verkauft hatte.

Die in den §§ 2—4, 10—14 gebrauchten Ausdrücke: Feilhalten, Verkauf, Inverkehrbringen lassen sich nach feststehender Rechtsprechung in folgender Weise definieren:

Feilhalten ist jedes Bereithalten zum Verkaufe an das Publikum, wie es beim Ausstellen von Waren in jedermann zugänglichen Läden oder auf Märkten usw. beobachtet wird. Auch die Aufbewahrung in Fabriken, Kellern, Schlachthäusern ist von den Gerichten mehrfach als Feilhalten beurteilt worden, wenn diese Räumlichkeiten dem Publikum zugänglich sind. Nicht erfordert wird hingegen ein *Zurschaustellen* oder *Anpreisen,* vielmehr können auch versteckte Waren als feilgehalten angesehen werden.

Verkauf ist jede Veräußerung gegen Entgelt. Er setzt aber Verhandlungen mit einer bestimmten Person über Ablassen von Waren und außerdem Abschluß und Erfüllung des Vertrages voraus.

Auch die Verabfolgung von Nahrungsmitteln, die als teilweise Erfüllung eines Vertrages über Gewährung von Wohnung und Kost gegen Entgelt (Pension) abgegeben werden, ist als Verkauf anzusehen.

Inverkehrbringen umfaßt jede Art der Überlassung eines Gegenstandes an andere, also auch das Verschenken, die Verwendung in der eigenen Familie, die Überlassung an Dienstboten.

Aus dieser Erwägung heraus wurde z. B. vom Landgericht III Berlin ein Eierhändler, der heimlich auf den Stand seines Konkurrenten *faule Eier* gelegt hatte, auf Grund des Nahrungsmittelgesetzes verurteilt, weil er selbst die Eier in den Verkehr gebracht und den Konkurrenten nur als ahnungsloses Werkzeug benutzt hatte.

Die für die praktische Ausübung der Nahrungsmittelkontrolle wichtigsten Bestimmungen enthalten die §§ 10—14 des Gesetzes.

Nach § 10 wird bestraft

1. wer zum Zwecke der Täuschung im Handel und Verkehr Nahrungs- oder Genußmittel nachmacht oder verfälscht;

2. wer wissentlich Nahrungs- oder Genußmittel, welche verdorben, nachgemacht oder verfälscht sind, unter Verschweigung dieses Umstandes verkauft oder unter einer zur Täuschung geeigneten Bezeichnung feilhält.

Die §§ 12 und 13 setzen die schärferen Strafen für das Herstellen und Inverkehrbringen solcher Mittel fest, deren Genuß geeignet ist, *die menschliche Gesundheit zu beschädigen oder zu zerstören*, und die §§ 11 und 14 stellen auch die *Fahrlässigkeit* bei den vorstehenden Handlungen unter Strafe.

Wann sind nun Nahrungsmittel als nachgemacht, verfälscht, verdorben oder gesundheitsschädlich anzusehen? Was ist Fahrlässigkeit usw.?

Der Beantwortung dieser Fragen ist der *Begriff der echten oder normalen Beschaffenheit* zugrunde zu legen, der sich bei den Naturprodukten wie Fleisch, Milch, Getreide, Gemüse, Honig von selbst aus der Art ihrer Abstammung ergibt, bei den Erzeugnissen des Gewerbes oder der Industrie aber an der Hand der gesetzlichen oder herkömmlichen Regel zu ermitteln ist. Die letztere, die wohl auch Gewerbe- oder Handelsbrauch oder Usance genannt wird, hat aber nach dem Reichsgerichtsurteil vom 2. November 1886 nur dann Anspruch auf Beachtung, wenn ihr nicht *verwerfliche* Gepflogenheiten zugrunde liegen, die, anstatt den Erfordernissen der Gesundheitspflege oder den Bedürfnissen der Verbraucher, lediglich einseitigen Interessen der Erzeuger oder anderen, vom Standpunkte des Gesetzes aus nicht berechtigten Zwecken dienen.

Als unzulässige Gebräuche sind z. B. anzuführen der bisweilen übliche Zusatz von Spülicht zu Milch, von alten Semmelresten zum Brotteig, von Konservierungsmitteln zu Hackfleisch.

Nachmachen ist die Herstellung eines Nahrungsmittels in der Weise und zu dem Zwecke, daß es ein anderes zu sein scheint als es in Wirklichkeit ist, und sonach nur den Schein, nicht aber das Wesen und den Gehalt der echten Ware besitzt.

Nachgemacht ist z. B. *Himbeersirup*, der nicht aus gesüßtem Fruchtsaft, sondern aus einem künstlich rotgefärbten, parfümierten Zuckersirup besteht, eine *Eiernudel*, die ohne Verwendung von Eiern aus Mehl, Wasser und gelber Farbe hergestellt ist, *Wein* aus Wasser, Spiritus, Glycerin, Weinsäure, Tannin, Bouquet und Farbe usw. Rein objektiv gehören zu den Nachmachungen auch alle sog. Kunstprodukte oder Surrogate, wie *Kaffee-Ersatz*, *Margarine* und *Kunstspeisefette*, obwohl die Gerichte hier vielfach eine andere Stellung eingenommen haben. Gegenüber der ursprünglichen Auffassung, daß zum Begriffe des Nachmachens das Vorhandensein eines *Vorbildes* im Handel gehöre, haben die Gerichte späterhin meist auch solche neuerfundenen Waren als nachgemacht beurteilt, deren Aussehen und Bezeichnung die Erwartung auf einen Gegenstand ganz bestimmter anderer Zusammensetzung hervorruft.

Bahnbrechend hierfür war das Urteil des Reichsgerichts vom 11. April 1910, daß der im wesentlichen aus Fleischextrakt bestehende „*Fleischsaft Puro*" nachgemacht sei, trotzdem damals ein haltbarer echter Fleischsaft noch gar nicht im Handel war.

In gleicher Weise sind dann später zahlreiche andere Erfindungen, wie *Schokoladenbrause, Honigpulver, Punschwürfel*, die ihrer Bezeichnung in keiner Weise entsprachen, als nachgemacht beurteilt worden.

Verfälschen hat zur Voraussetzung, daß mit einer ursprünglich echten Ware eine Veränderung vorgenommen wurde, die eine Abweichung von der echten oder normalen Beschaffenheit zur Folge hatte. Eine derartige Veränderung kann darin bestehen, daß das Nahrungsmittel durch Zusatz oder Entnahme von Stoffen verschlechtert oder daß ihm der täuschende Anschein einer besseren Beschaffenheit verliehen wird.

Als *Verschlechterung* ist von den Gerichten jede Verringerung des Nährwerts, des Genußwerts oder auch des Geldwerts angesehen worden.

Als Beispiel der Verschlechterung durch Zusatz wertloser oder geringwertiger Stoffe sei Vermischung von *Milch* mit Wasser, von *Wurst* mit Mehl, von *Butter* mit Margarine, von *Olivenöl* mit Erdnußöl angeführt, als Beispiel für den Entzug wertbestimmender Bestandteile *Abrahmung der Milch* usw.

In gleicher Weise ist auch eine Verfälschung darin zu erblicken, wenn bei der Herstellung zum Begriffe der Normalware gehörige Bestandteile fortgelassen werden, z. B. Eier bei *Eiernudeln*, oder wenn wertlose Bestandteile von Naturprodukten, die normalerweise entfernt werden müssen, darin belassen werden, wie Sand in Getreide, Wasser in Butter, Schalen in Kakao, Holz und Stiele in Gewürzen.

Vortäuschung einer besseren Beschaffenheit wird in der Regel durch künstliche Färbung oder anderweitige Verdeckung von Mängeln hervorgerufen. Hierhin gehört u. a. die Färbung von Würsten mit Fuchsin, der Zusatz gelber Farbe zu Nudeln, um ihnen das Aussehen von Eiernudeln zu verleihen, die Behandlung von Hackfleisch mit schwefliger Säure oder Benzoesäure, um das Anzeichen der Verdorbenheit zu verdecken.

Verdorbenheit setzt ebenfalls eine Veränderung der normalen Beschaffenheit zum Schlechteren voraus, die aber im Gegensatze zur Verfälschung nicht durch eine absichtliche menschliche Handlung verursacht zu sein braucht, sondern durch äußere Einflüsse: Einwirkung der Luft, des Lichtes, Bakterientätigkeit u. dgl. herbeigeführt worden sein kann. Ihr charakteristisches Merkmal ist die Verminderung der Eignung und Verwertbarkeit zu einem bestimmten angestrebten Zweck.

Verdorben ist also faules Fleisch, ranzige Butter, saures Bier; aber auch saure Milch, obwohl sie an sich ein brauchbares Nahrungsmittel darstellt, ist als verdorben zu bezeichnen, wenn sie als Milch schlechthin verkauft wird, weil sie als solche nicht verwandt werden kann.

Verdorben nennt man weiter alle Nahrungsmittel, die infolge unsauberer Behandlung oder aus anderen Gründen geeignet erscheinen, *Ekel* zu erregen, wie finniges Fleisch, Wurst aus Geschlechtsteilen, Speisereste aus Gastwirtschaften, mit Kot oder Harn verunreinigte Milch, und schließlich auch solche, die in ihrer Entwicklung zum normalen Produkte gehemmt und infolgedessen zum Genusse ungeeignet wurden, z. B. unreifes Obst, Fleisch ungeborener Kälber, Bier vor Beendigung der Nachgärung.

Gesundheitsschädlichkeit liegt vor bei Nahrungsmitteln, deren Genuß geeignet ist, die menschliche Gesundheit zu beschädigen oder zu zerstören. Dabei faßt man als *Gesundheitsschädigung* jeden Eingriff in die körperliche Unversehrtheit eines Menschen auf, durch den der Organismus in den zum Leben erforderlichen gewöhnlichen Verrichtungen eine wenigstens teilweise Störung erleidet. Hingegen ist die *Gesundheitszerstörung* ein bleibender, nicht wieder gutzumachender Nachteil für die menschliche Gesundheit, also u. a. auch dauerndes Siechtum.

Die Untersuchung auf die Anwesenheit von Giften ist Aufgabe des *Nahrungsmittelchemikers*, während für die Frage, ob nach dem erlangten Befunde eine Gesundheitsschädlichkeit anzunehmen ist, dem Gutachten des *medizinischen Sachverständigen* die ausschlaggebende Bedeutung zukommt. Er muß aber nach feststehender Rechtsprechung folgende Gesichtspunkte berücksichtigen: Die Gesundheitsschädlichkeit ist eine *objektive Eigenschaft*, die dem Gegenstande anhaften muß, nicht aber aus dem Gefühl des Ekels abgeleitet werden kann, das erst bei *nachträglichem* Bekanntwerden der abweichenden Beschaffenheit eintritt. Sie ist weiter nur dann anzunehmen, wenn die Störung des Befindens nach dem Genusse *normaler* Mengen zu erwarten ist, nicht aber, wenn sie erst nach übermäßigem Verbrauche (z. B. bei Branntwein) eintritt. Auch genügt nicht, daß die Anwesenheit eines an sich schädlichen Stoffes (z. B. Blei) nachgewiesen wird, sondern es ist die *Menge dieses Stoffes* zugrunde zu legen, gleichzeitig allerdings auch zu berücksichtigen, daß Nahrungsmittel mit sehr kleinen, an sich nicht schädlichen Mengen derartiger Stoffe, wenn sie dauernd genossen werden, objektiv gesundheitsschädlich sein können. Das gilt besonders vom Blei und gewissen Konservierungsmitteln, die sich im Organismus anhäufen, „akkumulativ" wirken.

Die strafrechtliche Verfolgung der in den §§ 10 und 12 näher bezeichneten Handlungen ist nun nach dem Wortlaute des Gesetzes an gewisse Voraussetzungen gebunden.

In erster Linie erfordert der § 10 Ziff. 1, daß die Handlung *zum Zwecke der Täuschung* erfolgte; es ist also nicht strafbar, Nahrungsmittel objektiv zu verfälschen oder nachzumachen, wenn der Täter von vornherein die Absicht hat, die Ware als das zu vertreiben, was sie wirklich ist, z. B. als abgerahmte Milch, Kunsthonig. Er muß diese Absicht aber dadurch zum Ausdruck bringen, daß er die Tatsache der Verfälschung nicht nur dem unmittelbaren Abnehmer, dem Wiederverkäufer, bekanntgibt, sondern auch durch Verpackung und Etikettierung mit entsprechender Bezeichnung eine Irreführung des Publikums ausschließt.

Andererseits ist aber nicht erforderlich, daß jemand getäuscht wurde, noch daß die Ware überhaupt zum Verkaufe gelangte, und der Begriff der Täuschung ist auch insofern umfassender als derjenige des Betruges, als er weder die Absicht, einen rechtswidrigen Vermögensvorteil zu erlangen, noch die Vermögensschädigung eines anderen voraussetzt.

Von den in § 10 Ziff. 2 angeführten Delikten ist der *Verkauf* verdorbener, nachgemachter oder verfälschter Nahrungsmittel nur strafbar, wenn er *unter Verschweigung dieses Umstandes* erfolgt, das *Feilhalten* nur unter einer *zur Täuschung geeigneten Bezeichnung.*

Zur Vermeidung der Strafbarkeit muß der Verkäufer daher seinen Abnehmern die ihm bekannte Eigenschaft selbst mitteilen, sei es mündlich oder durch Anbringung wahrer Angaben auf der Verpackung. Der Aushang von *Plakaten*, die erfahrungsgemäß nicht immer gelesen werden, kann nicht als ausreichende Aufklärung angesehen werden. Zur Täuschung geeignete Bezeichnungen sind z. B. Schmalz für Kunstspeisefett, Eiernudeln für Wassernudeln, Honig für Kunsthonig, sowie auch an sich wahre Angaben, die infolge unverständlicher Abkürzung, wie m. M. für „mit Mehlzusatz", oder kleinen, unleserlichen Drucks ihren Zweck nicht erfüllen. *Vielmehr ist von einer einwandfreien Kennzeichnung zu fordern, daß sie unmittelbar unter der Hauptinschrift, in gleich großen Buchstaben wie diese und in dunkler Farbe auf hellem Grunde angebracht wird.*

Gesundheitsschädliche Nahrungsmittel dürfen unter keinen Umständen, auch nicht unter irgendwelcher Aufklärung der Verbraucher hergestellt, noch überhaupt in den Verkehr gebracht werden.

Die schwersten Strafen treffen selbstredend den *wissentlichen* Täter. Aber auch derjenige, der die bezeichneten Delikte aus Fahrlässigkeit begeht, kann nach §§ 11, 14 zur Rechenschaft gezogen werden. Das ist unbedingt notwendig, weil es sonst nicht möglich wäre, bei Nichtermittlung des eigentlichen Fälschers Schädigungen des Publikums zu verhindern.

Fahrlässigkeit besteht nach der Rechtsprechung des Reichsgerichts darin, daß durch Nichtanwendung der nach den Umständen gebotenen Sorgfalt und Umsicht von dem Handelnden ein vom Recht reprobierter Erfolg seines Handelns herbeigeführt worden ist. Daraus geht hervor, daß der Händler mit Lebensmitteln verpflichtet ist, sich über deren gesetzmäßige Beschaffenheit zu unterrichten. „Hat er dies nicht selbst getan oder hat er die ihm gebotene Gelegenheit, sich durch Einziehung von Belehrung bei Sachverständigen Auskunft zu verschaffen, unbenutzt gelassen, so wird er den Vorwurf der Fahrlässigkeit von sich nicht abwehren können."

In der Regel verlangen die Gerichte von dem Kleinhändler nicht, daß er alle seine Waren chemisch untersuchen läßt, wohl aber muß er dieselben auf ihren Geruch und Geschmack prüfen, wodurch er faules Fleisch, saure Milch u. dgl. selbst zu erkennen vermag. Auch ist er zur Anstellung einfacher, ohne große Kosten ausführbarer Proben, wie der Prüfung der Milch auf Wasserzusatz mit der Senkwage, der Schmelzprobe der Butter usw. verpflichtet.

Die weiteren Vorschriften des deutschen Nahrungsmittelgesetzes werden im Abschnitt „Probenahme" besprochen werden. Vorerst seien noch die übrigen für den Verkehr mit *einzelnen* Nahrungsmitteln und Gebrauchsgegenständen in Betracht kommenden Gesetze und Verordnungen angeführt.

2. Deutsche Folgegesetze und Verordnungen.

In den Jahren nach Erlaß des Nahrungsmittelgesetzes stellte es sich heraus, daß dasselbe für alle Erfordernisse der Praxis nicht ausreichte, sondern ergänzender Bestimmungen bedurfte. Es wird genügen, an Stelle des Wortlautes den wesentlichen Inhalt dieser Vorschriften kurz mitzuteilen:

1. *Das Gesetz betr. den Verkehr mit blei- und zinkhaltigen Gegenständen vom 25. Juni 1887* bezweckt, häufiger beobachtete Gefährdungen der Gesundheit durch Blei und Zink zu verhindern.

Es verbietet die Herstellung und den Vertrieb von *Eß-, Trink- und Kochgeschirren*, die ganz oder teilweise aus Blei oder einer mehr als 10% Blei enthaltenden Legierung bestehen, oder an der Innenseite mit einer mehr als 1% Blei enthaltenden Legierung verzinnt oder mit einer mehr als 10% Blei enthaltenden Legierung gelötet sind, oder endlich mit Email oder Glasur versehen sind, die bei halbstündigem Kochen mit 4 proz. Essigsäure Blei abgeben.

Zu *Bierdruckvorrichtungen, Siphons* und Metallteilen für *Kindersaugflaschen* dürfen nur Legierungen mit höchstens 1% Blei benutzt werden. *Kautschuk* für Mundstücke von Saugflaschen, Saugringe und Warzenhütchen darf weder Blei, noch Zink, solcher für Trinkbecher und Spielwaren, mit Ausnahme der massiven Bälle, ferner Kautschukschlauch zu Leitungen für Bier, Wein, Essig kein Blei enthalten. Zur Packung von Schnupf- und Kautabak sowie Käse benutzte Metallfolien dürfen nur 1% Blei enthalten.

Als Mangel des Gesetzes hat sich bislang herausgestellt das Fehlen eines Verbotes bleireicher *Faßhähne* und anderer Geräte, die mit Speisen und Getränken in Berührung kommen, ferner aus *Zink* hergestellter Trichter für Wein, Essig usw., sowie mit Zink ausgeschlagener Backtröge, *bleireicher Folien* für Schokolade, Tee u. dgl., bleireicher Legierungen für Kinderspielzeug (Puppengeschirr, Soldaten, Trillerpfeifen), *zinkhaltiger Schläuche* für Wein, Bier und Essig.

Diese Lücken sind in den später erlassenen Gesetzen anderer Staaten, besonders der Schweiz, beseitigt worden.

2. *Das Gesetz betr. die Verwendung gesundheitsschädlicher Farben bei der Herstellung von Nahrungsmitteln, Genußmitteln und Gebrauchsgegenständen vom 5. Juli 1887* verbietet für Nahrungsmittel alle Farben, die Antimon, Arsen, Barium, Blei, Cadmium, Chrom, Kupfer, Quecksilber, Uran, Zink, Zinn, Gummigutti, Korallin und Pikrinsäure enthalten.

Die gleichen Farben (bzw. Stoffe) dürfen nicht benutzt werden für *Gefäße*, Umhüllungen und Schutzbedeckungen von Nahrungsmitteln, ferner für *kosmetische Mittel* und *Spielwaren*, doch sind von dem Verbote ausgenommen: Schwerspat, Chromoxyd, Zinnober, Zinnoxyd, Kupfer, Zinn, Zink und deren Legierungen als Metallfarbe oder Puder; weiter für kosmetische Mittel: Schwefelcadmium, Zinkoxyd und -sulfid, für Umhüllungen usw. von Nahrungsmitteln und für Spielwaren: Barytlackfarben ohne Bariumcarbonat, Schwefelzinn als Musivgold, sowie alle in Glasuren und Emails eingebrannten Farben, für Spielwaren allein endlich noch: Schwefelantimon, Schwefelcadmium, Bleioxyd in Firnis, Bleiweiß in Menge von höchstens 1% des Wachsgusses, chromsaures Blei als Öl- oder Lackfarbe oder mit Lack- oder Firnisüberzug, in Wasser unlösliche Zinkverbindungen, bei Gummispielwaren jedoch nur als Farbmittel der Gummimasse, als Öl- oder Lackfarben oder mit Lack- oder Firnisüberzug.

Weitere Vorschriften verbieten die Verwendung *arsenhaltiger* Farben für Tapeten, Möbelstoffe, Teppiche, Vorhänge, Bekleidungsgegenstände, Masken, Kerzen, künstliche Blätter usw., Schreibmaterialien, Lampenschirme, Wasser- und Leimfarbenanstriche von Fußböden, Decken, Wänden, Türen usw. der Wohn- und Geschäftsräume.

Auch bei diesem Gesetze sind im Laufe der Jahre einige Lücken zutage getreten. Es versagt bei einer Reihe *giftiger Teerfarbstoffe für Nahrungsmittel*, wie: Dinitrokresol (Martiusgelb, Safransurrogat), Metanilgelb, Orange II, Aurin, Safranin, Methylenblau, die in der Schweiz verboten sind, während andere Staaten zweckmäßigerweise ein Verzeichnis der ungiftigen Farben bekanntgegeben haben.

Weiter fehlt eine Vorschrift über die bisweilen schädlichen (bleihaltigen) *Schreibekreiden* und *Buntpapiere*, ein Verbot der bedenklichen *zinnoberhaltigen Kerzen* und gewisser in *kosmetischen Mitteln* beobachteter Gifte, wie *Paraphenylendiamin, Kobaltamine, Resorcin*.

3. *Das Gesetz betr. den Verkehr mit Butter, Käse, Schmalz und deren Ersatzmitteln vom 15. Juni 1897* enthält eingehende Vorschriften über die deutliche Kennzeichnung von Margarine und Kunstspeisefett sowie die zu ihrer Aufbewahrung und Feilhaltung bestimmten Räume. Es schreibt für Margarine in regelmäßig geformten Stücken die Würfelform vor und ermächtigt die Behörde zu Revisionen. In späteren Verordnungen vom 1. März 1902 ist für Butter, vom 10. März 1920 für Margarine der Fettgehalt zu mindestens 80%, der Wassergehalt zu höchstens 16% bzw. bei ungesalzener Ware 18% festgesetzt worden.

4. *Gesetz betr. die Schlachtvieh- und Fleischbeschau vom 3. Juni 1900.* Nach diesem unterliegen Rindvieh, Schweine, Schafe, Ziegen, Pferde und Hunde (ferner Esel, Maultiere, Maulesel), deren Fleisch zum menschlichen Genusse bestimmt ist, vor und nach der Schlachtung einer amtlichen Untersuchung. Mit gewissen Krankheiten behaftete Tiere dürfen überhaupt nicht geschlachtet werden; bei anderen ist die Schlachtung nur unter bestimmten Vorsichtsmaßregeln gestattet.

Nach dem Ausfall der nach der Schlachtung vorgenommenen Untersuchung wird das Fleisch entweder als *untauglich* oder als *bedingt tauglich* oder als *tauglich* zum menschlichen Genusse bezeichnet und dadurch die weitere Behandlung bestimmt.

Für die *Einfuhr* des Fleisches in das Zollinland sind in § 12 eine Reihe von Beschränkungen und Verboten vorgesehen. Verboten ist auch nach § 21 und den dazu erlassenen Verordnungen die Behandlung des Fleisches mit *Farbstoffen* und den meisten *Konservierungsmitteln* (Borsäure, Formaldehyd, Alkali- und Erdalkalihydroxyden und -carbonaten, schwefliger Säure, Fluorwasserstoffsäure, Salicylsäure, Chloraten).

5. *Süßstoffgesetz vom 14. Juli 1926.* Das aus dem älteren Gesetze von 1902 hervorgegangene Gesetz enthält ein grundsätzliches Verbot von Süßstoff (Saccharin und Dulcin) für Nahrungs- und Genußmittel, ausgenommen Limonaden und Kunstlimonaden, Essig, Mostrich, obergäriges Bier, Eßoblaten, Kautabak und Kaugummi, Röntgenkontrastmittel, Lebensmittel für Zuckerkranke, die ausdrücklich als solche bezeichnet werden, sowie gewisse Stärkungs- und diätetische Mittel. Die Verwendung muß durch die deutliche Inschrift „Mit künstlichem Süßstoff zubereitet" gekennzeichnet werden.

6. Das *Weingesetz vom 7. April 1909* mit der Ergänzung vom 1. Februar 1923 stellt scharfe Forderungen für die Reinheit des Weines, der Obstweine und des Weinbrands (Kognaks) auf.

Schließlich enthalten auch noch einige Steuergesetze wie das *Branntweinmonopolgesetz vom 8. April 1922* und das *Biersteuergesetz vom 9. Juli 1923* Vorschriften über die normale Beschaffenheit der in ihnen behandelten Erzeugnisse; und eine wesentliche Ergänzung erfuhren alle vorstehenden Gesetze durch die *Bekanntmachung gegen irreführende Bezeichnung von Nahrungs- und Genußmitteln vom 26. Juni 1916*, die ein strafrechtliches Einschreiten ermöglicht, wenn zwar nicht verfälschte, aber doch minderwertige Waren unter zur Täuschung des Publikums geeigneten Angaben angeboten oder in den Verkehr gebracht werden, wie Pferdefleisch als Rindfleisch, Rüböl als Olivenöl, Kartoffelmehl als Weizenmehl usw.

III. Die praktische Durchführung der Nahrungsmittelkontrolle.

Mit dem Nahrungsmittelgesetze und den späteren Folgegesetzen war der Behörde eine scharfe Waffe in die Hand gegeben, um der Verfälschung und Nachmachung, sowie dem Vertriebe verdorbener und gesundheitsschädlicher Nahrungsmittel wirksam entgegenzutreten, d. h. wenn sie erst nachgewiesen waren, und es fragte sich nur noch, welcher Maßnahmen und Organe sie sich zu letzterem Zwecke bedienen sollte. Klarheit bestand von allem Anfang an darüber, daß es nicht genügt, *nach* erfolgter Schädigung und Beschwerde von Verbrauchern die Täter der verdienten Strafe zuzuführen, sondern es ist *vorbeugend* dafür zu sorgen, daß gesetzwidrige Waren überhaupt nicht in den Verkehr gelangen. Unerläßliche Vorbedingung zur Erreichung dieses Zieles ist also, daß dauernde Überwachung der Lebensmittelgeschäfte stattfindet und daß von den feilgehaltenen Waren regelmäßig Proben entnommen und untersucht werden.

Die *rechtliche Grundlage* für diese Überwachung schafft § 2 NMG., der die Beamten der Polizei ermächtigt, während der üblichen Geschäftsstunden in die Verkaufsräume einzutreten und von den hier befindlichen sowie von den an öffentlichen Orten oder im Umherziehen feilgehaltenen Nahrungsmitteln, Genußmitteln und den genannten Gebrauchsgegenständen nach freier Wahl Proben zum Zwecke der Untersuchung gegen Empfangsbescheinigung und Bezahlung zu entnehmen.

Bei Personen, die auf Grund der §§ 10, 12, 13 NMG. zu einer Freiheitsstrafe verurteilt worden sind, dürfen die Beamten außer in die Ladenräume, auch in die Aufbewahrungs- und Herstellungsräume eintreten und dort nicht nur Proben entnehmen, sondern auch Revisionen (Durchsuchungen) durchführen.

Gewisse andere Gesetze (Margarinegesetz, Weingesetz usw.) geben den Beamten noch weitergehende Befugnisse, wie das Recht, Auskunft zu verlangen und Geschäftspapiere einzusehen.

Die Hauptschwierigkeit bestand nun in dem Nachweise der gesetzwidrigen Beschaffenheit, da selbstredend die einfachen Hilfsmittel der praktischen Gewerbetreibenden versagen mußten gegenüber einer geradezu gewerbsmäßig betriebenen Nahrungsmittelverfälschung, die sich alle Errungenschaften der Wissenschaft zunutze machte und zur Verwertung derselben selbst Chemiker in ihre Dienste zog. In richtiger Erkenntnis dessen hatte sich bereits die Kommission zur Vorbereitung des Nahrungsmittelgesetzes dahin ausgesprochen, daß zuerst an die Errichtung einer ausreichenden Zahl *technischer Untersuchungsanstalten* herangetreten werden müsse, und auch im Reichstage war dieser Forderung wiederholt Ausdruck verliehen worden.

1. Untersuchungsämter.

Die mehrfach, so in den Preußischen Ministerialerlassen vom 2. August 1879, 31. Juli 1880, 14. Juli 1882, in den Beschlüssen des Deutschen Vereins für öffentliche Gesundheitspflege 1886 und 1897 usw. gegebenen Anregungen zur Errichtung von Untersuchungsämtern hatten nur langsam Erfolg, teils wegen der Kosten, teils ·wegen des Mangels an geeigneten Sachverständigen.

Die Chemiker, aus denen diese im Hinblick auf den meist analytischen Charakter der Untersuchungen: Nachweis von Giften, Bestimmung des Nährwertes u. dgl. entnommen werden mußten, entbehrten häufig einer ausreichenden Schulbildung sowie eines abgeschlossenen Studiums. Es gab zwar einzelne hervorragende Vertreter der Nahrungsmittelkunde, die, wie v. Pettenkofer, König, Hilger, Sell, die Nahrungsmittelchemie zu einem selbständigen Zweige der Wissenschaft emporhoben, aber durchgreifende Abhilfe wurde erst im Jahre 1894 durch die Einführung eines Staatsexamens für Nahrungsmittelchemiker geschaffen, in dem neben dem Nachweis des Maturums und gründlicher chemischer Ausbildung spezielle Kenntnisse in der Botanik, Mikroskopie, Bakteriologie und der biologischen Methodik verlangt werden, da auch diese Hilfsdisziplinen bei den eigenartigen Verhältnissen der Nahrungsmitteluntersuchung unentbehrlich sind.

Die *Kostenfrage* spielte insofern eine große Rolle, weil zunächst nicht gesagt war, wer diese Anstalten begründen solle, ob das Reich, die Regierungen der Bundesstaaten, Kreise oder Gemeinden, vielmehr nur im allgemeinen Einverständnis darüber herrschte, daß sie amtliche Einrichtungen sein mußten, besetzt mit beamteten Sachverständigen, die ihre ganze Kraft der übertragenen Aufgabe zu widmen hatten. An sich ist die Überwachung des Lebensmittelverkehrs Aufgabe der Ortspolizeibehörden, und diese sind daher nach Juckenack zur Tragung der durch die Kontrolle erwachsenden Ausgaben verpflichtet. Die Errichtung, Ausstattung und dauernde Unterhaltung eines wissenschaftlichen Instituts stellt aber schon an die Finanzen großer Städte so hohe Anforderungen, daß man ihnen die Aufgabe durch ein besonderes Zugeständnis schmackhaft zu machen suchte und in § 17 NMG. bestimmte, daß die auf Grund des Nahrungsmittelgesetzes verhängten Geldstrafen der für den Ort der Tat bestehenden Untersuchungsanstalt zufließen.

Kleinen Städten und Landgemeinden konnte man in der Regel derartige Ausgaben nicht zumuten, obwohl gerade sie eines Schutzes gegen Verfälschungen besonders bedurften. Für sie wurden daher im Jahre 1884 zuerst in Bayern staatliche Nahrungsmittel-Untersuchungsanstalten eingerichtet, nachdem ihnen einige größere Städte: Hannover (1879), Stuttgart (1880), Breslau (1881), Darmstadt (1883) vorangegangen waren. Als weitere staatliche Anstalten folgten diejenigen für den Landespolizeibezirk Berlin (1901) und für das Großherzogtum Sachsen in Jena (1903), und auch die schon früher bestehenden staatlichen Anstalten in Dresden (1870), Leipzig, Bremen (1872), Karlsruhe (1876), Straßburg (1878), Metz (1889), Hamburg (1893), sowie die im Jahre 1904 für die Zwecke der Fleischbeschau errichteten Ämter wurden zur Nahrungsmittelkontrolle herangezogen. Von größeren Städten gründeten in der Folgezeit noch Untersuchungsämter: Dresden und Altona (1896), Dortmund (1899), Chemnitz und Mülhausen i. E. (1903), Elberfeld (1903), Aachen, Leipzig, Regensburg (1904); auch haben mehrfach Provinzialbehörden, Kreise und Gemeindeverbände eigene Institute geschaffen. Für gewisse Bezirke sind weiter die Anstalten landwirtschaftlicher Korporationen (Versuchsstationen) mit der Überwachung des Lebensmittelverkehrs betraut worden, und andere Behörden kleinerer Städte oder Landgemeinden (besonders in Sachsen) haben zu dem gleichen Zwecke mit Privatchemikern Verträge abgeschlossen.

Nach dem vom Verein Deutscher Nahrungsmittelchemiker im Dezember 1925 herausgegebenen Verzeichnis beteiligen sich an der amtlichen Nahrungsmittelkontrolle jetzt folgende Anstalten:

A. Staatliche Anstalten:
1. In *Preußen*: Bentheim, Berlin, Beuthen, Cleve, Duisburg, Emmerich, Frankfurt a. M., Goch, Halle, Landsberg a. W., Stettin. 2. In *Bayern*: Erlangen, München, Würzburg. 3. In *Sachsen*: Landesstelle für öffentliche Gesundheitspflege in Dresden, Untersuchungsanstalt am Hygienischen Universitätsinstitut in Leipzig. 4. In *Württemberg*: Landesuntersuchungsamt in Stuttgart, Chemische Anstalt des Landesgewerbeamtes in Stuttgart, Untersuchungsstelle des Hygienischen Universitätsinstituts in Tübingen. 5. *Baden*: Lebensmitteluntersuchungsanstalt der Techn. Hochschule in Karlsruhe. 6. *Mecklenburg*: Landesuntersuchungsamt in Rostock. 7. *Thüringen*: Nahrungsmittel-Untersuchungsamt in Jena. 8. *Braunschweig*: Untersuchungsstelle der Techn. Hochschule in Braunschweig. 9. *Hansestädte*: Chemisches Staatslaboratorium in Bremen, Hygienisches Staatsinstitut in Hamburg.

B. Provinzialanstalten: Gießen, Mainz.

C. Städtische Anstalten: Aachen, Altona, Barmen, Berlin, Bielefeld, Bochum, Breslau, Cassel, Coblenz, Cottbus, Crefeld, Dortmund, Duisburg, Düren, Düsseldorf, Elberfeld, Emden, Erfurt, Essen, Frankfurt a. M., Frankfurt a. O., Görlitz, Hagen, Halberstadt, Halle, Hamm, Hannover, Köln, Liegnitz, Lüdenscheidt, Magdeburg, Merseburg, München-Gladbach, Mülheim a. Ruhr, Oberhausen, Osnabrück, Reichenbach (Schlesien), Remscheid, Rheydt, Solingen, Tilsit, Trier, Waldenburg, Wesermünde. — Augsburg, Ludwigshafen, Nürnberg, Regensburg.

— Dresden, Chemnitz, Leipzig. — Reutlingen, Stuttgart, Ulm. — Freiburg i. B., Konstanz, Mannheim, Offenburg, Pforzheim. — Worms. — Dessau.

D. Anstalten von Stadt- und Landkreisen: Teltow, Dortmund, Düsseldorf, Eschweiler, Gelsenkirchen, Glatz, Harburg, Kaldenkirchen, Kiel, Kreuznach, Moers, Neuß, Opladen, Paderborn, Recklinghausen, Saarbrücken, Siegen, Stralsund, Vohwinkel, Witten — Altenburg, Gotha.

E. Anstalten landwirtschaftlicher Korporationen: Bonn, Harleshausen, Hildesheim, Insterburg, Königsberg, Köslin, Münster, Speyer, Bernburg.

F. Privatlaboratorien.

Die vorstehend genannten 120 amtlichen Anstalten, zu denen noch eine Anzahl Privatlaboratorien hinzutreten, verfügen über ein wissenschaftliches Personal von etwa 400 Nahrungsmittelchemikern, eine den modernen Anforderungen entsprechende Ausstattung mit Instrumenten, Apparaten und literarischen Hilfsmitteln und sind daher zur Lösung der ihnen gestellten Aufgaben wohl befähigt. Über die Frage, welche der 6 Arten von Untersuchungsanstalten den Vorzug verdient, gehen die Ansichten auseinander. Einige Fachgenossen betrachten die Überwachung des Lebensmittelverkehrs als eine Aufgabe der Medizinalpolizei und halten daher die Errichtung staatlicher Anstalten für wünschenswert. Andere vertreten den Standpunkt, daß im Hinblick auf die örtlichen Verschiedenheiten städtische oder von Landkreisen geschaffene Untersuchungsämter geeigneter sind. Auf alle Fälle wird man es wohl als zweckmäßig bezeichnen, daß ihre Angestellten Beamte sind und daß sie derselben Behörde unterstehen wie die Probenehmer. Hiernach würden im allgemeinen dort, wo die Nahrungsmittelkontrolle in den Händen der staatlichen Sicherheitspolizei liegt, staatliche Anstalten, dort wo sie, wie in den sächsischen Großstädten, zu den Obliegenheiten der städtischen Wohlfahrts- oder Gesundheitspolizei gehört, städtische Untersuchungsämter zu bevorzugen sein. Denn auf diese Weise wird am ehesten die harmonische Zusammenarbeit zwischen Probenahme und Untersuchung sichergestellt. Immerhin ist zuzugeben, daß auch kommunale Untersuchungsämter, mit denen die Sicherheitspolizei einen Vertrag geschlossen hat, zufriedenstellend arbeiten können, da die staatlichen Behörden durchweg die Anregungen der städtischen Anstalten verständnisvoll berücksichtigen, ja daß sich auch durch Heranziehung landwirtschaftlicher Versuchsstationen oder von Privatchemikern eine wirksame Überwachung ausüben läßt. Das mehrfach geäußerte Bedenken, daß die von den Landwirtschaftskammern abhängigen Versuchsstationen bei der Kontrolle landwirtschaftlicher Erzeugnisse zu mild urteilen würden, hat sich als unbegründet herausgestellt, und auch die entgegengesetzte Befürchtung, daß die Inhaber von Handelslaboratorien den Fabrikanten und Händlern gegenüber zu geringe Widerstandskraft zeigen könnten, ist nach den in Sachsen gemachten Erfahrungen als unberechtigt zu bezeichnen. Übrigens ist auch den beamteten Chemikern der Vorwurf der Parteilichkeit nicht erspart geblieben, vielmehr haben die Vertreter einzelner Interessentenverbände die Meinung ausgesprochen, daß der Wunsch, der Amtskasse Strafgelder und Gebühren zuzuführen, unrechtmäßige Beanstandungen verursachen könne. An Stelle einer überflüssigen Widerlegung möge der Hinweis genügen, daß ein charaktervoller Mann in jeder Stellung sein selbständiges Urteil bewahren und sich das Vertrauen der Gerichte, die letzten Endes seine Gutachten verwerten, erhalten wird. Nicht auf die Art des Untersuchungsamtes, sondern auf seine Leistungen kommt es an.

Für eine erfolgreiche Tätigkeit ist von wesentlicher Bedeutung, daß die Nahrungsmittelämter sich nicht auf die Untersuchung allein beschränken, sondern auch bei der Organisation der Probenahme und bei der späteren rechtlichen Beurteilung bestimmend mitwirken.

2. Art und Umfang der Probenahme.

Die Art der Probenahme ist von grundlegendem Einfluß auf die Wirksamkeit der ganzen Überwachung, und die Fragen: Von wem?, In welcher Weise?, In welchem Umfange sollen die Proben entnommen werden? sind daher in erster Linie zu prüfen.

1. *Wer soll die Proben entnehmen?* Die zunächstliegende Antwort: „Die Nahrungsmittelchemiker der Untersuchungsämter", hat in dem Preußischen Ministerialerlasse vom 2. März 1910 überzeugenden Ausdruck gefunden und auch zu dem System der *„ambulanten Nahrungsmittelkontrolle"* geführt, das zuerst in Bayern, dann in den sächsischen Amtshauptmannschaften und in einigen kleineren Bundesstaaten wie Schwarzburg-Sondershausen eingerichtet und außerdem von mehreren Versuchsstationen der ¦Landwirtschaftskammern ausgeübt wurde. Dieses System, nach dem die Chemiker selbst die Geschäfte besuchen und nach verdächtigen Waren Umschau halten, besitzt zweifellos den großen Vorzug, daß die Sachverständigen wissen, worauf es ankommt, und nicht nur von vornherein zahlreiche Proben auszuschalten, sondern auch durch Ratschläge und Zureden sofort eine Reihe von Übelständen abzustellen vermögen. Die ambulante Kontrolle ist daher besonders in *kleineren Städten und Landgemeinden* angezeigt und oft unentbehrlich, weil diesen geeignete und hinreichend unabhängige Aufsichtsmannschaften nicht immer zur Verfügung stehen. Besonders wirksam wird diese Einrichtung und die erteilte Belehrung allerdings wohl nur dann sein, wenn den Chemikern als Staatsbeamten eine größere Autorität bei den Gemeindebehörden zur Seite steht, und trotz der nicht ungünstigen Erfahrungen der sächsischen Privatchemiker scheint es doch, als ob staatliche Untersuchungsanstalten bei dieser Art der Probenahme den Vorzug verdienten.

Ihrer allgemeinen Einführung steht aber ein weiteres Hindernis in ihrer *Kostspieligkeit* im Wege. Wenn man, niedrig gerechnet, annimmt, daß einschließlich des Fortkommens auf die gewissenhafte Besichtigung und Vorprüfung eines Gegenstandes 10 Minuten entfallen, so können pro Tag in 8stündiger Arbeit nicht mehr als 48 Proben entnommen werden, d. h. der Chemiker wird durch die Entnahme von 9000—10000 Proben volle 200 Tage seiner wissenschaftlichen Tätigkeit entzogen. Berücksichtigt man weiter, daß für derartige Besichtigungen nicht die jungen unerfahrenen Hilfskräfte, sondern gerade die älteren, höher besoldeten Nahrungsmittelchemiker herangezogen werden müssen, so leuchtet ohne weiteres ein, daß diese Art der Probenahme doch recht teuer wird.

Trotzdem könnte sie sich vielleicht empfehlen, wenn nachgewiesen würde, daß mit ihrer Hilfe eine größere Zahl von Verfälschungen zur Entdeckung gelangte als mit der nunmehr zu besprechenden Organisation. Das ist nun aber nach den Berichten der Untersuchungsanstalten keineswegs der Fall, und es erscheint daher begreiflich und berechtigt, daß die Großstädte zu der Probenahme meist die *Aufsichtsmannschaften der Polizei* heranziehen. In der Tat gelingt es leicht, unter den Beamten der letzteren eine hinreichende Anzahl herauszufinden, die mit größerer Intelligenz ein lebhafteres Interesse für die gestellte Aufgabe verbinden. Wird dann außerdem noch die Vorsorge getroffen, den einzelnen Probenehmern diejenigen Warengattungen zuzuweisen, mit denen sie durch ihren früheren Beruf als gelernte Landwirte, Fleischer, Müller, Bäcker, Brauer besonders vertraut sind, so kann man im allgemeinen sicher sein, daß sie äußere Merkmale der Verfälschung nicht nur ebensogut, sondern oft schärfer wahrnehmen als die Chemiker. Weitere selbstverständliche Voraussetzung ist immer, daß die Probenehmer eine gründliche Belehrung erhalten und in steter geistiger Fühlung mit dem Untersuchungsamte erfassen lernen, auf welche

Punkte bei den verschiedenen Lebensmitteln besonders zu achten ist. Am zweckmäßigsten werden die Verwaltungsbehörden bestimmte Beamte dauernd mit der Probenahme betrauen und, wie in Dresden, zu sog. Revisionsinspektionen vereinigen.

2. *In welcher Weise sollen die Proben entnommen werden?* Zur Entlastung der Untersuchungsämter und damit zur gleichzeitigen Verschärfung der Überwachung hat man vielfach die Frage erörtert, ob die Probenehmer nicht die angetroffenen Lebensmittel einer *chemischen Vorprüfung* unterziehen sollen, die einfach genug, um in kurzer Zeit an Ort und Stelle ausgeführt zu werden, doch ein vorläufiges Urteil über das Vorliegen gewisser gröberer Verfälschungen ermöglicht. Offenbar hat dieser Gedanke viel Bestechendes, denn je mehr unverdächtige Proben schon von den Aufsichtsmannschaften ausgeschaltet werden, um so größer wird die Zahl der im Untersuchungsamte aufgedeckten Verfälschungen, und je mehr Proben überhaupt untersucht werden, um so intensiver die Wirksamkeit der Kontrolle. Derartige Vorprüfungen sind denn auch in verschiedenen Gegenden den Polizeibeamten übertragen worden.

So war z. B. in Dresden der *Wurstrevisor* mit je einem Fläschchen Jodlösung und verdünnter Schwefelsäure ausgerüstet. Mit der Jodlösung bestrich er die Schnittfläche der Würste und erkannte an einer Blaufärbung sofort einen Mehlzusatz. Mit der Schwefelsäure versetzte er das frische Hackfleisch, da hierbei vorhandenes Präservesalz sich durch den Geruch nach schwefliger Säure verrät. Der *Butterrevisor* prüfte die Butter mit Furfurolsalzsäure auf Margarine, der *Mehlrevisor* die Müllereiprodukte mit Hilfe der Glastafelprobe auf Milben. *Milch* wurde mit dem Lactoskop auf den Fettgehalt, mit der Senkwage auf Zusatz von Wasser geprüft.

So wertvoll eine derartige Mitwirkung der Polizeibeamten durch Auslese verdächtiger Proben in der ersten Zeit nach Einrichtung der Nahrungsmittelkontrolle in einem Bezirke mit argen Verhältnissen sein kann, so sehr ist vor einer Überschätzung dieser Einrichtung zu warnen und besonders darauf hinzuweisen, daß sie unter Umständen ein ganz falsches Bild gewähren kann.

Ein redendes Beispiel hierfür sind die während des Jahres 1899 in der Dresdner Milchkontrolle gemachten Beobachtungen. Hier waren damals 9500 Milchproben mit Hilfe des Lactoskops und der Senkwage von den Aufsichtsbeamten vorgeprüft worden. 300 derselben wurden als verdächtig dem Untersuchungsamte eingeliefert, und zu beanstanden waren nur 229, entsprechend 2,41% der vorgeprüften Proben. Also scheinbar ein ganz vortreffliches Ergebnis, das die Dresdner Milchversorgung außerordentlich günstig erscheinen ließ. Aber es trog! Denn als nach Abschaffung der Vorprüfung ohne vorherige Auswahl 2311 Proben dem Untersuchungsamte zugeführt wurden, waren 629, entsprechend 27,2% zu beanstanden.

Nach diesen Erfahrungen halte ich es für besser, wenn ohne Vorprüfung möglichst viele Stichproben entnommen und vom sachverständigen Nahrungsmittelchemiker untersucht werden. Dieses in Dresden seit Jahrzehnten durchgeführte Verfahren gibt auch einen zuverlässigeren Überblick über die im Handel herrschenden Verhältnisse.

3. *Umfang der Kontrolle.* Zur wirksamen Überwachung des Lebensmittelverkehrs muß es zwar als wünschenswert bezeichnet werden, daß im Laufe der Zeit alle Händler mit Lebensmitteln von den Probenehmern besucht werden. Ganz unzweckmäßig würde es aber sein, in rein mechanischer Weise zu bestimmen, daß in jedem Geschäfte jährlich soundsoviel Proben entnommen werden müssen. Notorisch reelle Handlungen können ohne Bedenken eine Zeitlang vernachlässigt werden zugunsten weniger vertrauenswürdiger, in denen bereits mehrfach verfälschte Waren angetroffen wurden. Fast jedes Untersuchungsamt hat einen ständigen Kundenkreis gewerbsmäßiger Fälscher, denen dauernd auf die Finger gesehen werden muß. Nur für die Verhältnisse auf dem platten Lande, wo der Nahrungsmittelverkehr oft sehr im argen liegt, muß die Festsetzung einer Mindestzahl sog. *Pflichtproben* als unerläßlich bezeichnet werden, und

wenn z. B. das Sächsische Ministerium seinerzeit diese Zahl auf 30 für 1000 Einwohner normiert hat, so ist dem nur zuzustimmen.

Aber die Untersuchungsämter der Großstädte können sehr wohl mit einer geringeren Probenzahl auskommen und doch eine ebenso wirksame Kontrolle ausüben, denn jede Großstadt stellt ein einheitliches und übersichtliches Wirtschaftsgebiet dar. Die amtlichen Probenehmer besuchen hier tagtäglich die Geschäfte, die im großen und ganzen alle dieselben Waren enthalten, beobachten die Schaufenster, die einen Überblick über den Ladeninhalt gewähren und sehen daher sofort, ob neue Erzeugnisse im Verkehr auftauchen. Jede Beanstandung und gerichtliche Verurteilung wird durch die Tagespresse bekannt, spricht sich herum und veranlaßt die anderen Verkäufer der gleichen Warengattung zu einer Entfernung der Falsifikate. In der Regel wird man daher in den Großstädten die Entnahme von 10—15 Proben auf 1000 Einwohner als ausreichend ansehen können. Allzu weit unter diese Zahlen sollte man aber nicht heruntergehen, und bei 3—5 Proben ist eine ordentliche Überwachung jedenfalls nicht durchzuführen.

Von noch größerer Bedeutung als die Zahl ist die *Art* der zu entnehmenden Proben; und da leuchtet ohne weiteres ein, daß von den Nahrungsmitteln in erster Linie diejenigen zu berücksichtigen sind, die für die menschliche Ernährung besonders wichtig sind und in großen Massen zum Verbrauch gelangen. Man wird also Milch, Fleischwaren und Speisefetten grundsätzlich mehr Beachtung schenken als Delikatessen, wie Austern, Kaviar und Trüffeln, wenngleich es andererseits auch nützlich sein kann, gewisse Waren des Massenverbrauchs, die wie Mehl, Brot und Bier erfahrungsgemäß nur selten verfälscht werden, zugunsten weniger verbreiteter Waren zurückzustellen, wenn diese, wie Safran, Mazis, Schokolade, Liköre, durch ihren hohen Preis Verfälschungen besonders lohnend erscheinen lassen.

Auch darauf wird Rücksicht zu nehmen sein, ob es sich um Erzeugnisse der *Kleinbetriebe* oder der *Großindustrie* handelt. Die ersteren, zu denen die hauptsächlichsten Verbrauchsstoffe, wie Fleisch, Wurst, Milch, Butter gehören, sind jederzeit der Verfälschung ausgesetzt, und nach allen vorliegenden Erfahrungen wird bei ihnen die Verfälschung niemals vollständig ausgerottet werden können. Selbst mehrfach erwischte Milchpanscher und Butterfälscher bezahlen anstandslos die auferlegten Geldstrafen, panschen aber ruhig weiter, und die erste Forderung an eine wirksame Kontrolle ist daher, daß diese Waren regelmäßig, und zwar wöchentlich, in größerer Zahl entnommen werden.

Ganz anders steht es mit den Erzeugnissen der Großindustrie, den Obst- und Gemüsekonserven, Eierteigwaren, Kakao und Schokolade, überhaupt bei allen in Originalpackung von Fabriken vertriebenen Waren, bei denen oft die Beanstandung einer einzelnen Probe genügt, um Tausende des gleichen Ursprungs aus dem Verkehr zu verdrängen.

Unter Berücksichtigung aller vorerwähnten Gesichtspunkte wird zweckmäßig von dem Untersuchungsamt ein Plan der Probenahme ausgearbeitet, der nach den örtlichen Verhältnissen verschieden sein kann und für die Stadt Dresden mit 600000 Einwohnern folgende Verteilung der insgesamt entnommenen 9000 Proben zeigt: Milch und Sahne 5000, Fleischwaren 1000, Butter und Speisefett 700, Mehl und Brot 400, Obsterzeugnisse 300, Gewürze 200, Kakao und Schokolade 150, Honig 100, Gebrauchsgegenstände 100, Teigwaren 100, Essig 100, Zuckerwaren 100, alkoholfreie Getränke 100, Branntwein 100, Kaffee 100, Konserven 100, Käse 100, Bier 100, Wein 50, Tee 50, Tabak 50.

Selbstredend muß ein solcher Plan den jeweiligen Umständen angepaßt und nach Bedarf abgeändert werden. Vor allem ist beim Auftauchen neuer

Verfälschungen diesen erhöhte Aufmerksamkeit zu schenken. So haben die Untersuchungsämter nach dem Bekanntwerden der Vergiftungen durch Methylalkohol die Zahl der Branntweinproben erheblich gesteigert, während der Kriegszeit wurden die Ersatzmittel besonders bevorzugt, und zur Zeit macht das Überhandnehmen der Butterverfälschung durch Einkneten von Wasser eine intensive Überwachung der in Betracht kommenden Geschäfte notwendig.

4. *Entnahme und Verpackung der Proben.* An der Hand des Planes der Probenahme begeben sich die Aufsichtsbeamten zu den Stellen, an denen Nahrungs- und Genußmittel feilgehalten werden. Unerwartet und unerwünscht oft erscheinen sie in den Kolonialwarenhandlungen, den Läden der Bäcker und Fleischer, an den Wagen der Milchverkäufer und Straßenhändler und entnehmen dort nach ihrer Wahl Proben der ausgelegten Waren, für die sie eine Entschädigung in Höhe des üblichen Kaufpreises entrichten. In Fällen besonderen Verdachtes erfolgt wohl auch ein diskreter Ankauf durch Mittelspersonen oder eine Revision durch Chemiker des Untersuchungsamtes. Über die Entnahme wird sogleich nach Empfang der Ware an Ort und Stelle unter Benutzung vorgedruckter Formulare ein Protokoll aufgenommen, das Namen und Wohnung des Geschäftsinhabers, die Bezeichnung und den Preis der Ware sowie vor allem auch die Bezugsquelle umfaßt, damit im Falle aufgedeckter Verfälschung gegen den Urheber eingeschritten werden kann. Um sich gegen unrichtige Analysen oder unberechtigte Beanstandungen zu schützen, hat der Verkäufer das Recht, eine versiegelte *Gegenprobe* zu verlangen, ja die meisten Milchregulative verpflichten die Beamten sogar, eine derartige Gegenprobe anzubieten.

Besondere Sorgfalt wird auf die Verpackung und Bezeichnung verwandt, damit auch die leiseste Möglichkeit einer Verwechslung ausgeschlossen und den Beschuldigten dieser immer wieder erhobene Einwand benommen wird. An gewissen Umhüllungen, wie z. B. den Milchflaschen, sind sogar verlötete Blechringe angebracht, deren eingepreßte Nummern in den Anzeigen, Geschäftsbüchern, Analysenjournalen und Gutachten stets wiederkehren müssen. In dieser Weise werden die Proben unverzüglich dem Untersuchungsamte zugestellt.

3. Untersuchung und Begutachtung.

Die *Untersuchung* der entnommenen Proben soll ein Urteil darüber ermöglichen, ob Waren nachgemacht, verfälscht, verdorben oder gesundheitsschädlich sind, oder ob ihre Beschaffenheit gegen eines der genannten Sondergesetze verstößt. In welchem Umfange sie auszuführen ist, muß der Sachverständige von Fall zu Fall entscheiden, sie sollte aber, unter Vermeidung alles Überflüssigen, in der Regel so weit ausgedehnt werden, daß die häufiger vorkommenden Abweichungen der Entdeckung nicht entgehen. Der gewissenhafte Nahrungsmittelchemiker wird sich also z. B. bei Milch nicht mit der Bestimmung des Fettgehaltes begnügen, da auch Milch mit normalem Fettgehalt durch Wasserzusatz verfälscht sein kann; es ist nicht ausreichend, Eierteigwaren auf gelbe Teerfarbstoffe zu prüfen, vielmehr muß vor allem der Gehalt an Eimasse ermittelt werden.

Genaue Angaben über den Umfang der Untersuchung lassen sich selbstredend nicht machen; es seien aber doch, um wenigstens einen Anhalt zu geben, die wichtigsten bis jetzt beobachteten Verfälschungen und die zu ihrem Nachweise geeigneten Bestimmungen mitgeteilt.

Beim *rohen Fleisch* ist, abgesehen von Fäulniserscheinungen, auf die Unterschiebung von Pferdefleisch zu achten. Gehacktes Rindfleisch erhält zur Verdeckung eingetretener Zersetzung bisweilen einen Zusatz von schwefliger Säure, Borsäure, Benzoesäure oder anderen Chemikalien und muß daher auf diese geprüft werden.

Wurstwaren sind auf dieselben Konservierungsmittel, außerdem aber auf die Beimengung von Mehl oder Teerfarbe und auf übermäßigen Wasserzusatz zu untersuchen.

Bei *Milch* ist neben dem Fettgehalte immer das spezifische Gewicht zu bestimmen, und falls hierdurch ein Verdacht auf Verfälschung erregt wird, eine weitere Untersuchung auf Trockensubstanz, Salpetersäure, spezifisches Gewicht des Serums, Gefrierpunkt, Leitfähigkeit usw. anzuschließen. Auch sind alle Milchproben auf Kuhkot und Säuerung, Stichproben überdies auf Neutralisation, *Sahneproben* auf Verdickungsmittel, wie Zuckerkalk, zu prüfen.

Feinere *Käsesorten*, wie Camembert, Brie, Gervais, werden im Widerspruch zu dem ursprünglichen Brauche neuerdings vielfach aus abgerahmter Milch hergestellt; die Aufdeckung dieser Verfälschung erfordert zum mindesten die Bestimmung des Fett- und des Wassergehaltes.

Butter muß auf Beimischung von Margarine und Einverleibung übermäßiger Wassermengen geprüft werden.

Getreidemehle wird man in der Regel, obwohl Beanstandungen selten sind, mit der Chloroformprobe auf mineralische Beimengungen (Gips, Kreide, Schwerspat), mittels der Glastafelprobe auf tierische Parasiten (Milben) und mikroskopisch auf fremde Pflanzenteile untersuchen. Bei Reis, Graupen und Erbsen tritt noch der Nachweis von Farbstoffen, einer künstlichen Bleichung mit Schwefeldampf und eines Überzuges von Specksteinpulver hinzu.

Bei *Brot* war im Kriege auf Holzmehl zu fahnden, bei Butterkuchen ist ein etwaiger Margarinezusatz zu ermitteln, bei Milchgebäck der Milchgehalt festzustellen.

Eierteigwaren werden bisweilen ohne Eier, lediglich aus Mehl, Wasser und gelber Farbe hergestellt. Zum Nachweise und zur quantitativen Ermittlung des Eigehaltes sind zahlreiche Bestimmungen (Lutein, Cholesterin, Lecithin, Fett) auszuführen.

Dörrgemüse und *Dörrobst* sind auf schweflige Säure, Arsen, Zinkoxyd, *grüne Konserven* auf Kupfersalze, *Fruchtsäfte, Marmeladen, Gelees* auf Teerfarben und Stärkesirup zu prüfen.

Honig erhält vielfach Zusätze von Rübenzucker oder Stärkesirup und wird wohl auch aus Zucker, Aromastoffen und Farbe künstlich nachgemacht.

Gewürze waren früher Lieblingsobjekte der Fälscher, die in ihnen einen willkommenen Abladeplatz für alle sonst nicht verwertbaren Abfälle der Industrie (Ölkuchen, Zigarrenkistenholz, Eichenlohe, Schalen von Kakaobohnen und Nüssen) erblickten. Wenn auch jetzt Wandel geschaffen ist, erscheint doch eine sorgfältige mikroskopische Untersuchung unerläßlich.

Branntweinproben müssen nicht nur auf ihren Alkoholgehalt, sondern im Hinblick auf mehrere neuerliche Vergiftungsfälle vor allem auf Beimischung des gefährlichen *Methylalkohols* geprüft werden.

Begutachtung. Das auf Grund der sorgfältigen Untersuchung auszuarbeitende Gutachten soll die Unterlage für ein etwaiges strafrechtliches Verfahren bilden und muß daher so abgefaßt sein, daß es den hierfür zuständigen Behörden verständlich ist. Es darf sich also nicht auf die Angabe beschränken, wieviel Prozente Wasser, Eiweiß, Fett, Stärke, Säure usw. ein Nahrungsmittel enthält, sondern ist immer durch eine Schlußfolgerung darüber zu ergänzen, ob nach bestimmten Gesetzen verbotene Stoffe vorhanden sind oder ob der *objektive* Tatbestand der Nachmachung, Verfälschung, Verdorbenheit, irreführender Bezeichnung usw. gegeben ist.

Die strafrechtliche Verfolgung ruht in den Händen der Polizei, die nach dem Grundsatze ,,Volle Schärfe des Gesetzes den gewerbsmäßigen Fälschern, möglichste Milde den oft selbst betrogenen Kleinhändlern gegenüber" die meisten aus Fahrlässigkeit begangenen Versehen durch Belehrung oder Verwarnung erledigt, gröbere Verstöße durch polizeiliche Geldstrafen ahndet, wissentliche Vergehen aber der Staatsanwaltschaft mitteilt.

IV. Erfolge und Mängel der Nahrungsmittelkontrolle.

Wenn man die vor etwa 30—40 Jahren und zur Jetztzeit im Lebensmittelverkehr herrschenden Verhältnisse miteinander vergleicht, so läßt sich nicht verkennen, daß eine außerordentliche Verbesserung eingetreten ist. Zahlreiche Arten der früher beobachteten Verfälschungen sind völlig verschwunden, andere auf ein geringeres Maß zurückgeführt worden, die Hebung des allgemeinen Reinlichkeitssinnes hat eine Verminderung verdorbener und gesundheitsschädlicher Waren zur Folge gehabt. Das mag zum Teil auf einer Besserung der allgemeinen Volksmoral beruhen, zum größeren Teil oder sogar in erster Linie dürfte doch die systematische Überwachung des Handels auf die Beteiligten veredelnd eingewirkt oder sie bei zu weit vorgeschrittener Gewissensverhärtung durch die Furcht vor der wahrscheinlichen Entdeckung und Bestrafung von Verstößen gegen die Gesetze abgehalten haben.

Vor allem geht diese Wirkung aus den Jahresberichten der Untersuchungsämter hervor. Während nämlich die Kriminalstatistik ein ständiges Anwachsen der wegen Lebensmittelvergehen erfolgten Verurteilungen ausweist — offensichtlich eine Folge der gesteigerten Kontrolle —, nimmt der Prozentsatz der ausgesprochenen Beanstandungen allmählich ab. Alle deutschen Untersuchungsämter zeigen in dieser Hinsicht das gleiche Bild: Bei der Gründung hohe Zahl der Beanstandungen, die von Jahr zu Jahr absinkt, wenn nicht Ausnahmezustände, wie der Krieg, einen Rückfall verursachen. Es möge daher genügen, diese Tatsache an den in Dresden getroffenen Feststellungen zu veranschaulichen. Hier wurden von 100 Proben beanstandet:

1898	33,0%;	1899	33,0%;	1900	23,0%;	1901	12,4%;	1902	12,4%
1903	10,6%;	1904	10,7%;	1905	7,8%;	1906	7,2%;	1907	8,4%
1908	7,0%;	1909	9,0%;	1910	12,0%;	1911	11,6%;	1912	10,2%
1913	14,8%;	1914	13,0%;	1915	19,4%;	1916	43,9%;	1917	34,5%
1918	37,7%;	1919	40,0%;	1920	26,4%;	1921	20,2%;	1922	27,3%
1923	21,6%;	1924	15,9%;	1925	11,0%;	1926	9,9%.		

Wie ersichtlich, wird der Prozentsatz der Beanstandungen bis zum Jahre 1908 immer geringer, um dann bis 1912 einen gewissen Ruhestand mit 10—12% zu erreichen. Der Anstieg auf 14,8% im Jahre 1913 hat seinen Grund in der Einführung eines schärferen Milchregulativs, das ungeheure Anschwellen in den Jahren 1915, 1916 usw. ist auf die Kriegsverhältnisse mit der scheußlichen Ersatzmittelwirtschaft zurückzuführen. Das allmähliche Sinken der Beanstandungen kann als Wirkung der Nahrungsmittelkontrolle angesehen werden.

Noch deutlicher treten diese Erfolge bei Betrachtung der einzelnen Gruppen von Nahrungs- und Genußmitteln hervor.

Fleischwaren. Die Unsitte, dem gehackten Rindfleisch *schwefligsaures Natrium*, sog. Präservesalz, zur Hervorrufung des täuschenden Anscheins der Frische zuzusetzen, hatte in den ersten Jahren nach Errichtung von Untersuchungsämtern ungeheuren Umfang angenommen. Sie wurde aber nach Erlaß des Fleischbeschaugesetzes in kurzer Zeit vollständig beseitigt. Erst in der Nachkriegszeit ist sie wieder aufgelebt, so daß z. B. im Jahre 1925 wiederum nicht weniger als 26% der Proben aus diesem Grunde zu beanstanden waren. Durch scharfes Einschreiten ist diese Zahl im Jahre 1926 auf 17% herabgedrückt worden, so daß wieder mit einem baldigen Verschwinden gerechnet werden kann.

Ebenso hat die früher vielfach übliche Rotfärbung der *Fleischwürste* mit *Teerfarbe* gänzlich aufgehört, und mit *Mehl* oder *Semmel* verfälschte Würste werden nur noch selten angetroffen.

Milch. Die Verhältnisse des Dresdener Milchhandels lagen um die Jahrhundertwende sehr im argen. Verfälschungen durch Abrahmung oder Wasserzusatz waren geradezu üblich, und der erste Direktor des Untersuchungsamtes, ROBERT HEINZE, stellte fest, daß etwa der zehnte Teil aller in Dresden verkauften Milch aus zugegossenem Wasser bestand, so daß die Stadtbevölkerung bei einem Jahresverbrauche von 50—60 Millionen Liter um mehr als 1 Million Mark betrogen wurde. Nach Errichtung des Untersuchungsamtes sank die Zahl der Beanstandungen von 51% im Jahre 1899 auf 27% im Jahre 1900 und dann allmählich bis auf etwa 10—12%, und erst in den Kriegs- und Inflationsjahren trat mit der Verwilderung der Sitten ein bedenklicher Rückfall ein. Vom Jahre 1924 an macht sich wieder eine Besserung bemerkbar. Die Zahl der Beanstandungen ist im Jahre 1926 auf 10% gesunken, und der durchschnittliche Fettgehalt von dem tiefsten Stande 2,68% im Jahre 1919 auf 3,14% angestiegen. Die hierin zum Ausdruck kommende Verhütung gesundheitlicher und wirtschaftlicher Nachteile ist sicher als Erfolg der Nahrungsmittelkontrolle anzusehen.

Butter wurde früher in großem Umfange durch Beimischung von *Margarine* und durch Einkneten großer *Wassermengen* verfälscht. Beide Arten der Verfälschung waren in den letzten Friedensjahren so gut wie verschwunden. Der Zusatz von Wasser (bis zu 50%)

lebte zwar in den sog. Ausschlägereien nach dem Kriege stark wieder auf und verursacht auch jetzt noch der Nahrungsmittelkontrolle viel Arbeit, doch lassen die scharfen Urteile der Gerichte eine baldige Abstellung dieses Übelstandes erhoffen.

Verfälschungen anderer Fette und Öle, wie des amerikanischen *Schweineschmalzes* mit Baumwollsamenöl, des *Olivenöls* mit Sesamöl oder Erdnußöl, die früher sehr häufig waren, kommen dank der Überwachung jetzt kaum noch vor.

Mehl und Brot haben, nicht unbeeinflußt von den Fortschritten der Nahrungsmittelchemie, wesentliche Verbesserungen erfahren. Die völlige Entfernung der *Unkrautsamen* aus dem Getreide verhinderte Gesundheitsstörungen; die allgemeine Hebung des *Reinlichkeitssinnes* infolge der häufigen Revisionen wirkte in hygienischer Hinsicht segensreich; die Erkennung der Ursache des „*Fadenziehendwerdens*" von Brot durch Juckenack bewahrte Bäcker und Verbraucher vor Schaden. Die Bestrebungen gewisser „Brotverbesserer", fremde Mehle, wie *Kartoffel*- und Hülsenfruchtmehle oder alte *Semmelreste* mit zu verbacken, konnten mit Unterstützung der reellen Gewerbetreibenden unterbunden werden.

Eierteigwaren bieten nur noch ausnahmsweise Anlaß zu Beanstandungen, seitdem die Organisation der Fabrikanten, den Forderungen der Nahrungsmittelchemiker entsprechend, beschlossen hat, mindestens 250 Eier auf 100 kg Mehl zu verwenden und künstliche Färbung gänzlich zu unterlassen.

Fruchtsäfte, wie Himbeer- und Citronensaft, die früher oft völlige Kunstprodukte aus Wasser, Säure, Aromastoffen und Teerfarben waren, sind wieder zum Range von Naturprodukten erhoben worden. Die Verfälschung von *Marmeladen* und *Gelees* durch Stärkesirup, Kerne und rote Farbe kann praktisch als beseitigt bezeichnet werden, und auch die groben Nachahmungen von *Honig* und *Gewürzen* gehören nach lebhaften Kämpfen der Vergangenheit an.

Mögen diese wenigen Beispiele genügen als Anzeichen, daß es in der Lebensmittelversorgung besser geworden ist. Und wenn auch mancher Fortschritt der Mitwirkung einsichtsvoller Fabrikantenvereinigungen, wie des Bundes deutscher Nahrungsmittelfabrikanten und -händler, des Verbandes deutscher Schokoladefabrikanten u. a., zu danken ist, so darf das Wesentliche doch wohl als Erfolg der amtlichen Nahrungsmittelkontrolle in Anspruch genommen werden.

Immerhin läßt sich nicht verkennen, daß die jetzige Art der Überwachung eine Reihe von *Mängeln* zeigt, die eine Behebung wünschenswert erscheinen lassen. Diese Mängel beruhen zum Teil auf der Fassung des Nahrungsmittelgesetzes, zum Teil auf der Rechtsprechung.

In erster Linie bringt die in § 2 NMG. enthaltene Beschränkung der *Probennahme* auf die Verkaufsstellen schwerwiegende Nachteile mit sich, weil sie die Überführung der eigentlichen Fälscher erschwert. Sie wird überdies von den Einzelhändlern, die fast ausschließlich die Last der Kontrolle zu tragen haben, als eine unberechtigte Härte aufgefaßt, und Nahrungsmittelchemiker wie Verkäufer sind sich daher schon lange in der Forderung einig, daß die Beamten der Polizei auch zur Revision der Fabriken ermächtigt werden, in der Erwartung, daß hierdurch von vornherein unzulässige Waren vom Verkehr ferngehalten werden.

Ein weiterer Mangel des Gesetzes ist das Fehlen einer *Definition* der Ausdrücke: Nahrungs- und Genußmittel, nachgemacht, verfälscht, verdorben und gesundheitsschädlich, sowie eines Verbotes irreführender Bezeichnungen für zwar unverfälschte, aber doch minderwertige Erzeugnisse und eines Deklarationszwanges für gesetzwidrige Waren.

Alle Gewerbetreibenden: Fabrikanten und Handwerker, Groß- und Kleinhändler beschweren sich aber über die sog. *Rechtsunsicherheit*, die darin besteht, daß nicht alle Gerichte dieselbe Ware in gleicher Weise beurteilen, sondern daß an einem Orte erlaubt ist, was am anderen als Verfälschung gilt. Die Ursache dieses zweifellos vorhandenen Übelstandes liegt darin, daß die Gerichte zur Findung des Rechts auf die Gutachten Sachverständiger angewiesen sind, deren Ansichten über die normale Beschaffenheit auseinandergehen können. Eine große Reihe von Unstimmigkeiten ist inzwischen dadurch beseitigt worden, daß die Vertreter der amtlichen Nahrungsmittelkontrolle mit den Fachverbänden der Gewerbetreibenden Vereinbarungen getroffen haben, aber es bleibt das Verlangen, daß von Reichs wegen Bestimmungen für die normale Beschaffenheit aller Lebensmittel mit bindender Kraft für die Gerichte erlassen werden.

V. Das neue Lebensmittelgesetz.

In voller Würdigung der vorstehend verzeichneten Wünsche und Forderungen hat die Reichsregierung einen Entwurf für ein neues Lebensmittelgesetz ausgearbeitet, der nach dem Passieren des Reichswirtschaftsrates und des Reichsrates zur Zeit dem Reichstage zur Beschlußfassung vorliegt und voraussichtlich in seinen wesentlichen Bestimmungen Annahme finden wird. Er lautet folgendermaßen:

Entwurf
eines Gesetzes über den Verkehr mit Lebensmitteln und Bedarfsgegenständen
(Lebensmittelgesetz).

§ 1. Lebensmittel im Sinne dieses Gesetzes sind alle Stoffe, die dazu bestimmt sind, in unverändertem oder zubereitetem oder verarbeitetem Zustande von Menschen gegessen oder getrunken zu werden, soweit sie nicht überwiegend zur Beseitigung oder Linderung von Krankheiten bestimmt sind.

Den Lebensmitteln stehen gleich Tabak, tabakhaltige und tabakähnliche Erzeugnisse, die zum Rauchen, Kauen oder Schnupfen bestimmt sind.

§ 2. Bedarfsgegenstände im Sinne dieses Gesetzes sind:

1. Eß-, Trink-, Kochgeschirr und andere Gegenstände, die dazu bestimmt sind, bei der Gewinnung, Herstellung, Zubereitung, Abmessung, Auswägung, Verpackung, Aufbewahrung, Beförderung oder dem Genusse von Lebensmitteln verwendet zu werden und dabei mit diesen in unmittelbare Berührung zu kommen;

2. Mittel zur Reinigung, Pflege, Färbung oder Verschönerung der Haut, des Haares, der Nägel oder der Mundhöhle;

3. Bekleidungsgegenstände, Spielwaren, Tapeten, Masken, Kerzen, künstliche Pflanzen und Pflanzenteile;

4. Petroleum;

5. Farben, soweit sie nicht zu den Lebensmitteln gehören;

6. andere Gegenstände, welche die Reichsregierung mit Zustimmung des Reichsrats bezeichnet.

§ 3. Es ist verboten:

1. a) Lebensmittel für andere derart zu gewinnen, herzustellen, zuzubereiten, zu verpacken, aufzubewahren oder zu befördern, daß ihr Genuß die menschliche Gesundheit zu schädigen geeignet ist;

b) Gegenstände, deren Genuß die menschliche Gesundheit zu schädigen geeignet ist, als Lebensmittel anzubieten, zum Verkauf vorrätig zu halten, feilzuhalten, zu verkaufen oder sonst in den Verkehr zu bringen;

2. a) Bedarfsgegenstände der im § 2 Nr. 1—4, 6 bezeichneten Art so herzustellen oder zu verpacken, daß sie bei bestimmungsgemäßem oder vorauszusehendem Gebrauche die menschliche Gesundheit durch ihre Bestandteile oder Verunreinigungen zu schädigen geeignet sind;

b) so hergestellte oder verpackte Bedarfsgegenstände dieser Art anzubieten, zum Verkauf vorrätig zu halten, feilzuhalten, zu verkaufen oder sonst in den Verkehr zu bringen.

§ 4. Es ist verboten:

1. zum Zwecke der Täuschung im Handel und Verkehr Lebensmittel nachzumachen oder zu verfälschen;

2. verdorbene, nachgemachte oder verfälschte Lebensmittel ohne ausreichende Kenntlichmachung anzubieten, feilzuhalten, zu verkaufen oder sonst in den Verkehr zu bringen; auch bei Kenntlichmachung gilt das Verbot, soweit sich dies aus den auf Grund des § 5 Nr. 4 getroffenen Festsetzungen ergibt;

3. Lebensmittel unter irreführender Bezeichnung, Angabe oder Aufmachung anzubieten, zum Verkaufe vorrätig zu halten, feilzuhalten, zu verkaufen oder sonst in den Verkehr zu bringen.

§ 5. Die Reichsregierung kann mit Zustimmung des Reichsrats

1. zum Schutze der Gesundheit verbieten oder nur unter Beschränkungen zulassen, daß

a) Lebensmittel für andere auf bestimmte Weise gewonnen, hergestellt, zubereitet, verpackt, aufbewahrt oder befördert werden;

b) Lebensmittel von bestimmter Beschaffenheit angeboten, zum Verkauf vorrätig gehalten, feilgeboten, verkauft oder sonst in den Verkehr gebracht werden;

c) Bedarfsgegenstände der im § 2 Nr. 1—4, 6 bezeichneten Art von bestimmter Beschaffenheit hergestellt, angeboten, zum Verkauf vorrätig gehalten, feilgehalten, verkauft oder sonst in den Verkehr gebracht werden;

d) gesundheitsschädliche Farben für bestimmte Zwecke verwendet oder unter einer ihre gesundheitsschädliche Beschaffenheit verschleiernden Bezeichnung angeboten, zum Verkauf vorrätig gehalten, feilgehalten, verkauft oder sonst in den Verkehr gebracht werden;

2. verbieten oder nur unter Beschränkung zulassen, daß Gegenstände oder Stoffe, die zur Nachmachung oder Verfälschung von Lebensmitteln bestimmt sind oder deren Verwendung bei der Gewinnung, Herstellung oder Zubereitung von Lebensmitteln unzulässig ist, für diese Zwecke hergestellt, angeboten, feilgehalten, verkauft oder sonst in den Verkehr gebracht werden;

3. vorschreiben, daß und wie auf den Packungen oder Behältnissen, in denen Lebensmittel an den Verbraucher abgegeben werden, oder auf den Lebensmitteln selbst Angaben über denjenigen, der sie in den Verkehr bringt, über die Zeit der Herstellung sowie über den Inhalt nach Art und nach Maß, Gewicht oder Anzahl oder einem anderen Maßstab für den Gebrauchswert angebracht werden;

4. Begriffsbestimmungen für die einzelnen Lebensmittel aufstellen und Grundsätze darüber festsetzen, unter welchen Voraussetzungen Lebensmittel als verdorben, nachgemacht, verfälscht oder irreführend bezeichnet, unter die Verbote des § 4 fallen;

5. Vorschriften über das Verfahren bei der zur Durchführung dieses Gesetzes erforderlichen Untersuchung von Lebensmitteln und Bedarfsgegenständen erlassen.

§ 6. Vor Erlaß von Verordnungen nach § 2 Nr. 6 und § 5 ist der Reichsgesundheitsrat, verstärkt durch Sachverständige aus den Kreisen der Erzeuger, der Händler, der Verbraucher und der Fachwissenschaft, zu hören.

§ 7. Die mit der Überwachung des Verkehrs mit Lebensmitteln und Bedarfsgegenständen beauftragten Beamten der Polizei und die von der zuständigen Behörde beauftragten Sachverständigen, bei Gefahr im Verzug auch die sonstigen Beamten der Polizei, sind befugt, in die Räume, in denen

1. Lebensmittel gewerbsmäßig oder für Mitglieder von Genossenschaften oder ähnlichen Vereinigungen gewonnen, hergestellt, zubereitet, abgemessen, ausgewogen, verpackt, aufbewahrt, feilgehalten oder verkauft werden;

2. Bedarfsgegenstände zum Verkaufe vorrätig gehalten oder feilgehalten werden, während der Arbeits- oder Geschäftszeit einzutreten, dort Besichtigungen vorzunehmen und gegen Empfangsbescheinigung Proben nach ihrer Auswahl zum Zwecke der Untersuchung zu fordern oder zu entnehmen; soweit nicht der Besitzer darauf verzichtet, ist ein Teil der Probe amtlich verschlossen oder versiegelt zurückzulassen und für die entnommene Probe eine angemessene Entschädigung zu leisten.

Soweit Erzeugnisse vorwiegend zu anderen Zwecken als zum menschlichen Genusse bestimmt sind, beschränkt sich die im Abs. 1 Nr. 1 bezeichnete Befugnis auf die Räume, in denen diese Erzeugnisse als Lebensmittel zum Verkaufe vorrätig gehalten oder feilgehalten werden.

Die Befugnis zur Besichtigung erstreckt sich auch auf die Einrichtungen und Geräte zur Beförderung von Lebensmitteln, die Befugnis zur Probeentnahme auch auf Lebensmittel und Bedarfsgegenstände, die an öffentlichen Orten, insbesondere auf Märkten, Plätzen, Straßen oder im Umherziehen zum Verkaufe vorrätig gehalten, feilgeboten oder verkauft werden.

§ 8. Die Landesregierungen können bestimmen, daß die Polizeibehörde ihre Sachverständigen ermächtigen kann, zum Schutze der Lebensmittel gegen Verunreinigung oder Übertragung von Krankheitserregern unaufschiebbare Anordnungen vorläufig zu treffen oder beanstandete Lebensmittel vorläufig zu beschlagnahmen. Die getroffenen Anordnungen sind unverzüglich dem Besitzer oder dessen Vertreter zu Protokoll oder durch schriftliche Verfügung zu eröffnen und der Polizeibehörde mitzuteilen. Die Mitteilung einer Beschlagnahme kann an den Besitzer der beschlagnahmten Gegenstände oder dessen Vertreter auch mündlich erfolgen. Die Polizeibehörde hat die getroffenen Anordnungen unverzüglich entweder durch polizeiliche Verfügung zu bestätigen oder aufzuheben.

§ 9. Die Inhaber der im § 7 bezeichneten Räume, Einrichtungen und Geräte und die von ihnen bestellten Betriebs- oder Geschäftsleiter und Aufseher, sowie die Händler, die an öffentlichen Orten, insbesondere auf Märkten, Plätzen, Straßen, oder im Umherziehen Lebensmittel oder Bedarfsgegenstände zum Verkaufe vorrätig halten, feilhalten oder verkaufen, sind verpflichtet, die Beamten und Sachverständigen bei der Ausübung der im § 7 bezeichneten Befugnisse zu unterstützen, insbesondere ihnen auf Verlangen die Räume zu bezeichnen, die Gegenstände zugänglich zu machen, verschlossene Behältnisse zu öffnen, angeforderte Proben auszuhändigen, die Entnahme von Proben zu ermöglichen, und für die Aufnahme der Proben geeignete Gefäße oder Umhüllungen, soweit solche vorrätig sind, gegen angemessene Entschädigung überlassen.

§ 10. Die Beamten der Polizei und die von der zuständigen Behörde beauftragten Sachverständigen sind, vorbehaltlich der dienstlichen Berichterstattung und der Anzeige von Gesetzwidrigkeiten, verpflichtet, über die Tatsachen und Einrichtungen, die durch die Ausübung der im § 7 bezeichneten Befugnisse zu ihrer Kenntnis kommen, Verschwiegenheit zu beobachten und sich der Mitteilung und Verwertung von Geschäfts- oder Betriebsgeheimnissen zu enthalten, auch wenn sie nicht mehr im Dienste sind.

Die Sachverständigen sind hierauf zu beeidigen.

§ 11. Die Zuständigkeit der Behörden und Beamten für die im § 7 bezeichneten Maßnahmen richtet sich nach Landesrecht.

Landesrechtliche Bestimmungen, die den Behörden weitergehende Befugnisse als die im § 7 bezeichneten geben, bleiben unberührt.

Der Vollzug des Gesetzes liegt den Landesregierungen ob. Die Reichsregierung kann mit Zustimmung des Reichsrats die zur Sicherung der Einheitlichkeit des Vollzugs erforderlichen Grundsätze, insbesondere für die Bestellung von geeigneten Sachverständigen und die Gewährleistung ihrer Unabhängigkeit aufstellen.

§ 12. Wer vorsätzlich einem der Verbote des § 3 oder einer nach § 5 Nr. 1 erlassenen Vorschrift zuwiderhandelt, wird mit Gefängnis und mit Geldstrafe bestraft.

Der Versuch ist strafbar.

Ist durch die Tat eine schwere Körperverletzung oder der Tod eines Menschen verursacht worden, so tritt an Stelle des Gefängnisses Zuchthaus bis zu 10 Jahren.

Neben der Freiheitsstrafe kann auf Verlust der bürgerlichen Ehrenrechte, neben Zuchthaus auch auf Zulässigkeit von Polizeiaufsicht erkannt werden.

Ist die Zuwiderhandlung fahrlässig begangen, so tritt Geldstrafe und Gefängnis oder eine dieser Strafen ein.

§ 13. Wer vorsätzlich einem der Verbote des § 4 oder einer nach § 5 Nr. 2, 3 erlassenen Vorschrift zuwiderhandelt, wird mit Gefängnis bis zu 6 Monaten und mit Geldstrafe oder mit einer dieser Strafen bestraft.

Ist die Zuwiderhandlung fahrlässig begangen, so tritt Geldstrafe bis zu 150 Reichsmark oder Haft ein.

§ 14. In den Fällen des § 12 ist neben der Strafe auf Einziehung oder Vernichtung der Gegenstände, auf die sich die Zuwiderhandlung bezieht, zu erkennen, auch wenn die Gegenstände dem Verurteilten nicht gehören. In den Fällen des § 13 kann dies geschehen.

Kann keine bestimmte Person verfolgt oder verurteilt werden, so kann auf die Einziehung oder Vernichtung der Gegenstände selbständig erkannt werden, wenn im übrigen die Voraussetzungen hierfür vorliegen.

§ 15. Ergibt sich in den Fällen der §§ 12, 13, daß dem Täter die für die Herstellung oder den Vertrieb von Lebensmitteln oder Bedarfsgegenständen erforderliche Zuverlässigkeit fehlt, so kann ihm das Gericht in dem Urteil die Weiterführung des Betriebes ganz oder teilweise untersagen. Vorläufig kann es eine solche Anordnung durch Beschluß treffen.

Die zuständige Verwaltungsbehörde kann die Wiederaufnahme des Betriebes gestatten, wenn seit Eintritt der Rechtskraft des Urteils mindestens 3 Monate verflossen sind.

Wer der Untersagung zuwiderhandelt, wird mit Gefängnis und mit Geldstrafe bestraft.

§ 16. In den Fällen der §§ 12, 13 kann neben der Strafe angeordnet werden, daß die Verurteilung auf Kosten des Schuldigen öffentlich bekannt zu machen ist. Auf Antrag des freigesprochenen Angeklagten kann das Gericht anordnen, daß der Freispruch öffentlich bekannt zu machen ist; die Staatskasse trägt in diesem Falle die Kosten, soweit sie nicht dem Anzeigenden auferlegt worden sind (§ 469 der Strafprozeßordnung).

In der Anordnung ist die Art der Bekanntmachung zu bestimmen; sie kann auch durch Anschlag an oder in den Geschäftsräumen des Verurteilten oder Freigesprochenen erfolgen.

§ 17. Wer der im § 9 angeordneten Verpflichtung zuwiderhandelt, wird mit Geldstrafe bis zu 150 Goldmark oder mit Haft bestraft.

§ 18. Wer der im § 10 Abs. 1 auferlegten Verpflichtung zuwiderhandelt, wird mit Gefängnis bis zu einem Jahre oder mit Geldstrafe bestraft.

Die Verfolgung tritt nur auf Antrag des Verletzten ein; die Zurücknahme des Antrages ist zulässig.

§ 19. Im § 15 Abs. 1 des Gesetzes, betreffend den Verkehr mit Butter, Käse, Schmalz und deren Ersatzmitteln, vom 15. Juni 1897 (Reichsgesetzbl. S. 475) und im § 27 Abs. 1 des Weingesetzes vom 7. April 1909 (Reichsgesetzbl. S. 393) treten an Stelle der Worte „bis zu drei Monaten" die Worte „bis zu einem Jahre".

§ 20. Wenn im Verfolg der behördlichen Untersuchung von Lebensmitteln oder von Bedarfsgegenständen eine rechtskräftige, strafrechtliche Verurteilung eintritt, fallen dem Verurteilten die der Behörde durch die Beschaffung und Untersuchung der Proben erwachsenen

Kosten zur Last. Sie sind zugleich mit den Kosten des gerichtlichen Verfahrens festzusetzen und einzuziehen.

§ 21. Sind die technischen Unterlagen für eine Verurteilung durch eine öffentliche Anstalt zur Untersuchung von Lebensmitteln erbracht worden, so fallen die auf Grund dieses Gesetzes auferlegten Geldstrafen der Kasse zu, welche die Kosten der Unterhaltung der Anstalt trägt; kommen mehrere Anstalten oder mehrere Kassen in Betracht, so sind die Beträge angemessen zu verteilen.

§ 22. Die Reichsregierung kann mit Zustimmung des Reichsrats die Untersuchung bestimmter Lebensmittel bei der Einfuhr anordnen.

§ 6 findet entsprechende Anwendung.

Das Fehlen einer Begriffsbestimmung für Nahrungs- und Genußmittel wird durch § 1 beseitigt:

„Lebensmittel im Sinne dieses Gesetzes sind alle Stoffe, die dazu bestimmt sind, in unverändertem oder zubereitetem oder verarbeitetem Zustande von Menschen gegessen oder getrunken zu werden, soweit sie nicht überwiegend zur Beseitigung oder Linderung von Krankheiten bestimmt sind. Den Lebensmitteln stehen gleich Tabak und tabakähnliche Erzeugnisse, die zum Rauchen, Kauen oder Schnupfen besimmt sind."

Die Einführung des neuen Ausdrucks Lebensmittel ist zweckmäßig, weil eine Abgrenzung der früheren Begriffe Nahrungs- und Genußmittel nicht immer gelingt, vielmehr zahlreiche Waren wie Honig, Kakao, Bier zu beiden Gruppen gehören.

Überwiegend als *Heilmittel* benutzte Stoffe fallen nicht unter das Gesetz. Eine Anwendung desselben gegen verfälschten Lebertran oder Wacholdersaft erscheint demnach ausgeschlossen. Hingegen sollen die *diätetischen* Nähr- oder Kräftigungsmittel wie Sanatogen, Tropon, Biomalz nach der beigefügten Begründung als Lebensmittel gelten.

§ 2 erweitert den Kreis der *Gebrauchsgegenstände*, jetzt *Bedarfsgegenstände* genannt, von denen im alten Gesetze nur Eß-, Trink- und Kochgeschirr, Bekleidungsgegenstände, Spielwaren, Tapeten und Petroleum angeführt waren, auf kosmetische Mittel, Masken, Kerzen usw., sowie auf andere Gegenstände, die dazu bestimmt sind, bei der Gewinnung, Herstellung, Zubereitung, Abmessung, Auswägung, Verpackung, Aufbewahrung, Beförderung oder dem Genusse von Lebensmitteln verwandt zu werden und dabei mit diesen in unmittelbare Berührung zu kommen.

Damit ist zwar eine wesentliche Verschärfung nicht eigentlich verbunden, weil die meisten dieser Waren schon unter die Sondergesetze: das „Farbengesetz" und das „Blei-Zink-Gesetz" fielen, die Vereinigung der zerstreuten unübersichtlichen Vorschriften bedingt aber eine willkommene Vereinfachung.

Nach dieser Umgrenzung der unter das Gesetz fallenden Gegenstände bringt § 3 die *hygienischen* Verbote.

Er verbietet, kurz gesagt, Lebensmittel und Bedarfsgegenstände der genannten Art so herzustellen, zu verpacken, aufzubewahren usw., daß ihr Gebrauch zu einer Schädigung der menschlichen Gesundheit geeignet ist, und weiter, solche Gegenstände in den Verkehr zu bringen. (Das ist in der Hauptsache der § 12 des alten Gesetzes.)

Dem *Schutze gegen Täuschung* dient der nur auf Lebensmittel bezügliche

§ 4. Es ist verboten:

1. zum Zwecke der Täuschung im Handel und Verkehr Lebensmittel nachzumachen oder zu verfälschen;

2. verdorbene, nachgemachte oder verfälschte Lebensmittel ohne ausreichende Kenntlichmachung anzubieten, feilzuhalten, zu verkaufen oder sonst in den Verkehr zu bringen ...

3. Lebensmittel unter irreführender Bezeichnung, Angabe oder Aufmachung anzubieten, zum Verkaufe vorrätig zu halten, feilzuhalten, zu verkaufen oder sonst in den Verkehr zu bringen.

Wie ersichtlich, ist Absatz 1 unverändert aus § 10 des alten Gesetzes übernommen worden. Absatz 2 hat aber eine wesentliche Erweiterung erfahren.

Das frühere Nahrungsmittelgesetz verbot lediglich, verfälschte usw. Waren unter einer zur Täuschung geeigneten Bezeichnung feilzuhalten, z. B. Magermilch in einem Kruge mit der Inschrift Vollmilch, Kunsthonig mit dem Aufdruck Bienenhonig; es verbot aber nicht, sie *ohne* Bezeichnung feilzuhalten, obwohl die Annahme nahelag, daß sie als echte verkauft würden. Nach dem neuen Entwurf müssen verdorbene, nachgemachte oder verfälschte Lebensmittel immer eine *ausreichende Kennzeichnung* tragen. Absatz 3 endlich übernimmt aus der Bekanntmachung gegen irreführende Bezeichnungen vom 26. Juni 1916 das Verbot, Lebensmittel überhaupt, auch wenn sie nicht verfälscht usw. sind, unter irreführender Bezeichnung, Angabe oder Aufmachung anzubieten oder in den Verkehr zu bringen. Es ist also nunmehr sowohl unzulässig, Pferdefleisch als Rindfleisch, Kartoffelmehl als Weizenmehl, Ziegenmilch als Kuhmilch abzugeben oder (auch in Zeitungen) anzubieten, als auch andere irreführende Angaben oder Aufmachungen anzubringen, wie „Margarine buttergleich", Abbildungen von Bienen und Bienenkörben auf der Etikette von Kunsthonig usw.

Eine Definition der Begriffe „nachgemacht", „verfälscht", „verdorben" und „gesundheitsschädlich" enthält auch der neue Entwurf nicht. Die dahingehenden Forderungen der Industrie und des Handels werden aber auf Grund des § 5 erfüllt werden können, der die Reichsregierung ermächtigt, nach Gehör des Reichsgesundheitsrates, verstärkt durch Sachverständige aus den Kreisen der Erzeuger, Händler, Verbraucher und der Fachwissenschaft, *Begriffsbestimmungen* für die einzelnen Lebensmittel aufzustellen. Entwürfe für Verordnungen über Speisefette, Essig, Honig, Kaffee, Kaffee-Ersatzstoffe, Käse sind bereits fertiggestellt, andere in Vorbereitung.

Die stets geforderte Ausdehnung der Überwachung auf die Stätten der Herstellung wird durch § 7 gewährleistet, der den Beamten der Polizei und den beauftragten Sachverständigen die Befugnis gibt, in die Räume, in denen Lebensmittel gewerbsmäßig oder für Mitglieder von Genossenschaften gewonnen, hergestellt, zubereitet, abgemessen, ausgewogen, verpackt, aufbewahrt, feilgehalten oder verkauft werden, während der Arbeits- oder Geschäftszeit einzutreten, dort Besichtigungen vorzunehmen und Proben zu entnehmen.

§ 9 legt den Inhabern solcher Räume sowie allen Händlern mit Lebensmitteln Auskunftspflicht auf.

Die in den folgenden Paragraphen enthaltenen Strafvorschriften stimmen im großen und ganzen mit denjenigen des alten Gesetzes überein.

Falls der vorstehend besprochene Entwurf, wie wohl erhofft werden darf, in seinen wesentlichen Punkten die Zustimmung des Reichstages findet, so wird damit Deutschland das beste der zur Zeit bestehenden Lebensmittelgesetze erhalten. Eine durchgreifende Änderung in der Organisation der Kontrolle braucht damit nicht verbunden zu sein, wohl aber wird die Ausdehnung der Überwachung auf die Herstellungsräume durch vorbeugende Fernhaltung gesetzwidriger Waren eine Entlastung der Kleinhändler zur Folge haben und die Schaffung fester Begriffsbestimmungen zahlreiche Streitigkeiten ausschalten. Wird die dadurch freiwerdende Energie zur Ausdehnung und Vertiefung der Überwachung angewandt, so ist damit zweifellos ein weiterer Schritt zur Hebung der Volksgesundheit getan.

Soziologie innerer Krankheiten.

Von

HERMANN RAUTMANN
Freiburg i. Br.

1. Umgrenzung der Aufgabe.

Daß die Stellung, in der sich der einzelne Mensch innerhalb der menschlichen Gesellschaft befindet, von großer Bedeutung auch für die Entstehung und den Verlauf innerer Krankheiten sein kann, ist naheliegend. Ebenso bedeutungsvoll dürfte der Einfluß sein, den innere Erkrankungen auf die soziale Lage des einzelnen Menschen ausüben. Hierbei ist jedenfalls weniger an akut verlaufende innere Erkrankungen, insbesondere akute Infektionskrankheiten zu denken; vielmehr erscheinen in erster Reihe alle ausgesprochen chronisch verlaufenden inneren Erkrankungen, also innere Krankheiten, die sich über viele Jahre erstrecken, von besonderer Wichtigkeit. Allerdings ist eine scharfe Trennung zwischen akut und chronisch verlaufenden Krankheiten nicht möglich, da eine im allgemeinen akut verlaufende Erkrankung ja auch einen chronischen Verlauf zu nehmen bzw. zu einem chronischen Siechtum zu führen vermag.

Von den in der Regel akut verlaufenden, d. h. sich mehr oder weniger rasch entscheidenden inneren Erkrankungen fallen die akuten Infektionskrankheiten für die folgende Darstellung fort, da ihre Soziologie bereits von A. GOTTSTEIN eingehend bearbeitet ist. Von den chronischen Erkrankungen ist ferner die Tuberkulose entsprechend ihrer außerordentlichen Wichtigkeit als Volkskrankheit in diesem Handbuch gesondert behandelt. Die Berufs- und Gewerbekrankheiten sollen an dieser Stelle ebenfalls nicht berücksichtigt werden, da ihnen eigene Abschnitte gewidmet sind (Bd. II ds. Handb.); sie haben im übrigen auch erst neuerdings durch J. LÖWY eine ausführliche Darstellung erfahren.

2. Die Krankheiten der Kreislauforgane.

Das Verhalten dieses Organsystems erscheint soziologisch von besonderer Wichtigkeit, sowohl wegen der überragenden Bedeutung, die dem Blutkreislauf und den ihn vermittelnden Organen für die Leistungsfähigkeit des menschlichen Organismus zukommt, wie wegen der mannigfaltigen Schädigungen, die für das Herz und die Blutgefäße aus der jeweils gegebenen sozialen Lage entstehen können.

Allgemein kann die soziale Lage eine Schädigung der Kreislauforgane nicht nur durch zu *starke*, sondern auch zu *geringe* Beanspruchung bedingen. Nach allen unseren Erfahrungen vermag Mangel an Übung ihre Funktionstüchtigkeit unter Umständen außerordentlich zu beeinträchtigen, so daß wir im übertragenen Sinne wohl berechtigt sind, mit DE LA CAMP von einem *Übungsbedürfnis des menschlichen Herzens* zu sprechen, bei dessen Nichtbefriedigung sich schwerwiegende Folgezustände für die Leistungsfähigkeit ergeben können.

Bei der großen pathogenetischen Bedeutung, die wir der *Entwicklung des Herzens im jugendlichen Alter* zuerkennen müssen, erscheint zunächst die Frage beachtenswert, inwiefern diese durch die besonderen sozialen Verhältnisse, unter denen der einzelne aufwächst, beeinträchtigt werden kann. Zu ihrer Beantwortung vermag uns das amtliche Material, das in der grundlegenden Arbeit von SCHWIENING: „Über die Körperbeschaffenheit der zum einjährig-freiwilligen Dienst berechtigten Wehrpflichtigen Deutschlands" enthalten ist, einige Anhaltspunkte zu liefern. Nach dieser Zusammenstellung waren von den zum einjährigen Dienst Berechtigten wegen Krankheiten des Herzens und der großen Gefäße 14,7% zum aktiven Dienste mit der Waffe dauernd untauglich, während von den sonstigen Militärpflichtigen wegen der gleichen Erkrankungen nur 5,8% untauglich waren. Unter 100 Abgefertigten waren wegen Krankheiten des Herzens und der großen Gefäße untauglich von den Schülern:

```
aus einem Gymnasium  . . . . . . . . .  5,6%
 „     „    Realgymnasium  . . . . . . .  5,0%
 „   einer  Oberrealschule  . . . . . . . .  4,7%
 „     „    Realschule  . . . . . . . . . .  4,9%
 „   einem  Seminar  . . . . . . . . . . .  5,1%
```

Die Zahlen von SCHWIENING beruhen auf einem sehr großen Beobachtungsmaterial. das bei der Untersuchung von insgesamt 80454 jungen Leuten in den Jahren 1904—1906 gewonnen ist; hiervon gehen allerdings 27804 zeitig Untaugliche ab, so daß die angegebenen Prozentzahlen für die zum aktiven Dienst mit der Waffe dauernd Untauglichen sich auf insgesamt 52650 Untersuchte beziehen. Den SCHWIENINGschen Zahlen muß hiernach ein hoher Grad von Zuverlässigkeit zuerkannt werden, und wir dürfen aus ihnen wohl die Schlußfolgerung ziehen, daß bei den jungen Leuten, die in den Jahren 1904—1906 aus den höheren wissenschaftlichen deutschen Lehranstalten hervorgegangen waren, sehr viel häufiger (in einer mehr als doppelt so großen Zahl von Fällen) krankhafte Veränderungen der Kreislauforgane bestanden als bei den aus anderen sozialen Verhältnissen stammenden Untersuchten. Diese größere Erkrankungshäufigkeit möchten wir zum großen Teil auf die einseitige geistige Beanspruchung und den Mangel an muskulärer Durcharbeitung zurückführen, wie sie an den höheren wissenschaftlichen Lehranstalten bei uns in Deutschland früher in besonders hohem Maße bestand; zum Teil könnte zur Erklärung auch die Beeinflussung der Herztätigkeit beim Schreiben, Zeichnen und Lesen durch die hierbei im Sinne von M. HERZ eintretende Formänderung des Brustkorbes herangezogen werden, die seinem Verhalten bei einer Kyphoskoliose nahe kommt, sowie die ungünstige Beeinflussung vor allem des rechten Herzens durch die beim Sitzen leicht eintretende Hochdrängung des Zwerchfells.

Von Interesse erscheint in diesem Zusammenhang auch das *Verhalten der Kreislauforgane bei unseren deutschen Studenten*, die nach dem Vorgange von Tübingen, Freiburg i. Br., München, Gießen nunmehr bereits an vielen deutschen Hochschulen regelmäßig ärztlich untersucht werden. Trotz der verhältnismäßig geringen Zahl von sog. organisch bedingten Herzstörungen habe ich bereits in meinem ersten Bericht (1924) über die Ergebnisse unserer Freiburger Studentenuntersuchung das Ergebnis als wenig günstig bezeichnet, ein Urteil, zu dem neuerdings auch JUNG auf Grund der ärztlichen Untersuchung der Gießener Studentenschaft, die seit S.-S. 1923 unter Leitung von HUNTEMÜLLER durchgeführt wird, gekommen ist. Nach unserem Ergebnis im S.-S. 1923 hatten von 470 gründlich untersuchten Studenten rund 30% nicht voll leistungsfähige Herzen, wobei auf Grund meiner Erfahrungen, die ich während des Krieges sowie im Laufe der letzten Jahre bei Untersuchungen von Sportsleuten gemacht habe, in Übereinstimmung mit KYLIN auch bereits solche Herzen als nicht voll leistungsfähig, d. h. überdurchschnittlichen Ansprüchen des öfteren nicht ganz gewachsen bezeichnet sind, bei denen sog. akzidentelle Geräusche vorhanden waren.

Im Zusammenhang mit der Frage nach der Bedeutung der sozialen Lage für die Entwicklung des Herzens bzw. die Funktionstüchtigkeit des Kreislaufs steht diejenige nach dem Einfluß, den die besondere Beschäftigung und die durch die soziale Stellung bedingte Lebensführung auf die *Größe des Herzens* auszuüben vermag. Um zu den bisher darüber vorliegenden Ärbeiten Stellung nehmen zu können, bedarf es zunächst einer Verständigung über die Art und Weise, wie die Herzgröße zu beurteilen ist. Meiner Ansicht nach kann dieses Problem nur bei oberflächlicher Betrachtung einfach und leicht lösbar erscheinen. Eine ausführlichere Darstellung der zu berücksichtigenden Verhältnisse habe ich vor kurzem an anderer Stelle gegeben; hier soll nur insoweit darauf eingegangen werden, als es zum Verständnis der folgenden Ausführungen notwendig ist.

Bei der Stellung des Herzens als zentraler Motor für den Blutkreislauf im ganzen Körper und den sich daraus ergebenden vielfältigen Abhängigkeitsbeziehungen ergibt sich die Verpflichtung, seiner *korrelativen Variabilität*, d. h. in diesem Falle seiner verschiedenen Größe bei verschiedener Körperbeschaffenheit, besondere Beachtung zu schenken. Geschlecht, Lebensalter, Körpergewicht, Brustumfang, Körpergröße sind neben manchen anderen Faktoren von mehr oder weniger ausschlaggebender Bedeutung für die Beurteilung der Herzgröße. Wollen wir also beispielsweise ein Urteil darüber abgeben, ob sich bei Angehörigen dieses oder jenes Berufes ein größeres oder kleineres Herz findet, so werden wir uns nicht mit der Feststellung zufrieden geben, daß die Herzgröße (gemessen an dem Herztransversaldurchmesser) absolut genommen bei der einen Gruppe sich anders verhält als bei jener. Wenn wir wissen wollen, ob die soziale Stellung bzw. der Beruf auf die Dauer eine mehr oder weniger unmittelbare Einwirkung auf die Herzgröße besitzt, so werden wir uns vielmehr auch die Frage vorlegen, ob die festgestellte Verschiedenartigkeit der Herzgröße nicht einfacher durch das verschiedene Lebensalter und die an sich verschiedene anderweitige Körperbeschaffenheit der einzelnen Gruppen (insbesondere nach Körpergröße, Gewicht und Brustumfang) zu erklären ist. Unter diesem Gesichtspunkt kann meines Erachtens nach nur dann behauptet werden, daß diese oder jene soziale Lebensweise zu einem größeren oder kleineren Herzen führt, wenn sich die durchschnittliche Herzgröße bei gleichzeitiger Berücksichtigung des Geschlechtes, des durchschnittlichen Lebensalters der betreffenden Gruppe, ihrer durchschnittlichen Körpergröße, ihres durchschnittlichen Körpergewichtes und Brustumfanges als abweichend erweist und der festgestellte Unterschied bei Berücksichtigung der Zahl der untersuchten Fälle außerhalb des Spielraumes liegt, den der mittlere Fehler begrenzt.

Treten wir von diesem Standpunkte aus an die Untersuchungen heran, die sich mit dem *Einflusse der Berufsarbeit auf die Herzgröße* beschäftigen, so gewinnt man aus der Arbeit von Schieffer, der 56 gesunde junge Männer im Alter von 19—22 Jahren untersuchte, zwar den Eindruck, daß die Vertreter der von Schieffer als schwer bezeichneten Berufe in der Mehrzahl der Fälle eine größere Herzoberfläche (ausgedrückt in Quadratzentimeter) aufweisen als diejenigen der leichteren bzw. leichten Berufe; indessen ergibt sich daraus nicht, daß dieser Unterschied auch bei Berücksichtigung des Körpergewichtes und des Brustumfanges der einzelnen Fälle zutrifft, da von Schieffer lediglich die verschiedene Körpergröße in Rechnung gezogen ist. (Größere Unterschiede des Lebensalters kommen bei Schieffer nicht in Betracht.) Hierzu kommt, daß die Zahl der von Schieffer untersuchten Fälle zur einigermaßen sicheren Beantwortung der vorliegenden Frage keineswegs hinreichend ist, ein Einwand, der in verstärktem Maße auch gegenüber den Ergebnissen von Klewitz geltend gemacht werden muß, der sogar nur 30 Fälle verarbeitet hat. Im einzelnen dürften auch noch andere Bedenken gegenüber den Ergebnissen von Schieffer und Klewitz vorzubringen sein.

Die Frage, ob die in der Art des Berufes gegebene soziale Lage die Herzgröße so zu beeinflussen vermag, daß diese bei Berücksichtigung von Lebensalter, Körpergröße, Körpergewicht und Brustumfang der Untersuchten mehr oder weniger erheblich verschieden wird, läßt sich somit auf Grund der bisher darüber vorliegenden Arbeiten von Schieffer und Klewitz noch nicht beantworten. Brezina ist neuerdings auf Grund eines hinreichend großen Beobachtungsmaterials zu dem Ergebnis gekommen, daß Schwerarbeiter bei Berücksichtigung ihrer massigeren Muskulatur durchschnittlich kein größeres Herz haben als Leichtarbeiter.

Über die *Herzgröße deutscher Studenten* liegen neue Untersuchungen von Eimer vor, die bei der deutsch-akademischen Olympia in Marburg durchgeführt sind. Leider lassen sich aus den von Eimer angegebenen Zahlen keinerlei bindende Schlüsse nach der Richtung ziehen, ob das Herz unserer Studenten in seiner Größe sich von dem Herzen anderer junger Männer, die im gleichen Lebensalter stehen, aber aus anderen sozialen Verhältnissen stammen, wesentlich unterscheidet oder nicht, da die von Eimer bisher mitgeteilten Angaben dazu nicht hinreichen und auch die entsprechenden einwandfreien Vergleichszahlen aus anderen sozialen Verhältnissen noch fehlen.

Nach Erörterung der Beziehungen zwischen der Entwicklung des Herzens und der Herzgröße einerseits und der sozialen Lage andererseits erscheint die Frage von Wichtigkeit, in welcher Weise der *Blutdruck* von den sozialen Umweltbedingungen, unter denen der einzelne lebt, beeinflußt werden kann. Wir möchten hierbei zunächst daran denken, daß starke Blutdrucksteigerungen bei häufiger Wiederholung für das Gewebsmaterial, aus dem sich das Herzgefäßsystem aufbaut, auf die Dauer durchaus nicht gleichgültig sein können. Bei der bekannten, unter Umständen so starken Steigerung des Blutdrucks infolge muskulärer oder seelischer Erregung, müssen wir wohl seinem Verhalten unter den verschiedensten sozialen Verhältnissen besondere Beachtung schenken. Allgemein wird daher sowohl die mehr oder weniger schwere vom Beruf verlangte muskuläre Anstrengung, wie die Aufregung, die Sorge und der Kummer, die sich aus der besonderen sozialen Lage des einzelnen ergeben, unter gewissen Bedingungen zu einer frühzeitigen Abnutzung des Herzgefäßsystems führen können. Ausführlichere Beobachtungen über das *Verhalten des Blutdrucks in einigen gewerblichen Betrieben* sind neuerdings von H. Griesbach mitgeteilt.

Einer eingehenden Besprechung bedarf die Frage, ob und inwiefern die sozialen Umweltbedingungen für *die Pathogenese des dauernden arteriellen Hochdrucks* (der essentiellen Hypertonie bzw. Hypertension, wie dieses Krankheitsbild ebenfalls, aber sicherlich weniger gut, bezeichnet wird)[1] von Bedeutung sein können. Auf Grund ausgedehnter und gründlicher Untersuchungen an 82 Hypertonikerfamilien ist Weitz zu der Ansicht gelangt, daß die erbliche Veranlagung für die Entstehung dieses Krankheitsgebietes ausschlaggebend ist und exogene Faktoren (schwere körperliche und geistige Arbeit, Mißbrauch von Kaffee und Tee sowie Nicotin) dabei ernstlich nicht in Betracht kommen. Dies kann indessen meines Erachtens nach nicht für alle Fälle von arteriellem Hochdruck zutreffen. Wie auch schon von F. Munk hervorgehoben ist, können wir die Ätiologie des arteriellen Hochdrucks nicht als einheitlich betrachten. Daß er auch im wesentlichen durch exogene Einflüsse entstehen kann, lehrt ja sein Vorkommen in Berufen, bei denen die Bleiintoxikation eine so verhängnisvolle Rolle spielt und schließlich zur Bleischrumpfniere führt. Nach Untersuchungen, die Helmut Mommsen auf meine Veranlassung unternommen hat, befanden sich unter den Kranken unserer Klinik, die einen arteriellen Hochdruck ohne

---

[1] S. hierzu die ausgezeichneten Ausführungen von A. Durig. (Durig: Der arterielle Hochdruck, Kongr. f. innere Med. Wien 1924.)

primäre Nierenveränderungen aufwiesen, auffallend viele, die in ihrem Leben besonders schwere berufliche Arbeit geleistet hatten. So waren darunter unter anderem verhältnismäßig häufig *Waschfrauen* vertreten, die sicherlich eine außerordentlich anstrengende Tätigkeit verrichten. Gegenüber Weitz konnte Mommsen bei 53 uns zur Verfügung stehenden Fällen von primärem arteriellen Hochdruck nur in 57% der Gesamtzahl auf Grund der Familienvorgeschichte eine erbliche Veranlagung zu dieser Erkrankung nachweisen, eine Zahl, die um 20% niedriger ist als die von Weitz gefundene. Wenn wir somit der erblichen Veranlagung für die Entstehung dieses Krankheitsbildes auch eine sehr wichtige, bisher wohl nicht genügend eingeschätzte Rolle zuerkennen müssen, so werden wir andererseits doch stets die Bedeutung der sozialen Verhältnisse im Auge zu behalten haben. Munk macht darauf aufmerksam, daß unter den Kranken mit dauerndem arteriellen Hochdruck bzw. genuiner Schrumpfniere wohlhabende Männer des öffentlichen Lebens, wie Kaufleute, Künstler, hohe Beamte, Ärzte usw., die von ihrem Geist und Körper große Leistungen zu verlangen pflegen, besonders zahlreich vertreten sind. Andererseits sollen nach Munk auch Schlächter und Bierbrauer, Gruben- und Erdarbeiter in größerer Zahl erkranken. Da die *Apoplexia cerebri* sehr häufig den Krankheitsausgang bei arteriellem Hochdruck darstellt, ist in diesem Zusammenhang eine statistische Aufstellung von Florschütz über den Einfluß der Vermögensverhältnisse auf die Sterblichkeit nach Todesursachen, die den Gehirnschlagfluß besonders berücksichtigt, lehrreich. Danach betrugen die Prozentsätze der wirklichen von der rechnungsmäßigen Zahl der Sterbefälle infolge Gehirnschlagfluß unter den Versicherten der Lebensversicherungsbank Gotha

Bei einer Versicherungssumme	Im Alter von 15—90 Jahren	Im Alter von 51—90 Jahren	Sämtliche Alter
bis 3000 M.	85,1	94,7	93,5
3000—6000 „	106,9	102,1	102,7
über 6000 „	108,5	102.8	103,5

Auf Grund dieser Zahlen beträgt die Übersterblichkeit an Gehirnschlagfluß bei der höchsten Summenklasse gegenüber der niedrigsten Summenklasse der Versicherten (für das Alter von 15—90 Jahren) 23%, woraus wir vielleicht schließen dürfen, daß der Wohlstand diese Erkrankung begünstigt.

In dem dauernden arteriellen Hochdruck haben wir bereits ein Krankheitsbild vor uns, bei dem sich mehr oder weniger bald eine ausgesprochene Schädigung der Blutgefäße einzustellen pflegt, die in ihrem weiteren Verlaufe zu schwerwiegenden Veränderungen Anlaß gibt. Sofern für die Pathogenese dieser Erkrankung auch die soziale Lage von Bedeutung erscheint, ist sie dies somit gleichzeitig auch für die Pathogenese der *Arterio- und Arteriolosklerose*, die wir bei länger bestehendem arteriellen Hochdruck erfahrungsgemäß früher oder später in ausgedehntem Maße feststellen können. Im übrigen wird aber bekanntlich die Sklerose der Blutgefäße und die daraus schließlich folgende Atheromatose sehr häufig auch *ohne* dauernde Blutdrucksteigerung beobachtet. Ätiologisch wird seit langem der sozialen Lage des einzelnen große Wichtigkeit für die Entstehung dieser organischen Gefäßerkrankung zuerkannt entweder in dem Sinne der aus der sozialen Lage folgenden schweren Muskelarbeit, die geleistet werden muß, oder der geistigen Überanstrengung sowie starker Gemütsbewegungen, welche gegebenenfalls die sozialen Verhältnisse mit sich bringen (Pawinski). Wie vielfach hervorgehoben ist, spielt ferner die Luxuskonsumption in Gestalt übermäßiger Zufuhr von Nahrung und Getränk sowie der Mißbrauch von Tabak, Kaffee, Tee und Alkohol eine bedeutende Rolle, deren soziale Bedingtheit auf der Hand liegt. Daß die Bedeutung des sozialen Faktors andererseits nicht überschätzt werden darf, ergibt sich aus den Untersuchungen, nach denen auch

Infektionskrankheiten zu diesen Veränderungen Veranlassung geben können. (Malaria, Gelenkrheumatismus, Typhus u. a.) Ferner bleibt natürlich stets die erbliche Veranlagung, das Geschlecht und vieles andere noch zu berücksichtigen. FRIEDRICH hat aus einem Beobachtungsmaterial von insgesamt 1384 männlichen und weiblichen Arteriosklerotikern 100 Fälle, die jünger als 40 Jahre waren, ausgewählt und dabei festgestellt, daß die Häufigkeit dieser Erkrankung mit dem Geschlecht in dem Sinne variiert, daß Männer erheblich häufiger als Frauen erkranken. ROMBERG, der in der Arteriosklerose vor allem eine Abnutzungskrankheit sieht, fand in seiner Privatpraxis 77,9% männliche und nur 22,1% weibliche Kranke mit Arteriosklerose. In einer Zusammenstellung von HARPUDER aus der Münchner Klinik sind die Frauen mit 36,7% und die Männer mit 63,3% vertreten. FRIEDRICH stellte ferner die Arteriosklerose bei schwerer körperlicher Arbeit in 40%, bei Beschäftigung mit giftigen Substanzen in 12%, bei ansteckenden Infektionskrankheiten in 48%, bei Syphilis in 15%, bei Mißbrauch von Alkohol in 26%, von Nicotin in 30% seiner Fälle fest.

Nach PAWINSKI folgt die geistige Überanstrengung ihrer pathogenetischen Bedeutung nach unmittelbar auf die Syphilis und wirkt verderblicher auf die Coronarien als auf andere Arterien. In der Ätiologie der *Angina pectoris* sind nach ihm neben geistiger Überanstrengung Gemütsbewegungen besonders wichtig. Ferner sollen nach PAWINSKI bei Frauen Gemütsbewegungen in der Pathogenese der *Coronarsklerose* eine noch bedeutungsvollere Rolle spielen als bei Männern. Als alleiniger Faktor kommen indessen geistige Überanstrengung und Gemütsbewegungen hierbei sicherlich nicht in Betracht; vielmehr wird dazu in der Regel noch eine besondere Erkrankungsbereitschaft gehören, die in der verschiedensten anderen Weise bedingt sein kann (s. oben). In der Beurteilung des Einflusses nervöser Erregungen auf die Entwicklung der Arteriosklerose mahnt die Arbeit von FINKELNBURG zur Vorsicht, der bei 169 Kranken, die jahrelang an ausgesprochenen nervösen kardiovasculären Störungen gelitten hatten, in keinem einzigen Falle eine frühzeitige oder außergewöhnlich schnelle Entwicklung von Arteriosklerose feststellen konnte.

Nach KOELSCH wird die *periphere Arteriosklerose*, die sich erstmalig mehr oder weniger unvermittelt in Schmerzen und Parästhesien in den Unterschenkeln und Füßen äußern kann, besonders häufig bei Naßberufen (Erd- und Brunnenarbeitern, Seeleuten usw.) beobachtet. Für die dabei auftretenden Schmerzen ist nach KOELSCH kennzeichnend, daß sie von thermischen Reizen bzw. vom Temperaturwechsel abhängig sind und sich erstmals des öfteren nach Arbeiten in der Kälte oder im Wasser einstellen.

Wenden wir uns den *degenerativen und entzündlichen Erkrankungen des Herzmuskels* zu, so erscheint die soziale Lage zunächst von Bedeutung für die organische Schädigung des Herzens durch Überanstrengung infolge muskulärer Arbeit. Diese Möglichkeit ist in bestimmten Berufen besonders häufig verwirklicht (bei Lastträgern, Schmieden, Schlossern usw.). Bei der sog. *idiopathischen Herzhypertrophie*, sofern sie als *Münchner Bierherz* und *Tübinger Weinherz* im Sinne einer durch die besonderen Lebensverhältnisse bedingten Herzerkrankung beschrieben ist, handelt es sich nach ROMBERG durchweg um eine Herzhypertrophie bei arteriosklerotischer Schrumpfniere, seltener bei glomerulärer Schrumpfniere, so daß wir hier nach ROMBERG eine *sekundäre* Herzmuskelerkrankung vor uns hätten.

Was die *entzündlichen Erkrankungen des Herzmuskels und seines Ventilapparates* anbetrifft, so dürfen wir neben der Ausgesetztheit gegenüber entsprechenden Infektionen, wie sie bestimmte Berufe mit sich bringen, in Übereinstimmung mit LOEWY für gewisse Fälle wohl auch die durch die berufliche Tätigkeit erleichterte *traumatische Schädigung des Endokards* ätiologisch in Rechnung setzen, welche die Ansiedelung von Infektionserregern begünstigt.

In der Pathogenese der sog. *Herzneurose* spielen die sozialen Lebensverhältnisse erfahrungsgemäß eine große Rolle. Nach LUBENAU wird sie in Berlin gerade bei denjenigen Arbeitern außerordentlich häufig beobachtet, welche die höchsten Lohnsätze beziehen; er bringt dies mit der von diesen aufgewendeten intensiven geistigen Arbeitsenergie in Zusammenhang. Sehr beachtenswert dürfte das häufige Auftreten von nervösen Herzerscheinungen bei *Hausfrauen* sein, die einem kinderreichen Haushalt vorstehen.

Bei FLORSCHÜTZ findet sich auch eine lehrreiche Übersicht über die *Bedeutung der Vermögenslage* für die Häufigkeit der Todesfälle infolge Erkrankung der Kreislauforgane, bei der die bereits wiedergegebene Häufigkeitsverteilung der Todesfälle infolge Gehirnschlagflusses nicht einbegriffen ist. Danach betrugen die Prozentsätze der wirklichen von der rechnungsmäßigen Zahl der Todesfälle infolge Erkrankung der Organe des Kreislaufs (ohne Apoplexia cerebri) unter den Versicherten der Lebensversicherungsbank Gotha

Bei einer Versicherungssumme	Im Alter von 15—90 Jahren	Im Alter von 51—90 Jahren	Sämtliche Alter
bis 3000 M.	85,6	82,1	82,7
3000—6000 ,, ...	101,9	97,3	98,4
über 6000 ,, ...	116,3	130,4	128,0

Hiernach beträgt die Übersterblichkeit der höchsten gegenüber der niedrigsten Summenklasse bei dieser Krankheitsgruppe (für das Alter von 15 bis 90 Jahren) 31%, ein Ergebnis, das wir soziologisch wohl als bemerkenswert ansehen müssen.

Bei Erörterung der Frage, *welche Bedeutung den verschiedenen Krankheiten der Kreislauforgane für die soziale Lage des einzelnen zukommt*, möchten wir von denjenigen Erkrankungen absehen, die erfahrungsgemäß den Kranken vollständig ans Bett fesseln, und ihn insofern aus seinem sozialen Wirkungskreis fast völlig ausschalten. Denn ihre soziale Bedeutung erscheint damit an sich schon klar. Heilen sie wieder aus oder führen sie noch zu einer weitgehenden Besserung, so ergibt sich ihre soziologische Einschätzung aus ihrer Zeitdauer bzw. dem Grade von dauernder Leistungsschädigung, der bestehen bleibt. Wichtiger dürfte die Heraushebung einiger Gesichtspunkte für die soziologische Beurteilung derjenigen Kreislauferkrankungen sein, die allmählich beginnen, sich langsam weiterentwickeln, um schließlich erst nach langem Bestehen zu völliger Leistungsunfähigkeit oder zum Tode führen.

Als beachtenswert möchte ich zunächst den Gesichtspunkt herausheben, daß wir derartige Erkrankungen nicht nur nach der Leistungsschädigung einschätzen dürfen, die sie in muskulärer Hinsicht bedingen; vielmehr müssen wir gleichzeitig auch ihre Rückwirkung auf die ganze *Persönlichkeit* in Rechnung setzen, die sie sowohl nach der Seite der *geistigen Arbeitsfähigkeit* wie des *Charakters* mannigfach zu beeinflussen vermögen.

Bei diesem Bestreben werden wir uns auch hüten müssen, in einseitiger Weise lediglich die anatomischen oder funktionellen Veränderungen an den Kreislauforganen selbst zu beachten und darüber die vielseitigen Abhängigkeitsbeziehungen zu vergessen, die gerade zwischen den Kreislauforganen und dem übrigen Körper bestehen und zwar vor allem mit den Atmungsorganen und dem Nervensystem.

Drittens werden wir aber auch dessen eingedenk sein müssen, daß unsere soziale Prognostik vielleicht in noch höherem Maße als unsere sonstige Prognostik mit erheblicher Unsicherheit behaftet ist, die notwendigerweise aus der Irrationalität des einzelnen Menschen, insbesondere in Hinblick auf seine geistigseelische Beschaffenheit folgt. Unsere aus der Erfahrung an anderen Menschen abgeleiteten Regeln, werden daher *für den Einzelfall* immer *nur einen gewissen Wahrscheinlichkeitswert* beanspruchen können.

Gehen wir von diesen Gesichtspunkten aus an unsere Aufgabe heran, so scheint sich mir die Art der Darstellung im übrigen aus der Methode unserer Kreislaufdiagnostik zu ergeben, bei der wir uns auf Grund der Untersuchung der einzelnen Veränderungen und ihrer klinischen Auswertung die Diagnose aufzubauen pflegen.

In diesem Sinne gehören die *Herzgröße, -lage und -form* zu den wichtigsten Faktoren, die für unsere Kreislaufbeurteilung in Betracht kommen. *Welche*

Bedeutung besitzen nun die Abweichungen von der normalen Herzgröße, -lage und -form für die persönliche Leistungsfähigkeit?

Wollen wir zu einer Verständigung hierüber gelangen, so ist es wiederum notwendig, zunächst die *einfache* und *korrelative Variabilität der Herzgröße, -lage und -form bei Gesunden* entsprechend zu beachten, damit wir uns vor irrtümlichen Schlußfolgerungen bewahren.

Hierbei werden wir uns daran zu erinnern haben, daß eine Abgrenzung des Gesunden von dem Krankhaften auf Grund einer *allgemeingültigen Definition* nicht möglich ist und es daher in jedem Einzelfall besonderer Angaben darüber bedarf, an welche Bedingungen die Aufnahme oder Nichtaufnahme eines Falles in die Beobachtungsreihe geknüpft wurde, so z. B. in diejenige, welche nur Kreislaufgesunde umfaßt. Stellen wir uns nun eine große Anzahl von Orthodiagrammen — etwa mehrere hundert — die von Kreislaufgesunden stammen, nach einheitlichen Gesichtspunkten zusammen, so sehen wir, daß die Variabilität der Größe, Lage und Form des Herzens bei ihnen (auch bei sehr strenger Auswahl der Fälle) eine überraschend große ist, jedenfalls bedeutend größer als man bisher gewöhnlich angenommen hat. So hat sich mir z. B. in eigenen Untersuchungen, in denen aus einem Beobachtungsmaterial von insgesamt 1417 Orthodiagrammen 912 in strengster Auswahl zusammengestellt wurden, ergeben, daß bei durchaus kreislaufgesunden jungen Männern im Alter von 20—30 Jahren die Herzgröße am orthodiagraphischen Transversaldurchmesser im Sitzen gemessen zwischen 10,4 bis 16,4 cm schwanken kann. Bei dieser großen Schwankungsbreite würden demnach fast alle Herzen normal groß sein, wenn wir mit „normal" alles das bezeichnen, was bei Gesunden vorkommt. Soll demnach der Ausdruck normal noch weiterhin ein klinisch bedeutungsvolles Verhalten bezeichnen, so werden wir sein Anwendungsbereich einschränken müssen und *im klinischen Sinne nur dasjenige normal* nennen dürfen, *das bei Gesunden in der Regel vorkommt,* d. h. bei ihnen sehr viel häufiger als andere Befunde angetroffen wird, und vom Standpunkt der Wahrscheinlichkeitstheorie somit *mit größerer Wahrscheinlichkeit* noch „gesundhaft" (MARTIUS) ist als die anderen Befunde, die bei Gesunden seltener sind.

Differenziert man in diesem Sinne nach dem von mir angegebenen Verfahren die normalen Befunde aus den übrigen mit Hilfe der *einfach* genommenen *durchschnittlichen Abweichung* in einheitlicher Weise heraus, so erhält man als Grenzwerte für den im Sitzen orthodiagraphisch aufgenommenen Herztransversaldurchmesser bei kreislaufgesunden erwachsenen jungen Männern in einem Alter von 20—30 Jahren

$$g_{,} = 12{,}5 \text{ cm} \qquad g' = 14{,}0 \text{ cm,}$$

so daß bei ihnen demnach die normale Herzgröße zwischen 12,5—14,0 cm schwankt.

Diese Grenzwerte geben nun aber lediglich ein Maß für die *einfache* Variabilität der Herzgröße, da sie aus einer Variationsreihe abgeleitet sind, welche alle Herzgrößen ohne Berücksichtigung der Körpergröße, des Körpergewichtes und des Brustumfangs umfaßt. Diese drei Faktoren müssen jedoch, wie bereits oben auf S. 402 ausgeführt, berücksichtigt werden, wenn wir im Einzelfall zu einer Beurteilung der Herzgröße gelangen wollen, die praktisch hinreichend einwandfrei ist. Inwiefern dies möglich ist, habe ich an anderer Stelle des näheren ausgeführt und dort auch die dazu erforderlichen Bestimmungstabellen mitgeteilt. Hier würden weitere Ausführungen darüber sowie über die *korrelative* Variabilität zu sehr in Einzelheiten führen.

Was können wir nun in bezug auf die Leistungsfähigkeit daraus schließen, wenn sich die Herzgröße mit Hilfe des soeben in Umrissen angegebenen Verfahrens gegebenenfalls als abnorm groß oder abnorm klein erweist? Bei vorsichtiger Abwägung zunächst nur, daß die *Wahrscheinlichkeit* für das Vorliegen voller Leistungsfähigkeit des Herzens, *soweit diese von seiner Größe abhängt*, mehr oder weniger geringer ist als bei Vorliegen normaler Größenverhältnisse. Im übrigen muß die weitere Beurteilung alle anderen Faktoren berücksichtigen, die in Betracht kommen, das Verhalten der Herzform, den Auscultationsbefund, Puls, Blutdruck u. a. m.

Ist das *Herz* auf Grund des soeben Dargelegten *groß* bzw. *vergrößert*, so ist unter anderem die Frage zu beantworten, ob diese Vergrößerung durch eine Hypertrophie, d. h. eine Querschnittzunahme der Herzmuskelwand infolge eines Dickenwachstums der Muskelfasern bedingt oder mitbedingt sein kann. Die hier differential-diagnostisch in Betracht kommenden Gesichtspunkte sind von mir an anderer Stelle bereits des näheren entwickelt. Die Schwierigkeit und Unsicherheit der Erkennung einer Hypertrophie intra vitam erheischt dabei besondere Beachtung.

Ist das *Herz* bei gleichzeitiger Berücksichtigung von Körpergröße, Körpergewicht und Brustumfang *klein*, so sind neben seiner Lage und Form (Medianstellung, Zwerchfelltiefstand!) alle übrigen Faktoren sorgfältig in Rechnung zu setzen und man wird sich bei dem Urteil über seine Funktionstüchtigkeit daran erinnern, daß sich solche Herzen während des Krieges zuweilen auch als recht leistungsfähig erwiesen haben.

Handelt es sich um ein Herz, das im Verhältnis zur Körpergröße, zum Körpergewicht und Brustumfang zwar regelrecht groß, absolut genommen jedoch klein erscheint, so ergibt sich die Leistungseinschätzung der Natur der Sache nach mehr aus dem Habitus (Wuchsform, Entwicklung der Muskulatur und des Fettpolsters) als aus dem Verhalten der Herzgröße.

Die oben gestellte Frage, welche Bedeutung die Abweichung von der normalen Herzgröße für die Leistungsfähigkeit besitzen, erweist sich somit in ihrer Beantwortung als keineswegs einfach. Es erschien mir deshalb wünschenswert, in dem hier gegebenen Zusammenhang etwas ausführlicher auf diese Verhältnisse einzugehen, weil der Fortschritt auf diesem Gebiete in hohem Maße von einer zunächst grundsätzlichen Klärung der bestehenden Schwierigkeiten abhängen dürfte.

Was die *Abweichungen von der normalen Lage und Form des Herzens* anbetrifft, so wird ihre Einschätzung in Hinblick auf die Funktionstüchtigkeit des Herzens entsprechend dem bereits Gesagten davon auszugehen haben, daß auch die Herzlage und Form schon bei Gesunden sehr stark zu variieren vermag. Nähere Ausführungen hierüber würden uns indessen von unserem hier zu verfolgenden Wege wohl zu weit abführen.

Dagegen liegt eine eingehendere Erörterung der verschiedenen *Herzklappenfehler* hinsichtlich ihrer Wirkung auf die soziale Lage jedenfalls in der Richtung unseres Weges. Es muß bei ihrer soziologischen Einschätzung vor allem an die sehr verschiedene Leistungsschädigung gedacht werden, welche die einzelnen anatomisch bedingten Ventildefekte je nach dem gleichzeitigen Verhalten des Herzmuskels und der gesamten übrigen körperlichen und geistigen Beschaffenheit des davon Betroffenen bedingen können. Der Weltkrieg hat uns ja Fälle kennen gelehrt, bei denen eine schwere *Aorteninsuffizienz* jahrelang keinerlei merkliche Beeinträchtigung der Leistungsfähigkeit verursacht hat, während dieser Klappenfehler in der Mehrzahl der Fälle zu schweren Störungen Anlaß gibt, die sich bei seiner so häufigen syphilitischen Genese wohl öfters aus einer gleichzeitigen syphilitischen Schädigung des Herzmuskels ableiten. Soziologisch sehr beachtenswert dürfte die nach klinischer Erfahrung gerade bei diesem Herzfehler so oft vorhandene *abnorme nervöse Erregbarkeit* sein, auf die auch insbesondere ROMBERG hinweist. Solche Kranke können recht unverträglich erscheinen und werden zuweilen aus unbedeutendem Anlaß sehr heftig, wodurch leicht Schwierigkeiten mit ihrer sozialen Umgebung entstehen. Ähnliche psychische Veränderungen können sich aber auch bei Kranken mit anderen Herzklappenfehlern finden, ohne daß dabei bereits eine ernstliche Kompensationsstörung zu bestehen braucht (ROMBERG). Die *Mitralstenose* gilt ja als der prognostisch ungünstigste Herzklappenfehler. D. GERHARDT macht jedoch darauf aufmerksam, daß die gutartigen Fälle dieses Ventildefektes häufig unerkannt bleiben. Am günstigsten ist wohl im allgemeinen die *Mitralinsuffizienz* zu beurteilen, wobei indessen zu berücksichtigen ist, daß gerade bei diesem Herzklappenfehler die Unterscheidung seiner anatomischen von seiner so häufigen rein funktionellen Bedingtheit in vielen Fällen außerordentlich schwer ist.

Die soziologische Bedeutung der leichteren Grade von *chronischer Herzmuskelinsuffizienz* ergibt sich aus der Stärke der durch sie gesetzten Leistungsschädigung in muskulärer und geistiger Hinsicht in Verbindung mit der Art der sozialen Stellung. Die dabei so häufigen *neurasthenischen Erscheinungen* dürften sozial eine nicht unerhebliche Rolle spielen. Öfters auftretende *Schwindelanfälle* vermögen an sich zu manchen Berufen untauglich zu machen. Daß *Geisteskrankheiten* bei Herzkranken häufiger vorkommen als bei anderen inneren Erkrankungen ist mehrfach behauptet; die hierüber vorliegende Literatur ist von L. BRAUN ausführlicher zusammengestellt, der insbesondere auch auf die engen Beziehungen des Herzens zur Psychologie der *Angst* nähere Ausführungen gemacht hat.

Die *Unregelmäßigkeiten* und *Ungleichmäßigkeiten des Pulses* erfordern auch in sozialprognostischer Hinsicht eine besonders sorgfältige Differenzierung.

Daß uns das Vorliegen einer *respiratorischen Arhythmie* (Zunahme der Pulsfrequenz bei langsamer, tiefer Einatmung, deutliche Abnahme der Pulsfrequenz bei langsamer Ausatmung) in keiner Hinsicht das Recht gibt, eine Erkrankung des Herzens anzunehmen, ist bekannt. Diese über den Vagus zustandekommende Unregelmäßigkeit erscheint sogar eher als ein prognostisch günstiges Zeichen (MACKENZIE, FR. MÜLLER), da sie bei fortgeschrittenen organischen Erkrankungen des Herzens nicht angetroffen wird.

Die *extrasystolischen* Unregelmäßigkeiten sind früher zu einseitig als Ausdruck einer mehr oder weniger ernsten Herzerkrankung aufgefaßt. Wir müssen seit den Untersuchungen von MACKENZIE, LEWIS und WENCKEBACH wohl annehmen, daß eine Extrasystolie des öfteren auch keinerlei ernste Bedeutung hat und die Leistungsfähigkeit nicht zu beeinträchtigen braucht. Die Aufklärung ihrer Pathogenese erfordert gegebenenfalls eingehende, besondere Untersuchung, auf die hier nicht näher einzugehen ist.

Die Vieldeutigkeit des *Pulsus paradoxus* ist neuerdings von MANDELE in einer größeren Studie wieder beleuchtet.

Daß selbst das *Vorhofflimmern*, das so häufig einer *Arhythmia perpetua* zugrundeliegt, noch längere Zeit mit einer befriedigenden Leistungsfähigkeit verbunden sein kann, ist insbesondere von WENCKEBACH hervorgehoben.

Die soziale Schädigung, die eine *Arteriosklerose* zu bedingen vermag, müssen wir je nach dem Gefäßgebiet, das betroffen ist, als recht verschiedenartig ansehen. Die *cerebrale* Arteriosklerose vermag in ihrem ersten Stadium nach ALZHEIMER, ROMBERG u. a. lediglich unter *neurasthenischen Erscheinungen* zu verlaufen. Nach ROMBERG nimmt die geistige Leistungsfähigkeit ab. „Die Kranken verlieren die Fähigkeit zu produktiver geistiger Tätigkeit. Der Kreis ihrer Interessen verengert sich. Das Gedächtnis für Dinge der jüngsten Vergangenheit läßt nach. Die Auffassungsgabe sinkt. Die Kranken werden entschlußloser." Die soziale Bedeutung derartiger Veränderungen liegt auf der Hand. Romberg weist auch auf die in den vierziger und fünfziger Jahren so häufigen *Depressionen* hin, die sich nach Gaupp nicht selten bei cerebraler Arteriosklerose finden. Die auf diese Grundlage zu beziehenden *schweren seelischen Störungen* sind von Alzheimer des näheren dargestellt. Die soziale Schädigung durch eine *Apoplexie* erscheint an sich klar.

Die Prognose bei einer *Coronarsklerose*, die mit Anfällen von Angina pectoris einhergeht, pflegt in der Regel sehr ernst zu sein. Zuweilen ist ja schon der erste schwere Anfall von Angina pectoris ein Bote des baldigen Endes.

Demgegenüber tritt die *periphere Arteriosklerose* in ihrer sozialen Bedeutung für den einzelnen verhältnismäßig stark zurück.

Die *luetischen Herz- und Blutgefäßschädigungen* erfordern in soziologischer Hinsicht unsere größte Aufmerksamkeit. Amelung und Sternberg haben neuerdings 275 Syphilitiker des Frühstadiums einer wiederholten Untersuchung unterzogen und teilweise durch mehrere Jahre beobachtet. Sie fanden bei 21% der Kranken Kreislaufstörungen, die auf die luetische Infektion zurückgeführt werden mußten. Sehr verhängnisvoll ist die luetische *Aortitis*, die von allen luetischen Visceralerkrankungen am spätesten auftritt (Romberg). Hubert stellte als durchschnittliche Zeit zwischen syphilitischer Infektion und Auftreten der Aortitis bei 60 Kranken der Rombergschen Klinik 23,7 Jahre fest. So trifft diese Erkrankung sehr häufig erst das reife Mannesalter und rafft die von ihr Betroffenen durchschnittlich bereits nach etwa 2 Jahren (Denecke, Stadler) aus ihrem Wirkungskreise hinweg.

Der *dauernde arterielle Hochdruck* bildet sich nach Munk am häufigsten zwischen dem 45. und 55. Lebensjahre aus, trifft also in der Regel den Mann noch in der Vollkraft seines Wirkens. Sozial bedeutet er des öfteren auch dann schon eine erhebliche Schädigung des Erkrankten, wenn ernste Nieren- oder Herzerscheinungen noch nicht aufgetreten sind. Die Schädigung bezieht sich im Anfangsstadium vor allem auf das *Nervensystem*; es tritt zeitweise Schwindelgefühl auf, die Kranken ermüden leicht, schlafen schlecht, leiden an abnormer Reizbarkeit oder sind durch niedergedrückte Stimmung in ihrer Leistungsfähigkeit beeinträchtigt.

3. Die Krankheiten der Atmungsorgane.

Bei der großen Bedeutung, die der *Brustkorb* für die Leistungsfähigkeit der Lungen besitzt, müssen wir seiner Gestaltung unter dem Einfluß der Umwelt eingehende Beachtung schenken. Daß exogene Bedingungen für seine Entwicklung und Ausreifung neben der erblichen Veranlagung eine sehr wichtige Rolle spielen, ergibt sich aus den Arbeiten von Matthias, Kohlrausch u. a. Matthias ist auf Grund seiner Untersuchungen über den Einfluß der Leibesübungen auf das Körperwachstum zu der Ansicht gekommen, daß es zur Auslösung des letzten Breitenwachstums einer äußeren Anregung bedarf. Vor Matthias hat auch bereits Godin hervorgehoben, daß bei einseitiger Kopf- und Sitzarbeit ein vermehrtes Längenwachstum auf Kosten des Breitenwachstums eintritt. Die Bildungsfehler des Brustkorbes, die durch ungünstige Körperhaltung bei langem Schreiben, Lesen oder Zeichnen entstehen können, haben schon vielfach Beachtung gefunden; mit ihrer Rückwirkung auf die Organe des Kreislaufs hat sich M. Herz des näheren beschäftigt.

Die Beziehungen der sozialen Umwelt zur Pathogenese der *Rhinitis, Rhinopharyngitis, Bronchitis,* der *Pneumokoniosen,* des *Emphysems* ergeben sich in vielfältiger Weise aus der Art der beruflichen Tätigkeit. Ihre Darstellung ist deshalb dem Abschnitt über die Berufskrankheiten in diesem Handbuch vorbehalten. Die Soziologie der *Lungentuberkulose* ist hier ebenfalls nicht zu behandeln. Für die Pathogenese der *Pneumonie* spielt die soziale Lage wohl nur insofern eine größere Rolle, als sie eine Erkältung begünstigt.

Über die *Bedeutung der Vermögenslage für die Sterblichkeit an den akuten Krankheiten der Luftwege* gibt uns die statistische Zusammenstellung von FLORSCHÜTZ einen Anhaltspunkt. Danach betrugen bei der Lebensversicherungsbank Gotha die Prozentsätze der wirklichen von der rechnungsmäßigen Zahl der Sterbefälle infolge akuter Krankheit der Luftwege bei den Versicherten in der Summenklasse

	Für das Alter von 15—90 Jahren	Für das Alter von 51—90 Jahren	Für sämtliche Alter
bis zu 3000 M. . . .	129,2	120,6	122.2
3000—6000 ,, . . .	93,8	92,6	92,8
über 6000 ,, . . .	72,1	87,1	84,2

Hiernach betrug für das Alter von 15—90 Jahren die Übersterblichkeit der niedrigsten gegenüber der höchsten Summenklasse 57%, woraus wir wohl schließen dürfen, daß in der Pathogenese dieser Erkrankungen die soziale Lage eine sehr bedeutsame Rolle spielt.

Die *Rückwirkung der Erkrankungen der Atmungsorgane auf die soziale Lage* des einzelnen erscheint je nach der Art der Erkrankung sehr verschieden. Für unsere hier anzuwendende Betrachtungsweise sind neben den chronisch verlaufenden Erkrankungen insbesondere die sich häufig wiederholenden Katarrhe von Wichtigkeit. Der Standpunkt, den wir in dieser Hinsicht einnehmen müssen, ist offenbar von demjenigen, den wir von der Klinik her gewöhnt sind, grundsätzlich zu unterscheiden. Für die umfassendere ärztliche Betrachtung ist eine Erkrankung nicht nur dann bedeutungsvoll, wenn sie schwer ist und das Leben gefährdet; sozial gedacht müssen wir vielmehr auch die leichten Erkrankungen ernst nehmen, sofern sie durch ihre Dauer oder häufige Wiederholung imstande sind, die Leistungsfähigkeit erheblich zu schädigen. Dies kann des öfteren beispielsweise für eine Rhinitis oder Rhinopharyngitis zutreffen, welche unter Umständen insbesondere die geistige Leistungstüchtigkeit in keineswegs gleichgültiger Weise zu beeinträchtigen vermag.

Daß eine sich häufig wiederholende oder des öfteren lange andauernde *Laryngitis* für diejenigen, welche beruflich im besonderen Maße auf ihre Stimme angewiesen sind (Sänger, Schauspieler, Prediger, Lehrer, Politiker) unter Umständen eine sehr ernste soziale Schädigung bedeutet, bedarf keiner näheren Ausführung. Für die mehr chronisch oder in häufigen Rückfällen verlaufende *infektiöse Bronchitis* sowie *spastische Bronchitis* (JAGIC) kommt neben der dadurch bedingten Kreislaufbelastung in sozialer Hinsicht die Belästigung der Umgebung durch den Husten und Auswurf in Betracht und die Störung der Nachtruhe für den Erkrankten selbst, aus der sich wiederum eine sehr erhebliche Herabsetzung der persönlichen Leistungstüchtigkeit ergeben kann. Eine sehr ernste soziale Prognose haben bekanntermaßen die sich in der Regel schleichend entwickelnden *Bronchiektasien*, deren Anfänge nicht selten auf eine wenig beachtete Bronchopneumonie im Kindesalter zurückgehen (BRAUER). Sie gefährden die soziale Lage insbesondere auch durch den für sie bezeichnenden, meist so übelriechenden Auswurf und die häufig so übelriechende Ausatemluft. Bei längerem Bestehen bringen sie die Gefahr der Amyloidose und können unter Umständen zu einem Hirnabsceß führen.

Eines der sozial wichtigsten Krankheitsbilder haben wir in dem *Lungen-emphysem* vor uns, das in seiner Häufigkeit und Bedeutung wohl noch vielfach unterschätzt wird und auch noch oft, wie Romberg hervorhebt, übersehen wird. Den Pathologen ist ja die wichtige Rückwirkung des chronischen Lungenemphysems auf die Kreislauforgane seit langem geläufig. Nach Aschoff schaffen der Verschluß zahlreicher Capillaren und die mangelhafte Atemtätigkeit Hindernisse im kleinen Kreislauf, „es kommt zur Dilatation und Atherosklerose der Pulmonalarterie, zur Dilatation und Hypertrophie des rechten Ventrikels und schließlich zur Herzinsuffizienz." Von klinischer Seite ist neuerdings durch Jagic und Spengler das *Emphysemherz*, das nach ihnen in seinem klinischen Gesamtbilde mit der sog. *Myodegeneratio cordis* übereinstimmt, monographisch besonders gewürdigt. Bei vorgeschrittenem Emphysem pflegt sehr bald Unfähigkeit zu jeder anstrengenderen muskulären Tätigkeit einzutreten, so daß Arbeiter und Handwerker völlig invalide werden. Für die Beurteilung der durch ein Lungenemphysem bedingten Leistungsschädigung erscheint das Verhalten der Wirbelsäule von Wichtigkeit. Nach neueren Untersuchungen von Engelhard beeinflußt die Verbiegung der Wirbelsäule den Atemmechanismus bei Emphysem in ausschlaggebender Weise. Eine Kyphose im Bereich der *oberen* oder *unteren Brustwirbelsäure* geht mit einer wesentlich stärkeren Bewegungseinschränkung des Brustkorbes einher als eine solche der *mittleren Brustwirbelsäule*, bei der Engelhard den Atemmechanismus nur verhältnismäßig wenig verändert fand.

Bei der soziologischen Würdigung des *Asthma bronchiale* werden wir daran zu denken haben, daß diese Erkrankung des öfteren auf neuropathischer Grundlage entsteht und sich nicht selten mit *Heuschnupfen* verbindet. Besonders beachtenswert ist die Gefahr des Morphinismus, die bei schwerem Asthma droht.

Die soziale Schädigung durch eine starke *Skoliose* oder *Kyphoskoliose*, die sich beispielsweise infolge einer Rachitis entwickelt hat, ergibt sich, abgesehen von der Verunstaltung, die an sich schon eine große Benachteiligung in sozialer Hinsicht bedeutet, im Einzelfall aus der Größe der Störung des Atemmechanismus und der Beeinträchtigung der Herztätigkeit, die sich vor allem auf das *rechte* Herz bezieht. Die Bedeutung des Sitzes der Kyphose ist bereits gewürdigt.

Für die Einschätzung der Leistungsschädigung durch eine *Pleuritis* ist neben der Rückwirkung einer ausgedehnten Pleuraverwachsung auf die Atemtüchtigkeit und den Kreislauf auch an ihre Beziehungen zur Bronchiektasie zu denken. Nach Brauer sind allerdings Pleuraverwachsungen weniger von Bedeutung für die Entstehung von Bronchiektasien als für ihre weitere Ausgestaltung.

4. Die Krankheiten der Harnorgane.

Die Bedeutung der Umweltbedingungen, unter denen der einzelne auf Grund seiner sozialen Stellung lebt, für die Tätigkeit der *Nieren* ergibt sich zunächst aus ihrer Aufgabe, Wasser, Salze und die Abbaustoffe des Eiweißstoffwechsels auszuscheiden. Somit vermögen alle diejenigen Substanzen, die bei beruflicher Arbeit durch Einatmung oder auf andere Weise in den menschlichen Organismus gelangen und mit dem Harn wieder ausgeschieden werden, gegebenenfalls auch eine Nierenschädigung hervorzurufen. Eine nähere Darstellung der Wirkungsweise des Bleies, Quecksilbers, des Chroms, Arsens, des Kohlenoxyds sowie anderweitiger anorganischer und organischer Nierengifte kommt hier nicht in Betracht, da sie den Abschnitten dieses Handbuches vorbehalten ist, welche die gewerblichen Vergiftungen und die Berufskrankheiten behandeln.

Eine andere Beeinflussungsmöglichkeit der Nieren durch die Umwelt ergibt sich aus der *Reaktion der Nierencapillaren* auf thermische Reize, welche die Haut treffen; diese Reaktion scheint ja mit der Reaktion der Hautcapillaren gleichsinnig zu verlaufen, so daß beispielsweise eine Kälteeinwirkung auf die Haut nicht nur eine Zusammenziehung der Hautcapillaren bedingt, sondern auch mit einer entsprechenden Veränderung der Nierencapillaren einhergehen kann. Auf diese Weise vermag jedenfalls starke Abkühlung bzw. Durchnässung unter Umständen zu einer ernstlichen Schädigung der Nieren zu führen. Indessen werden wir uns in dieser Hinsicht vor schematischen Schlußfolgerungen hüten müssen, da die individuell so verschiedene Empfindlichkeit gegen Abkühlung und Durchnässung von großer Bedeutung ist, so daß hier jeder Fall wieder anders beurteilt werden muß.

Die erheblich größere Sterblichkeit der wohlhabenden Gesellschaftskreise an Nierenerkrankung und Krankheiten der Blase, wie sie aus der statistischen Zusammenstellung von FLORSCHÜTZ hervorgeht, erscheint mir pathogenetisch noch sehr unübersichtlich. Nach FLORSCHÜTZ betrugen die Prozentsätze der wirklichen von der rechnungsmäßigen Zahl der Sterbefälle unter den Versicherten der Lebensversicherungsbank Gotha infolge *Morbus Brightii*

In der Summenklasse	Für das Alter von 15—90 Jahren	Für das Alter von 51—90 Jahren	Für sämtliche Alter
bis zu 3000 M. . . .	83,4	96,0	91,9
3000—6000 „ . . .	92,9	90,9	91,6
über 6000 „ . . .	137,8	125,8	129,7
Infolge *Erkrankung der Blase*			
bis zu 3000 M. . . .	55,9	80,6	79,2
3000—6000 „ . . .	91,3	101,2	100,6
über 6000 „ . . .	172,4	125,0	127,8

Hieraus ergibt sich für das Alter von 15—90 Jahren eine Übersterblichkeit der höchsten gegenüber der niedrigsten Summenklasse für den Morbus Brightii von 54%, für die Krankheiten der Blase von 116%. Zur näheren Erklärung dieses bemerkenswerten Ergebnisses dürften noch besondere Untersuchungen erforderlich sein.

Vom Standpunkte der sozialen Prognostik dürfte eine kurze Erörterung der sozialen Rückwirkungen derjenigen Nierenerkrankungen hier angezeigt sein, die chronisch verlaufen und den Kranken aus seinem Wirkungskreis zunächst noch nicht völlig ausschalten.

Der Grad der Leistungsschädigung hängt bei einem Nierenleiden der Natur der Sache nach von der Art und Stärke der Niereninsuffizienz ab. Fassen wir zunächst diejenigen Fälle ins Auge, bei denen der Reststickstoff im Blut erhöht ist, bei denen somit eine *echte chronische Urämie* im Sinne von VOLHARD besteht, so können bei den leichten Formen die Kranken zunächst lediglich über Eingenommenheit des Kopfes klagen; erst später gesellen sich dann häufig auftretende und zuweilen sehr lange anhaltende Kopfschmerzen hinzu, die den Kranken unter Umständen vorübergehend arbeitsunfähig machen. Daneben kann es, wie MUNK hervorhebt, zu allgemeiner Mattigkeit, Unbesinnlichkeit, auffallender Schläfrigkeit, Interesselosigkeit und Apathie, zu Schwindelgefühl, Depressionszuständen, bei rascherem Fortschreiten der Niereninsuffizienz auch zu Erregungszuständen kommen. Ferner vermögen Appetitlosigkeit, häufige Übelkeit, dann und wann unerklärliches Erbrechen nüchtern oder nach den Mahlzeiten, noch häufiger vorübergehende oder anhaltende Durchfälle (MUNK) die Kranken in ihrer Arbeitsfähigkeit stark zu beeinträchtigen. Art und Dauer dieser Erscheinungen können natürlich von Fall zu Fall stark wechseln. Ist es schließlich zu einem komatösen Zustand gekommen, so pflegt der Tod in der Regel nicht mehr fern zu sein. Bei der sog. *Pseudourämie* (Volhard), d. h. derjenigen Urämieform, bei welcher der Reststickstoff im Blut nicht vermehrt ist, schädigen dagegen mehr motorische Reizerscheinungen in Gestalt anfallsweise auftretender tonisch-klonischer Krämpfe sowie eklamptischer Äquivalente (Volhard) in Form von Amaurose, Hör- und Sprachstörungen neben Kopfschmerz und Erbrechen die Kranken in ihrem Wirken. Bei der Hyposthenurie und Isosthenurie, wie sie Schrumpfnierenkranke zeigen, erscheint die Polyurie beachtenswert, welche die Kranken vor allem auch nachts belästigt und ihren Schlaf stört.

Über die *Lebensdauer von Nierenkranken* hat Litzner unter Leitung von Schlayer systematische Untersuchungen an einem größeren Beobachtungsmaterial angestellt. Nach seinen Beobachtungen kam von den Fällen, die eine akute Glomerulonephritis ohne Ödem hatten, nicht ganz die Hälfte zur Ausheilung, die übrigen nahmen einen ungünstigen Verlauf. Von den Kranken mit chronischer Glomerulonephritis ohne Ödem starb die Hälfte sehr schnell, während der übrige Teil einen günstigen Ausgang nahm. Die Prognose der chronischen Glomerulonephritis mit Ödem war vorwiegend ungünstig. Diese Kranken gingen meist sehr bald zugrunde; indessen wurde einmal auch eine weitere Lebensdauer bis zu $8^1/_2$ Jahren beobachtet. Die Prognose der sekundären Schrumpfniere ist nach Litzner absolut ungünstig zu stellen. Bei der arteriolosklerotischen Schrumpfniere hängt nach ihm die Vorhersage betreffs Lebensdauer neben dem übrigen klinischen Bilde in hohem Grade von dem Ausfall der Nierenfunktionsprüfungen ab. „Je stärker ausgeprägt das Bild der Hyposthenurie, desto näher das Ende. Trotzdem kann sich unter Umständen bei ganz geringer Variabilität des spezifischen Gewichtes die Lebensdauer noch bis zu 6 Jahren hinziehen." Die Fälle von sog. blander Hypertonie mit dem Bilde der arteriosklerotischen Schrumpfniere können nach Litzner eine sehr lange Lebensdauer bis zu Jahrzehnten haben.

5. Die Krankheiten des Blutes und der blutbildenden Organe.

Daß die soziale Lage für die Entstehung von Blutkrankheiten von Bedeutung sein kann, ist zwar naheliegend, und man denkt hierbei unter anderem an den Aufenthalt in dumpfen, feuchten Räumen bei fehlender ausgiebiger Bewegungsmöglichkeit in frischer Luft und sonniger Umgebung; aber, wenn wir uns nach den bisher vorliegenden Untersuchungsergebnissen umsehen, die geeignet sind, diese Annahme zu stützen, so ergibt sich, daß noch fast alle einwandfreien Unterlagen dafür fehlen. Grober und Sempell konnten bei ihren Untersuchungen über die Blutzusammensetzung bei jahrelanger Entziehung des Sonnenlichtes, die sie an Pferden, die in Bergwerken gehalten wurden, durchgeführt haben, keine entsprechenden Blutveränderungen nachweisen. Nach Löwenthal sollen Kälte und Nässe auf Tiere einen blutzellenschädigenden Einfluß ausüben. Grawitz erwähnt die *Großstadtchlorose*, die er bei vorher gesunden Landmädchen schon nach zwei- bis vierwöchigem Aufenthalt in der Großstadt beobachtet hat, wenn sie als Dienstmädchen dort tätig waren.

Die Pathogenese der *Leukämie* erscheint an sich noch sehr unklar, so daß sich wohl auch bei dieser Erkrankung noch nichts Sicheres darüber aussagen läßt, welche Bedeutung der sozialen Lage bei ihrer Entstehung zukommt.

Beim *hämolytischen Ikterus* spielt die erbliche Veranlagung offenbar die ausschlaggebende Rolle (Gänsslen).

Die *gewerblichen Blutgifte* sind hier nicht abzuhandeln.

Vom Standpunkt der sozialen Prognostik müssen wir bei der *perniziösen Anämie* an die des öfteren lange dauernden Remissionen denken, die diese Krankheit zeigen kann. Dadurch kann die im übrigen so ungünstige soziale Prognose dieser Erkrankung erheblich gemildert werden. Aus meiner klinischen Tätigkeit sind mir Kranke bekannt, die sich für längere Zeit völlig erholt hatten und vollkommene Leistungsfähigkeit aufwiesen, um erst einige Jahre später einem erneuten Rückfall zu erliegen. Dies Verhalten ist ja auch von anderer Seite bereits beschrieben. NÄGELI erwähnt einen Kranken, der erst nach zehn Jahren an seiner perniziösen Anämie gestorben ist „bei fast stets erhaltener ordentlicher Arbeitsfähigkeit".

6. Die Krankheiten der Drüsen mit innerer Sekretion.

Die Bedeutung der sozialen Lage für die Entstehung innerer Krankheiten beruht stets auf einem großen Bedingungskomplex, dessen einzelne Bedingungen sich zum Teil gegenseitig beeinflussen und für uns des öfteren nicht übersehbar sind. Der Beruf, die Wohnung, die Ernährung, die Kleidung, die menschliche Umgebung, in der wir aufwachsen, leben und arbeiten, die Vermögensverhältnisse und vieles andere wirken auf uns in der mannigfaltigsten Weise ein. Neben den hierdurch gegebenen physikalischen und chemischen Einwirkungen, denen unser Organismus unterliegt, stehen die geistig-seelischen Rückwirkungen, die von Menschen und Dingen ausgehen. Diese werden uns durch unser Nervensystem übermittelt und vermögen ihren Einfluß dementsprechend am stärksten an denjenigen Organen bzw. Organsystemen zu entfalten, die auf nervöse Impulse besonders leicht ansprechen. Dies trifft vor allem für die Kreislauforgane zu. Daneben kommen aber auch gewisse innersekretorische Drüsen, wie die Schilddrüse, die Nebennieren und die Keimdrüsen in Betracht.

Auf Grund unserer bisherigen Kenntnisse können wir indessen einigermaßen Sicheres wohl nur über *die Bedeutung seelischer Erregungen für die Pathogenese der* BASEDOW*schen Krankheit* aussagen. Hier vermögen die sozialen Verhältnisse von großem Einfluß zu sein, wenn sie des öfteren zu Aufregungen, Sorgen und Kummer Anlaß geben. Unter Umständen kann ja sogar *eine* starke seelische Erregung akut zum Ausbruch der BASEDOWschen Krankheit führen, wenn eine entsprechende Veranlagung vorliegt. So beobachtete CHARCOT einen akuten Morbus Basedowii bei einem hysterischen jungen Mädchen im unmittelbaren Anschluß an einen stürmischen Familienauftritt, den der trunksüchtige Vater hervorgerufen hatte. Ähnliche Fälle sind von SATTLER in seiner großen ausgezeichneten Monographie über die Basedowsche Krankheit mehrfach zusammengestellt. Über akuten Morbus Basedowii im Anschluß an eine starke seelische Erschütterung liegt auch aus der Zeit des Weltkrieges eine Reihe von Mitteilungen vor[1]).

Von hervorragender Wichtigkeit erscheint die *Rückwirkung der innersekretorischen Erkrankungen auf die soziale Lage.* Vermögen doch nur wenige andere Erkrankungen die ganze Persönlichkeit unter Umständen so zu verändern wie dies beispielsweise die Basedowsche Krankheit oder das Myxödem zu tun vermag.

Über die *Veränderung des Seelenlebens bei Basedowkranken* mag hier die Schilderung von SATTLER ausführlich wiedergegeben sein, die soziologisch bedeutsam ist. Nach SATTLER zeigt sich bei Basedowkranken am häufigsten eine

---

[1]) Näheres bei RAUTMANN, Schilddrüse und BASEDOWsche Krankheit. Med. Klin. Nr. 22/23. 1921.

ungewöhnliche Reizbarkeit, Erregtheit und Ruhelosigkeit, die von der Umgebung einfach als Nervosität bezeichnet oder auch als Launenhaftigkeit gedeutet wird und besonders bei solchen Personen befremdend erscheint, die bisher als ruhig und besonnen bekannt waren. „Bei manchen Kranken ändert sich ihr ganzes Wesen und ihr Charakter vollständig. Sie erscheinen wie umgewandelt. Früher sanftmütige, rücksichtsvolle Personen und solche, die einen hohen Grad von Selbstbeherrschung besaßen, geraten bei der geringsten Veranlassung in Zorn, werden streitsüchtig, rücksichtslos, anspruchsvoll, argwöhnisch, selbst lügenhaft, sie zeigen sich undankbar, sind mit allem unzufrieden und machen ihrer Umgebung das Leben recht schwer. Vorher energische Personen werden oft energielos und obwohl von einem gesteigerten Tätigkeitstrieb befallen, sind sie doch unfähig zu einer methodischen Arbeit, insbesondere zu längerer geistiger Tätigkeit." Basedow schildert das Verhalten seiner Kranken selbst sehr anschaulich in folgender Weise: „Auffallend hat sich das Temperament der Kranken geändert. Früher entschieden phlegmatisch, zeigen sie nun eine desperate Heiterkeit, zerstreuen, vergnügen sich gern, besuchen trotz ihres fabelhaften Aussehens gern öffentliche Orte und Promenaden, haben gewissermaßen Lufthunger, lieben den Zug, tragen ihren Hals, die Brust und Arme gern bloß und haben sie hier, da bei dieser auffälligen Temperamentänderung auch die Sprache unsicher und hastig wird, sämtlich das Schicksal gehabt, von den Laien für verrückt gehalten zu werden."

Zuweilen werden bei Basedowkranken ja auch *Geisteskrankheiten* beobachtet, unter denen nach Sattler Zustandsbilder, die dem manisch-depressiven Irresein entsprechen, besonders häufig sind. Nach ihm ist die für Morbus Basedowii typische seelische Veränderung in ihrem ausgesprocheneren Grade von den leichtesten Formen des manisch-depressiven Irreseins nicht scharf zu trennen.

Im Gegensatz zur Basedowschen Krankheit ergibt sich beim *Myxödem* die Schädigung der sozialen Persönlichkeit in psychischer Hinsicht mehr aus der geistigen Trägheit und allgemeinen Müdigkeit, die für diese Krankheit bezeichnend ist.

Eine Krankheit von sehr großer sozialer Bedeutung ist bekanntlich der *Kretinismus*, der in manchen Kropfländern endemisch ist. Die mehr oder weniger vollständige soziale Ausschaltung derjenigen Kretinen, die schwerer erkrankt sind, ist bekannt. Aus einer Zusammenstellung von Scholz geht hervor, daß von den 2517 Kretinen, die in der Bezirkshauptmannschaft Murau (Steiermark) im Jahre 1880 insgesamt gezählt wurden, nur 39,4% arbeitsfähig waren. Über den Grad der Arbeitsfähigkeit ist nichts erwähnt; sie ist jedenfalls auch bei den leichter Erkrankten für die meisten Beschäftigungen durch die geistige Unfähigkeit in der Regel stark herabgesetzt. Allerdings gibt es, wie W. Scholz hervorhebt, auch vereinzelte Fälle, die im Vergleich zu den geistigen Fähigkeiten ihrer anscheinend normalen Umgebung keine Intelligenzunterschiede zeigen. Ein Vollkretin zeigt nach W. Scholz für die Außenwelt kein Interesse, selbst tierische Instinkte fehlen. „Die Aufmerksamkeit für Sinnenreize ist nicht zu erregen. Laute Geräusche werden wegen der bestehenden Taubheit oder Schwerhörigkeit nicht vernommen, aber auch grelle Lichtreize verursachen keine Reaktion." So liegen diese armseligen Geschöpfe, wie Scholz schreibt, fast bewegungslos auf ihrem Lager, sie reagieren kaum auf Reize, sie schreien selten und erkennen ihre gewöhnliche Umgebung kaum. Bei den leichter Erkrankten ist nach Scholz das Gedächtnis meist schwach, nur zuweilen wird das Erfaßte festgehalten, gewöhnlich handelt es sich dann um Dinge, welche mit Lust- und Unlustgefühlen verknüpft waren. „Quantitative Begriffe mangeln. Folgerungen, Schlüsse und Urteile kommen selten vor. Der Trieb zur Nachahmung ist zuweilen ausgeprägt. Diese Kretins lernen rein mechanische Beschäftigung und lassen sich zu einfachen häuslichen Arbeiten verwenden."

Die Angaben über die Häufigkeit der Kretinen in den verseuchten Ländern sind nach Scholz äußerst unzuverlässig. Kutschera schätzt die Zahl der Kretinen in Steiermark auf 30000; nach Scholz können in der Steiermark statt der amtlich gezählten 2500 Kretinen reichlich 10000 Individuen angenommen werden, die Zeichen kretiner Degeneration aufweisen. Nach H. und E. Bircher sollen in der Schweiz jährlich etwa 2500 Mann infolge kretinischer Entartung für die militärische Dienstpflicht ausfallen. Über die Zahl der Kretinen im Deutschen Reiche liegen keine verläßlichen Berichte vor (Scholz).

Die *Erkrankungen der Hypophyse* vermögen den einzelnen Kranken unter Umständen wohl auf das schwerste zu schädigen (Druckatrophie des N. opticus bei Hypophysentumor; Akromegalie) oder seine Leistungsfähigkeit ernstlich zu beeinträchtigen (Fettsucht, Diabetes insipidus). Wegen ihrer verhältnismäßig geringen Häufigkeit dürften sie indessen in sozialer Hinsicht im übrigen keine größere Rolle spielen.

Über die *Addisonsche Krankheit* läßt sich bei dem wechselnden Verlauf, den diese durchschnittlich in 2—3 Jahren zum Tode führende Erkrankung nehmen kann, in sozial prognostischer Hinsicht kaum etwas Allgemeingültiges sagen.

Das *Hypernephrom* tritt nach einer neueren statistischen Zusammenstellung von Cutler am häufigsten zwischen dem 40. und 60. Lebensjahr auf, trifft somit besonders das reife Mannesalter. Die von Cutler gefundene Häufigkeitsverteilung auf die einzelnen Lebensalter erscheint sehr lehrreich und mag daher in nebenstehender Tabelle wiedergegeben sein. Nach Cutler werden Männer doppelt so häufig wie Frauen befallen. Ein Trauma ließ sich nach ihm als möglicherweise auslösende Ursache in etwa 10% der Fälle nachweisen. Nach den Beobachtungen von Cutler lebten von 32 Kranken, die

Alter	Zahl der Fälle	Prozentzahl
1—10	1	0,9
10—20	0	0
20—30	2	1,8
30—40	14	13,2
40—50	29	27,0
50—60	43	40,5
60—70	16	15,5
70—80	1	0,9
106		

wegen Hypernephrom operiert waren, noch länger als drei Jahre nur acht, zwei starben bei der Operation, vier kurz darauf im Krankenhaus.

7. Die Krankheiten des Stoffwechsels.

Daß in der Pathogenese der Fettsucht, der Gicht und des Diabetes mellitus die soziale Lage in vielen Fällen von großer Bedeutung ist, wird seit langem angenommen.

Bouchard zeigte 1878, daß unter 103 Fällen von *Fettsucht* in 40% zu reichliche Nahrungszufuhr, in 37% zu geringe körperliche Bewegung und in 23% endogene Faktoren verantwortlich zu machen waren. Brugsch fand neuerdings unter 45 Fettsüchtigen 10 mit endogener Fettsucht und glaubt, daß die Prozentzahlen von Bouchard auch heute noch im großen und ganzen ein zutreffendes Bild von der Pathogenese der Fettsucht geben. In der wohlhabenderen Bevölkerung ist nach Brugsch eine besondere Häufigkeit in einzelnen Berufsarten nicht festzustellen.

Was die *Gicht* anbelangt, so glaubt Brugsch, daß jeder eine Disposition zu Gicht besitzt, dessen Nucleinstoffwechsel lange Zeit durch Überernährung, insbesondere infolge zu reichlichen Fleischgenusses, überlastet ist oder dessen „Nucleinstoffwechselsystem im umfassendsten Sinne" durch Alkohol geschädigt ist. Bei seinem Beobachtungsmaterial konnte Brugsch in 50% Alkoholmißbrauch nachweisen, und zwar in 40% übermäßigen Biergenuß, in 10% übermäßigen Schnapsgenuß. Soziologisch wichtig erscheint die durch *chronische*

Bleivergiftung hervorgerufene Gicht. Daß die Gicht in den wohlhabenden Gesellschaftsschichten häufiger angetroffen wird als in den ärmeren, wird allgemein
behauptet. Ob sie in Großstädten prozentual häufiger ist als auf dem flachen
Lande, bedarf wohl noch der Feststellung. England wird als das Land angegeben,
in dem sie am häufigsten ist. Mir selbst ist während meiner vieljährigen Tätigkeit an unserer medizinischen Universitätsklinik Freiburg i. Br. aufgefallen, daß
in der Bevölkerung, die unsere Klinik aufsucht, Gicht fast gar nicht vorkommt.

Nach MAGNUS-LEWY hat die Morbidität und die Mortalität an *Diabetes
mellitus* seit einigen Jahrzehnten sehr stark zugenommen. Als Ursachen führt
er hierfür vor allem die reichlichere Ernährung an sowie „die im Zeitalter der
Maschinen und des Verkehrs ungeheuerliche Zermürbung des Nervensystems".
Nach ihm spielen „übermäßige und ungleichmäßige Inanspruchnahme des Nervensystems, Erregungen und Erschütterungen der Psyche" eine große Rolle in der
Ätiologie des Diabetes mellitus. „Die Kopfarbeiter, die gebildeten Stände werden
nach ihm stärker befallen, unter ihnen zumal die Angehörigen der aufreibendsten
und erregendsten Berufe, Kaufleute, Angehörige der Börse usw., unter den
körperlich Arbeitenden am meisten die Lokomotivführer. Durch heftige Erregungen kann nach MAGNUS-LEWY ein leichter Diabetes außerordentlich verschlimmert werden. Der Einfluß der Vermögenslage auf die Mortalität an Diabetes
mellitus ergibt sich aus der Zusammenstellung von FLORSCHÜTZ. Danach betrugen bei der Lebensversicherungsbank Gotha die Prozentsätze der wirklichen
von der rechnungsmäßigen Zahl der Sterbefälle bei Zuckerharnruhr:

Bei einer Versicherungssumme	Im Alter von 15—90 Jahren	Im Alter von 51—90 Jahren	Sämtliche Alter
bis 3000 M.	43,0	49,5	47,1
3000—6000 „	117,1	95,1	103,3
über 6000 „	120,2	185,3	161,6

Es ergibt sich hieraus eine Übersterblichkeit der höchsten gegenüber der
niedrigsten Summenklasse (für das Alter von 15—90 Jahren) um 77%; eine
sowohl soziologisch wie klinisch sehr bemerkenswerte Tatsache.

Nach MAGNUS-LEWY hat vielleicht 1% und mehr aller Menschen der Großstädte Aussicht, an oder mit Diabetes zu sterben. Nach ihm entfallen in Großstädten auf das Alter über 40 Jahre mehr als zwei Drittel aller Todesfälle an
Diabetes. Seit längerer Zeit bekannt und schon viel beachtet ist die erheblich
größere Häufigkeit der *Zuckerharnruhr bei Juden*, bei denen nach MAGNUS-
LEWY 6—7 mal soviel Diabetestodesfälle wie bei der übrigen deutschen Bevölkerung vorkommen.

Bei einer Erörterung der sozialen Prognostik von Fettsucht, der Gicht und
des Diabetes mellitus kann es sich für uns in Anbetracht der großen individuellen
Verschiedenheit jedes einzelnen Falles nur um die Heraushebung einiger wichtiger allgemeiner Richtlinien handeln.

Bei *höhergradiger Fettsucht* pflegt sich die soziale Schädigung vor allem
aus der verminderten Leistungsfähigkeit des Kreislaufes zu ergeben und der
zum Teil damit wohl zusammenhängenden geringeren Ausdauer und leichteren
Ermüdbarkeit bei geistiger Anstrengung. Die körperliche Beweglichkeit ist
bei manchen Fettsüchtigen keineswegs beträchtlich herabgesetzt. Bei hypophy-
särer Fettsucht hängt die Prognostik in erster Reihe von dem Verhalten des
Hypophysentumors ab. Die Gicht besitzt im allgemeinen eine günstige soziale
Prognose. Die Diabetesfälle sind besonders nach dem Alter, in dem die ersten
klinischen Erscheinungen aufgetreten sind, nach erblicher Veranlagung und der
Toleranzgrenze zu differenzieren.

8. Die Krankheiten der Verdauungsorgane.

Bei der großen Bedeutung der *Zähne* für die regelrechte Verarbeitung der aufgenommenen Nahrung hätten wir zunächst die Beziehungen zwischen Zahnbeschaffenheit und sozialer Lage zu erörtern. Indessen ist der Einfluß des Berufes auf die Entstehung von Zahnkrankheiten dem entsprechenden Abschnitt dieses Handbuches vorbehalten, so daß die Besprechung der Zahn- und Zahnfleischschädigungen durch Säuredämpfe, durch Quecksilber, Blei, Kupfer, Phosphor, Arsen, Wollstaub, Horn-Elfenbeinstaub usw. hier fortzufallen hat. Im übrigen würden wir damit auch zahnärztliches Gebiet betreten.

Abgesehen von den rein beruflichen Einflüssen auf Magen und Darm, die in diesem Handbuch bereits von ALEXANDER geschildert sind, erscheint sozialpathogenetisch die besonders durch RIEGEL, BRAUN und SEIDEL hervorgehobene Möglichkeit beachtenswert, daß eine *Magenparese* auch durch heftige Gemütsbewegungen entstehen kann. Die Bedeutung fehlerhafter Eßgewohnheiten für die Magenfunktion (vor allem des zu hastigen oder zu reichlichen Essens) ist schon vielfach betont und bedarf hier wohl keiner erneuten Darstellung. Daß bei der Entstehung eines *Magengeschwürs* das Nervensystem (insbesondere das vegetative Nervensystem) eine sehr wichtige Rolle zu spielen vermag, ist durch v. BERGMANN und seine Schule von neuem begründet. Trifft dies zu, so können auch Aufregungen, Kummer und Sorge, die sich aus der sozialen Lage des einzelnen ergeben, für die Pathogenese des Magenulcus nicht belanglos sein. Nach RÜTIMEYER kann es bei völlig geheilten Fällen von sicherem Magenulcus nach Aufregungen und psychischem Schock zu schweren neuen Blutungen kommen, die sogar tödlich enden können.

Daß Gastwirte und Kellner sehr viel häufiger als andere Berufe an *Lebercirrhose* erkranken, wird übereinstimmend angegeben. Unter den Lebercirrhotikern, die EPPINGER beobachtet hat, bildeten die Gastwirte, Kellner, Kutscher und Portiers das Hauptkontingent.

In sozialprognostischer Hinsicht dürfte wegen ihrer Häufigkeit zunächst die *chronische Gastritis* eine besondere Besprechung an dieser Stelle rechtfertigen. Diese Erkrankung kann zwar zuweilen sehr wenig Symptome verursachen; des öfteren vermag sie aber auch recht ernste und qualvolle Erscheinungen hervorzurufen und dadurch die Leistungsfähigkeit sehr zu beeinträchtigen. Nach FABER bildet sie die Hauptursache der chronischen *Achylia gastrica* und ihrer Folgezustände. Dadurch, daß bei Achylie die Eiweißkörper im Magen nicht mehr peptonisiert werden und des Bindegewebe nicht mehr verdaut werden kann (A. SCHMIDT) sowie die Verdauung von Gemüse sehr erschwert ist (A. SCHMIDT), können sich bei chronischer Gastritis schließlich recht ernste Verdauungsstörungen ergeben, die wiederum chronische Diarrhöen verursachen und auf diese Weise die Kranken unter Umständen bedenklich entkräften. Die nervösen Symptome können sich bei Achyliekranken in allgemeiner Müdigkeit, Kopfschmerzen, schlechtem Schlaf und herumziehenden Schmerzen äußern. „Die Patienten fühlen sich niedergeschlagen, außerstand zu arbeiten und haben das Gefühl, krank und namentlich außerordentlich müde zu sein." (KNUD FABER.) FABER hebt hervor, daß selbst eine geringe Störung, namentlich der Darmfunktion, bei diesen Kranken in einem bemerkenswert hohen Grade Müdigkeit und Unfähigkeit zur Arbeit bedingen kann, während eine Besserung der Darmfunktion Euphorie mit sich bringt. Ferner vermag öfters auftretender *Drehschwindel* die Kranken zu belästigen und eine *Anämie* das Krankheitsbild zu komplizieren.

Eine sehr ernste Leistungsschädigung, die nicht selten in völlige Arbeitsunfähigkeit übergeht, pflegt bei den *Verwachsungsbeschwerden* zu entstehen, die sich *im Anschluß an ein Ulcus ventriculi oder duodeni* sowie *infolge chronisch entzündlicher Vorgänge in der Gegend der Gallenblase* so häufig entwickeln. Sie vermögen sehr schmerzhafte Magenkrämpfe zu verursachen, welche die Kranken nicht zur Ruhe kommen lassen. Ein operativer Eingriff bringt in der Regel nur vorübergehende Besserung oder verschlimmert sogar noch zuweilen die Beschwerden. Auf der Frauenabteilung unserer medizinischen Universitätsklinik sah ich derartige Krankheitsbilder sehr häufig.

Noch viel zu wenig beachtet werden meiner Erfahrung nach die *chronischen Dickdarmbeschwerden*, die sich *im Anschluß an eine nicht völlig ausgeheilte Ruhr* des öfteren ausbilden und unter Umständen die berufliche Leistungsfähigkeit erheblich beeinträchtigen. Sie äußern sich nicht selten als chronisch rezidivierende Kolitiden, die außerordentlich hartnäckig sind.

9. Die Krankheiten des Nervensystems.

Die soziologisch hier vor allem in Betracht kommenden *Neuritiden* infolge Überanstrengung, Druckwirkung oder Erkältung sowie die *Beschäftigungsneurosen* haben in diesem Handbuch bereits durch K. Mendel ihre Darstellung erfahren. Auch die Veränderungen des Nervensystems durch gewerbliche Gifte (Blei, Quecksilber, organische Stoffe) und durch Elektrizität sind schon anderweitig abgehandelt, desgleichen die nervösen Störungen durch Einwirkung von Preßluft.

Ein Krankheitsbild von höchster sozialer Bedeutung haben wir in der zuerst von Beard 1880 beschriebenen *Neurasthenie* vor uns, eine Krankheitsbezeichnung, die in kurzer Zeit in der ganzen Welt so populär geworden ist wie kaum eine andere. Man nimmt gerne an, daß exogene Faktoren in der Pathogenese der Neurasthenie von ausschlaggebender Wichtigkeit sind. Nun liegt es zwar auf der Hand, daß die geistig-seelischen Einwirkungen, die sich aus der sozialen Lage des einzelnen während seines Lebens ergeben, unter Umständen für die Entstehung dieser Erkrankung sehr bedeutungsvoll sein können; aber wir dürfen andererseits nicht vergessen, daß auch die Neurasthenie letzten Endes, wie alle Erkrankungen, ein Reaktionsprodukt aus endogenen und exogenen Faktoren darstellt, die sich in der verschiedensten Weise zu kombinieren vermögen. Sicherlich kann bei dem Hetzen und Jagen, wie es das Leben in der modernen Großstadt mit sich bringt, sowie durch den oft so überaus harten Kampf ums Dasein und um Geltung im Leben, den viele zu kämpfen haben, des öfteren auch das gesündeste und widerstandsfähigste Nervensystem zermürbt und zerrieben werden. Aber viele andere werden doch nervös, ohne daß sie das Leben besonders hart anfaßt oder eine ungeeignete Lebensführung ihre Nerven ernstlich schädigt; bei diesen muß somit die endogene Veranlagung wichtiger sein als die von außen kommenden Einwirkungen. Daß die Neurasthenie keineswegs ausschließlich ein modernes Kulturprodukt ist, hat bereits Fr. Martius betont. Nach ihm ist das determinierende Moment die angeerbte neurasthenische Veranlagung. „Und diese war und ist graduell bei den einzelnen Individuen des Genus humanum verschieden. Der eine wird als Neurastheniker geboren. Die Veranlagung ist eine so starke, daß er auch bei günstigsten äußeren Bedingungen seinem Schicksal nicht entgeht. Das Nervensystem des zweiten hält lange vor. Aber es versagt schließlich doch, wenn das Leben mit seinen Anforderungen und Reibungen gar zu arg mit ihm umspringt. Der dritte, und er gehört glücklicherweise zur großen Majorität seiner Zeitgenossen, hält allen entnervenden Kultureinflüssen gegenüber stand." Die sich aus diesen Sätzen von Fr. Martius ergebende große Variabilität in der Pathogenese der Neurasthenie muß meines Erachtens nach für uns bei der Einschätzung des sozialen Momentes in einem gegebenen Falle wegweisend sein. Die statistischen Angaben über das Vorkommen der Neurasthenie in bestimmten sozialen Kreisen dürften bei der viel-

fach sehr unsicheren Abgrenzung dieser Erkrankung gegenüber verwandten Zu-
standsbildern nur mit großer Zurückhaltung aufzunehmen sein. Daß sie in großen
Städten besonders häufig ist, wird ziemlich allgemein angenommen. Erfahrene
ältere Kliniker vertreten auch immer wieder die Ansicht, daß die ganz schweren
Formen von Neurasthenie eigentlich nur in der Privatpraxis anzutreffen sind.

Die *Hysterie* fällt als Psychoneurose außerhalb des hier darzustellenden
Gebietes.

Einen gewissen Anhaltspunkt für die *Bedeutung der Vermögenslage in bezug
auf die Sterblichkeit an Krankheiten des Gehirns und Geisteskrankheiten* können
uns wiederum die Zahlen von FLORSCHÜTZ geben. Nach FLORSCHÜTZ betrugen
die Prozentsätze der wirklichen von der rechnungsmäßigen Zahl der Sterbefälle
infolge Krankheit des Gehirns und Geisteskrankheit unter den Versicherten der
Lebensversicherungsbank Gotha

In der Summenklasse	Für das Alter von 15—90 Jahren	Für das Alter von 51—90 Jahren	Für sämtliche Alter
bis zu 3000 M. . . .	69,1	82,5	78,3
3000—6000 „ . . .	109,2	96,8	100,9
über 6000 „ . . .	120,4	131,8	128,2

woraus sich für das Alter von 15—90 Jahren eine Übersterblichkeit der höchsten
gegenüber der niedrigsten Summenklasse von 51% ergibt.

Die *soziale Prognose* derjenigen Nervenerkrankungen, die häufiger vorkommen und in der Regel chronisch verlaufen, wie die Tabes oder die multiple
Sklerose, erscheint im allgemeinen klar und es ergeben sich hierbei wohl keine
neuen Gesichtspunkte. Bezüglich der *Tabes* dürfte in diesem Zusammenhange
darauf besonders hinzuweisen sein, daß nach neueren Erfahrungen der tabische
Prozeß nicht so sehr selten für viele Jahre zum Stillstand kommt. Derartige
Kranke können sich selbst für völlig gesund halten. „Sie gehen ihrem Berufe
nach und haben von ihrem Leiden gar keine oder nur geringe Beschwerden“
(STRÜMPELL). Was die *multiple Sklerose* anbetrifft, so kann nach STRÜMPELL
scheinbar bei leichteren Fällen eine Heilung oder wenigstens ein Stillstand der
Symptome eintreten.

Bei der so außerordentlich häufigen *Neurasthenie* ergibt sich die soziale
Schädigung vor allem aus dem Grade der diese Erkrankung kennzeichnenden
abnormen Erschöpfbarkeit und Reizbarkeit und dem Maße, in dem die oft so
gedrückte allgemeine Stimmung, die Schlaflosigkeit, der Kopfschmerz oder das
Schwindelgefühl die körperliche und geistige Leistungsfähigkeit herabsetzen.

10. Das Soziale in der Therapie.

Die Umwelt, in der wir leben und wirken, ist in ausschlaggebender Weise
bestimmt durch die Lage, in der wir uns innerhalb der menschlichen Gesellschaft befinden, und man könnte von diesem Standpunkt aus sagen, daß alle
exogenen Einwirkungen auf unseren Organismus letzten Endes auch sozial
bedingt sind. In diesem Sinne dürfen wir jedenfalls auch annehmen, daß im Grunde
genommen der soziale Faktor in die Pathogenese einer jeden Erkrankung herein-
spielt. Indessen ist er doch nur in besonderen Fällen *die mehr oder weniger unmittelbare Ursache* einer Erkrankung. Diese besonderen Fälle waren hier für das
Gebiet der inneren Medizin einigermaßen systematisch zu behandeln. Dabei
waren aber die Gewerbe- und Berufskrankheiten auszuscheiden, also gerade diejenigen Erkrankungen, bei denen der soziale Faktor verhältnismäßig leicht faßbar und in seiner Wirkungsweise zu beurteilen ist. Diejenigen sozialen Einflüsse,
die mit dem Gewerbe bzw. Beruf des einzelnen nur in einem sehr losen oder gar

keinem Zusammenhang stehen, sind wegen ihrer sehr viel größeren Variabilität und Unbestimmtheit demgegenüber viel schwerer zu übersehen und einzuschätzen; sie gründen sich häufig auch weniger auf chemische, physikalische oder bakterielle als auf geistig-seelische Rückwirkungen. Für die umfassendere ärztliche Betrachtung kommt außerdem ihre mannigfaltige Bedeutung für die Entwicklung des reifenden Organismus und seiner einzelnen Organe in Betracht, deren mangelhafte Förderung oder Störung häufig erst den Boden bereitet, aus dem die krankhafte Schwäche oder die Erkrankung herauswächst. Bei dieser Sachlage ergab sich für die vorliegende Darstellung neben der Berücksichtigung gewisser *klinisch-entwicklungphysiologischer* Gesichtspunkte (bei den Kreislauforganen sowie dem Brustkorb) von selbst die besondere Beachtung *der nervösen bzw. geistig-seelischen Pathogenese gewisser innerer Erkrankungen*, somit eines Gebietes, das in den letzten Jahren immer mehr an Wertschätzung gewonnen hat und weiterhin gewinnt. Seine weitere Durchdringung erscheint vor allem durch die Fortschritte ermöglicht, die in der Aufklärung des anatomischen Aufbaues und der funktionellen Bedeutung des *vegetativen Nervensystems* im Laufe der letzten Jahre gemacht sind. So haben wir jetzt bereits eine gewisse tragfähige Grundlage für eine *Stoffwechselneurologie*, und während vor noch nicht langer Zeit vieles auf innersekretorischem Wege erklärt wurde, was man vorher als nervös bedingt ansah, neigt man nunmehr auf Grund gewichtiger Erfahrungen wieder mehr zu dem entgegengesetzten Verfahren.

So führt die bessere Beachtung des Sozialen in der Pathogenese innerer Krankheiten notwendigerweise auch zu einer höheren Einschätzung des Sozialen in der Therapie und zu einer bereitwilligeren Anerkennung der Tatsache, daß wir auch auf dem Gebiete der inneren Medizin eine kausale Therapie zuweilen nur durch Beseitigung gewisser schädlicher physikalisch-chemischer, geistig-seelischer und anderer Einwirkungen durchzuführen vermögen, die sich aus der sozialen Umgebung herleiten. Diese richtig zu erkennen, ist allerdings häufig nicht leicht und setzt große ärztliche Lebenserfahrung und einen guten Blick für Menschen und Dinge voraus, den sich der außerhalb eines Krankenhauses praktisch tätige Arzt, der die Kranken in ihrer natürlichen sozialen Umgebung sieht und beobachtet, im allgemeinen eher aneignen kann als der Krankenhausarzt, der in der Regel weder die Angehörigen noch den sonstigen Lebenskreis seiner Kranken näher kennenlernt. Neben der Erkennung und Ausschaltung schädlicher Einwirkungen, die sich so häufig aus der sozialen Umgebung eines Kranken ergeben können, führt uns die Berücksichtigung des Sozialen bei der Entstehung innerer Krankheiten aber auch zu dem Streben, die so oft sozial bedingte unzweckmäßige *Lebensführung* eines Kranken nach Möglichkeit im günstigen Sinne umzugestalten. Hierbei handelt es sich in der Jetztzeit für den Arzt vielfach darum, bei seinen Kranken einen verständigen Wechsel zwischen angestrengter Berufsarbeit und Erholung zu erreichen, die richtig betriebene *Leibesübungen* so häufig in vorzüglicher Weise zu verschaffen vermögen. Das Wort Sport ist nach DU BOIS-REYMOND ja von „disport“, d. h. „von der Arbeit forttragen“ abzuleiten, und Turnen ist nach GUTHS MUTHS Arbeit im Gewande der Freude. Hier liegen auch die starken Wurzeln der neuzeitlichen, machtvollen Turn- und Sportbewegung, die fast alle Kulturvölker nunmehr erleben. Diese in der richtigen Weise zu fördern, muß um so mehr in dem Streben des sozial denkenden Arztes liegen, als sich viele in der sozialen Lage begründete ungünstige Einflüsse auf den reifenden menschlichen Organismus, die nicht selten den Keim für spätere innere Krankheiten legen, gerade durch gut geleitete Leibesübungen leicht unwirksam machen lassen.

Vielleicht in mancher Hinsicht noch zu wenig beachtet und gewürdigt sind bisher die *Rückwirkungen, die innere Erkrankungen auf die Persönlichkeit und das soziale Lebensschicksal des einzelnen auszuüben vermögen.* In der vorliegenden Arbeit ist der Versuch gemacht, unser bisheriges Wissen darüber, soweit es einigermaßen gesichert ist, zusammenzustellen. Dieser Versuch mußte als erster Versuch sehr unvollkommen ausfallen, und es konnte zunächst nicht mehr als eine recht unvollständige Umrißzeichnung von diesem in gewisser Beziehung neuartigen Gebiet gegeben werden, das noch der systematischen Durchdringung harrt. Seine Hauptbedeutung dürfte darin liegen, daß es im Sinne von Fr. Kraus und Th. Brugsch unseren ärztlichen Blick von dem erkrankten Organ oder Organsystem wieder mehr auf den *ganzen Menschen,* die ganze Persönlichkeit richtet, von deren geistiger und körperlicher Beschaffenheit, d. h. Konstitution, wiederum die soziale Lage des einzelnen in ausschlaggebender Weise beeinflußt wird. Von diesem Standpunkt aus erscheint manches in einem anderen Lichte. Es sind unter diesem Gesichtswinkel nicht nur diejenigen inneren Erkrankungen von Wichtigkeit, die klinisch eine schwere Veränderung darbieten oder gar das Leben gefährden; vielmehr erfordern, sozial gedacht, in gleicher Weise auch diejenigen Erkrankungen unsere größte Aufmerksamkeit und sorgfältigste Therapie, die, wie beispielsweise eine chronische Gastritis, zwar an sich leicht sind, im übrigen aber die persönliche Leistungsfähigkeit des Erkrankten nicht selten ernstlich beeinträchtigen. Dieser Gedanke erscheint uns einleuchtend, wenn wir dem Sozialen in der Therapie diejenige Beachtung schenken, die ihm gebührt.

Literatur.

Alexander: Einfluß der Berufe auf die Verdauungsorgane. Dieses Handbuch Bd. II. — Alzheimer: Die arteriosklerotische Erkrankung des Gehirns. Zeitschr. f. Psych. Bd. 51; — Die Seelenstörungen auf arteriosklerotischer Grundlage. Ebenda Bd. 59. S. 256. — Amelung u. Sternberg: Die Einwirkungen der Frühsyphilis auf Herz und Gefäße Dtsch. Arch. f. klin. Med. Bd. 145, S. 34. 1924. — Aschoff: Pathol. Anatomie, 6. Aufl. Jena: Fischer 1923. — Basedow, zit. nach Sattler. — Beard: A practical treatise on nervous exhaustion. 1880. — v. Bergmann: Das spasmogene Ulcus pept. Münch. med. Wochenschr. Jg. 60, S. 169. 1913. — Bircher, H. u. E.: zit. nach Scholz. — Bouchard, zit. nach Brugsch. — Brauer, L.: Über die Pathologie und Therapie der Bronchiektasien. Verhandl. d. dtsch. Ges. f. inn. Med. 1925. München: J. F. Bergmann 1925. — Braun: Herz und Psyche in ihren Wirkungen aufeinander. Leipzig u. Wien: Fr. Deuticke 1920. — Braun u. Seidel: Klinisch-experimentelle Untersuchungen zur Frage der akuten Magenerweiterung. Mitt. a. d. Grenzgeb. d. Med. u. Chir. Bd. 17, H. 5. 1907. — Brezina: Das Herz des Schwerarbeiters. Arch. f. Hyg. Bd. 95, 1923. — Brugsch, Th.: Fettsucht. Kraus-Brugschs Spezielle Pathologie u. Therapie Bd. I. 1919; — Gicht. Ebenda. — de la Camp, O.: Das Übungsbedürfnis des menschlichen Herzens. Rektoratsrede. Jahreshefte der Universität Freiburg i. B. 1920/21. Freiburg i. B.: Speyer & Kärner. — Charcot, zit. nach Sattler. — Cutler: A clinical study of Hypernephroma. Bull. of the Johns Hopkins hosp. Bd. 35. Juli 1924. — Deneke: Über die syphilitische Aortenerkrankung. Dtsch. med. Wochenschr. 1913, Nr. 10. — Eimer: Die vorübergehenden und bleibenden Herzgrößenveränderungen infolge sportlicher Anstrengung. Marburger sportwissenschaftl. Untersuchungen. Sitzungsber. d. Ges. z. Bef. d. ges. Naturwiss. zu Marburg Nr. 2. 1925. — Engelhard: Über die Atmungsmechanik bei Lungenemphysem und beim Kyphosenthorax. Dtsch. Arch. f. klin. Med. Bd. 145, S. 59. 1924. — Eppinger: Verhandl. d. Ges. f. Verdauungs- u. Stoffwechselkrankh., 5. Tagung, S. 265. Leipzig: G. Thieme 1926. — Faber, Knud: Die chronische Gastritis. Kraus-Brugschs Spezielle Pathol. u. Therap. d. Erkrankungen d. Verdauungsapparates, 2. Hälfte. — Finkelnburg: Dtsch. Zeitschr. f. Nervenheilk. Bd. 60, S. 90. 1918. — Florschütz, G.: Allgemeine Lebensversicherungsmedizin. Berlin: Mittler & Sohn 1914. — Friedrich: Das frühzeitige Vorkommen der Arteriosklerose bei industriellen Arbeitern. Münch. med. Wochenschr. Jg. 56, S. 208. 1909. — Gänsslen: Die hämolytische Konstitution. Dtsch. Arch. f. klin. Med. Bd. 146, S. 1. 1924. — Gaupp: Die Depressionszustände des höheren Lebensalters. Ebenda 1902, Nr. 1. — Gerhardt: Die Herzklappenfehler. In Nothnagels Spez. Pathol. u. Therapie. Wien u. Leipzig: Hölder 1913. — Godin: Du rôle de l'anthropometrie en education physique. Bull. et Mem. de le soc. d'anthropol. de Paris, 1901. — Grawitz, zit. nach Loewy. —

Griesbach, H.: Beobachtungen über Blutdruck und dessen Verhalten bei Arbeiten in einigen gewerblichen Betrieben. Arch. f. Hyg. Bd. 94, S. 73. 1924. — Grober u. Sempell: Die Blutzusammensetzung bei jahrelanger Entziehung des Sonnenlichtes. Dtsch. Arch. f. klin. Med. Bd. 120, S. 305. 1919. — Herz, M.: Über die Beeinträchtigung des Herzens durch schlechte Körperhaltung. Therapie d. Gegenwart Bd. 10, S. 246. 1908. — Jagic u. Spengler: Emphysem und Emphysemherz. Abhandl. a. d. Gesamtgeb. d. Med. Wien: Julius Springer 1924. — Jung, R.: Körpermessung und Untersuchung der Gießener Studentenschaft. Zeitschr. f. Konstitutionslehre Bd. 12, S. 437. 1926. — Koelsch: Jahreskurse f. ärztl. Fortbild. 1925, H. 9, S. 50. — Kohlrausch, W.: Über die Einflüsse funktioneller Beanspruchung a. d. Massenentwicklung erwachsener junger Männer. Zeitschr. f. Konstitutionslehre Bd. 10, S. 434. 1924. — Klewitz: Berufsarbeit und Herzvergrößerung bei Frontsoldaten. Münch. med. Wochenschr. Jg. 65, S. 927. 1918. — Kutschera, zit. nach Scholz. — Kylin, E.: Weitere Untersuchungen über akzidentelle Herzgeräusche und Ausdauer bei körperlichen Anstrengungen. Dtsch. Arch. f. klin. Med. Bd. 127, S. 387. 1918. — Litzner: Die Prognostik der Nierenkrankheiten. Zeitschr. f. klin. Med. Bd. 93, S. 424. 1922. — Loewenthal, zit. nach Loewy. — Loewy, J.: Die Klinik der Berufskrankheiten. Wien u. Breslau: Haim & Co. 1924. — Löwy: Klinik der Berufskrankheiten. Wien u. Breslau: Haim & Co. 1924. — Lubenau: Herzerkrankungen in der Berliner Arbeiterbevölkerung Zeitschr. f. klin. Med. Bd. 60, S. 134. — Magnus-Levy: Diabetes mellitus. Kraus-Brugschs Spezielle Pathol. u. Tharapie Bd. I. 1919. — Mandel: Studien zum Problem des Pulsus paradoxus. Wien: Julius Springer 1925. — Martius, Fr.: Konstitution und Vererbung in ihren Beziehungen zur Pathologie, S. 67. Berlin: Julius Springer 1914. — Matthias: Der Einfluß der Leibesübungen auf das Körperwachstum. Zürich u. Leipzig: Rascher & Co. 1916. — Mendel, K.: Dieses Handbuch Bd. II. — Mommsen, Helmut: Zur Pathologie der dauernden Blutdrucksteigerung. Inaug.-Dissert. Freiburg i. B. 1923. — Munk, Fritz: Pathologie und Klinik der Nephrosen, Nephritiden und Schrumpfnieren. Berlin: Urban & Schwarzenberg 1918. — Naegeli, O.: Blutkrankheiten und Blutdiagnostik. 4. Aufl. Berlin: Julius Springer 1923. — Pawinski: Über den Einfluß der Gemütsbewegungen und geistiger Überanstrengung auf das Herz, besonders das Einsetzen der Arteriosklerose. Zeitschr. f. klin. Med. Bd. 79, S. 135. — Rautmann, Herm.: Untersuchungen über die Norm, ihre Bedeutung und Bestimmung. Jena: G. Fischer 1921; — Konstitutionsforschung und Kollektivmaßlehre. Zeitschr. f. Konstitutionslehre Bd. 9. 1923; — Klin. Medizin u. Variationsforschung. Münch. med. Wochenschr. 1923, Nr. 45; — Klin. Konstitutions- und Vererbungsforschung. Dtsch. med. Wochenschr. 1923. Nr. 31; — Wege und Ziele der klinischen Variationsforschung. Klin. Wochenschr. 1926, Nr. 12 u. 13; — Zur ärztlichen Untersuchung der deutschen Studentenschaft. Dtsch. med. Wochenschr. 1924, Nr. 18; — Die Beurteilung der Größe, Lage und Form des Herzens. Aus dem Arbeitsgebiet des Sportarztes. Vorträge auf dem ersten südwestdeutschen sportärztl. Ausbildungskurs in Freiburg i. B. Hrsg. von Herm. Rautmann. Jena: G. Fischer 1926; — Die sportärztliche Beurteilung der Leistungsfähigkeit des Herzens. Ebenda; — Untersuchungen über die Variabilität der Herzgröße. Verhandl. d. 38. Kongr. f. innere Med. 1926; — Grundlagen der Therapie durch Leibesübungen. Handb. d. ges. Therapie, herausgeg. von v. d. Velden u. Wolff, Bd. I. 1926; — Schilddrüse und Basedowsche Krankheit. Med. Klin. 1921, Nr. 22/23; — Pathologisch-anatom. Untersuchungen über die Basedowsche Krankheit. Mitt. a. d. Grenzgeb. d. Med. u. Chir. Bd. 28, S. 489. 1915. — Riegel, Fr.: Über Megalogastrie und Gastrektasie. Dtsch. med. Wochenschr. 1894; — Die Erkrankungen des Magens. Nothnagels Spez. Pathol. u. Therapie, Bd. XVI, T. II. 1897. — Romberg: Lehrbuch der Krankheiten des Herzens und der Blutgefäße. 3. Aufl. Stuttgart: F. Enke 1921. — Rütimeyer: Magenblutungen. Kraus-Brugschs Spez. Pathol. u. Therapie d. Erkrankungen des Verdauungsapparates, 2. Hälfte. Berlin und Wien: Urban & Schwarzenberg. — Sattler, H.: Die Basedowsche Krankheit. Graefe-Saemisch, Handb. d. ges. Augenheilkunde Bd. 9, II. Abt. — Schieffer: Über den Einfluß der Berufsarbeit auf die Herzgröße. Dtsch. Arch. f. klin. Med. Bd. 92, S. 383. 1908. — Schmidt: Die klinische Bedeutung der Ausscheidung von Fleischresten mit dem Stuhlgang. Dtsch. med. Wochenschr. 1899 8.1, 81. — Scholz, W.: Kretinismus. Kraus-Brugschs Spez. Pathol. u. Therap. nn. Krankh., Bd. I. Berlin u. Wien: Urban & Schwarzenberg 1919. — Stadler: Die Klinik der syphilitischen Aortenerkrankung. Arb. a. d. med. Klin. zu Leipzig Bd. 1. Jena 1912 (zit. nach Romberg). — Staub: Über das kleine Herz. Münch. med. Wochenschr. Bd. 64, S. 1442. 1917. — Strümpell: Lehrbuch der speziellen Pathologie und Therapie der inneren Krankheiten, Bd. II, S. 559. 25. Aufl. 1926. — Schwiening u. Nikolai: Über die Körperbeschaffenheit der zum einjährig-freiwilligen Dienst berechtigten Wehrpflichtigen Deutschlands. Veröff. a. d. Geb. d. Militär-Sanitätswesens, H. 40. Berlin: A. Hirschwald 1909. — Weitz, W.: Zur Ätiologie der genuinen oder vaskulären Hypertension. Zeitschr. f. klin. Med. Bd. 96, S. 151. 1923. — Wenckebach: Die unregelmäßige Herztätigkeit und ihre klinische Bedeutung. Leipzig u. Berlin: W. Engelmann 1914.

Epidemiologie und Soziologie der akuten Infektionskrankheiten.

Von

A. GOTTSTEIN
Berlin.

Mit 10 Abbildungen.

1. Einleitung.

In den Krankheitssystemen aller Zeiten haben die akuten übertragbaren Krankheiten stets eine *Sonderstellung* eingenommen. Aber es trat im Wandel der Anschauungen bald die eine, bald die andere ihrer charakteristischen Eigenschaften stärker in den Vordergrund. Dasjenige Krankheitszeichen, das auch einer primitiven medizinischen Lehre nicht entgehen konnte, war das *plötzliche* und *gehäufte* Auftreten gleichartiger, vom gewöhnlichen Krankheitscharakter des Alltags außerordentlich scharf sich heraushebender Erkrankungen von stürmischem Verlauf und ihr ebenso plötzliches Verschwinden für kürzere oder längere Zeit. Im Gegensatz zu den landläufigen Erkrankungen, die durch den Sitz in bestimmten Organen sich voneinander auch bei einem Tiefstand anatomischer und physiologischer Kenntnisse trennen ließen, beteiligten sie meist den *gesamten* Organismus unter gleichzeitigem Auftreten ungewöhnlicher örtlicher Erscheinungen und oft unter tiefen Störungen des Bewußtseins. Dazu kamen zwei weitere besondere Eigenschaften, die Übertragung der gleichen Krankheit, meist durch unmittelbare Ansteckung von Mensch zu Mensch oder seltener durch mittelbare Ansteckung, und weiter ihre außerordentlich große Sterblichkeit. Es ist nicht verwunderlich, daß man durch Jahrhunderte gerade diese Krankheitsgruppen auf übernatürliche Ursachen zurückführte, daß man in ihnen Strafmaßnahmen der Gottheit sah, und daß auch sonst an ihr Entstehen und ihre Abwehr Aberglaube und Mystik sich hefteten. Jedenfalls waren ihre Schrecken so eindrucksvoll, daß mehr noch als die Krankheitshäufung und die *Ansteckung* ihre *Lebensgefahr* zum entscheidenden Merkmal für die ganze Gruppe wurde. Gegenüber anderen Krankheitsformen wurden sie daher weniger nach ihrer Erscheinungsform zusammengefaßt oder untereinander getrennt. Vielmehr war durch Jahrhunderte fast ausschließlich für ihre Sonderstellung ihre *ungünstige Prognose* maßgebend. Man sprach allgemein von Pesten und Seuchen, von Pestjahren und pestfreien Zeitabschnitten, und nur wenige ihrer Zeit überlegene Geister, deren es natürlich in jeder Periode gab, unterwarfen darüber hinaus auch diese Gruppe einer genaueren Analyse, freilich dann meist im Sinne der Anschauungen ihrer Zeit. So erklärt es sich, daß bis in einen nicht sehr weit zurückliegenden Zeitabschnitt Seuchenformen zusammengefaßt wurden, deren strenge Trennung nach Erscheinungen, Verlauf, Organbeteiligung und Ausgang uns heute zwingend erscheint, und daß selbst das Gesetz der klinischen Spezifizität, nach dem die eine akute Infektionskrankheit durch Übertragung niemals die andere erzeugt, auffallend spät anerkannt worden ist.

Dem Arzte in unseren Tagen ist es aus der Geschichte der letzten Jahrzehnte geläufig, daß gerade an die experimentelle Erforschung der akuten übertragbaren Infektionskrankheiten jene Reihe hervorragender Entdeckungen und praktisch wichtig gewordener Errungenschaften sich anschließt, die die Medizin der Gegenwart aus der anderer Zeitabschnitte heraushebt. Die Auffindung der spezifischen Krankheitserreger erweiterte die Lehre von der *klinischen* Spezifität der akuten Infektionskrankheiten durch die Feststellung auch der strengen *ursächlichen* Einheitlichkeit und gestattete die Aufstellung von Krankheitssystemen nach ursächlichen Gesichtspunkten. Wie in der Entwicklung wohl der meisten neuen wissenschaftlichen Wissenszweige galt es hier zunächst einmal die typischen Gesetze auf der Höhe der Erscheinungen aufzudecken; erst nachdem diese Forderung erfüllt, war es an der Zeit, die Vorgänge der Grenz- und Übergangserscheinungen in den Bereich der Untersuchungen zu ziehen. Auch hier haben jetzt Experiment und Beobachtung Lehren aufstellen lassen, mit denen Klinik und öffentliche Gesundheitspflege, ohne in einen Gegensatz von Theorie und Wirklichkeit zu geraten, arbeiten können. Der Hinweis, daß die bakteriologische Schule im ersten Abschnitt nur vollvirulente Krankheitserreger und nur konstante Größen der Widerstandskraft oder der Hinfälligkeit in Rechnung stellte, hat heute allenfalls noch gegeschichtliches Interesse, vollends seitdem diese selbe Schule mit denselben Methoden die Lehre von den krankheitsfrei bleibenden Keimträgern ausbaute und für die Seuchenbekämpfung in den Vordergrund stellte und seitdem sie weiter, durch die neuen Methoden der Serologie ergänzt, die biologische Immunitätslehre geschaffen hat. Als Ergebnisse der Forschungen dieses Zeitabschnittes reihten sich der schon vor der Entwicklung der Bakteriologie der menschlichen Infektionskrankheiten aus der Praxis geschaffenen Antisepsis und später der Asepsis jene modernen Heilverfahren an, die als Immunotherapie, Serotherapie, Vaccinetherapie und Chemotherapie in stetem weiteren Ausbau sind; ihnen fügt sich die abgeschlossene Desinfektionspraxis mit ihrem Zweiggebiet der Schädlingsbekämpfung an. Es ist natürlich von hohem Reize, den gedanklichen und tatsächlichen Zusammenhängen nachzugehen, die zwischen der Lehre von der Antisepsis und der Entwicklung der Bakteriologie bestehen und aus solchen Einzelheiten auch praktisch wichtige Folgerungen zu ziehen. Aber alle diese Fragen und ihr Inhalt gehören nicht zu den Aufgaben gerade dieses Handbuches, und wenn sie erwähnt werden mußten, so geschah es, um zu betonen, daß auch die *soziale* Hygiene die für die Entwicklung der Lehre von den Infektionskrankheiten grundlegende Bedeutung der biologischen Forschungsergebnisse in vollem Umfange würdigt und verwertet. Es besteht aber weder ein gedanklicher, noch ein tatsächlicher Gegensatz bei der Hervorhebung der *weiteren* Tatsache, daß gerade die Infektionskrankheiten zu allen Zeiten *besonders enge Beziehungen zu gesellschaftlichen Vorgängen* gehabt haben. Solche Zusammenhänge darzustellen ist nicht die Aufgabe der biologischen, sondern der *sozialen Hygiene.* Diese Beziehungen nahmen im Laufe der Jahrhunderte je nach Sitten, Kenntnissen und Kultur außerordentlich verschiedene Formen an. Soweit eine lange zurückliegende Vergangenheit in Betracht kommt, sind sie interessant und lehrreich, aber sie besitzen, wenn auch nicht ausschließlich, so doch überwiegend geschichtliches und kulturgeschichtliches Interesse; sobald dagegen die gesellschaftlichen Verhältnisse der unmittelbaren Gegenwart ins Gewicht fallen, werden praktisch wichtige Gesichtspunkte vorherrschend, die nicht übersehen werden dürfen.

Der Ausgangspunkt einer jeden sozialhygienischen Betrachtung, lediglich ein *Ausgangspunkt*, nicht aber, wie von Fernerstehenden zuweilen irrtümlich angenommen wird, ihr *Inhalt*, ist die Tatsache, daß eine Anzahl von Krankheiten je nach der wirtschaftlichen Lage verschieden verläuft und endet. Und zwar drückt sich das Endergebnis dieser Verschiedenheit häufig in den Unterschieden der Sterblichkeit aus; aber die Ursache hierfür ist nicht einheitlich; sie kann in Verschiedenheiten der Erkrankungszahl bei gleichbleibendem Ausgang der Erkrankungen, weiter in größerer Tödlichkeit bei gleich hoher Ziffer der Krankheitsfälle, schließlich weiter in schnellerem ungünstigen Ablauf und in einem größeren Umfange ungünstiger Komplikationen bestehen. Mindestens so wichtig aber wie die Änderungen der Sterbezahl sind ungünstige Ausgänge auch im Falle des Überlebens, wenn sie zu vermehrter Invalidität oder bei Kindern durch Beteiligung der Sinnesorgane zu Hemmungen der Schulbildung und namentlich zu Einengungen der Berufstätigkeit führen. — Fast noch bedeutungsvoller ist jedoch der *zweite* außerhalb sozialhygienisch arbeitender Kreise viel weniger berücksichtigte Gesichtspunkt, die *Rückwirkung* der Krankheit auf die wirtschaftlichen und gesellschaftlichen Verhältnisse. Die zusammenfassende Hauptunterlage dieser Zusammenhänge ist die festgestellte Tatsache, daß in fast 75% aller derjenigen wirtschaftlichen Notstände, die zur dauernden oder vorübergehenden Hilfsbedürftigkeit im Sinne der Armengesetzgebung führen, *Krankheit* oder *Krankheitstod* die Ursachen sind. Darüber hinaus aber sind auch hier die Zusammenhänge sehr mannigfach, häufig genug komplexer Natur, sie sind durch mehrere Zwischenstufen der Ursachenkette bedingt und wie im Wechselspiel der Permutationsrechnung vielgestaltig.

Es ist sehr eigenartig, daß selbst bei den chronischen Infektionskrankheiten, nämlich bei der Tuberkulose und Syphilis, die in ihrem Auswirken lange Zeit beanspruchen, die vielfach auch Remissionen zeigen, wie die Tuberkulose, oder bei denen die lebensverkürzenden visceralen Formen erst in höherem Lebensalter einsetzen, wie bei der Syphilis, fast stets mehr die erste Erscheinung zum Gegenstand der Betrachtungen gemacht worden ist, nämlich die Beeinflussung der Sterblichkeit durch die wirtschaftliche Lage. Auch das schon ist einseitig, denn gerade die wirtschaftliche Not ist häufig genug erst die Folge, nicht schon die Ursache dieser Krankheiten, und die Übersterblichkeit der Lungenschwindsüchtigen der Großstadt in überfüllten Einzimmerwohnungen ist mindestens ebenso häufig die *Wirkung* des wirtschaftlichen Verfalls im Laufe der langen Krankheit, wie die Folge einer größeren Ansteckungsexposition in der Enge des Zusammenlebens. Bei den a k u t e n Infektionskrankheiten dagegen kommt das erste Problem oft überhaupt sehr wenig in Betracht. Denn für eine Reihe von Krankheiten dieser Art ist nachzuweisen, daß sie ohne Rücksicht auf die wirtschaftliche Lage gleichmäßig arm und reich befallen und gleich heftig bei ihnen verlaufen. Nicht wie im ersten Falle durch ihre Dauer, sondern durch die Häufigkeit ihres Auftretens und durch ihre hohe Tödlichkeit führen sie aber zu allerschwersten Verlusten an Werten, deren Einbuße oft genug den Betroffenen oder seine Hinterbliebenen wirtschaftlich vernichtet, noch öfter aber durch Erhaltungspflicht der Verwaisten oder Erwerbslosen, durch Kosten für Anstaltsbehandlung und für Abwehrmaßnahmen der gesamten Gesellschaft zu Lasten fällt. Diese beiden Tatsachen zusammengefaßt bedingen somit die *gleichmäßige* Schädigung von arm und reich. Denn sie lassen den Vermögenden für die Kosten des Abwehrschutzes mithaften, zumal in den an Übertragungsmöglichkeiten beim Nahebeieinanderwohnen von arm und reich stärker gefährdeten Großstädten, und diese wirtschaftlichen Folgen wirken nach Seuchenkatastrophen als hohe Steuer, die die Gesamtheit progressiv mit dem Besitz aufzubringen hat. Daraus ergibt sich die *Solidarität* aller Teile der Gesellschaft in der Abwehr, die aufhört, nur aus Beweggründen des Mitleids oder der Wohltätigkeit geübt zu werden, sondern die zur Selbsterhaltungspflicht der Gesamtheit wird. Dieser Gesichtspunkt bleibt auch dann der durchgreifende, wenn einzelne der akuten Seuchen, wie die selten auftretende eingeschleppte Cholera, nicht nur nach ihrer Verteilung, sondern auch in der Sterblichkeit ganz ausgesprochen die Ärmeren bevorzugen; denn dafür erhöhen sich entsprechend die Ersatzkosten. Der Satz von der Solidarität gilt auch dann, wenn Unkenntnis, Not und Leichtsinn das Einnisten der Seuche begünstigen, wenn dagegen Sorgfalt, Vorsicht, Wissen einen persönlichen Schutz verleihen; denn je verbreiteter die Unwissenheit, um so stärker und dauernder wird die Übertragungsgefahr bei den engen Beziehungen des heutigen gesellschaftlichen Verkehrs sein. Und auch hier haben für die verspätete oder unzureichende Aufklärung mit den zunächst Betroffenen auch diejenigen zu büßen, die zwar von den Vorgängen und von der Bedeutung der Zusammenhänge volle Kenntnis besitzen, aber daraus nur für ihre Person Nutzen ziehen zu sollen glauben; denn sie sind selbst um so stärker bedroht, je weniger ihre kulturell tieferstehende Umgebung sich zu schützen gelernt hat.

Schon aus diesen kurzen zusammenfassenden Andeutungen des einleitenden Überblicks geht hervor, daß die Einstellung nicht richtig ist, die das Gebiet der akuten Infektionskrankheiten ausschließlich der biologisch-ätiologischen Betrachtungsweise vorbehalten gelten läßt. Das Gegenteil trifft zu. Wie die Lehre von den Infektionskrankheiten überhaupt eine große Anzahl rein naturwissenschaftlicher Probleme besonders rein und klar der Forschung eröffnet, so trifft dies bei ihnen auch für die Frage der Zusammenhänge von Gesundheit und Wirtschaft zu.

Diese Zusammenhänge sind zunächst und an erster Stelle durch die elementare Tatsache gegeben, daß die akuten ansteckenden Krankheiten nicht nur den Betroffenen beteiligen, sondern weiter die Gesundheit und das Leben der Umgebung gefährden, und zwar um so stärker, je weniger diejenigen, von denen die Gefahr ausgeht, aus Mangel an Sorgfalt, Verständnis, gutem Willen oder Mitteln in der Lage sind, die Maßnahmen zur Sicherheit ihrer eigenen Person einzuhalten, und damit zugleich den Schutz ihrer Umgebung zu gewährleisten. Man sieht daher vielfach den sozialen Charakter der ganzen Gruppe der übertragbaren Krankheiten lediglich darin, daß der *Kampf gegen die Krankheitserreger* zur Angelegenheit der ganzen Gesellschaft geworden ist. Aber die Zusammenhänge sind doch komplizierter und erschöpfen sich nicht in diesem einen Gesichtspunkt. Der Kampf gegen die Kontagion beim Herrschen der Seuche ist unerläßlich und ist notwendige Voraussetzung für alle weiteren Maßnahmen; aber darin eben lag der jahrzehntelange Irrtum der rein kontagionistischen Schule, daß sie annahm, mit der Aufnahme dieses Kampfes in Klinik und öffentlicher Gesundheitspflege seien ihre Ziele erreicht; daß sie weiter Erfolge ausschließlich von sanitätspolizeilichen Vorschriften und Verboten erwartete und die unerläßliche Ergänzung durch Maßnahmen der Fürsorge und Gesundheitspolitik anfangs überhaupt nicht und später erst an zweiter Stelle gelten ließ. Allerdings fällt dieser Umstand mehr bei den chronischen als bei den akuten Infektionskrankheiten ins Gewicht; infolge des stärkeren Umsichgreifens und des schnelleren Ablaufes muß gegen diese die Bekämpfung der Kontagion mit aller Schleunigkeit und Energie in Angriff genommen werden, sobald und solange die Seuche herrscht. In den Zwischenräumen jedoch haben auch hier die über den Kampf gegen die Erreger hinausgehenden Maßnahmen einzusetzen, und zwar keineswegs nur solche, die allein gegen die Kontagion gerichtet sind.

Die überwiegend kontagionistisch eingestellte Schule hat auf der Unterlage experimenteller Feststellungen uns Wege der Entstehung der Seuchen aufgedeckt, die uns in der Praxis der Bekämpfung und in der Erkenntnis der Zusammenhänge in kaum zwei Jahrzehnten mehr gefördert haben als vorher durch die Forschung von Jahrhunderten; sie hat auch den Maßregeln gegen die Vernichtung der Erreger statt der früheren oft fehlgehenden Empirie exakte technische Grundlagen gegeben. Auch den Mechanismus des Kampfes zwischen dem eingedrungenen Parasiten und den Abwehreinrichtungen des Einzelorganismus hat sie durch glänzende Entdeckungen geklärt.

Aber diese selbe kontagionistische Schule, die anfangs nur die experimentell aufgefundenen Tatsachen gelten ließ und von der einzelne Vertreter sogar Beobachtungen über Zusammenhänge bestritten, solange sie in das Bereich der Laboratoriumsuntersuchung nicht einbezogen waren, hat sich, soweit sie *epidemiologische* Betrachtungen anstellte, einer weiteren Unterlassung schuldig gemacht, sie hat sich lange überwiegend für das Problem des *Entstehens* der Seuchen und weniger für das noch interessantere ihres spontanen *Erlöschens* interessiert. Gerade diese Unterlassung ist aber praktisch wichtig. Denn sie hat sehr häufig dazu verführt, die im Abschnitt des Absinkens getroffenen Maßnahmen als Grund des Verschwindens gelten zu lassen. Nun ist es natürlich sehr leicht, das Kausalitätsbedürfnis für befriedigt anzusehen, wenn alle theoretisch aufgestellten Bedingungen für den Ausbruch einer Seuche im besonderen Fall als vorhanden nachgewiesen werden können. Das Problem beginnt doch aber erst angesichts des Nachweises, daß oft genug sämtliche von der Kontagionslehre geforderten Bedingungen vorhanden sind und daß trotzdem eine Seuche nicht ausbricht oder daß diese Einflüsse, auf die der Ausbruch einer Seuche zurückgeführt worden war, unbehindert weiter fortbestehen und daß trotzdem diese Seuche nach einem typischen Zeitraum zum Stillstand oder zum Erlöschen kommt. Reiches Material für diese Tatsachen ist seit Jahrhunderten durch Klinik und Seuchenforschung aufgehäuft; die rein auf Laboratoriumsarbeit eingestellte Prüfung fängt aber erst seit verhältnismäßig kürzerer Zeit an, sich auf diese Fragen einzustellen. Sie sind nicht zu beantworten, wenn man nicht außer der Erforschung der sich verändernden Eigenschaften der Erreger auch Probleme der Vererbungs- und Konstitutionslehre und Studien über die Einwirkung gesellschaftlicher Einflüsse mit heranzieht.

2. Epidemiologie der akuten Infektionskrankheiten.

Vor dem Ausbau der Bakteriologie war das über die Bedürfnisse der Klinik hinausgehende Wissen in einem Sonderfach vereinigt, das als Epidemiologie bezeichnet wurde und dessen Gesamtinhalt in zahlreichen größeren Werken aus der Feder von Meistern der Darstellung und Männern von hohem allgemeinen Wissen gesammelt vorliegt. Eine solche Zusammenfassung war nötig, weil ja der Klinik und der Gesundheitspflege in Seuchenfragen ganz andere Einheiten zugrunde lagen. Die Einheit der Seuche für die innere und chirurgische Klinik ist und bleibt der *Einzelfall*, die Klinik hat in erster Linie Interesse an der rechtzeitigen Diagnose, der Behandlung, bei Eintritt des Todes am Organbefund, am Kampf zwischen Zelle und Erreger und schließlich als Grenzfall an der Verhütung weiterer von dem beobachteten Einzelfall ausgehender Erkrankungen. Die Klinik stellt den beobachteten Fall anderen Einzelfällen gleicher oder verschiedener Art von Erkrankungen gegenüber und vergleicht ihn mit diesen oder weiter mit Gesunden. Die Einheit des Epidemiologen ist die *ganze Seuche*, die *Summe* aller gleichartiger Erkrankungen, die er anderen Seuchenformen gegenüberstellt; ihn interessiert Ausbruch und Erlöschen, Umfang, die zeitlichen Verhältnisse, die Zahl der Opfer, die Ursache der Verbreitung, der Anteil der Erkrankten an der Gesamtbevölkerung, die Methoden der Abwehr gegen die Gefahr, daß aus dem Einzelfall eine Massenerkrankung wird. Natürlich haben klinische und epidemiologische Betrachtungsweise gemeinsame Grenzflächen. Aber der Epidemiologie liegt die *Massenbetrachtung* zugrunde, und es ist kein Zufall, daß das stärker werdende *politische* Interesse an der Ausdehnung der Seuchen erst den Anstoß zur Begründung der Bevölkerungsstatistik überhaupt gegeben hat. Die Massenverluste durch die „Pesten" veranlaßten im 15. Jahrhundert französische Könige, Gesetze zu geben, die die amtliche Aufzeichnung und Bearbeitung der Geburten, Eheschließungen und Todesfälle, auch nach Todesursachen, verlangten.

Weiter ergibt sich daraus, daß Beobachtung und Versuch die Methode der Massenbetrachtung hier nicht ersetzen können, denn Massenerscheinungen sind nicht an sich, sondern nur in Teilfragen der Aufklärung durch den Laboratoriumsversuch zugänglich. Ja selbst rein theoretische Fragen des Laboratoriums sind da und dort den numerischen Methoden zugänglich und man beginnt sie heranzuziehen. Schon die isoliert gezüchtete Kolonie ist ja eine Vielheit, die sich in der zahlenmäßig bestimmbaren Zeit der Generationsdauer aus Einheiten entwickelt und deren Einzelbestandteile, wie schon vor langer Zeit KRUSE und GOTSCHLICH, neuerdings BAIL berechneten, je nach den Ernährungsverhältnissen und dem Sitz im Mittelpunkt oder der Peripherie verschieden lange Lebensdauer haben, so daß die geometrische Reihe der Vermehrung oder des Absinkens ihrer „Population" zugleich dem Versuch und der Berechnung zugänglich werden. Komplizierter sind die Änderungen der Eigenschaften der Krankheitserreger in der Generationsfolge und in Anpassung durch Auslese an die Abwehrmechanismen der Gewebe oder an therapeutische Gifte. Zwischen den Tuberkelbacillen, die aus der Kaverne heute oder vor 3 Tagen gezüchtet wurden, liegen viele Generationsfolgen, die den Anpassungs- und Auslesevorgängen weiten Spielraum lassen. Seit EHRLICH und seine Schüler die Giftfestigkeit von Trypanosomenstämmen zu studieren begannen, wächst das Material über diese Probleme an und wird vom Syphilidologen und Tuberkulosearzt, wie vom Protozoenforscher berücksichtigt. Komplizierter wird die Frage dadurch, daß auch die abwehrenden Zellen sich gegenüber dem klinischen Zeitmaß in viel kürzeren Intervallen ergänzen und daß auch hier die nachfolgenden Generationen durch Anpassung und Auslese stete Änderungen erfahren. Ein genaueres Eingehen auf diese Frage wie auf die verwandten neueren der experimentellen Erzeugung von Seuchen an Mäuseversuchen durch S. FLEXNER u. a. verbietet sich in diesem Handbuch. Sie sollen nur als Beweis dafür erwähnt werden, daß auch die rein experimentelle Seuchenforschung an vielen Punkten der numerisch statistischen Massenbetrachtung unterworfen werden kann. Unbedingt aber sind Experiment und Statistik aufeinander angewiesen und müssen sich ergänzen; denn die rein statistische Methodik kann Vorgänge und Erscheinungen nur feststellen und durch weitere planmäßige Zerlegung des ersten Gesamtbefundes in seine natürlichen Komponenten weiter ergründen, nicht aber sie ursächlich erklären; für den letzteren Zweck bedarf sie der Heranziehung der durch andere direkte Methodik gewonnenen Ergebnisse. Dadurch daß die Epidemiologie auf Massenbeobachtung und zahlenmäßige Betrachtung nicht verzichten kann, wird sie an sich ein Teil der sozialen Hygiene, ohne daß deswegen die biologische Hygiene ihrer entbehren kann. Und tatsächlich haben gerade die älteren Bevölkerungsstatistiker, die nicht Mediziner waren, wie GRAUNT und KUNDMANN, vor allem SÜSSMILCH und später QUÉTELET, mit Vorliebe epidemiologische Probleme behandelt; aber auch reine Mathematiker, wie LAPLACE, haben Fragen, wie den Einfluß des Seuchentodes auf die mittlere Lebensdauer, methodisch bearbeitet und Philosophen wie MALTHUS und SPENCER Theorien über die kompensierenden Folgen vorbeugender, die Todeszahl erfolgreich einschränkender Maßnahmen aufgestellt; ebenso beschäftigte sich die Schule der Eugeniker theoretisch und mehr akademisch gern mit dem Problem der Auslese durch

Seuchen und ihrer Verhinderung durch Abwehrmaßnahmen. Nur gerade die Mediziner, die sich die Epidemiologie zur Sonderaufgabe gemacht haben und unter denen sich hervorragende scharfsinnige Gelehrte befinden, waren in erster Linie Historiker oder Philologen, die das Material zusammenstellten und an der Hand der klinischen Erfahrungen der Gegenwart weiter kritisch behandelten. Man denke an die Pest des Thucydides und die langen Erörterungen, welcher der heute bekannten Seuchenformen sie zugehört haben könnte. Eine solche Entscheidung ist meist deshalb unmöglich, weil die der Seuche zugeschriebenen Eigenschaften mit den Systemen sich änderten. Auch die lediglich geschichtlich registrierende Aufzählung des zeitlichen Zusammenhanges zweier Vorgänge, der dann allzu leicht auch als ursächlicher Zusammenhang ausgelegt wird, bedarf in jedem Falle der kritischen und methodischen Prüfung. Die siegreich sich entwickelnde Bakteriologie war im Recht, wenn sie mit diesem Verzeichnis geschichtlich lehrreicher menschlicher Irrtümer nicht viel anzufangen wußte, und sie hatte es leicht, so gewonnene Fehlschlüsse abzutun. Ihre Führer aber erkannten bald, daß sie wenigstens zur Kontrolle des Zutreffens der Laboratoriumsergebnisse noch anderer Methoden der Seuchenforschung bedurften und betätigten sich selbst an der Heranziehung statistischer Feststellungen. So kam allmählich auch die weitere Erkenntnis, daß die *rechnerische* Methodik in der Seuchenlehre nicht nur als Kontrolle des Versuches, sondern als gleichberechtigtes ergänzendes Forschungsfach da einzutreten hat, wo das Experiment allein nicht zuständig ist. Voraussetzung ist streng kritische Beherrschung der Technik, exakte Fragestellung und Heranziehung der experimentell gewonnenen Ergebnisse. Auch hier, wie auf den meisten Gebieten der Bevölkerungsstatistik, hat sich im Laufe der Jahre der Dilettantismus, der von der Methode nach Wunsch schnelle Ernte sich versprach, oft genug eingenistet und die Mehrzahl solcher Feststellungen ist rasch wieder verschwunden; auch hier sind nur diejenigen wenigen Arbeiter zu Ergebnissen gekommen, die ohne vorgefaßte Meinung vorsichtig und mühselig das Material auf Brauchbarkeit vorprüften, ihm nichts abzuzwingen suchten, was nun einmal in ihm nicht enthalten sein konnte, die sich von dem Fehler apriorischer Modellformulierungen fernhielten und nur auf sicheres Zahlenmaterial sich stützten. Dann aber boten gerade die akuten Infektionskrankheiten, und unter ihnen wieder die endemisch verbreiteten, in ihrer klaren Abgrenzbarkeit ein überaus dankbares Gebiet für Untersuchungen, die einen tieferen Einblick auch in weiter gefaßte Probleme gestatteten als die der unmittelbaren Eigenschaften der einzelnen Seuchenformen.

Die Begriffe der Seuchen, der ansteckenden und der Infektionskrankheiten, decken sich sprachlich, und wenn man vom Philologischen absieht, auch inhaltlich nicht vollständig. Der Begriff der Seuche ist zunächst ein *rein zahlenmäßiger*, die Häufung von Erkrankungen über den im Zeitpunkt der Beobachtung vorherrschenden Durchschnitt hinaus. Die tatsächliche Beobachtung ergibt dann weiter, daß fast immer, nicht stets, diese gehäuften Krankheiten einen klinisch spezifischen Charakter zeigen, der sich meist mit einer spezifischen Ursache deckt, daß diese Krankheiten einen typischen Verlauf haben, niemals ineinander übergehen, auch dann nicht, wenn gleichzeitig mehrere Formen auftreten oder in rascher Folge einander ablösen. Die Tatsachen von der *Übertragbarkeit* und von deren Wegen wechseln für jede einzelne Form, sie sind das am wenigsten charakteristische, wenn auch praktisch ungemein bedeutungsvolle Kennzeichen. *Infektionskrankheiten* sind diejenige Gruppe von Krankheiten, bei deren Entstehung und Verlauf ein von außen in den Körper eindringender belebter Erreger an der Auslösung von Krankheitsvorgängen entscheidend mitwirkt. Die Mehrzahl aller uns bekannten Seuchen gehören zu den Infektionskrankheiten, aber eine sehr große Zahl von Infektionskrankheiten steigert sich niemals oder sehr selten oder in sehr geringem Umfange zur Seuche, und das dann nur unter besonderen der Infektion ätiologisch überlegenen anderen Gründen. Es sei an Milzbrand, Erysipel, Tetanus, Colibacillose, ja an die Pneumonien erinnert. Umgekehrt ist der Skorbut eine Seuche und trat bekanntlich früher in schwersten Epidemien auf, aber er ist keine Infektionskrankheit im obigen Sinne und ebensowenig kontagiös. Es kann fraglich sein, ob man die Erkrankungen, die durch die toxischen Produkte von Krankheitserregern entstehen, noch zu den akuten Infektionskrankheiten rechnen darf, sofern diese Produkte nicht in erkranktem Organismus wie bei Tetanus und Diphtherie, sondern in einem Substrat außerhalb des Körpers sich bilden, das zur Ernährung oder zum Getränk

dient und nur durch diese sich übertragen wie der Botulismus oder der durch
den höheren Pilz Claviceps purpurea erzeugte Ergotismus, der früher so oft
Seuchenform annahm. Massenerkrankungen, die durch deutlich gekennzeichnete
anorganische oder organische Gifte hervorgerufen werden, rechnen wir nie zu
den Seuchen, sondern zu den Massenvergiftungen. Wir urteilen auch, daß Massenerkrankungen durch belebte tierische Erreger, deren Typus die Trichinose
sein mag, zwischen beiden Gruppen stehen; an sich ist die Epidemie, die auf
einen vergifteten Bohnensalat oder zersetztes Vanilleeis zurückführt,
auch nichts als eine Massenvergiftung; aber der infektionstüchtig ausgeschiedene Erreger kann mittelbar und auf kompliziertem Wege oder gar
wie bei dem durch den Genuß des mit Typhusbacillen oder Paratyphusbacillen
angereicherten Kartoffelsalats, zur Seuche und zugleich zur übertragbaren Infektionskrankheit werden. Über alle diese methodischen Schwierigkeiten setzt
sich die Systematik mit Recht hinweg; sie zählt zu den eigentlichen akuten
Infektionskrankheiten nur eine begrenzte Zahl typischer Erkrankungen einschließlich ihrer rudimentären Formen, von Krankheiten, die zugleich übertragbar sind und den Charakter einer Seuche annehmen. Sie trennt sie aus
rein praktisch wichtigen Gesichtspunkten in drei große Gruppen, diejenige Gruppe,
die in einem Lande ständig vorkommen, als *endemische* Krankheiten, diejenige
Gruppe, die in ihm im allgemeinen nicht vorhanden sind und nur gelegentlich
in selteneren Seuchenzügen sich verbreiten, als *eingeschleppte* Krankheiten, und
diejenigen, die im allgemeinen in allen Ländern oder in deren Mehrzahl ruhen,
um plötzlich in großen Seuchenzügen sich über den ganzen bewohnten Erdkreis
als *pandemische* Seuche zu erstrecken. Natürlich gibt es Übergänge, die endemische
Seuche des einen Landes wird zur eingeschleppten des anderen, und auch für
die Pandemien hat man sich bemüht, versteckte eingenistete Herde vorauszusetzen, die entweder in allen Ländern gleichmäßig sich finden oder auf vereinzelte kleine örtliche Stellen sich beschränken. Auch Pandemien, wie die Lepra
und die Pocken, können durch Jahrhunderte erfolgreicher Arbeit zu Krankheiten beschränkten örtlichen Umfangs herabgedrückt werden.

Die Trennung dieses Handbuches in die Soziologie der *akuten* und der *chronischen*
Infektionskrankheiten ist sachlich dadurch berechtigt, daß beide Gruppen in Ursachen und
Folgen sozialhygienisch wesentliche Unterschiede aufweisen und verhältnismäßig wenige gemeinsame Gesichtspunkte finden lassen. Die gleiche Trennung nehmen auch manche klinischen
Lehrbücher vor, wenn auch überwiegend aus anderen Gründen. Da im Krankheitssystem
der sozialen Hygiene andere als ätiologisch-klinische Einteilungsmerkmale ein Übergewicht
haben, vor allem die Häufigkeit, die Gefährlichkeit, die Verkürzung der Lebensdauer, die
Folgen für Beruf und Nachkommenschaft, so können eine Reihe seltener, wenn auch ätiologisch und klinisch außerordentlich interessanter Krankheiten außer Betracht bleiben.
Als Gegenstand der Behandlung ergeben sich dann folgerichtig in erster Linie die akuten
Infektionskrankheiten des Kindesalters, Masern, Scharlach, Diphtherie und Keuchhusten
mit dem Anhang der Varicellen, dann der Unterleibstypus und die Ruhr: von eingeschleppten
Seuchen ist der Hauptvertreter die Cholera, daneben die Pest; ihnen gliedern sich mit mehr
beiläufigen als grundsätzlich wichtigen Beziehungen Fleckfieber, Pocken und Malaria an;
von pandemischen die Influenza. Eine besondere Stellung nehmen dann die epidemische
Genickstarre und die epidemische Kinderlähmung ein; die im allgemeinen nicht als Seuchen
auftretenden akuten Infektionen der Pneumonien, des Kindbettfiebers, der Lyssa oder
Trichinosis kommen durch gelegentliche Bezugnahme ausreichend zu ihrem Recht.

3. Quellen.

Bei vorsichtiger Bewertung der für die Jahrtausende in großen Handbüchern zusammengefaßten *Seuchengeschichte* und unter der Voraussetzung, daß die dort und in dem Urmaterial
gemachten Angaben unter dem Gesichtspunkte der nosologischen Auffassung der früheren
Zeitabschnitte kritisch gewürdigt werden, ist die geschichtliche Betrachtung eine *unerläßliche* Unterlage für die Seuchenforschung. Die großen Handbücher behandeln gewöhnlich
die einzelnen Krankheitsformen in ihrem Wechsel durch die einzelnen Zeitabschnitte und
geben hierbei auch die hauptsächlichsten Quellen an, einige davon, wie z. B. HAESER, unter

Mitteilung der wichtigsten Textangaben im Original. Daneben gibt es zahlreiche sog. Seuchenchroniken für einzelne Länder, namentlich aus den letzten Jahrhunderten, die für diese Jahr für Jahr alle aufgetretenen Krankheitsfälle verschiedenster Formen chronologisch buchen; Lersch hat versucht, den größeren Teil ihres Inhaltes in der Zeitenfolge und in rein kompilierendem Verfahren zusammenzufassen; mangels ausreichender kritischen Würdigung ist aber seine Sammlung für praktische Arbeit kaum zu benutzen. Bei dem Versuch, den Gang verschiedener Seuchen durch die Jahrhunderte zu verfolgen, scheitert man oft an der Tatsache stets wechselnder Systeme; es ist bekannt, daß Scharlach und Masern erst im 16. Jahrhundert getrennt wurden, daß der Beginn der Zerlegung der typhösen Seuchen in den Anfang des 19. Jahrhunderts bis zu dessen Mitte fällt, sehr lange Zeit bis zur klaren Scheidung beanspruchte und erst seit der bakteriologischen Ära sich folgerichtig durchführen ließ; sogar die Schilderungen eines Virchow über die oberschlesischen Hungerepidemien aus der Mitte des vorigen Jahrhunderts lassen keinen Zweifel, daß dort, wo er Mitteilungen aus zweiter Hand bringt, Fleckfieber und Unterleibstyphus nicht auseinandergehalten sind. Die epidemische Genickstarre wurde erst seit ihrem Auftreten 1806 als neue Krankheit beschrieben, sie soll erst seit dieser Zeit aufgetreten sein; viel wahrscheinlicher ist, daß sie wegen der häufig bei ihr auftretenden Exantheme und der Gehirnerscheinungen bis dahin unter den Petechialfiebern aufgezeichnet wurde. Das Rätsel der mörderischen Epidemien des lange verschwundenen „englischen Schweißes" wird einheitlich nicht zu lösen sein; aus der neuesten Zeit ist bekannt, wie großen Spielraum subjektives Ermessen bei der Frage hat, ob die Encephalitis lethargica eine neue selbständige oder eine „zweite" Folgekrankheit ist oder ob sie schon früher geschildert wurde. Eine 1868—1871 in Finnland herrschende Hungersnot führte zum Ausbruch mörderischer Seuchen, die in einem Jahre 8% der Bevölkerung, eine unerhört hohe Zahl, hinwegraffte. Nach den Mitteilungen aus dieser nur kurz zurückliegenden Zeit soll es sich hauptsächlich um Ruhr und Malaria gehandelt haben; es liegt nahe, nach den Erfahrungen von 1921/22 in Rußland an unerkannt gebliebenes Fleckfieber und Recurrens zu denken. Dagegen sind Pocken, Pest und Diphtherie Krankheiten von so charakteristischer Erscheinung, daß im großen und ganzen ihr Zug durch die Jahrhunderte sich verfolgen läßt.

Die geschichtliche Betrachtung kommt aber nicht nur der Systematik der einzelnen Formen zugute; sie ist fast noch wichtiger für grundsätzliche epidemiologische Fragen, für Vorherrschen und Rücktritt seuchenartiger Krankheiten überhaupt im Zusammenhang mit wirtschaftlichen und politischen Vorgängen, für die Änderung des Seuchencharakters im Laufe der Zeiten, für die Gesetze ihres Kommens und Verschwindens, für die Anpassung der Bevölkerung an die Seuchenverluste.

Ein z w e i t e r Gesichtspunkt ist die Teilung des Materials nach *geographischen* Gesichtspunkten. Seit dem Erscheinen der zweiten Auflage der historisch-geographischen Pathologie von August Hirsch, auf die man auch heute noch zurückgreifen muß, sind viele Jahrzehnte vergangen, und es scheint gegenwärtig niemand der Aufgabe einer ähnlichen Sammlung gewachsen zu sein. Systematisch bieten die zahlreichen Werke und Zeitschriften über Tropenkrankheiten deshalb keinen vollen Ersatz, weil die dort geschilderten Krankheiten für uns oft geringere Bedeutung haben; aber grundsätzliche Fragen der Anpassung an Seuchen usw. finden auch hier ihre Behandlung. In der neuesten Zeit versprechen die Arbeiten des Rockefeller-Instituts, deren auf die ganze Welt sich erstreckende Expeditionen reiche Ausbeute ergeben und deren Inhalt die Jahresberichte eingehend schildern, eine Ausfüllung der Lücke ebenso sehr wie die gut ausgerüsteten und alle Seiten des Seuchenproblems bearbeitenden Institute für Tropenkrankheiten. Auch eine Reihe von Einzelarbeiten sind belangreich geworden, von denen nur als Beispiel die Aufsätze von Prinzing genannt werden sollen, die über die Zusammenhänge der Verbreitung von Scharlach und jugendlichen oder greisenhaften Lungenentzündungen mit dem Stande der Kultur neues Licht verbreiteten und die Untersuchungen von Kisskalt über die Zusammenhänge von Seuchen und Hungersnöten an älterem deutschen und neuerem indischen Material.

Das wichtigste Quellenmaterial der Gegenwart und nahen Vergangenheit ist dasjenige, das uns die *amtliche Statistik* zur Verfügung stellt. Vereinzelte ältere Zusammenstellungen liegen in den Werken von Graunt bis zur Mitte des 17. Jahrhunderts, dann in denen von Gohl, Kundmann und vor allem von Süssmilch für das 18. Jahrhundert vor. Was daraus brauchbar ist, hat Gottstein[2]) für die Epidemiologie ausgeschöpft; für die akuten Seuchen kommt es weniger in Betracht als für andere epidemiologische Fragen. Neuerdings hat Kisskalt altes Königsberger und Schleswiger Material neu aufgefunden und selbst und durch seine Schüler bearbeiten lassen; die Ergebnisse hat er in einer größeren Arbeit summarisch zusammengestellt und zu Schlüssen verwertet. Dasselbe hat später sein Schüler G. Schütz für Masern getan. Auch Hanssen hat aus schleswigschem Kirchenbüchermaterial einige interessante Funde, namentlich für Diphtherie, zusammengetragen. Die Hamburger Statistik geht weit zurück, sie ist in einer Festschrift für die Naturforscherversammlung 1901 zusammengefaßt, die durch ihre säkulären Kurven für die akuten

Infektionskrankheiten außerordentlich wichtig geworden ist. Die Schweiz und England und einige andere Länder, wie Schweden, verfügen über lange zurückreichendes Material, auf das auch gelegentlich neuer amtlicher Veröffentlichungen durch weit zurückreichende Tabellen zurückgegriffen wird. Für Deutschland und Preußen sind die amtlichen Zahlen über Todesfälle an akuten Infektionen, z. T. nach Altersklassen und Geschlechtern geteilt, lückenlos brauchbar eigentlich erst seit dem 8. Jahrzehnt des vorigen Jahrhunderts vorhanden. Die Erkrankungsfälle liegen nur für denjenigen Bruchteil vor, für den die gesetzliche Anmeldepflicht besteht; ihr Fehler der unzureichenden Ausübung der Meldepflicht mahnt zu größter Vorsicht. Feinere Differenzierungen werden oft durch die sehr gute und vollständige amtliche Städtestatistik ermöglicht. Die allwöchentlich erscheinenden Veröffentlichungen des deutschen Reichsgesundheitsamtes bringen für die Großstädte über 100 000 Einwohner allwöchentlich schnell und regelmäßig das auf amtlichen Meldungen beruhende Material in sehr eingehender Teilung und ergänzen diese Wochenberichte durch später erscheinende Vierteljahrs- und Jahresübersichten, die auch die Städte über 15 000 Einwohner berücksichtigen. Auch das preußische statistische Landesamt liefert seit Anfang des Jahrhunderts in besonderen Vierteljahrsheften wichtiges Quellenmaterial, das im Gegensatz zu dem des Reichsgesundheitsamtes auf das ganze Land sich erstreckt; ähnliche Berichte veröffentlichen die anderen deutschen Länder. Den deutschen Wochenmeldungen reihen mit großem epidemiologischem Material sich die anderer Nationen an, von denen hier nur die Public Health Reports der Vereinigten Staaten von Nordamerika erwähnt werden sollen; sie registrieren, wenn auch nicht immer übersichtlich, die Seuchenvorgänge der ganzen Erde. Neuerdings hat das Hygiene-Komitee des Völkerbundes nach seiner offiziellen Konstituierung begonnen, unter Finanzierung durch die Rockefeller-Stiftung alle 4 Wochen Seuchenberichte herauszugeben. Das gesamte internationale statistische amtliche Material über die Bevölkerungsbewegung bis zum Jahre 1905 ist in dem großen vom internationalen statistischen Amte herausgegebenen Werke „Statistique internationale du mouvement de la population". Paris 1905 zusammengefaßt, das neuerdings durch Jahresberichte ergänzt und erweitert ist; hier finden wir alle Zahlenangaben, die überhaupt über die Seuchenbewegung vorliegen, tabellarisch nach Ländern geordnet zusammen. Sonderstoff liefern die amtlichen Krankenhausstatistiken in den Quellenwerken der Städte und Länder, die Berichte der Krankenkassen, des Heeres, Schularztberichte usw. Sie sind natürlich nur mit vorsichtiger Kritik zu bewerten, weil sie ja nur Teile der Bevölkerung unter bestimmten Voraussetzungen beurteilen lassen. Es sei auf sie deshalb hingewiesen, weil sie zeigen, daß bei bestimmten Fragen für findige Sucher auch außerhalb der großen Quellenwerke noch genügend brauchbares Material vorhanden ist. Neulinge im Benutzen dieser Quellenwerke seien zur Vorsicht gemahnt; erwähnt wurde schon, daß die Reichsstatistik engere Bevölkerungskreise berücksichtigt als die der Länder. Aber im Lauf der Zeiten ändert sich nicht nur die Anschauung über die Zugehörigkeit der Erkrankung zu einer bestimmten Gruppe, sondern oft auch die Form der Registrierung; trifft dies auch für die akuten Infektionen weniger zu, als z. B. für die Tuberkulose, die in verschiedenen Ländern und in demselben Lande zu verschiedenen Zeitabschnitten bald in allen Formen registriert, bald nach ihren verschiedenen Organlokalisationen summarischer oder mehr zusammenfassend aufgeführt wird, so werden bei den akuten Infektionen z. B. Scharlach und Scharlachdiphtherie, Diphtherie und Croup, neuerdings Abdominaltyphus und Paratyphus, Influenza und Influenzapneumonie zeitweise bald zusammengenommen, bald auseinandergehalten. Das vorliegende reiche Material ist natürlich seit langem Gegenstand monographischer Untersuchungen geworden, die entweder für ein bestimmtes Land oder einen bestimmten Zeitabschnitt alle Krankheiten oder für eine bestimmte akute Infektion das Material verschiedener Länder und Zeiten vergleichen. Sie aufzuzählen erübrigt sich; nur des Beispiels halber seien zwei Arbeiten aufgeführt: PRINZING (Die Sterbefälle an akuten Infektionskrankheiten in den europäischen Staaten 1891—1900. Bonn 1903) und SELIGMANN (Die Diphtherie in Berlin. Zeitschr. f. Hyg. u. Infektionskrankh. Bd. 92). Auch der vielen sorgfältigen Untersuchungen von KRUSE über einzelne Infektionskrankheiten und ihren Wechsel im Laufe der Zeiten sei hier gedacht.

Das hier gekennzeichnete Quellenmaterial gibt nur Antwort auf die Fragen, für die es vorbearbeitet ist, und das sind verhältnismäßig wenige. Wir kennen die absoluten Zahlen der Todesfälle nach Alter und Geschlecht, nach Jahren und allenfalls nach Monaten, vereinzelt auch nach Wochen und Tagen, gelegentlich schon in der Relativberechnung auf die Einheit der Lebenden jeder Altersklasse. Wir können auch die Berechnung auf das Verhältnis zur Sterblichkeit an allen Krankheiten nach Altersklassen und die Verteilung der Sterbefälle einer Krankheit auf die verschiedenen Alter vornehmen. Feinere Differenzierungen in der Städtestatistik gestatten für einzelne Krankheiten die Beziehungen zu Wohnung und Stadtviertel, gelegentlich sogar zu Größe, Lage und Belegung der Wohnung. Das Verhältnis der Erkrankung zur Sterblichkeit, die Tödlichkeit oder *Letalität*, ist zwar für die akuten Infektionen dadurch verhältnismäßig sicher, daß der Anfang der Krankheit ziemlich genau feststellbar ist. Aber die Meldepflicht wird so ungenau und dabei so verschieden in

Stadt und Land und zu verschiedenen Zeitabschnitten geübt, daß die Höhe des begangenen Fehlers außerordentlich groß und oft nicht einmal zu schätzen ist; man denke z. B. daran, daß in manchen Gegenden Masern und Scharlach überhaupt nur in schweren Fällen Anlaß zur Zuziehung eines Arztes geben· und ärztlich nicht behandelte Fälle deshalb gar nicht bekannt werden. Die Beziehungen zur wirtschaftlichen Lage müssen auf Umwegen (Steuersumme des Stadtviertels im Vergleich gesetzt zur Zahl der Todesfälle) an der Hand der statistischen Angaben geschätzt werden. Für andere wichtige Fragen fehlt manche Unterlage, z. B. für die Inkubationsdauer, den Einfluß gewisser Heilverfahren, den Beruf der Erkrankten oder seiner Angehörigen, vorausgegangene andere oder gleichartige immunisierende oder disponierende Erkrankungen. Vor Konstruktionen aus ungenügendem Material auf Grund von Voraussetzungen und Schätzungen muß gewarnt werden, so reich die Literatur an solchen Versuchen ist. Hier hilft nur die besondere Erhebung an größerem Material unter ausdrücklicher Befragung nach dem gesetzten Ziel mit allen Fehlerquellen einer jeden Erhebung. Ja diese steigern sich noch, wenn das Ziel der Erhebung einer Frage dient, die die Zusammensetzung des Urmaterials ändern muß. Will man z. B. die Wirkung eines neuen Heilverfahrens oder Immunisierungsverfahrens im Vergleich des Krankheitsmaterials vor oder nach seiner Einführung durch Zahlen erforschen, so darf man nicht übersehen, daß das Interesse an diesem Verfahren sofort die Krankheitsbegrenzung und den Krankheitszustrom durch Einbezug leichterer oder anders definierter Krankheiten steigert und dadurch den Vergleich beider Zeitabschnitte mit schweren Fehlern behaftet. Immerhin bleibt die Erhebung der einzige und bei ausreichender Vorsicht auch gangbare Weg für viele Sonderfragen.

Liegt das gesamte statistische Material vor, so soll der rechnende Epidemiologe so vorgehen, wie der Berufsstatistiker, wie schließlich auch der ernste wissenschaftliche Experimentator im Laboratorium, er soll ohne vorgefaßte Meinung aus den gesamten vorliegenden Zahlengruppen Reihe für Reihe *alle* Vergleichsbeziehungen herausholen, die möglich sind und die einen Sinn geben, und er soll nicht aus ihnen herausholen wollen, was sie nun einmal nicht beantworten können; er soll aber nicht das Material zum Zwecke eines gesteckten Zieles einseitig ausziehen und nur das ihm brauchbar Erscheinende heraussuchen, alles andere liegen lassen und aus diesem wieder nur die eine Beziehung herausrechnen, die ihm liegt und die ihn interessiert. Er ist dann ziemlich sicher, sich selbst zu täuschen und sich einer schnell folgenden Widerlegung seiner Schlüsse durch elementare Beweise auszusetzen. Schließlich sind stets Berechnungen über die Fehlergröße und Vergleiche nötig, wie im Kontrollversuch des Laboratoriums. Das Unterlassen solcher Vergleiche hat schon oft die merkwürdigsten Irrtümer hervorgerufen.

4. Allgemeine Ergebnisse.

Die kritische Benutzung der historisch-geographischen Tatsachensammlung und die Berechnungen aus epidemiologischem Zahlenmaterial führen zu einer Reihe von Feststellungen tatsächlichen Inhaltes, die zugleich, wenn zusammengefaßt, die Aufstellung von Formeln und die Ableitung allgemeiner Gesichtspunkte gestatten. Diese Ableitungen sind entweder für die einzelne Seuche typisch oder gelten für die Kranken im Vergleich zur Gesellschaft.

Zwischen dem Zeitpunkt der Aufnahme der spezifischen Krankheitserreger und dem Auftreten der ersten typischen von der Klinik festgelegten Krankheitserscheinungen liegt ein gesetzmäßiger Zwischenraum, den man als Inkubation bezeichnet. Ob dann die Krankheitserscheinungen auf der Höhe der Krankheit als Folge des jetzt erst beginnenden Kampfes gegen den Eindringling oder schon als allergische Wirkung und Folge des beendeten Abwehrkampfes auszulegen sind, das zu erörtern gehört nicht zu den Aufgaben dieses Handbuchs. Die Intervalle der Inkubation sind meist aus der klinischen Beobachtung genau bekannt, sie schwanken von wenigen Tagen, wie bei Diphtherie und Scharlach bis zu 14 Tagen oder 3 Wochen, wie bei Masern, Varicellen, Pocken, Fleckfieber. Aber die gesetzmäßige Dauer der Inkubation ist nur dort zu erkennen, wo dem Eindringen des Krankheitserregers auch unmittelbar Krankheitsvorgänge mit einer Wahrscheinlichkeit von annähernd 100% folgen. Die Gewißheit von 100% besteht aber im allgemeinen durchaus nicht, sondern nur als ein seltener Grenzfall unter den Abstufungen von 0—100%. Schematisch haben wir uns gewöhnt, die niedrigen Werte dieser Reihe als Immunität, die höheren als Empfänglichkeit

zu bezeichnen. Für die große Zahl der Fälle, in denen die Infektion entweder
überhaupt nicht von Erkrankungserscheinungen gefolgt ist oder nur atypisch
mehr oder weniger starke Folgen erzeugt, hat REITER den Ausdruck der unter
„schwelligen" oder „stummen" Infektion ausgeführt, den DE RUDDER (S. 438)
zu beachtlichen epidemiologischen Folgerungen auswertete. Bei der Erörterung
dieser Vorgänge handelt es sich zunächst um die Feststellung der *Empfänglichkeit*, die ein für allemal von dem Grade der Hinfälligkeit scharf auseinanderzuhalten ist. Die weit vorgeschrittene experimentelle Immunitätslehre
und Serologie hat die Erscheinungen dem Verständnis nähergerückt, die hier
lediglich vom Standpunkte der aus den Zahlen zu gewinnenden Folgerungen
betrachtet werden. Namentlich stehen heute die Hautreaktionen oder ihr
Fehlen bei Diphtherie und Scharlach als Mittel zur Feststellung einer Empfänglichkeit im Vordergrund der Erörterungen. Die Gründe für die Unterschiede können genotypische sein und gelten dann für die ganze Rasse in bezug
auf die bestimmte Krankheit. Der Tierversuch liefert zahlreiche Beispiele dafür, daß eine Spielart gegen den einen akut infektiösen Erreger bei den gebräuchlichen Einverleibungsverfahren absolut resistent, gegen einen anderen mit absoluter Tödlichkeit unter schnellen Erscheinungen vollständig hinfällig ist,
während eine sehr naheverwandte Tierart sich vollständig entgegengesetzt oder
stark abweichend verhält. Auch für die akuten Infektionen des Menschen-
geschlechts gilt zwar das gleiche, tritt aber aus bald zu erwähnenden Gründen
nicht so deutlich wie im Versuch hervor. Die genotypische Hinfälligkeit oder
Widerstandskraft ist *erblich übertragbar*. Die grundlegende Frage, ob, inwieweit
und wodurch auch sie sich im Laufe der Jahrhunderte ändert, wird später erörtert werden. Der Grad dieses Verhältnisses zwischen Infektion und Reaktion,
der zweckmäßig immer in der Form eines Wahrscheinlichkeitswertes, also eines
echten Bruchs, ausgedrückt wird, kann durch zeitliche und örtliche Einflüsse
der Umwelt nach oben oder unten verändert werden; im Tierversuche sind zahlreiche Einwirkungen wie Vergiftung, atmosphärische oder physikalische Einflüsse erprobt worden, die den Wert heraufsetzen oder Verfahren aufgefunden
worden, die ihn herabsetzen; zu diesen gehören die experimentellen Methoden
der Immunisierung und die klinische Tatsache der zeitlichen oder dauernden
Reaktionslosigkeit des Organismus gegenüber einem Infektionserreger, mit dem
er schon einmal in einem erfolgreichen Abwehrkampf durch Überstehen der
Infektion gestanden hat, sei es in der Form seiner vollen Auswirkung oder in
der Form einer Schutzkrankheit wie der Kuhpockenimpfung oder einer der
anderen bekannten Formen der Schutzimpfung. Die zweite Form ist die der
phänotypisch bedingten Schwankungen des Wahrscheinlichkeitsverhältnisses der
Reaktion des Organismus auf den eingedrungenen Erreger. Sie wird als vorhandene Eigenschaft bedingt durch physiologische oder pathologische Unterschiede in den Grenzgeweben, die den Körper gegen die Außenwelt bekleiden,
in Schwankungen des Wassergehalts der Gewebe, in ihrer von der Ernährung
bedingten Zusammensetzung, wie z. B. in ihrem Vitamingehalt usw. Wahrscheinlich wird der Umfang dieser Unterlagen durch die pathologische Physiologie noch erheblich erweitert werden können; auch für die akuten Infektionen,
mit denen die Chirurgie zu tun hat, wurde jüngst von SAUERBRUCH die Abhängigkeit des Grades der Reaktion und Hinfälligkeit ganz allgemein von den
Ernährungsverhältnissen betont. Und für die Pädiatrie gilt schon lange der
Satz: Kinder erkranken ex alimentatione und sterben ex infectione. Das phänotypische Verhältnis wird weiter durch Geschlecht und Alter stark beeinflußt.
Mit der Ausnahme des Stickhustens und nach PELLER auch anderer Infektionen,
besonders aber des Typhus, sind die Mädchen für akute Infektionen des

Kindesalters weniger anfällig und außerdem noch ihnen gegenüber weniger hinfällig als die Knaben. Noch wichtiger ist die Altersdisposition, die für die einzelnen Formen außerordentlich charakteristisch ist. Sie ist bei vielen akuten Infektionen im Säuglingsalter niedrig und fängt erst in seiner zweiten Hälfte zu steigen an, sie erreicht im früheren oder späteren Kindesalter einen außerordentlichen Höhepunkt, um vom Schulkindalter steil abzusinken. Diese so eintretende phänotypische Altersimmunität der Erwachsenen kann verhältnismäßig leicht durchbrochen werden, z. B. bei Scharlach, Angina und Diphtherie durch die Menstruation. Sie tritt besonders scharf bei Krankheiten hervor, bei denen einmaliges Überstehen gegen die Wiedererkrankung schützt wie bei Masern, Varicellen und endemischen Pocken; fehlt diese erworbene persönliche Immunität durch jahrzehntelanges Ausbleiben einer Durchseuchung in der Jugend, so verlieren diese Krankheiten die Eigenschaft der Kinderkrankheit und befallen gerade die ältesten Lebensalter. Aber diese geläufige Erklärung reicht nicht durchweg aus, denn in endemischen Gebieten sind auch Malaria, Scharlach, Diphtherie ausgesprochene Kinderkrankheiten, selbst Unterleibstyphus (s. S. 474). Auch der phänotypische Empfänglichkeitsgrad kann jederzeit durch die allerverschiedensten Einflüsse vorübergehend oder für längere Zeit in weiten Grenzen geändert werden; in diesem Falle spielt aber die Einwirkung der Ursachenkette wirtschaftlicher Einflüsse für den Grad der Empfänglichkeit eine geringere Rolle als bei den chronischen Infektionen. Soweit sie zahlenmäßig in die Erscheinung tritt, ist sie mehr auf die gesteigerte Exposition in ärmlichen Verhältnissen zurückzuführen. Die in phänotypischem Verhältnis erworbene größere Widerstandskraft, namentlich die Immunität durch Überstehen der Krankheit, überträgt sich als erworbene Eigenschaft *nicht erblich*; die Nachkommen der gegen Masern- oder Pockenerkrankung immunen Mütter sind genau so empfänglich wie diese vor der Ersterkrankung.

Die Extreme der absoluten Empfänglichkeit oder Hinfälligkeit sind sowohl beim genotypischen wie beim phänotypischen Vorgang die selteneren, vielmehr sind meist die niederen Grade von vornherein bei endemischen Krankheiten die häufigeren, während sich die eingeschleppten umgekehrt verhalten können. Da aber für beide Formen jederzeit wechselnde Nebeneinflüsse nach oben oder unten mitspielen, ergibt sich in der Kombination dieser Vorgänge, daß einmal gleichzeitig in einer Gesellschaft die verschiedensten Grade der Empfänglichkeit vorkommen können, und daß zweitens jedesmal, sobald ein starkes Einwirken subsidiärer die Empfänglichkeit herabsetzender Einflüsse sich über einen großen Teil der Bevölkerung erstreckt, wie abnorme Hitze oder Kälte oder wie ernstere Hungersnöte, die Gelegenheit zum Ausbruch von Massenerkrankungen und ebenso zu ihrem schnellen Verschwinden ganz unabhängig von den biologischen Eigenschaften des Erregers gegeben ist.

Der jeweilige Grad der Empfänglichkeit einer Gesellschaft oder Altersklasse bei solchen Seuchen, deren Erreger nicht bekannt ist, läßt sich empirisch berechnen, wenn man die Zahl der unter dem Einfluß der Ansteckung stehenden Personen der Zahl der wirklich Erkrankten gegenüberstellt. Gottstein hat diesen Wahrscheinlichkeitswert als Kontagionsindex bezeichnet und für das Jahr 1884 Berlin für Masern auf mehr als 95%, für Scharlach auf etwa 35%, für Diphtherie auf etwa 18% berechnet. Spätere Nachprüfungen durch die Schüler von Kisskalt haben annähernd ähnliche Zahlen ergeben; gegenüber der Tatsache, daß die Reaktion durch Krankheitserscheinungen bei diesen drei Infektionen örtlich und zeitlich sehr stark schwankt, ist es übrigens gleichgültig, ob die Werte für Diphtherie und Scharlach etwas höher oder niedriger angegeben werden.

Von dieser Berechnung der *Empfänglichkeit* im Genotypus und Phänotypus ist diejenige der *Hinfälligkeit*, d. h. des *Ausgangs der Infektion* streng zu trennen. Während im allgemeinen bei den Organkrankheiten drei Ausgänge, Tod, vollständige oder relative Genesung, Defektheilung, in Betracht kommen, ist gerade bei den akuten Infektionen die Alternative der vollständigen verlustlosen Genesung und des Todes die häufigere; die individuell oder sozial bedingten Defektheilungen der Sinnesorgane bei den akuten Exanthemen einschließlich der Pocken und vor allem die sozial ungemein wichtigen verkrüppelnden Nachkrankheiten bei der Genickstarre und Kinderlähmung machen eine Ausnahme.

Im Genotypus gibt auch hier der Tierversuch reinere Verhältnisse; gegen Milzbrand ist das Meerschweinchen und die Maus auch bei kleinsten Mengen von Infektionserregern unter unaufhaltsamer Durchwachsung des Blutes absolut hinfällig. Beim Menschen finden sich alle Übergangsfälle. Die absolute Hinfälligkeit mit einer Sterblichkeit der Erkrankten von 100% scheint nur bei Lungenpest zu bestehen und ist weiterhin auch bei der Bubonenpest mit Rassenschwankungen und ferner bei Gelbfieber sehr hoch. Die Tödlichkeit der ausgesprochenen Genickstarre und Kinderlähmung schwankt und ist etwas höher als 50%. Die Tödlichkeit der Cholera ist 50%, d. h. die Wahrscheinlichkeit zu genesen oder zu erliegen ist gleich groß; bei den anderen akuten Infektionen ist sie bedeutend niedriger. Sie wird wahrscheinlich außerordentlich stark durch begleitende wirtschaftliche oder konstitutionelle, aber auch durch klimatische Einwirkungen beeinflußt, öfter auch erheblich durch neue wirksame Heilverfahren herabgedrückt; die Geschichte lehrt weiter, daß diesem positiven Fortschritt die Beseitigung eingerissener und doch zuweilen schädlicher Heilverfahren gleichgestellt werden muß. Natürlich wechseln diese nur an großem Zahlenmaterial gewonnenen Ergebnisse an kleinerem außerordentlich stark durch die Fülle konkurrierender Einflüsse der allerverschiedensten Art, unter denen die der wirtschaftlichen Lage besonders deutlich hervortreten. In Vorausnahme einer Tatsache der speziellen Epidemiologie soll hier eine Feststellung aus der Lehre der Masern als Beispiel dienen, weil gerade die Masern mit ihrer Empfänglichkeit von fast 100% der exponierten Jugend den zweiten Faktor des verschiedenen Ablaufes besonders rein erkennen lassen. Nach PFAUNDLER ist die Sterblichkeit an Masern bei Kindern mit florider Rachitis dreimal so groß wie bei inkomplizierten Masern und an nachfolgender Pneumonie sechsmal so groß wie im großen Durchschnitt, und nach REICHE und ROSENBERG beträgt die Sterblichkeit von Proletarierkindern an Masern das zwanzigfache derjenigen in gutgestellten Familien. Das letztere beruht aber zu einem großen Teil darauf, daß die Expositionsgefahr in den ärmeren Bevölkerungsschichten für die jüngsten Altersklassen eine erheblich größere ist, als in den besser gestellten, in denen die Ansteckung durchschnittlich im höheren Lebensalter erfolgt, und daß die Sterblichkeit der Erkrankten um so höher ausfällt, je jünger das Kind ist. Das Lebensalter ist überhaupt ein entscheidender Faktor für die Höhe der Sterblichkeit der Erkrankten, und bei der Zerlegung der Gesamtsterblichkeit nach Altersklassen an großen Zahlen ergibt sich im Sinne einer mathematischen Funktion ein typisches Verhalten für jede einzelne akute Infektion. Die Unterschiede nach den Lebensaltern sind außerordentlich erheblich, so daß z. B. oft genug die viel geringere Exposition im Säuglingsalter durch die um das Vielfache höhere Sterblichkeit der Erkrankten überkompensiert wird und durch eine erhöhte Sterblichkeit der ersten Lebensjahre selbst bei Berechnung auf die gleiche Zahl der Lebenden jeden Alters deutlich zum Ausdruck kommt. Dabei kann die Absterbeordnung nach Altersklassen mit dem Tiefpunkt im Schulalter und den beiden steilen Gipfeln der einem lateinischen V ähnlichen darstellenden Kurve im Säuglings- und Kleinkindesalter und im Greisenalter genau oder annähernd genau parallel verlaufen mit der Absterbekurve nach Altersklassen für *alle* Krankheiten; das trifft z. B. bei Cholera, akuter Pneumonie, Influenza zu. Oder sie sinkt steil vom Säuglingsalter bis zum Schulalter, um jenseits desselben den Nullpunkt kaum noch zu überschreiten und dauernd an dessen Grenze zu bleiben, wie bei Masern, Scharlach, Diphtherie; oder sie verläuft genau umgekehrt, sehr niedrig im Kleinkind- und Schulalter, um dann stetig und von Jahrzehnt zu Jahrzehnt steil bis fast zu 100% Letalität zu steigen, wie bei Unterleibstyphus und mehr noch bei Fleckfieber. Diese letztere Erscheinung ist so eigenartig, daß es erstaunlich ist, wie wenig Beachtung sie bisher gefunden hat. Betrachtet man aber nicht die *Mortalität*, die Sterblichkeit auf die Einheit der *Lebenden* einer Altersklasse, sondern die Tödlichkeit oder Letalität, d. h. die Sterblichkeit auf die Einheit der *Erkrankten*, so ergeben sich oft wieder ganz verschiedene Verhältnisse. So steigt die Letalität an Fleckfieber mit dem Lebensalter bis zum Maximum jenseits des 50. Lebensjahres. Da auch die Morbidität jeder Altersgruppe sich bei den einzelnen Infektionskrankheiten verschieden verhält, ergeben sich Kombinationen von solcher Verschiedenheit, daß sie in Befund und Deutung für jeden Fall besonders behandelt werden müssen.

Gottstein und neuerdings Pfaundler haben darauf hingewiesen, daß diesen Erscheinungen des verschiedenen Verhaltens der Gesamtsterblichkeit bei den einzelnen Krankheiten allgemeinere Gesichtspunkte zugrunde gelegt werden können. Die von 50% Wahrscheinlichkeit an bis 100% zählende Sterblichkeit der Erkrankten beweist wie im Tierversuch die überwiegende oder absolute Hinfälligkeit; man darf auf Grund weiterer Tatsachen schließen, daß diese Hinfälligkeit auch weiter der Ausdruck eines mehr oder weniger hohen Grades der fehlenden Auseinandersetzung der betreffenden Generation mit der in Frage kommenden Seuche ist. Ganz ähnliche Gesichtspunkte hat auf Grund des Verlaufs der Fieberkurven Oeller für den Unterleibstyphus aufgestellt. Er erblickt in den Schwankungen ihrer Dauer und Form Maße für die individuelle und Anpassungsresistenz. Aus diesen Auffassungen folgt weiter, daß die Krankheitsstärke mehr ein Maß für die persönliche oder die Gattungsresistenz, als für die Virulenz des Ansteckungsstoffes ist. Pfaundler hat dann darüber hinaus ganz allgemein in sehr interessanten Betrachtungen diesen Gedanken für die verschiedene Sterblichkeitshöhe der einzelnen Altersklassen durchgeführt und die zuerst von Halley aufgedeckte Kurvenform des Absterbens nach Altersklassen als Reziproke einer Kurve hingestellt, die durch den Ausgleich der verschiedenen Anpassungsmöglichkeit und Anpassungsfähigkeit in den einzelnen Altersgruppen zustande kommt. Diese Deutung aber gilt, wie ausgeführt, nur für einen Bruchteil der akuten Infektionen.

Jüngst hat B. de Rudder die quantitativen Zusammenhänge der Auswirkung der Verbreitung der Kontagien in einer dichten Bevölkerung mit außerordentlich ungleicher Empfänglichkeit und Hinfälligkeit in glücklicher Fassung unter einheitlichen Gesichtspunkten zusammengestellt und hierbei das von ihm ausgewertete vorliegende Tatsachenmaterial durch eigne Gedanken und Begriffsbestimmungen erweitert. Nach dem Vorgang von Deckwitz für die Diphtherie ging er von Scharlach aus. Er bezeichnet die Erscheinung, daß bei dem Ausbruch oder Wiederaufflammen einer Epidemie zugleich mit den zuerst Angesteckten auch die bisher verschont gebliebenen jüngeren Jahrgänge ergriffen werden, diese für die Seuchenbekämpfung wichtige Erscheinung, die A. Gottstein in der Periodizität der Diphtherie 1503 „Verdichtungswert" genannt hatte, als Präzession der Durchseuchung. Er hebt weiter hervor, daß dieser Vorgang in minderbemittelten Bevölkerungskreisen und in dichtbevölkerten Siedlungen stärker geltend wird als bei der stärker behüteten, wirtschaftlich bessergestellten Bevölkerung oder in menschenärmeren Gegenden. Bei der Wertung der schon auf S. 435 erwähnten „oberschwelligen" oder „stummen" Infektion auf die Erkrankung gegenüber der selteneren „klinischen" Durchseuchung mit vollen Krankheitserscheinungen schließt er, daß allmählich auch ohne Überstehen einer Vollerkrankung eine „immunbiologische" Durchseuchung der jüngeren Altersklassen, und zwar besonders in dichtbevölkerten Gegenden, einträte. Der Kontagion seien bei Einschleppung oder Steigerung einer Epidemie alle Einwohner ausgesetzt, die Erkrankung hinge vom Grade der erworbenen Immunität durch wiederholte stumme Infektion ab, und da diese sich mit den Jahren steigern, so werden Krankheiten wie Diphtherie, Scharlach und andere zu Kinderkrankheiten. Er bezeichnet diese Vorgänge, für die A. Gottstein in der „Allgemeinen Epidemiologie" 1897 den Namen der Konstanz der Kontagionsgrößen gewählt hatte, als das Gesetz der Durchseuchungskonstanz und bezeichnete Krankheiten wie Scharlach, Masern, Diphtherie, Keuchhusten, Varizellen, aber auch Pocken wegen ihres epidemiologischen Verhaltens als „Zivilisationsseuchen".

Die bisherige Darstellung, die die Variationen einer verschiedenen Empfänglichkeit und einer verschiedenen Hinfälligkeit erörterte, ist nur ausreichend, um die eindimensionalen Vorgänge des Zustandekommens einer Infektion im Einzelfall, wie sie für die Klinik genügen, verständlich zu machen, sie versagt aber für die *zweidimensionalen* epidemiologischen Erscheinungen, die Vermehrung im geometrischen Verhältnis. Um ein Bild zu gebrauchen, so war die ursprüngliche Anschauung vom Zustandekommen einer Häufung von Erkrankungen diejenige, für die Cornet das Bild der Kugelfestigkeit brauchte; je dichter in der Schlacht die Geschosse sausen, desto höher die Zahl der Getroffenen; der in vielen Schlachten verschonte Veteran aber sei nicht kugelfest, sondern habe Glück gehabt. Man hat auch das Bild eines Regengusses gebraucht, dessen spärliche oder dichter fallende Tropfen entweder vereinzelte oder dichter stehende Flecke auf dem Asphalt hervorrufen oder aber ihn ganz benetzen. Diesen Bildern gegenüber wäre ein richtigeres dasjenige wie bei jenem alten Spiel der Spritzmalerei; die farbigen Tropfen ergießen sich über die ganze Fläche, zwischen ihnen und dieser liegt aber eine Schablone mit engeren oder weiteren Löchern eines Musters, die von den Farbspritzern einen kleineren oder größeren Teil auffängt. Alle solchen Bilder jedoch werden nur dem klinischen Bedarf, nicht aber der grundsätzlichen epidemiologischen Tatsache gerecht, daß die nichtempfänglichen Bestandteile der Gesellschaft zwar auf den ersten Regenguß der beginnenden Epidemie nicht mit Krankheitserscheinungen reagieren, weil sie durch das Filter geschützt waren, daß sie aber in der Folge der späteren Glieder der Epidemiereihe als Weiterverbreiter besonders stark in Betracht kommen; denn da sie selbst nicht durch Erkrankung aus dem Verkehr ausscheiden, sind sie ungehinderte und meist unerkannte Überträger und ungekennzeichnete Exponenten für den Anstieg der geometrischen Reihe der Seuchenzunahme.

Je größer die gesellschaftlichen Berührungsflächen, je häufiger die Gelegenheit der Abgabe des Ansteckungsstoffes vom Erkrankten an die nähere und entferntere Umgebung, desto größer ist die Zahl der Infizierten in der Zeiteinheit, aber die Zahl der wirklich Erkrankenden hängt von der Empfänglichkeit ab. Bei einzelnen Krankheiten ist es gelungen, das zahlenmäßige Verhältnis beider Gruppen einigermaßen sicher zu bestimmen; für Scharlach, Masern und Diphtherie wurde die Höhe des Kontagionsindex schon genannt; für die Genickstarre wird angegeben, daß auf einen Erkrankten annähernd 20 Infizierte kommen, die keine cerebralen Erscheinungen bekommen. Bei Typhus deckt der Begriff der Keimträger, deren Zahl in verschiedenen Epidemien wechselnd bis zu 5% angegeben wird, sich mit dem hier erörterten Begriff der nichterkrankten Exponierten nicht ganz. Bei Cholera dürfte die Zahl der nicht oder nur mit minimalen Erscheinungen Erkrankten sehr hoch sein, doch erkranken nur 3% schwer; bei Influenza ist kaum zu zweifeln, daß die 100% aller Infizierten im Laufe der mehrwöchentlichen Dauer der Hauptepidemie erreicht werden, von denen nur etwa 10% erkranken.

Mit dieser Ergänzung ergibt sich folgende Aufstellung des epidemiologischen Problems: In einer bestimmten Gesellschaft und zu einem bestimmten Zeitpunkte ist von vornherein das zahlenmäßige Verhältnis derjenigen, die auf ein eindringendes Kontagium mit typischen Krankheitserscheinungen reagieren, zu denjenigen, die es ebenfalls aufnehmen, aber refraktär bleiben, an sich konstant; atypisch hinzutretende Vorgänge, die sowohl endogener Art wie ektogenen Charakters und dann bald von biologischer, bald von gesellschaftlicher Bedingtheit sind, können die Art der Reaktion positiv oder negativ ändern und dann das gewöhnliche Zahlenverhältnis stärker oder schwächer verschieben. Sind diese Einwirkungen rein individuell, so werden sie praktisch keine große Rolle spielen und nur für den Berater des Einzelfalles Interesse haben. Beteiligen sie aber in besonderer Intensität die gesamte Gesellschaft oder auch nur größere Teile, so erhalten sie für die beiden Momente, die Empfänglichkeit für die Seuche und die Reaktion auf das Eindringen der Erreger, eine grundlegende Bedeutung. Als Beispiel mögen die russischen Fleckfieberepidemien 1921/1922 nach der Hungerkatastrophe dienen. Dazu kommt noch ein letztes Sondermoment. Im Zeitpunkt der Ausbreitung eines eingeschleppten oder endemischen Kontagiums durch Übertragung zeigt ein mehr oder weniger großer Bruchteil keine Krankheitserscheinungen trotz der Aufnahme des Ansteckungsstoffes. Die Wirkung der begleitenden außerhalb der Natur des Kontagiums liegenden Einflüsse, die die Unempfindlichkeit so herabsetzen, daß jetzt die Bedingungen des Eintritts von Krankheitserscheinungen gegeben sind, braucht zeitlich nicht mit der Aufnahme des Kontagiums zusammenzufallen; waren sie ihr vorangegangen, dann erhöht sich von vornherein die Zahl der Erkrankungen. Sie können ihr aber auch in einem oft beträchtlichen Intervall nachfolgen, innerhalb dessen der eingedrungene Erreger inaktiv geblieben war. Wahrscheinlich erklärt sich so das Verhalten derjenigen Seuchen, die infolge zentraler Lokalisation als „zweite" Krankheit bezeichnet werden, wie die Genickstarre und Kinderlähmung nach Infektionen großer Bevölkerungskreise, die nur in Lunge und Verdauungskanal Krankheitserscheinungen zeigen; auch die Encephalitis lethargica ist in ihren Beziehungen zur Influenza eine „zweite" Krankheit, mit zeitlichem Auseinanderfallen der Hauptsteigerungen. Dabei sei dahingestellt, ob es sich um denselben Erreger oder, was wahrscheinlicher, um die Eröffnung des Zugangs für einen zweiten handelt. Und wäre die Diphtherie nicht eine so gefährliche örtliche Erkrankung, sondern ihr Auftreten im Pharynx so harmlos wie die der Cerebrospinalmeningitis vorausgehenden Schlunderkrankungen, so würden Pathogenese, Klinik und Epidemiologie sich nur für ihre zentralen Folgen, die Lähmungen, interessieren und die Pharynxlokalisation bei Diphtherie so bewerten wie die Umgebungskeimträger bei Genickstarre. So erklärt sich vor allem weiter das Nachzüglertum bei pandemischen Seuchen wie der Influenza und ihr Fortschwelen durch Jahrzehnte, aber ebenso auch das Fortschwelen von Diphtherie und Scharlach nach Erlöschen des Hauptseuchenzuges. So erklärt sich schließlich noch die atypisch lange „Inkubation" bei vereinzelten Seuchenfällen in erweislichem Zusammenhang mit vorangegangener Ansteckung bei Unterleibstyphus, akuter Pneumonie, Diphtherie, seltener gelegentlich bei Scharlach.

Diese Beziehungen genügen, um eine Anzahl theoretischer Folgerungen abzuleiten und an anderweitigem Beobachtungsmaterial auf ihr Zutreffen zu prüfen.

1. Kontagionsindex, Inkubationszeit und Immunitätsverhalten reichen als Zahlenwerte aus, um die *Kurve* des Auftretens und Absinkens einer akuten Seuche zu erklären. Die Seuchen verbreiten sich im allgemeinen in der Form einer geometrischen Reihe; eine Ausnahme macht vielleicht die akute Gonorrhöe; die Seuche muß hierbei um so stärker um sich greifen, je höher ihr Kontagionsindex ist. Bezeichnet a die Zahl der vom ersten Fall einer Infektion Ausgesetzten, wobei a, wie der Wirklichkeit fast stets entspricht, erheblich größer als 1 sein muß, i die Höhe des Index, so müssen die Glieder der nächstfolgenden im Intervall der Inkubation entstehenden Erkrankungen beträchtlich schneller wachsen, wenn der Wert von i 0,8 beträgt, als wenn er nur 0,25 betrüge. Im ersten Fall werden die Empfänglichen viel früher und vollständiger erfaßt als im zweiten, und die Seuche muß viel steiler aufsteigen, um, sobald die Vollzahl der Empfänglichen einbezogen und durch Überstehen der Krankheit aus der Beteiligung ausscheidet, ebenso steil abzusinken; in den anderen Fällen sind die Kurven viel flacher und länger hingezogen. Die verschiedenen Bilder der Masernkurve und der Kurve der Pocken im endemischen und ungenügend durchgeimpften Gebiete [Zinn, Doldt] mit ihrem steilen Verlauf von etwa einem Vierteljahr Dauer, der ähnliche Verlauf der Influenza, der viel flachere Verlauf der Kurve für endemischen Scharlach und Diphtherie und der langgezogene Gang der sich nur ganz flach erhebenden, langsam sich über die Länder verbreitenden Genickstarre und Kinderlähmung erweisen das Zutreffen dieser Deutungen, für deren Tatsächlichkeit Kisskalt später durch seine und seiner Schüler Arbeiten Stützen erbracht hat, allerdings auf Grund eines begrenzten Materials unter Bestreiten der Erklärung für die Pocken. Das Absinken der Seuche beweist, daß jetzt $a\,i$ kleiner als 1 geworden ist.

2. Die tatsächliche Beobachtung lehrt weiter, daß die zwei oben eingehender behandelten Größen, die Höhe der Empfänglichkeit und die Höhe der Hinfälligkeit gegenwärtig im endemischen Gebiete in umgekehrtem Verhältnis stehen: je größer die erstere, desto geringer die Sterblichkeit und umgekehrt. Gerade entgegengesetzt verhalten sich die eingeschleppten Seuchen oder entsprechend die Einwirkungen vieler endemischer Seuchen auf Zuwanderer aus Ländern, in

denen sie nicht vorkommen. So sind die seit Jahrtausenden in derselben Form
auftretenden Masern eine Krankheit, die, von der Disposition durch Alter und
komplizierende Krankheiten oder Konstitutionsschwächen abgesehen, kaum noch
das Leben bedroht; die Varicellen mit einer Empfänglichkeit von nahezu 100%
ist überhaupt an sich nicht lebensgefährlich. Ähnliches scheint für die der Malaria
angepaßten Bewohner mancher Tropengegenden zu gelten. Fleckfieber war nach
den Kriegserfahrungen für die Ansässigen viel weniger lebensgefährlich als für
die deutschen Heere; Recurrens im endemischen Gebiet hat eine sehr geringe
Sterblichkeit. Auch bei Scharlach und Abdominaltyphus mit erheblich geringerer Empfänglichkeit, aber steter Symbiose von Mensch und Kontagium, sind
die Letalitätszahlen verhältnismäßig gering; HEIBERG gibt für 1000 Fälle des
Blegdanhospitals, also für Krankenhausfälle mit schlechterer Prognose, die
Scharlachletalität mit 5% an, die Hamburger Zahlen liegen im Durchschnitt
etwas darunter; die geringe Pockenletalität in Ländern mit ungenügendem Impfschutz, wie jetzt in Amerika, England und den seit 3 Jahren beteiligten Schweizer
Kantonen hat bekanntlich Aufsehen erregt. Die Diphtherieletalität ist dagegen
trotz der Serumbehandlung auch heute noch erheblich höher und liegt um 10%.
Teleologisch gedacht ist die Erscheinung nicht erstaunlich; hätten Krankheiten
mit derartig intensiver Empfänglichkeit wie Masern und Varicellen zugleich eine
hohe Sterblichkeit, so würden sie die Jugend hinweggerafft haben wie die
schwersten Pesten; wo sie zeitweise oder schichtweise höhere Todesraten erreichen,
ist dies die Wirkung nichtidiotypischer, sondern paratypischer Vorgänge von
der Art wie die Hungersnöte 1921 in Rußland, welche endemische Krankheiten
in Millionenzahlen mit gesteigerter Sterblichkeit aufflammen ließen und in
der Art, wie früher Kriegsverhältnisse akute Seuchen nicht nur um sich greifen,
sondern mörderisch verlaufen ließen, die ganze Feldzüge oder Belagerungen zum
Scheitern brachten. Weiter bestätigt diese Auslegung die Auffassung von GOTT-
STEIN und PFAUNDLER, daß die Höhe der jeweiligen Letalität einer akuten
Seuche zugleich ein Maß für die jeweilige Anpassung der Gattung an das endemische Kontagium ist, mit dem sie sich im Laufe der Jahrtausende auseinandersetzt.

3. Da die durch Überstehen einer akuten Infektion oder durch Schutzimpfung mit einem abgeschwächten Stoff erworbene Immunität nur persönlicher,
erblich nichtübertragbarer Besitz ist, und da nur der genotypische Grad der
Widerstandskraft sich erblich überträgt, kann die Anpassung an ein endemisches
Kontagium nur aus steter Auslese der weniger unempfänglichen Individuen durch
frühzeitigen Tod vor sich gehen, und diese Auslese muß sich um so langsamer
vollziehen, je geringer die Letalität ist, also gegenwärtig bei dem hohen Grade
der Anpassung an die meisten Kontagien kaum merklich. Da aber an den
Schwankungen des Grades der Epidemien auch paratypische Einflüsse zeitweise
in hohem Grade im Spiel sind, so können sie sogar die Auslese stören und das
Verhältnis unter den Überlebenden zuungunsten der Widerstandsfähigen verschieben. Also liegen auch hier Vorgänge vor von viel zu großer Mannigfaltigkeit, um durch eine einfache Formel gelöst zu werden oder zu der Behauptung
zu berechtigen, daß der Seuchentod vom Standpunkte der Erhaltung der Gattung
nicht durchaus ein Übel sei. Bei der Vielheit der Einflüsse wird man daher selbst
in größeren Zeiträumen nicht ein geradliniges, sondern ein wellenförmiges Absinken der Letalität durch Auslese zu erwarten haben. Und zwar gilt hier durchweg für die Größe aller epidemischen Wellenbewegungen eine beachtenswerte
Erscheinung, auf die zuerst ALMQUIST hingewiesen hat, die aber nicht genügend
berücksichtigt wird. Die Höhe der reaktiven Wellenschwankungen ist um so
größer, je höher der vorige Ausschlag war und umgekehrt. Auch hier zeigt sich

also typisch der Ausgleich nach dem mittleren Durchschnitt in der Höhe der Schwankungen um ihn.

4. Die für Pocken und Masern unantastbar feststehende Tatsache des Eintritts einer persönlichen Immunität nach Überstehen der Krankheit oder nach Schutzimpfung, einer Immunität, die für den zweiten Fall der Masern noch fester und länger andauernd ist als bei Pocken, und die für die Form des Schutzes durch Impfung nur wenige Jahre anhält, um dann immer weiter zu sinken und schließlich zu erlöschen, ist in ihren Ursachen nicht aufgeklärt, aber durch jahrhundertelange Beobachtung erhärtet, und wird nicht dadurch widerlegt, daß eine nicht ganz unbeträchtliche Zahl wiederholter Erkrankungen in der Literatur mitgeteilt wurde. Diese Erfahrung an Masern und Pocken wurde auf Grund der experimentellen Forschung über die Immunität der Versuchstiere eine Zeitlang willkürlich als ein Naturgesetz auf alle akuten Infektionen übertragen, doch schränkten allmählich die sich häufenden abweichenden Beobachtungen, als man der Frage größere Aufmerksamkeit schenkte, die Verallgemeinerung ein. Da die Exposition namentlich bei Krankheiten von geringer Empfänglichkeit mit zunehmendem Alter stark absinkt, läßt sich die positive Annahme einer durch Überstehen einer Krankheit erworbenen Immunität schwer beweisen, so daß abweichende Beobachtungen wiederholter Erkrankungen auch bei spärlicher gewordener Exposition um so schwerer ins Gewicht fallen. Daher wird heute der Eintritt einer Immunität nach überstandener Erkrankung angesichts sicher beobachteter zahlreicher Fälle wiederholter Erkrankung bei Malaria, Diphtherie, Recurrens nicht mehr angenommen. Bei Cholera und Fleckfieber ist die Gelegenheit für Beobachtungen selten; Fälle sich wiederholender Erkrankungen an Cholera in der Nachepidemie 1893 in Hamburg nach der großen des Vorjahres sind aber beschrieben, und auch für Fleckfieber liegt genügend Material vor, um die erworbene Immunität wenigstens nicht für sicher erwiesen zu halten. Bei Scharlach und Keuchhusten ist die Entscheidung nicht leicht. Theoretisch liegt die Frage so, daß die Wahrscheinlichkeit bei gleichen Bedingungen wieder zu erkranken, genau wie bei Ziehen eines Lotterieloses an sich gleich dem Quadrat der ersten Wahrscheinlichkeit ist; also wenn die Wahrscheinlichkeit, in einem gewissen Lebensalter an Scharlach befallen zu werden, 0,3 wäre, so wäre die der Wiedererkrankung 0,09; tatsächlich ist sie aber durch Tod, verändertes Alter, geringere Exposition noch niedriger. Aus dem Vergleich der tatsächlich beobachteten Fälle mit den errechneten Wahrscheinlichkeitswerten ergibt sich, daß der Schluß, der für Masern und Pocken positiv, für Scharlach mindestens nicht ganz so sicher ist und bei Unterleibstyphus die Annahme einer auch nur zeitweise erworbenen Immunität angesichts der überaus zahlreichen Fälle von mehrmaligen Erkrankungen bei Erwachsenen mindestens zweifelhaft erscheinen läßt. Diese Methode der Heranziehung der Wahrscheinlichkeitsbetrachtung hat neuerdings Pfaundler für die gegenseitige Beeinflussung mehrerer verschiedenartiger Krankheiten, die gleichzeitig oder nacheinander auftreten und sich ausschließen oder begünstigen, als Methode der Syntropie allgemeiner durchgeführt.

5. Eine bekannte damit zusammenhängende Erscheinung, deren heute geltende Erklärung einleuchtend erscheint, aber nicht allen Tatsachen gerecht wird, ist die des Auftretens einer endemischen Seuche als Kinderkrankheit, die diesen Charakter ablegt, sobald sich ihre Bedingungen grundlegend ändern (s. S. 436). Die Masern sind heute eine ausgesprochene Kinderkrankheit, von der Erwachsene frei bleiben, falls sie als Kinder schon durch Überstehen in ihrer überwiegenden Mehrzahl durchmasert sind. Als auf den Faröer Inseln nach jahrzehntelangem Verschontsein die Masern eingeschleppt wurden, ergriffen sie bekanntlich in der nichtimmunisierten Bevölkerung alle Altersklassen. Ebenso

waren vor der Impfung die Pocken eine ausgesprochene Kinderkrankheit, während sie, heute eingeschleppt, gerade die Älteren mit erloschenem Impfschutz ergreifen und wegraffen. Nach den grundsätzlich außerordentlich wichtigen Feststellungen von ROBERT KOCH gilt ähnliches für die endemische Malaria Afrikas, und auch für das Fleckfieber in Polen unter der jüdischen Bevölkerung erscheint eine gleiche Annahme gestützt, während das bei uns eingeschleppte Fleckfieber alle Altersklassen ergreift. Aber gerade die Erscheinung bei den letztgenannten beiden Krankheiten lehrt, daß die Erklärung nicht so einfach sein kann wie bei den sicher immunisierenden Masern und Pocken. Denn eine längerdauernde Immunisierung bei Fleckfieber ist nicht erwiesen und bei Malaria wahrscheinlich nicht vorhanden. Zudem liefert die Beobachtung bei Scharlach und Stickhusten einen Einwand. Ob und wie lange und in welchem Grade die überstandene Krankheit schützt, ist zweifelhaft. Mütter und erwachsene Pflegerinnen von scharlachkranken Kindern werden recht häufig ergriffen, aber nur von mehr oder weniger schwerer, zuweilen nekrotisierender Angina, häufig ohne Exanthem, auch wenn sie nie bisher scharlachkrank gewesen waren, ausnahmsweise auch mit Exanthemen; und trotzdem ist Scharlach eine überwiegende Erkrankung des Kindesalters. Erkrankungen erwachsener Familienangehöriger an Keuchhusten sind außerordentlich häufig und oft beschrieben, nur ist die Form eine atypische, abgeschwächte, aber die Zahl solcher Beobachtungen raubt der Infektion nicht den Charakter einer Erkrankung des Kindesalters. Es wäre daher verfehlt, diese Frage mit der Aufstellung der Wahrscheinlichkeitsformel und der Gegenüberstellung von Beobachtung wiederholter Erkrankungen und Berechnung für ausreichend aufgeklärt hinzustellen. Es ist richtig, daß die Malariainfektion der Erwachsenen auch nach der Ausheilung wieder eintritt, es trifft zu, daß die Mitteilungen über mehrfache Typhuserkrankungen Erwachsener recht häufig sind; dem stehen die Beobachtungen gegenüber, daß im endemischen Gebiete, also z. B. in Gegenden, die seit Jahrhunderten als Typhusnester bekannt sind, die leicht verlaufenden Kindertyphen sehr stark überwiegen, und daß weiter trotz ständiger vorhandener Infektionsgelegenheit durch Bacillenträger und Verunreinigung von Gebrauchswasser und Nahrungsmitteln dann zwischen den stärkeren Anstiegen der Endemie Pausen von längerer Zeit bis zu mehreren Jahrzehnten liegen und, wie GRIESINGER schon feststellte, die in der Zwischenzeit Erkrankenden häufig Zuwanderer sind (Akklimatisationstyphen). Bedenkt man, daß die sicher erwiesene Immunität bei Masern und Pocken *stets* durch Überstehen oder Impfung im *Kindesalter* erworben wird, und daß sie wenigstens bei Pocken durch Impfung mit zunehmendem Alter absinkt, und daß bei Malaria und Typhus die Zahl der beobachteten Wiedererkrankungen ausschließlich Erwachsene betrifft, so könnte man schließen, daß der Erwerb einer durch Überstehen einer Krankheit erworbenen Immunität dort, wo er erwiesen ist oder aus epidemiologischen Gründen angenommen werden muß, überhaupt nur an das Kindesalter gebunden ist. Man muß aber weiter dieser Tatsache die andere gegenüberstellen, daß es außerdem eine Reihe von Krankheiten gibt, die genotypisch nur das Kindesalter als Seuche befallen, und auch hier nur einen Bruchteil, und kann weiter diesen Vorgang als Teil einer sich noch vollziehenden Anpassung und Auslese deuten; zu ihnen gehören Diphtherie und Scharlach; wo sie Erwachsene befallen, spielen lediglich paratypische Vorgänge eine Rolle. Wiedererkrankungen im Kindesalter auch nach Überstehen sind bei Masern und Scharlach vereinzelt, bei Diphtherie häufiger beobachtet worden. Die für die Lehre von der Anpassung an endemische Seuchen wichtigen Vorgänge sind noch ungeklärt; vielleicht eröffnet sich ein Verständnis auf Grund der Feststellungen von HIRSZFELD über verschiedene familiäre Reaktionen auf

Diphtheriegift nach dem Schickschen Verfahren je nach den verschiedenen Kombinationen mit den von Landsteiner im Blute nachgewiesenen Immunkörpern.

Diese theoretischen Ableitungen führen unmittelbar zu dem *zweiten* Teil der Betrachtungen über, zu der Frage der Wirkung der Seuchen über die betroffene Generation hinaus und zur Frage der Form ihres Auftretens in der *Folge der Generationen*. Alle endemischen, pandemischen und eingeschleppten Seuchen zeichnen sich dadurch aus, daß sie *periodische Schwankungen* zeigen. Diese Schwankungen sind für jede einzelne kennzeichnend, in ihren Ursachen keineswegs einheitlich, und selbst bei derselben Seuchenform kann man Wellenbewegungen verschiedenen Grades nachweisen, die auf verschiedene Ursachen zurückführen. Bei dieser Betrachtung schalten abnorme paratypische Einwirkungen wie die der Kriege und Hungersnöte, die zu ganz außergewöhnlichen Steigerungen führen, ja sogar exzessive klimatische Einwirkungen von vornherein aus, auch wenn sie verantwortlich für irreguläre den typischen Kurvenverlauf unterbrechende Vorgänge werden.

Die Wellenbewegungen *erster* Ordnung, die für die meisten Seuchen charakteristisch sind, lassen sich auf die regelmäßigen Schwankungen durch die Jahreszeiten zurückführen Die Tatsache besteht; ihre Deutung ist strittig, wahrscheinlich sind auch hier die Ursachen komplexer Natur. Typhus, Cholera und Ruhr haben ihren Höhepunkt im Spätsommer, doch gab es auch Winterepidemien, nicht nur als Fortsetzungen solcher des Spätsommers. Die endemischen Fleckfieberepidemien und diejenigen der Genickstarre lassen mit Beginn der wärmeren Jahreszeit nach, umgekehrt steigern sich mit dem Einsetzen des Sommers die flachen Epidemiezüge der spinalen Kinderlähmung.

Außerdem hat jede akute Seuchenform eine in ihrem eigenen Charakter begründete Wellenform *zweiter* Ordnung, die durch den schon hervorgehobenen Grad der Empfänglichkeit unter den Angesteckten bedingt wird. Masern und Pocken im endemischen durch Schutzimpfung nichtimmunisierten Gebiet haben vermöge ihres hohen Kontagionsindex steile Wellenerhebungen von der Dauer von 3—6 Monaten mit ebenso steilem Absinken, dann folgt eine Reihe niedriger Seuchenzahlen von etwa 2—3 Jahren, bis das Spiel sich wiederholt; typisch tritt diese Kurvenbildung nur in genügend großen Bevölkerungskreisen hervor; wo mangels genügenden ansteckungsfähigen Materials die genannten Krankheiten vollständig erlöschen, bedarf es zu ihrem Wiederausbruch äußerer Einschleppung, die gelegentlich in verkehrsarmen Gegenden sehr viel größere Zeit beanspruchen kann. Umgekehrt kann die rasche Aufeinanderfolge örtlicher Ausbrüche in einzelnen Gebieten einer sehr dichten Bevölkerung durch Überdeckung der Wellentäler ebenfalls das Bild verwischen. Seuchen mit geringerem Kontagionsindex, wie Scharlach, zeigen lang hingestreckte Wellen von geringerer Erhebung und der Dauer etwa eines Jahrzehnts; aus den genannten Gründen tritt meist dieser Grundtypus in kleineren Bezirken noch weniger hervor. Bei Seuchen, bei denen das Verhältnis der nach erfolgter Ansteckung Erkrankenden dauernd oder zeitweise noch geringer ist, wie bei der *Diphtherie* oder der Genickstarre, sind die Wellentäler und Wellenberge noch gestreckter und verschwinden schließlich hinter den Kurven dritter Ordnung oder den säkularen Kurven, deren größere Amplitude schon darauf hinweist, daß sie in ihren Ursachen über die lebende Generation hinausgreifen. Wenn die Masern absinken, weil innerhalb der Generation die Zahl der Empfänglichen außerordentlich schnell beteiligt wird und dann die erworbene Immunität einsetzt, so geschieht dies bei der Diphtherie im Genotypus, dessen Anpassungshöhe an die Kontagien sich vererbt; es muß erst wieder ein neues Geschlecht mit einer etwas größeren Zahl hinfälliger Varianten herangewachsen sein, um ein Umsichgreifen und damit zugleich ein weiteres Austilgen stärker hinfälliger Individuen schon im Kindesalter vor der Fortpflanzung und Vererbung dieser Eigenschaft möglich zu machen. Die Zahl dieser Varianten ist an sich nicht einmal groß, sie beträgt meist einige Prozente, unter 10; eine Erhöhung um nur wenige Prozente genügt aber, um größere Epidemieerhebungen für einige Jahrzehnte zu erzeugen. Nach Ablauf einer solchen Periode tritt die Diphtherie, wie die Geschichte der letzten Jahrhunderte lehrt, so sehr zurück, daß sie für die Dauer oft eines halben Jahrhunderts als Epidemie ausscheidet, daß sie den Ärzten und sogar den Epidemiologen eine fremde Krankheit werden konnte, deren Wiedereinsetzen als ein neues Ereignis Aufsehen erregte. Eine ähnliche Bedeutung scheint dem Überwiegen der Kindertyphen in endemischen Typhusgegenden zuzukommen. Das Rückgreifen auf die Tuberkulose liegt außerordentlich nahe.

Ein ähnliches Verhalten zeigt die Influenza, die als Pandemie etwa nach 30 Jahren oder einem noch längeren Zeitraum in raschem Zuge die gesamte Welt überzieht, in schweren Epidemien mit wechselnden Erscheinungen innerhalb weniger Wochen überaus zahlreiche Menschenleben dahinrafft, in den nächsten Jahren noch kleinere oder größere Nachlesen hält, um dann als Seuche zu verschwinden oder in ganz geringem Umfange weiterzuschwelen. Die Hypothese, daß sie hierbei, ohne weiteren Boden in der Bevölkerung zu finden, durch Haften der Keime bei einzelnen Individuen oder in einzelnen örtlichen Herden für weitere Ausbrüche sich forterhält, ist durch einige Gründe gestützt. Die Annahme einer plötzlich sich ändernden Virulenz des Kontagiums hat dagegen wenig Befriedigendes, obgleich das Studium der Biologie der Krankheitserreger dieser Hypothese einige Stützen verschafft; im ganzen ist jedenfalls der Mechanismus der Seuchenzüge der Influenza epidemiologisch nicht aufgeklärt.

Diese drei Formen der Wellenbewegung oder der Periodizität der akuten Infektionskrankheiten sind in ihrer eigenen Natur begründet. Bei der Abhängigkeit epidemischer Schwankungen von *gesellschaftlichen Einwirkungen* ergeben sich selbstverständlich noch weiter auch interferierende Wellenbewegungen unter deren Einfluß. Einwirkungen niederster Ordnung sind diejenigen des dichteren oder geringeren Verkehrs, die die Ausbreitung vieler Seuchen an die Verkehrswege binden, und zwar je nach ihren Eigenschaften an die des unmittelbaren Verkehrs (Tröpfcheninfektion), der Bahnen oder Wasserstraßen. Wellen zweiter Ordnung werden durch die mehrfach genannten wirtschaftlichen und politischen Katastrophen hervorgerufen, zu denen sich auch solche von Witterungskatastrophen wie Erdbeben oder selbst abnorm kalte Winter, heiße Sommer usw. hinzugesellen können. Man muß sich aber die Lösung nicht so einfach denken, daß die Empfänglichkeit einzelner Organe oder des Gesamtorganismus in der Reaktionsfähigkeit seiner Grenzschichten, seines Salz-, Flüssigkeits- oder Vitamingehalts unmittelbar geschädigt ist; es wirken noch kompliziertere Verhältnisse, geminderte Verständnis für die Abwehr, geringere Fürsorge für Behandlung und Pflege der Erkrankten recht beträchtlich mit. Schon Überlastung der Krankenanstalten und ihres Ärzte- und Pflegepersonals erhöhen die Sterblichkeit; KISSKALT machte schon 1914 (l. c.) auf den Einfluß der Flucht der von Epidemien Bedrohten auf die Verbreitung der Seuche aufmerksam; bei den russischen Hungerepidemien 1921/1922 stand dieser Faktor im Vordergrund, und die Seuchen erloschen von selbst, als die Bevölkerung seßhaft gemacht und vor Hunger geschützt wurde. Die Wellenzacken aus solchen Gründen fallen als sehr steile Gipfel und Anzeigen elementarer Katastrophen gänzlich aus dem Rahmen der gewöhnlichen Seuchenkurven.

Von ganz besonderem Interesse sind die entgegengesetzten Einwirkungen, die *stete Abnahme der Seuchen unter dem Einfluß steigender Kultur*; sie ist ebenfalls ein durchaus komplexer Faktor, dessen Wirkungen sich zusammensetzen aus dem erfolgreichen Kampfe gegen den Ansteckungsstoff, aus dem besseren Verständnis breiter Schichten für die Notwendigkeit und Pflicht des Abwehrkampfes für den einzelnen und die Gesamtheit, aus den Fortschritten der wissenschaftlichen Erkenntnis von der Ursache der Seuche, aus der besseren Sorge, Pflege und Absonderung der Erkrankten und Bedrohten, aus der erhöhten hygienischen Kultur und den Fortschritten der Heilkunde. Das Beispiel des Verschwindens der Pocken bildet einen besonderen Einzelfall von ganz außerordentlicher Tragweite; soweit die Impfung in Betracht kommt, wird es später erörtert; daß aber außer der Impfung, deren Wirksamkeit nicht im mindesten verkürzt werden soll, noch jene kulturellen Einflüsse mitspielen, beweist ihre Harmlosigkeit für das Leben in der neuesten Zeit dort, wo sie trotz mangelhaft gebliebenem oder gewordenem Impfschutz epidemisch oder endemisch fortbestehen, während sie in Ländern mit gleicher Verbreitung, in denen auch die anderen akuten Seuchen aus kulturellen Gründen eine höhere Sterblichkeit beibehalten haben, viel mehr Todesopfer fordern.

Die Tatsache, daß die Mehrzahl der akuten Infektionskrankheiten seit einer Reihe von Jahrzehnten eine ganz *außerordentlich starke Abnahme* der Sterblichkeit bei der Berechnung auf die Zahl der Lebenden nach Altersklassen aufweist, ist eine der *wichtigsten bevölkerungspolitischen Tatsachen des letzten halben Jahrhunderts.* Die Gesamtsterblichkeit hat in einem Maße abgenommen, wie dies in der Geschichte der Bevölkerungswissenschaft noch niemals beobachtet wurde; diese Abnahme ist eine stetige und dauernde geblieben; kurze Unterbrechungen wie während des Weltkrieges und nach ihm fielen in ganz paradoxer Weise quantitativ endgültig kaum ins Gewicht. Die Sterbetafeln der einzelnen Jahrzehnte erweisen progressiv die Höhe dieser Erscheinung. Die Abnahme erfaßte nur eine geringe Zahl nichtinfektiöser Krankheiten, beteiligte andere gar nicht; bei einigen wenigen, besonders bei gewissen Abnutzungskrankheiten des höheren Alters und, wie es scheint, bei den bösartigen Geschwülsten, stehen wir sogar einer, wenn auch geringen Zunahme gegenüber. Die Abnahme kam überwiegend, soweit sie nicht rein rechnerisch auf eine durch Geburtenabnahme geänderte Altersbesetzung zurückzuführen ist, *infolge des Absinkens der akuten infektiösen Krankheiten* zustande. Beteiligt sind sehr stark auch die chronischen Erkrankungen, insbesondere die Tuberkulose, die in wenigen Jahrzehnten auf ein Drittel und weniger ihrer früheren Sterblichkeit sank. Aber die Abnahme der Tuberkulosesterblichkeit ging fast parallel und nur wenig stärker von ihr abweichend mit der Gesamtsterblichkeit zurück. Auf 100 Todesfälle aller Todesursachen kamen früher etwa 12—13 Todesfälle von Tuberkulose, jetzt etwa 8 bis zur oberen Grenze von 10, die als normales Durchschnittsmaß angesehen werden kann. Diese starke Korrelation zeigt, daß für die Abnahme der Gesamtsterblichkeit und die der Tuberkulosesterblichkeit nahezu gemeinsame Ursachen bestehen. Wie die bei der Darstellung der einzelnen Krankheiten eingefügten Tabellen und Kurven beweisen, sind dagegen von den akuten Infektionen die Pocken fast ganz verschwunden, und das seit vielen Jahrzehnten, eine Erscheinung von weitgehender gesellschaftlicher und wirtschaftlicher Tragweite; der Typhus und die Ruhr zeigen trotz ihrer Steigerungsfähigkeit durch eine Fülle mittelbarer Ursachen viel stärkeres Absinken als die Tuberkulose. Noch merkwürdiger ist das anscheinend parallele Absinken von Scharlach und Diphtherie, von Krankheiten, die statistisch in den einzelnen Ländern und Zeiten nicht immer genügend auseinandergehalten werden. Scharlach und Diphtherie haben verschiedene Ursachen, verschiedenen Verlauf, verschiedene Sterblichkeit, für die Diphtherie ist ein spezifisches, hochbewertetes und unschädliches Heilmittel und Vorbeugungsmittel eingeführt. Die Kurven für beide Krankheiten laufen zwar nicht vollkommen parallel, die Abnahme setzt in den einzelnen Ländern nicht zu gleicher Zeit ein und ist nicht durchaus gleich steil, sie ist aber für beide, auch für Scharlach, ohne spezifische Therapie, eine ganz ungewöhnlich beträchtliche und überwiegt hier zuweilen die Abnahme der Diphtherie. Die Abb. 1 und 2 sind Indexberechnungen über je 5 Jahre für Hamburg und London; sie ergeben parallelen Abfall, mehrfach unterbrochen durch Interferenz sekundärer Wellen. Das Absinken der Diphtherie also kann um so weniger ausschließlich auf die Therapie entscheidend zurückgeführt werden, als es in vielen Ländern wie z. B. in Belgien dem der Einführung der Serumtherapie vorausging, in anderen wie in England bedeutend später einsetzte.

Immer wenn wir die Bedeutung der Sterblichkeit einer Seuche durch die Beziehung der Todesfälle auf die Zahl der Lebenden jeder Altersklasse berechnen, müssen wir berücksichtigen, daß dies eine Größe ist, die sich aus zwei Faktoren zusammensetzt und demnach eine Zwischenstufe hat, die Tödlichkeit bei dem

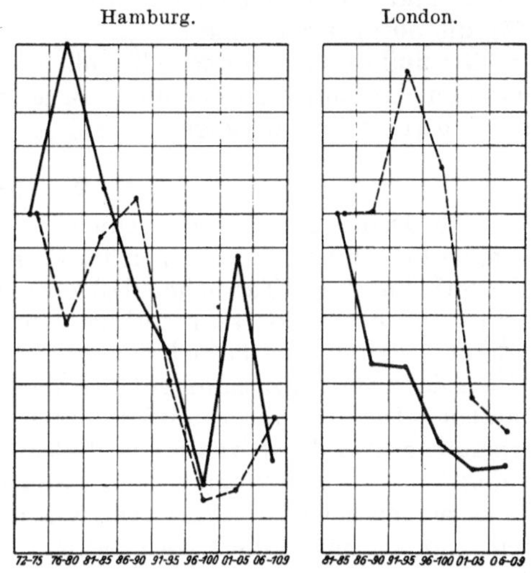

Abb. 1 und 2. Indexberechnungen über je 5 Jahre für Scharlach (—) und Diphtherie (— — — —).

Erkrankten. Ist die Zahl der Lebenden einer Altersklasse A, die Zahl der an einer bestimmten Seuche Erkrankten mb, die der Gestorbenen mt, so ist MT, die Zahl der unter den Lebenden Gestorbenen $\dfrac{mt}{A}$; L, d. h. die Letalität der Erkrankten ist $\dfrac{mt}{mb}$; MT ist also $\dfrac{mb \cdot L}{A}$, d. h. sie kann abnehmen, wenn mb, die Zahl der Erkrankten ohne Änderung von L, oder wenn L, die Sterblichkeit der Erkrankten, ohne Änderung der Erkrankungszahl abnimmt, oder wenn beide absinken oder die eine stärker absinkt als die andere zunimmt. Die Individualbehandlung beeinflußt, schematisch gedacht, im allgemeinen den Faktor L, die Vorbeugung der Hygiene den Faktor mb, die wachsende Kultur beide. Das Absinken des Typhus scheint überwiegend durch Abnahme der Erkrankungsziffer bedingt; trotz Zunahme der Hospitalisierung auf 70—80% der Gemeldeten scheint sich die Letalität nicht beträchtlich gemindert zu haben; für Scharlach haben wir keinen rechten Grund zu einer anderen Annahme; bei Diphtherie soll die Erfahrung der meisten namhaften Kliniker, daß in der rechtzeitigen Serumbehandlung ein absolut sicheres Heilmittel gegeben sei, namentlich bei Anwendung der von FRIEDEMANN und MADSEN vertretenen hohen Dosen, nicht angefochten werden. Aber ebensowenig angefochten werden kann der statistische Nachweis, daß auch heute noch die Letalität der Diphtherie ungewöhnlich hoch ist, und daß die Zahl der gemeldeten Erkrankungen, die Morbidität, ganz erheblich stärker abgesunken ist als die nur um einen verhältnismäßig geringen Grad geminderte Letalität. Noch stärker beweisend für die Wirkung zunehmender hygienischer Kultur auf die Abnahme der Sterblichkeit hochstehender Länder in aufeinanderfolgenden Zeitabschnitten ist der Vergleich der gleichzeitigen Sterblichkeit insgesamt und an bestimmten Krankheiten unter dem Gesichtspunkte des ungleichen örtlichen Verhaltens. Schon in größeren Ländern mit verschiedener Bevölkerung wie in Preußen, als ihm noch große Teile von Oberschlesien und Posen zugehörten, zeigten sich Jahr für Jahr, auch unter strenger Berücksichtigung verschiedener Altersbesetzung, außerordentlich erhebliche Unterschiede der Sterblichkeit an akuten Infektionen für die hochstehenden westlichen und die tiefstehenden östlichen Provinzen, namentlich bei Scharlach. Für die europäischen Länder hat Prinzing diesen Vergleich planmäßig durchgeführt und durch zahlreiche Tabellen überzeugend belegt. Diese Erscheinungen erweisen das Zutreffen der alten Bezeichnung der akuten Infektionen als ver-meidbarer Erkrankungen.

5. Auslese.

Die Deutungen für die Ursachen der säkularen kurvenmäßigen Schwankungen der akuten Infektionen im Sinne genotypischer Veränderungen und die Hervorhebung der Tatsache, daß gegenwärtig die Infektionen mit allgemeiner Empfänglichkeit eine sehr geringe Letalität haben, weisen auf eine stete Auseinandersetzung der menschlichen Gattung mit denjenigen Kontagien hin, mit denen sie in stetem Zusammenleben sich befinden, wobei es sich um Jahrtausende handelt. Die Laboratoriumsforschung, auch soweit sie mit maximalen Reizen arbeitet, stützt durch zahlreiche Belege diese Auffassung. Wo die Sterblichkeit wenig über dem Nullpunkt liegt, kann die Anpassung als vollzogen gelten; die Steigerungen gewisser Altersklassen und in bestimmten Zeiträumen oder Gegenden sind als paratypisch vermeidbar. Mit einer Reihe von Kontagien akuter Seuchen befinden wir uns noch in nichterledigter Anpassung, z. B. mit Scharlach, Unterleibstyphus und Diphtherie. Die Zahl der unangepaßten und durch Tod allmählich ausscheidenden Varianten ist bei ihnen an sich nicht mehr groß, aber die Zahl der Opfer ist noch viel zu hoch. Die überwiegend akademisch und theoretisch behandelte Frage der Rolle der akuten Infektionen im positiven Dienst einer Auslese beschäftigte mehr die Anfangszeit der Eugenik; sie interessiert ja auch mehr bei der Frage der Säuglingssterblichkeit, allenfalls der Tuberkulose, als gerade bei der der akuten Seuchen, bei denen wirklich nicht recht einzusehen ist, warum der Tod oft besonders kräftiger, jedenfalls in der überwiegenden Mehrzahl nicht besonders schädlicher oder minderwertiger Individuen im Dienste einer Verbesserung der Rasse stehen soll. Der Tod der rachitischen Masernkinder ist paratypisch, und die mit Recht von Hueppe und Pfaundler u.a. gerügte Opferung besonders jugendlicher Menschenleben durch Infektion der jüngsten Altersklassen wird und muß sich auf besonderem Wege verhindern lassen. Die Gesichtspunkte von der Bedeutung der akuten Infektionen für die Auslese hat Lenz in der 2. Auflage des Werkes über „Menschliche Auslese und Rassenhygiene" behandelt und nur $2^1/_2$ Seiten füllen können; Literatur bringt er nicht, in seinen Schlüssen verhält er sich außerordentlich zurückhaltend, wenn auch nicht durchweg ablehnend. Aber selbst wenn einmal bei noch nicht vollzogener Umwandlung spezifischer Kontagien in die Form von im allgemeinen harmlosen Wohnparasiten unter der Zahl vermeidbarer Opfer da und dort in geringer Zahl auch weniger rassentüchtige Spielarten ausgetilgt würden, so arbeitet diese Auslese mit zu zahlreichen Opfern und zu langen Zeiträumen, um erträglich zu sein.

Eine etwas andere Form hat die Auffassung von einer in irgendeiner Hinsicht nicht durchaus schädlichen Bedeutung des Seuchentodes durch die heute wohl kaum noch erörterte und nur historisch interessante Fassung von MALTHUS und HEBERDEN angenommen, nach der die Eindämmung der einen Seuche in der Zeiteinheit kompensatorisch einen vermehrten Tod an anderen Krankheiten herbeiführen soll. Das hätte eine Konstanz der Sterblichkeit zur Voraussetzung und wird schon durch deren Abnahme widerlegt. Aber wir besitzen ja die Sterbetafeln von Jahrzehnt zu Jahrzehnt. Sie lehren unwiderleglich, daß die verminderte Sterblichkeit einer Generation Jahr für Jahr mit ihrem fortschreitenden Altern dauernder Gewinn geworden ist, und daß statt auch nur konstant zu bleiben, sogar in höherem Alter noch eine weitere Erhöhung der mittleren Lebensdauer eintrat. Zudem lehrt eine Untersuchung von GOTTSTEIN, die sich auf die Epidemien gerade des Kindesalters bezieht, daß umgekehrt Generationen, die im frühesten Lebensalter das Unglück hatten, durch Epidemien mit überdurchschnittlichen Einbußen hindurchzugehen, durch eine Untersterblichkeit des späteren Kindesalters diese Verluste ausgleichen, so daß keine geringere Zahl das Ende des 10. Lebensjahres erreicht, als dem Durchschnitt entsprach; diejenigen Generationen dagegen, die im frühesten Lebensalter den Konjunkturgewinn des Verschontseins von Epidemien hatten, bewahrten das als dauernden Vorteil, denn sie erreichten das 10. Lebensjahr in einer den Durchschnitt etwas überragenden Zahl.

Die Einbuße der Seuchenverluste und ihre Wirkung auf die Zusammensetzung der lebenden Bevölkerung ist in der Gegenwart übrigens anscheinend leicht auszugleichen. Die Hamburger Cholera von 1892 raffte in wenigen Wochen $1^1/_2\%$ der Bevölkerung hinweg, also annähernd so viel, wie die Todesfälle eines ganzen Jahres in ganz anderer Altersbesetzung betragen. Dieser Verlust ging aber an der Bevölkerungszusammensetzung der nächsten Jahre ohne ernstlich wahrnehmbare Wirkung vorüber. Die mehrfach erwähnte Seuchenverheerung nach der Hungersnot in Finnland 1868 raffte 8% der Bevölkerung in einem Jahre hinweg, eine in der Gegenwart ganz unerhört hohe Ziffer, und zwar wurden gerade die Lebensalter der sich fortpflanzenden Bevölkerung in wörtlichem Sinne dezimiert; schon nach wenigen Jahren hatte die Bevölkerungszahl den Stand vor Seuchenausbruch erreicht und überschritten; selbst nach so großen Seuchenverlusten reicht also die natürliche Erneuerungskraft aus, um sie in verhältnismäßig kurzen Zeiträumen auszugleichen; es bedarf nicht der Annahme besonderer regulierender Kompensationsvorgänge. Die verheerenden Seuchen des Mittelalters brauchten einen längeren Zeitraum; nach HAESER kam es hier oft genug zu dauerndem Aussterben kleinerer Siedlungen.

6. Vorbeugung und Individualbehandlung.

Die Zahl der Todesopfer kann sowohl durch erfolgreiche Behandlung wie durch Verminderung der Erkrankungen herabgesetzt werden. Die Therapie in ihren verschiedenen Formen hat in den letzten Jahrzehnten ja außerordentlich große Fortschritte gemacht; die Hoffnungen auf eine Minderung der Todesopfer von Epidemien dadurch, daß eine erfolgreiche Behandlungsmethode Seuchen mit hoher Sterblichkeit zu harmlosen Leiden von der Unschädlichkeit eines Schnupfens umwandle, hatten sich daher wiederholt bei mehreren Anlässen in Zukunftsverheißungen verdichtet. Theoretisch ist diese Erwartung annehmbar, sie übersieht aber den sozialen Faktor. Ich habe mich bemüht, am Beispiel der Krätze den übersehenen Faktor deutlich zu machen. Nur für die Krätze treffen die Bedingungen zu, daß sie ausschließlich durch ein fast mit dem bloßen Auge sichtbares Kontagium hervorgerufen wird, daß sie nur von Mensch zu Mensch sich überträgt und außerhalb des Menschen keine Bedeutung als Krankheitsüberträger hat; die Erscheinungen der erfolgten Ansteckung sind schon nach Stunden bis Tagen durch sehr lästige Symptome merkbar; wir besitzen seit Jahrzehnten sichere, billige, fast ohne Berufsstörung wirksame Heilverfahren von kurzer Dauer, die die Krankheit dadurch heilen, daß sie das Kontagium töten. Und doch hat die Krätze als Volksseuche in den letzten Jahrzehnten kaum abgenommen, während des Krieges sogar sich vermehrt, und sie bildete auch unmittelbar vor dem Kriege in einer Zeit, in der andere akute Infektionen steil absanken, nach den Infektionskrankheiten einschließlich Tuberkulose und Geschlechtskrankheiten diejenige Krankheitsgruppe, die als Krankenhausleiden an zweiter Stelle stand. Der Grund leuchtet jedem sofort ein, die Not, der Leichtsinn und die Gleichgültigkeit der von der Krankheit hauptsächlich beteiligten Kreise. Aber die gleichen Gründe gelten gesteigert auch für die meisten anderen akuten Infektionen, und da diese betroffenen Kreise zugleich auch die Hauptmittelpunkte der Übertragung und Weiterverbreitung sind, so nützen die größten Errungenschaften von ärztlicher und hygienischer Wissenschaft und Kunst nichts, wenn es nicht gelingt, sie auch an diese Kreise heranzutragen. Da nun das Schicksal nicht nur der Erkrankten, sondern auch der Seuche von der Schnelligkeit abhängt, mit der es gelingt, an die ersten Anfänge des Einzelfalles oder der Epidemie heranzukommen, so bedarf es weiterer Maßnahmen als bloß der Erwartung der Hilfe durch das neu erforschte sichere individuelle Heilverfahren. Deshalb liegen, so ketzerisch es klingen mag, die statistischen Ergebnisse erprobter Heilverfahren nicht bloß bei den akuten Infektionen oft genug innerhalb der Schwankungen der durchschnittlichen Breite der Sterblichkeit und nur selten um ein Geringes günstiger. Dazu kommt aber noch ein zweiter, schwerer wiegender Grund. Die Grenzen des Erfolges eines Heilverfahrens sind zahlenmäßig an sich eng und werden durch wirtschaftliche oder berufliche Schwierigkeiten, namentlich durch die von jeder, selbst einer kurzen Krankheit herbeigeführte Steigerung der laufenden Lebenskosten noch eingeengt. Die epidemiologischen Schwankungen aber sind in ihren Ausmessungen dem Einfluß der Therapie zahlenmäßig oft so außerordentlich überlegen, daß sie deren Erfolge dann zu überkompensieren vermögen. Angenommen, es erkrankten im Durchschnitt eines Jahrzehnts Jahr für Jahr von den Kindern von 1—5 Jahren alljährlich 0,5% mit einer Letalität von 6%, so würden von 10 000 Kindern dieses Alters 3 alljährlich sterben; gelänge es, durch ein neues wirksames Heilverfahren diese Tödlichkeit von 6% auf 2% herabzusetzen, so würde die Sterblichkeit auf 1 für 10 000 herabgesetzt sein. Wenn eine epidemische Welle aber die Erkrankungszahl auf dar Sechsfache steigert, wie das z. B. bei den Wellen der Masern in der Großstadt so häufig ist, so würde bei einer Letalität von 2% die Sterblichkeit 6 auf 10 000, d. h. genau das Doppelte des früheren Durchschnitts vor Einsetzen der wirksamen Therapie betragen. Solche Wellen sind aber auch bei Scharlach und Diphtherie regelmäßig beobachtet, gelegentlich auch bei Typhus; die Zahl der gemeldeten Typhuserkrankungen Hamburgs z. B. schwankte in den Jahren 1875—1884 alljährlich zwischen 1,39 und 2,67‰ und betrug durchschnittlich jährlich 1,94‰; in den 5 darauffolgenden Jahren lag sie zwischen 4,7 und 12,93 und betrug durchschnittlich 7,6‰. Von 10 000 Einwohnern starben im ersten Zeitabschnitt 33, im zweiten 60; es hätte also eines Heilmittels bedurft, das die Sterblichkeit auf die Hälfte verringerte, ein bei der großen Sterblichkeit der höheren Altersklassen schwer zu erreichendes Ziel. Im Jahre 1877 betrug die Zahl der gemeldeten Diphtherieerkrankungen in Hamburg 1474; ein Jahrzehnt später, 1887, betrug sie 3917, in Relativzahlen auf 1000 Einwohner 3,7 und 7,4, hatte sich also genau verdoppelt; selbst bei diesen verhältnismäßig so geringen Schwankungen, die z. B. in Berlin für Diphtherie im gleichen Zeitraum viel erheblicher waren, hätte es die Therapie schwer gehabt, mitzuhalten. Und umgekehrt können Wellentäler der Epidemie einen therapeutischen Erfolg vortäuschen; im Jahre 1885 wurden in Berlin 9267 Diphtherieerkrankungen gemeldet bei einer Einwohnerzahl von 1,3 Millionen, im Jahre 1890 waren es 5112, im Jahre 1900 4201 und 1905 nur noch 2327 bei einer Einwohnerzahl von inzwischen 2 Millionen; die Zahl der Erkrankungen war also auf den 7. Teil herabgegangen, die Tödlichkeit dagegen war kaum stärker als bei Scharlach, nämlich bei Scharlach auf etwa 75%, bei Diphtherie auf 60—65% der früheren Letalität gesunken. Es ist daher durchaus folgerichtig, wenn unter Fortsetzung der ernstesten Bemühungen, spezifische oder chemotherapeutische Heilmittel zu finden, nach wie vor die *Vorbeugung* an die Spitze der Abwehrmaßnahmen im In- und Auslande gestellt wird. Und es muß auch weiter nachdrücklich betont werden, daß diese Auffassung allgemein im In- und Auslande auch für die Diphtherie unangefochten gilt, unbeschadet der Tatsache, daß ebenso unangefochten auch die Überzeugung von der Heilkraft der frühzeitig angewendeten spezifischen Heilverfahren im Einzelfall der Ansicht aller erfahrenen Kliniker entspricht. Die bei der Vorbeugung in Anwendung kommenden Verfahren allgemeiner Natur und spezifischer Färbung zu schildern wie die Vorbeugungsschutzimpfungen bei Typhus oder des SCHICKschen Verfahrens bei Diphtherie, dasjenige von DICK und DOCHEZ bei Scharlach, gehört nicht zu den Aufgaben dieses Handbuches.

7. Akute Infektionskrankheiten und wirtschaftliche Lage.

Die zahlreichen Einzeluntersuchungen über die Zusammenhänge zwischen sozialer Lage und akuten Infektionskrankheiten sind in der Arbeit von REICHE in dem Handbuch „Krankheit und soziale Lage" von MOSSE-TUGENDREICH zusammengestellt; so eingehend kritisch das Material erörtert ist, so umfaßt die Behandlung doch nur 19 Seiten und bringt nur verhältnismäßig wenig Literaturangaben im Vergleich zu dem großen Umfang der Arbeiten über den gleichen Gegenstand bei chronischen infektiösen Erkrankungen; und diese Zahl ist seit 1913, dem Erscheinen des Werkes, nicht wesentlich größer geworden, soweit die von REICHE berücksichtigten Gesichtspunkte in Frage kommen. Er unterscheidet zutreffend ganz scharf die Empfänglichkeit für Erkrankungen und die Hinfälligkeit der einmal Erkrankten gegenüber der Krankheit nach der wirtschaftlichen Lage. Er hebt weiter hervor, wie unsicher die Trennungsmerkmale in den vorliegenden Untersuchungen sind; man müßte vielfach ganze Stadtgegenden mit ärmerer Bevölkerung denen mit bessergestellten Einwohnern im Vergleich gegenüberstellen. Bei der Zerlegung der Sterblichkeit in Mortalität und Letalität stört weiter die ungenügend geübte Meldepflicht. Begnügt man sich mit der Betrachtung der Sterblichkeit nach verschiedenen Stadtgegenden, so macht zwar manches Jahrbuch einer Großstadt für die akuten Infektionen des Kindesalters Angaben; ihre Verwertung muß aber die verschiedene Altersbesetzung und den weiteren Umstand berücksichtigen, daß in ärmeren Bezirken die Übersterblichkeit an *allen* Krankheiten eine größere ist. Die rohen Zahlen der unzerlegten Gesamtsterblichkeit lehren, daß bei Scharlach und Diphtherie keine Unterschiede der Sterblichkeit der Kinder von 0—15 Jahren bestehen, wohl aber für Masern und Keuchhusten; REICHE stellt für die 4 Kinderkrankheiten Krankheitsmeldungen und Letalität in der ganzen Stadt, ferner in einem Stadtteil I mit guten Einkommensverhältnissen und einem Stadtteil II mit ungünstigen gegenüber und kommt zu der folgenden hier gekürzten Tabelle:

Tabelle 1. *Tödlichkeit der Kinderseuchen.*

	Stadt Erkrankungen auf 10 000 Lebende	Letalität	Stadtteil I Erkrankungen auf 10 000 Lebende	Letalität	Stadtteil II Erkrankungen auf 10 000 Lebende	Letalität
Scharlach . .	31	6,3	29	2,5	25	11
Masern . . .	46	3,4	63	0,5	24	6,4
Diphtherie .	24	9,4	21	2,5	21	12,6
Keuchhusten	15	13,5	17	4,2	15	14,9

Bei den Krankheitsmeldungen sind die Zahlen nicht recht beweisend; die Unterschiede der Letalität sind ganz ungewöhnlich hoch; die Zahl der Krankheitsmeldungen an Masern in dem offenbar kinderreicheren Bezirk II beträgt noch nicht die Hälfte der Zahl in Bezirk I; Reiche schließt daraus mit Recht, wie wenig es hier erlaubt ist, mit Letalitätsdaten allein zu operieren. Ganz anders und eindeutiger fallen die von Reiche übernommenen Zahlen für die Cholera 1892 aus dem wiederholt zitierten Werk über Hamburgs Gesundheitsverhältnisse aus.

Tabelle 2. *Erkrankungen an Cholera nach der Wirtschaftslage.*

	Auf je 1000 Steuerzahler kamen an Cholera	
	Erkrankte	Gestorbene
800 — 1 000 M.	114	62
1 000 — 2 000 M.	100	55
2 000 — 3 500 M.	47	27
3 500 — 5 000 M.	40	22
5 000 —10 000 M.	31	16
10 000 —25 000 M.	18	10
25 000 —50 000 M.	17	11
über 50 000 M.	6	5

Auch die *Lebensversicherungsmedizin* gibt aus ihren Zahlen kein schlüssiges Bild. Die folgende Zusammenstellung ist der sehr bekannten Statistik von Florschütz aus dem Material der Gothaer Lebensversicherung, deren Werte sich auf den Durchschnitt = 100 beziehen, gekürzt entnommen:

Tabelle 3. *Sterblichkeit der Versicherten.*

	Versicherungssummen		
	bis 3000 M.	3000—6000 M.	über 6000 M.
Gesamtsterblichkeit	104,8	97,6	98,6
Typhus	109,3	102,4	81,6
Cholera	113,7	98,4	83,9
Pocken	158,2	68,1	83,9
Übrige Infektionskrankheiten . . .	87,1	99,4	118,8
Akute Lungenkrankheiten	122,2	92,8	84,2
Lungenschwindsucht	131,8	95,2	65,6

Die „übrigen Infektionskrankheiten" sind ein vieldeutiger Sammelbegriff; an diesem Material meist älterer Personen spielen die akuten Infektionen eine Zufallsrolle; jedenfalls sind die Unterschiede erheblich geringer als bei der Lungenschwindsucht. Aber auch ohne einwandfreies statistisches Material können wir ohne weiteres den ungünstigeren Verlauf akuter Infektionen unter schlechteren wirtschaftlichen und kulturellen Einflüssen annehmen. Die Übertragungsgefahr ist größer, ärztliche Behandlung und Pflege setzt später und ungenügender ein, Krankheiten, die den ungünstigen Verlauf befördern, wie Rachitis und Pneumonie bei Masern, Tuberkulose bei Keuchhusten und Diphtherie, sind häufiger. In den Jahren der Kriegswinter 1916/17 und später in denen der Blockade wie

des Währungsverfalles verliefen viele Krankheiten bei der Kohlen- und Wohnungsnot tödlicher, andere traten dagegen auffällig zurück, gleich als ob in einem
Abschnitt, in dem die schlechten und guten (Überernährung, Wohnkultur) Einwirkungen der *Kultur* ausschieden, die Einwirkungen der *Natur* wieder charakteristischer hervorgetreten wären.

Aber schon im Anfange wurde scharf betont, daß gerade bei den akuten
Infektionskrankheiten die *umgekehrten* Beziehungen, der Einfluß der Krankheit
und des Krankheitstodes auf die wirtschaftliche Lage der einzelnen und die
wirtschaftliche Belastung der Gesellschaft, im Vordergrund des Interesses stehen.
Sie sind schon bei den chronischen Infektionen, wie namentlich der Tuberkulose
deutlich, und der Entwurf zum deutschen Gesetz zur Bekämpfung der Geschlechtskrankheiten stieß auf die ernstesten Bedenken gerade wegen der enormen Kosten,
die der Krankenhauszwang bei ungenügender Behandlung den Gemeinden auferlegt hätte. Die Arbeiten von WEINBERG über die Kinder der Tuberkulösen
und über das Schicksal der Witwen der Tuberkulösen betonen scharf, daß beide
Gruppen durch den Tod des Ernährers nicht nur einer höheren Ansteckungsgefahr ausgesetzt sind, sondern auch wirtschaftlich in tiefere Schichten sinken,
und dadurch unter ungünstigere gesundheitliche Verhältnisse geraten, die sich
z. B. bei den Kindern der Tuberkulösen durch eine nicht spezifische Übersterblichkeit bis zum 20. Lebensjahre erkennen läßt. Noch mehr trifft dies für den *akuten
Seuchentod* zu. Man bedenke, daß in Hamburg 1892 gegen 3% der Einwohner
in wenigen Wochen an Cholera erkrankten und davon die Hälfte, nämlich
8616 Einwohner, starben, daß von diesen 8616 im Alter von 25—50 Jahren
3525 gleich 40% starben, eine etwas größere Zahl, als ihrer Beteiligung von 37%
an der Gesamtbevölkerung entsprach; wie eine Tabelle in dem Werk über Hamburgs Gesundheitsverhältnisse beweist, hatten von den 1892 selbständigen Gestorbenen 15% ein Einkommen unter 800 M., 31% ein solches von 800—1000
und 42% ein Einkommen von 1000—2000 M., also 88% eine Einnahme unter
2000 M. Angaben über die Kosten aus öffentlichen Mitteln zur Erhaltung und
Erziehung der Waisen liegen nicht vor; aber diese Kosten müssen lange dauernd
und ungewöhnlich hoch geworden sein, und das Fehlen von Mitteln wird die
Höherentwicklung vieler Jugendlichen verhindert und gar manchen der Verwahrlosung zugeführt haben.

Es liegen seit PETTENKOFER, der 1887 als Vorkämpfer für eine Gesundheits-
wirtschaft die Ersparnisse der Gesellschaft an Krankenhauskosten bei Herabsetzung der Krankenhaushäufigkeit und Krankheitsdauer durch vorbeugende
Maßnahmen schätzte, zahlreiche Versuche einer ähnlichen Teilberechnung für
akute und chronische Infektionen vor. Ein Gesamtergebnis haben sie nicht;
sie bilden die Unterlage nur für Schätzungen. Am wirklichsten sind sie für den
Unterleibstyphus. LENTZ mit seinen großen Erfahrungen gerade bei dieser
Krankheit schätzt die besonderen Kosten eines Typhusfalles auf etwa 300 Goldmark; JÖRNS kam an Hand tatsächlicher Berechnungen bei einer Typhusepidemie
in einem Dorf bei Nordhausen zu einer ähnlichen, nur wenig niedrigeren Zahl.
Im Jahre 1921 brach im Waldenburger Bergrevier eine Typhusseuche durch
eine Nachlässigkeit bei der Wasserversorgung aus. Es traten 639 Erkrankungen
mit 62 Todesfällen ein; den Kranken gingen 27 000 Arbeitstage und der
Bevölkerung 8000 nicht geförderte Tonnen Kohle verloren. W. GOTTSTEIN
schilderte die Alfelder Typhusepidemie des Jahres 1923/24; es wurden nur 33%
der im Kreise und 48% der in der Stadt Erkrankten einer Anstaltsbehandlung
in einem improvisierten Krankenhause zugeführt; bei fast 8% Erkrankungen
der Einwohner bedeutete das allein die Kosten von über 16 000 Krankenhaus-
tagen unter einer Bevölkerung von nur 12 000 Menschen.

Einen weiteren allgemeinen Gesichtspunkt hat A. Gottstein herangezogen. Er berechnete an dem nach Altersklassen gut eingeteilten Berliner Material nach einem bei den Lebensversicherungsgesellschaften gebräuchlichen Verfahren die Zahl der Lebensjahre, die durch den Tod an den einzelnen Krankheitsgruppen verlorengehen, in Prozent der durchschnittlichen Lebensdauer auf die Gesamtsterblichkeit aller Altersklassen und Krankheitsgruppen. Dabei erreichten die akuten Infektionskrankheiten nur 41% der Erwartung gegen 86% der Tuberkulose. Das ist nicht wunderbar, da die akuten Infektionskrankheiten des Kindesalters viel mehr Lebensjahre austilgen als die in einem viel späteren Lebensalter als Todesursache einsetzende Tuberkulose, die allerdings durch ihre Häufigkeit eine Hauptursache für die Herabsetzung der mittleren Lebensdauer bildet. Wenn man in Beachtung der Tatsache von der Bedeutung des gesunden Lebens als wertvollsten Besitzes nur die verlorenen Lebensjahre einsetzt, auch ohne Rücksicht auf ihren Geldwert durch Aufwand für Erziehung und späteren Erwerb, so folgt daraus die bedeutungsvolle Rolle der akuten Infektionen als Ursachen eines frühzeitigen Todes, zumal da sie mit 8,9% an der Gesamtsterblichkeit beteiligt waren.

Durch eine kürzlich erschienene Untersuchung hat K. Freudenberg diese Fragestellung erweitert, indem er die *wirtschaftliche* Bedeutung der einzelnen Todesursachen zu erfassen suchte. Er bemühte sich, den *Geldwert* des Verlustes an Jahren durch frühzeitigen *Tod* zu ermitteln, während er mangels statistischen Materials auf die Berechnung des Verlustes an Arbeitsmöglichkeiten verzichten mußte. Er rechnet hierbei summarisch die vorliegenden Versuche der Berechnung des wirtschaftlichen Wertes eines Menschenlebens zusammen und stellt eine Tabelle für diesen Wert in den verschiedenen Lebensaltern auf. Bei der Vervielfältigung dieses Wertes mit dem der Zahlen für die Absterbeordnung nach Krankheitsgruppen zufolge der Methode von Boeckh kommt er zu bestimmten Folgerungen. Er errechnet die Einbußen der akuten ansteckenden Kinderkrankheiten in absoluten Zahlen für Deutschland auf 286 Millionen Mark gegen 2332 Millionen bei Tuberkulose und 10 600 Millionen insgesamt, d. h. 2,7% der Gesamtmenge gegen 22% bei Tuberkulose und 5,3% bei Pneumonien. Diese Berechnungsmethode wendet er rückwirkend auf die Pocken an und schließt, daß die Ersparnis an Menschenleben für eine Generation von 1000 Knaben und Mädchen je mit 2,65 und 2,23 Millionen, im ganzen seit 1876 auf 3 Milliarden Mark infolge des Impfschutzes beträgt, dem eine Jahresausgabe des Staates für Impfungen in Höhe von wenig über 100 000 M. gegenübersteht.

Derartige Berechnungen haben heute nur erst noch Schätzungswerte, und es mag jedem überlassen bleiben, welches Moment er in den Vordergrund stellen will, verlorene Lebensjahre oder Schätzungen verlorener wirtschaftlicher Werte.

Die Verluste an Geld durch eine Krankheit, die in voller Genesung endet, sind nicht bekannt, aber bei den akuten Infektionen verhältnismäßig geringfügig infolge der kurzen Dauer, der Wiedergewinnung voller Gesundheit und der voll wiedererlangten Erwerbsfähigkeit bei der Mehrzahl der betreffenden Krankheiten.

Das aber trifft für zwei Gruppen und ihre Komplikationen *nicht* zu, nämlich erstens für die Erkrankungen der Sinnesorgane, von Auge und Ohr nach Masern, Scharlach und Diphtherie und für die Erblindungen und Ertaubungen nach der Genickstarre und die Lähmungen und Verkrüppelungen nach spinaler Kinderlähmung. Für die Fälle mehr oder weniger starker Schwerhörigkeit oder jahrelanger Ohreneiterung oder für die Fälle von Sehensbehinderung durch mehr oder weniger zentrale Hornhautflecke fehlt es an einer brauchbaren zahlenmäßigen Unterlage; im Handbuch der deutschen Schulgesundheitspflege von Selter wird eine Trennung der Augenkrankheiten von Brechungsstörungen nicht durchgeführt; in höheren Schulen fand DRIGALSKI 2,1%, in Volksschulen 1,8% mit schlecht geheilten oder ungeheilten Erkrankungen an Otitis media; wieviel davon auf Rechnung des Kleinkindesalters kommt, ist nicht angegeben. Bei der deutschen Heeresaushebung waren Blindheit in 0,6%, andere Augenkrankheiten ohne Brechungsfehler in 0,47%, Ohrenkrankheiten in 1,5% Ursache der Zurückstellung. Nach einem Berliner schulärztlichen Bericht für 1918/1919 wurden 29 727 Lernanfänger schulärztlich untersucht, davon wegen Augenleiden 30 zurückgestellt, wegen Ohrenleiden 21, in Überwachung wurden wegen Augenleiden 4004, wegen Ohrenleiden 2287 genommen; für die Schwerhörigenschule kamen 18 Kinder in Betracht. Wichtiger sind die folgenden Angaben: Von 100 Erblindungen in Deutschland waren durch Blennorrhöe 15%, durch Kinderinfektion 9,4% hervorgerufen; auf 100 000 Einwohner kamen 5,2 Erblindete, davon erblindeten 1,4 im Alter von 5—10 Jahren, 0,8 in dem von 0—5 Jahren. Die Zahl der Taubstummen im Jahre 1900 betrug 8,7 auf 100 000 Einwohner; davon traten 1,7 im Alter von 0—5 Jahren, 6,2 (!) im Alter von 5—10 Jahren ein. Sie war angeboren in 10%, durch Hirnhautentzündung hervorgerufen in 7%, außerdem durch Genickstarre in 9%, durch Scharlach in 15,7%, durch Masern in 6,1%. Wenn man berücksichtigt, daß oft genug Vernachlässigung durch Not, Unverstand, Beanspruchung der Mutter infolge von Berufsarbeit zu jenen Komplikationen führt, und daß weiter ihr Eintritt und ihre Fortdauer die Betroffenen in Schul- und Berufsausbildung hemmen, bei Blindheit und Taubheit sogar zu Hilfsbedürftigen machen, so wird man diesen Zusammenhang zwischen akuten Infektionen und wirtschaftlichen Mißständen stärker bewerten müssen, als dies bisher geschieht, und man wird hier namentlich durch die gesundheitliche Kleinkinderfürsorge einzugreifen haben. Noch wichtiger fast ist der Einfluß der akuten Infektionen, besonders aber der Gruppe der Genickstarre und Kinderlähmung auf die *Verkrüppelung*. Nach der bekannten von BISALSKI 1906 veranstalteten Krüppelzählung betrug in Deutschland die Zahl der jugendlichen Krüppel 75 183, davon 14 865 im vorschulpflichtigen, 60 318 im schulpflichtigen Alter. Kinderlähmung war die Ursache in 11 165 Fällen, davon waren heimbedürftig 10 101, d. h. ein viel größerer Prozentsatz als bei der Gesamtzahl, wo er etwa 56—60% beträgt. Da für diese Krankheit eine Meldepflicht erst seit kurzem besteht, so läßt sich das Verhältnis der Verkrüppelten zur Zahl der genesenden Erkrankten schwer feststellen, weil sich die Beobachtungen an einer Epidemie, wie z. B. der von WERNSTEDT geschilderten, nicht ohne weiteres verallgemeinern lassen; seine Zahlen sind später angegeben. Bekannt ist, daß die spinale Kinderlähmung an sich keine Beziehungen zur wirtschaftlichen Lage hat, sondern sporadisch oder als Epidemie alle Kreise der Gesellschaft beteiligt. Auch hier ist die fürchterliche Wirkung der Krankheit der Ausschluß der Verkrüppelten aus der normalen Entwicklung mit ihren vielseitigen und schließlich auch wirtschaftlichen Folgen.

Die Wundinfektionskrankheiten vom Charakter der *Phlegmonen* gehören nach der anfangs gegebenen Begriffsbestimmung *nicht* zu den hier unmittelbar zu erörternden Krankheiten. Ihre ungemein große Verbreitung im Zusammenhange mit beruflicher Tätigkeit und ihre häufigen und schweren Folgen durch Steifwerden von Sehnen an Finger und Hand, durch Verlust von Endgliedern rechtfertigen ihre Heraushebung unter soziologischen Gesichtspunkten. Der Betroffene und die Gesellschaft wird für lange Zeit oder dauernd durch sie schwer geschädigt.

8. Spezielle Soziologie und Epidemiologie der akuten Infektionskrankheiten.
Masern.

Die folgende Tabelle soll erstens ein Bild von der Änderung der Masernsterblichkeit in Deutschland im Laufe der letzten Jahrzehnte und zweitens einen Vergleich ihrer Höhe

zu der anderer Krankheiten und ihrer zeitlich verschiedenen Schwankungen ermöglichen.
Dadurch wird das Material für diese anderen Infektionen schon vorweggenommen und es
wird bei ihrer Darstellung auf diese Tabelle zurückzugreifen sein. Da die absoluten Zahlen
und die auf die dezimale Einheit berechneten Relativzahlen in jedem Quellenwerk wiedergegeben sind, habe ich die für den vorliegenden Fall lehrreichere Indexberechnung angewendet.

Tabelle 4. *In den deutschen Orten über 15 000 Einwohner starben auf 100 000 Lebende bei
der Berechnung auf den Index der Gesamtsterblichkeit des Jahres 1877 an:*

	Allen Krankheiten	Tuberkulose	Masern	Scharlach	Diphtherie	Unterleibs-typhus
1877	2699 = 100	372,1 = 100	30 = 100	61,3 = 100	103,6 = 100	45,8 = 100
1880	100,4	92,9	116,6	92,2	89,9	94,5
1885	92,5	94,1	170,3	53,0	118,8	55,0
1890	86,5	80,2	105,0	33,2	97,0	35,2
1895	82,4	66,9	66,6	27,7	74,3	28,3
1900	81,9	60,3	76,7	39,1	37,3	24,1
1901	73,5	56,9	100,0	40,6	37,3	24,1
1902	72,1	55,4	83,3	37,5	30,9	15,3
1903	73,8	55,6	90,0	41,4	31,8	15,2
1904	72,4	54,5	70,0	35,9	30,9	15,2
1905	73,4	54,9	53,3	26,1	27,9	13,1
1906	67,4	50,2	73,4	26,1	23,2	13,0
1907	66,8	49,2	60,0	29,3	22,2	10,9
1908	66,9	47,8	56,7	27,8	23,2	10,7
1909	63,6	45,2	53,4	29,3	24,1	8,7
1910	60,0	49,2	60,0	17,9	22,3	8,6
1911	64,1	43,7	43,3	17,9	24,1	10,8
1912	57,6	43,0	46,7	14,7	20,3	6,5
1913	55,5	38,4	56,6	14,6	17,4	6,4
1914	70,6	38,3	33,4	17,9	20,3	19,8
1915	79,5	39,7	60,0	34,2	33,9	32,8
1916	71,4	43,6	36,7	17,8	30,9	8,6
1917	75,4	52,7	26,7	8,1	29,9	17,2
1918	91,4	61,6	33,4	6,5	27,0	17,2
1919	57,6	56,9	13,3	6,5	16,4	13,1
1920	55,9	41,5	16,7	4,9	12,6	13,8
1921	51,5	36,8	23,4	3,3	9,7	8,7

Die Tabelle zeigt im geschilderten Zeitabschnitt den enormen Rückgang
in der Gesamtsterblichkeit, für die Tuberkulose und die genannten wichtigen
vier akuten Infektionen; dieser Rückgang ist für die akuten Infektionen ein
erheblich steilerer als für die gesamte und die Tuberkulosesterblichkeit. Er ist
am steilsten für den Typhus und für Scharlach, relativ geringer für Diphtherie,
und am geringsten für die Masern; die letzteren zeigen auch im einzelnen größere
Unterbrechungen der Absenkungskurve infolge kürzerer Wellenberge, die natürlich
bei der Zusammenfassung eines ganzen Landes nicht so scharf hervortreten wie
in einer Großstadt, weil die Einzelepidemien in verschiedene Jahre fallen. Die
enorme Abnahme gerade in den letzten Jahren bei den akuten Infektionen des
Kindesalters kommt zum Teil auf Rechnung der Geburtenabnahme und ist
zu einem Teil, da die Relativzahlen auf die Gesamtbevölkerung bezogen sind,
rein rechnerisch.

Daß diese Abnahme in den einzelnen Ländern zu verschiedenen Zeiten einsetzt, zeigen die Kurven für Diphtherie und Scharlach in England, Belgien und

Preußen, während die folgende Tabelle nach PRINZING das ungleiche Verhalten der einzelnen Länder im gleichen Zeitabschnitt erweist.

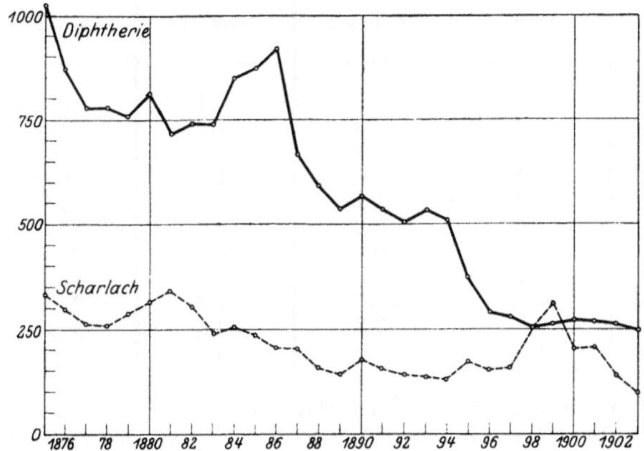

Abb. 3. Sterblichkeit an Diphtherie und Scharlach in Belgien 1875—1903 auf 100000 Lebende [1]).

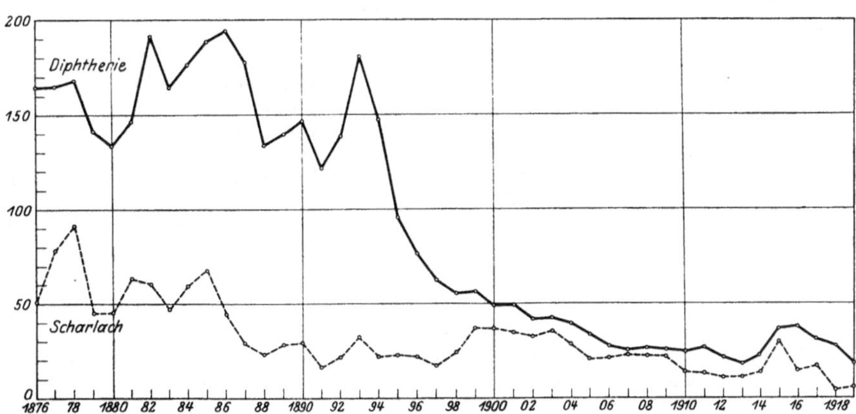

Abb. 4. Sterblichkeit an Diphtherie und Scharlach in Preußen 1876—1919 auf 100000 Lebende.

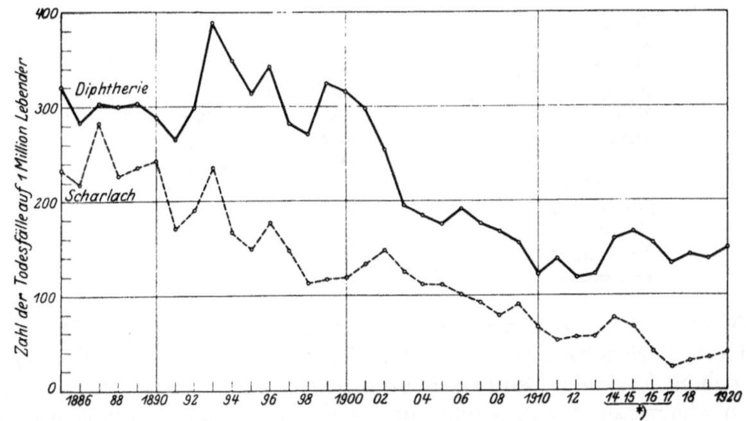

Abb. 5. Sterblichkeit an Diphtherie und Scharlach in England 1885—1920 auf 100000 Lebende.

[1]) Die Maßstäbe der drei Kurven sind aus Rücksicht auf den Raum ungleich.

Tabelle 5. *Auf 10 000 Kinder bis zu 15 Jahren kamen in den Jahren 1896—1905 Sterbe-fälle an*

	Masern	Scharlach	Diphtherie	Keuchhusten	Typhus (auf 10 000 Einwohner)
England	11,4	4,0	8,1	10,1	1,7
Schottland	11,1	3,9	4,6	14,8	1,8
Irland	5,6	2,2	5,2	8,5	1,9
Deutschland . . .	6,8	6,0	11,6	9,9	1,3
Schweiz	5,3	1,1	7,9	6,0	1,0
Westösterreich . .	7,6	6,0	12,4	5,0	2,6
Galizien	15,9	30,9	28,1	31,1	—
Ungarn	9,5	15,6	14,5	12,0	3,6
Rußland	30,6	36,7	17,8	23,3	8,7
Serbien	—	17,3	37,0	50,8	—
Italien	6,7	2,3	5,5	6,2	5,1

Wie groß die Unterschiede gleichzeitig in demselben Lande je nach dem Kulturzustand der Bevölkerung sein können, beweist die folgende Tabelle für Preußen 1892/93 und 1913.

Tabelle 6. *Maserntodesfälle.*

	1892—1893			1913
Ostpreußen	4,9	Reg.-Bez. Allenstein	4,46
Westpreußen	4,2	,, Marienwerder	3,07
Berlin	2,0	,, Berlin	0,85
Posen	5,5	,, Bromberg	5,02
Holstein	1,6	,, Oppeln	3,82
Hannover	1,6	,, Hannover	1,28
Rheinprovinz	2,5	,, Hildesheim	0,97
		,, Schleswig	0,77
		,, Wiesbaden	1,12
		,, Düsseldorf	1,57
		,, Köln	1,92
		,, Koblenz	0,93

Tabelle 7. *Die Maserntodesfälle verteilten sich auf die einzelnen Monate in Berlin 1907—1909 und in Hamburg, auf 1200 Todesfälle berechnet:*

	Berlin	Hamburg (Durchschnitt 1872—1900)
Januar	155	80,4
Februar	107	82,8
März	108	68,4
April	77	79,2
Mai	95	137,0
Juni	143	209,8
Juli	161	154,8
August	74	82,8
September	47	52,8
Oktober	48	60,0
November	51	90,0
Dezember	135	102,0

Die Tabelle ist ein Beitrag zur viel umstrittenen Frage des *Einflusses der Schule* auf die Verbreitung der Masern. Berlin zeigt die dem Schulbeginn um wenige Wochen folgende Doppelerhebung, Hamburg weist nur eine für den Osterbeginn charakteristische Steigerung auf. Vielleicht interferieren bei den Todesfällen, die ja gerade die vorschulpflichtigen Kinder treffen, Jahreszeit (Pneumonien) und Schulbeginn. Bei Betrachtung größerer Landabschnitte ergeben sich, da die Höhepunkte der einzelnen Seuchenausbrüche zeitlich verschieden auftreten, oft erhebliche Differenzen, während andere durch Interferenz schwächer werden.

Die folgende Tabelle aus der Arbeit von HUSLER über Mortalität und Morbidität im Kindesalter aus der 3. Auflage des Handbuchs der Kinderheilkunde von SCHLOSSMANN-PFAUNDLER, die die Verteilung der *Erkrankungen* der hauptsächlichsten akuten Infektionen auf die einzelnen Monate bringt und ihren Vergleich gestattet, ist von mir auf den übersichtlicheren Durchschnitt von 1200, statt wie dort von 1000 umgerechnet:

Tabelle 8. *Verteilung der Erkrankungen der hauptsächlichsten akuten Infektionen auf die einzelnen Monate.*

	Masern	Scharlach	Diphtherie	Keuchhusten	Typhus
Januar	112,9	102	103,2	124,8	57,6
Februar	152,8	111,6	103,4	87,6	50,4
März	226,9	94,8	135,6	95,6	72,0
April	228,4	120	92,4	104,4	105,6
Mai	187,5	112,8	96,0	144,0	102
Juni	67,6	100,8	82,8	162,8	121,2
Juli	14,7	100,6	66,0	127,2	158,4
August	6,3	55,2	57,6	70,8	99,6 (?)
September	3,8	60,0	90,0	78,0	151,2
Oktober	12,3	114	112,8	48,0	145,2
November	52,8	118,8	134,4	67,2	121,2
Dezember	133,0	110,4	124,8	81,6	64,8

Eine typische Masernkurve erhält man erst, wenn man nicht nach *Monaten,* sondern nach *Vierteljahren* gliedert. Für London ergeben sich z. B. nachstehende Werte in absoluten Zahlen (s. Tab. 9).

Je kleiner die Stadt, desto tiefer werden die Wellentäler und desto größer die Zwischenräume der Wellenberge. So gibt z. B. die graphische Darstellung der absoluten Masernsterblichkeit für Nürnberg das folgende Bild (s. Abb. 6). Faßt man für die Londoner Tabelle je 3 Jahre zusammen, so erhält man für 1885—1887 und für 1888—1890 die Zahlen 7900 und 7980, also bei Berücksichtigung der Bevölkerungszunahme absolut gleiche Werte.

Tabelle 9. *Verteilung auf Vierteljahre.*

	1.Viertel-jahr	2.Viertel-jahr	3.Viertel-jahr	4.Viertel-jahr
1885	490	*1186*	611	641
1886	507	537	390	644
1887	859	*1227*	480	328
1888	238	241	428	*1488*
1889	*1106*	667	218	323
1890	338	982	917	*1034*

Diese typische Kurve eines außerordentlich hohen Wellenberges von der Dauer von 3—5 Monaten mit ebenso steilem Absinken und einer Pause von 2 bis 3 Jahren wird aus den Eigenschaften der Masern verständlich. Einmal eingeschleppt, zuerst in den Kreis der

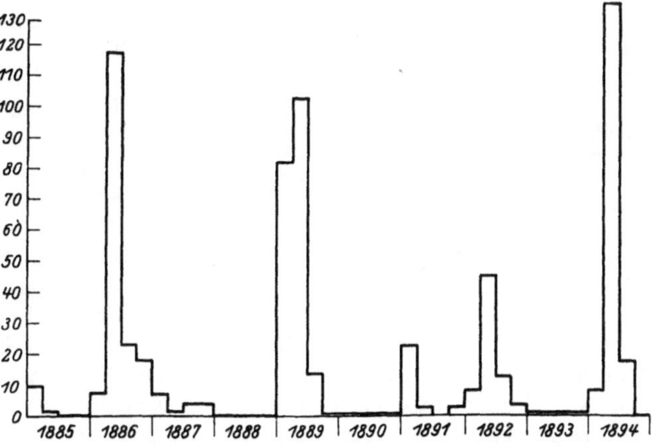

Abb. 6. Sterblichkeit an Masern in Nürnberg (viertelj. absolute Zahlen).

Schulpflichtigen, von denen erfahrungsgemäß etwa 40% bei Eintritt in die Schule noch nicht durchmasert sind, ergreifen sie von diesen aus die sämtlichen noch nicht durchmaserten jüngeren Altersklassen von 0—6 Jahren in verhältnismäßig sehr kurzer Zeit, um nach Erschöpfung des erkrankungsfähigen Materials ebenso plötzlich zu erlöschen. Dann braucht es eines längeren Zeitpunktes bis zum Heranwachsen einer neuen empfänglichen Generation. Ich habe diesen Typus der Seuchenverbreitung, der den longitudinalen Schallwellen gleicht, als Verdichtungstypus bezeichnet. Innerhalb des kurzen Zeitraumes also wird die gesamte empfängliche Jugend fast zu 100% durchmasert. Das gesellschaftlich überaus Wichtige ist hierbei die außerordentlich viel größere Hinfälligkeit der jüngsten Altersklassen, die aus den folgenden zwei Tabellen hervorgeht.

Die Sterblichkeit auf 10 000 Lebende jeder Altersklasse betrug in Hamburg im Durchschnitt der Jahre 1872—1900:

0—1 Jahr . . . 30,0   5—15 Jahre . . . 0,9   25—50 Jahre . . . 0,02
1—5 Jahre . . . 22,4   15—25 ,,   . . . 0,02

Die Gesamtsterblichkeit in diesem Zeitraum lag unter 5 auf 10 000; nach einer früheren Tabelle betrug sie damals in Deutschland für Kinder unter 15 Jahren 6,8.

Die zweite Tabelle von Ewald gibt für eine in Frankfurt a. M. genau verfolgte Masernepidemie folgende Werte:

Auf 10 000 Lebende der entsprechenden Altersklassen kamen an Masern:

Tabelle 10. *Masernsterblichkeit nach Altersklassen.*

	Erkrankungen	Todesfälle in Proz.
0— 1 Jahr	180	45
1— 5 Jahre	637	25
6—15 ,,	253	1,4
16—20 ,,	1,0	0,0
21—30 ,,	3,3	0,1 (1 zufälliger Todesfall auf 75 000 Lebende und 25 Erkrankte)
über 30 ,,	0,7	0,0

Solche Ergebnisse erklären die hohe Sterblichkeit der Masern, die Forderung von Maßnahmen zur Verhütung der Ansteckung der jüngsten Altersklassen und die Betonung der Wichtigkeit eines Schutzverfahrens, wie ein solches durch die Methode von Degkwitz gegeben ist, namentlich für Säuglingsheime, Krippen, Kinderkrankenhäuser usw.

Die Masern sind in vielen Gegenden eine Krankheit, die zu behandeln und wegen der einen Arzt zuzuziehen der Bevölkerung nicht einmal notwendig erscheint. Daher spielen sie auch im Vergleich zu Scharlach und Diphtherie als *Krankenhauskrankheit* eine geringere Rolle, und wenn eine größere Anzahl der Anstalt überwiesen wird, so sind es natürlich die schwereren Fälle. Nur in großen Städten mit eigenen Kinderkrankenhäusern ist die Hospitalisierung etwas höher. So ergibt eine Durchschnittsberechnung von 6 Vorkriegsjahren für Berlin, daß die den Anstalten überwiesenen Masernkranken eine Sterblichkeit von 15,6% hatten, daß aber 49% der Todesfälle an Masern aus ganz Berlin im Krankenhaus eintraten. Für Preußen 1913 zeigt Tabelle 11 im Vergleich zu Scharlach und gar zu Diphtherie den Unterschied.

Tabelle 11. *Krankenhaussterblichkeit in Berlin.*

	Anteil der Krankenhauszugänge	Krankenhaussterblichkeit
Masern . . .	3,64%	9,6%
Scharlach . .	12,11%	7,5%
Diphtherie. .	15,69%	13 %

Von der Gesamtsterblichkeit ereigneten sich in ganz Preußen im Krankenhause:

$$\begin{array}{ll} \text{Masern} & 7\% \\ \text{Scharlach} & 30\% \\ \text{Diphtherie} & 40\% \end{array}$$

Bei Scharlach also und noch mehr bei Diphtherie bestimmt charakteristisch die Gefährlichkeit die Krankenhausaufnahme. Da bei ihnen die Zahl der Erkrankungen gemeldet wird, so ergibt sich, daß von den Erkrankten in ganz Preußen 1913

Tabelle 12. *Krankenhaussterblichkeit in Preußen.*

	dem Krankenhaus überwiesen wurden	von allen Erkrankt-gemeldeten starben	von den Krankenhaus-insassen starben
Scharlach	24,6%	6,4%	7,5%
Diphtherie	29,4%	7,3%	13,0%

In den Großstädten sind die Zahlen für die Hospitalisierung namentlich der Diphtherie erheblich höher.

Daher werden gerade bei den Masern auch *soziale* Gründe für die Krankenhausüberweisung maßgebend. So konnte ich in meiner Charlottenburger Tätigkeit feststellen, daß bei Herrschen von Masernepidemien die Anstaltsüberweisungen bald niedrig blieben, bald bis zur Überbelegung der Abteilungen anstiegen, je nachdem die Beschäftigung der Frauen in den der Anstalt nahen großen industriellen Werken gering war oder durch die Konjunktur anstieg.

Die Masern mit ihrer Empfänglichkeit der Kinder von fast 100%, ihrer langdauernden Immunität nach Überstehen der Krankheit, ihrer an sich beim normalen älteren Kind minimalen Sterblichkeit, die erst durch vermeidbare Frühverlegung in die ersten Lebensjahre und ferner durch Mitwirkung schon bestehender anderer Erkrankungen gesteigert wird, eignen sich wie keine andere endemische akute Seuche zur Untersuchung der Probleme des Entstehens und Vergehens ansteckender akuter Erkrankungen und für die Erforschung der Probleme der Symbiose zwischen der Gattung Mensch und dem, wenn auch heute noch unbekannten Krankheitserreger sowie zu Folgerungen über den Mechanismus der allmählichen Anpassung. Dagegen ist die Lehre von den Masern eben wegen der allgemeinen Empfänglichkeit und des Überwiegens biologischer Komplikationen beim verschiedenen Ablauf wenig ergiebig für das Studium der gegenseitigen Beziehungen zwischen Infektionskrankheiten und wirtschaftlichen Vorgängen.

Scharlach.

Die Masern sind nur durch die stete Gelegenheit der Ansteckung im Kindesalter bei allgemeiner Empfänglichkeit und bei ihrer hohen durch Überstehen erworbenen Immunität zur Kinderkrankheit geworden. Sie sind an sich bei gesunden älteren Kindern meist eine harmlose Erkrankung und verlieren diese Harmlosigkeit erst durch Beteiligung jüngster Jahrgänge und Mitwirkung konstitutioneller Einflüsse außerhalb des Bereichs des spezifischen Kontagiums, also durch paratypische Einwirkung; lediglich ihre enorme Symbiose mit den Menschen, die mehr als 95% im Kindesalter erkranken läßt, und der gesellschaftliche Mangel des Schutzes der ersten Lebensjahre machen sie zu einer Erkrankung von vermeidbar hoher Gesamtsterblichkeit. Ganz anders verhält sich der Scharlach. Die genotypische Empfänglichkeit ist viel geringer; dadurch erscheint sie als eine Seuche, mit der sich die Gattung Mensch im Laufe der Jahrtausende noch nicht vollkommen durch Ausscheidung der besonders hinfälligen Varianten auseinandergesetzt hat. Die Sterblichkeit der Erkrankten, an sich gegenwärtig nicht besonders hoch, schwankte nachweislich in hohem Grade im Laufe der Jahrhunderte; die Eigenschaft einer ausnahmsweise großen Hinfälligkeit ist eine reine individuelle

Zufallsvariante und ist nicht nur nicht mit anderen, dem Aufstieg hinderlichen Minusvarianten gekoppelt; vielmehr werden umgekehrt verhältnismäßig häufig anscheinend besonders gute kindliche Konstitutionen die Opfer des Scharlachs; nach Czerny soll diese Erscheinung sich individuell erklären und oft genug durch überdurchschnittlich reichliche Ernährung, namentlich mit eiweißreicher Kost, begünstigt sein. Für die Unterschiede der Empfänglichkeit spielen soziale Mißstände nicht mit; der Ausgang der Erkrankungen in Tod wird zwar weniger stark als bei Masern durch sie beeinflußt; aber sie machen sich immerhin doch so stark geltend, daß bei großen Zahlen jene in früheren Tabellen hervorgehobenen starken Unterschiede je nach der Höhe der Kultur hervortreten. Aus den später erwähnten Arbeiten von Kisskalt über die Sterbeverhältnisse an Scharlach im 18. und 19. Jahrhundert geht hervor, daß in diesem Zeitabschnitt zeitweise kurze außerordentliche mörderische Scharlachepidemien herrschten; eine solche Erhöhung bestand in Deutschland auch gerade

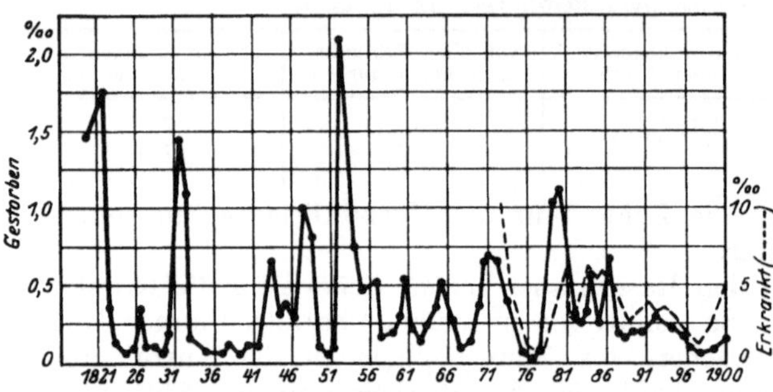

Abb. 7. Säkularkurve der Scharlachsterblichkeit in Hamburg.

um das Jahr 1877, das in der Tabelle als Ausgangspunkt der Indexberechnung genommen werden mußte, weil es das Anfangsjahr der deutschen amtlichen Sterbestatistik des Reiches ist. Sehr auffällig ist der überaus hohe Stand der englischen Sterblichkeitsstatistik aus derselben Zeit, wie er aus der Kurve der Scharlach- und Diphtheriesterblichkeit hervorgeht, um so mehr, als die Kurve für Diphtherie gleichzeitig beträchtlich niedriger ist. Die absolute Zahl der Todesopfer wird 1863, 1864 und 1870 mit je etwa 30000 angegeben, liegt 1880 um 17000, 1890 um 7000 und betrug später alljährlich 3500—4000. Von 1860—1870 wurden dagegen die Diphtherietodesfälle nur etwa mit 2500—6000 verzeichnet, während deren Zahl um 1900 etwa 9000 betrug. Noch wichtiger ist aber die von Kisskalt hervorgehobene und auch anderweit bestätigte Tatsache, daß in diesen Zeiten stärker verbreiteter Scharlachepidemien auch die Sterblichkeit der Erkrankten eine höhere war als sonst; der Befund als solcher ist vieldeutig.

Weniger von falschen Krankheitsbuchungen beeinflußt als die Sterblichkeitsstatistik ganzer Länder ist diejenige großer Städte. Deshalb gibt die große Hamburger säkulare Kurve ein gutes Bild von den säkularen Wellenschwankungen des Scharlachs im 19. Jahrhundert (Abb. 7).

Es starben an Scharlach:

Tabelle 13. *Scharlachsterblichkeit nach Altersklassen.*

Hamburg 1872—1900 auf 10 000 Lebende		Preußen		Kiel (Kisskalt)	
0— 1 Jahr	4,9	0— 1 Jahr	2,93	0— 1 Jahr	1,9
1— 5 Jahre	18,7	1— 2 Jahre	5,15	1— 2 Jahre	5,1
5—15 ,, ...	6,1	2— 3 ,, ...	5,81	2— 3 ,, ...	9,8
15—25 ,, ...	0,4	3— 5 ,, ...	4,81	3— 4 ,, ...	12,2
25—30 ,, ...	0,2	5—10 ,, ...	2,65	4— 5 ,, ...	12,1
		10—15 ,, ...	0,88	6—10 ,, ...	8,1
				11—15 ,, ...	3,2

Über die *Letalität* der Altersklassen gibt wenigstens für Berliner Krankenhausinsassen eine Zusammenstellung Auskunft, die FECHER in seiner Berliner Dissertation 1918 mitteilt. Danach betrug die Sterblichkeit im ersten Lebensjahr 22,4%, im zweiten 15,3%, im dritten 13,3%, im vierten bis achten um 9%, um dann schnell zu sinken. Da bei Scharlach die Komplikationen oder Nachkrankheiten ungemein wichtig sind, interessiert deren Zahl; der Anteil der Nierenentzündungen wird ziemlich übereinstimmend mit etwa 10% angegeben; die Zahl der Ohrenentzündungen schwankt zwischen 10 und 20%. Die 18%, die HEIBERG an Krankenhausfällen beobachtete, verteilen sich mit 11,7% auf das Alter von 0—5 Jahren, 4,2% auf das von 6—10, 0,4 und 0,2% auf die Alter von 11—15 und 16—30; bei den Kleinkindern war mehr als die Hälfte, bei den älteren etwa ein Drittel beiderseitig. Die Nierenentzündungen beteiligten die Alter ziemlich gleichmäßig.

Die soziologische Bedeutung des Scharlachs liegt in der Zahl der Opfer an kräftigen Kinderleben und in der Gehörschädigung vieler Genesener. Wenn die obige Deutung des

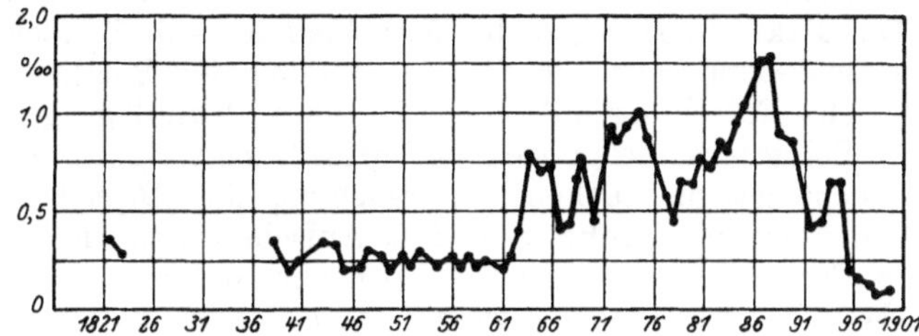

Abb. 8. Säkularkurve der Diphtheriesterblichkeit in Hamburg.

Scharlachs als einer Krankheit noch nicht beendeter Anpassung zutrifft, so bekräftigt sie die Warnung von KISSKALT vor optimistischen Anschauungen angesichts des augenblicklichen Tiefstandes der Scharlachmorbidität. „Wie in früheren Jahren diese Krankheit gelegentlich mit unerhörter Heftigkeit hereingebrochen ist, so kann sie auch in Zukunft wieder sich in gleicher Weise ausbreiten" (l. c.). In der augenblicklichen Ruhepause entgeht eine größere Zahl hochempfänglicher Kinder der Auslese; die Zahl der hinfälligen Varianten im Wechsel der Generationen steigt also und bereitet einen günstigen Boden für spätere Seuchenausbrüche vor.

Diphtherie.

Die beim Scharlach festgehaltene Deutung einer schon im Kindesalter sich auswirkenden Seuche, an die das Menschengeschlecht infolge ganz sekundärer, mit Auslese nicht verbundener Eigenschaften nicht voll angepaßt ist, gilt in noch höherem Grade für die Diphtherie, eine endemische Seuche, die wegen ihrer sehr hohen Sterblichkeit unter außerordentlich qualvollen Krankheitserscheinungen besonders eingehend epidemiologisch durchforscht ist und in den letzten Jahrzehnten durch die Verknüpfung mit der Entdeckung eines spezifischen Heilmittels und zuletzt durch vorbeugende Immunisierungsmaßnahmen noch weiter interessant geworden ist.

Auch die Geschichte der Diphtherie, die sich wegen der eigenartigen Erscheinungen genau verfolgen läßt, ist eingehend untersucht und sehr häufig dargestellt worden. Abgesehen von den charakteristischen jahreszeitlichen Schwankungen und den sekundären kleineren Erhebungen und Senkungen in der Folge etwa eines oder zweier Jahrzehnte interessiert hier der fast einzig dastehende säkulare Seuchenzug. Nach jahrzehntelangem Herrschen mit dem Charakteristicum eines oder mehrerer Seuchengipfel von enormer Höhe, die die Krankheit zum vorherrschenden Würgengel ihrer Zeit machte, konnte sie durch viele Jahrzehnte so vollkommen zurücktreten, daß sie aus dem Gesichtskreise der Ärzte und sogar aus der Literatur und dem Wissen fast vollkommen verschwand, und daß bei ihrem neuen Auftreten in kleinsten Anfängen sie als eine neue der lebenden Ärztegeneration unbekannte Krankheit imponierte, um schon nach wenigen Jahren fürchterlich um sich zu greifen. Ein sehr kennzeichnendes Bild gibt wieder die oft nachgezeichnete Hamburger säkulare Kurve (Kurve 8), deren weitere Fortsetzung steten Absinkens für Deutschland sich aus der Tabelle S. IV ergibt. Für Berlin bringt Seligmann eine Darstellung unter Berechnung auf die Zahl der Kinder unter 15 Jahren, die daher ebenfalls wiedergegeben ist (S. 467). Auch hier wie bei Scharlach nimmt zugleich mit der Häufigkeit wahrscheinlich auch die Schwere der Erkrankungen ab. Mit der Einbuße des ernsten Charakters der Seuche ändern sich in merkwürdiger Form auch die Anschauungen über die Bedeutung der Kontagion für ihre Ausbreitung. „Die Bakteriologie hat die *Krankheit* ihres hüllenden Schleiers entkleidet, sie hat insbesondere durch die Entdeckung der Bacillenträger auch die epidemiologische Forschung auf eine ganz neue Grundlage gestellt, aber vor dem *Gang der Volksseuche* steht sie fast ratlos", sagt Seligmann in seiner vorzüglichen „Seuchengeschichtlichen Untersuchung der Diphtherie in Berlin", in der er auch Beispiele anführt von dem Aufsehen, das die „neue" Krankheit 1862 bei den Berliner Ärzten erregte. Noch vor 30 Jahren galt derjenige als ein tadelnswerter Ketzer, der es wagte, nicht etwa die unerläßliche Mitwirkung des spezifischen Kontagiums zu bestreiten, sondern an Hand epidemiologischer Beobachtungen im Wechselwert der Größen von Kontagium und Empfänglichkeit die letztere bei der Diphtherie als erheblich geringer gegenüber Scharlach und gar gegenüber Masern hinzustellen. Und 1923 erklärt Siegert: „Kontagiös im allgemeinen Sinne ist die Diphtherie nicht. Die übertriebene Furcht vor ihrer Ansteckungsgefahr ist durch erziehliche Aufklärung zu bekämpfen. Das Problem der Epidemie ist durch die Erkenntnis des Erregers in keiner Weise gelöst. Die Anschauungen der Kontagiosität bedürfen der durchgreifendsten Änderungen auf Grund der bestehenden Tatsachen." Die viel zu optimistische Ansicht von Siegert ist heute nur erträglich bei dem augenblicklichen Tiefstand der Morbidität, nicht aber in Zeiten größerer Verbreitung eines hochvirulenten Kontagiums. Beträgt die Wahrscheinlichkeit, auf ein eindringendes Kontagium mit ernsten Krankheitserscheinungen zu reagieren, selbst nur 15—20%, so muß eine verzehnfachte Ausstreuung dieses Kontagiums den niedrigen Kontagionindex sofort überkompensieren.

Wegen der relativ geringeren Empfänglichkeit tritt eine Eigenschaft schärfer als bei dem Scharlach hervor, wo sie zwar auch beobachtet wurde, aber weniger deutlich ist, die familiäre Disposition gewisser Geschlechter über Generationen, für die zuerst Gottstein (l. c.) und bald darauf Eigenbrodt Beispiele brachten. Diese gesteigerte Hinfälligkeit ist übrigens nicht spezifisch, sondern kann sich auch dadurch kennzeichnen, daß dieselben Familien unter der Jugend eine Übersterblichkeit an den akuten Infektionen des Kindesalters, einschließlich Diphtherie und Scharlach, in höheren Lebensaltern eine Übersterblichkeit an Lungentuberkulose zeigen (alternierende Disposition, Gottstein).

Da das spezifische Kontagium der Diphtherie bekannt ist, wird die Tatsache der geringeren Empfänglichkeit durch den bakteriologischen Nachweis gesund bleibender Keimträger gestützt. Zu dieser Gruppe tritt als zweite die der nach überstandener Krankheit noch als Bacillenträger nachgewiesenen Kinder hinzu. Kompliziert wird die Frage durch die Erscheinung, daß sowohl bei anderen Krankheiten, wie bei Coryza der Säuglinge, wie in anderen Geweben als dem Lieblingssitz der Seuche, so in der Conjunctiva-Vulva, im Sekret von Otitis media, besonders bei Hautwunden Diphtheriebacillen, oft mit den Erscheinungen einer spezifischen, auch der spezifischen Behandlung erfolgreich zugänglichen Erkrankung, zuweilen ohne solche gefunden werden. Nach dem Kriege wurde die Verunreinigung von Hautwunden mit Diphtheriekeimen häufiger gefunden; die spezifische Deutung hat nicht durchweg Zustimmung gefunden. Die Erscheinung des Vorkommens von Diphtheriebacillen ganz ohne Krankheitserscheinungen ist ebenfalls Gegenstand langer Erörterungen gewesen; die Mehrzahl der Beobachter neigt auch hier einem Zusammenhang mit vorausgegangenen Erkrankungen mit Ausnahme des Säuglingsschnupfens zu. Angaben über den Prozentsatz des Vorkommens finden sich in den Handbüchern der Kinderheilkunde und haben geringeres Interesse für Epidemiologie und Soziologie. Eine Ausnahme macht nur die Frage der Übertragung der Krankheit durch die Schulen. Schulepidemien als solche, nicht als Ausdruck gehäufter Erkrankungen von Schulkindern, sind selten, aber dann sehr hartnäckig und ernst. Das Mittel des Klassen- oder Schulschlusses war wenig wirksam. In den letzten Jahren hat sich an vielen Orten das Verfahren bewährt, die genesenen Kinder und die Insassen der betroffenen Klasse auf das Vorhandensein von Keimen zu untersuchen und zum Unterricht erst nach erfolgtem Nachweis der Keimfreiheit zuzulassen. Genesene verlieren sehr rasch, in der Mehrzahl nach wenigen Wochen, ihre Keime, nur einige Prozent behalten sie länger als 8 Wochen, dann aber meist viele Monate. Genauere Angaben macht folgende von EWALD aus Heeresmaterial entnommene Tabelle, die aber mit anderen Tabellen sich deckt.

Tabelle 14. Keimverlust in Tagen.

	Primäre Keimträger	Sekundäre Keimträger
In den ersten 4 Tagen	53%	45%
„ „ „ 10 „	68%	55%
„ „ „ 20 „	84%	85%

CONRADI hat versucht, nur die zweite Gruppe als Überträger, die erste als epidemiologisch harmlos hinzustellen, eine Ansicht, für die manche Beobachtung spricht.

Gegen das Verfahren der Absonderung von Keimträgern hat sich gelegentlich Widerspruch erhoben, möglicherweise kommt ein Teil des Erfolges auf Rechnung des geringen Grades der Verbreitung; das von SCHICK eingeführte Verfahren, das namentlich in Amerika in größtem Umfang erprobt wurde, scheint berufen zu sein, als Ersatz einzutreten.

Das Rätsel der säkularen Periodizität mit fast epidemiefreien Intervallen für Jahrzehnte ist in seiner Deutung strittig. GOTTSCHLICH und KISSKALT glauben es auf wechselnde Virulenz der Erreger zurückführen zu sollen, GOTTSTEIN auf den allmählichen Wechsel hochempfänglicher Generationen mit mittlerer oder ganz geringer Empfänglichkeit; im Laufe der Jahrzehnte fehlender Ausmerzung sei dann ein neues Geschlecht mit einer größeren Zahl hinfälliger Varianten vorhanden, und das Spiel beginnt von neuem; da die Auslese mit Schwankungen sich vollzieht, kommt es zu den Wellenbewegungen zweiter Ordnung während des Herrschens der Epidemie.

Die verschiedene Beteiligung der Altersklassen an der Mortalität, mehr noch ihre eigenartigen Änderungen im Laufe der Jahrzehnte ergeben sich aus der folgenden Tabelle für Bayern, während für alle Altersklassen Morbidität, Mortalität und Letalität aus den Hamburger und Berliner Tabellen sich ergibt.

Tabelle 15.

Diphtheriesterblichkeit in Bayern nach Altersklassen.

Auf 10 000 Lebende der betreffenden Altersklassen starben:

Jahr	0—1 Jahr	2—5 Jahre	6—10 Jahre	11—20 Jahre
1875	101,9	47,7	13,0	1,8
1876	97,1	51,6	13,3	1,3
1877	87,2	54,9	16,3	1,2
1878	84,3	63,2	21,0	1,8
1879	78,3	64,9	19,4	1,4
1880	74,5	71,6	23,6	1,8
1881	77,6	82,8	24,9	2,2
1882	69,6	74,7	24,1	2,0
1883	61,6	62,5	20,1	1,7
1884	60,0	75,3	23,4	1,9
1885	60,7	72,7	21,7	1,9
1886	49,6	74,3	19,9	1,7
1887	52,1	77,9	17,5	1,7
1888	22,2	50,5	14,6	1,6
1889	27,5	67,7	20,4	1,8
1890	29,6	67,1	20,4	2,1
1891	29,6	66,4	21,5	2,1
1892	26,1	58,1	17,8	2,0
1893	27,9	66,8	21,5	2,4
1894	24,9	58,3	16,9	2,6

Tabelle 16.

Auf 100 000 Lebende kamen in Berlin:

Jahr	Mortalität	Morbidität	Letalität	Jahr	Mortalität	Morbidität	Letalität
1885	704,3	151,5	21,5	1896	298,5	33,0	11,1
1886	577,8	123,8	21,4	1897	248,7	31,1	12,5
1887	461,6	99,1	21,5	1898	285,0	36,8	12,9
1888	323,3	74,7	23,1	1899	252,9	35,5	14,0
1889	331,9	84,0	25,3	1900	222,4	29,8	13,4
1890	323,8	100,4[1])	31,0[1])	1901	197,4	27,1	13,7
1891	242,0	67,0[1])	28,7[1])	1902	106,8	12,2	11,5
1892	272,9	86,8[1])	31,8[1])	1903	129,0	14,5	11,2
1893	304,4	100,3[1])	32,9[1])	1904	124,2	18,2	14,7
1894	364,1	86,4	23,7	1905	115,7	15,4	13,3
1895	408,4	59,5	14,4				

Tabelle 17.

Auf 10 000 Lebende kamen in Hamburg:

Jahr	Mortalität	Letalität	Jahr	Mortalität	Letalität	Jahr	Mortalität	Letalität
1872	8,7	16,0	1882	6,5	13,1	1892	4,2	15,9
1873	9,8	18,1	1883	7,7	13,7	1893	6,5	15,2
1874	9,8	19,6	1884	9,5	15,8	1894	6,6	15,1
1875	8,8	18,0	1885	10,8	16,1	1895	2,2	8,6
1876	6,5	17,2	1886	12,2	17,2	1896	1,5	8,4
1877	4,9	13,1	1887	12,3	16,7	1897	1,6	8,3
1878	6,5	14,9	1888	9,3	16,9	1898	1,5	8,9
1879	6,4	12,4	1889	8,7	15,7	1899	1,5	8,3
1880	7,4	14,4	1890	6,4	16,3	1900	1,6	9,3
1881	6,8	12,6	1891	4,0	14,6			

Für Mortalität, Morbidität und Letalität in Berlin nach Altersklassen gibt Seligmann die folgende Tabelle auf 10 000 Lebende:

---

[1]) Nachweislich ungenügende Ausübung der Meldepflicht.

Tabelle 18. *Diphtheriesterblichkeit nach Altersklassen.*

	1885—1894 Mortalität	1905—1914 Mortalität		1885—1894 Morbidität	1885—1894 Letalität	1905—1919 Morbidität	1905—1919 Letalität
0— 1 Jahr	23,2	14,3	0— 1 Jahr	17,15	84,7	33,54	42,7
1— 2 Jahre	83,0	26,9	1— 5 Jahre	150,25	48,4	107,42	67,6
2— 3 ,,	77,2	18,6	5—10 ,,	120,47	22,9	111,96	9,4
3— 4 ,,	69,3	20,1	10—15 ,,	38,89	10,9	42,30	6,2
4— 5 ,,	61,1	15,6	15—30 ,,	10,74	3,5	8,28	3,7
5—10 ,,	27,5	10,5	darüber	3,17	—	1,90	—
10—15 ,,	4,3	2,5					
15—30 ,,	0,38	0,32					
darüber	0,15	0,12					

Die Letalitätsstatistik zeigt wieder wie bei den anderen akuten Infektionen des Kindesalters die außerordentlich viel größere Hinfälligkeit des Kindesalters und den Höhepunkt bei den jüngsten Altersklassen. Wenn man aber Berlin mit anderen Städten, wie Hamburg usw., vergleicht, ergeben sich ganz außerordentlich starke Unterschiede selbst im gleichen Zeitraum. Die Letalitätshöhe hängt von der Höhe der Krankheitsmeldungen ab, sie steigt rechnerisch bei ungenügender Meldung und sinkt, wenn sie sorgfältiger geübt wird oder der Bereich der Krankheitsdiagnose sich erweitert. An sich würde daraus nichts folgern, als daß man die Letalitätszahlen nicht buchstäblich werten darf, sondern angesichts der enormen Fehlergröße nur summarisch, auch gegenüber der Änderung des Krankheitscharakters. Kompliziert sich das wie bei der Diphtherie durch Einführung und allmähliche Durchführung eines neuen Heilverfahrens, so wäre die Warnung am Platze, nicht zu weitgehende Schlüsse lediglich auf der Unterlage einer von groben Fehlern nicht freien Statistik zu ziehen.

Aber man kann der Frage doch weiter zwei soziologische Gesichtspunkte abgewinnen. In den folgenden Tabellen habe ich für Hamburg und Berlin für je 5 Jahre die 3 Zahlenreihen auf den Index berechnet und bei Hamburg die Zahlen für Scharlach zugefügt.

Tabelle 19. *Hamburg (l. c.). Diphtheriesterblichkeit.*

	Scharlach Mortalität	Scharlach Morbidität	Scharlach Letalität	Diphtherie Mortalität	Diphtherie Morbidität	Diphtherie Letalität
1871—1875	100	100	100	100	100	100
1876—1889	147,2	112,6	301,4	85,4	85,8	89,4
1881—1885	106,1	89,3	140,2	116,7	116,7	79,6
1886—1890	89,4	63,2	114,9	131,5	112,5	92,5
1891—1895	57,2	57,0	115,4	63,3	64,5	77,6
1896—1900	27,7	36,1	59,1	20,8	33,7	48,3

In Hamburg verlaufen die Absenkungen im großen ganzen für Scharlach, die Krankheit ohne spezifische Behandlung, und für Diphtherie, die Krankheit mit einer solchen, annähernd parallel. Die Meldepflicht wird in der üblichen Weise geübt, etwas unzulänglich, aber im beobachteten Zeitraum verläuft sie bei Diphtherie gleichgerichtet mit der

Tabelle 20. *Berlin, Diphtherie (nach* SELIGMANN*).*

	Mortalität	Morbidität	Letalität
1882—1885	100	100	100
1886—1890	64	56,4	152,6
1891—1895	52	44,4	151,6
1896—1900	23	36,4	74,5
1901—1905	11,8	18,6	74,7
1906—1910	19,2	34,8	64,4
1911—1915	20,7	53,0	51,3

Mortalität, bei Scharlach bleibt sie stärker zurück. In allen 3 Fällen ist die Mortalität auf ein Fünftel bis ein Viertel gesunken, die Tödlichkeit auf 60% bei Scharlach, auf 50% bei Diphtherie. Bei der Krankheit mit spezifischer

Therapie und bei der ohne eine solche ist also der Faktor der Abnahme der Erkrankungsziffer doppelt so wirksam geworden als der der Abnahme der Tödlichkeit der Erkrankungen. Die epidemiologischen Faktoren für das Absinken der Seuche waren demnach viel entscheidender als die therapeutischen.

Der zweite Gesichtspunkt ist der folgende: In Berlin ist von 1886—1895 die Abnahme der Erkrankungsziffern stärker als die der Sterblichkeitsziffern; von 1906—1915 tritt das gerade entgegengesetzte Verhältnis sehr schroff ein. Dementsprechend verhält sich die Letalität umgekehrt. Vom Zeitraum 1886 bis 1890 steht es tatsächlich fest, daß in ihm die nur polizeilich und nicht gesetzlich festgelegte Anmeldepflicht sehr unzureichend wegen der Folgen der eben eingeführten Zwangsdesinfektion geübt wurde. Der enorme Anstieg der Meldungen seit 1906, der ohne Änderung des therapeutischen Verfahrens den Index der Letalität von 75% auf 50% herabdrückt, ist der Ausdruck des *wachsenden Verständnisses* der Ärzte und Kranken für die leichteren und die Anfangsformen, für die Erweiterung des Begriffs der Krankheit, für die stärkere Wirkung der seither eingeführten bakteriologischen Untersuchungsämter, den Erfolg der Tätigkeit der Schulgesundheitspflege und der Berliner Diphtheriefürsorgeschwestern. Und mit der Frühermittlung ist die Frühbehandlung, die energische Absonderung in Wohnung und Krankenhaus und die Möglichkeit einer wirklich zweckentsprechenden Desinfektion in höherem Maße gegeben.

Die wiederholt erörterte Frage des Einflusses der *sozialen Lage zeigt* auch bei der Diphtherie keine wesentlichen Abweichungen gegenüber den für die anderen Krankheiten gemachten Feststellungen. Seligmann kommt auf Grund eingehender Verwertung der Literatur und eigener Untersuchungen an Berliner Vorgängen zu dem Ergebnis, daß der Einfluß der sozialen Lage auf die Epidemiologie der Diphtherie keine bedeutsame Rolle spielt und sich merkbar nur in der erhöhten Sterblichkeit der ärmeren Erkrankten äußert. Er führt dafür als eines der Beispiele an, daß die Mortalität der ehelich geborenen Kinder 9,8, die der unehelichen 17,22 betrug, also entsprechend den sozial bedingten Unterschieden der Gesamtsterblichkeit. Auch bei der Ausbreitung im Anstieg einer Epidemiewelle auf die einzelnen Stadtteile einer Großstadt zeigen sich keine deutlichen Abhängigkeiten von der wirtschaftlichen Lage.

Außer dem allgemeinen schon erörterten soziologischen Gesichtspunkte ergibt sich aus allen Betrachtungen das Unterstreichen der jetzt allgemein geltenden Überzeugung, daß neben der Verfolgung der frühzeitigen Individualtherapie gerade bei der Diphtherie die Vorbeugung im Vordergrund zu stehen hat, und zwar gleichzeitig die immunisatorische wie diejenige durch die Methoden der Gesundheitsfürsorge, die die bedrohte Umgebung aufspürt, beobachtet und frühzeitig der Behandlung zuführt, und schließlich die allgemeine Belehrung und Erziehung. Aber die Formeln sind nicht annähernd so durchsichtig wie bei den hier typisch unkomplizierten Masern. Die Hauptfrage, deren Klärung man nicht einmal wünschen darf, ist diejenige an die Zukunft, ob nach dem jetzigen Tiefstand in einigen Jahrzehnten eine erneute mörderische Auseinandersetzung mit den inzwischen zahlreicher gewordenen genotypisch durch Vererbung ungeschützten Nachkommen der heute heranwachsenden, weniger ausgelesenen Geschlechter eintreten wird, und wenn dies der Fall, ob und in welchem Umfange dann die fortgeschrittene Kultur und Immunisationstechnik ausreicht, um diese gänzlich kontraselektorische Gefahr zu bannen. Die Fragestellung gilt auch dann, wenn nicht die hier vertretene Theorie der periodisch wechselnden Zahl hinfälliger Varianten, sondern die Gottschlich-Kisskaltsche Auffassung wechselnder Virulenzschwankungen der Krankheitserreger als die zutreffendere sich erweist.

Keuchhusten.

Dem Keuchhusten kommen drei Eigentümlichkeiten zu, die bei den anderen akuten Infektionen sich nicht finden. Während der Säugling, namentlich bei natürlicher Ernährung, in den ersten Lebensmonaten sehr selten an Masern erkrankt und die Scharlacherkrankung des Säuglings in den ersten Lebenswochen bis Monaten so selten ist, daß gelegentlich ihr Vorkommen zu Unrecht bestritten wurde, kann eine Keuchhustenansteckung schon in den ersten Lebenstagen eintreten. Die zweite bisher viel erörterte, aber aus der internationalen Statistik durchweg bestätigte und lange bekannte Tatsache ist die der größeren Empfänglichkeit und Hinfälligkeit des weiblichen Geschlechts als Ausnahme der sonst umgekehrten Erscheinung; das Zahlenverhältnis wird auf 100:70 meist mit Ausnahme des Typhus nach PELLER angegeben. Drittens ist der Keuchhusten keine ausschließliche Infektion des Kindesalters, Erwachsene werden sehr häufig in der Umgebung keuchhustenkranker Kinder angesteckt, aber das für die Kinder charakteristische klinische Bild ist geändert. Wie es mit der erworbenen Immunität steht, ist strittig; die Ansteckung Erwachsener tritt auch ein, falls sie als Kinder keuchhustenkrank gewesen waren; auch Fälle mehrfacher Erkrankung im Kindesalter sind beschrieben, wenn auch so selten, daß man sie bei der Größe der Exposition wohl als Ausnahmefälle gelten lassen muß. Während aber kaum je ein Erwachsener an Keuchhusten stirbt, ist die Sterblichkeit der Kinder hoch, und durch die Mortalität wird er epidemiologisch zur Kinderkrankheit, wie er klinisch eine solche ist.

Soziologisch tritt daher besonders die hohe Bedeutung des Keuchhustens als Todesursache im Kindesalter hervor (s. Tabelle 4), die bald hinter der Diphtherie kommt und die bei Wellentälern der Diphtherie ihn auch einmal an die Spitze der Kindersterblichkeit von infektiösen Krankheiten stellen kann. Der Keuchhusten tritt in deutlichen epidemischen Wellen namentlich in Großstädten, in denen er nie ganz verlöscht, auf; sie sind aber nicht so typisch wie die Masernwellen. Die Kontagiosität ist durch einfache Beobachtungen klar erweislich; die von der modernen Kinderheilkunde vertretene Mitwirkung der Konstitution mag für die Empfänglichkeit bis zu einem gewissen Grade und sicher überwiegend für das klinische Bild gelten. Die Empfänglichkeit für den Keuchhusten im Kindesalter ist eine wohl allgemeine, daher von wirtschaftlichen Einflüssen nicht beeinflußt; daß sie aber auf den Verlauf und Ausgang in gleichem Umfang wirken, wie dies bei anderen Infektionskrankheiten betont wurde, ist fast selbstverständlich. Die Letalität wird von drei Faktoren bestimmt, am schwersten vom Lebensalter, dann von den Jahreszeiten, insofern als Winterepidemien durch den allgemein ungünstigen Einfluß des Winterklimas der Wohnung, besonders der überfüllten in der Mietskaserne, die Tödlichkeit aller Erkrankungen des Atmungsapparats erheblich steigern, und drittens durch die Nachkrankheiten. Diese können primär und in der Grundkrankheit begründet sein, wie z. B. die immerhin seltenen Hirnblutungen oder sekundär die namentlich im Winter und den ersten Lebensjahren ungemein häufigen und ernsten Bronchopneumonien; bei dem Wechsel der Epidemien besitzen wir keine brauchbare Statistik dieser Komplikationen. Oder es handelt sich um vorausgegangene konstitutionelle Minderwertigkeiten oder ausgebildete Erkrankungen wie Rachitis, latente Tuberkuloseinfektion und einige seltenere Konstitutionsanomalien, die den ungünstigen Ausgang bedingen. Die Mortalität mit ihren großen Schwankungen und ihrer Höhe folgt aus Tabelle 4, eine Morbiditätsstatistik hat angesichts der fehlenden Meldepflicht, der epidemischen Wellen und der als bekannt vorauszusetzenden großen Empfänglichkeit keinen Wert. Letalitätsangaben liegen vor, haben aber natürlich so große Fehlerquellen, daß nur die größten Schwankungen Bedeutung gewinnen.

Zur Ergänzung der Tabelle 4 sei eine Statistik der Sterblichkeit an den 4 wichtigen akuten Kinderinfektionen für Preußen 1901—1912, berechnet auf je 10000 des Alters von 0—15 Jahren, angeführt.

Tabelle 21. *Sterblichkeit an den 4 wichtigen akuten Kinderinfektionen für Preußen 1901—1912.*

	Jahre					
	0—1	1—2	2—3	3—5	5—10	10—15
Diphtherie	8,0	53,7	111,2	157,0	140,1	54,1
Scharlach	3,5	26,6	77,0	123,1	133,0	57,4
Masern	11,7	69,4	66,2	47,1	27,4	6,3
Keuchhusten	32,5	61,2	46,0	28,6	10,6	2,0

Die Hamburger Statistik gibt für Keuchhusten höhere Zahlen; für das Alter von 0—1 Jahr 60 auf 10000, von 1—5 Jahren 20, von 5—15 nur noch 0,5.

Für die Letalität des Keuchhustens gibt Ewald an, daß in Wien von den Erkrankten bis zu 2 Jahren 28%, von den Kindern im Alter von 3—15 Jahren 11% starben, also auch für die letzte Gruppe ungewöhnlich hohe Zahlen. In der Hamburger Statistik wird die Gesamtsterblichkeit für 1872—1896 auf 11,9% angegeben, sie erhob sich aber in manchen Jahren auf 15—17%. Für Kinder über 10 Jahre ist der Keuchhusten selten tödlich, jenseits des 15. Jahres überhaupt nicht mehr.

Als Krankenhauskrankheit würde Keuchhusten an sich keine Rolle spielen, wenn er nicht so häufig in die Kinderstationen eingeschleppt würde und erst dadurch Krankenhausfälle hervorriefe; trotzdem betrug die Zahl der aus Krankenhäusern in Preußen 1913 gemeldeten Fälle wenig über 1‰, in Berlin im selben Jahre 2,8‰. Vergleicht man die Sterblichkeit europäischer Großstädte in den letzten Jahrzehnten, so fällt auf, daß im Gegensatz zu Scharlach Unterschiede zuungunsten des Ostens nicht bestehen, daß Italien und die Seestädte des Kontinents sehr niedrige, England einschließlich seiner Seestädte recht hohe Sterbeziffern hat, aber daß auch Skandinavien und die Niederlande verhältnismäßig hohe Zahlen aufweisen. Verschiedenartige Meldungen der den Tod verursachenden Komplikationen werden hieran beteiligt sein.

Angesichts der hohen Sterbezahlen, namentlich des frühesten Kindesalters, verdient der Keuchhusten größere Beachtung, als ihm vielfach zuteil wird.

Influenza.

Das Kennzeichen der Influenza ist der pandemische Zug der Seuche, der sich mit außerordentlicher Schnelligkeit auf dem Wege des Verkehrs vollzieht, um den überwiegend größten Teil der Bevölkerung an einer kurzen und meist schnell in Genesung endenden Krankheit bei sehr heftigen Allgemeinerscheinungen niederzuwerfen. Von ihnen erliegt nur ein verhältnismäßig sehr geringer Bruchteil; bei dem Umfange der Pandemie aber macht trotz ihrer kurzen Dauer selbst dieser prozentual so geringe Bruchteil Zahlen aus, die die Lebensverluste einer Choleraepidemie trotz ihrer Tödlichkeit von 50% übertreffen, und die in wenigen Wochen mehr betragen können als die Sterblichkeit an Lungenschwindsucht während eines ganzen Jahres. Durch Nachkrankheiten der verschiedensten Organsysteme, vor allem des Atmungsapparates und Nervensystems wie der Gehörorgane, behindert die Influenza bei einem Bruchteil lange die Leistungen infolge durch Wochen schwer behinderter Arbeitsunfähigkeit. Außerdem scheint sie als „erste" Erkrankung anderen Infektionen den Zugang zu eröffnen, insbesondere auch an schwer zugänglichen Organen wie dem Zentralnervensystem, die dann als „zweite" Krankheit trotz ätiologischer, anatomischer und klinischer Verschiedenheiten und auch epidemiologisch vielfach anderweit gekennzeichnet dennoch in einem gewissen ursächlichen Zusammenhang mit der primären Influenza stehen wie z. B. die Formen epidemischer Meningitis und neuerdings der gehäuften epidemischen Erkrankungen der Schlafkrankheit (Encephalitis lethargica oder epidemica) mit ihren so häufigen und so ernsten chronischen Nachkrankheiten und Siechtumsfolgen, die therapeutisch undankbar und wirtschaftlich bedenklich sind.

Die Influenza ergreift alle Altersklassen und Geschlechter, aber nicht in allen Seuchenzügen gleichmäßig; in der schweren Epidemie des Winters 1918 wurden besonders vollkräftige jugendliche, und unter diesen auffallend stark kräftige junge Mädchen und Frauen ergriffen; in anderen Epidemien wurden Kinder oft verschont und Greise besonders beteiligt. Auch die Prognose und der anatomische Charakter der primär eintretenden Organlokalisationen wechseln stark. Nach kurzer Dauer von wenigen Wochen bis Monaten verschwindet die Grippe als Pandemie, zeigt unter dem Einfluß klimatisch ungünstiger ·Einwirkungen, wie der Wintermonate in den nächsten Jahren meist noch einige unregelmäßige mehr oder weniger beträchtliche, aber viel niedrigere Erhebungen als der erste Ausbruch, und tritt dann für mehrere Jahrzehnte in den Hintergrund. Epidemiologisch hat diese Erscheinungsform stets Eindruck gemacht, so daß die Seuchenzüge auf sehr lange Zeiträume zurück genau aufgezeichnet sind. In der neueren Zeit, in der außer den geschichtlich registrierenden Methoden auch rechnerische und bakteriologische Methoden herangezogen wurden, hat man, namentlich in England, versucht, für die Intervalle zahlenmäßige Bestimmungen einzuführen, die bisher nicht allzuviel Überzeugendes haben. Einleuchtender sind die Deutungen des individuellen Haftens der Kontagien bei manchen Individuen, vielleicht auch gelegentlich in kleineren Bevölkerungsschichten, in denen das Kontagium sich in beschränkten Übertragungszyklen und in sehr abgeschwächter Form fortlebend erhalten soll, um regelmäßig in gewissen Zeitabschnitten, sei es durch Mobilwerden des Kontagiums, durch Mutationsformen besonderer Virulenz, durch Aktivwerden unbekannter anderer Einflüsse erneut zur Seuche anzuschwellen. Wie die Hauptwelle lange merkbare Nachläufer hat, so scheint sie auch durch Jahre in Form kleiner atypischer und ungenügend gewürdigter Krankheitshäufungen Vorläufer zu haben. Eine erworbene Immunität kann zur Erklärung der Eigenarten nicht herangezogen werden, denn Wiedererkrankungen im Verlauf weniger Jahre, ja sogar in derselben Epidemie, sind sehr häufig beobachtet worden; so naheliegend der Versuch war, die vorwiegende Beteiligung der kräftigen Jugend 1918 darauf zurückzuführen, daß die älteren Jahresklassen 1889—1893 durchseucht gewesen seien, so ließ sich diese Erklärung nicht recht überzeugend aufrechterhalten.

Die Zahl der Erkrankungen ist wohl annähernd gleich der der Bevölkerung; die Zahl der arbeitsunfähig gewordenen Erkrankten betrug 1918 bei der größten Berliner Krankenkasse an 10% der Versicherten. Die Verteilung der Sterbefälle auf die Lebensalter geht fast stets, aber durchaus nicht immer, parallel mit der allgemeinen Absterbeform nach Altersklassen. Die Zahl der Todesopfer lag 1918 in Deutschland und England über 100 000. Die nebenstehende Tabelle zeigt die Sterblichkeit an Lungenentzündung und Influenza in den Jahren des Herrschens der Hauptepidemie und der Nachepidemien in Deutschland:

Tabelle 22. *Sterblichkeit an Lungenentzündung und Influenza in den Jahren des Herrschens der Hauptepidemie und der Nachepidemien in Deutschland.*

	Lungenentzündung	Influenza
1917	48 838	3 138
1918	68 161	72 721
1919	41 251	18 276
1920	39 028	27 527

In Berlin z. B. stieg im 4. Vierteljahr 1918 die Zahl der Todesfälle an akuter Lungenentzündung, die sonst in diesem Vierteljahr um 600 lag, auf fast 4000.

Die Influenza ergreift außer den Gesunden auch im allgemeinen die an anderen Krankheiten Leidenden im Verhältnis des Vorkommens dieser Krankheiten. Allerdings liegen Angaben des auffälligen Verschontbleibens bei einigen chronisch Erkrankten vor. Aber gerade für die häufigste chronische Infektionskrankheit, die Tuberkulose, trifft das Umgekehrte zu, meist eine starke Beteiligung durch die Grippe und dann bei gleichzeitigem Einwirken einer schweren akuten Schädigung des Atmungsapprates auch eine starke Benachteiligung. Die Folge ist ein verfrühtes und gesteigertes Absterben der Lungenschwindsüchtigen, also Zunahme der Tuberkulosesterblichkeit während des Herrschens der Influenza und Absinken der Tuberkulosesterblichkeitszahlen in den folgenden Jahren.

Bei der allgemeinen Empfänglichkeit und der außerordentlichen Ausdehnung kommt eine Einwirkung wirtschaftlicher Unterschiede auf Verschiedenheiten in der Entstehung nicht in Betracht und für den Verlauf nur die allgemein geltenden Gesichtspunkte. Umgekehrt ist aber eine so allgemeine, so stark mit Nachkrankheiten verbundene und so erheblich die allgemeine Sterblichkeit in kurzem Zeitraum steigernde Krankheit wie der Influenza, die Ursache sehr ernster wirtschaftlicher Einbußen und Opfer, für deren Höhe eine Berechnung in Geldsummen nicht vorliegt. Aber Krankenkassen haben auch im Frieden bei Einbruch einer solchen Epidemie sehr rasch alle ihre Reserven dahinschmelzen sehen, und Gemeinden sind dem Raummangel in ihren Anstalten nicht gewachsen, das Schwesterpersonal bringt zahlreiche Opfer; die Ausgaben für Witwengehalt oder für fällige Lebensversicherungen wachsen auf einmal sprunghaft, und so machen sich im großen und kleinen die wirtschaftlichen Belastungen fühlbar. Auch in den Zahlen der Sterbetafeln bleibt die Influenza jahrelang deutlich merkbar, wenn auch die Bevölkerungszunahme nach kurzer Störung bald wieder ihren Aufwärtsgang antritt.

Kurze Bemerkungen über Pneumonien.

Obgleich die akuten Pneumonien ihrer Ursache nach von zahlreichen Forschern zu den akuten Infektionskrankheiten gerechnet werden, und obgleich die namentlich von Amerika aus lebhaft geförderte spezifische Therapie besonderer Formen diese Auffassung zu stützen scheint, war schon in der Einleitung der Begriff der hier zu behandelnden akuten Infektionen enger gefaßt worden. Dazu kommt, daß für eine epidemiologisch statistische Betrachtungsweise der Umstand erschwerend wirkt, daß Pneumonie in der Todesursachenstatistik ein großer Sammelbegriff ist, aus dem die akuten Pneumonien nur für kurze Zeitabschnitte und in feinerer Materialteilung meist sehr ungenügend herausgehoben sind. Es finden sich darunter auch die sekundären Pneumonien, also häufig genug rein prämortale Erscheinungen. Immerhin müssen vom soziologischen Standpunkt einige Punkte herausgehoben werden. Die Sterbekurve der Pneumonien insgesamt nach Altersklassen verläuft durchaus parallel mit der V-förmigen Sterbekurve für die Gesamtsterblichkeit, sie sind also als Sammelgruppe eine überwiegende Sterbekrankheit des Jugend- und Greisenalters. Auch das Übergewicht der Sterblichkeit im Säuglingsalter trifft auf sie zu. Hier aber zeigen sie eine ausgesprochene Abhängigkeit von der Jahreszeit; seit die Unbilden der Kriegsfolge auch in der Großstadt die ungünstigen Einflüsse der Natur, die durch hygienische Kultur eingedämmt waren, wieder zum Aufstieg brachten, und umgekehrt kühle Sommer und Geburtenabnahme den überwiegend kulturell bedingten Sommergipfel der Säuglingssterblichkeit wie in früheren Jahrhunderten mit luftigeren Wohnverhältnissen und überwiegender natürlicher Ernährung verschwinden lassen. Dadurch haben wir seit einigen Jahren in Deutschlands Großstädten wieder einen Wintergipfel der Kindersterblichkeit, der eine Wintererhebung der Gesamtsterblichkeit bewirkt und der in der Todesursachenstatistik hauptsächlich auf Pneumonietodesfälle zurückführt. Hier spielt in der Tat die größere Gefahr der Übertragung „grippaler" Infektionen von Erwachsenen auf den Respirationsapparat eine Hauptrolle. Da es sich hier um, wenn auch nicht ganz vermeidbare, so doch um erheblich einschränkbare Steigerungen namentlich der Kindersterblichkeit handelt, so muß auch dieses Gebiet mehr als dies der Fall, in das Bereich der allgemeinen Wohlfahrtspflege und der Gesundheitsfürsorge einbezogen werden.

Unterleibstyphus, Ruhr.

Die Tabelle 4 und die Hamburger säkulare Kurve (Abb. 9) erweisen die außerordentlich starke Abnahme des Typhus; sie ist ganz rein und klar erkenntlich durch ein Absinken der *Morbidität* hervorgerufen, denn die Tödlichkeit der Erkrankungen nach Lebensaltern ist annähernd die gleich hohe geblieben wie auf der Höhe der Seuche, ebenso hat sich in der in jedem hygienischen Lehrbuch dargestellten Begünstigung des Spätsommers und Herbstes und in der Bevorzugung der vollkräftigen jugendlichen Erwerbsalter nichts geändert. Auch in der Letalität ist die eigenartige Kurve des Anstiegs mit zunehmendem Alter die gleiche geblieben.

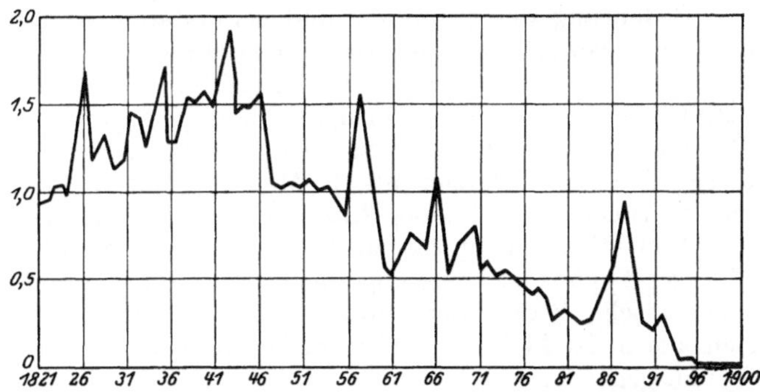

Abb. 9. Säkularkurve der Typhussterblichkeit in Hamburg.

Tabelle 23. *Die Hamburger Tabelle für 1885—1900 lautet:*

	Auf 10 000 Lebende derselben Altersklasse			Auf 10 000 Lebende derselben Altersklasse	
	erkrankten	starben		erkrankten	starben
0— 5 Jahre	1,77	0,11	35—40 Jahre	1,73	0,20
5—10 ,,	3,82	0,18	40—45 ,,	1,11	0,17
10—15 ,,	3,89	0,18	45—50 ,,	0,90	0,14
15—20 ,,	6,46	0,48	50—55 ,,	0,55	0,12
20—25 ,,	5,11	0,47	55—60 ,,	0,57	0,15
25—30 ,,	3,50	0,32	60—65 ,,	0,45	0,14
30—35 ,,	2,21	0,25	65—70 ,,	0,34	0,08

Im Jahre 1913 wurden in Preußen 9443 Erkrankungen mit 1433 Todesfällen gemeldet. Natürlich sind gewisse Landstriche stärker beteiligt, aber immerhin beweisen diese niedrigen Zahlen, daß die soziologische Bedeutung recht gering geworden ist. Auch als Krankenhauskrankheit spielt der Typhus im allgemeinen keine wesentliche Rolle mehr, obgleich die Hospitalisierung bei keiner Infektionskrankheit höhere Werte erreicht hat, in Preußen 1913 an 73% und in Berlin sogar 80%, d. h. 135 von 168 gemeldeten Fällen. Nach Kriegsausbruch trat sehr bald im Inland eine nicht unbeträchtliche Steigerung der Erkrankungen ein.

Tabelle 24. *Erkrankungen in Preußen.*

Jahr	Erkrankungszahl	Sterbezahl	Letalität %
1913	9443	1433	15,2
1917	23294	3250	13,9
1919	19100	2911	15,2
1920	16471	2192	13,3
1921	15975	1929	12,1
1922	10154	1255	12,3
1923	9533	1438	15,9
1924	10528	1303	12,3
1925	9533	1023	10,7

Bei wenigen Krankheiten sind die Bedingungen des Zustandekommens, die Wasserinfektion, Nahrungsmittelverseuchung, Kontaktinfektion und ihre Wechselwirkungen so genau erforscht als beim Typhus. Neuerdings ist das Studium der Bedeutung der primären und sekundären Keimträger, der Bacillenträger und der Dauerausscheider dazu gekommen. Nach den zahlenmäßigen Feststellungen scheiden 4,6% aller Erkrankten länger als 10 Wochen Bacillen aus, hauptsächlich durch den Darm, in einem geringeren Prozentsatz und von einem bestimmten Zeitpunkt an zeitweilig auch durch den Urin; 2,5% bewahren diese Eigenschaft länger als 10 Monate, und die Zahl der Dauerausscheider, meist Frauen im mittleren Alter, die gelegentlich viel Unheil durch Familieninfektion stiften, geht bis zu 1,5%, nach Lentz bis zu 4%.

Der Typhus ist keine allgemein verbreitete Krankheit mehr, der eine größere soziologische Bedeutung zukäme; die Zahl der jetzt auftretenden Fälle setzt sich aus meist kleineren örtlichen Epidemien zusammen, die oft genug in alten Typhusgegenden wieder aufflackern, zuweilen auf schuldbare Fehler der Wasserversorgung und des Nahrungsmittelverkehrs zurückführen, und die, wie im Abschnitt über wirtschaftliche Beziehungen ausgeführt, oft genug ernstere finanzielle Belastungen herbeiführen. Im Kriege und besonders nach ihm stieg die Zahl dieser Epidemien zugleich mit dem Nachlassen der hygienischen Sorgfalt, und veranlaßte die Behörden zu ernsten Mahnungen; einige größere Epidemien waren durch die Unterschiede des Verlaufs je nach der Sorgfalt und Energie bei der Bekämpfung der Ursachen und Absonderung der Erkrankten oder bei deren Unterlassen lehrreich; besonderen Eindruck machte die Typhusepidemie in der Stadt Hannover im Herbst 1926 mit mehr als 2000 Erkrankungen. Immerhin konnten diese rein örtlichen Epidemien trotz ihrer großen Zahl im Rahmen des ganzen Landes die Tatsache nicht beeinflussen, daß jetzt die Erkrankungszahlen wieder auf die niedrigen Werte von 1913 abgesunken sind.

Die Frage der Schutzimpfung, bei den Massenimpfungen im Heere der statistischen Prüfung zugänglich und trotzdem in ihrer Wirkung gelegentlich bestritten, ist bei den kleinen Epidemien im Inland zu einem Urteil heute noch schwer geeignet. Epidemiologisch bemerkenswert ist die Tatsache, daß die Altersverteilung sehr stark von der der anderen akuten Infektionskrankheiten abweicht, von denen die einen in Befallensein und Ausgang die Jugend gefährden, andere dem Alter besonders verhängnisvoll sind. Die Zahl der „stummen" Infektionen scheint beim Kinde und sogar beim Jüngling besonders groß zu sein, aber auch die typische Erkrankung hat einen kürzeren und leichteren Verlauf und eine günstige Prognose; die Letalität der höheren Altersklassen ist natürlich größer als die der Jugendlichen; im Gegensatz dazu werden sie um soviel seltener ergriffen, daß die auf die Zahl der Lebenden berechnete Sterblichkeit niedriger ist als die der Alter von 25—40 Jahren. Im Gegensatz zur Kurve der Gesamtsterblichkeit und der Sterblichkeit an Tuberkulose verläuft die Kurve der Typhussterblichkeit nach Altersklassen bemerkenswert abweichend, wie die Abb. 10 beweist.

Auch die *Ruhr*, eine der verheerendsten Seuchen früherer Zeiten, hat in den letzten Jahrzehnten ihre Bedeutung als eine die Gesellschaft schädigende Volksseuche wesentlich eingebüßt; nur als Heeresseuche hat sie ihre Schrecken beibehalten und hat auch, namentlich im ersten Jahr des Krieges 1914/1915 hohe Opfer gefordert. Die Todesfälle an Ruhr im deutschen Feldheer mit einem wechselnden, aber auch in den ersten 2 Jahren mehrere Millionen betragenden Bestand beliefen sich auf

1914	256
1915	1632
1916	952
1917	3119
1918	1889

Im Kriege 1870/71 betrugen in den wenigen Spätsommerwochen bei einem so außerordentlich viel kleineren Heere die Todesfälle an Ruhr 2380. Dagegen ist bemerkenswert, daß 1914/18 seit 1916 die Todesfälle an Typhus sehr stark abfielen, an Cholera trotz der Vermehrung der gefährlichen Kriegsschauplätze um oder unter 50 lagen, für Ruhr aber in den letzten 2 Jahren stark an-

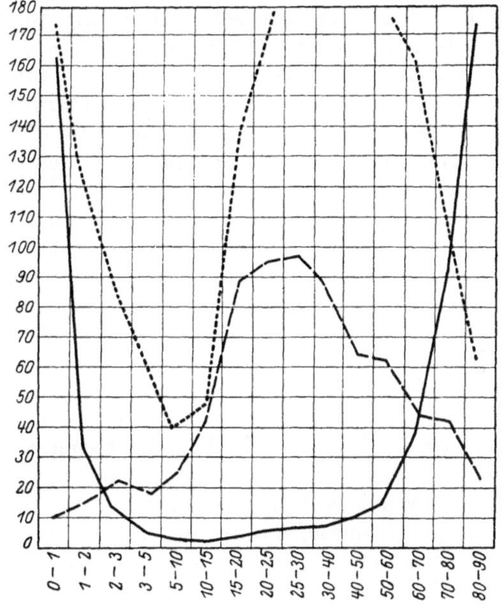

Abb. 10. Sterblichkeit nach Altersklassen in Preußen (1911—1912).

—— Alle Krankheiten, — — — Unterleibstyphus, ·········· Tuberkulose.

stiegen. Von da übertrug sie sich auf die Bevölkerung. In Preußen war die Zahl der Todesfälle noch 1900 an 700 und 1901 an 900, sank dann sehr steil, so daß sie in den letzten Jahren vor dem Kriege um 100 lag (1912: 98, 1913: 121). In den Jahren 1919 und 1920 waren es 3222 und 3737, und zwar ziemlich gleichmäßig je zur Hälfte in Stadt und Land. Diese Sterblichkeit setzte sich aus sehr zahlreichen kleineren Einzelherden zusammen, die in bestimmten Gegenden sich häufen können. Noch mehr als bei Typhus stehen den klinisch ausgesprochenen Fällen zahlreiche Erkrankungen mit geringeren Erscheinungen und ambulantem Verlauf gegenüber, wodurch die Übertragungsgefahr sich steigert. Die Ruhrverbreitung ist an Unsauberkeit und Nachlässigkeit gebunden, bevorzugt demnach die ärmeren Kreise; sie ist verhältnismäßig leicht durch einfache Maßnahmen der Sauberkeit im Nahrungsmittelverkehr und der persönlichen Reinlichkeit zu vermeiden. Nach dem Verlauf der letzten Jahre ist mit einem weiteren Rückgang bis auf den vor dem Kriege erreichten Tiefstand zu rechnen.

Eingeschleppte Seuchen.

Cholera, Fleckfieber, Malaria, Pocken.

Die genannten vier an sich rein epidemiologisch so interessanten und in ihrer Geschichte und ätiologischen und prophylaktischen Aufklärung so wichtigen Seuchen geben vom Gesichtspunkt des Handbuchs nur zu wenigen Bemerkungen

Anlaß. Von der Cholera ist die hohe Letalität, die auffallende Abhängigkeit in Exposition und Sterblichkeit von der wirtschaftlichen Lage und die Rückwirkung auf diese schon behandelt worden. Bei Fleckfieber hat die russische Hungersnot den schon von Kisskalt (l. c.) hervorgehobenen Einfluß der Notwanderungen und Menschenanhäufungen durch Erkrankungszahlen von Millionen von Fällen erhärtet. Merkwürdig ist die Tatsache der größeren Hinfälligkeit der deutschen Soldaten gegenüber der einheimischen polnischen Bevölkerung während des Krieges, sehr bedeutungsvoll die steile Steigerung der Tödlichkeit mit dem Lebensalter bis zu einer fast absoluten Tödlichkeit jenseits des 50. Jahres. Sehr auffällig im Gegensatz zur größeren Hinfälligkeit war das Verhalten der deutschen Bevölkerung unter den Gefahren der Einschleppung nach dem Kriege. Der Grenzschutz war zusammengebrochen, die Diagnose der Erstfälle mußte im Vertrauen auf die Sorgsamkeit der beamteten Ärzte auf die Frühdiagnose bei den Zugereisten gestützt werden. Diese Erwartung versagte trotz der steten Wachsamkeit der Behörden an den Verhältnissen; gar manche Erstfälle wurden zu spät oder gar nicht erkannt; aber trotzdem kam es nur gelegentlich zu kleinen, rasch erlöschenden Herden, oft genug trotz reichlicher Gelegenheit nicht einmal dazu. Tatsächlich war der kulturelle Hochstand auch der Landbevölkerung ausreichend, um der anfangs starken Verlausung selbst ohne behördliche Mitwirkung Herr zu werden und dadurch mittelbar auch der Gefahr der Fleckfieberverbreitung.

Für *Malaria* besteht nach der Abtretung von Pleß an Polen nur noch ein kleiner endemischer Herd in der Gegend von Emden. Daß die zahlreichen Einschleppungen durch rückkehrende malariakranke Heeresteilnehmer nicht zu einem Wiederaufflackern führten, beruht nach dem Urteil von Kennern wie Martini überwiegend auf unseren klimatischen Verhältnissen mit ihren kühleren Sommern. Daß an sich wirtschaftliche Not zu enormer Ausbreitung gerade von Malaria führen kann, beweist die Untersuchung von Kisskalt über indische Hungersnöte sowie die furchtbare Ausdehnung der Malaria in Südrußland seit 1923.

Die außerordentlich umfassende Geschichte der *Pocken*, ihrer Ausbreitung und ihres Erlöschens in Gegenden mit folgerichtig durchgeführtem Zwang zur Impfung und Wiederimpfung, dem Fortbestehen der Seuche in Staaten mit ungenügendem oder sinkendem Impfschutz gibt keinen Anlaß zu ausführlichem Eingehen auf die Bedeutung der Impfung im vorliegenden Zusammenhang. Die niedrige Zahl der Fälle, die noch in Deutschland alljährlich und nur nach Einschleppung auftreten, haben den Pocken ihre Bedeutung genommen. Auch als Ursache von Erblindungen sind sie stark in Wegfall gekommen. Welche Bedeutung sie als Kindermörder in deutschen Städten des 18. Jahrhunderts hatten, geht aus den Arbeiten von Kisskalt erneut hervor. Von besonderem Interesse sind seine Feststellungen über die Alterssterblichkeit an Pocken vor Einführung der Impfung. Danach erkrankten relativ am wenigsten Säuglinge im ersten Lebensmonat, während die Kurve dann rasch anstieg. (In den ersten 4 Wochen 0,35, im ersten Lebensvierteljahr 2,02, im zweiten 3,93, im zweiten Lebenshalbjahr 9,42.) Von 100 Geborenen starben bis zur Erreichung des 10. Lebensjahres 11,4; die Letalität der Erkrankten dürfte zwischen 10 und 15% gelegen haben. Freudenberg (l. c.) hat in seiner Arbeit für Deuschland die Ersparnisse zu errechnen versucht, die der Wegfall der Pocken als Krankheit an Gewinn buchen ließ. Die von ihm errechneten Werte sind auf S. 454 erwähnt.

Epidemische Genickstarre.

Die epidemische Genickstarre hat eine Reihe eigener, sie von den anderen akuten Infektionskrankheiten epidemiologisch unterscheidender Merkmale. Dazu gehört geschichtlich ihre späte Feststellung als Sonderkrankheit, die erst auf das Jahr 1806 zurückgeführt wird; wahrscheinlich aber kam sie schon vorher vor, nur wurde sie wegen der sehr häufig, aber nicht immer und nicht stets in besonders starker Weise sie begleitenden petechienartigen Exantheme und wegen der Hirnerscheinungen vorher zu den „Petechialfiebern" gezählt. Dann ist bemerkenswert, daß sie in sehr langsam sich verbreitenden Seuchenzügen für mehrere Jahre einen Landstrich durchwandert, dann sich mit besonderer Hartnäckigkeit auf gewisse Gegenden beschränkt, um darauf für längere Zeit ganz zu verschwinden oder nur als endemische, sporadische Krankheit vereinzelt sich zu zeigen. Sie ist an die kalten Monate gebunden und fast ausschließlich auf das jugendliche Alter beschränkt, hier wieder zu 75—80% auf das Alter unter 15 Jahren. Ferner ist ihre außerordentlich hohe Tödlichkeit sehr bemerkenswert; in der letzten größeren skandinavischen Epidemie kamen auf rund 10000 Erkrankungen 7000 Todesfälle; von den nach langem Siechtum Genesenden ertaubte, erblindete, verblödete ein sehr großer Bruchteil. Nur etwa 5—10%, in einigen Epidemien etwas mehr, erlangten vollständige Genesung. Sie bevorzugt Anhäufungen von Menschen, Kasernen, Herbergen, Internate. Das Merkwürdigste ist der Mechanismus ihrer Verbreitung. Als ihr Erreger gilt der Meningokokkus Weichselbaum. Beim Herrschen der Epidemie finden sich eine große Menge Keimträger, die den Erreger im Nasenrachenraum beherbergen, entweder ohne zu erkranken oder mit deutlichen Entzündungserscheinungen im Nasenrachenraum; nur ein Bruchteil, der auf 10%, nach einigen sogar nur auf etwa 5% geschätzt wird, erkrankt „sekundär" an der „zweiten" Krankheit, die aber im Gegensatz zu dem Zusammenhang zwischen Influenza und anderen an sie sich anschließenden „zweiten" Krankheiten wie der Encephalitis epidemica das identische Kontagium haben; man muß also annehmen, daß ein kleiner Bruchteil aus ganz bestimmten, vielleicht nicht einheitlichen disponierenden Ursachen, unter denen WESTENHOEFER einige konstitutionelle Gründe direkt bezeichnet, sekundär erkrankt, und daß diese disponierenden Ursachen eine entscheidende Rolle spielen. In der Umgebung typisch Erkrankter fanden sich bis zu 65% der Familienangehörigen als Keimträger. Im Gegensatz zu Typhus erscheint ein antibakterieller Kampf gegen diese Keimträger aussichtslos.

Tabelle 25. *Zahl der Erkrankungen an epidemischer Genickstarre in Preußen.*

1901	121	1905	3764	1909	957
1902	125	1906	2029	1910	332
1903	121	1907	2591	1911	176
1904	118	1908	1284	1912	178

Auch heute ist die Gesamtzahl nicht höher.

Von den 3764 Erkrankten des Jahres 1905 fielen 3317 auf Oberschlesien, von den 2029 des nächsten Jahres 1011 auf Schlesien und 703 auf die Rheinlande und Westfalen. Eine nennenswerte Beeinflussung durch Abwehrmaßnahmen gibt es nicht; wieweit die Absonderung der Keimträger, die Belehrung über Gurgelungen bei verdächtigen Katarrhen wirksam sein kann, unterliegt Zweifeln.

Spinale Kinderlähmung.

Auch diese Krankheit hat, wie die vorige, erst in neuerer Zeit größere Beachtung gefunden und wurde erst seit etwa 1840 eingehender gewürdigt; auch sie zieht in sehr langsamen Seuchenzügen weiter, zeigt meist keine größeren Epidemien, doch gibt es Ausnahmen mehrjähriger, zahlenmäßig außerordentlich starker Verbreitung wie um das erste Jahrzehnt dieses Jahrhunderts in Amerika und Skandinavien; auch sie bevorzugt die Jugend, besonders das Kleinkind, verschont aber auch die ältere Jugend nicht. Sie ist eine „zweite" Krankheit eines unbekannten „invisiblen" Ansteckungsstoffes, der eine außerordentlich große Zahl harmlos im Magendarmkanal und Nasenrachenraum verlaufender, nicht auf das Zentralnervensystem übergreifender Umgebungserkrankungen wahrscheinlich auch Erwachsener gegenüberstehen. Im Gegensatz zu der Genickstarre ist sie überwiegend an die Sommerzeit gebunden, höchstens ein Drittel der Fälle tritt nach Sommerablauf ein. Ihr Schrecken liegt darin, daß sie plötzlich als meist hochfieberhafte Erkrankung die hoffnungsvolle Jugend ergreift und entweder einen größeren Prozentsatz von 30% und mehr in wenigen Tagen tötet oder zu dauernd aus der Berufsentwicklung ausscheidenden oft genug auch psychisch minderwertigen Krüppeln macht. Ihre wenn auch geringe Kontagiosität ist klinisch erwiesen und ihre Ätiologie durch die Möglichkeit der Übertragung auf Affen etwas mehr geklärt; sie tritt ein wenig häufiger als die Genickstarre mehrfach in einer Familie auf; an Menschenansammlungen ist sie weniger gebunden, in Schweden und auch bei ihrem letzten Seuchenzuge in Deutschland bevorzugte sie das Land vor der Stadt. Von den Lähmungen machen Hemiplegien oder Beinlähmungen, und zwar dann zu zwei Drittel beiderseitig, die Hauptformen aus. Nur die leichteren und rudimentären Formen bilden sich allmählich spontan zurück; bei der überwiegenden Zahl der schweren Formen kommt es zur Atrophie, und sie werden und bleiben das Objekt der Krüppelfürsorge. Die eigentlichen Epidemiezüge sind selten und zeigen keine extremen Erhebungen; in Schweden erkrankten in der ersten Epidemie 1905 etwa 1000, in der zweiten von 1911—1913 dagegen 10000 Menschen, meist Kinder; der letzte nunmehr zum Abschluß gekommene Seuchenzug in Deutschland seit 1922 hat bis jetzt die Zahl von etwa 1000 durch freiwillige Meldung bekanntgewordenen Todesfällen feststellen lassen. Aber infolge des dauernden sporadischen Vorkommens erkranken in Deutschland doch alljährlich eine nicht ganz geringe Zahl von Kindern, der alljährlich Todesfälle in Höhe von etwa 20—40% in den letzten Jahren entsprachen (1912 48, 1913 71, 1919 37, 1920 32 Todesfälle). So erklärt sich die ungewöhnlich hohe auf S. 455 erwähnte Zahl der durch diese Krankheit geschaffenen Krüppel.

Encephalitis lethargica oder epidemica.

Der Zusammenhang mit der Influenza ist gelegentlich der Erörterung über diese Krankheit erwähnt worden. Die Krankheit wurde 1919 von Economo als selbständiges Leiden zuerst beschrieben; sicher ist, daß schon vor der Epidemie von 1918 auch anderwärts zugehörige Erkrankungen beobachtet wurden; sehr wahrscheinlich, daß schon in früherer Zeit in mehr oder weniger engem Zusammenhang mit Grippeepidemien gleichartige oder ähnliche Erkrankungen beobachtet wurden. Die Ätiologie schien durch die Entdeckung von Dörr und Schnabel über Zusammenhänge mit dem Herpesvirus dem Verständnis nähergebracht; neuerdings ist es zweifelhaft geworden, ob die Vorgänge annähernd so einfach und eindeutig wie im Tierversuch liegen. Die Zahl der gemeldeten Erkrankungen betrug 1920 in einem besonders starken Epidemiezug unter 1000; die Nachkrankheiten bewiesen, daß diese Zahl viel zu niedrig war; gelegentlich eines neuen Influenzaseuchenzuges in England im ersten Vierteljahr 1924 zeigte sich die Krankheit wieder stärker mit fast 2000 Erkrankungen in wenigen Monaten. Die Tödlichkeit ist groß, an 30% und mehr. Der Schwerpunkt liegt in den chronischen Nachkrankheiten des Zentralnervensystems, die auch bei rudimentären Formen sehr häufig sind, sehr verschiedene Formen einnehmen, die Menge der ausgebildeten Krankheitsfälle in voller Höhe übertreffen und außerordentlich oft zu unheilbarem Siechtum geführt haben. Im Kindesalter waren psychische Störungen besonders häufig, so daß sogar eigene Erziehungsanstalten für die kindlichen Opfer der Encephalitis geplant wurden.

Schluß.

In der Einleitung S. 428 wurde das Problem des *Erlöschens der Seuchen* als das fesselndere und grundsätzlich wichtigere gegenüber demjenigen der Analyse einer bestehenden oder ausbrechenden Seuche auf Grund der als zureichend angenommenen Voraussetzung für ihr Zustandekommen erklärt. Es ist auch praktisch die wichtigste Frage, denn die Gefahr der Seuchen, insbesondere der akuten Infektionen, ist eine allzu schwere, um ihr nicht mit aller Kraft sich entgegensetzen zu müssen. Für die Beantwortung des Problems gilt der Satz, mit dem FRIEDRICH LÖFFLER im Juni 1881 seine Arbeit „Zur Immunitätsfrage" beschloß: „Nicht durch nivellierende Theorien, welche von einem mehr oder weniger einseitigen Beobachtungsmaterial hergeleitet sind, sondern allein durch *sorgfältiges Studium jeder einzelnen Krankheit* kann das über den Infektionskrankheiten noch immer lagernde Dunkel gelichtet werden."

Die Beantwortung der gestellten Frage ergibt sich für die einzelnen Formen meist zwanglos aus der Schilderung ihrer besonderen Erscheinungen und Eigenschaften. Aus ihr geht hervor, daß die Gründe für das plötzliche oder langsame Verschwinden genau so komplexer Natur sind wie diejenigen ihres Entstehens. Darauf haben sich die Abwehrmaßnahmen einzustellen und in der Praxis auch eingestellt. Wenn dennoch einige allgemeine Gesichtspunkte herausgehoben werden sollen, so sind es die folgenden: Man wird für das Erlöschen genau wie für das Entstehen Wellen verschiedener Ordnung gelten lassen müssen. Wenn jahreszeitliche Schwankungen als Wellen erster Ordnung in einer Ursachenkette ineinander eingreifender Faktoren einen Anstieg bewirken, so ist der Rückgang nur der Ausdruck der negativen Phase aus denselben Gründen. Wenn paratypische Vorgänge ganz außergewöhnlich günstige Bedingungen für die Ausdehnung schaffen, wie Kriege, Hungersnöte, aber auch abnorme Hitze- und Kältewellen, so ist es selbstverständlich, daß mit deren Wegfall auch die Seuchenverbreitung jäh absinkt; es ist nicht wunderbar, daß ein Gewitterregen nach langer Trockenheit eine Choleraepidemie absinken läßt. Wie fein die Reaktion ist, selbst bei chronischen Krankheiten, beweist das Absinken der seit 1922 ständig gestiegenen Tuberkulosesterbeziffer in Deutschland von Mitte November 1923 ab, als die Rentenmark die wiederum trostlos gewordene Lage der Volksernährung plötzlich besserte und den Fettgenuß wieder möglich machte. Es handelte sich hier nur um ein Aufhalten des rapiden Hinsterbens fortgeschritten Erkrankter, kam aber schnell und nachhaltig in der Abnahme der Todesziffern zum Ausdruck.

Bei den Wellen zweiter Ordnung innerhalb der lebenden Generation erklärt sich das Absinken außerdem noch durch Erschöpfung des Materials Empfänglicher, sei es, daß in rascher Verdichtungswelle bei hohem Kontagionsindex von den älteren Altersklassen aus die ganze lebende Generation bis zu den jüngsten in wenigen Wochen durchseucht wird wie bei den Masern, sei es daß bei niedrigem Kontagionsindex nur ein Bruchteil auf die Invasion mit der typischen Krankheit in voller Höhe reagiert wie bei Influenza, Genickstarre, Kinderlähmung, obgleich die Gesamtbevölkerung oder größere Kreise unter dem Einfluß des Kontagiums standen.

Grundsätzlich das gleiche liegt bei den säkularen Wellen dritter Ordnung vor, die sich über das Bereich einer Generation hinaus erstrecken und akute Seuchen umfassen, die als solche noch nicht beendeter Anpassung aufzufassen sind wie

Abdominaltyphus oder Diphtherie. Hier sinkt die Seuche ebenfalls nach Austilgung der empfänglichsten Spielarten aus Mangel an Material und flammt ernstlich erst wieder auf, wenn neu heranwachsende Generationen eine größere Zahl hinfälliger Spielarten erstehen lassen. Bei der großen Amplitude dieser Wellen sind außerdem hier Interferenzwellen erster und zweiter Ordnung, die die Hauptbewegung unterbrechen, die Regel.

Neben diesen natürlichen Vorgängen beherrschen kulturelle das Bild. Die akuten Seuchen sind keine Naturnotwendigkeit. Die Hinfälligkeit gegen einzelne Formen ist nicht mit anderen Minderwertigkeiten im Kampfe um biologischen und kulturellen Aufstieg gekoppelt; häufig trifft das Gegenteil zu. Überdies kommen die extremen Wellenberge auf Rechnung paratypischer Zufallssteigerungen, wie eines Befallenwerdens im allzu jungen Lebensalter usw., mit ihrer kontraselektorischen Wirkung hinzu. Die natürliche Auslese arbeitet überdies mit zu langen Zeiträumen und zu hohen Verlusten. Die stete und starke Abnahme der Sterblichkeit, die Erhöhung der mittleren Lebensdauer in allen Altersklassen, wie sie die Sterbetafeln der letzten Jahrzehnte ergeben, ist überwiegend auf das Verschwinden der Pocken und auf das Absinken der akuten Infektionen zurückzuführen. In die Wirkung teilen sich Medizin und Hygiene einerseits, Hebung der Bildung und der Kultur andererseits. Die Fortschritte der Wissenschaft kommen erst zur Geltung, wenn die zweite Bedingung geschaffen ist. Das Wort von Virchow, daß der Ausbruch von Epidemien auch eine Warnung für den Staatsmann ist, wird zwar zutreffend immer und immer wieder eingeschärft. Es findet auch allenfalls Beherzigung, wenn ausgebrochene Epidemien Frucht und Schrecken verbreiten, viel weniger in dem für stille, planvolle, vorbeugende Arbeit so wichtigem sturmfreien Zwischenraum. Es ist die Pflicht der Ärzte und Hygieniker, mit allem Nachdruck sich auf Grund ihrer Kenntnis von den Zusammenhängen für eine rechtzeitige Abwehreinstellung in der Politik einzusetzen und deshalb in der Politik aktiv mitzuarbeiten. Auch die Betonung dieser Aufgabe gehört in die Darstellung der Soziologie der akuten Infektionskrankheiten.

Literatur.

1. Czerny: Klin. Wochenschr. Jg. 1, Nr. 4. 1922. — 2. Dold: Zeitschr. f. Hyg. u. Infektionskrankh. Bd. 80. 1915. — 3. Ewald: Soziale Medizin. Berlin: Julius Springer 1911. — 4. Freudenberg, K.: Zeitschr. f. Hyg. u. Infektionskrankh. Bd. 103. 1924. — 5. Goeppert: Ergebn. d. inn. Med. u. Kinderheilk. Bd. 4. — 6. Gottstein, A.: Die Kontagiosität der Diphtherie. Springer 1903; Berlin. klin. Wochenschr. 1893. Zeitschr. f. angew. Anat. u. Konstitutionslehre Bd. 6. 1920; Med. Reform 1908; Zeitschr. f. Versicherungswiss. 1907; Zeitschr. f. Säuglingsschutz 1919; Dtsch. med. Wochenschr. 1905; Hyg. Rundschau 1896, Nr. 19. — 7. Gottstein, W.: Klin. Wochenschr. 1924, Nr. 15. — Ergebn. d. Hyg., Bakteriol., Immunitätsforsch. u. exp. Therapie 1920. — 8. Guggenheim: Klin. Wochenschr. 1924. — 9. Heiberg: Hyg. u. Infektionskrankh. Bd. 68. 1910. — 10. Hirszfeld: Klin. Wochenschr. 1924, Nr. 26 u. 29. — 11. Jolles: Arch. f. Protistenkunde Bd. 1, S. 1. — 12. Kisskalt: Zeitschr. f. Hyg. u. Infektionskrankh. Bd. 78. 1914; ebenda Bd. 98. 1922. — 13. Kisskalt u. Klara Stoppachiak: Zeitschr. f. Hyg. u. Infektionskrankh. Bd. 90. 1923. — 14. Liebermann: Dtsch. med. Wochenschr. 1918, Nr. 12. — 15. Löffler: Mitt. aus dem Gesundheitsamt Bd. 1. — 16. Oeller: Zeitschr. f. klin. Med. Bd. 94. 1922. — 17. Pfaundler: Monatsschr. f. Kinderheilk. Bd. 24, H. 4/5. — 18. Prinzing: Arch. f. Rassen- u. Gesellschaftsbiol. 1911. — 19. de Rudder: Epidemiologische Probleme beim Scharlach. Münchener med. Wochenschr. 1927, Nr. 6. — 20. Seligmann: Zeitschr. f. Hyg. u. Infektionskrankh. Bd. 92. 1921. — 21. Siegert: Ergebn. d. inn. Med. u. Kinderheilk. Bd. 24. 1921. — 22. Stern: Ergebn. d. Neurol. 1923. — 23. Weichardt: Ergebn. d. inn. Med. u. Kinderheilk. 1922. — 24. Wernstedt: Klin. Wochenschr. 1924, Nr. 12. — 25. Wickmann: Monographien, Zeitschr. f. klin. Med. Bd. 67. 1904.

Soziologie der Frauenkrankheiten.

Von

FRIEDRICH LÖNNE

Gelsenkirchen—Göttingen.

Mit 13 Abbildungen.

I. Einleitung, Überblick und Begriffliches.

Wie in der Soziologie im allgemeinen das menschliche Einzelwesen an und
für sich nicht Gegenstand einer kritisch-forschenden Einheitswissenschaft vom
Menschentum sein kann, sondern der „Mensch unter Menschen", der Mensch
zugleich als Individuum und als Gesellschaftswesen, der Mensch in seiner Abhängigkeit, Bedingtheit und Wechselbeziehung zur gesamten Gesellschaft und
Umwelt, so auch bei der Betrachtung der Frauenkrankheiten vom soziologischen
Standpunkte.

Trotz aller Verschiedenheit der Standpunkte und Forschungsmethoden der
Soziologen schwebt ihnen, gleichgültig welcher Richtung sie angehören mögen,
die Frage nach den Bedingungen für die beste Gesellschaftsverfassung als *das
Problem* vor. Unentwegt suchen sie die wirklichen Wechselbeziehungen zwischen
Gesellschaft und Individuum zu durchforschen, um als Ziel ihrer Bemühungen die
Grundzüge zu einer Gesellschaft zu entwickeln, in der die Wechselbeziehungen
„für die Gesamtheit wie für den Einzelfall gedeihlich" gestaltet werden.

Durch wirtschaftliche Verhältnisse und Einflüsse, durch die Verteilung der
Güter sind innerhalb der Gesellschaft besondere Schichtungen, Abhängigkeits-
verhältnisse und Zusammenhänge entstanden. L. v. STEIN erblickt in der Soziologie lediglich eine wissenschaftliche Darstellung der besonderen Zusammenhänge und Beziehungen, die zwischen den einzelnen Individuen bestehen und
namentlich durch die Besitzverteilung begründet sind. Ziel der „Soziologie der
Frauenkrankheiten" in dem für sie bestimmten Rahmen soll sein, die Zusammenhänge, welche zwischen den Frauenkrankheiten und Gesellschaftsleben bestehen,
klarzulegen und zu untersuchen, ob zwischen den *Frauenkrankheiten* und *Gesellschaftsleben* Beziehungen bestehen. Hierbei möchte ich gleich bemerken, daß
unter „*Frauenkrankheiten*" in diesem Zusammenhange lediglich Krankheiten
der weiblichen Geschlechtsorgane unter Ausschluß der Infektionskrankheiten
(Gonorrhöe, Lues usw.) verstanden sein sollen. Falls solche vorhanden sind,
fragt es sich, ob die von bestimmten Berufsgruppen erforderten Arbeitsleistungen
die Frauenkrankheiten vorteilhaft oder nachteilig beeinflussen oder gar bedingen.
Als weitere Frage wäre dann zu ermitteln, wie sich die Frauenkrankheiten gesellschaftlich und wirtschaftlich auswirken und wie sie zu vermeiden oder zu beseitigen sind. Der Fragenkomplex ist in Anbetracht seines soziologischen Charakters ein außerordentlich verzweigter, erfährt aber insofern eine Einengung, als

lediglich bestimmte Frauenkrankheiten, soweit sie durch den Beruf beeinflußt oder bedingt erscheinen, berücksichtigt werden sollen.

Jedem *Berufe* bzw. jeder geregelten, fortlaufenden Betätigung haften im allgemeinen gewisse *Schädlichkeiten* an, denen sich die Berufszugehörigen mehr oder weniger stark aussetzen. Die körperliche Integrität und Arbeitsfähigkeit kann hierbei gestört werden. Die Schädlichkeiten können plötzlich eintreten und zu sofortigen Gesundheitsstörungen führen, oder aber, sie können sich auch langsam und schleichend entwickeln und erst nach jahrelanger Arbeitszeit eintreten. Wir unterscheiden die Begriffe *Unfallschäden* und *Gewerbekrankheiten*.

Eine *Unfallkrankheit* wird dadurch charakterisiert, daß eine unvermittelt von außen einwirkende, oder durch kurzdauernde äußere Umstände bedingte, erkennbare Schädigung des an und für sich gesunden Körpers eintritt, sei es als äußere Verletzung oder als innere Erkrankung. Ausschlaggebend also die zeitliche Begrenzung, innerhalb deren die plötzliche Schädigung verläuft.

Unter *Berufs-* oder *Gewerbekrankheit*[1]) hingegen verstehen wir (Koelsch) eine Schädigung der Integrität des Körpers, die durch wiederholte, längere Zeit einwirkenden Schädlichkeiten, welche in der Arbeitsweise oder in den durch dieselbe bedingten Umständen begründet sind, verursacht werden, von denen jede einzelne aber eine bemerkenswerte Körperschädigung nicht zu verursachen vermag. An dieser Begriffsbestimmung ist bei der Beurteilung des gesamten Fragenkomplexes grundsätzlich festzuhalten. Wichtig ist, daß diese Schädlichkeiten durchaus nicht die *ausschließliche Ursache* der krankhaften Störungen zu sein brauchen. Sie müssen nur bei der Entstehung und Auslösung wirksam gewesen sein. Auch dann liegt noch keine Berufskrankheit vor, wenn bei Angehörigen eines bestimmten Berufes eine Erkrankung *besonders häufig* auftritt. Eine derartige bei Angehörigen eines bestimmten Berufes besonders häufig auftretende Krankheit faßt Teleky als eine „Berufskrankheit in weitestem Sinne des Wortes" auf. In diesem Falle ist kritisch zu untersuchen, daß die Krankheit auch tatsächlich durch die Berufsausübung veranlaßt ist, was keineswegs identisch mit *der* Tatsache zu sein braucht, daß eine bestimmte Krankheit bei bestimmten Berufen besonders häufig vorkommt. Allzu leicht läßt man sich durch Scheintatsachen blenden. Man denke doch nur an die *instinktive Selbstauslese*, die von Zugehörigen zu bestimmten Berufen, die an und für sich weniger große Anstrengungen erfordern, von weniger leistungsfähigen und schwachen Menschen getrieben wird. Zu welch falschem Schlusse müßte man da kommen, wenn man die Selbstauslesewirkung unberücksichtigt ließe!

Bei manchen Berufen hingegen finden sich bestimmte Krankheiten im Verhältnis zu der übrigen Bevölkerung so evident gehäuft, daß sie mit allergrößter Wahrscheinlichkeit — solange keine gegenteiligen Beweise vorliegen — als im Berufe erworben angesprochen werden müssen. — Bei diesen „eigentlichen" Berufskrankheiten ist also die *Berufstätigkeit* für ihre *Entstehung ausschlaggebend* gewesen. In der Ausübung einer bestimmten Berufstätigkeit muß also der Schädlichkeitsfaktor, der zur Erkrankung führt, liegen.

Ein spezifisches Merkmal für eine eigentliche Berufsschädigung ist gegeben, wenn Erkrankungen in bestimmten Berufen relativ häufig und gleichartig bei nachgewiesenermaßen *vorher gesunden* Personen eintreten, oder aber auch Gesundheitsstörungen, die die Widerstandskraft gegen anderweitige Schädigungen (z. B. Tuberkulose) reduzieren. Nicht der einzelne schädliche Reiz, sondern die Summation der schädlichen Reize in mehr oder weniger langer Zeitdauer kann den

---

[1]) Siehe Bd. II dieses Handbuches: Teleky: Begriff, Diagnose, rechtliche Stellung der Berufskrankheiten.

Krankheitszustand verursachen, ohne daß der einzelne Reiz eine merkbare Störung verursacht. Arbeits- oder Berufsschädigungen können je nach der Art des Berufes oder der Arbeit durch Auswirkungen körperlicher Überbeanspruchung, einseitiger Arbeitsstellung, physikalischer, chemischer und parasitärer Noxen ausgelöst sein.

Es ist ohne weiteres ersichtlich, wie schwer es sein muß, bei dieser Spezifikation der gewerblichen Berufskrankheiten die beiden Faktoren „*Berufskrankheit*" und „Krankheit" richtig zu werten.

In der Ätiologie, nicht in der Symptomatologie liegt der Schlüssel zur Erkenntnis. Es sind diejenigen ätiologischen Faktoren, welche auch sonst im allgemeinen die Geschlechtsorgane der Frauen schädigen bzw. krankmachen, von eventuellen spezifischen, organschädigenden bzw. organkrankmachenden Faktoren zu unterscheiden, die durch den *Beruf* bedingt sind. Besonders ist aber auch die Konstitution (z. B. Selbstauslesewirkung) zu berücksichtigen und immer an die Mitbeteiligung außerberuflicher, krankmachender Faktoren zu denken. In manchen Fällen wird es leicht sein, eine spezifische Berufs- und Gewerbekrankheit zu diagnostizieren; in anderen Fällen hingegen wird die Feststellung außerordentlich erschwert, wenn nicht gar unmöglich sein.

Am leichtesten ist die Diagnose „Berufsschädigung" in Betrieben mit gewerblichen Giften. Diese sollen für unsere Betrachtung im großen und ganzen ausscheiden, da sie an anderer Stelle des Handbuches (Bd. II) besprochen werden.

Es ist ein besonderes Verdienst von M. Hirsch gewesen, daß er seit vielen Jahren die von Gynäkologen und Geburtshelfern vorwiegend betriebene Lokalund Organpathologie zur „Allgemeinen Gynäkologie und Frauenkunde" zu entwickeln versucht hat, um die ganze Persönlichkeit der Frau, ihre persönliche und seelische Konstitution zu erforschen. Darüber hinaus hat er das Verdienst, den Impuls zur Durchforschung der Zusammenhänge zwischen „Frauenkrankheiten und Beruf" gegeben zu haben. Hierfür ist von M. Hirsch und vielen anderen mannigfaltiges Material zusammengetragen worden. Die Behauptung A. Thieles[1]), daß es eine eigentliche „Gewerbegynäkologie" bis zum heutigen Tage noch nicht gäbe, besteht meines Erachtens zu Recht. In der Tat ist eine wissenschaftlich-kritische Durchforschung dieses großen Arbeitsgebietes nur möglich, wenn viele systematische Untersuchungen über die wirklichen Schäden der *Berufsarbeit* an der Frau vorliegen. Bisher ist meines Erachtens zu wenig Wert gelegt worden auf den Begriff und die Definition der Berufskrankheit und Krankheit im allgemeinen. Zum Beweise der Schädlichkeit der Berufskrankheit ist vielfach zu sehr mit den Begriffen des angeblich häufigen Auftretens von Frauenkrankheiten in gewissen Berufen gearbeitet worden. Allein hierin liegt eine wichtige Gefahrenquelle. Zudem wurden vielfach Statistiken, die an und für sich nicht richtig schienen, eine falsche Ausdeutung zuteil, die vielfach nachzuweisen ist. Grund hierfür mag darin zu suchen sein, daß man zu leicht versucht war, auf Grund empirisch gewonnener Einzelbeobachtung Statistiken mit unbewußt vorgefaßter Meinung oder Vermutung zusammenzustellen und ihnen Deutungen zu geben, die durch diese Statistiken bei objektiver und kritischer Sichtung nicht hinreichend motiviert waren.

In sehr hohem Maße ist die Diagnose „Berufskrankheit" eine Diagnose, die vielfach nur per exclusionem zu stellen ist. Es scheint mir deshalb wichtig, in einem besonderen Kapitel die allgemein schädlichen Einflüsse aus Konstitution und Umwelt in ihrer besonderen Bedeutung für den Frauenorganismus zusammen-

---

[1]) „Gewerbliche Frauenarbeit" von A. Thiele, Dresden. Arch. f. soz. Hyg. u. Demographie 1926, H. 3.

zustellen. In zwei anderen Kapiteln habe ich die Beziehungen zwischen Frauenarbeit und speziellen Frauenkrankheiten zu schildern versucht, meist ohne mich
indessen zu der Bezeichnung „Berufskrankheit" entschließen zu können, da von
einer gewissen Schädlichkeit, die wohl jedem Berufe anhaftet, bis zu einer nachgewiesenen oder nachweisbaren spezifischen Berufskrankheit ein ungeheuer weiter
Weg ist. — Hier eröffnet sich für Gynäkologen, die diesen großen sozialen und
biologischen Problemen Interesse abgewinnen können, noch großes Neuland,
aber nur dann, wenn sie die Statistiken rein wissenschaftlich interpretieren,
sonst ist dieses Neuland ein gefährliches Freifeld für Trugschlüsse.

Ich will noch auf einen Umstand hinweisen, zu dessen Klärung Sellheim
beigetragen hat. In einer 1910 (Sellheim und Fetzer) erschienenen Arbeit
weist Sellheim auf eine ganz bestimmte Korrelation zwischen Häufigkeit von
Prolapsen und dem Alter der *Erstgebärenden* hin. Diese Feststellung ist für
die Beurteilung von Berufskrankheit und Prolaps von unerhört großer Bedeutung.
Ich komme im Abschn. VI dieser Abhandlung (S. 522) noch auf die Frage eines
Zusammenhanges zwischen Prolaps und später Erstgeburt auf Grund eigener
Untersuchungen zurück. Wenn irgendwo Berufsschädlichkeiten sich leicht
auswirken können, dann in der Zeit der Schwangerschaft, der Geburt und des
Wochenbettes, die an und für sich bereits als das Grenzstadium des Gesunden
aufgefaßt werden kann. Aber wie weit auch die Auffassung über die Berufsschädlichkeiten bei Schwangerschaft, Geburt und Wochenbett auseinander
geht, beweisen zwei Arbeiten (auf die ich ebenfalls später kurz eingehen muß)
von M. Hirsch (Ende 1925) und Eduard Martin (April 1926) über die Gefahren
der Frauenerwerbsarbeit für Schwangerschaft, Geburt, Wochenbett und Kindesaufzug mit besonderer Berücksichtigung der Textilindustrie[1]).

Die Auffassungen der beiden Autoren stehen sich in wesentlichen Punkten
diametral gegenüber, meines Erachtens aus der *subjektiven* Deutung des Einflusses der *Berufsschädigung*.

Zwischen Frauenarbeit, Frauenkrankheit und Frauenberufskrankheiten bestehen außerordentlich wichtige Beziehungen, die für die Frau, für die Familie,
Nachkommenschaft, Staat und Volkswirtschaft in ihren Auswirkungen von
großer Bedeutung sind.

Um die Bedeutung der Frauenarbeit auch zahlenmäßig zu erfassen und,
um — für den Fall tatsächlicher Berufsschädigungen oder Berufskrankheiten —
einen Begriff über den Umfang der Schadensmöglichkeit unter den Frauen zu
bekommen, habe ich statistisches Material hierfür in einem besonderen Kapitel
zusammengetragen, obwohl ich mir darüber im Klaren bin, daß es nicht unbedingt zum Thema gehört. Des weiteren habe ich auch eine „Gesundheitsstatistik
bei Mann und Frau" gebracht, welche die Erwerbstätigkeit der Frau, ihren Berufsstand und ihre soziale Lage berücksichtigt und endlich habe ich in einem
besonderen Kapitel „*Maßnahmen zur Verhütung und Beseitigung der Arbeits-
und Berufsschädigungen der Frauen*" besprochen.

II. Umfang, Art und Bedeutung der Frauenarbeit früher und jetzt.

Solange eine wirtschaftliche Produktion besteht, hat die Frau an ihr tatkräftig mitgeholfen. Bei den primitiven Völkern hatte die Frau den überwiegenden
Teil des zum Lebensunterhalt Erforderlichen selbst zu beschaffen. Die Frau
sorgte meist für die vegetabilische, der Mann für die animalische Nahrung. Noch

---

[1]) Arch. f. Frauenkunde u. Konstitutionsforschung Bd. 11, H. 4 u. Monatsschr. f.
Geburtshilfe u. Gynäkol. 1926, H. 4.

im Mittelalter ist sie eigentliche Produzentin in der Hauswirtschaft. Erst, als die Produktion für den Markt ausgebildet und eine differenziertere Arbeitsteilung vorgenommen wurde, ging die wirtschaftliche Produktion im wesentlichen auf den Mann über. Bis ins 19. Jahrhundert hinein ragte der Aufgabenkreis der Frau meist über den eigentlichen Hausbetrieb hinaus.

Die *außerhäusliche Erwerbstätigkeit* der Frau, die, falls sie neben der Haushaltsführung ausgeübt wird, leicht zu einer Überlastung führen muß, bringt außerdem eine Kollision der Pflichten. Die außerhäusliche Erwerbstätigkeit der Frau trat im wesentlichen erst ein, als der gewerbliche Großbetrieb die billigere Frauenarbeit an sich zog.

Die weibliche Arbeit ist also keine Neuerscheinung des 19. oder 20. Jahrhunderts. War im Zeitalter der geschlossenen Hauswirtschaft die gewerbliche, hauswirtschaftliche, pflegerische und erzieherische Tätigkeit der Frau entscheidend für das Wohl und Wehe der Familie, so sank die Bedeutung der Frauenarbeit mit Eintritt des Geldverkehrs und der arbeitsteiligen Produktionsweise. Von nun an galt der Mann als der eigentliche Träger der Produktion, während die Frau in der Regel als „berufs- und arbeitslos" und lediglich konsumptiv, wirtschaftlich und im öffentlichen Leben in den Hintergrund trat. Ihre Hausarbeit machte sich eben nicht in klingender Münze bemerkbar.

Seit Beginn des 19. Jahrhunderts, in welchem die Frau ihre Arbeit aus dem Hause in den wirtschaftlichen Produktionsprozeß und die Berufsarbeit überführte, wurde der Wert der außerhäuslichen Frauenarbeit erkannt. *Wie* entscheidend und machtvoll Frauenarbeit zu werden vermag, hat ja in einer großen Massen- und Arbeitsumstellung der Krieg gelehrt. Auch nach dem Kriege konnte man die Frauenarbeit angesichts der durch den Krieg verminderten und geschwächten männlichen Arbeitskräfte nicht mehr entbehren, zumal das *privatwirtschaftliche* Bedürfnis der zahlreichen Kriegerwitwen, Ehefrauen und Kriegsinvaliden und unversorgten Mädchen darauf gerichtet war, sich einen hinreichenden Lebensunterhalt zu verschaffen.

Ebenso wie es von altersher Frauenarbeit gegeben hat, besteht auch seit altersher eine *Frauenfrage* in dem Sinne eines Mißverhältnisses von Pflichten und Rechten, von Fähigkeiten und Möglichkeiten, ihrer Auswirkung usw. Diese Frage blieb aber eine offene Frage und mußte es bleiben bis zu dem Augenblick, in dem die Erkenntnis dämmerte, daß ohne Frauenarbeit, sei es als Hausfrau oder im Erwerbsleben, eine geregelte Wirtschaft und zweckmäßiges Gesellschaftsleben unmöglich war. Da wurde die Frauenfrage zu einem sozialökonomischen und sozialhygienischen Massenproblem. Heute wird von der Frau eine vollwertige Leistung, gleichgültig, in welcher Arbeitsrichtung, verlangt. Dafür hat sie aber auch die volle Anerkennung in wirtschaftlicher, rechtlicher und politischer Hinsicht erlangt.

Mögen auch ökonomische Verhältnisse vor einigen Jahrzehnten in Deutschland eine systematische Frauenbewegung ausgelöst haben, so darf hierbei doch nicht verkannt werden, daß von vornherein zugleich die Frauenfrage als ein individual-ethisches und kultur-ethisches Problem eingefügt wurde. Neben der Forderung der besseren materiellen Lebensverhältnisse der Frau ging eine Kulturbewegung einher, die mit Recht den Gedanken der *Persönlichkeitsgeltung der Frau*, ihres Eigenrechtes ins Gesellschaftsleben trug.

Gerade die Frauenbewegung hat sehr viel dazu beigetragen, die Einsicht in die sozialen und biologischen Zusammenhänge der Gesellschaftsklassen zu wecken und zu vertiefen, sie hat „uns erkennen gelehrt, daß die Frauenerwerbsarbeit, gelernte und ungelernte, kaufmännische, technische und akademische in den allermeisten Fällen nicht der Liebe zum Berufe und dem Erwerbe entspringt, sondern durch wirtschaftliche Notlage und andere äußere Lebensverhältnisse erzwungen ist." (M. Hirsch.)

In der Tat war ein großer Teil der Frauen bereits vor dem Kriege gezwungen, für seinen Lebensunterhalt selbst zu sorgen. In weit höherem Maße ist das natürlich heute nach dem verlorenen Kriege der Fall, in dem im Gegensatz zu früher ein bedeutender Frauenüberschuß im heiratsfähigen Alter über 25 Jahre infolge der Kriegswirkungen vorhanden ist. Wenn wir in Friedenszeiten auch einen bedeutenden Frauenüberschuß hatten, so muß doch entgegen vielfach verbreiteter Ansicht betont werden, daß im heiratsfähigen Alter von 20—40 Jahren ein Männerüberschuß bestand [1]).

Man hat der Frauenbewegung vielfach den Vorwurf gemacht, daß sie die Frau emanzipiere und sie ihrer natürlichen Bestimmungen und Reize zu entkleiden suche. Das ist von *ernsthaften* und *verantwortungsbewußten* Führern und Führerinnen der Frauenbewegung nie geschehen. Es sei nur an Gertrud Bäumers „Die Frauenfrage im künftigen Deutschland" erinnert, in der G. Bäumer die bestmögliche Verwertung der Frau als Arbeitskraft untersuchte und dabei die Forderung aufstellte:

1. daß die unverheiratete Frau als Konkurrentin des Mannes die wirtschaftlichen Bedingungen der Familienerhaltung nicht schädige,

2. die Erwerbstätigkeit der Frau ihre Mutterschaftsleistung nicht beeinträchtigen dürfe.

Es ist heute die Aufgabe jeder einzelnen Frau, Familie, Beruf und bürgerliche Pflicht weise gegeneinander abzuwägen und jede nach ihrem Können, sowohl für ihr Einzelschicksal, wie auch für das soziale Gesamtschicksal der Frau zu dem ihm gebührenden Recht, oder, falls es das Interesse, die Erhaltung und Gewohnheit des Ganzen erfordert, zu der notwendigen Begrenzung zu führen. Das aber heißt den Frauentypus von früher nicht verkümmern lassen, sondern zu ergänzen und ihm eine sich und der Gesellschaft gegenüber verantwortungsbewußte und gereifte Selbständigkeit zu geben, die den Gewalten einer mechanischen Wirtschaftstechnik eine Persönlichkeit gegenüberstellt, die ihr Schicksal selbst su formen sucht, aber nicht kritik- und wahllos empfängt.

Um einen Überblick über die von Frauen geleistete Arbeit zu bekommen, wende man sich zweckmäßig an die Ergebnisse der Berufszählungen.

Ich hielt es aber auch ganz besonders deshalb für wichtig, diese Zahlen und Eigentümlichkeiten in den verschiedenen Berufen bzw. Betätigungsgruppen der Frauen ausführlich zu schildern, um damit einen Einblick in den Umfang der *Schadensmöglichkeiten* bei evtl. Berufsschädigung der Frau zu geben.

Bevor ich auf die *außerhäusliche Erwerbstätigkeit* der Frau bzw. die *Heimarbeit*, also zu dem eigentlichen Berufe übergehe, möchte ich doch kurz *den* Beruf zuerst nennen, der der natürlichste und der bedeutsamste ist: den *Hausfrauenberuf*.

Im Jahre 1910 hatten wir im deutschen Reiche 13 238 237 Familienhaushaltungen, in denen über 60 Millionen Menschen lebten. Durch hauswirtschaftliche Tätigkeit sind im ganzen ungefähr 10,8 Millionen Ehefrauen in Anspruch genommen, davon 8 Millionen in Haupttätigkeit, 2,8 Millionen in Nebentätigkeit, da diese Ehefrauen hauptberuflich erwerbstätig sind.

Die Tätigkeit im Haushalt konzentriert sich heute größtenteils in der Hand der Frau allein; 1910 waren von 100 Haushaltungen 91,4% ohne Dienstboten.

Ein wichtiges Moment für eine gedeihliche Entwicklung der Familie bildet die *materielle* Existenzmöglichkeit: der Konsumptionsfond. 1907 waren in 26,4%

---

[1]) Lönne: Deutschlands Volksvermehrung und Bevölkerungspolitik, S. 45. München: J. F. Bergmann 1917.

aller Ehen die Frauen zum Erwerb mit herangezogen. Die Erwerbstätigkeit der *verheirateten* Frau spielt sich entweder als Mithilfe im Betriebe des Mannes ab, sonst wird sie hauptsächlich durch die arbeitende Bevölkerung ausgeübt.

Da die niedrigen Einkommen, die durch die Konsumption der notdürftigen Lebensbedürfnisse absorbiert werden, vorherrschen, geht ein großer Teil, mindestens 80—90% des Volkseinkommens alljährlich durch die Hand der Frau. Wie wichtig ist da ihre Fähigkeit zu einer guten Verwaltung? Wie wichtig ist es da, daß sie für die körperliche Versorgung mit dem kleinsten materiellen Aufwand einen möglichst *guten* und *gesundheitsmäßigen* Effekt für die Familie und sich erzielt.

Zu den Aufgaben der Haushaltungsführung kommen die Pflichten der Mutterschaft, die Pflege und die Erziehung der Kinder und die sonstigen Pflichten der Frau hinzu. Insgesamt stellt der Beruf der verheirateten Frau, die Hausfrau und Mutter zugleich ist, d. h. wenn der Beruf so aufgefaßt wird, wie er im Interesse von Familie und Staat liegt, so viele Anforderungen, daß hiermit der Tag und die Arbeitskraft voll ausgenutzt sind. Die Hausfrau ist diejenige, die das, was der Mann in schwerer Arbeit erwirbt, fast restlos, gut oder schlecht, zweckentsprechend oder sinnlos, verausgabt. Außerdem fällt ihr der Hauptteil der so verantwortungsvollen Erziehung der Kinder zu.

Eine unerläßliche Voraussetzung für die Hausfrau und Mutter ist ihre *Gesundheit*. Ohne sie bricht, besonders wenn nur unerwachsene Kinder da sind, die Familie zusammen, denn in über 90% aller Haushaltungen besorgt sie allein den Haushalt. Kurzum: die sozial-ethischen und kulturellen Aufgaben der Frau und Mutter sind riesengroß. Ihr Beruf — und deswegen nenne ich ihn an erster Stelle — ist in Wirklichkeit körperlich und geistig ganz besonders verantwortungsvoll und schwer.

In vielen Fällen sind es vorwiegend materielle Gründe, die Frauen zwingen, sich einem anderen Berufe als dem Hausfrauenberufe zu widmen, in anderen Fällen wieder spielen ideelle Faktoren eine Rolle, z. B. für Ledige: ihrem Leben einen Inhalt geben. Von größtem sozialen Interesse sind natürlich die privatwirtschaftlichen Notwendigkeiten, die leider viele Ehefrauen zwingen, noch einem *außerhäuslichen Erwerbe* nachzugehen. Meist dann, wenn der Erwerb des Mannes allein zum Familienunterhalt nicht ausreicht. Deshalb finden sich bei ungelernten Arbeitern, die naturgemäß am geringsten entlohnt werden, die höchsten Ziffern des Ehefrauenerwerbes. Der zu geringe Verdienst des Mannes, der die stetig steigenden Kosten des Haushaltes nicht mehr zu tragen vermag, erklärt leider auch die Tatsache, daß die eheweibliche Fabrikarbeit mit der Zahl der Kinder zunimmt. Tatsache ist, daß eine steigende weibliche Erwerbstätigkeit seit Jahrzehnten nachweisbar ist, daß bereits 1907 ein Drittel aller Erwerbstätigen Frauen waren. Dieser Anteil der Frauen ist seit 1907 zweifellos noch weiter gestiegen.

Unter *erwerbstätigen* Personen sind solche verstanden, welche sich bei der Zählung als in einem Hauptberufe tätig bezeichnet haben. Nicht zu Erwerbstätigen zählen die, die noch nicht oder nicht mehr am Erwerbsleben Beteiligten oder wegen Gebrechlichkeit Arbeitsunfähigen, soweit sie keinen anderen Beruf haben. Da die absoluten Zahlen weniger interessieren, habe ich lediglich die prozentualen Zahlen zusammengestellt.

Aus der Tabelle 1 geht hervor, daß Österreich an der Spitze der Staaten steht, in dem die meisten erwerbstätigen Frauen leben. Dann folgen der Zahl nach: Frankreich, die Schweiz, Italien, Deutschland, Ungarn, England, Spanien, Niederlande, die Vereinigten Staaten von Amerika. Am wenigsten erwerbstätig sind nach dieser Statistik die Frauen in Rußland entsprechend der mehr agrarischen Einstellung dort. *Dieser viel zitierten internationalen Statistik* (Tab. 1) *haften zweifellos bedenkliche Mängel an.* In manchen Ländern wird die Bauernfrau, die in der Landwirtschaft mitarbeitet, als berufstätig erfaßt, in anderen nicht. In Deutschland hat sich in der Auffassung im Laufe der Jahre eine Änderung vollzogen. Von der Bevölkerung wurden 1907 viel landwirtschaftlich tätige Hausfrauen als „berufstätig" angegeben, ebenso mithelfende Kinder, die bei *früheren* Zählungen als berufslos angegeben wurden. Deshalb ist in *Deutschland* nur die Steigerung in der Zahl der gewerblich tätigen Frauen von Bedeutung. Es ist in der internationalen Statistik unter anderen zweifellos zu berücksichtigen,

Tabelle 1. *Erwerbstätige nach dem Geschlecht.*

Staaten	Zählungs-jahr	Erwerbstätige in Proz. der		
		männlichen	weiblichen	Gesamt-
		Bevölkerung		
Deutsches Reich	1907	61,1	30,4	45,5
Österreich	1900	60,1	42,5	51,5
	1910	61,5	43,5	52,3
Ungarn	1900	63,7	26,7	45,1
	1910	64,1	26,1	41,9
Rußland	1897	41,6	8,14	24,9
Italien	1901	68,0	32,4	50,1
	1911	66,1	29,0	47,2
Schweiz	1900	65,0	29,5	46,9
	1920	65,7	31,4	47,9
Frankreich	1901	68,2	38,7	53,4
	1911	68,7	38,7	53,4
Spanien	1900	64,9	14,2	39,1
	1910	66,4	9,9	37,4
Niederlande	1899	59,4	16,2	37,8
	1920	61,3	18,3	39,7
Schweden	1900	56,8	21,0	38,4
	1910	58,8	21,7	39,8
England und Wales	1901	64,6	24,8	44,1
	1921	67,0	25,6	45,3
Irland	1901	63,8	24,2	43,7
	1911	62,9	19,5	41,1
Ver. Staaten v. Amerika	1900	61,3	14,3	38,4
	1910	63,6	18,1	41,5
	1920	61,3	16,5	39,4

daß die russische Bauernfrau ebenso viel oder vielleicht noch mehr in der Landwirtschaft arbeitet als die deutsche, aber sie wird, da diese Tätigkeit als selbstverständliche Pflicht der Hausfrau angesehen wird, nicht als *berufstätig* gezählt, ähnlich wie es vorher in geringem Umfang in Deutschland der Fall war. Für das Deutsche Reich liegen bis zum Augenblick die Resultate von der Berufs- oder Gewerbezählung, aus der die Zahl der erwerbstätigen Frauen hervorgeht, vom Juni 1925 noch nicht aufbereitet vor. Es ist anzunehmen, daß die Zahl der erwerbstätigen Frauen ähnlich wie auch in anderen Staaten gestiegen ist.

Von dem statistischen Landesamt Badens wurden mir entgegenkommenderweise vorläufige Zahlen über die Gewerbezählungen 1925 zur Verfügung gestellt. Während 1907 in Baden von 525404 Erwerbstätigen 148000 Personen weiblichen Geschlechts waren, kamen 1925 auf 640092 189449 Frauen. Es handelt sich also um eine absolute und mäßige relative Zunahme der Frauenerwerbstätigkeit im Lande Baden.

Die Gesamtbevölkerung Deutschlands betrug am 16. Juni 1925 (ohne Saargebiet) 30169973 männliche und 32304899 weibliche Personen.

Da diese Zählungsergebnisse von 1925 bezüglich der Berufe noch nicht vorliegen, können wir den Gang der Entwicklung der Teilnahme der Frauenerwerbsarbeit lediglich an den älteren Zahlen vergleichen. Von einer Gesamtbevölkerung in Deutschland im Jahre 1907 von 61 700 000 Menschen, darunter 31 300 000 Frauen (diese Zahl entspricht ungefähr dem Ergebnis der Personenstandsaufnahme vom 16. Juni 1925!), waren erwerbstätig:

Tabelle 2. *Erwerbstätige in Deutschland, 1907.*

	Insgesamt Millionen	Männer Millionen	Frauen Millionen	Das ist Proz. der Erwerbstätigen überhaupt	Das ist Proz. der weiblichen Bevölkerung
1882	19	13,4	5,5	29,0	24,0
1895	22	15,5	6,5	29,5	24,7
1907	28	18,5	9,5	33,9	30,4

Die Zunahme der erwerbstätigen Männer um rund 16% in den Jahren 1882—1895 bzw. 20% in der Zeitspanne von 1895—1907 entspricht der Zunahme der männlichen Bevölkerung. Der Anteil der männlichen Berufstätigen an der Gesamtheit ist also nahezu derselbe geblieben. Hingegen haben wir eine starke Zunahme der Frauenarbeit, die weit stärker ist, als bei einem entsprechenden Anwachsen der Bevölkerungsvermehrung zu vermuten war. Der Anteil der erwerbstätigen Frauen wuchs, gemessen an der Gesamtheit der jeweiligen weiblichen Bevölkerung, von 24% im Jahre 1882 auf 25% im Jahre 1895, auf 30,4% im Jahre 1907.

Die starke Zunahme in der letzten Zählperiode ist zum Teil auf die bessere Erfassung der mithelfenden Familienangehörigen in der Landwirtschaft zurückzuführen, aber auch nach deren Abzug bliebe die dauernde, absolute und relative Zunahme der Frauenarbeit festzustellen. Interessant und wichtig ist die Beteiligung der Frauenarbeit in den einzelnen Berufsgruppen. Tabelle 3 gibt einen Überblick und zeigt bereits neben der Vermehrung auch eine Verschiebung der Frauenarbeit.

Tabelle 3. *Erwerbstätige nach dem Beruf.*

Berufsgruppe	1882 Millionen	1895 Millionen	1907 Millionen	Proz. der erwerbstätigen Frauen insgesamt	Proz. der erwerbstätigen Personen in dieser Gruppe
Landwirtschaft	—	2,75	4,6	48,4	46,5
Industrie	1,1	1,52	2,1	22,0	18,7
Handel und Verkehr	0,3	0,58	0,93	9,8	26,8
Freie Berufe u. öffentl. Dienste	0,115	0,177	0,29	3,0	16,6
Dienstboten	1,28	1,31	1,25	13,2	98,8

Die Zahl der in der *Landwirtschaft* tätigen Frauen ist von 1895—1907 bei gleichzeitigem Rückgang der ländlichen *Allgemeinbevölkerung* von 2,75 auf 4,6 Millionen gestiegen. An und für sich ist die landwirtschaftliche Tätigkeit dem Frauenkörper nicht unzuträglich. Welch schadhafte Wirkung aber eine *Übertreibung* dieser landwirtschaftlichen Arbeit in Verbindung mit zu geringer Schonung und einer ungeheueren Arbeitssteigerung im Sommer bringen kann, werden wir in späteren Kapiteln erfahren.

Wie die Frauen bei der neueren Gewerbezählung in der *Landwirtschaft* abgeschnitten hat, läßt sich ebenfalls im Augenblick noch nicht absehen. Die Vermutung scheint aber nicht unbegründet zu sein, daß durch Anwendung der landwirtschaftlichen Maschinen und der verbesserten Betriebsweise überhaupt, auch im Kleinbetrieb, die Frau von zahlreichen landwirtschaftlichen Arbeiten zurückgedrängt und dem Hauswesen wiedergegeben ist.

In der *Industrie* hat sich die Zahl der erwerbstätigen Frauen seit 1882 verdoppelt, nicht ganz so viel hatte relativ die Zahl der arbeitenden Männer zugenommen, obwohl wir entsprechend der fortschreitenden Industrialisierung eine starke Zunahme der Industriearbeit haben.

Die Zahl der in *Handel* und *Verkehr* tätigen Frauen hat sich ebenfalls bedeutend vermehrt; in den drei Zählungen fast um das Dreifache.

Auffallend stark, sowohl relativ wie sogar absolut, ist die Zahl der *Hausangestellten* zurückgegangen, offenbar, weil zahlreiche Dienstboten, die früher bei der Herrschaft lebten, durch nebenberuflich arbeitende Frauen (Aufwartungen) verdrängt wurden.

Beträchtlich ist die Zahl der in *freien Berufen* tätigen Frauen gestiegen. Während der Anteil der Frauen, verglichen mit der Gesamtzahl der in diesem Berufe arbeitenden Personen im Jahre 1882 11,2% ausmachte, stieg derselbe bis 1907 auf 16,6%.

Von großer Bedeutung ist der *Familienstand* der erwerbstätigen Frau, denn, wenn irgendwo Schäden sichtbar werden, so muß es hier sein, wo sich Erwerbsarbeit, Mutterschaft und Hausfrauenarbeit komplizieren. Aber auch hierbei darf nicht außer Acht gelassen werden, welches die Ursache des eventuellen Schadens ist, ob sie in der Berufstätigkeit als solcher oder in der Überforderung an Arbeitskraft zu suchen ist. Von der Gesamtheit der erwerbstätigen Frauen waren 1907 29,7% verheiratet, 10,9% verwitwet und 59,4% ledig. Der Beschäftigungsgrad der Frauen im Erwerbsleben während der letzten zwei Jahrzehnte war infolge der abnormen Schwankungen unseres Wirtschaftslebens während des Krieges und in der Nachkriegszeit außerordentlich wechselnd. Einen ähnlichen Einfluß übte in der Nachkriegszeit nochmals die Erschütterung der sozialen Verhältnisse durch Inflation und Deflation aus, so daß wir auch heute noch nicht einen genauen Maßstab für die Beschäftigungsmöglichkeit der Frau haben. Die Not der Beschäftigungsmöglichkeit in den letzten Jahren ist erschütternd groß geworden. Daran ist aber der Mangel an Absatz nicht allein schuld, sondern auch die ganze arbeitstechnische Entwicklung: infolge einer bis ins Kleinste ausgedachten Organisation, und durch Verwendung von Maschinen, die Menschenarbeit großenteils ersetzt. Heute ist eben der Mensch in der Lage, infolge der technischen Vervollkommnungen unter gleichem Arbeitsaufwand in der Zeiteinheit weit mehr zu leisten. Ganz besonders wird natürlich die Bewertung der Frauenkraft, da es sich meist um ungelernte Arbeiterinnen handelt, und sich alles im Leben nach Angebot und Nachfrage regelt, herabgedrückt. Diese automatische Herabwertung der Frauenarbeit muß einhergehen mit Reduktion der Lebenshaltung und Gesundheit.

Viele Frauen suchen Arbeit und müssen Arbeitsverwendung finden, da ihnen sonst das Notwendigste zum Leben fehlt. Man darf auch nicht vergessen, daß bereits 1907 über $^1/_2$ Million Frauen als dauernd ledig zu bezeichnen waren; ca. 4 Millionen Frauen waren im Alter von 35 Jahren unverheiratet und ca. $2^1/_2$ Millionen waren verwitwet oder geschieden, wovon letztere — etwa $1^1/_2$ Millionen — unversorgt.

Dem *Alter* nach waren bei der Gewerbezählung im Jahre 1907 von 100 erwerbstätigen Frauen 27,8% unter 20 Jahren, 42,5% zwischen 20 und 40 Jahre und 29,7% über 40 Jahre alt. *Wichtig ist, daß fast die Hälfte aller erwerbstätigen Frauen im geschlechtsreifen Alter stehen,* in dem natürlicherweise Ehe-, Mutter- und Hausfrauenpflichten vorherrschend sein sollen. Wenn wir auch heute noch keinen zahlenmäßigen Überblick über die gewerbliche Frauenarbeit haben, so geben doch die Jahresberichte der Gewerbeaufsichtsbeamten, die Statistiken der Krankenkassen usw. Anhaltspunkte.

Nach einer Statistik über die Gesamtzahl der Mitglieder der reichsgesetzlichen Krankenkassen nach Geschlecht, Versicherungspflicht und Versicherungsberechtigung betrug die Zahl der weiblichen Versicherungspflichtigen im Jahre 1914 5,2 Millionen. Während des Krieges trat in wechselnder Form eine ungeheuere Steigerung auf; 1922 waren noch 6 Millionen Frauen versicherungspflichtig; 1923 noch 5,8 Millionen. Hingegen hatte sich die Zahl der versicherungsberechtigten Frauen von 600000 im Jahre 1914 auf 1150000 in 1923 erhöht.

Aus diesen Zahlen geht hervor, daß bis Ende 1923 eine beträchtliche Zunahme der versicherungspflichtigen Frauen bestand.

Einigermaßen genau läßt sich heute bereits und mit Hilfe der Berichte der Gewerbeaufsichtsbeamten die Zunahme der freien Arbeit in der Industrie, im Betrieb mit über 10 Personen bis zum Jahre 1924 verfolgen. In Tabelle 4 ergibt sich ein Bild, das im prozentualen Anteil ungefähr dem Steigen der weiblichen Pflichtmitglieder in Krankenkassen entspricht.

Tabelle 4. *Zahl der Erwerbstätigen.*

	Männlich	Weiblich	Von 100 Beschäftigten waren Frauen
1907	4826178	1302141	21,2
1913	5794035	1592188	21,6
1919	4803064	1498088	23,8
1920	5376786	1591184	22,8
1921	5759495	1701912	22,8
1922	6196433	2019189	24,6
1924	5482382	1796438	24,7

Der Anteil der erwachsenen Arbeiterinnen über 16 Jahre beträgt nach den Berichten der Gewerbeaufsichtsbeamten 1924:

Tabelle 5. *Erwerbstätige nach dem Beruf.*

Gewerbe	Erwachsene weibliche Arbeiter	Auf 100 arbeitende Personen kommen Frauen
Textilindustrie	512476	59,1
Bekleidungsgewerbe	283307	69,6
Nahrungs- und Genußmittelgewerbe	234935	36,2
Maschinen, Werkzeuge, Instrumente usw.	134928	10,4
Metallverarbeitung	116745	16,3
Industrie der Steine und Erden	73262	15,4
Papierindustrie	75837	38,2
Holz- und Schnitzstoffegewerbe	55339	12,2
Vervielfältigungsgewerbe	51165	30,0
Chemische Industrie	40411	18,3
Reinigungsgewerbe	21822	73,3
Übrige Gewerbegruppen	67974	4,9
Sämtliche Gewerbegruppen	1668201	24,4

Aus dieser Tabelle geht hervor, daß allein in diesen industriellen Betrieben 1925 400000 weibliche Arbeitskräfte mehr als 1907 beschäftigt werden.

In den genannten Industrien ist also jede vierte arbeitende Person weiblichen Geschlechts. Da die Schädigungen der Frauen in Industriebetrieben besonders stark sein sollen, habe ich diese Zahlen genauer gebracht.

Die Zahl der in der *Landwirtschaft* beschäftigten Frauen wird relativ dieselbe geblieben sein wie vor dem Kriege. Auch hat sich kaum eine wesentliche Änderung im Sinne der Beschäftigungsart vollzogen, sicherlich nicht im Sinne der *stärkeren* körperlichen Beanspruchung.

Die Frauenarbeit in *Handel* und *Verkehr* machte seit 1907 ähnliche Schwankungen durch wie die gewerbliche Frauenarbeit überhaupt. Von 930000 in diesem Gewerbe beschäftigten Frauen entfielen ein Drittel auf das Gastwirtsgewerbe,

549000 auf Handel und Versicherung und etwa 30000 auf Angestellte bei Post und Eisenbahn. Ein Höchststand wurde durch Zunahme der in der Inflationszeit im Handel und im Bankwesen beschäftigten Frauen erreicht, der dann in der Deflation mächtig sank. Immerhin haben wir trotz der Rückschläge mit einer bedeutenden Steigerung der Frauenarbeit in Handel und Verkehr in der Gegenwart zu rechnen.

Einer besonderen Betrachtung bedarf endlich noch die *Heimarbeit* der Frau. Die Heimarbeit ist die Arbeit außerhalb der Fabriken und genießt nicht den dort gewährten gesetzlichen Schutz. Im großen Umfange ist die Heimarbeit nur Nebenerwerb, entweder als ländlicher Zuerwerb oder in Form der Frauenarbeit. Der Übergang von der Hausarbeit zur Fabrik mag für die ledigen Arbeiterinnen Vorzüge in bezug auf die Hygiene, des Arbeitsraumes, mag Vorteile bezüglich der Arbeitszeit und des Lohnes bringen, für die verheiratete Frau hingegen birgt die Heimarbeit unersetzliche Vorteile. Die Frau kann, wenigstens in etwa, ihren Hausfrau-, Mutter- und Erziehungspflichten nachkommen, ein Vorteil, der für das körperliche und sittliche Gedeihen der Familie so bedeutungsvoll ist. Welch großer Vorteil darin liegt, geht z. B. daraus hervor, daß das Frankfurter Jugendamt festgestellt hat, daß die Mehrzahl der Mütter krimineller Jugendlicher in außerhäuslichem Erwerb tätig gewesen waren.

Die Frauenheimarbeit spielt in gebirgigen Gegenden, die wegen der ausgedehnten Waldungen nur Kleinbesitz gestatten, eine besondere Rolle. In langen Wintern besonders bietet dann die Heimarbeit eine Ergänzung der an und für sich nicht ausreichenden Einnahmen aus der Landwirtschaft. Auf der anderen Seite haften der Heimarbeit große unkontrollierbare Nachteile an, die den Frauenorganismus schädigen können. Frauen sollen dort Tag und Nacht, Sonn- und Feiertag bei schlechter Beleuchtung an Hand- und Tretmaschinen mit Nadel und Schere in engen Behausungen tätig sein. Es ist sogar berichtet worden, daß Wöchnerinnen bereits am zweiten Tag nach der Entbindung in angestrengter Arbeit gesehen wurden.

Im Jahre 1907 zählte man 134700 Frauen, die gewerbliche Arbeit im Hausgewerbe verrichteten.

Die Zahl der Männer, die in Heimarbeit beschäftigt waren. betrug 113000. Die Zählung ist aber insofern unzureichend, als nur die selbständigen Hausgewerbetreibenden berücksichtigt wurden. Rechnet man die mithelfenden Familienangehörigen mit ein, so wäre die Zahl der arbeitenden Frauen in dieser Berufsgruppe in Wirklichkeit weit höher.

III. Gesundheitsstatistik bei Mann und Frau.

Interessant sind die Gegenüberstellungen der Todesfälle, Erkrankungshäufigkeit und der Dauer der Erkrankungsfälle bei erwerbstätigen und nichterwerbstätigen Männern und Frauen. Gerade auf diesem Gebiet sind durch Statistikdeutungen manche Schlüsse gezogen worden, die die *Berufsschädigungen* der Frauen, vor allem der weiblichen Geschlechtsorgane, worauf es in unserer Abhandlung im wesentlichen ankommt, dartun sollen.

Folgende Statistik findet man in der Literatur über Frauenberufskrankheiten häufig angegeben. Auf 100 Männer berechnet betrug die Sterblichkeit der Frau (s. Tab. 6).

Nach der deutschen Sterbetafel ist die Sterblichkeit der Frau mit Ausnahme der Frauen im 25.—35. Lebensjahre, in welchem ihre Generationsorgane am stärksten in Anspruch genommen werden, geringer als die der Männer. M. HIRSCH deutet die Statistik folgendermaßen: Bereits vom 15.—25. Lebensjahre übersteigt die Sterblichkeit der erwerbstätigen Frauen die der Männer. Noch stärker ist dieser Unterschied zwischen dem 25.—35. Lebensjahre, unter diesen Jahrgängen wieder am größten vom 25.—30. Lebensjahre. „Erinnern wir uns, daß die Jahrgänge bis zum 30. Lebensjahre mehr als die Hälfte der erwerbstätigen Frauen liefern, so wird damit der Einfluß der Erwerbstätigkeit auf die Lebensdauer ins rechte Licht gerückt." Die größere weibliche Sterblichkeit, die aus dieser Statistik hervorgeht, bezeichnet Hirsch als „Übermortalität". Es erscheint mir unrichtig, auf Grund dieser Statistik auf eine durch Erwerbs-

Tabelle 6. *Beeinflussung der Alterssterblichkeit durch den Beruf. Indexberechnung.*

Im Alter von	Nach der deutschen Sterbetafel	In der Ortskrankenkasse Leipzig
15—20 Jahren	92	119
20—25 ,,	99	113
25—30 ,,	104	133
30—35 ,,	103	116
35—40 ,,	90	82
40—45 ,,	76	99
45—50 ,,	68	70
50—55 ,,	71	63
55—60 ,,	74	66
60—65 ,,	84	55
65—70 ,,	90	71
70—75 ,,	94	73

arbeit verursachte Übermortalität zu schließen. Die allgemeine deutsche Sterbetafel berechnet die *ideelle Sterbeziffer*, d. h. die Sterbeziffer einer stationär gedachten Bevölkerung, und weicht daher in verschiedener Beziehung von der tatsächlichen Sterbeziffer ab.

Hirsch hat die Sterblichkeit der Frauen nach der allgemeinen deutschen Sterbetafel und nach der Ortskrankenkasse Leipzig auf 100 Männer bezogen. Das ist aber nicht richtig, da die deutsche Sterbetafel ein gänzlich andersgeartetes Material zur Verfügung hat als die Ortskrankenkasse in Leipzig. Die Faktoren der *Selbstauslese*, die sicherlich für die Ortskrankenkasse Leipzig eine Rolle spielten, wurden unberücksichtigt gelassen. Ein anderer wichtiger Unterschied, der unberücksichtigt blieb, bezieht sich vor allem auf den *Umfang der Altersgliederung*. Dieser umfaßt in der allgemeinen deutschen Sterbetafel eine große Masse, in dem sich die verschiedenen Mortalitätsfaktoren ausgleichen. Dieser Ausgleich ist aber im Gegensatz zu dem Material, das der deutschen Sterbetafel zugrunde liegt, an dem relativ kleinen und einseitigen Material der Ortskrankenkasse der Stadt Leipzig, wenn es auch absolut genommen, beträchtlich ist, nicht vorhanden. Wenn z. B. die Gesamtsterbeziffer auf dem Lande höher ist als in der Stadt, so darf daraus noch nicht geschlossen werden, daß die Lebensbedrohung auf dem Lande eine größere wäre und dort eine Übermortalität herrsche. Andererseits ist aber auch ein Vergleich der Sterblichkeitsziffer der Ortskrankenkasse Leipzig mit der allgemeinen deutschen Sterblichkeitsziffer (Tab. 6) nicht möglich, weil die Statistik der Leipziger Ortskrankenkasse nur jene Todesfälle erfaßt, die von der Kasse Sterbegeld erhalten, deren Tod also innerhalb einer bestimmten Frist eintritt. Statistisches Vergleichsmaterial zu *werten*, ist, wie wir an diesem Beispiel sehen, äußerst schwierig, ja geradezu gefahrvoll!

An dem von Hirsch in vorhergehender Tabelle zusammengestellten Vergleichsmaterial sind nur mit ganz großer Vorsicht Rückschlüsse möglich.

Etwas aufschlußreicher bezüglich der Mortalität der *erwerbstätigen* Frauen und der Frauen *im allgemeinen*, wenn aber auch noch nicht befriedigend, ist folgende Statistik (s. Tab. 7).

Vergleicht man in dieser Statistik die Sterbefälle beim weiblichen Geschlecht auf 100 Mitglieder der Ortskrankenkasse in Leipzig mit der weiblichen Sterbeziffer nach der allgemeinen deutschen Sterbetafel, so findet man, daß die Sterblichkeit bei den weiblichen Mitgliedern der Ortskrankenkasse vom 20.—35. Lebensjahre in der Tat etwas höher ist als die weibliche Sterblichkeit in der Gesamtbevölkerung. Es besteht bei diesem Vergleich lediglich eine höhere Sterblichkeit im Alter von 20—35 Jahren von 3—8% zwischen erwerbstätigen Frauen und

Tabelle 7. *Mortalität nach Altersklassen.*

Altersklassen	Männliches Geschlecht		Weibliches Geschlecht	
	Auf taus. Mitglieder der Ortskrankenkasse Leipzig 1887—1904 kamen Sterbefälle	Nach der allgemeinen deutschen Sterbetafel 1899—1900 starben unter tausend der Gesamtbevölkerung	Auf taus. Mitglieder der Ortskrankenkasse Leipzig 1887—1904 kamen Sterbefälle	Nach der allgemeinen deutschen Sterbetafel 1891—1900 starben unter tausend der Gesamtbevölkerung
20—24	4,93	5,84	5,56	5,14
25—29	5,20	6,08	6,91	6,34
30—34	6,56	7,15	7,57	7,36
35—39	9,28	9,33	7,62	8,46
40—44	12,60	12,21	7,49	9,30
45—49	16,04	15,67	11,23	10,72
50—54	21,35	20,67	13,63	14,65
55—59	28,30	27,83	18,75	21,35
60—64	40,88	39,42	22,34	33,12
65—69	58,19	57,37	41,13	51,81
70 u.mehr	72,24	85,58	53,89	80,27

solchen nach der allgemeinen deutschen Sterbetafel, im Gegensatz zur HIRSCH-schen ebengenannten Statistik, in welcher dieser Unterschied teilweise 25% und mehr beträgt! Des weiteren erscheint mir wesentlich beachtenswert, daß die Sterblichkeit der Frau nach der allgemeinen deutschen Sterbetafel und der Gesamtbevölkerung im Alter vom 25. bis zum 35. Jahre an und für sich bereits um einige Prozente größer ist als die Sterblichkeit der Männer, ebenfalls berechnet nach der deutschen Sterbetafel.

Nach allem dürfte es in der Tat statistisch schwer fallen, aus dem noch verbleibenden relativ kleinen Unterschied der Sterblichkeit die Behauptung aufzustellen, daß mit der von HIRSCH angegebenen Statistik der Einfluß der Erwerbstätigkeit auf die Lebensdauer der Frau ins „rechte Licht gerückt" und eine „Übermortalität" der Frauen durch Berufsschädigung nachgewiesen sei. Es erscheint mir selbstverständlich, daß in den Jahren, in denen die Generationsorgane des Weibes im allerstärksten Maße beansprucht werden, bei einer Überbürdung durch einen zweiten Beruf, z. B. durch die außerhäusliche Erwerbstätigkeit der Ehefrau, Krankheits- und evtl. auch Sterblichkeitszahlen beeinträchtigt werden können. Dabei ist aber immer auseinanderzuhalten, inwiefern der *Beruf* als solcher die Schädlichkeit verursacht. BRUGSCH z. B. führt die höhere Sterblichkeit der Frau gegenüber dem Manne in den Jahren 25—35 auf die größere Tuberkulosesterblichkeit, „die auf gewissen durch Pubertät und Schwangerschaft gesetzten Dispositionen beruht", also geschlechtlich bedingt sind, zurück.

Es wäre nun noch die zweite Frage zu untersuchen: Wie wirkt sich die Berufsarbeit der Frau auf ihre *Gesundheit* aus? Es ist mit Recht zu vermuten, daß, da jeder Beruf auf die Dauer mit gewissen Allgemeinschäden einhergehen wird, die Schadensmöglichkeit bei der im allgemeinen schwächlicheren, mit einem labileren Gesundheitszustand begabten Frau größer sein wird als beim Manne. Zudem lasten auf der berufstätigen Frau, auch wenn sie unverheiratet ist, Sorgen für Kleidung, Wäsche, Kochen usw. Das, was sie verdient, kann sie in weit geringerem Maße für sich und ihre Gesundheit verwenden als der unverheiratete Mann. Fast untragbar erscheint dann die *Erwerbstätigkeit* der *verheirateten* Frau, auf der außer Beruf die Last als Mutter und Hausfrau ruht. Es wäre ja geradezu paradox, wenn bei einer derartig überlasteten Frau keine Störungen auftreten sollten. Es handelt sich aber bei unserer Fragestellung nicht allein darum, daß *Schädlichkeiten auftreten,* sondern vor allem, *wodurch* diese Schädlichkeiten *bedingt* sind: ob durch den Beruf, ob durch die Ehefrau und Mutterpflicht oder ob durch unsinnige Überbürdung.

Da uns hauptsächlich die *gesundheitlichen Schädigungen* in bezug auf die *Frauenarbeit* interessieren, haben die Untersuchungsergebnisse bezüglich der Gesundheitsschädigungen in der *Textilindustrie* insofern eine besondere Bedeutung, als in dieser die Frauenarbeit dominierend ist. TELEKY und M. HIRSCH haben über die Beeinflussung des Gesundheitszustandes der Frau in der Textilindustrie Untersuchungen angestellt.

Im Jahre 1907 war ein Viertel der in der Industrie berufstätigen Frauen, ungefähr ca. 650000, in der Textilindustrie beschäftigt, und zwar waren von diesen Frauen 40,9% verheiratet. Während in der übrigen Industrie nur 24,9% der Frauen über 30 Jahre alt sind, waren es in der Textilindustrie 39,7%. Sie ist somit die einzige Industriegruppe, in der die Fabrikarbeit Lebensberuf der Frau ist. Insofern ist das gesundheitliche Schicksal dieser Frauen, bei denen großenteils neben der eigentlichen Berufstätigkeit Hausfrauen- und Mutterpflichten hinzukommen, von ganz besonderer Bedeutung.

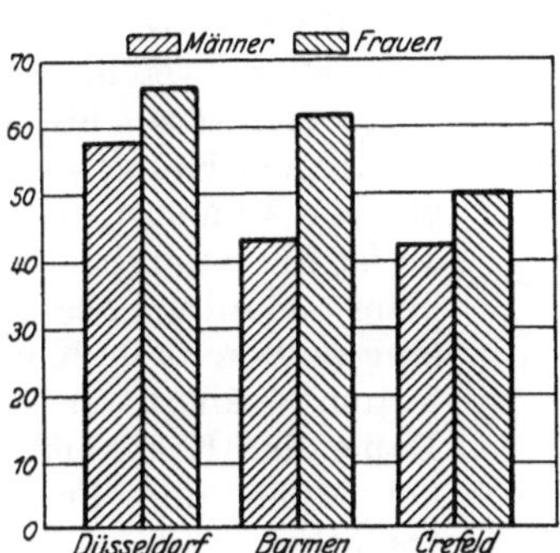

Abb. 1. Gesamterkrankungshäufigkeit[1]).

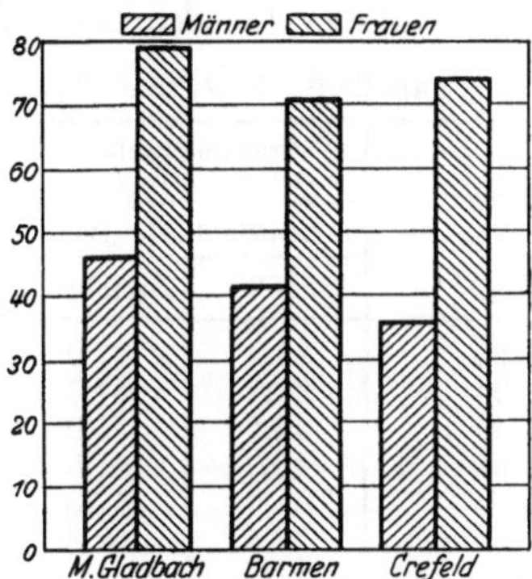

Abb. 2. Erkrankungshäufigkeit der Textilarbeiter[1]).

Wie aus den Abb. 1 und 2 hervorgeht, ist die Gesamterkrankungshäufigkeit der erwerbstätigen Frauen im Verhältnis zu den Männern (wobei Wochenbett usw. nicht eingerechnet), entworfen auf Grund einer Statistik der Rheinischen Krankenkassen (s. Abb. 1), deutlich größer. Noch beträchtlicher wird die Erkrankungshäufigkeit der erwerbstätigen Frauen in der Textilindustrie, wie Abb. 2 deutlich dartut. — Aber noch aus einer anderen sehr wichtigen Krankenkassenstatistik geht hervor, daß die erwerbstätigen Frauen weit mehr erkranken als die Männer. Da bei den Krankenkassen im allgemeinen nur die mit Erwerbsunfähigkeit verbundenen Kranken verwertet wurden, wodurch naturgemäß sich das wirkliche Bild verwischt, ist eine Statistik, in der alle Krankheitsfälle einschließlich deren, die ärztlich ambulant behandelt wurden, erwünscht. Eine solche Statistik wurde durch die Frankfurter Krankenkasse im Jahre 1896 durchgeführt. In der Tabelle 8 sind dabei auch noch die Erkrankungen, welche mit Verletzungen einhergehen, von denen ohne Verletzungen unterschieden.

Die Frankfurter Statistik zeigt demnach, daß auch mit Einschluß der *erwerbsfähig* Erkrankten unter Einsetzung der Erkrankung mit Verletzungen die Frauen vom 15.—40. Jahre weit häufiger erkranken als Männer; bei den Krankheiten ohne Verletzungen erkranken die Frauen in allen Jahrgängen, mit Ausnahme derjenigen über 50 Jahre, weit häufiger. Auch die mit *Erwerbsunfähigkeit* einhergehenden Erkrankungen zeigen eine weit stärkere Beteiligung des weiblichen

---

[1]) S. Arch. f. soz. Hygiene u. Demographie Bd. 1, Heft 1. 1925. TELEKY: Die Arbeit außerhäuslich erwerbstätiger Mütter, ihr und ihrer Kinder Schutz durch Gesetz u. Fürsorge.

Tabelle 8. *Morbidität nach Altersklassen.*

Alter	Erkrankungen mit Verletzungen				Erkrankungen ohne Verletzungen			
	überhaupt		mit Erwerbsunfähigkeit		überhaupt		mit Erwerbsunfähigkeit	
Jahre	männlich	weiblich	männlich	weiblich	männlich	weiblich	männlich	weiblich
bis 15	100,0	97,6	43,5	38,8	80,7	92,8	31,9	36,1
15—30	101,7	115,8	35,1	39,0	89,1	110,7	27,5	36,5
20—30	101,7	120,5	35,1	37,5	86,9	116,0	27,5	36,0
30—40	103,5	129,4	43,9	46,4	91,1	126,2	35,3	44,8
40—50	112,3	108,1	52,6	40,2	98,5	103,0	42,5	37,7
50—60	130,3	124,4	63,5	48,3	114,0	118,1	53,2	44,7
über 60	121,9	93,3	56,0	56,7	112,0	91,6	50,0	56,6
Zus.	104,1	118,2	39,9	39,3	90,3	113,7	31,8	37,4

Geschlechts. Es interessiert aber nicht nur die *Häufigkeit* der Erkrankungen, sondern auch die *Dauer* der Erkrankungen, und diese ist in Tabelle 9 an Hand von Material der Ortskrankenkasse Leipzig berücksichtigt.

Tabelle 9. *Fall- und Tage-Morbidität.*

Alter	Erkrankungsfälle auf 100 Mitglieder		Krankheitstage auf ein Mitglied	
	Leipzig 1887—1905		Leipzig 1887—1905	
Jahre	männlich	weiblich	männlich	weiblich
16—24	36,4	37,9	6,4	8,5
25—34	36,8	37,7	7,5	12,7
35—44	42,2	51,9	10,0	14,6
45—54	48,7	51,8	13,3	14,9
55—64	56,1	47,8	18,4	15,4
65 u. mehr	73,4	58,8	30,4	24,2

Bis zum 54. Jahre entfallen auf ein weibliches Mitglied (teilweise bis über 50%) mehr Krankheitstage als bei Männern; von da ab ist die Krankheitsdauer beim Manne wesentlich länger. Bereits im Klimakterium nähert sich die Dauer der Krankheitstage bei Mann und Frau beträchtlich. Nur darf allerdings ein Faktor bei Krankmeldungen der Frauen nicht vergessen werden — auf den TELEKY hingewiesen hat —, daß nämlich die Erhöhung der Zahl der Krankmeldungen nicht nur durch den Geschlechtsunterschied bedingt sei, sondern vielfach auch durch rein äußere Momente: Krankmeldungen, um häusliche Arbeiten zu verrichten, ein Kind pflegen zu können usw.

Ein interessantes Ergebnis brachte eine riesengroße Statistik über Erkrankungshäufigkeit und Krankheitsdauer bei den reichsgesetzlichen Krankenkassen in den Jahren 1922/23. Diese ergab folgendes Bild:

Tabelle 10. *Erkrankungshäufigkeit und Krankheitsdauer bei den reichsgesetzlichen Krankenkassen in den Jahren 1922/23.*

Sämtliche Krankenkassen	Erkrankungsfälle	Auf ein Mitglied kamen Behandlungsfälle		Auf einen erkrankten Fall kamen Krankheitstage	
	Millionen	männlich	weiblich	männlich	weiblich
1922	8,7	0,5	0,5	18,1	23,7
1923	6,1	0,3	0,3	18,6	23,4

Die Erkrankungsfälle hielten sich also nach diesen großen Zahlen das Gleichgewicht, nicht aber die Krankheitsdauer. Die Krankheitsdauer weist bei der Frau eine über 25 prozentige Verlängerung gegenüber dem Manne auf. Die Statistik zeigt weiter, und das ist von ganz besonderer Bedeutung, daß die absolute Zahl der Krankheitsfälle im Jahre 1923 gegenüber 1922 um ungefähr ein Drittel zurückging. Diese Erscheinung dürfte wohl darauf zurückzuführen sein, daß infolge Währungsverfalles jede Versicherte bei Krankmeldungen Gefahr lief, in wirtschaftliche Not zu geraten. Hingegen blieb 1923 die Differenz der Dauer der Erkrankungen bei Mann und Frau ungefähr dieselbe.

Welcher Art die Erkrankungen, die eine Störung der Erwerbstätigkeit nach sich zogen, waren, ist ebenfalls aus einer Statistik der Leipziger Ortskrankenkasse ersichtlich. In dieser Statistik ist Bezug genommen auf „Versicherungspflichtige" und „freiwillige Mitglieder". Ich gebe die Statistik nur insoweit, als sie für das weibliche Geschlecht von besonderer Bedeutung ist.

Tabelle 11. *Krankheitsursachen.*

Erkrankungen	Männliches Geschlecht			Weibliches Geschlecht		
	15—34 J.	35—54 J.	55—74 J.	15—34 J.	35—54 J.	55—74 J.
Blutarmut	3,5	1,6	1,3	77,3	37,7	9,2
Krankheiten der Verdauungsorgane	41,3	52,4	74,2	60,8	89,1	88,2
Krankheiten der Harn- und Geschlechtsorgane	5,2	4,7	8,7	27,3	34,4	10,4
Krankheiten des Nervensystems	10,4	24,0	33,4	13,6	32,4	24,5
Sämtliche Krankheiten, auch die nicht angeführten . .	374,7	468,0	635,9	422,4	549,7	575,1

Diese Statistik zeigt, daß *Blutarmut,* Krankheiten des *Nervensystems,* Krankheiten der *Verdauungsorgane* und der *Harn-* und *Geschlechtsorgane* bei der Frau entschieden häufiger auftreten als beim Manne. Allerdings muß auch bei der Beurteilung dieser Statistik betont werden, daß, da es sich um eine Statistik der erwerbsunfähig Erkrankten handelt, für manche Kranken die Möglichkeit besteht, je nach der Schwere des Berufes, diesen trotzdem weiter auszuüben.

Insgesamt ist festzustellen, daß die berufstätige Frau besonders dann, wenn ihr Körper in doppelter Weise belastet wird, durch Fortpflanzungsaufgaben und durch Berufstätigkeit, die Sterblichkeit erhöht und insbesondere eine Schädigung der weiblichen Geschlechtsorgane eintritt. Zweifellos bewirkt in der Mehrzahl der Fälle die *Summation* der Arbeitsleistung den *schädlichen* Effekt. Inwieweit hierbei die Erwerbsarbeit eine ursächliche Rolle spielt, so daß man im wirklichen Sinne von einer *Beruf*serkrankung sprechen könnte, ist bisher unbewiesen.

IV. Anatomische und physiologische Unterschiede zwischen Mann und Weib.

In einer Abhandlung, in der unter anderem die Beziehungen zwischen dem Weibe und seiner Abhängigkeit von der sozialen Umwelt und den evtl. daraus hervorgehenden Schädigungen der Frau zu schildern sind, darf meines Erachtens die geschlechtsspezifische Struktur des Weibes nicht außer Acht gelassen werden. Das, was nämlich das Weib von dem Manne durch seine natürliche Organisation unterscheidet, das, was in seinem Endziel seine Zweckbestimmung ist, ist so tief in seiner natürlichen Leistungsmöglichkeit verankert, daß alles andere demgegenüber in den Hintergrund tritt. All das gilt sowohl von der körperlichen wie größtenteils geistigen Konstitution.

Will man die Schäden, welche die Frau durch ihre Betätigung oder durch ihren Beruf treffen, in ihrer Kausalität zum Berufe aufdecken, will man sie, falls dieser Konnex erwiesen ist, einschränken, verhüten oder beseitigen, muß man die normale Anatomie und Physiologie des Weibes, seine Konstitution, sowie die Pathologie der spezifisch-weiblichen Erkrankungen, kurz seine Biologie eingehend berücksichtigen.

Man kann Mann und Weib vom *soziologischen* und *biologischen* Standpunkte unterscheiden.

Vom *soziologischen* Standpunkte aus wäre die Verschiedenartigkeit zwischen Mann und Weib für die Wertung im täglichen Leben zu untersuchen, vom *biologischen* Standpunkte aus interessieren vornehmlich die Unterschiede zwischen dem männlichen und weiblichen Organismus.

Erst auf Grund der genauen Kenntnis über Leistung und Leistungsfähigkeit der Frau infolge ihrer besonderen natürlichen Struktur und ihres besonderen natürlichen Könnens sind wir in der Lage, die Nutzanwendung hieraus für unser Wirtschafts- und Gesellschaftsleben zu ziehen. Jeder Mißbrauch, der mit dem natürlichen weiblichen Können getrieben wird, führt auf die Dauer zu einer Schädigung der Frau.

Die Zweigeschlechtlichkeit der menschlichen Form findet ihren Ausdruck in *primären* und *sekundären Geschlechtsmerkmalen.*

Die *primären* bestimmen das Geschlecht; sie sind für unsere Betrachtung zunächst von untergeordneter Bedeutung. Wichtiger sind die *sekundären* Geschlechtsmerkmale, welche für die Generation der Nachkommen nicht unbedingt erforderlich sind. Diese sekundären Merkmale für Mann und Weib beziehen sich nicht nur auf Gestalt, Behaarung usw., sondern sind bis in viele Einzelheiten in Organen und Geweben differenziert. Nur soweit sie für die Berufs- und Kraftentfaltung der Frau in Betracht kommen, will ich sie kurz zusammenfassen. (Ausführliche Schilderungen sind hierüber zusammengestellt in z. B. „Das Weib" in anthropologischer und sozialer Betrachtung von Oscar Schultze, ferner in „Die körperliche und geistige Eigenart der Frau" von Guggisberg, s. Literatur.)

Deutliche Unterschiede zwischen Mann und Weib finden sich an den *Knochen, Muskeln,* an der *Haut* und dem *Fett.* Die einzelnen Knochen sind im allgemeinen schwächer und kleiner, sie bieten weniger Rauhigkeiten, da die schwächeren Muskeln des Weibes weniger rauhe Flächen für Ursprung und Ansatz der Muskeln nötig haben.

Das *Skelett* des Weibes im ganzen ist ebenfalls kleiner und schwächer.

Auch die *Muskulatur* ist beim Weibe geringer entwickelt, hingegen das *Fett* bei dem Weibe bedeutend reicher als beim Manne. Bischoff fand, daß von der Körpermasse des ausgewachsenen Mannes durchschnittlich 41,8% aus Muskulatur und 18,2% aus Fett; bei dem Weibe 35,8% aus Muskulatur und 28,2% aus Fett bestehen. Selbst auch bei großer körperlicher Betätigung, selbst bei regelmäßiger, beruflicher großer Kraftentfaltung (Athletinnen) soll das *relative* Überwiegen des Fettes, speziell des Unterhautfettgewebes bei dem Weibe stehen bleiben.

Die *Gestalt* des Weibes ist selbstverständlich nur in Durchschnittswerten kleiner, zierlicher und schwächer. Ebenso ist das Körpergewicht des Weibes geringer. Nach Vierordt beträgt das Durchschnittsgewicht des jugendlichen erwachsenen Mannes 65 kg, das des gleichaltrigen Weibes 55 kg. Durchschnittslänge des Europäers ist 1,72 m; der Europäerin 1,60 m. Der *Rumpf* des Weibes ist relativ länger und die Beine sind relativ kürzer. Der *Bauch* ist entsprechend dem längeren weiblichen Rumpfe ebenfalls länger, während beim Manne die Brust kräftiger entwickelt ist. Die Raumverhältnisse im Bauche sind also der natürlichen Bestimmung des Weibes entsprechend angepaßt.

Der knöcherne *Brustkorb* des Weibes ist dem männlichen gegenüber bedeutend schmäler und zierlicher.

Am deutlichsten finden sich die *sekundären* Geschlechtsunterschiede am weiblichen *Becken.* Das knöcherne Becken bildet ein festes Gerüst und einen Schutzring für den weiblichen Geschlechtsapparat. Der Ossifikationsprozeß des Beckens und die physiologische Verschmelzung seiner etwa 40 Knochenbildungsherde ist (nach HOEHNE) erst weit über den Beginn der Geschlechtsreife hinaus, zuweilen erst mit dem 24.—26. Lebensjahre abgeschlossen und damit erst die definitive Form des weiblichen Beckens erreicht. Bereits am knöchernen Becken des Neugeborenen ist der Geschlechtsunterschied zwischen männlichem und weiblichem Becken erkennbar. Das Becken des weiblichen Neugeborenen ist niedriger und breiter als das des neugeborenen Knaben. Die Ursache hierfür liegt in dem relativ großen Maße des queren Durchmessers des Beckeneinganges. Ganz offensichtlich werden die Unterschiede zwischen männlichem und weiblichem Becken beim Erwachsenen. Das weibliche Becken ist dünnknochiger, breiter, niedriger und weit geräumiger. Die Darmbeinschaufeln stehen flacher, die Sitzbeinhöcker liegen weiter auseinander und der Schambeinbogen entspricht beim Weibe einem Winkel von 100°, dagegen beim Manne von etwa nur 75°. Das weibliche Becken ist gegenüber dem männlichen besonders durch die Weite seiner Lichtung charakterisiert; sie ist von der Natur für den Durchtritt des Kindes besonders weit beanlagt worden.

Nach Angabe von STRATZ überwiegt beim Manne im Durchschnitt die Schulterbreite die Hüftbreite um 14,5 cm, bei dem Weibe jedoch nur um 3 cm. Es ist also nicht ganz richtig, daß das Weib, wie vielfach angenommen wird, in den Schultern schmäler als in den Hüften ist.

Kopfmessungen, Kopfgewicht und Schädelgewicht haben ergeben, daß das Weib *relativ* einen etwas größeren, *absolut* einen etwas kleineren Kopf besitzt als der Mann. Ebenso haben zahlreiche Untersucher (SCHWALBE, WALDEYER, MARCHAND) gefunden, daß das *Gehirn des Weibes absolut kleiner und leichter* als das des Mannes ist, daß das Weib aber ein *relativ größeres Gehirn* als der Mann besitzt (BISCHOFF, TIEDEMANN, VIERORDT usw.).

Auch bei einer Betrachtung der Unterschiede der inneren Organe beim Manne und Weibe fallen beträchtliche Abweichungen auf. Das Gewicht der Lungen ist bei dem Manne ungefähr um ein Viertel größer als beim Weibe. Entsprechend dem kleineren Körper des Weibes sind auch alle seine Herzmaße kleiner. Das Herzgewicht ist geringer. Die Frage, ob beim männlichen oder weiblichen Geschlecht das *relative* Gewicht des Herzens größer ist, ist noch nicht entschieden. Das *Blut* des *Weibes* ist wasserreicher als das des Mannes. Der Wassergehalt beträgt beim Manne nach VIERORDT 78,5%, beim Weibe 80,11%. Das weibliche Blut enthält (und darin stimmen alle Untersucher überein) weniger körperliche Elemente. Durchschnittlich fanden sich in 1 cbmm Blut des Mannes 5 Millionen, in dem des Weibes $4^1/_2$ Millionen Blutkörperchen. Auch der Hämoglobingehalt des weiblichen Blutes ist geringer als der des männlichen; ebenso ist das spezifische Gewicht des Blutes beim Weibe etwas herabgesetzt. Die *Herztätigkeit* des Weibes soll relativ größer und die Pulsfrequenz beim Weibe entsprechend höher sein als beim Manne, in der Minute 7—10 Schläge mehr. Auch soll die Körpertemperatur des Weibes etwas höher als die des Mannes sein.

Als Gesamtergebnis der Betrachtung der Unterschiede zwischen Mann und Weib kann man feststellen, daß der weibliche Körper in viel höherem Maße — abgesehen von dem Geschlechtsapparat — als der männliche während seiner Entwicklung und bis zur Beendigung der Entwicklung kindliche Merkmale bewahrt. Das Weib bleibt dem kindlichen Typus bis in viele Einzelheiten weit näher als der Mann. Diese Feststellung ist selbstredend nicht so aufzufassen, als ob der männliche Körper vollkommener entwickelt sei, sondern jeder Körper, der männliche wie der weibliche, ist entsprechend seiner von der Natur gewollten Aufgabe, die offenbar eine bestimmte natürliche Arbeitsteilung vorsieht, gebaut.

„Das Wachstum des Weibes bleibt nicht hinter dem des Mannes zurück. Wie sein ganzes Wesen ein anderes, so ist auch das Wachstum des Weibes verschieden von dem des Mannes" (Schultze).

Um eine Gefahrenquelle für die heranwachsende oder ausgereifte Frau bezüglich ihrer Berufstätigkeit und Arbeitsentfaltung zu vermeiden und dadurch Schäden an der Gesundheit vorzubeugen, erscheint es mir wichtig, erstens auf *Wachstumsunterschiede* zwischen der heranreifenden Frau und dem heranreifenden Manne, und des weiteren auf die Bedeutung der *Menstruation* und ihrem Einfluß auf den weiblichen Organismus sowie die damit verbundene, *wellenartig verlaufende Periodizität* im Leben des Weibes hinzuweisen.

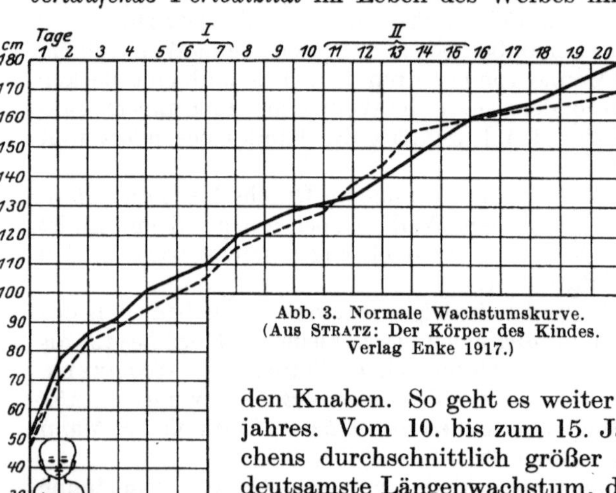

Abb. 3. Normale Wachstumskurve.
(Aus Stratz: Der Körper des Kindes.
Verlag Enke 1917.)

Bereits bei der Geburt tritt die Körperlänge des Mädchens hinter der des Knaben um ein geringes zurück. Wie aus nachstehender Abb. 3 hervorgeht, bleibt bis zum Ende des 10. Jahres das Wachstum bei Knaben und Mädchen ungefähr gleich. Dann aber beginnt eine beträchtliche Wachstumssteigerung des Mädchens, es überholt den Knaben. So geht es weiter bis zum Ende des 15. Lebensjahres. Vom 10. bis zum 15. Jahre ist das Gewicht des Mädchens durchschnittlich größer als das des Knaben. Das bedeutsamste Längenwachstum, d. h. das schnellste Wachsen beobachtet man bei Mädchen im 13. Lebensjahre. Am Ende des 15. Lebensjahres wird das Mädchen von dem Knaben sowohl in Gewicht wie auch im Wachstum überholt und bleibt von da ab durchschnittlich kleiner als der Knabe. Der Mann soll mit 23, das Weib mit 20 Jahren ausgewachsen sein. Charakteristisch in der Wachstumskurve ist also, daß sie zeigt, daß der weibliche Körper vom 11. bis 15. Lebensjahre größer und schwerer, vor dem 11. und nach dem 15. Lebensjahre kleiner bleibt. Das 11.—15. Lebensjahr spielt demnach bei der Entwicklung des jungen Mädchens eine wichtige Rolle. In diese Zeit fällt das Hauptwachstum. Es ist nun ganz selbstverständlich, daß gerade in dieser Zeit auf Körperpflege, Ernährung und gesundes Leben Wert zu legen ist und geistige Überbürdung sowie zu frühe Erwerbsbetätigung zu vermeiden sind (Beschäftigung von Kindern und jungen Mädchen zu Erwerbszwecken!).

Diese Forderung nach Schonung der heranreifenden Mädchen ist um so mehr begründet, als um dieselbe Zeit, in der das Wachstum sich am intensivsten gestaltet, erstmalig die „*Periode*" eintritt. Ungleich größer sind die Anforderungen welche die Generationsorgane an den Organismus des Weibes stellen. Vom 15. bis 16. Lebensjahre verliert das heranwachsende Mädchen ungefähr während 3—6 Tagen 100—150 g Blut. Dieser Blutverlust allein, besonders in den Jahren der Entwicklung sich alle vier Wochen wiederholend, kaum in den der Periode folgenden drei Wochen ersetzt wieder beginnend, bedeutet für die Frau, besonders in den Jahren der Entwicklung, ein außerordentliches Schwächungsmoment. Höhepunkt der Wachstumstendenz und Menstruationsbeginn stellen so, besonders vom 14.—17. Lebensjahre ab, doppelte Ansprüche an den Körper.

Den obersten Antrieb für den Menstruationsvorgang und den damit verbundenen körperlichen und geistigen Einflüssen gibt die Eizelle. Die Ovulation bzw. der Follikelsprung mit dem Austritt des reifen Eies aus dem Follikel erfolgt etwa in der Mitte zwischen zwei Menstruationen. L. FRAENKEL verlegt den Ovulationstermin etwa auf den 18.—19. Tag nach Beginn der letzten Menstruation, ROB. MEYER auf den 14. Tag und R. SCHRÖDER auf den 14.—16. Tag. Zur Zeit der Ovulation empfinden viele Frauen den sog. *Mittelschmerz.* Es treten eine Reihe von Beschwerden auf, die denen der Menstruation durchaus gleichen. Nicht selten wird plötzlich in der rechten oder linken Unterleibsseite ein intensiver, nur kurze Zeit dauernder Schmerz verspürt (wohl in dem Augenblick, in dem das Bersten des Follikels erfolgt?). Gleichzeitig kommt es vielfach zu verstärktem weißlichen Ausfluß und ab und zu sogar zu nur 1—2 Tage dauernden Blutungen. Diese Erscheinungen, die fast schon die Grenze des Normalen verlassen, finden sich besonders bei nervösen, öfters aber auch bei durch geistige Arbeit überanstrengten Frauen.

Wenngleich die Menstruation an sich ein physiologischer Vorgang ist, ist sie doch ungemein häufig mit leichten Beschwerden örtlicher und allgemeiner Art vergesellschaftet; die Frauen fühlen sich „unwohl".

Die *lokalen* Beschwerden bestehen bei der Regel in Ziehen im Unterleib, wehenartiger Schmerzempfindung und vielfach Kreuzschmerzen. Die Austreibunsgtendenz des Uterus löst offenbar Kontraktionen der Muskulatur aus, die ziehenden Schmerzen, die vielfach nur vor dem Eintritt der Blutung und im Beginne derselben vorhanden sind, lassen dann nach, „wenn das Blut erst richtig durchkommt". Mit der Hyperämisierung des

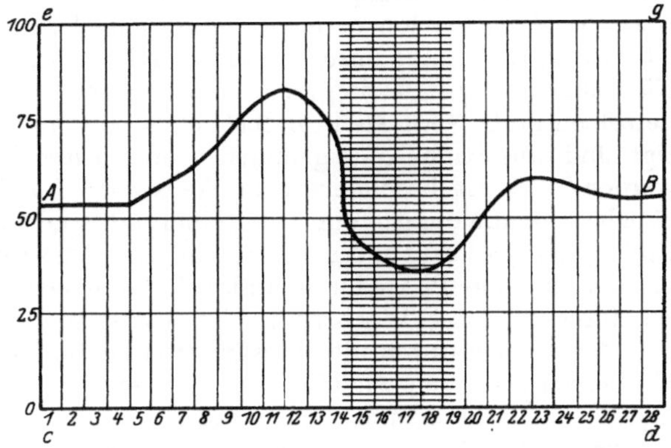

Abb. 4. Diagramm des Monatszyklus beim Weibe. Nach OTT.

Uterus geht Hand in Hand eine Überblutung auch der anderen Beckenorgane. Hierdurch empfinden die Frauen in dieser Zeit vielfach ein Gefühl der Völle und Schwere im Leibe, häufiger Harndrang, nicht selten auch Anschwellen von Hämorrhoidalknoten und Krampfadern. — Es ist ganz selbstverständlich, daß der durch die Periode bedingte Blutverlust die Lebensvorgänge vorübergehend physiologisch herabmindert. Diese Tatsache kommt nicht allen Frauen und nicht immer zur Empfindung. Andererseits führt sie aber leicht bei nervösen und neurasthenischen Frauen zu einer Fiktion: sie überbieten sich vielfach in der Selbstbeobachtung und kommen dann allzu leicht zu einer Überwertung auch der leisesten Beschwerden. Aber auch bei *gesunden* Frauen kommt es doch in der Mehrzahl der Fälle zu Allgemeinerscheinungen, bei denen die nervösen Symptome besonders hervortreten. Die Frauen befinden sich dann fast regelmäßig in einem Stadium gesteigerter psychischer Reizbarkeit. Mit dieser Reizbarkeit gehen häufig in verschiedener Stärke leichte Ermüdbarkeit, unruhiger Schlaf, Herzklopfen, Hitzewallungen, Kopfschmerzen, heftige Migräne, Appetitlosigkeit, Übelkeit, Hautaffektionen, wie Herpes oralis, Urticaria usw., einher.

Man hat in der Menstruation, in ihrer Vorbereitung und in ihrem Ablauf den Ausdruck einer *Wellenbewegung.* Nach der Auffassung v. ELLIS und den Studien von Ott verläuft das Leben des Mannes in einer Ebene, während sich das Leben des Weibes längs einer aus Wellenberg nnd Wellental wechselvoll gebildeten Fläche bewegt. In vorstehender Abb. 4 stellt die Kurve A/B die monatliche Lebenswelle des Weibes dar, den Verlauf der physiologischen Schwankungen, der Pulsfrequenz, der Muskelkraft, des Blutdruckes, Körpertemperatur, Reflexbewegungen und des geschlechtlichen Gefühllebens.

Die vertikale Einteilung bedeutet die 28 Tage des Mondmonates, während die Intensität der Funktionen durch die 4 horizontalen, mit den Zahlen 25, 50, 75 und 100 bezeichneten Linien gekennzeichnet ist. Der 14.—19. Tag entspricht der Zeit der Periode.

Die Kurve zeigt, daß der Höhepunkt der Lebensprozesse ungefähr drei Tage vor dem Beginne der Regel erreicht ist. Dann kommt es zu einem rapiden Abfalle. Dieses Stadium spielt sich während und kurz nach der Periode ab. Auch die geistige Energie ist recht oft in dieser Zeit beeinträchtigt. — Nur eine kleine Anzahl von Frauen zeigt während der Menstruation keinerlei Beschwerden (nach Tobler 16%), aber noch weniger Frauen empfinden während dieser Zeit sogar eine Erhöhung des Wohlbefindens und der Leistungsfähigkeit (nach Tobler 7%). Die Amerikanerin Dr. Mary Jakoby (zitiert nach Oscar Schultze) hat über die Menstruationsperiode ausführliche Untersuchungen veröffentlicht: „Es ist richtig, daß unter unseren aufreibenden sozialen Zuständen 46% der Frauen während der Menstruation mehr oder weniger leidend sind und eine große Anzahl derselben muß, wenn sie in industriellen oder anderen Unternehmungen beschäftigt sind, aus Humanitätsgründen während dieser Zeit, wenn möglich, geschont werden." Es ist besonders bemerkenswert, daß Menstruationsbeschwerden oft gänzlich unabhängig vom Genitalbefund sind und sich ebenso bei Virgines finden, wie bei Frauen, die geboren haben. Aschner bezeichnet die Menstruation als eine kritische Phase im gesamten Drüsenleben des Weibes, das gekennzeichnet sei durch erhöhtes Wachstum, Hyperämie und vermehrte Sekretion.

Aus all den durch die Menstruation bedingten körperlichen und psychischen Einflüssen erkennen wir einen im Vergleich zu dem an und für sich kräftigeren männlichen Organismus bedeutenden Nachteil, der sich bei Belastung durch bestimmte Berufe, oder gar bei Belastung durch Beruf, Haustätigkeit und Mutterschaft auf die Dauer als schwerer Schaden an der Gesundheit herausstellen muß. In letzterem Falle zehrt der Schaden an Mutter und Kind.

Kisch berichtet über eine *neue Periodizität* im Leben der Frau, welche unabhängig von den Menstruationsphasen einhergeht und mit den großen Geschlechtsepochen der Menarche, der Menakme und der Menopause, dem Eintritt, dem Höhestadium und dem Rückgang der Geschlechtsfunktionen zusammenhängt. „Bestimmte pathologische Symptome, welche um die Zeit des Ersteintrittes der Menstruation in die Erscheinung treten und die Menarche beherrschen, nämlich Herzbeschwerden, Dyspepsien, psychologische Neurosen, chlorotische Zustände, Albuminurien, Hautkrankheiten während der Dauer der geregelten Sexualfunktion in der Epoche der Menakme an Intensität und Häufigkeit ganz bedeutend absinken, oder in gänzlicher Ebbe gar nicht mehr beobachtet werden, hingegen plötzlich um die Zeit der Klimax mit der Irregularität der Menstruation in mächtiger Flut wieder ansteigen."

Kisch konstruiert geradezu eine gesetzmäßige Regelmäßigkeit für die entsprechenden Epochen. Wenn der Körper des heranwachsenden Mädchens und der Frau in die verschiedenen Reifestadien plötzlich übergeht, dann gibt es einen Ruck, der beispielsweise dadurch bedingt sein kann, daß in dem kindlichen Körper auf einmal die bisher unbekannte innere Sekretion des corpus luteum eintritt, oder im klimakterischen Alter die gewohnte Funktion plötzlich versiegt.

Sollten die Kischschen Beobachtungen, die an und für sich sehr plausibel sind, richtig sein, so hätten wir es hier mit einer *zweiten großen Periodizität* im Leben des Weibes zu tun, die ebenfalls auf Körper und Geist der Frau und damit auch auf ihre Leistungsfähigkeit in den verschiedenen Epochen von größtem Einfluß ist.

An und für sich gehört in dieses Kapitel auch eine Darlegung der *Beanspruchung des weiblichen Organismus durch Schwangerschaft, Geburt und Wochenbett.* Wenn es aber bereits einleuchtend ist, daß allein der Menstruationsablauf mit allen seinen Begleiterscheinungen und Folgen ein großer Nachteil bezüglich der körperlichen und geistigen Leistungsfähigkeit dem Manne gegenüber bedeutet, so muß das in weit höherem Maße naturgemäß auch für die Schwangerschaft, Geburt und Wochenbett gelten. Die Schwangerschaftszeit stellt in noch höherem Maße als der gewöhnliche Ablauf des Menstruationszyklus ein Grenzstadium des Gesunden dar. Geringe Beeinträchtigungen genügen da, um aus dem Grenzstadium des Gesunden ins Pathologische überzuführen. Es erübrigt sich deshalb, auf diese Selbstverständlichkeiten einzugehen. Der gewaltige Kräfteverbrauch und die Arbeitsleistung, die das Fortpflanzungsgeschäft der Frau beansprucht, wird mit einem Schlage klar, wenn man sich den durch Menstruation, Schwangerschaft, Geburt und Laktation bedingten Substanzverlust der Frau vergegenwärtigt. SELLHEIM schätzt den Verlust durch Menstruation während der ganzen Zeit der Gebärfähigkeit auf mehr als 50 kg (12 mal etwa 170 g Blut pro mense = etwa 2 kg im Jahre), die Zunahme in der Schwangerschaft und den Verlust unter der Geburt auf ca. 6 kg (Kind 3 kg, Nachgeburtsteile 1 kg, Reduktion der Gebärmutter 1 kg, Blutverlust 1 kg, Laktation (hierbei ist nur das Nährmaterial, welches die Zunahme des Kindes veranlaßt, berücksichtigt) auf 6 kg in einem Jahre.

Der Blutverlust, den die Frau allein durch die Menstruation im Laufe des gebärfähigen Alters erleidet, entspricht also ungefähr dem Gewicht des Körpers im 18. Lebensjahre. Nach dieser Berechnung würde die Frau durch ihre Menstruation und beispielsweise 6 Geburten und 6 Laktationen in ihrem Leben allein einen Massenverlust von 122 kg erleiden. Es braucht deshalb nicht mehr weiter ausgeführt zu werden, welche Aufbaukräfte der weibliche Organismus beansprucht und welchen enormen Schwankungen der weibliche Organismus allein durch seine natürliche Organisation und Zweckbestimmung unterworfen ist. —

Die Frau hat die ganz besondere Verpflichtung, sich selbst und ihrer Nachkommenschaft gegenüber, mit den Bedingungen ihrer Gesundheit sich vertraut zu machen. Die Arbeit im allgemeinen, besonders aber die Berufsarbeit der Frau, die mit ihrem Geist und ihrem Körper, oder mit beiden gemeinsam ausgeführt wird, wirkt auf Körper und Geist als Reiz. Für diesen gilt ebenfalls der Grundsatz: „Schwache und mittelstarke Reize regen an, stärkere schwächen, ganz starke töten". Die Anforderungen, die in der neuzeitlichen Industrie beispielsweise auch von Männern beansprucht werden, gehen bereits an die Grenze des Möglichen. Sie fordern in der Hauptsache jüngere, d. h. in den besten Jahren stehende, vollkräftige, gesunde Arbeiter und ist bestrebt, jede herabgeminderte Kraft rasch abzustoßen. Charakteristisch für uns ist es, wenn ELSTER sagt: „Der Knick im Schicksal der Arbeiter liegt beim 40. Lebensjahre. Dies ist eine Folge der Technik, des Tempos, der Ungeheuerlichkeit der chemischen, thermischen und mechanischen Anforderungen." Vielfache Erfahrungen von Ärzten, die hierauf bei geistigen Berufen, beispielsweise Lehrerinnen, Beamtinnen usw. geachtet haben, lehren, daß sehr häufig der „Knick" im Schicksal *dieser* Frauen mit dem Klimakterium einsetzt. In sehr vielen Fällen bildet sich dann ein Neurosenkomplex, der die geistige und körperliche Leistungsfähigkeit, je früher die Frau vorher mit ihrer Arbeitskraft Raubbau getrieben hat, um so eher herabdrückt.

Ich bin auf alle die anatomischen und physiologischen Vorgänge näher eingegangen, weil es nun viel leichter fällt, die von der Frau zu fordernde Leistung, oder ihr zuzubilligende Leistung ihrer Leistungsfähigkeit auf Grund ihres besonderen natürlichen Könnens anzupassen. Man kann Sellheim nur Recht geben, wenn er sagt, daß es ein Kardinalfehler sei, daß die Frau die *Gleichberechtigung* vielfach so auffasse, als müsse sie die *gleiche Arbeit* tun wie der Mann. Eine Gleichmacherei beider Geschlechter in dieser Hinsicht bedeute geradezu einen Kulturrückschritt.

Der Soziologe und der Arzt wird mit der Beurteilung der Frauentätigkeit ihre natürliche Organisation grundlegend berücksichtigen müssen und zu erreichen suchen, die durch soziale Bedingtheiten erforderliche Arbeitsentfaltung des Weibes ihrer Biologie in weitem Maße anzupassen. —

V. Allgemeinschädliche Einflüsse aus Konstitution (endogen bedingte) und Umwelt (exogen bedingte) in ihrer besonderen Bedeutung für den Frauenorganismus.

1. Endogene Faktoren.

Bei den vielfachen Wechselbeziehungen zwischen *Konstitution, Genitalleiden und sog. gynäkologischen Berufskrankheiten* der Frauen kommt es häufig vor, daß Krankheiten der weiblichen Geschlechtsorgane als durch den Beruf erworben erscheinen und als solche gedeutet werden, während sie in Wirklichkeit konstitutionell bedingt sind. Der *konstitutionelle Faktor* spielt für die Gewerbegynäkologie meines Erachtens eine so wichtige Rolle, daß er seiner ganz besonderen Berücksichtigung bedarf.

Martius (Rostock), Pfaundler, Lubarsch, F. Kraus, Tendeloo, Lenz, Rössler, Siemens u. a. verstehen unter *Konstitution* „sowohl die erblichen Anlagen als auch erworbenen Änderungen und Störungen des Körpers", also im wesentlichen *das*, was man in der modernen Vererbungslehre als *Phäno*typus und J. Bauer als *Körperverfassung* bezeichnet. Eine Reihe von Forschern wie Tandler, J. Bauer, P. Mathes, Hart, Koch u. a. haben den Begriff der Konstitution ausschließlich auf ererbte, im befruchteten Ei vorbestimmte Eigenschaften beschränkt, während alles, was im „individuellen (intra-extrauterinen) Leben hinzukommt, also „wo sämtliche durch besondere Außenfaktoren, wie Einflüsse der Ernährung, soziale Lage, frühere Krankheiten herbeigeführte Abweichung von der „*Norm*" unter der Bezeichnung *Kondition* zusammengefaßt wird" (Hecker).

Erst *Konstitution* und *Kondition* zusammen bilden nach Bauer die Körperverfassung. Tandler, Bauer, Mathes usw. verstehen also unter Konstitution den *Genotypus*, die vererbten Anlagen allein und glauben, die Konstitution sei eine keinen Wandlungen zugängliche, das ganze Leben hindurch wirkende Größe, die keine exogenen Einflüsse gestattet und somit bestimmend für das Leben und die Eigenart des Individuums ist und bleibt. Recht heftig tritt Gallant[1]) der Ansicht Mathes, und seiner Anhänger gegenüber:

„Es ist ganz falsch, wenn Mathes und seine Anhänger behaupten, daß die Konstitution im Moment der Vereinigung von Ei und Samenzelle ein für allemal festgelegt ist. Im Moment der Vereinigung der Geschlechtszellen ist nicht die

---

[1]) Konstitution und konstitutionelle Entwicklung. Arch. f. Frauenk. 1925, H. 3.

Konstitution des keimenden Individuums festgelegt, sondern es sind bloß die konstitutionellen Anlagen, aus denen sich im Laufe der Entwicklung das Individuum seine Konstitution entwickeln wird, gegeben. Eine Entwicklung aber vollzieht sich immer unter den Einflüssen des *Milieus,* in dem die Entwicklung vor sich geht und somit sind an der Entwicklung der Konstitution nicht nur endogene sondern auch *exogene* Faktoren mitbeteiligt." GALLANT fordert dann die Unterscheidung der Konstitutionstypen nach ihrer äußeren Erscheinung, denn in ihr, dem *Phänotyp,* sei der *Genotyp* in seiner Entwicklung mit eingeschlossen.

SIEMENS nennt die Gesamtheit der im befruchteten Keime gegebenen Erbanlage *Idiotypus* und unterscheidet davon als *Paratypus* die Gesamtheit der nichterblichen, im Laufe des individuellen Lebens durch äußere Reize bewirkten Merkmale. Der *Phänotypus* (Erscheinungsbild) umfaßt die Gesamtheit der *idiotypischen* und *paratypischen* Merkmale eines Individuums. Diese lassen sich nur nach der Art ihres Verhaltens hinsichtlich der Erblichkeit trennen (LENZ). Der *Idiotypus* ist erblich, der *Paratypus* nicht. Der *Phänotypus* ist teils erblich, teils nicht.

Für die Betrachtung der Zusammenhänge zwischen Konstitution, Genitalleiden und gynäkologischer Berufserkrankung möchte ich die von F. LENZ vertretene Ansicht — als eine der verbreitetsten — zugrunde legen. LENZ versteht unter „Konstitution" die Körperverfassung, soweit sie dauernd ist und nicht oder nur schwer durch Umwelteinflüsse geändert werden kann: ganz allgemein gesprochen, die Körperverfassung in bezug auf ihre Erhaltung als Wahrscheinlichkeit oder, was auf dasselbe hinauskommt, ihrer Widerstandskraft. Wenn sich eine Widerstandsschwäche nur auf einzelne Krankheiten bezieht, so sprechen wir von *Disposition.* Die Konstitution prägt sich in vielen Fällen schon in der äußeren Erscheinung, im *Habitus* aus. Konstitutions*anomalien,* die sich weniger im Habitus als in gewissen funktionellen Eigentümlichkeiten äußern, die vorwiegend in der chemisch-physiologischen Beschaffenheit der Gewebe begründet sind, bezeichnet er als *Diathesen.* Der Habitus ist also etwas Anatomisches, die Konstitution etwas Funktionelles.

Eine abnorme Konstitution kann während der ganzen Lebenszeit des Individuums latent bleiben.

M. HIRSCH betont, daß die rein genotypische Fassung des Konstitutionsbegriffes durch TANDLER u. a. den Beobachtungen und den Bedürfnissen der ärztlichen Praxis nicht gerecht werde. Er wünscht für die Entstehung der klinischen Konstitutionstypen nicht nur ein *qualitatives* sondern auch ein *quantitatives* Verhältnis der Erbanlagen, und mißt den Bedingungen der Umwelt, zu denen außer Klima Ernährung, auch die Berufsarbeit gehört, einen erheblichen Einfluß auf Ausbildung und Umbildung der Konstitution zu. Mit Recht hebt er hervor, daß diese Einwirkungen lediglich den *Phänotypus* treffen und nur Modifikationen sind, den *Genotypus* unberührt lassen; mit Recht hebt er meines Erachtens die Bedeutung der Einwirkungen für das Leben des Individuums und der Gemeinschaft hervor.

Für die Bewertung und Diagnose „Frauenkrankheiten" ist eine genaue Kenntnis bestimmter *Konstitutionsanomalien* Voraussetzung. Bei der Festlegung des Begriffes „Berufskrankheit" wurde bereits darauf hingewiesen, daß, bevor die exakte Diagnose *Berufserkrankung* gestellt werden kann, es erwiesen sein muß, daß die angeblich *berufserkrankte* Frau vor Ergreifung des Berufes, durch den die Krankheit verursacht sein soll, gesund gewesen ist, oder diese Erkrankung relativ häufig und in gleicher Weise bei anderen vorher *gesunden* Berufsangehörigen eintritt. Die angeblichen Berufsschädlichkeiten brauchen ja nicht die ausschließliche Ursache der Krankheitsstörungen zu sein, sie müssen aber bei der *Entstehung* und *Auslösung* der Berufskrankheit *wesentlich* wirksam gewesen sein.

Da die klinische Medizin in der Tat die Konstitution nicht als Krankheits- oder Gesundheitsbegriff kennt, kommt es in vielen Fällen, wo die Konstitution ursächlich bei der Entstehung einer Krankheit mitbeteiligt ist, andererseits aber die Erkrankung durch die erkrankte Person als Berufserkrankung aufgefaßt wird, leicht zu Kollisionen.

Für den Gynäkologen ist die Kenntnis der *asthenischen Konstitution,* die nach Lenz sicher im wesentlichen idiotypischer Natur ist, von Wichtigkeit. Wenn sie auch erst im zweiten Lebensjahrzehnt deutlicher in Erscheinung tritt, so ist sie doch schon im Säuglingsalter erkennbar. Asthenische Personen sind schmächtig gebaut, der Brustkorb ist eng und flach bei verhältnismäßig langem Rumpf. Das Herz hat Tropfenform und hängt in den schmächtigen Brustkorb herab. Ebenso die Baucheingeweide in den schmalen Bauch. Da die Wirbelsäule infolge von Schlaffheit der Zwischenwirbelgelenke und der Rückenmuskeln nicht straff getragen ist, kommt es zu einer schlechten Haltung. Daß sitzende Lebensweise und Mangel an körperlicher Betätigung den asthenischen schwächlichen Wuchs begünstigen, steht fest, aber — so meint Lenz — „es kann keine Rede davon sein, daß dort die Hauptursache der Asthenie liege und daß eine ausgesprochene Anlage zur Asthenie etwa durch Leibesübungen während des Heranwachsens ausgeglichen werden könne".

Manche Formen der Asthenie (und das ist gynäkologisch besonders bedeutungsvoll) gehen einher mit *hypoplastischen* und *infantilistischen Konstitutionsanomalien.* Lenz hält den Infantilismus im wesentlichen für erblich bedingt, glaubt aber, daß er gelegentlich auch einmal durch äußere Entwicklungshemmungen wie beispielsweise angeborene Syphilis usw., bewirkt werden könne.

Bezüglich der Entstehung der asthenischen und infantilistischen Konstitutionen und der Tätigkeit der *endokrinen* Drüsen vertreten Lenz und Stockhard die Meinung, daß die zugrunde liegenden krankhaften Erbanlagen auf dem Umwege über die *Hormone* sich erst auswirken.

Der *Infantilismus* ist eine Konstitutions*anomalie,* die der Asthenie sehr ähnlich ist. Die Geschlechtsorgane bleiben klein und unentwickelt. Infantilismus wird vielfach zur Sterilität; in manchen Fällen, in denen Schwangerschaft eingetreten ist, geht die Schwangerschaft vorzeitig zu Ende, da sich die Frucht in der mangelhaft entwickelten Gebärmutter nicht entfalten kann.

Auch *Varizen,* die nicht selten familienweise gehäuft vorkommen, finden sich vielfach bei Asthenie, ebenso Hämorrhoiden. Die Anlage hierzu scheint erblich zu sein, wenn auch naturgemäß äußere Einflüsse den Rückfluß des Blutes behindern und die Entwicklung begünstigen können. *Habituelle Obstipation* ebenso wie Neigung zu Durchfällen sollen vielfach idiotypisch beanlagt sein.

Die Allgemeinerkrankungen: *Chlorose* und *Tuberkulose* sind ebenfalls vielfach von Heredität abhängig; die Erfahrung lehrt jedoch, daß in hohem Maße äußere Umstände bei ihrem Zustandekommen mitspielen. Auch *Menstruation* und *Klimakterium* sind nach Aschner erheblich konstitutionell bedingt; das ganze Wohl und Wehe der Frau steht in direkter Abhängigkeit von dem Menstruationsvorgang. Gallant hat nicht unrecht, wenn er meint, man lese zwischen den Aschnerschen Zeilen: „Sage mir, wie die Frau menstruiert und ich werde dir genaue Auskunft über ihre Konstitution geben." Auch das Problem des *Fluors* will Aschner nur konstitutionell behandelt wissen. Bei konstitutionell minderwertigen Individuen sollen gerade vom Genital aus eine Reihe von Erscheinungen und Folgezuständen, die für die Gynäkologen von großer Wichtigkeit sind auftreten: *Psychische Störungen zur Zeit der Menstruation, Behinderung des*

Geschlechtsaktes durch Vaginismus und abnorme Enge der Scheide, Tubengravidität, Störung des Geburtsaktes infolge mangelhafter Nachgiebigkeit der Weichteile u. a. m.
Für die Entstehung von *Senkungen, Verlagerungen* und *Prolapsen* sind, Asthenie und Infantilismus vielfach von ursächlicher Bedeutung. Asthenische Frauen haben schwache und schlaffe Muskulatur und schlechte Fascien. Die Organe sind, wie bereits beschrieben, vielfach gesenkt, die Beckenbogenmuskulatur ist besonders bei Frauen, die geboren haben, insuffizient. Ist dies hauptsächlich durch die Asthenie bedingt, so findet man beim Infantilismus vielfach einen kleinen spitzwinklig antiflektierten Uterus und eine tiefe Douglastasche (W. A. FREUND), die als Hemmungsmißbildung aufzufassen ist und den Vorfall vielfach bedingen kann. ZIEGENSPECK und FLATAU „haben unter den konstitutionellen Faktoren, die leicht zu Prolapsen führen können, noch besonders eine zu geringe *Beckenneigung* hervorgehoben, die sich gleichfalls gerade bei Asthenischen und Infantilistischen findet. Die Messungen FLATAUs ergeben bei seiner Apparatur eine Beckenneigung von 38—45° bei Prolapsträgerinnen, von 45—50° bei Frauen ohne Prolaps. In der zu geringen Beckenneigung erblickte FLATAU das konstitutionelle Moment, das zur Schwäche des Haftapparates und des Beckenbogens erst hinzukommen muß, um einen Prolaps eintreten zu lassen". (REIFFERSCHEID und KABOTH).

. Für den Gynäkologen und Geburtshelfer ist die Beziehung „*Konstitution* und *enges Becken*" von besonderem Interesse. Die *erbliche Veranlagung* dürfte unzweifelhaft mit die wichtigste Ursache für die Entstehung enger Becken sein. Ursache des engen Beckens ist meist Rachitis, aber diese ja auch zum guten Teile erblich bedingt. Besonders das allgemeine enge Becken scheint durch erbliche Veranlagung bedingt zu sein. GAUSS, KIPPING und STEINMANN haben an dem Material der Freiburger geburtshilflichen Klinik nachgewiesen, daß ein Zusammenhang besteht zwischen der Häufigkeit des engen Beckens, den unteren sozialen, körperlich schwer arbeitenden Bevölkerungsschichten und den Bewohnern im hohen Schwarzwald. LENZ meint hierzu, daß sowohl die „geographischen wie auch die sozialen Unterschiede in der Verteilung der engen Becken zum großen Teile auf erblichen, d. h. Rassenunterschieden, beruhe". Er glaubt, daß die in Europa vorkommenden Rassen und ihre Mischlinge nicht gleichmäßig sondern verschieden über die einzelnen sozialen Schichten verteilt seien. Andererseits sei auch der Anteil der nordischen Rasse in den oberen Schichten deutlich größer als in den unteren. In Küstenländern der Nord- und Ostsee, wo die Bevölkerung ganz überwiegend nordische Rasse ist, kommen Geburtsschwierigkeiten infolge enger Becken nur selten vor. Wenn nun der nordische Typus zwar im Rheintal noch einen starken Bestandteil der Bevölkerung bilde, so sei doch deren Anteil im Schwarzwald, wo die sog. alpine Rasse vorherrsche, nur gering. LENZ *glaubt, daß diese Rassenunterschiede für die Ätiologie des engen Beckens eine größere Rolle spielen als die Wirkungen der ungünstigen sozialen Verhältnisse, die man bisher zu stark einseitig betont habe.*
Wenn in diesem Kapitel über Konstitution bei den vielen Krankheitsbildern und Lebenserscheinungen die Konstitution so stark in den Vordergrund geschoben wurde, so geschah dies keineswegs deswegen, um nun alle Krankheitsbilder und Schäden, die der Gesundheit der Frau zugefügt werden, hiermit abzutun. Vielmehr geschah es, den vernachlässigten Faktor Konstitution gebührend zur Geltung zu bringen. Man war eben zu sehr geneigt, bestimmte Erkrankungen immer aus Umwelteinflüssen zu erklären. So herrschte bis vor kurzer Zeit die Ansicht, daß z. B. *Kurzsichtigkeit* durch angestrengte und andauernde Naharbeit entstünde und die Kurzsichtigkeit eine „erstarrte Anpassung an die Naharbeit" sei. Heute darf es als sichergestellt gelten (LENZ), daß die Zunahme der Kurz-

sichtigkeit im jugendlichen Alter im wesentlichen aus inneren Gründen erfolgt. Lenz stellt es als völlig verfehlt dar, die erste Entstehung der erblichen Anlage zur Kurzsichtigkeit auf eine derartige, angeblich individuell erworbene erstarrte Anpassung an die Naharbeit zurückzuführen, da derartige Vorstellungen mit den Ereignissen der modernen Erblichkeitsforschungen nicht zu vereinbaren seien. Viele Ärzte nehmen an, daß die Anlage zur Kurzsichtigkeit erblich und die Anlage durch Naharbeit zur Entfaltung gebracht werden könne. *Also bleibt immer die erbliche Veranlagung das Primäre. Und so wird es auch bei vielen Genitalleiden sein, die durch Schwäche oder krankhafte Anlagen in der Erbmasse bedingt sind.* Wenn diese sich auswirken, so liegt die Ursache immerhin noch in der Anlage.

Eine Reihe von *gynäkologischen* und Allgemeinerkrankungen entstehen scheinbar durch irgendeine *von außen wirkende Noxe*, sind aber in Wirklichkeit durch die *Erbanlagen bedingt*; *die Noxe macht die Krankheit lediglich eher oder später manifest*, und es ist wohl auch denkbar, daß krankhafte Anlagen, wenn keine schädlichen Einflüsse wirken, weiter bestehen, ohne sich in Form einer Krankheit zu manifestieren. Und darin liegt die Wichtigkeit bei der Beurteilung der im Frauenberufe vorkommenden Frauenkrankheiten: Konstitution und schädliche Einflüsse der Umwelt nach Möglichkeit ihrem Werte nach abzugrenzen.

2. Exogene Faktoren.

Wir kommen nunmehr zu den *schädlichen Einflüssen der Umwelt* und *deren Bedeutung für den Frauenorganismus*. Zunächst soll die Frage der Schädigung der Erbsubstanz durch Berufstätigkeit besprochen werden. „Unbestritten ist, daß in manchen Fällen gewisse äußere Einwirkungen Änderungen in der Erbsubstanz hervorrufen, teils mit, teils ohne gleichzeitige Beeinflussung des elterlichen Organismus, immer aber unabhängig von dieser. Solche Änderungen der Erbsubstanz nennt man — im Unterschied von den Kombinationsvariationen, die fortwährend bei den Reifungsvorgängen in den Fortpflanzungszellen und bei der Befruchtung zustande kommen — *Mutationen*. Mit Vererbung persönlich erworbener Eigenschaften haben sie gar nichts zu tun." (Schallmeyer.) Lenz nennt solche Erbänderungen *Mutationen* oder *Idiovariationen*. Für die Mutationserzeugung und die Gesamtheit ihrer äußeren Ursachen, die noch sehr unklar sind, hat Lenz den Begriff „*Idiokinese*" aufgestellt, der umfassender als Forels „*Blastophorie*" ist, da es vermutlich nicht nur degenerative Mutationen sondern auch solche gibt, die neue Anpassungsmöglichkeiten bieten. Lenz deduziert *so*: „Da die Erbmasse chemisch-physikalisch bestimmt vorgestellt werden muß, so muß sie auch durch chemisch-physikalische Einflüsse änderbar sein. Für die chemischen oder physikalischen Ursachen der Idiovariationen habe ich die Bezeichnung *‚Idiokinetische Einflüsse‘* eingeführt, für den Vorgang der Verursachung solcher Erbänderungen das *Wort ‚Idiokinese‘*."

Für die Gynäkologie und die Berufsarbeit der Frau ist es wichtig, ob durch länger dauernde *Giftwirkungen*, wie sie bei bestimmten Berufen kaum zu vermeiden sind, abgesehen von den unmittelbaren Giftwirkungen auf den Körper auch die *Keimzellen* so *geschwächt* bzw. *geschädigt* werden, daß verkümmerte und lebensschwache Nachkommen entstehen. Es dandelt sich hierbei dann um Neuentstehungen und Ausbreitungen krankhafter Erbanlagen.

Im allgemeinen zeigen Mutationen eine gegenüber der Ausgangsform herabgesetzte Lebenstüchtigkeit. Sie birgt also meist eine Ursache der *Entartung* in sich. Nach Schallmyer, Lenz u. a. kommen Mutationen allerdings nur selten vor. Die „Neukombination der Gene ist weitaus die Hauptquelle der Erbvariation und die Fortpflanzungsauslese, also das für die Eugenik jedenfalls nahezu ausschließlich in Betracht kommende Mittel".

Zu den Keimgiften rechnet man verschiedene narkotische Mittel: Alkohol, Morphium, Cocain, Äther, Opium und auch Nicotin (letzteres kommt für Personen, die in der Tabakindustrie beschäftigt sind, auch als Gewerbegift in Frage!). Die Bedeutung des *Alkohols* als keimschädigendes Mittel ist dann groß, wenn der Alkoholkonsum zu einem Abusus geführt hat. Man soll nur nicht glauben, daß der Konsum des Alkohols durch Frauen so unerheblich sei, wenigstens deuten die Untersuchungen von Schwaighofer über „Alkohol und Nachkommenschaft" darauf hin. Schwaighofer konnte nachweisen, daß in Salzburg der Anteil der Frauen an Paralyse ganz enorm zugenommen hat; während vor 20 Jahren (so schrieb er 1912) derartige Fälle noch zu den Seltenheiten gehörten, betrügen sie jetzt 25% des Gesamtstandes. Im Schankgewerbe sogar schon 50%. Die dem Alkohol mehr ausgesetzten Berufe weisen batürlich eine höhere Erkrankungsziffer als die übrigen auf. Beachtenswert und mitverantwortlich für den großen Alkoholkonsum, der auch heute noch im Deutschen Reiche $2^1/_2$—3 Milliarden Mark pro Jahr verschlingt, sind interessierte Kreise, die in geschickter Weise den Massen vorsuggerieren, den alkoholischen Getränken wohne eine starke innere Kraft und eine erheblich blutbildende Eigenschaft inne. Manche einfachen Volkskreise sind von der Idee, daß in Bier oder anderen alkoholhaltigen Getränken ein vorzügliches Mittel gegen Blutarmut, Bleichsucht usw. vorhanden sei, nicht abzubringen. Der mäßige Genuß überstürzt sich dann, wie die Erfahrung gelehrt hat, allzuleicht in einen Abusus und den damit verbundenen Schädlichkeiten. Bereits 1905 waren 1518 Frauen wegen Alkoholismus und Säuferwahnsinn in Anstalten für Geisteskranke untergebracht; daneben waren 19680 Männer aus dem gleichen Grunde in Anstalten interniert.

Offenbar kommen aber auch Schädigungen der Erbmasse in erheblichem Umfange durch gewerbliche *Gifte*, wie *Blei, Quecksilber, Phosphor, Schwefelkohlenstoff, Benzol, Anilin* und verwandte Stoffe vor. Aber auch Stoffwechselprodukte gewisser Mikroparasiten, die beim Menschen Infektionskrankheiten erzeugen, besonders *Syphilis, Tuberkulose* und *Malaria*, werden zu den Keimgiften gerechnet.

In der Neuzeit ist der Ursache von Schädigungen in der Erbmasse, die durch *Röntgenstrahlen* und *radioaktive Stoffe* ausgelöst sein können, mit denen der Gynäkologe tagtäglich zu tun hat, große Beachtung geschenkt worden. Die Untersuchungen Oskar Hertwigs mit Samen- und den Eizellen von Amphibien mit radioaktiven Stoffen haben ergeben, daß auch in jenen Versuchen, wo nur die Samenfäden allein bestrahlt wurden, die daraus hervorgehenden Individuen vielfältige Mißbildungen und Schwächezustände zeigten. Auf die Gefahr, welche der Nachkommenschaft durch Röntgenbestrahlungen der Mutter drohen können, ist von Gauss, Döderlein, Grönig, Reifferscheid u. a. hingewiesen worden. Martius und Franken konnten im Tierexperiment feststellen, daß nach der Bestrahlung des Hinterleibes bei weißen Mäusen *vor* der Befruchtung die Zahl der geworfenen Jungen um mehr als die Hälfte geringer als bei normalem Wurf war. Die Sterblichkeit der geworfenen Tiere war erhöht. Sie blieben im Wachstum und in der Entwicklung zurück. Sie waren bis zum Alter von 9 Monaten alle steril, während die Kontrolltiere, im Alter von 4 Monaten gepaart, normale Junge warfen. Martius und Franken mahnen zur äußersten Zurückhaltung mit Schwachbestrahlungen im fortpflanzungsfähigen Alter und halten daran fest, bei der Indikation zur temporären Sterilisation der Frau die Möglichkeit der Nachkommenschädigung immer in Rechnung zu stellen. Nürnberger hat die Änderungsmöglichkeit der Erbmasse durch Strahlenwirkung auf die Keimzellen bestritten. Im Tierexperiment hat er nach einer Bestrahlung an einer kleinen Anzahl von Versuchstieren entweder Sterilität erzielt oder aber Nachkommen, die anscheinend normal waren. Immerhin ist bis heute die Frage, ob durch Röntgenbestrahlungen Schädigungen der Erbmasse gesetzt werden können, noch nicht entschieden. Größte Vorsicht ist jedenfalls am Platze! Deshalb wird auch vielfach in letzter Zeit der *temporären Sterilisation* durch Röntgenstrahlen widersprochen. Die Gefahr einer Schädigung der Erbmasse und damit einer minderwertigen Nachkommenschaft ist auf jeden Fall gegeben. Aus demselben Grunde wäre natürlich auch der Behandlung der *Sterilität* bzw. der *Hypofunktion* der *Ovarien*, wie sie von LINSENMEYER, FLATAU und THALER durch Röntgenbestrahlung empfohlen wurde, zu widerraten.

Eine Schädigung der Erbmasse durch eine einseitige oder ungenügende *Ernährung* wäre denkbar, ist aber nicht erwiesen. In der Tat mag es nicht selten vorkommen, daß Frauen über den Wert der Ernährung und über die Nährstoffe im Essen, welches sie für die Familie bereiten, so schlecht orientiert sind, daß auf die Dauer gewisse Krankheitserscheinungen infolge Fehlens von z. B. Vitaminen vorkommen. Jedenfalls beobachtet man bei Fabrikarbeiterinnen nicht selten, daß sie jahrelang automatisch nur bestimmte Speisen — meist Butterbrote — zu sich nehmen, besonders dann, wenn der Weg zur Fabrik weit ist, die Frauen auch während der Pausen in der Fabrik bleiben und erst spät abends zurückkehren. Immerhin spielt die mangelhafte bzw. einseitige Ernährung als Schädigungsmoment der Erbmasse eine gänzlich untergeordnete Rolle, so wichtig auch sonst die Ernährungsfrage für die Widerstandskraft des Körpers usw. sein mag.

Äußere *allgemeine Einflüsse*, welche schädigend auf die Gesundheit der Frau bei Ausübung ihres Berufes oder sonstiger Betätigung einwirken können, liegen erstens in der *Art des Arbeitsortes*, zweitens in der *Art der Arbeitsverrichtung* und *Arbeitszeit*. Die Arbeitsverrichtung der Frau kann sich zu Hause oder außerhalb ihrer Wohnung in der Fabrik, in Kaufhäusern, Büros oder anderen Räumen abspielen. Je nachdem, an welchem Orte die Frau ihre Arbeit verrichtet, spricht man von *Haus-* und *Heimarbeit* und von *außerhäuslicher Erwerbstätigkeit der Frau.*

Ich habe bei der Besprechung „*Heimarbeit*" darauf hingewiesen, wie vielfach ein und derselbe Raum als Arbeitsraum und Raum, in dem sich das ganze gesellschaftliche Leben der Familie abspielt, benutzt wird. Wie schädlich dort die Einwirkungen bei dem Mangel an Raum, Luft und Licht im allgemeinen sind, ist so hinreichend bekannt, daß darauf nicht mehr eingegangen zu werden braucht. — Ganz besonders störend wirken diese Verhältnisse sich aus bei der Geburt und dem Wochenbett. Erhöhte Infektionsgefahr für die Wöchnerin, allzufrühes Aufstehen und wiederum körperliche Betätigung spielen hierbei eine schadhafte Rolle. In der Heimarbeit wirken die Wohnungsverhältnisse besonders ungünstig. Aber auch in den Fabriken, Manufakturen, Handelsräumen usw. mit ihren Ansammlungen zahlreicher Arbeiter und Arbeiterinen in Räumen, in denen die Luft wenig ventiliert und durch vegetabilischen, mineralischen oder metallischen Staub, durch Verderbnis der Luft durch giftige Gase, z. B. Schwefelsäure, Salpetersäure, Kohlenoxyd, Schwefelwasserstoff, Arsenwasserstoff usw. verunreinigt ist, kommen Erkrankungen vor, die unter anderem auch auf die Genitalorgane, wie wir das später noch sehen werden, nachteilig wirken.

Bei der Trennung der Frau von ihrem Haushalt infolge Ausübung *außerhäuslicher Erwerbsarbeit* bestehen natürlich große Gefahren, die die Gesundheit der Frau insofern, als sie nach ihrer Rückkehr aus der Fabrik vielfach gezwungen ist, auch noch ihre Hausfrauenarbeit zu verrichten. Hierbei kommt es naturgemäß zur Überarbeitung und damit zu Erscheinungen, die man als „*Aufbrauchkrankheiten*" zu bezeichnen pflegt. Ungünstig wirkt es auch, wenn die Wohnung der Arbeiterin weit von der Fabrik entfernt liegt und die Arbeiterin bereits vor dem eigentlichen Beginne der Arbeit einen langen mühsamen Anmarsch hinter sich hat, den sie nach beendeter Berufsarbeit dann noch einmal abends zurücklegen muß.

Bei der Art der *Arbeitsverrichtung* ist bei Beurteilung der Schädigungsmöglichkeit die dabei eingenommene *Haltung* maßgeblich. Nicht jede Arbeit gestattet die Einnahme einer beliebigen Körperhaltung, vielmehr hängt diese von der Art der Beschäftigung ab. Die Arbeit ist vielfach eine reine Handarbeit in Nähstuben, beim Sortieren und Verpacken von Nägeln, Kleineisenzeugwaren, in den Papier- und Kartonnagenfabriken, beim Stühleflechten, in der Zigarrenfabrikation, beim Lumpensortieren usw. Bei der Beschäftigung haben die Arbeiterinnen einen Vorrat von Stoffen um sich herumliegen, den sie mit der Hand bearbeiten müssen. Hierbei werden nur einfache Werkzeuge wie Nähnadeln, Sortierteller usw. benutzt. — Wenn auch die Möglichkeit zu *gelegentlichem Sitzen* vorhanden ist, machen die Arbeiterinnen, wie aus den 5 Berichten der Gewerbeaufsichtsbeamten hervorgeht, dann besonders keinen Gebrauch, wenn die Handarbeit ein häufiges Hin- und Hergehen und nur ein gelegentliches Sitzen mit sich bringt. Die Gewerbeaufsichtsbeamten fanden so z. B. im Regierungsbezirk Oppeln (1913) in Packereien von Schokoladefabriken die ursprünglich vorhandenen Schemel beiseite gesetzt oder mit Gegenständen belegt. Bei der Betätigung an Maschinen kommt es darauf an, ob die Arbeiterin eine oder mehrere Maschinen zu bearbeiten hat. Hat sie nur auf eine Maschine Obacht zu geben, an der sie den Zugang des Rohstoffes und die Fortnahme des Fertigerzeugnisses überwacht, dann läßt sich Sitzgelegenheit beschaffen, sofern der Arbeitsvorgang räumlich begrenzt ist, z. B. an Stanzen, Spul- und Wickelmaschinen für Bindfäden, Näh- und Strickmaschinen. Ist der Arbeitsbereich der Einzelmaschine ausgedehnter, wie z. B. bei Revolverdrehbänken in der Kleineisenzeugherstellung, in den Ziegeleien bei der Strangpresse, an den Sortierrinnen und an den Lesebändern, so muß die Arbeit von Arbeiterinnen meist *stehend* verrichtet werden, da sich der ganze Körper an der Arbeitsleistung beteiligt. Hat hingegen die Arbeiterin mehrere Maschinen zu überwachen, z. B. Schraubenschneidemaschinen oder Zwirnmaschinen, so ist natürlich ein Sitzen bei der Arbeit nicht möglich. Im Regierungsbezirk Bonn (hauptsächlich Putzmacherei, vornehmlich Wäschekonfektion) verrichteten von 3444 Arbeiterinnen, die in Betrieben mit mehr als 9 Arbeiterinnen beschäftigt waren, 1070, also annähernd ein Drittel, ihre Arbeit im Stehen. Am *bedenklichsten sind die Arbeiten, die nur stehend vorgenommen werden können, namentlich, wenn hiermit ein dauerndes Stehen an ein und demselben Platze verbunden* ist. Dahin gehören unter anderem die sich immer mehr einbürgernde Bedienung von Drehbänken, Bohrmaschinen und anderen Werkzeugmaschinen in der Metall- und Maschinenindustrie, die Wartung der Spinnerei- und Weberei, das Polieren in der Holzindustrie, das Waschen, Plätten und Bedienen der Maschinen in den Wäschereien und das Einlegen in Druckereien. Besonders letztere Arbeit mit weit vorgeneigtem Oberkörper soll eine verhältnismäßig hohe Erkrankungsziffer der Arbeiterinnen zur Folge haben.

In der Textilindustrie ist ein großer Teil der Arbeiterinnen, insbesondere die Plüsterinnen und Stopferinnen, in der Lage, ihre Arbeit nach Belieben teils *stehend*, teils *sitzend* zu verrichten. Hingegen müssen die Arbeiterinnen an den Spinnmaschinen und Webstühlen während der ganzen Dauer der Arbeit stehen. Stehend arbeiten auch die Arbeiterinnen an den Fräs- und Strickmaschinen und an den sonstigen Automaten. Die Arbeit wird fast *ausschließlich* im *Sitzen* ausgeführt in der Kleider- und Wäschekonfektion, in vielen Anlagen der Ernährungs- und Genußmittelbranche, der Metallwaren- und der Papierwarenindustrie, ebenso in Kork- und Gummiwarenfabrikation. Auch die Arbeiterinnen in der Metall-

industrie, besonders in der Nagelindustrie, sitzen vorwiegend bei ihren Arbeitsverrichtungen, so die Steckerinnen, Sortiererinnen, Packerinnen und Glaskopf-
nadelarbeiterinnen. In *sitzender* Lebensweise verhalten sich dann die in Büros
angestellten und beschäftigten Frauen, ferner aber auch viel *geistig* beschäftigte
Beamten und Angestellten.

Die Ansichten über die eventuellen Schädlichkeiten der hauptsächlich
sitzenden oder stehenden Arbeitsweise gehen auseinander. So meinen Gewerbeaufsichtsbeamte: anhaltendes Stehen sei, wenn auch anstrengender, der Gesundheit vielfach weniger nachteilig als dauerndes Sitzen in schlechter Körperhaltung,
besonders für im *Wachstum begriffene Personen*. Die Gewerbeaufsichtsbeamten
Aachens glauben die Beobachtung gemacht zu haben, daß die stehende Tätigkeit mit einer ständigen mäßigen Bewegung, z. B. Bedienung der Spinnmaschinen und Webstühle oder gleichzeitig mehrerer Automaten, dem menschlichen Körper in der Regel zuträglicher ist als ständiges Sitzen, z. B. in der Zigarren-
und in der Bekleidungsindustrie. — Die Gewerbebeamten im Regierungsbezirk
Potsdam berichten 1913 über die *im Stehen* ausgeübte Tätigkeit der Arbeiterinnen
in der dortigen Textilindustrie, in Wäschereien, Ziegeleien, Druckereien und an
manchen Maschinen der Metallverarbeitungsfabriken: „das Stehen wird von
Arbeiterinnen am unangenehmsten empfunden, wenn sie Maschinen zu bedienen
haben, an denen sie ständig an derselben Stelle stehen bleiben müssen, und nicht,
wie bei Spinnmaschinen, Gelegenheit haben, bei der Maschine hin und her zu gehen.
Gesundheitsschädigungen infolge der *stehenden Arbeitsweise* sind *nicht* bekannt
geworden und für gesunde, normal veranlagte Arbeiterinnen bei der im allgemeinen
und durch ein oder *mehrere Pausen unterbrochenen Arbeitszeit* auch wohl nicht
zu befürchten. Zuweilen klagen neueingestellte, vorwiegend im Stehen beschäftigte
Arbeiterinnen über Müdigkeit, die aber verschwindet, sobald sie sich an die
Arbeitsweise gewöhnt haben."

Es kann nun keinem Zweifel unterliegen, daß Arbeiten, die vorwiegend in
sitzender und hauptsächlich in stehender Haltung 8—10 Stundenlang am Tage
ausgeübt werden, beim weiblichen Geschlecht naturgemäß eher zu Störungen
führen werden als beim männlichen.

Ganz besonders schädlich scheinen mir diejenigen Arbeiten zu sein, die in
stehender Stellung an ein und demselben Platze ausgeübt werden müssen.
Diese sind aber nicht so zahlreich, als daß sie wesentlich bei der Frauenarbeit in
Frage kämen.

M. Hirsch ist der Ansicht, daß anhaltendes Stehen und Sitzen die Entwicklung des knöchernen und muskulösen Apparates hemme und störe und zu Erkrankungen sowie Lageveränderungen der Geschlechtsorgane führe, welche sich
in Dysmenorrhöe, Endometritis, Vaginitis, Retroflexio uteri, Metritis chronica,
Parametritis posterior, Enteroptose und Infantilismus äußere. Dazu kommen
noch Stauungserscheinungen im Venensystem des Unterkörpers und der Beine,
Erschlaffung des Bandapparates im Becken und an den Füßen. Letztere würden
besonders häufig bei den im Stehen arbeitenden Plätterinnen und Zu-
schneiderinnen und bei den anhaltend an der Maschine sitzenden Näherinnen
beobachtet.

Es ist klar, daß beim Sitzen wie auch beim Stehen in ein und derselben
Stellung die größte Muskelmasse einseitig beansprucht bzw. unbeansprucht
bleibt. Die Folge hiervon ist, daß keine ausgleichende Spannung und Entspannung und damit keine Förderung der Blutzirkulation eintritt.

Leider muß festgestellt werden, daß es nur wenig Arbeiten gibt, die sich
mit der Arbeitsweise und deren Bedeutung für die Berufskrankheiten der Frau
beschäftigt haben, noch weniger Arbeiten, die planmäßig und von wirklichem

Werte sind. Eine genaue Berücksichtigung der gewerblichen Verhältnisse der beruflichen Tätigkeit in der Anamnese nach Arbeitsweise und Arbeitsintensität und ein planmäßiges Beobachten eines etwaigen Einflusses dieser Tätigkeiten auf die Unterleibsorgane in den verschiedenen Entwicklungsphasen und auch während Schwangerschaft, Geburt und Wochenbett würde sich lohnen und der Lehre von „Gewerbekrankheiten der Frauen" eine wirkliche Basis geben, die man heute noch zu sehr vermißt. Überall nur findet man Behauptungen, deren Wahrscheinlichkeit von vornherein im hohen Maße gegeben ist, aber nur selten findet man auf diesem Gebiete ein befriedigendes objektives, wissenschaftlich verarbeitetes Material. Hier bietet sich sowohl für die Gynäkologen, wie vor allem für die großen gynäkologischen Polikliniken, ein reiches Arbeitsfeld, das sich um deswillen noch besonders lohnen wird, als bei dieser oder jener Arbeitsart gynäkologische Leiden auftreten werden, die nicht zur Arbeitsunfähigkeit wohl aber zu störenden Beschwerden, die von den arbeitenden Frauen wie ein Kreuz getragen werden, führen. Es bleibt ein großes Verdienst von M. HIRSCH, daß er für diese Fragen seit vielen Jahren auch von großen öffentlichen Kliniken Interesse gefordert, leider aber nur minimal oder überhaupt nicht gefunden hat.

Der Frage, ob vieles Stehen oder Sitzen zu Schädlichkeiten bei der Frau führt, hat unter anderen LAUBENBURG in einer Arbeit „*Frauenkrankheiten als Erwerbskrankheiten*" (Arch. f. Frauenk. u. Eugenet. Bd. III, 1917) Interesse entgegengebracht und an Hand von Material der Metall- und Textilindustrie der Städte Remscheid, Lennep, Ronsdorf usw. verwandt. LAUBENBURG fand das typische Bild der *Endometritis* vorwiegend bei Mädchen, die im Sitzen arbeiteten, weit weniger bei solchen, die stehend oder umhergehend beschäftigt waren. Er behauptet sogar, daß im allgemeinen leichte Grade von Endometritis bei Fabrikarbeiterinnen so häufig vorkämen, daß deren Beschwerden: Fluor, starke Menses, zeitweilige Rückenschmerzen eben als etwas *Natürliches* angesehen und ertragen wurden. LAUBENBURGS Untersuchungen führten ihn zu der Überzeugung, daß z. B. die Retroflexio uteri überwiegend bei im Stehen arbeitenden Mädchen vorkämen, ebenso die *Colitis, Pericolitis* und die schweren Formen der *Endometritis* charakteristisch seien für die in fortwährendem, jahrelangem Sitzen der beschäftigten Frauen. Die *sitzende* Lebensweise führe gerade bei der Frau zur *chronischen Obstipation*, Zirkulationsbehinderung und intestinalen Stase, der Vorstufe der *colitischen* und *pericolitischen Entzündungen*. Die Arbeit LAUBENBURGS hält sich leider auch nur allgemein, ohne kasuistisch und statistisch befriedigende Aufklärung zu geben.

WINCKELMANN hat in hallischen Betrieben bei den hauptsächlich im Sitzen arbeitenden Näherinnen 6,9% und bei den hauptsächlich im Stehen arbeitenden Druckereiarbeiterinnen 7,8% unterleibskranke Frauen festgestellt.

HENG führt auch einen ungünstigen Einfluß auf *Blutbildung* und *Menstruation* jüngerer Arbeiterinnen auf *langes Stehen* zurück. Daß bei Maschinennäherinnen mehr Unterleibserkrankungen speziell entzündlicher Art als durchschnittlich vorkommen, dafür sprechen Zahlen, die GUTZMANN in einer Tabelle über Häufigkeit der Unterleibserkrankungen bei Maschinennäherinnen und im allgemeinen an Hand des poliklinischen Materials der Universitätsfrauenklinik der Charité zu Berlin zusammengestellt hat (s. Tab. 12).

Bedeutungsvoll bei dem Entstehen von Unterleibskrankheiten ist nicht allein die *Arbeitsart*, sondern auch das Arbeiterinnen*alter*. Auch hierbei scheint es von vornherein recht einleuchtend zu sein, daß bei noch nicht ausgewachsenem Körper besonders jugendlicher Arbeiterinnen bei dem Zusammentreffen von Wachstum und Menstruation Wachstumshemmungen eintreten können. „Enge und Deformitäten des Beckens, Insuffizienz der Weichteile, Enge und Un-

Tabelle 12. *Unterleibserkrankungen und Beruf.*

	Allgem. Jahresbericht 1892/93 mit 2373 Patienten		Maschinennäherinnen 356 Patienten	
	absolut	Proz.	absolut	Proz.
Entzündliche Erkrankungen der Adnexe . . .	158	6,6	67	18,8
Entzündliche Erkrankungen des Beckenbinde-gewebes und Beckenbauchfelles	200	8,4	43	12,0
Erkrankungen des Uterus	263	11,0	75	21,0
Lageveränderungen des Uterus (Retroversio-flexio)	399	16,8	83	23,3
Aborte	139	5,8	47	13,2
Molimina gravidatis	169	7,1	39	10,9

elastizität des Scheidenrohres, Straffheit der Scheidengewölbe, Rigidität des Dammes, Mangel seiner Muskulatur, Kleinheit der Portio, Schwäche der Uterusmuskulatur: alle diese Mängel sind Zeichen einer durch die Berufsarbeit gehemmten Ausreifung des weiblichen Organismus und setzen den genitalen Funktionen, und besonders dem Ablauf der Geburt, Schwierigkeiten entgegen" (M. Hirsch). Mir scheint hierbei im großen und ganzen doch die konstitutionelle Komponente nicht hinreichend bewertet, obwohl auch nach meiner Überzeugung manche Berufsarbeit der Frau, besonders der jugendlichen, in der Konstitution liegende krankhafte Erscheinungen, wie Hypoplasie, Infantilismus, deren Folgeerscheinungen usw., früher als ohne Berufsarbeit geschehen wäre, manifestiert.

In manchen Fällen ist es nicht allein die Arbeitsdauer, die zu einer Überbürdung führt, sondern in vielen Fällen die Arbeits*monotonie*. Dieselben Muskeln werden tagtäglich 8—10 Stunden und mehr bewegt, während die übrige Muskulatur in unnatürlicher Haltung verharrt. Paart sich diese Monotonie noch mit einer Inanspruchnahme des nervösen Zentralapparates, wie es z. B. heutzutage bei gelernten Arbeitern und Arbeiterinnen in bestimmten technischen Berufen verlangt wird, so kommt es gerade durch die intensive, einseitige Beschäftigungsart zur Übermüdung und Krankheitserscheinungen. Diese sind bei Arbeiterinnen um so größer, als von ihr konzentrierte Leistungen verlangt werden ohne Rücksichtnahme auf ihre, von ihren geschlechtlichen Funktionen abhängige Beeinträchtigung oder gesteigerte Leistungsmöglichkeit. Der arbeitende Mensch findet eben in der modernen Beschäftigungsweise, in Maschinenbetrieben oder auch sonst im hastenden Leben keine Zeit, auf seine mehr oder weniger gesteigerte oder geschwächte Arbeitskraft Rücksicht zu nehmen, sondern der Mensch hängt heute vollkommen von der Maschine ab. Die Maschine verlangt von ihm Arbeitsverrichtung auf die Sekunde und unentwegt. Die Unterlassung eines einfachen Handgriffes kann einen ganzen Betrieb in Unordnung bringen. —

Ähnlich wie heute der Mensch in Maschinenbetrieben an der Maschine hängt, so wird auch von jedem anderen arbeitenden Menschen Arbeitsintensität und Höchstleistung in jedem Augenblicke verlangt. Das gilt *selbstredend* auch für den *weiblichen Beruf, sei es in Fabriken, sei es in Büros* oder in *sonstigen Diensten.* Wir haben früher festgestellt, daß das Leben des Mannes in einer Ebene verläuft, während sich das Leben des Weibes längs einer aus Wellenberg und Wellental gebildeten Fläche bewegt. Der *ständige Kampf der arbeitenden Frau, bewußt oder unbewußt geführt, geht darauf hinaus, bezüglich der körperlichen und geistigen Arbeitsleistung dieses Wellental zu beseitigen und an seiner Stelle mindestens eine Normalleistung, ihrem individuellen Können entsprechend, zustande zu bringen.*

Bisher sind die *allgemeinschädlichen* Einflüsse in den verschiedenen Berufen erörtert worden. Es ist leicht, von ihnen auf die Schadensmöglichkeiten in den einzelnen Berufsgruppen zu schließen.

Außer Arbeitsort und Arbeitszeit ist für die Gesundheit der Frau auch die *Arbeitspause* von Belang. Im allgemeinen ist der achtstündige Arbeitstag vorgesehen und Arbeiterinnenschutz-Gesetzgebungen bestimmen, daß mit der weiblichen Arbeitskraft, speziell der jugendlichen Arbeiterinnen, kein Raubbau getrieben wird, der letzten Endes nur zu einer wirtschaftlichen Belastung führt. Das Ruhebedürfnis der Arbeiterinnen muß, schon aus dem Grunde, um wirtschaftlich einen möglichst großen Leistungseffekt zu erzielen, in Frühstücks-, Mittags- und Vesperpause befriedigt sein. In dieser Hinsicht liegen die Verhältnisse bei dem gänzlich unorganisierten *Hausfrauenberuf* wesentlich ungünstiger als bei den beruflich tätigen Arbeiterinnen. Einer Arbeiterfrau, welche Hausfrau und Mutter ist und für eine Reihe von Kindern zu sorgen hat, bleibt in vielen Fällen, weder bei Tag noch bei Nacht geregelte Ruhezeit; zum mindesten von frühmorgens bis spät in die Nacht hinein wird von der Hausfrau in jedem Augenblick Arbeit verlangt. Besonders dann sind die Verhältnisse für die Hausfrau in Industriegegenden schädlich, wenn entweder der Mann oder erwachsene Kinder Abend- oder Nachtarbeit zu verrichten haben. Dann kommt die Hausfrau überhaupt nicht zur Ruhe. Wer solche Frauen in ihrer unentwegten Pflichterfüllung hat arbeiten sehen, kann sich in der Tat nicht des Eindruckes erwehren, daß das frühzeitige Altern dieser Frauen und die mangelhafte Widerstandskraft zum mindesten auf die vielleicht unbeabsichtigte Rücksichtslosigkeit der Familienangehörigen zurückzuführen ist. Für die Hausfrau existiert kein achtstündiger Arbeitstag und kein Mensch hat sich dafür eingesetzt, die Menschheit so zu erziehen, daß auch der Hausfrau und Mutter ganz selbstverständlich ihre Ruhe zuteil wird. Mit geringem Aufwand von Einteilung ist es durchaus möglich, die Frauenarbeit im Hause so zu organisieren, daß die Hausfrau nicht unnütz und unnötig erschöpft und vorzeitig aufgebraucht wird. Andererseits erscheint die Hausfrauenarbeit von jeder gewerblichen Arbeit durch folgendes in ihrer hygienischen Bedeutung grundlegend verschieden: die *Hausfrauenarbeit* ist abwechslungsreich, wird bald im Gehen, Stehen oder Sitzen ausgeführt. Die Hausfrau vermag also, besonders, wenn sie ihre Arbeit einzuteilen versteht und ihre Umgebung sich ihr unterordnet oder anpaßt, das Tempo ihrer Arbeitsverrichtung selbst zu bestimmen. Die Fabrikarbeiterin hingegen muß sich dem Tempo der Maschine und der geforderten Akkordleistung anpassen. Wenn auch die Hausfrau keine gesetzlich vorgeschriebene Pause hat, so hat sie doch jederzeit die Möglichkeit, kleinere oder größere Pausen in ihrer Arbeit einzuschieben, während die Fabrikarbeiterin außerhalb der gesetzlichen Arbeitspausen dauernd fortarbeiten muß und Pausen nicht geduldet werden können. Die *Hausfrau* kann eine Last, die sie zu tragen hat, in mehrere Teile zerlegen, die *Fabrikarbeiterin* nicht. Diese Momente lassen besonders während der Schwangerschaft die Hausfrauenarbeit gesundheitlich besser erscheinen als die Fabrikarbeit.

Daß die Verhältnisse in der *Heimarbeit*, wo in der Arbeitszeit überhaupt keine Grenze mehr vorhanden ist, noch ungünstiger liegen, daß bei Hausfrauen- und Mutterpflichten und gleichzeitiger außerhäuslicher Erwerbstätigkeit nur noch die eben zum Leben nötige Ruhe, nicht aber die Ruhe für Erholung, Stählung und Aufbau übrig bleibt, ist eine jedem Arzte geläufige Tatsache.

Zum Schlusse dieses Kapitels möchte ich noch auf einige spezielle Schädigungen in bestimmten Berufsgruppen aufmerksam machen.

Die Frauenarbeit in der *Landwirtschaft* ist an und für sich gesund, hingegen ist die Not an Arbeitskräften dann, wenn die meiste Arbeit in einer kurzen Zeit getan sein muß (Ernte usw.) so groß, daß selbst auch die reiche Bäuerin gezwungen ist, vom frühen Morgen bis zum späten Abend trotz Menstruation, trotz Schwangerschaft, trotz Stillgeschäfts zu arbeiten. Die Landwirtschaft erfordert in bestimmten Monaten einen ungeheuren Arbeitsaufwand; in dieser Zeit wird von Sonnenaufgang bis zum Sonnenuntergang rastlos, fast pausenlos gearbeitet. Gerade die Arbeitskonzentration auf wenig Monate muß sich bei der arbeitenden Landfrau schadhaft auswirken. In der Schwangerschaft besteht die Gefahr einer Fehlgeburt, wenn bei hoher Außentemperatur gearbeitet werden muß und die Arbeit mit Erschütterungen des Körpers einhergeht. Bei körperlich schwer arbeitenden Frauen, z. B. Landarbeiterinnen, sollen *Gebärmuttervorfälle* häufiger vorkommen als bei Industriearbeiterinnen. Als Dauerwirkung einer zu starken Inanspruchnahme der Arbeitskraft soll *Arteriosklerose* der Frauen auf dem Lande häufiger vorkommen als in anderen Berufen.

Noch stärker beansprucht als die eigentliche *Lohnarbeiterin* ist die Frau des selbständigen Kleinbauern, die durch übermäßige Anstrengungen nicht bloß gesundheitlich geschädigt sondern vielfach sogar an der Ausübung ihrer Mutterpflichten gehindert wird (Stillgeschäft usw.). Wenn die landwirtschaftliche Frauenarbeit gegenüber der Industriearbeit, Arbeit in Kontoren, in Bürohäusern, Läden, in geistigen Berufen in vielem vorteilhafter ist, so führt sie eben doch zu leicht zur fast zwangsmäßigen Arbeitsübertreibung und damit wegen zu geringer Schonung zum frühen Altern usw.

Die den Frauen in *industriellen Betrieben* drohenden Gefahren haben wir größtenteils bei den allgemeinschädlichen Einflüssen der Frauenarbeit besprochen.

Auf die durch *Gewerbegifte*, wie Blei, Quecksilber, Arsen, Phosphor usw. verursachten Krankheiten brauche ich an dieser Stelle nicht einzugehen, weil sie an anderer Stelle dieses Handbuches bei der Besprechung der Gewerbegifte für Mann und Frau behandelt werden. Soweit diese Gewerbegifte für die Schwangerschaft bedeutungsvoll sind, werde ich sie noch kurz streifen.

Eine Arbeitsstätte, wo für die Frauen wichtige Schädigungen vorgekommen sind und noch vorkommen, sind Betriebe, in denen Frauen mit *Röntgenstrahlen* in Berührung kommen, sei es in Röntgenröhrenfabriken oder sei es in Bestrahlungsinstituten. Früher wurde bereits auf die Schädigungsmöglichkeiten bei Anwendung der Röntgenstrahlen hingewiesen. Es steht fest, daß mehr als 120 Ärzte bereits infolge von Röntgenschädigungen zugrunde gegangen sind, und Schädigungen der Erbmasse werden vermutlich noch häufiger vorkommen. Nürnberger hat vor kurzem festgestellt: „Trotz aller Vorsichtsmaßregeln und Schutzmaßnahmen ist es in einem großen Röntgenbetrieb unmöglich, sich hermetisch gegen die Strahlen abzuschließen. Dies dokumentiert sich schon darin, daß auch heute noch viele Röntgenphysiker und Röntgentherapeuten steril sind."

Bei Röntgengehilfinnen, die viel Röntgenstrahlen ausgesetzt sind, findet man häufig Kopfschmerz, Dumpfheit im Kopfe, Klagen über Appetitlosigkeit, Müdigkeit und Mattigkeitsgefühl, Blutarmut und schwere Menstruationsstörungen, sowie andere Störungen der Drüsen mit innerer Sekretion. Im Blutbild findet man nicht selten deutliche Herabsetzung der Zahl der Erythrocyten usw. Bei dauernder Einwirkung und Schädigung durch Röntgenstrahlen wurde Leukopenie festgestellt.

Auf die Gefahr, die der Röntgenbetrieb mit sich bringt, ist unter allen Umständen hinzuweisen und in Anbetracht der großen, tatsächlichen Berufsschädigungen ist die Forderung von F. Lenz beachtenswert, die Arbeit mit Röntgenstrahlen zum mindesten Personen vorzubehalten, deren Fortpflanzung aus irgendeinem Grunde nicht oder nicht mehr in Betracht käme. Die Beschäftigung mit Röntgenstrahlen ist eine Arbeit, die nachweislich zu wirklichen Berufserkrankungen Veranlassung gegeben hat. In Anbetracht der Schwere der Röntgenschädigungen ist der besondere Schutz der Unfallversicherung auch für Röntgenschäden gewährt worden. § 547 der Reichsversicherungsordnung ermächtigt den

Bundesrat, die Unfallversicherung auf bestimmte gewerbliche Krankheiten auszudehnen. *Durch die Verordnung „über Ausdehnung der Unfallversicherung auf gewerbliche Berufskrankheiten" vom 12. Mai 1925 sind unter Punkt 8 die Erkrankungen durch Röntgenstrahlen und andere strahlende Energien, also eine bestimmte Berufskrankheit der Unfallfolge, wie es einer alten sozialärztlichen Forderung entsprach, gleichgestellt worden. —*

VI. Frauenarbeit, Frauenberuf und die Beziehungen zu speziellen Frauenkrankheiten.

Im folgenden sollen Beziehungen zwischen bestimmten Frauenkrankheiten und Frauenarbeit bzw. Frauenberuf auseinandergesetzt werden.

Beim *Vaginismus* handelt es sich um einen Krampf der Ringmuskulatur der Scheide und des Beckenbodens. Der Krampf in der Scheide wird subjektiv als Schmerz empfunden. Schon das Anblasen der Vulva oder das Kitzeln mit einer Feder, selbst der Gedanke an den Coitus oder eine Untersuchung ruft den Krampf hervor. Der Vaginismus ist großenteils soziologisch bedingt und kommt besonders häufig bei den jungverheirateten Frauen der gebildeten Stände, hingegen nur selten bei den sozial unteren Schichten der Bevölkerung vor. Grund hierfür soll in manchen Fällen die Furcht vor der „Termindefloration", wie GROTJAN es nannte, sein. Die *Vulvovaginitis* ist bei Fabrikarbeiterinnen, besonders wenn sie — wie so oft im Sommer — keine Beinkleider tragen, durch den in einzelnen Betrieben, wo z. B. Lumpen sortiert werden, u. dgl., vom Fußboden aufgewirbelten Staub zu erklären. Nicht selten beobachtet man aber auch bei Arbeiterinnen, die in Tabakfabriken beschäftigt sind, Vorkommen von Vulvovaginitis. Offenbar wirken dort *kleinste Tabakteilchen* auf die Scheidenschleimhaut reizend ein und bewirken dort Juckreiz, der die Arbeiterinnen zum Kratzen veranlaßt. Die Folgen hiervon sind nicht selten *Onanie* und verstärkte *Libido sexualis*.

Zwischen *Menstruation* und *Frauenarbeit* bestehen naturgemäß innige Zusammenhänge. Bei der Besprechung der Menstruation habe ich bereits früher hierauf eingehend hingewiesen. Das *soziale Moment* ist bisher viel zu wenig beachtet worden. Die Frau ist zur Zeit der Menstruation durchschnittlich nicht nur körperlich sondern auch geistig weniger leistungsfähig. Es wäre wünschenswert, wenn hierauf bei der Arbeit Rücksicht genommen würde; in jedem Falle halte ich es aber für voll und ganz berechtigt, daß diese allgemeinen Menstruationswirkungen dann anerkannt und berücksichtigt werden, wenn Frauen z. B. sich einer Prüfung, sei es zur Berufseinstellung, sei es zu einem Berufs- oder Staatsexamen oder dergleichen unterziehen müssen. Entweder müßte in solchen Fällen von vornherein mit einer etwas herabgeminderten Leistung gerechnet werden, oder aber man müßte derartige Termine auf Grund eines ärztlichen Attestes oder einer ähnlichen Bescheinigung verschieben. Ich habe es wiederholt erlebt, daß Studentinnen, die im Staatsexamen standen, mich darum baten, ein derartiges Attest auszustellen, weil sie selbst die Überzeugung hatten, daß sie in diesen Tagen auch geistig nicht so leistungsfähig seien. Nur nebenbei sei erwähnt, daß — wie von fast allen Seiten anerkannt wird — das Studium der Frauen eine Arbeitsbeschäftigung ist, die relativ den geringsten schädlichen Einfluß auf die Gesundheit der Frauen ausübt.

Von Bedeutung bei der Berufsausübung der Frau ist die sog. *Giftigkeit* des *Menstrualblutes*, wenn auch nicht für die menstruierende Frau, so doch für die Berufsausübung. Nach SCHICK sollen Blüten von Rosen, die bis zu einer halben Stunde in der Hand von menstruierenden Frauen gehalten wurden, verwelken und verdorren, ohne daß es möglich war, diese Schädigung durch Einbringen der

Blumen in frisches Wasser aufzuheben. Schick führte diese Erscheinung auf das Menotoxin zurück, das er im Hautsekret nachgewiesen haben will. Sieburg und Patzschke (Zeitschr. f. exp. Med. 1923, 36) vermuten im Cholin, dem Spaltungsprodukte des Lecithins, das nach ihren Angaben in den ersten Tagen der Menses 80—100 mal so stark im Schweiß als im Intermenstruum abgeschieden wird, die Identität des Schickschen Menotoxins. Polano legte sich die Frage vor, welchen Einfluß dieselbe Frau während und außerhalb der Menstruation auf die Gärung einer bestimmten Hefenart ausübe, da beobachtet sei, daß menstruierenden Frauen Hefegebackenes auffallend häufig mißlänge. Polano fand, daß das Sekret der Hand in allen Fällen zur Zeit der Menstruation eine Beeinflussung der Hefegärung bewirke. Er fand weiter zwei Typen der Gärungsbeeinflussung an der gleichen Person: Hemmung und Beschleunigung, zum Teil sogar während einer Menstruation bei dem gleichen Versuch je nach Dauer der Knetung. Polano kommt zu dem Ergebnis, daß die während der Periode vorhandene stärkere Absonderung von Stoffen, die normalerweise im Hautsekret vorhanden sind, allein genügt, um den Einfluß der Menstruierenden auf die Hefegärung zu erklären. Seitz macht auf das Fehlen des Hautschweißes in der Schwangerschaft aufmerksam und empfiehlt die veränderte Schweißabsonderung zur Zeit der Menstruation, Schwangerschaft usw. nicht als Giftwirkung zu bezeichnen. Man hat der Eigentümlichkeit dieser offenbaren Wirkung des Menstrualblutes in der Landwirtschaft, Gärtnereien, Bäckereien, in Katgut- und Konservenfabriken, Kellereien usw. Rechnung getragen.

In der Ätiologie der *Endometritis* spielt die Berufsarbeit eine wichtige Rolle. Gerade in diesem Falle ist die Diagnose nicht leicht und kann nur per exclusionem gestellt werden. Das Krankheitsbild besteht in einem typischen Uteruskatarrh mit starkem Ausfluß, langen und schmerzhaften Perioden, Rückenschmerzen, Kreuzschmerzen, vielfach Übelsein usw. Charakteristisch für die Endometritis ist, daß die Suche nach einer lokalen Ursache in der Uterusschleimhaut und in der Uteruswand, wenn sich auch gelegentlich Wucherungs- und Degenerationszustände nachweisen lassen, negativ oder zum mindesten nicht zuverlässig positiv ausfällt (Sellheim). Mit Recht faßt Sellheim diese weit verbreitete Erkrankung, die geeignet ist, Lebensgenuß und Leistungsfähigkeit des Körpers erheblich herabzusetzen und auf die Dauer die Nerven zu ruinieren als eine ernstliche Erkrankung auf, zumal mit ihr häufig ein abnorm starker Blut- und permanenter Säfteverlust durch unaufhörlichen Ausfluß verbunden ist. Sellheim führt in solchen Fällen die Ursache auf die Art der Frauenarbeit zurück, die Frauen in vielen auf den männlichen Organismus zugeschnittenen Berufen leisten müssen.

Nicht scharf von der Endometritis lassen sich die anderen *Entzündungen des Unterleibes*, die durch die Berufstätigkeit veranlaßt erscheinen, trennen. Also: die *Metritis, Parametritis, Adnexitis* und *Oophoritis* usw. Beschäftigungen, bei denen die Frauen lange *stehen* oder mit *vornübergebeugtem Oberkörper lange sitzen* müssen, sollen zu derartigen Entzündungen des Uterus und seiner Anhänge führen.

Auf einen interessanten Unterschied zwischen einem Mädchen der besseren Klasse, welches sich in Spiel und Sport frei bewegen kann, und einem jungen Fabrikmädchen, welches den ganzen Tag stehen oder sitzen muß, hat Laubenburg aufmerksam gemacht. Das erstere spürte von seiner angeborenen Retroversio uteri nichts. Bei dem letzteren traten die Wirkungen der schädlichen einförmigen Arbeitsweise in Form einer schmerzhaften Hyperämie und entzündlichen Schwellung bald zutage. Der hypertrophierende Uterus bog sich infolge der Gewichtszunahme stärker um, sank tiefer und bald machten sich die Doppelschmerzen der inzwischen entstandenen *Retroflexio-Endometritis* bemerkbar. Ich habe bereits in der von GUTZMANN aufgestellten Tabelle darauf hingewiesen, daß in bestimmten Berufen Krankheiten der Gebärmutter und Adnexe häufiger vorkommen.

Soziale Lage und privatwirtschaftliche Verhältnisse, Erkrankungen der Ehefrau oder des Ehemannes oder sonstige Umstände veranlassen vielfach den *Coitus interruptus*. Dieser macht nach einer Beobachtung ebenfalls eine Reihe örtlicher Veränderungen: Uteruskatarrh, Menstruationsstörungen usw. Man findet bei solchen Fällen häufig eine auffallend große *angeschoppte* Portio, die offenbar auf chronisch starke Hyperämie, die nicht zur richtigen Entladung kommt, zurückzuführen ist. Desgleichen habe ich in vielen Fällen die Ovarien vergrößert gefunden.

Bei einer Reihe von Patientinnen beobachtete ich ein bestimmtes Krankheitsbild mehr psychischer Art, das zweckmäßigerweise auch hier kurz angedeutet sein mag: Äußere Umstände, beengte Wohnung, kranker oder arbeitsloser Ehemann veranlaßt nicht selten Angehörige fast aller Stände, nicht nur Arbeiterfrauen, sondern Frauen von mittleren und höheren Beamten, Ehefrauen, deren Männer den freien Berufen angehören, die Nachkommenschaft auf eine bestimmte Kinderzahl zu begrenzen. Wenn diese Zahl erreicht ist, setzt alle vier Wochen kurz vor der Periode ein bestimmtes — fast möchte ich sagen — *Krankheitsbild* ein, das man als „*Gravidophobie*", die Angst vor Schwangerschaft, bezeichnen könnte. Eine bestimmte Angstvorstellung ist mit diesem Bilde verbunden: Tag um Tag, zuletzt Stunde um Stunde lauern diese Frauen förmlich auf den Eintritt der Regel. Das Bild kann sich direkt zu einem schweren nervösen Symptomenkomplex gestalten, wenn sich die Periode, was in solchen Fällen besonders leicht eintritt, um einige Tage verzögert. Die Frauen vermögen nicht, sich in diesen Tagen geistig zu konzentrieren, körperlich kommen sie in vielen Fällen direkt herunter, werden appetitlos, reizbar, in manchen Fällen stark depressiv. Wenn man bedenkt, daß sich die Aufregungen dieser Frauen alle vier Wochen wiederholen, so kann man sich sehr gut vorstellen, daß, wie mir vor kurzem noch ein Arzt mitteilte, seine Frau jedesmal bereits einige Tage vor der zu erwartenden Regel ganz von der Frage des Regeleintrittes und den von mir geschilderten seelischen Zuständen beherrscht sei. Dieses Krankheitsbild habe ich in meiner Praxis so oft zu beobachten Gelegenheit gehabt, daß es mir wichtig erscheint, es zu beschreiben. Das Krankheitsbild der Gravidophobie, der Angst vor der Schwangerschaft, wird noch größer, wenn der geschlechtliche Verkehr in Form des Coitus interruptus ausgeübt wird. Es ist immer derselbe Kampf zwischen der Angst vor der Kindererzeugung über eine gewisse Zahl und der Befriedigung des Geschlechtstriebes.

LAUBENBURG beobachtete cystische *Ovarienschwellung* angeblich bei vielen Fabrikarbeiterinnen; es fiel ihm besonders auf, daß soviel Fabrikarbeiterinnen im jugendlichen Alter bereits von mittleren Jahren an cystischer Ovariendegeneration leiden, und zwar seien die dauernden, stark ausstrahlenden, öfters Ischias vortäuschenden Schmerzen trotz Arbeitsruhe bei oft nur geringer Schwellung überraschend gewesen. LAUBENBURG hat dann, nachdem er andere Mittel versucht hatte, die Ovarien exstirpiert bzw. reseziert. Nun waren die Beschwerden geheilt und die Patientinnen seien froh gewesen, daß sie wieder arbeitsfähig waren. Mir erscheint diese Art Therapie, besonders die Exstirpation im jugendlichen Alter für außerordentlich gewagt. Von einer Resektion dürfte man auf die Dauer auch keinen Erfolg sich versprechen, *sofern die Patientinnen ihrem Berufe, dem sie nach* LAUBENBURGS *Ansicht ihre Entstehung verdanken, wiedergegeben werden.* Dann würde ja auch der Rest der zurückgelassenen Ovarialsubstanz wiederum kleincystisch degenerieren. Laubenburg führt die Ovarienschwellung, unter der Fabrikarbeiterinnen schwerer als andere Mädchen und Frauen zu leiden hatten, nur auf den schädlichen, mehrjährig einseitigen Einfluß der sitzenden Arbeitsweise zurück. Vielleicht entstünde unter der Einwirkung der chronischen Blutanschoppung allmählich eine größere Sensibilität der ovarialen Nerven usw. im Sinne einer Perineuritis der Endfasern. Träfe die Ansicht Laubenburgs zu, die kleincystische Degeneration als Berufsschädigung aufzufassen, so bestünde die einzig konsequente Therapie darin, die Patientin einem anderen Berufe, der diese Wirkungen nicht hat, zuzuführen und zunächst die Ovarienschwellung konservativ zu behandeln. Mir persönlich ist auch häufig eine Ovarienschwellung der Fabrikarbeiterinnen aufgefallen. In der Mehrzahl der Fälle war sie aber bedingt durch eine Infektion. In anderen Fällen schien mir der soviel angewandte Coitus interruptus die Ovarienschwellung, die vielfach mit einer Portioschwellung einhergeht, auslösend gewirkt zu haben.

Mir scheint keineswegs durch Laubenburgs Beweise erbracht zu sein, daß die kleincystische Degeneration durch die Berufsübung bedingt ist. Es sind lediglich in der Laubenburgschen Arbeit Eindrücke wiedergegeben, ohne genaue Aufzeichnungen, Statistiken und Vergleichsmaterial zu bringen. Immer aber sehen wir, daß alle diese Fragen, die die Zusammenhänge zwischen Frauenerwerbstätigkeit und Genitalleiden klären sollen, leider nur von wenigen Autoren berücksichtigt worden sind.

Von ganz außerordentlich wichtiger soziologischer Bedeutung scheint es mir zu sein, daß *gutartige Unterleibsgeschwülste* in wohlhabenderen Kreisen, die *bösartigen Geschwülste* in den sozial schlechter gestellten Kreisen überwiegend vorkamen. Nach Untersuchungen an der Würzburger Universitäts-Frauenklinik kamen vor unter:

Krankenmaterial	Myome	Carcinome
14660 poliklin. Kranke	285 = 1,9%	—
16800 „ „	—	603 = 3,6%
9400 Privatkranke	537 = 5,7%	209 = 2,1%

Es ist allerdings zu berücksichtigen, daß Myome verhältnismäßig geringere Beschwerden haben als die bösartigen Geschwülste, und infolgedessen der Arzt von Myomträgerinnen besserer Stände eher aufgesucht wird als von ärmeren Frauen; andererseits besteht aber auch eine erhebliche Differenz zwischen den Carcinomen der sozial schlechter und sozial besser gestellten Frauen. Laubenburg hat ebenfalls im allgemeinen feststellen können, daß Myombildungen bei Fabrikarbeiterinnen und solchen Frauen, die früher lange in Fabriken tätig waren, auffällig seltener ist als bei Frauen wohlhabender Stände, sogar so selten, daß sie von dem Vorkommen des Carcinoms um das Doppelte oder Dreifache sicher übertroffen wird. Weinberg hat mit Hilfe einer Methode unter Zuhilfenahme von Risikoziffern, welche die den verheirateten Männern verschiedenen Alters drohende Gefahr des Verlustes der Ehefrau an Krebs bezeichnen, berechnet, daß die Sterblichkeit der wohlhabenden Frauen = 100 gesetzt, von den ärmeren 235 an Gebärmutterkrebs, 110 an Brustkrebs und 165 an Krebs der übrigen Organe sterben.

Theilhaber hat diese Fragen wiederholt bearbeitet und 1914 in einer Monographie zusammengefaßt. Nach dieser Berechnung entfallen (s. nebenstehende Tabelle auf S. 521).

Auffällig ist an dieser Statistik die starke Beteiligung der *Myombildung* bei Fabrikantenfrauen und Frauen höherer Beamten und die relativ geringe Beteiligung der *Carcinombildung*; andererseits die starke Beteiligung der *Carcinombildung* und relativ schwache *Myombildung* bei Arbeiterfrauen. Immerhin fällt an dieser Statistik doch auf, daß Frauen von Gastwirten und Metzgern, die im allgemeinen reichlich essen, gut trinken und gut leben, nur in sehr geringem Umfange zur Myombildung, aber in sehr hohem Prozentsatz zur Carcinombildung neigen.

100 Carcinome	100 Myome	auf Ehefrauen von
3	30	Fabrikanten, Kaufleuten usw.
1	5	höheren Beamten, Akademikern
15	12	niederen Beamten
5	2	Handelsleuten
6	10	selbständigen Handwerkern
21	2	Gastwirten, Metzgern
5	7	Handwerksgehilfen
34	22	Arbeitern
6	3	Bauern
4	7	unbekannter Berufsarbeit

Nach meinem Empfinden ist die Statistik interessant, wirkt aber nicht eindeutig überzeugend. An und für sich erscheint die Frage wichtig genug, sie an möglichst mannigfaltigem und reichlichem Kliniks- und Polikliniksmaterial zu überprüfen, um möglichst große Zahlen, die allein nur beweisen können, zu erhalten.

Retroflexio uteri soll sich nach LAUBENBURG bei im Stehen arbeitenden Frauen dreimal so häufig zeigen als bei Frauen, die im Sitzen arbeiten. Kommen dann noch die früher erwähnten entzündlichen Prozesse hinzu, so entsteht aus der Retroflexio mobilis eine Retro flexio uteri-fixata. Wichtiger erscheint mir, daß viele Arbeiterfrauen, insbesondere auch auf dem Lande, im Wochenbett zu früh aufstehen und hierdurch Lageveränderungen der Gebärmutter verursacht werden.

Aus der Anamnese von Patientinnen, die über Retroflexiobeschwerden klagen, geht so häufig hervor, daß die Beschwerden im Anschluß an eine Geburt aufgetreten sind. Es muß aber immer daran gedacht werden, daß es genügend Fälle von Retroflexio uteri gibt, in denen die Lageveränderung *keine* Beschwerden macht. In solchen Fällen bedürfen nur die Allgemeinerscheinungen: Blutarmut, Übermüdung, Abspannungsreiz usw. der Behandlung.

Die örtlichen Beschwerden, die durch Retroflexio uteri ausgelöst werden, führen vielfach zu Störungen der Menstruation, zu dysmenorrhöeischen Beschwerden und verlängerten Perioden. Diese entstehen infolge der Stauungshyperämie des Uterus, da die dünnwandigen Venen in den breiten Gebärmutterbändern infolge der Rückwärtslagerung torquiert werden, während der Blutzufluß zu den stärkeren Arterien nicht behindert wird. Da die Hyperämie in vielen Fällen auch zu hyperplastischen Zuständen des Endometriums führt, beobachtet man mehr oder weniger reichlich auftretenden *Fluor*.

Fortgesetzte Arbeitsverrichtungen besonders im Sitzen, dann aber auch ein- oder mehrmalige, das Maß der Körperkräfte übersteigende Arbeitsleistungen können zur *Senkung* der *Scheidenwände* und schließlich zum *Vorfall* von *Scheide* und *Gebärmutter* führen. Wenn man von Defektbildungen des Halteapparates absieht, pflegen fast nur Arbeiterinnen, welche geboren haben, davon betroffen zu werden (M. HIRSCH).

Auf den konstitutionellen Faktor und seine Bedeutung für die Entstehung des *Genitalprolapses* ist bereits früher hingewiesen worden. HALBAN und TANDLER haben besonders die Bedeutung von Schädigungen der beiden Muskelplatten des Beckenbodens des Trigonum urogenitale und des Diaphragma pelvis hervorgehoben. Diese bilden den Verschluß des Beckenbodens und verhüten den Prolaps, während die Erschlaffung und mangelhafte Ausbildung der Beckenbodenmuskulatur zu einer Vergrößerung des Hiatus genitalis und damit zu einer vergrößerten Bruchpforte führt, durch die der Uterus nach unten treten kann. „Diese Gefahr ist besonders groß, wenn der Uterus sich in Retroversionsstellung befindet. Die Portio tritt dann nach vorn, verliert ihren normalen Stützpunkt auf der Levatorplatte und tritt in den Bereich des Hiatus genitalis. Der Abdominaldruck, welcher am Fundus unmittelbar angreift, treibt den Uterus durch die Lücke hindurch nach abwärts." (REIFFERSCHEID und KABOTH). E. MARTIN hat demgegenüber die primäre Bedeutung des bindegewebigen Haftapparates als wesentlicher hervorgehoben.

In der *Ätiologie des Prolapses* spielt aber zweifellos die Überbürdung der Frau mit schwerer körperlicher Arbeit eine große Rolle, besonders werden diejenigen Frauen betroffen sein, die neben ihrer Berufstätigkeit auch noch ihren Hausfrauen- und Mutterpflichten nachkommen müssen. Am meisten werden von Prolapsen die schwer arbeitenden Frauen der Kleinbauern und Landarbeiterinnen betroffen, immer aber kann man beobachten, daß bei solchen Beschäftigungsarten besonders häufig Prolapse auftreten, in denen zeitweise das normale Maß übersteigende Arbeitsleistungen erforderlich werden. Dementsprechend findet man Prolapse bei Landarbeiterinnen, von denen eine enorm gesteigerte Arbeitsleistung zu bestimmten Zeiten (z. B. Erntezeit) verlangt wird.

Aber auch z. B. bei *Krankenpflegerinnen,* die häufig Schwerkranke zu heben haben, sollen des öfteren Senkungen vorkommen; des weiteren sollen solchen Beschwerden vorzugsweise Maschinennäherinnen, Schneiderinnen, die in den Buchdruckereien an Maschinen mit Fußbetrieb tätigen Frauen ausgesetzt sein; in der industriellen Arbeit sind also Frauen mit vorwiegend sitzender Beschäftigung besonders gefährdet. M. HIRSCH hat eine Zeitlang die Kraft des Levator ani bei Frauen und Mädchen, die ihre Arbeit meist im Sitzen verrichteten, geprüft und dabei nur solche Personen berücksichtigt, welche noch nicht geboren hatten, bei denen also eine Schwächung des Muskels durch Verletzung oder Überdehnung infolge des Geburtsaktes ausgeschlossen war. — Die Kontraktion des Levator ani bei der Aufforderung, den Sphincter anzuziehen, Stuhlgang zurückzuhalten, war bei den Frauen, die vorzugsweise sitzend arbeiteten, weit schwächer und träger als bei solchen Frauen, die während der Arbeit stehen oder zeitweise umhergehen konnten. Die vielstündige Untätigkeit der Beckenbodenmuskulatur bei der Arbeit im Sitzen macht die Muskulatur schwach und atrophisch, während das beständige Muskelspiel beim Stehen und noch mehr beim Gehen den Beckenboden kräftigt.

Auf einen ganz besonders wichtigen ätiologischen Faktor, der von außerordentlicher medizinischer und sozialer Bedeutung sein kann, hat SELLHEIM[1]) hingewiesen. *Er erblickt im Genitalprolaps eine Folge der späten Erstgeburt.* Aus Abb. 5 ist an Hand einer Kurve angeblich die relative Wahrscheinlichkeit, durch die Erstgeburt einen Prolaps zu bekommen, und die durchschnittliche Kinderzahl bei Prolapskranken kurvenmäßig dargestellt. Insgesamt sind für diese Kurve 200 Fälle, die wegen Genitalprolaps die Tübinger Klinik aufsuchten, durchforscht worden. SELLHEIM stellt fest: „Die einheitliche primäre Ursache für das Entstehen eines Genitalprolapses ist die späte Erstgeburt. Vor dem 20. Jahre erstmals Gebärende sind äußerst selten einer dauernden organischen Schädigung durch das Geburtstrauma ausgesetzt. Eine so frühzeitige Geburt scheint vor der Erkrankung des Prolapses zu schützen. Die frühzeitig erstmals Entbundene behält die Fähigkeit, auch späterhin ohne Schaden Kinder zu gebären. Je später die erste Geburt eintritt, um so größer ist die Wahrscheinlichkeit, in der Folge einen Prolaps zu bekommen, und zwar wächst dieses Verhältnis ganz langsam, gleichmäßig und stetig bis etwa zum 27. Jahre. Für die von da ab erstmals Entbundene nimmt die Prolapsschance für jedes Jahr rapid zu, so daß schließlich die Wahrscheinlichkeit das Vielfache der Anfänglichen

---

[1]) SELLHEIM-FETZER: Der Genitalprolaps, eine Folge der späten Erstgeburt. Münch. med. Wochenschr. 1910, H. 2.

beträgt. Die gesamte Bewegung ist aus Abb. 5 ganz evident erkenntlich. Der Zahl der Entbindungen soll keine ätiologische Bedeutung zukommen." Die Mehrzahl der ersten Entbindungen fällt, da das Durchschnittsheiratsalter der Ehefrauen 25—26 Jahre beträgt, auch ungefähr in diese Jahre hinein. Es ist ja wohl sicher, daß dieser Zeitpunkt nicht der natürlichen Veranlagung entspricht; die Natur wünscht die erste Entbindung des Weibes zu einem Zeitpunkt, der dann beginnt, wenn das Wachstum beendet ist, also in eine Zeit, wo den weichen Geburtswegen die zur Wiederherstellung erforderliche Elastizität noch in vollem Maße vorhanden ist. „Dann bleibt die mit jener ersten, rechtzeitigen Entbindung erworbene Qualifikation dem weiblichen Körper auch für alle später nachfolgenden Entbindungen auf lange Zeit erhalten" (SELLHEIM). Die *Wechseljahre* scheinen besonders bevorzugt zu sein, da diese zu einer „Schrumpfung des Genital- apparates innerhalb des an sich noch ungefähr gleichgroß bleibenden, vor allen Dingen im unnachgiebigen Knochenrahmen ausgespannten Becken- bodens, was eine gewisse Lockerung des Beckenverschlusses be- dingt, führen" (SELLHEIM). Bei der Frage der Entstehung des Prolapses ist aber auch der *Zeitpunkt*, an dem der Prolaps sicht- bar geworden bzw. sich störend bemerkbar machte, von Be- deutung.

Es ist früher bereits auf die ganz außerordentliche Bedeut- samkeit des SELLHEIM-FETZERschen Untersuchungsergebnisses hin- gewiesen und gleichzeitig dem Erstaunen Ausdruck gegeben worden, daß eine derartige, weit über den Rahmen des Alltäg- lichen herausragende wissen- schaftliche Feststellung keine Überprüfung an vielgestaltigem anderen Material anderer Gegen- den und anderer Berufszweige gefunden hat. SELLHEIMs und FETZERS eigene Worte lassen den Grad der soziologischen Be- deutung ihres fast spezifischen Untersuchungsergebnisses bezüg- lich Prolaps und später Erstgeburt offenbar werden: „Die nach der angewandten Methode gewon-

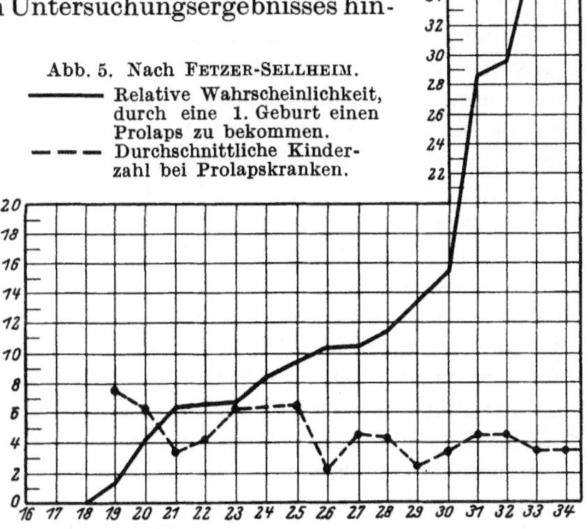

Abb. 5. Nach FETZER-SELLHEIM.

nenen Erhebungen lassen eine vorwiegende, einheitliche, primäre Ursache für das Entstehen eines Genitalprolapses erkennen, dies ist die späte Erstgeburt. Der Genitalprolaps ist eine Folge der späten Erstgeburt" (FETZER). „Ich glaube aber nun eine Methode gefunden zu haben, die einwandfrei feststellt, in welcher Art, in welchem Umfang und mit welcher Ausschließlichkeit die erstmalige Entbindung, je nach ihrem zeitlichen Eintritt, die Entstehung des Genital- prolapses verursacht" (FETZER). „Der Prolaps erscheint demnach als ein Tribut für die durch unsere modernen gesellschaftlichen Zustände und Auffassungen ge- zeitigte zu späte Heirat, welchen die im reiferen Alter erstmals gebärende Frau vom 20. Jahre an gradatim steigend zu sollen verpflichtet wird" (SELLHEIM).

Ich habe die wichtigen Angaben SELLHEIMs und FETZERs, die einen Zu- sammenhang zwischen Prolapshäufigkeit und Alter der Erstgebärenden statu- ierten, am Material an der Universitäts-Frauenklinik in Göttingen überprüft. Diese Arbeit erscheint ganz ausführlich im Zentralbl. f. Gynäkol. 1927 unter

dem Titel: „Ist der Prolaps eine Folge der späten Erstgeburt?" Es sei hier nur
in Kürze darüber berichtet. Der Untersuchungsmethodik und statistischen Berechnungen Fetzers kann man sich nur sehr bedingt anschließen. Fetzer hat
zwei Kurven dargestellt, von denen die eine die zeitliche Verteilungsfunktion
der Erstgeburt bei Prolapskranken, die andere die zeitliche Verteilungsfunktion
sämtlicher Erstgeburten darstellt. Nach Fetzers Meinung kann man „die relative Wahrscheinlichkeit, durch eine erste Geburt einen Prolaps zu bekommen,
exakt mathematisch nach den Gesetzen der Wahrscheinlichkeitsrechnung in
einfachster Weise durch Division der Ordinaten der einen Kurve durch die entsprechenden der anderen ausdrücken. Aus ihr resultieren aus der rein rechnerischen
Manipulation mit aus großem statistischen Material gewonnenen Zahlen eine
außerordentlich schöne, ganz gesetzmäßige Kurve, welche die relative Wahrscheinlichkeit, durch eine erste Geburt einen Prolaps zu bekommen, darstellt."
Die Wiedergabe dieser Kurve befindet sich in Abb. 5. Die Behauptung Fetzers,
daß das Verhältnis der beiden absoluten Wahrscheinlichkeiten, also der Quotient
der Ordinaten der einen und der anderen Kurve eine relative Wahrscheinlichkeit
darstellt, ist *mathematisch* falsch, schon deswegen, weil dieses Verhältnis zeitweise, z. B. bei 31 Jahren, wo das Verhältnis gleich 6,0:2,1 ist, größer als 1 wird.
Der Höchstwert einer Wahrscheinlichkeit beträgt aber nur 1. Da nach der
Fetzerschen Berechnung die Gesamtheit, nach deren „Chance" gefragt wird
(also alle Erstgebärenden überhaupt), nicht ein Teil der Gesamtheit ist, auf welche
sie bezogen wird (also die Gesamtheit der von Fetzer berücksichtigten Prolapskranken), ist die Frage, ob der Quotient eine *relative Wahrscheinlichkeit* darstellt,
zu verneinen. Die Gesamtheiten sind völlig verschiedener Natur. Es kann sich
also nicht um eine relative Wahrscheinlichkeit handeln. Der mathematische
Beweis hierfür findet sich ausführlich in der von mir soeben erwähnten Arbeit
im Zentralbl. f. Gynäkol. 1927. In dieser Arbeit ist ausführlich bewiesen, daß
die Fetzersche Kurve, welche Sellheim in einer Reihe von Arbeiten für sich
allein immer wiedergegeben hat, nicht die *relative Wahrscheinlichkeit*, durch eine
erste Geburt einen Prolaps zu bekommen, darstellt, sondern lediglich die mit
einem unbekannten aber konstanten Faktor $(1/\lambda)$ multiplizierte Wahrscheinlichkeit,

In der Originalwiedergabe der Fetzerschen Kurve, die von Sellheim übernommen wurde, ist die Bezeichnung „Prozent" über der Ordinatenachse ungerechtfertigt und kann insofern leicht irreführen, als man annehmen muß,
daß hiermit der Prozentsatz der Prolapskrankwerdenden gemeint ist. Hierzu
kann sich der statistisch nicht bewanderte Mediziner besonders leicht verführen
lassen, wenn diese Kurve ohne die beiden andern Kurven, aus denen sie abgeleitet
wurde, allein dargestellt wird. Da der Faktor $(1/\lambda)$ unbekannt ist, empfiehlt es
sich überhaupt nicht, mit Prozentsätzen zu rechnen. Der ganz „rapide" Anstieg
der Fetzerschen Kurve beweist schon um deswillen nichts, weil der Faktor $1/\lambda$
ja unbekannt ist. Man *kann* ohne weiteres, wie es Fetzer und Sellheim ja auch
getan haben, die Ordinaten einer jeden Kurve beliebig vergrößern, ohne daß sich
das „Verhältnis" der Ordinaten untereinander ändert. Die Kurve erscheint
dann, wie wenn sie durch einen Spiegel, wie man ihn beispielsweise beim Lach-
kabinett verwendet, betrachtet würde, zwar verzerrt, aber das Verhältnis der
Ordinaten untereinander ändert sich nicht. Von der Voraussetzung ausgehend,
daß es sich bei der hier wiedergegebenen Kurve Fetzers nicht um die *relative
Wahrscheinlichkeit* handelt, durch eine erste Geburt einen Prolaps zu bekommen,
sondern um die mit einem unbekannten Faktor $1/\lambda$ multiplizierte Wahrscheinlichkeit, habe ich die Frage, ob ein Zusammenhang zwischen Prolapshäufigkeit
und Alter der Erstgebärenden besteht, an 300 Fällen der Göttinger Universitäts-
Frauenklinik (Fetzer benutzte 200 Fälle des Tübinger Materials) untersucht.

Da die Wirtschafts-, Berufs- und Bodenverhältnisse in Tübingen mit seiner hauptsächlich agrarischen Umgebung ganz ähnlich liegen wie in Göttingen, konnte angenommen werden, daß sich die Erstgebärenden auf die einzelnen Lebensjahre ebenso verteilten wie in Tübingen. Die prolapskranken Göttinger Frauen verhielten sich bezüglich ihrer Verteilung der einzelnen Jahre ihrer ersten Geburt wesentlich anders als die Tübinger prolapskranken Frauen. Absolut genommen hatten die meisten Prolapskranken zwischen dem 20. und 27. Lebensjahre ihre erste Geburt. Von da ab blieb die Differenz zwischen dem Alter ihrer ersten Geburt der Tübinger und Göttinger prolapskranken Frauen bis zum 35. Lebensjahr besonders groß. Während in den Ordinatenverhältnissen der FETZERschen Kurve beachtsame Unterschiede vorherrschten, fehlen dieselben in der von mir dargestellten und im Zentralbl. f. Gynäkol. veröffentlichten Kurve vollständig. Ich konnte also die Statistik FETZERS und SELLHEIMS, die, wie ich auseinandersetzte, in mathematisch-statistischem Sinne zu dem Ergebnis kommt, daß durch eine späte Erstgeburt die Prolapsgefahr eine mit einem konstanten aber unbekannten Faktor multiplizierte Wahrscheinlichkeit darstellt, an dem Göttinger Material in keiner Weise bestätigen. An Hand des Göttinger Materials müssen wir den Zusammenhang zwischen später Erstgeburt und Prolaps ablehnen. Damit ist noch nicht endgültig bewiesen, daß der Genitalprolaps keine Folge der späten Erstgeburt ist. Um zu einem derartigen Schluß zu kommen, der für die gesamte Prolapsätiologie von so gewaltiger Bedeutung ist, bedarf es noch weit größeren statistischen Materials. Hierzu reichen die 200 Fälle der Tübinger, aber auch nicht die 300 Fälle der Göttinger Klinik aus. Zahlreiche Mitteilungen derselben Art aus anderen Kliniken sind zur Klärung dringend erwünscht. Allerdings dürfte die Kurve, welche die zeitliche Verteilungsfunktion sämtlicher ersten Geburten darstellt, zwischen Land-, Klein-, Mittel- und Großstädten variieren. Diese Verhältnisse müssen besonders bei Vergleichen zwischen Kleinstädten mit ländlicher Umgebung und Großstädten berücksichtigt werden.

In der nicht grundlosen Folgerung meiner Untersuchungsergebnisse, welche die fast eindeutige Ätiologie der Prolapserkrankungen im SELLHEIM-FETZERschen Sinne erschütterten, hielt ich eine erneute Umfrage unter denselben prolapskranken Frauen, welche die Klärung anderer ätiologischer Faktoren erstrebte: den Zusammenhang zwischen Prolaps und Beruf bzw. Arbeitsbetätigung. In 250 Fällen habe ich ausführlichere Antworten erhalten. An dieser Stelle will ich nur kurz auf die Resultate der Umfrage eingehen. Ausführlichere Angaben befinden sich in meiner diesbezüglichen Arbeit im Zentralbl. f. Gynäkol. 1927. 71,6% dieser Frauen betrieben vor den Vorfallserscheinungen Haus- und Feldarbeit, 4,4% Hausarbeit und Fabrikarbeit, 5,2% Haus-, Fabrik- und Feldarbeit. Von diesen Frauen arbeiteten 49,6% bis zu 10 Jahren, 27,4% 10—20 Jahre und 24% 20 und mehr Jahre vor der Prolapsbehandlung. Nur 18,8% der Fälle behaupteten, keine schwere körperliche Arbeit, sondern nur leichte Arbeit und Hausarbeit berichtet zu haben. Also in weitaus höchstem Prozentsatz aller Prolapskranken finden wir die Überbürdung durch Berufsarbeit, Hausarbeit und Mutterpflichten: die Überanstrengung des Gesamtorganismus, welche zur Zeit der Generationsvorgänge ihren Höhepunkt erreicht. Wichtig war die Haltung bei der Arbeit: 76,8% aller Prolapskranken haben die meiste schwere körperliche Arbeit vorwiegend im Stehen verrichtet, 4,4% hauptsächlich im Sitzen gearbeitet und 19,2% hauptsächlich im Stehen und Sitzen.

59,6% aller Prolapsträgerinnen erblicken in der schweren körperlichen Arbeit die Ursache des Prolapses bzw. die Begünstigung zur Prolapsbildung. „Häufiges Heben von schweren Gegenständen.“ „Holen von Kartoffeln mit der Tragkiepe (ca. 60 Pfd. Belastung).“ „Besonders durch Akkorderntearbeiten machten sich meine Beschwerden bemerkbar." „Habe Fabrik- und Hausarbeit verrichtet, außerdem viel Holz holen müssen." „Mußte schwere landwirtschaftliche Arbeit verrichten, Kühe melken, schwere, volle Eimer tragen, Kartoffelkörbe heben." „Mußte viel schwere Kranken trage" usw. 15,6% der Prolapskranken geben als Ursache der Prolapsbildung schwere Entbindungen, meist Zangenentbindungen mit schweren Dammrissen an, die zum Teil nicht genäht wurden. Wir finden die ersten Senkungsbeschwerden geradezu auffallend viel besonders auch bei den Erstgebärenden bis zu 25 Jahren, bereits unmittelbar nach der ersten Geburt. Ganz besonderes Augenmerk habe ich noch der Frage der Wochenbettruhe zugewandt. Ich will hier nur hervorheben, daß die zu frühe Aufnahme der Arbeit für das Zustandekommen des Prolapses von großer Bedeutung ist, deren zahlenmäßige Würdigung sich bei den Ausführungen über die Notwendigkeit der Ruhe nach der Entbindung findet.

VII. Einfluß der Frauenarbeit und des Frauenberufes auf Schwangerschaft, Geburt und Wochenbett.

Gibt es bei schwerer körperlicher und geistiger Arbeit bereits Einflüsse, die auf die Gesundheit der Frau störend einwirken, so werden diese schädigenden Einflüsse noch größer, wenn neben außerhäuslicher Erwerbsarbeit der Frau noch die Hausfrauenpflichten hinzukommen. Daß, wenn zu alledem nun noch die natürlichen Leistungen der Schwangerschaft, Geburt und Wochenbett hinzutreten, eine Überbürdung mit Schädigung des Organismus häufig erfolgt, ist allzusehr verständlich. Unklug wäre es nun, die bei dieser Überlastung entstehende Schädigung lediglich auf die *Berufsarbeit* zurückzuführen. Es ist nicht die Berufsarbeit an sich, die in so vielen Fällen schadhaft wirkt, sondern die Trias: *Hausfrauenpflichten, Mutterschaftsleistung* und *Erwerbsarbeit*.

Hausfrauenpflicht und Mutterschaftsleistung absorbieren voll die natürliche Leistungskraft der Frau. Was darüber hinausgeht, ist eben eine Überforderung, die auf Kosten der Gesundheit von Mutter und Kind geht. „War der weibliche Körper schon vorher durch zu schwere und ungesunde Arbeit überanstrengt, oder mangelhaft ernährt, dann wird bei Eintreten der Schwangerschaft einerseits der mütterliche Körper geschädigt, unter Umständen sogar dauernd geschädigt werden; anderseits die Entwicklung des Kindes behindert werden können" (v. Franque).

In der Schwangerschaft machen sich die sozialen Unterschiede zwischen den einzelnen Bevölkerungsschichten besonders stark bemerkbar, obwohl es wohl kaum exakt zu beweisen ist, die Schwangerschaft-, Geburt- und Wochenbettschädigungen von den Folgen anderer Schädigungen zu trennen, welche die Frauen durch Berufsausübung infolge ihrer schlechten sozialen Stellung treffen. Viele Frauen der privatwirtschaftlich schlecht gestellten Arbeiter sind besonders in der heutigen Zeit der Erwerbslosennot gezwungen, bis zum Ende der Schwangerschaft noch einen Beruf auszuüben. Obwohl Gesetzesbestimmungen und Verordnungen die Berufsarbeit der schwangeren Frauen mindestens 14 Tage vor Geburtseintritt verbietet, wird, wie ich in vielen Fällen habe feststellen können, des zu erwartende Geburtstermin absichtlich später verlegt, um bis zur Geburt arbeiten und Geld verdienen zu können. Das gilt nicht nur für die Arbeiterinnen in der Stadt, sondern in erhöhtem Maße für die Landarbeiterinnen und die Frauen der Kleinbauern. Abgesehen von der Berufstätigkeit ist es wohl richtig, daß die Frau, ganz besonders die ledige, in den ersten vier Monaten der Schwangerschaft viel ungünstiger gestellt ist als in den letzten Monaten der Schwangerschaft, oder nach der Geburt des Kindes. „Schwierige soziale Verhältnisse, durch körperliche Beschwerden stärker empfunden, vermindern das Mutterschaftsgefühl in jeder Weise, besonders, wenn die Frau eine entsprechende Unterstützung und Würdigung nicht empfängt. Die Frau, besonders die ledige, hat in der ersten Hälfte der Schwangerschaft am schwersten zu tragen" (SIEGEL).

In der Tat bewirkt das Einsetzen der Schwangerschaft in vielen Fällen eine geistige iund körperliche Umstellung, die zu beträchtlichen *Schwangerschaftsbeschwerden* Veranlassung geben kann. Nach der Leipziger Ortskrankenkassenstatistik wurden bei freiwilligen Mitgliedern 2,1%, bei Pflichtmitgliedern, also berufstätigen Frauen, 13,5% Schwangerschaftskrankheiten behandelt. Ich möchte bis zu einem gewissen Grade die Statistik so deuten, daß die zahlenmäßig etwas vermehrten Schwangerschaftsbeschwerden bei den Pflichtmitgliedern auf die doppelte Belastung: Beruf und Hausarbeit zurückzuführen ist und vor allem auch die *psychische Komponente schwangerschaftsstörend* wirkt, da doch gerade unter den Pflichtmitgliedern nicht selten *ledige* Schwangere sein werden. Gerade die ledige Frau und die sozial schwachgestellte, psychisch schwer kämpfende Frau ist es, bei der sich die Schwangerschaftsbeschwerden besonders in den ersten vier Monaten stärker einstellen. Erst in der zweiten Hälfte der Schwangerschaft mit dem erwachenden Mutterschaftsgefühl, das vielleicht durch das Auftreten der Kindesbewegungen und das Fühlen des lebenden Wesens ausgelöst wird, macht sich der mütterliche Instinkt, auch bei der ledigen Frau, gewaltig bemerkbar. Und aus der psychisch-labilen Frau wird vielfach eine andere, die sich von allen Bedenken frei macht, und innerlich gestärkt den Lebenskampf aufnimmt. Aber viele, besonders Unverheiratete erreichen diesen Zeitpunkt der Schwangerschaft nicht, weil sie die Schwangerschaft vorher beseitigen lassen.

M. HIRSCH erblickt in der *Erwerbsarbeit der schwangeren Frau eine außerordentliche Beeinträchtigung ihrer Leistung, welche in Fehl-, Früh- und Totgeburten, in Störungen der Geburt und des Wochenbettes, sowie Vermehrung der Säuglings- und Kindessterblichkeit zum Ausdruck kommt.* Zum Beweise dessen, daß eine Beziehung zwischen Erwerbsarbeit und Fehlgeburt besteht, bezieht sich M. HIRSCH ebenfalls wieder auf eine Statistik der Ortskrankenkasse Leipzig, die auf 100 Wochenbetten 2,3% Fehlgeburten der freiwilligen Mitglieder und 15,5% Fehlgeburten der Pflichtmitglieder ergibt. So bestechend die Differenz auch zunächst für die Berufsschädlichkeit sprechen mag, so ist doch die Beweiskraft im Hinblick darauf ungenügend, daß die *freiwilligen* Mitglieder hauptsächlich *Ehefrauen*, die *Pflichtmitglieder* hingegen meist *unverheiratete* Frauen und *solche* sind, welche vielfach unter keinen Umständen eine Arbeitsunterbrechung durch Schwangerschaft, Geburt und Wochenbett wünschen.

In etwa 15—20% aller Fälle nimmt die Schwangerschaft ein vorzeitiges Ende, das innerhalb der ersten sechs Schwangerschaftsmonate zu einer *Fehlgeburt*, nach der 28. Schwangerschaftswoche zu einer *Frühgeburt* führt. Mindestens 60—70%, häufig 70—80% und mehr aller Aborte sind auf kriminelle Eingriffe zurückzuführen. —

Da eine Reihe von Arbeiten besonders der unverheirateten Pflichtmitglieder der Ortskrankenkasse, an der Arbeitsleistung bemessen, nicht schwerer sind als die Arbeit einer viel beanspruchten Hausfrau, so ist nicht einzusehen, warum die erwerbstätige, ledige Frau häufiger Aborte haben soll als die im Hausbetriebe tätige Frau. Da dürfte doch wohl zweifellos die *gewollte* Unterbrechung der Schwangerschaft ausschlaggebend sein. Ich kann diese Auffassung noch durch eine Statistik, welche HIRSCH in derselben Arbeit „Die Gefahren der Frauenerwerbsarbeit für Schwangerschaft, Geburt und Wochenbett, mit besonderer Berücksichtigung der Textilindustrie" an anderer Stelle gibt, rechtfertigen. Pflichtmitglieder — vornehmlich Arbeiterinnen — hätten infolge des Berufes eine höhere Abortzahl als die freiwilligen Mitglieder (hauptsächlich Ehefrauen der Krankenkassenmitglieder). Das Verhältnis sei 2,3 : 15,5, so folgert HIRSCH aus der Statistik. Nur nebenbei will ich erwähnen, daß HIRSCH das Menschenmaterial der freiwilligen Mitglieder und der Pflichtmitglieder, welches er miteinander vergleicht, in Hinsicht auf die soziale Lage und seelische Einstellung annähernd für gleich hält. Wenn man bedenkt, daß die freiwilligen Mitglieder meist verheiratet, die Pflichtmitglieder großenteils ledig bzw. verheiratet und zur Arbeit gezwungen sind, so erscheint bezüglich der sozialen Lage und seelischen Einstellung diejenige Auffassung, welche der HIRSCHschen entgegensetzt ist, doch offenbar mehr für sich zu haben. HIRSCH glaubt die großen Unterschiede in der Abortsziffer unmöglich durch die größere Neigung zur Fruchtabtreibung auf der einen Seite erklären zu können. Er bringt in der genannten Arbeit an späterer Stelle folgende Statistik.

Es haben Kinder	1	2	3	4	5	6	und mehr
Heimarbeiterinnen . .	22,3%	23,3%	21,3%	15%	9%	9%	100%
Fabrikarbeiterinnen . .	44%	24%	14%	4,5%	4,5%	9%	100%

Diese Statistik beweist, daß ein großer Unterschied in der Anzahl der Kinder zwischen Heimarbeiterinnen und Fabrikarbeiterinnen besteht. Der Prozentsatz der Fabrikarbeiterinnen sinkt bereits nach dem ersten Kinde erheblich und bleibt bereits nach dem zweiten Kinde bedeutend hinter der Heimarbeiterin zurück. Dieses Zurückbleiben in der Kinderzahl ist sicher nicht auf *natürliche* Vorgänge zurückzuführen, sondern auf die *gewollte* Beschränkung der Kinderzahl durch die Fabrikarbeiterinnen, die, wie ich bereits oben erwähnte, keine Unterbrechung ihrer Arbeit durch Schwangerschaft, Geburt und Wochenbett wünschen. Die Differenz in der Anzahl der Kinder bei drei und mehr Kindern zwischen Heimarbeiterin und Fabrikarbeiterin ist bei der letzteren nicht natürlich, sondern — soweit die Konzeptionsverhinderung nicht gelang — durch *Abtreibung* der Leibesfrucht bedingt. Es kann deshalb durchaus nicht Wunder nehmen, *wenn bei den Pflichtmitgliedern, also hauptsächlich ledigen Frauen und solchen Frauen, deren Kinderzahl absichtlich beschränkt wird und auf diese Weise bedeutend hinter der unter anerkanntermaßen weit schlechteren hygienischen und sozialen Verhältnissen lebenden Heimarbeiterin zurückbleibt, die Abortzahl weit größer ist als bei den freiwilligen Mitgliedern. Hier sind Schwangerschaftsunterbrechungen, nicht aber Berufsschädigungen die wahre Ursache.*

Es kann keinem Zweifel unterliegen, daß die allgemeine soziale Lage auf die Häufigkeit der Fehlgeburten von Einfluß sein kann, dann ist es aber wohl meistenteils nicht die Berufsarbeit oder die berufliche Betätigung oder die Arbeitsweise der Frau, die, falls nicht eine ganz unnatürliche Überbürdung vorliegt, die Fehlgeburt auslöst, sondern die sog. soziale Lage bestimmt nicht selten die schwangeren Frauen, sich auf künstliche Weise ihrer Schwangerschaft zu entledigen. Alle Statistiken über Fehlgeburtszahlen im „gebildeten Stand", über Fehlgeburtszahlen in Beamten- und Arbeiterkreisen, sind mit größter Skepsis aufzunehmen. Tatsache ist, daß wahrscheinlich ungefähr eine halbe Million Abtreibungen pro Jahr im deutschen Reiche erfolgen. Da die Unterbrechung der Schwangerschaft großenteils von nichtkundiger Seite, also von Laien, von Hebammen, ehemaligen Krankenschwestern, nicht selten auch von Ärzten, in erheblicher Zahl aber bei Mehr- und Vielgebärenden von den Frauen an sich selbst bewirkt wird, ist die Folge hiervon ein Heer von kranken und siechen Frauen, ein ungeheuerer Verlust von Frauenkraft, ja, es kann kein Zweifel darüber bestehen, daß Tausende von Frauen an den Folgen der künstlichen Unterbrechungen der Schwangerschaft zugrunde gehen. Gewiß spielt die soziale Lage in vielen Fällen bei dem Entschlusse zur Schwangerschaftunterbrechung eine große Rolle. Aber, was heißt „soziale Lage"? Der Ausdruck ist falsch angewandt, er bedeutet in diesem Falle das privatwirtschaftliche Verhältnis. Und dieser Begriff ist, abgesehen von seiner Wandelbarkeit durch die Verschiebbarkeit der privatwirtschaftlichen Situation des einzelnen auch insofern sehr dehnbar, als der eine für sich eine privatwirtschaftliche Not da bereits erblickt, wo der andere dieselbe noch als durchaus tragbar, vielleicht noch sogar als angenehm empfindet.

Mit einem Worte möchte ich doch noch auf die Häufigkeit des schädlichen Einflusses der Generationsvorgänge auf die *Lungentuberkulose* und deren Abhängigkeit von der wirtschaftlichen Situation des einzelnen eingehen. EBELER konnte 1914 in 58,6% eine Verschlimmerung des Lungenleidens durch Schwangerschaft feststellen; wesentlich ist natürlich der Einfluß der Schwangerschaft auf die Lungenaffektion, je nachdem sich die Lungentuberkulose bei Eintritt der Schwangerschaft in einem latenten oder manifesten Stadium befindet. PANKOW sah die latente Erkrankung der Tuberkulose nur bei einem Teile seiner Fälle im Spätwochenbett, oder nachher manifest werden. Wesentlich anders ist die Beeinflussung bei den Fällen mit manifester Lungenerkrankung. Bei ihr, besonders bei stationär gewordener älterer Tuberkulose erfolgt Verschlimmerung des Prozesses und tödlicher Ausgang in erschreckend hohem Prozentsatze. Wichtig und schwierig sind für die Beurteilung die Initialfälle, um deswillen, weil mit der Frage der möglichen Verschlimmerung sich diejenige verbindet, ob nicht die Häufungsmöglichkeit, die doch gerade hier unter günstigen Bedingungen vorhanden ist, durch Komplikation mit Gravidität nicht direkt gefährdet wird.

Was von der Tuberkulose gilt, gilt in ähnlicher Weise auch von den anderen Formen der Tuberkulose. WEINBERG führt die Verschlimmerung der Tuberkulose während der Schwangerschaft großenteils auf soziale Einflüsse zurück: während sich die wohlhabende Frau mehr schonen, diäthetisch-hygienische und klimatische Heilfaktoren sich dienstbar machen kann, geht es der Frau in mehr oder weniger mittelosem Stande dauernd schlechter, zumal sie als Gravide gewöhnlich von Volksheilstätten ausgeschlossen wird, da nur prognostisch günstige Fälle aufgenommen werden. Nach AHLBECK und ESSEN-MÖLLER gilt bezüglich der Indikation dasselbe, was von den weniger bemittelten Volksklassen gesagt wurde, auch für die Patientinnen aus den höchsten Gesellschaftskreisen. Diesen Ansichten steht diejenige von HIRSCH entgegen, der die Unterbrechung der Gravidität nur bei klinischem Material für notwendig hält, bei Wohlhabenden nur in schwersten Fällen oder schwersten Komplikationen den Abortus für indiziert erachtet. In ähnlichem Sinne lehnen SCHEFFER und BURKHARDT bei leichten, nichtprogredienten Fällen die Unterbrechung der Schwangerschaft ab. Es ist ja ganz selbstverständlich, daß wir bei gut situierten Frauen ceteris paribus die Schwangerschaft viel eher erhalten und die Verantwortung zum Abwarten übernehmen können als bei wirtschaftlich schlecht gestellten Frauen. Es ist deshalb auch nur natürlich, daß eine der arbeitenden Bevölkerung angehörige tuberkulöse Frau, die sich nicht während der Schwangerschaft monatelang schonen oder gar in einem Erholungsheim aufhalten kann, sondern meist unter ungünstigen hygienischen Verhältnissen ihr Dasein weiter fristet, bei der Indikationsstellung der Schwangerschaftsunterbrechung bzw. zur Sterilisation eher berücksichtigt wird als eine in äußerst günstigen Verhältnissen lebende Frau, die sich monatelangen Aufenthalt im Hochgebirge und Sanatorium leisten kann. Es spielt somit in der Tat das privatwirtschaftliche Verhältnis einer an Tuberkulose erkrankten Frau bei der Frage der Unterbrechung der Schwangerschaft eine gewisse berechtigte Rolle.

Ein ähnlicher Standpunkt wird von den Gynäkologen bereits seit vielen Jahren ja auch in der operativen Behandlung von entzündlichen Adnexerkrankungen eingenommen. Bei Frauen der arbeitenden Klassen, die sich lange Badekuren und monatelange Schonung nicht leisten können und möglichst bald wieder arbeitsfähig sein müssen, wird man sich zur operativen Behandlung, die nicht selten mit Sterilisation verbunden ist, eher entschließen, als bei Frauen, die in guten, wirtschaftlichen Verhältnissen leben.

Neben der Tuberkulose erfahren besonders die *chronischen Nierenentzündungen* durch die Schwangerschaft häufig eine Verschlimmerung, besonders dann, wenn die Frauen sich nicht schonen und eine entsprechende Diät einhalten können. Von den an chronischer Nierenentzündung leidenden Schwangeren sollen etwa 40% sterben, wenn nicht zeitig eine Unterbrechung der Schwangerschaft vorgenommen wird.

Von den gewerblichen Schädigungen, die zur Fehlgeburt führen, ist seit langer Zeit die *Bleivergiftung* bekannt. Sie ist in der Tat eine Schädigung der Gesundheit, die eine *wirkliche Berufserkrankung* darstellt. Nach Agnes Blum berichtet der niederländische Fabrikinspektor, daß beispielsweise bei den mit Töpferglasur beschäftigten Frauen der Prozentsatz der Bleikranken bei einer $^{1}/_{2}$—5 jährigen Tätigkeit von 4,5% auf 50% stieg. In manchen Orten waren bis zu 100%, d. h. sämtliche Töpfer bleikrank. Der ungarische Bezirksarzt Chyzer berichtet, daß in einer Ortschaft, in welcher vornehmlich mit Blei gearbeitet wurde, über 40% der Schwangerschaften mit Abort endeten. Dabei war die Kindersterblichkeit so groß, daß es bald an dem für das Erlernen der Töpferei nötigen Nachwuchs fehlte. Die Frauen sind den Einwirkungen des metallischen Bleies und der Metallverarbeitung besonders ausgesetzt in der Steingutfabrikation, im Töpfergewerbe und der Buchdruckerei, bei der Strohhutbleiche, in der Fabrikation künstlicher Blumen, in welcher bleierne Formen benutzt werden, teilweise in der Spielwarenindustrie, in den Staniolfabriken, in den Puderräumen der Buntdruckanstalten usw. Bei 77 in der keramischen Industrie beschäftigten Frauen, deren Schicksal man beobachtete, blieben 17 Ehen kinderlos, es erfolgten 19 Fehlgeburten und 21 Totgeburten, insgesamt wurden nur 121 Kinder lebend geboren. Ganz besonders wichtig ist es, daß, wie Levin nachweisen konnte, die Sterblichkeit der Kinder bleikranker Mütter bedeutend erhöht ist. Von 123 Schwangerschaften bleikranker Mütter endeten 73 durch Abort, Früh- und Totgeburt. Von 50 lebend geborenen starben 20 im ersten Lebensjahr, 8 im zweiten Lebensjahr, 7 im dritten Lebensjahr, 1 noch später. Nur 14 Kinder blieben am Leben. Daß die Unterleibsorgane durch Blei beeinträchtigt werden, scheint daraus hervorzugehen, daß man bei bleikranken Frauen mehr als sonst Menstruationsstörungen und hohe Sterilitätsziffern beobachtete. Roth-Frongea fand unter den Arbeiterinnen der Bleibergwerke Sardiniens 20% der Ehen unfruchtbar. Die Resorption des Bleies erfolgt mit der bleihaltigen Atemluft durch die Lunge oder durch Ablagerung des Bleistaubes in der Mundhöhle oder Beimischung des Bleies zum Speichel und spätere Resorption vom Magen- und Darmkanal aus. Haben die Arbeiterinnen mit Bleilegierungen zu tun, so kann nach *Schminke* das metallische Blei auch von der Haut der Finger und Hände aus in den Körper eindringen. Von fast allen anderen Autoren wird bestritten, daß gewerbliche Bleivergiftung infolge Aufnahme von Blei durch die Haut zustande kommt. Daß Bleivergiftungen in hohem Maße zur Unterbrechung der Schwangerschaft führen, dürfte einwandfrei festgestellt sein.

Eine ähnliche Wirkung wurde vielfach dem *Phosphor* nachgesagt. Der Phosphor galt in früheren Zeiten und auch noch heute als ein beliebtes Mittel zur Abtreibung der Leibesfrucht. Zu diesem Zwecke wurden und werden Abkochungen von Zündholzköpfchen in Wasser oder Milch verwandt. Bereits kleinere Dosen erwirken Erbrechen und Diarrhöen, größere zu schweren Vergiftungen und Abgang der Leibesfrucht, ganz hohe Dosen führen noch vor Abgang der Frucht zum Tode. VALLARDI hat nun die Frage eingehend untersucht, ob in Betrieben, in welchen Phosphor verarbeitet wird, der Ablauf der Schwangerschaft bedroht und in erhöhtem Maße Fehlgeburten vorkämen. Er griff zurück auf eine Statistik von AMANT, welche sich auf 1500 Fehlgeburten aus einer Zündholzfabrik in Marseille stützte und zu dem Resultat geführt hatte, daß die Aborte bei denjenigen Arbeiterinnen überwogen, welche mit der Herstellung von Zündhölzern nichts zu tun hatten. Seine Untersuchungen führten zu dem Resultat, daß die gewerbliche Einwirkung des Phosphors auf die Schwangerschaft völlig negativ sei. VALLARDI, über dessen Studie M. HIRSCH im Arch. f. Frauenk. 1915, H. 1 eingehend referiert hat, bestreitet die leichtere Vulnerabilität des weiblichen Geschlechts gegenüber dem Phosphor. Der allgemeine Einwurf scheine allerdings dafür zu sprechen, sei aber nur auf die 8—10mal so große Beteiligung der Frauen an der Zündholzfabrikation zurückzuführen. Die Erzeugung von Zündhölzchen unter Verwendung von giftigem Phosphor ist seit 1903 in Deutschland verboten.

Der badische Landesgewerbearzt HOLTZMANN hat gelegentlich einer Studie über die sozialhygienischen Verhältnisse in der *Pforzheimer Schmuckwarenindustrie*, über welche er im Jahresbericht des badischen Gewerbeaufsichtsamtes 1923/24 referierte, auch den Frauenleiden genaue Beachtung geschenkt. Wie er mir persönlich mitteilte, besteht ein Zusammenhang zwischen Frauenleiden, die sehr oft mit Fehlgeburten zusammenhängen und der Art der Arbeit in der Pforzheimer Schmuckwarenindustrie, in der großenteils Frauen beschäftigt sind, nicht. „Sicherlich wird ein großer Teil der häufigen Fehlgeburten absichtlich herbeigeführt, aber auch die Lebensweise der Fabrikarbeiterinnen, die täglichen Fahrten zur Arbeitsstätte, verbunden mit der Belastung durch Haus und Familie und auch der sehr freie Verkehr unter den Geschlechtern wirken nicht günstig auf die Gesundheit und die volle Austragung der Leibesfrucht ein.“

In gewisser Weise gilt das über Fehlgeburten Gesagte auch für die *Frühgeburt*, lediglich ist das Endergebnis ein verschiedenes. Während bei der Fehlgeburt die Frucht zugrunde geht, besteht bei der Frühgeburt doch wenigstens die Möglichkeit, das zu früh geborene Kind am Leben zu erhalten.

M. MAYER berichtet 1913 in der ärztlichen Sachverständigenzeitung über den schädlichen Einfluß der *Erntearbeiten*, die zu den schwersten Arbeiten überhaupt gehören, bei schwangeren Frauen. Bei der schweren Anstrengung in der sommerlichen Hitze traten nicht nur Frühgeburten auf, wodurch weniger widerstandsfähige Kinder erzeugt wurden, sondern es soll auch spontan zu *Fehl-* und *Totgeburten* gekommen sein. In einem Falle, bei dem nach Erntearbeit im heißen Sommer bei einer Gravida im 4. bis 5. Monat Blutungen und Fruchtabgang auftraten, stieg nachts die Temperatur der Frau auf 40,7°. MAYER führte dieses eintägige Fieber nicht auf eine Infektion, sondern auf eine Art Wärmestauung nach der starken Anstrengung in der Hitze zurück. Auch hat MAYER *Platzen von Varizen an den äußeren Genitalen* bei landwirtschaftlich schwer arbeitenden Frauen beobachtet.

In ihrer Gesamtheit bedeuten die Fehlgeburten eine große Kraftverschwendung und eine beträchtliche Gefährdung der Gesundheit der Frauen, die sich naturgemäß auch wirtschaftlich an den zahlreichen vorübergehend Kranken oder sogar dauernd kranken und siechen Frauen auswirken muß.

Die ab und zu erwähnten Zusammenhänge zwischen bestimmten *Nervenkrankheiten in der Schwangerschaft, Placenta praevia* und vielen anderen Er-

34*

krankungen, scheinen mir doch zu wenig wissenschaftlich durchforscht, als daß sie berücksichtigt werden könnten. Hier und da sind Arbeiten erschienen, von denen amn den „Eindruck" haben kann, als ob derartige Schädlichkeiten im Verlaufe der Schwangerschaft durch berufliche Tätigkeit mitbedingt sein könnten, aber exakte Untersuchungsergebnisse liegen nicht vor.

Im allgemeinen dürfte der Einfluß der Berufstätigkeit der Frau auf Schwangerschaft, Geburt und Wochenbett, falls sie sich in Berufen vollzieht, die an und für sich gesund sind, nicht schädlich sein, falls — und das muß immer wieder hervorgehoben werden — es zu keiner Überbürdung oder Überlastung der Frau kommt.

Ich habe mich 1917 an der Bonner Frauenklinik mit dem Verlaufe der Schwangerschaft, Geburt und Wochenbett Erstgebärender in Kriegs- und Friedenszeiten beschäftigt. Wir haben damals nicht feststellen können, daß die Zahl der operativ beendigten Geburten die Zahl der Nachgeburtsstörungen und Weichteilverletzungen, ferner die Mortalitäts- bzw. Morbilitätszahl weder für Mutter noch Kind — in einer Zeit, in der die Frauenarbeit bei schlechter Ernährung vielfach Männerarbeit mitersetzen mußte — größer geworden war; auch die Erkrankungen im Laufe der Schwangerschaft hatten, obwohl die Frauen mehr erwerbstätig als sonst waren, nicht zugenommen, speziell waren die Eklampsieerkrankungen offenbar infolge der Ernährungsänderung bedeutend zurückgegangen.

Es hat sich ein großer Streit darüber entsponnen, ob sich die Frauenerwerbsarbeit und Schwangerschaft vertragen. Bei Beurteilung dieser Frage hat M. Hirsch die Gefahr der Frauenerwerbsarbeit für die Textilindustrie ausführlich untersucht und besprochen und ist zu Ergebnissen gekommen, die an und für sich vom rein menschlichen Standpunkte genommen, außerordentlich verständlich sind. Meines Erachtens aber hat er aus allzu humanem Geist heraus auf der einen Seite die Schädlichkeiten, die der Frau durch Fabrikarbeit erwachsen, übertrieben, besonders im Hinblick auf die Berufsbeanspruchung der ganz auf sich allein angewiesenen Hausfrau. Hirsch hat Forderungen aufgestellt, die, so wünschenswert an und für sich viele von ihnen auch sein mögen, doch infolge der wirtschaftlichen Unmöglichkeit scheitern müssen. Wenn solche weitgehenden Forderungen den Zweck haben sollen, wenigstens einen Teil derselben durchsetzen zu können, wie bei maßvoller und objektiver Würdigung, so muß man für diese Taktik allerdings Verständnis haben. Leider ist die Folge derartiger Überforderungen aber die, daß auf der anderen Seite Ärzte auftreten, die den gegenteiligen Standpunkt übertrieben hervorkehren. So erfuhr die Arbeit Hirschs „Gefahren der Frauenerwerbsarbeit für Schwangerschaft, Geburt und Wochenbett" durch E. Martin eine Besprechung auf eine Bitte des Verbandes von Arbeitgebern im Bergischen Industriebezirk. Die Arbeit M. Hirschs war ein vorläufiges Gutachten für den Vorstand des Deutschen Textilarbeiter-Verbandes. Es sind also zwei gänzlich verschiedene Interessenkreise an zwei Ärzte herangetreten, von denen sich der eine, M. Hirsch, bereits seit vielen Jahren große Verdienste um das Gebiet der Frauenkunde erworben hat. — Man kann sich des Eindruckes nicht erwehren, daß sich beide von den Interessenkreisen nicht haben ganz freimachen können. Zur richtigen Auffassung dürfte auch hier wohl der Mittelweg führen. Abgesehen von in absehbarer Zeit undurchführbaren Schwangerenschutzmaßnahmen, verlangt Hirsch bis zur vollständigen Loslösung der schwangeren Frauen und Mädchen folgende gesetzliche Bestimmungen als Mindestforderungen: 1. Verbot der Erwerbsarbeit Schwangerer für die letzten 3 Monate der Schwangerschaft. 2. Beschränkung der Erwerbsarbeit Schwangerer im 5. und 6. Monat der Schwangerschaft auf höchstens 4 Stunden pro Tag, im 3. und 4. Monat auf 6 Stunden pro Tag mit 2stündiger Mittagspause. 3. Verhütung des entgehenden Arbeitsverdienstes aus Mitteln des Staates oder einer zu schaffenden obligatorischen Kollektivversicherung. Hat sich HIRSCH meines Erachtens zu sehr vom humanitären Geist leiten lassen, die zu so unerfüllbaren Forderungen, besonders in der Jetztzeit führen und infolgedessen rein problematisch bleiben und die sog. Berufsschäden doch zu sehr der Fabrikarbeit als solcher in die Schuhe geschoben und nicht anderen allgemein-medizinischen, konstitutionellen und anderen vielfach gegebenen Möglichkeiten, die wir ja in früheren Kapiteln absichtlich auseinandergesetzt haben, so hat die MARTINsche Besprechung die Punkte, welche HIRSCH unberücksichtigt ließ, teilweise mit Recht hervorgehoben, teilweise aber zum Nachteile der schwangeren Erwerbstätigen übertrieben hervorgekehrt. Wenn man auch die E. MARTINschen „Richtigstellungen" zum Teil nur sehr bedingt anerkennen kann, so ist doch unter anderem MARTINs Hinweis wichtig, daß bei Arbeiterinnen, die schwanger sind und wegen ihrer körperlichen Unbeholfenheit oder anderer Schwangerschaftsbeschwerden die gewohnten Verrichtungen nicht erledigen können, die Möglichkeit besteht, sie vorübergehend in anderen Teilen des Betriebes, die weniger anstrengend sind, unterzubringen.

Eine Berufsschädigungsmöglichkeit, welche HIRSCH hierbei hervorhebt und die mir sehr plausibel erscheint, möchte ich nicht unberührt lassen:

„Neben allen vorhergenannten Einwirkungen sind besonders unheilvoll gewisse Verrichtungen der Spinnereien und Webereien, bei welchen nicht nur der Körper ausgereckt, die Beine auf die Fußspitzen gestellt, die Arme weit vorgestreckt werden, um eine möglichst große Reichweite zu erzielen, sondern bei denen gleichzeitig der *schwangere Leib* an die *Auf- und Gegenwinderstangen gepreßt und während des Auszuges des Maschinenwagens langsam oder stoßweise gedrückt, gepreßt und erschüttert wird.* Diese Schädlichkeiten wirken auf die Muskulatur der hochschwangeren Gebärmutter erregend, so daß Wehen auftreten und eine Frühgeburt herbeigeführt werden kann." MARTIN entgegnete, offenbar auf diese Beobachtung HIRSCHs: „Ein Druck auf den Bauch einer hochschwangeren Frau hat auf die Frucht keinen nachteiligen Einfluß; das Kind schwimmt in einem allseitig fest abgeschlossenen Wasserbade frei. Eine schädliche Druckwirkung ist, welcher Art sie auch sein mag, ausgeschlossen." In der HIRSCHschen Arbeit ist nirgendwo davon die Rede gewesen, daß durch den Druck auf den Bauch einer schwangeren Frau ein auf die Frucht nachteiliger Einfluß ausgeübt würde. Es kann aber doch keinem Zweifel unterliegen, daß die von HIRSCH geschilderte Tätigkeit, bei welcher der schwangere Leib der Frau langsam oder stoßweise gedrückt, gepreßt und erschüttert wird, eine Beschäftigung ist, der die Schwangere meines Erachtens unter keinen Umständen ausgesetzt werden darf. — Ich halte es für müßig, überhaupt darüber zu diskutieren, daß ein derartiger Reiz im Laufe der Schwangerschaft durchaus unerwünscht ist und der klopfende Reiz selbstredend durchaus wehenauslösend wirken kann. Ich erinnere nur an die von LICHTENSTEIN angegebene *Klopfmethode* des Uterus zur Wehenanregung nach Schnitteröffnung der Gebärmutterhöhle bei Kaiserschnitt. Andererseits hat meines Erachtens E. MARTIN vollkommen recht, wenn er darauf hinweist, daß die Schädlichkeiten, die Wehen auslösen und eine vorzeitige Beendigung der Schwangerschaft herbeiführen können, dann auf einmal nach HIRSCH wieder so wirken sollen, daß die Gebärmuttermuskulatur ermüdet, Wehenschwäche in der Geburt und besonders nach der Geburt und lebenbedrohende Blutungen auftreten können. Man kann sich wohl vorstellen, daß diese Art Klopf- und Druckmethode zu vorzeitiger Unterbrechung der Schwangerschaft führt, besonders, wenn die Placenta an der vorderen Uteruswand sitzt, gelegentlich auch zu einem retroplacentaren Hämatom oder zu einer vorzeitigen Lösung der Placenta führen könnte. Es ist auch denkbar, daß ein derartig ausgeübter chronischer Reiz in den *früheren* Monaten der Schwangerschaft bei den besonders auf ihn ansprechenden Frauen wirksam wird und zur *Fehlgeburt* führt, und daher weniger Veranlassung zur *Früh*- als Fehlgeburt gibt, weil die für diesen Reiz besonders empfindlichen Frauen bereits in den früheren Monaten der Schwangerschaft abortieren. Dieser Umstand könnte vielleicht einer gewisse Bedeutung für die Ursache und die enorm hohe Zahl der *Fehlgeburten*, wie auch für die zahlenmäßig nicht so stark hervortretenden *Frühgeburten* haben.

HIRSCH führt Entwicklungshemmungen und Verbildungen der Beckenknochen mit dem Ergebnis des *platten* und *engen Beckens* auf das *anhaltende Stehen der jugendlichen Arbeiterinnen* zurück. Der ständige Zug der Becken- und Oberschenkelmuskulatur, welcher durch das Hochreichen und Ausrecken an Spinnmaschinen und Webstühlen besonders intensiv wird, sowie der Druck der Oberschenkel wirken formend auf die noch im Wachstum und Härtung begriffenen Knochen. — Körperhaltung, Stehen, Sitzen und Hocken, Tragen schwerer Lasten, Ernährung, könnten auf das Becken formend einwirken und zu engen und platten Becken führen. So erklärt HIRSCH die angeblich viel zahlreicheren Geburtsstörungen, operativen Eingriffe usw.

Bei der Besprechung der Allgemeinschädlichkeiten wurde darauf hingewiesen, daß das Individuum in der Gebärmutterhöhle beeinflußt werden kann. Die Ursachen können *infektiöse, toxische* und andere sein. Wir hatten auf die infektiösen wie Syphilis, Malaria, Tuberkulose usw. hingewiesen und desgleichen auf die toxischen Ursachen: den übermäßig starken Gebrauch von Alkohol, den Einfluß des Bleies usw. Die erbliche Veranlagung bleibt aber bei der Entstehung von engen Becken unzweifelhaft mit im Vordergrunde der Ursachen (LENZ). Auch für die häufigste Form, das *platt-rachitische Becken*, spielt die erbliche Anlage insofern eine große Rolle, als die *Rachitis* ebenfalls zum guten Teile erblich bedingt ist. „Die Größe des Beckens, speziell auch die der verschiedenen Durchmesser ist im wesentlichen Rassenmerkmal." Wenn aber das Kleimplasma durch bestimmte Ursachen geschädigt werden kann, so werden auf die zu erwartende abgeschwächte Konstitution schädliche Einflüsse intensiver als auf eine gesunde Konstitution einwirken. Deswegen wirkt auch wohl die Rachitis auf die Kinder der sozial schlechtgestellten Klassen in vielen Fällen intensiver ein, da deren Organismus konstitutionell geschwächt ist.

KÖTZSCHNITZ führt die Entstehung platter Becken auf die jahrelang stehende Arbeitsweise während der Entwicklungsjahre zurück und hält die Nachwirkungen früherer Rachitis hierzu nicht für erforderlich. Auch LAUBENBURG hat sich der KÖTZSCHNITZschen Anschauung angeschlossen. LAUBENBURG sah bei früher besonders im Stehen beschäftigten Frauen hier und da Beckenformen, die ihm die Wahrheit der KÖTZSCHNITZschen Untersuchung zu bestätigen schienen „Schlank- und schöngebaute Frauen ohne jede rachitische Vorgeschichte oder Merkmale, weisen zuweilen platte Becken mäßigen Grades von $9^3/_4 - 10^1/_2$ cm, je nach der Körpergröße und -maße verschieden auf."

Auch LAUBENBURG führt das enge Becken auf das jahrelang fortgesetzte 10stündige Arbeiten jugendlicher Arbeiterinnen zurück, bei denen unter der Last des Oberkörpers das Promontorium sich allmählich in die Beckenhöhle nach vornhinein gesenkt hätte. Daß die Berufstätigkeit der Frauen, insbesondere dann, wenn sie extreme Bewegungen erfordert, bis zum Ende der Schwangerschaft unerwünscht ist, ist selbstverständlich. Das soll aber nun nicht heißen, daß jedwede nicht extreme Arbeitsentfaltung unerwünscht sei. In den letzten Monaten der Schwangerschaft wird normalerweise die Frau unbeweglicher, auch ruhebedürftiger. Der Ernährungsbedarf, besonders der arbeitenden Frau, wird — namentlich in den letzten Monaten der Schwangerschaft — größer. Ich habe während des Krieges auf den Faktor *Arbeitsentfaltung* und *Geburtsverlauf* besonders geachtet und auch in der von mir bereits früher zitierten Arbeit damals mitgeteilt, daß speziell bei älteren Erstgebärenden, die bis zum Schlusse der Schwangerschaft gearbeitet hatten, die Geburt nicht komplizierter, hingegen schneller verlief als früher. Wir haben diese Erscheinung damals so gedeutet, daß infolge der vermehrten Heranziehung der Frauen zu körperlicher Betätigung während des Krieges der Körper und die gesamte Muskulatur einschließlich Bauchpresse und Beckenboden elastischer und leistungsfähiger blieb.

Aus mehreren Arbeiten, so unter anderen von THIERAUX, geht hervor, daß ein Unterschied besteht zwischen den Kindern solcher Mütter, welche bis zur Niederkunft arbeiteten und den Frauen, welche in der letzten Zeit der Schwangerschaft ruhten. Das *Gewicht* der *Neugeborenen* von *Erstgebärenden*, welche 2—3 Monate vor der Niederkunft die Arbeit ausgesetzt hatten, soll durchschnittlich 360 g mehr betragen haben als von Frauen, welche bis zum Ende der Schwangerschaft arbeiteten. Die Feststellung THIERAUX ist zweifelhaft, insbesondere deswegen, weil wir selbst während des Krieges, also zu einer Zeit, in welcher die Frauen zum Teil schwer arbeiteten und schlecht ernährt wurden, keine wesentlichen Gewichtsunterschiede gegenüber der Friedenszeit hatten, jedenfalls nicht annähernd an die von THIERAUX angegebene Differenz heranreicht. So konnte ich z. B. an der Bonner Frauenklinik feststellen, daß das durchschnittliche Geburtsgewicht des Neugeborenen in der Zeit vom 1. April 1916 bis 1. Oktober 1917 3081 g betrug, während des Friedensgewicht durchschnittlich um 52 g höher lag. THIERAUX hat also 7mal so hohe Werte gefunden. Die THIERAUXschen Untersuchungsergebnisse bedürfen doch eingehender Nachprüfungen an verschiedenem und großem Material.

Immerhin erscheint es mir klug und richtig zugleich, die Frauen während der Schwangerschaft, die an sich schon eine Mehrleistung von ihr fordert, etwas weniger mit Arbeit zu belasten, als sie in normalen Zeiten ohne Gesundheitsschädigung hat leisten können. In den letzten Monaten ist die zu fordernde Arbeitsleistung zweckmäßigerweise erheblich zu reduzieren. Unter allen Umständen ist aber *daran festzuhalten, daß die gesunde Schwangere sich bis zum Schlusse der Schwangerschaft beschäftigt und bewegt, um so leichter wird der Geburtsverlauf* sein.

Wenn im Deutschen Reiche jährlich immer noch viele tausend Frauen an den Folgen der Geburt sterben, so kann man ein gut Teil dieser Sterblichkeit auf die sozialen Verhältnisse schieben, diese und andere den schwangeren Frauen nicht einmal ermöglicht, während der Schwangerschaft ärztlichen Rat einzuholen, vor allem aber zur Geburt ein Entbindungsheim aufzusuchen. Wenn auch der Geburtsvorgang an sich ein physiologischer Prozeß ist, so sind doch die Gefahren, die diesen Prozeß umlauern, so groß, daß das erstrebenswerte Ziel darin besteht, die Frauen in ärztlich geleiteten Entbindungsheimen niederkommen zu lassen und nicht eher nach Hause zu entlassen, als bis die Rückbildungsvorgänge soweit fortgeschritten sind, daß die entbundenen Frauen sich selbst helfen können. Dann wird aber auch die ungenügende Rückbildung des die Uteruslage erhaltenden bindegewebigen und muskulösen Apparates im Wochenbett; insbesondere nach allzu schnell aufeinanderfolgenden Geburten und zu zeitiger Arbeitsaufnahme immer seltener und damit Lageveränderungen der Gebärmutter, Senkungen usw. in etwa vorgebeugt sein.

Überblicken wir noch einmal die Beeinflußbarkeit von Schwangerschaft, Geburt und *Wochenbett durch Frauenarbeit,* so wird man feststellen können, daß die *gesunde Frau während dieser Zeit durchaus ihren Hausfrauenpflichten genügen kann, daß sie aber auch sehr wohl in der Lage ist, in anderen Berufen eine Erwerbstätigkeit auszuüben, die bezüglich der Schwere der Arbeitsleistungen derjenigen einer Frau, die auf sich allein angewiesen Mann und Kinder versorgt, entspricht.*

Jede Überlastung dagegen kann und muß sich auf die Dauer schädlich auswirken. Eine solche *Überlastung* ist Schwangerschaft, Geburt und Wochenbett und *Hausfrauenpflicht und Berufstätigkeit.* Diese sind unter allen Umständen zu vermeiden, wenn Mutter und Kind, und letzten Endes die Familie und der Staat auf die Dauer nicht großen Schaden nehmen sollen. —

VIII. Maßnahmen zur Verhütung und Beseitigung der Arbeits- und Berufsschädigungen der Frauen.

1. Gesetzesbestimmungen und Bestrebungen der öffentlichen und privaten Fürsorge.

Der Staat hat ein vitales Interesse an der Gesunderhaltung der Frauen. Der beste Weg hierzu ist die Prophylaxe. In einer Reihe von Verordnungen zum Schutze der Frauenarbeit und Mutterschaft, zum Teil in der Reichsversicherungsordnung, zum Teil in der Gewerbeordnung, sind bedeutsame *vorbeugende* Maßnahmen enthalten. Insbesondere wurden in diesen die gesundheitlichen Belange der jugendlichen Arbeiterinnen, der außerhäuslich erwerbstätigen Frauen, der Heimarbeiterinnen und vor allem der schwangeren Frauen, sowohl der ehelichen wie der unehelichen, gewahrt.

Die wichtigsten Gesetzesbestimmungen und Bestrebungen der öffentlichen und privaten Fürsorge seien in folgendem zusammengestellt:

„Bestimmungen für alle Betriebe, in denen in der Regel mindestens zehn Arbeiterinnen beschäftigt werden.“

Gewerbeordnung § 137:

1. Arbeiterinnen dürfen nicht in der Nachtzeit von 8 Uhr abends bis 6 Uhr morgens, und am Sonnabend sowie an Vorabenden der Festtage nicht nach 5 Uhr nachmittags beschäftigt werden.

2. Die Beschäftigung von Arbeiterinnen darf die Dauer von 10 Stunden täglich, an den Vorabenden der Sonn- und Festtage von 8 Stunden nicht überschreiten.

3. Zwischen den Arbeitsstunden muß den Arbeiterinnen eine mindestens einstündige Mittagspause gewährt werden.

4. Nach Beendigung der täglichen Arbeitszeit ist den Arbeiterinnen eine ununterbrochene Ruhezeit von mindestens 11 Stunden zu gewähren.

5. Arbeiterinnen, welche ein Hauswesen zu versorgen haben, sind auf ihren Antrag eine halbe Stunde vor der Mittagspause zu entlassen, sofern diese nicht mindestens $1\frac{1}{2}$ Stunde beträgt.

6. Arbeiterinnen dürfen vor und nach ihrer Niederkunft, im ganzen während acht Wochen nicht beschäftigt werden. Ihr Wiedereintritt ist an den Ausweis geknüpft, daß seit ihrer Niederkunft wenigstens sechs Wochen verflossen sind.

7. Arbeiterinnen dürfen nicht in Kokereien und nicht zu Transporten von Materialien bei Bauten aller Art verwendet werden.

Gewerbeordnung § 137a:

1. Arbeiterinnen und jugendlichen Arbeitern darf für die Tage, an welchen sie in dem Betriebe die gesetzlich zulässige Arbeitszeit hindurch beschäftigt waren, Arbeit zur Verrichtung außerhalb des Betriebes vom Arbeitgeber überhaupt nicht übertragen oder für Rechnung Dritter überwiesen werden.

2. Für die Tage, an welchen die Arbeiterinnen oder jugendlichen Arbeiter in dem Betriebe kürzere Zeit beschäftigt waren, ist diese Übertragung oder Überweisung nur in dem Umfange zulässig, in welchem Durchschnittsarbeiter ihrer Art die Arbeit voraussichtlich in dem Betriebe während des Restes der gesetzlich zulässigen Arbeitszeit würden herstellen können, und für Sonn- und Festtage überhaupt nicht.

3. Bei Zuwiderhandlungen gegen die Bestimmungen des Abs. 2 kann die zuständige Polizeibehörde auf Antrag oder nach Anhörung des zuständigen Gewerbeaufsichtsbeamten

(§ 139 b) im Wege der Verfügung für einzelne Betriebe die Übertragung oder Überweisung solcher Arbeit entsprechend den Bestimmungen des Abs. 2 beschränken oder von besonderen Bedingungen abhängig machen.

Durch Erlaß solcher Verfügungen hat der Gewerbeaufsichtsbeamte beteiligten Arbeitgebern und Arbeitern, wo ständige Arbeiterausschüsse bestehen, diesen Gelegenheit zu geben, sich zu äußern.

4. Gegen die Verfügung der Polizeibehörde steht dem Gewerbeunternehmer binnen zwei Wochen die Beschwerde an die höhere Verwaltungsbehörde zu. Gegen die Entscheidung der höheren Verwaltungsbehörde ist binnen vier Wochen die Beschwerde an die Zentralbehörde zulässig; diese entscheidet endgültig.

Gewerbeordnung § 138:

1. Sollen Arbeiterinnen oder jugendliche Arbeiter beschäftigt werden, so hat der Arbeitgeber vor dem Beginne der Beschäftigung der Ortspolizeibehörde eine schriftliche Anzeige zu machen. In der Anzeige sind: der Betrieb, die Wochentage, an welchen die Beschäftigung stattfinden soll, Beginn und Ende der Arbeitszeit und der Pausen, sowie die Art der Beschäftigung anzugeben. Eine Änderung hierin darf, abgesehen von Verschiebungen, welche durch Ersetzung behinderter Arbeiter für einzelne Arbeitsschichten notwendig werden, nicht erfolgen, bevor eine entsprechende weitere Anzeige der Behörde gemacht ist.

2. In jedem Betriebe hat der Arbeitgeber dafür zu sorgen, daß in denjenigen Räumen, in welchen jugendliche Arbeiter beschäftigt werden, an einer in die Augen fallenden Stelle ein Verzeichnis der jugendlichen Arbeiter unter Angabe ihrer Arbeitstage, sowie des Beginnes und Endes ihrer Arbeitszeit und der Pausen ausgehängt ist; ebenso hat er dafür zu sorgen, daß in den betreffenden Räumen eine Tafel ausgehängt ist, welche in der von der Zentralbehörde zu bestimmenden Fassung und in deutlicher Schrift einen Auszug aus den Bestimmungen über die Beschäftigung der jugendlichen Arbeiter enthält.

Gewerbeordnung § 138 a:

1. Wegen außergewöhnlicher Häufung der Arbeit kann auf Antrag des Arbeitgebers die untere Verwaltungsbehörde auf die Dauer von zwei Wochen die Beschäftigung von Arbeiterinnen über 16 Jahre bis 9 Uhr abends, an den Wochentagen, außer Sonnabend, unter der Voraussetzung gestatten, daß die tägliche Arbeitszeit 12 Stunden nicht überschreitet und die zu gewährende ununterbrochene Ruhezeit nicht weniger als 10 Stunden beträgt. Innerhalb eines Kalenderjahres darf diese Erlaubnis einem Arbeitgeber für seinen Betrieb oder für eine Abteilung seines Betriebes für mehr als 40 Tage nicht erteilt werden.

2. Für eine zwei Wochen übersteigende Dauer kann die gleiche Erlaubnis nur von der höheren Verwaltungsbehörde und auch von dieser für mehr als 40 Tage, jedoch nicht für mehr als 50 Tage im Jahre, nur dann erteilt werden, wenn die Arbeitszeit für den Betrieb oder für die betreffende Abteilung des Betriebes so geregelt wird, daß die tägliche Dauer im Durchschnitt der Betriebstage des Jahres die regelmäßige gesetzliche Arbeitszeit nicht überschreitet.

3. Der Antrag ist schriftlich zu stellen und muß den Grund, aus welchem die Erlaubnis beantragt wird, die Zahl der in Betracht kommenden Arbeiterinnen, das Maß der längeren Beschäftigung sowie den Zeitraum angeben, für welchen dieselbe stattfinden soll.

Gewerbeordnung § 154:

Arbeiterinnen dürfen in Bergwerken, Salinen, Aufbereitungsanstalten und unterirdisch betriebenen Brüchen oder Gruben nicht unter Tage beschäftigt werden. Die Beschäftigung von Arbeiterinnen bei der Förderung mit Ausnahme der Aufbereitung (Separation und Wäsche), bei dem Transport und der Verladung ist auch über Tage verboten. Ausschluß von der Beschäftigung oder eine nur unter bestimmten Einschränkungen zugelassene Verwendung besteht füs Akkumulatorenfabriken, Alkalichromatfabriken, Zink- und Bleihütten, Fabriken für Bleifarben und andere Bleiverbindungen, Steinbrüche und Steinhauereien, Glashütten, Ziegeleien, Thomasschlackenmühlen, Zucker- und Zichorienfabriken. Besonders gefährliche Arbeiten sind grundsätzlich verboten.

Des weiteren seien einige Reichsgesetze und Verordnungen arbeitsrechtlichen und sozialpolitischen Inhaltes mitgeteilt, die für Frauen von besonderer Bedeutung sind.

Ein Gesetz über weibliche Angestellte in Gast- und Schankwirtschaften vom 15. Januar 1920 wurde von der Nationalversammlung beschlossen und nach Zustimmung des Reichsrates wie folgt verkündet:

„Die Landeszentralbehörden oder die von ihnen bezeichneten Behörden haben im Interesse der Gesundheit und der Aufrechterhaltung der guten Sitten, der Ordnung und des Anstandes in Gast- und Schankwirtschaften, insbesondere über die Zulassung, die Beschäftigung und die Art der Entlohnung weiblicher Angestellter Vorschriften zu erlassen. Diese Vorschriften sind der Volksvertretung des betreffenden Landes unverzüglich vorzulegen und treten außer Kraft, wenn es die Volksvertretung verlangt."

Die Bestimmungen über die Regelung der Arbeitszeit gewerblicher Arbeiterinnen erfuhren in der Nachkriegszeit durch Anordnung vom 23. November 1918 (Reichsgesetzbl. S. 1334) und durch eine ergänzende Anordnung vom 17. Dezember 1918 (Reichsgesetzbl. S. 1436) einige Änderungen:

„Abweichend von den allgemein gültigen Vorschriften der Gewerbeordnung dürfen Arbeiterinnen über 16 Jahre in zwei- oder mehrschichtigen Betrieben bis 10 Uhr abends beschäftigt werden, wenn ihnen nach Beendigung der Arbeitszeit eine ununterbrochene Ruhepause von mindestens 16 Stunden gewährt wird.

Arbeiterinnen, die höchstens 4 Stunden täglich beschäftigt werden, braucht keine Pause gewährt zu werden. Bei einer täglichen Beschäftigungszeit von mehr als 4, aber nicht mehr als 6 Stunden ist eine Viertelstunde Pause, bei einer täglichen Beschäftigungszeit von mehr als 6, aber nicht mehr als 8 Stunden sind eine halbe Stunde Pause, und bei längerer Beschäftigung sind die in den §§ 136 und 137 der Gewerbeordnung vorgesehenen Pausen zu gewähren."

Am 13. Februar 1924 erließ die Reichsregierung eine neue Verordnung, die das weibliche Geschlecht besonders angeht, über die

Arbeitszeit in Krankenpflegeanstalten
(Reichsgesetzbl. 141, S. 66).

§ 1. In Krankenpflegeanstalten darf das Pflegepersonal in der Woche — einschließlich der Sonn- und Feiertage — bis zu 60 Stunden, die Pausen nicht eingerechnet, beschäftigt werden. Die tägliche Arbeitszeit soll in der Regel 10 Stunden nicht überschreiten und durch angemessene Pausen unterbrochen sein. Als Krankenpflegeanstalten gelten öffentliche und private Anstalten, in denen Kranke oder Sieche versorgt werden, die ständiger ärztlicher Aufsicht oder fachkundiger Pflege bedürfen, ferner Entbindungsanstalten, Säuglingsheime und Irrenanstalten.

§ 2. Keine dieser Verordnungen gilt für die in Krankenpflegeanstalten beschäftigten Personen:

a) die nach § 10 des Betriebsrätegesetzes nicht als Arbeitnehmer gelten,

b) die um ihrer eigenen dauernden Versorgung willen in der Anstalt aufgenommen sind.

§ 10 des Betriebsrätegesetzes besagt: „Arbeitnehmer im Sinne des Gesetzes sind Arbeiter und Angestellte, mit Ausnahme des Familienangehörigen des Arbeitgebers."

Nicht als Arbeitnehmer gelten:

1. Die öffentlichen Beamten und Beamtenanwärter.

2. Personen, deren Beschäftigung nicht in erster Linie ihrem Erwerbe dient, sondern mehr durch Rücksichten der *körperlichen Heilung*, der Wiedereingewöhnung der sittlichen Besserung oder Erziehung, oder durch Beweggründe *charitativer*, *religiöser*, wissenschafticher oder künstlerischer Art bestimmt ist.

Seit fast drei Jahren hat sich die Zahl der arbeitslosen Männer und Frauen, besonders auch der letzteren immer mehr gesteigert, so daß sich die Regierung veranlaßt sah, eine Erwerbslosenfürsorge im Interesse der Erhaltung der schuldlos Arbeitslosen zu schaffen. Aus der Verordnung über Erwerbslosenfürsorge vom 16. Februar 1924 (Reichsgesetzbl. 1, S. 127) seien nur einige Stellen hervorgehoben, die für *weibliche Erwerbslose* wichtig sind:

§ 1. Die Gemeinden sind verpflichtet, soweit ein Bedürfnis dazu besteht, eine Fürsorge für Erwerbslose beiderlei Geschlechts einzurichten, der sie nicht den Charakter der Armenpflege beilegen dürfen; das Ziel dieser Fürsorge ist im einzelnen Falle die Beendigung der Erwerbslosigkeit durch die Aufnahme von Arbeit.

§ 20. Ist die Aufnahme von Arbeit unmöglich, so soll die Gemeinde, die zur Erwerbslosenunterstützung zuständig ist, alle Erwerbslosen, welche sie zu unterstützen hat, bei der Allgemeinen Ortskrankenkasse ihres Bezirkes oder einer ähnlichen Krankenkasse, deren Leistungen denen der Allgemeinen Ortskrankenkasse mindestens gleichwertig sind, gegen Krankheit versichern.

§ 25. Neben *Krankengeld*, *Wochengeld* oder den Ersatzleistungen, die an ihre Stelle treten, darf ein Erwerbsloser für seine Person keine Unterstützung erhalten. Dagegen erhält er die Familienzuschläge.

Im allgemeinen gelten für die Frauen, soweit sie erwerbstätig sind, die Bedingungen über Krankenversicherung genau so wie für Männer. Auf diese braucht deshalb an dieser

Stelle nicht näher eingegangen zu werden; soweit Familienangehörige in Frage kommen, besteht die Möglichkeit der Familienversicherung.

Eine Bestimmung aus der Invalidenversicherung und Reichsversicherungsordnung, die die *Witwenrente* betrifft, ist ebenfalls für die *Frauen bedeutungsvoll.*

§ 1258 der Reichsversicherungsordnung sagt: „Witwenrente erhält die dauernd invalide Witwe nach dem Tode ihres versicherten Mannes.“

Als Invalide gilt die Witwe, die nicht imstande ist, durch eine Tätigkeit, die ihren Kräften und Fähigkeiten entspricht, und ihr unter billiger Berücksichtigung ihrer Ausbildung und bisherigen Lebensstellung zugemutet werden kann, ein Drittel dessen zu erwerben, was körperlich und geistig gesunde Frauen derselben Art mit ähnlicher Ausbildung in derselben Gegend durch Arbeit zu verdienen pflegen.

In besonderer Weise hat sich der Staat von jeher der *schwangeren Frauen* angenommen, und in der Verfassung des Deutschen Reiches vom 11. August 1919 bestimmt Art. 119:

„Die Mutterschaft hat Anspruch auf den Schutz und die Fürsorge des Staates.“

Mutterschutz ist die Fürsorge für jede Mutter, die eheliche wie die uneheliche, in jeder Notlage vor und nach der Entbindung.

Die Mutterschutzbestrebungen setzten, sowohl für die eheliche wie die uneheliche Mutter, mit der Zunahme der Erwerbsarbeit, namentlich der außerhäuslichen Erwerbsarbeit in den Fabriken usw., ein.

Die wichtigste Maßnahme zum Schutze der Mutter ist die *Wochenhilfe,* welche heute jeder ihrer bedürfenden Frau reichsgesetzlich zusteht. Ursprünglich hatte nur ein kleiner Kreis von Frauen nach der Krankenversicherungsordnung Anspruch auf Krankengeld während drei Wochen nach der Niederkunft. Erst der Krieg brachte am 3. Dezember 1914 die Reichsverordnung über die Wochenhilfe während des Krieges, welche den Angehörigen von Kriegsteilnehmern gewährt wurde. Sie bestand in einer Beihilfe bei Schwangerschaftsbeschwerden, bei der Entbindung und in einem Stillgeld. Mit dem Gesetz vom 26. September 1919 über Wochenhilfe und Wochenfürsorge (Reichsgesetzbl. S. 1757) hat die während des Krieges eingeführte Reichswochenhilfe ihre definitive Bedeutung für die Friedenszeit gewonnen. Für die Frauenwelt ist diese Friedenstat die bedeutsamste Tat sozialpolitischer Art seit Einführung der Reichsversicherungsordnung von 1911; sie bedeutet den Erfolg, der den ununterbrochenen Kämpfen und Bestrebungen namhafter Sozialpolitiker und Hygieniker zu danken ist.

Die Vorschriften über die Wochenhilfe machten seit 1919 teils infolge des Verfalls des Markwertes, teils infolge weiteren und notwendig gewordenen Ausbaus der Wochenhilfe eine Reihe von Änderungen durch, die großenteils nur noch historischen Wert haben. Die Bestimmungen über die Wochenhilfe fanden dann eine definitive Regelung durch ein neues Gesetz vom 9. Juli 1926, das die diesbezüglichen Bestimmungen der Reichsversicherungsordnung abänderte bzw. ergänzte. Das gesamte Gesetz ist von CLARA SCHLOSSMANN im Kapitel „Mutterschaftsschutz und -fürsorge im Gesetz“ Bd. IV, S. 542—544 dieses Handbuchs wiedergegeben. Es seien in diesem Zusammenhang nur die wichtigsten Bestimmungen hiervon kurz erwähnt, im übrigen auf die Abhandlung CLARA SCHLOSSMANNS verwiesen. Das neue Gesetz vom 9. Juli 1926 wurde vom Reichstag beschlossen, mit Zustimmung des Reichsrats verkündet und trat am 1. Oktober 1926 in Kraft.

1. Wochenhilfe.

§ 195a. (1). Weibliche Versicherte, die in den letzten 2 Jahren vor der Niederkunft mindestens 10 Monate hindurch, im letzten Jahre vor der Niederkunft aber mindestens 6 Monate hindurch auf Grund der Reichsversicherung oder bei dem Reichsknappschaftsvereine gegen Krankheit versichert gewesen sind, erhalten als Wochenhilfe

1. bei der Entbindung oder bei Schwangerschaftsbeschwerden Hebammenhilfe, Arznei und kleinere Heilmittel sowie, falls es erforderlich wird, ärztliche Behandlung,

2. einen einmaligen Beitrag zu den sonstigen Kosten der Entbindung und bei Schwangerschaftsbeschwerden in Höhe von 10 Reichsmark; findet eine Entbindung nicht statt, so sind als Beitrag zu den Kosten bei Schwangerschaftsbeschwerden 6 Reichsmark zu zahlen,

3. ein Wochengeld in Höhe des Krankengeldes, jedoch mindestens 50 Reichspfennig täglich, für 4 Wochen vor und 6 zusammenhängenden Wochen unmittelbar nach der Niederkunft,

4. solange sie ihre Neugeborenen stillen, ein Stillgeld in Höhe des halben Krankengeldes, jedoch mindestens 25 Reichspfennig täglich, bis zum Ablauf der 12. Woche nach der Niederkunft. Der Vorstand kann einen Höchstbetrag für das tägliche Stillgeld festsetzen.

(2). Die Dauer des Wochengeldbezuges vor der Entbindung wird auf 2 weitere Wochen erstreckt, wenn die Schwangere während dieser Zeit keine Beschäftigung gegen Entgelt ausübt, und vom Arzt festgestellt wird, daß die Entbindung voraussichtlich innerhalb 6 Wochen stattfinden wird. Irrt sich der Arzt bei der Berechnung des Zeitpunktes der Entbindung, so hat die Schwangere gleichwohl Anspruch auf das Wochengeld von dem in dem ärztlichen Zeugnis angenommenen Zeitpunkt bis zur Entbindung.

(3). Das Wochengeld für die Zeit vor der Entbindung wird jeweils sofort, nicht erst mit dem Tage der Entbindung fällig.

(4). Neben dem Wochengeld für die Zeit nach der Entbindung wird kein Krankengeld gewährt. Für die Zeit nach der Entbindung, in der die Wöchnerin gegen Entgelt arbeitet, wird nur das halbe Wochengeld bezahlt.

§ 195b (1). Die Satzung kann den einmaligen Entbindungskostenbeitrag (§ 195a Abs. 1, Nr. 2) von 10 Reichsmark bis auf 25 Reichsmark erhöhen, die Dauer des Wochengeldbezuges bis auf 13 Wochen und des Stillgeldbezuges bis auf 26 Wochen erweitern.

§ 196 (1). Mit Zustimmung der Wöchnerin kann die Kasse

1. an Stelle des Wochengeldes Kur und Verpflegung in einem Wöchnerinnenheim gewähren,

2. Hilfe und Wartung durch Hauspflegerinnen gewähren und dafür bis zur Hälfte des Wochengeldes abziehen.

2. Familienwochenhilfe.

§ 205a (1). Wochenhilfe erhalten auch die Ehefrauen sowie solche Töchter, Stief- und Pflegetöchter der Versicherten, welche mit diesen in häuslicher Gemeinschaft leben, wenn

1. sie ihren gewöhnlichen Aufenthalt im Inland haben,

2. ihnen ein Anspruch auf Wochenhilfe nach § 195a nicht zusteht,

3. die Versicherten in den letzten 2 Jahren vor der Niederkunft mindestens 10 Monate hindurch, im letzten Jahre vor der Niederkunft aber mindestens 6 Monate hindurch auf Grund der Reichsversicherung oder bei dem Reichsknappschaftsverein gegen Krankheit versichert gewesen sind.

(5). Die Familienwochenhilfe ist auch zu gewähren, wenn die Niederkunft innerhalb 9 Monaten nach dem Tod des Versicherten erfolgt. Bei Töchtern, Stief- und Pflegetöchtern ist Voraussetzung, daß sie mit dem Versicherten bis zu seinem Tode in häuslicher Gemeinschaft gelebt haben. Berechtigt ist die Schwangere oder Wöchnerin; im Falle ihres Todes gilt § 195a, Abs. 6 entsprechend.

§ 205d (1). Zu den Aufwendungen nach § 205a, Abs. 3 erhalten die Krankenkassen einen Reichszuschuß von 50 Reichsmark für jeden Entbindungsfall.

In Deutschland war das Bedürfnis nach Arbeiterinnen-Schutzgesetzen mangels einer großen Industrie nicht so frühzeitig entwickelt wie in England, wo die ersten Arbeiterinnen-Schutzbestimmungen im Jahre 1842 herauskamen. Aber auch nach dem Aufkommen größerer Unternehmungen Mitte des 19. Jahrhunderts blieb in Deutschland der Arbeiterinnenschutz aus, zumal Deutschland schwer mit Großbritanniens Konkurrenz zu kämpfen hatte. 1878 begann die neue Ära der Sozialpolitik: Der dreiwöchige Wöchnerinnenschutz gilt als der Grundstock der Arbeiterinnenschutz-Gesetzgebung, die von da an ununterbrochen weiter ausgebaut und deren wesentliche Bestimmungen von mir im vorhergehenden mitgeteilt wurden. Es kann keinem Zweifel unterliegen, daß für die schwangeren Frauen und besonders denen, die unter der Schwangerschaft körperlich und seelisch zu leiden haben, im Interesse von Mutter und Kind mehr geschehen muß. Aber es ist ja auch zu verständlich, daß dieser Weg nach oben nur in Übereinstimmung mit dem wirtschaftlichen Gedeihen gegangen werden kann. Deshalb müssen heute Forderungen mehr denn je begründet und überlegt werden, damit diejenigen zuerst berücksichtigt werden können, die in Wahrheit die wichtigsten sind.

Der deutsche Textilarbeiterverband hat im Laufe des verflossenen Jahres an den deutschen Reichstag sowie an die Landtage und die Senate der Freien Reichsstädte eine Eingabe wegen besseren Schutzes der schwangeren Frauen in der Textilindustrie gerichtet. In Anbetracht der Wichtigkeit des Themas habe ich die beiden Arbeiten von M. HIRSCH und E. MARTIN, die zu dieser Eingabe führten bzw. Stellung dazu nahmen, im vorigen Kapitel näher besprochen. Der Landtag für den *Freistaat Sachsen* hat sich mit der Petition beschäftigt und beschlossen, das Material zur Berücksichtigung dem Reichstage zu übermitteln. Im *braunschweigischen Landtage* nahm man gegen die Stimmen der Deutschnationalen einen Antrag an, der allerdings nur einen Bruchteil der HIRSCHschen Forderung enthielt.

Der Landtag wolle beschließen:
1. Das Staatsministerium zu ersuchen, bei der Reichsregierung dahin vorstellig zu werden, daß
a) die Erwerbsarbeit der schwangeren Frauen für die letzten vier Wochen verboten wird,
b) die Schwangerschaftsbeschwerden als Krankheit im Sinne der RVO. durch die Krankenkassen anerkannt werden.
2. Versuchsweise ab 1. IV. 1926 erstmalig eine Wöchnerinnenfürsorge für die Arbeiterinnen in den Spinnereien (Textilindustrie) nach Fühlungnahme und Beteiligung mit den Bezirksfürsorgeverbänden einzuführen, die dahin zielt, den Schwangeren vier Wochen vor der Entbindung, wo sie im Interesse der Gesundheit für Mutter und Kind nicht arbeiten sollen, den Notausfall zu decken und einen Betrag bis zu 15000 M. in den Entwurf des Staatshaushaltsplanes einzustellen.

In der Sitzung des Ausschusses für Gewerbehygiene und gesundheitliche Arbeiterfürsorge vom 19. Februar 1927 hat der Preußische Landesgesundheitsrat auf Grund eingehender Berichte TELEKYS, STÖCKELS und HIRSCHS folgende Leitsätze über Maßnahmen zum Schutze der Schwangeren und Wöchnerinnen gegen die Gefahren der Frauenarbeit beschlossen:

1. Vom gesundheitlichen und sozialhygienischen Gesichtspunkte aus ist die außerhäusliche Berufsarbeit schwangerer Frauen (insbesondere Fabrikarbeit) unerwünscht und deshalb ihre Beseitigung sowie eine ausreichende Unterstützung aller bedürftigen Schwangeren anzustreben. Bis zur Erreichung dieses Zwecks sind folgende gesundheitliche Forderungen zu erheben:
2. Ausbau der Schutzbestimmungen für jugendliche Arbeiterinnen ist eine Voraussetzung für das Heranwachsen möglichst gesunder und kräftiger Mütter.
3. Der Schwangeren- und Wöchnerinnenschutz, der heute nur die Arbeiterinnen in Betrieben mit mindetsens 10 Arbeitern und gleichgestellten Betrieben umfaßt, muß auf alle unselbständig Erwerbstätigen im Sinne des Leitsatzes 1 ausgedehnt werden.
4. Einführung des Rechtes auf Ruhe vor der Entbindung, Verlängerung der Schutzzeit nach der Entbindung sind notwendig, diese allein mit Ausnahme jener Fälle, in denen das Kind nicht am Leben ist.
5. Mit Schwangeren- und Wöchnerinnenschutz muß Schwangeren- und Wöchnerinnenhilfe eng verbunden sein. Es ist geradezu eine Voraussetzung für die tatsächliche Durchführung der Schutzbestimmungen. Schwangeren- und Wochengeld müssen in Höhe des Grundlohnes ausgezahlt werden.
6. Krankenkassen-Fürsorgestellen und Gewerbeaufsicht haben bei Durchführung des Schwangeren- und Wöchnerinnenschutzes zusammenzuarbeiten. Für Errichtung von Schwangeren-, Mutterberatungs- und Säuglingsfürsorgestellen in den Gemeinden ist Sorge zu tragen. Von den Gewerbeaufsichsbeamten haben sich Gewerbeärzte und Gewerbepflegerinnen auf diesem Gebiete besonders zu betätigen.
7. Ziel der Wöchnerinnenfürsorge muß sein, dahin zu wirken, daß die Mutter möglichst lange und vorwiegend sich der Sorge für das Kind widmet. Alle anderen Einrichtungen sind nur als Notbehelf anzusehen.
8. Um möglichst genau die Einwirkung von außerhäuslicher Erwerbstätigkeit der Frau auf deren Gesundheit, Geburt, Wochenbett und Kinderaufzucht kennenzulernen, sind eingehende Untersuchungen notwendig, die von den Gewerbeärzten und von anderen geeigneten Sachverständigen vorzunehmen sind.

Nicht zu empfehlen ist die Durchführung der Erhebungen durch Personen, die weder eine ärztliche noch eine gesundheitspflegerische Ausbildung genossen haben.

9. Als besondere Maßnahmen des Schwangerenschutzes sind vorzuschreiben:

a) Schaffung von Sitzgelegenheit am Arbeitsplatz für die weibliche Erwerbstätige bei Beschäftigung, welche ununterbrochenes Stehen oder Laufen erfordert.

b) Bereitstellen freundlicher Aufenthaltsräume nebst Gelegenheit zum Liegen für Schwangere.

c) Einrichtung guter Kantinen in Großbetrieben und Bereitstellung von Speisen und Getränken.

d) Einstellung weiblicher Ärzte als Gewerbeaufsichtsbeamtinnen und ihre Verpflichtung zur besonderen Beratung der Schwangeren und zur Erforschung der Einwirkung der Erwerbsarbeit auf den Körper und das Seelen- und Gemütsleben der Frauen in der Periode der Schwangerschaft.

e) Anerkennung der Schwangerschaftsbeschwerden als Krankheit im Sinne der Reichsversicherungsordnung durch die Krankenkassen.

f) Übernahme der Kosten auch für normale klinische Entbindung durch die Krankenkassen zu einem angemessenen Tagessatz.

In zahlreichen Städten und größeren Landgemeinden haben sich *private Mutterschutzorganisationen* gebildet, welche mit städtischen Behörden Hand in Hand arbeiten, um sich bedrängter Mütter anzunehmen. Wenn es in Deutschland bereits eine große Zahl von öffentlichen Anstalten, die Schwangere aufnehmen, gibt, so reicht doch diese Zahl bei weitem nicht aus, um alle infolge von Schwangerschaft obdachlos Gewordenen und Gefährdeten aufzunehmen. In größeren Städten, z. B. Berlin, hat man städtische Fürsorgestellen für ledige Schwangere eingerichtet. In der *Schwangerenfürsorge* obliegt dem Mutterschutz die Herstellung der Verbindung mit dem Elternhause, die Stellenvermittlung für leistungsfähige Schwangere, die Einweisung in ein Mutterschutzheim usw. Unbemittelte Familien in denen die Frau während ihres Wochenbettes außerstande ist, das Hauswesen zu versehen, erhalten in manchen Orten Hilfe durch Hauspflegevereine, deren erste 1893 zu Frankfurt a. M. gegründet wurde. Es werden den Familien Pflegerinnen zugeschickt. Außer den Hauspflegevereinen haben auch Zweige des Vaterländischen Frauenvereins solche Fürsorge geschaffen. Öffentliche und private Fürsorge müssen auch in Zukunft Hand in Hand arbeiten, um Schwangerschaft, Geburt und Wochenbett für die Frau erträglicher zu gestalten und Gefahren für ihre Gesundheit abzuwenden. Über ca. 40000 Frauen sollen im Deutschen Reiche alljährlich an den Folgen der Schwangerschaft bzw. Geburt sterben bzw. invalide werden.

v. Franquè hat bereits in einer Rede vor dem dritten internationalen Kongreß 1911 für Säuglingsschutz gefordert, jeder Schwangeren Gelegenheit zu geben, sich 4—6 Wochen vor der Niederkunft ärztlich untersuchen zu lassen. Für Unbemittelte könne diese Gelegenheit in den unentgeltlichen Sprechstunden der geburtshilflichen Abteilungen der Kliniken und Krankenhäuser oder Fürsorgestellen gewährt werden. v. Franquè fordert mit Recht, die *prophylaktische Untersuchung gesunder Schwangerer ins obligatorische Programm der Krankenkassen*, da hierdurch manches Schwere und langdauernde Krankenlager verhütet würde. Diese Neueinführung könne den Kassen nur Ersparnisse bringen. Das gleiche gelte für die *Gewährung* von *Bauchbinden* und der gegen beginnende Krampfaderbildung an den Beinen anzuwendenden Binden auf ärztliche Verordnung hin. Auch durch rechtzeitige Anwendung dieser Hilfsmittel kann späteren Krankheiten und Arbeitsunfähigkeit in vielen Fällen vorgebeugt werden.

Ganz besonders sind bessere Verhältnisse für die *Heimarbeit* zu fordern.

Mädchen in den besonders gefährdeten Entwicklungsjahren sollen täglich nicht länger als 8 Stunden arbeiten und hierbei entsprechende Pausen haben. Vor dem Eintritt in Fabriken sollen die jungen Arbeiterinnen auf ihren Gesundheitszustand obligatorisch zu untersuchen sein, damit Unterernährte, schwer blutarme und zur Tuberkulose disponierte jugendliche Individuen von bestimmten, besonders als gesundheitsschädlich erkannten Industriezweigen ausgeschlossen werden. Würde diese Forderung allgemein gehandhabt, so hätten wir heute auch viel größere Klarheit über *Berufsschäden.* So vorteilhaft in mancher Beziehung die Heimarbeit auch sein mag, so birgt sie doch auch für die erwachsene Frau infolge Überlastung zu große Gefahr in sich. Da in der Heimindustrie die ganze Familie fast zeitlos und unbegrenzt von frühester Jugend mitarbeitet, kommen in diesem Berufe Preissenkungen zustande, die die aufgewendete Arbeit in keiner Weise mehr lohnt und zur vollkommenen wirtschaftlichen und gesundheitlichen Verelendung dieser Kreise führen.

Da bestimmte Konstitutionen zu *Krankheitsbereitschaften* disponieren, ist es wichtig, den Manifestationszeitpunkt, soweit es möglich ist, hinauszuschieben. Das geschieht am leichtesten dadurch, daß jugendliche Arbeiterinnen nicht zu stark überlastet werden.

Ähnliches, was für die *körperliche Überanstrengung gesagt ist, gilt auch für die geistige,* der besonders Schülerinnen und Studentinnen ausgesetzt sind.

Wir haben im früheren Kapitel von den mannigfachsten schädlichen Einflüssen gehört, die auf langes Stehen und Sitzen zurückzuführen sind. Diese Schäden müssen nach Möglichkeit vermieden werden. Den Arbeiterinnen in bestimmten Betrieben wird man schon deshalb gern Sitzgelegenheiten schaffen, um eine zwecklose frühzeitige Ermüdung zu vermeiden. In manchen Betrieben eignen sich hierzu bewegliche Schemel. Diese sind in einem fest am Boden angebrachten Gelenke leicht nach hinten drehbar und daher, bei Nichtgebrauch in keiner Weise hinderlich. Praktisch bewährte und durchaus nicht kostspielige Sitzeinrichtungen hat die Firma Voigt & Haeffner in Frankfurt a. M. für ihre zahlreichen, an Stanzen beschäftigten Arbeiterinnen geschaffen. Sie sind so hergerichtet, wie gewöhnliche Stühle mit Rückenlehne, aber mit höheren und nach vorn geneigten Sitzen. In fast gleicher Höhe mit dem Tritthebel der Eindrückvorrichtung der Stanze, findet der Fuß einen Stützpunkt, von welchem aus durch einen leichten Druck ohne Heben des Fußes das Niedergehen des Stempels bewirkt wird. *Die Gewerbeaufsichtsbeamten berichten, daß die gleichmäßig gute Körperhaltung aller dort an den Stanzen beschäftigten Arbeiterinnen aufgefallen sei.*

2. Aufklärung über Arbeitsart, Berufswahl und Gesundheitsschädigung.

Wenn die Allgemeinheit und die Frau selbst über ihren Körper und ihre Organisation besser orientiert wäre, würden viele Schäden, die ihr unbewußt zugefügt werden, fortfallen. Deshalb ist es unbedingt erforderlich, daß der Mensch, insbesondere die Frau, über ihre natürlichen Anlagen und Funktionen orientiert wird. Das, was für die Arbeitsart und den Beruf der Frau von Bedeutung ist, habe ich in dem Kapitel „Anatomische und physiologische Unterschiede zwischen Mann und Weib" kurz erörtert. Eingehende Kenntnisse über den weiblichen Organismus und seine Funktionen müssen außer von den Medizinalbeamten vor allen von den in der Wohlfahrtspflege tätigen Personen verlangt werden. Es wäre deshalb ein wichtiger Schritt weiter auf dem Wege zur Herbeiführung gesunderer Verhältnisse, wenn der *Unterricht derjenigen Personen* verbessert würde, welche die sozialhygienischen behördlichen Anordnungen durchzuführen haben oder mit solchen Aufgaben im Rahmen kommunaler Wohlfahrtsbestrebungen und der privaten Liebestätigkeit betraut würden.

Eine Reihe von Fabriken, in denen eine größere Anzahl weiblicher Arbeitskräfte beschäftigt werden, sind seit langem zur Einstellung von *Fabrikpflegerinnen und Fabrikschwestern* übergegangen, die eine vorwiegend fürsorgerische, hygienische und erzieherische Tätigkeit, besonders in bezug auf die jüngeren Arbeiterinnen ausüben. Auch leisten diese Fabrikschwestern bei den erkrankten Frauen der Arbeiter Krankenhilfe und wirken auf diese Weise helfend und belehrend.

Es ist bereits früher darauf hingewiesen worden, daß das *junge Mädchen*, besonders in ihren *Entwicklungsjahren* nicht *überanstrengt* werden soll. Deshalb ist auch ein Eintreten in diesen Jahren in anstrengende Berufsarbeit nach Möglichkeit zu vermeiden. Hat die weibliche Jugend einige Jahre nach Verlassen der Schule Gelegenheit, die einfachsten und notwendigsten Begriffe in der Hauswirtschaft: Kochen, Reinigen, Nähen, vor allen Dingen aber die einfache und billige Chemie der Küche zu erlernen, so ist sie im Haushalt körperlich und geistig kräftiger geworden und kann dann einer anstrengenden Berufsarbeit in der Industrie oder Landwirtschaft einen widerstandsfähigeren Körper entgegenstellen. Geht sie dann später eine Ehe ein, so wird sie einen Haushalt leiten können, den Verdienst des Mannes sparsam einteilen nnd so verwalten können, daß, wenn auch eine Reihe von Kindern da ist, der Verdienst des Mannes ausreicht, um die Familie durch vernünftige und preiswerte Ernährung gesund zu erhalten.

Körper- und Geisteskräfte des jungen Mädchens sind wohl gegeneinander abzuwägen und die *Berufswahl* nach Möglichkeit von der körperlichen und geistigen Eigenart des einzelnen Mädchens abhängig zu machen. Dringend erwünscht wäre eine Erweiterung der bisherigen zu oberflächlichen *Psychotechnik*, welche die Gefühlsbetonung der Berufsneigung und damit Berufseignung ungenügend berücksichtigt durch Prüfungen, welche gleichsam Tiefenschnitte in die Persönlichkeit bedeuten. Dann ist die Berufswahl gleichbedeutend mit einer *Berufsauslese*.

Arbeiten in Fabriken mit *gewerblichen Giften* sollten weder jugendlichen Arbeiterinnen noch erwachsenen Frauen wegen der Gefahr der Keimschädigung und der sonstigen Schädigungsmöglichkeit der Generationsorgane zugemutet werden dürfen.

Allgemein ist noch in diesem Zusammenhange hervorzuheben, daß es ausreichend Berufe gibt, die die geschlechtliche Eigenart der Frau und ihre physiologische Leistungsmöglichkeit berücksichtigen. Der durch Berufsauslese und Berufseignung *so* erwählte Beruf wird die Frauen nicht *mehr* schädigen, als ganz allgemein jeder Beruf gewisse Schädlichkeiten mit sich bringt, denen die Berufszugehörigen in mehr oder minder weitgehendem Maße ausgesetzt sind.

3. Gymnastische Übungen als wichtige Verhütungs- und Vorbeugungsmaßnahme.

Eine bisher viel zu wenig beachtete Methode, den Körper frisch und elastisch zu erhalten und ihn gegen Krankheit widerstandsfähiger zu machen, ist die *Gymnastik*. Der weibliche Körper ist infolge der weitgehenden Veränderungen durch Schwangerschaft, Geburt und Wochenbett weit intensiver Belastungen, Spannungen und Entspannungen ausgesetzt als der männliche Körper. Das Gewebe, speziell des Unterleibes und der Brust wird während der Schwangerschaft aufgelockert, nicht selten bis zum Schlusse der Schwangerschaft stark überdehnt und gewinnt meist die frühere Festigkeit nicht mehr wieder. Die Art der Rückbildung nach der Geburt hängt erheblich von dem Elastizitätsgrad des Gewebes, dann aber auch von dem *Verhalten vor und nach der Geburt* ab. Werden hier Fehler in der Erziehung, in dem körperlichen Verhalten beim Herannahen und vor Eintritt der Schwangerschaft, während derselben und nachher gemacht, wird dann der Körper der Frau durch große körperliche Arbeitsleistung stark beansprucht, so kommt es nicht selten zu Beschwerden infolge von Lageanomalien des Uterus, Senkungsbeschwerden, Hängebauch usw.

Durch *gymnastische Übungen* von früher Jugend an können wir nun einen großen Teil von Unterleibsleiden, die Frauen so vielfach krank und erwerbsunfähig machen, Familie und Staat belasten, verhüten.

In der Vergangenheit hat man bei uns viel zu wenig auf die Bedeutung der Gymnastik auf den weiblichen Organismus geachtet. Sie galt als eine Art Luxus und war nur verschwindend wenigen Frauen vorbehalten. Mit dem Eintritt in den Ernst des Lebens, der seinen sichtbaren Ausdruck meist mit dem Eintritt in die Schule findet, schwinden alle jene schönen freien ungehemmten Bewegungen, die wir beim unbeobachteten Kinde so gern und häufig sehen: Bewegungen, denen alles erdgebundene fremd ist. Mit der Schulbank verschwinden diese Bewegungen immer mehr, und führen zu Gestalten, die fast unbemerkt und ungewollt, all das Schöne preisgegeben haben, womit die Natur sie ausstattete. Noch einmal gibt die Natur den Menschen, speziell dem Weibe in den Entwicklungsjahren alle Pracht des Blühens bis zur ersten Entfaltung ausgereifter Weiblichkeit, deren Höhepunkt vielfach dann erreicht ist, wenn das Schicksal es in dieser Zeit seiner Naturbestimmung entgegenführt. Aber die Natur schenkt nicht alles für immer! Wer so bevorzugt wurde, daß er von der Natur mit Kraft und Gesundheit ausgestattet wurde, hat auch die Verpflichtung, soweit es in seinen Kräften steht, diese zu erhalten. Das gilt ganz besonders von der Frau, weil nur eine *gesunde* Frau ihre Naturbestimmung gut und leicht erfüllen und die ihr zugedachte Arbeit, ohne hierdurch Schaden zu erleiden, verrichten kann.

Wenn die Frauen, wie wir sie häufig in allen Lebensaltern vor uns sehen, häufig so verändert, so unnatürlich und vorzeitig gealtert aussehen, so ist hieran nicht wesentlich der Einfluß der Arbeit und Lebensweise schuld.

Und wohin wir schauen, ob in den Arbeiter- oder Beamtenstand oder die Frau der sozial gutgestellten Schichten: überall finden wir diese Einflüsse. Betrachten wir die Frau des Arbeiters an ihrer *hausfraulichen Wirkungsstätte*, so fällt uns der geringe Umfang ihrer körperlichen Bewegungen, als ob diese der Beengtheit ihres Raumes angepaßt wären, auf. Vielfach stehen ihr nur wenige Quadratmeter Raum zur Verfügung, auf dem sie sich bewegt und den weitaus größten Teil ihres Lebens verbringt. Die meisten Arbeiten verrichtet sie im Stehen, nur wenige im Sitzen. Die Bewegungen der Hausfrau nehmen ihre Exkursionsfähigkeit in weit zu geringem Maße in Anspruch. Ihr Gehen gleicht dem Knieschritt und dem Trippeln! Unentwegt bei Tag und Nacht, vielfach in schlechter Luft und wenig belichtetem Raum verbringt sie dort ihre Jahre. Ihre Rückenstrecker werden nicht beansprucht, nicht kontrahiert und nicht gelockert, ebensowenig Bein-, Rumpf- und Hüftmuskulatur. Wie die *Rückenstreckmuskulatur* überdehnt und so im Laufe der Jahre atrophisch wird, so gerät auch die *Bauchmuskulatur* infolge der gebeugten Haltung in einen Verkürzungszustand und erschlafft ebenfalls. Macht man diese Frauen auf die mangelhafte Bewegungsart aufmerksam, erschrickt man darüber, wie wenig diese sich kennen und beobachten. „Ich bin den ganzen Tag auf den Beinen", so klagen sie. Damit glauben sie aber auch jeder andersartigen körperlichen Betätigung überhoben zu sein. Sie wissen ebenso häufig nicht, daß unter ihrer Arbeitsart die Brustmuskulatur verkümmert, daß die Exkursionsfähigkeit ihres Brustkorbes nicht ausgenützt wird, daß, weil keine ausgiebigen Bewegungen, sondern nur oberflächliche gemacht werden, die Tiefatmung und damit die wirkliche Lungenatmung verloren geht: *Nur in freier Haltung ist eine freie Atmung möglich.*

Die Bewegungen der Hausfrau erfolgen meist lediglich in der Sagittalrichtung, die Seitenmuskulatur wird weniger beansprucht. Die Hausfrau ist zeitlich lange, dazu meist nur in einzelnen Muskelgruppen, beansprucht. Die Zusammendrängung der Arbeit auf eine kurze Zeitspanne ist aber an und für sich für die Muskelarbeit weit wertvoller als die Bewältigung größerer Arbeitsmengen auf relativ längere Zeit. Der Hausfrau fehlt also in gewissem Sinne die *Reizwirkung,* welche als solche den Stoffwechsel belebt und zu einer stärkeren Durchblutung der inneren Organe führt. Die Rückwirkung der Bewegungseinschränkungen der Hausfrau, die vielfach aus Bequemlichkeit erfolgen, zeigen sich nicht selten in Fettansatz infolge mangelhaften Stoffwechsels, meist mit Obstipation einhergehend. Durch das viele Stehen und die vielfach auseinandergezogene Arbeitsart, vielfach auch durch schlechte Haltung im Stehen und Sitzen kommen *Stauungen im Venensystem: Varizen, Hämorrhoiden* usw. zustande. Kurzum: die Bewegungen der Frau sind *Zwangs-, sind gehemmte Bewegungen.* Die Lustgefühle des Naturmenschen, der sich in freier Luft und Licht ergeht, fehlen und damit auch die Freude, die sich durch freie und ungehemmte Bewegungsart mitteilt. Es fehlt eben die seelische Beschwingtheit, die so oft die körperliche Leistungsfähigkeit steigert.

Einen großen Teil derselben Erscheinungen wie bei der soeben geschilderten, unzweckmäßig lebenden Hausfrau finden wir mehr oder weniger stark ausgeprägt bei den in anderen Berufsarten tätigen Frauen. Bei den *Landarbeiterinnen* macht sich der zu frühe Zwang der Arbeit zu Wachstumsstörungen und Deviationen der Wirbelsäule führen können, bemerkbar. Besonders bekannt ist die *Lordose* infolge Arbeitsbelastung in jugendlichem Alter. Berücksichtigenswert ist die Tatsache, daß speziell die *Lendenwirbelsäule bei der Frau* relativ länger ist und länger wächst als beim Manne und infolgedessen Verbiegungen dieses noch wachsenden Teiles (Lendenlordose) eher möglich sind. Nach Ravenel beträgt die Durchschnittslänge der Wirbelsäule beim Manne 59,5, bei der Frau 55,8 cm. Hiervon beanspruchen die Lendenwirbel beim Manne 18,2, bei der Frau 17,8 cm. Besonders fällt die relative Länge der Wirbelsäule des Weibes an der vorderen Seite der Wirbelkörper gemessen auf. Diese beträgt beim Manne 30,5 cm. Die relativ und absolut größere Länge der weiblichen Lendenwirbelkörper beträgt 31,9 cm, beim Manne dagegen nur 30,5 cm; dagegen an der Rückseite beträgt die Länge beim Weibe 22,2, beim Manne 26,4 cm. Diese Unterschiede hängen mit der Lordose des Lumbalabschnittes zusammen und sind beim Weibe wegen der stärkeren Beckenneigung physiologischerweise stärker ausgeprägt als beim Manne. Hierauf ist meines Erachtens ganz besonders zu achten, weil bei Überlastung im jugendlichen Alter diese Lordose, die häufig mit Rundrücken und Kyphose des Thoraxteiles vergesellschaftet ist, sich noch stärker ausprägen und zu Hängebauch und ähnlichen Erscheinungen Veranlassung geben kann. Als Folge *typischer einseitiger* Bewegungen jugendlicher Frauen beobachtet man nicht selten seitliche Verbiegungen der Wirbelsäule (Skoliosen).

Bei *Industriearbeiterinnen,* die bei der Arbeit vorwiegend stehen oder sitzen, findet man die bekannten Erscheinungen, welche wir bereits in früheren Kapiteln eingehend geschildert haben. Eine Hauptfolge dieser Beschäftigungsart ist die *venöse Stauung und mangelhafte Durchblutung im Becken* und als Folge hiervon: *Menorrhagien, Fluor* usw. Diese Stauung wirkt auch so häufig als sexueller Reiz im ungesunden Sinne.

Die *auffälligste Erscheinung,* die fast allen Arbeitsarten der Frau gemeinsam ist, ist die *ungenügende Beanspruchung der Beinmuskelatur,* die ja auch im Stehen nur ganz einseitig *kontrahiert* oder *erschlafft* bleibt. Nach Gaulhofer und Streicher entfallen 56% der Gesamtmuskulatur auf Bein und Hüften, nur 28% auf Rumpf-, Arm- und Handmuskeln. Daher sind Übungen mit den Beinen die eigentlichen Stoffwechselübungen. Diese Tatsache hat in Amerika offenbar insofern praktische Verwertung gefunden als dort empfohlen wurde, alle verschiedenartigen gymnastischen Übungen durch zehnminütiges Zehenspitzengehen zu ersetzen.

Die einseitige monotone Bewegungsart führt zu einer Art Beschäftigungskrampf mit gleichsam ertötender *psychischer Rückwirkung* insofern, als solche Frauen fast keine Vorstellung mehr von der Lebendigkeit ihres anderen Körpers haben.

Ähnliche Folgen, wie wir sie bei *körperlich* tätigen Frauen haben, finden wir sie aber auch bei mehr *geistig* beanspruchten Frauen. Auch dort führt die schlechte Körperhaltung, das Fehlen der freien und schwingenden Bewegungen zu dem ungelösten Gang und der Steifheit des Kopfes. Der Körper kommt eben zu kurz! Wie charakteristisch prägt sich da unbewußt zu stark betonte Zielstrebigkeit und die innerliche Verkrampfung z. B. der Studentin, der Lehrerin, der Sekretärin, der Beamtin usw. in dem ungelösten Gang und den unfreien Bewegungen aus! Aber auch die moderne begüterte und scheinbar unabhängige Frau ist von der Umwelt und ihren schädlichen Einflüssen abhängig. Ihr wird jede Bewegung erspart. Ihre Beinmuskulatur wird mangels der Hausarbeit, die vernünftig ausgeübt, so gesund sein kann, kaum beansprucht. Statt Treppen zu steigen, wird der Lift, statt zu gehen wird Auto oder Straßenbahn benutzt usw., kurzum: alle Stände und alle Berufe haben, was die gleichmäßige Beanspruchung des Körpers angeht, ihre Mängel und Nachteile und es kann und muß Aufgabe der *Gymnastik* sein, diese auszugleichen.

Von ganz besonderer Bedeutung sind gewisse einfache Körperübungen auch zur Zeit der Schwangerschaft und im Wochenbett. Körperübungen während der Schwangerschaft sorgen für eine gleichmäßige Durchblutung und halten Körper und Geist elastisch. Geradezu zu einer Notwendigkeit werden die *gymnastischen Übungen im Wochenbett.* In den modernen Lehrbüchern der Geburtshilfe sind diese weitgehend berücksichtigt. Bereits einige Tage nach der Entbindung werden aktive und massive Bewegungen, die zur besseren Rückbildung der Genitalorgane dienen, ausgeführt. Aber wichtig ist, daß zu frühes Aufstehen und zu frühes schweres körperliches Arbeiten vermieden wird. Schwere körperliche Arbeiten dürfen erst dann verrichtet werden, wenn die Genitalorgane sich völlig zurückgebildet haben. Ist es doch bekannt, daß Senkungen und Vorfälle usw. gerade durch die schwere körperliche Arbeitsleistung kurz nach der Geburt entstehen. Hierfür eine zahlenmäßige Würdigung: Bei meinen früher erwähnten Untersuchungen über einen etwaigen Zusammenhang zwischen Prolaps und später Erstgeburt habe ich bei einer Umfrage bei 250 Prolapskranken feststellen können, daß 10,4% aller Prolapskranken bereits wieder schwerere Arbeit in der ersten Woche nach der Geburt verrichteten, 18,2% in der zweiten Woche, 13,2% in der dritten Woche, 41,6% in der vierten bis sechsten Woche nach der Geburt. 16% schonten sich über sechs Wochen. Also 42,4% aller prolapskranken Frauen nahmen innerhalb drei Wochen nach der Entbindung wieder schwerere körperliche Arbeit auf.

Durch bestimmte gymnastische Übungen können wir der Prolapsgefahr vorbeugen, denn durch eine *vernünftige Wochenbettgymnastik* beschleunigen wir die *Festigung* der *überdehnten Geburtswege und Bauchdecke.*

Nur mit wenigen Worten und einigen Abbildungen möchte ich den Wert der gymnastischen Übungen und der Haltung der Frau, die so wichtig für die Generationsorgane, so wichtig auch für Schwangerschaft, Geburt und Wochenbett sind, kennzeichnen.

Nur *die* Form der *Körperübung* kann *Allgemeingut* der *Frauen* werden, die *überall, ohne Gerät* und *ohne Kosten,* evtl. auch *zu Hause durchführbar ist. Vorzugsweise müssen diejenigen Bewegungen bei den gymnastischen Übungen ausgeführt werden, die den Berufsbewegungen entgegengesetzt sind.* Ich will hier nur

aus der Unmenge von Übungen die zweckmäßigerweise in den Schulen und Fortbildungsschulen eifrigst gelehrt werden müßten, zwei Übungen demonstrieren.
Abb. 6 zeigt die Entspannung der gesamten Rückenmuskulatur und des Ober

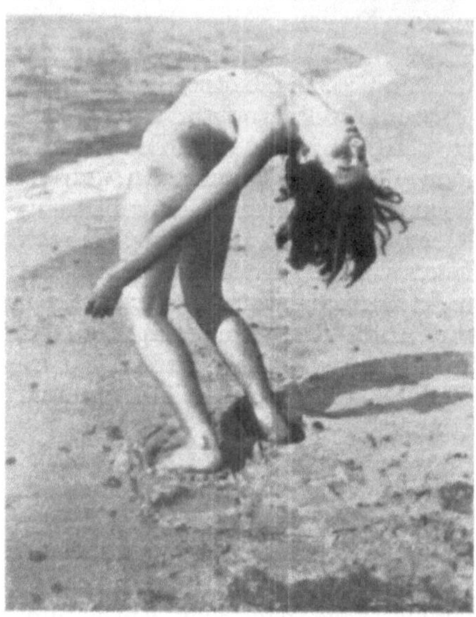

Abb. 6. Entspannung der Rückenmuskulatur.

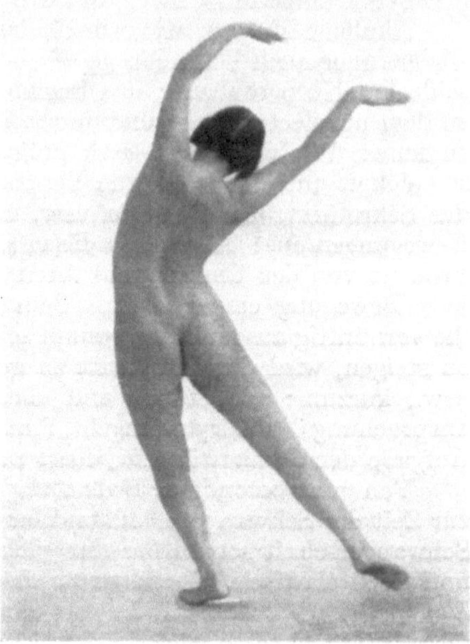

Abb. 7. Entspannung der Muskulatur nach der
rechten Seite.

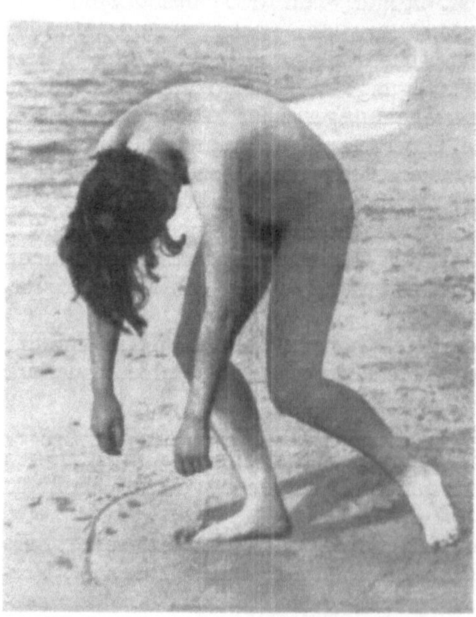

Abb. 8. Entspannung des Oberkörpers nach vorn.

körpers nach rückwärts, und ist eine besonders gute Übung für Berufe, bei denen die Rückenmuskulatur überdehnt wird. Die Frauen, die viel in gebückter Stellung arbeiten, z. B. Landarbeiterinnen, sollten diese Übung täglich machen. Für diese Art Ausgleichsgymnastik könnten sie besonders im Winter Zeit finden.

Die Übung, welche Abb. 7 darstellt, ist eine vorzügliche Übung für Frauen, welche einseitige, monotone Arbeitsbewegungen nach links seitlich machen müssen. Wir sehen in der Abbildung die Wirbelsäule in der Ausgleichsstellung nach rechts gebogen.

Ebenso wichtig wie die *Spannung des Muskels ist aber auch die Entspannung.* Die dauernde Spannung des Muskels führt zur inneren Verkrampfung und starken Rückwirkungen auf das Nervensystem

und Seelenleben. Die Entspannung ist Ersparnis an Nervenenergie! Die Abb. 8
zeigt die Entspannung des Oberkörpers nach vorn, vorzüglich der vorderen

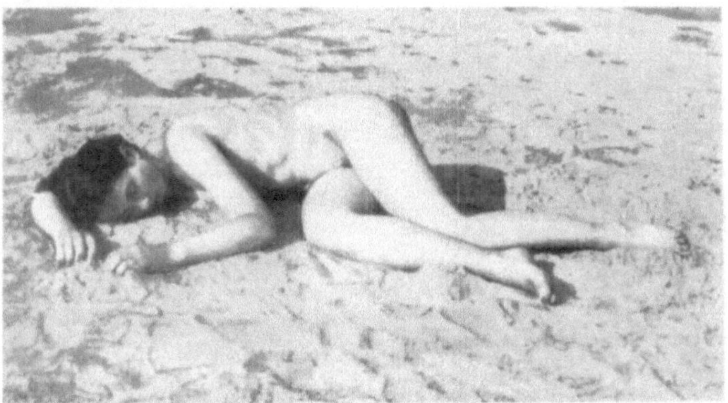

Abb. 9. Entspannung des gesamten Oberkörpers.

Rumpfmuskulatur, und Abb. 9 zeigt die Entspannung des gesamten Oberkörpers
und damit die beste Lage, sich zweckmäßig auszuruhen. Um jeden Druck auf
das Herz zu vermeiden, erscheint es zweckmäßig, sich auf die rechte Seite zu

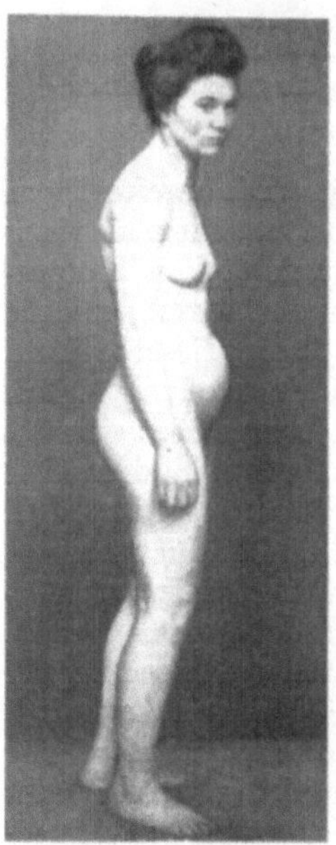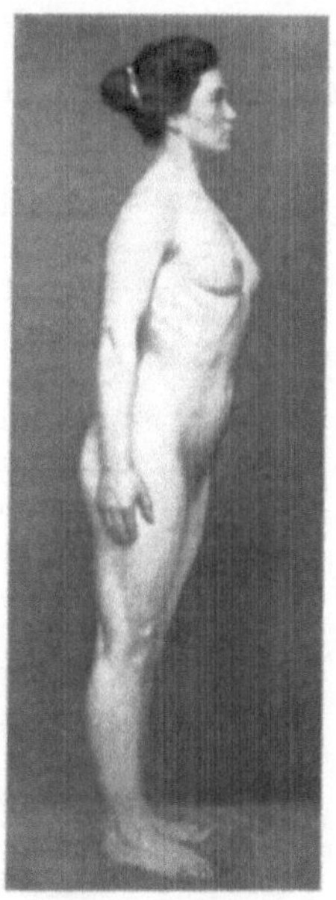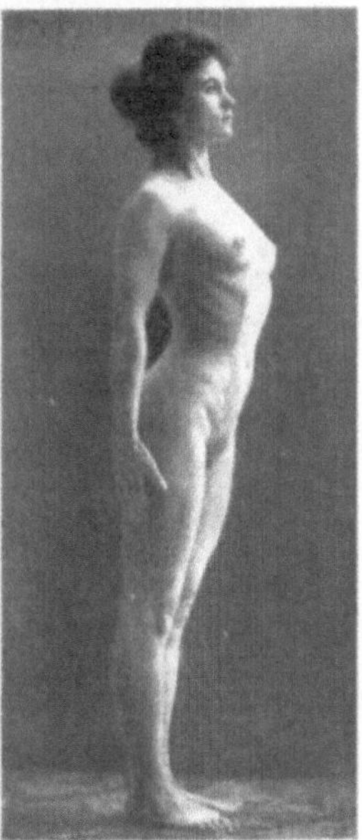

Abb. 10. a) Haltung zu Beginn der Übungen; b) Haltung nach einem Monat;
c) Stramm energisierte Angriffsstellung nach drei Monaten.

legen. Schöne Resultate, die sich durch systematische Übungen, die jede Frau
selbständig zu Hause ohne Kostenaufwand ausüben kann, erreichen lassen, zeigt
vorstehende Abb. 10[1]).

---

[1]) Abb. 6, 7, 8 und 9 sind den „Körperübungen" von DORA MENZLER, Abb. 10 und 11
aus „Körperkultur der Frau" von MENSENDIECK entnommen.

Die erste Figur zeigt eine Frau in einer Haltung, wie wir sie so häufig finden mit Rundrücken, vorgetriebenem Bauch, eingesunkener Brust und vollkommen

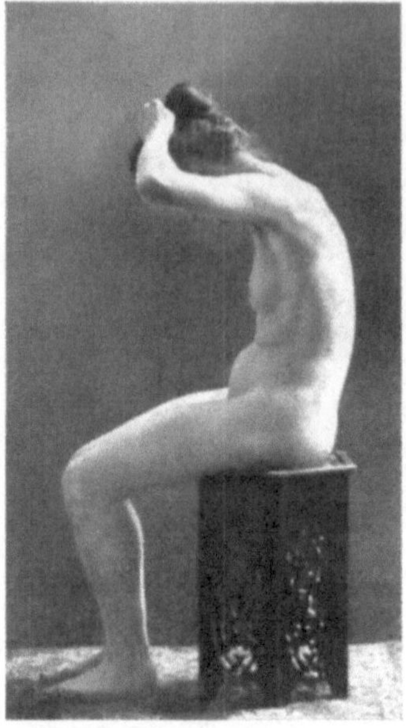

Abb. 11a. Schlechte Verteilung der Arbeitsrollen.

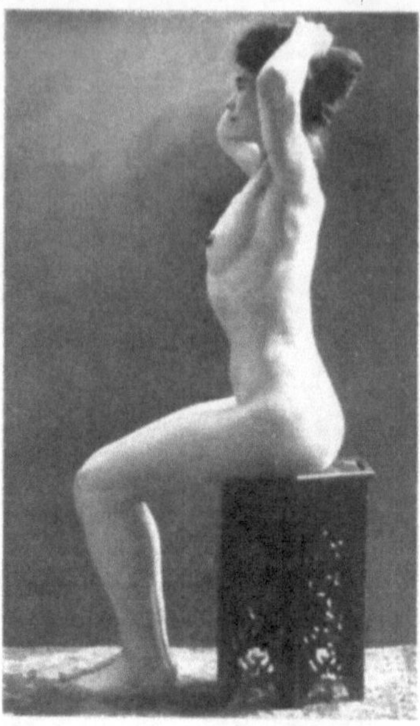

Abb. 11b. Benutzung der Oberarmmuskulatur.

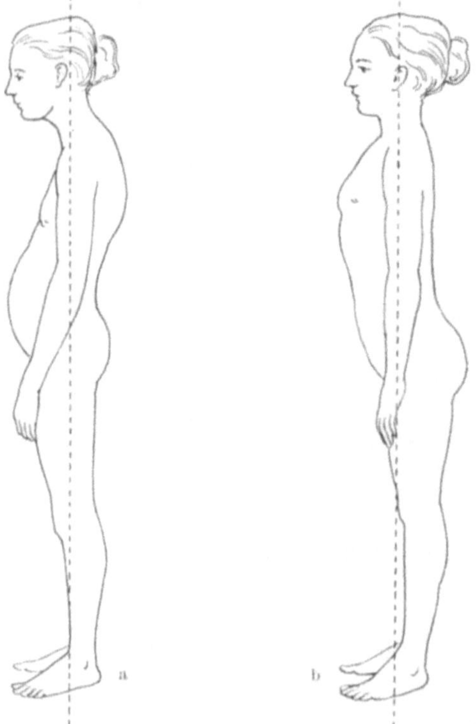

Abb. 12. a) Mädchen in schlechter Körperhaltung; b) Mädchen in guter Körperhaltung.

schlaffer Haltung. Die zweite Figur zeigt dieselbe Frau, nachdem sie einen Monat systematisch täglich Körperübungen nach Mensendieck gemacht hatte, und Figur 3 zeigt dieselbe Frau, nachdem sie drei Monate lang täglich Körperübungen ausgeführt hatte. Mehr als Worte zeigen die Bilder selbst die völlige Veränderung derselben Frau in Abb. 11a und b. Diese zeigen, wie ein und dieselbe von Frauen täglich ausgeübte Handbewegung, z. B. bei der Morgentoilette zweckmäßig und unzweckmäßig ausgeführt wird. Die erste Figur in Abb. 11a zeigt eine Frau in schlechter Haltung in der *typischen Sparbewegung*, mit eingesunkener Brust, ihren Kopf den Händen entgegenbietend, die zweite Figur Abb. 11b zeigt dieselbe Frau mit derselben Bewegung bei zweckmäßiger Benutzung der Muskulatur und guter Körperhaltung.

Abb. 12 zeigt deutlich ein junges Mädchen in straffer und gesunder Haltung und dasselbe Mädchen in unzweckmäßiger, ungesunder und schlechter Körperhaltung mit rundem Rücken und vorgetriebenem Bauch.

Ein Gerät, das sich vorzüglich für gymnastische Übungen eignet und für wenig Geld zu kaufen ist oder sich in Wohnungen auch selbst herrichten und an-bringen läßt, ist die in neben-stehender Abb. 13 dargestellte *schwedische Leiter*. Ungeübten Frauen wird es nicht ohne weiteres gelingen, wie sie die Abb. 6 zeigt. Eine vorzügliche Methode, um allmählich zu dieser Entspannungsleistung zu kommen, ist gewissermaßen das *Erlernen* dieser Übung an der schwedischen Leiter, wie es in Abb. 13 dargestellt ist.

Die gymnastischen Übun-gen stellen, wenn sie syste-matisch, klug und nicht über-trieben gemacht werden, eine außerordentliche Bereiche-rung der Vorbeugungsmittel gegen viele Erkrankungen, speziell auch der Frauenkrank-heiten dar. Ich habe deshalb in diesem Zusammenhange wenigstens etwas Interesse für dieses so stark vernachlässigte Gebiet wecken wollen. Die Gymnastik der Hausfrau, wie auch der sonst berufstätigen Frau, stellt im wesentlichen eine *Ausgleichsgymnastik*, fast möchte man sagen eine *Berufsgymnastik* dar, und sollte ebenso selbstverständlich, wie die Betätigungen im Haushalt oder im Berufe *zwangsmäßig* erfolgen, als Ausgleichsbewegungen *freiwillig täglich* geübt werden.

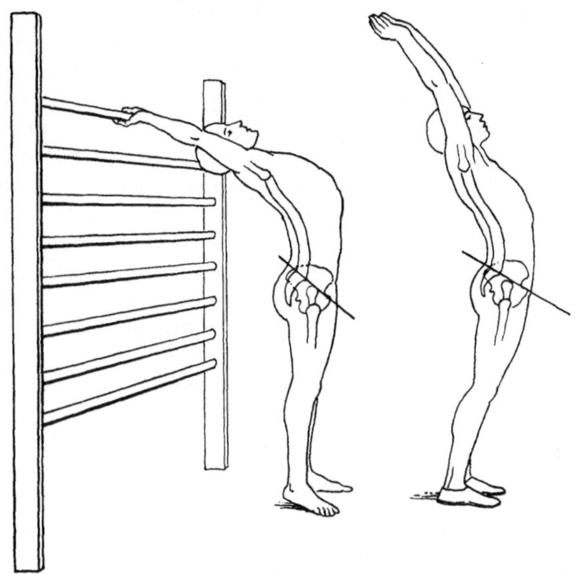

Abb. 13. Schwedische Leiter.

IX. Schluß.

Zur Regelung der wirtschaftlichen Grundlage der *ehelichen Lebensgemeinschaft* hat auch das Bürgerliche Gesetzbuch die Verteilung der Leistungen der Ehegatten entsprechend der natürlichen Arbeitsteilung dahin geordnet, daß der Mann den ehelichen Aufwand zu tragen hat, die Frau hingegen berechtigt und verpflichtet ist, das gemeinsame Hauswesen zu leiten. Zu *Arbeiten* im Hauswesen und im Geschäft des Mannes ist die Ehefrau verpflichtet, soweit eine solche Tätigkeit nach den Verhältnissen, in denen die Ehegatten leben, üblich ist. Der Gesetz-geber faßt die Ehe für die Frau durchaus als *Beruf* auf, wie wir ja auch bei der Untersuchung evtl. Berufsschäden die Hausfrauentätigkeit und Hausfrauen-plichten in diesem Sinne betrachtet haben. Hingegen gilt der Hausfrauenberuf auch *rechtlich* nicht als *Erwerbs*beruf, da er nicht in Geld entlohnt wird.

Was der weiblichen Gesundheit bei ihrer Arbeitsverwertung und Entfaltung schadet, ist meines Erachtens nicht die Ausübung eines ihrer *Leistungsfähigkeit* an-gepaßten Berufes, sondern die *Doppelbelastung*: Haushalt *und* Erwerbsberuf oder sogar die *Trias: Hausfrauenberuf, Erwerbsberuf und Generation*. Dieser Über-belastung kann der weibliche Organismus, ohne auf die Dauer erheblich geschädigt zu werden, nicht widerstehen. Man darf sich hierdurch aber nicht verleiten

lassen, diese Schädigung nur *allein* auf den Erwerbsberuf, also den Nichtfrauen-
beruf zu schieben oder gar daraus ohne weiteres auf eine *Berufskrankheit* in dem
Sinne der Berufs*erwerbskrankheit* zu schließen. Was daher im Interesse der
Erhaltung der Frauengesundheit zu verhindern ist, ist in erster Linie die Doppelbelastung und zu starke Überbürdung der Frau, die ihren Höhepunkt erreicht,
wenn sie außer dieser noch durch Schwangerschafts- und Mutterschaftsleistung
beansprucht wird. Zweitens muß die Einordnung der Frau im Berufe, die ihrer
Konstitution und natürlichen Organisation widersprechen oder gar ihrer unwürdig
sind, verhindert werden. Wenn die gesunde Frau durchaus in der Lage ist, den
umfassenden Beruf der Hausfrau und Mutter zweckentsprechend und ohne
Gesundheitsbeeinträchtigung auszuüben, so werden ihr viele andere Berufe, die
nicht anstrengender und nicht verantwortungsvoller als der Hausfrauenberuf
sind, auch nicht schaden. Wesentlich ist nur, daß eine *Berufsauslese* stattfindet
und durch *Berufseignungsprüfungen* die weibliche Arbeitskraft dahingestellt wird,
wo sie nützen und sich selbst nicht schaden kann. Denn sonst werden Schäden
an der Gesundheit der Frau eintreten, die eine große Kraftvergeudung und
Kapitalverschwendung bedeuten.

Die Frauenkraft ist unter allen Umständen vor Raubbau, wirtschaftlicher
Ausnutzung und somit gesundheitlicher Schädigung zu schützen. Das gilt ganz
besonders von der Arbeitskraft der heranwachsenden und der schwangeren Frau.
Die *Mutterschaft* ist, wie auch dankenswerterweise die Frauenbewegung seit ihrer
biologischen Einstellung anerkannt, die höchste und wertvollste Leistung der
Frau im Dienste ihres Volkes. Infolge Überbelastung durch Schwangerschaft,
Haus- und Erwerbsberuf, wird nicht allein die Mutter schweren Schaden an ihrer
Gesundheit nehmen, sondern erst recht das *Kind,* und damit die *Zukunft.* Nicht
zuletzt wird der Schade sich aber auch auswirken im gesamten Wirtschafts-
und Staatsleben.

Einer allmählichen Umgestaltung und glücklicheren wirtschaftlichen Zukunft muß es vorbehalten bleiben, das weibliche Geschlecht in *möglichst weitem
Umfange entsprechend seiner* natürlichen *Organisation zu erziehen, wachsen und
ausreifen zu lassen, es von allen schweren körperlichen und unnatürlichen Arbeiten
zu befreien und seinem Ur- und Naturzweck wieder zurückzugeben.*

Literatur.

Aschner: Die Konstitution der Frau. Bergmann 1924; — Die Beziehungen der Drüsen
mit innerer Sekretion zum weiblichen Genitale. Halban-Seitz, Bd. I. 1924; — Zehn Jahre
Frauenkunde. Arch. f. Frauenk. u. Eugenet. Bd. 11. — Bauer, K. H.: Rassenhygiene.
Ihre biologischen Grundlagen. 1926. — Bauer, K. H.: Allgemeine Konstitutionslehre.
Kirschner, Nordmanns Chirurgie. Urban & Schwarzenberg 1922. — Bauer, Julius:
Vorlesungen über allgemeine Konstitutions- und Vererbungslehre. Julius Springer 1923. —
Baur: Fischer-Lenz, Menschliche Erblichkeitslehre. München: Lehmann 1923. —
Baum, Marie: Der Einfluß der gewerblichen Arbeit auf das persönliche Leben der
Frau (Heft 3 der Schriften des ständigen Ausschusses zur Förderung der Arbeiterinnen-
interessen. Jena: Fischer. — Bäumer, Gertrud: Die Frau in Volkswirtschaft und Staats-
leben. Stuttgart: Deutsche Verlagsanstalt 1914. — Bergemann: Sozialpädagogik und ihre
Bedeutung für die moderne Frauenfrage. Arch. f. Frauenk. u. Eugenet. Bd. 2. — Bernays,
Marie: Zusammenhang der Frauenfabrikarbeit und Geburtshäufigkeit in Deutschland.
Berlin 1916. — Bernays: Die Kulturarbeit der Frau im neuen Deutschland. Arch. f. Frauenk.
u. Eugenet. Bd. 3. — Bluhm, Agnes: Der Einfluß der gewerblichen Gifte auf den Organismus
der Frau. Schriften des Ausschusses für Arbeiterinneninteressen. Jena: Fischer. — Die
hygienische Fürsorge für Arbeiterinnen und ihre Kinder. Weyls Handb. d. Hyg. Bd. VII.
Leipzig 1914. — Blumenthal: Fürsorge für Arbeiterinnen. Ebenda. — Ebeler: Tuberkulose, Gravidität und soziale Lage. Arch. f. Frauenk. u. Eugenet. Bd. 3; — Prolaps
und Spina bifida. Festschr. zur Feier des 10jähr. Bestehens d. Akademie für prakt.
Med., Köln. Bonn 1915; — Krieg und Frauenklinik. Zentralbl. f. Gynäkol. 1916. —
Eckert, Hartmann u. Paul: Handb. d. Reichsversicherung. Berlin: Hobbin 1925/26. —

ELSTER: Was ist und zu welchem Ende studiert man Sozialbiologie? Arch. f. soz. Hyg. u.
Demogr. Bd. 1, H. 2. — ENGEL: Stellung und Aufgaben des Arztes in der sozialärztlichen
Arbeit. Ebenda Bd. 1, H. 1. 1925. — FETZER: Der Genitalprolaps, eine Folge der späten
Erstgeburt. Münch. med. Wochenschr. 1910, H. 2. — FISCHER: Grundriß der sozialen
Hygiene. Karlsruhe: Müller 1925. — FISCHER-DEFOY (Frankfurt): Soziale Fürsorge für
Geschlechtskranke mit besonderer Berücksichtigung der Frankfurter Beratungsstelle für
Frauen und Mädchen. Arch. f. soz. Hyg. u. Demogr. 1924. — v. FRANQUÈ: Fürsorge für
Schwangere und Wöchnerinnen. Verhandl. d. 3. internat. Kongr. f. Säuglingsschutz. Stilke
1911. — FREY: Unterricht auf dem Gebiete der Gesundheitsfürsorge im Deutschen Reich.
Arch. f. soz. Hyg. u. Demogr. Bd. 1, H. 2. 1925. — FÜRTH, HENRIETTE: Frauenarbeit und
verwandte Fragen. Arch. f. Frauenk. u. Eugenet. Bd. 4; — Mutterschaftsversicherung.
Jena 1911; — Das Bevölkerungsproblem in Deutschland. Jena: Fischer 1925. — GALANT:
Konstruktion und konstitutionelle Entwicklung. Arch. f. Frauenk. u. Eugenet. Bd. 11,
H. 3. 1925. — GAULHOFER u. STREICHER: Grundzüge des österreichischen Schulturnens.
Wien: Deutscher Verlag f. Jugend u. Volk 1922. — GAUSS: Über die Bedeutung der
geographischen und sozialen Faktoren für die Ätiologie des engen Beckens. Sitzungsber. d.
mittelrhein. Ges., Frankfurt 1912. — Gewerbeaufsichtsbeamten, Jahresberichte für Preußen,
Baden usw. — GIESE: Psychoanalyse und Psychotechnik. Zeitschr. f. Anwend. d. Psycho-
analyse auf d. Geisteswiss. Bd. 10, H. 1. — GOTTSTEIN: Die soziale Hygiene, ihre Methoden,
Aufgaben und Ziele. 1907. — GREIL: Keimesfürsorge. Arch. f. Frauenk. u. Eugenet. Bd. 9. —
GROTJAHN: Soziale Pathologie. Berlin: Julius Springer 1923; — Die Zunahme der Frucht-
abtreibungen vom Standpunkte der Volksgesundheit und Eugenik. Arch. f. soz. Hyg. u.
Demogr. Bd. 1, H. 3. 1926; — Entwurf eines Elternschaftsversicherungsgesetzes, nebst Be-
gründung. Ebenda Bd. 1, H. 1. 1925. — GROTJAHN u. KAUP: Handwörterb. d. soz. Hygiene.
1912. — GUGGISBERG: Die körperliche und geistige Eigenart der Frau. — HAECKER: Ver-
erbungsgeschichtliche Probleme der sozialen und Rassenhygiene. Handb. von GOTTSTEIN-
SCHLOSSMANN: Soziale Fürsorge und Gesundheitspflege. Berlin: Julius Springer 1926. —
HANAUER: Frauenerwerbsarbeit und Krieg. Arch. f. Frauenk. u. Eugenet. Bd. 4. — HENG:
Über den Einfluß der Berufsarbeit auf Entstehung von Frauenkrankheiten. Zeitschr. f.
Gewerbehyg. 1912—1916. — HEYDE: Abrisse der Sozialpolitik. Leipzig: Quelle & Meyer
1923. — HIRSCH, MAX: Frauenarbeit und Frauenkrankheiten. Monatsschr. f. Geburtsh. u.
Gynäkol. Bd. 38, Ergänzungsbd. S. 298; — Das Problem der Fruchtabtreibung. Stuttgart:
Enke 1920; — Leitfaden der Berufskrankheiten der Frau mit besonderer Berücksichtigung
der Gynäkologie und Geburtshilfe im Lichte der Sozialhygiene. Stuttgart: Enke 1919; —
Gattenwahl. Leipzig: Kabitsch 1922; — Konstitution und ihre Beeinflussung. Arch. f.
Frauenk. u. Eugenet. Bd. 4; — Über das Frauenstudium. Ebenda Bd. 6; — Frauenarbeit
und Familie. Ebenda Bd. 2; — Frauenarbeit und Frauengesundheit. Ebenda Bd. 1; —
Die Gefahren der Frauenerwerbsarbeit für Schwangerschaft, Geburt und Wochenbett
unter besonderer Berücksichtigung der Textilindustrie. Ebenda Bd. 11. — HOFMEIER:
Handb. d. Frauenkrankheiten. Leipzig 1920. — HOLTZMANN: Die Pforzheimer Schmuck-
warenindustrie im Lichte der Sozialhygiene. Jahresber. d. Bayer. Gewerbeaufsichts-
beamten 1923. — HUG: Psychoanalytische Erkenntnisse über die Frau. Arch. f. Frauenk.
u. Eugenet. Bd. 7. — HUEPPE: Physiologie der Leibesübungen. Leipzig: Hirzel. — HUNTE-
MÜLLER: Die Bedeutung der Körpererziehung vom volkswirtschaftlichen Standpunkt.
„Deutschlands Erneuerung" 1924, H. 10. München: Lehmann. — v. JASCHKE-PANKOW:
Lehrbücher d. Geburtshilfe u. Gynäkologie. — JÄGER: Wochenhilfe. München: Beckscher
Verlag 1922. — KABOTH: Gymnastik und Frauenheilkunde. Zentralbl. f. Gynäkol. 1926,
Nr. 13. — KISCH: Über Wellenbewegung pathologischer Prozesse im Sexualleben des Weibes.
Prag 1914; — Die Sterilität des Weibes. 2. Aufl. Berlin. — KIPPING: Die ätiologische Be-
deutung der äußeren Lebensbedingungen für die Häufigkeit des engen Beckens. Dissert.
Freiburg 1911. — KÖLSCH: Die meldepflichtigen Berufskrankheiten. München: Lehmann
1926. — KRAUSE: Wie schützt der Arzt bei Durchleuchtungen seine Kranken und sich vor
Schädigungen durch Röntgenstrahlen? Münch. med. Wochenschr. 1925, H. 30. — KÖTT-
NITZ: Die Überbürdung der Arbeiterinnen in den Fabriken. Vierteljahrshefte f. öff. Gesundheitspflege 1886. — LAUBENBURG: Frauenkrankheiten als Erwerbskrankheiten. Arch.
f. Frauenk. u. Eugenet. Bd. 3. 1916. — Leningrader Gouvernementsabteilung, Bull. f. Statistik
(russ.) 1925, Nr. 13, S. 208—211. — LENZ, FRITZ: In Handbuch von HALBAN-SEITZ, Bd. I.
1925. Kapitel: Erblichkeitslehre; — Über die krankhaften Erbanlagen des Mannes. Jena:
Fischer 1912; — Menschliche Auslese und Rassenhygiene. München: Lehmann 1923. —
LEWINSOHN: Die Stellung der deutschen Sozialdemokraten zur Bevölkerungsfrage.
Schmollers Jahrb. 1922, H. 3/4; — Frauenkrankheiten und Schwangerschaft, in Soziale
Pathologie von GROTJAHN. Berlin: Julius Springer 1923. — LIEPMANN, W.: Die Psychologie
der Frau. Urban & Schwarzenburg 1922. — LINZENMEIER: Behandlung der Sterilität mit
Röntgenstrahlen. Zentralbl. f. Gynäkol. 1923, H. 39. — LOEB u. ZÖPPRITZ: Die Beeinflussung
der Fortpflanzungsfähigkeit durch Jod. Dtsch. med. Wochenschrift Bd. 14. — LÖNNE:

Schwangerschaft, Geburt und Wochenbett in Kriegs- und Friedenszeiten. Monatsschr. f. Geburtsh. u. Gynäkol. 1917; — Deutschlands Bevölkerungspolitik und Volksvermehrung vom nationalökonomischen und medizinischen Standpunkt. Bergmann 1917; — Die Bedeutung der Wohnungsinspektion für die moderne Wohnungsfrage. Bergmann 1914; — Das Problem der Fruchtabtreibung vom medizinischen, nationalökonomischen und juristischen Standpunkt. Berlin: Julius Springer 1924; — Die Zunahme der Fruchtabtreibung vom Standpunkte der Volksgesundheit und Eugenik. Veröff. a. d. Geb. d. Medizinalverwalt. 1926; — „Ist der Prolaps eine Folge der späten Erstgeburt?" Zentralbl. f. Gynäkol. 1927. — Löwy: Klinik der Berufskrankheiten. — Martin, E.: Die Arbeitsleistung in der Textilindustrie und ihre Schädlichkeit für Schwangere. Monatsschr. f. Geburtsh. u. Gynäkol. 1926, Aprilheft; — Das enge Becken, im Handbuch von Halban-Seitz. 1926. — Martius-Rostock: Konstitution und Vererbung in ihren inneren Beziehungen zur Pathologie. Berlin: Julius Springer 1914. — Martius: Konstitutionslehre. Berlin: Julius Springer 1914. — Martius, Martha: Wissenschaft und Ethik als Grenzhüter der Eugenetik. Arch. f. Frauenk. u. Eugenet. Bd. 4. — Martius u. Franken: „Geschädigte Nachkommen bei keimbestrahlten Muttertieren." Zentralbl. f. Gynäkol. 1926. — Marx: Das Kapital, Bd. I. — Mathes: Die Konstitutionstypen des Weibes. In Halban-Seitz: Biologie und Pathologie des Weibes. 1925; — Die Bedeutung der Sexualkonstitution für die Gynäkologie. Arch. f. Frauenk. u. Eugenet. Bd. 9. — Matthias: Eigenart und Entwicklung, Bau und Funktion des weiblichen Körpers und ihre Bedeutung für die Gymnastik; — Der Einfluß der Leibesübungen auf das Körperwachstum. Zürich: Rascher 1916. — Mayer, August: Die Unfallerkrankungen in der Geburtshilfe und Gynäkologie. Stuttgart: Encke 1917. — Mensendieck: Körperkultur der Frau. Funktionelles Frauenturnen. München: Bruckmann 1925. — Menzler, Dora: Die Körperschulung der Frau in Bildern und Merkworten. Stuttgart: Sportverlag Dieck & Co. 1925. — Naujoks: Problem der temporären Sterilisierung. Stuttgart: Encke 1925. — Nürnberger: Können Strahlenschädigungen der Keimdrüsen zur Entstehung einer kranken oder minderwertigen Nachkommenschaft führen? Fortschr. a. d. Geb. d. Röntgenstr. 1919; — Experimentelle Untersuchungen über die Gefahren der Bestrahlung für die Fortpflanzung. Ergebn. d. Geburtsh. u. Gynäkol. 1920. — Noorden u. Kaminer: Krankheit und Ehe. Leipzig 1917. — Oekinghaus: Die gesellschaftliche und rechtliche Stellung der deutschen Frau. Jena: Fischer 1925. — Oppenheimer u. Radomski: Die Probleme der Frauenarbeit in der Übergangswirtschaft. Mannheim: Bensheimer 1918. — Ortskrankenkasse Leipzig, Jahresberichte 1910—1913. — v. Ott: Zentralbl. f. Gynäkol. 1890. — Ottendorf: Richtlinien für die körperliche Erziehung an den höheren Mädchenschulen Preußens. Berlin: Weitmannsche Buchhandl. 1926. — Pallat u. Hilker: Künstlerische Körperschulung. Breslau: Hirt 1925. — Peritz: Einführung in die Klinik der inneren Sekretion. Berlin: Karger 1922. — Placzek: Künstliche Fehlgeburt und künstliche Unfruchtbarmachung. Leipzig 1918. — Pierstorff: Frauenarbeit und Frauenfrage. Handb. d. Staatswiss. 1900 u. 1926. — Polano u. Dietl: Giftigkeit des Menstrualblute. Münch. med. Wochenschr. 1924. — Prinzing: Handb. d. med. Statistik, 1906; — Die statistischen Grundlagen der sozialen Hygiene, im Handb. f. Gesundheitsfürs. u. soz. Hyg. von Gottstein-Schlossmann. Berlin: Julius Springer 1925. — Reich, Rich.: Taschenbuch über Sozialversicherung. Berlin: Verlag f. Wirtschaft u. Verkehr. — Ravenel, M.: Massenverhältnisse der Wirbelsäule und des Rückenmarks beim Menschen. Zeitschr. f. Anat. u. Entwicklungsgesch. Bd. 2. 1877. — Reichsregierung, Material für ein Studium von Deutschlands Wirtschaft, Währung und Finanzen. 1924. — Reifferscheid u. Kaboth: Über die Lageveränderungen der weiblichen Genitalien. Urban & Schwarzenburg 1925. Beiheft zur Med. Klinik. — Roesle, E.: Die Magdeburger Fehlgeburtsstatistik vom Jahre 1924. Arch. f. soz. Hyg. u. Demogr. Bd. 1, H. 3. 1926; — Die Statistik des legalisierten Abortes. Zeitschr. f. Schulgesundheitspfl. u. soz. Hyg. 1925, H. 10; — Die Bewegungen der Bevölkerungspolitik in der Russischen föderativen Sowjetrepublik in den Jahren 1920—1923. Arch. f. soz. Hyg. u. Demogr. Bd. 1, H. 3; — Inflation und Bevölkerungsbewegung 1921—1924. Ebenda Bd. 1, H. 1. 1925. — Sellheim: Das Geheimnis vom „Ewig Weiblichen". Stuttgart: Encke 1924: — Der Genitalprolaps als Folge später Heirat der Frau. Zeitschr. f. soz. Med., Säuglingsfürs. u. Krankenhauswesen Bd. 5. 1909; — Metroendometritis und Metropathia. Dtsch. med. Wochenschr. 1923, H. 22 u. 23; — Die Geburt des Menschen. Dtsch. Frauenheilk. Bd. 1. Wiesbaden: J. F. Bergmann 1913; — „Hygiene und Diätetik des Weibes". Handbuch der Gynäkologie Veit-Stöckel 1927. — Sellheim u. Fetzer: Der Genitalprolaps, eine Folge der späten Erstgeburt. Münch. med. Wochenschr. 1910, Nr. 2. — Siegel: Gewollte und ungewollte Schwankungen der weiblichen Fruchtbarkeit. Stuttgart: Encke 1917; — Simon, Helene: Beruf, Familienstand und Alter. Arch. f. Frauenk. u. Eugenet. Bd. 1. — Simon (Aussig): Gewicht der Neugeborenen. Soziale Stellung und Ordnungsnummer der Geburt. Arch. f. soz. Hyg. u. Demogr. Bd. 1, H. 1. — Schacht: Die geringere körperliche und geistige Leistungsfähigkeit des Weibes. Arch. f. Frauenk. u. Eugenet. Bd. 3. — Schallmayer: Vererbung und Auslese. 1920. — Schiffmann:

Die Zunahme der Prolapse als Kriegsschädigungen der Frauen. Zentralbl. f. Gynäkol. 1917. — SCHLOSSMANN, CLARA: Dieses Handbuch, Bd. IV, S. 542 usw. Mutterschaftsschutz und -fürsorge im Gesetz. — SCHMIDT, F. A.: Physiologie der Leibesübungen von 1925. — SCHNELL, WALTHER: Biologie u. Hygiene der Leibesübungen. — SCHWEERS: Der Aufbau des gesetzlichen Stillgeldes. Arch. f. soz. Hyg. u. Demogr. 1925, H. 1. — SCHWEIGHOFER: Alkohol und Nachkommenschaft. Österr. Sanitätswesen 1912, Nr. 25—27. — SCHULTZE: Das Weib in anthropologischer und sozialer Betrachtung. Leipzig: Kabitzsch 1920. — SCHLAPOBERSKI: Zur Lehre über die Ätiologie des engen Beckens. Arch. f. Frauenk. u. Eugenet. Bd. 11. — Statistische Jahrbücher für das Deutsche Reich, 1907 bis 1925. Statistisches Reichsamt. — STUARTS: Beziehungen zwischen Wohlstand, Natalität und Kindessterblichkeit in den Niederlanden. Zeitschr. f. Sozialwiss. Bd. 4. 1901. — STOPES: Das Liebesleben in der Ehe. Ref. im Arch. f. Frauenk. u. Eugenet. Bd. 11, S. 89. — STRASSMANN: Körperliche Erschütterungen und Frauenleiden. Ärztl. Sachverst.-Zeit. 1906. — STÖCKEL: Lehrb. d. Geburtshilfe. Jena: Fischer 1920. — STÖCKEL-REIFFERSCHEID: Lehrb. d. Gynäkologie. Leipzig: Hirzel. — STÖCKRL u. SIEMERLING: Gynäkologie und Psychiatrie. Monatsschr. f. Geburtsh. u. Gynäkol. 1914, H. 3. — STRATZ: Wachstumsgesetze. Arch. f. Frauenk. u. Eugenet. Bd. 1. — TELEKY: Aufgabe und Durchführung der Krankheitsstatistik der Krankenkassen. Veröff. a. d. Geb. d. Medizinalverwalt. Bd. 18. 1923; — Die Arbeit außerhäuslich erwerbstätiger Mütter, ihr und ihrer Kinder Schutz durch Gesetz und Fürsorge. Arch. f. soz. Hyg. u. Demogr. Bd. 1, H. 1. 1925. — TENDELOO: Konstellationspathologie und Vererblichkeit. Berlin: Julius Springer 1921. — THEILHABER: Die Entstehung und Behandlung der Carcinome. Berlin: Karger 1914. — THIELE (Dresden): Gewerbliche Frauenarbeit. Arch. f. soz. Hyg. u. Demogr. Bd. 1, H. 3. 1926. — TIEMERDING (Braunschweig): Das Problem der ledigen Frau. Abh. a. d. Geb. d. Sexualforsch. Bd. 4, H. 4. — TOBLER: Monatsschr. f. Geburtsh. u. Gynäkol. 1922. — TUGENDREICH u. MOSSE: Soziale Lage, Krankheit und Sterblichkeit. 1912/13. — VEIT: Fall von vollständigem Gebärmuttervorfall bei einem noch nicht menstruierten Mädchen. Zeitschr. f. Geburtsh. u. Gynäkol. Bd. 2, S. 123. 1877. — WEBER, MAX: Gesammelte Aufsätze zur Soziologie und Sozialpolitik. Tübingen: Mohr 1924. — WEINBERG: Krebs und soziale Stellung der Frau. Zeitschr. f. Krebsforsch. 1911 bis 1912; — Methode und Kenntnis der Statistik. Im Handbuch von GOTTSTEIN-SCHLOSSMANN: Soziale Hygiene und Gesundheitsfürsorge. Berlin: Julius Springer 1925. — WILKER: Alkoholismus, seine Verbreitung bei Frauen. Arch. f. Frauenk. u. Eugenet. Bd. 1. — WINKELMANN: Arbeit und Lebensverhältnisse der Frau in der Landwirtschaft. Ebenda Bd. 2; — Gesundheitliche Schädigungen der Frau bei der industriellen Arbeit. Jena: Fischer. (Samml. nationalökon. u. stat. Abh. d. staatswiss. Seminars zu Halle, Bd. 71.) — WOLFF, G.: Sozialpolitik und soziale Hygiene. Arch. f. soz. Hyg. u. Demogr. Bd. 1, H. 2.

Soziologie der Säuglingskrankheiten.

Von

Julius Zappert
Wien.

I. Geburtsgewicht.

Die Frage, ob das Geburtsgewicht des Kindes durch irgendwelche Einwirkungen auf die schwangere Mutter beeinflußt werden könne, hat geburtshilfliches und soziales Interesse. Seitdem Prochownik im Jahre 1889 die Behauptung aufgestellt hat, daß durch schmale Kost der Schwangeren das Gewicht des Neugeborenen herabgemindert werden könne, wird diese Vorschrift von den Frauenärzten vielfach den Schwangeren gegeben, um eine Schädigung durch Gebärung eines zu starken Kindes zu vermeiden. Wir werden darauf zurückkommen, daß diese Annahme Prochowniks kaum mehr zu recht besteht. Eine andere ähnliche Angabe wurde in letzterer Zeit von Abels gemacht, der das höhere Gewicht der Sommer- gegenüber den Winterkindern auf den stärkeren Vitamingehalt der Nahrung Schwangerer in den Frühjahrs- und Sommermonaten zurückführt. Auch diese Hypothese hat Widerspruch gefunden.

Während es sich bei den geburtshilflichen Ernährungsproblemen meist um Einzelfälle handelt, besitzt die Frage, welche Faktoren überhaupt für die Stärke des neugeborenen Kindes in Betracht kommen, allgemeine Bedeutung.

Es besteht kein Zweifel, daß *soziale Verhältnisse* hierbei eine gewisse Rolle spielen. So hat Peller, der sich gründlich mit einschlägigen Fragen beschäftigt hat, gezeigt, daß besser situierte Frauen, die in Privatsanatorien entbinden, durchschnittlich stärkere Kinder zur Welt bringen als die ärmeren Frauen der Gebärkliniken. Ebenso ist auch ein minderes Gewicht unehelicher Kinder nachgewiesen worden, wenn auch nach Collier sich dies vorwiegend auf Zweit- und Mehrgebärende bezieht. Der Versuch, innerhalb der arbeitenden Bevölkerung nach Art der *Beschäftigung* der Mutter Differenzen im Geburtsgewichte zu erkennen (Fuchs, Gutfeld) hat weniger klare Resultate ergeben, denn die Annahme, daß Frauen mit sitzender Beschäftigung stärkere Kinder gebären als solche, die bei ihrer Arbeit viel stehen oder laufen müssen, konnte gegenüber kritischen Argumenten Pellers, der die Zahl der Geburten und die sog. Hausschwangeren mitberücksichtigt hat, nicht festgehalten werden. Doch zeigen die Kinder von Hilfsarbeiterinnen im allgemeinen unter allen Arbeitskategorien das geringste Geburtsgewicht. Als eine sehr wesentliche Stütze für den Einfluß des Ernährungszustandes der Mutter auf das Geburtsgewicht des Kindes wird der Umstand herangezogen, daß die *Hausschwangeren* der Gebärkliniken kräftigere Kinder zur Welt bringen, als die kurz vor der Geburt eingelieferten Frauen. Unter Hausschwangeren versteht man solche Mütter, welche schon einige Zeit vor der Entbindung die Klinik aufgesucht haben und daselbst ver pflegt worden waren. Ist es auch richtig, daß deren Kinder durchschnittlich ein höheres Gewicht aufweisen als die der anderen Mütter, so liegt doch, wie dies BONDI letzthin gezeigt hat, kein zwingender Grund vor, dies auf bessere Ernährung der Schwangeren zurückzuführen. Es müßte sonst, was nicht der Fall ist, das Geburtsgewicht proportional dem Spitalaufenthalt der Mutter wachsen und es müßte angenommen werden, daß die Spitalskost immer besser und reichlicher ist als die bisherige Ernährung der Schwangeren. Vielleicht befinden sich unter den längere Zeit vor der Entbindung aufgenommenen Frauen eine verhältnismäßig große Zahl solcher, bei denen ein großes Kind ungewöhnliche Beschwerden hervorgerufen hatte oder bei denen die Kinder über die Zeit getragen wurden.

Der Widerspruch, welcher sich aus diesen Tatsachen gegenüber der PROCHOWNIKschen Lehre ergibt, berechtigt dazu auch dieser Hypothese kritisch zu Leibe zu gehen. Es ist dies von frauenärztlicher Seite, insbesondere von J. BONDI geschchen, wobei sich gezeigt hat, daß die nur auf wenige Fälle sich beziehende Hypothese PROCHOWNIKS durch gut beobachtete Fälle anderer Autoren nicht gestützt werden kann und daß auch tierzüchterische Erfahrungen gegen einen direkten Einfluß des Ernährungszustandes der graviden Mutter auf das Kind sprechen. Auch die *Vitaminlehre* ABELS hat einer exakten Kritik nicht standgehalten. Abgesehen davon, daß größere Statistiken, wie jene von SCHLOSSMANN, von HELMUTH uno WOROWSKI die von ABELS angenommenen stärkeren Geburtsgewichte von Sommerkindern gegenüber Winterkindern nicht bestätigen konnten, haben PELLER und BASS, KATZ und KOENIG sowie BONDI darauf hingewiseen, daß selbst, wenn die Zahlen ABELS gerechtfertigt wären, doch erst eine Reihe anderer Momente — Hausschwangerschaft, Kriegseinflüsse, Unehelichkeit, Zahl der Geburten — ausgeschaltet werden müßten, bevor die Ernährungsart der Mutter allein für die Jahreszeitschwankungen des Geburtsgewichtes verantwortlich gemacht werden könnte. BONDI hebt auch hervor, daß in ABELS Zusammenstellungen nach einer Jänner-Februar-Senkung das Geburtsgewicht im März bereits wieder zu steigen beginne, während gerade in diesem Monate der Vitaminmangel der Nahrung noch nicht behoben sein kann.

Wie auf vielen anderen Gebieten der Pathologie haben der *Krieg* und die *Nachkriegszeit* auch für die Beziehung des mütterlichen Ernährungszustandes zu der Beschaffenheit des Neugeborenen interessante Tatsachen ergeben. Im Jahre 1916 hat KETTNER als „Kriegsneugeborene" Kinder beschrieben, die rechtzeitig geboren durch ihre Untergewichtigkeit, ihre Unruhe und durch einen erhöhten Grad von Spastizität sich von normalen Kindern unterscheiden. Vielfache Untersuchungen, welche über diese Frage angestellt worden sind, haben keine gleichmäßigen Resultate geliefert. Während einige Autoren, wie LANDÉ (Charlottenburg), LEBENSTEIN (Heidelberg), KUETTING (Gießen), PRIBRAM-RAU (Gießen), BICKHOFF (Bonn), DAVID, TORDAY (Budapest), ferner LANGSTEIN, BENDIX, MISCH, MOMM, RUGE, MÖSSMER, TSCHIRCH, WAHA u. a. einen Einfluß des Krieges auf die Beschaffenheit des Neugeborenen überhaupt ablehnen, wird von anderer Seite wohl die klinische Eigentümlichkeit der „Kriegsneugeborenen" in Zweifel gezogen, aber die durchschnittliche Gewichtsverminderung dieser Kinder gegenüber den Friedenskindern zugegeben. HOFFA in Barmen, BINZ in München, SCHEDE in Charlottenburg, SCHKARIN in Petrograd, BONDI in Wien und insbesondere PELLER in Wien haben diesbezügliche Angaben geliefert und hierbei namentlich die Nachkriegszeit als jene Periode bezeichnet, in der sich der stark herabgekommene Zustand der Mütter in einer Mindergewichtigkeit der Neugeborenen kundgegeben hat. PELLER konnte in Wien für die Jahre 1917/18 eine Herabsetzung des Durchschnittsgewichtes um

11% des optimalen Friedensgewichtes feststellen. Die verschiedenen Resultate der Untersuchungen mögen wohl darin ihren Grund haben, daß aus den Städten, aus denen sie herrühren, der Höhepunkt der Unterernährung nicht zur selben Zeit vorhanden war, vielleicht sogar in einzelnen Städten ganz fehlte. Auch wurden während des Krieges möglicherweise ungünstige Ergebnisse aus patriotischen Gründen nicht veröffentlicht. Jedenfalls zeigen die Kriegserfahrungen, daß Unterernährung der Mutter und geringe Geburtsgewichte des Kindes genügend oft aufgetreten waren, um den Schluß, hierin einen ätiologischen Zusammenhang zu erblicken, berechtigt erscheinen zu lassen. Gegen diese Schlußfolgerung hat sich aber der Wiener Frauenarzt Bondi in einer bemerkenswerten Arbeit gewendet. Er macht auf den Umstand aufmerksam, daß bei der Stadt- und Landbevölkerung kein wesentlicher Unterschied in bezug auf die Gewichtsherabsetzung vorhanden gewesen sei, während letztere entschieden unter günstigeren Ernährungsverhältnissen gelebt hat. Insbesondere führt ihn der Vergleich zwischen Knabenüberschuß und Geburtsgewicht zu anderen Ergebnissen. Es ist eine bekannte Tatsache, daß das für Mitteleuropa gültige Verhältnis der Knaben zu den Mädchengeburten 106 : 100 unter bestimmten Umständen eine Verschiebung zugunsten der männlichen Geburten erlangen kann. Sehr *junge* oder *alte*, ebenso wie *uneheliche* Mütter haben mehr Knaben als es dem Verhältnis entsprechen würde, bei *Aborten* und *Frühgeburten* erreicht die Knabenziffer die Höhe von 130. Große Kriege, Hungersnot usw. haben ein Ansteigen der Knabengeburten zur Folge. Auch der Weltkrieg hatte in Deutschland statt der ziemlich konstanten Ziffer von 106 im Jahre 1919 eine Knabengeburtszahl von 108,5 hervorgebracht. Angeblich bedingt auch die Jahreszeit eine Schwankung des Geschlechtsverhältnisses, indem unter den Wintergeburten Knaben überwiegen. Endlich wird, insbesondere von amerikanischen Autoren hervorgehoben, daß bei *Rassenkreuzungen* ein namhaftes Überwiegen von Knabengeburten zu beobachten sei.

Es hat nun Bondi zu beweisen gesucht, daß *Knabenüberschuß und geringeres Geburtsgewicht* in bezug auf die auslösenden Faktoren hochgradige *Analogien aufweisen. Kriege und schwere allgemeine Schädigungen, Unehelichkeit, Jahreszeiteneinflüsse* haben wir bereits als Ursachen verminderter Geburtsgewichte besprochen und das häufige Mindergewicht von Kindern bei *jungen oder besonders alten Müttern*, sowie der Abkömmlinge gekreuzter Rassen wird von gynäkologischer bzw. anthropologischer Seite ebenfalls anerkannt. Diese verschiedenartigen Ursachen für Knabenüberschuß und Verminderung des Geburtsgewichtes können ihre Erklärung nicht in einer Unterernährung der Mutter finden, sondern seien durch *ungünstige Einflüsse* bedingt, welche auf die *beiderseitigen Keimzellen* eingewirkt haben und damit von vornherein ebenso das Geschlecht als die Schwere der Frucht bedingen. Bondi zitiert zur Bekräftigung seiner Ansicht mehrfach vorgenommene Tierexperimente, aus denen hervorgeht, daß Intoxikationen (Alkohol) des Vaters sowie Laboratoriumsversuche an jungen, das erste Mal werfenden Weibchen ein Überwiegen untergewichtiger männlicher Früchte erwiesen haben. Ferner wird auf eine Hypothese von Lenz hingewiesen, nach der die männlich bestimmten, weniger Chromosone enthaltenden Spermatozoen bei einer Schädigung des Samens oder Beeinträchtigung der Eizelle leichter zur Befruchtung führen sollen als die mit Chromosonen überladenen weiblich bestimmten Samenfäden.

Wenn diese Hypothese Bondis richtig ist, so verschiebt sich die Frage der Geburtsgewichte von dem Ernährungszustand der Mutter auf weitergehende soziale Einflüsse. Überall dort, wo *tiefgreifende, die Allgemeinheit betreffende Schädigungen einen oder beide Elternteile befallen*, wird eine Verminderung des Geburtsgewichtes der Neugeborenen gleichzeitig mit einem Knabenüberschuß auftreten. Im Kriege und nach demselben bedingt also nicht ausschließlich die ungenügende Ernährung, sondern auch die hochgradige Erregung und Überanstrengung beider Teile die Vermehrung der Knabengeburten und die Verminderung des Geburtsgewichtes. In langen kalten Wintern bewirkt die Kälte eine vorübergehende Schädigung der Geschlechtsdrüsen, krankhafte Störungen der Gamenten führen leicht zu männlichen Frühgeburten. Noch nicht ganz entwickelte Eier junger und dem Absterben näher gerückte älterer Mütter neigen infolge ihrer erschwerten Befruchtbarkeit zu männlichen, untergewichtigen Kindern.

Diese Überlegungen sind natürlich nicht für den Einzelfall gültig, aber sie treten dann in Kraft, wenn statistische Betrachtungen über große Zahlen angestellt werden sollen.

Es muß dahingestellt bleiben, ob diese Ansichten BONDIS gegenüber dem reinen Ernährungszustand von seiten der Mutter, wie sie PELLER und ABELS aufrecht halten, zu recht bestehen werden. Jedenfalls ist dadurch das *Gewicht des Neugeborenen als ein von sozialen Verhältnissen stark abhängiger Faktor hingestellt worden*, der sich allerdings einer Beeinflussung durch persönliche oder öffentliche Maßnahmen ziemlich entzieht.

II. Das Selbststillen der Mütter.

Die außerordentliche große Bedeutung, welche die Brusternährung für die Gesundheitsverhältnisse des Säuglings besitzt, kommt in den Ziffern der *Säuglingssterblichkeit* klar zum Ausdruck. Es soll hier auf eine nähere Ausführung dieser Tatsachen nicht eingegangen werden, da diese an anderer Stelle dieses Handbuches eingehend besprochen werden. Hingegen erscheint es nicht überflüssig, jene Faktoren kurz zu besprechen, welche das Stillen der Frauen zu beeinflussen imstande sind.

Erfahrungsgemäß ist das Stillen der Mütter sehr vom *Lande* und *Stamme* abhängig. Es ist bekannt, daß die Südländerinnen mehr und länger stillen als etwa die norddeutschen Frauen, es stellen meist die Jüdinnen ein größeres Stillkontingent als die Frauen ihrer Umgebung, und man kann namentlich in gemischtsprachiger Bevölkerung sich gut überzeugen, daß das Stillen stark von der Stammeszugehörigkeit beeinflußt wird. So stellen in Prag die Tschechinnen um 3% mehr gute Ammen als die Deutschen (WINTERNITZ). MAYERHOFER konnte in dem stark von Tschechen bevölkerten X. Bezirk Wiens 98,92% tschechischer und 84,35% deutscher Stillmütter nachweisen, und MANNING berichtet, daß unter den Frauen der Privatpraxis in Nordamerika die Japanerinnen bisher vielmehr gestillt haben als die Amerikanerinnen. MOLL hat auf Grund von zahlenmäßigen Bestimmungen im alten Österreich Provinzen mit großer Stillhäufigkeit (Küstenland, Dalmatien, Galizien, Krain), solche mit mittlerer Stillhäufigkeit (Böhmen, Mähren, Schlesien, Bukowina) und solche mit geringer Stillhäufigkeit (Niederösterreich, Oberösterreich, Alpenländer) unterschieden. In Süddeutschland existieren Gegenden mit stillender und solche mit nichtstillender Bevölkerung oft nahe aneinander.

Aus dieser so verschiedenartigen Verbreitung des Stillens hat man weitgehende Schlüsse über die *Stillfähigkeit* der Frauen verschiedener Rassen und Länder gezogen, die aber kaum berechtigt sind. Das Extrem dieser Schlußfolgerungen war wohl die bekannte Behauptung BUNGES, daß die Stillunfähigkeit vieler Frauen die Folge einer vererbten Verkümmerung der Brustdrüse sei, welche wiederum mit familiärer Alkoholisierung zusammenhänge. Diese Annahme hat vielfachen Widerspruch gefunden und kann wohl als widerlegt bezeichnet werden. Ebensowenig berechtigt ist die von Frauenkliniken ausgegangene entgegengesetzte Meinung (Momm, Martin), daß es eine Stillunfähigkeit überhaupt nicht gebe und daß jede Mutter imstande sei, ihr Kind selbst zu stillen. Das ist, wie letzthin Engel in treffender Weise nachgewiesen hat, ein Trugschluß. Wohl gelingt es bei jeder Wöchnerin, die Brust durch fleißiges Anlegen zur Sekretion zu bringen, aber das Erfordernis, daß das gestillte Kind auch wirklich genug erhalte, um zuzunehmen, ist damit nicht gewährleistet; nicht wenige der auf diese Weise zum Selbststillen veranlaßten Mütter füttern nach Verlassen der Gebäranstalt entweder zu oder setzen das Kind vollständig ab.

In den letzten Jahren hat man immer mehr erkannt, daß in der Stillfähigkeit allein das wesentliche Moment nicht gelegen sei, sondern daß der *Stillwille* bzw. die traditionelle Stillgewohnheit dafür maßgebend seien, ob und wie lange ein Kind an der Brust aufgezogen wird. Dieser Stillwille ist gerade so ein vom subjektiven Ermessen abhängiger Faktor wie etwa die Geburteneinschränkung und unterliegt stark sozialen Einflüssen. So ist es eine leicht feststellbare Tatsache, daß die Stillung der Mutter mit *zunehmender Wohlhabenheit abnimmt.*

Kriege und Seutemann haben in Barmen nachgewiesen, daß

```
bei Einkommen bis M. 1500 (vor dem Kriege) . . . . 80,8%
  „         „       „   „  3000 . . . . . . . . . . . . . 68,7%
  „         „     über „  3000 . . . . . . . . . . . . . 46,3%
```

der Frauen stillten.

Nach Hanauer haben in Berlin 1900 bei einem Wohnungszins bis 150 Mk. 40,1%, bei einem über 3000 Mk. 23,8% der Mütter gestillt. Ebenso berechnet Selter aus Solingen 67% Mittelstandsmütter und 30% Mütter wohlhabender Kreise unter den Stillenden.

Man kann diese Verschiedenheiten auch nach Berufsklassen erkennen. Nach Kriege und Seutemann haben in Barmen von

```
selbständigen Angehörigen des Handels gestillt . . . . 68,8%
         „              „         freier Berufe . . . . . . . 72,1%
Privatangestellte . . . . . . . . . . . . . . . . . . . 72,2%
Arbeiter  . . . . . . . . . . . . . . . . . . . . . . . 82,3%
```

Daß selbst unter den Wenigbemittelten diesbezüglich noch Unterschiede bestehen, konnte Heinrich Keller in Wien nachweisen, der in einer an und für sich armen Bevölkerung einer Fürsorgestelle in Wien fand, daß Frauen von Proletariern in 79%, Frauen „besserer Stände" in 74% ihre Kinder stillten.

Der ungünstige Einfluß der Wohlhabenheit macht sich auch in der *Länge der Stilldauer* geltend. Aus Kriege und Seutemanns exakter Statistik läßt sich erkennen, daß von Frauen aus der Einkommenstufe bis 1500 Mk. 75,9%, solche bis 3000 Mk 53,2%, über 3000 Mk. 40,3% ihre Kinder über 6 Monate stillten. Auch aus Mannings Zusammenstellung geht hervor, daß die reichen Frauen ihre Kinder seltener über 6 Monate stillten als die armen Mütter. In gleicher Weise zeigt H. Kellers Statistik, daß unter den Frauen, die ihre Kinder stillten, von den „besseren Berufen" 44,4%, von den Proletarierfrauen 36,6% vor dem 7. Monat absetzten. Sozusagen als Illustrationsfaktum für den Einfluß des Stillwillens kann die Beantwortung der Frage aufgefaßt werden, *welche Gründe* die Frau veranlaßt haben, nicht zu stillen oder frühzeitig abzustillen. Keller hat für die einfachen Frauen dies zu erheben versucht und hierbei ganz interessante Antworten erhalten. Von 1300 Frauen haben 78,8% zu stillen begonnen, 21,2% gar keinen Versuch gemacht. Von letzteren beriefen sich 15% auf ärztliches Verbot, 6% auf den Rat von Hebammen, in 13,9% hatte die Mutter eigenmächtig das Stillen unterlassen, wobei in etwas mehr als der Hälfte der Fälle die Art der

Berufsarbeit, in der anderen Gruppe ganz vage Angaben — die Mutter sei zu jung gewesen, sie fühlte sich zu schwach, es sei keine Milch vorhanden gewesen, das Kind habe die Brust nicht genommen, es sei die Regel aufgetreten — als Grund angegeben wurden, ganz deutliche und nicht einmal verschleierte Ausreden für das Nichtwollen der Mütter. In ähnlicher Weise sind die Gründe für das verfrühte Absetzen der Kinder beschaffen, wobei meist eine Zwiemilchernährung gar nicht versucht worden war. Auch die vielfach als Ursachen des Nichtstillens angegebenen „*sozialen Gründe*" sind sehr oft nicht stichhaltig. Nur die *Unehelichkeit* kann als triftiges soziales Moment für das Nichtstillen angesehen werden, da ledige Mütter das Kind meist nicht bei sich behalten oder zum mindesten es tagsüber nicht betreuen können. In LANDÉ's großem Material aus dem Augusta Victoria-Hause in Berlin wurden soziale Gründe für das frühe Abstillen in 7% bei verheirateten und in 65,7% bei ledigen Müttern namhaft gemacht. Diese Zahlen deckten sich recht genau mit der Zahl der in Pflege gegebenen unehelichen Säuglinge, da 61,8% gar nicht oder nur vorübergehend bei der Mutter belassen worden waren. Sieht man von der Unehelichkeit als Ursache des Nichtstillens oder des frühen Absetzens ab, so sind die anderen „sozialen Gründe" hierfür wenig einleuchtend und gehen parallel mit der Stillgewohnheit bzw. dem Stillwillen einer Bevölkerung. So wird aus Paris, wo man in der Regel nicht stillt, von DERESSE berichtet, daß von 100 Nichtstillenden 73 „sozial" verhindert gewesen waren, während in der stillenden Bevölkerung Berlins nach H. NEUMANN nur 2%, in jener Barmens (KRIEGE, SEUTEMANN) 5,2% aus „sozialen Anlässen" nicht gestillt haben. Wie sehr Gewohnheit und guter Wille und keineswegs Vererbbarkeit das Stillen beeinflussen, zeigt eine Gegenüberstellung BECKs, nach welcher in demselben württembergischen Distrikt im Jahre 1875 23%, im Jahre 1822 88% der Kinder gestillt worden sind.

Ist aus diesen Angaben ersichtlich, daß das Stillen weniger von der Fähigkeit als vom Willen abhängig ist, so ist es verständlich, daß äußere Einflüsse diesbezüglich günstige Wirkungen ausüben können. Tatsächlich haben die erhöhte Aufmerksamkeit, welche man dem Säugling zuwendet, die Belehrung und die pekuniäre Aushilfe für Wöchnerinnen die Zahl der stillenden Mütter in letzter Zeit beträchtlich erhöht. In Mittelstandskreisen kann man sich jetzt oft überzeugen, daß der Stillwille größer ist als die Stillfähigkeit, wobei allerdings die immer mehr verwendete Zwiemilchernährung vermittelnd einzugreifen vermag. Einen großen Einfluß auf diesen Stillwillen in bemittelten Kreisen üben auch die Schwererhältlichkeit und die großen Erhaltungskosten der Ammen aus. So ist in Wien die Aufnahme von Lohnammen ganz außerordentlich zurückgegangen, was zum Teil darin seinen Grund hat, daß die früheren „Ammenländer" Mähren und Nordungarn jetzt für diesen Export ziemlich verschlossen sind. Bezeichnend für die Zunahme des Selbststillens in Intelligenzkreisen ist eine vergleichende Statistik aus Ärztekreisen, die RIETSCHEL und MEINERT im Jahre 1909 und A. und E. SCHLOSSMANN-PANKOW im Jahre 1923 angestellt haben. Im ersten Jahre ergab sich ein Prozentsatz von 59, im Jahre ein solcher von 69 stillenden Mütter. In Arbeiter- und Angestelltenkreisen ist in den Jahren vor dem Kriege ebenfalls ein Ansteigen der Stilltätigkeit zu konstatieren gewesen, was zum Teil der Stillpropaganda durch Säuglingsfürsorgestellen, Hebammen, öffentliche Belehrung, zum Teil den Stillprämien (S. WEISS) und Zuweisungen von Wochenbettgeldern von Krankenkassen zuzuschreiben ist. H. KELLER konnte unter 1300 Müttern 172 zählen, welche bald nach der Entbindung wieder in die Arbeit gingen und 1128, welche eine Zeitlang zu Hause bleiben konnten. Unter den letzteren haben von Unterstützungsbeziehenden 89,8%, von Nichtunterstützten 84,5% gestillt. MARTIN COHN konnte in Berlin nachweisen, daß die erweiterte Reichshilfe für

Wöchnerinnen ein Ansteigen der Stilltätigkeit zur Folge hatte, während nach Ablauf des Gesetzes die Stillung wieder zurückging.

Der *Krieg* hatte eine Zeitlang infolge der erschwerten Beschaffung von verläßlicher Säuglingsnahrung eine Vermehrung der Stillung zur Folge. So konnte ich aus derselben Fürsorgestelle, aus der H. Keller im Jahre 1909 78,6% Stillende nachgewiesen hatte, im Jahre 1917 bei 92% eine Stillung feststellen. Aber beim Fortschreiten der Hungersnot wurden die Mütter zum Stillen zu schwach und legten die Kinder entweder gar nicht oder nur sehr kurze Zeit an (Pilpel Wien). Kuetting in Gießen berichtet, daß die Stillung von Ende 1916 bis 3. Quartal 1918 von 92% auf 72% gesunken war, aber im 4. Quartal 1918 wieder auf 88% anstieg. Er bringt dies mit der Rückkehr geschulter Pflegerinnen in Zusammenhang. Auch Momm, der im Frieden fast 100 Stillfähige auf der Frauenklinik hatte nachweisen können, mußte im Winter 1918/19 einen Tiefstand von 70% konstatieren, dem dann eine Besserung folgte.

Es ist aus dem Gesagten ersichtlich, daß hauptsächlich der *Stillwillen* für das Anlegen des Säuglings an der Mutterbrust maßgebend ist und daß nur in Zeiten großer Hungersnot auch die *Stillunfähigkeit* infolge Unterernährung der Mutter mehr als individuelle Bedeutung gewann. Dasselbe gilt auch für die Stilldauer. Den Stillwillen in größere Bevölkerungskreise zu tragen, ist eine wichtige und dankbare Aufgabe sozialer Tätigkeit.

In erster Linie sind *Ärzte* und *Hebammen* berufen, belehrend auf die ihnen anvertrauten Frauen einzuwirken, nicht nur in dem Sinne, daß sie dringend zum Selbststillen raten, sondern auch dadurch, daß sie im Falle des Versiegens der Brust mit gebotener Vorsicht eine Beifütterung durchführen, um möglichst lange wenigstens einen Teil der Ernährung durch die Mutterbrust zu sichern.

Ferner müßten *Bildungsvereine*, *Frauenorganisationen* die Selbststillung der Mütter propagieren, wobei es wichtig ist, daß führende Frauen mit gutem Beispiel vorangehen. Selter (zit. Epstein) berichtet, daß in Barmen, als die Frau eines Fabrikbesitzers zu stillen begann, viele Fabriksarbeiterinnen dem Beispiele folgten. *Merkblätter, populäre Schriften*, die womöglich jeder Entbundenen überreicht werden sollten, können in leicht faßlicher Weise die Vorteile des Selbststillens zur Darstellung bringen.

Eine große Aufgabe fällt der offenen *Säuglingsfürsorge* zu, wenn auch leider ein Teil der daselbst vorgeführten Säuglinge bereits vorher an das Fläschchen gewöhnt worden ist. Aber die stete Stillpropaganda von seiten des leitenden Arztes und der Fürsorgerin haben oft bei einem nächsten Kinde oder bei anderen Müttern gute Folgen, und die Freude von Müttern an gut gedeihendem Brustkind reizt zur Nachahmung. Auch kann in der Säuglingsfürsorgestelle das zu frühe und brüske Absetzen verhindert werden. Die Auszahlung von *Stillprämien* durch die Krankenkassen oder der Beitritt in eine Stillkasse hat, wie vielfache Erfahrungen lehren, das Selbststillen in hohem Maße gefördert.

Von großem Werte wäre es, wenn man es Arbeiterinnen oder Angestellten möglich machen würde, am Orte ihrer Tätigkeit ihre Säuglinge regelmäßig zu stillen; dadurch wäre auch unehelichen Kindern die Stillung an der Mutterbrust gesichert. Solche *Stillkrippen*, für welche Moll sich lebhaft einsetzt, sind schon mehrfach an Fabriken oder große Unternehmungen angeschlossen und ergeben sehr gute Resulttae (Weiss, österreichische Tabakfabriken, Armand-Delibe, Pariser Krankenhäuser). Wenn staatliche, städtische, fürsorgerische und namentlich ärztliche Kreise zum Zwecke der Förderung des Selbststillens zusammenwirken, können gute Erfolge erzielt werden, wie dies ja tatsächlich in den letzten Jahren der Fall gewesen ist.

III. Ammenkinder.

Tragen für die Folgen des Nichtstillens des eigenen Kindes die Mütter bzw. deren Ratgeber die Verantwortung, so sollte das Schicksal des Ammenkindes Gegenstand der öffentlichen Fürsorge sein. Es liegt im Wesen der bezahlten Ammenstellung, daß in einer verschiedenartigen Einschätzung des Lebens des Kindes der „Herrschaft" und jenes der Amme dem letzteren einfach der reiche Born der zweckmäßigen Ernährung entzogen und das Kind Ernährungsverhältnissen ausgesetzt wird, die sein Gedeihen und sein Leben schwer gefährden. Die *hohe Sterblichkeit der Ammenkinder* ist allgemein bekannt. BERTILLON berechnete sie in dem ammenspendenden Departement Loire inferieure mit 90%, TALBOT gibt für Boston (1911) kaum geringere Zahlen (85%), E. u. L. OBERWARTH konnte in Berlin auf Grund exakter Untersuchungen (1901) nachweisen, daß von 79 recherchierten Ammenkindern nur 54 am Leben geblieben waren, was einer Mortalität von 31,6% entspricht. Zu diesen rein körperlichen Schädigungen kommen noch, wie dies vor längerer Zeit schon TROITZKY hervorgehoben hat, die Entfremdung der Amme gegen ihr eigenes Kind, die Gewöhnung an andere Lebensverhältnisse, oft auch eine ungünstige Beeinflussung des Charakters hinzu, welche solche ehemalige Ammen zur Rückkehr in frühere Berufsstellungen recht ungeeignet machen.

Es wäre eine falsche Folgerung aus diesen Tatsachen, wenn man, wie dies tatsächlich oft zu hören ist, zur Schonung des Ammenkindes und aus Gründen sozialer Gleichstellung den Ammenberuf gänzlich verbieten oder zum mindesten so erschweren würde, daß er praktisch kaum zur Durchführung gelangen könnte. Denn wenn auch in letzter Zeit die Stillabsichten der eigenen Mütter beträchtlich zugenommen haben, so gibt es doch noch genug Kinder, bei denen die Stillung durch die Mutter nicht möglich ist und das Anlegen an die Ammenbrust von lebenserhaltender Bedeutung erscheint. Auch stellt der Ammenberuf immerhin doch für manche Frauen eine wertvolle Einnahmequelle dar, die ihnen nicht ohne weiteres entzogen werden sollte. Aber zum Schutze des Ammenkindes, des möglichsten Erhaltens der Milch als Ware der Amme und nicht zum mindesten der Partei, welche die Amme aufnimmt, sollte eine Regulierung des Ammenwesens entweder auf dem Wege eines Gesetzes oder durch behördliche Vorschriften durchgeführt werden.

Es mag der jüngeren Ärztegeneration kaum bekannt sein, mit wieviel Unverstand, Rücksichtslosigkeit und Verlogenheit noch vor 20 und 30 Jahren das Ammenvermittlungsgewerbe vielfach betrieben worden ist. Falsche Daten über das Alter des Ammenkindes, unterschobene angebliche Ammenkinder, gestaute Brüste zur Vortäuschung eines Milchreichtums und ähnliche Dinge, die BAGINSKY anschaulich schildert, machten dem Arzte die Ammenwahl zu einer sehr schwierigen riskanten Angelegenheit, setzten die Partei großen Unannehmlichkeiten aus und vereinigten sich oft mit einer strafbaren Ausbeutung der Ammen durch die Vermittlungsbureaus.

In erster Linie müßte eine Bestimmung getroffen werden, nach welcher das *Ammenkind ein bestimmtes Alter* erreicht haben müßte, bevor die Mutter berechtigt wäre, einen Posten als Amme anzutreten. Diese Forderung wurde von verschiedenen Seiten gestellt, allerdings nicht mit gleichen Altersforderungen des Ammenkindes. RONA und E. u. L. OBERWARTH begnügten sich mit 4—5 Wochen, wobei wohl auch die Rücksichten auf eine latente Lues (damals gab es noch keine Wassermannreaktion) maßgebend gewesen sein dürften. Eine ältere französische Verordnung (loi ROUSSEL) verlangte hingegen ein Kindesalter von 7 Monaten für die Bewilligung zur Übernahme einer Ammentätigkeit, eine Bestimmung, die so wenig zweckmäßig ist, daß sie nach den Mitteilungen maßgebender französischer Kinderärzte gewohnheitsgemäß umgangen wird. Am vernünftigsten ist wohl der Vorschlag von Schlossmann, der den Ammeneintritt an das Alter von *3 Monaten* des Eigenkindes bindet.

Ist das Ammenkind 3 Monate gestillt worden, dann sind wohl genügend Grundlagen für dessen Gedeihen gegeben, um ein Abstillen bzw. eine künstliche Ernährung verantworten zu dürfen. Manche Fachmänner gehen aber noch weiter und verlangen, daß die *Partei*, welche eine Amme aufnimmt, für eine Zeit *auch deren Kind zu sich nimmt.* Soweit hierbei das Interesse des Ammenkindes in Betracht kommt, erscheint, wie wir oben erwähnt haben, dieses Verlangen wohl berechtigt, aber nicht erforderlich. Hingegen liegt hierin ein sehr wertvoller Schutz der Amme gegen frühzeitigen, durch unzweckmäßige Behandlung der Brust herbeigeführten Verlust ihrer Milch und damit ihres für sie wertvollen Kapitals. Man pflegt im allgemeinen viel zu wenig zu berücksichtigen, daß längeres Nichttrinkenlassen an einer gut gehenden Brust ebenso ein Nachlassen der Sekretion zur Folge hat, wie ungenügende Entleerung derselben durch Anlegen eines schwächlichen trinkfaulen Kindes. Im Interesse der Erhaltung der Milch in der Brust der Amme ist es notwendig, daß die Brust regelmäßig genügend ausgetrunken werde und daß zu diesem Zwecke, wenn das Pflegekind nicht stark genug dazu ist, ein anderes Kind herangezogen werde, das allerdings nicht unbedingt das eigene der Amme sein muß. Ein Abpumpen der nichtgetrunkenen Milch ist nur vorübergehend und nur bei entsprechender Übung ein Ersatz für ein Austrinken der Brust.

Eine solche Forderung kann mit Hoffnung auf Erfolg nur eine *Ammenvermittlungsstelle von autoritativem Charakter* erheben, und schon aus diesem Grunde ist es höchst wünschenswert, daß die Abgabe von Ammen privaten Büreaus gänzlich entzogen und nur durch öffentliche Institute, wie Gebär-, Findelanstalten, Säuglingsheime usw. ausgeübt werde. Nur dadurch wird auch die Gewähr geboten, daß die Amme gesund ist (Wassermann negativ!), daß verläßliche Angaben über die Amme und deren Kind den Parteien zukommen, daß die Ammen nicht pekuniär durch verschiedene Vermittlungsorgane ausgenützt werden und daß die Lohn-, Vermittlungs- evtl. Umtauschbedingungen klar und einheitlich fixiert würden. Schlossmann hat seinerzeit im Dresdner Säuglingsheim dafür mustergültige Einrichtungen und Bestimmungen getroffen, die leider nicht die wünschenswerte Verbreitung gefunden haben. Ähnliche Einrichtungen schuf Pfaundler in Graz. Es wird allerdings derzeit von den Leitern derartiger Institute eingewendet, daß der Mangel an Ammen ein so großer sei, daß man nicht einmal für die Anstalt genügendes Material besitze, aber es wäre doch zu überlegen, ob die Lohn- und damit auch die Hausammen nicht häufiger in solchen Anstalten sich einfinden würden, wenn sie nicht schon in Entbindungsheimen und Säuglingsanstalten durch alle möglichen Schliche für die privaten Ammenvermittlungsbureaus abgefangen werden würden.

Alle die Schwierigkeiten in bezug auf die Amme und deren Kind lassen sich am besten dadurch beheben, daß gesetzliche Bestimmungen darüber Klarheit schaffen. Tatsächlich ist die Forderung nach einem *Ammengesetz* schon eine recht alte und fand bereits im Jahre 1874 durch das obenerwähnte loi des Roussel ihren Ausdruck. In letzter Zeit hat namentlich Schlossmann diese Forderung erhoben und begründet. Er verlangt, daß die Ammenvermittlung nur durch staatliche oder kommunale, unter ärztlicher Leitung stehende Institute erfolgen solle, und daß bei einem Alter des Ammenkindes von 3 Monaten der Dienstantritt der Amme erlaubt werde. Die Kosten der Versorgung des Ammenkindes müßten der Partei zugeschrieben werden. Selbstverständlich muß der gesundheitliche

Schutz beider Teile nach Möglichkeit sichergestellt und namentlich die Aufnahme einer Amme zu einem syphilitischen Kinde unter strenge Strafen gesetzt werden.

Die Forderungen SCHLASSMANNS haben — soviel mir bekannt ist — in Deutschland noch zu keinem Ergebnisse geführt, hingegen haben die Parlamente in der Tschechoslowakei und in allerletzter Zeit auch in Österreich Ammengesetze beschlossen.

Die Bestimmungen des tschechischen Gesetzes vom 3. Juli 1923 sind folgende:

§ 1. Die Mutter eines am Leben befindlichen, noch nicht 4 Monate alten Kindes darf nicht als Amme aufgenommen werden und darf nicht den Posten einer Amme annehmen, wenn ihr nicht die Möglichkeit gegeben ist, ihr eigenes Kind regelmäßig zu stillen. Von dieser Möglichkeit muß sie Gebrauch machen.

§ 2. Eine Amme darf aufgenommen werden, wenn durch ein Zeugnis eines Amtsarztes nachgewiesen wird,

1. daß das gleichzeitige Stillen zweier Kinder keinen gesundheitlichen Nachteil für die Amme und ihr Kind bilden wird;

2. daß weder das Kind, zu welchem die Amme aufgenommen wird, noch dessen Elternteile die Gesundheit der Amme oder ihres Kindes gefährden.

§§ 3, 4, 5 enthalten Strafbestimmungen usw.

§ 6. Die Bestimmungen dieses Gesetzes finden auf Ammen in Findelhäusern und Säuglingsheimen, Kliniken und Heilanstalten keine Anwendung.

Das österreichische Gesetz, welches im März 1926 beschlossen wurde, lautet folgendermaßen:

§ 1. Eine Frau, welche ein anderes als ihr eigenes Kind zu stillen übernimmt (Amme), muß bei Übernahme des Kindes ein Zeugnis darüber besitzen, daß sie mit keiner auf das Stillkind übertragbaren Krankheit behaftet ist, und daß sie, wenn ihr eigenes Kind am Leben und noch nicht 3 Monate alt ist, das Stillkind neben dem eigenen stillen kann. Das Zeugnis darf nicht mehr als 1 Monat vor Übernahme des Stillkindes ausgestellt sein.

§ 2. Wer ein Kind einer Amme zum Stillen übergibt, muß bei der Übergabe ein Zeugnis darüber besitzen, daß das Stillkind mit keiner auf die Amme übertragbaren Krankheit behaftet ist. Das Zeugnis darf nicht vor mehr als 1 Monat vor der Übergabe des Stillkindes ausgestellt sein.

§ 3. Zur Ausstellung des Zeugnisses im Falle des § 1 ist der Amtsarzt der politischen Behörde oder der Arzt der zuständigen Säuglingsfürsorgeanstalt, im Falle des § 2 die zuständige Ziehkinderaufsichtsstelle berufen.

§ 4. Die Vorschriften der §§ 1—3 gelten nicht für die Übernahme eines Stillkindes durch eine Amme in einer öffentlichen Heil- oder Pflegeanstalt, doch bedarf es hierzu der Bewilligung des leitenden Arztes, die nur erteilt werden kann, wenn weder die Amme mit einer auf das Stillkind übertragbaren, noch das Stillkind mit einer auf die Amme übertragbaren Krankheit behaftet ist, und wenn die Amme, falls ihr eigenes Kind am Leben und noch nicht 3 Monate alt ist, das Stillkind neben dem eigenen Kinde stillen kann.

§ 5. Die zur Ausstellung des Zeugnisses berufenen Ärzte sind berechtigt, die spitalsmäßige oder fachliche Untersuchung der Frau oder des Kindes, für welche das Zeugnis auszustellen ist, zu verlangen. Sie haben über die erteilten Zeugnisse Vormerkungen zu führen, die der politischen Bezirks- oder Sanitätsbehörde auf Verlangen vorzulegen sind. Das gleiche gilt von der Bewilligung durch den leitenden Arzt einer öffentlichen Pflege- oder Heilanstalt.

§ 6 enthält Strafbestimmungen, § 7 Durchführungsverordnungen.

Die beiden Gesetze gleichen sich insoferne, als in beiden ein mehrmonatiges Alter des Ammenkindes — in der Tschechoslowakei 4 Monate, in Österreich 3 Monate — gefordert wird, ehe der Eintritt einer Amme ohne Mitnahme bzw. Weiterstillen ihres eigenen Kindes gestattet ist. Ebenso fordern beide Gesetze Zeugnisse von Amtsärzten bzw. öffentlichen Fürsorgeanstalten über die Gesundheit der beteiligten Personen. Das österreichische Gesetz fixiert die Gültigkeitsdauer dieser Zeugnisse mit einem Monat vor dem Eintritt der Amme. Bemerkenswert ist, daß das tschechoslowakische Gesetz wohl den Schutz der Amme gegen eine Krankheitsübertragung durch das Stillkind, nicht aber den Schutz des letzteren durch eine Ansteckung von seiten der Amme bestimmt, während in Österreich beide Teile sich durch amtsärztliche Zeugnisse als gesund ausweisen müssen. Es dürfte dies darin seinen Grund haben, daß in der Tschechoslowakei gesetzliche Bestimmungen bestehen, in denen die Straffälligkeit einer bewußten Syphilisübertragung von der Amme zum Stillkind und umgekehrt festgelegt ist.

In Österreich ist ein Gesetz gegen die Übertragung von Geschlechtskrankheiten in Vorbereitung.

Beiden Gesetzen ist die Aufstellung von Ausnahmsbestimmungen für Findelhäuser, Kinderkliniken, Säuglingsanstalten usw. gemeinsam.

Der Fortschritt, welcher in diesen Gesetzen gelegen ist, besteht in der Festlegung, daß ein Ammenkind nicht vor dem 3. bzw. 4. Monat von seiner Mutter verlassen werden darf, wenn diese sich als Amme verdingen will. Damit ist der frühzeitigen plötzlichen Abstillung des Ammenkindes ein Riegel vorgeschoben und es ist zu erwarten, daß die berüchtigte hohe Mortalität der Ammenkinder dadurch auf ein Normalmaß herabgedrückt werden wird.

Es kann aber nicht in Abrede gestellt werden, daß den erwähnten Gesetzen auch Mängel anhaften, die vielleicht bei gesetzlicher Fixierung des Ammenwesens überhaupt nicht ganz zu vermeiden sind. In der Wiener kinderärztlichen Gesellschaft gab die Vorlage des Ammengesetzes Anlaß zu einer eingehenden Diskussion, in welcher durch Siegfr. Weiss, Pirquet, Moll, Zappert, Riether, Neurath, Wengraf, Finger, Gottlieb die Schwierigkeiten einer Ammengesetzgebung erörtert worden sind. (Wien. med. Wochenschr. 1926, 14, 15, 16.) So ist es außerordentlich schwer, die Gesundheit einer Amme ebenso wie auch des Stillkindes, insoferne Syphilis in Betracht kommt, sicher festzustellen, da die Wassermannreaktion kurz nach einer Infektion und bei einer latenten kongenitalen Syphilis oft versagt. Nur längere Beobachtung könnte hierüber einigermaßen Sicherheit bringen, und es ist schon aus diesem Grunde erwägenswert, ob die Abgabe von Ammen nicht ausschließlich durch öffentliche Institute (Säuglingsheime, Findelanstalten, Kinderkliniken) erfolgen sollte, in denen die Amme durch längere Zeit ärztlich beobachtet und auch sonst kontrolliert werden kann. Ob die in den vorliegenden Gesetzen verlangte Alleinberechtigung des *Amtsarztes* (bzw. der öffentlichen Säuglingsfürsorgeanstalten) zur Ausstellung von Zeugnissen zweckmäßig erscheint, muß bezweifelt werden. Man kann vom Amtsarzte mit weniger Wahrscheinlichkeit die schwierigen Kenntnisse der Syphilisdiagnostik erwarten, als etwa von einem akademisch graduierten Pädiater oder Syphilidologen die zur Ausstellung eines solchen Zeugnisses notwendige Gewissenhaftigkeit. Der Zwang, das Ammenkind mit ins Haus des Stillkindes zu nehmen, wie er bisher von verschiedenen öffentlichen Ammenvermittlungsinstituten gefordert war, bringt sehr viel Übelstände mit sich. In dieser Beziehung ist die gesetzliche Regelung zu begrüßen, daß diese Bestimmung nur für Kinder unter 3 bzw. 4 Monaten gilt. Vollkommen machtlos ist die Amme gegen einen durch Unverstand der Umgebung hervorgebrachten Verlust ihrer Milch und damit ihres wertvollen Kapitales. Dagegen sind auch gesetzliche Vorschriften schwer zu erlassen und es wäre die einzige Möglichkeit, zu erwägen, ob nicht durch die obenerwähnte ausschließliche Abgabe von Ammen von seiten eines öffentlichen Institutes diesem bzw. seinen Leitern eine Art Kontrollerecht über die abgegebenen Ammen zugebilligt werden könnte.

Trotz dieser Einwände ist die Erlassung von Ammengesetzen durchaus erwünscht und als sozialhygienischer Erfolg zu begrüßen. Leider kommt sie um einige Jahrzehnte zu spät, da jetzt durch die Neigung der Mittelstandsmütter zum Selbststillen und durch die allgemeine Verarmung der Bedarf nach Ammen bedeutend herabgesunken ist.

Dort, wo eine Ammenmiete nicht möglich ist, die Zufütterung von Frauenmilch für das Kind wohl erwünscht erscheint, von der eigenen Mutter aber nicht im genügenden Maße durchgeführt werden kann, ist die Heranziehung einer *Stillfrau* recht populär. Unkontrolliert und unorganisiert besteht diese Einrichtung wohl in einfacheren Volkskreisen ganz allgemein, wobei es der Mutter des Kindes anheimgestellt ist, in welcher Weise sie sich der milchspendenden Frau erkenntlich erweisen will. Eine Organisierung dieses Stillfrauenwesens durchzuführen, haben sich seit langem (Berlin Wegscheider 1858) Ärzte bemüht und in letzter Zeit sind exaktere Vorschläge für Vermittlungsstellen für Stillfrauen mit genauen Lohnbedingungen gemacht worden (Brüning, v. Drigalsky, s. Tugendreich). Alle diese Versuche scheitern an der großen Schwierigkeit einer gesundheitlichen Kontrolle der Stillfrau. Trotz der schon von Ullersperg dringend empfohlenen ärztlichen Begutachtung der Stillfrau bleibt diese viel weniger beaufsichtigt als eine Amme und ist den Gefahren einer frischen luetischen Infektion immerhin leichter ausgesetzt als die behütete Amme. Schon A. Fornier sieht in der Promiskuität der Brust ein gefährliches Verbreitungsmittel der kongenitalen Syphilis und die modernen Kinderärzte, welche ja bei jeder Amme die Anstellung einer Wassermannreaktion fordern, werden sich zu einem vollkommenen Verzicht auf die Lueskontrolle bei einer Stillfrau nur schwer entschließen. In Einzelfällen wird man wohl zuweilen zu diesem Zufluchtsmittel greifen müssen. Die derzeit allenthalben bestehenden Säuglingsfürsorge- und Mutterberatungsstellen, in denen man Mutter und Kind genau kennt, bieten immerhin eine gewisse Gewähr für die richtige Auswahl einer Stillfrau.

IV. Ernährungsstörungen im Säuglingsalter.

So gründlich studiert die Beziehungen sozialer Faktoren zur *Sterblichkeit* der Säuglinge sind, so wenig ist deren Einfluß auf ihr Gedeihen und auf das Auftreten bzw. den Verlauf von Krankheiten statistisch erfaßt. Da die Bearbeitung der Säuglingsmortalität in einem anderen Abschnitte dieses Handbuches erfolgt, genügen an dieser Stelle nur einige allgemeine, der praktischen Erfahrung entspringende Bemerkungen über die sozialen Grundlagen der Ernährungsstörungen des Säuglings.

Bestimmend für das Gedeihen des Säuglings ist ein erster Linie die Art seiner *Ernährung. Frauenmilch* ist unter allen Umständen das beste Schutzmittel gegen Ernährungsstörungen und gegen den schweren Verlauf akuter Erkrankungen. H. Neumann hat vor einer Reihe von Jahren in einer Zusammenstellung der Wohnungsverhältnisse und der Säuglingssterblichkeit gefunden, daß von je 100 *Brust*kindern der ärmsten Eltern 95, des kleinen Mittelstandes 97,4 und der wohlhabenden Klassen 97,4 das erste Jahr erreichen. Der Unterschied im Verhalten der Brustkinder ist also in verschiedensituierten Bevölkerungsschichten recht gering. Ebenso ergaben Untersuchungen von Kriege und Seutemann, daß in Familien mit einem Einkommen von 1500 Mk. (Vorkriegszeit) oder mehr die Sterblichkeit der Brustkinder 6,4%, in solchen mit einem geringeren Einkommen 7,3% betrug, also auch nicht wesentlich differierte. Die lebensbedrohenden Erkrankungen des Säuglings, wie Darmkatarrhe, Lungenentzündungen, Keuchhusten nehmen in der Regel bei natürlich genährten Kindern einen günstigeren Verlauf als bei Flaschenkindern, manche Säuglingskrankheiten, wie Skorbut, Spasmophilie, kommen bei Brustkindern fast gar nicht vor.

Ungünstiger liegen die Verhältnisse bei künstlicher *Ernährung.* Hier hängt das Schicksal des Säuglings wesentlich von den sozialen Umständen ab, in denen er sich befindet. Sind diese günstig und sind die Bedingungen für die exakte Durchführung der Ernährung gegeben, so können, wie der erfahrene Praktiker ganz gut weiß, auch künstlich genährte Kinder gut gedeihen. So zeigt die *physiologische Gewichtsabnahme des Neugeborenen,* wie Czerny und Keller erwähnen, oft bei Brustkindern und Flaschenkindern keine wesentlichen Unterschiede und an Parallelkurven über die Zunahme natürlich und künstlich genährter Säuglinge kann man (Camerer, Budin, Finkelstein) oft kaum einen Unterschied bemerken. Daß häufig anch gut gehaltene Flaschenkinder langsamer zunehmen und am Schlusse des ersten Jahres ein geringeres Gewicht aufweisen als Brustkinder, hängt wohl mit der gebotenen Vorsicht bei der Ernährung zusammen. Allerdings sind diese guten Resultate der künstlichen Ernährung nicht sehr verläßlich, und selbst unter den besten äußeren Verhältnissen sind Flaschenkinder durch akute Krankheiten mehr gefährdet als Brustkinder. Dementsprechend ist auch die Sterblichkeit von Flaschenkindern begüterter Kreise immer noch größer als jene von Brustkindern.

Ganz anders stellt sich hingegen das Schicksal des *Flaschenkindes unter ungünstigen sozialen Bedingungen*. Das Gedeihen des Säuglings ist oft gestört, die Kränklichkeit recht groß und die Sterblichkeitsziffer eine beträchtliche. Rohmer hat, wie Husler angibt, von gestillten Kindern im ersten Jahre 33,3%, im zweiten 80% gesund befunden, während von solchen, die weniger als ein halbes Jahr die Brust bekommen hatten, im ersten Jahre 35,1%, im zweiten 18,5% gesund waren. Die Zahlen wären noch viel prägnanter, wenn Kinder, die gar nicht bzw. nur wenige Wochen an der Brust gewesen waren, solchen mit mindestens halbjähriger Stillungsdauer gegenübergestellt worden wären. Be-merkenswert ist, daß die erkrankt befundenen künstlich genährten Kinder schwe-rere Krankheiten aufgewiesen hatten als die Brustkinder. Sehr deutlich ist die Ab-hängigkeit der *Sterblichkeit* künstlich genährter Kinder von der sozialen Lage. Kriege und Seutemann konnten in Familien mit einem Einkommen unter 1500 Mk. 31,6%, bei einem solchen über 1500 Mk. 12,5% Mortalität der Flaschen-kinder nachweisen. H. Neumann hat in seiner obenerwähnten Statistik gezeigt, daß die künstliche Ernährung in Wohnungen mit 1—2 Zimmern 8,8mal, in solchen mit 3 Zimmern 6,5mal und in solchen mit 4 und mehr Zimmern 4mal mehr Opfer fordert als die Brusternährung.

Die hauptsächlichste Ursache für diese große Gefährdung der Flaschen-kinder liegt darin, daß sie häufigeren und schwereren *Ernährungsstörungen* aus-gesetzt sind, als natürlich genährte Säuglinge. Darüber, welch letzten Endes die Gründe sind, warum Kuhmilch (oder andere Tiermilch) von Säuglingen meist schlechter vertragen wird als Muttermilch, existiert eine große pädiatrische Lite-ratur, auf welche hier nicht eingegangen werden kann. Am schärfsten wird der Gegensatz zwischen Mutter- und Tiermilch durch Hamburger fixiert, welcher in der *Artfremdheit* des tierischen Milcheiweißes ein schädliches Agens erblickt. Fürsorgerischen Bestrebungen nähergerückt sind jene Annahmen, welche in der *fehlerhaften Mischung* der künstlichen Nahrung eine Quelle des öfteren Nicht-gedeihens von Flaschenkindern suchen. Eine *reichliche Darbietung von Kohlen-hydraten* kann zum Milchnährschaden, eine *Überfütterung mit Milch* zum Milchnährschaden, ein *Zuviel oder Zuwenig von Zucker und Fett* zu Darm-störungen bzw. zu Gewichtsstillstand führen. Ebenso ist das *Quantum* der dar-gereichten Nahrungsmenge von Wichtigkeit, das bei künstlicher Ernährung häufig zu gering oder zu reichlich bemessen wird. Freilich sind die Ernährungs-theorien und die Versuche mit verschiedenen Nahrungsgemischen nicht eindeutig genug, um bestimmte Ernährungsgemische als die unbedingt verläßlichen an-zuraten. Sicherlich ist bei künstlicher Ernährung auch die starke *Abtötung der Milch*, welche durch *längeres Kochen* bewirkt wird, für das Gedeihen des Kindes unvorteilhaft, da wir derzeit manchen in der rohen Milch, also auch in jener der Mutter, befindlichen Ergänzungsstoffen eine große Bedeutung für das Gedeihen des Säuglings zuschreiben. Geschieht aber im Hause des Säuglings alles, um die Milch zweckmäßig zu verabfolgen, so kann doch auf dem Wege vom Stalle zum Kinde die *Milch so vielfach chemisch und bakteriologisch verändert und ver-dorben* werden, daß die Gefahr einer Unbekömmlichkeit sehr groß wird. Dies gilt namentlich für die Sommermonate oder für Zeiten von Milchnot.

Es ist schon aus dem Gesagten ersichtlich, daß zur künstlichen Ernährung viel mehr Gewissenhaftigkeit, Einholung ärztlichen Rates und vor allem Zeit

gehört als zur Brusternährung. Noch mehr treten die Pflegeverhältnisse in den
Vordergrund, wenn bei einem künstlich genährten Kinde *dystrophische Zustände*
oder gar *akute diarrhöische Ernährungsstörungen* (im Sinne FINKELSTEINS) hinzutreten. Wirken in solchen Fällen nicht sachgemäße ärztliche Beratung und sorgsame Pflege zusammen, so ist die Gefährdung des künstlich genährten Kindes
eine sehr große. BOECKH hat seinerzeit folgende Zusammenstellung der Mortalität Breslauer Säuglinge innerhalb eines Monates (auf 10000 Kinder berechnet)
mitgeteilt:

Alter Monate	Brustmilch	Tiermilch	Alter Monate	Brustmilch	Tiermilch
0	201	1120	6	26	277
1	74	588	7	24	241
2	46	497	8	20	213
3	37	465	9	30	191
4	26	370	10	31	168
5	26	311	11	39	147

Wenn auch derzeit die Mortalitätsziffern der Flaschenkinder nicht mehr so
enorme sind, so ist doch die Gegenüberstellung der beiden Ernährungsarten sehr
lehrreich. Wie sehr die Verdauungskrankheiten und ihre bösen Folgen von sozialen
Folgen abhängig sind, hat PRAUSNITZ in Graz im letzten Fünftel des abgelaufenen
Jahrhunderts dargestellt. Von Reichen starb an Magendarmkrankheiten kein
Säugling, vom Mittelstand 4%, von Armen 36% und von Notleidenden 60%.
H. NEUMANN hat mit Recht das Wort geprägt, daß *die künstliche Ernährung die
Lebensaussicht mit zunehmendem sozialen Tiefstande verringert.*

Sind schon Ernährungsstörungen als solche oft die Ursache der Kränklichkeit und des Todes künstlich genährter Kinder, so kommt noch dazu, daß diese
einer *Reihe anderer zum Teil sekundärer Krankheiten* leichter ausgesetzt sind als
Brustkinder und diesen rascher zum Opfer fallen. So verlaufen die akuten Er-
krankunegn der Atmungswege, so insbesondere die *Lobulärpneumonie* bei Flaschenkindern meist viel schwerer als bei natürlich genährten Säuglingen. So ist bei
Keuchhusten die Brusternährung eines der wertvollsten Heilmittel. So finden sich
Krankheiten der Haut und Schleimhäute, wie *Furunculosis, Intertrigo, Soor,
Stomatitis* häufiger bei Flaschenkindern als bei Brustkindern, so nehmen *Rachitis,
Lues* bei natürlich genährten Säuglingen einen günstigeren Verlauf, so sind *Spas-
mophilie, Skorbut* bei Brustkindern überhaupt eine große Seltenheit.

Die Gefahren für den künstlich genährten Säugling, so groß sie auch sind,
lassen sich doch, wie oben erwähnt, bei ausgezeichneter Pflege und unter sehr
guten äußeren Verhältnissen vermeiden oder vermindern. Ist dies aber nicht der
Fall, so wird das künstlich genährte Kind leider sehr oft das Opfer sozialer
Schäden.

Ganz besonders gefährlich sind *Wohnungsschäden* und *Pflegeschäden.*

Schlechte Wohnungen wirken, abgesehen davon, daß sie ein Zeichen der
Armut sind, als solche ungünstig auf den in ihnen hausenden Säuglingen. Durch
die Untersuchungen von MEINERT, RIETSCHEL u. a. ist es sichergestellt, daß bei
den so gefährlichen *Sommerdiarrhöen* kleiner Kinder die Überhitzung in kleinen,
schlecht gelüfteten und stark bewohnten Wohnungen eine bedenkliche Rolle
spielt. Ferner sind in kleinen Wohnungen die Säuglinge sehr leicht *Infektionen*
mit *Grippe*, Schnupfen usw. ausgesetzt, da meist viele Menschen sich in diesen
aufhalten. Ist ja selbst in Säuglingsspitälern die infektiöse Übertragung
von Erkrankungen der Atmungsorgane eine böse Folge des Zusammenseins vieler
Menschen und nach neueren Ansichten (FINKELSTEIN) die Hauptursache des so

gefürchteten „Hospitalismus" der Säuglinge. Die Dunkelheit und schlechte Lüftbarkeit vieler solcher Armeleutewohnungen wirkt auch auf den Knochenapparat und das Nervensystem ungünstig ein. Rachitis, Spasmophilie, Spasmus nutans dürften innig mit diesen Schäden zusammenhängen.

Noch größer sind die Gefahren, welche dem Säugling aus einer *mangelhaften Pflege* erwachsen. Fehlende Sorgfalt bzw. mangelnde Zeit bei der Zubereitung der Nahrung, ungenügende Reinlichkeit, zu seltenes Spazierengehen, das Außerachtlassen des Spielens mit dem Kinde, all das hindert das körperliche und geistige Gedeihen des Säuglings und begünstigt das Auftreten von Krankheiten. Die erhebliche Sterblichkeit der *unehelichen* Kinder, welche sich zumeist in fremder Pflege befinden, die Opfer an Kindesleben, welche die *berufliche Inanspruchnahme* der Mutter außer Haus erfordern, beweisen dies zur Genüge. Schlossmann, Feer, M. Baum haben statistisch nachgewiesen, daß in Gegenden, wo die Mütter in Fabriken usw. beschäftigt sind, die Säuglingssterblichkeit eine besondere Höhe erreicht. Baum berichtet aus einem solchen Bezirke (Neuß) eine Mortalität von 45,7%. Ganz besonders verlangt der kranke Säugling eine sehr sorgsame und zeitraubende Pflege. Ist es doch bekannt, daß selbst in gutgeführten Säuglingsheimen die Prognose der Pneumonie eine recht ungünstige ist, da ein solches Kind zur richtigen Wartung eine eigene Pflegerin für sich den ganzen Tag benötigen würde.

Zu den Pflegeschäden gehört auch die *Unbildung* von Mutter und anderen Personen in der Umgebung des Kindes. Die Ernährung wird auf Grund alter, falscher Überlieferungen selbständig durchgeführt, eine genügende Luftzufuhr und Reinlichkeit aus Furcht vor Erkältungen vermieden und eine tatsächliche akute Erkrankung als Folge des „Zahnens" unberücksichtigt gelassen. Es soll freilich nicht verkannt werden, daß *traditionelle Erziehungsgewohnheiten* auch ihre guten Seiten haben können. Entspringt ja doch, wie oben ausgeführt wurde, die Stillneigung der Mütter vielfach derartigen familiären oder nationalen Grundsätzen. Mit derartigen Erziehungsgewohnheiten hängen jedenfalls die starken Differenzen in der *Säuglingsmortalität in verschiedenen Ländern* und Volksstämmen zusammen. So hatte die stillende, hochstehende Bevölkerung Schwedens eine Säuglingssterblichkeit von 7,4 (1910), während die kulturell stark zurückgebliebene Bevölkerung Rußlands im Jahre 1901 eine solche von 27,2 zeigte. Ebenso ergaben sich in deutschen größeren Städten beträchtliche Unterschiede (Breslau 22,4%, Charlottenburg 13,1%), die wohl auch zum Teile auf gewohnheitsgemäße Ernährung und Pflege der Säuglinge zurückzuführen sind. Selbst nach *religiösen* Gemeinschaften sind Differenzen in der Säuglingssterblichkeit nachgewiesen worden. Pfeiffer hat vor einer Reihe von Jahren in München bei der katholischen Bevölkerung eine Säuglingssterblichkeit von 15,8%, bei der protestantischen eine solche von 11,5%, bei der jüdischen eine solche von 10,8% festgestellt, allerdings müßte man wissen, wie groß der Anteil Wohlhabender in jeder einzelnen dieser Religionsgemeinschaften gewesen ist.

Ob bei der statistisch nachgewiesenen Tatsache, daß die Säuglingssterblichkeit mit der *Geburtenanzahl* steigt, gesundheitliche Verhältnisse der vielgebärenden Mutter oder Nachlassen der Säuglingspflege bei zahlreichen Kindern ausschlaggebend ist, soll hier nicht erörtert werden.

Wahrscheinlich spielen auch bei der größeren Sterblichkeit der *Landkinder* gegenüber den städtischen Unerfahrenheit und mangelnde Beratung der Mutter sowie berufliche Tätigkeit derselben außer Hause eine große Rolle. Nicht vergessen darf freilich bei der Beurteilung der hohen Mortalität von Landkindern der Umstand werden, daß illegitime Kinder der Großstadt oft aufs Land in Pflege gegeben werden und daselbst sterben. Aus einem ländlichen Bezirk in der Nähe Wiens wurde vor Jahren erzählt, daß daselbst in einem Jahre mehr Säuglinge gestorben wären als überhaupt zur Welt gekommen waren, und aus einer Statistik von ERÖS (SCHLOSSMANN) geht hervor, daß in Wien zeitweise die Sterblichkeit der ehelichen Kinder größer gewesen war, als die der unehelichen, was nur durch die Abschiebung der letzteren zu erklären ist.

Interessante Beiträge zur Frage des Einflusses äußerer Verhältnisse auf das Gedeihen des Säuglings boten die Erfahrungen *im Kriege* und in der *Nachkriegszeit* (SCHLOSSMANN, SCHLESINGER, PFAUNDLER, CZERNY, RUBNER u. a.). In den ersten Kriegsjahren konnte trotz der schwierigen Ernährungsverhältnisse eine Verschlechterung im Gewichte und in der Entwicklung der Säuglinge nicht nachgewisen werden. SCHLOSSMANN gibt sogar in einem Berichte aus dem Jahre 1917 an, daß die in Deutschland eingeführte gesetzliche Reichswochenhilfe und die mangelnde Überfütterung günstig auf die Sterblichkeit der Säuglinge eingewirkt habe. Auch SCHLESINGER konnte bei Säuglingen und Kleinkindern bis zum Jahre 1916 keine wesentlichen Veränderungen im Gewichte nachweisen. Hingegen traten in den Jahren 1917 und 1918 beträchtliche Rückständigkeiten auf, die (nach SCHLESINGER) im 4. Lebensquartal bis zu $^1/_2$ kg gegenüber den Vorkriegsgewichten betrugen. ZAPPERT in Wien hat an Säuglingen von Fürsorgestellen die Durchschnittsgewichte der vier- und einmonatigen Kinder berechnet und gefunden, daß die Zahlen von 1915 an stets sanken, im Jahre 1918 einen Tiefpunkt erreichten und im Jahre 1919 wieder anstiegen. Auch HOFFA in Barmen sah bei Säuglingen und Kleinkindern vom Jahre 1917 angefangen, beträchtliche Gewichtsrückstände und DAVIDSOHN konnte im Jahre 1919 bis zu 3 kg Untergewichte bei Waisenkindern zwischen 1 und 6 Jahren feststellen. Ähnlich berichtet BINZ aus München. CZERNY resumiert im Jahre 1921 die Erfahrungen über Kriegsschäden der Kinder dahin, daß die Berichte darüber in den Kriegsjahren wahrscheinlich tendenziös günstiger, in den Nachkriegsjahren in gleicher Weise ungünstiger dargestellt gewesen seien, als es den tatsächlichen Verhältnissen entsprach, daß im Säuglingsalter die Vermeidung von Milchnährschäden und die Einschränkung der Nährmehlproduktion von Vorteil gewesen sei, daß aber der Fett- und Kalkmangel in der Nahrung eine herabgesetzte Immunität gegenüber Tuberkulose und Skrofulose bzw. eine Steigerung der nervösen Übererregbarkeit und der Rachitis hervorgerufen habe. RUBNER, BENINDE und FISCHER gaben über die Jahre 1916/17 ein Gutachten ab, das sich allerdings vorwiegend auf ältere Kinder bezieht und aus dem hervorging, daß die Kinder um so mehr von Kriegsschäden betroffen worden waren, je älter sie waren, daß ländliche Bezirke im allgemeinen besser daran waren als städtische und daß sich Insassen von Internaten am stärksten geschädigt erwiesen.

Fassen wir nun zusammen, welche Momente vornehmlich die Ernährungsstörungen bei Verdauungskrankheiten des Säuglings beeinflussen, so müssen wir die *künstliche Ernährung*, die *ungünstige Wohnung*, die *nicht entsprechende Pflege* und die *Unbildung der Mutter* hauptsächlich beschuldigen. Daß die schweren Folgen der künstlichen Ernährung durch eine ausgebreitete *Stillpropaganda* nach Möglichkeit zu bekämpfen sind, haben wir oben bereits erwähnt. *Wohnungs-* und *Pflegeschäden* gehören zum großen Teil in den Bereich der sozialen Not und können hauptsächlich nur durch Hebung des Wohlstandes der Familien gebessert werden.

Doch kann die Vertiefung der offenen *Säuglingsfürsorge* auch trotz schwerer sozialer Lage viel Gutes stiften. SCHLOSSMANN, der sich so viel und verdienstvoll mit diesen Fragen beschäftigt hat, stellt in der dritten Auflage von PFAUNDLER-SCHLOSSMANN, Handbuch der Kinderheilkunde, die diesbezüglichen Verhältnisse übersichtlich zusammen und wir können, ihm folgend, nachstehende Forderungen im Interesse des Wohlergehens der Säuglinge erheben:

Die Prophylaxe der Säuglingsschäden hat bei der *Schwangerschaft, der Entbindung und der Wochenbettpflege* zu beginnen, Beistellung von Geldunterstützungen und Fürsorgebehelfen in der letzten Zeit der Schwangerschaft und im Wochenbett bzw. der Stilldauer, Beratungsstellen für Schwangere, Unterbringung in guten Entbindungsheimen, Beschaffung von geschulten Fürsorgerinnen für die Hauspflege sind die notwendigen Erfordernisse. Für den Säugling sind die *Mutterberatungs-* und *Säuglingsfürsorgestellen*, die nach dem Vorschlage Budins jetzt allgemein eingerichtet sind, von größter Bedeutung. Regelmäßige Wägungen und Besichtigungen des Kindes, sachkundiger Rat durch den Arzt und die Fürsorgerin, Beistellung von Utensilien, Medikamenten, Belehrung der Mütter durch Wort und Schrift, eventuelle Prämien für besonders gut gehaltene oder lange gestillte Kinder, Geldbeihilfen in Fällen größter Not, — das sind die fürsorgerischen Gaben, welche den Frauen in der Säuglingsberatung geboten werden können. Oft verbindet sich mit solchen Stellen auch eine Milchküche, welche normale und Heilnahrungen über Vorschlag des Fürsorgearztes verabfolgt.

Die Erfahrung hat gezeigt, daß die Erfolge derartiger Säuglingsberatungsstellen vortrefflich sind. (St. Engel und H. Behrendt, Bd. IV.) Die Mütter gewinnen ein Interesse am Gedeihen des Kindes, sie freuen sich über dessen Gewichtszunahme und über das ihnen evtl. gespendete Lob und sie fühlen sich verpflichtet, das Kind möglichst gutgepflegt vorzuführen. Sie lernen ferner vernünftige Ernährungsprinzipien durchzuführen und können sich Rat über Ernährungs- und Pflegefragen an sachkundiger Stelle und nicht bei Nachbarinnen oder Großmüttern einholen. Bei fleißigen Besuchen der Beratungsstellen haben sie Gelegenheit, sich auch über leichte Gesundheitsstörungen der Kinder beim Arzt zu erkundigen, abgesehen davon, daß meist Kinderambulatorien oder Spitäler mit der Beratungsstelle in Verbindung sind, wohin im Falle einer Erkrankung ärmere Mütter gewiesen werden können. Selbstverständlich wirkt eine solche Beratungsstelle auch propagandistisch für das Selbststillen der Mütter, zum mindesten für die Zwiemilchernährung, welche bisher in manchen Gegenden von seiten der Mütter als nicht vorteilhaft angesehen worden war.

In Wien ist die Einrichtung derartig, daß die Stadtbezirke — namentlich die von der Armenbevölkerung bewohnten — in kleine Sprengel eingeteilt sind, dessen Säuglinge bestimmten Fürsorgestellen zugehören. Die Oberfürsorgerin einer jeden Beratungsstelle erhält von Amts wegen Mitteilung über die in ihrem Sprengel geborenen Kinder und veranlaßt bei Recherchen die armen Mütter, die Fürsorgestelle aufzusuchen. Die Beratungsstellen, die ausschließlich unter fachärztlicher Leitung stehen, amtieren zwei- bis dreimal wöchentlich, die Säuglinge werden je nach Gewicht und Befinden ein- bis zweimal monatlich zur Wägung und Besichtigung bestellt. Auch im Kleinkindesalter können die Kinder weiter der Beratungsstelle zugeführt werden, doch besteht meist wegen der Infektionsgefahr eine zeitliche Trennung der Säuglings- und Kleinkinderordination. In Wien werden die Säuglingsberatungsstellen teils von der Stadt Wien, teils von der Kriegspatenschaft (Moll), teils von dem katholischen Charitasverein unterhalten.

Über die Unterbringung von Säuglingen in *geschlossener* Pflege (Säuglingsheime, Kinderspitäler) wird an anderer Stelle dieses Werkes gesprochen werden.

V. Syphilis.

Die soziale große Bedeutung der *kongenitalen* (*ererbten*) Syphilis liegt 1. in ihrer Häufigkeit, 2. in ihrer schädlichen Wirkung auf das ungeborene Kind und den Säugling, 3. in ihren Dauerfolgen und 4. in ihrer Infektiosität.

1. Über die *Häufigkeit* der kongenitalen Syphilis liegen zahlreiche Angaben vor, die aber je nach der Altersstufe der untersuchten Kinder und nach der angewendeten Methode verschiedene Resultate ergaben.

Bei *Neugeborenen* hat Löser (Rostock) im Jahre 1917 5,64%, Pankow (Düsseldorf) im Jahre 1913 5,5%, im Jahre 1917 7,4% syphilitische Infektionen festgestellt. Noch höher sind die Zahlen, die man bei Schwangeren erhoben hat. Auf Grund von Untersuchungen von Löser, Heynemann, Whitride-Studford kann man in Gebäranstalten mit 9—10% serologisch als positiv anzusehender Schwangeren rechnen. Die Differenz zwischen Schwangeren und Neugeborenen ist einerseits in den Fehlgeburten, andererseits in dem Umstande gelegen, daß Mütter mit positivem Wassermann Kinder gebären können, welche während des Aufenthaltes in der Anstalt sich als gesund erweisen. So hat Saenger in München unter 2000 Schwangeren 172 (d. s. 8,6%) Frauen mit Syphilisreaktionen vorgefunden, während von den Kindern nur 138 (d. s. 6,9%) sich als infiziert erwiesen. Man darf freilich nicht vergessen, daß die Wassermannreaktion bei Neugeborenen nicht als sehr verläßlich anzusehen ist (Pfaundler).

Für das *Säuglingsalter* liegen mehr Angaben über die Häufigkeit vor. Ältere Arbeiten stützen sich ausschließlich auf klinische Befunde, neuere auch auf serologische Untersuchungen. So berichten Neumann (Berlin) über 2,81—3,34%, Pfaundler (München) über 2,7%, Churchill und Austin (Nordamerika) über 3,3%, Kundratitz (Wien) über 2%, Steinert und Flusser (Prag) über 2,3% syphilitische Säuglinge. Von den letzterwähnten Kindern, die durch Monate hindurch beobachtet worden waren, hatten nur 81% klinische Erscheinungen dargeboten. Man kann auf Grund dieser Befunde die Häufigkeit der Syphilis im Säuglingsalter mit 2—4% bestimmen. Bei Schulkindern hat Wirz von der Klinik Pfaundler Wassermannuntersuchungen ausgeführt, und zwar so, daß er die Syphilisverdächtigen ausgeschaltet hat. Dabei kamen noch immer 3% positiver Fälle heraus. Auch die oben angeführten Zusammenstellungen von Churchill und Austin beziehen sich zum Teil auf Schulkinder und ergeben gleichfalls 3,3% positiver Fälle.

Berücksichtigt man also alle untersuchten Altersklassen, so wird man die Syphilishäufigkeit im Kindesalter mit 2—5% bestimmen können, wobei Durchschnittswerte von etwa 3% am häufigsten gemeldet worden sind.

Welchen Einfluß haben *Wohlhabenheit, Unehelichkeit, Landaufenthalt, Kriegseinwirkungen* auf die Häufigkeit der kongenitalen Syphilis?

Im allgemeinen wird angenommen, daß Männer *der mittleren* Gesellschaftsschichten häufiger an Syphilis erkranken als solche aus der armen Bevölkerung. Das muß aber noch keine Vermehrung der kongenitalen Syphilis in wohlhabenden Kreisen zur Folge haben, da ja bessersituierte Männer auch die Mittel und die Einsicht dafür haben, sich ihre Krankheit behandeln zu lassen, bevor sie Kinder zeugen. Hochsinger hat zwar (bei Studien über die Kriegseinflüsse auf die Erbsyphilis) in einem Wiener Privatsanatorium 2,62%, in den Kliniken nur 1,87% lebendgeborener syphilitischer Kinder nachweisen können, doch erscheint es fraglich, ob man aus diesen geringen Differenzen weitgehende Schlüsse ziehen darf. Tatsächlich sieht der kinderärztliche Praktiker unverhältnismäßig wenig Kinder mit Erbsyphilis in seiner Privatklientel (auch wenn die Väter erwiesenermaßen in jungen Jahren Syphilis durchgemacht haben), während in der Spitalspraxis die obenerwähnten Häufigkeitsziffern sich ergeben. Es darf allerdings nicht vergessen werden, daß die unehelichen Kinder wohlhabender syphilitischer Väter viel öfter in Armenambulanzen als in der Sprechstunde des Privatarztes erscheinen. *Uneheliche Kinder* sind unter den kongenital Syphilitischen nicht viel häufiger als eheliche, wie dies Zahlen von Neumann und Oberwarth (Berlin 2,81% ehelich,

3,43% unehelich) und Welde (unter 100 syphilitischen Säuglingen 43 eheliche und 57 uneheliche) beweisen. Cassel findet in einer älteren Zusammenstellung sogar ein leichtes Überwiegen der ehelichen (1,18% gegen 1,13% uneheliche) und Gralka hat im Jahre 1920 eine beträchtliche Verschiebung zugunsten der unehelichen Kinder nachgewiesen (73,41% eheliche unter 100 syphilitischen Säuglingen). Man muß dies als Kriegsfolge ansehen, wobei nicht nur die syphilitische Infektion der aus dem Felde zurückgekommenen Ehemänner sondern auch die vorübergehende große Heiratslust bzw. Legitimierung unehelicher Kinder in Betracht kommen. Eine verläßliche Antwort auf die Frage nach der Bedeutung der Unehelichkeit auf die Syphilis der Nachkommen könnte nur dann gewonnen werden, wenn auch die Fehl- und nicht lebensfähigen Frühgeburten herangezogen werden könnten.

Für den Unterschied der Syphilishäufigkeit zwischen *Stadt-* und *Land-kindern* liegen zahlenmäßige Angaben nicht vor. Wenn auch an der größeren Verbreitung der Syphilis in der Stadt nicht zu zweifeln ist, so darf doch nicht vergessen werden, daß das Verständnis und die Gelegenheit für eine Behandlung hier ebenfalls größer ist, so daß die Syphilisfrequenz der Erwachsenen sich nicht in gleicher Weise bei der Nachkommenschaft geltend machen muß. In der obenerwähnten Statistik hat Hochsinger vergleichsweise die Syphilishäufigkeit in den großen Gebäranstalten Österreichs zusammengestellt. Es ergeben sich hierbei für die Jahre 1911—1914 in Wien 1,87%, in Innsbruck 1,64%, in Klagenfurt 2,12% syphilitische Geburten. Irgendwelche Schlüsse möchte ich aus diesen Zahlen nicht ziehen.

Mehrfach diskutiert ist die Frage worden, ob der *Krieg* mit seiner Steigerung der geschlechtlichen Infektionen auch eine Vermehrung der Fälle von kongenitaler Syphilis zur Folge gehabt habe. Pankow hat in Düsseldorf mittels serologischer Untersuchungen im Jahre 1913 5,5%, im Jahre 1917 7,49% kindliche Syphilisfälle nachgewiesen, was einer deutlichen Steigerung entspreehen würde. Hingegen konnte Hochsinger in eingehender Bearbeitung dieser Frage nur für Innsbruck (Gebärklinik) eine solche Steigerung der Luesfälle nachweisen, während in Wien (Kinderambulatorien, Gebäranstalt, Landeskinderheim, Privatsanatorium) und Klagenfurt nicht nur keine Vermehrung, sondern eher eine Verminderung der Säuglinge mit Erblues nachzuweisen war. Hochsinger erklärt diese überraschenden Befunde damit, daß die geschlechtlich infizierten Soldaten gerne bereit waren, Spitalshilfe aufzusuchen und daß hervorragende Spezialisten in den Etappenspitälern zweckmäßige Kuren durchführten. Mit dieser Annahme stünde es im Einklange, daß gerade Düsseldorf und Innsbruck, die dem Kriegsschauplatz nahe waren, eine erhöhte Syphilisziffer aufgewiesen haben. Nach übereinstimmenden Angaben von Leitern Wiener Kinderambulatorien hält die niedrige Frequenzziffer der Syphilisfälle an. Wenn darin nicht schon eine Folge der später zu besprechenden großzügigen Prophylaxe der Wiener Gesundheitsfürsorge erblickt werden darf, liegt die Verminderung der syphilitischen Geburten vielleicht darin, daß die gewollte Verhinderung der Schwängerung von syphilitischen Männern in erhöhtem Ausmaße ausgeübt wird.

2. In den bisher angeführten Häufigkeitsziffern der kongenitalen Syphilis kommen die großen Gefahren, welche diese Erkrankung mit sich bringt, nicht recht zum Ausdruck. Diese zeigen sich erst in den *Mortalitätsstatistiken*. Es ist bekannt, daß bereits die *Früchte vor ihrer Lebensreife* der Syphilis oft zum Opfer fallen. Ältere Autoren, wie Runge, Winckel, Kassowitz, Reischig haben angenommen, daß mehr als die Hälfte sämtlicher Fehlgeburten auf Rechnung der Syphilis falle. Das ist heute wohl nicht mehr richtig, da ja zweifellos in überwiegender Zahl die Aborte absichtlich herbeigeführt werden. Bumm nimmt an, daß etwa 16% der Aborte an den deutschen Gebärkliniken auf syphilitischer

Grundlage beruhen, ohne die Unsicherheit solcher ziffernmäßiger Bestimmungen zu verkennen. Schätzt man die Anzahl der Gesamtgeburten in Deutschland (1912 Bumm) auf rund 1900000, die Totgeburten auf 57000, so kämen etwa 9000 Totgeburten auf Rechnung der Lues, eine Ziffer, die auch Baisch in ähnlicher Weise errechnet (10000).

Exakter sind die *Mortalitätsziffern lebend geborener syphilitischer Säuglinge.* Die gewaltigen Veränderungen, welche sich in der Spitalspflege von Säuglingen überhaupt und in der Behandlung der kongenitalen Syphilis im besonderen im Laufe der letzten Jahrzehnte geltend gemacht haben, kommen in diesen Sterblichkeitszahlen ausdrucksvoll zum Vorschein. Während noch in alten Statistiken (Fuerth, Heyden, Osterlein, Moskauer Findelhaus) Sterblichkeitsziffern von 70—90% verzeichnet wurden, gelang es modernerer Säuglingspflege allein, die Zahlen auf 45—50% herabzudrücken (Freund, Heine, Stuempke). Die zielbewußte Behandlung syphilitischer Säuglinge hat es vermocht, auch diese Ziffern noch beträchtlich zu vermindern. So geben Erich Müller und Singer (Berlin-Rummelsburg) eine Mortalität von 33,3%, Flusser und Steinert (Prag) eine solche von 35%, Kundratitz (Wien) und Orel (Wien) für ambulatorisch Kranke sogar nur 24,2% bzw. 19% an. Bedenkt man, daß die Säuglingssterblichkeit in Deutschland ca. 20% betrug (in den Jahren der obigen Syphilisstatistiken), in manchen Gegenden und in der armen Bevölkerung sich bis auf 30% steigerte, so muß man die erfreuliche Tatsache anerkennen, daß sich die Mortalitätsziffern der lebend geborenen Syphiliskinder, die früher im Verhältnis von 5 : 3 zu der allgemeinen Sterblichkeitsziffer der Säuglinge gestanden war, allmählich dem Durchschnittsmaße nähert.

Wichtig ist es, die *Säuglingssyphilis* sehr frühzeitig zu *erfassen.* Nach Zusammenstellungen von Engel-Reimers, Stuempke, Gralka ist die Sterblichkeit um so größer, je frühzeitiger die Luessymptome bei dem Säugling manifest werden bzw. je länger diese Frühsymptome unbehandelt geblieben sind. Ebenso ist die Art der Ernährung von großer Bedeutung für die Lebenserhaltung syphilitischer Säuglinge. Wenn auch alte Spitalerfahrungen, nach denen die künstliche Ernährung von syphilitischen Kindern mit größter Wahrscheinlichkeit zu einem frühen Tode führt, heute nicht mehr zu Recht bestehen, so kann man doch aus Zahlen von Gralka, Welde u. a. erkennen, daß die Frauenmilchkinder im allgemeinen bessere Lebensaussichten besitzen als die Flaschenkinder. In letzter Zeit hat sich mit der Verbesserung der Säuglingspflege in den Anstalten auch dieser Unterschied etwas verwischt und man muß Freund recht geben, wenn er meint, daß eine stramme antisyphilitische Behandlung einen mindestens ebenso großen Einfluß auf die Lebensfähigkeit syphilitischer Säuglinge als die Ernährung darstellt. Daß syphilitische Kinder in der *Privatpflege* bzw. in der wohlhabenderen Bevölkerung besser gedeihen als im Spitale, ist eine bekannte, durch mehrfache Statistiken erwiesene Tatsache (Fürth, Welde, Hochsinger), die erst durch die mustergültigen Einrichtungen und Behandlungsverfahren moderner Säuglingsheime einigermaßen verwischt worden ist (E. Müller).

Den größten Einfluß auf die Sterblichkeit der Säuglinge hat die *rechtzeitige und ausgiebige Behandlung.* Schon Hochsinger hat in einer älteren Zusammenstellung gefunden, daß von Fällen, die längere Zeit behandelt worden waren, nur 14,5%, von solchen mit kurzer bzw. ungenügender Behandlung 31% starben. Die moderne Salvarsan-Quecksilberbehandlung, wie sie namentlich E. Müller zielbewußt durchgeführt hat, hat, wie bereits oben erwähnt, die Sterblichkeit von Spitalskindern auf ca. 30% herabdrücken können und auch Kundratitz, Finkelstein und A. Husten berichten über sehr günstige Erfahrungen bei energischer zweckmäßiger Behandlung.

Als *Todesursachen* stehen bei syphilitischen Säuglingen die Pneumonien an erster Stelle. Gralka gibt an, daß an solchen 38,5% seiner Fälle, an Ernährungsstörungen 15,5%, an Meningitis 14,75% verstorben sind. Auch die Syphilis als solche wird von Gralka u. a. (Hochsinger, Marty, Heyne) bis zu 30% als direkte Todesursache angeführt, indem syphilitische Erkrankungen des Gehirnes, der Leber, der Gefäße, der Niere, der Knochen tödlich endigen können. Wichtig ist auch, daß syphilitische Säuglinge Sekundärinfektionen, namentlich solchen septischer Art, wenig Widerstand entgegensetzen.

3. Es ist aus dem Vorhergesagten ersichtlich, welche große Gefahr die Syphilis für die Lebensmöglichkeit der von ihr befallenen Kinder darstellt. Kaum geringer ist aber die Bedeutung dieses Leidens in bezug auf die *weitere Gesundheit* der von ihr befallenen Kinder. Es gibt kaum irgendein anderes Leiden, bei dem auch nach Überstehen der akuten Erscheinungen die Gefahr von Rezidiven oder von Dauerschäden so groß ist, wie bei der Syphilis. Es liegen darüber einige interessante Zahlen vor. Vor Jahren konnte Hochsinger in einer vielzitierten Untersuchungsreihe von 208 Fällen von Säuglingslues nach 4—34jähriger Beobachtung noch 112 als krank erkennen. Marty hat von 22 Fällen nur 13 bei Jahre später erfolgten Nachuntersuchungen als gesund befunden. Gralka hat von 76 Nachuntersuchungen 71 als latent syphilitisch, 5,4% als florid erkrankt und nur 23,55% als gesund angetroffen. Jeans und Buttler haben von überlebenden einjährigen Kindern 35% als schwer geschädigt, 18% als dauernd siech erkannt. Ähnliche Angaben rühren von Marty, Welde her. Erfreulicherweise haben auch diese düsteren Zahlen durch die exakte Säuglingsbehandlung eine Besserung erfahren. Nach der Statistik von E. Müller und Singer konnten 78,2% der gründlich behandelten Fälle als geheilt bezeichnet werden, da die Wassermannuntersuchung sich dauernd als negativ erwies.

Wie bedeutsam die Dauerfolgen der Syphilis für die Existenzfähigkeit des Kindes bzw. für die Belastung der öffentlichen Fürsorge ist, möge aus folgenden Angaben ersehen werden. *Geistige Minderwertigkeit*, von einfacher Imbecillität bis zu völliger Idiotie ist selbst nach den günstigen Behandlungserfolgen von E. Müller in ungefähr einem Drittel der Fälle anzutreffen. *Keratitis parenchymatosa und andere kongenitale syphilitische Augenerkrankungen* führen oft zu Schädigungen der Sehfähigkeit, in schweren Fällen zur Erblindung. Nach Igersheimer (zit. Dimmer) wurden von 187 jugendlichen Insassen einer Blindenanstalt 13,4% als syphilitisch erkannt. *Gehörstörungen* ernster Art, namentlich die so gefürchtete, rasch auftretende, unheilbare Labyrinthtaubheit sollen nach Hutchinson und Jackson in etwa 10%, nach Alexander in 6% aller erbsyphilitischen Fälle auftreten. Über schwere *Knochenerkrankungen* mit dauernden Deformitäten über *Hautgeschwüre* mit schweren Verunstaltungen, über Zerstörungen der *Nase*, des *Gaumens*, über tiefgreifende Defekte der *Zähne* liegen in bezug auf ihre Häufigkeit wohl keine ziffernmäßigen Belege vor, aber sie sind als äußerst störende, keineswegs seltene Folgezustände der Erbsyphilis jedem erfahrenen Arzte bekannt. Dazu kommt, daß manche Stigmen der Erblues, wie *Infantilismus, Nasendeformitäten, Zahnveränderungen* u. a. äußerlich peinlich wirken und dem davon Befallenen sein soziales Fortkommen erschweren. Endlich darf bei Beurteilung der Syphilisfolgen nicht vergessen werden, daß auch scheinbar gesunde Individuen mit kongenitaler Syphilis dem akuten Auftreten von Erkrankungen des Gehirnes, der Leber, des Blutes usw. noch viele Jahre hindurch ausgesetzt sind.

Ob ein Individuum mit kongenitaler Syphilis imstande ist, auf seine Nachkommen Syphilis zu übertragen, ist Gegenstand wissenschaftlicher Kontroverse. Die *Syphilisübertragung in die dritte Generation* darf nur dann diagnostiziert werden, wenn sicher Lues der Großmutter bzw. des Großvaters besteht, wenn angeborene, nicht erworbene Syphilis bei der Mutter bzw. dem Vater des Kindes nachgewiesen ist, wenn dieses selbst unzweifelhafte, nicht akquirierte Syphilis zeigt. In letzter Zeit sind Fälle beschrieben worden (JESSNER, NONNE, BERNHEIM-KARRER u. a.), die diesen Kriterien entsprechen und daher die Möglichkeit der Syphilisübertragung in die dritte Generation als höchstwahrscheinlich erkennen lassen. Doch sind die Fälle immerhin so selten, daß mit diesem Vorkommen in der Regel nicht zu rechnen ist. Wahrscheinlich nimmt die Virulenz ererbter Spirochäten normalerweise spontan ab und ist zur Zeit der Geschlechtsreife zu gering, um auf die Nachkommenschaft schädlich zu wirken.

4. Hingegen ist die *Infektionsmöglichkeit* durch Individuen mit kongenitaler Syphilis keineswegs gering und durch zahlreiche Beispiele beglaubigt. Namentlich Mundrhagaden, Papeln, Kondylome, Nasensekret können infektiös wirken und bei Ammen und Pflegerinnen an den Brustwarzen, Händen, Lippen Primäraffekte hervorrufen (FOURNIER, STEINER u. a.). Wenn auch in gutgeleiteten Anstalten solche Infektionen selten sind (PFAUNDLER, STRADNER), so treten sie in verseuchten Gegenden (RABINOWITSCH) und in weniger sorgsam geleiteten Anstalten relativ häufig auf und sind selbst bei größter Aufmerksamkeit durch in Außenpflege gegebene Kostkinder nicht zu vermeiden (STEINERT). Jedenfalls verbieten diese Erfahrungen unter allen Umständen die Anlegung eines syphilitischen oder auch nur verdächtigen Kindes an eine gesunde Mietamme, und es setzen sich Eltern oder Ärzte, die dies bewußt veranlassen, strafrechtlichen Folgen aus.

Gehen wir nochmals von den Berechnungen von BUMM aus und versuchen wir, große Ziffern für die Schäden der Erbsyphilis zu erhalten. Wir haben bereits erwähnt, daß neben rund 1900000 Geburten in Deutschland (1912) etwa 57000 Fehlgeburten vorgekommen sein dürften, von denen etwa 9000 auf Rechnung der Syphilis gesetzt werden können. Von den 1900000 lebendgeborenen Kindern sind etwa 3% syphilitisch, was eine Ziffer von 57000 ergeben würde. Davon sterben im ersten Lebensjahre etwa 33%, also 19000. Von den Überlebenden ist in etwa einem Drittel geistige Minderwertigkeit zu erwarten, das sind auch 19000, so daß ebenfalls nur ein Drittel übrig bleibt, das entweder gesund ist oder anderweitige Folgen der kongenitalen Syphilis aufweist. Diese Rechnung ist nur ganz grob und für die derzeitigen Verhältnisse nicht mehr zutreffend, aber sie läßt ahnen, welche große Schäden die Allgemeinheit durch die kongenitale Syphilis erfährt.

Man sollte glauben, daß die Kenntnis dieser Tatsachen schon frühzeitig Anlaß dazu gegeben hätte, *prophylaktische Abwehrmaßregeln* gegen die kongenitale Syphilis zu treffen. Das ist aber nicht der Fall. Einige wissenschaftliche und soziale Hindernisse standen einer großzügigen Prophylaxe im Wege.

Als ein solches müssen wir die frühere, namentlich von KASSOWITZ vertretene Ansicht hervorheben, daß die Übertragung der Syphilis auf das Kind allein durch den Vater ohne Infektion der Mutter möglich sei. Da die Väter schwerer faßbar sind als die Mütter, schien von vornherein eine systematische Prophylaxe der kongenitalen Syphilis äußerst erschwert. Heute wissen wir, daß die seinerzeit von MATZENAUER verfochtene Annahme, nach welcher keine kongenitale Syphilis ohne mütterliche Erkrankung (wenn auch zuweilen sehr wenig ausgeprägt) möglich ist, zu Recht besteht und haben in den Müttern mit positiver Wassermannreaktion oder mit einem bereits syphilitischen Kinde ein leichter zugängliches Material der prophylaktischen Tätigkeit. Hierzu kommt, daß nach neueren Ansichten (TRINCHESE u. a.) die Infektion des Fetus im Mutterleib erst gegen Ende der ersten Schwangerschaftshälfte (vielleicht zuweilen erst beim Geburtsakte, RIETSCHEL) erfolgen dürfte, so daß eine energische Behandlung der syphilitischen Mutter während des ersten Teiles der Gravidität immerhin die

Hoffnung auf ein gesundes Kind verspricht. Selbstverständlich begünstigt die feinere serologische Diagnostik und die exakte moderne Therapie der Syphilis die prophylaktische Behandlung in hohem Maße.

Zu diesen wertvollen wissenschaftlichen Fortschritten kommt auf sozialem Gebiet die sich immer mehr verbreitende Erkenntnis, daß die Syphilis nicht als „geheime Krankheit" außerhalb der öffentlichen Diskussion stehen dürfe, sondern Gegenstand von Aufklärung sein müsse. Dadurch wird die Kenntnis der Gefahren der Krankheit in jene Kreise gebracht, die bisher eine individuelle Belehrung nicht genügend ernst genommen haben, was eine exaktere Behandlung der Väter bzw. Mütter und damit ein Verschontbleiben der Kinder zur Folge hat. Mit Hilfe dieser Fortschritte sind großzügige *prophylaktische* Maßregeln zur Bekämpfung der kongenitalen Syphilis nicht mehr so aussichtslos wie früher.

In erster Linie muß eine *weitgehende Belehrung* der Bevölkerung in Wort und Schrift stattfinden, wie sie die „Gesellschaft zur Verhütung der Geschlechtskrankheiten" anzubahnen sucht. Nicht nur die großen Gefahren der Syphilis für den Erkrankten, für Familie und Kind sollen dem großen Publikum vor Augen geführt werden (s. Brieux: Die Schiffbrüchigen), sondern auch die guten Erfolge der modernen Behandlung und namentlich das Gesundbleiben der Kinder nach genügend langer Kur (3—4 Jahre) der Eltern bzw. des Vaters. Ist die Bedeutung der Syphilis für die Nachkommenschaft allgemein bekannt geworden, dann werden *Eheberatungsstellen,* wie sie jetzt auch von der Stadt Wien eingeführt worden sind, aufgesucht werden und können bezüglich der kongenitalen Syphilis prophylaktisch wirken. Tatsächlich wird von der Wiener städtischen Beratungsstelle berichtet, daß eine sehr große Zahl der Anfragen sich auf die Syphilis bezieht.

Eine noch wirksamere Prophylaxe kann aber bei der *syphilitischen Mutter* einsetzen. Indem man diese rechtzeitig und gründlich behandelt, kann man das sich entwickelnde Kind manchmal vor Syphilis bewahren. Kundratitz hat auf der Abteilung Leiner dies so durchgeführt, daß bei jedem kongenital-syphilitischen Kinde, das zur Beobachtung kam, zugleich mit dem Kinde auch die Mutter einer spezifischen Kur unterzogen wurde. Dadurch war wenigstens die Möglichkeit gegeben, ein künftiges Kind vor der Krankheit zu schützen.

In noch exakterer Weise sucht die von Tandler in Wien eingeführte städtische *Beratungsstelle für Schwangere* der Syphilis zu begegnen. Jede Schwangere, die nicht in der Lage ist, privatärztlichen Rat einzuholen, hat das Recht, sich vor dem 4. Schwangerschaftsmonate in dieser Fürsorgestelle vorzustellen und wird daselbst, abgesehen von der klinischen Untersuchung, serologisch geprüft. Fälle mit positivem Wassermann werden gratis einer energischen Kur unterzogen, solche mit negativem Befunde zur regelmäßigen weiteren Untersuchung bestellt. Durch ein Prämiensystem werden die Frauen nicht nur zum Besuche der Stelle im Frühstadium der Gravidität veranlaßt, sondern auch bei negativem Befunde für den Zeitverlust entschädigt. Es besteht kein Zweifel, daß durch eine derartige Beratungsstelle ein sehr wesentlicher Schutz gegen die Erbsyphilis gewährleistet ist und es wäre sehr wünschenswert, wenn die Krankenkassen eine derartige Syphilisprophylaxe im großen einführen würden. Es ließe sich eine solche mit der Stillversicherung schwangerer Frauen verbinden.

Neben dem Bestreben, das Auftreten kongenitaler Syphilis zu vermeiden, gehört auch die *Erfassung der bereits Erkrankten* und die *Behandlung* zum Zwecke der Vermeidung schwerer gesundheitlicher Schäden in das Gebiet der Prophylaxe. In letzter Zeit wird viel von einer *Anzeigepflicht* der Lues gesprochen, zu welcher auch vom kinderärztlichen Standpunkt eine Reihe von Autoren Stellung genommen haben (Zumbusch und Deylof, Pfaundler, Schlossmann, Taube, Finger). Vorbedingung hierfür ist die *Aufklärungspflicht* des Arztes den Angehörigen und

Kostparteien gegenüber. Eine solche muß unbedingt gesetzlich oder sonst durch amtliche Verlautbarung den Ärzten vorgeschrieben werden, da heute immer noch die „Verschwiegenheitspflicht" des Arztes sich ihr hemmend entgegenstellt. RIETSCHEL berichtet über zwei richterliche Entscheidungen, von denen die eine eine solche Aufklärung nicht für notwendig hielt, während die andere in dem Versäumnis der Aufklärung eine sträfliche Fahrlässigkeit erblickte. Wem der behandelnde Arzt in der Familie des kranken Kindes die entsprechende Weisung gibt, muß seinem Takt und seiner Menschenkenntnis überlassen bleiben, in der poliklinischen Ambulanz und in der Fürsorgestelle muß die Belehrung der Mutter oder Kostfrau gegeben werden, die ja in erster Linie für die Pflege des Kindes haftbar sind. Schwieriger ist die Entscheidung über die *Anzeigepflicht* der kongenitalen Syphilis. In dem erwähnten Entwurf des Münchener Ärztekomitees (ZUMBUSCH usw.) wird die Anmeldungspflicht der Syphilis verlangt, ohne daß für die Erbsyphilis Sonderbestimmungen aufgestellt sind. Nun darf nicht vergessen werden, daß eine Anmeldung der syphilitischen Kinder in der Praxis auf große Schwierigkeiten stoßen würde. Sieht auch der Münchener Entwurf Verschwiegenheitspflicht von Behörden, Amtsorganen usw. vor, so ist es doch unvermeidlich, daß die amtliche Anmeldung eines syphilitischen Kindes in der Familie, bei Dienstboten bekannt würde und höchst peinliche Situationen zur Folge hätte. Da der praktische Arzt derartige unangenehme Folgen einer Anzeige im Interesse der Familie zu vermeiden bemüht sein wird, wird er sich hinter die Unsicherheit der Diagnose flüchten, auf entscheidende Wassermannuntersuchungen verzichten und damit nicht nur der Anzeige entgehen, sondern der Möglichkeit beraubt sein, mit aller Entschiedenheit auf eine energische Behandlung zu drängen. In gleicher Weise würden sich in öffentlichen Kinderambulatorien Schwierigkeiten ergeben, da die Eltern in Kenntnis der ihnen drohenden Anzeige diese Heilstätten meiden oder sich mit falschen Namen melden würden.

Ist eine Anzeigepflicht kongenital syphilitischer Kinder demnach nicht anzustreben, so wäre daran zu denken, ob nicht ein gesetzlich vorgeschriebener *Behandlungszwang* für solche Kinder empfehlenswert erschiene. Gegen eine allgemeine gesetzlich fixierte Verpflichtung der Behandlung liegen große Bedenken vor. Die Rechtsvorschreibung der meisten Staaten verpflichten Mutter bzw. Pflegeparteien zur Befürsorgung des Kindes und strafen nur offensichtlic Vernachlässigung dieser Pflichten. Ob sich die öffentlichen Vertretungskörper heute dazu entschließen würden, sich in die Bahandlug eines erkrankten Familienmitgliedes einzumengen und für Nichtbeachtung Strafen zu diktieren, ist mehr als zweifelhaft. Tatsächlich ist in den verschiedenen Vorschlägen zur Syphilisprophylaxe ein so weitgehender Behandlungszwang nicht vorgesehen. Die Bestimmungen gipfeln vielmehr darin, daß nicht genügend geschützte Kinder, namentlich mit ansteckenden Formen der Erbsyphilis („offene Syphilis"), zwangsweise einer Behandlung (Krankenhaus) zugewiesen werden dürfen. Aber auch gegen eine solche Verfügung lassen sich rechtliche und ärztliche Bedenken geltend machen. Der Jurist THIERSCH hat bei einem Kongreß sich dahin ausgesprochen, daß bei der relativ geringen Infektiosität der Erbsyphilis die zwangsweise Unterbringung von Kranken sich nicht auf dieselbe Rechtsstufe stellen lasse, wie etwa jene hochinfektiöser Krankheiten (Blattern, Cholera) und daß das Recht der Mutter auf Pflege ihres Kindes höher zu werten sei. Ärztlich hat PFAUNDLER darauf hingewiesen, daß die Spitalserfolge der Behandlung syphilitischer Kinder keineswegs so gute seien, daß die Entfernung aus der häuslichen Pflege immer berechtigt erscheinen würde[1]).

---

[1]) Nachtrag bei der Korrektur: S. § 14 des neuen deutschen *Gesetzes zur Bekämpfung der Geschlechtskrankheiten* vom 18. Februar 1927.

Man ersieht aus diesen Bedenken, daß auch ein Behandlungszwang seine Bedenken hat und daß eine gesetzliche Regelung dieser Frage nicht ohne weiteres durchführbar ist. Vielleicht ließe sich ein Ausweg darin finden, *daß Ärzte und Ambulatorien das Recht bekämen, Eltern bzw. Pflegeparteien, die sich der Behandlung ihrer syphilitischen Kinder entziehen, wegen Mangel der pflichtgemäßen Fürsorge zur Anzeige zu bringen.* Selbstverständlich müßten bei der ersten Vorstellung des Kindes den Angehörigen etwa mittels eines behördlich genehmigten Formulares die Behandlungspflicht bzw. die Folgen bei Unterlassung derselben klar gemacht werden. Eine solche Behandlung kann in der Regel ambulatorisch erfolgen, doch legt Pfaundler, der dieser Frage beachtenswerte Bemerkungen widmet, Gewicht darauf, daß dem Ambulatoriumsleiter jederzeit die Möglichkeit gegeben sein müsse, Kinder mit besonders schweren Erscheinungen oder Kostkinder mit leicht infektiösen Manifestationen einem Kinderspitale zuzuweisen.

In größeren Gemeinwesen ist jetzt mehrfach der Versuch gemacht worden, syphilitische Kinder auf *eigenen Abteilungen* von Kinderspitälern zu sammeln bzw. *eigene Heime* für solche zu errichten. Es decken sich diese Bestrebungen zum Teil mit den bekannten Vorschlägen Welanders, Heime zu errichten, wo syphilitische Kinder von der Geburt bis zum 3. bzw. 4. Lebensjahre verpflegt werden können. Solche *Welanderheime*, die meistens auf Kosten der Privatwohltätigkeit errichtet worden sind, finden sich an verschiedenen Orten (Kopenhagen, Friedrichshagen) und haben sich entgegen mancher anfänglicher Einwendungen (Schlossmann, Kamnitzer) gut bewährt. Die Stadt Wien hat im Zentralkinderheim eine eigene Abteilung für „geschlechtskranke" Kinder errichtet. Dasselbe gilt auch für das Berliner Waisenhaus in Rummelsburg.

Jedenfalls muß jeder Leiter einer Säuglingsfürsorgestelle bzw. jeder Amtsarzt wissen, wo Betten für syphilitische Kinder frei sind und es muß ohne Zeitverlust, der die Bereitwilligkeit der Angehörigen zur Unterbringung der Kinder abschwächt, die Spitalsüberweisung solcher Kinder möglich sein, wenn die häusliche Pflege nicht sicher gewährleistet ist.

Voraussetzung für eine jede rechtzeitige und gründliche Behandlung des syphilitischen Kindes ist die frühe Erkennung der Krankheit. Dort, wo junge Mütter gewöhnt sind, *Säuglingsfürsorgestellen* oder Kinderambulatorien aufzusuchen, wird bei der sachkundigen Leitung dieser Stellen die richtige Diagnose keine Schwierigkeiten machen. Damit wird aber immer nur ein Teil der Säuglinge erfaßt und für Gegenden ohne derartige Fürsorgestationen fällt diese Beaufsichtigung der Säuglinge weg. Um tatsächlich die übergroße Zahl der Neugeborenen bzw. Säuglinge bei Luesverdacht einer Behandlung zuführen zu können, ist in erster Linie die Mithilfe der *Hebamme* notwendig, welche auch in den ärmeren Bevölkerungsschichten meist in der Lage ist, das Neugeborene in den ersten Wochen einige Male zu sehen. Man muß den Hebammen Gelegenheit geben, die Frühsymptome der kindlichen Syphilis kennen zu lernen und sie verpflichten, bei verdächtigen Symptomen auf ärztliche Befragung zu dringen. Es wäre nicht angebracht, wenn kleinliche Bedenken einer dadurch den Hebammen etwa zugestandenen Befugnis zur Diagnosestellung diese wertvollen Mithelferinnen in der Syphilisbekämpfung ausschalten wollten.

Noch wirksamer wäre eine *obligatorische ärztliche Neugebornenschau*, wie sie Gerhartinger vorschlägt. Er meint, daß eine solche ebenso zu den Verpflichtungen des Gemeindearztes gehören solle, wie die Leichenbeschau und von den Amtsärzten unschwer durchgeführt werden könne. Kundratitz weist mit Recht darauf hin, daß weniger eine Besichtigung der Neugeborenen als eine solche des Säuglings, etwa um die 9. Woche, oder besser noch eine mehrmalige Kontrolle desselben im Interesse der Syphiliserkennung gelegen sei. So begrüßenswert eine solche Maßregel auch wäre, so dürfte sie doch an sozialen Ärztebeziehungen scheitern, da dadurch namentlich in kleineren Städten und am Lande dem kontrollierenden Gemeindearzt, der ja in der Regel Praxis ausübt, naturgemäß eine Art Monopol in der Behandlung der Neugeborenen zufiele, gegen das sich die anderen Ärzte zur Wehr setzen würden. Auch wäre dazu eine viel gründlichere pädiatrische Ausbildung des Studiums der jungen Ärzte notwendig, als die ihnen in der Regel bisher zuteil geworden ist.

Erworbene Syphilis.

Syphilitische Infektionen von Kindern nach der Geburt sind selten. Doch verfügen erfahrene ältere Autoren (FOURNIER, HOCHSINGER) über nicht wenig eigene Beobachtungen und STUEMPKE hat von 1911—1918 45 Fälle beobachten können.

Die *Art der Infektion* ist mannigfaltig. Mit der Möglichkeit, daß ein frischer Primäraffekt bzw. eine infektiöse Sekundäraffektion an den Genitalien der Mutter eine Ansteckung des Kindes und das Auftreten eines Schankers bei demselben hervorrufen könne, muß auf Grund einiger einwandfreier Beobachtungen gerechnet werden. Es hat diese Art der Infektion nichts mit der Hypothese RIETSCHELS zu tun, der den Geburtsakt durch die mechanische Übertragung von Spirochäten auf den Neugeborenen bei der Entstehung der kongenitalen Syphilis für bedeutsam hält.

Wichtiger und viel besprochen ist die Übertragung der Syphilis durch *die Brust einer Amme*. Dieser Vorgang wurde meist dadurch möglich gemacht, daß ein syphilitisches Kind an einer gesunden Amme trank, diese infizierte und daß diese dann ohne richtige Kenntnis des an der Brust entstandenen Primäraffektes ein gesundes Kind trinken ließ. Derartige Vorkommnisse sind jetzt, da das Aufnehmen einer Mietamme für ein syphilitisches Kind absolut verboten ist und diese selbst genau, auch mittels Wassermannreaktion untersucht wird, äußerst selten geworden. Doch kann selbst bei großer Vorsicht doch die Infektion einer Pflegeamme durch ein unerkannt syphilitisches Kind erfolgen, wie dies Angaben STEINERTS aus dem Prager Findelhaus ergeben. Gefährlicher ist vom Standpunkte der Syphilisübertragung die Einrichtung der *Stillfrau*, wie sie in Frankreich und anderen Ländern recht üblich ist und auch bei uns Eingang findet. Hier handelt es sich nicht um Ammen, die nach ärztlicher Untersuchung ständig ins Haus genommen werden, sondern um Mütter, die aus Gefälligkeit oder gegen entsprechende Bezahlung neben einem eigenen Kinde noch einem anderen oder auch abwechselnd mehreren einige Male täglich zu trinken gaben. Da dies meist ohne ärztliche Kontrolle der Kinder und Mütter geschieht, so ist eine Syphilisübertragung dadurch durchaus möglich. Es ist aus diesem Grunde gegen das System der Stillmütter Einsprache zu erheben, wenn dies nicht ebenso wie die Ammenuntersuchung durch Ärzte kontrolliert wird.

Gelegentliche Infektionen von Kindern durch *Hebammen* oder durch *ärztliche* Instrumente sind zwar sehr beklagenswerte Zufälle, haben aber wegen ihrer Seltenheit und ihres Zufallcharakters nicht die Bedeutung sozial wichtiger Faktoren. Auch die früher einige Male beobachtete und von Impfgegnern maßlos übertriebene Übertragung der *Syphilis bei der Vaccination* hat seit allgemeiner Benützung der animalen Lymphe derzeit kein akutes Interesse mehr. Hingegen sind syphilitische Infektionen bei der *Beschneidung* leider Vorkommnisse, die auch jetzt noch in den niedrigen Kreisen der orthodoxen Juden vorkommen, wo dieser Eingriff durch nichtärztliche Personen ausgeführt wird und manche veraltete rituelle Vorschriften, wie das ekelhafte Aussaugen der blutenden Wunde durch den Operateur, noch in Geltung sind.

Kinderpflegerinnen, Kostfrauen oder sonstige Hausbewohner können ebenso ihre Syphilis auf die ihnen anvertrauten Kinder übertragen, wie *Eltern* oder ältere *Geschwister*. Es können ganze Familien auf diese Weise syphilitisch erkranken (Rilcke und Hoernike). Die unselige Gewohnheit, Kinder mit Küssen zu überschütten, trägt zu dieser extragenitalen Syphilisübertragung bei.

Leider bekommt der Kinderarzt und namentlich der Syphilidologe gar nicht selten Kinder zu Gesicht, die auf *genitalem Wege* syphilitisch infiziert worden sind. Es handelt sich hierbei insbesondere um kleine Mädchen, die von erwachsenen Kranken auf Grund des scheußlichen Aberglaubens angesteckt worden sind, daß sie sich dadurch von ihrer Krankheit befreien. Daß auch ältere, aber noch dem Kindesalter zugehörige Mädchen durch den mit vollem Verständnis durchgeführten Geschlechtsverkehr angesteckt werden, ist eine den Syphilidologen nur allzu bekannte Tatsache. Zu all diesen Fällen sporadischer Infektion des Kindes mit Syphilis kommt noch die an manchen Orten *endemische* Lues hinzu, von der begreiflicherweise auch Kinder nicht verschont bleiben. Ältere Berichte über ein solches Vorkommen liegen aus Bosnien (Glueck), Rußland (Rabinowitsch), Kleinasien (Duering) vor.

Sieht man von diesen immerhin seltenen und lokal beschränkten Syphilisübertragungen ab, so beziehen sich die Tatsachen über erworbene Kindersyphilis in der Regel auf Einzelfälle, die Unwissenheit, Fahrlässigkeit, Verderbtheit ihren Ursprung verdanken. Nach einer älteren Zusammenstellung Fourniers waren unter 42 Fällen die Eltern 19mal, Ammen 8mal, Bonnen, Diener usw. 4mal, Kinder 2mal, die Vaccination 2mal, ärztliche Prozeduren 1mal, verbrecherische Attentate 4mal, unbekannte Ursachen 2mal die Ansteckungsquelle.

Prophylaktische Maßnahmen zur Verhinderung solcher Vorkommnisse sind nicht möglich. Hier wirkt nur die Belehrung und Aufklärung über die Gefahren der eigenen Syphiliserkrankung und über die Infektiosität. Die Ausrottung endemischer Syphilis ist Aufgabe staatlicher Behörden und ist wohl in erster Linie von dem Kulturzustande des Landes abhängig, in welchem sich diese Krankheitsherde befinden.

VI. Rachitis.

Daß bei der Entstehung und beim Verlaufe der Rachitis soziale Momente von großer Wichtigkeit sind, ist seit langem bekannt. Schon Soranus macht im 2. Jahrhundert darauf aufmerksam, daß Kinder mit krummen Beinen sich in der Stadt häufiger vorfinden als am Lande, und Glisson, der berühmte Entdecker der „Englischen Krankheit" erwähnt bereits in seiner ersten Mitteilung (1650), daß das Leiden bei Armen öfter anzutreffen sei als bei Wohlhabenden. Die Richtigkeit dieser Tatsache ist jedem Arzte, ja jedem Großstadtbewohner geläufig. Man begegnet schweren Rachitikern nur ausnahmsweise in der Privatordination angesehener Kinderärzte und in den Parks der vornehmen Stadtviertel, aber man sieht sie in erschreckender Deutlichkeit in den Polikliniken der Kinderspitäler und in den Straßen der Vorstadt.

Über die große Häufigkeit der Rachitis und über Ursachen der außerordentlichen Verbreitung des Leidens liegen zahlreiche Untersuchungen aus früherer und jüngster Zeit vor, in denen die englische Krankheit als „Volkskrankheit" die volle Würdigung findet.

Betrachten wir vorerst die vorwiegend aus der älteren Rachitisliteratur stammenden Angaben über die *Häufigkeit* der Rachitis. Aus den diesbezüglichen Zahlen seien einige herausgegriffen: Es haben gefunden (nach Zappert, Fischl): Jouconsky in Petersburg 90%, Stölzner in Berlin 90—95%, Kassowitz

Wien 89%, FEER Basel 86%, MEY Riga 80%, SEITZ München 72%, JOHANESSEN Christiania 66%, MONCORVO Rio de Janeiro 50—80%, FEDE Neapel 50%, BAUMEL Montpellier über 50%, REHN Frankfurt 50—60%. Die großen Verschiedenheiten dieser Zahlen könnten dazu verlocken, hieraus georgraphische Folgerungen betreffs der Rachitisfrequenz zu ziehen. Das wäre wohl ein Trugschluß. Mögen auch, wie wir noch zu besprechen haben werden, Klima und Rasse eine gewisse Rolle beim Auftreten der englischen Krankheit spielen, so dürften die Differenzen innerhalb der genannten Zahlen mehr auf die Verschiedenartigkeit der Beobachtungen als auf jene des Materials zurückzuführen sein. So beziehen sich einige Ziffern auf Krankenambulatorien, andere auf Impflinge, so wurden einmal alle poliklinischen Fälle, ein anderes Mal nur Kinder bestimmter Altersstufen herangezogen, so bilden bei der einen Statistik nur Winter-, bei der anderen Sommerkinder den Grundstock der Untersuchungen, so ist namentlich der diagnostische Standpunkt der Ärzte gegenüber der Rachitis ein durchaus verschiedener. Welch große Rolle die Subjektivität des Arztes bei derartigen Zusammenstellungen spielt, ist z. B. aus einer Mitteilung LANGES ersichtlich, nach welcher aus demselben sächsischen Orte ein Arzt 2%, ein anderer 50% rachitische Säuglinge gemeldet hat, oder aus dem Selbstgeständnis BAUMELS, der nach einer allgemeinen Schätzung die Zahl der Rachitiker in Montpellier mit ca. 4% angenommen hatte, bei darauf gerichteten Untersuchungen aber 50% Erkrankungen erhielt. Einem Teil dieser Fehlerquellen hat man in letzter Zeit zu entgehen versucht, indem man nur Impfkinder zur Zählung heranzog. Auf diese Weise haben HILGERS und SELTER in Leipzig 1914 49,3%, in Königsberg 1914 52,5%, 1921 39,1% Rachitiker nachweisen können. Dürften diese Ziffern den tatsächlichen Verhältnissen auch bedeutend näher kommen als die obenerwähnten enormen Zahlen älterer Autoren, so ist auch hier zu erwägen, daß möglicherweise die Jahreszeit, zu welcher die Impfungen gewöhnlich vorgenommen werden, einen nicht unwesentlichen Einfluß auf die erkennbaren Rachitisfrequenz ausüben kann.

Vor kurzem haben ENGEL und KATZENSTEIN eine Morbiditätsstatistik der Rachitis aufgestellt, indem sie die Kinder in den Häuserblocks der Armenquartiere selbst aufgesucht und bei etwa 700 Familien in Dortmund ihre Erhebungen verzeichnet haben. Dadurch ist tatsächlich ein bedeutendes Zahlenmaterial auf einwandfreie Weise erhalten worden, das, nach verschiedenen Gesichtspunkten angeordnet, wichtige Aufschlüsse über sozialhygienische Rachitisfragen zu geben vermag. Über die Gesamtfrequenz der Rachitis gibt nebenstehende Tabelle guten Aufschluß.

Tabelle 1.

Rachitisfälle im Alter der Kinder nach ENGEL-KATZENSTEIN.

Anzahl der Kinder	Alter Jahre	An Rachitis erkrankt		Mittlere, schwere oder sehr schwere Fälle	
173	2	125	71,2%	51	29,4%
129	3	91	70,5%	48	37,2%
131	4	74	56,4%	32	24,4%
115	5	63	54,7%	31	26,9%
174	6	73	41,9%	25	14,3%
187	7	56	29,9%	22	11,7%
163	8	46	28,2%	11	6,7%
177	9	42	23,7%	12	6,7%
135	10	24	17,7%	10	7,4%
1384	2—10	594	42,8%	242	17,6%

Diese Tabelle ist dadurch besonders wertvoll, daß sie einerseits die Fälle von Säuglingsrachitis, welche in den Statistiken einen größeren Platz einzunehmen pflegen, als er ihnen vom Standpunkte der Volksgesundheit zukommt, ausschaltet, und daß sie andererseits eine rasche Orientierung über die Schwere der rachitischen Erscheinungen und damit über die soziale Bedeutung des Leidens ermöglicht. Noch deutlicher tritt uns diese Schädigung durch die Rachitis in einer zweiten

Tabelle der genannten Autoren entgegen, in der die Beziehungen zwischen *Lauffähigkeit* und Altersstufe vorgeführt werden.

Tabelle 2. *Lauffähigkeit im Alter der Kinder nach* Engel *und* Katzenstein.

Anzahl der Kinder	Alter Jahre	Lauffähigkeit gestört		Von den 183 Kindern mit Gehstörung liefen		
				pathologisch	gestützt	gar nicht
173	2	44	25,4%	32 18,5%	4 2,3%	8 4,5%
129	3	38	30,2%	35 27,1%	3 2,3%	
131	4	28	21,3%	28 21,3%		
115	5	25	21,7%	22 19,1%	1 0,8%	2 1,7%
174	6	20	11,4%	19 10,9%	1 0,5%	
187	7	14	7,4%	12 6,4%	2 1,0%	
163	8	5	3,0%	5 3,0%		
177	9	7	3,9%	7 3,9%		
135	10	2	1,4%	2 1,4%		
1384	2—10	183	13,2%	162 111,7%	11 6,8%	10 6,2%

Beide angeführten Tabellen ergeben ein Hinaufragen der mittelschweren und schweren Rachitisfälle bis ins 5. Lebensjahr, lassen aber selbst noch bei 10 jährigen Kindern ernste Folgen des Leidens erkennen. Die Durchschnittsziffer der Rachitis in Dortmund stellt sich auf 42,8%. Mit Vorsicht schließen die Verfasser von diesen Zahlen auf die Gesamtrachitismorbidität in der erwähnten Stadt, welche bei einer Bevölkerungszahl von rund 320000 Einwohnern mit etwa 5000 schweren Rachitisfällen die Gesamtrachitismorbidität berechnen. Das würde. bei einer Kinderzahl von rund 50000 (zwischen 2 und 10 Jahren) eine Schädigung von 10% aller Kinder durch die englische Krankheit bedeuten. In Großstädten, wo die Wohnungs- und Gesundheitsverhältnisse noch ungünstiger liegen als in der Mittelstadt, muß man wohl mit weit höheren Prozentzahlen rechnen. So kann man in einer Zweimillionenstadt sicherlich mindestens 30000 schwer durch die Rachitis geschädigte Kinder annehmen.

Die Form, in welcher diese Schädigung zutage tritt, ist für den Kliniker leichter zu erkennen als für den Statistiker. Noch eindringlicher treten sie dem Anatomen vor Augen und es ist gewiß kein Zufall, daß wir einem solchen, v. Hansemann in Berlin, eine wertvolle Arbeit über die Rachitis als Volkskrankheit verdanken. Hansemann weist in dieser auf die ominöse Bedeutung der englischen Krankheit bei Lungenentzündungen, Infektionskrankheiten, bei manchen Gehirnkrankheiten kleiner Kinder sowie bei Verkrümmungen der Gliedmaßen, Verunstaltungen des· Brustkorbs der Wirbelsäule, beim Plattfuß und beim engen Becken der gebärenden Frau hin. Er versucht auch den Ursachen der Rachitis näher zu kommen und erinnert an das regelmäßige Auftreten von Rachitis bei jungen Menagerietieren (Affen, Wiederkäuer, Bären) bzw. an das Fehlen der Rachitis bei unkultivierten Volksstämmen. Nach Hansemanns Ansichten ist die Rachitis eine *Domestikationskrankheit,* wobei beim Menschen die mangelnde Bewegung im Freien, der Aufenthalt in geschlossenen Wohnräumen, das Tragen von Kleidern und auch hereditäre Bedingungen in Betracht kommen. Diese Auffassung hat durch Engel insofern eine Korrektur erfahren, als dieser Autor nicht in der Domestikation als solcher, sondern in mit dieser oft zusammenhängenden ungünstigen äußeren Verhältnissen die Ursache der Rachitis erblickt, welche er als *Verkümmerungskrankheit* bezeichnet.

Diese *ungünstigen Lebensverhältnisse* genauer zu studieren und sozusagen in Teilfaktoren zu zerlegen, ist das Ziel der modernen Rachitisforschung geworden. Es genügt hierbei nicht, einfach die Wohlhabenheit der Armut gegenüberzustellen, wie dies z. B. Kassowitz getan hat, der in der Armenpraxis 89%, in der Privatpraxis 59% Rachitiker gezählt hat, und es entspricht auch kaum mehr dem derzeitigen Stande unserer sozialhygienischen Forderungen, von „respiratorischen Noxen" oder dem „Armenleutegeruch" in Behausungen des Proletariats zu sprechen, sondern es erscheint notwendig, die Einwirkung von *Nahrung, Wohnung* und *Belichtung* genauer zu ergründen.

Die Frage des Einflusses der *Ernährung* auf die Rachitis ist von verschiedenen Seiten angegangen worden. Vorerst sei festgestellt, daß die *Brusternährung keinen unbedingten* Schutz gegen die Rachitis bietet, wenn auch aus Statistiken von SELTER und HILGERS eine stärkere Rachitisfrequenz bei nichtgestillten Kindern hervorgeht. SELTER hat bei Flaschenkindern 61,8%, bei Kindern, die 6 Monate gestillt worden waren, 50,6%, bei solchen mit einer Stilldauer von 13 Monaten 49,3%, HILGERS bei Brustkindern 35,6%, bei Flaschenkindern 48,4% Rachitis vorgefunden. Solange man die Rachitis vorwiegend als eine Folge unzweckmäßiger Ernährung aufgefaßt hatte, mußte ihr Vorkommen bei Brustkindern überraschen und hat zu verschiedenen Erklärungen Anlaß gegeben, SIEGERT glaubte in zu langer Stilldauer, ZWEIFEL in Chlorarmut der Muttermilch, COMBY in einer durch Überfütterung entstandenen Magenerweiterung einen rachitisfördernden Moment zu erkennen. Auf die ungünstige Wirkung einer allzureichlichen Brusternährung bzw. auf Überfütterung überhaupt haben auch CZERNY und KELLER sowie JUNDELL hingewiesen. Heute, da wir in der Ernährungsweise der Kinder nur *einen* rachitisbefördernden Faktor zu erblicken geneigt sind, hat die Tatsache der Brustkinderrachitis an Interesse verloren, um so mehr als die schädigende Wirkung des Leidens und damit dessen sozialhygienische Bedeutung sich oft erst im Alter nach erledigter Stillung zu entfalten pflegt.

Auch die vieldiskutierte Frage nach der Beziehung des *Kalkstoffwechsels* zur Rachitis brauchen wir hier nur kurz zu streifen. Daß bei der englischen Krankheit der Kalkstoffwechsel gestört ist, steht ebenso fest, wie es erwiesen ist, daß die Ursache hierfür nicht in einem Mangel an Kalkzufuhr liegt. Enthält doch die Kuhmilch, bei deren Verfütterung die Säuglinge so oft rachitisch werden, mehr Kalk als die Muttermilch. Tatsächlich steht die Sache so, daß nicht ein Kalkmangel, sondern eine gestörte Verwertung dieses Mineralstoffes bei der Rachitis angenommen wird. Recht gut charakterisiert R. HAMBURGER die Verhältnisse damit, daß er eine Schädigung des „kalkstabilisierenden Faktors" im rachitischen Körper annimmt, die zu einer fehlerhaften Retinierung und Verteilung des Kalkes führe. Diesen kalkstabilisierenden Faktor kennen wir nicht, aber wir sind zu der Annahme berechtigt, daß er nicht nur in der Nahrung sowie im Lebertran, sondern auch in äußeren Einwirkungen, so namentlich in der Lichteinwirkung, gelegen sei. Die Störung des Kalkstoffwechsels bei der Rachitis ist demnach ein Krankheitssymptom und kein ätiologischer Faktor und auch dieses Symptom ist nicht eindeutig, da man im Tierexperiment keineswegs aus einer künstlich erzeugten Kalkverarmung auf das Vorhandensein von Rachitis schließen darf (SCHMORL, ASCHENHEIM). Es ist auch nicht wahrscheinlich, daß die bei englischer Krankheit zu beobachtenden Störungen des Mineralstoffwechsels und des Wachstums auf primären chemischen Anomalien beruhen, sondern es werden von manchen Autoren *Schädigungen innersekretorischer Organe* als Mittelglied angenommen (STOELTZNER, ERDHEIM). Alle diese Fragen sind, so groß ihre wissenschaftliche Bedeutung auch sein mag, für den Soziologen minder belangreich, da sich wenigstens derzeit noch keinerlei Schlüsse allgemein hygienischer Natur daraus folgern lassen.

Von viel größerer Wichtigkeit für die soziale Medizin sind jene Ernährungstheorien, welche sich mit der Frage beschäftigen, ob die Rachitis als *Avitaminose* anzusehen ist.

Seitdem Funk im Jahre 1914 zuerst auf die Bedeutung der Ergänzungsstoffe oder Vitamine hingewiesen hatte, wurde namentlich in der amerikanisch-englischen Literatur durch überaus zahlreiche sorgfältige Tier- und Menschenversuche der Zusammenhang zwischen gewissen Vitaminarten und der Rachitis klarzulegen versucht. [Mellanby, Hopkins, McCollum Simmonds, Shipley-Park, Hess-Unger, Findlay, Mackay, Tozer u. a.][1]) Es handelt sich bei diesen Untersuchungen darum, ob die Rachitis überhaupt als Avitaminose anzusehen sei und welches der bisher bekannten Vitamine als rachitogen zu gelten habe. Beide Fragen schienen anfangs eine Beantwortung darin gefunden zu haben, daß man ein fettlösliches Vitamin in der Butter, im Lebertran gefunden zu haben glaubte, welches sich als rachitishemmend bzw. heilend bewährte. Auch im Grüngemüse, im Obst und Malz wurde ein antirachitisches Vitamin angenommen. Stoeltzner hat in geistreicher Weise darauf hingewiesen, daß möglicherweise das Vitamin der frischen Grünstoffe in die Milch grüngefütterter Kühe übergehe, so daß diese rachitiswidrig wirke, Milch von Stalltieren hingegen nicht, Damit könnte eine Erklärung für die auffällige Heilung und das seltene Entstehen der englischen Krankheit in den Sommermonaten gegeben sein, ebenso wie die relative Seltenheit der Rachitis bei Landkindern in der Ernährung mit Milch und Butter von grüngefütterten Kühen iher Erklärung fände.

Als ein Vitaminexperiment im großen konnten die *Kriegs- und Nachkriegsverhältnisse* aufgefaßt werden, welche die Kinder Deutschlands und Österreichs einer nicht nur unzureichenden, sondern auch vitaminarmen Ernährung unterworfen haben. Tatsächlich stellten sich eine Reihe von Kriegskrankheiten ein, die man als Avitaminosen anzusehen berechtigt war und es lag nahe auch die häufige und ungewöhnlich schwere *Kriegsrachitis*, über welche mehrfach berichtet worden ist (Beninde, Friedr. Müller, Czerny, Rubner, Engel, Friedländer, Torday) in diesem Sinne zu deuten. Japha weist direkt darauf hin, daß die Kriegsernährung der deutschen Kinder eine außerordentliche Verminderung an Butter, Pflanzenfett, Grüngemüse, Obst aufgewiesen hätte und daher als hochgradig vitaminarm angesehen werden mußte. Auch die allerdings nicht auf genauen ärztlichen Untersuchungen basierenden Angaben von Nordpolfahrern, daß die *Eskimo- und Lappenkinder* trotz ungünstiger Wohnungsverhältnisse *keine Rachitis* aufweisen, wurde im Sinne einer reichlichen Zuführung des A-Faktors in Lebertran erklärt.

Trotz dieser scheinbaren Beweise für die Richtigkeit der Vitamintheorie und die Bedeutung des fettlöslichen A-Faktors bei der Rachitis neigt doch eine Anzahl der neueren Forscher zu einer Ablehnung dieser Annahme oder zumindest des rachitogenen A-Faktors. Hess und Unger, die keinen Unterschied zwischen der Milch von grün- und trockengefütterten Kühen gefunden haben, Paton und Watson, welche bei gutgepflegten, vitaminarm genährten Käfighunden keine Rachitis entstehen sahen, Freise und Rupprecht, welche auf Möhrenfütterung eine Besserung der Rachitis bei Kindern konstatieren konnten, Bloch, der oft durch Lebertran, aber nicht durch Butter Rachitis heilen sah, ferner in zusammenfassenden kritischen Darstellungen Klotz, Findlay, L. F. Meyer, Hodson, Cozzolino, Knöpfelmacger u. a. finden den Beweis für die ätiologische Bedeutung der vitaminarmen Diät und der Rachitis nicht erbracht und bemängeln die Tier (insbesondere Ratten-)versuche, die zur Erhärtung dieses Zusammenhanges angestellt worden waren. Wengraf hat jüngst, zum Teil in Gemeinschaft mit Barchetti und Ambrozie diese Frage experimentell studiert und die An-

---

[1]) Anm. bei der Korrektur: Die seit Abfassung dieses Artikels während des Jahres 1926 erschienenen Arbeiten konnten nicht mehr berücksichtigt werden.

sicht ausgesprochen, daß die bei Versuchstieren durch Entziehung des A-Faktors entstehende „akute Rachitis" nicht mit dem Leiden der Kinder identisch sei; er faßt diese als eine *Hypovitaminose* auf, bei der die unzweckmäßige Ernährung nur einen ätiologischen Teilfaktor abgibt. Weniger ablehnend sind Untersuchungen, welche vor kurzem an der Klinik PIRQUET in Wien von den englichen Ärztinnen CHICK, DALYEL, HUME, MACKAY, HENDERSON, SMITH unter Mitwirkung WIMBERGERS durchgeführt worden sind. Es zeigte sich hierbei, daß gutgehaltene Säuglinge im Winter durch eine vitaminarme Nahrung rachitisch werden, während Lebertranzusatz diese Erkrankung verhinderte, daß aber im Sommer und Herbst bei jeder Ernährungsform die Rachitis ausblieb. Natürliche und künstliche Sonnenbestrahlung war ebenso wie Lebertranverfütterung imstande Rachitis zu verhüten und zu heilen.

Es geht aus all diesen Untersuchungen hervor, daß in der Vitaminfrage das letzte Wort noch nicht gesprochen worden ist. Trotzdem dürfen die diesbezüglichen Forderungen vom Standpunkte des Sozialhygienikers nicht unterschätzt werden. Sie haben uns gelehrt, daß für die Entstehung und Heilung von Krankheiten *nicht nur die Quantität*, sondern auch die *Qualität* der *Nahrung* von entscheidender Bedeutung ist und daß die Zuführung von Nährstoffen, die bisher wegen ihres geringen Caloriengehaltes als Luxusartikel angesehen worden, wie frisches Obt, Salate, Grüngemüse, Malz, ebenso von gesundheitlicher Bedeutung ist, wie die von Butter und gutem Pflanzenfett. Sicher hat ARON (zit. STÖLTZNER) völlig recht, wenn er in der Beschaffung guter Butter und vollwertiger Fette ein wichtiges Erfordernis der hygienischen Volksernährung ansieht und von der Überschwemmung des Marktes mit minderen Fetten warnt. Wenn unzweckmäßige Ernährung im Tier-, Kinder- und Kriegsexperiment neben anderen Schädigungen auch Rachitis hervorrufen konnte, so beweißt dies, daß dieses Leiden stark unter alimentärem Einfluß steht, und daß der Hygieniker mehr als dies bisher geschehen ist, auf die Zufuhr guten Fettes, frischen Obstes und Gemüses zur Verhütung der Rachitis achten muß. Dies gilt sowohl für die Ausspeisung in Krippen, Kinderküchen, Spitälern als auch für die Speisenverordnungen in Fürsorgestellen, Kleinkinderberatungen. Eine besondere Rolle kommt dem Lebertran in der Kleinkinderernährung zu. Wir haben in ihm ein ausgezeichnetes Antirachitikum durch alte Erfahrung und durch neue Experimente kennen gelernt und müssen seine Anwendung auch bei noch nicht ausgesprochenen Rachitiserscheinungen in viel reicherem Maße empfehlen als dies gewöhnlich geschieht. Es ist ein Verdienst von KASSOWITZ, die große Bedeutung des Lebertrans schon vor vielen Jahren immer wieder hervorgehoben und die Wiener Bevölkerung geradezu an dieses Mittel gewöhnt zu haben; allerdings scheint der von ihm geforderte Phosphorzusatz nicht die Bedeutung zu besitzen, welche er ihm zugeschrieben hatte.

Daß durch diese Veränderung der Nahrungsordnung für Kleinkinder eine Verteuerung der Kinderernährung stattfindet, kann nicht geleugnet werden. Doch ist es bei großen Gemeinden nicht ausgeschlossen, durch Eigenbau von Gemüsen und Obst wenigstens für die Versorgung von Anstalten die Kosten der Frischnahrung herabzusetzen, ebenso wie der Volkshygieniker rechtzeitig die Hand auf die Malzproduktion legen sollte, um dieses, ebenfalls vitaminreiche Nahrungsmittel bei der doch einmal zu erwartenden Verringerung der Biererzeugung für die Kinderernährung zu erfassen. Schließlich darf nicht vergessen werden, daß prophylaktische Ausgaben für die Gesundheit der Kinder stets gut angelegtes Kapital sind. ENGEL und KATZENSTEIN berechnen (für Geldverhältnisse aus günstigerer Zeit) den Arbeitsverlust von etwa 500 durch die Rachitis schwer geschädigten Individuen auf ca. 2550000 Mk. im Jahre. Rechnet man noch

Krankheitsbehandlungs-, Apparatkosten hinzu, so wird ersichtlich, welchen Schaden am Volksvermögen die schweren, das Kindesalter überdauernden Rachitisfälle bedeuten.

Wir wollen nun die Ernährungsprobleme der Rachitis verlassen und uns jenem zweiten obenerwähnten Momente zuwenden, das als charakteristisches Kennzeichen der Armut bei der Rachitis in Betracht kommt, der *Wohnungsfrage*.

Daß Kinder, die sich lange in engen, dichtbewohnten, schlecht gelüfteten Wohnungen aufhalten, besonders häufig Zeichen der englischen Krankheit darbieten, ist seit langem bekannt. Viele Autoren führen darauf die bereits mehrfach erwähnte *Jahreszeitenkurve* der Rachitis zurück, indem sie den Frühjahrsgipfel des Leidens mit dem winterlichen Verweilen in unentsprechenden Wohnräumen, den Abfall der Kurve im Sommer und Herbst mit dem reichlichen Aufenthalte im Freien erklären. Es soll hier nicht darauf eingegangen werden, ob diese Auffassung der Jahreszeitenschwankungen der Rachitis einwandsfrei und erschöpfend sind, jedenfalls hat sie das Verdienst, die Bedeutung der Wohnungsfrage bei der Rachitis angeregt und hervorgehoben zu haben.

Für schlechte Wohnungen hat man statistisch kaum einen anderen Maßstab als die Bestimmung ihrer Bewohnerzahl. Je dichter bevölkert, desto ungünstiger ist die Wohnung. Selter hat diese Feststellung auf einem Umwege zu erreichen versucht, indem er die Anzahl der Geschwister rachitischer Kinder verzeichnet hat. Aus der diesbezüglichen Tabelle seien einige Ziffern angeführt: In Familien mit einem Kinde waren 33,8%, mit 2 Kindern 49,8%, mit 6 Kindern 51,1%, mit 10 Kindern 88,8% Rachitisfälle zu verzeichnen.

Eingehender und auf direkte Aufnahme der Wohnungen fußend, haben Engel und Katzenstein die Frage der Wohnungsdichtigkeit und Rachitisfrequenz studiert und in folgender Tabelle zusammengestellt:

Tabelle 3. *Wohndichte und Rachitishäufigkeit nach* Engel *und* Katzenstein.

Zimmerzahl der Wohnungen einschließlich Küche	Anzahl der Wohnungen mit Zimmern nebenbezeichneter Zahl	Anzahl der Zimmer in den nebenstehenden Wohnungen	Anzahl der in nebenstehenden Zimmern wohnenden Personen	Wohndichte		Rachitishäufigkeit		
				Auf ein Zimmer entfielen durchschnittlich Personen	Auf eine Person entfielen durchschnittlich Zimmer	Vor dieser hatten Rachitis	Das sind von allen Proz.	Auf ein Zimmer entfiel
1	22	22	86	3,90	0,20	21	70	0,95
2	384	768	1855	2,41	0,42	300	44,18	0,39
3	279	837	1728	2,06	0,48	218	30,56	0,26
4	57	228	417	1,82	0,54	52	46,01	0,23
5	6	30	37	1,23	0,81	2	25	0,07
6	2	12	13	1,08	0,92	1	33,33	0,08

Diese Tabelle spricht eine eindeutige Sprache: je kleiner die Wohnung, desto größer die Anzahl der in ihr hausenden Rachitiker. Die Differenzen zwischen 70% Rachitikern in einer Einzimmer- und 33,3% in einer Sechszimmerwohnung bedürfen keiner weiteren Erläuterung. Wollte man aus statistischen Gründen die Befunde der Fünf- und Sechszimmerwohnungen wegen der zu kleinen Anzahl der Beobachtungen ausschalten, so bleiben noch immer die gewaltigen Unterschiede zwischen den Rachitisfällen in kleineren Wohnungen, die sich auf großes Zahlenmaterial beziehen, bestehen.

Abgesehen von der Dichtigkeit der Bewohnung könnte auch die *Höhe des Stockwerkes* einen Maßstab für die Güte der Wohnung bzw. für die Armut ihrer Inwohner abgeben. Selter hat diesbezügliche Aufzeichnungen gemacht: Erdgeschoß 51,8%, 1. Stock 56,6%, 2. Stock 56,2%, 3. Stock 50,4% Rachitisfälle. Das würde keinen Unterschied in der Beeinflussung der Rachitis durch die Höhe des Stockwerkes bedeuten. Doch möchten wir diese Zusammenstellung nicht verallgemeinern. Abgesehen davon, daß die Beziehung der Armut zu der Stockwerkhöhe von ortsüblichen Bedingungen, vom Stadtteil, der Bauart der Häuser usw. abhängt, fehlen in der Zusammenstellung SELTERS die dunkeln, ebenerdigen Hof- und die Kellerwohnungen, welche leider in Großstädten einen beträchtlichen Teil der Armen beherbergen. Wir werden übrigens noch hören, daß die Höhe der Wohnung mit der Belichtungsintensität nicht gleichgestellt werden darf.

Die Tatsache, daß schlechte, dichtbevölkerte Wohnungen und englische Krankheit in engem Zusammenhange stehen, hat uns darüber keine Aufklärung gegeben, welche Faktoren hierbei eine ungünstige Wirkung ausüben. Ungenügende Pflege, mangelnde Reinlichkeit, unreine Atmungsluft und fehlende Besonnung könnten hierbei als schädigend in Betracht kommen. Über die Wertigkeit dieser verschiedenen ungünstigen Momente liegen mit Ausnahme der Belichtungsfrage nur gelegentliche Beobachtungen und Meinungsäußerungen, aber keine systematischen Untersuchungen vor. So haben PATON und WATSON Käfighunde, die auch bei guter Kost rachitisch wurden, davor durch Reinlichkeit und gute Pflege bewahrt, so glaubt FINDLAY in dem Übungsmangel und der Raumbeschränkung der Kleinkinder eine größere Schädigung erblicken zu dürfen als in dem mangelhaften Lichteinfluß, so ist naturgemäß bei einer Häufung der Rachitisfälle in kinderreichen Familien mit einer schlechten Wartung des Einzelkindes zu rechnen.

Sind diese schädigenden Folgen des Milieus nur vermutungsweise zu verwerten, so hat die Frage des *Lichteinflusses* auf die Rachitis in den letzten Jahren eine gründliche experimentelle Bearbeitung erfahren und steht heute im Mittelpunkt der wissenschaftlichen Rachitisforschung.

Schon vor vielen Jahren hat HAGEN-TORN (zit. ZAPPERT) auf Grund umständlicher Beobachtungen die Meinung geäußert, daß Orte mit hoher Feuchtigkeit eine große Rachitisfrequenz aufweisen, und KELLER hat (nach einem Zitate von FEER) sogar in den schattenseitig gelegenen Häusern derselben Straße mehr Rachitisfälle aufgefunden als in den der Sonne ausgesetzten. Als Beweis für die Wichtigkeit der ausgiebigen Sonnenwirkung wird die bereits erwähnte geringere Rachitisfrequenz der Landbevölkerung, namentlich aber die Seltenheit des Leidens in den Tropen, im Hochgebirge und bei Wandervölkern (Zigeuner) herangezogen. Alle diese Angaben haben nur den Wert von Wahrscheinlichkeitsbeweisen und lassen sich auch anders erklären. Manche lange geglaubten Behauptungen über klimatische und Rassenimmunität sind durch neuere Untersuchungen recht zweifelhaft geworden. So gibt es in warmen Klimaten, wie Süditalien, Sizilien, zahlreiche Rachitiker (MAGGIORE, FEDE), in Palermo sogar ein eigenes Hospital für derartige Kinder, so liegen Berichte über englische Krankheit in Madagaskar (EBBELT), in Neuseeland, Australien (SWEET), in Rio de Janeiro (MONCORVO) vor, so ist die Behauptung der Rachitisfreiheit der nordischen Länder von JOHANESSEN in Christiania widerlegt worden, so haben KASSOWITZ und FEER in den Hochalpen rachitische Kinder angetroffen, so ist selbst aus dem als verschont angenommenen Japan letzthin über das Auftreten der Krankheit berichtet worden (NAKAHARA, zit. ASCHENHEIM). Auch die scheinbare Rassenimmunität verschwindet unter ungünstigen hygienischen Verhältnissen, wie die große Häufigkeit der Rachitis bei den Negern Nordamerikas beweist.

Man hat nun, um über die Belichtungsfrage bei der Rachitis Klarheit zu erlangen, zum Experimente Zuflucht genommen und in zahlreichen Untersuchungen dieses Problem studiert. Namentlich HESS hat in Verein mit UNGER, PAPPENheim, Gutman nachgewiesen, daß Ratten, die unter rachitiserzeugender Ernährung gehalten waren, von der Krankheit verschont blieben, wenn sie täglich durch $^1/_2$—1 Stunde dem Sonnenlicht ausgesetzt gewesen waren. Zu ähnlichen Resultaten kamen McCollum, Powers, Park, Shipley, Simmonds. Bedeutsam für diese Frage sind die obenerwähnten Versuche von Chick, Wimberger und einer Reihe englischer Ärztinnen, bei denen dem Sonnenlichte ausgesetzt gewesene Kinder nicht rachitisch wurden. Diese Belichtungsversuche erhielten eine noch schärfere Präzision, als Huldschinsky den Nachweis erbrachte, daß die *ultravioletten Strahlen der künstlichen Höhensonne* einen überaus günstigen Einfluß auf die Knochenbildung rachitischer Kinder auszuüben imstande sind. Anfangs begegneten die klinisch und röntgenologisch kontrollierten, verblüffenden Befunde Huldschinskys einigem Skeptizismus, der aber bald bei allen Nachprüfungen der Überzeugung Platz machte, daß tatsächlich durch diese Einwirkung der ultravioletten Strahlen überraschende Heilerfolge erzielt werden konnten. Abgesehen von den bereits erwähnten englisch-amerikanischen Autoren, von denen namentlich Hess dieser Frage besondere Aufmerksamkeit gewidmet hat, haben eine Reihe deutscher Kinderärzte, wie Putzig, Michaelis, Erlacher, Weber, Mengert u. a., die Wirksamkeit der ultravioletten Strahlen bestätigt, und L. F. Meyer hat letzthin zusammenfassend erklärt, daß die Bestrahlung mit ultravioletten Strahlen eines der bedeutsamsten Heilmittel der Rachitis darstelle. Beachtenswert ist auch die Angabe Mengerts, daß bei Frühgeburten, welche sonst in der Regel von Rachitis befallen werden, durch prophylaktische Ultraviolettbestrahlung das Auftreten des Leidens verhütet werden konnte. Auch bei den mehrfach erwähnten Untersuchungen von Chick und Mitarbeitern hat sich die künstliche Höhensonne bei Heilung und Prophylaxe der Rachitis bewährt. Diese Wirkung kommt in erster Linie der Quarzlampe, viel weniger dem Blaulicht und dem Röntgenverfahren zu. Im Sonnenlichte dürften ebenfalls die ultravioletten Strahlen als Quelle der antirachitischen Wirkung in Betracht kommen, eine Tatsache, welche vielleicht manche widersprechenden Resultate der klimatischen und Jahreszeitverteilung der Rachitis erklären läßt. So würde — um nur ein möglicherweise recht wichtiges Moment hervorzuheben — die experimentell nachgewiesene Undurchlässigkeit des Fensterglases für ultraviolette Strahlen die obenerwähnte gleich hohe Rachitisfrequenz in verschiedenen Stockwerken verständlich machen, da das Wohnen im 3. Stock nicht gleichbedeutend mit intensiver Einwirkung der Sonnenstrahlen auf den Körper ist. Auch die Bekleidungsfrage, auf welche unter anderen Hansemann als menschliches Domestikationszeichen Gewicht legt, gewinnt von diesem Gesichtspunkte aus Wichtigkeit, da in den Tropen, in der Heimat unkultivierter Völker, jedenfalls für die Kleinkinder viel größere Gelegenheit zum unbekleideten Sonnengenuß besteht als in den Straßen und Parks der Großstadt. Als interessante Illustration zur Sonnen- und Lichtfrage bei der Rachitis diene die Mitteilung Hutchinsions, der bei wohlhabenden Indierinnen, bei denen aus relgiösen Gründen die Kinder bis zum ersten Lebensjahre im Zimmer gehalten werden, die Rachitis viel häufiger antraf als bei den auf der Straße aufgewachsenen Sprößlingen der Armen. Ähnliches berichtet Findlay auch aus Ägypten.

Es ist aus dem Vorstehenden ersichtlich, daß derzeit eine Begeisterungswelle für die Ultraviolettbehandlung der Rachitis durch die pädiatrische Literatur zieht, und es ist abzuwarten, ob weitere Arbeiten diese Stimmung befestigen werden. Degkwitz hat in der kinderärztlichen Tagung zu Leipzig 1922 über Hundeversuche berichtet, bei denen er einen Teil der Tiere im Freien, den anderen unter sehr guten hygienischen und Bewegungsverhältnisse im Dunkeln aufzog. Es zeigten die Dunkeltiere zwar keine ausgesprochene Rachitis, aber eine Ver-

minderung des Kalk-Phosphor-Magnesiumgehaltes in der Asche (hingegen eine
geringe Vermehrung von Natrium, plus Kalium), so daß durch den Lichtentzug
eine Disposition für Rachitis geschaffen zu sein scheint. Derartige Versuche beweisen, daß das Problem der Lichtwirkung bei der Rachitis noch nicht einwandfrei gelöst ist, wenn auch nicht vergessen werden darf, daß Experimente mit
Lichtentzug und solche mit intensiver Lichteinwirkung nicht auf dieselbe Stufe
gestellt werden dürfen.

Wie immer aber auch die schließliche Bewertung der ultravioletten Strahlen
in der Rachitisbehandlung sich gestalten wird, sicherlich haben die zahlreichen
Untersuchungen gezeigt (HESS, LASCH und MIEMITZ), daß in der *reichlichen
Sonnenbestrahlung* ein *wichtiger Faktor zur Heilung und zur Verhütung des Leidens
gelegen ist.* Von den ungünstigen Lebensbedingungen, unter denen die Rachitis
zu gedeihen pflegt, besitzen zweifellos unzweckmäßige Ernährung und ungenügende
Besonnung hervorragende Wichtigkeit, ohne daß deshalb andere Schäden einer
schlechten Wohnung und einer unzweckmäßigen Wartung außer acht gelassen
werden dürfen. Ist es vom Standpunkte der wissenschaftlichen Forschung ein
reizvolles Problem, das Ineinandergreifen dieser verschiedenen rachitogenen
Faktoren zu studieren und ihre Wirksamkeit zu erforschen, so kann sich der
Sozialmediziner begnügen, *in Ernährung und Belichtung zwei Faktoren kennengelernt zu haben,* deren Einfluß auf die Rachitis zu allgemeinhygienischen Maßnahmen verpflichtet. Über die Ernährungsfrage haben wir vom Standpunkte der
Rachitisverhütung schon gesprochen. Betreffs der Lichtzufuhr wäre folgendes
zu erwägen. In erster Linie ist natürlich der dringende Wunsch nach günstigen
Wohnungsverhältnissen zu erheben. Wenn auch gerade in den jetzigen Zeiten
der allgemeinen Wohnungsnot dieses Verlangen kaum Hoffnung auf baldige
Erfüllung zuläßt, so wäre doch wenigstens das Augenmerk auf das Elend der
Kellerwohnungen zu richten, die leider in den Großstädten noch immer trotz
einschränkender Vorschriften in ausgedehntem Maße als Wohnstätten armer
Familien dienen. Auch sonst müßten amtliche Bauverordnungen und Kommissionen mehr als bisher darauf sehen, daß wirklich nur Wohnungen gebaut
und benützt werden, die während eines Teiles des Tages dem Sonnenlichte
zugänglich sind. Man muß das soziale Gewissen von Architekten und Bauherren bedauern, welche Hausbesorger- und Gangwohnungen herstellen, in
welche auch an Sommertagen nicht soviel Licht eindringt, um das Halbdunkel
der Wohnung zu erhellen.

Mit der Beschaffung besserer Wohnungen allein ist aber der Rachitispro-
phylaxe nur zum Teil geholfen. Man muß auch lernen, innerhalb und außerhalb
der Wohnung hygienisch zu leben. Die größte Förderung erfährt die beginnende
und ausgeprägte Rachitis durch die Erkältungsangst von Müttern und Ärzten.
Solange im Zimmer und im Freien eine Fülle schützender Hüllen um den Körper des
Kleinkindes gebreitet und in jeder Luftbewegung Gefahren für die Gesundheit
des Kindes gesucht werden, wird die Rachitis weder bei den Armen noch bei den
Reichen aussterben. Für Erwachsene und ältere Kinder hat man den großen
Wert des Freiluftbadens und der Sonnenbestrahlung schätzen gelernt, bei Säug-
lingen und kleinen Kindern müssen die Ärzte und das Publikum deren hohen
Wert erst allmählich erfassen. Es muß dahin kommen, daß es zum guten Ton
der Kinderstube gehört, ältere Säuglinge und kleine Kinder ganz nackt oder nur
mit dem Hemdchen bekleidet im Zimmer zu belassen und daß man nicht des
Einschreitens übereifriger Wachorgane gewärtig sein muß, wenn man die kleinen
Kinder unbekleidet in die Sonne bringt und im Freien spielen läßt. Das ist nur
Sache der Gewohnheit und der Mode, und es ist nicht einzusehen, warum etwas,
was am Sande der Meeresküste zum guten Ton gehört, auf dem Spielplatze des

Großstadtgartens den öffentlichen Anstand verletzen sollte. Eine beträchtliche Förderung könnten diese Lichtbehandlungen kleiner Kinder dadurch erfahren, daß man *geschlossene Sammelplätze* für derartige Kuren schafft. Sonnige Privatgärten, wie sie ja in vielen Städten zwischen den Häusern sich befinden, oder abgegrenzte Partien öffentlicher Parks könnten für diese Zwecke hergerichtet und den angemeldeten Kindern zur Verfügung gestellt werden. Es wäre auch nichts dagegen einzuwenden, wenn solche Freiluftkrippen unter ärztlicher und amtlicher Kontrolle als entgeltliche Privatunternehmungen ins Leben gerufen würden. Wenn die großen Schichten der Stadtmütter sehen, daß sich's die Reichen etwas kosten lassen, um ihre Kleinkinder im Sommer an eine Stelle zu bringen, wo sie den ganzen Tag unbekleidet der Luft und Sonne ausgesetzt sein können, würden sie die Forderung nach allgemein zugänglichen derartigen *Nacktkrippen* nachdrücklich erheben und damit vielleicht bei den Behörden mehr Erfolg erzielen als der ärztliche Rufer in der Wüste. Die Errichtung solcher Freiluftstätten innerhalb oder in der allernächsten Nähe der Großstadt wäre schon deswegen von Wichtigkeit, weil die Unterbringung von Kleinkindern in Sommerstationen, Ferienheimen, Seehospizen ja erfahrungsgemäß auf große technische und pekuniäre Schwierigkeiten stößt und derartige Institute immer nur älteren Kindern reserviert bleiben müssen. Auch hat die Erfahrung gelehrt, daß die „für Skrofulose und rachitische Kinder" bestimmten Sonnen- und Meereshospize vollkommen von der übergroßen Zahl der tuberkuloseverdächtigen Kinder in Anspruch genommen werden, so daß für die rachitischen kein Platz übrig bleibt.

Diese Freiluftkuren sind naturgemäß an die warme Jahreszeit gebunden. Für Winter und Frühling muß man sich mit künstlicher Besonnung helfen, für welche die *Quarzlampe* die geeignete Quelle darstellt. Eine Ausgestaltung dieses Verfahrens, seine Erreichbarkeit für weite Volkskreise und seine Verbilligung wäre Aufgabe ärztlich-humanitärer Bemühungen. Selbstverständlich darf nie vergessen werden, daß die Quarzlampenbestrahlung ebenso ihre Dosierung und individuelle Anpassung erfordert wie jedes andere Heilverfahren und daß sie sich daher nur in Händen erfahrener Ärzte befinden darf.

Fassen wir unsere sozialhygienischen Forderungen für die Prophylaxe und Heilung der Rachitis zusammen, so lassen sie sich etwa folgendermaßen formulieren:

1. Belehrung der Ärzte und Erzieher über die Wichtigkeit der Ernährung älterer Säuglinge und kleiner Kinder durch Grüngemüse, Obst, Malz, frische Butter.

2. Prophylaktische Darreichung von Lebertran im Säuglingsalter.

3. Beschaffung dieser Nahrungs- bzw. Heilmittel für die Großstadtbevölkerung in erhöhterem Maße, als dies derzeit geschieht. Eventuelle Eigenregie von Großstadtverwaltungen für Versorgung von Kleinkinderanstalten, Fürsorgestellen usw. mit frischem Obst und Gemüse.

4. Besserung der Wohnungsverhältnisse, namentlich Verbot der Bewohnung von Kellerräumen und der Erbauung von nichtbelichteten Wohnungen.

5. Belehrung von Laien über die große Bedeutung der natürlichen Belichtung des unbekleideten Kinderkörpers.

6. Errichtung von privaten und gemeinnützigen Nacktkrippen zum Aufenthalte von Säuglingen und Kleinkindern im Freien während der warmen Jahreszeit.

7. Gewöhnung der öffentlichen Meinung an das Unbekleidetsein von Säuglingen oder Kleinkindern in den Gärten der Großstadt.

8. Ermöglichung einer billigen und leicht zugänglichen ärztlichen Ultraviolettbehandlung bei vorhandener Rachitis.

VII. BARLOWsche Krankheit (Kindlicher Skorbut).

Die durch MÖLLER und BARLOW entdeckte, durch HEUBNER, TOBLER u. a. unserem Verständnis nähergebrachte Barlowsche Krankheit wurde längere Zeit als eigenes Krankheitsbild aufgefaßt, wird aber auf Grund neuerer Arbeiten als eine dem Frühkindesalter entsprechende Form des Skorbuts angesehen. Sie befällt vorwiegend das Säuglingsalter. v. STARCK gibt folgende Alterszusammenstellung über 100 Fälle:

4. Mon. . . 1	5. Mon. . . 1	6. Mon. . . 10	7. Mon. 10
8. „ . . 20	9. „ . . 17	10. „ . . 13	11. „ . 11
12. „ . . 7	13.—18. „ . . 7	19.—24. „ . . 3	

Man trifft die Krankheit vorwiegend in der kalten Jahreszeit an. W. FREUND konnte von 31 eigenen Fällen 24 zwischen Ende September und Anfang April beobachten. Interessant ist die ungleichmäßige geographische Verbreitung des Leidens. In England, Nordamerika, Deutschland, Österreich, Holland, Skandinavien wurde es häufiger beobachtet als in romanischen und slawischen Ländern. Die Ursachen hierfür dürften, wie wir gleich hören werden, in der Verschiedenheit der Ernährungsgebräuche kleiner Kinder liegen.

Die Barlowsche Krankheit findet sich fast nur bei *künstlich genährten Kindern* und im Gegensatz zu den meisten Ernährungsstörungen des Säuglingsalters im *Mittelstande häufiger als beim Proletariat.* Diese beiden Tatsachen lassen sich jetzt, da wir die Ursachen des Leidens halbwegs kennen, unschwer erklären. Sowohl klinische als experimentelle Erfahrungen haben gelehrt, daß der kindliche Skorbut ebenso wie jener der Erwachsenen auf Mangel an Ergänzungsstoffen beruht und eine typische Avitaminose darstellt. Die skorbutverhütenden Vitamine finden sich in der Frischmilch, in Früchten (z. B. Orangen, Zitronen), im Gemüse (z. B. Weißkohl, Tomaten) und zeichnen sich durch sehr geringe Hitzebeständigkeit aus. Stark abgekochte Milch, gedörrtes oder lange gekochtes Gemüse, ja selbst rohes, aber nicht frisches Gemüse verlieren das Vitamin. Dadurch wird es verständlich, daß in besser situierten Familien, wo nach früheren ärztlichen Vorschriften die Milch sehr lange sterilisiert wurde (SOXHLETs Apparat) oder wo die teuren Nährmehle oder Milchkonserven verfüttert wurden, die Krankheit eher auftrat als in Bevölkerungsschichten mit laxerer oder einfacherer Ernährungsart. Freilich fehlt die Barlowsche Krankheit nicht in den Armenquartieren, ja man sieht bei den wenig beobachteten und gepflegten Säuglingen derselben ganz besonders schwere Fälle des Leidens.

Der *Krieg* und die *Nachkriegszeit* mit der Verschlechterung der Milch und dem Fehlen von Frischgemüsen und Obst haben eine beträchtliche Vermehrung der Skorbutfälle aller Altersstufen in den Großstädten zur Folge gehabt. Es mag dies auch daran gelegen sein, daß die an und für sich verdorbene „Frischmilch", schon bevor sie auf den Markt gebracht wurde, abgekocht worden war und dann bei der nochmaligen Erhitzung im Hause einer Übersterilisierung ausgesetzt wurde.

Die Prophylaxe des kindlichen Skorbuts liegt in der vernünftigen Ernährungsweise, also dort, wo natürliche Ernährung nicht möglich ist, in der reichlichen Zufuhr von antiskorbutischen Vitaminen. Es ist jetzt allgemein üblich Flaschenkindern von 4 und 5 Monaten an frische Fruchtsäfte (Orangen, Mandarinen, Zitronen) zu verabfolgen. Diese Ernährungsforderung kann unter Umständen allgemein hygienische Bedeutung erlangen. Als in Wien nach Beendigung des Krieges sich die Skorbutfälle im Kindesalter beträchtlich häuften, beschloß die Gesellschaft für Kinderheilkunde über Antrag ABELS einstimmig sich an die Regierung behufs Erleichterung der Einfuhr von Orangen und Zitronen zu wenden. Tatsächlich fanden sich bald darauf die genannten Früchte wieder auf dem Wiener Markt und man konnte prophylaktisch und therapeutisch die Skorbuterkrankung beeinflussen. Betreffs der allgemeinen Bestimmungen für Beschaffung von Obst und Gemüse gilt das im Abschnitte Rachitis Gesagte.

VIII. Infektionskrankheiten im Säuglingsalter.

Über die *Häufigkeit* der gewöhnlichen Infektionskrankheiten im Säuglingsalter gibt folgende Zusammenstellung Aufschluß:

Tabelle 4.   *Von 100 Gleichaltrigen waren erkrankt an:*

Alter Jahre	Masern		Keuchhusten		Scharlach		Diphtherie		Varicellen		Mumps	
	1900	1910	1900	1910	1900	1910	1900	1910	1900	1910	1900	1910
0— 1	2,67	2,11	0,68	0,57	0,065	0,08	0,27	0,35	0,59	0,44	0,02	0,012
1— 5	6,15	4,59	0,91	0,86	0,72	0,94	1,1	1,24	0,92	0,93	0,18	0,2
6—10	4,83	2,85	0,50	0,61	0,71	0,42	0,39	0,50	1,26	1,34	0,82	1,2
11—15	0,28	0,15	0,03	0,04	0,21	0,11	0,06	0,12	0,10	0,14	0,18	0,22

Diese Tabelle stammt von ROSENFELD und bezieht sich auf die ärztlichen Krankheitsmeldungen in Wien (s. a. GOTTSTEIN, Bd. V). Die Fehler, welche derartigen dem subjektiven Ermessen der Ärzte unterliegenden Meldungen anhaften, dürften bei den das Säuglingsalter betreffenden Zahlen besonders stark ins Gewicht fallen, da einerseits die Diagnose mancher der erwähnten Krankheiten im Säuglingsalter nicht leicht ist und andererseits gerade in dieser Altersstufe Anmeldungen oft unterlassen werden dürften, wenn keine schulbesuchenden Geschwister vorhanden sind und die Krankheit leicht auftritt.

Doch sind die Unterschiede in der Häufigkeit der verschiedenen Infektionskrankheiten im Säuglingsalter groß genug, um wenigstens in ihren relativen Zahlen verwertet werden zu können. Es zeigt sich, daß die *Masern* an erster Stelle stehen, daß darauf *Keuchhusten, Varicellen, Diphtherie* nachfolgen und daß *Scharlach* und *Mumps* zu den seltenen Erkrankungen des Säuglingsalters gehören. Vergleicht man die Häufigkeit der einzelnen Infektionskrankheiten im Säuglingsalter mit jener in anderen Altersperioden, so ergibt sich, daß bei keiner derselben der Höhepunkt der Frequenz im Säuglingsalter vorhanden ist — Masern, Keuchhusten, Scharlach, Diphtherie zeigen die Höchstziffern im Kleinkindesalter, Varicellen und Mumps im Schulalter —, daß aber bei Masern, Keuchhusten, Varicellen, Diphtherie das Säuglingsalter mit hohen Zahlen an der Gesamtmorbidität partizipiert.

Die *Sterblichkeitszahlen* werden durch die umstehenden Tabellen 5 und 6 gekennzeichnet, wovon die erste von PRINZING, die zweite von ROSENFELD herrührt. Diese beiden Tabellen ergeben insoferne Unterschiede, als in der bayerischen Zusammenstellung die absolute Zahl der Keuchhusten Todesfälle beträchtlich jene der Masern übertrifft, während in der Tabelle aus Wien die Maserntodesfälle im Säuglingsalter überwiegen. Auf eine Erklärung dieser Unterschiede kann an dieser Stelle nicht eingegangen werden. Sie dürften wohl in der Verschiedenheit des Materials gelegen sein. Jedenfalls geht aus beiden Zusammenstellungen hervor, daß sowohl Masern als Keuchhusten im Säuglingsalter sehr gefährliche Krankheiten sind, welche eine absolut hohe Zahl von Todesopfern fordern. Die der ROSENFELDschen Tabelle angeschlossene Berechnung der Prozentzahlen der Todesfälle unter den Erkrankten zeigt, daß der schlechte Ausgang der Erkrankung bei Masern, Keuchhusten und Diphtherie im Säuglingsalter ein viel größerer ist als in späteren Altersstufen.

Tabelle 5. *Todesfälle auf je 10 000 lebende Personen der betreffenden Altersklasse.*
Bayern 1893—1902.

	0—1 Jahr		1—2 Jahre		2—5 Jahre		5—10 Jahre		10—15 Jahre	
	männl.	weibl.	männl.	weibl.	männl.	weibl.	männl.	weibl.	männl.	weibl.
Masern	319	322	435	436	73	81	13,9	17	16	24
Keuchhusten . . .	674	771	295	394	38	60	3,9	64	0,2	0,3
Diphtherie	138	121	401	306	277	253	77	82	12	13
Scharlach	27	23	52	49	45	39	19	18	4,2	4,4

Tabelle 6. *Wien 1900 nach* ROSENFELD.

Krankheit	Alter Jahre	Zahl der gleichaltrigen Lebenden	Erkrankungszahl	Perzentzahl der Morbidität	Todesfälle	Perzentzahl der Todesfälle	Perzentzahl der von den Erkrankten Verstorbenen
Masern	0— 1	67 298	1801	2,67	306	0,45	16,9
	2— 5	121 488	7479	6,15	424	0,35	5,7
	6—10	131 657	6356	4,83	11	0,008	0,17
	10—15	135 347	379	0,28			
Keuchhusten . .	0— 1	67 298	459	0,68	101	0,15	22
	2— 5	121 488	1106	0,91	61	0,05	5,9
	6—10	131 657	661	0,50	8	0,006	1,21
	10—15	135 347	45	0,03			
Scharlach . . .	0— 1	67 298	44	0,065	9	0,013	2
	2— 5	121 488	866	0,71	107	0,09	12,3
	6—10	131 657	930	0,71	41	0,03	4,4
	10—15	135 347	283	0,21	4	0,003	1,4
Diphtherie . . .	0— 1	67 298	184	0,27	60	0,09	32,6
	2— 5	121 488	1335	1,1	200	0,16	14
	6—10	131 657	513	0,39	41	0,03	7,9
	10—15	135 347	79	0,06	4	0,003	5

Bei Mumps und Varicellen liegen keine Todesmitteilungen vor.

Wir wollen nun die einzelnen Krankheiten gesondert besprechen:

Für *Masern* ist der Neugeborene in der Regel nicht empfänglich. Man erklärt sich dies mit einer passiven Immunität durch das Blut gemaserter Mütter. Hat die Mutter noch keine Masern gehabt und erkrankt sie kurz vor oder nach der Entbindung, so fehlt auch die Masernimmunität des Neugeborenen und dieses kann an Masern erkranken (WINTER, PIRQUET). Je älter der Säugling ist, desto größer ist die Wahrscheinlichkeit, daß er, einer Maserninfektion ausgesetzt, von der Krankheit befallen wird. PIRQUET und SPERK geben darüber genaue Zahlenangaben. So erkrankten nach SPERK im ersten Monate kein, im zweiten und dritten nur ausnahmsweise ein Kind, zwischen 3 und 6 Monat die Hälfte, im zweiten Halbjahre fast alle der Infektion ausgesetzt gewesenen Säuglinge. Auch die Form der Erkrankung wechselt nach dem Alter des Säuglings. Während im ersten Halbjahre die Masern oft so leicht und verwischt verlaufen, daß man sie nur auf Grund einer stattgehabten bekannten Infektion erkennen kann, sind im zweiten Halbjahre die Masern eine gefährliche, gar nicht selten zum Tode führende Krankheit. PIRQUET gibt folgende Sterblichkeitskurve, s. Tabelle 7 (nach einer englischen Statistik aus dem Jahre 1910):

Die Gefährlichkeit der Masern im Säuglingsalter liegt einerseits in dem Auftreten toxischer Erkrankungsformen, welche schon während des Vorhandenseins des Exanthemes tödlich endigen können, andererseits in der großen Neigung zu ernsten Erkrankungen der Atmungsorgane. Seltenere Komplikationen, wie Meningitis, hämorrhagisches Exanthem, Darmkatarrhe, Pseudokrupp, Soor kommen im Säuglingsalter gleichfalls vor. Säuglinge mit Rachitis, Ernährungs-

störungen oder sonstigen chronischen Allgemeinerkrankungen erliegen Masern-
infektionen leichter als bisher gesunde Kinder.

Daß die *Masernsterblichkeit* stark von sozialen Momenten abhängig ist, ist
eine bekannte Tatsache, die sich auf alle Altersstufen bezieht. Rosenfeld, der
diese Fragen genau studiert hat, meint, daß die „Höhe der Masernsterblichkeit
fast als umgekehrter Maßstab für die Wohlhabenheit" gelten könne. Insbesondere
ist die *Wohnungsdichtigkeit*, die *Anzahl der Kinder* in einer Familie, die *Bebauung*
des Wohnortes, der *rege Verkehr von Kindern untereinander* (z. B. auf der Straße,
in Höfen usw.), die *späte Berufung* des Arztes, bzw. die *mangelnde Pflege* des
erkrankten Kindes Ursachen für die starke Verbreitung bzw. den schweren Verlauf der Masern in den Quartieren der Armen. Die vieldiskutierte Frage, ob die
Schule bei der Masernübertragung eine hervorragende Rolle spiele, ist für das
Säuglingsalter nur insoferne von Interesse als zweifellos durch Schulkinder
Masern in Familien eingeschleppt werden können und dadurch die Säuglinge und
Kleinkinder der Ansteckung ausgesetzt werden. Pfaund-
ler hat zur Vermeidung der-
artiger Familieninfektionen
vorgeschlagen, die Schulkinder
in Parallelklassen zu sondern,
wobei solche mit jüngeren Geschwistern zusammengenom-
men und bei Masernerkran-
kungen besonders strenge beobachtet werden. Es wäre
wünschenswert, wenn die in
Österreich aufgegebene Anzeigepflicht der Masern wieder
gesetzliche Vorschrift würde
(Jahn). Denn derzeit besteht
in Österreich nur schwer die

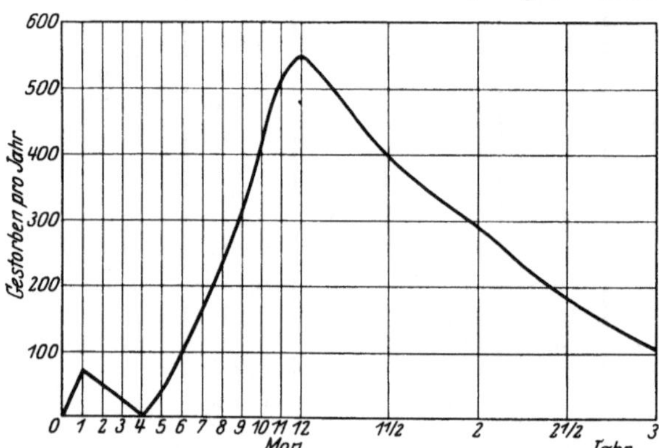

Tabelle 7. *Sterblichkeit an Masern, England 1910.*

Möglichkeit, eine Schulklasse im Falle einer Masernepidemie zu sperren bzw.
diese Maßregel kommt erst so spät, daß eine Weiterverbreitung der Erkrankung auf jüngere Geschwister schon im hohen Maße stattgefunden hat.

Die große Gefahr, in welche Säuglinge jenseits des zweiten Halbjahres durch
die Massenerkrankungen gebracht werden, läßt die von Degkwitz entdeckte
individuelle Masernprophylaxe als eine gerade für das Säuglingsalter äußerst
wertvolle Maßnahme erscheinen. Degwitz hat auf der Pfaundlerschen Klinik
gezeigt, daß man durch Injektion von Blutserum frisch gemaserter Kinder,
solche, die sich im Inkubationsstadium der Krankheit befinden, vor derselben
schützen könne. Am 7.—9. Tage nach der Entfieberung wird dem Masern-
rekonvaleszenten Blut abgenommen, dessen Serum in den ersten 4 Tagen der
Inkubation in der Menge von $3^1/_2$—4 ccm, am 5. und 6. Tage in der Quantität
von 6—8 ccm sicher vor dem Auftreten der Masern schützt. (Näheres darüber in
Pirquet - Gröer, Masern in Pfaundler-Schlossmann, 3. Aufl. 1923.) Dort,
wo der Masernausbruch durch zu geringe oder nicht zur rechten Zeit entnommene
Serummenge nicht verhütet werden kann, sieht man oft mitigierte Formen der
Krankheit. Weniger verläßlich ist das Serum von bereits gemaserten Erwachsenen, das aber immerhin in der Hälfte der Fälle (in Dosen von 20—30 ccm)
günstige Wirkung erzielt (Rietschel). Unwirksam scheint Tierserum zu sein.
Pfaundler hat versucht, die Abgabe von Immunserum durch die Kinderkliniken zu organisieren, zu welchem Zwecke die Darstellung einer trockenen

Immunsubstanz, die im Bedarfsfalle in sterilem Wasser aufgelöst werden kann, vorteilhaft erschien. Doch scheitern einstweilen derartige großzügige Ideen an der Schwierigkeit, Rekonvaleszentenserum in genügend reichlicher Menge zu erhalten. Sicher ist aber durch die DEGKWITZsche Entdeckung, welche in Nachprüfungen vieler Autoren sich bestätigt hat, ein Weg gegeben, um den so gefährlichen Säuglingsmasern eine Schranke zu setzen und die Erkrankung in eine spätere, weniger gefährliche Altersstufe des Kindes zu verschieben. Allerdings ist bis zu einer so weitgehenden Masernprophylaxe viel Aufklärungs- und Organisationsarbeit vonnöten. Die Anzeige der Masern müßte durchgeführt und den Ärzten strenge ans Herz gelegt werden, das Vorhandensein von Geschwistern im Säuglings- oder Kleinkindesalter genau zu erfassen und die Darstellung des Immunserums müßte nicht nur im großen dargestellt, sondern dieses auch billig oder umsonst abgegeben werden, da ja gerade die Säuglinge der Armen an schweren Masern erkranken und sterben.

Für *Keuchhusten* ist der Säugling in jedem Lebensmonat empfänglich. Auch Neugeborene können sich infizieren, wie Beobachtungen von FEER, HEUBNER, BOUCHUT, NEURATH u. a. beweisen. In allen diesen Fällen war die Ansteckung kurz nach der Geburt, meist durch die keuchhustenkranke Mutter erfolgt. Daß auch sonst das Säuglingsalter stark der Keuchhustenerkrankung ausgesetzt ist, zeigt eine Zusammenstellung von TOEPLITZ, der unter 378 Keuchhustenkranken 60 (13,3%) erstjährige, 68 (20,7%) zweitjährige, 44 (13%) drittjährige Kinder nachweisen konnte. Die Erkennung des Keuchhustens ist im Säuglingsalter nicht immer leicht, da Erbrechen und Reprise oft fehlen. Hingegen kommt es zuweilen bei Säuglingen zu schweren Cyanosen, Erstickungsanfällen, Konvulsionen, die in Erkrankungen der Meningen bzw. des Gehirns, der Lungen oder des Herzens ihre Ursache haben (MEYER-BURGHARD). Kinder mit spasmophiler und neuropathischer Konstitution neigen zu besonders schweren Keuchhustenerkrankungen. Dementsprechend ist auch die *Mortalität der Säuglinge* an Pertusis eine sehr große. Nach KNÖPFELMACHER waren in Wien in den letzten Jahren 50—55%, nach A. MEYER in der Schweiz in den Jahren 1888—1897 63% aller an Pertusus gestorbenen Kinder noch nicht ein Jahr alt. KNÖPFELMACHER berechnete die Mortalität im Säuglingsalter mit etwa 26%, im Alter von 1—2 Jahren 10%, im Alter von 5—15 Jahren mit kaum 2%. MEYER und BURGHARD verloren unter 1064 spitalsverpflegten Kranken 170 im Säuglingsalter.

Auch beim Keuchhusten wirken soziale Momente stark auf die Verbreitung und die Sterblichkeit ein. Aus Zusammenstellungen von KÖROSI, TELEKY, REICHE u. a. ist deutlich erkennbar, daß die Mortalität an Keuchhusten in wohlhabenden Stadtvierteln bzw. in besseren Wohnungen beträchtlich hinter jener in Armenquartieren zurücksteht. Nach REICHE in Hamburg ist diese Differenz bei Keuchhusten sogar größer als bei allen anderen Infektionskrankheiten. Einen Einfluß auf die Keuchhustenmortalität dürfte auch die Bebauung der Wohnquartiere haben, da dort, wo mehr Möglichkeit zum Aufenthalt im Freien ist, auch die Krankheit weniger schwer verläuft. So hat TELEKY nachgewiesen, daß der ärmste Bezirk Wiens, der zehnte, eine geringere Keuchhustenmortalität aufweist als die anderen Armenbezirke, was wohl mit der Lage dieses Stadtteils in der Peripherie und in viel unbebautem Terrain zusammenliegt. Am Lande selbst ist allerdings nach TELEKY die Keuchhustensterblichkeit größer als in der Stadt, was wohl darin seinen Grund hat, daß bei der ländlichen Bevölkerung der Keuchhusten so lange ohne ärztliche Beratung bleibt, bis schwere, oft unbehebbare Komplikationen aufgetreten sind. Beziehen sich diese schädlichen sozialen Einwirkungen auf die Keuchhustenerkrankung aller Altersstufen, so besteht kein Zweifel, daß sie im Säuglingsalter am schwersten ins Gewicht fallen. Alle Schäden, welche das Säuglingsalter treffen können (s. Abschn. Ernährungsstörungen), schaffen eine Disposition zu schwerem Verlauf der Keuchhustenerkrankung und bewirken die große Mortalitätsziffer der Säuglingspertussis. Auch die Ernährung spielt eine große Rolle, da erfahrungsgemäß Brustkinder den Keuchhusten besser vertragen als künstlich genährte.

Leider ist eine öffentliche und persönliche *Prophylaxe* beim Keuchhusten sehr schwer durchführbar. Es liegt dies vor allem daran, daß das stark infektiöse, katarrhalische Anfangsstadium der Krankheit nicht den Verdacht des Keuchhustens wachzurufen pflegt, wenn nicht etwa Erkrankungen von Geschwistern oder Schulkollegen bekannt sind. Infolgedessen spielen nicht nur die Schule und der Kindergarten, sondern auch die Straße, Gärten und Spielplätze, öffentliche Verkehrsmittel, die Rolle des Infektionsortes, wobei Säuglinge direkt oder durch Geschwister angesteckt werden können. Die Vermeidung solcher Infektionsstellen ist nur den bestgehüteten Kindern wohlhabender Eltern möglich, während die Kinder der Armen immer wieder auf diese Weise sich den Keuchhusten holen. Viel zu wenig beachtet ist die Übertragung der Pertussis durch erkrankte Erwachsene, etwa durch die Eltern, oder durch Dienstboten auf das Kind. Das ist viel häufiger, als man es gewöhnlich annimmt, da der Keuchhusten Erwachsener sehr oft die charakteristischen Reprisen und das Erbrechen vermissen läßt und daher verkannt wird.

Die Ärzte könnten an der Prophylaxe des Keuchhustens mehr mitarbeiten als dies jetzt meist der Fall ist, wenn sie nicht nur beim Spazierengehen der keuchhustenkranken Kinder, sondern namentlich bei dem Wunsche nach Wegsendung derselben aufs Land, ans Meer usw. den Angehörigen die damit verbundenen Gefahren der Ansteckung anderer Kinder energisch vor Augen führen würden. Vorkommnisse wie jenes, das sich vor einer Reihe von Jahren in einem bekannten Kurort abgespielt hat, daß ein Sommergast in der Vorsaison seine keuchhustenkranken Kinder in den Ort brachte, dort mit den heimischen Kindern spielen ließ und schließlich auf diese Art eine Keuchhustenepidemie nicht nur unter den einheimischen, sondern auch unter den zur Sommersaison angelangten fremden Kindern hervorrief, sollten unter Strafsanktion fallen.

Die *Diphtherie* tritt im Säuglingsalter seltener auf als in den späteren Altersstufen. Einer Zusammenstellung der Frau SCHRUTKA V. RECHTENSTAMM aus dem Wiener St. Annenkinderspital (zit. SCHICK) entnehme ich folgende Zahlen:

0—1 J. 202	1—2 J. 383	2—3 J. 390	3—4 J. 332
4—5 J. 260	6—7 J. 155	7—8 J. 126	usw.

Neugeborene haben einen großen Grad von Immunität, wie dies SCHICK durch die Toxinprobe nachgewiesen hat. Es zeigten 84% derselben das Vorhandensein von Antitoxin. Der Antitoxingehalt des Blutes nimmt im Säuglingsalter rasch ab und erreicht im 2. und 3. Jahr die niedrigste Ziffer.

Die Häufigkeit der Diphtherie im Säuglingsalter wird allerdings durch die obigen Zahlen nicht genügend scharf gekennzeichnet, da gerade in dieser Altersperiode Lokalisationen der Erkrankung vorkommen, die leicht verkannt werden. Hierher gehört in erster Linie die Nasendiphtherie, die zuweilen infolge ihrer unklaren Erscheinungen erst bakteriologisch festgestellt werden kann, ferner die nicht ganz klare Nabeldiphtherie, die Diphtherie der Haut (bei Intertrigo, Ekzem usw.), endlich die so gefährliche Diphtherie des Kehlkopfes.

Die Diphtherie ist für den Säugling eine sehr ernste Krankheit. Die *Mortalität* ist bedeutend höher als bei älteren Kindern. SCHICK gibt aus der Wiener Kinderklinik folgende Zusammenstellung:

Besonders gefährlich ist der Krupp im Säuglingsalter, da nach Schick im ersten Jahre 70,9%, im zweiten 73⁰/₀, im dritten 63% der Kruppfälle letal endigen. Leider kann auch die

Tabelle 8. *Diphtherietödlichkeit.*

Alter	Krankheitsfälle	Todesfälle	in Proz.
0—1	131	55	42
1—2	296	74	25
2—3	384	49	12,8

Tracheotomie nur selten den schlechten Ausgang von Kruppfällen bei Säuglingen verhüten. Ebenso ist auch die Serumbehandlung, welche im allgemeinen die Mortalität der Diphtherie stark herabgedrückt hat (Teleky) im Säuglingsalter nicht sehr wirksam, da einerseits die Schwierigkeit der Diagnose deren Anwendung oft verzögert, andererseits die kruppösen Komplikationen oft zu tödlichen Sekundärinfektionen von seiten der Lungen führen, die durch das Serum unbeeinflußt bleiben.

Die *Prophylaxe* der Diphtherie ist dadurch beträchtlich erschwert, daß gesunde Zwischenträger monatelang virulente Keime beherbergen können (Weichard und Pape), und etwa ³/₄ der Diphtheriekranken auch, wenn sie ganz gesund sind, bis zu 3 Wochen Bacillenträger sind. Wie schon erwähnt, gelingt durch die Schicksche Serumreaktion der Nachweis, ob ein Individuum diphtherieempfänglich ist (Auftreten einer Lokalreaktion bei Empfänglichen nach intracutanen Injektionen kleinster Mengen von Diphtherietoxin). Praktisch ist diese Reaktion nur dann zu Zwecken der Prophylaxe verwertbar, wenn etwa in einem Spitale oder einer Familie die Frage einer Schutzimpfung noch nicht Erkrankter in Betracht kommt. In Amerika wurde in neuester Zeit (Park, Zingher) eine *aktive Immunisierung* gegen Diphtherie im großen versucht, indem ein neutralisiertes Gemisch von Toxin-Antitoxin gesunden Kindern injiziert wurde. Die dadurch entstandene Immunisierung soll mehrere Jahre hindurch andauern. Die Amerikaner wollen diese Impfung, wie die Blatternimpfung bei jedem Kinde zwischen 6 Monaten und 6 Jahren durchgeführt wissen. Leider haben in letzter Zeit einige Todesfälle nach solchen prophylaktischen Injektionen in einem Säuglingsheim in der Nähe Wiens die Methode in Mißkredit gebracht, da anscheinend das Toxin nicht genügend neutralisiert gewesen war. Für bereits erkrankte Säuglinge ist die sachgemäße Spitalpflege das beste Behandlungsverfahren. Sowohl Ärzte, als namentlich das Wartepersonal können, wenn sie genügend Erfahrung besitzen, im Spitale meist mehr leisten als dies in der Wohnung des Patienten möglich ist; dies bezieht sich namentlich auf kruppverdächtige Fälle. Die Bereithaltung einer genügend großen Anzahl von Diphtheriebetten ist für Stadt und Land eine wichtige soziale Forderung.

Gegenüber der Diphtherie, den Masern und dem Keuchhusten tritt der *Scharlach* im Säuglingsalter an Häufigkeit beträchtlich zurück. Der Säugling ist gegen diese Krankheit nahezu immun, was nicht nur allgemeine Statistiken über die Infektionskrankheiten im Kindesalter, sondern ganz besondere Zusammenstellungen des Erkrankungsalters bei großen Epidemien erkrankter Kinder beweisen. So konnte Schlossmann in einer 2416 Fälle umfassenden Statistik aus Düsseldorf in den ersten 6 Lebensmonaten nur 4, im 7. Monat 3 und im 9. Monat 2 erkrankte Säuglinge antreffen. Abgesehen von der Seltenheit ist der Säuglingsscharlach oft rudimentär und von septischen Erythemen nicht leicht zu unterscheiden. Die geringe Neigung des Säuglings zur Scharlacherkrankung veranlaßt manche moderne Autoren (Schlossmann) in einem Scharlach der stillenden Mutter keinen Grund gegen das Weiterstillen des Säuglings zu erblicken.

Die meist leichte Art des Scharlachs im frühen Säuglingsalter hat auch eine geringe Mortalität dieser Altersstufe zur Folge. Hingegen steigt die Sterblichkeitsziffer relativ rasch im späteren Säuglingsalter, um in dem folgenden Jahre (bis etwa zum 5.) stark zuzunehmen. Nach Bürgers (zit. Schlossmann-Meyer)

<table>
<tr><td colspan="4" align="center">Tabelle 9. Scharlachsterblichkeit.</td></tr>
<tr><th>Alter nach Jahren</th><th>1910</th><th>1911</th><th>1912</th></tr>
<tr><td>0—1</td><td>4,21</td><td>3,41</td><td>2,93</td></tr>
<tr><td>1—2</td><td>6,49</td><td>6,39</td><td>5,15</td></tr>
<tr><td>2—3</td><td>7,69</td><td>6,79</td><td>5,81</td></tr>
<tr><td>3—4</td><td>6,34</td><td>6,00</td><td>4,81</td></tr>
</table>

entfielen in Preußen auf 10000 Lebende derselben Altersklassen Scharlachtodesfälle (s. Tabelle 9). Ein Einfluß sozialer Faktoren und damit irgendwelcher prophylaktischer Maßnahmen kann man bei Scharlach überhaupt schwer festsetzen, und jedenfalls nicht für das Säuglingsalter geltend machen. Daß bei der Erkrankungsmöglichkeit Kinder ärmerer Klassen nicht mehr gefährdet sind als solche der Reichen, haben mehrfache Statistiken ergeben. Nur für die Sterblichkeit sind die Pflegeverhältnisse von Bedeutung, die aber gerade beim Scharlachkranken der ärmeren Schichten durch die meist erfolgende Abgabe ins Spital sich günstiger gestaltet.

Die *Varicellen* sind ebenso wie die Masern in den ersten Lebensmonaten sehr selten. Wenn auch einzelne Beobachtungen von Varicellen bei Neugeborenen (intrauterine Infektion?) vorliegen (s. Zusammenstellung von METTENHEIM), so bleiben doch in der Regel Säuglinge bis zum 3. Monat von der Krankheit verschont. SPERK hat unter 185 Fällen nur 4 bei Säuglingen beobachtet. Die Prognose dieser Krankheit ist im allgemeinen eine gute, doch sind gerade bei Säuglingen mit Ernährungsstörungen, Rachitis, exsudativer Diathese Komplikationen von seiten der Haut (Gangrän), der Nieren, sowie Mischinfektionen beobachtet worden, die zum Tode führen können. Nach einer von METTENHEIM gebrachten englischen Statistik stellt sich dei Mortalität folgendermaßen dar:

0—3 Mon.	0,01	3—6 Mon.	0,01	6—12 Mon.	0,04	
1—2 Jahre	0,03	2—3 Jahre	0,01	3—4 Jahre	0,01	4—5 Jahre 0

Auch bei Varicellen hat man eine prophylaktische Immunisierung versucht, indem man Kinder mit dem Inhalte frischer Varicellenpusteln geimpft hat (KNÖPFELMACHER) und darnach einen milden Verlauf der Krankheit beobachtet hat. Diese vielfach nachgeprüfte, nicht immer verläßliche Schutzimpfung hat nur bei Spitalsepidemien oder bei sehr schwächlichen, exponiert gewesenen Säuglingen einen Zweck. Eine Durchführung im großen ist nicht möglich, bei dem meist harmlosen Verlauf der Krankheit auch kaum notwendig.

Mumps ist im Säuglingsalter äußerst selten (FALKENHEIM, WHITE) und verläuft ohne besondere Komplikationen. Prophylaktische Maßregeln kommen hierbei nicht in Betracht.

Im Anschluß an diese epidemiologisch genauer studierten Infektionskrankheiten des Säuglings sollen noch einige infektiöse Zustände desselben besprochen werden, die teils wegen ihrer Häufigkeit, teils wegen ihrer Gefährlichkeit, für das Säuglingsalter von Wichtigkeit sind.

Hierher gehört das *Erysipel*, das bei Neugeborenen und Säuglingen gar nicht selten vorkommt (FINKELSTEIN, RUNGE, REUSS u. a.). Vom Nabel, den Genitalien, von intertiginösen oder ekzematösen Hautstellen ausgehend, verbreitet es sich rasch über den Körper, geht meist mit starkem Ödem und sehr hohem Fieber einher und führt nicht selten zu Komplikationen von seiten der Haut, des Darmes, des Herzens und zu letalem Ausgange. Die Ansteckungswege sind schwer zu verfolgen, epidemisches Auftreten ist recht selten. Die Prognose ist namentlich bei den Erkrankungen des Neugeborenen eine sehr ernste. Eine Verhütung ist, wenn man von der peniblen Reinlichkeit aller jener, die mit derartigen Krankheiten zu tun haben, absieht, kaum möglich.

Von größerer Bedeutung für das Säuglingsalter ist die *Influenza* oder *Grippe*. Es soll mit dieser Bezeichnung kein ätiologisch und bakteriologisch scharf umgrenztes Krankheitsbild, sondern ein klinischer Symptomenkomplex aufgestellt werden, der sich durch Infektiosität und durch fieberhafte Erkrankungen der Luftwege kennzeichnet. Für das Säuglingsalter ist weniger die in großen Epidemien auftretende „echte" Influenza als die banale Grippeinfektion von Bedeutung, die durch jeden Schnupfen oder akuten Rachenkatarrh übertragen wird. Daß aber auch bei epidemischer Influenza das Säuglingsalter nicht verschont bleibt, beweist eine statistische Aufstellung über 47 000 Fälle aus der Epidemie 1899/90 in Bayern, bei welcher das Säuglingsalter mit 1,5% beteiligt erscheint (SPIEGELBERG).

Die Grippeinfektion ist in jeder Form, in der sie auftritt, für den Säugling, ja selbst für den Neugeborenen gefährlich. Komplikationen von seiten der Atmungswege (Trachealstenose, Pneumonie) der Ohren, des Gehirnes, des Darmes können zum Tode führen. MÜLLER und SELIGMANN (zit. HECKER) haben von 22 unter 6 Monaten alten grippekranken Säuglingen 11, d. s. 50%, von 30 über 6 Monate alten 9, d. s. 30% verloren. Die Konstitution des Säuglings, insbesondere aber die Ernährung sind für den Verlauf der Grippe von großer Bedeutung. Natürliche Ernährung schützt zwar nicht vor Ansteckung, aber bedingt meist einen günstigeren Ablauf der Erkrankung. Ganz besonders aber ist bei *Pflege* des kranken Säuglings für die Prognose der Grippe von Wichtigkeit. Ein solcher Erkrankungsfall bedarf einer eigenen, erfahrenen und hingebungsvollen Warteperson, namentlich wenn Komplikationen von seiten des Kehlkopfes und der Bronchien aufgetreten sind. Daß im Spital solche Hilfskräfte unmöglich in genügender Anzahl zur Verfügung stehen können — meist handelt es sich ja um mehrere gleichzeitig aufgetretene Erkrankungen — ist der Hauptgrund dafür, daß Spitalsinfektionen mit Grippe auf den Säuglingszimmern so gefürchtet sind.

Alle Momente, welche das Gedeihen des Säuglings überhaupt beeinflussen, machen sich bei der Grippeerkrankung in erhöhtem Maße geltend und es ist daher der in ungünstigem Milieu lebende Säugling viel mehr schweren Krankheitsfolgen ausgesetzt als der gut behütete Säugling wohlhabender Klassen.

Wichtig ist die Belehrung aller beteiligten Kreise darüber, daß die Schnupfeninfektion für den Säugling gefährlich werden kann und daß daher jeder, der mit einem solchen behaftet ist, sich von einem Säugling fern halten sollte. Ist wie bei der Mutter, der Pflegerin, dem Arzte, eine solche Fernhaltung nicht möglich, so muß wenigstens durch eine Gesichtsmaske ein Anatmen und Anhusten des Kindes vermieden werden.

In Kinderspitälern muß der Schutz vor Grippeinfektionen der Säuglinge stets im Auge behalten werden. Die moderne Einrichtung der Kinderspitäler mit ihren nicht sehr stark belegten und nicht sehr großen Säuglingszimmern, mit den eigenen Utensilien für jeden kranken Säugling und dem relativ großen Pflegerinnenstande auf den Säuglingsabteilungen ist nicht zum mindesten dem Grippeschutz zu verdanken. Am besten wäre es freilich, jeden Säugling in eine Box zu geben, um so Infektionen durch andere Kinder zu vermeiden. Billiger und einfacher ist die Umgebung jedes Bettes mit einem Mousselinvorhang. Pflegeperson und Ärzte, die im Spital mit grippekranken Säuglingen zu tun haben, sollen durch Gesichtsmasken die Übertragung auf andere Kinder zu vermeiden trachten. Es gelingt tatsächlich, auf diese Weise Grippeepidemien auf Säuglingsstationen zu vermeiden oder zum mindesten einzudämmen. Näheres darüber findet sich in dem Abschnitt über Säuglingsspitäler in diesem Handbuch.

Einige wichtige Infektionskrankheiten des Säuglings, welche im Nervensystem ihren Sitz haben, finden in einem folgenden Kapitel ihre Besprechung.

IX. Impfung.

Wenn man die ungeheure soziale Bedeutung der Schutzimpfung gegen die Blattern richtig erfassen will, muß man sich vor Augen halten, was für eine mörderische Krankheit die Blattern bis zur Einführung derselben gewesen war. Schon im Altertume bekannt (der römische Kaiser Marc Aurel starb in Vindobona an dieser Krankheit) war sie im Mittelalter bis tief ins 18. Jahrhundert hinein die gefürchtetste Seuche, die nie verschwand, aber zeitweise in Form schwerer Epidemien Tausende dahinraffte.

Einige statistische Daten über Todesfälle an Blattern (nach Junker, zit. Peiper) seien hier angeführt. Im Jahre 1527 wurde die Krankheit aus Dänemark in die Faröerinseln, nach Island und Grönland gebracht, deren Bevölkerung fast gänzlich austarb. 1713 starben in Paris innerhalb weniger Monate 20000, in Turin 1758 31000, 1774 in Preußen ca. 40000, 1704—1796 im nördlichen und östlichen Deutschland ca. 200000 Menschen an Blattern; in Turin wurden im Jahre 1796/97 fast alle, in Paris 1800 etwa ein Drittel der Neugeborenen durch die Blattern dahingerafft. In überseeische Länder wurde durch die Schiffsmannschaft die Krankheit übertragen, so daß manche Stämme Amerikas sowie die Bevölkerung Kamtschatkas (1767) nahezu völlig durch die Blattern ausgerottet wurden. Daß die so überaus gefährliche und kontagiöse Krankheit alle Gesellschaftskreise befiel, zeigt eine Mitteilung Werners, nach welcher im 18. Jahrhundert 15 Mitglieder regierender Fürstenhäuser an Blattern starben. Man kann sagen, daß seinerzeit die Blattern ebenso häufig auftraten, wie jetzt die Masern, daß sie aber eine ungleich größere Mortalität aufwiesen als diese Kinderkrankheit.

Berücksichtigt man die allgemein bekannte Gefährlichkeit der Blattern und die Hilflosigkeit der ärztlichen Behandlung, so wird man es begreifen, daß die erste erfolgreiche Schutzimpfung Jenners (14. Mai 1796) ungeheures Aufsehen erregte und zur Nachahmung Anlaß gab. Der Boden für diese Schutzimpfung mit Kuhpockenlymphe war insofern bereits bearbeitet, als schon vorher Versuche einer Schutzimpfung durch echte Pocken gemacht worden waren, die sich allerdings als unsicher und gefährlich erwiesen. Trotzdem ist es erstaunlich, wie rasch die Kuhpockenimpfung an Ausdehnung gewann. Bedenkt man wie langsam in den späteren Zeiten des großen Verkehres und der ausgedehnten Publizistik bedeutsame hygienische Entdeckungen, etwa die Narkose, die Antisepsis, sich Anerkennung verschaffen konnten, so staunt man zu hören, daß bereits 1799 in London ein privates, 1803 ein staatliches Impfinstitut errichtet wurde und das Wien (1801), Berlin (1802) und die meisten anderen Staaten mit der Errichtung von öffentlichen Impfanstalten sehr bald nachfolgten. Die Impfungen wurden im großen durchgeführt und die Regierungen waren bestrebt durch Gesetze, Verordnungen usw. möglichst weite Bevölkerungskreise zu den Impfungen heranzuziehen.

Die Folgen dieses allgemeinen mehr oder weniger direkten Impfzwanges ließen nicht auf sich warten. *Wie mit einem Schlag sank die Sterblichkeit an Blattern* und auch die Erkrankungen wurden seltener und leichter. Aus dem großen statistischen Materiale über diese günstige Wirkung der Schutzpockenimpfung seien nur wenige Zahlen angeführt. In Schweden starben in den Jahren 1774 bis 1801, also vor Einführung der Impfung, jährlich etwa 2000 Menschen an Blattern, in den Jahren 1802—1810, in denen noch kein staatlicher Impfzwang bestand, aber viel geimpft wurde, sank die Zahl der Todesfälle im ganzen auf 686, in den Jahren 1810—1855, also in 45 Jahren des Impfzwanges, starben insgesamt 169 Menschen an Blattern. In Böhmen gingen in Jahren vor Einführung der Impfung unter rund 95000 Todesfällen 7663, nach Handhabung der Impfung von rund 11300 Todesfällen 287 an Blattern zugrunde. In Preußen blieben durch die Schutzimpfungen alljährlich ca. 12000 Kinder mehr am Leben als vorher, so daß eine Zeitlang in den Schulen nicht genug Platz für die Angemeldeten war. In Stuttgart kamen in den Jahren 1782—1796 ein Blatternfall auf 13,5 Todesfälle, 1797—1812 auf 17,1 und 1813—1827 auf 1148 Todesfälle. In fast allen Staaten wurden Ansätze zu Impfverordnungen gemacht und man hätte meinen müssen, daß die außerordentlichen Erfolge und die allgemeine Begeisterung die Wege zu großzügigen Gesetzen mit obligatorischen Impfzwang geebnet hätte. Dem war aber nicht so. Es fanden sich allmählich Gegner der Impfung, es wurden aus sehr ungleichen Motiven Angriffe gegen einen Impfzwang erhoben und es wurde mit viel Lärm eine impfgegnerische Bewegung in Szene gesetzt, welche fast überall — Deutschland machte eine rühmliche Ausnahme — ein Fortschreiten der Impfgesetzgebung verhinderte.

Die Argumente gegen die Vaccination, welche auch heute noch vielfach zu hören sind, beruhen auf folgenden Einwürfen:

Vorerst wurde behauptet, daß der *Impfschutz* gegen die Blattern *kein genügender sei*, da Geimpfte trotzdem von der Krankheit befallen werden können. Das ist richtig, ebenso wie auch Menschen, die Blattern durchgemacht haben, in sehr seltenen Fällen wieder daran erkranken können (Ludwig XV.). Gegenüber diesen Ausnahmsfällen, in denen weder die Durchmachung der Krankheit noch die Impfung Immunität setzen, konnte man aber feststellen, daß tatsächlich in der Regel nach der Impfung Blatternimmunität auftrat, daß aber diese nur ca. 10 Jahre andauert und daß dann eine *Wiederimpfung* vorgenommen werden muß. Bezeichnend für die Bedeutung der Revaccination sind folgende Zahlen aus Bayern für die Jahre der einmaligen Impfung (1857—1874) und jene der gesetzlich vorgeschriebenen Revaccination (1875—1892). Während in der ersten Epoche von 100000 Menschen durchschnittlich 3—6 an Blattern starben (in den Epidemiejahren 1871 und 1872 sogar 104 und 62), sank im zweiten Zeitabschnitt die Sterblichkeit auf 0,5 herab und erreichte als Höchstziffer (in den ersten Jahren der neuen Verordnung) die Zahl 1,7. Noch deutlicher ist eine vergleichende Statistik der Länder mit regelmäßig durchgeführter Impfung und jenen ohne eine solche.

Es starben in den Jahren 1889—1893 von 1 Million Einwohner von Blattern
in Deutschland, zweimalige Impfung 2,3
„ Dänemark, einmalige „ 3,8
„ Schweden „ „ 1,3
„ Schottland, „ „ 0,5
„ Irland „ „ 0,4
„ Belgien ohne allgemeinen Impfzwang 252,9
„ Frankreich (Städte) „ „ 147,6
„ Spanien „ „ 638
„ Rußland 1891—1893 „ „ 836,4

Auch an kleinen Epidemien ließ sich beweisen, daß die Geimpften entweder gar nicht oder an relativ leichten Formen von Blattern erkrankten. NETOLITZKY berichtet von einer Blatternepidemie in Eger 1888/89. Von 672 Erkrankten starben 153. Darunter war kein erfolgreich geimpftes Kind unter 15 Jahren; unter den Erkrankten kein Revaccinierter und kein erfolgreich geimpftes Kind unter 5 Jahren. Diese Zahlen beweisen den Wert der Vaccination und der Wiederimpfung.

Lehrreich waren die Erfahrungen im *Kriege*. Unter den wenig geimpften Soldaten Rußlands sowie in den Gefangenen- und Interniertenlagern brachen wiederholt Blatternepidemien aus, die auch ins Binnenland, so nach Österreich und Deutschland, Ableger sandten. Trotzdem gelang es durch eine energische Durchimpfung der Bevölkerung die Krankheitsfälle zu isolieren, so daß Wien während der ganzen Kriegszeit nur ein paar Dutzend Blatternfälle (darunter vorwiegend leichte Fälle) aufwies.

Während in früheren Jahrhunderten Blatternfälle zu den häufigsten Krankheiten gehörten, die der Arzt zu Gesicht bekam, gibt es heute in Deutschland und

Österreich Studenten und Ärzte, die nie einen Blatternfall zu sehen Gelegenheit hatten. *Die Blattern sind überall dort von der Bildfläche verschwunden, wo eine weitgehende Impfung der Bevölkerung stattgefunden hat.*

Ein weiterer Einwand gegen die Blatternimpfung bestand darin, daß man fürchtete damit *gefährliche Krankheiten* auf den Geimpften zu übertragen *und durch die Impfung selbst ernste Krankheitszustände zu erzeugen.*

Was die Übertragung von Syphilis durch die Vaccination betrifft, so war diese Möglichkeit, wie einige Epidemien von Impfsyphilis beweisen, so lange vorhanden, als humaner Impfstoff in Verwendung stand. Heute, bei der fast ausschließlichen Verwendung von animaler Lymphe ist ein derartiges Vorkommen unmöglich. Die von Impfgegnern behauptete Übertragung von akuten ansteckenden Kinderkrankheiten durch die Impfung hat mit dieser nichts zu tun, sondern ist dort, wo sie etwa im Anschluß an eine Impfung aufgetreten ist, nur eine Folge des Zusammenkommens vieler Kinder am Impforte.

Hingegen ist die Möglichkeit tatsächlich vorhanden, daß *nach der Impfung krankhafte Symptome* auftreten, welche das gewöhnliche Maß der Impfreaktion überschreiten. Hierher gehören Impferytheme, länger dauerndes Fieber, große geschwürige zu tiefen Narben führende Impfstellen, Auftreten von Impfpusteln an anderen Körperstellen, namentlich bei bestehenden Ekzemen (generalierte Vaccine, Vaccinose), Rotlauf, Impetigo und andere Hautaffektionen. Sonstige angebliche Folgen von Impfungen, wie Erblindung, Skrofulose, Tuberkulose sind zum Teil nicht erwiesen, zum Teil nur ein Manifestwerden latenter Krankheitsdispositionen, die auch ohne Impfung zum Vorschein gekommen wären. Voigt hat die Impfschäden von 100000 Hamburger Kindern zusammengestellt und hierbei selbst bei Mitzählung einer Reihe von unwahrscheinlichen Folgeerscheinungen 0,1% von Erkrankungen gefunden. Von diesen starb ein Kind an einer sekundären Wundinfektion, während alle anderen „Impfschäden" ohne Folgen verliefen. Jedenfalls sind die Gefahren der Impfung ungeheuer gering gegenüber der Gefährdung des ungeimpften Kindes durch die Blattern. Durch die neuestens empfohlene subcutane Impfung (Leiner) bei ekzematösen und unruhigen Kindern, ist das Gefahrenmoment der Impfung noch mehr herabgedrückt[1]).

Eine viel schwerer zu bekämpfende Gegnerschaft fand die Impfung in *politischen* und *sozialen Momenten.* Sie wurde als Eingriff in die persönlichen Rechte des Individuums angesehen und gerade in jenen Ländern, wo die Unantastbarkeit der Person hochgehalten wird (England, Schweiz) als gesetzlicher Zwang abgelehnt. In Deutschland, wo der Impfzwang gesetzlich durchgeführt worden war, gab es lebhafte Agitationen und Petitionen gegen das Gesetz, dessen Abschaffung immer gefordert wurde. Die Impfgegnerschaft wurde durch Wort und Schrift ins Volk getragen, wobei lautere und unlautere Motive, Tatsachenfälschungen, wüste Beschimpfungen aller Ärzte und Sanitätspersonen, Schlagworte des Naturheilverfahrens usw. ihre Wirkung auf die Massen, die seit 3—4 Generationen keine schweren Blatternepidemien erlebt hatten, nicht verfehlten. Auch heute noch ist die Bekämpfung der Impfung ein beliebtes Agitationsmittel reaktionärer Parteien, so daß es kaum einer Regierung gelingen würde, ein Impfgesetz im Parlamente durchzubringen.

Von den großen Kulturstaaten ist nur *Deutschland* in der glücklichen Lage ein Impfgesetz zu besitzen (8. April 1874), in welchem die Impfung innerhalb der

---

[1]) Die in den letzten Jahren beschriebene *Encephalitis nach Impfungen* größerer Kinder dürfte auf einer Aktivierung eines latenten Virus beruhen (R. Kraus). Die Studien über diese Krankheit sind noch nicht abgeschlossen.

ersten und die Wiederimpfung innerhalb des 12. Lebensjahres zur Pflicht gemacht wird. Zahlreiche Verordnungen und Ergänzungsbestimmungen sind zu diesem Gesetz erschienen (s. BORNTRAEGER). Dem Impfgesetz ist es zu verdanken, daß die Blattern in Deutschland zu den exotischen, nur in den Grenzgebieten zu beobachtenden Krankheiten gehören und daß auch im Weltkriege Erkrankungen im Heere und in der Zivilbevölkerung keine Bedeutung erlangt haben.

In *Österreich* ist ein Impfzwang nicht gesetzlich vorgeschrieben, aber es wird in den Schulen, in Kindergärten, in Waisenhäusern, in öffentlichen Fürsorgeanstalten sowie bei Stellungen im Sanitätsdienste die Vorlegung des Impfzeugnisses verlangt. In der Armee herrscht (seit 1886) Impfzwang. Die strenge Durchführung derartiger Vorschriften, wie sie z. B. in Wien gehandhabt wird, hat es mit sich gebracht, daß diese Stadt dauernd blatternfrei und auch im Kriege von dieser drohenden Seuche verschont geblieben ist. In *Ungarn* besteht seit 1887 Impfzwang für Kinder im ersten Lebensjahr. *England* hatte seit 1867 ein Impfgesetz, in welchem die Erstimpfung obligatorisch, die Revaccination dem Belieben der Eltern anheimgestellt war. Im Jahre 1898 wurde die „Gewissensklausel" angenommen, nach welcher es Eltern gestattet ist, die Impfung ihrer Kinder zu unterlassen, wenn dieser Eingriff mit ihrem Gewissen nicht verträglich ist. Dadurch ist der Impfzwang tatsächlich aufgehoben.

Einmalige Impfungen werden in *Dänemark, Schweden,* einzelnen Kantonen der *Schweiz* und anderen Ländern vorgeschrieben, *Frankreich, Italien* haben ähnliche Verordnungen wie Österreich in bezug auf die Vorlegung von Impfscheinen für Schulkinder oder Aufnahmebewerber für verschiedene Anstalten.

In anderen Ländern, wie *Belgien, Holland, Japan* besteht kein gesetzlicher Impfzwang, sondern nur die Impfvorschreibung für bestimmte Fälle. *Nordamerika* verlangt von Einwanderern Impfzeugnisse.

Sicherlich ist auch in den Ländern, in denen kein Impfzwang besteht, die Verbreitung der Impfung heutzutage größer als dies gesetzlich vorgeschrieben ist. Zu Zeiten von Blatterngefahr entschließen sich viele Personen, die bisher die Impfung abgelehnt hatten, doch zur Impfung. Aber trotzdem liegt in der Nichtimpfung großer Bevölkerungskreise eine, große Gefahr für die Hygiene eines Landes oder einer Stadt, da dadurch eine rapide Verbreitung der Krankheit namentlich bei Kindern unvermeidlich ist und da zu Epidemiezeiten auch die Beschaffung von Impfstoff oft nicht genügend rasch und richtig möglich ist. Die Bekämpfung der Impfgegner ist keine geschäftliche Angelegenheit der Ärzte, sondern Gewissensache eines jeden, der das Volkswohl aufrichtig fördern will. In dem ausgedehnten Arbeitsgebiet des modernen Hygienikers ist die Impfung eines der klarsten und verläßlichsten Kapitel, deren segensreiche Wirkung trotz aller gegnerischen Unterstellungen über allen Zweifel erhaben ist.

Die Impfung wird jetzt überall nur mit *animaler* Lymphe durchgeführt, die von Kälbern gewonnen wird. Für die Vorgänge in den Impfgewinnungsanstalten, die meist unter staatlicher Aufsicht stehen, gelten bestimmte gesetzliche bzw. sanitätspolizeiliche Vorschriften. Es werden nur gesunde, tuberkulin-negative Kälber bzw. Jungrinder verwendet, die einige Zeit in Beobachtung gestanden hatten und rein gehalten waren. Nach mehrfacher gründlicher Reinigung und Rasierung der Bauchhaut werden in diese zahlreiche Schnitte gesetzt und mit Impfstoff beschickt. Die Impfstelle wird durch Verband geschützt. Nach 5—8 Tagen, innerhalb derer das Tier in einem eigenen Stall sorgfältig sauber gehalten und gepflegt worden war, werden in Narkose die Impfpusteln mit dem scharfen Löffel abgeschabt und der Inhalt mit der vierfachen Menge 80proz. Glycerin versetzt und durch einen Monat kühlgestellt. Das Impftier wird geschlachtet und der Impfstoff nur verwendet, wenn sich völlige Gesundheit ergeben hat. Nach einem Monat wird die Glycerinlymphmenge zerrieben, abermals einige Monate in der Kälte aufbewahrt und dann zum Gebrauch in die kleinen Glasröhrchen gefüllt.

X. Nervenkrankheiten im Säuglingsalter.

Die Krankheiten des Nervensystems im Säuglingsalter sind nur selten von sozialen Momenten beeinflußt.

Man könnte in dem Auftreten von *Geburtsverletzungen des zentralen oder peripheren Nervensystems*, also in *Entbindungslähmungen des Armes*, in *Facialislähmungen* und in *intrameningealen* bzw. *intracerebralen Blutungen* Folgen einer ungenügenden Beaufsichtigung bei der Geburt und damit Zeichen einer möglichen sozialen Schädigung erblicken. Das ist aber kaum der Fall. Derartige traumatische Läsionen des Nervensystems können bei den sorgsamst geleiteten Geburten vorkommen, auch bei solchen, bei denen irgendein Eingriff nicht vorgenommen wurde (Gehirnblutungen PH. SCHWARZ). Da in größeren Städten auch unbemittelten Frauen Gelegenheit zur Entbindung in mustergültig geführten Anstalten gegeben ist, kann man auch in der Armut keinen Anlaß zu besonders schweren Geburten und damit zu eventuellen Verletzungen des kindlichen Nervensystems finden.

Eine größere Bedeutung besitzen äußere Umstände bei dem Auftreten des so gefürchteten *Tetanus* des *Neugeborenen*. Verunreinigung der Nabelwunde mit Staub, Erde usw., in der sich die häufigen Tetanusbacillen befinden, können dort jedenfalls eher vorkommen, wo die äußeren Verhältnisse bei der Entbindung ungünstig sind. In Gebäranstalten, mit aseptischer Behandlung des Nabelstumpfes ist das Leiden recht selten. Man hat früher Rassendispositionen für den Tetanus der Neugeborenen angenommen. SOLTMANN berichtet (GERHARDTS Handbuch der Kinderkrankheiten 1880), daß unter den Negern Westindiens, Cubas, Cayennes, Guayanas Tetanus so häufig war, daß bis zu einem Viertel der Neugeborenen daran zugrunde gingen. BAJON (Guyana) sah in dieser Krankheit geradezu ein Hindernis, die Negerkinder groß zu ziehen. Ähnliches wurde von den Eingeborenen des Kaplandes, Jamaikas und anderer tropischer Länder berichtet. Es wurden alle möglichen Ursachen für das Auftreten und die Häufigkeit des Tetanus geltend gemacht, wie miasmatische, atmosphärische Einflüsse, Hitzeeinwirkungen, Alkoholismus, Gemütserregungen der Mutter, ja HUFELAND berichtet sogar, daß bei manchen Negerstämmen die Meinung herrsche, daß die Krankheit mit Absicht den Kindern beigebracht werde und daß daher durch 14 Tage kein Neger das Zimmer der Wöchnerin betreten dürfe. Seitdem wir den Erreger des Tetanus kennen, sind wir zu der Annahme berechtigt, daß nicht Rassendisposition, sondern grobe Verunreinigung des Nabels die Ursache der Häufung der Krankheit bei manchen Völkern sei, wobei es dahingestellt bleiben mag, ob die Unreinlichkeit bei der Entbindung überhaupt oder gewisse den Nabel beschmutzende Gebräuche die Ursache des Tetanus bilden. Man kann in der Häufigkeit des Tetanus bei Neugeborenen sozusagen ein Kulturdokument für ein Volk erkennen, da derselbe immer seltener werden wird, je mehr das Verständnis für hygienisch einwandfreie Entbindungen Platz greift. So ist es recht bezeichnend, daß nach einem Zitate von REUSS in Rumänien im Jahre 1904 von 23398 innerhalb des ersten Monates verstorbenen Kindern 10257 an Tetanus zugrunde gegangen waren (MIRONS), während PAULIN in Dänemark (1906) die jährliche Todesziffer an Tetanus neonatorum auf 50—60 berechnet. Die Prognose des Tetanus ist sehr ernst und um so schlechter, je früher die Krankheit auftritt. FINKELSTEIN erhält aus der Literatur eine Mortalität von 93%. Leider ist auch die Serumbehandlung nicht imstande verläßliche Wirkungen zu erzielen. FINKELSTEIN stellt 25 behandelte Fälle mit 62,3% Heilungen zusammen. Man kann daher in der Außerachtlassung der Serumbehandlung kaum einen Umstand erblicken, der etwa sozial schlecht gestellte oder ärztliche Behandlung schwer zugängliche Kinder gegenüber behüteten Säuglingen in Nachteil versetzen würde.

Von anderen auf infektiöser Basis beruhenden Nervenkrankheiten des Säuglingsalters sind die verschiedenen Formen der *Meningitiden* erwähnenswert.

Die tuberkulöse *Meningitis* ist im Säuglinsalter nicht selten. Koch gibt in einer Zusammenstellung von 351 Fällen aus der Wiener Kinderklinik (1903 bis 1911) 21 Fälle aus dem ersten Halbjahre und 34 aus dem zweiten Halbjahre, d. s. 15,6% aus dem ersten Jahre, an. Die größte Häufigkeit finden wir zwischen dem 2. und 4. Lebensjahre. In diesen Jahren übersteigt die Meningitis auch absolut die anderen Todesfälle an Tuberkulose, wie aus vorstehender Tabelle Kochs hervorgeht. (Diese Tabelle bezieht sich nur auf Todesfälle, deckt sich also nicht mit den ebenerwähnten Ziffern über die Morbidität.)

Tabelle 10. *Zusammenstellung der letzten Tuberkulosefälle St.-Annen-Kinderspital Wien (1906—1910).*

Alter	Meningitis tbc.		Andere Form der letalen Tuberkulose		Summe der Todesfälle an Tuberkulose
Jahre	absol. Zahl	Proz.	absol. Zahl	Proz.	
0—1	30	40	45	60	75
1—2	35	58	25	42	60
2—3	17	65	9	35	26
3—4	14	70	6	30	20
4—5	11	78	3	22	14
5—6	5	—	4	—	9

Die tuberkulöse Meningitis ist demnach im Säuglingsalter nicht die Hauptform der letalen Tuberkulose.

Über die sozialen Bedingungen, welche zur tuberkulösen Meningitis führen, soll an dieser Stelle nicht gesprochen werden, da hierfür ja dieselben Bedingungen gelten, wie für die Tuberkulose überhaupt. Erwähnenswert ist nur, daß Brusternährung bei infizierten Säuglingen nicht vor dem Auftreten einer tuberkulösen Meningitis schützt. Zappert hat diesbezügliche Zusammenstellungen bei verstorbenen Kindern bis zum dritten Lebensjahre gemacht und ein Verhältnis der natürlich zu den künstlich genährten von 82 : 18 gefunden, was den gewöhnlichen Stillungsbedingungen der ärmeren Wiener Bevölkerung entspricht.

Die *Cerebrospinalmeningitis* (epidem. M.) ist eine Infektionskrankheit, die sporadisch und epidemisch auftritt und vorwiegend kleine Kinder befällt. Nach einer Statistik von Flatten (zit. M. Salge-Mendelssohn im Pfaundler-Schlossmannschen Handb. 3. Aufl.) waren bei einer Epidemie im Kreise Kattowitz von den Erkrankten 57,3% im Alter von 0—5 Jahren, 25,4% im Alter von 5—10 Jahren, 7,4% im Alter von 10—15 Jahren. Die Todesfallstatistik ergibt nach Goepert 17% Säuglinge, nach einer von Finkelstein erwähnten Zusammenstellung Ziemssens 208 Säuglinge auf 779 Todesfälle. Auch sehr junge Säuglinge (4 Wochen) können von der Krankheit befallen werden. Die Infektiosität der epidemischen Meningitis ist nicht sehr groß. Geschwister von Erkrankten bleiben oft verschont. Hingegen ist in Gegenden, wo die Krankheit epidemisch ist oder war, eine Verhütung schwer, da zweifellos gesunde Zwischenträger (im Nasen- und Rachensekret) das Leiden übertragen. Erfahrungen an Erwachsenen haben gezeigt, daß enges Zusammensein in schlechten Quartieren (Kasernen) die Verbreitung der Meningitis fördert. Doch kann man sie deshalb nicht als eine Krankheit der Armen bezeichnen. Zur Behandlung (Serum) und Pflege ist allerdings namentlich bei den sich in die Länge ziehenden zur Genesung (oft mit Defekten wie Hydrocephalus, Sehstörungen usw.) neigenden Fällen gute ärztliche und pflegerische Hilfe notwendig, wie sie der Armenbevölkerung, insofern sie nicht die empfehlenswerte Spitalspflege aufsucht, nicht leicht zur Verfügung steht.

Eine für das Säuglingsalter charakteristische, wenig bekannte Form der Meningitis ist die *Meningitis serosa*. Diese tritt entweder als Komplikation anderer Krankheiten (Pneumonie, Otitis, Masern, Keuchhusten usw.) oder primär auf. Die Symptome sind manchmal stürmisch, rasch zum Tode führend, manchmal subakut an eine tuberkulose oder cerebrospinale Hirnhautentzündung erinnernd, gar nicht selten schleichend mit allmählichem Übergang in einen Hydrocephalus. Die Erkennung ist nicht leicht (klares, unter erhöhtem Druck stehendes Lumbalpunktat) und zur Behandlung ist die wiederholte Vornahme der Lumbalpunktion notwendig. Aus diesen Gründen wird eine Heilung der Krankheit dort um so eher zu erwarten sein, wo sachgemäße Hilfe und Pflege bei der Hand sind.

Auch die Heine-Medin*sche Krankheit* (*Poliomyelitis*) ist im Säuglingsalter recht häufig anzutreffen. Von 525 Fällen, die ich in der Wiener bzw. Niederösterr. Epidemie der Jahre 1908/09 zusammenstellen konnte, waren 60 Kinder im Alter von 1—2 Jahren. Die jüngsten Patienten waren 2, 4, 5 und 6 Monate alt (der zweimonatige ist zweifelhaft). Daß überhaupt das Kleinkindesalter am stärksten der Erkrankung ausgesetzt ist, geht aus dem großen Material Wickmanns hervor, der unter 2759 Fällen aus dem Jahre 1917 1083 im Alter bis zu 3 Jahren nachweisen konnte. Das männliche Geschlecht scheint bei den Erkrankungsfällen zu überwiegen (Zappert 277 männliche gegenüber 226 weibliche Kranke). Bekannt und in allen Epidemien beobachtet ist die Sommererhebung der Krankheitskurve. Manchmal sieht man auch einen Herbstgipfel (Oktober), während die Wintermonate fast ganz frei bleiben. Die Heine-Medinsche Krankheit wird durch gesunde Zwischenträger verbreitet, die Ausdehnung längs großer Verkehrswege (Eisenbahn, Flüsse usw.) wurde mehrfach festgestellt. Die Mortalität ist im Säuglingsalter nicht höher als in den nächsthöheren Altersstufen. Aus seinem Gesamtmaterial hat Zappert eine Sterblichkeit von 10,9% nachgewiesen. Im Säuglingsalter war die Mortalität 10%, im Alter von 1—2 Jahren 9,6%, von 2—3 Jahren 6%, von 3—4 Jahren 15,1%, von 8—9 Jahren 21,4%.

Bemerkenswert ist die Tatsache, daß eine Beziehung der Heine-Medinschen Krankheit zum Pauperismus sich nicht feststellen läßt, daß sogar aus Zapperts Zahlen eher eine auffällige Beteiligung wohlhabender Klassen zu ersehen ist. In den Sammelbögen war eine eigene Rubrik über den Vermögenstsand der Kindeseltern angegeben, deren Ausfüllung 282 arme und 137 bemittelte Eltern ergeben hat (67,3% gegenüber 32,7%). Wenn auch Fehlerquellen nicht auszuschließen sind — die Landärzte werden eher zu reichen als zu armen Patienten gerufen, in den Wiener Ambulatorien sind wohl auch bemittelte Patienten mit dieser wenig bekannten Krankheit erschienen, die unter der Armenbevölkerung aufgenommen wurde —, so erscheint doch die starke Beteiligung wohlhabender, ja sehr reicher Kreise gegenüber anderen Infektionskrankheiten auffallend.

Weniger bekannt, vielleicht auch weniger studiert, ist das Vorkommen der *Encephalitis epidemica* (lethargica) im Säuglingsalter. Die Möglichkeit einer placentaren Übertragung bzw. einer Infektion durch die stillende Mutter wurde erwogen. Finkelstein sah einige Fälle der athetotischen Form bei Säuglingen. Irgendwelche sozialhygienische Forderungen lassen sich bei dieser, beim Säugling seltenen Krankheit nicht aufstellen. Auch andere im Säuglingsalter vorkommende Formen von *Encephalitis*, die meist im Gefolge anderer akuter Krankheiten auftreten, lassen keine Beziehungen zu sozialen Faktoren erkennen.

Hingegen ist die *Spasmophilie* (*Tetanie*) nicht nur eine häufige Erkrankung des Säuglingsalters, sondern stark von exogenen Einflüssen abhängig. Vor allem ist das Leiden innig an die *künstliche Ernährung* geknüpft. Während nach Finkelstein von Flaschenkindern 55,7% Übererregbarkeitszeichen aufwiesen, zeigten von reinen Brustkindern nur 2%, von solchen, die nach künstlicher Ernährung die Brust erhalten hatten, 8,3% Merkmale der Übererregbarkeit. Die Spasmophilie mit ihren Folgeerscheinungen der Eklampsie und dem Laryngospasmus, ist eine ausgesprochene Erkrankung des Säuglinsgalters. Sie zeigt die größte Häufigkeit im zweiten und dritten Halbjahr, findet sich aber auch schon bei 3- und 4monatigen Säuglingen (THIEMICH). Bei Frühgeborenen kann der Beginn sogar bis in den zweiten Lebensmonat zurückgehen (FINKELSTEIN). Auch Zwillinge sollen eine besondere Neigung zur Tetanie besitzen (ROSENSTERN). Vielfach erwiesen ist die charakteristische Jahreskurve der Spasmophilie, welche ihren Höhepunkt im Februar und März, und ihren Tiefpunkt im Juli, August aufweist. Ob dieses gehäufte Auftreten der Krankheit im Frühling auf exogene Ursache (Winteraufenthalt in schlechten Wohnräumen „respiratorische Noxen") oder auf eine Frühjahrshormonwirkung (MORO) zurückzuführen ist, kann schwer entschieden werden. Sonst besteht aber kein Zweifel, daß schlechte Ernährungs- und Pflegeverhältnisse die Entstehung der Übererregbarkeit begünstigen und daß ernährungsgestörte Kinder überhaupt sehr zu Tetanie neigen. Namentlich die schweren Formen der Krankheit, die Eklampsie und der Stimmritzenkrampf, lassen sich viel häufiger in den Armenambulatorien als in der Privatsprechstunde des Kinderarztes nachweisen. Möglicherweise spielt eine hereditäre bzw. familiäre Belastung bei der Neigung zur Spasmophilie eine Rolle. Die Prophylaxe dieses, in seinen Grundbedingungen noch immer nicht klargestellten Leidens kann nur in der möglichsten Durchführung einer natürlichen Ernährung und einer vernünftigen Pflege bestehen. Insbesondere muß auch während der Wintermonate für genügende Zufuhr von Luft und Licht gesorgt werden. Vielfach deckt sich die sozialhygienische Fürsorge bei der Spasmophilie mit jener der Rachitis.

Ein nicht häufiges und nicht schweres Leiden des Säuglingsalters, der *Spasmus nutans*, dürfte ebenfalls durch äußere Einflüsse stark beeinflußt sein. Es handelt sich bekanntlich hierbei um einen durch Kopfwackeln, Augenzittern und Schiefhaltung des Kopfes gekennzeichneten Zustand, der Säuglinge und Kleinkinder befällt und nach mehreren Monaten wieder verschwindet. Von 44 Fällen meiner Beobachtung war bei Beginn der Krankheit die Altersverteilung folgende:

4 Mon.	3	5 Mon.	1	6 Mon.	3	7 Mon.	5	8 Mon.	2
9 „	4	10 „	5	11 „	9	12 „	5	13 „	1
14 „	2	15 „	1	16 „	3				

Eine befriedigende Erklärung für den Spasmus nutans besitzen wir nicht, aber jedenfalls dürfte, wie RAUDNITZ zuerst hervorgehoben hat, ständiges Verweilen in dunklen Räumen begünstigend auf das Entstehen des Leidens einwirken. FINKELSTEIN sah in einem großen Säuglingsheim gerade nur jene Kinder an Spasmus nutans erkranken, welche in einer besonders düsteren Baracke gelegen waren. Auch der Spasmus nutans zeigt wie die Tetanie und andere nervöse Zustände des Kindes einen charakteristischen Frühjahrsanstieg.

Eine andere, seltene, aber recht lästige nervöse Erscheinung beim Säugling, die *Rumination* (Wiederkäuen), dürfte ebenfalls mit Pflegeschäden zusammenhängen. Man sieht nämlich dieses Leiden fast nur bei Spitalsinsassen und LANDÉ bezeichnet es ganz zutreffend als eine Neurose „spitalsgelangweilter Säuglinge". Da wir derzeit zu der Ansicht gelangt sind, daß das Wiederkäuen der Säuglinge eine lustbetonte, willkürlich hervorgerufene Gehirnneurose ist, gewinnt die Annahme, daß die Kinder, die nicht genug Zerstreuung und Ablenkung haben, hierzu ihre Zuflucht nehmen, an Wahrscheinlichkeit. Man kann nicht gerade von sozialen Ursachen, aber doch von Momenten sprechen, die mit den äußeren Lebensbedingungen des Kindes innig zusammenhängen.

Im entgegengesetzten Sinne ist auch die so häufige *Säuglingsneuropathie* mit den äußeren Verhältnissen, in denen die Säuglinge aufwachsen, stark verknüpft. Wenn auch zweifellos hierbei angeborene Disposition von größter Bedeutung ist, so kann doch kein Zweifel darüber bestehen, daß Erziehungsfehler, die schon im frühesten Säuglingsalter einsetzen, stark mitwirken. Mangelnde Ordnung in der Einhaltung der Mahlzeiten, fortwährendes Sichbeschäftigen mit dem Kinde, Nachgiebigkeit gegenüber allen durch Schreien und Unruhe geltend gemachten Wünschen und Launen, stark zur Schau getragene Bewunderung für die ersten intellektuellen Äußerungen des Kindes — all dies führt dazu, daß das Kind schon frühzeitig anspruchsvoll, hemmungslos und aufgeregt wird und später die Umgebung mit seinen Wünschen und Launen tyrannisiert. Störungen des Appetits, Brechneigung, unruhiger Schlaf machen sich frühzeitig geltend. Zu einer solchen fehlerhaften Erziehung gehört viel Zeit und mangelnde Selbsterziehung von seiten der Eltern und diese finden sich bei beschäftigungslosen Müttern leichter als bei stark in Anspruch genommenen. Daher ist die Nervosität der Säuglinge und Kleinkinder eine Erscheinung der begüterten, sozial gutgestellten Klassen und findet sich bei solchen Bevölkerungsschichten, die durch Tradition und Erziehung sich besonders intensiv mit Kindern abgeben. Man trifft daher nervöse Säuglinge in der Privatpraxis häufiger als in der Armenordination und bei manchen Volksstämmen (Juden, Italienern usw.) reichlicher als bei anderen (Nordländern).

Toxische Erkrankungen des Nervensystems, die beim Erwachsenen in Form von Berufsschäden eine große Bedeutung besitzen, kommen beim Kinde sehr selten vor. *Chronische Arsen- und Alkoholneuritiden* sind beschrieben, haben aber keinen Zusammenhang mit sozialen Einflüssen. Eher könnten solche bei der *Bleineuritis* in Betracht kommen. Unter den vielfachen Ursachen, die zu solcher führen können, haben Trinkwasservergiftungen infolge schadhafter Bleiröhren, regelmäßige Nahrungsaufnahme aus blei-haltigem Geschirr, Spielen mit blei-haltigen Gegenständen allgemeines Interesse. An gewerbliche Vergiftungen erinnern der Aufenthalt in Arbeitsstätten von Bleiarbeitern und das Spielen mit bleihaltigen Seidenabfällen, wie ich es einmal beobachtet habe. Beachtenswert ist, daß die Bleineuritis bei Kindern weniger die oberen als die unteren Extremitäten betrifft und zu Dauerlähmungen führen kann. Bei Säuglingen sind solche Vergiftungen in einzelnen seltenen Fällen beobachtet worden.

Weniger von sozialem als von ethnographischem Interesse ist die besondere Beziehung der im Säuglingsalter gar nicht seltenen *amaurotischen Idiotie* zur jüdischen Rasse. Zuerst von amerikanischen Autoren (Tay, Sachs) an Abkömmlingen polnisch-jüdischer Einwanderer beschrieben, wurde dieses Leiden dann sowohl im Heimatlande (Higier) als in Grenzländern (Falkenheim Königsberg) und in solchen Städten beobachtet, wo sich polnische oder russische Juden reichlich aufhalten (Wien, Budapest). Das Leiden kommt nicht selten in Verwandtenehen vor und wurde auch in Familienstammbäumen sichergestellt. Doch sind auch Fälle von nicht jüdischer Abstammung, so z. B. in aristokratischen, Familien (Starck) beschrieben worden.

Lähmungen der Extremitäten können beim Säugling in Form der cerebralen der spinalen und der peripheren Lähmung vorkommen. Cerebrallähmungen, die entweder halbseitig oder beiderseitig oder auf die Beine beschränkt sein können, sind Folgen von Gehirnerkrankungen im Mutterleib oder von cerebralen Blutungen bei der Geburt, oder von akuten Erkrankungen (Encephalitis, Endarteritis) im Extrauterinleben. Spinale Lähmungen sind meist Folgen einer Poliomyelitis oder einer Spina bifida, periphere Lähmungen beruhen in der Regel auf Nervenverletzungen während der Geburt. In all diesen Fällen handelt es sich um Defektheilungen, welche besserungsfähig, aber meist nicht vollkommen heilbar sind. Das Entstehen solcher Lähmungen ist von äußeren Verhältnissen sozialer Natur kaum abhängig, wohl aber deren Behandlung. Die lokale (Elektrizität, Massage), orthopädische und chirurgische Behandlung gelähmter Kinder erfordern einen großen ärztlichen Apparat und oft auch viel Geld, so daß Kinder wohlhabender Eltern diesbezüglicher besser daran sind, als jene der Armen. Auch die Spitalsbehandlung kann nicht all das bieten, was solche Kinder brauchen, um so mehr als sie in der Regel nur ambulatorisch erfolgen kann, was eine starke Belastung der Mutter bzw. Pflegerin bedeutet. Namentlich jenseits des Säuglingsalters, wenn kostspielige orthopädische Apparate sich als notwendig erweisen, ergeben sich große Schwierigkeiten für unbemittelte Kinder, denen die öffentliche Wohltätigkeit nur in beschränktem Maße abzuhelfen imstande ist. Die Schaffung von Fonds für unentgeltliche oder billige Abgabe von Apparaten sowie der Ausbau der Krüppelfürsorge sind dringende soziale Forderungen, denen derzeit noch kaum in genügendem Maße entsprochen wird.

Noch ärger sind *schwachsinnige* bzw. *blödsinnige* Kinder daran. Da es sich hierbei zumeist um angeborene Zustände handelt, so machen sich derartige Defekte bereits im Säuglingsalter geltend. Die öffentliche Fürsorge ist freilich kaum in der Lage schon in so frühem Alter sich dieser geistig defekten Kinder anzunehmen, aber sie versagt leider auch in den folgenden Altersstufen, da Anstalten gewöhnlich erst Kinder vom vierten Jahre an aufnehmen. Dadurch werden Eltern solcher Kinder oft sehr schwer geschädigt. Die fortwährende Beaufsichtigung schwachsinniger Kleinkinder, die ständige Betreuung auch bei den gewöhnlichen Funktionen belasten· die Pflegepersonen in hohem Maße und verhindern sie oft außer Hause einem Berufe und Erwerb nachzugehen. In ärmlichen Verhältnissen stellen demnach schwachsinnige Kinder eine schwere Schädigung der Eltern, namentlich der Mutter dar. Auch fehlt, dort, wo die Eltern selbst mit Arbeit überlastet sind, die Möglichkeit bildungsfähige Schwachsinnige entsprechend zu erziehen. Die Errichtung einer genügend großen Anzahl von Anstalten für schwachsinnige Kinder gehört zu den dringendsten sozialen Forderungen in größeren Gemeinwesen (s. darüber an anderer Stelle ds. Handb.). Dasselbe gilt für *Epileptikerheime*, die allerdings für Säuglinge und Kleinkinder noch kaum in Betracht kommen.

Literatur.

1. Geburtsgewicht. 2. Stillen. 3. Ammenkinder. 4. Ernährungsstörungen.

ABELS, H.: Klin. Wochenschr. 1922, Nr. 36, S. 1785; Med. Klinik 1925, S. 234. — ARMAND-DELILLE: Ref. Zentralbl. f. Kinderheilk. Bd. 16, S. 413. 1924. — BAGINSKY: Eulenburgs Realenzyklop., 4. Aufl. „Amme". — BAUM: Zeitschr. f. soz. Med. Bd. 4, S. 366. 1909. — BECK: Dtsch. Ges. f. Kinderheilk., Göttingen 1923. — BENDIX: Zeitschr. f. Säuglingsschutz Bd. 8, S. 335. 1916. — BENINDE (u. RUBNER): Veröff. a. d. Geb. d. Medizinalverwalt. Bd. 10, S. 135, 221. 1920. — BERTILLON, zit. nach TUGENDREICH. — BINZ: Münch. med. Wochenschr. 1919, Nr. 12. — BLUHM: Stillungsnot. Leipzig: Vogel 1900. — BLUHM: Handwörterb. d. soz. Hyg. von GROTJAHN. 1912. — BOECKH: IV. Demograph.-Kongreß, Wien. — BONDI: Wien. klin. Wochenschr. 1913, Nr. 25; 1914, Nr. 1; 1919, Nr. 19; 1924, Nr. 42; 1925, Nr. 22. — BICKHOFF: Inaug.-Dissert. Ref. Zentralbl. f. Gynäkol. Bd. 44, S. 182. 1920. — BRÜNING: Dtsch. med. Wochenschr. 1918, S. 581. — BUDIN: L'obstétrique Bd. 10, 11. 1905, 1906. — BUNGE: Unfähigkeit usw. München: Reichardt. — CAMERER: Stoffwechsel des Kindes. Tübingen 1894. — COHN, M.: Berlin. klin. Wochenschr. Jg. 58, S. 1438. 1921. — CZERNY: Monatsschr. f. Kinderheilk. Bd. 21, S. 2. 1921. — CZERNY u. KELLER: Ernährung, 2. Aufl. Deuticke 1925. — DAVID: Zentralbl. f. Gynäkol. Bd. 46, S. 795. 1922. — DAVIDSOHN: Zeitschr. f. Kinderheilk. Bd. 21, S. 349. 1919. — DERESSE: Ref. Zentralbl. f. Kinderheilk. Bd. 8, S. 508. 1914. — DIETRICH: Zeitschr. f. Säuglingsschutz Bd. 8, S. 345. 1916. — ENGEL: Pfaundler-Schloßmann, 2. Aufl., Bd. I. — ENGEL u. BAUM: Säuglingskunde. Wiesbaden: J. F. Bergmann. — EPSTEIN: Arch. f. Kinderheilk. Bd. 7, S. 87. 1886; Jahrb. f. Kinder-

heilk. Bd. 83, S. 437. 1916. — Escherich: Österr. Sanitätswesen 1906, Beilagsheft.; Zeitschr.
f. Kinderschutz u. Jugendfürs. Bd. 1, H. 2. — Feer: Säuglingssterblichkeit usw. Zürich
1914. — Finkelstein: Säuglingskrankheiten. Berlin: Julius Springer 1924. — Finkelstein:
Weyls Handb. d. Hyg., Suppl.-Bd. IV. — Ganghofner u. Schleissner: Prager med.
Wochenschr. Jg. 37, S. 27. 1912. — Gottstein-Tugendreich: Sozialärztl. Praktikum.
Berlin: Julius Springer 1920. — Groth: Münch. med. Wochenschr. Jg. 51, S. 924. 1904. —
Guradze: Dtsch. statist. Zentralbl. 1920, S. 89. — Gutfeld: Zeitschr. f. Geburtsh. u.
Gynäkol. Bd. 73, S. 268. 1913. — Hagenbach-Burckhardt: Krippen usw. Jena: Fischer
1899. — Hanauer: Klin.-therapeut. Wochenschr. 1911, S. 18. — Hellmuth u. Woronski:
Klin. Wochenschr. 1923, S. 75. — Hoffa: Zeitschr. f. Säuglingsschutz Bd. 12, S. 60. 1920.
— Husler: Pfaundler-Schloßmann, 3. Aufl., Bd. I. Vogel 1925. — Jaschke: Ebenda. —
Katz u. Koenig: Klin. Wochenschr. 1923, Nr. 45, S. 2077. — Kaup: Münch. med. Wochen-
schrift 1921, S. 68. — Keller, A.: Zeitschr. f. allg. Gesundheitspflege Bd. 22. 1903; Berlin.
klin. Wochenschr. 1907, Nr. 40. — Keller, Heinrich: Wien. klin. Wochenschr. 1909,
S. 18. — Kettner: Zeitschr. f. Säuglingsschutz Bd. 11, S. 329. 1919. — Koeppe: Säuglingssterblichkeit. Wien: Hölder 1913. — Kriege u. Seutermann: Zentralbl. f. allg. Gesundheitslehre 1906, S. 25. — Kuetting: Zentralbl. f. Gynäkol. Bd. 45, S. 166. 1921. —
Lande: Zeitschr. f. Kinderheilk. Bd. 20, S. 1. 1919. — Langstein: Zeitschr. f. Säuglingsschutz Bd. 8, S. 129. 1916. — Lateiner-Meyerhofer u. Progalski: Österr. Sanitätswesen
1914, Beiheft 26, 21. — Lebenstein: Inaug.-Dissert. Ref. Zentralbl. f. Gynäkol. Bd. 48,
S. 895. 1924. — Lenz: Handb. Halban-Seitz, Bd. I. — Lesage: Ref. Zeitschr. f. Kinderheilk. Bd. 8, S. 446. 1914. — Liefmann: Zeitschr. f. Hyg. Bd. 62. 1908. — Lippmann:
Zeitschr. f. Säuglingsschutz Bd. 8, S. 736. 1916. — Manning: Arch. of ped. Bd. 37, S. 214.
1920. — Maron: Veröff. a. d. Geb. d. Medizinalverwalt. Bd. 8, S. 7. 1918. — Martin: Münch.
med. Wochenschr. Jg. 67, S. 1522. 1920. — Mayerhofer: Wien. med. Wochenschr. Jg. 62,
S. 388. 1912. — Meinert: Soz. Hyg. u. Med. Bd. 2, S. 637. — Meinert u. Rietschel:
Ges. f. Kinderheilk., Salzburg 1909. — Misch: Zeitschr. f. Säuglingsschutz 1916, S. 343. —
Moessner: Zentralbl. f. Gynäkol. Bd. 40, S. 684. 1916. — Moll: Österr. Sanitätswesen
1913, Nr. 38; 1914, Nr. 21; 1915, Nr. 14/15; 1918. — Moll: Ber. d. Großen Kommission
d. Fonds f. Kinderschutz 1913. — Momm: Zeitschr. f. Geburtsh. u. Gynäkol. 1916, S. 545;
Münch. med. Wochenschr. Jg. 67, S. 783. 1920. — Neumann, H.: Handb. d. Hyg., Kinder-
schutz, Bd. VII, 2. Jena 1895.; Dtsch. med. Wochenschr. 1902, S. 795; Jahrb. f. Kinderheilk. Bd. 56, S. 719. 1902; Uneheliche Kinder Berlins. Jena 1900; Zeitschr. f. soz. Med.
Bd. 3, S. 196. 1908. — Oberwarth, A. und E.: Zeitschr. f. Säuglingsfürsorge Bd. 1, S. 141. 1907;
Med. Reform 1908, S. 38. — Peiper: Hefte zur Volkswohlfahrt in Pommern, H. 3. Stettin:
Fischer & Schmid. — Peller: Österr. Sanitätswesen 1913, Beihefte; Dtsch. med. Wochenschrift 1917, Nr. 6, S. 178; 1918, S. 49; Wien. klin. Wochenschr. 1919, S. 169, 758; Arb. a.
d. Geb. d. soz. Med. Bd. 5. — Peller u. Bass: Zentralbl. f. Gynäkol. Bd. 48, S. 2248. 1924.
— Pfaundler: Münch. med. Wochenschr. 1923, S. 321; 1916, S. 1749; Zeitschr. f. Kinder-
heilk. Bd. 14, S. 1. 1916; Wien. klin. Wochenschr. Jg. 32, S. 927. 1903. — Pfitzner: Zeitschr.
f. Morphol. u. Anthropol. Bd. 4. — Pilpel: Wien. klin. Rundschau Bd. 34, S. 2. 1920. —
Prausnitz: Handb. Pfaundler-Schloßmann, 2. Aufl., Bd. I. Vogel 1910. — Pribram-Rau:
Zentralbl. f. Gynäkol. Bd. 46, S. 1894. 1917. — Prinzing: Med.-statist. Jahrb., Jena 1906;
Dtsch. med. Wochenschr. 1907, S. 184; Jahrb. f. Nationalökon. u. Statistik Bd. 17. 1899. —
Prochownik: Therapeut. Monatshefte 1901, Nr. 8/9; Zentralbl. f. Gynäkol. Bd. 41, S. 794.
1917. — Rietschel: Zeitschr. f. Säuglingspflege Bd. 6. 1912; Zeitschr. f. Säuglingsschutz
Bd. 2, Nr. 11/12. 1919. — Rohmer: Zeitschr. f. Säuglingsfürsorge Bd. 7. 1914. — Rona,
zit. nach Tugendreich. — Rosenfeld: Arch. f. Kinderheilk. Bd. 39, S. 1. 1904; Veröff.
d. Volksgesundheitsamtes Wien Bd. 8, S. 1920. — Rott: Zeitschr. f. Säuglingsschutz Bd. 7,
S. 177. 1915; Zentralbl. f. Gynäkol. 1916; Zeitschr. f. Säuglingsschutz Bd. 5, S. 230. 1913;
Klin. Wochenschr. 1922. — Rubner u. F. Müller: Münch. med. Wochenschr. Jg. 67,
S. 229. 1920. — Ruge: Zentralbl. f. Gynäkol. Bd. 40, S. 680. 1916. — Schede: Zeitschr. f.
Säuglingsschutz Bd. 8, S. 736. 1916. — Schkarin: Ref. Zentralbl. f. Kinderheilk. Bd. 8,
S. 12. 1922. — Schlesinger, E.: Zeitschr. f. Kinderheilk. Bd. 22, S. 29. 1919; Zeitschr. f.
Säuglingsschutz Bd. 10, S. 209. 1918. — Schlossmann: Zeitschr. f. Säuglingsfürsorge Bd. 8,
S. 167. 1915; Klin. Wochenschr. 1923, Nr. 7, S. 304; Arch. f. Kinderheilk. Bd. 30, S. 288.
1900; Bd. 33, S. 177. 1902; Über die Fürsorge usw. Stuttgart 1906; Dtsch. Ges. f. Kinder-
heilk., Leipzig 1917; Zeitschr. f. Hyg. u. Infektionskrankh. Bd. 38, S. 177. 1917; Pfaundler-
Schloßmann, 3. Aufl., Bd. I. Leipzig: Vogel 1923. — Schlossmann, A. u. E. u. Pankow:
Klin. Wochenschr. Jg. 3, S. 79. 1924. — Schmidt: Zeitschr. f. Schulgesundheitspfl. u. soz.
Hyg. Bd. 1. 1924. — Talbot: Ref. Zeitschr. f. Kinderheilk. Bd. 1, S. 557. 1912. — Thirsch:
Münch. med. Wochenschr. 1916, S. 1650. — Torday: Ref. Zentralbl. f. Kinderheilk. Bd. 1,
S. 292. 1911. — Troitzky: Ref. Zeitschr. f. Kinderheilk. Bd. 1, S. 482. 1912. — Tugend-
reich: Mütter- und Säuglingspflege. Stuttgart: Enke. — Ulersperger: Erlangen 1894,
zit. nach Tugendreich. — Wegscheider: Verhandl. f. Geburtsh. u. Gynäkol. 1858, S. 10,

zit. nach TUGENDREICH. — WESTERGAARD: Morbidität und Mortalität. Jena 1901. — DE WAHA: Zeitschr. f. Säuglingsschutz Bd. 9, S. 386. 1917. — WEISS, SIEGFR.: Med. Klinik Bd. 7, S. 643, 683. 1911; Wien. klin. Rundschau 1912, S. 20—30; Zeitschr. f. Kinderschutz u. Jugendfürsorge Bd. I, S. 3; Zeitschr. d. Zentralstelle f. Volkswohlfahrt, Berlin Bd. 13. 1908; Monatsschr. f. Gesundheitspflege 1905, S. 6. — WEISS, MOLL, RIETHER, ZAPPERT, PIRQUET: Ammenfrage. Ges. f. Kinderheilk., Wien, 10. Febr. 1926. — WINTERNITZ: Arch. f. Kinderheilk. Bd. 71, S. 109. 1922. — ZAPPERT: Wien. med. Wochenschr. 1907, S. 12 (Referat); 1920, S. 47.

5. Syphilis.

Zusammenfassende Darstellungen mit Literatur: Pfaundler - Schloßmanns: Handb. d. Kinderheilk., Artikel Syphilis. 2. Aufl. Leipzig: Vogel 1910. II. Bd. HOCHSINGER. 3. Aufl. II. Bd. 1923 ZAPPERT. — STUEMPKE: Geschlechtskrankheiten im Kindesalter. Berlin: Meußer 1919. — Handb. d. Geschlechtskrankh. (FINGER, EHRMANN, JADASSOHN, GROSS). Wien: Hölder 1916. Artikel ZAPPERT (Klinik der hered. Syphilis), ALEXANDER (Ohren), DIMMER (Augen), FINGER.

Ferner: BOAS: Klin. Wochenschr. 1926, S. 71. — DAVIDSOHN: Zentralbl. f. Kinderheilk. Bd. 14, Nr. 9, S. 18. 1923. — FLUSSER: Arch. f. Kinderheilk. Bd. 77, S. 38 1925. — GERHARTINGER, zit. KUNDRATITZ. — HESCHELES: Arch. f. Kinderheilk. Bd. 77, S. 194. 1926. — HELMREICH: Wien. med. Wochenschr. 1923, S. 261. — HUSLER u. WISKOTT: Münch. Ges. f. Kinderheilk., 17. Dez. 1925; Jahrb. f. Kinderheilk. Bd. 112, S. 338. 1926. — KEHRER: Zentralbl. f. Gynäkol. Bd. 47, S. 226. 1923. — KLAFTEN: Ebenda Bd. 49, S. 30. 1925. — MITTERMEIER: Zeitschr. z. Bekämpf. d. Geschlechtskrankh. Bd. 18, Nr. 2/3. — MEYER, GRETE: Arch. f. Kinderheilk. Bd. 74, S. 172. 1924. — MOLL: Mitt. d. Volksgesundheitsamtes, Wien 1919, Nr. 6. — OREL: Zeitschr. f. Kinderheilk. Bd. 40, S. 414. 1925. — RIETSCHEL: Med. Klinik 1824; 3. Kongr. f. Säuglingsfürsorge, Berlin 1921; Zeitschr. f. Säuglingsschutz Bd. 13, S. 167. 1921. — SLAWIK: Med. Klinik 1925, Nr. 23 (Lit.). — SCHLOSSMANN: Med. Reform 1908, Nr. 16. — SAENGER: Monatsschr. f. Geburtsh. u. Gynäkol. Bd. 46. — STUEMPKE: Münch. med. Wochenschr. 1922, Nr. 15. — TORDAY: Orvosképzés 1926, Nr. 2; Ref. Jahrb. f. Kinderheilk. Bd. 114, S. 585. 1926. — WIRZ: Zeitschr. f. Kinderheilk. Bd. 19, S. 189. 1919. — WIMBERGER: Ebenda Bd. 40, S. 68. 1925. — ZUMBUSCH u. DRYLOFF: Münch. med. Wochenschr. 1916, Nr. 48.

6. Rachitis.

Zusammenfassende Darstellungen mit Literatur: STOELTZNER: Rachitis. Berlin: Karger 1904; — Rachitis, in Pfaundler - Schloßmanns: Handb. d. Kinderheilk., 2. Aufl., Bd. II. Leipzig: Vogel 1910. — HOCHSINGER: Rachitis. Ebenda 3. Aufl., Bd. I. Leipzig 1923. — GLANZMANN u. SIEFFERT: Jahrb. f. Kinderheilk. Bd. 105, S. 99. 1924. — KLOTZ: Ergebn. d. inn. Med. u. Kinderheilk. Bd. 24. 1923.

Ferner: ASCHENHEIM: Jahrb. f. Kinderheilk. Bd. 79, S. 446. 1914; Dtsch. med. Wochenschrift 1923, S. 85. — BIRK, NOEGERRATH, ECKSTEIN, LUST, CAHEN-BRACH: Südwestdeutsche Kinderärzte, 11. Juni 1922; Jahrb. f. Kinderheilk. Bd. 100, S. 95. 1922. — BOSANYI: Zweite Jahresversamml. d. ung. Ges. f. Kinderheilk., Mai 1926; Jahrb. f. Kinderheilk. Bd. 114, S. 221. 1926. — CHICK u. Mitarbeiter: Zeitschr. f. Kinderheilk. Bd. 34, S. 74. 1922. — COHN, M.: Arch. f. Kinderheilk. Bd. 71, S. 123. 1922. — CZERNY: Rachitis in KRAUS-BRUGSCH: Pathol. inn. Krankh. Bd. IX, S. 317. 1921. — DEGWITZ: Monatsschr. f. Kinderheilk. Bd. 24, Nr. 4/5. 1921. — ENGEL, S.: Zeitschr. f. Säuglingsschutz Bd. 13, S. 457. 1921; Med. Klinik 1923, Nr. 29. — ENGEL, H.: Berlin. klin. Wochenschr. 1920. — ENGEL u. KATZENSTEIN: Arch. f. Kinderheilk. Bd 70, S. 198. 1921. — ECKSTEIN: Ebenda Bd. 75, S. 98. 1925. — FINDLAY: Lancet, April 1922; Brit. med. journ. 1922, S. 849. — FROELICH u. YLPPÖ: 2. Nord. Paed. Kongreß, Christiania 1924; Jahrb. f. Kinderheilk. Bd. 108, S. 132. 1925. — FREISE u. RUPPRECHT: Med. Klinik 1921. — HILLGERS: Münch. med. Wochenschr. 1921, S. 1578; Klin. Wochenschr. 1923. — HAMBURGER: Dtsch. med. Wochenschr. 1924, S. 1110. — HULDSCHINSKY: Zeitschr. f. Kinderheilk. Bd. 26, S. 207. 1920; Strahlentherapie 1920, Nr. 9. — JUNDELL: Acta paediatr. Bd. 1 u. 2. Stockholm 1921 u. 1922. — KNÖPFELMACHER: Wien. klin. Wochenschr. 1921, S. 138. — KORENSCHEWSKY: Ref. Jahrb. f. Kinderheilk. Bd. 103, S. 102. 1923. — LASCH u. NIEMITZ: Ebenda Bd. 109, S. 134. 1925. — MAURER: Zeitschr. f. Kinderheilk. Bd. 39, S. 645. 1925. — MELLAMBY: Brit. med. journ. 1922, II, S. 852. — MEYER, J.: Münch. med. Ges. f. Kinderheilk. 24. Mai 1912; Jahrb. f. Kinderheilk. Bd. 77, S. 209. 1913. — SCHLOSS: Ergebn. d. inn. Med. u. Kinderheilk. Bd. 15. 1917. — TUGENDREICH: Kleinkinderfürsorge. Stuttgart: Enke. — WIMBERGER: Monatsschr. f. Kinderheilk. Bd. 24. 1923; Beihefte Wien. klin. Wochenschr. 1925, Springer. — WIEMENAUER: Zeitschr. f. Schulgesundheitspflege 1923. — WENGRAF (BARCHETTI u. AMBOROCIC): Zeitschr. f. Kinderheilk. Bd. 34, S. 1, 14, 24. 1922.

7. Barlowsche Krankheit.

v. STARK: Pfaundler-Schloßmanns Handb. f. Kinderheilk. Bd. II. 2. Aufl. 1910. — FREUND: Ebenda Bd. I. 3. Aufl. 1923. — CZERNY u. KELLER: Kindes-Ernährung. 2. Aufl. Leipzig u. Wien: Deuticke. — FINKELSTEIN: Lehrb. d. Säuglingskrankh. 3. Aufl. Berlin: Julius Springer 1924. — HEUBNER: Lehrb. d. Kinderkrankh. Leipzig: Barth 1913. — PFAUNDLER: Feers Lehrb. d. Kinderheilk. Bd. V. Jena 1909. — TOBLER: Zeitschr. f. Kinderheilk. Bd. 18, S. 63. 1918.

8. Infektionskrankheiten.

Zusammenfassende Darstellungen mit Literatur: In Pfaundler - Schloßmanns: Handb· d. Kinderheilk. 2. Aufl. 1910: MOSER (Masern), SCHICK (Scharlach), SWOBODA (Varicellen), TRUMP (Diphtherie), NEURATH (Keuchhusten). — In demselben Handbuche, 3. Aufl. 1923: SCHICK (Diphtherie), SCHLOSSMANN-MEYER (Scharlach), PIRQUET-GRÖER (Masern), KNÖPFEL- MACHER (Keuchhusten), METTENHEIMER (Varicellen), ROMMEL (Mumps), BAUER (Rotlauf), HECKER (Grippe). — FINKELSTEIN: Säuglingskrankheiten. 3. Aufl. Berlin: Julius Springer 1924. — REUSS: Krankheiten der Neugeborenen. Berlin: Julius Springer 1914.

Ferner: ALTSCHUL: Arch. f. Rassenbiol. Bd. 1. 1904. — GURADZE, in TUGENDREICH: Kleinkinderfürsorge. Stuttgart: Enke 1919. — JAHN: Wien. klin. Wochenschr. 1920, Nr. 13. — KAMEN: Infektionskrankheiten. Wien 1906. — KRUSE: Zeitschr. f. Infektionskrankh. u. Hyg. Bd. 25, S. 113. 1897. — KÖRÖSI: Sterblichkeit Budapests. Berlin 1901; — Zeitschr. f. Hyg. u. Infektionskrankh. Bd. 18, S. 505. 1894. — NEEFE: Ebenda Bd. 24, S. 247. 1897. — PRINZING: Med. Statistik 1906. — ROSENFELD: Zentralbl. f. Gesundheitspflege 1902, Nr. 20; 1903, Nr. 22. — TELEKY: Vorlesungen über soziale Medizin. Jena 1914. — WESTER- GAARD: Lehre Mortal. und Morbid. 1882.

9. Impfung.

PIRQUET: Vakzination, in Pfaundler - Schloßmann, Bd. II. 2. Aufl. 1910. — GROTH: Variola und Vakzination. Ebenda Bd. II. 3. Aufl. 1923. — BORNTRÄGER: Buch vom Impfen. Leipzig: Hartung 1901. — IMMERMANN: Variola (inkl. Vakzination). Nothnagels Handb. Bd. IV, 4. Wien: Hölder 1896. — PEIPER: Schutzimpfung. Urban & Schwarzenberg 1892.

10. Nervenkrankheiten.

In Pfaundler-Schloßmanns: Handb. d. Kinderheilk. Bd. IV. 2. Aufl. 1910. — ZAP- PERT: Organ. Krankheiten des Nervensystems; THIEMICH: Funktionelle Krankheiten des Nervensystems; — Meningitis. Dasselbe Bd. IV. 3. Aufl. 1923: IBRAHIM: Organ. Nerven- krankheiten; GOETT: Funkt. Nervenkrankheiten; MENDELSOHN-SALGE: Meningitis. Dasselbe Bd. II. 3. Aufl. 1923: BAUER: Tetanus; IBRAHIM: Heine-Medinsche Krankheit, Encephalitis.

Soziologie der Nervosität.

Von

Ewald Stier
Berlin.

I. Begriff, Symptome, Erkennung und allgemeine Bedeutung der Nervosität für Individuum und Gemeinschaftsleben.

Die erheblichen Differenzen, die bei der Beurteilung nervöser Zustände zwischen dem großen Publikum und dem modernen Psychiater immer von neuem auftauchen und die alle Beratungen der Nervösen und ihre Begutachtung für die Behörden heute so sehr erschweren, haben ihren letzten Grund in der Verschiedenartigkeit der *prinzipiellen* Stellungnahme zum eigentlichen Wesen der Nervosität. Nach der auch bei unseren Gebildeten im allgemeinen herrschenden Auffassung handelt es sich bei der „Neurasthenie", wie die fraglichen Zustände meist benannt werden, um eine Erkrankung, die, ebenso wie jede echte Krankheit, den bis dahin gesunden Menschen erfaßt, gleichsam überwältigt und nun sein Wohlbefinden stört und seine Arbeitsfähigkeit beeinträchtigt. Als die Ursache dieser vermeintlichen Krankheit werden die als störend empfundenen starken Reize des Lebens angesehen, vor allem also übermäßige berufliche oder sonstige Arbeitsanspannung, schlechte und ungenügende Ernährung, affektive Erschütterungen oder einfache Erregungen.

Auf Grund der wissenschaftlichen Erfahrung muß demgegenüber immer wieder mit Nachdruck auf die unbestreitbaren und ja allen bekannten Tatsachen hingewiesen werden, daß wir nervöse Beschwerden und Störungen durchaus nicht allein, oder auch nur am häufigsten, bei denjenigen Menschen antreffen, die jahrelang, vielleicht bei wenig guter Ernährung, übermäßig gearbeitet haben und noch arbeiten oder einen schweren Lebenskampf hinter sich haben bzw. mitten in ihm stehen, sondern mindestens mit der gleichen Häufigkeit bei Kindern und Jugendlichen, bei denen von Überarbeitung nicht die Rede sein kann, sowie daß die älteren und alten Menschen, die doch diesem Kampf und den genannten Schädigungen jahrzehntelang ausgesetzt gewesen sind, unter der Zahl der „Neurastheniker" praktisch kaum in Betracht kommen und schließlich, daß der Faktor der Erblichkeit so gut wie immer mit voller Deutlichkeit sich nachweisen läßt.

Alle diese und viele weitere Erfahrungen bilden die Grundlage für die heute wissenschaftlich völlig *gesicherte* Anschauung, die dahin geht, daß den vorher genannten exogenen Schädigungen zwar eine erhebliche Bedeutung für die Intensität der nervösen Beschwerden zukommt, daß die letzte *Ursache* und das eigentliche *Wesen* der Nervosität aber auf einer besonderen, ererbten und vererbbaren Eigentümlichkeit der *Konstitution* des Individuums, und zwar des

Individuums in seiner Totalität beruht, wir daher besser als von Neurasthenie oder Nervosität von einer „neuropathischen Konstitution" sprechen.

Unsere Aufgabe im Einzelfall besteht danach nicht so sehr in der exakten Fixierung der einzelnen geklagten Beschwerden, als vielmehr darin, durch diese Klagen und Symptome *hindurchzuschauen*, damit wir so das Charakteristische, das Wesentliche der *besonderen* nervösen Konstitution des Betreffenden erfassen und auf dieser Grundlage das Individuum in seiner Gesamtheit beeinflussen können.

Jeder Versuch, die Menschen einerseits in „gesunde" und andererseits in „nervöse" oder, wie sie vielfach irrtümlich bezeichnet werden, in „nervös Kranke" einzuteilen, ist von vornherein zum Mißlingen verurteilt. Wir müssen uns vielmehr darüber klar werden, daß es eben alle *Übergänge* gibt von dem konstitutionell schwer nervösen Menschen über den konstitutionell etwas nervösen bis zu dem konstitutionell nicht nachweisbar nervösen Menschen hinüber, und daß wir zum mindesten gewisse Andeutungen der für die Nervosität charakteristischen Eigentümlichkeiten so ziemlich bei jedem Menschen nachweisen können. Ja, wir sehen auch, daß nach rein exogenen Schädigungen, besonders wenn sie sehr intensiv sind oder lange andauern, *vorübergehend* sogar stärkere nervöse Beschwerden sich auch bei solchen Menschen zeigen können, die *nicht* eigentlich in die Gruppe der konstitutionell neuropathischen Menschen gehören.

Als Hauptmerkmal der ausgeprägten neuropathischen Konstitution betrachten wir heute eine vom Durchschnitt der Menschen mehr oder minder stark abweichende Art, auf die Lebensreize zu reagieren, und zwar im Sinne einer gesteigerten *Erregbarkeit*, einer gesteigerten *Empfindlichkeit* und einer erhöhten *Ermüdbarkeit*.

Schon körperlich prägt sich diese konstitutionelle Besonderheit meist deutlich aus. So finden wir schlanke, großgewachsene Individuen mit zarter, durchsichtiger, weicher Haut, schlichtem, schwunglosem, dünnem Kopfhaar — Eigentümlichkeiten, die besonders im Alter von 15—40 Jahren dem Betreffenden leicht ein jugendlicheres Aussehen verleihen als dem Lebensalter entspricht — besonders häufig unter den konstitutionell neuropathischen Individuen, und dies gestattet uns oft schon die Besonderheit ihrer nervösen Konstitution auf den ersten Blick zu erkennen.

Die gesteigerte Erregbarkeit, die sich dadurch dokumentiert, daß auf irgendwelche Sinnesreize rascher und intensiver die Erfolgsreaktion eintritt, zeigt sich im allgemeinen auf dem gesamten Gebiet des nervösen Lebens in annähernd gleicher Ausprägung; in anderen Fällen sehen wir jedoch, daß diese Steigerung der Erregbarkeit auf einzelnen Gebieten besonders ausgeprägt ist[1]), dann auch fast immer auf den gleichen Gebieten wie bei der Ascendenz bzw. Descendenz.

Besonders geeignet zur *Feststellung* solcher Übererregbarkeit sind die Gebiete des Vestibularis, der Zirkulation, der Blasenfunktion, des Darms oder auch die allgemeine Widerstandsfähigkeit gegen Gifte, z. B. Kaffee, Tee, Alkohol. Die erhöhte Erregbarkeit des Gleichgewichtsapparates zeigt sich vor allem bei Kindern sehr deutlich in dem vorzeitigen Eintreten von Übelkeit und Erbrechen bei Rückwärtsfahren, Schaukeln, Karussellfahren, die erhöhte Erregbarkeit des nervösen Apparates der Blase in gehäuftem und imperatorischem Harndrang bei Tage und nächtlichem Einnässen noch über das 3. Lebensjahr hinaus, die erhöhte Erregbarkeit des Herzens und vasomotorischen Apparates in übermäßiger Beschleunigung des Pulses schon bei mittlerer Anstrengung oder Erregung, in

---

[1]) Wir sprechen in solchen Fällen jedoch besser nicht von „Organneurosen", sondern von nervösen Menschen, bei denen die gesteigerte Erregbarkeit vor allem ein bestimmtes Organsystem betrifft, z. B. den Verdauungsapparat, den Zirkulationsapparat o. a.

Neigung zu Ohnmachten, raschem Farbwechsel u. a.; auf dem Gebiet der Atmung zeigt sich die gesteigerte Erregbarkeit in Neigung zu Asthma, auf dem Gebiet der Verdauung in der Überempfindlichkeit gegen gewisse Speisen und der Neigung zu plötzlichen Durchfällen bei Angst oder sonstiger affektiver Erregung. Die Widerstandsunfähigkeit gegen Gifte zeigt sich nach Insektenstichen oder nach Genuß von artfremdem Eiweiß, wie Krebsen, Hummern, Aal, oder auch nach Genuß von Erdbeeren in Quaddelbildung oder echtem Nesselfieber, des ferneren in zu frühem und zu intensivem Eintritt von vasomotorischen Störungen und echten Vergiftungserscheinungen schon nach Genuß von geringen Alkoholmengen. Auch das übermäßige Schwitzen bei Hitze, das Erblassen und die Bildung von Gänsehaut schon bei geringer Kälteeinwirkung gehört in das gleiche Gebiet. Die Tendenz zu Kopfschmerzen und die echte Migräne haben nur lockere Beziehungen zur neuropathischen Konstitution.

Die *Überempfindlichkeit* im rein psychischen Sinne des Wortes ist vor allem dadurch charakterisiert, daß der Umschlag von Lustgefühl oder indifferentem Gefühlston in das Unlustgefühl, der bei zunehmender Intensität eines Sinnesreizes normalerweise erst bei ziemlich starkem Reiz auftritt, bei den konstitutionell Nervösen schon bei viel schwächerem Reiz sich zeigt. Der gleiche Druckreiz, Kälte- oder Wärmereiz, das gleiche Licht, der gleiche Ton-, Geruchs- oder Geschmacksreiz, die gleiche Muskelanstrengung, die von dem Durchschnittsmenschen als angenehm empfunden oder gleichgültig hingenommen wird, ruft bei dem nervösen schon ein oft starkes *Unlust*gefühl hervor und wird dementsprechend mit Äußerungen des Unmuts oder mit Abwehrreaktion beantwortet.

Die Vereinigung von Übererregbarkeit und Überempfindlichkeit, die wir grundsätzlich bei den *gleichen* Individuen finden, ermöglicht uns meist rasch und sicher, z. B. unter einer Schulklasse oder einer Gruppe Jugendlicher, die konstitutionell Nervösen nicht bloß *herauszufinden*, sondern auch die Intensität ihrer nervösen Konstitution zu beurteilen. Denn es sind eben grundsätzlich die gleichen Kinder, die bei größeren körperlichen Leistungen zuerst versagen, beim Karussellfahren zuerst mit Übelkeit reagieren oder bei einem Ausflug in einen mückenreichen Wald zuerst und übermäßig viel Mückenstichstellen aufweisen, das Schwimmen nicht erlernen wegen zu starken Kältegefühls, bei Hitze übermäßig schwitzen, nachts einnässen oder bei Tage den Urin nicht lange halten können.

Die Folgen solcher Übererregbarkeit und Überempfindlichkeit sind mannigfaltig. Die Masse der dauernd aus den inneren Organen oder der Außenwelt zuströmenden, als unangenehm und störend empfundenen Reize führt zum *Vorherrschen* von *Unlustgefühlen* mit allgemeiner *Reizbarkeit* sowie, aus dem Bemühen der Abwehr gegen alle diese unangenehmen Reize, zu einer Vielgeschäftigkeit und motorischen Erregung, die als Gliederunruhe und allgemeine Zappligkeit besonders den Lehrern unliebsam auffällt. Sie führt ferner dazu, daß das Einschlafen erschwert und die Schlaftiefe nicht bald nach dem Einschlafen, sondern erst gegen Morgen erreicht wird, da eben der noch gefüllte Magen, die schon gefüllte Blase, der Druck des Bettes, die Geräusche oder das helle Licht der Umwelt, die schlechte Luft des Schlafzimmers, die zu große oder zu geringe Wärme des Bettes usw. das Eintreten der allgemeinen Beruhigung erschweren, die für den Eintritt des Schlafes und der genügenden Schlaftiefe nötig ist. Die ungenügende Schlafdauer und ungenügende anfängliche Schlaftiefe sind aber ein Hindernis für die Erholung und Erfrischung durch den Schlaf und verhindern die gute Stimmungslage am Morgen und die Leistungsfähigkeit für den folgenden Tag, erhöhen die allgemeine Erregbarkeit und steigern als neue Schädigung die *Ermüdbarkeit,* die auch sonst schon, als selbständige Eigentümlichkeit des Nervösen, in der Regel bei ihm erhöht ist, ihm anhaltende Arbeit erschwert und durch die Gliederunruhe noch verstärkt wird. Die Leistung schon einer *durchschnittlichen* Arbeitsmenge ist daher nur unter Aufgebot einer *besonderen* Energie und Willensanspannung möglich, zu der gerade der Nervöse wieder schwerer fähig ist als ein anderer Mensch. Die Klagen über Überarbeitung in der Schule und in der Berufsarbeit sind daher ständige Klagen der Nervösen.

Die *Behandlung* der Nervosität hat bei dieser Sachlage von der Tatsache auszugehen, daß es sich um eine konstitutionelle, also tief in dem ganzen Aufbau des Individuums begründete Unterwertigkeit handelt, die durch die Reize des Lebens, entsprechend der an sich schon gesteigerten Erregbarkeit, noch in besonderem Maße ungünstig beeinflußt wird. Die Behandlung darf also grundsätzlich nicht auf ein einzelnes, scheinbar allein betroffenes Organ sich erstrecken, sondern wir müssen versuchen, den *ganzen* Menschen zu beeinflussen und seine gesteigerte Erregbarkeit, Empfindlichkeit und Ermüdbarkeit herabzusetzen. Die von dem Nervösen selbst erstrebte Vermeidung aller starken Reize, die *Reizflucht*, ist also zu ersetzen durch systematische *Reizgewöhnung*. Vorsichtige Gewöhnung an immer stärkere Hautreize, besonders Kältereize, an Muskelanstrengungen und körperliche Arbeit in frischer Luft, zusammen mit allgemeiner Regelung der Lebensweise, Einschiebung von Ruhepausen am Tage, Erzeugung, evtl. künstliche Erzeugung tiefen und ausreichenden Schlafes sind also die Grundprinzipien jeder Behandlung nervöser Menschen. Um dies zu ermöglichen und die nie fehlenden, oft erheblichen Widerstände des Nervösen selbst zu überwinden, ist ruhige, immer wiederholte *Belehrung* und allgemein-psychische Beeinflussung unerläßlich. Die wirkliche Behandlung des Nervösen erfordert daher gründliches Können und viel Geduld und Erfahrung von seiten des Arztes (s. auch weiter unten).

Die so für den Nervösen zu schaffende Hilfe ist von größter Bedeutung für das Individuum und die Allgemeinheit. Denn der konstitutionell nervöse Mensch ist ein *bedauernswerter Mensch*. Ständig gequält von Unlustgefühlen und vielfachen Beschwerden, gelangt er nur selten zu dem ruhigen Glücks- und Behaglichkeitsgefühl des Vollkräftigen. Ein kraftvolles Streben und Schaffen gelingt ihm nur schwer und nur unter Aufwendung großer Energie, und in den Zeiten der Arbeitsruhe schränkt sein gesteigertes Ermüdungsgefühl ihm die Möglichkeit zu harmlosem Zeitvertreib und Lebensgenuß erheblich ein. Aber auch für seine Mitmenschen, seine Vorgesetzten, seine Kollegen, seine Untergebenen und ganz besonders für die nächsten Angehörigen, für Ehegatten und Kinder im häuslichen Zusammenleben ist er durch seine Erregbarkeit, sein rasch wechselndes Verhalten, seine häufige Mißstimmung, sein Jammern und Klagen und seine Neigung zu Ausbrüchen des Ärgers ein wenig erfreulicher Genosse, der ihnen allen auch *ihre* Arbeit und Lebensfreude stört, wenn nicht gar zerstört. Das Problem der Nervosität ist daher nicht nur ein individuelles, sondern auch ein Problem des menschlichen Gemeinschaftslebens.

II. Nervosität und Arbeit.

Nutzbringende Arbeit zu leisten in der menschlichen Gesellschaft ist für den Nervösen durchaus möglich. Die Erfahrung zeigt dies in unzähligen Fällen; ja wir wissen sogar, daß höchste geistige Leistungen in der Wissenschaft und der Kunst, ja auch in allen, besonders den höheren Berufen mit vorwiegend oder ausschließlich geistiger Arbeit, vielfach von Männern herrühren, die zu den schwer Nervösen mit Recht gezählt werden. Nur die hohen Leistungen der eigentlichen Tat- und Willensmenschen sind mit nervöser Konstitution unvereinbar; Cäsar, Napoleon, Bismarck waren nicht nervöse Menschen und konnten es nicht sein, da eben die *dauernde* und *straffe* Konzentration des Willens auf große Ziele, zusammen mit der ruhigen Sicherheit in der Durchführung ihrer Pläne, und die Überwindung aller vielfach sich türmenden Widerstände der Dinge und Menschen eine *Gleichmäßigkeit* der Bereitschaft aller körperlichen, geistigen und seelischen Kräfte voraussetzt, über die der Nervöse seiner konstitutionellen Eigenart nach nicht gebietet und nicht gebieten kann. Der nervöse Mensch ist also keine Führernatur, aber er kann im Rahmen des bürgerlichen Lebens an sonst fast allen Stellen Gutes und Nützliches für die Allgemeinheit leisten.

Bei der Ableistung rein *körperlicher* Arbeit, die für den Handarbeiter und bis zu gewissem Grade auch für den Handwerker im Vordergrund der Tätigkeit steht, versagt der Nervöse am ehesten, wenn große Kraftleistungen, vor allem für die Dauer, gefordert werden oder die Fähigkeit, abnorm hohe oder tiefe Temperaturen zu ertragen. Er ist daher für die Berufstätigkeit des Steinträgers, des Transportarbeiters, des Bierfahrers, des Müllkutschers oder des Heizers, um nur einiges zu nennen, ebensowenig geeignet wie für die Handwerkerberufe des Zimmermanns, des Schlächters, des Bautischlers oder des Bäckers. Auf *sportlichem* Gebiet ist der Nervöse ebenfalls wegen seiner gesteigerten Ermüdbarkeit und Empfindlichkeit immer ungeeignet für den eigentlichen Wettbewerb zur Erzielung von *Höchst*leistungen. Er ist auch ohne solchen Wettbewerb ungeeignet zum Langstreckenläufer oder Boxer, zum Jockey oder Herrenreiter, zum Fußballspieler oder gar Dauerschwimmer; letzteres schon wegen seiner Überempfindlichkeit gegen Kälte.

Besser geeignet ist er für diejenigen körperlichen Arbeiten, Handwerke und sportlichen Betätigungen, bei denen es weniger auf Kraft- und Dauerleistungen ankommt als auf körperliche, speziell manuelle *Geschicklichkeit*, also für die meisten Arbeiten des gelernten Fabrikarbeiters, ferner die des Drechslers, Mechanikers, Tapezierers, Buchbinders u. ä. Unter den sportlichen Betätigungen sind es das Tennisspiel und vor allem das Segeln und Golfspiel, bei dem der Nervöse am wenigsten durch seine Ermüdbarkeit behindert wird und am ehesten wirklich Gutes, wenn auch nicht gerade Rekordleistungen, zutage fördern kann.

Auf dem Gebiet der *geistigen* Arbeit sind außer der schon genannten eigentlichen Führertätigkeit, also z. B. dem Beruf des Land- und vor allem Seeoffiziers, wenig geeignet für den Nervösen diejenigen Berufe, bei denen zwangsmäßig langdauernde, eine verantwortungsreiche, straffe Konzentration erfordernde, pausenlose Arbeit gefordert wird, wie z. B. in den meisten Zweigen der höheren Verwaltung, während er in den anderen Berufen, die zwar gerade der Schaffung und Erhaltung unserer höchsten Kulturwerke dienen, aber nicht so zwangsmäßig pausenlose Arbeit erfordern, wie in dem Beruf des Pfarrers, des Lehrers, vielleicht auch des Richters und in besonderem Maße des Gelehrten und Künstlers durch seine konstitutionelle Eigenart weniger oder gar nicht behindert wird. Im *ärztlichen* Beruf kommt dementsprechend die Tätigkeit als Chirurg und Geburtshelfer kaum in Betracht, während die interne Medizin, die Augenheilkunde, die Psychiatrie und vor allem die theoretischen Fächer der Medizin auch dem Nervösen an sich offenstehen, da eben bei allen diesen Berufen und ärztlichen Spezialtätigkeiten eine Anpassung der Arbeitsleistung an die stets wechselnden Forderungen des Berufs auch für den ermüdbaren Neuropathen leichter, ja zum Teil ohne Schwierigkeit möglich ist.

Bei der *Berufswahl* bevorzugt der Nervöse entweder instinktiv oder in voll bewußter Erkenntnis der Mängel seiner Konstitution grundsätzlich diejenigen Berufe, die für ihn geeigneter sind, in der gleichen Weise wie der Vollkräftige und gesundheitlich voll Leistungsfähige im Bewußtsein seiner Kraft meist zu

Berufen drängt, die ihm eine volle Betätigung dieser seiner Kraft ermöglichen. Zum Offizier oder Flugzeugführer, zum Beruf des Schlächters oder Zimmermanns, zur Arbeit als Müll- oder Bierkutscher drängt daher der kraftvolle Jugendliche, während der schwächliche, sensible Nervöse lieber Forstbeamter, Pfarrer, Gelehrter oder Künstler wird, zum Beruf des Schuhmachers oder Schneiders neigt oder Stellen als kaufmännischer Angestellter im Bureau, als Hausdiener oder Bote, oder Tätigkeit als kleiner Händler sucht. *Nicht* der besonders anstrengende Beruf des Lehrers, des kleinen Beamten oder Angestellten, des Schneiders oder Händlers *macht* also Angehörige dieser Berufe nervös, sondern *weil* die Betreffenden konstitutionell nervös und schwächlich sind, *haben* sie, meist instinktiv, diesen Beruf oder diese Betätigung sich *erwählt*. Auf diese Umkehrung der Kausalität bei der Erklärung der Ursachen für den relativ hohen Prozentsatz Nervöser in diesen Berufen kann nicht oft genug hingewiesen werden, weil sie noch viel zu selten von der Allgemeinheit, ja auch der Ärztewelt, erkannt wird.

Besondere Beachtung verdient weiterhin die Tendenz aller Nervösen, schon bei der Wahl des Berufs diejenigen zu bevorzugen, die ihnen für die *Zukunft* und *das Alter* eine möglichst weitgehende *Lebenssicherung* gewähren; die *Pensionsberechtigung* steht dabei so sehr im Vordergrund alles Denkens und Strebens, daß selbst die nur mäßig Nervösen grundsätzlich lieber einen weniger gut bezahlten, aber pensionsberechtigten Beruf wählen oder eine Stellung annehmen, die ihnen diese Sicherung gewährt, als daß sie im freien Spiele des wirtschaftlichen Lebens ihre Kräfte betätigen, obwohl ihnen hier grundsätzlich der höhere Verdienst und die bessere Lebenshaltung winkt. Der Drang zu Beamtenstellungen im Staat oder in den Kommunen oder zu den beamtenähnlichen, gesicherten Stellungen in der Großindustrie, bei den Großbanken oder im Großhandel ist daher eine überaus charakteristische Eigentümlichkeit aller Nervösen und die *Anhäufung* nervöser Schwächlinge in den Beamtenstellungen des Staates eine schwer vermeidbare Folge dieser Tendenz. Der Mangel an Vertrauen in die eigene Kraft und in die Fähigkeit, dauernd den wechselnden Forderungen des wirtschaftlichen Lebens gewachsen zu sein, ist also die letzte Ursache dieser so wichtigen sozialen Erscheinung, und Staat und Behörden haben daher schon an so manchen Stellen ihr besonderes Augenmerk darauf gerichtet, durch *ärztliche Mithilfe* sich des Zudrangs solcher nervösen Schwächlinge zu den pensionsberechtigten Berufen zu erwehren. Ein solches Bestreben verdient mithelfendes Interesse der Allgemeinheit, da sonst die Gefahr besteht, daß die Gesamtleistungen der Beamten des Staates unter das mit Recht zu fordernde Niveau, zunächst in quantitativer Beziehung, herabsinken und ferner, daß durch zu frühzeitiges Versagen der Beamten der Pensionsfond zum Schaden der Steuerzahler ins Ungemessene anschwillt, eine Erscheinung, die wir ja immer bei den weiblichen Beamten und jetzt, nach dem Abbau zahlloser, weniger leistungsfähiger männlicher Beamter auch bei ihnen schon mit erschreckender Deutlichkeit vor uns sehen. Gründliche und richtige Erkenntnis vom Wesen der Nervosität und ihres Einflusses auf die Berufswahl in weitesten Kreisen der Behörden, des Publikums und der Ärztewelt zu verbreiten, ist daher ein dringendes Erfordernis der Selbsterhaltung des Staates und der Allgemeinheit.

Innerhalb der eigentlichen Berufstätigkeit wirkt der Nervöse *störend* nicht bloß durch seine Erregbarkeit und allgemeine Reizbarkeit, sondern vor allem auch durch das ständige Drängen nach Herabsetzung der Arbeitsmenge bzw. der Zeitdauer der beruflichen Arbeit, durch das Verlangen nach immer vermehrter *Urlaubsdauer* und durch die häufige *Krankmeldung* schon bei kleinen gesundheitlichen Störungen, die gerade bei der allgemeinen Anfälligkeit der

Nervösen häufiger bei ihm eintreten, seiner Überempfindlichkeit entsprechend schwerer von ihm ertragen werden und daher viel häufiger als bei den konstitutionell kraftvolleren Naturen zur vorübergehenden Einstellung der Arbeit führen.

Die genannten Schwierigkeiten treten am deutlichsten bei denjenigen lebenslänglich Angestellten hervor, die nicht, wie es in den höheren Berufen die Regel ist, innerlich mit ihrer Arbeit verwachsen und sich des Wertes ihrer Arbeit für die Allgemeinheit nicht so bewußt sind, sondern ihre mehr *eintönige* Berufsarbeit vielfach geradezu als eine Last ansehen, die nur so lange mehr oder weniger still ertragen wird, als eben die wirtschaftlichen Forderungen des Lebens dies unerläßlich machen.

Wie groß diese Schwierigkeiten sind, ergibt sich am besten aus einem Vergleich, den wir Ärzte ja besonders gut ziehen können, zwischen der Häufigkeit und Dauer der Krankmeldung und Urlaubsgesuche wegen nervöser Beschwerden oder kleiner körperlicher Krankheiten bei den Beamten und unkündbar Angestellten einerseits und den in Handel und Industrie gegen kurzfristige Kündigung Beschäftigten andererseits; sie sind besonders deutlich geworden, als während der Gültigkeitsdauer der Personalabbauverordnung vorübergehend das Privileg der Unkündbarkeit für die Beamten aufgehoben wurde und nun die Zahl der Krankmeldungen wegen nervöser und anderer kleiner Beschwerden bei diesen Beamten plötzlich auf ein Minimum sank. Besonders bei der Eisenbahn- und Postverwaltung mit ihrer großen Zahl von mittleren und unteren Beamten ist diese „Gesundungsepidemie" in krasser Form in die Erscheinung getreten.

Pflicht der Behörden und Ärzte ist es, diese Erfahrungen auch für die jetzige und die Folgezeit auszunutzen und diese Beziehungen zwischen unkündbarer Anstellung und Häufigkeit der Krankmeldung möglichst einmal statistisch zu erfassen. Aus den Personalakten von Beamten oder Beamtinnen der Postverwaltung, die ich bezüglich ihrer nervösen Gesundheit und Dienstfähigkeit zu begutachten hatte, habe ich persönlich außerordentlich oft rückschauend feststellen können, daß die Häufigkeit der Krankmeldungen wegen nervöser Beschwerden zunahm, ja oft plötzlich und sprunghaft erst einsetzte, wenn nach Ablauf einer ca. 10jährigen Dienstzeit die unkündbare Anstellung verfügt war. Dies gilt in besonderem Maße für die weiblichen Angestellten bzw. Beamten, unter denen nervöse Konstitution ja noch häufiger angetroffen wird als bei ihren männlichen Kollegen. Wie sehr sich auch die nervösen Beamten und Angestellten dieses Zusammenhangs bewußt sind, ersah ich deutlich, wenn ich in konkreten Fällen die Betreffenden auf den großen Unterschied der Häufigkeit und Dauer ihrer Krankmeldungen vor und nach der endgültigen Anstellung aufmerksam machte. Ich bekam dann regelmäßig ganz naiv zur Antwort: „Ja damals durfte ich mich noch nicht solange krank melden, denn dann wäre ich vielleicht gar nicht endgültig angestellt worden."

Die Lehre, die Staat und Allgemeinheit aus diesen Tatsachen ziehen müssen, besteht vor allem in der Erkenntnis, daß der Wegfall der Möglichkeit, die Arbeitsstelle durch Kündigung zu verlieren, eben leicht ein *Nachlassen* der *Energie* zur Überwindung nervöser Beschwerden nach sich zieht und das Pflichtgefühl leicht erschlaffen läßt, lebenslängliche Anstellung daher nur berechtigt ist für alle höheren Berufe, die in ihrer langjährigen Ausbildung sich ganz auf solche hochdifferenzierte Tätigkeit einstellen müssen und durch ihre erhöhte Freude an der Arbeit und ihr höheres Verantwortungsgefühl gegen diese Erschlaffung der Energie, wenn auch nicht völlig, so doch besser geschützt sind, während für alle unteren und die meisten mittleren Stellungen diese Gefahr schwer vermeidbar ist.

Bei Neuordnung des Beamtenrechts wäre also zu erwägen, ob es nicht das berechtigte Interesse des Staates nötig macht, für alle unteren Stellen grundsätzlich die Kündigungsmöglichkeit offen zu lassen, wie es überall im Handel und in der Industrie üblich ist, und auch für die mittleren Stellen Unkündbarkeit erst nach längerer Zeit zu bewilligen, als es heute geschieht. Durch Schaffung von geeigneten *Pensionskassen* nach dem Muster der Privateisenbahnen und anderer industrieller Unternehmungen könnte dabei dem berechtigten Interesse der Angestellten in vollem Umfang Rechnung getragen werden, also ein großer, in den heutigen Zeiten wirtschaftlicher Not besonders wichtiger Nutzen für die Allgemeinheit ohne wirkliche Schädigung der tüchtigen Elemente unter den Betroffenen erzielt werden. Eine solche Änderung würde natürlich schwer und nicht ohne Kampf erreichbar sein; diese Schwierigkeit der Durchführbarkeit enthebt aber den Psychiater nicht der Pflicht, auf die sachliche Berechtigung dieser Änderung hinzuweisen.

III. Nervosität und Unfall.

Es liegt in der Eigenart der Konstitution des Nervösen, seiner Übererregbarkeit, Überempfindlichkeit und Schreckhaftigkeit, daß er bei allen körperlichen Leistungen zu hastigen, *vorschnellen* Reaktionen neigt, Reaktionen also, die bei den verschiedensten beruflichen Arbeiten, bei sportlicher Betätigung, ja auch schon bei den seinen Interessen entsprechenden Betätigungen, in Mußestunden und im alltäglichen Leben, im Haus und auf der Straße, ihn in viel höherem Maße als den ruhiger handelnden Durchschnittsmenschen in die *Gefahr* bringen, zu fallen, sich zu verletzen, überfahren zu werden oder sonstwie zu Schaden zu kommen.

Statistisch zu beweisen ist diese Behauptung naturgemäß schwer. Jeder aber, der seine Umwelt aufmerksam beobachtet, wird Gelegenheit haben festzustellen, daß den ihm bekannten nervösen oder psychisch eigenartigen Menschen häufiger im Alltagsleben *Unfälle* zugestoßen sind als ruhigeren Naturen, sei es, daß es sich um Verletzungen beim Hammern, Sägen oder Schneiden, um einen Fall auf der Treppe oder dem etwas blanken Fußboden oder auf der Straße, um eine Quetschung oder einen Stoß gegen den Kopf oder ähnliches handelt. Mit besonderer Deutlichkeit sehen wir diese vermehrte Unfallneigung bei nervösen *Kindern* und Jugendlichen, und jeder kennt wohl einen solchen „Zappelphilipp", der immer, wenn man ihn sieht, irgendwo eine Beule, ein Pflaster, einen Verband hat, weil er sich gestoßen oder verletzt hat oder gefallen ist.

Recht interessant sind nach dieser Richtung die Erfahrungen und Mitteilungen des Psychologen MARBE[1]), der auf Grund des Materials einer großen Versicherungsgesellschaft feststellen konnte, daß Versicherte, die in den ersten 5 Jahren ihrer Versicherungszeit keinen Unfall hatten, dann auch in den folgenden 5 Jahren durchschnittlich weniger Unfälle erlitten als die andere Gruppe, die schon in den ersten 5 Jahren einen Unfall erlebten, daß also die Neigung zum Erleiden von Unfällen bei verschiedenen Personen verschieden groß ist, oder mit anderen Worten, daß diese Neigung zum Erleiden von Unfällen zum Teil abhängig ist von Momenten, die in der ganzen *Persönlichkeit* der einzelnen Menschen fixiert sind. Auch bei einer nur 50 tägigen Beobachtung einer Schulklasse durch den Lehrer konnte dieser feststellen, daß schon nach 20 Tagen wesentliche Unterschiede in der Tendenz zu kleinen Unfällen bzw. oberflächlicher Verletzung bei den Kindern nachweisbar waren und diese Unterschiede nach weiteren 30 Tagen noch deutlicher in die Erscheinung traten.

Als einige in der psychischen Persönlichkeit gelegene Eigenschaften, die für die *erhöhte Tendenz* zu Unfällen in Betracht kommen, nennt MARBE mangelnde Geistesgegenwart, Neigung, sich durch unerwartete Situationen verwirren zu lassen und Schreckhaftigkeit, also Eigenschaften, die ohne weiteres als Teilerscheinung des nervösen Charakters angesprochen werden müssen. Die Untersuchungen von MARBE bilden also noch gerade dadurch, daß sie von ganz anderer Seite stammen und von anderen Gesichtspunkten aus angestellt sind, eine besonders wertvolle *Stütze* für die oben geäußerte Auffassung.

---

[1]) MARBE: Zur praktischen Psychologie der Unfälle und Betriebsunglücke. Verhandl. d. physikal.-med. Ges. Würzburg Bd. 50, Nr. 5. 1925.

Als Momente, die diese an sich schon erhöhte Unfallneigung der Nervösen noch weiter vergrößern, kommen einmal die Alkoholintoleranz in Betracht, die wir bei Nervösen grundsätzlich antreffen, dann aber auch ihre gesteigerte Empfindlichkeit gegen Hitze- und Kälteeinflüsse, sowie ihre erhöhte Ermüdbarkeit, die bei langer und pausenloser Arbeit die Aufmerksamkeit und Konzentration stärker als bei anderen herabsetzt und so die Neigung zu Fehlgriffen und Fehlhandlungen bzw. zum Hinfallen erhöht.

Eine erhöhte Unfallgefahr beobachten wir ja auch ohne Rücksicht auf die nervöse Konstitution des einzelnen im gewöhnlichen Fabrikbetrieb immer schon dann, wenn die allgemeine Ermüdung zunimmt oder durch ungünstige Temperaturverhältnisse ein Zustand erhöhter Erregung oder Ermüdung hervorgerufen wird. So stellte z. B. FLORENCE in einer englischen Munitionsfabrik fest, daß die Zahl der Unfälle in den einzelnen Arbeitsstunden von 87 in der ersten Arbeitsstunde auf 115 in der vierten Stunde anstieg, dann nach der zweistündigen Mittagspause absank auf 79 in der Stunde von 2—3 Uhr, dann anstieg auf 87 in der Stunde zwischen 3 und 4 und hiernach auf 120 in der letzten Arbeitsstunde von 4—5 weiterhin sich erhöhte.

In ähnlicher Weise berichtet VERNON aus einer anderen Munitionsfabrik, daß wenn er die Zahl der durchschnittlichen Unfälle aus einem Arbeitsraum mit 20° gleich 100 setzte, bei sonst gleicher Arbeit in einem Arbeitsraum von nur 10° Temperatur 130 und bei 28° 156 Unfälle sich ereigneten. Vergleichende und noch leichter durchzuführende Untersuchungen über die Unfallhäufigkeit bei Nachtarbeit und bei extrem hoher oder tiefer Temperatur haben stets das gleiche Resultat ergeben.

Es erhellt aber von selbst, daß, wenn wir schon bei einer durchschnittlichen Belegschaft von Arbeitern, die also zum größten Teil aus durchaus widerstandsfähigen und nur zum kleinen Teil aus widerstandsunfähigen Personen besteht, einen solch stärkeren Einfluß der Ermüdung und der Temperaturreize auf die Unfallhäufigkeit beobachten können, diese Unterschiede bei den konstitutionell, also dauernd überempfindlichen *nervösen* Arbeitern noch viel höhere Grade erreichen werden, und es ergibt sich die ernste Pflicht, im Interesse einer noch weiter ausgedehnten Unfallverhütung auch auf die nervöse Konstitution der betreffenden Arbeiter Rücksicht zu nehmen, besonders in gefährlichen Maschinenbetrieben.

Zur Zeit, und zwar besonders seit der Kriegszeit, wird im Interesse der Unfallverhütung die Berücksichtigung der nervösen Konstitution der *Stellenbewerber* mit recht gutem Erfolg schon versucht für all die Berufe, in denen von der Ruhe, Sicherheit und Kaltblütigkeit der Betreffenden das Schicksal *anderer* abhängt, also für Flugzeug-, Lokomotiv-, Straßenbahnführer u. a. Wie nötig eine solche Ausschaltung aller nervös reizbaren und leicht ermüdenden Neuropathen hier ist, ergibt z. B. die Zusammenstellung von TRAMM, der gesteigerte nervöse Erregtheit bei 6% von denjenigen Straßenbahnführern fand, die keinen Unfall verschuldet hatten, aber bei 45% derer, die einen solchen Unfall verschuldet hatten[1]). Auch konnte MARBE feststellen, daß es grundsätzlich die gleichen — also die konstitutionell nervösen — Menschen sind, die eine *erhöhte* Tendenz sowohl zum *Erleiden* wie zur *Verursachung* von Unfällen haben.

Auch die persönliche Erfahrung aus der ärztlichen Begutachtung von Unfallfolgen, z. B. für die Berufsgenossenschaften und die Straßenbahn, zeigt gleichfalls, daß an einer ursächlichen Beziehung zwischen Nervosität und erhöhter Unfallhäufigkeit nicht gezweifelt werden kann.

Zum Zweck der Vorbeugung solcher Unfälle werden wir uns darauf beschränken müssen, noch immer mehr die verantwortlichen Führer von Auto-

---

[1]) Diese Zahlen entstammen ebenso wie die kurz vorher genannten der Broschüre von LIPPMANN: Unfallursachen und Unfallbekämpfung. Verlag Schoetz 1925.

droschken, Straßenbahnen, Eisenbahnzügen usw. *vor* ihrer Anstellung auf ihre *Eignung* für diese Berufe zu prüfen, aber nicht bloß durch psychologische Methoden, wie es heute allgemein üblich ist, sondern *außerdem* in Form einer eingehenden Untersuchung ihrer nervösen Konstitution durch einen gut ausgebildeten und erfahrenen Nervenarzt. Auf Einzelfragen nach dieser Richtung einzugehen, ist hier nicht der Ort.

Andere, volkswirtschaftlich mindestens ebenso wichtige Beziehungen zwischen Nervosität und Unfall bestehen nach der Richtung, daß nach der seit zwei Jahrzehnten etwa verbreiteten Anschauung *nervöse Störungen* als *Folge* von größeren, ja auch von kleineren Unfällen entstehen können. Entsprechend dieser Anschauung werden alljährlich Tausende und aber Tausende von Prozessen durch alle Instanzen der ordentlichen Gerichte und vor den Spruchkammern und Senaten des sozialen Versicherungswesens durchgeführt, zur Entscheidung der Frage, ob ein solcher Zusammenhang zwischen Unfall und geklagten nervösen Beschwerden anzunehmen ist und zu welcher Einbuße an Erwerbsfähigkeit diese nervösen Störungen geführt haben. Die *Summen*, um die es sich dabei für die Berufsgenossenschaften, die Post- und Eisenbahnverwaltung, für das Reich bei der Versorgung der Kriegsbeschädigten, für die Straßen- und Kleinbahngesellschaften, für die Haftpflicht- und Unfallversicherungsgesellschaften und in privaten Haftpflichtprozessen handelt, können *gar nicht hoch genug* geschätzt werden, ebensowenig der Aufwand an Zeit und Mühe und Arbeitskraft für die genannten Spruchinstanzen, Verwaltungen, Versicherungsträger usw. Noch wichtiger als dieser schon enorme Verlust an Geld und Kraft für die Allgemeinheit, ist die Tatsache, daß durch jede *Anerkennung* einer Erwerbsbeschränkung wegen nervöser Unfallfolgen die *Arbeitsleistung* des Betreffenden zum mindesten um den anerkannten Prozentsatz, meist in noch viel höherem Maße *absinkt*, und daß während der ganzen, oft Jahre und Jahrzehnte andauernden Prozesse von einer Arbeitstätigkeit des Klägers kaum je die Rede ist. Da es sich in allen diesen Fällen um *grundsätzlich erwerbsfähige* Personen handelt, bedeutet der Ausfall ihrer Arbeitsleistung einen unmittelbaren Verlust für das gesamte Wirtschaftsleben.

Auf diese eigenartigen und im höchsten Maße bedauerlichen Verhältnisse die Aufmerksamkeit der Gesamtheit unseres Volkes immer von neuem hinzulenken, ist um so mehr nötig, als die wissenschaftliche Erfahrung seit langem, ganz besonders seit dem gewaltigen Massenexperiment des Krieges, gezeigt hat, daß die Gesamtheit der jetzt nach solchen entschädigungspflichtigen Unfällen geklagten nervösen Beschwerden *nicht* Ausdruck einer wesentlich *durch* den Unfall hervorgerufenen *Krankheit*, sondern die *psychische Reaktion* von fast stets vorher schon neuropathischen oder psychopathischen Menschen auf die Tatsache der *Entschädigungspflicht* ist, also die Reaktion auf die Hoffnung und den Wunsch nach meist sehr erheblichen materiellen und anderen Vorteilen, die aus der Anerkennung des Vorliegens einer unfallbedingten Arbeitsunfähigkeit erwachsen.

Als Beweise für die Richtigkeit der heute von wohl allen Vertretern der psychiatrischen Wissenschaft übereinstimmend geteilten Auffassung dient eine Fülle von Erfahrungen, unter denen die Erfahrung obenan steht, daß die gleichen Klagen über angeblich schwere nervöse oder psychische Störungen niemals auftreten, wenn eben Vorteile daraus nicht zu erwarten sind. So sehen wir die „Kriegsneurosen" bei allen kriegführenden Völkern immer nur bei leicht oder gar nicht Verletzten und an oder hinter der *eigenen* Front, aber — von besonders gelagerten Fällen abgesehen — niemals bei Schwerverletzten oder bei Kriegsgefangenen, für die ja der Krieg auch ohne das zu Ende und eine Rückversetzung an die Front nicht zu fürchten war. Und in Friedenszeiten zeigt die Erfahrung bei Kindern, sportlichen Übungen, z. B. studentischen Mensuren, und bei allen *Nichtversicherten,* daß selbst recht erhebliche Verletzungen und oft auch mittelschwere Hirnerschütterungen ohne jede Dauerstörung der nervösen Gesundheit abheilen und eine monate- oder gar jahrelange Aufhebung oder Einschränkung der Erwerbsfähigkeit wegen nervöser Unfallfolgen dabei niemals beobachtet wird.

Wenn trotzdem bis heute noch in zahlreichen Prozessen und Verhandlungen Entschädigungen wegen nervöser Unfallfolgen zugebilligt werden, so müssen wir dafür Mängel sowohl der Gesetzgebung als auch der Handhabung der Gesetze und der ärztlichen Begutachtung verantwortlich machen, Mängel, auf die ich an anderer Stelle ausführlich eingegangen bin[1]). Eine Besserung ist hier erst allmählich zu erwarten auf dem Wege der Aufklärung unserer Ärzte, Richter und entscheidenden Verwaltungsbeamten, ja wohl auch unseres ganzen Volkes, und zwar einer Aufklärung über das Wesen, die Ursachen und die Bedeutung der nervösen Konstitution. Die Besserung würde rascher vonstatten gehen, wenn es gelänge, auf gesetzlichem Wege grundsätzlich jede Haftpflicht der Behörden und Privatpersonen für die angeblichen nervösen Unfallfolgen in all den Fällen abzulehnen, bei denen Symptome einer Verletzung oder Schädigung des Zentralnervensystems nicht nachweisbar sind[2]). Die Gesamtheit der privaten Unfallversicherungsgesellschaften hat eine solche Bestimmung schon vor 9 Jahren in ihre Verträge aufgenommen, nachdem nach Anhörung der Wissenschaftlichen Deputation für das Medizinalwesen das Reichsaufsichtsamt für das private Versicherungswesen diese Bestimmung genehmigt hat.

Die Sorge mancher Neurologen, daß diese scheinbar rigorose Bestimmung in den Verträgen mit den Versicherten zu wirklichen Härten führen könnte, nämlich dadurch, daß tatsächlich durch Unfall Geschädigten eine Entschädigung vorenthalten würde, auf die sie an sich Anspruch hätten, hat sich als *unberechtigt* erwiesen. Weder aus der eigenen Erfahrung noch aus der Literatur ist mir ein solcher Fall bekannt geworden; wohl aber hat diese Bestimmung auf dem Gebiet der privaten Versicherungen die günstigen Folgen gezeitigt, die man von ihr erwarten mußte.

IV. Bekämpfung der Nervosität.

Jeder Versuch, die Nervosität als störenden Faktor im Zusammenleben der Menschen zu bekämpfen, hat zur Voraussetzung, daß diejenigen, die sich an dieser *Bekämpfung* beteiligen, also alle Ärzte, alle Behörden und alle selbst nervösen Einzelindividuen, über die richtige Erkenntnis des *Wesens* der Neuropathie verfügen, da daraus allein diejenige innere Einstellung gewonnen werden kann, die eben die unerläßliche Voraussetzung für einen erfolgreichen Kampf bildet. Diese Einstellung aber muß sein, daß die Nervosität nicht, wie noch immer weiteste Kreise unseres Volkes und auch unsere Gebildeten fast ausnahmslos glauben, eine erworbene Krankheit darstellt, die wir durch allzu reichliche Arbeit für die Allgemeinheit oder für unsere Familie uns zuziehen, daß unsere nervösen Beschwerden also nicht eine grausame Belohnung des Schicksals sind für unser Verdienst um Vaterland und Familie, zu deren Besten wir unsere „Gesundheit aufgeopfert" haben, und daß wir so nicht durch unser edles Handeln zu Märtyrern geworden sind, sondern daß der Nervöse eben ein konstitu-

---

[1]) Siehe meine Broschüre: Über die sog. Unfallneurosen. Leipzig: Thieme 1926.

[2]) Anm. bei der Korrektur: Durch die „grundsätzliche Entscheidung" des 1. Rekurssenats des Reichsversicherungsamts vom 24. 9. 26 ist inzwischen nach dieser Richtung ein wesentlicher Fortschritt schon erzielt worden.

tioneller *Schwächling* und die Nervosität ein *Mangel* unserer Konstitution ist, ein Mangel, der an sich nicht schuldhaft erworben, aber immerhin ein Mangel ist.

Ist aber die Nervosität ein Mangel im Aufbau der Persönlichkeit, ein Mangel wie es z. B. schlecht gestellte oder cariöse Zähne oder wie es Schweißfüße oder Schweißhände sind, dann werden wir einerseits als verständige Menschen dem nervösen Mitmenschen unser Mitleid nicht versagen, aber andererseits auch von ihm *verlangen* müssen, daß *er* alles in seinen Kräften Stehende tut, um diesen für ihn selbst und seine *Mitmenschen* äußerst unerfreulichen und *unangenehmen* Zustand soweit zu mildern, als dies eben überhaupt möglich ist.

In ganz der gleichen Weise also, wie wir heute von einem Menschen, der schiefgestellte oder cariöse Zähne oder Schweißhände oder Schweißfüße hat, einfach verlangen, daß er *Geld* und *Zeit* und *Kraft* nicht scheut, um sich, unter Mithilfe des sachverständigsten Zahnarztes oder Arztes, von diesem das Auge oder den Geruchssinn seiner Mitmenschen beleidigenden Zustand zu befreien, müssen wir auch von dem Nervösen verlangen, daß er nach Beratung durch einen sachverständigen *Arzt* Zeit und Kraft nicht scheut, um die seine Mitmenschen störende Reizbarkeit und Erregbarkeit soweit *einzudämmen*, wie es eben bei seiner persönlichen Konstitution irgend erreichbar ist, oder, anders ausgedrückt, daß er versucht, an die oberste *Grenze* der *Modifikationsbreite* seiner Konstitution zu gelangen. Das Bemühen, seine nervöse Reizbarkeit zu mildern, ist also eine *Pflicht* jedes anständigen Menschen gegenüber seinen Mitmenschen, und erst *wenn* er diese Pflicht in ausreichendem Maße erfüllt, werden wir dem verbleibenden *Rest* von nervöser Reizbarkeit gegenüber verständnisvolle Nachsicht üben müssen.

Pflicht von uns Ärzten ist es bei dieser Sachlage, mit allen Kräften und bei jeder Gelegenheit durch entsprechende *Belehrung* darauf hinzuwirken, daß der einzelne und die Allgemeinheit zu dieser Umstellung der bisher üblichen Stellungnahme auch gelangen, damit so die Erkenntnis allmählich durchdringt, daß eben der Nervöse die Pflicht gegen seine Mitmenschen hat, seine Reizbarkeit zu bekämpfen und daß hierzu ein intensives und dauerndes *Mitarbeiten* des Nervösen *selbst* erforderlich ist.

Erst wenn der richtige Boden für unsere Beratung im Einzelfall so vorbereitet ist, können wir auch hoffen, mit unseren Ratschlägen nicht auf die grundsätzliche Ablehnung zu stoßen, die uns heute noch fast allgemein und fast überall begegnet, sondern im Gegenteil einen fast ausnahmslos wirklichen Erfolg zu erzielen.

Lehren müssen wir dazu zunächst den Nervösen, daß er seinen Tag richtig *einteilen* muß, daß er das heute fast stets verlorengegangene Gleichgewicht zwischen geistiger und körperlicher Arbeit wiederherstellen muß, daß er durch *körperliche* Arbeit im Schrebergarten, durch leichte vorsichtige sportliche Übungen oder, wenn auch dies nicht möglich ist, wenigstens durch regelmäßige häusliche gymnastische Übungen am Morgen und am Abend seinen Muskeln, seinem Herzen und seinen Blutgefäßen wieder *Anstrengungen zumuten* muß, die durch vorsichtige, langsame, aber kontinuierliche Steigerung die Überempfindlichkeit und Übererregbarkeit allmählich mildern und beseitigen, daß er durch Heranlassen von Luft und Licht an den *nackten* Körper, durch kühles Baden oder kaltes Abwaschen des ganzen Körpers am Morgen, durch leichte luftige Kleidung und ein möglichst von Bettfedern freies Nachtlager sich *abhärten* und widerstandsfähig machen muß, daß er *Pausen* in die Arbeit einschieben muß und seine von Berufsarbeit freie Zeit, sei es durch Mittagsruhe, sei es durch Wandern und leichten Sport oder ähnliches, so ausfüllen muß, daß dieses Gleichgewicht zwischen Arbeit und Erholung, zwischen Muskel- und Kopfarbeit wiederhergestellt wird.

Die Entschuldigung, die uns jeder Nervöse vorbringt, daß er bei den Anforderungen *seines* Berufs das alles nicht leisten könne, dürfen wir nicht gelten lassen. Wir müssen vielmehr im Einzelfalle uns erst einen Überblick über das in seiner Berufsarbeit und seiner Lebensform Unvermeidbare verschaffen, und dann *mit ihm zusammen* einen *Tages-* und Wochen*plan* ausarbeiten, der auch für ihn durchführbar ist und der den genannten Forderungen gerecht wird. Das ist im einzelnen Falle oft sehr schwer, am schwersten vielleicht bei den geplagten und in wirtschaftlicher Enge lebenden Hausfrauen und Müttern; bei ernstem Bemühen aber gelingt es bis zu gewissem Grade auch in diesen Fällen.

Eine Viertelstunde *früher aufstehen* als bisher kann z. B. jeder. Benutzt er diese *tägliche* Viertelstunde zu einem kühlen, ganz kurzen Bad oder einer vollen Abreibung des Körpers, schließt er daran einige gymnastische Übungen bei völlig unbekleidetem Körper und möglichst geöffnetem Fenster an, erledigt er Rasieren, Haareordnen, Zähnebürsten und andere kleine Notwendigkeiten der Toilette in diesem unbekleideten Zustand, unter wiederholtem Einschieben kleiner und kurzer gymnastischer Übungen und kleidet sich erst dann fertig an, dann hat er ohne jeden Zeitverlust täglich ein Luftbad und eine Durchknetung des ganzen Organismus gewonnen, die, wenn sie 365 mal im Jahre ausgeführt wird — und das letztere ist der springende Punkt — ihm einen dauernd *zunehmenden*, schließlich ganz gewaltigen *Nutzen* für Erhöhung der Widerstandskraft und Abmilderung der Überempfindlichkeit bringen.

Ist eine *kurze* Mittagsruhe für den Nervösen möglich, dann ist sie grundsätzlich zu empfehlen; ist sie, wie bei der durchgehenden Arbeitszeit der Großstädte in den meisten Fällen heute nicht möglich, dann empfiehlt sich kurze Ruhe nach Rückkehr von der Berufsarbeit. Im übrigen bietet sich als Ersatz für körperliche Arbeit fast für alle berufstätigen Großstädter die Möglichkeit, in den Nachmittagsstunden oder Abendstunden ein- oder zweimal in der Woche an einem gymnastischen *Kurs* teilzunehmen oder in einem Turn-, Spiel-, *Sportklub* oder ähnlichem sich körperlich durchzuarbeiten. Der *Sonntag* gestattet auch fast allen, durch eine größere Wanderung am Vormittag zu allen Jahreszeiten, durch Rudern oder Spielen im Sommer, Schlittschuh- oder Skilaufen und Turnen oder ähnliches im Winter, körperliche Erfrischung und seelische Anregung zu verschaffen, so daß der Sonntagnachmittag dann für völliges Ausruhen und geistige Freude freibleibt.

Lehren müssen wir unsere Nervösen eben vor allem auch, daß *nicht Reizflucht*, sondern *Reizgewöhnung* das Universalmittel gegen nervöse Beschwerden ist; lehren müssen wir sie, daß nicht die 3 oder 4 Wochen Urlaub, die den meisten Menschen heute im Jahre zur Verfügung stehen, für die Bekämpfung ihrer Nervosität das Wesentliche ist, sondern die *11 Monate* des *Alltags- und Berufslebens,* und daß die Sünden gegen unsere Gesundheit, die wir in diesen 11 Monaten begehen, *niemals* ausgeglichen werden können durch eine noch so schöne Urlaubszeit, so sehr diese Urlaubszeit jedem Menschen für körperliches und seelisches Ausspannen an sich zu wünschen ist. Lehren müssen wir die Nervösen aber auch, daß die Urlaubszeit nicht durch das von allen meist allein erstrebte „Ausruhen" allein die gewünschte Förderung bringt, sondern daß auch in dieser Urlaubszeit, vielleicht nach *anfänglichem* völligen Ausruhen, der Tag in verständiger Weise eingeteilt werden muß und nur zunehmende *Übung* der Kräfte und *Gewöhnung* an Licht, Luft, Sonne und Muskelarbeit die Überempfindlichkeit und Übererregbarkeit so abmildern, daß wir *nachher* wieder den Forderungen des Lebens voll gewachsen sind.

Lehren müssen wir die Nervösen ferner, daß *nicht* überreichliche *Ernährung* mit Milch, Eiweiß und Fetten das ist, was den meisten Nervösen fehlt, sondern daß die mäßige, gemischte bürgerliche Hauskost auch für sie das allein Gewiesene ist, und daß für den Nervösen die richtige *Verteilung* der Nahrungs*aufnahme* — reichliche, evtl. sehr reichliche, in voller Ruhe eingenommene Mahlzeit am Morgen, leichte und geringe Kost am Abend und im übrigen häufigere und kleinere Mahlzeiten — unendlich viel wichtiger ist als die Art und Qualität der einzelnen Nahrungsmittel.

Nicht versäumen dürfen wir auch immer wieder auf die *Freude* als Förderungsmittel der nervösen Gesundheit hinzuweisen. Hier stehen edle harmlose Geselligkeit, künstlerische, besonders musikalische Betätigung, Pflege von Blumen und kleinen Haustieren obenan, aber auch der *Rundfunk* als modernstes und so überaus billiges Mittel zur Beschaffung edler und ganz harmloser Freuden beansprucht unsere Aufmerksamkeit; auch die gesunde Lebensfreude, die die Übung der eigenen körperlichen Kräfte, die Wasser- und Wanderfahrten bringen, sollen wir nicht unterschätzen und als ärztliche Verordnung für den Nervösen mit heranziehen.

Ein besonderes Kapitel ist die *Heiratsfrage*. Der Ehe bleiben besonders nervöse Männer heute oft fern, teils aus einer gewissen Scheu und aus mangelnder Initiative, teils aus Angst vor der vermehrten *Verantwortung* und Fürsorgepflicht, der sie sich nicht gewachsen fühlen, teils aus dem egoistischen Streben, dadurch in der ihres Erachtens unerläßlichen Fürsorge für ihre eigene Gesundheit behindert zu sein, teils schließlich — und das oft nicht bei den schlechtesten Männern — aus der Sorge heraus, ihre eigene nervöse Schwäche auf die etwaigen *Kinder zu vererben*.

Hier die richtige Beratung zu finden, ist wohl immer schwierig. Denn gerade den letztgenannten Einwand können wir nicht ganz entkräften, und es liegt sicher im Interesse der Menschheit im ganzen, daß die körperlich und nervös Kräftigen eine reichliche und die nervösen Schwächlinge eine geringe Nachkommenschaft haben. Andererseits ist aber zu bedenken, daß gerade unter den konstitutionell Nervösen sich die größte Zahl der kulturell und moralisch *wertvollsten Menschen* findet und die Ehe als solche nicht bloß durch die normale Befriedigung vorhandener und nicht ethisch zu wertender Triebe vor einem andern Handeln in sexueller Beziehung schützt, das gesundheitliche und moralische Gefahren mit sich bringt, sondern daß eine geordnete Ehe auch die beste Möglichkeit bietet zu einem gesunden harmonischen Leben in körperlicher und seelischer Beziehung, daß sie [besonders beim weiblichen Geschlecht] die Entfaltung seelischer Elemente fördert und eine wirkliche *Ausreifung der Persönlichkeit* erst ermöglicht. Ohne diese Ausreifung der Persönlichkeit im ehelichen Zusammenleben und ohne die gemeinsame Fürsorge für die Kinder entwickeln sich gar leicht bei an sich nicht einmal schwerer nervöser Konstitution alle möglichen und vielgestaltigen nervösen Beschwerden zu ungeahnter Höhe, und es treten Störungen des seelischen Gleichgewichtes auf, die dann *zu Unrecht* als alleiniger Ausfluß nervöser oder psychopathischer Konstitution angesprochen werden.

Allen diesen Erwägungen werden wir bei der Eheberatung Raum geben und sie sorgfältig gegeneinander abwägen müssen. Wir werden grundsätzlich daher ebensosehr vor einem zu frühen Eingehen der Ehe mit ihrer zu frühen wirtschaftlichen Belastung bei Nervösen abraten, wie grundsätzlich zur Eingehung der Ehe überhaupt zureden müssen; wir werden aber als Ärzte auch nicht davor zurückschrecken dürfen, den Verheirateten, um sie vor vielen, die nervöse Gesundheit besonders schädigenden antikonzeptionellen Mitteln und Maßnahmen zu schützen, unter Umständen auch positive Ratschläge nach dieser Richtung zu geben. Nicht versäumen aber dürfen wir auch, immer wieder darauf hinzuweisen, daß Schwangerschaft und Geburt an sich physiologische, auch für die nervöse Frau *nicht schädliche* Vorgänge sind, daß die Fürsorge für die Kinder höchstes Glück und höchste Befriedigung bringt und durch verständige und sachgemäße Pflege und Behandlung, besonders wenn sie frühzeitig einsetzt und dauernd wirksam wird, auch die etwaige nervöse Empfindlichkeit der Kinder in solchem Maße gemildert werden kann, daß das Lebensglück auch solcher sensiblen Kinder nicht gefährdet wird.

Für die *Behörden* jeder Art erwächst aus dieser Sachlage im ganzen die *Pflicht*, im Interesse der Erhaltung und Förderung der nervösen Gesundheit ihrer Mitbürger und der ihnen im speziellen anvertrauten Beamtenheere alles zu tun, um *Gelegenheiten* zu einer gesunden körperlichen Betätigung zu *schaffen*. Freie Plätze mit Luft und Licht, Wassersportplätze und Unterbringungsmöglichkeiten für die Boote, Spielplätze für jede Art von Sport, Kinderspielplätze, Radfahrwege, Kleingärten, Freibäder, Turnhallen und ein geordnetes Ausbildungswesen für Sport*lehrer* sind hier mindestens so notwendig wie Organisation der Ferienkolonien und Schaffung von Erholungsheimen, vor allem für ganze Familien, unter tätiger Mitwirkung der *Beteiligten selbst*, und schließlich die Erleichterung und Verbilligung aller Fahrgelegenheiten, die der Jugend und den Erwachsenen ein Hinausströmen in die freie Natur, zu Wasser und Wäldern, ermöglichen.

Recht *fraglich* dagegen dürfte es sein, ob die jetzt eingerichteten *Eheberatungsstellen* ihren Zweck erfüllen werden. Die schwachsinnigen und degenerativen Psychopathen, die wir im Interesse der Allgemeinheit von der Fortpflanzung fernhalten möchten, werden entsprechend ihrem meist unentwickelten Verantwortungsgefühl diese Beratungsstellen doch nicht besuchen und werden *ohne zwangsmäßige Sterilisierung* nie vor der legitimen oder illegitimen Fortpflanzung bewahrt werden können; die an sich wertvollen, jedoch überempfindlichen und übermäßig um ihre Nachkommenschaft besorgten Hypochonder und Neuropathen aber werden durch sie leicht von einer an sich berechtigten Ehe *abgeschreckt*. Es ist daher zu fürchten, daß der Schwerpunkt der Nachfrage in diesen Beratungsstellen sich fast ausschließlich nach der Richtung der Beratung über antikonzeptionelle Mittel verschieben wird, ein Ergebnis, das dem Interesse der Gesamtheit kaum förderlich sein wird. Zum mindesten wird nur ein sehr erfahrener Psychiater der extrem schwierigen Aufgabe solcher Eheberatung gewachsen sein. —

Für den Arzt als solchen aber bleibt noch eine Reihe von Forderungen und Pflichten, die über den engen Kreis der eigentlichen persönlichen Beratung und Behandlung des Nervösen in der Sprechstunde weit hinausgehen, *sozialärztliche* Pflichten im speziellen sind und aus seiner Stellung als *Kassenarzt* und als *Gutachter* für Organisationen, Behörden und Gerichte sich ergeben.

Hierher gehört zunächst die schwierige Frage, wie weit der Kassenarzt den *Wünschen* der ihn in der Sprechstunde aufsuchenden Nervösen nach Bewilligung von Heilmitteln, Erholungsaufenthalten und Badekuren usw. nachgeben soll, sowie ob und wie lange er den nach Ruhe verlangenden Nervösen krank schreiben soll[1]). Grundsätzlich werden wir auch hier durch sachgemäße Belehrung darauf hinwirken müssen, daß der Nervöse den Gedanken aufgibt, daß ihm allein durch gute Ernährung, Ausspannen und Spazierengehen zu helfen ist; wir werden ihn vielmehr immer erneut darauf hinweisen müssen, daß die Qualität der Ernährung für den Nervösen fast ohne Bedeutung ist, daß das Mittel gegen Nervosität nicht Reizflucht, sondern Reizgewöhnung ist und durch verständige Ausnutzung der Freistunden und Sonntage auch neben Ableistung der Berufsarbeit Gewaltiges und vor allem Dauerndes zur Besserung der nervösen Beschwerden erreicht werden kann, wenn nur der Nervöse *selbst* tatkräftig an seiner Gesundung mitarbeitet.

---

[1]) Siehe dazu die ganz ausgezeichnete Arbeit des Vertrauensarztes der Ortskrankenkasse München, Dr. EDUARD HIRT: Behandlung und Versorgung der reichsgesetzlich versicherten Nervenkranken. Zeitschr. f. Psychiatrie Bd. 84. 1926.

Mit Aufklärung, Belehrung und Ermahnung der genannten Art werden wir naturgemäß solange nur einen recht mäßigen Erfolg haben, als die Ärzte und unsere Gebildeten selbst von der Richtigkeit unserer modernen Erkenntnis über das Wesen der Neuropathie nicht überzeugt sind und nicht danach leben; wir werden auch wenig Erfolg haben bei Leuten, denen es wirtschaftlich sehr schlecht geht und bei denen das Verlangen nach besserer Ernährung das Denken daher allzu sehr gefangennimmt; wir werden den gleichen geringen Erfolg haben in Zeiten allgemeinen Abbaues, wenn Kündigung wegen Einschränkung oder Einstellung des Betriebes in unmittelbarer Nähe droht oder auch in all den Fällen, in denen der Arbeitswille überhaupt nur zwerghaft entwickelt ist.

In hohem Maße *erschwert* wird die Durchführung solcher Belehrung und erhöht der Widerstand gegen die uneinsichtigen Wünsche der Nervösen in der Kassensprechstunde andererseits dadurch, daß es dem beschäftigten Kassenarzt einfach an Zeit fehlt, sich so eingehend den einzelnen Nervösen zu widmen, wie es für den Erfolg solcher Belehrung Voraussetzung ist, und daß infolge der ungenügenden Regelung des Verhältnisses der Ärzte und Krankenkassen zueinander der Kassenarzt schon aus *wirtschaftlichen* Gründen *kaum* die *Kraft* hat, den zu weitgehenden Wunsch der Nervösen oder der anderen, an sich Arbeitsfähigen, krank geschrieben zu werden, erfolgreich zu bekämpfen. Auch die volle und klare Einsicht in alle diese Hemmungen darf uns aber nicht abhalten, daß wir jede Gelegenheit benutzen zur Aufklärung und damit zur Bremsung gegenüber den allzu weitgehenden Ansprüchen der Nervösen nach Ausruhen und besonderer Ernährung. Denn eine solche Belehrung und Bremsung liegt in gleichem Maße im wohlverstandenen Interesse des einzelnen Nervösen wie auch im Interesse der Allgemeinheit, speziell der Krankenkassen selbst, die unter der allzu häufigen und allzu langen Arbeitsenthaltung der Nervösen heute wirtschaftlich schwer leiden und die durch die vom allgemein-ärztlichen Standpunkt aus wenig begrüßenswerte Anstellung von Vertrauensärzten zur Überprüfung der Berechtigung der langen Arbeitsenthaltung ihrer Mitglieder vergeblich versuchen, diesen Mißstand zu bekämpfen.

Ganz ähnlich wie mit der Verordnung von Zusatz- bzw. Stärkungsmitteln und der Dauer der Arbeitsenthaltung liegen die Dinge bei der Notwendigkeit von *Badekuren* für Kriegsbeschädigte, Unfallverletzte, im Gebiet der Privathaftpflicht usw., soweit es sich um nervöse Beschwerden handelt. Auch hier ist der Arzt dem drängenden Begehren der seine Sprechstunde aufsuchenden Nervösen oder vermeintlich Nervösen gegenüber in einer meist äußerst schwierigen *Zwangslage*; auch hier aber dürfen wir nicht ermüden und müssen uns immer wieder bemühen, den sowohl für das Einzelindividuum wie für die Allgemeinheit besten Weg zu finden.

Dem Einzelindividuum gegenüber ist die Beratung naturgemäß leicht, wenn es sich um Erholungsaufenthalte oder Badekuren handelt, die der Betreffende aus *eigenen* Mitteln bezahlt und für die er die Zeit zur Verfügung hat. Denn da ein mehrwöchiges Ausspannen aus Beruf und Alltagsleben für jeden Menschen nicht nur äußerst erfreulich, sondern auch gesundheitlich durchaus zu empfehlen ist, so können wir in diesem Falle uns darauf beschränken, zu den *Plänen* des Betreffenden bezüglich Auswahl und Dauer des Erholungsortes *beratend* Stellung zu nehmen und ihm Anweisungen zu geben, durch welche Form der Lebensgestaltung er an dem gewählten Land- oder Gebirgsort oder Badeort den größten gesundheitlichen Nutzen für sich erzielen kann.

Werden aber die *Kosten* für solchen Erholungs- oder Badeaufenthalt nicht von dem die Bescheinigung seiner Notwendigkeit Nachsuchenden selbst getragen, kommen also neben dem Interesse des Individuums auch die Interessen begrenzter Kreise oder der *Allgemeinheit* in Betracht, dann werden wir scharf prüfen müssen, ob wir eine solche wirtschaftliche Belastung *anderer* zum Besten eines *einzelnen* nur für ärztlich wünschenswert oder wirklich für ärztlich *notwendig* erachten. Legen wir aber den oben dargelegten Maßstab hierfür an, bedenken wir, daß viel besser und viel nachhaltiger als durch einen einmaligen vierwöchigen Sommeraufenthalt dem Nervösen dadurch geholfen wird, daß er in den *übrigen 11 Monaten*, also in den Zeiten der vollen Berufsarbeit, die richtige Lebensweise einhält und mit Energie durchführt, dann werden wir die wirkliche Notwendigkeit, auf Kosten *anderer* 4 Wochen im Sommer in einem Badeort zu verleben, bei einfacher Nervosität ohne ernstliche körperliche Erkrankung oder schwere Erschöpfung doch nur in seltenen *Ausnahme*fällen mit gutem Gewissen bescheinigen können. Am ehesten in Betracht kommt eine solche Bescheinigung, wenn die Kosten gering und der ausgesprochene Zweck der Verschickung nicht Beseitigung von Krankheit, sondern Erholung, Erfrischung, allgemeine Stärkung ist, wie z. B. bei den Ferienkolonien oder dem Landaufenthalt der Kinder; denn hier werden wir bloß mithelfen müssen, daß die an Zahl meist begrenzten Stellen möglichst auch mit solchen Kindern oder Erwachsenen besetzt werden, die eben eine solche Erfrischung unter der Zahl der in Betracht kommenden am *nötigsten* haben, und für manches konstitutionell nervöse Kind oder manchen Jugendlichen und Erwachsenen werden wir so das gewünschte Zeugnis mit gutem Gewissen ausstellen können.

Viel schwerer wird die Frage, wenn die Kosten solcher Verschickung bedeutend sind und die Belastung für den Zahlenden oder den Kreis der Zahlenden damit schon spürbar wird, in den Fällen also, in denen die Kosten von der Gesamtheit der Versicherungsnehmer getragen werden, die Vorteile der Verschickung aber nur einzelnen von ihnen zugewandt werden können — Reichsversicherungsanstalt für Angestellte, Krankenkassen und private Versicherungen auf Gegenseitigkeit — oder in den Fällen, wo Versicherungsnehmer und Allgemeinheit die Kosten gemeinsam tragen — Landesversicherungsanstalten —, wo ein einzelner oder ein Kreis von Berufsgenossen die Fürsorgepflicht für andere hat — private Haftpflicht, Berufsgenossenschaften — oder wo schließlich die Gesamtheit der Steuerzahler die Kosten zu tragen hat, wie bei Kriegsbeschädigten, Beamten, in Haftpflichtfällen der Post, der Eisenbahn usw.

Für alle diese Fälle werden auch wir Ärzte bedenken müssen, daß jede Mehrbelastung der Zahlungsträger die wirtschaftliche Lage der Kassen, der Versicherungsanstalten, der Landwirtschaft und Industrie, des Reiches usw. verschlechtert, und daß in so trüben Zeiten, wie sie Deutschland jetzt durchlebt, schon eine kleine Erhöhung der sozialen oder Steuerlasten die Konkurrenz unserer Industrieprodukte auf dem Weltmarkt schädigen und damit zu weiterer Erwerbslosigkeit und wirtschaftlichem Elend führen kann bzw. durch Erhöhung der Steuerlasten die Überbürdung der wenigen gesunden, kraftvollen, die Steuern in letzter Linie beschaffenden Männer noch weiter und bis ins Unerträgliche steigert.

Eine *Statistik* darüber, wie groß der Arbeitsausfall durch Arbeitsenthaltung der Nervösen und wie groß die direkten Lasten durch Behandlung, berufliche Vertretung, Badekuren usw. der Nervösen sind, existiert natürlich nicht und wird auch kaum beschafft werden können; jeder Arzt oder Beamte aber, der diesen Fragen nahesteht, weiß, daß die alljährlich hierfür aufgewandten Kosten *ins Ungeheure gehen* und daß nur, weil sie aus unzähligen Einzelfällen sich herleiten, die immer wieder von verschiedenen Ärzten für verschiedene Verbände und Gemeinschaften begutachtet werden, die Erkennung der Größe und Bedeutung der Gesamtunkosten verschleiert wird.

Eine Besserung kann auch hier erst erfolgen, wenn die Gesamtheit unserer Ärzte, Behörden und Einzelpersonen die richtige Einstellung zum Problem und zur Behandlung der Neuropathie gewonnen haben wird und *alle* bei jeder Begutachtung oder Bewilligung sich bewußt sind, daß hier die Wünsche und Forderungen des einzelnen Individuums oft vorsichtig, aber energisch gebremst und auf das unbedingt nötige Maß *zurückgedrängt* werden müssen, im Hinblick auf das Wohl der *Gesamtheit* und damit auch das wohlverstandene höhere Interesse des einzelnen. Ist erst von dem Einzelgutachter oder der einzelnen Behörde dieser richtige Standpunkt gewonnen und das ganze Problem in seiner Größe erkannt, dann werden auch die heute Tag für Tag noch zu beobachtenden Versuche mehr oder minder nervöser Menschen, unter dem Namen „Heilmittel für Kranke" sich auf Kosten anderer persönliche Annehmlichkeiten zu verschaffen, kraftvoller und wirksamer bekämpft werden können als jetzt, sehr zum Nutzen der wirklich Kranken und wirklich einer Kur Bedürftigen, die heute gar leicht nicht voll zu ihrem Recht kommen.

Ganz ähnlich liegen die Verhältnisse bei den privaten, bzw. *amtsärztlichen Zeugnissen* über die Urlaubsbedürftigkeit bzw. Dienstunfähigkeit von nervösen Beamten, über die Invalidität von Arbeitern für die L.-V., die Berufsunfähigkeit der Angestellten für die R. f. A., die Annahme von Einschränkung der Erwerbsfähigkeit bei Haftpflichtprozessen, bei Kriegsbeschädigten oder im Gebiet der sozialen Versicherung.

Auch hier werden wir immer festhalten müssen, daß die Neuropathie ein Mangel ist, den der einzelne durch richtige Lebensweise und *eigene Mitarbeit* bei entsprechender Belehrung in weitem Umfang bessern kann und daß so die Arbeits- oder *Erwerbsfähigkeit* des Nervösen in erster Linie eine *Willensfrage* ist; ja ich scheue mich nicht zu sagen, daß, wenn keine wirklichen körperlichen Krankheiten, Abmagerung durch Unterernährung, schwere seelische Erschütterungen oder ähnliches hinzukommen, die Arbeitsfähigkeit bei der Nervosität sogar ausschließlich eine Willensfrage ist.

Kurz hingewiesen sei auch auf die *Pensionierung* lebenslänglich angestellter Beamter oder an sich zum Beziehen von Pension berechtigter Angestellter des öffentlichen Dienstes, die dem *Abbau* verfallen sind. Hier besteht eine oft gefährliche Divergenz zwischen den Interessen und Wünschen der speziellen Vorgesetzten und Dienststellen einerseits und der Allgemeinheit andererseits, insofern, als es der verständliche *Wunsch* der einzelnen *Vorgesetzten* und Dienststellen ist, die oft wenig bequemen und den Dienst vielleicht auch etwas störenden nervösen Untergebenen *abzugeben,* zugleich aber ihr persönliches *Wohlwollen* gegenüber ihren Untergebenen dadurch zu dokumentieren, daß sie auf die ihres Erachtens dauernde Dienstunfähigkeit wegen Nervosität den Arzt hinweisen. Gibt der Arzt, wie es natürlich sehr leicht geschieht, diesen Wünschen der Vorgesetzten nach, dann *erspart* er sich viele sonst sicher zu erwartende *Unbequemlichkeiten,* schädigt aber die Allgemeinheit. Die Gefahr für den Arzt, hier allzu nachgiebig zu sein, wird auch noch dadurch erhöht, daß die abgebauten Beamten und Angestellten heute nur ausnahmsweise bald eine ihnen zusagende neue Stellung im Erwerbsleben finden, durch die Sorge um ihre wirtschaftliche Existenz, evtl. tatsächliche Not und die durch die Arbeitsuntätigkeit noch gesteigerte Aufmerksamkeit auf den eigenen Gesundheitszustand dahin kommen, kleine, vielleicht wirklich vorhandene nervöse Beschwerden in stark *gesteigertem* Maße zu empfinden und nun bei der meist ja erst 1—2 Jahre nach dem Abbau vorgenommenen ärztlichen Untersuchung den Eindruck des konstitutionell schwer nervösen Menschen erwecken, obwohl sie bei grundsätzlich gleichem Gesundheitszustand Jahre und Jahrzehnte lang volle Berufsarbeit geleistet *haben* und diese auch, *wenn* sie nur eine Stellung wieder hätten, auch weiterhin leisten *könnten*. Zahllose Fälle dieser Art habe ich persönlich in den letzten Jahren gesehen und besonders bei dem nun folgenden *Rentenantrag* bei der Reichsversicherungsanstalt zu begutachten Gelegenheit gehabt.

Nur wenigen Ärzten und kaum einem Nichtarzt ist bekannt, welche gewaltige, für die Allgemeinheit durchaus fühlbare Rolle den genannten Tatsachen für die Allgemeinheit heute zukommt und wenn der Pensionsetat z. B. der Reichsbahn heute genau doppelt so groß ist als 1913, und zwar auch prozentual bei den Gesamtausgaben, oder wenn unter den 7,3 Milliarden Ausgaben des Reichs im Etat für 1926 nicht weniger als 1,55 Milliarden, das sind *mehr als ein Fünftel aller Ausgaben für Ruhegehälter* und Versorgungsgebühren verausgabt werden, diese ungeheuren Zahlen zum nicht geringen Teil dadurch entstanden sind, daß eben von Behörden und Ärzten der *Begriff* der dauernden Dienstunfähigkeit viel, viel weiter, im einzelnen Falle „wohlwollender" gefaßt wird als früher. Die überwiegende Zahl dieser an sich meist noch Arbeitsfähigen aber für dauernd dienstunfähig und damit pensionsberechtigt Erklärten rekrutiert sich aber aus den Nervösen oder über nervöse Beschwerden Klagenden, da ja die Zahl der ernsten und wirklichen körperlichen Krankheiten, wie die Statistik zeigt, heute keinesfalls doppelt so hoch ist wie 1913, vielmehr die *Überschätzung* der *nervösen* Beschwerden die Hauptursache der ungeheuren und für die Allgemeinheit nicht tragbaren Vermehrung der Pensionslasten bildet. Auch für die *Zukunft* ist diese Lage nicht ungefährlich, da durch Anerkennung einer *dauernden* Dienstunfähigkeit wegen Nervosität das Bestreben zur Überwindung der nervösen Beschwerden und ihrer Milderung durch eigene Mitarbeit bei den Betreffenden begreiflicherweise rasch erschlafft und zahllose *an sich arbeitsfähige* und vielfach noch durchaus *jugendliche* Frauen und Männer sich der Arbeit entwöhnen. Die Anerkennung dauernder Dienstunfähigkeit für einen Beamten ist aber eine praktisch *irreparable* Entscheidung, auch für den Fall, daß der Betreffende später gesundheitlich ein sehr viel günstigeres Bild zeigt als zur Zeit der Anerkennung seiner Pensionsberechtigung. Auch hier also liegen schwer lösbare soziale Probleme, zu deren Lösung eine veränderte Einstellung der Ärzte und Behörden zu Wesen und Bedeutung der nervösen Beschwerden für die Berufs- und Arbeitsfähigkeit die unerläßliche Voraussetzung bildet.

Als letztes ärztliches Problem sei schließlich noch auf die Beurteilung der *Haftfähigkeit* und *Verhandlungs*fähigkeit im gerichtlichen Verfahren hingewiesen. Auch hier nehmen die Fälle gewaltig zu, in denen Angeklagte und Verurteilte die allgemeine Überschätzung der Bedeutung nervöser Beschwerden für sich auszunutzen sich bemühen, um sich der Verurteilung oder der Abbüßung der verhängten Strafe zu entziehen, und der zur Begutachtung aufgeforderte Gerichtsarzt gerät dabei oft in die denkbar schwierigste Situation, wie vor allem einige sensationelle Strafprozesse des letzten Jahres auch einem größeren Publikum gezeigt haben. Auch auf diesem schwierigen Gebiet kann aber die für die Allgemeinheit unbedingt nötige Besserung erst erreicht werden, wenn Gerichte und Publikum von der Notwendigkeit sich überzeugen, daß eine gründliche *fachärztliche psychiatrische Vorbildung* Voraussetzung für eine richtige Begutachtung dieser Fälle ist und daß die Überschätzung der Bedeutung subjektiver nervöser Beschwerden eine wirkliche *Gefahr* auch für die Allgemeinheit bedeutet. Auf die hiermit zusammenhängenden Fragen der Vorbildung der Kreis- und Gerichtsärzte und der Auswahl der ärztlichen Sachverständigen für die Gerichte und Behörden soll an dieser Stelle nicht weiter eingegangen werden. Ich habe sie an anderer Stelle ausführlich behandelt[1]).

---

[1]) STIER, E.: Über die sog. Unfallneurosen. Leipzig: Thieme 1926.

Soziologie der Hautkrankheiten.

Von

OSKAR NEUGEBAUER
Wien.

1. Einleitung.

Daß bereits in den ältesten Zeiten auch *Hautkrankheiten* in ihrer Beziehung zum allgemeinen Volkswohl die eingehendste Beachtung fanden, lehrt uns die Geschichte der *Lepra*. Denn schon die Heilige Schrift nennt in genauer Weise die Merkmale dieser entsetzlichen Krankheit. Die Vorschriften, welche doch alle nur die Fernhaltung der unglücklichen Befallenen bezwecken, geben uns einen Begriff davon, wie ängstlich man die Kranken aus der Gemeinschaft ausschloß. Das Beispiel der Lepra lehrt uns aber auch anderes. Wenn wir ringsum schauen, so hat für unsere heimatlichen Gegenden die Lepra ihre Schrecken verloren, denn wir sehen Aussatzkranke kaum, außer, es handle sich um Individuen aus fernen Ländern oder aus bestimmten auch näher liegenden Landstrichen, die ja bekanntermaßen heute noch ihren Beitrag zu den Opfern der schweren Krankheit stellen, so Finnland oder Nordostdeutschland. Aber selbst da sind es manchmal sehr kleine Zahlen, die uns überliefert werden. CEDERKREUTZ nennt als Zahl der Leprakranken in Finnland im Jahre 1904 95, im Jahre 1924 57. Das Deutsche Reich (*Veröffentlichungen des Reichsgesundheitsamtes*) weist 1922 14, 1923 20 Leprakranke aus. Im Hinblick auf diese Ergebnisse können wir sagen, die Lepra hat für uns in sozialer Hinsicht keine Bedeutung mehr im Gegensatz zu früheren Zeiten, in welchen viele Menschen Jahrzehntelang, abgeschlossen und ausgestoßen aus der Gemeinschaft mit anderen, ihr elendes Leben fristen mußten. Trifft auch dieses Abgeschlossensein Leprakranke noch heute, wenn auch in milderen Formen, so ist, wie aus obigem hervorgeht, an vielen Orten die Zahl der Erkrankten wesentlich kleiner geworden. Allerdings können wir auch da wieder solche Gebiete gegenüberstellen, in denen diese Zahlen gar nicht so klein sind. ITO gibt uns in einer Statistischen Arbeit über Lepra bekannt, daß 1909—1911 an der dermatologischen Klinik in Kyoto 476 Lepröse in Behandlung standen, davon 375 Männer und 101 Frauen. Noch größer ist die Zahl, die uns GENEVRAY bezüglich Neucaledoniens übermittelt. Er erwähnt, daß am 1. Mai 1924 unter 46950 Einwohnern 736 Leprakranke und 718 Lepraverdächtige waren, demnach ein ganz beträchtlicher Prozentsatz. — Und wieder zeigt uns auch diese Statistik GENEVRAYS eine interessante neue Tatsache, die wir hier verzeichnen wollen. Unter der ebengenannten Gesamtbevölkerung waren 26857 Eingeborene und unter diesen 578 Kranke und 710 Verdächtige. Es bestand also ein großer Unterschied zwischen Europäern und Eingeborenen, zu welchem ein weiterer kommt. Bei Eingeborenen findet sich hauptsächlich die nervöse, bei den Weißen die cutane Form. Das angeführte Beispiel lehrt uns also, daß es hier die größten

Differenzen gibt und daß wir demnach versuchen müssen, die Wichtigkeit der Krankheiten der Haut nicht nur für das Einzelindividuum zu erfassen, sondern auch die für bestimmte Teile der Gesamtheit und diese selbst, was uns allein ein genaueres Bild geben kann.

Wenn wir im vorstehenden die Lepra als eine der furchtbar entstellenden Hauterkrankungen aus der großen Zahl dieser herausgegriffen haben, so müssen wir uns trotzdem daran erinnern, daß die systematische Erfassung der Krankheiten der Haut erst jüngeren Datums ist und daß wir auf die Zeiten HEBRAS zurückgreifend kaum 100 Jahre als verstrichen zählen können, seit dieser die im allgemeinen nur sehr stiefmütterlich behandelten und in ihrer Beziehung zum Gesamtorganismus häufig falsch bewerteten Dermatosen in bestimmte Klassen einteilte. Seither sind, obwohl HEBRAS Werk auch heute noch für die Systematik der Hautkrankheiten maßgebend geblieben ist, in vielen Belangen unserer Disziplin Fortschritte gemacht worden (RIEHL) und es sei in dieser Beziehung daran erinnert, wie sich die Erkenntnis auf dem Gebiete der *Berufskrankheiten der Haut* ausgebreitet hat. Einen wesentlichen Beitrag hierzu hat uns ja leider auch der große Krieg gebracht mit seinen Umänderungen der Lebensgewohnheiten, der allgemeinen Not und dem Suchen nach *Ersatzstoffen* für all das, was fehlte und mit all den Schäden, die hieraus entsprangen.

Die auffallende Tatsache, daß bestimmte Hautkrankheiten für gewisse Gegenden keine, für andere eine größere und wieder für andere eine sehr große Bedeutung haben, ist schon längere Zeit bekannt. Bereits vor 1860 hat in dieser Richtung HIRSCH ein überaus großes Material gesammelt (wenn er auch das Gebrachte nur als „Grundlinien der historisch-geographischen Pathologie" bezeichnet). Dieses Material bot ihm Stoff zur Schilderung verschiedener Dermatosen nach ihrer geographischen Ausbreitung, wobei sich HIRSCH des von HEBRA eingeführten Systems der Hautkrankheiten bediente. Bei der Fülle des Stoffes ist es unmöglich, auf die größte Zahl der von HIRSCH besprochenen Erkrankungen der Haut einzugehen (wofür auch andere Gründe maßgebend sind, wie neuere Ansichten über Ätiologie usw.), zudem betrifft die Besprechung viele Erkrankungen, die in fernen Ländern zu finden sind und daher in unserem engeren Kreis erst in zweiter Linie interessieren. Doch wollen wir auch einige der in fremden Gegenden vorkommenden Hautkrankheiten besprechen, da dies vielleicht unserem Zwecke dienlich ist.

Zunächst sei erwähnt, daß schon HIRSCH angab, daß die Zahl der Hautkranken mit zunehmender Temperatur der Gegend ansteigt, so zwar, daß die Tropen und die subtropischen Zonen am meisten Erkrankte aufweisen. Allerdings fand HIRSCH auch in manchen Ländern höherer Breitegrade (z. B. auf Island, den Faröer Inseln, auf Kamtschatka usw.) Hautkrankheiten in relativ größerer Zahl, doch galt das immer nur für gewisse Landstriche oder bestimmte Gruppen von Dermatosen. — Von neueren Autoren nennen wir an dieser Stelle RUGE. Dieser bezeichnet als Krankheiten der Haut, welche in den heißen Gegenden am meisten verbreitet sind, drei: *Krätze, Ekzem* und *Herpes tonsurans.* Überhaupt sei die Verbreitung der Hautkrankheiten an manchen Orten der Tropen eine ungeheuere. So machen sie nach RUGES Mitteilungen an gewissen Plätzen in Niederländisch Indien bis zu 83% aus. In Ostindien stehen sie an zweiter, in Südchina an dritter Stelle in bezug auf Morbidität. — HIRSCH und den Autoren, aus deren Mitteilungen er seine Angaben schöpft, sind Differenzen aufgefallen, die sich auf Nationalität und Rasse beziehen, so zwar, daß gewisse Menschen nicht oder wenig, andere in großer Zahl erkranken. Abgesehen von solchen Untersuchungen, die nichtdermatologische Fragen bezüglich Rassenverschiedenheit und Einfluß derselben auf Erkrankungen zum Thema haben, wie etwa die von Sitsen, finden wir bereits bei Hirsch eine physiologische Rasseneigentümlichkeit der *Negerhaut* verzeichnet: die starke Entwicklung der Talgdrüsen. Hieraus entspringt die starke *Seborrhoea oleosa*, die den charakteristischen Geruch derselben bedingt (Ehrmann in Mracek, Hdb. d. Hautkrankh. Bd. I, S. 486). Aus dieser übermäßigen Seborrhöe leitete Hirsch das gehäufte Vorkommen von *Acne* bei den Dunkelfarbigen ab. Als ein weiteres Beispiel verschiedenen Verhaltens in bezug auf Krankheiten führen wir die außerordentlich *geringe Neigung zu fortschreitender phlegmonöser Entzündung* an, welche die *Negerrasse* auszeichnet (Plehn) und dadurch einen Vorteil gegenüber den Weißen beinhaltet.

Manche Differenzen erklären sich aus gewissen *Verschiedenheiten der Lebensführung*, die zu anderen Vorbedingungen treten. Bezüglich letzterer denken wir daran, daß z. B. manche Parasiten nur in gewissen Gegenden vorkommen, bezüglich der ersteren erinnern wir uns hier im Zusammenhang mit den soeben geschriebenen Worten an ein Krankheitsbild, das schon Hirsch ausführlicher beschrieb und das wir unter anderem von Oppenheim des näheren untersucht finden. Es ist das der „*Madurafuß*". Bei dieser Erkrankung ist es auffallend, daß sie in so hohem Maße die ackerbautreibenden Hindus befällt, die mit ihren nackten Füßen über den Boden gehen. Da sie hierdurch leicht Verletzungen an diesen akquirieren, dringt der hier vorhandene Pilz leicht in die Haut und erzeugt die Anschwellung des Fußes, welche diesen auf das 2—3fache vergrößert. Im Gegensatz dazu erwähnt Putzu im Jahre 1924 den elften bis zu diesem Jahre in Europa beobachteten Fall von Mycetoma pedis, woraus man die überaus große Seltenheit des Leidens auf unserem Erdteil ersieht. — Loos beschreibt eine in den Tropen weit verbreitete Hautaffektion, die als Begleit- und Folgeerscheinung der Einwanderung von Ankylostomenlarven in die menschliche Haut auftritt und die als *Ground itch* bezeichnete Erkrankung zur Folge haben soll. [Andere Autoren geben für „Ground itch" andere ätiologische Faktoren an (Plehn)]. Dieses Leiden befällt in den Teegärten Assams und an anderen Orten die barfuß arbeitenden chinesischen Kulis und äußert sich in einem zunächst papulösen, dann bläschenartigen Exanthem der Zehen und Füße; das heftige Jucken verursacht Kratzen und solche Exkoriationen, daß die Arbeiter häufig zur Arbeit unfähig werden. Nun ist diese Erkrankung der Haut aber auch bei europäischen Arbeitern seit langem bekannt (*Zechenkrätze, Schwerinerkrätze, Gourmes, Bunches* usw.) und ergibt immer denselben Grund: Die Leichtigkeit der Infektion beim Barfußgehen auf larvenhaltigem Boden. Dementsprechend findet Davis diese bei dem Schuhe tragenden Teil der Bevölkerung auf der Ilha dos Marinheiros (Brasilien) weitaus geringer, da die Larven sich nicht in die Haut der Füße einbohren und dann in die Lymphbahnen usw. kommen können.

Die *geographische Beziehung* einer Bevölkerung zur Umgebung allein schon kann ein Plus einer bestimmten Erkrankungsform verursachen. Bereits den Gewährsleuten von Hirsch ist es aufgefallen, daß *Urticaria* in großer Ausdehnung z. B. gerade dort zu finden ist, wo sich die Leute vorwiegend von Fischen, Krebsen, Muscheltieren u. dgl. nährten, wodurch also auch leicht zu Intoxikationen durch die Nahrungsmittel Gelegenheit geboten war. Daraus erklärt sich Hirsch die zahlreichen Erkrankungsfälle an Urticaria bei den Küstenbewohnern am Golf von Mexico und denen an den amerikanischen Ufern usw. — Vom *Erythema solare* sagt Hirsch, daß es in den Tropengegenden fast nur Fremde, und zwar nahezu alle dorthin kommenden, alsbald nach ihrer Ankunft befällt, auch mehrmals bei eintretender heißer Jahreszeit, während Eingeborene und Akklimatisierte verschont bleiben. Wer denkt da nicht an unsere zahlreichen Fälle von Sonnenbrand, die so häufig bei jenen auftreten, die sich unvorbereitet zu lange den Sonnenstrahlen aussetzen. Um wieviel mehr wird die Tropensonne die Haut derjenigen Menschen, die noch keine Widerstandskraft erworben haben, schädigen und bei ihnen eine Dermatitis erzeugen. In diesem Sinne spricht sich auch PLEHN aus, welcher das Erythema solare der noch nicht akklimatisierten Weißen auf mangelnde Vorsicht gegenüber der starken Sonnenbestrahlung in den Tropen zurückführt. — Im Anschluß an die Erkrankungen an Dermatitis solaris erwähnen wir das Auftreten mehrfacher *Furunkel*, das HIRSCH bei vielen neu in heiße Gegenden Kommenden beschreibt. Als Prodromalerscheinungen der ausgedehnten Furunkulose sind auch hier häufig Störungen im Verdauungstrakt wie bei Urticaria. PLEHN spricht ebenfalls von der auffallenden Neigung zu Hautfurunkulose bei vielen Europäern in den Tropen.

Viele Zusammenhänge sind uns fast oder ganz unklar und doch müssen besondere Ursachen bestehen. PHALEN und NICHOLS berichten, daß auf den Philippinen *Blastomykose*, eine bei uns überaus seltene Erkrankung, so häufig zu finden ist, daß 5 unter 50 Eingeborenen daran litten. — In ihrer Bedeutung nicht zu vernachlässigen sind die Fälle von *Sporotrichose*, von denen WOHL bezüglich des Staates Nebraska berichtet. Es kommen dort des öfteren Erkrankungen vor, bei denen trotz chirurgischer Behandlung Tumoren nicht zum Verschwinden gebracht werden können, worauf dann die mikroskopische Analyse den Grund ergibt: die Pilzerkrankung, welche bei uns so selten zu finden ist.

Eine seit langer Zeit bekannte, wenn auch nur sehr seltene Erkrankung ist der *Schornsteinfegerkrebs*, welcher zum erstenmal von PERCIVAL POTT vor $1^1/_2$ Jahrhunderten beschrieben und in der Folgezeit wiederholt vorwiegend in England beobachtet wurde. Auch hier scheint es sich um eine lokale Ursache zu handeln, die für das Entstehen des Ca herangezogen werden muß. Sie sollte in der engen Bauart der englischen Kamine liegen, welche die Schornsteinfeger zwang, in die Kamine hinabzusteigen und in der Verwendung einer durch den Rauch besonders hautreizenden Steinkohle, Momente, die anderswo wegfielen. Während also, wenigstens in früheren Zeiten, dem Schornsteinfegerkrebs für England eine gewisse Bedeutung nicht abgesprochen werden konnte, war dieselbe in anderen Ländern zur selben Zeit um vieles geringer. — Als ein zweites Beispiel führen wir den *Kangrinarbenkrebs* an, dessen Verbreitung unter der Bevölkerung von Kaschmir aus den Zahlen hervorgeht, die NEVE uns bringt. Von den seit 1881 im Missionspital zu Kaschmir 2491 durchgeführten Krebsoperationen wurden rund 2000 wegen Kangrikrebs vorgenommen. Kangri ist ein irdenes Gefäß zur Holzkohlenfeuerung, das von der ärmeren Bevölkerung auf dem Leib getragen wird, so daß wohl anzunehmen ist, daß in erster Linie die Hitze des Gefäßes zur Krebsbildung Anlaß gibt. (Vgl. auch die Mitteilung von STAHR betreffend *Schlosserkrebs* durch strahlende Wärme.) Wir ersehen also auch aus diesem zweiten Beispiel, wie eine wenn auch im Wesen noch nicht erkennbare Ursache oder deren ·Wegfall eine Erkrankung in ihrer Bedeutung hebt oder geringer werden läßt.

Doch vieles bleibt uns heute noch unklar und dunkel, vieles rätselhaft, warum eine Erkrankung hier seltener, dort öfter auftritt, z. B. *Lichen ruber* (SPIEGLER), aber immerhin ist uns ein Teil der Ursachen bis zu einem gewissen Grade klarer als früher. Von diesem Anfang müssen wir vorwärts gehen, um unser Ziel zu erreichen: die möglichste Bekämpfung und das Überwinden. Einen kleinen Einblick hat uns ja auch der Krieg gewährt, indem er uns mehrfach bestimmte äußere Schädlichkeiten erkennen ließ, die ein Anwachsen in der Ausdehnung bestimmter Dermatosen zeitigten, so daß diese zu wahren Volksplagen wurden. Eben diesem Kriege verdanken wir aber auch eine Reihe von Kenntnissen, betreffend verschiedene andere Schädigungen chemischer Natur in erster Linie. Über das hier Erwähnte werden wir uns in einem anderen Abschnitte dieses Artikels äußern, hier aber uns einem anderen Punkte zuwenden.

Wir dürfen nämlich über der allgemeinen Bedeutung einer Dermatose als direkt den Organismus störende Macht, wie dies mehr oder weniger bei jeder Krankheit ist, nicht vergessen, noch eine weitere Eigenschaft zu erörtern, die eine Besonderheit vieler Dermatosen darstellt. Denn wenn z. B. interne Krankheiten ihren Träger ebenfalls behindern, so gibt es namentlich auf dem Gebiete der chronischen Affektionen solche, die bei einer gewissen Stärke des Leidens durch Energie noch überwunden werden. Ein Herzkranker ist imstande, sich einer nicht zu schwierigen körperlichen Anstrengung zu unterziehen, ebenso eine Büroarbeit zu machen, das gilt in gleicher Weise etwa für einen Tuberkulotiker. Ähnlich ist es mit chirurgischen und verschiedenen anderen Leiden. Das rührt daher, daß die Umgebung entweder das Leiden des betreffenden Individuums nicht sieht, also keine Kenntnis hat oder dasselbe nicht als ekelerregend empfindet. Beim Hautkranken ist das oft anders. Schon ein geringgradiges Ekzem im Gesicht oder an einer andern freigetragenen Körperstelle macht den Träger häufig zum Gegenstand des Abscheus. Hierzu trägt der Umstand bei, daß im allgemeinen noch heutzutage bezüglich der Ätiologie von Dermatosen sehr irrige Ansichten im Laienpublikum bestehen, durch welche ein an und für sich vielleicht ganz bedeutungsloses Hautleiden als Ausdruck einer syphilitischen Erkrankung verkannt wird. Das bedeutet natürlich Ausschluß aus der Gesellschaft der Mitarbeiter durch Weigerung derselben, mit dem vermeintlich schwer und für die Mitmenschen gefährlich Kranken zusammen zu sein usw. Wenn wir in dieser Beziehung auch die so harmlose *Acne vulgaris* nennen, erinnern wir uns, daß auch sie häufig als syphilitisch „erkannt" wird. — Außer diesen äußerlich durch den Anblick kenntlichen Dermatosen gibt es auch andere, die ebenfalls im Sinne des Gemiedenwerdens wirken. Wir denken z. B. an eine heftig juckende *Prurigo* oder *Urticaria*. Auch sie wird ihrem Träger durch das unvermeidliche Kratzen sehr bald hinderlich sein, wenn die Umgebung dies merkt. — Und so zeigt sich, daß der Hautkranke gewissermaßen mit zwei Feinden zu kämpfen hat, dem innern, der Dermatose selbst, dem äußern, der Umgebung. Vielen ist dieser äußere Feind zum Verhängnis geworden. Wie mancher Ekzemkranke wurde so arbeitslos, damit ohne Einkommen und kam zum Ruin. — Wir sehen, wie einschneidend wichtig manche Dermatose für den Befallenen werden kann, die es ihrer Natur nach nicht zu sein braucht.

2. Statistik.

Von *Statistiken*, welche uns die Häufigkeit von Hautkrankheiten und andere Begleitumstände möglicherweise erkennen lassen, nennen wir drei: Die Sanitätsberichte des Militärs (wir bringen Vorkriegszahlen), die Ausweise der öffentlichen Krankenanstalten und die der Krankenkassen. Wir müssen hierbei aber auf Telekys Darlegungen hinweisen, die es begreiflich machen, daß auch der Wert einer anscheinend genau abgefaßten Statistik (Teleky spricht von Krankenkassen) nur ein bedingter ist. Nehmen wir zunächst diese Tatsache auch bezüglich aller anderen Berichte, die wir hier verzeichnen, zur Kenntnis und beginnen wir mit den *Militärsanitätsberichten*, von denen zu erwarten ist, daß sie 1. einen gewissen Aufschluß bezüglich solcher Erkrankungen jenes Teiles der männlichen Bevölkerung eines Landes geben, der durch sein Hautleiden als dienstuntauglich erklärt wurde, und 2. bezüglich des Gesundheitszustandes der Diensttauglichen.

So war nach Mydracz in dem Quinquennium 1883—1887 bei einer Gesamtbevölkerung Österreich-Ungarns im Durchschnitt von 38 998 705 Menschen die Zahl der in den Altersklassen 1—3 vorhandenen Wehrpflichtigen 4 314 914, von denen 3 922 803 vor der Assentkommission erschienen. Von diesen mußten wegen Körpergröße unter 1,554 m 441 417 zurückgestellt werden und wurden also im ganzen 3 477 357 weiter untersucht. Von diesen waren 2 800 382 „derzeit" untauglich, und zwar 1 864 648 = 536⁰/₀₀ „zu schwach". Von dem Rest erwiesen sich bei 54 766 = 15,8⁰/₀₀ als *Untauglichkeitsgrund chronische Hautkrankheiten.* — Der Bericht nennt unter diesen *Kahlköpfigkeit* 3,237, *Kopfgrind* 4,127, *Schweißfüße* 4,305, *variköse Geschwüre* 5,982, *Narben* 28,196 und *andere Erkrankungen der Haut* 8,919. — Ein zweites Musterungsergebnis: von 35 523 21 jährigen Stellungspflichtigen eines Jahrgangs in Schweden wurden 88 = 2,5⁰/₀₀ wegen Hautkrankheiten (zum Vergleich: wegen Tuberkulose 616 = 173⁰/₀₀) zum Dienst untauglich befunden.

Wenn wir insbesondere den ersten Bericht bezüglich Österreich-Ungarn, der große Zahlen bringt, betrachten, können wir gleichwohl auch aus diesem rein für militärtechnische Zwecke aufgebauten Gesundheits- besser Untauglichkeitsschema nicht allzuviel ersehen und müssen uns damit begnügen, daß wir doch eine Zahl erfahren: In einer Bevölkerung von rund 39 Millionen Menschen waren im Alter von 20—22 Jahren mindestens 50 000 junge Männer, die aus Gründen einer Hauterkrankung vom Militärdienst zurückgestellt wurden. Diese Zahl ist natürlich zu klein, denn es sind die nicht zur Stellung erschienenen (Enthobenen usw.) nahezu 400 000 jungen Männer nicht berücksichtigt, ferner die zu kleinen usf. Aber immerhin ersehen wir aus dem Bericht eine Minimalzahl, mit der wir uns zum Teil zufrieden geben könnten, wenn wir nicht läsen: Narben 28 000, die natürlich die Folge von allem möglichen sein können.

Da uns also diese Ergebnisse nicht so viel sagten, als wir zunächst annahmen, daß sie uns nämlich einen Einblick in die Gesundheitsverhältnisse rund der Hälfte der Bevölkerung wenigstens in den Jahren der Musterung bieten könnten — zum mindesten waren wir in bezug auf das dermatologische Fach nicht so unterrichtet worden —, so drängt sich uns der Gedanke auf, ob es nicht möglich ist, bei den durch die Wehrpflicht Erfaßten und Kontrollierbaren einen Aufschluß über Erkrankungsverhältnisse zu erhalten. Wir müssen uns dabei von vorneherein bewußt sein, daß wir jetzt nur einen bestimmten Teil des Gesamtvolkes vor uns haben, in gewissen Altersklassen, ferner schon durch die Musterung ausgewählte Männer (es sei z. B. erinnert, daß Prurigo in Österreich militärdienstuntauglich machte und daher normalerweise keine Prurigokranken unter den Soldaten vorkommen konnten) und daß diese durch die momentanen Lebensverhältnisse nicht ohne weiteres mit einer gleich großen Anzahl anderer gleichaltriger Nichtsoldaten vergleichbar waren (vgl. das über Gewerbeekzem später Gesagte [RIECKE]).

Die Sanitätsberichte der Staaten geben uns auch da Zahlen, und wir folgen z. B. einer Zusammenstellung, die im *Rothschen Jahresbericht* über das Jahr 1912 enthalten ist.

Land	Jahr	Kopfstärke	Krankenzugang	Krankheiten der äußeren Bedeckungen
Bayern	1909	66 522	29 609 [445,1⁰/₀₀]	[70,7⁰/₀₀]
Österreich-Ungarn . . . . {	1910	—	— [823,2⁰/₀₀]	[179,1⁰/₀₀]
	1911	—	— [830,9⁰/₀₀]	[183,9⁰/₀₀]
				Hautkranke:
Italien . . . . {	1905	218 409	186 506 [855,0⁰/₀₀]	17 113 [78,4⁰/₀₀]
	1906	211 445	166 240 [788,0⁰/₀₀]	15 919 [75,4⁰/₀₀]
Niederlande (Inlandarmee)	1908	23 561	33 569 [1424,7⁰/₀₀]	3 778 [161,6⁰/₀₀]
				Krätzekranke:
Dänemark . . . . {	1909	10 176	—	161
	1910	10 546	—	156
	1911	10 698	—	170
England	1911	109 399	87 822 [802,0⁰/₀₀]	[16⁰/₀₀]
Schweden	1911	31 677	38 961	257; ferner 130 Verbrennungen 42 Erfrierungen

Die hier beispielsweise angegebenen Zahlen geben wohl ein etwas befriedigenderes Bild als die der Musterungsergebnisse, doch stoßen wir auch da auf mehrfache Schwierigkeiten durch die verschiedene Einrechnung der Krankheiten. Wir sehen das z. B. auch aus einem Bericht Schwienings über den Krankenzugang beim deutschen Heer in 30 Jahren, in welchem der Autor erwähnt, daß von je 1000 Mann

der Jahre	1882—1887	1887—1892	1892—1897	1897—1902	1902—1907	1907—1912
	215,9	212,1	212,1	189,3	160,6	153,3

wegen *Krankheiten der äußeren Bedeckungen* (s. auch die obige Tabelle) zur Behandlung kamen. Bei diesen Krankheiten der äußeren Bedeckungen sind z. B. Furunkel und Panaritien miteingerechnet, also Haut- und chirurgische Erkrankungen. Der italienische Bericht spricht von Hautkrankheiten, der österreichische von Krankheiten der äußeren Bedeckungen, Vergleiche werden also auch hier mit Reserve zu ziehen sein.

Wir wenden uns jetzt den Ergebnissen der *Statistik der öffentlichen zivilen Krankenanstalten* und *Behandlungsstellen* zu, von denen wir annehmen, daß dermatologisch geleitete Institute einen Einblick gewähren können. Aber auch hier kommen uns sofort Schwierigkeiten entgegen. Wenn auch in Zivilanstalten vorwiegend Angehörige der minderbemittelten Bevölkerung (hierzu ein paar größere Privatanstalten) kommen, so hängt doch der Besuch von vielen Faktoren ab (Lage des Spitals, Möglichkeit anderweitig erreichbarer Hilfe, z. B. beim Kassenarzt, passende oder unpassende Ordinationsstunde usw.). Konstanter werden die absolut spitalsaufnahmebedürftigen Fälle sein, da hier oft die Not zur Aufnahme zwingt.

Eine Übersicht über die Krankenbewegung in den allgemeinen Heilanstalten Deutschlands bezüglich der Jahre 1919—1922 ergab:

Jahr	Ge-schlecht	Summe aller Behandelter		Hiervon Krankheiten der äußeren Bedeckungen		und zwar					
		Anzahl	Summe	Anzahl	Summe	Krätze	Haut-aus-schläge	Zell-gewebs-entzün-dung	Ver-bren-nungen	Erfrie-rungen	andere Krank-heits-formen
1919	männl.	773 660	} 1 616 831	119 917	} 196 540	42 132	11 027	42 383	5406	671	10 298
	weibl.	843 171		84 625		35 064	10 006	28 222	2949	296	8088
1920	männl.	870 829	} 1 758 615	129 525	} 218 731	49 881	13 592	48 371	5279	501	11 901
	weibl.	887 786		89 206		38 112	11 642	28 610	2559	196	8087
1921	männl.	873 488	} 1 745 682	117 319	} 189 278	39 686	12 473	47 677	5093	563	11 827
	weibl.	872 194		71 959		26 940	9 702	25 834	2243	223	7017
1922	männl.	889 445	} 1 764 354	105 408	} 167 986	30 991	11 377	45 354	5448	1071	11 167
	weibl.	874 909		62 578		21 640	9 052	22 970	2253	338	6325

nach den Aufzeichnungen der *medizinal-statistischen Nachrichten.*

Aber auch die ins Spital aufgenommenen Hautkranken können nicht immer statistisch richtig erfaßt werden, da die Behandlung auf der dermatologischen Abteilung nicht immer regelmäßig bis zu Ende geführt werden kann. Vorzeitige Entlassung auf Wunsch der Patienten aus verschiedenen Gründen, Transferierung in andere Spezialabteilungen sind nur zwei Motive. So waren in der dermatologischen Abteilung des Wilhelminenspitals in Wien (Vorst.: Prof. Oppenheim) nach der Reihenfolge der ersten 10 Krankengeschichten an Verpflegstagen ausgewiesen bei Ekzemkranken 8, 18, 18, 17, 10, 31, 37, 13, 18 und 6, hingegen bei Psoriatikern 1, 75, 2, 31, 27, 32, 27, 60, 3, 82. Man ersieht besonders aus diesen Zahlen, daß verschiedene Gründe für den kürzeren oder längeren Spitalsaufenthalt maßgebend gewesen sein müssen.

Unter anderem mit *statistischen Untersuchungen* bei *Krankenkassenmitgliedern* beschäftigte sich Prinzing in einer älteren Arbeit, die uns Zahlen aus den letzten Jahren des vergangenen Jahrhunderts bringt und die wir in mehreren Beziehungen auch für unsere Übersicht heranziehen können. Nach Prinzing wiesen nämlich die Angehörigen der Frankfurter Ortskrankenkasse für das Jahr 1896 bei einem Durchschnittsstand von 35 277 Mitgliedern die in den beiden folgenden Tabellen veranschaulichten Alters- und Erkrankungsverhältnisse in ihren Beziehungen aufeinander aus.

Es entfielen auf 1000 Mitglieder

	bis zu 20 Jahren		zwischen 20 u. 30 Jahren		zwischen 30 u. 40 Jahren		zwischen 40 u. 50 Jahren		zwischen 50 u. 60 Jahren		+ 60 Jahre
	männl.	weibl.	männl.	weibl.	männl.	weibl.	männl.	weibl.	männl.	weibl.	männl.
Gesamterkrankungen	1012,7	1141,8	1014,5	1202,3	1033,1	1291,4	1119,4	1078,6	1298,4	1237,3	1213,3
davon mit Erwerbsunfähigkeit . .	359,6	388,8	349,7	374,4	438,6	463,3	525,2	401,7	633,0	480,2	559,4
u. zw. wegen Hauterkrankung	53,1	40,5	37,3	24,8	40,0	39,8	35,4	39,0	40,9	45,2	36,9

ferner erkrankten auf 1000 Mitglieder an

	chronischen Hautkrankheiten				Krätze				Geschwüren, Abscessen			
	Männer		Frauen		Männer		Frauen		Männer		Frauen	
bis zu 20 Jahren	39,1	5,8	33,7	7,6	11,4	5,9	4,8	1,3	42,3	11,3	27,1	8,3
20—30 Jahre	32,1	4,1	33,5	4,8	10,0	3,9	3,9	1,4	33,3	8,6	24,1	5,7
30—40 ,,	23,0	2,8	25,4	6,3	3,2	1,6	—	—	23,5	14,6	26,3	10,5
40—50 ,,	16,4	3,0	22,8	4,3	2,1	0,8	—	—	25,4	11,2	34,8	23,9
50—60 ,,	21,3	3,1	24,5	16,7	2,3	0,8	—	—	22,8	12,6	61,1	16,7
+60 ,,	30,6	10,2	—	—	2,0	—	—	—	24,5	10,2	—	—
	ü	m.E.U.	ü	m.E.U.	ü	m.E.U.	ü	m.E.U.	ü	m.E.U.	ü	m.E.U.

ü = überhaupt; m.E.U. = mit Erwerbsunfähigkeit.

In Ergänzung der ersten Tabelle ist hier die zweite nach PRINZING in bezug auf dermatologische Vorfälle wiedergegeben. Unter den Erkrankungen der Haut ist aber, wie ersichtlich, verschiedenes zusammengefaßt, z. B. sind Abscesse und Geschwüre, also teilweise chirurgische Erkrankungen, mit solchen der Haut vereint genannt, so daß die tatsächliche Zahl der Hautkranken schon aus diesem Grunde nicht genau angegeben ist.

In einer zweiten Statistik verwendet PRINZING Ergebnisse aus der Bockenheimer Krankenkasse. Die Zahlen sind, da dieselbe weniger Mitglieder zählt als die Frankfurter, zwar viel kleiner (es sind ca. 4000 Männer und 1000 Frauen und darum bei der Zusammenstellung hauptsächlich die Männer berücksichtigt), aber die Resultate sind aus den Berichten von zwei Jahren (1896 und 1897) gewonnen. Es ergaben sich auf je 1000 Mitglieder im Alter

unter 20 Jahren	zwischen 20 und 30,	30—40,	40—50,	50—60
83,4	56,3	55,3	49,7	62,7

Erkrankungen der Haut mit Erwerbsunfähigkeit, also im allgemeinen höhere Zahlen als bei der Frankfurter Kasse, wie dort überhaupt im Berichtsjahr die Zahl der Erkrankungen kleiner war als bei der Bockenheimer Ortskrankenkasse.

Zwei große Wiener Krankenkassen geben uns Zahlen der Erkrankungshäufigkeit ihrer Mitglieder, der Krankentage einzelner Erkrankungen an, so daß sich uns hier auch Ergebnisse bezüglich der Hautkrankheiten darbieten. Es sind daher diese in den folgenden Tabellen 1 u. 2 (für die Bezirkskrankenkasse für 1913 und 1924, beim Verband der Genossenschaftskrankenkasse und der mit diesem vereinigten Allgemeinen Arbeiterkrankenkasse für dieselben Jahre und außerdem 1912 und 1924) in einigen Punkten zusammengestellt.

Unter Hinweglassung der im Jahre 1913 oder 1924 noch nicht oder nicht mehr verzeichneten Kategorien haben bei Zuhilfenahme der tatsächlichen Zahlen an Stelle des Zeichens — ferner der hier nicht angegebenen entsprechenden Zahlen aus den Jahren 1919 und 1920 folgende Berufsangehörige der Bezirkskrankenkasse (die hier

Tabelle 1. *Anzahl der verschiedenen Berufsangehörigen der Wiener Bezirkskrankenkasse,*
wobei die Zahlen je 100 Angehörige bedeuten und nur die Zahlen von 10 aufwärts (= 1000
Mitglieder) aufgenommen sind und die errechnete Anzahl der Hauterkrankungen sowie der
Krankheitstage für die jeweilige Gruppe auf je 100 Mitglieder in den Jahren 1913 und 1924.

Beruf	1913			1924		
	Hauterkrankungen auf je 100 Mitglieder	Mitgliederzahl in Hunderten	Krankheitstage auf je 100 Mitglieder	Hauterkrankungen auf je 100 Mitglieder	Mitgliederzahl in Hunderten	Krankheitstage auf je 100 Mitglieder
Auskocher, Ausspeiser	—	—	—	3,0	16	75,6
Bäcker, Brotfabriken	2,0	10	60,6	0,8	13	14,2
Baugewerbe	2,0	364	46,0	3,2	123	64,6
Beamte, Zeichner	0,8	82	13,1	0,6	39	12,0
Buch-, Kupfer-, Steindrucker	1,4	14	26,0	—	—	—
Chem. Produkt.-Erzeuger	2,4	14	51,0	1,8	12	31,4
Diener, Hausgehilfen	1,0	100	24,0	0,7	659	14,6
Färber und Appreteure	2,2	10	36,3	Kategorie fehlt		
Federnschmücker, Kunstblumenerzeuger	1,4	12	21,4	—	—	—
Fleischhauer, Selcher	0,8	12	8,7	—	—	—
Fuhrwerker	0,8	40	19,1	—	—	—
Gastwirtschafts-, Hotelangestellte	2,0	19	24,9	1,7	14	21,6
Handlungsbeflissene	0,8	114	19,3	1,1	72	22,6
Heil- und Badeanstalten	1,3	25	36,5	0,9	25	11,8
Holz-, Kohlen-, Kalkhandlungen	1,8	32	19,9	1,2	24	17,4
Installateure, Elektrotechniker	1,0	19	20,4	—	—	—
Kaffeehausangestellte	1,6	13	40,7	—	—	—
Kanditen-Konservenerz. Zuckerbäcker	2,2	45	38,3	2,1	20	40,0
Kunst- u. Naturblumenbinder, Gärtner	1,5	13	20,0	—	—	—
Lagerhausarbeiter	2,1	11	35,3	—	—	—
Lebensmittelhandel	Kategorie fehlt			1,1	24	28,0
Lederfabrik, -handlung	1,6	10	22,7	—	—	—
Maschinenbauer, Mechaniker	1,9	11	36,7	—	—	—
Metallwarenindustrie	1,2	14	17,1	1,3	17	14,2
Milchgewinnung und -verwertung	0,8	36	11,2	—	—	—
Papierwarenerzeugung	0,9	18	11,5	1,0	10	50,8
Pfaidler, Näher, Sticker	1,3	140	20,4	1,0	110	19,6
Schiffs- und Bahnbedienstete	2,6	15	52,9	—	—	—
Schlosser	—	—	—	1,3	28	16,0
Schneider	—	—	—	1,5	66	16,3
Spielwarenerzeug., Drechsler, Bildhauer	1,8	14	32,1	2,0	15	33,6
Spinner, Weber	2,6	10	35,8	2,0	13	60,0
Staats- (u. a. öffentliche) Bedienstete	Kategorie fehlt			0,7	52	?
Stroh- und Filzhuterzeug., Kürschner	—	—	—	0,6	18	11,2
Teichgräber	4,9	10	81,8	Kategorie fehlt		
Theater- und Vergnügungsetabl.-Angestellte	0,7	44	7,5	0,6	30	8,5
Tischler, Möbelerzeuger	1,1	12	18,3	1,7	32	21,8
Wäscher	3,5	51	93,3	3,5	15	144,3
Wirkwaren, Wollindustrie	—	—	—	0,7	14	18,3
Zeitungsangestellte	0,8	30	16,9	0,4	19	5,3

— = *Mitgliederzahl unter 10* (= unter 1000)

Summe aller hier verzeichneten Berufsangehörigen 1913: 1364 in Hunderten
                 1924: 1470 „   „
Summe aller Berufsangehörigen der Bezirkskrkk. 1913: 1613 „   „
                 1924: 1754 „   „

verzeichnet sind) eine größere Erkrankungsziffer als 2,5 auf 100 Mitglieder: Aus
kocher, Bäcker, Baugewerbe, Buchdrucker, Chem. Produktenerzeuger, Federn-
schmücker, Kanditenerzeuger, Lederfabriksarbeiter, Machinenbauer, Papierwaren-
erzeuger, Schiff- und Bahnbedienstete (verschiedenes), Spielwarenerzeuger, Spinner,

Tabelle 2. *Verhältnis der Mitgliederzahlen bei den Genossenschaftskrankenkassen (Genoss.-Krkk.) und der mit diesen vereinigten Allgemeinen Arbeiterkrankenkasse Wiens (Allg. Arb.-Krkk.)* zur Gesamtzahl der Erkrankungen, *Krankheitstagen*, Hautkrankheiten überhaupt und drei solchen besonders hervorgehobenen: Hautentzündungen (hierauch Prozentzahlen gegenüber der Zahl der Hauterkrankungen), Herpes zoster und Psoriasis vulgaris, wobei nur Arbeitsunfähige berücksichtigt sind.

Jahr	Kranken-kassen	Anzahl der Mitglieder	Gesamt-krankheiten dieser *Krankheitstage*	Davon Hautkrank-heiten *Krankheitstage*	Hiervon Hautent-zündungen *Krankheitstage*	Gleich Proz. der Haut-krankheiten	Herpes zoster *Krankheitstage*	Psoriasis vulgaris *Krankheitstage*
			Männer					
1912	Genoss.-Krkk.	124850	50109 *1069474*	1755 *28135*	725 *13806*	41%	63 *715*	52 *1788*
	Allg. Arb.-Krkk.	115676	52228 *1012992*	1426 *23701*	624 *9882*	44%	59 *901*	21 *548*
1913	Genoss.-Krkk.	116155	51000 *1099883*	1618 *27558*	743 *12856*	46%	54 *793*	51 *1461*
	Allg. Arb.-Krkk.	110044	54299 *1077056*	1425 *24964*	580 *9639*	41%	51 *836*	36 *986*
1923	Genoss.-Krkk.	83867	26382 *669071*	875 *15650*	354 *6476*	41%	39 *550*	23 *632*
	Allg. Arb.-Krkk.	101772	44313 *992552*	1112 *20936*	488 *8889*	44%	48 *673*	25 *432*
1924	Genoss.-Krkk.	83468	36710 *889675*	995 *18681*	462 *8719*	46%	43 *555*	25 *611*
	Allg. Arb.-Krkk.	105690	57428 *1201076*	1022 *21256*	554 *9814*	54%	46 *677*	11 *513*
			Frauen					
1912	Genoss.-Krkk.	37985	13414 *286133*	357 *4929*	144 *1878*	40%	14 *121*	8 *203*
	Allg. Arb.-Krkk.	60021	25720 *567647*	716 *12603*	313 *4682*	43%	*291*	*131*
1913	Genoss.-Krkk.	39817	14380 *302806*	358 *5372*	171 *2548*	47%	12 *110*	15 *403*
	Allg. Arb.-Krkk.	58296	27662 *616317*	762 *13029*	320 *5120*	42%	53 *774*	4 *55*
1923	Genoss.-Krkk.	38515	20740 *532508*	582 *9879*	239 *4847*	41%	25 *323*	9 *295*
	Allg. Arb.-Krkk.	62379	28190 *718239*	707 *15811*	309 *6163*	43%	27 *442*	21 *431*
1924	Genoss.-Krkk.	43716	28124 *739659*	682 *13112*	303 *6708*	43%	26 *419*	23 *701*
	Allg. Arb.-Krkk.	64760	39150 *1071210*	844 *18744*	497 *9242*	59%	38 *529*	10 *344*

Tischler und Wäscher. Es hat den Anschein, als wenn hierbei die Erkrankungen an *Dermatitiden* eine größere Rolle spielen. Allerdings müssen wir, um hierüber genaueren Aufschluß zu erhalten, die Zahlen des Verbandes der Genossenschaftskrankenkassen und der Allgemeinen Arbeiterkrankenkasse heranziehen, da bei diesen häufig der größte Teil bestimmter Berufsangehöriger versichert ist, der bei der Bezirkskrankenkasse dann fehlt, vor allem die wirklichen Berufsangehörigen nicht nur Hilfsarbeiter usw., wobei wir es aber bei allen genannten Kassen hauptsächlich mit *Arbeiter*krankenkassen zu tun haben. Und da zeigt uns die Tabelle des „Verbandes", daß in den beiden Jahren 1912 und 1913 (Vorkriegszeit) sowie 1923 und 1924 die Erkrankungen an Dermatitis nie unter 40% der Hautkranken gesunken waren, soweit Grund zur Krankmeldung vorlag; wohl aber sind sie einmal auf nahezu 60% gestiegen. — Vergleichsweise sind noch zwei andere charakteristische Erkrankungen angeführt, *Herpes zoster* und *Psoriasis vulgaris.* Diese letztere machte gewöhnlich 1—3% der Hauterkrankungen aus und es ergibt sich hierin auch eine Übereinstimmung mit den Zahlen, die z. B. Jordan bezüglich Häufigkeit der Psoriasis erhob. Er fand unter 3634 Hautkranken 150 Psoriatiker, eine zweite Aufstellung ergab 272 unter 11125 Hautfällen also 2,5—4%, demnach etwas mehr als obige Zahlen auswiesen, die nur Arbeitsunfähige bedeuteten.

Eine vor noch nicht langer Zeit als äußerst hartnäckig und hinderlich beschriebene Erkrankung, die auch viele Berufsangehörige mit ihren Unannehmlichkeiten und Folgezuständen nicht nur quälte, sondern mitunter auch lange Zeit und wiederholt arbeitsunfähig machte, sind die Varicen (Nobl) und besonders ihre Folgezustände, die *Ulcera cruris.* Nach einer Statistik von Schulte (Lehmann) sind die im Stehen Arbeitenden von Varicen weit mehr befallen als andere, da sich das Verhältnis wie 12,7 : 1 stellt. Es war also ein großer Fortschritt, als durch Unnas Zinkleimverband diesen Kranken ein rasches Aufstehen ermöglicht wurde, während sie sonst ans Bett gefesselt waren. — Über die Zahl der wegen Varicen zur Behandlung Kommenden gibt die Aufstellung Nobls Auskunft, da an dessen Behandlungsstelle der Allgemeinen Poliklinik in Wien die Mitglieder des „Verbandes" gewiesen werden. Die Zahlen geben somit eine Ergänzung zu den obengenannten und betragen z. B. für das Jahr 1924: 399 Männer und 388 Frauen. Wenn man bedenkt, daß, nachdem dieser Weg vornehmlich durch Linser angegeben worden war, heute die Varicen mit sehr gutem Erfolg durch Injektionen von konzentrierten Zuckerlösungen (Remenovsky) bekämpft werden, so läßt sich daraus ermessen, wie viel gegen diese lästige Erkrankung geschehen konnte, die früher oft für den Träger von schwerwiegender Bedeutung war. — Über statistische Nachweise und die Bedeutung eines der wichtigsten Hautleidens, der *Tuberkulose der Haut,* s. den Artikel von Volk in diesem Werke (Bd. III).

3. Berufsdermatosen. Besprechung derselben hauptsächlich vom Standpunkt der Wichtigkeit für den einzelnen oder die Gesamtheit.

Wir folgen Oppenheim (s. Bd. II) in seiner Besprechung dieser Erkrankungen, heben aber nur die verschiedenen sozialen Punkte hervor und geben zunächst einige Zahlen aus Oppenheims Kassenambulatorium. Wir behandelten in diesem unter 41200 Fällen von Haut- und Geschlechtskranken während 13 Jahren rund 27500 Hautfälle und unter diesen 5334 Hautentzündungen beruflichen Ursprungs. Es litt also ungefähr jeder 5. Hautkranke an einer durch die Beschäftigung erworbenen Hautentzündung.

Unter den in das Ambulatorium kommenden Kranken mit *Verbrennungen und Verätzungen,* die ja im Berufsleben der mit Beizen und ätzenden Substanzen Umgehenden eine wichtige Rolle spielen, (Brezina, Teleky) fielen uns die *Gießerverbrennungen* (gewöhnlich Fußrücken und Zehen betreffend und durch flüssiges Metall verursacht) auf. Im ersten Halbjahr 1910 waren unter sämtlichen dermatologischen Unfällen (fast durchgehend Verätzungen und Verbrennungen) $^1/_5$ Gießerverbrennungen. So wundert uns auch nicht die Angabe eines seit 30 Jahren im Beruf stehenden Gießers, er habe sich in dieser Zeit 8—10mal verbrannt oder die eines Lehrlings, daß ihm der Unfall in einem halben Jahre 2mal zustieß (Erhebungen des Referenten). Trotzdem scheint die Häufigkeit der Gießerverbrennungen bei uns in Wien jetzt geringer zu sein, obwohl z. B. in Perutz'

Ambulatorium vom 1. Januar bis 30. Juni 1926 wieder unter 63 Unfällen 16 Gießverbrennungen waren. Verbesserte mechanische Vorrichtungen für den Transport des flüssigen Metalls erweisen sich als günstig, da die Arbeiter früher oft die Pfannen tragen mußten usw. An dieser Stelle die Bemerkung, daß die Arbeiter angeben, daß durch Zugschuhe das flüssige Metall schwerer einrinnt als durch Schnürschuhe.

Die Zahl der *nicht akut auftretenden Aetzgeschwüre* (LÖWENBACH, ARMIEUX, LEVY SIRUGUE, KOELSCH, NEUGEBAUER, SACHS, SPIETSCHKA u. a.) war in unserer Ordination nicht allzu groß, wahrscheinlich, weil bei dem direkt gefährlichen Hantieren mit Kalk, Säure usw. nicht allzu viele Arbeiter beschäftigt sind, die leicht erkranken, wenn sie unvorsichtig sind oder ihre Haut nicht genügend schützen können (KIRSCH). Deshalb bezeichnet z. B. auch HOLTZMANN die elektrolytische Entfettung als die hygienisch idealste.

Die *Elektroindustrie* erfordert immer mehr Opfer durch die Unfälle, die sich ereignen. So waren beispielsweise in Holland im Jahre 1922: 77 743 (1921: 85 435) Unfälle hiervon durch Elektrizität 141 (15 tödlich) bzw. 135 (18 Todesfälle) im Vorjahr. Durch schwere Schädigungen kann es bei solchen Unfällen zu Nekrosen mehr oder weniger großer Körperteile, selbst ganzer Extremitäten kommen (JELLINEK, RIEHL). Aber auch relativ ganz schwache elektrische Ströme können unter Umständen sehr unangenehm werden. Kürzlich stellte sich Referenten ein Elektroinstallateur vor, der zufolge seiner bisher erfolglos bekämpften Hyperidrosis manuum beim Berühren der Kabel sehr häufig elektrische Schläge erhielt, gleichzeitig ein Beitrag zum Kapitel: Berufsberatung.

Von den *Erkrankungen der Talg- und Schweißdrüsen* ist *Acne* mehr lästig als berufshindernd, sind doch die Müller, Bäcker, Petroleumarbeiter usw. zum Teil stark beschmutzt. Wichtig aber ist es, daß gerade diese letztgenannten wie andere ihnen Verwandte durch den fortgesetzten Reiz auch an Carcinom erkranken können (ULLMANN).

Die *Hyperidrosis* (s. auch den angeführten Fall des Berufshindernisses in der Elektroindustrie) belästigt besonders Chlorkalk- und Anilinarbeiter und erzeugt Folgeerscheinungen, Rhagaden, Infektionen usw. Weiteres s. Berufswahl.

Unter den *gewerblichen Dermatitiden* nimmt das *Gewerbeekzem* den wichtigsten Platz ein. Hat dieses eine innere Ursache z. B. eine Magendarmstörung, die auch durch die Hast beim Essen hervorgerufen sein kann (JAQUET und JOURDANET) oder liegt eine Überempfindlichkeit gegen gewisse Stoffe vor, so sind die Arbeiter zumeist nicht in der Lage, der Schädlichkeit auszuweichen, der Beruf zwingt sie zu ihrem Verhalten, daß sie nicht ändern können. Schon HERXHEIMER zählt 1912 74 Gewerbe auf, die Ekzem veranlassen können, und seither ist die Zahl der Agentien durch den Ausbau der Industrie und die verschiedenen Arbeitsmethoden von Tag zu Tag gewachsen. Zu all dem kommt die heutige Arbeitslosigkeit, die oft zum neuerlichen Gang in die Fabrik zwingt, bevor die Ausheilung eingetreten ist und der Effekt heißt: Wiedererkranken. Wir kennen all diese Arbeiter mit ihren kranken Händen usw., die durch Schmerzen, Jucken und sonstige Unannehmlichkeiten zur manchmal wiederkehrenden Untätigkeit im Beruf verurteilt sind, wobei nur sorgsame Pflege hier und da eine Milderung gewährt. Leider überwiegt aber oft der Kontakt mit der Schädlichkeit.

Infektionen (Furunkel, Abscesse, Pyodermien) sind häufig vorübergehende Erkrankungen und dann gewöhnlich leichter zu bewerten. Im Gegensatz hierzu steht der *Milzbrand*. Untersuchungen von SMYTH ergaben, daß dieser eine ständige Gefahr für jene Personen ist, die mit der Verarbeitung infektiöser Materialien zu tun haben, da z. B. in mehr als der Hälfte der Ziegenfelle (etwas weniger häufig bei den Rindshäuten) Milzbrandbacillen gefunden wurden[1]). Noch eindringlicher sprechen die Zahlen, welche Smyth in einem andern Referat angibt. Von 7408 Arbeitern in Gerbereien für Viehhäute waren 619 einer Infektionsgefahr ausgesetzt; 1916—1920 erkrankten von diesen 59 (9,6%), d. i. im Jahre 1,9% an Milzbrand. Die entsprechenden Zahlen in Ziegenfellgerbereien sind 5881, 426, 32 (7,5%) = 1,5% im Jahre. — Im Deutschen Reich waren 1920: 35, 1921: 80, 1922: 118 (Burkhardt), 1923: 106 (Giulini) Milzbrandfälle beim Menschen gemeldet worden. Die ersterwähnten Zahlen von Burkhardt betreffend z. B. das Jahr 1922 schließen 112 Fälle von Hautmilzbrand ein, die mit der Ausübung des Berufes nachweisbar in Zusammenhang standen. Da unter den Erkrankungen 16 mit Tod endigten, haben wir hier auch ein Beispiel jener Erkrankungen, die den Wert eines Menschenlebens vollständig vernichten können. Damit kämen wir auch zur Frage, die sich Freudenberg vorlegt, nämlich der um die wirtschaftliche Bedeutung der einzelnen Todesursachen — für uns Krankheiten, die wir heute noch kaum beantworten können. Denn wenn Freudenberg den Wert eines durch den Tod vernichteten Menschenlebens in einem bestimmten Geldwert auszudrücken sich bemüht, so können wir solchen Zahlen bei Hautkranken sehr wenig gegenüberstellen, da uns höchstens Krankenkassenausweise u. dgl. zu Gebot stehen, die aber auch nur gewisse Kosten verrechnen. Über die verminderte Arbeitsleistung durch eine Hautkrankheit (z. B. ein Gewerbeekzem) erhalten wir hierdurch kaum hinreichend Aufschluß. Und dies in seiner Größe zu erfassen, wäre sehr wichtig, kann aber derzeit bei den Hautkrankheiten mit wenigen Ausnahmen (eine betraf das vorerwähnte Beispiel des Milzbrandtodesfalles) noch nicht geboten werden. — Nach dieser Abschweifung zum Thema zurückkehrend erwähnen wir als weitere Infektionskrankheit den *Rotz*, der aber an Bedeutung weit zurücksteht. Eine Statistik Schurmans meldet, daß in Holland von 1901—1925 nur 4 Todesfälle beim Menschen angegeben worden sind; da aber die Zahl der im gleichen Zeitraum erkrankten Tiere mit 509 beziffert ist, erweist sich immerhin auch hier die Möglichkeit der Infektion bei den Menschen, welche mit diesen beruflich zu tun haben (Kutscher usw.). — Auch die Infektionsfälle von *Maul- und Klauenseuche* — nach den amtlichen Berichten erfolgt die Übertragung in etwa 63% durch die Milch, in $^{1}/_{2}$% durch Milchprodukte und in etwa 34% durch Berührung mit Vieh (Melken, Warten usw.) (Spaeth) — sowie die sich hier und da ereignenden Infektionen mit *Schweinerotlauf* (Sieben) haben nicht so große allgemeine Bedeutung. Immerhin traten mitunter die Infektionen mit Maul- und Klauenseuche etwas gehäufter beim Menschen auf, wenigstens was die letzten Jahre betrifft, glücklicherweise nur selten einen ungünstigen Ausgang nehmend (Fahr). — Über Befunde von *Pilzen eigentümlicher Art* berichtet Clamann. Er erhob solche durch Untersuchung der Haut von Landleuten, wobei es sich entweder um intakte oder auch leichtschuppende, gerötete Hautbezirke handelte; manchmal bestanden auch Folliculitiden (mit Pilznachweis); doch wurde den leichten Krankheitserscheinungen, obwohl 50% der Untersuchten die Veränderungen aufwiesen, wegen der Geringfügigkeit keine besondere Bedeutung beigelegt.

Ohne auf weitere seltenere Vorkommnisse einzugehen (Übertragung von *Variola* usw. durch den Beruf) erwähnen wir die Scabies, deren Besprechung wir jedoch dem nächsten Teil des Abschnittes vorbehalten, ebenso wie die Tricho-

---

[1]) Welche Zufälle hier eine Rolle spielen können, dafür möge das dem Referenten bekannte Beispiel einer Milzbrandinfektion ein Zeugnis abgeben. Der Besitzer einer Wiener Gerberei wurde von seinem im Hof des Betriebes oft frei umhergehenden Storche gebissen und erlag alsbald der schweren Infektion, die er sich, den kleinen Unfall nicht beachtend, bei der Fortsetzung seiner Arbeit zugezogen hatte.

phytien und erinnern zum Schlusse nur noch an die sich immer wieder ereignenden Fälle von Ansteckung mit *Syphilis* auf außergeschlechtlichem Wege; wenn auch Lues strenggenommen nicht in den Rahmen dieses Artikels gehört, muß sie zufolge der Haut- und Schleimhauterscheinungen hier doch genannt werden, denn so erklären sich die Unglücksfälle bei Glasbläsern durch Benützen einer Pfeife usw. —

Die Wichtigkeit und Vielseitigkeit der im besonderen nur in großen Zügen und Beispielen besprochenen Gewerbehautkrankheiten wird heute allenthalben gezeigt und anerkannt. So sah man auf der letzten Hygiene-Ausstellung in Wien zahlreiche Moulagen von solchen aus der Sammlung FINGER-OPPENHEIM, Diapositive, Abbildungen und Tabellen von OPPENHEIM, ULLMANN, SACHS u. a. Im Deutschen Reich bieten u. a. die Ausstellungsgegenstände des *bayerischen Arbeitermuseums* (s. auch dessen Beschreibung von KARSCH) Gelegenheit, das Gebiet in großem Umfang zu überblicken.

4. Veränderungen an Dermatosen durch den Krieg und die Nachkriegsverhältnisse oder besondere Umstände.

Die im vorstehenden allerdings nur in bezug auf ihre Bedeutung für das Individuum und die Gesamtheit skizzierten Gewerbehautkrankheiten (es waren auch da nur die wichtigeren besprochen worden) erfuhren nun in ihrer Ausdehnung eine sprunghafte Bereicherung durch den Krieg, indem zu den bis dahin beschriebenen und sich nur langsam vermehrenden Schädigungen rasch sehr viele neue hinzutraten; diese ließen teils bekannte Krankheitsbilder entstehen, teils solche, die noch nicht oder nur wenig gesehen worden waren, brachten aber auch Veränderungen in der Verbreitung von Dermatosen, so daß diese durch geradezu epidemisches Auftreten von erhöhter Bedeutung für die Allgemeinheit wurden. Doch sind andererseits durch die Kriegsverhältnisse Krankheitsursachen weggefallen, so daß sich auch dadurch neue Erfahrungen bei den uns bis dahin geläufigen Bildern ergaben. So ist es z. B. gekommen, daß RIECKE betont, daß bei den von ihm beobachteten hautkranken Soldaten wenigstens in der ersten Zeit des Krieges gerade das Gewerbeekzem, also die bekanntermaßen sonst häufigste Gewerbedermatose und überhaupt so oft beobachtete Hauterkrankung, auffallend selten bei der Behandlung festgestellt werden konnte. Außer bei den eine Profession Ausübenden war ja die Schädlichkeit weggefallen, die im gewöhnlichen Leben dieser Menschen die Erkrankung nicht hätte zur Ruhe kommen lassen, mit ein Umstand, der zeigt, wie sehr die Verbreitung einer Krankheit vom Berufe abhängt. Diesen wenigstens in einer Richtung erfreulichen Beobachtungen müssen wir aber eine überaus große Zahl anderer gegenüberstellen, in welchen durch bisher nicht verwendete Substanzen und Agentien Hauterkrankungen hervorgerufen wurden. Es sind dies besonders die zahlreichen *Ersatzstoffe*, die an Stelle der leichterreichbaren, bewährten gestellt werden mußten. Hierzu gehört auch das in der Behandlung von Dermatosen so vielfach gebrauchte minderwertige Vaselin, da reines bei uns im Kriege kaum erlangt werden konnte. Schon 1916 erwähnte OPPENHEIM das häufigere Vorkommen von *Petroleumacne* bei Soldaten, denen Salbeneinreibungen mit Vaselin als Grundlage gemacht werden mußten. Der intensive Petroleumgeruch des verwendeten Vaselins allein erwies dieses als verunreinigt. Spätere Untersuchungen zeigten OPPENHEIM, daß bestimmte Vaselinsorten Dermatitis erzeugten, vor allem aber gewisse Arten eine bis dahin aus diesem Anlaß noch nicht beschriebene Hyperkeratose, das *Vaselinoderma verrucosum*. Immerhin bedeuteten diese Erscheinungen seitens der Haut vorwiegend nur Unannehmlichkeiten, allerdings auch Erschwerung der Therapie und manchmal diagnostische Irrtümer. Weit wichtiger aber wurden die Erkrankungen durch die allenthalben gebrauchten Ersatzstoffe (Brezina-Teleky), vor allem die vielen *Dermatitiden* durch Öle (Ullmann, Kister und Kammann, Eisner u. a.) Farbstoffe und Beize [Ursol] (Harvey, Rasch, Porosz), Ersatzschweißleder (Heffter, Froboese), Kunstharz (Sachs, Spitzer), um nur einige dieser Stoffe hier genannt zu haben (s. auch Oppenheim, Gewerbehautkrankheiten Bd. II ds. Werkes)[1]. Auch die Hautentzündungen durch giftige Gase, durch Bearbeitung von Explosivstoffen in den Munitionsfabriken gehören hierher, die aus verschiedenen Ländern beschrieben wurden (Anderson und Davidson, Levy, Oppenheim, Voegtlin). — In ausgedehntestem Maße erkrankten sowohl die Bearbeiter als auch jener Teil der Bevölkerung, welcher mit diesen minderwertigen und die verschiedensten reizenden Substanzen enthaltenden Agentien in Berührung kam, ein Zustand, der auch heute noch nicht vollständig verschwunden ist. (So sah Ref. erst kürzlich wieder eine schwere Dermatitis durch Ersatzschweißleder.)

Auf Grund 3jähriger, durch den Aufenthalt in Spezialabteilungen von Kriegslazaretten der Westfront gewonnenen Erfahrungen kommt Riecke (s. auch Bruck, Galewsky u. a.) zu dem Ergebnis, daß die häufigsten Erkrankungen der Haut damals parasitären Ursprungs gewesen sind, relativ wenig bei den Soldaten (infolge der kurzen Haartracht) *Pediculi capitis*, häufiger *Pediculi pubis*, besonders aber *Pediculi vestimentorum* mit ihren Folgezuständen, von denen hier zunächst *Pyodermie, Impetigo, Exkoriationen* und *Furunkel*, also wesentlich Schmutzkrankheiten erwähnt seien. Über diese wurde auch sonst allenthalben Klage geführt, und Daxenberger wie andere Autoren (s. auch *Jahresberichte deutscher Heilanstalten*) registrieren den Materialmangel, die Einschränkung im Gebrauch von Seife, die zunehmende Unsauberkeit, damit das Auftreten von Ungeziefer mit all den vorher erwähnten Folgezuständen. Unter den Gefahren dieser muß aber hier eine weitere besprochen werden, nämlich die der Infektion mit *Fleckfieber*, von dem ja im Kriege viele Gegenden und Menschen so außerordentlich bedroht waren, was letzten Endes durch die ungeheure Verbreitung der Pediculi vestimentorum zustande gekommen ist und uns hiermit ein warnendes Beispiel abgibt. „Was wir ohne die Hygiene und die guten sanitären Verhältnisse unserer mitteleuropäischen Städte wären, empfinden wir nicht, aber es graut uns, wenn wir sehen, was ohne sie Hunderte und Tausende sind", sagt Starkenstein bei der Besprechnng der sanitären Verhältnisse Polens, das ihm damals zur Zeit der Okkupation die traurigsten Einblicke gewährte und eine erschreckend hohe Erkrankungshäufigkeit an Fleckfieber bei der Zivilbevölkerung in Radom ergab, während bei der Armee kleinste Zahlen vorkamen. Es waren nämlich innerhalb des ersten Okkupationsjahres unter der Zivilbevölkerung 1328 Fleckfieberkranke gemeldet worden, beim Heere nur 6, woraus sich ergibt, wie die allerorts in höchstem Maße angetroffene und kaum zu bekämpfende Unreinlichkeit, die natürlich auch eine weitgehende Verbreitung der infektionsübertragenden Pediculi zur Folge hatte, die Menschenleben vernichtete. Hier zeigte sich so recht der Wert einer streng und sachlich durchgeführten Desinfektion, die auf der Kenntnis der Lebensgewohnheiten der Pediculi fußend zum Nutzen der Soldaten und der Eigenen durchgeführt worden war. — In früheren Zeiten hatte man ja die Pediculosis vestimentorum nicht häufig gefunden, was unsere heimatlichen Gegenden betrifft: Vielleicht hier und da bei herabgekommenen Individuen gelegentlich einer Aufnahme ins Spital oder

---

[1] Des Interesses halber sei erwähnt, daß die Lackdermatitis den Chinesen und Japanern seit mehr als 1000 Jahren bekannt ist (Pusey).

sonst bei Menschen, die sich sehr vernachlässigt hatten, in Nachtasylen hausten usw. Mit den durch den Kriegsausbruch hervorgebrachten Menschenwanderungen und der ausgedehnten Berührung mit Fremden, mit den neuen „Quartieren", mit der Unmöglichkeit der Reinigung des Körpers und dem langen Verweilen in den schmutzigen Kleidern war es auch zu einer weitgehenden Vermehrung der Pediculi vestimentorum gekommen, die dort, wo Flecktyphus war, die Übertragung vermitteln konnten. Es galt also vor allem, die Lebensbedingungen dieser Tiere zu erforschen, um ihrer dort Herr zu werden, wo ein Einfluß möglich war. Man konnte ermitteln, daß die Tiere durch Hitze stark, durch Kälte kaum geschädigt würden, daß vor allem auch gründliche Reinigung des Körpers notwendig sei, man erkannte den Wert odes Unwert der verschiedenen gasförmigen, flüssigen oder festen Desinfektionsmittel, kurz die Anwendung all dieser Faktoren zeitigte bei dem einen Teil (dem Heere) das erfreuliche Resultat, während die unbelehrbare Bevölkerung eine Beute der Kriegsseuche wurde, da bei ihr eine in gleicher Weise wie beim Heere gehandhabte Bekämpfung aller infektionsfördernder Faktoren nicht durchgeführt werden konnte.

Ohne auf dieses Thema hier weiter einzugehen, ersehen wir schon aus dem Erwähnten, von welch überaus großer sozialen Bedeutung die Verbreitung eines für uns früher ziemlich gleichgültigen Schädlings der menschlichen Haut hätte werden können und für viele geworden ist, dadurch, daß sich neue Umstände hinzugesellten, die der Krieg mit sich brachte und die nur der eine Teil der Menschen zu seinen Gunsten umgestaltete oder wenigstens öfters umgestalten konnte.

Wir wenden uns dem erwähnten Jahresbericht deutscher Heilanstalten nochmals zu und finden auch hier ein Ansteigen der *Schmutzkrankheiten* gegenüber den Friedensjahren: Zellgewebsentzündung 20,57 (16,26) bei Männern des Zeitraums 1917—1919 (1911—1913); Krätze 22,69 Männer, 16,17 (7,04) Frauen. Diese Zahlen aus dem Bericht 1921 geben die Verhältniszahlen auf je 10000 an. Ebenso erwähnt der Bericht 1922 diese Schmutzkrankheiten, vor allem auch Impetigo contagiosa, besonders aber Krätze, die noch besprochen werden wird.

Auch für *Rußland* stellt KOWALSKI 1924 ein gewaltiges Ansteigen dieser Krankheiten fest, da er unter 44500 Krankengeschichten vom Jahre 1914 bis 1922 14674 mit den Diagnosen *Scabies, Favus, Herpes tonsurans, Pediculosis* und *Pyodermie* fand, was die parasitären Hauterkrankungen um das 10fache gegenüber 1914 angestiegen zeigte, ein Bild der Verschlechterung der wirtschaftlichen Lage.

Das gehäufte Auftreten der *Krätze* war nicht bloß für die Zentralstaaten eine Plage, sondern auch für die andern. So erwähnt LAMBINET, daß in Lüttich eine Behandlungsstelle eingerichtet werden mußte, in welcher bis Anfang 1923 10082 Personen behandelt worden waren. Ähnlich über den Anstieg der Krätzehäufigkeit spricht sich THIBIERGE aus und betont, wie diese während des Krieges und nach demselben zustande gekommen sei. Der deutsche Bericht 1921 sagt, daß im Bezirk Stralsund oft 10% aller Kinder Scabies hatten, im Regierungsbezirk Breslau in manchen Schulen 20%, daß im Kreis Pr. Holland eine Ortschaft vollkommen krätzeverseucht befunden wurde, so daß dort fast kein Haus frei war, und daß in Oppeln 8967 Krätzefälle zur Beobachtung kamen. Auch der Bericht 1922 hebt noch die außerordentliche Verbreitung nach den Berichten fast aller Bezirke hervor.

Auch bei uns in *Österreich*, wo die Krätze vor dem Kriege keine wesentliche Rolle gespielt hatte — ich erwähne die Zahlen der in OPPENHEIMS Krankenkassen-Ambulatorium zur Behandlung erschienenen Scabieskranken, wo wir 1907 47 Männer und 12 Frauen, 1908 43 und 6, 1909 41 und 7 unter 1679, 2433 und

2859 Haut- und Venerischkranken fanden — kam es zu einer ganz bedeutenden Zunahme der Krätzeerkrankungen.

Vielen Beobachtern (Riehl, Scherber, Oppenheim u. a.) war dieses Überhandnehmen der Krätzeinfektionen schon in den ersten Kriegsjahren aufgefallen, welches hierdurch zur Suche nach Maßregeln aufforderte, damit man der Plage Herr werden könnte. In früheren Jahren war die Krätze, wo sie in den Spitalsabteilungen aufgenommen und behandelt worden war, ohne eine wesentliche Belastung des übrigen Betriebes zu bedeuten, eine nicht allzu ernst zu nehmende Erkrankung gewesen. Eine kleine Statistik Scherbers zeigte aber für die Jahre 1915, 1916 und 1917 eine Frequenzzahl von 412, 961 und 1520 Scabieskranken an der Hautabteilung des Rudolfspitals. Ebenso ergab der Monat Januar der Jahre 1915, 1916, 1917 und 1918 Oppenheim in seiner vom Rudolfspital weit abliegenden Ambulanz am Wilhelminenspital 18, 33, 101 und 125 Fälle, also eine noch weit höhere Zunahme, wenn man die Zahlen auf ein Jahr berechnet. Die Ursachen dieser außerordentlichen Steigerung der Erkrankungshäufigkeit der Scabies, die nicht mehr eine Erkrankung ärmerer Volksschichten darstellte, sondern auch in bessersituierte Kreise eingedrungen war, erwiesen sich als mannigfaltige. Die Berührung der verschiedensten, aus allen möglichen Gegenden stammenden Menschen, die überaus große und zunehmende Bedrängnis in den Wohnungen durch das dichte Beieinanderhausen boten nicht minder Grund für die Verbreitung als die sich durch die Kriegsverhältnisse ergebenden anderen Schädigungen. Die Unreinlichkeit, der Mangel an Seife, an Bädern, an Wäsche usw. förderten das Zustandekommen von Infektionen, die schon in den vorerwähnten Umständen ihre Ursache hatten. Zudem hatte sich, was die hier besprochene Scabies anlangte, ein schwerwiegender weiterer Grund eingestellt, der als besonders gesundheitsschädigend hinzutrat. In früheren Zeiten hatte sich bei uns das Unguentum sulfuratum Wilkinsoni als ein bewährtes Scabiesmittel erwiesen. Im Kriege fehlte es oder war minderwertig. Denn jeder einzelne seiner Bestandteile konnte nicht oder nur schwer beschafft werden, weder Schwefel, noch Schmierseife, noch Teer, noch reines Vaselin, so daß die sichere Wirkung in Frage gestellt wurde. Zudem dauerte eine Wilkinson-Scabieskur ungefähr eine Woche, war auch nicht bei allen Patienten anwendbar, so besonders bei kleineren Kindern, alles Umstände, welche die Krankheit rascher verbreiteten, als man ihrer Herr werden konnte. Die Versuche, eine Abkürzung des Verfahrens gegen die Scabieserkrankung und damit gegen ihre so überhandnehmende Ausbreitung zu erzielen, gleichzeitig aber auch einen Weg zu finden, auf welchem dieses Resultat auf eine für den Patienten minder lästige Weise zu erreichen als dies bisher gewesen war (man erinnere sich nur an die Beschmutzung der Wäsche, die durch Wilkinsonsalbe unbrauchbar wurde u. dgl.) führten Oppenheim zu dem ein Minimum von Belästigung für den Patienten bedeutenden Verfahren der Schnellkur nach Hardy. Am 1. September 1918 wurde in der Anstalt für Krätzeschnellkuren die nach Angaben Oppenheims errichtet worden war, der Betrieb unter dessen Leitung eröffnet. Die Behandlungsjahre

$$\left.\begin{array}{lr} \text{1918/19 ergaben } & 14\,676 \\ \text{1919/20} & 21\,697 \\ \text{1920/21} & 18\,222 \end{array}\right\} \text{Krätzekranke,}$$

von denen in jedem der 3 Jahre gegen 12000 Patienten (gleichzeitig auch etwa die Maximalleistung der Anstalt darstellend) der Schnellkur zugeführt werden konnten, da zeitweise auch bei stärkster Ausnützung der Anstalt nicht mehr Kuren zu bewältigen waren und die Leute anderen Behandlungen unterworfen werden mußten.

In bezug auf die Frequenz ergaben sich Oppenheim folgende Regeln: „Je zahlreicher die arme und arbeitende Bevölkerung des Bezirkes ist, desto mehr ist die Scabies verbreitet und desto größer ist auch dementsprechend die Frequenz der Anstalt, je wohlhabender und weniger den Arbeiterkreisen angehörig, desto geringer ist die Inanspruchnahme der Anstalt. Je näher der Gemeindebezirk der Anstalt liegt, desto mehr wird sie von den Bewohnern des Bezirkes aufgesucht und je dichter die Bevölkerung im Bezirke wohnt, desto mehr Krätzekranke entsendet sie in die Anstalt."

Infolge der exzentrischen Lage der erwähnten Schnellkuranstalt ergab sich nach den Ergebnissen obiger in Regeln zusammenfaßter Beobachtungen die Notwendigkeit der Errichtung einer zweiten gleichen Anstalt in Wien in der ab Mai 1920 bis zum Jahresschluß ca. 8000 und im folgenden Jahre 9736 Scabieskranke behandelt wurden.

Um diese Zeit und im nächsten Jahre erwies sich die Scabiesfrequenz abnehmend, so daß mit der einen ursprünglich errichteten Anstalt bei geringerem Betrieb ein Auslangen gefunden wurde und heute, wo viele der infektionsfördernden Faktoren für die Verbreitung der Scabies bei uns weggefallen sind, wird die Diagnose Scabies gegenüber jenen Zeiten nicht mehr allzu häufig gestellt.

Wie wichtig und eingreifend aber die Krätzeplage das gesamte Leben beeinflußt hat, das ersehen wir aus einem Artikel KRÜGERS über eine in Niederösterreich herrschende Scabiesepidemie, zu deren Bekämpfung die Errichtung einer Schnellkuranstalt notwendig geworden war. In dem betreffenden Gebiete war von seiten der amerikanischen Hilfsaktion eine Kinderausspeisung eingerichtet worden, da aber die Kinder bei der bestehenden ungemein großen Verbreitung der Krätze bei Jung und Alt auch alle sich an der Ausspeisung Beteiligenden infizierten, war eine Weiterführung des so segensreichen Ausspeisungswerkes unmöglich und es mußte in dem Zentrum des Gebietes, des Triestingtales eine Entkrätzungsanstalt errichtet werden, wo gegen 5000 Menschen, darunter $^1/_3$ Kinder, behandelt wurden. Hierauf verlor dann die Scabies ihren epidemischen Charakter.

Wenn die Scabies der Einzelperson rechtzeitig erkannt wird, stellt sie eine gewöhnlich rasch zu beseitigende Erkrankung dar. Nicht hingegen kann man dies von vielen *Pilzerkrankungen* sagen, die in den letzten Jahren ebenfalls zeitweise eine enorme Verbreitung gefunden haben und unter verschiedenen Bildern auftreten. So betont der erwähnte Bericht 1921, daß in Königsberg *Herpes tonsurans* sehr häufig beobachtet wurde, desgleichen im Regierungsbezirk Allenstein über 50 Fälle, in Oppeln 200, doch seien diese Erkrankungen gegenüber dem Vorjahre (dasselbe erwähnt der Bericht für 1922) im Rückgang. Wenn wir aber im selben Bericht lesen, daß im Jahre 1920 *Mikrosporie* in eine Schule eingeschleppt wurde (in früheren Zeiten war ja Mikrosporie bei uns nur ganz vereinzelt [FRÜHWALD]), die über ein Jahr bis zum Verschwinden brauchte, so gibt das einen Hinweis auf die Wichtigkeit eines solchen Ereignisses. Um so eher verstehen wir daher GUMPERT bei der Besprechnng eines Falles von Mikrosporie der Kopfhaut bei einem Realschüler, welcher durch kein gesetzliches Mittel zum Fernbleiben von der Schule zu bewegen war, da seine Erkrankung keinen Ausschließungsgrund darstellte wie die in der Verordnung genannten Fälle von Favus und Krätze. — In Paris und London waren Mikrosporieerkrankungen schon lange bei Kindern in größerem Ausmaße beobachtet worden. Die Pariser Stadtbehörden entfernten die Kranken und brachten sie in ein Internat. — Unter einem die Beobachtung, daß diese Erkrankung fast ausschließlich Kinder befällt (STEIN), selten hingegen Erwachsene (GUTMANN).

Die Behandlung der Mikrosporie dauert oft monatelang. KLEIN und ALIFERIS errechneten eine solche gelegentlich einer Epidemie in Frankfurt, welche etwa 100 Kinder betraf, mit durchschnittlich 3 Monaten.

Auch in Wien kam es zu einer weiten Ausbreitung dieser Pilzerkrankungen (Arzt und Fuhs). Hier nur eine kleine Aufstellung der Zahlen von Pilzerkrankungen bei Patienten männlichen Geschlechts, welche im Jahre 1922 auf einer Wiener dermatologischen Station verzeichnet wurden. Von insgesamt 875 Haut- und Geschlechtskranken waren 427 an Lues und anderen venerischen Affektionen (und solchen an den Geschlechtsorganen) erkrankt; von dem restlichen Teil von 448 nur an Dermatosen Leidenden 73 Fälle von Pilzerkrankungen, also $^1/_6$, zum großen Teil solche des Kopfes, die im wesentlichen die Gesamtkrankheitsdauer beeinflußten. Die Aufenthaltsdauer dieser 73 Menschen betrug ca. 4600 Tage = $12^1/_2$ Jahre oder 63 Tage im Durchschnitt. Auch wir kommen so zu hohen Ziffern und können den Schaden ersehen, welcher schon durch die Kosten für diese große Zahl der Verpflegstage erwächst.

Bei den Untersuchungen über die Pilzerkrankungsepidemie sind aber noch weitere interessante Momente zutage getreten, über die uns unter anderen Fischer berichtet. Damit gewinnen wir auch einen Einblick in den Mechanismus der Trichophytieübertragung. Fischer stellte zunächst fest, daß von Mitte 1917 ab in Berlin eine enorme Steigerung der Trichophytieerkrankungen Platz gegriffen hatte, so zwar, daß von den durch Fischer beobachteten Krankenkassenpatienten gegenüber früher als normal angesehenen 2% anfangs 1918 bereits 28 Trichophytiekranke von 100 Hautkranken erschienen. Die Epidemie hatte ihren Weg von Westen genommen, und Fischer konnte auf Grund seiner Kulturuntersuchungen feststellen, daß eine deutliche Verschiebung im Bilde der gewohnten Pilzflora stattgefunden hatte. Es waren durch Berührung des Militärs mit der Bevölkerung des Westens bis dahin in Deutschland nicht oder kaum beobachtete Pilzformen aufgetreten. So war nach den Untersuchungen Fischers 1914 und 1915 das Trichophyton rosaceum weder bei Militär- noch bei Zivilpersonen gefunden worden, hingegen schon 1916 und 1917 bei den in Belgien und Nordfrankreich infizierten Soldaten. In der zweiten Hälfte 1917 fand Fischer diesen Pilz auch bei der Inlandsbevölkerung und bei Berliner Einwohnern, so daß alsbald 23% aller Infektionen auf ihn zurückzuführen waren. Durch die Urlauber und solche Soldaten, die, obwohl in Behandlung gestanden, als scheinbar geheilt und doch noch infizierend entlassen worden waren und so neuerlich Krankheiten übertrugen, war es zur Ausbreitung gekommen. Sehr ähnlich sind die Ergebnisse von Untersuchungen, die Gutmann an Patienten aus der Gegend von Wiesbaden anstellte, welche auch auf größeren Zahlen basieren. Im Gegensatz zu Gutmanns Resultaten findet Bessunger bei Kranken aus der Bonner Hautklinik (die vorwiegend der Landbevölkerung angehörten) tierpathogene Formen und gibt damit gleichzeitig einen Beitrag zur Geschichte der Verbreitung für gewöhnlich nicht beim Menschen gefundene Erkrankungen und die Bedingungen hierzu.

Wieder ein anderes Moment bei der Erklärung einer Differenz im Auftreten einer Pilzerkrankung zeigen uns die Untersuchungen Csillags, die aber ein anderes Hautleiden betreffen, nämlich den *Favus*. Die Differenz betraf die Anzahl der Kopffavusfälle bei Bosniaken und Ungarn, welche Csillag in seinem Patientenstand eines Lagerspitals in ziemlich gleichem Ausmaße zu versorgen hatte. Unter 184 Kopffavusfällen waren 2 bei galizischen Juden, 10 bei Ungarn und 172 bei Bosniaken, unter diesen waren 153 Mohammedaner (89%). Da nun dem Glaubensbekenntnis nach die bosnische Bevölkerung damals sich in 36% Mohammedaner, 20% Römisch-Katholische und 42% Griechisch-Orientalische schied, überwogen die Mohammedaner unter den Favuskranken bedeutend, obwohl der Massenfavus eine soziale Erkrankung der überhaupt weniger hygienisch lebenden Bevölkerung darstellte. Als speziellen Grund für die besondere

Häufigkeit bei den Mohammedanern aber sieht CSILLAG die religiösen Vorschriften derselben an, die gebieten, daß der Gläubige seinen Fez auf dem Kopf behält, wenn andere Menschen ihre Kopfbedeckung ablegen. Dies ist auch der Grund, den CSILLAG für das häufige Auftreten des Kopffavus bei der orthodoxen jüdischen Bevölkerung Galiziens anführt.

Als vor dem Kriege noch nicht beschrieben, wurde oben das für die Betroffenen an und für sich nicht sehr bedeutungsvolle *Vaselinoderma verrucosum* erwähnt. Ebenfalls auf unreines Vaselin wurden unter anderen verschiedene Fälle von *Melanodermien* zurückgeführt; daß solche Braunfärbungen aus anderen Ursachen schon früher bekannt waren —Arsenintoxikation, Addisson, Pechhaut als Beispiel — braucht nur kurz erwähnt zu werden; doch gehören die nicht selten beschriebenen Fälle durch Ersatzstoffe bedingt hierher, da sie die Zeit des allgemeinen Mangels betrafen. Als solche Ersatzstoffe sind auch die verschiedenen Mehlsorten zu betrachten, welche durch lange Zeit als Genußmittel galten. Ebenfalls auf einen solchen Ersatzstoff führte RIEHL das Auftreten von Melanodermien zurück, die allerdings im Vergleich zu den vorerwähnten nur äußerst selten zur Beobachtung kamen (KERL). Trotzdem gehörten auch diese zu den Zeichen der Zeit, so wie die *Ödemkrankheit* (BETTINGER), die leider um so vieles öfter zu sehen war und die ihre Ursache letzten Endes in der Unterernährung so vieler Menschen hatte.

5. Notwendigkeit entsprechender Vorkehrung zur Vorbeugung und Verhütung von Hautkrankheiten bei Gefährdeten in den verschiedenen Altersklassen und Lebenslagen.

Die Wichtigkeit der Hauterkrankungen zwingt uns infolge der Bedeutung, die sie sowohl für den Einzelnen als auch für große Teile der Gesamtheit hat, zu Maßnahmen im Rahmen des Möglichen; und daß dies stattfinden kann, dafür haben uns die vorigen Abschnitte verschiedene Beispiele gebracht. Schon im Kindesalter müssen die Umstände in Betracht gezogen werden, welche das Auftreten von Hauterkrankungen verhüten, da diese auch da auf indirektem Wege soziale Schädigungen hervorrufen können. Denken wir an die Sorgen und Kosten, welche den Eltern und Ernährern erwachsen mit all dem, was sich nur hieraus allein ergibt! Es ist bekannt, wie leicht unzweckmäßige Nahrung, um nur ein Beispiel zu nennen, schwere Verdauungsausschläge der kleinen Kinder hervorruft. — Wichtige Aufgaben fallen dann dem Schularzt zu. Diese teilen sich in solche, die das Einzelindividuum betreffen (LEWANDOWSKI) und solche, die auch die übrigen Kinder berücksichtigen. Akute Exantheme und infektiöse Hauterkrankungen erfordern im Interesse dieser entsprechende Maßnahmen. Andere Erkrankungen aber, die das einzelne Schulkind befallen, es belästigen und gefährden, so daß es seiner Aufgabe, durch fleißiges Lernen in der Schule den Grundstock zu seinem späteren Leben zu bauen, nicht oder nur unvollkommen nachkommen kann, erfordern ein individuelles Vorgehen. Als solche Erkrankungen nennt LEWANDOWSKI *Scrophuloderma* und *Prurigo*, denen er auch *Psoriasis vulgaris* beifügt. Konnten Kinder aus dürftigen Verhältnissen in hygienisch einwandfreiere gebracht werden, so schwanden die Beschwerden in überraschend kurzer Zeit. Es zeigt sich somit die Wichtigkeit der Vorbeugung und Fürsorge, die häufig nicht in der Macht der direkten Angehörigen liegt oder bei ihnen nicht das nötige Verständnis findet — auch die Reinlichkeit ist dabei ein sehr wichtiger Faktor — und doch die Kinder auch durch die Vermeidung oder Linderung hinderlicher Krankheiten auf den richtigen Weg weist, ordentliche Menschen zu werden. — Nach dem Austritt aus der Schule tritt an die Beteiligten die wichtige

Frage der Berufswahl heran, und da sind es wieder auch Hautkrankheiten, die entsprechend berücksichtigt werden müssen (Kren), da sich sonst die schwersten Schädigungen des Einzelnen ergeben können, die in ihren Rückwirkungen der Gesamtheit zur Last fallen. Schon *äußere Entstellungen,* wie höhergradige *Acne vulgaris* des Gesichts, *Acne rosea, Alopecie,* ja eine ganz harmlose nur unglücklicherweise an sichtbaren Stellen lokalisierte und dort öfter wiederkommende *Psoriasis* kann vor allem bei Berufsangehörigen, denen Repräsentationspflichten obliegen oder die sonst Kundenverkehr u. dgl. haben, hinderlich sein. Sogar bei Arbeiterinnen anderer Kategorien kann das vorkommen. So suchte kürzlich Ref. eine Buchbinderin — sie war früher häuslich tätig, mußte aber jetzt wegen der allgemeinen schlechten Lage „verdienen" — in der Ordinationsstelle auf mit der Klage, sie sei innerhalb des letzten Halbjahres bereits auf dem sechsten Dienstplatz, da sich die anderen Frauen weigerten, mit dieser Person zu arbeiten, von der sie eine Ansteckung fürchteten. Und dabei hatte sie bloß an den Vorderarmen einige größere Psoriasisherde, die sie zunächst unter den langen Ärmeln ihres Kleides zu verbergen suchte. Von ihren Kameradinnen aufgefordert, die Ärmel bei der Arbeit aufzustrecken, mußte sie dies gegen ihren Willen tun und der Effekt war jedesmal Entlassung gewesen. — Hinderlich kann also auch ein dem Gegenüber leicht erkennbares und von ihm als unangenehm empfundenes oder gefürchtetes Hautleiden sein; ein zweites Beispiel bietet uns die *Hyperidrosis manuum,* wenn etwa die Menschen miteinander in direkte Berührung kommen müssen (Friseur usw.). — Eine solche Neigung zu Handschweiß ist aber außerdem in vielen anderen Berufen hinderlich und muß von vornherein berücksichtigt werden, wenn es gilt, einen Beruf zu ergreifen. Es sei an das erwähnte Beispiel des Elektroinstallateurs erinnert, der durch die Feuchtigkeit seiner Hände oft zu seinem Ärger elektrische Schläge bekommt, denen seine Arbeitskameraden nicht ausgesetzt sind, wenn sie Kontakte berühren usw. Die Klagen anderer mit Hyperidrosis Behafteter gehen dahin, daß ihnen das Metall fortwährend rostet, aus welchem sie feine Werkzeuge und Instrumente machen sollen; eine Schneiderin kann nur zum Nähen dunkler Stoffe verwendet werden, weil sie lichte durch den Schweiß beschmutzt, die Arbeitgeberin bezeichnet die Angestellte deswegen als minderwertig, das sind Klagen, die man von den Opfern einer unglücklichen Berufswahl zu hören bekommt und die sich ins Beliebige in ihrer Zahl vergrößern lassen. Wenn schon diese normalen Beschäftigungen für Menschen, die Neigung zu Handschweiß haben, ein Hindernis bilden, so gilt dies in um so höherem Maße für die Angehörigen jener Berufe, deren Ausübung Hyperidrosis erzeugt (Chlorkalkarbeiter z. B.), zu denen also Disponierte schon gar nicht zugelassen werden sollten. — Auch starker *Fußschweiß* ist nicht nur für den Behafteten selbst unangenehm, sonden auch für die Umgebung wegen des Geruchs, so daß jene, welche mit solchen Menschen in einem Zimmer arbeiten sollen, sich damit alsbald nicht einverstanden erklären werden. Eher taugt für die an Fußschweiß Leidenden Beschäftigung im Freien, wenn diese nicht andere Kontraindikationen zeitigt. Denn Menschen, welche *Neigung zu Erfrierungen* haben oder *anämische Zustände* der Finger (Raynaud), eignen sich nicht für den konstanten Aufenthalt im Freien, wie ihnen auch sonst Kälte nicht gut tut. — Ebenso ist das thermische andere Extrem, die *Hitze* für eine Reihe Hautkranker schädlich. *Acne rosea, Lupus erythematodes, Seborrhöe* gehören hierher, vor allen aber *juckende Erkrankungen,* bei denen sich der Reiz durch die Hitze ins unerträgliche steigern kann. Ebenfalls an dieser Stelle müssen wir auch schon die Ekzemdisponierten und Ekzemkranken nennen.

In der Ätiologie der wichtigsten Gewerbehautkrankheit, des *Gewerbeekzems,* sind, wie schon früher erwähnt, *Ichthyosis* und *Seborrhöe* hervorragend prädis-

ponierende Momente. So fand GARDINER in 28% seiner Fälle von Beschäftigungs-
dermatitiden Seborrhöe, welche als eigentlich krankmachende Ursache anzusehen war. Solche Menschen werden, wenn ihnen der Beruf ein weiteres schädigendes Agens mit sich bringt, Staub, reizende Chemikalien usw., sehr leicht an
Ekzem erkranken. Daß außerdem eine Reihe von Individuen eine angeborene
oder erworbene *Überempfindlichkeit* gegen verschiedene Stoffe, Holzsorten,
Pflanzen usw. aufweist, was sich in der Berufsausübung bald herausstellt, wenn
es nicht schon vorher bekannt gewesen ist, ist natürlich ebenfalls ein reiflich zu
überlegendes Moment.

Es gibt auch noch anderes, das bei der Berufswahl vom dermatologischen
Standpunkt aus zu beachten ist. Berufe, welche hauptsächlich feine Finger-
arbeit und genaues Gefühl erfordern, eignen sich schlecht für Menschen mit
verdickter Haut an diesen Körperteilen, ebensowenig sind solche Menschen,
die *wunde Fingerspitzen* und *kranke Nägel* haben (*Psoriasis der Nägel*) dort zu
gebrauchen, wo die Tätigkeit der Endphalangen erfordert wird. (Schneider,
Papierindustrie usw.) Auch das Gegenteil von zu dicker Haut ist von Übel.
Menschen mit *Epidermolysis bullosa* können sich nicht ungestraft schwereren
Insulten der Haut aussetzen und sind daher zu Arbeiten mit groben Verrichtungen
ungeeignet, so träfe dies Maurer, Tischler, Schlosser, Schuster, Packträger usw.

All das Vorstehende bedeutete wieder nur Beispiele, die sich reichlich vermehren lassen, die aber alle zeigen, daß eine Berücksichtigung aller Veranlagungen
der Haut sowie bereits bestehender Krankheiten notwendig ist, um nicht bei der
Auswahl einen groben Fehlschritt zu tun, oder sobald sich dieser herausgestellt
hat, ihn raschestens durch eine Berufsänderung zu verbessern. Denn ein Mensch,
der fortwährend mit solchen Schäden zu kämpfen hat, die andere nicht betreffen,
wird von vornherein minderwertig, das gilt im Gebiet der Hautkrankheiten so
wie in andern.

Durch solche Maßnahmen also wird es gelingen, die Zahl derjenigen herunter-
zudrücken, welche durch den Zustand ihrer Haut für einen bestimmten Beruf
ungeeignet sind und es bleibt nur ein allerdings noch sehr großer Teil übrig,
der die Beute von Hauterkrankungen wird oder werden kann. Daß aber auch
hier wieder möglich ist, vieles auszuschalten, dafür brachten die vorstehenden
Ausführungen mehrfache Belege. Es ist daher die Aufgabe aller beteiligter
Faktoren, nach Tunlichkeit auf diesem Wege fortzuschreiten.

Noch ein Umstand aber sei hierbei betont, obwohl er etwas uns alltäglich
Vorkommendes betrifft. Wir sehen fortwährend, wie ein therapeutischer oder
sonstiger Rat, den wir einem Hautkranken geben, oft lange Zeit zu keinem Resultat führt, das sofort erreicht wird, wenn der Kranke dieselbe Behandlung unter
anderen Verhältnissen — etwa im Spital — unter *sachgemäßer Pflege* bekommt.
Es ist demnach die *individuelle Situation* des Kranken zu berücksichtigen, seine
eigenen Lebensverhältnisse, auch die seiner Umgebung usw., ohne deren Erfassung häufig auch in der Bekämpfung eines Hautleidens kein Fortschritt
gemacht werden kann. Denken wir nur daran, wie oft es vorkommt, daß ein
Patient Umschläge verordnet bekommt, und daß sich dann herausstellt, daß er
einen dünnen Lappen 3—4mal des Tages angefeuchtet hat und „Umschläge"
machte trotz erfolgter anderweitiger Instruktion seitens des Arztes für die Verwendung des Heilmittels. Auch hier erwähnen wir wieder die Frage der *Reinlichkeit*, vielmehr den häufigen Mangel dieser, wodurch Pyodermien nicht zum
Verschwinden gebracht werden können u. dgl. mehr. Nur wenn alle diese Umstände entsprechend gewertet und berücksichtigt werden, kann auch da mancher
Erfolg erzielt werden, der sonst ausgeblieben wäre und der dann mit ist ein
Baustein im Leben des Einzelnen und für die Gesamtheit.

6. Berücksichtigung der Heredität.

Dieses Interesse an dem Wohlergehen der Gesamtheit fordert von uns noch ein weiteres. Denn wenn wir unser Augenmerk nicht allein auf die jetzt gerade Lebenden wenden, sondern auch deren Familiengeschichten in bezug auf ihre Krankheiten berücksichtigen, so finden wir, daß die Gesetze der Vererbung — wir verzeichnen hier ihre Erkennung durch den Brünner Augustinerpater Gregor Mendel (1865) — sowie andere Eigenschaften und (oder: der) Organsysteme auch die Haut umfassen, demnach auch hier für das ganze Menschengeschlecht von einer Wichtigkeit sind, deren Größe wir heute allerdings erst ahnen können. Wie schon die Folge eines allgemeinen Leidens — etwa *Diabetes* — auch bezüglich der Haut zu einem Krankheitszustand prädisponiert, der das Einzelindividuum in der in all diesen Zeilen angedeuteten Art — denken wir z. B. an die verschiedenen krankheitsbegünstigenden Momente im Gebiete der Gewerbedermatosen — schädigen kann, so ergibt sich bereits hier trotz des scheinbaren Fernabliegens die Wichtigkeit einer die Haut nicht direkt treffenden Belastung. (Einiges hierüber noch später.) Wir wollen uns hier aber dem speziellen Inhalt des Artikels entsprechend zunächst mit der direkten Vererbung der Hautkrankheiten befassen, die schon längere Zeit bekannt ist. Dieses Bewußtsein des Vererbten kommt ja auch bereits in manchen Krankheitsbezeichnungen zum Ausdruck, so z. B. in Namen *Epidermolysis bullosa hereditaria*. Eine genauere Bekanntschaft mit den Gesetzen der Vererbung ist allerdings auch heute noch — sind doch seit ihr Studium wieder ernstlich aufgegriffen wurde, kaum 3 Jahrzehnte verstrichen — lückenhaft, doch werden manche auffallende Erscheinungen unserem Verständnis nähergerückt, warum z. B. Blutsverwandtschaft der Eltern bei sehr selten vorkommenden Hautleiden eine größere Rolle spielt. Als Beispiel nehmen wir das *Xeroderma pigmentosum*, bei welchen von verschiedenen Beobachtern *Konsanguinität der Eltern* festgestellt worden war (Löwenbach). Da hier die Möglichkeit der Vererbung der seltenen krankhaften Anlage viel größer ist, wenn die Erzeuger von *einem* Ahnen abstammen, der den Grund zur Erkrankung abgibt (Siemens), gibt uns das vielleicht ein Verständnis der Tatsache des familiären Auftretens dieser Erkrankung, die sich wie andere durch ihre Seltenheit auszeichnet — glücklicherweise, müssen wir sagen. Denn wie bedauernswert auch die unglücklichen Opfer des *Xeroderma pigmentosum* sind, so ergibt sich unserem Denken in Hinblick auf die Allgemeinheit nach den von Siemens u. a. geführten Untersuchungen die Hoffnung, daß sie die Ausnahmen bleiben werden und dieser Erkrankungsform keine wesentliche soziale Bedeutung zukommen dürfte. — Wir haben hier zunächst das Xeroderma pigmentosum als eine das Einzelindividuum schwer schädigende Erkrankung herausgegriffen und die mutmaßliche Bedeutung der elterlichen Blutsverwandtschaft erwähnt, um in diesem Falle die Wichtigkeit dieser zu betonen. In andern Fällen, die hierher gehören (*Ichthyosis congenita*) ist zwar die Bedeutung für manches befallene Individuum noch schwerwiegender, da dieses (bei ausgesprochenem Krankheitsbilde) nicht lebensfähig ist, doch sind auch diese Fälle sehr selten und kommen darum für die Allgemeinheit nicht in Betracht, während man solches vom *Albinismus universalis*, der sich wie das Xeroderma pigmentosum meist bei mehreren Kindern derselben Familien zeigt, nicht mehr sagen kann. Denn diese Individuen sind lebensfähig und leiden darum unter ihrem Zustande, der sich doch weit häufiger findet als die vorgenannten Krankheiten, die das Menschenleben in der Regel frühzeitig vernichten. Doch auch für den Albinismus universalis bei einer Bevölkerungszahl Deutschlands von 60 Millionen Menschen 3000 albinotische Individuen annehmend (Siemens), kommen wir für die genannten 3 Erkrankungen,

die seit längerer Zeit auf Konsanguinität der Eltern zurückgeführt werden,
noch nicht zu dem Resultate, daß der Schaden dieser für die Nachkommenschaft in bezug auf die Haut ein gewaltiger sei, wenigstens was die Allgemeinheit
angeht. Liegt doch andererseits auch der Gedanke nahe, daß durch Verwandtenehe auch erwünschte Eigenschaften übertragen werden (MARCUSE), die somit ein
Plus bedeuten, welches das Gesamtergebnis (die Schädlichkeiten einer solchen
Vermischung andern unglücklicheren Fällen gegenübergestellt) günstiger gestaltet.
Wir sehen also, daß die Rolle der Konsanguinität der Eltern in der Vererbungs-
pathologie der Haut (zu den angeführten Krankheiten kommen noch einige
weitere hinzu, bei denen solche elterliche Verhältnisse beobachtet wurden) keine
solche ist, daß sie in sozialer Hinsicht eine allzu große Bedeutung hätte.

Weit wichtiger aber ist die Vererbung überhaupt, bei welcher wir von dem
speziellen Fall der Blutsverwandtschaft der Eltern absehen, denn hier sind nach
den Resultaten der Untersuchungen von BAUER, HAMMER, LENZ, MEIROWSKY,
SIEMENS u. a. die verschiedensten Möglichkeiten einer Übertragung gegeben. Wir
finden unter den Namen jener Erkrankungen der Haut, welche zufolge bekannt
gewordener erblicher Belastung und Auftretens bei verschiedenen Individuen
eines Stammbaums von den Autoren verzeichnet wurden, die uns geläufigsten
dermatologischen Bezeichnungen. Wenn uns unter diesen nur *Atherome, senile
Warzen* oder *Hypotrichosis*, um einige Namen zu nennen (SIEMENS), aufstießen,
könnte man ja nicht gerade von sozialer Bedeutung sprechen, aber Fälle von
Ichthyosis vulgaris, Hyperidrosis palmae et plantae, Psoriasis vulgaris, Varicen,
um auch hier einige Beispiele zu bringen, müssen in Hinblick auf all das in den
vorigen Kapiteln Gebrachte wohl beachtet werden. — Ohne hier auf die verschiedenen Theorien der Arten der Vererbung u. dgl. weiter einzugehen, wollen wir an
dieser Stelle nur daran erinnern, daß sich z. B. bei den verschiedenen Naevusarten
in weitaus dem größten Teil Vererbung erweist, die manchmal ganz überraschende
Übereinstimmung der übergebenen Form, Lokalisation usw. erkennen läßt.
Aber nicht nur das. Im mikroskopischen Bild zeigt sich vielleicht noch ein
weiteres, das Fehlen des Pigments, die ungenügende Ausbildung der Capillaren
u. dgl., so daß sich gleichzeitig mit dem Gedanken an die Erbanlage auch der
einer *Minderwertigkeit* des untersuchten Hautabschnittes gegenüber einem normalen einstellt. Und wie der ganze menschliche Körper, damit er in bezug auf
die Anforderungen, die das „Leben" an ihn stellt, funktionstüchtig und „normal"
sein muß, so können eben Konglomerate aus solchen minder tüchtigen, unaus-
gebildeten oder anders erzeugten Teilelementen nicht das Resultat ergeben,
welches wir als das uns gewohnte Normale betrachten und mit dem das Auskommen in der umgebenden Natur gefunden wird. Die Erbanlage hat, wenn
auch in kleinem Maßstab, bei dem gebrachten Beispiel des Naevus doch gerade
durch das so häufige Auftreten in diesem Fall uns deutlich erkennbar, eine solche
Verschlechterung zustande gebracht. Wir ahnen, wie weit sie jene große Menge
von Menschen belastet, die an einer derartigen Erkrankung leiden, deren Wurzel
eben in einem Vorfahren zu suchen ist. Die Reihe der Hauterkrankungen, denen
heute eine solche Ätiologie zugeschrieben wird, ist bereits eine lange, doch da die
Verhältnisse sehr oft äußerst verwickelt sind, kennen wir nur einzelne Glieder
dieser Kette, die uns aber auch schon die Wichtigkeit erkennen lassen, soweit es
sich um Vererbung von Dermatosen handelt. Nochmals betonen müssen wir
aber einen weiteren Faktor im Gebiete der Vererbungsanlagen. Und dieser ist
die *Disposition,* soweit sie, den Organismus in nichtdermatologischer Hinsicht
treffend, wieder dermatologische Schädigungen erzeugt oder erzeugen kann.
So führt KROMAYER als einen wichtigen Faktor in der Ätiologie des Ekzems die
Harnsäure-Diathese an, der er noch einige andere Konstitutionsanomalien an·

schließt. Ist eine solche Disposition vorhanden, so genügen schwächere äußere Reize für die Entstehung eines Ekzems, Scheuern der Kleider, Kratzen, Schwitzen usw. Wir kommen zum Ausgangspunkte unseres Abschnittes zurück. Wurde die Möglichkeit einer solchen Erbanlage übersehen, indem ein ungeeigneter Beruf ausgeübt wird, dann leidet ein solcher Mensch unter den Folgen, die er sonst nicht hätte auf sich nehmen müssen und es zeigt sich, wie das Interesse am Wohlergehen der Menschen auch vom dermatologischen Standpunkt aus gesprochen, ebenfalls eine genauere Berücksichtigung der hereditären Verhältnisse verlangt, die neben allen andern nicht vernachlässigt werden sollen. Wie weit abgesehen von der Auslese der Ehekandidaten die überlieferte direkte Erbanlage verbessert werden kann, ist viel weniger in unserer Macht, als das zweite: die Bedingungen, unter denen sich das Individuum entwickelt. Folglich müssen wir trachten, wenigstens diese so zu gestalten, daß sich ein Resultat ergibt, wie wir es wollen: Ein brauchbarer Mensch.

Literatur.

Anderson u. Davidson: On the health of munitions workers in a shell filling factory. Glasgow. med. Journ. Bd. 97, Nr. 1 u. 2. 1922; Ref. Zentralbl. f. d. ges. Hyg. Bd. 1, S. 153. — Armieux: Gaz. des hop. civ. et milit. 1853. — Arzt: Die Mikrosporie. Ein Geleitwort zu einem Lehr- und Aufklärungsfilm, zusammengestellt auf Grund von Erfahrungen aus der Wiener Epidemie. Wien. med. Wochenschr. Jg. 72, Nr. 36 u. 37. 1922. — Arzt u. Fuhs: Über durch Trichophyton violaceum hervorgerufene Pilzerkrankungen. Dermatol. Wochenschrift Bd. 76, Nr. 19. 1923. — Bauer: Vorlesungen über allgemeine Konstitutions- und Vererbungslehre. Berlin: Julius Springer. — Bessunger: Untersuchungen über Dermatomykosen in der Bonner Hautklinik 1915. Bonn. — Bettinger: Die Ödemkrankheit auf Grund der Kriegserfahrungen des pathologischen Instituts Halle. Virchows Arch. f. pathol. Anat. u. Physiol. Bd. 234, H. 1. 1921. — Brezina-Teleky: Wiener Arbeiten aus dem Gebiete der sozialen Medizin (verschiedene Jahrgänge, besonders auch 1921 über die Kriegsjahre). — Bruck: Zur Behandlung der „Kriegsdermatosen". Wien. klin. Wochenschr. Jg. 28, Nr. 26. 1915. — Burkhardt: Ergebnisse der Statistik über Milzbrandfälle unter Menschen im Deutschen Reich für das Jahr 1921. Mitt. d. Reichsgesundheitsamtes Bd. 22, H. 2. 1924. — Cederkreutz: Vorkommen der Lepra in Finnland. Finska läkaresällskapets handl. Bd. 67, Nr. 2. 1925; ref. Zentralbl. f. d. ges. Hyg. Bd. 11, S. 125. — Clamann: Charakteristische Pilzformen (Befallungspilze, Schwärzepilze) auf der Haut der Landbevölkerung. Dermatol. Wochenschr. Bd. 78, Nr. 21. 1924. — Crozer Knowles, zit. nach Oppenheim: Definition, Statistik und Klinik der beruflichen und gewerblichen Dermatitiden, in Ullmann, Oppenheim, Rille: Schädigungen der Haut, Bd. II. — Csillag: Fez und Favus bei den bosnischen Mohammedanern. Arch. f. Dermatol. u. Syphilis Bd. 134, S. 309. 1921. — Davis: Hookworm. Infection as influenced by the wearing of shoes. Americ. journ. of trop. med. Bd. 5, H. 1. 1925; ref. Zentralbl. f. d. ges. Hyg. Bd. 10, S. 619. 1925. — Daxenberger: Die Bekämpfung der Schmutzkrankheiten in der Schule. Zeitschr. f. Gesundheitsfürsorge u. Schulgesundheitspflege Jg. 37, Nr. 2. 1924. — Ehrmann: In Mracek, Handb. d. Hautkrankheiten Bd. I. — Eisner: Über Hautentzündungen infolge naphthalinhaltigen Schmieröles. Zentralbl. f. Gewerbehyg. u. Unfallverhütung, N. F. Bd. 1, Nr. 2. — Ergebnisse der Heilanstalts-Statistik im Deutschen Reiche für die Jahre 1917—1919. Mitt. d. Reichsgesundheitsamtes Bd. 22, Nr. 2. 1924. — Fischer: Statistische Beiträge zur Trichophytie-Epidemie. Dermatol. Wochenschr. Bd. 68, Nr. 10. 1919. — Freudenberg: Versuch zur Erfassung der wirtschaftlichen Bedeutung der einzelnen Todesursachen. Zeitschr. f. Hyg. u. Infektionskrankh. Bd. 103, H. 1. — Froboese: Kunstleder als Schweißlederersatz und seine Prüfung. Arb. a. d. Reichs-Gesundheitsamte Bd. 53, H. 1. 1922. — Frühwald: Über eine Mikrosporieendemie in Chemnitz. Dermatol. Wochenschr. Bd. 78, Nr. 14. 1924. — Galewsky: Kriegsdermatosen und der Einfluß des Kriegsdienstes auf die Krankheiten der Haut. Ebenda Bd. 64, H. 17. 1917. — Gardiner: zit. nach Oppenheim: Definition, Statistik und Klinik der beruflichen und gewerblichen Dermatitiden, in Ullmann, Oppenheim, Rille: Schädigungen der Haut, Bd. II. — Gardiner: Occupational Dermatitis. Brit. journ. of dermatol. a. syphilis Bd. 34, Nr. 10. 1922; ref. Zentralbl. f. Hyg. Bd. 3, S. 217. 1923. — Genevray: La lèpre en Nouvelle Calédonie. Bull. de la soc. de pathol. exot. Bd. 18. Nr. 1. 1925; ref. Zentralbl. f. Hyg. Bd. 11, S. 125. — Giulini: Ergebnisse der Statistik über Milzbrandfälle unter Menschen im Deutschen Reiche für das Jahr 1921. Mitt. d. Reichs-Gesundheitsamtes Bd. 22, H. 3. 1924. — Gumpert: Ausschluß vom Schulbesuch bei Haut- und Geschlechtskrankheiten. Dtsch. med. Wochenschr. Jg. 51, Nr. 14. 1925. — Gutmann: Zur Frage der Dermatomykosen. Dermatol.

Wochenschr. Bd. 69, Nr. 35, 36, 37. 1919. — HAMMER: Die Bedeutung der Vererbung für die Haut und ihre Erkrankungen. Verhandl. d. Dtsch. Dermatol. Ges., Frankfurt. X. Kongreß 1908. — HARVEY: Notes on some recent cases of fur dermatitis. Irish journ. of med. science Bd. 5, Nr. 29. 1924; ref. Zentralbl. d. f. ges. Hyg. Bd. 8, S. 289. — HEFFTER: Die Ursachen der Gesundheitsschädlichkeit der Ersatzschweißleder. Ber. d. dtsch. pharmazeut. Ges. Jg. 32, H. 5. 1922. — HERXHEIMER: Über die gewerblichen Erkrankungen der Haut. Dtsch. med. Wochenschr. Jg. 38, Nr. 1. 1912. — HIRSCH: Handb. d. histor.-geograph. Pathol. Bd. II (Krankheiten der Haut). — HOLTZMANN: Gesundheitsschädliche Arbeitsmethoden. Zentralbl. f. Gewerbehyg. u. Unfallverhütung Bd. 2, Nr. 2. 1925. — JAQUET u. JOURDANET, zit. nach OPPENHEIM u. NEUGEBAUER: Gewerbliche Hautkrankheiten, in GROTJAHN u. KAUP: Handwörterb. d. soz. Hyg. — ITO: Statistische Studie über Lepra. Acta dermatologica Bd. 2, H. 4. — JELLINEK: Hautschädigungen durch Elektrizität. Wien. klin. Wochenschr. Jg. 36, Nr. 9. 1923. — JORDAN: 150 Psoriasisfälle. Dermatol. Wochenschr. Bd. 74, Nr. 19. 1922. — KARSCH: Das bayerische Arbeitermuseum in München. Staatliches soziales Landesmuseum. Reichsarbeitsblatt Jg. 5, Nr. 27. 1925. — KERL: Über die „Melanose (RIEHL)". Arch. f. Dermatol. u. Syphilis Bd. 130, S. 436. 1921. — KIRSCH: Krankendemonstr. in der Wiener dermatol. Ges. Wien. klin. Wochenschr. 1908, Nr. 29. — KISTER u. KAMMANN: Über die Ölkrätze. Techn. Gemeindebl. Jg. 27, Nr. 20. 1925; ref. nach Zentralbl. f. d. ges. Hyg. Bd. 10, S. 494. 1925. — KLEIN u. ALIFERIS: Eine Mikrosporie-Epidemie in Frankfurt. Klin. Wochenschr. Jg. 1, S. 1652. 1922. — KOELSCH: Kalkstickstoff, in ULLMANN, OPPENHEIM, RILLE: Schädigungen der Haut, Bd. II. — KOWALSKI: Die parasitären Krankheiten von 1914—1922. Moskauer med. Journ.; ref. im Zentralbl. f. Haut- u. Geschlechtskrankh. Bd. 13, S. 172. 1924. — KREN: Berufsberatung vom Standpunkt der Dermatologie. In LAUBER: Handb. d. ärztl. Berufsberatung. Berlin: Urban & Schwarzenberg 1925. — KRÜGER: Die Krätzeepidemie im Triestingtale. Wien. klin. Wochenschr. Jg. 35, Nr. 30. 1922. — LAMBINET: Un oeuvre de guerre a Liège. Le dispensaire pour la prophylaxie de la gale. Rev. d'hyg. Bd. 45, Nr. 8. 1924; ref. Zentralbl. f. d. ges. Hyg. Bd. 8, S. 471. 1924. — LEVY: Rapport sur quelques cas d'intoxication par le dinitrobenzène et le trinitrotoluol. Ann. d'hyg. publ. et de med. leg. Bd. 37, Nr. 3. 1922; ref. Zentralbl. f. d. ges. Hyg. Bd. 1, S. 455. — LEVY-SIRUGUE: Les dermatoses proféssionelles. Gaz. des hôp. civ. et milit. 10. II. 1906. — LEWANDOWSKY: Dermatologie und Schule. Arch. f. Dermatol. u. Syphilis Bd. 113, S. 651. 1912. — LINSER: Über die konservative Behandlung von Varicen. Med. Klinik 1916, Nr. 24. — LÖWENBACH: Xeroderma pigmentosum, in MRACEK: Handb. d. Hautkrankh., Bd. III; — Krankendemonstration. Wien. klin. Wochenschr. 1903, Nr. 13. — LOOS, in MENSE: Handb. d. Tropenkrankh. — MARCUS: Der Zeugungswert der Verwandtenehe und der Mischehe. Zeitschr. f. Sexualwiss. Bd. 9, H. 4. 1922; ref. Zentralbl. f. Dermatol. Bd. 6, S. 554. 1923. — MEIROWSKY: Über Genodermatosen. Zentralbl. f. Haut- u. Geschlechtskrankh. Bd. 4, H. 5. — MYDRACZ: Ergebnisse der Sanitätsstatistik des k. k. Heeres in den Jahren 1883—1887, 1. Teil. — NEUGEBAUER: Über typische Verätzungen an den Händen der Metallarbeiter, Galvaniseure, Bildhauer usw. Arch. f. Dermatol. u. Syphilis Bd. 93, Nr. 3. 1908. — NEVE: Kangri-burn cancer. Brit. med. journ. Nr. 3287. 1923. — NOBL: Der variköse Symptomenkomplex. Monographie. Berlin u. Wien: Urban & Schwarzenberg; — Der variköse Symptomenkomplex. Ergebnisse: Zentralbl. f. Haut- u. Geschlechtskrankh. Bd. 18. 1926. — OPPENHEIM: Mycetoma pedis (Madurafuß), in MRACEK: Handb. d. Hautkrankh., Bd. III; — Einiges über Statistik, Prophylaxe und Therapie der Schädigungen der Haut durch die Arbeit. Wien. med. Wochenschr. 1925, Nr. 18; — Hautkrankheiten (gewerbliche), in GROTJAHN u. KAUP, Handwörterb. d. soz. Hyg. Leipzig: Vogel 1912; — Gewerbliche Hautkrankheiten. Wien. klin. Wochenschr. 1914, Nr. 3; — Über Gußverbrennungen. Wien. med. Wochenschr. 1913, Nr. 38; — Über eine durch unreines Vaselin als Salbengrundlage verursachte Hauterkrankung. Wien. klin. Wochenschr. 1916, Nr. 41; — Arch. f. Dermatol. u. Syphilis Bd. 125, H. 1. 1920; — Das erste Jahr des Bestandes der Anstalt für Krätzeschnellkuren im Wilhelminenspital. Wien. klin. Wochenschrift Jg. 33, Nr. 5. 1925; — Die Abnahme der Krätzeplage in Wien. Ebenda 1922, Nr. 51. — PLEHN: In MENSE, Handb. d. Tropenkrankh. (Abschnitt: Hautkrankheiten). — PROSSER-WHITE: Occupational Affections of the skin. London: Lewis a. Co. — POROSZ: Strumpfekzem; Hautentzündung durch schlecht gefärbte Strümpfe. Dermatol. Wochenschr. Bd. 78, S. 510. 1924. — PUSEY: Laquer dermatitis. Arch. of dermatol. a. syphil. Bd. 7, Nr. 1. 1923. — PUTZU: Sopra un micetoma del piede osservato in Sardegna. Arch. ital. di chir. Bd. 10, H. 5. 1924; ref. Zentralbl. f. d. ges. Hyg. Bd. 11, S. 350. 1926. — RASCH: Ausschlag durch gefärbtes Pelzwerk. Ugeskrift f. laeger Jg. 84, Nr. 15. 1922; ref. Zentralbl. f. d. ges. Hyg. Bd. 3, S. 280. — REMENOVSKY u. KANTOR: Eine neue Methode der Varicenbehandlung mit 50proz. Traubenzuckerlösung. Wien. klin. Wochenschr. 1925, Nr. 20, S. 132. — RIECKE: Kriegsdermatologie. Dtsch. med. Wochenschr. 1919, Nr. 12. — REMENOVSKY: Neue Erfahrungen über die Varicenbehandlung mit Traubenzucker. Dermatol. Zeitschr. Bd. 47, H. 3/4. 1926. — RIEHL: Über Entwicklung und Forschungswege in der neueren

Dermatologie. Dermatol. Wochenschr. Bd. 73, Nr. 50. 1921; — Über die Spuren des elektrischen Starkstromes in der Haut. Münch. med. Wochenschr. 1923, Nr. 34 u. 35; — Über Dermatitis durch Berührung einer Primel. Wien. klin. Wochenschr. 1895, Nr. 11; — Über eine eigenartige Melanose. Ebenda 1917, Nr. 25. — Rothscher Jahresbericht über die Leistungen und Fortschritte auf dem Gebiete des Militärsanitätswesens. Bericht über das Jahr 1912. Ergänzungsband der Dtsch. militärärztl. Zeitschr. Jg. 38. — Ruge, in Mense: Handb. d. Tropenkrankh. — Sachs: Über Ätzgeschwüre nach Carbid. Wien. med. Wochenschr. 1913, Nr. 17; — Gewerbliche Dermatosen. Dermatol. Wochenschr. Bd. 76, H. 26 A. 1923; — Über akute Dermatitiden, hervorgerufen durch Dämpfe von Carbolsäure, Formaldehyd und Ammoniak bei der Darstellung von Bernstein (Kunstharz). Wien. klin. Wochenschr. 1921, Nr. 19. — Schurmans: Malleus und Volksgesundheit. Geneesk. gids Jg. 3, Nr. 3. 1925; ref. Zentralbl. f. d. ges. Hyg. Bd. 11. 1926. — Schwiening: Die Entwicklung des Gesundheitszustandes von Heer und Volk in den letzten 30 Jahren. Dtsch. militärärztl. Zeitschr. (Festgabe). — Sieben: Generalisierter Schweinerotlauf beim Menschen. Med. Klinik Jg. 21, Nr. 4. 1921. — Siemens: Über Vorkommen und Bedeutung der gehäuften Blutsverwandtschaft der Eltern bei den Dermatosen. Arch. f. Dermatol. u. Syphilis Bd. 132. 1921. — Sitsen: Über den Einfluß der Rasse in der Pathologie. Virchows Arch. f. pathol. Anat. u. Physiol. Bd. 245, S. 281. 1923. — Smyth: The anthrax hazard in Pennsylvania tanneries. Americ. journ. of hyg. Bd. 2, Nr. 4. 1922; ref. Zentralbl. f. d. ges. Hyg. Bd. 2, S. 434. — Smyth: Industrial anthrax in Pennsylvania. Nations health Bd. 4, Nr. 4; ref. Zentralbl. f. d. ges. Hyg. Bd. 2. — Spaeth: Über Maul- und Klauenseuche beim Menschen. Therapie d. Gegenw. Jg. 65, H. 2. 1924; ref. Zentralbl. f. Hautkrankh. Bd. 14, S. 219. 1924. — Spiegler, in Mracek: Handb. d. Hautkrankh. — Spietschka: Über eigenartige Erkrankungen der Arbeiter in Emailfabriken. Arch. f. Dermatol. u. Syphilis Bd. 104, H. 1. — Spitzer: Krankendemonstration in der Wiener Dermatol. Ges. Ref. Zentralbl. f. Haut- u. Geschlechtskrankh. Bd. 12, S. 236. 1924. — Stahr: Schlosserkrebs durch strahlende Wärme. Zeitschr. f. Krebsforsch. Bd. 22, H. 5. 1925. — Stein: Die Fadenpilzerkrankungen des Menschen. Lehmanns med. Atlanten Bd. 12. — Teleky: Aufgaben und Durchführung der Krankheitsstatistik der Krankenkassen. Veröff. a. d. Geb. d. Medizinalverwalt. Bd. 18, H. 2. 1924. — Thibierge: Sur les variations de fréquence de la gale (influence de la guerre, variation, saisonnières) sur le rôle des enfants dans la dissemination. Ref. Zentralbl. f. d. ges. Hyg. Bd. 2, S. 457. — Ullmann: Rohöl, Paraffin und CH-Gruppe des Kohlenteers, in Ullmann, Oppenheim, Rille: Schädigungen der Haut, Bd. II. — Veröffentlichungen des Reichs-Gesundheitsamtes Jg. 48, Nr. 11. 1924. — Voegtlin: Trinitrotoluene poisoning, its nature, diagnosis and prevention. Journ. of industr. hyg. Bd. 3, Nr. 8. 1922; ref. Zentralbl. f. d. ges. Hyg. Bd. 1, S. 198. — Weyl: Handb. d. Hygiene. Herausgeg. von Gärtner (Kapitel: Erdölindustrie). Leipzig: Barth. — Winkler: Die Berufsdermatosen. Schweiz. med. Wochenschr. Jg. 55, Nr. 1925. — Wohl: Fungous diseases of man in the state of Nebraska. Journ. of the Americ. med. assoc. Bd. 81, Nr. 8. 1923.

Soziologie der Augenkrankheiten.

Von

ARTUR CZELLITZER

Berlin.

Mit 1 Abbildung.

1. Einfluß der Kultur auf das gesunde Auge.

a) Kultur und Sehleistung.

Die Ansichten über den Einfluß der Kultur auf die körperlichen Leistungen des Menschen, insbesondere seiner Sinnesorgane, haben sich in dem Maße geändert, als unsere Kenntnisse sich vertieften. Noch vor einem Menschenalter nahm man an, daß der „Naturmensch" viel größerer Leistungen fähig sei, als zivilisierte Europäer. Durch alle Lehrbücher wurden die HUMBOLDTschen Beobachtungen[1]) zitiert von dem südamerikanischen Indianer, der auf 28 km, in einer Entfernung, wo HUMBOLDT mit Fernrohr nichts erkannte, dessen Begleiter BONPLAND ausfindig machte! Sehr viel Forschungsreisende und Missionare berichteten aus Afrika und Australien ähnliches, aber zwei logische Fehler sind hier meist unterlaufen. Einmal mußte man als Vergleichsobjekt für jagdgewohnte Wald- und Steppenbewohner unsere eigenen Forstleute nehmen und nicht den Forscher selbst oder den „durchschnittlichen Normaleuropäer". Zweitens übersah man, daß für das Erkennen von Dingen, die man täglich beobachtet, nicht so sehr das physikalische Sehvermögen entscheidet, sondern der psychologische Faktor der Übung. Wenn z. B. geübte Gemsenjäger auf sehr großen Abstand Gemsbock und Muttertier unterscheiden, so genügt das Vertrautsein mit der Art des Sprunges, um das *bewegte* Objekt zu erkennen. Das hat aber nichts zu tun mit dem, was man wissenschaftlich als „Sehschärfe" bzw. beim unbewaffneten Auge als „Sehleistung" bezeichnet. Jenes ist eine komplizierte Leistung des Gehirns, diese eine solche des Auges. Ein maßgebendes Urteil über letztere ist nicht durch Jägerleistungen zu gewinnen, sondern ausschließlich durch exakte Sehprüfungen lege artis. Wenngleich solche natürlich für Naturvölker nicht in so großer Zahl vorliegen wie für Kulturmenschen, so hat sich doch evident gezeigt, daß unsere Leistungen ebenso sehr unterschätzt wurden, wie man die der Naturvölker früher überschätzte. Der DONDERSsche Normwert von $^6/_6$ (entsprechend einem Sehwinkel von einer Minute) ist bekanntlich kein Durchschnittswert, sondern eine ziemlich willkürlich genommene Standardzahl, die auch von den meisten Europäern weit übertroffen wird. Nach HESS hat 90% unserer augengesunden deutschen Bevölkerung mehr als $^6/_6$, davon 23% $^{12}/_6$ bis $^{18}/_6$ also zwei- bis dreifache Sehleistung, ja 3,6% haben drei- bis vierfache und 0,3% schließlich vier- bis sechsfache Leistung. Unter 50000 Breslauer Schulkindern fand HERMANN COHN sogar bei mehr als

---

[1]) Kosmos Bd. 3, S. 69.

40% doppelte Sehleistung. Mehr haben die Naturvölker (Untersuchungen von Kotelmann, Seggel, Ranke, H. Cohn an Nubiern, Lappländern, Kalmücken, Beduinen) auch nicht aufzuweisen. Mithin hat die Kultur, obgleich sie dem Kulturmenschen die Gelegenheit zur Jagd, ja den Städtern schon diejenige zur Einstellung auf weite Ferne genommen hat, die objektiv meßbare Leistung unseres Netzhaut-Sehnervenapparates zu schädigen *nicht* vermocht!

Nun hängt aber die Leistung des Auges nicht bloß von Netzhaut und Sehnerv ab, die das Bild der Außenwelt in chemischen Prozeß umwandeln und zum Gehirn leiten, sondern auch von den brechenden Medien, die das Bild entwerfen, mit anderen Worten, von der Refraktion, dem Brechungszustand des Auges. Denjenigen Zustand, bei dem im ruhenden nicht akkomodierten Auge weit entfernte Dinge scharf abgebildet werden, nennen wir bekanntlich Emmetropie. Ist die Brechkraft zu stark, so liegt das Bild vor der Netzhaut im Glaskörper und wir sprechen von Myopie oder Kurzsichtigkeit, im umgekehrten Falle von Hyperopie oder Übersichtigkeit. Da zur Brechkraft des ruhenden Auges durch den Akkomodationsmuskel noch ein Plus hinzugefügt werden kann, ist der jugendliche Mensch, auch wenn er Hyperop ist, noch imstande, parallele Strahlen zu vereinigen, also scharf in die Ferne zu sehen. Nur der Kurzsichtige kann seinen Fehler nicht ausgleichen, sieht also ohne Gläser stets schlecht in die Ferne. Wenn also ein Jugendlicher gut sieht, so ist er entweder Emmetrop oder (und hieran denken Nichtaugenärzte selten!) Hyperop unter Anspannung seiner Akkommodation, meist unbewußter. Das

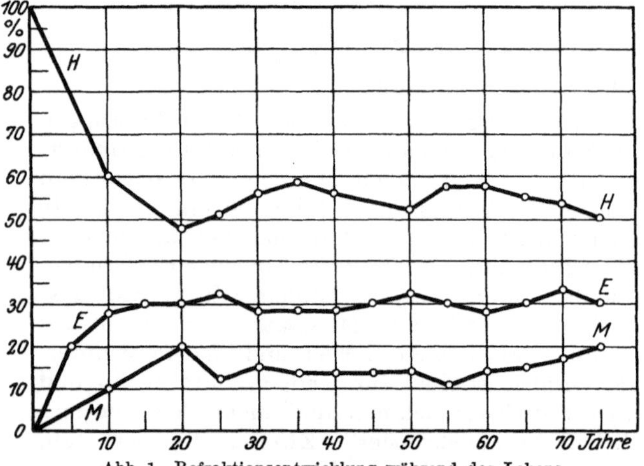

Abb. 1. Refraktionsentwicklung während des Lebens.
(Nach Herrnheiser.)

H bedeutet die Zahl der Hyperopen unter 100 Menschen des auf der Abszisse aufgetragenen Alters, *E* diejenigen der Emmetropen, *M* diejenigen der Myopen.

letztere ist für Kinder sogar die Regel. Wir behalten nämlich *nicht* die gleiche Refraktion durch das ganze Leben, sondern sie steigt von der Geburt bis zur Pubertät, also Übergang von Hyperopie — fast 100% der Neugeborenen sind hyperopisch — zur Emmetropie und über diese hinaus zur Myopie!

Diese Tatsache muß hier unterstrichen werden, weil ihre Nichtbeachtung zu vielen falschen Schlüssen geführt hat: man hat als Wirkung der Kultur aufgefaßt, man hat der Schule als Schädigung zugeschrieben, was einfache Folge des Älterwerdens ist. Daher gebe ich hier eine Kurve nach Herrnheiser wieder (Abb. 1), die unter anderem zeigt, daß 60% aller deutschen Zehnjährigen noch Hyperopen sind, 10% kurzsichtig und nur 30% genau emmetropisch. Mit 20 Jahren hat dieses Verhältnis sich so geändert, daß Emmetropie ein wenig gestiegen ist auf 32%, aber die Hyperopie heruntergegangen auf 48%, Myopie gestiegen auf 20%.

Unabhängig von dieser Veränderung der statischen oder ruhenden Refraktion läuft diejenige der Akkommodationsfähigkeit, indem der Akkommodationsmuskel das Maximum seiner Kraft, ähnlich wie andere Muskeln, mit etwa

20 Jahren erreicht und dann langsam nachläßt. Dieses Nachlassen wird uns mit 45 Jahren bemerkbar, sobald die Akkommodationsbreite geringer als 4 Dioptrien wird, weil dann das Lesen kleiner Schrift anstrengt. Daher brauchen rund 85% aller Fünfundvierzigjährigen (nämlich die Emmetropen sowie die Hyperopen) mit Vorteil eine Lesebrille. Diese Zahlen weichen in den verschiedenen Kulturländern nicht voneinander ab.

Ob bei Naturvölkern diese Wandlung der Refraktion von der Geburt bis zum Tode ebenfalls statthat, ist, da genügend zahlreiche Messungen fehlen, noch nicht ausgemacht. RANDALL hat 1889 behauptet, diese Völker blieben auf dem Jugendzustande stehen, also alle hyperopisch. Einen gewissen Analogieschluß können wir ziehen, wenn wir innerhalb unserer Bevölkerung die gebildeten Schichten mit den anderen vergleichen. Hier ergeben sich allerdings Unterschiede, die nicht leicht richtig zu beurteilen sind. Vor einigen Jahren war der Zusammenhang der Myopie mit den höheren Schulen noch grundlegendes Dogma der Augenhygiene. Insbesondere HERMANN COHN behauptete, daß die Schule nicht bloß die Entstehung bzw. Verschlimmerung der Myopie verschulde, sondern daß keine, auch nicht die geringste Stufe derselben harmlos sei, da fortschreitend aus den leichten Graden die schweren mit Komplikationen der Aderhaut oder Ablösung der Netzhaut und Erblindung sich entwickeln könnten. Diese Ansicht wird heute nur noch von sehr Wenigen geteilt. Vielmehr unterscheidet man verschiedene Formen der Myopie, die auch ihrer soziologischen Bedeutung nach grundverschieden sind. Die meisten nehmen an, daß Myopie unter etwa 6 Dioptrien (übrigens auch die früher in Deutschland für militärische Brauchbarkeit entscheidende Grenze!) durch Naharbeit entstehen bzw. wachsen kann, weshalb unter diesen Myopen die Gebildeten überwiegen, während die eigentlich „deletäre" Myopie keine Beziehung zur Naharbeit hat, sogar hier und da sich bei Bauern häufiger als bei Städtern findet. Hierauf wies TSCHERNING für Dänemark, SCHLEICH und JAEGER für Deutschland hin. Eine neuerliche Betätigung lieferte FLEISCHER durch Dorfuntersuchungen. TSCHERNING[1]) unterscheidet übrigens 3 Arten von Myopie. Der harmloseste Grad bestünde aus „gesunden Augen mit zufälligem Nichtzusammenpassen von Bulbuslänge und Brechkraft". Diese Form bliebe stationär und unbeeinflußt durch Naharbeit. Die zweite Gruppe bilden gutartige Myopen bis 9 Dioptrien, deren „Entstehung durch Naharbeit begünstigt wird". Die dritte ist die deletäre Form hoher Myopie, die sich bei durchschnittlich 1% aller Europäer fände. Nur HOOR leugnet die Existenz jeder sog. „Schulmyopie"; doch scheint diese schwer bestreitbar angesichts solcher Zahlen:

Vergleich gleichaltriger Schüler.

Oberste Klasse der Dorfschule	enthält	2,6% Myopen
„ „ „ städt. Volksschule	„	7—10% „
Zweite „ „ Realschule	„	26% „
Untersekunda der Gymnasien	„	40% „

Hieraus geht hervor, daß für die Schulmyopie, die größtenteils unter 2 Dioptrien bleibt, Art des Lehrstoffes und Menge der Naharbeit wesentlicher ist als Lebensalter oder Dauer des Schulbesuches. Zweitens können wir Schlüsse auf die Gesamtbevölkerung ziehen. Da ja nach Verlassen der Schule die Zahl der Myopen keinesfalls kleiner wird, sondern eher noch solche hinzukommen[2]), so können wir sagen, daß in der deutschen Landbevölkerung mindestens 3% kurzsichtig sind. In der Stadtbevölkerung, für die wesentlich die früheren Volksschüler das

---

[1]) v. Graefes Arch. f. Ophth. Bd. 29, S. 201.
[2]) Vgl. die Untersuchungen von LUDWIG HIRSCH 1905.

Gepräge geben, wird so viel als Mindestmaß anzusetzen sein, wie die Vierzehn-jährigen beim Verlassen der Schule zeigen, also 7—10%. Für diejenigen sozialen Schichten, die für Realschule und Gymnasium in Betracht kommen, also die Wohlhabenden, erheblich mehr, nämlich zwischen 26% und 40%[1]).

Daß diese Schätzung richtig ist, läßt sich von anderer Seite her erweisen, nämlich aus der Rekrutierungsstatistik; die Absolventen der Realschule und der Sekunda der Gymnasien sind identisch mit den früheren Berechtigten zum ein-jährig-freiwilligen Dienst. Unter diesen fanden Nicolai und Schwiening 1909 33,5% Kurzsichtige, also vollkommen innerhalb obiger Grenzen.

Die Zahl der Myopen steigt noch, wenn wir in der Bildungsstufenleiter noch weiter steigen. Für Primaner der Gymnasien schwanken die von Hermann Cohn gesammelten Angaben zwischen 55% und 58%. Nicolai und Schwiening fanden unter den Einjährigen, die Gymnasien absolviert hatten, rund 37% Myopen. Für Studenten fand in Utrecht Collard 27%, Manolescu in Bukarest 33%, Tscherning in Kopenhagen 38%, Hermann Cohn in Breslau gar 60%!

Also etwa $^1/_3$ bis $^1/_2$ aller deutschen Akademiker, die in Kunst und Wissen-schaft, Industrie und Technik vorangehen sollen, sind kurzsichtig. Für gewisse Berufsarten, bei denen Augengläser nicht getragen werden können, verengt sich hierdurch der Nachwuchs und die Auswahl geeigneter Individuen. Ob aber die geringe Myopie, die in Schulen erworben wird, für *alle* Menschen überhaupt ein Übel ist, liegt nicht ohne weiteres auf der Hand. Der *junge* Myop muß aller-dings für die Ferne Gläser tragen, dafür erspart sie der alternde beim Lesen. Da der Schreibtischarbeiter, z. B. der Gelehrte, viel häufiger seine Nah-Sehschärfe benutzen muß, so sind für diesen stationäre Myopien bis etwa 3 Dioptrien mit-unter kein Nachteil. Sicher übertreibt Schnabels Wort („Über Schulmyopie" in Wiener med. Presse 1891, Nr. 25): „für viele Menschen, die vornehmlich in der Nähe zu arbeiten haben, ist die Myopie gradezu ein Glück und die Schule erweist ihnen ein Gutes, wenn sie ihre Augen myopisch macht" . . . aber gegen-über den Übertreibungen mancher Hygieniker tut es nötig, diese entgegengesetzte Stimme zu kennen. Die Kultur erfordert sicherlich gewisse Opfer und es ist nicht möglich, gleichzeitig körperliche und geistige Höchstleistung anzustreben.

Höchstwahrscheinlich ist die Ursache zu dieser das emmetrope Maß über-steigenden Verlängerung wachsender jugendlicher Augen eine *erbliche* Anlage, die nur zur Entfaltung kommt, wenn äußere Faktoren, wie z. B. viele Naharbeit, im Spiele sind. In ausgedehnten Familienuntersuchungen haben Steiger sowie Czellitzer, beide 1908, auf die Bedeutung der Erblichkeit hingewiesen. Aber schon 50 Jahre vorher lehrte Mauthner, daß nicht die Myopie als solche vererbt wird, sondern die geringere Festigkeit der Sklera am hinteren Pol und damit die Disposition zu ihrer Entstehung. Schnabel und Herrnheiser be-stätigten durch anatomische Untersuchungen diese Ansicht, die auch Hess teilte.

Soziologisch viel wichtiger als die Verbreitung der Schulmyopie ist diejenige der hochgradigen oder deletären Myopie, weil solche Menschen nicht bloß zum

---

[1]) *Anm. bei der Korrektur*: Steiger vertrat die Meinung, daß auch die obigen Ver-gleichszahlen nicht entscheidend seien, weil ja die Gymnasien ihre Schüler hauptsächlich aus den wohlhabenden Schichten beziehen, bei denen (also den Eltern der Schüler) schon Kurzsichtigkeit häufiger vorkommt. Falls der Übergang von Hyperopie über Emmetropie zur Myopie erblich wäre, müßten sich, auch wenn die Art der Schule ohne jeden Einfluß auf die Entstehung der Myopie wäre, bei den Gymnasiasten mehr Myopien finden als bei gleichaltrigen Volksschülern. Nach der Meinung des Verf. ist die Entscheidung dieser Frage nur möglich durch den Vergleich von *Geschwistern*, von denen die einen die Volksschule besuchten, die anderen Gymnasien und Universität. Ob freilich genügend große Zahlen derartiger Geschwister in absehbarer Zeit zu beschaffen sind, ist eine andere Frage.

Heeresdienst und sehr vielen Berufen untauglich, sondern auch auf dem allgemeinen Arbeitsmarkt stets unterwertig und der Erblindungsgefahr ausgesetzt sind. Die obenerwähnte Rekrutierungsstatistik der deutschen Einjährig-Freiwilligen ergab die überraschend hohe Zahl von 1,7%! Für die Abiturienten unter ihnen sogar 2,4%! Hingegen wiesen die früheren Landwirtschaftsschul-Absolventen unter den Einjährigen nur 0,2% auf. Mit dieser Differenz scheint mir der exakte Nachweis erbracht, daß Naharbeit auch für die Entwicklung der deletären Myopie nicht ohne Bedeutung ist.

Hingegen ist die Behauptung, daß die *Inzucht*, d. h. die Blutsverwandtenehe als solche schon hohe Myopie hervorbringe, sicher falsch. Inzucht ist nur ein Mittel, um latent vorhandene Anlagen („recessive" nach MENDEL) manifest werden zu lassen. Die von manchen Autoren geäußerte Vorstellung, daß Eltern kurzsichtig „werden" und dann diese erworbene Eigenschaft weiter vererben, widerspricht toto coelo unserer heutigen Kenntnis des Vererbungsvorganges. Ebenso wie die deletäre Myopie unter Bauern keineswegs fehlt, kommen auch die höheren Grade des Astigmatismus sowie der Hyperopie unter den verschiedenen sozialen Schichten überall vor, und zwar in einem Verhältnis, das durch Erbeinheiten („Gene") bedingt ist und dessen Verschiebung möglich ist, aber nicht durch äußere Einflüsse der Kultur oder Lebensweise, sondern durch Auslese, Zuchtwahl und dgl. mehr (s. weiter unten in Kap. 2). Meine eigenen ausgedehnten Familienuntersuchungen haben ebenfalls Standes- oder Berufsunterschiede nicht aufgedeckt, wobei ich aber betonen möchte, daß hier wie in anderen soziologischen Fragen, aus Patienten gewonnene Statistik keine entscheidende Beweiskraft hat, da der objektive Defekt (z. B. an Sehvermögen) und das subjektive Bedürfnis nach dessen Verbesserung zweierlei sind. Nur dieses letztere führt zum Augenarzt!

Daher kommt es, daß die Zahl der Menschen, die *tatsächlich Brillen tragen*, außerordentlich differieren kann von der Zahl derjenigen, die sie *nötig haben*. Die meisten Brillenträger gibt es in Nordamerika. Dann kommt Deutschland. Hieraus haben Laien oft den Schluß gezogen, in diesen Ländern hätten die Menschen die „schlechtesten Augen", hingegen die besten sich fänden in Rußland, den Balkanstaaten oder bei Naturvölkern, wo man gar keine Brillenträger sieht. Der richtige Schluß ist der, daß in Nordamerika die Kultur die höchste Stufe erreicht hat, denn sie bewirkt, daß dort die größte Zahl von Menschen für genaueste Korrektion ihrer, auch nur geringen Refraktionsfehler sorgt.

b) Kultur und Farbensinn.

Vor 50—60 Jahren wurde, von GLADSTONE[1] in England, später von MAGNUS[2] in Deutschland die These aufgestellt, daß die alten Griechen, insbesondere Homer, farbenblind gewesen seien oder doch einen im Verhältnis zum unsrigen noch recht unentwickelten Farbensinn besessen hätten, während ihr Unterscheidungsvermögen für Helligkeiten schon gut entwickelt war. Stütze dieser Behauptung waren Farbenbezeichnungen bei Homer. Er nennt das Meerwasser ebenso wie den Regenbogen „porphyreos", gewisse Haarfarbe ebenso wie den Himmel „kyaneos"! Diese ganze Beweisführung ist nicht schlagend. Der Farbensinn hat nichts zu tun mit der Farbenbezeichnung. Was den Farbensinn anlangt, so sind unter den heutigen männlichen Europäern überall etwa 3—4% Deuteranopen, meist rotgrünblind. Von Rassenunterschieden ist nur bekannt, daß die Juden eine etwas größere Häufigkeit der Anomalie aufweisen.

---

[1] Studies on Homer and the Homeric Age, S. 457. 1858.
[2] Die geschichtliche Entwicklung des Farbensinns. Breslau 1877.

Mac Gowen hat anno 1882 in Japan und China keine Farbenblinden auffinden können und die etwas vorschnelle Behauptung gewagt, daß nur Europäer farbenblind seien. Die mit exakten Methoden wie pseudoisochromatischen Tafeln oder Auswahl unter Holmgrens Wollen ausgeführten Untersuchungen von Roberts, Joy Jeffrins, Bunnett, Almquist haben bei verschiedenen afrikanischen und asiatischen Naturvölkern unter den Männern ebenfalls 3% ergeben. Schon daraus resultiert die Unwahrscheinlichkeit einer „Entwicklung" in historischer Zeit. Hierzu kommt, worauf besonders Rivers[1]) aufmerksam gemacht hat, daß alle Naturmenschen dazu neigen, verschiedene Nuancen derselben Grundfarbe mit verschiedenen Farbnamen zu bezeichnen, also ein Fehler, den man ebenfalls bei Homer und anderen antiken Schriftstellern zu finden vermeint hat. Offenbar ist der Reichtum einer Sprache an Farbnamen abhängig von dem soziologischen Interesse für die betreffende Nuance. So berichten die Missionare, daß die Kaffern und die Hottentotten für die Färbung bzw. Scheckung ihrer Rinder über 20 verschiedene Bezeichnungen besitzen. Im Gegensatz hierzu erzählt Morice (Internat. Zeitschr. f. Völker- u. Sprachenkunde 1907, H. 4), daß die Eingeborenen in Britisch Kolumbien für Grün und Schwarz, Virchow und Hermann Cohn, daß Nubier Grün und Blau mit einem und demselben Worte bezeichnen. Diese Leute waren aber bestimmt nicht farbenblind, wie die Untersuchung ergab. Ferner sehen wir, daß unsere Farbenchemiker sich eine große Reihe von Farbnamen neu geschaffen haben, mit denen sie Nuancen unterscheiden, die dem Durchschnittseuropäer gleich erscheinen. Bekanntlich hat Ostwald den Versuch gemacht, sämtliche denkbaren Nuancen in systematischer Weise zu ordnen und zu registrieren. Auf geschlechtsgebundener Vererbung beruht der Unterschied zwischen Männern und Frauen. Letztere enthalten nur 0,35% Farbenblindheit, also ein Zehntel der Männer. Dieser Unterschied hat keine soziologische Bedeutung. Auf ihn einzugehen, ist hier nicht der Ort.

c) Kultur als Schöpferin optischer Hilfsmittel.

Während in vorgeschichtlicher Zeit und auch heute noch bei den Naturvölkern die optische Leistung des Auges durch die natürliche Bedingtheit (minimum separationis gleich 1 Winkelminute) beschränkt ist, mithin kleinste oder sehr ferne Objekte nicht erkannt werden können, hat der Kulturmensch gelernt, nach beiden Richtungen hin sein Leistungsgebiet zu erweitern. Zu diesem Zwecke schuf menschlicher Scharfsinn das Fernrohr, das Mikroskop und die Brille. Die wichtigste ist die letztere Erfindung. Hat sie doch in der Form der Altersbrille die ungeheure soziologische Bedeutung, die Naharbeitsfähigkeit des alternden Menschen um durchschnittlich 2—3 Jahrzehnte verlängert zu haben. Die normale Frau kann mit 45 Jahren ihre Nähnadel nicht mehr oder nur mit größter Mühe einfädeln. Im Nähen, Stricken, Sticken usw. wird allmählich ihre Leistung ebenso unmöglich, wie des gleichaltrigen Mannes in irgendeinem feinen Handwerk oder für beide Geschlechter vor allem das Lesen und Schreiben. Dieser durch die sog. Alterssichtigkeit, d. h. Nachlassen der Akkommodationskraft bedingte Arbeitsausfall kann restlos ausgeglichen werden durch geeignete Konvexbrillen. Ihre richtige Anschaffung den weitesten Kreisen der Bevölkerung ermöglicht zu haben, ist eine der größten Segnungen der deutschen Krankenversicherungsgesetzgebung. Es wäre nicht uninteressant, einmal zu berechnen, wieviel durch diese verlängerte Arbeitsmöglichkeit dem Nationalvermögen alljährlich erspart wird.

Demgegenüber tritt die Möglichkeit, mit Fernrohren und Krimstechern die Welt der unendlichen Ferne, mit Mikroskopen diejenige des unendlich Kleinen

---

[1]) Colour vision of the natives of Upper Egypt. Anthropolog. Inst. of Great Britain a. Ireland 1901.

zu erforschen, mit der photographischen Kamera das rasch wechselnde Bild, das sich unserem Auge bietet, für die Ewigkeit festzuhalten, an soziologischer Bedeutung natürlich stark zurück.

2. Kultur und Augenkrankheiten.

a) Erbfehler.

Ähnliches wie für die durch Alterssichtigkeit zur Naharbeit untauglich Gewordenen gilt bezüglich der wirtschaftlichen Bedeutung der Brille für diejenigen Nichtnormalen, die infolge von Brechungsfehlern schlecht sehen, also: Kurzsichtige, Übersichtige, Astigmaten. Als Anhalt für die Anzahl der Brillenträger unter deutschen Kindern diene, daß in Breslau unter 50000 sich im ganzen 1,5% fanden, und zwar unter Volksschülern 0,9%, in „höheren Töchterschulen" 3,2%, unter Gymnasiasten 7,5%.

Unter Naturvölkern oder bei Völkern geringer Kultur sind alle diese Menschen, sowie ferner die Träger angeborener Fehler wie Star, Netzhautentartung, Sehnervenleiden usw. mehr oder weniger behindert, ihr Leben aus eigener Arbeit zu fristen.

Die natürliche Auslese wird auf diese Personen ausmerzend wirken. Doch erscheint uns die Vorstellung übertrieben, von dieser Auslese eine wirkliche *völlige Ausrottung* der erblichen Augenleiden zu erwarten! Einmal, weil diese nur bei dominanten Leiden denkbar ist (die meisten erblichen Augenleiden sind nicht einfach dominant), alle recessiven Leiden aber trotz Ausjätung der betroffenen Individuen durch Mischblütige (sog. „Heterozygoten") weitergetragen werden! Sodann wirkt im allgemeinen, sofern nicht Stammessitte die Aussetzung minderwertiger Kinder erheischt, die Elternliebe so stark kontraselektorisch, daß Forschungsreisende uns aus den verschiedensten Teilen der Welt das Vorhandensein von Schwachsichtigen und Blinden durch Erbfehler berichten, die durch Mitleid erhalten werden. Dort wie bei uns tritt aber die Zahl der angeborenen Sehschwachen stark zurück gegen diejenige der durch Verletzungen und besonders durch Infektionen ihres Augenlichtes Beraubten.

b) Verletzungen.

Ein zahlenmäßiges Bild vom Zusammenhange zwischen Augenverletzungen und Kulturhöhe zu gewinnen, ist nicht leicht. Bei uns liegt die Sache so, daß die Industriearbeiter am gefährdetsten sind, am meisten die in Steinbrüchen und Bergwerken Beschäftigten. Aus WEYLS und MEISSNERS Arbeiten über die Hygiene der Bergarbeit stelle ich zusammen: im Jahre 1908 kamen auf 10000 Arbeiter Augenverletzungen bei Basaltsteinbrüchen 31,0, Steinkohlenbergbau 27,7, Braunkohle 17,3, Erzbergwerke 10,7, Maschinenbau 10,0. Hingegen berechne ich für die Mitglieder der Leipziger Ortskrankenkasse im selben Jahre 0,9, also ganz bedeutend weniger. Noch viel kleiner müssen die (bisher noch nicht festgestellten) Zahlen für die übrige Bevölkerung sein.

Soziologisch wichtig sind nächst dem die Augenverletzungen der Landarbeiter; nicht so sehr, weil dort Gelegenheit zu so vielen Unfällen wäre, als weil fachkundige Hilfe nicht so rasch erreichbar, die Indolenz und die Infektionsgefahr größer (Hornhautgeschwür mit Vereiterung des ganzen Auges ist eine ganz spezifische Ernteverletzung als Folge von Hornhautläsion durch Halme). Ähnliches dürfen wir für Völker niederer Kultur annehmen. Schon sehr leichte Verletzungen, Abschürfungen oder feine Splitterchen in der Hornhaut führen, besonders wenn die Tränensäcke eitrig absondern, zum Verluste des Auges.

Wir können also resümieren: die Kultursteigerung führt zwar zu erhöhter Gelegenheit, Augenverletzungen zu erleiden, andererseits aber schafft sie die Möglichkeit, die soziologisch wichtigen Folgen bezüglich Erwerbsfähigkeit zu verhüten! Übrigens führen Unfälle selten zur Blindheit, meistens nur zum Verluste eines Auges, also Einäugigkeit. Nach der Statistik des Reichversicherungsamtes kamen in Deutschland 1907 an zu entschädigenden (also schweren) Augenverletzungen 4467 vor. Von diesen verloren 603 ein Auge, aber nur 14 beide Augen.

c) Infektionskrankheiten.

Die größte Bedeutung kommt überall den beiden Geschlechtskrankheiten (Tripper und Schanker) zu. Überall, denn bei dem heutigen Weltverkehr gibt es auch kein „Naturvolk" mehr, das nicht durchseucht wäre. Bezüglich der Syphilis wird zwar berichtet, daß die Spätfolgen, d. h. die Erkrankung des Gehirns und des Rückenmarkes bei jenen viel seltener seien als bei Kulturvölkern, was vielleicht mit geringerer Beanspruchung der Nerven zusammenhängt. Doch kommen die Augenleiden des Sekundärstadiums, Iritis und Uveitis um so mehr in Frage, da gerade hier das Fehlen fachlicher Behandlung Verwachsungen mit unfehlbarer schwerster Schädigung des Sehvermögens zeitigt. Auch der Tripper ist unter den Völkern geringerer Kultur ebenso verbreitet wie unter den höchststehenden und seine Bedeutung für die Entstehung von Blindheit (durch Einschmelzung der Hornhaut nach Blennorrhoea neonatorum et adolescentium) sehr hoch anzusetzen.

Als dritte Augenseuche der Unkultur ist das Trachom zu erwähnen. Seine Häufigkeit in heißen Ländern ist schon im Namen „ägyptische" Augenkrankheit verewigt, aber es wäre falsch, gemäßigte oder kalte Zonen als weniger gefährdet anzusehen, wie die Verbreitung unter Türken, Russen, Sibiriern und sogar Eskimos beweist. Vielmehr ist nicht das Klima und nicht die Rasse für diese Seuche wesentlich, sondern, wie die Augenärzte schon lange wußten, der Weltkrieg aber ins allgemeine Bewußtsein gehoben hat, die *Kulturhöhe* der alleinige und entscheidende Faktor ihrer Verbreitung. Schon die in Ägypten und Indien tätigen Ophthalmologen haben darauf aufmerksam gemacht, wie außerordentlich selten Europäer angesteckt werden. Bei einer Reise durch Ägypten fand Hermann Cohn „die Zahl der granulösen Schulkinder gradezu proportional der Unsauberkeit der Waschvorrichtungen. In der Abbasschule in Kairo, in der mir ein eleganter Krug mit Wasser, ein sauberes Becken und ein reines Handtuch gereicht wurde, waren nur 22%, dagegen in der Sephardimschule, in der es gar kein Waschbecken und kein Handtuch gab, fand ich 80% Granulose!"

Wie richtig dies ist, haben meine eigenen Beobachtungen im Weltkrieg bewiesen: während 4 Jahren dauernd in Polen und Rußland tätig, habe ich bei der dortigen Zivilbevölkerung sehr viel Fälle von Blennorrhoea sive gonorrhoica sive trachomatosa gesehen. Verhältnismäßig gering waren trotz der Ansteckungsmöglichkeit in engen, unsauberen Quartieren die Fälle von infizierten Soldaten. Unter diesen aber war zweierlei zu beobachten: einmal *fehlten Ansteckungen* völlig unter Offizieren, wie überhaupt *Gebildeten*. Ich habe nicht einen einzigen solchen Fall gesehen, obgleich ich besonders darauf achtete. Sodann waren die angesteckten Soldaten nicht gleichmäßig aus allen deutschen Landschaften stammend. Vielmehr zeigte sich dieselbe Verteilung, wie in den bekannten Trachomkarten Deutschlands: an der Spitze standen Ostpreußen, Westpreußen, Posener. Kam einmal ein Berliner oder ein Rheinländer mit Trachom, so war dies stets ein Schmutzfink, der auch in seiner sonstigen Körperpflege weit unter dem Durchschnitt seiner Landsleute stand.

Hiermit scheint mir der exakte Beweis geliefert, daß diese Infektionen, besonders das Trachom, nicht einer besonderen Rassendisposition (manche haben das „slawische Blut" unserer früheren Ostprovinzen angeschuldigt!), ihren Nährboden verdanken, sondern ausschließlich der personellen Unsauberkeit. Ihre Verhütung verlangt weder Impfungen noch Desinfizientien, sondern Wasser und Seife! In Umkehrung des bekannten LIEBIGschen Satzes vom „Kulturgradmesser Seife" können wir sagen, die Trachomverbreitung ist ein Maßstab der Unkultur. Steigt die Kultur, so schwindet ohne weiteres auch das Trachom und, was den Augentripper anlangt, mindestens dessen gefährlichste Form, die bei Erwachsenen auftritt.

Nicht ganz so unmittelbar wirkend ist die Kultur bei den *Pocken*, denn hier ist der Impfung ein Einfluß auf die Verhütung der Pockenblindheit nicht abzustreiten. Vor 1874 waren 35% aller preußischen Blinden durch Pocken erblindet, als schätzungsweise 8000 Menschen. Seit der Einführung der Zwangsimpfung im Jahre 1874 ist die Zahl der Pockenblinden so klein geworden, daß die besuchtesten Augenärzte jahrelang keinen Fall sehen und in sämtlichen deutschen Blindenanstalten. jetzt kein Pockenblinder mehr lebt. Freilich tritt der quantitative Anteil der Pockenblinden und somit deren soziologische Bedeutung hinter den vorher erwähnten Infektionen zurück.

Noch komplizierter liegen die Dinge bei der *Skrofulose*. Bei uns führt sie relativ selten zur Erblindung, dafür aber häufig durch zurückbleibende Hornhautflecke zu Schädigungen der Sehkraft, die die Arbeitsfähigkeit mindern und gewisse Berufe unmöglich machen. Diese schweren Folgen sind bei uns sicherlich sozial bedingt, insofern die Kinder der Reichen zwar nicht immun sind, aber bei geeigneter Pflege, Behandlung und vor allem bei richtiger Ernährung besser ausheilen. Bei Dorfschülern fanden sich 1,6% mit Hornhautflecken, bei städtischen Volksschülern 2,5%, bei Gymnasiasten 1,1%. Das gibt einen Anhalt für die Häufigkeit der Skrofulose, da diese für die meisten Hornhautflecke die Ursache ist. Jene Zahlen stimmen überein mit unseren praktischen Erfahrungen, daß im städtischen Proletariat die Skrofulose am verbreitetsten ist. Auf dem Lande sehen wir schon viel weniger derartige Fälle und auch in Rußland, Polen, Ungarn und den Balkanländern ist Augenskrofulose recht selten. Offenbar sind frische Luft, Milch, Eier und Obst natürliche Heilmittel, die auf dem Lande, auch in kulturlosen Ländern, den Kindern freigebiger gewährt werden als der in Mietskasernen zusammengedrängten Großstadtjugend.

d) Folgen von Tabak- und Alkoholmißbrauch.

Menschen, die sehr viel rauchen oder Tabak kauen oder Alkohol trinken, erkranken an einer schleichenden Entzündung des Sehnerven hinter dem Augapfel mit allmählicher Abnahme des Sehvermögens bis zur Erblindung. Wenn auch die Empfänglichkeit für jene Gifte verschieden ist, so ist die soziale Bedeutung derselben auch für das Auge enorm, da die Betroffenen bereits im rüstigen Mannesalter arbeitsunfähig werden, wenn nicht die richtige Diagnose gestellt und Abstinenz erzwungen wird. Meist wirken beide Gifte gleichzeitig ein. Im heutigen Deutschland haben die Ernährungsschwierigkeit und die politischen Wirren den Mißbrauch beider Gifte gefördert und in Kreise getragen, die früher frei blieben (vgl. die öffentlich rauchende Frau!). Unsere Regierungen haben trotz steigender Not den Mut zu einschneidenden Maßnahmen nicht gefunden. Wenn diese Zustände andauern, ist mit starker Zunahme der Sehstörungen dieser Art zu rechnen. Hierzu kommt, daß auch andere Rauschgifte wie Morphium, Opium und Cocain von den Großstädten aus jetzt langsam ins Volk dringen. Die Tatsache, daß keinem Volke der Erde Rauschmittel ganz fremd sind, beweist, daß ihre völlige Unterdrückung wohl eine Utopie darstellt. Sicherlich aber können staatliche Maßnahmen, wie die Alkoholpolitik Nordamerikas und der Sowjets den Mißbrauch in Grenzen halten und diesen Staaten allmählich einen enormen hygienischen Vorsprung verschaffen.

Zum Schlusse dieser Gedankengänge über den Einfluß der Kultur auf Augenleiden und Augenleistung darf hingewiesen werden auf die mit der Höhe der Kultur parallel gehende

e) Versorgung mit Augenärzten und fachlicher Behandlung.

Schon die Legionen des römischen Kaiserreiches begleiteten, wie Ausgrabungen in Südfrankreich beweisen, eigene Legionsaugenärzte. Diese Spezialisierung, die zweifellos einen großen Vorteil für den Kranken bedeutet, ging im Mittelalter so völlig verloren, daß die Kunst, den Star zu stechen, erst seit etwa 150 Jahren aus Quacksalberhand in die des Arztes übergegangen ist. Noch viel später hat sich ärztliche Wissenschaft die Kunst der Brillenverordnung aus den Läden der Brillenhändler und der rohen Empirie der Optiker erobert und in Verbindung mit der Erfindung des Augenspiegels die Basis der *modernen* Augenheilkunst geschaffen. Wieviel diese moderne Technik für die Erhaltung des Sehvermögens und somit (wirtschaftlich gesprochen) der Arbeitskraft geleistet hat, ist zahlenmäßig nicht zu fassen. Einen gewissen Anhaltspunkt mag die für ungelernte Arbeiter übliche Rentenbewertung unserer Berufsgenossenschaften geben, die den Verlust eines Auges gleich $^1/_3$ der Arbeitsfähigkeit setzt. Aber, wie schon oben erwähnt, erschöpft sich die Aufgabe des Augenarztes keineswegs in dem Kampfe gegen die Blindheit. Er muß auch die Herabsetzung der Sehstärke verhüten; wenn diese aber schon eingetreten ist, sie beheben und das Sehen zu bessern suchen, sei es durch Medikamente, sei es durch Operationen, sei es durch korrigierende Brillen usw.

Nicht bloß technische Vervollkommnung der Operation (Magnetextraktion u. a. m.) und der Brillenoptik (Doppelfokusgläser, kombinierte Zylinder u. ä.) hat uns die fortschreitende Kultur geschenkt, sondern auch, was noch höher zu bewerten ist, die in den großen Massen Allgemeingut gewordene Erkenntnis, daß bei Augenerkrannngen möglichst schnell ein Fachmann zugezogen werden müsse, sowie die allen arbeitenden Volksgenossen durch unsere Zwangsversicherung gewährte *Möglichkeit*, einen Augenarzt zu Rate zu ziehen.

3. Bedeutung des Auges für die Kultur.

Wenn man unter all den Sinnen, durch die wir mit der Außenwelt in Beziehung treten, seit je das Sehorgan als das vornehmste bezeichnet, so ist dies insofern berechtigt, als in dem Vorstellungsbilde, das wir uns von einem Objekt machen, die optische Komponente überwiegt. Ist dies schon beim Naturmenschen der Fall, so tritt bei zunehmender Kultur dieses Überwiegen immer stärker hervor. Der Wilde bedient sich noch seines Gehörs, seines Geruchs und seines Tastsinns. Je zivilisierter der Mensch, desto mehr wird er reiner Augenmensch. Um so mehr verkümmern besonders Geruch und Getast. Von wesentlicher Bedeutung für diese Entwicklung war zunächst die Erfindung der Buchstabenschrift, denn sie ermöglichte, Erfahrungen zu übertragen weit über den kleinen Kreis der „Zuhörer" hinaus und durch Summierung der Fortschritte das zu errichten, was wir Zivilisation nennen. Zugleich bedeutete diese Erfindung die Übertragung einer Aufgabe, die bisher alle Sinne gemeinsam geleistet hatten, auf das Auge des Schreibenden oder Lesenden. Die Erfindung des Buchdruckes hat diese Entwicklung vollendet und bewirkt, daß der gebildete Europäer es nahezu völlig verlernt hat, mit anderen Organen zu „beobachten" als mit dem Auge allein: unsere Kultur ist eine optische geworden!

Soziologie der Ohrenkrankheiten.

Von

ALFRED PEYSER
Berlin.

I. Wirkungen der Umwelt.

Klima, Witterung, Bodeneinflüsse. Soziale Verhältnisse sind für Entstehung und Verbreitung von Ohrenleiden ein so wichtiger Faktor, daß große Statistiken über deren geographische Verbreitung mit dem Ziele, ausschließlich *klimatische* Einflüsse aufzuweisen, so lange von geringem Wert bleiben, wie man nicht außerdem über die hygienischen Einrichtungen der betreffenden Länder, den Kulturzustand der Völker usw. Genaueres weiß. Gleichwohl ist das Klima von Wichtigkeit. So hat GLOAGUEN bei den rasseverwandten Anamiten und Japanern zwar gleichen anatomischen Bau von Nase und Nasenrachenraum festgestellt, jedoch gefunden, daß die ersteren, die in gleichmäßigem feuchtwarmem Klima ohne raschen Temperaturwechsel leben, fast niemals entzündliche hypertrophische Affektionen in Nase und Nasenrachenraum (eine bekannte Ursache mancher Ohrenleiden) aufweisen, häufig jedoch die letzteren, deren Klima tägliche Schwankungen mit sich bringt. — Auch ist das Klima als *Heilfaktor* von Bedeutung und damit auch die auf Grund sozialer Lage erleichterte oder erschwerte Möglichkeit klimatologischer Behandlung. Operationsreife Fälle von Schläfenbeincaries sind durch Gebirgs- oder Seeluft ausgeheilt worden (HESSLER u. a.). — Daß im *Einzel*falle meteorologische Einflüsse zu akuten Ohrenkrankheiten führen, bedarf keines Beweises, dagegen ist es nicht gelungen, an großem Material Abhängigkeit von Witterungsschwankungen statistisch nachzuweisen (GOHLISCH). Auch hier sind soziale Momente entscheidend. Abhärtung, zweckmäßiges Verhalten usw. als hindernde Faktoren, Fehler im Witterungsschutz als befördernde (Heizung, Kleidung, Diät, Körperhygiene) werden vielfach sozial bedingt sein.

Bodeneinflüsse bisher noch nicht restlos aufgeklärter Art führen auf dem Umwege über die *Kropf*bildung zu *endemischer* Schwerhörigkeit und Taubheit (*Dysthyrer Typus* nach BLOCH) insbesondere bei Kretinen. Nach ESCHERISCH tritt endemische Taubheit häufiger in älteren Erdformationen als in jüngeren auf „mit derselben Abgrenzung am Jura wie beim Kretinismus". Kaum ein Viertel der Kretinen hört normal. Nach C. STEIN zeigen 20—30% hochgradige Höreinschränkungen, 5% Taubheit. Die wahrscheinlich im Wasser, vielleicht aber im Boden oder der Luft befindlichen Erreger kennen wir nicht. Wesentlich ist, daß nach Angaben I. BAUERS Individuen mit allgemeiner degenerativer Konstitution leichter Kropf bekommen, selbst solche, die aus kropffreien Gegenden einwandern. Bekannt sind die Bemühungen der Schweiz durch Joddarreichung an Schulkinder dem Übel vorzubeugen.

Abstammung, Vererbung. Wir unterscheiden bekanntlich, abgesehen von Krankheiten des äußeren Ohres (Ohrmuschel, äußerer Gehörgang), die für das

Thema von untergeordneter Bedeutung sind, zwei Gruppen, die des schalleitenden und die des schallaufnehmenden (perzipierenden) Apparates. Für beide spielt Erblichkeit eine Rolle, geringer für die erste, größer für die zweite. Der Schallleitungsapparat (Trommelfell, Paukenhöhle mit Gehörknöchelchen, Kuppelraum, Tube, Warzenzellen) ist akuten und chronischen Entzündungen unterworfen, die zu Einschmelzungen mehr oder weniger umfangreicher Art mit lebensbedrohenden Erscheinungen sowie zu Einschränkung und Verlust der Hörfähigkeit durch Veränderungen der Schalleitung oder sekundäre Schädigung des Sinnesapparates führen können. Hauptbilder: akuter und chronischer Mittelohrkatarrh, akute und chronische eitrige Mittelohrentzündung. Es ist bekannt, daß bestimmte Familien derartigen Leiden besonders ausgesetzt sind, neben Alkoholikerfamilien und Erbsyphilitikern besonders solche, in denen ungünstige Verhältnisse im Gebiete der oberen Luftwege herkömmlich sind. Neigung zu Affektionen des sog. Waldeyerschen Schlundringes tritt manchmal familär auf. So fand Leegaard, daß unter 120 Fällen von Mandelabsceß in 76 Fällen insgesamt 154 Verwandte, größtenteils *nahe*, an dem gleichen Übel litten, während bei 120 zufälligen Patienten ohne Halsabsceß nur 10 Fälle in der Verwandtschaft nachzuweisen waren; drei Viertel der familiären Art zeigten *habituelles* Auftreten. Die Ursache liegt wahrscheinlich in anatomischen Verhältnissen. Nasenscheidewandverbiegung, Schmalnasigkeit, hoher spitzbogenförmiger Gaumen, allgemeine Schmalgesichtigkeit (Leptoprosopie) sind gleichfalls generationsweise beobachtet und führen leicht zu Ohrenkrankheiten. Ferner ist Wittmaack geneigt, der mehr oder weniger guten Pneumatisation der Warzenzellen, die röntgenologisch nachweisbar ist, eine entscheidende Rolle für den Verlauf, besonders das sozial bedeutungsvolle Chronischwerden des Prozesses, zuzuschreiben. Wir stehen hier am Anfang neuer Erkenntnisse, die nur durch Zusammenarbeit von *Ohrenheilkunde* und *Familienforschung* ausgebaut werden können.

Von ganz besonderer Wichtigkeit ist die *zweite Gruppe*, gekennzeichnet durch das Symptom der auf Schädigung des Hörnerven, der Sinneselemente bzw. ihres Stützapparates beruhenden *Innenohrschwerhörigkeit* und *-taubheit*. Neben entzündlichen, meist sekundären Affektionen, ausgehend vom Schallleitungsapparat sind es Bildungshemmungen und degenerative Prozesse, die zugrunde liegen. Eine Sonderstellung nimmt die *Otosklerose* ein, die primär die knöcherne Labyrinthkapsel, dann allmählich das innere Ohr ergreift. Taub*geborene* und etwa *vor* dem 4. Lebensjahre ertaubte Kinder lernen nicht sprechen und werden taubstumm, in einzelnen Fällen ist sogar bei älteren, bis zum 15. Lebensjahre, die Sprache wieder verloren gegangen. Hochgradige Schwerhörigkeit des Kleinkindes ist hier in bezug auf die soziale Fürsorge der Taubheit gleichzusetzen (s. unten). Neben der *Taubstummheit* beansprucht unser Interesse die allmählich eintretende, sog. *progressive labyrinthäre Schwerhörigkeit* und die ebenfalls langsam fortschreitende auf Grund der erwähnten *Otosklerose*. Für alle drei ist die *Abstammung* des Individuums von ausschlaggebender Bedeutung. Zunächst für den Taubstummen. Feinere ohrenärztliche Unterscheidungen pathologisch-anatomischer Art müssen hier naturgemäß unbesprochen bleiben, nur sei erwähnt, daß wir hereditäre und erworbene Taubstummheit unterscheiden, erstere auf Anomalien des elterlichen Keimmaterials beruhend, und daß wir zu letzterer — soweit wir sie nachweisen können — auch kongenitale Formen rechnen, in denen zufälliges intrauterines Entstehen oder solches intra partum angenommen werden darf. Die Erblichkeit der Taubstummheit ist seit lange bekannt. Nach Myginds europäischen Statistiken hat jedes 16. taubstumme Kind einen taubstummen Verwandten. In 50% hatten taubstumm Geborene taubstumme Geschwister. Zahlreiche Stammbäume liegen vor. Neuerdings hat Albrecht (Tübingen)

10 Stammbäume mit Hilfe von Kirchenbüchern zusammengestellt und die noch Lebenden persönlich untersucht. Er kommt zu dem Ergebnis, daß im Sinne MENDELS eine monhybrid „*recessive*" Vererbung vorliegt. Eine Belastung beider Ehegatten ist nötig. Bei normal hörenden belasteten Eltern ist das Verhältnis der Taubstummen zu ihren vollsinnigen Geschwistern = 1 : 4, aus der Ehe eines taubstummen und vollsinnigen Individuums hören alle Kinder, bei beiderseitiger Taubstummheit sind alle Kinder wieder taubstumm. Nun zu den Ursachen: *Blutverwandtschaft der Eltern* wurde nach MYGIND überhaupt in 9%, unter taubstumm Geborenen in 23% festgestellt, nach SCHÖNLANK in 21%. Je enger die Verwandtschaft der Ehegatten, desto zahlreicher Taubstumme in der Descendenz. Erbsyphilis steht mit 14% an zweiter Stelle, es kommen ferner in Betracht familiäre Taubheit, nervöse Degenerationszeichen. Vergesellschaftung mit Mißbildungen und Defekten anderer Art ist ja bekannt. — Die Vererbung der *Labyrinthschwerhörigkeit* ist gleichfalls erwiesen. So veröffentlicht unter anderem BURGER einen Stammbaum mit 29 Personen dieses Typus. ALBRECHT ist auch hier ins einzelne gegangen und stellte an 6 Stammbäumen fest, daß sich diese Form „*dominant*" vererbt, direkt von Eltern auf Kinder; bei Vererbung durch ein belastetes und ein vollsinniges Individuum sei die eine Hälfte der Kinder normal, die andere schwerhörig. — Schließlich steht auch das familiäre Auftreten der *Otosklerose* außer Zweifel. BEZOLD fand 52%, LIEBERMANN 35% erbliche Belastung. KÖRNER und HAMMERSCHLAG haben Stammbäume veröffentlicht, die sich auf drei bis vier Generationen beziehen. Eine einheitliche Form des Vererbungstypus war hier bisher nicht feststellbar, Latentbleiben und Überspringen von Generationen ist beobachtet und wird von KÖRNER im Sinne der WEISMANNschen Determinantentheorie gedeutet. Konsanguine Ehen und Erbsyphilis spielen auch hier eine wichtige Rolle. Das weibliche Geschlecht ist mehr befallen, nach BEZOLD in 60,2—66,1%, DENKER 48%, HEIMANN im Verhältnis 2 : 1. Danach ist es klar, daß oft die Mutter die Trägerin der Vererbung darstellt. — Nicht unerwähnt bleibe die Hypothese einiger Autoren, nach der die genannten drei Gruppen die gleiche vererbbare Krankheitsbereitschaft zur gemeinsamen Grundlage haben (ALEXANDER, HAMMERSCHLAG, STEIN, BURGER, SPIRA). ALBRECHT bezweifelt das auf Grund der MENDELschen Typenunterschiede, — hier „dominant", dort „recessiv". In neuerer Zeit werden die Bemühungen auf diesem Forschungsgebiete durch verfeinerte Konstitutionsforschungen (STEIN u. a.) zu ergänzen versucht, doch liegt Abschließendes noch nicht vor. —

Aus diesen Darlegungen wird die Rolle der *Erblichkeit* zur Genüge hervorgegangen sein, wobei noch hinzuzufügen wäre, daß Laster und schlechte Lebensbedingungen durch Schädigung des Zeugungsmaterials wahrscheinlich eine üblere Rolle spielen als bisher exakt nachzuweisen war. Die praktischen eugenischen Aufgaben, die sich für die Sozialhygiene nach dem derzeitigen Stande unserer Kenntnis dieser niemals heilbaren, nicht einmal mit Sicherheit besserungsfähigen Leiden ergeben, werden darin bestehen müssen, zunächst einmal gegen die aus Unkenntnis geplanten Verwandtenehen und solche zwischen beiderseits Ohrbelasteten anzukämpfen. Dazu dient Aufklärung in Schule, Familie, Öffentlichkeit. Besonders unter Taubstummen werden ja gern Ehen geschlossen, da die gemeinsame Erziehung Bekanntschaften vermittelt und da die Verständigung untereinander erleichtert ist. Das ergibt sich aus FAYS Veröffentlichung einer Statistik über 4500 amerikanische Taubstummenehen. Wenigstens sollten nur solche Taubstummen einander heiraten, bei denen nicht beiderseits der *konstitutionelle* Typus vorliegt. Doch ist der Nachweis in vielen Fällen schwer, wenn nicht unmöglich. — *Schwerhörige* von labyrinthärem Typus, die gelernt

haben, ihr Leiden als erträglich zu betrachten, macht man vor eugenisch an-
fechtbarer Eheschließung manchmal mit Erfolg darauf aufmerksam, daß zu
diesem Leiden bei der Nachkommenschaft sich die überaus quälenden subjektiven Geräusche gesellen können, die schon zu Geisteskrankheit und Selbstmord
geführt haben. Für die Otosklerose hat Hammerschlag in einem sehr instruktiven Stammbaum eine allmähliche Abnahme in Generationen und plötzliches
Wiederaufflackern nach einem Fall von Verwandtenehe nachgewiesen. Solche
Beispiele sollten bekannt und zu eindringlicher Beeinflussung benutzt werden.

Erziehung, Schule. Auf die Entstehung der akuten Mittelohrentzündung
im Kindesalter haben soziale Verhältnisse beträchtlichen Einfluß. Schon die
Entbindung unter ungünstigen Verhältnissen kann wie für Läsionen des Ohres
überhaupt, so auch für die *Säuglingsotitis*, die in der ärmeren Bevölkerung am
verbreitetsten ist, eine Rolle spielen (Gomperz, Kutvirt, Voss, Grünberg,
Steurer, Graeff, Haike). An letzterer erkranken nach G. Alexander Brustkinder seltener als künstlich genährte. Wegen des Mechanismus des Zustandekommens verweise ich auf meine Arbeit „Soziale Fürsorge bei Hals-, Nasen-,
Ohrenkranken vom Säuglingsalter bis zur Schulentlassung" s. unten. *Erbsyphilis*,
die zu dem gefürchteten charakteristischen Schnupfen der Säuglinge mit seinem
„Schniefen" führt, verursacht durch ihn häufig akute Mittelohrentzündung. Auch
*Gonokokken*otitis ist beim Säugling beobachtet und nach ihrer Erkennung schnell
geheilt worden (Putzig). Kinder *tuberkulöser* und geschlechtskranker Mütter
können spezifische sowie auch vom Grundleiden unabhängige Mittelohrentzündung durchmachen, wie sie auch gesunde Säuglinge als Folge von *Erkältungs-
und Infektionskrankheiten* (s. unten) betrifft, insbesondere bei engem Zusammenwohnen. Deswegen und wegen der nicht immer ganz einfachen Technik ist ganz
besondere diagnostische Sorgfalt vonnöten. Für Konservierung des als segensreich betrachteten „Ohrenlaufens" der Säuglinge sorgt in manchen Gegenden der
Volksaberglaube; in manchen Schichten der sog. höheren Gesellschaft hindert
das *Vorurteil* an der rechtzeitigen Vornahme des notwendigen und ungefährlichen
Trommelfellstiches (Paracentese). § 504 des preußischen *Hebammenlehrbuches*
schildert kurz und prägnant Symptome und Verlauf der Säuglingsotitis und macht
es den Hebammen zur Pflicht, „ohne Säumen einen Arzt zuzuziehen, wenn auch
nur der Verdacht dieser Erkrankung auftritt". Einreihung der Ohrenheilkunde
unter die obligatorischen Prüfungsfächer wird für allmähliche Verbreitung der
nötigen Fertigkeiten unter den praktischen Ärzten sorgen und innerhalb des
Sonderfaches selber sind, ganz besonders durch die Arbeiten von Gomperz,
ferner durch die von A. Hartmann, Göppert, Teichmann u. a., in kurzer Zeit
gerade auf diesem Gebiete große Fortschritte erzielt, so daß eine otoskopische
Untersuchung des winzigen Säuglingsohres exakt erfolgen kann und die dem
Erwachsenen gegenüber erheblichen organischen Unterschiede bei der Beurteilung
und den Maßnahmen die genügende Beachtung finden. Planmäßige *Kleinkinderfürsorge* hat hier große Erfolge zu verzeichnen, so erwähnt noch neuerdings
A. Gottstein, daß, wo sie „gut organisiert ist und die Erkrankungen der Sinnesorgane rechtzeitig zweckmäßiger Behandlung zuführt, die Zahl der Schwerhörigenklassen in steter Abnahme begriffen" ist. — Den Kulturgrad eines Volkes kann
man ähnlich wie am Seifenverbrauch auch an seinen Vorkehrungen gegen die
Mittelohrentzündung messen, und unter die wesentlichsten derselben gehören
die *schulärztlichen* Einrichtungen. Mailand fand unter 843 Kopenhagener
Schulkindern 159 (18,9%) mit Mittelohrkatarrhen, 58 (6,9%) mit chronischer
Mittelohrentzündung, 103 (12,2%) mit Residuen derselben. Unter den 1686
untersuchten Gehörorganen betrug das Gehör für Flüsterstimme bei 414 = 24,6%
weniger als 6 m; 145 = 17,2% waren doppelseitig schwerhörig. Hansberg

(Dortmund) fand unter 600 an Ohr, Nase oder Hals leidenden Schulkindern nur 1, DREYFUSS (Frankfurt a. M.) unter 500 behandlungsbedürftigen Volksschülern des ersten Jahrgangs nur 6, die zur Zeit in ärztlicher Behandlung standen. Die Verhältnisse haben sich von Jahr zu Jahr gebessert, doch ist die Erweiterung des schulärztlichen Dienstes durch den *schulohrenärztlichen* bisher nur teilweise durchgeführt. Die Gesellschaft deutscher Hals-, Nasen- und Ohrenärzte hat den städtischen Schulbehörden 1922 folgende *Leitsätze* zur Kenntnis gebracht:

1. Jede schulärztliche Organisation, in der nicht für eine fachärztliche Untersuchung auf dem Gebiete der Hals-, Nasen-, Ohr- und Spracherkrankungen gesorgt ist, ist als unvollständig zu bezeichnen. 2. Der Schulohrenarzt hat die ihm von den Schulärzten überwiesenen Kinder mit Erkrankungen der in 1. genannten Organe fachärztlich zu untersuchen und deren Behandlung zu veranlassen. 3. Es ist wünschenswert, daß mindestens einmal während der Schulzeit jedes Kind vom Schulohrenarzt untersucht wird. In diesem Falle wäre das erste Schuljahr der geeignetste Jahrgang. 4. Unheilbar schwerhörige Kinder, welche dem gewöhnlichen Unterricht nicht folgen können, sind Absehkursen zu überweisen, die durch hierzu ausgebildete Lehrkräfte veranstaltet werden. 5. In Großstädten mit über 300 000 Einwohnern sind außer den Absehkursen oder an deren Stelle vollklassige Schwerhörigenschulen aufzubauen. 6. Schüler, die an Sprachfehlern (Stammeln oder Stottern) leiden, sind Sprachlehrkursen einzureihen. 7. Die ärztliche Aufsicht über die Abseh- und Sprachlehrkurse, ebenso über die Schwerhörigenschule führt der Schulohrenarzt. 8. Kinder, welche zur evtl. Aufnahme in Taubstummenschulen in Frage kommen, sollen nicht durch den Kreisarzt sondern durch den Schulohrenarzt untersucht werden.

Wesentlich ist, daß der Schule der Nachsweis erfolgter ärztlicher Inanspruchnahme geliefert wird. Zu diesem Zweck hat sich an den Berliner Gemeindeschulen nachstehendes Formular gut eingeführt:

Nr. ....

Klasse: .... Name des Kindes ....

Datum der Absendung .... Erfolg ....

....

Charlottenburg, den .... 19........

Herrn
Frau ....

Mitteilung

Das Kind ....

hat ein Ohrenleiden und muß deshalb von einem Ohrenarzt untersucht und behandelt werden. Das ist sowohl für seine Gesundheit und sein Fortkommen in der Schule, als auch für seine Erwerbsfähigkeit im späteren Leben notwendig.

Eiterausfluß aus dem Ohre ist stets das Zeichen einer schweren Erkrankung des Gehörorganes; wenn es nicht behandelt wird, kann die Eiterung auf die Knochen des Schädels, ja sogar auf das Gehirn übergehen und lebensgefährliche Erkrankungen hervorrufen. Oder das Kind kann, wenn das Leiden nicht genügend beachtet wird, sein Gehör völlig verlieren. Bei rechtzeitiger Behandlung ist Heilung oder zum mindesten Besserung zu erwarten.

Kinder, welche an Ohrenlaufen leiden, müssen stets einen Bausch reiner Watte in dem erkrankten Ohre tragen und dürfen keine kalten Bäder nehmen.

Es wird Ihnen daher dringend empfohlen, mit Ihrem Kinde zu einem Arzte zu gehen, der sich mit der Behandlung von Ohrenleiden beschäftigt.

....
` (Der Schularzt.)

II Nr. ....

Dieser Abschnitt ist abzutrennen und, nachdem das Kind in ärztliche Behandlung getreten ist, mit der Unterschrift der Eltern oder Pflegeeltern und des behandelnden Arztes dem Klassenlehrer zu übergeben.

....
(Unterschrift der Eltern oder Pflegeeltern.)

Der behandelnde Arzt wird gebeten, die Einleitung der Behandlung durch seine Unterschrift zu bestätigen und etwaige Bemerkungen, welche für die Schule von Wichtigkeit sind, hierunter zu setzen. (Diagnose? Operation?)

....

Datum .... 19........   (Unterschrift oder Stempel des behandelnden Arztes.)

Auch vom Standpunkt des Ohrenarztes ist zu erstreben, daß bei Schulkindern mehr als bisher auf den Zusammenhang leichter Ermüdbarkeit des Hörnerven, Schwindel und Ohrensausen mit Störungen psychischer und vasomotorischer Art geachtet werde (Laubi, Stein und Pollak).

Ihren Abschluß findet diese soziale Fürsorge durch eine ohrenärztliche Berufsberatung, über deren Grundlagen und Einzelheiten ich mich anderenorts ausführlich verbreitet habe. Bei dem knappen Raum, der vorliegender Arbeit zugemessen ist, muß hierauf und unter anderem auf die Schrift von Schorsch verwiesen werden. Als Hauptgrundsätze seien angeführt: Fernhaltung der Lärmgefährdeten von Lärmbetrieben, der Entzündungsgefährdeten von solchen Berufen, die durch Witterungs- oder Staubeinflüsse Rückfälle zeitigen könnten. — In Amerika wollen die Rockfeller- und Carnegie-Institute eine Aufsicht über taube Schulkinder und Erwachsene einführen.

Beruf. Die Gewerbekrankheiten des Ohres habe ich in einem besonderen Abschnitt dieses Handbuches bearbeitet und in ihrer soziologischen Bedeutung gewürdigt.

Schwangerschaft, Entbindung, Stillung können bestehende Ohrenleiden erheblich komplizieren. Bondy war bei *Mittelohrentzündung* zur Schwangerschaftsunterbrechung genötigt und sah sofortigen Stillstand vorher schnell verlaufender Einschmelzungen. Bei *Otosklerose* tritt die Verschlechterung des Gehörs sehr häufig erst im zweiten oder dritten Wochenbett auf. So ergeben sich wegen der Entscheidung über Konzeptionsverhütung, Schwangerschaftsunterbrechung, Sterilisation komplizierte Verhältnisse und schwerwiegende Fragen, die Blohmke zusammenfassend besprochen hat. Die kombiniert-soziale Indikation zur Unterbrechung lehnt er ab, weil sie „medizinisch nicht anerkannt“ werde (Leitsätze der erweiterten wissenschaftlichen Dep. f. d. Med. Wesen, März 1906). Ich halte sie im Gegensatz dazu für durchaus berechtigt, wo eine erwerbstätige Frau derart vor wirtschaftlichem Ruin durch Gehörsverlust geschützt werden kann. Auch andere Autoren, z. B. Nelle, verschließen sich sozialen Gesichtspunkten nicht.

Syphilis. Auf die Gefahr der Ertaubung bei Erbsyphilitikern aus angeborener Organschwäche oder infolge von Säuglingsotitis wurde bereits hingewiesen. F. Kobrak fordert deswegen gesetzliche Meldepflicht und Kontrolle einer ausreichenden Behandlung solcher Säuglinge. Nach Hutchinson und Jackson ist bei 10% erbsyphilitischer Kinder das Gehörorgan ergriffen, nach Hennet und Baratoux sogar in 33%. Brühl fand bei 37,4% seiner Taubblinden Erbsyphilis als Ursache. Während Affektionen am äußeren und Mittelohr in die früheste Jugend zu fallen pflegen, werden die des Innenohrs meist erst nach dem 5. Lebensjahr manifest und treten besonders im zweiten Lebensjahrzehnt in die Erscheinung. Fraser fand in 32 Fällen syphilitischer nervöser Hörstörung folgende Verteilung auf die Lebensalter:

0— 6	1
· 6—10	8
11—15	8
16—20	6
21—25	4
26—30	3
31—35	2

Je später die Erscheinungen, Schwerhörigkeit, quälendes Ohrensausen, Gleichgewichtsstörungen auftreten, um so schlechter sind die Heilaussichten. Frühzeitige und gründliche Behandlung der Säuglinge und Kleinkinder ist eine wichtige vorbeugende Aufgabe der Sozialhygiene. Im Gegensatz zu früheren wenig ermunternden Ergebnissen wird bei bereits ausgebrochenen Ohrenleiden jetzt über Erfolge durch Salvarsan berichtet. Nach GRADENIGO ist das weibliche Geschlecht stärker betroffen. Der Prozeß ist fast immer doppelseitig, verläuft teils langsam, teils aber auch in geradezu rapider Weise. — *Erworbene* Syphilis kann gleichfalls alle drei Abschnitte des Gehörorgans betreffen. Luetische Mittelohrentzündung ist etwas anderes als Mittelohrentzündung bei einem Luetiker und hat Kennzeichen, die H. BEYER neuerdings genauer beschrieben hat; charakteristische Farbe des Trommelfells, schmerz- und fieberlosen Verlauf, gewisse Eigentümlichkeiten bei der Funktionsprüfung, auch positiven Spirochätenbefund. — Die *Innenohrlues*, aufzufassen als eine Hörnervenaffektion meningealen Ursprungs, kann ein- oder doppelseitig sein, sie betrifft den cochlearen, dem Hören dienenden, den vestibularen, das Gleichgewicht regelnden Anteil, meist aber beide zugleich. In neuerer Zeit ist gerade die Funktionsprüfung des Hörnerven verwendet worden, um schon *vor* dem Positivwerden der Wassermannschen Reaktion den syphilitischen Prozeß zu diagnostizieren. F. KOBRAK hat dieses Gebiet erschlossen und es erscheint durchaus möglich, daß sich seine Methode Gleichberechtigung neben der serologischen erwirbt. Einzelheiten können hier nicht gegeben werden, es sei nur auf die Schwachreizreaktion, die dieser Autor zur Prüfung des Gleichgewichtsapparates angegeben hat, und die sog. „gekreuzte Abweichreaktion" von BEYER und GÜTTICH hingewiesen. — Die Frage der Salvarsantaubheit bedarf hier, weil von sozialer Wichtigkeit, einiger Worte (Literatur s. bei MENTBERGER). Eine arzneiliche Schädigung des Hörnerven durch das Arsen ist zwar theoretisch nicht mit Sicherheit auszuschließen, doch beruht die Hörstörung in der Regel auf dem syphilitischen Prozeß selber (Neurorezidiv) als Folge ungenügender Salvarsandosierung. KRASSNIG drückt das so aus: „Die Salvarsanbehandlung schafft zwar nicht luetische Ohraffektionen, die nicht schon durch den Gang der luetischen Affektion gesetzt sind, aber das Salvarsan bringt viel früher die gesetzte Infektion zum klinisch feststellbaren Ausdruck." Nun kennen wir durch KOBRAK den Zustand beschwerdefreier Oktavuserkrankung bei Frühsyphilis, die er in mindestens 10% schon im seronegativen Stadium des Primäraffektes für vorliegend hält. Wie an der Aufdeckung von Syphilis ist also die Ohrenheilkunde möglicherweise auch in der Zukunft zur Fernhaltung von Neurorezidiven auf Grund exakter Untersuchungen berufen. Soziologisch interessiert schließlich, daß Innenohrlues leichter da entsteht, wo schon vorher ererbte Konstitutionsschwäche, Unterernährung, Alkohol- und Nicotinmißbrauch den Boden vorbereitet haben.

Tuberkulose. Das *Innenohr* wird auf toxische Weise nur selten bei Tuberkulose angegriffen. Die Therapie war in solchen Fällen stets machtlos. Tuberkulose des *Mittelohres* jedoch ist eine häufige und verhängnisvolle Erkrankung. Sie kann alle Lebensalter betreffen. Man nimmt zwar an, daß das frühe Kindesalter besonders stark beteiligt sei, speziell die ersten Lebensmonate, doch leiden die Statistiken darunter, daß die Diagnose beim Erwachsenen nicht immer einfach ist. Der Ohreiter ist äußerst arm an Tuberkelbacillen, die Möglichkeit des Tierversuches bzw. der histologischen Untersuchung an materielle Vorbedingungen gebunden, die nicht überall gegeben sind. BRIEGER bespricht das Mißverhältnis zwischen der *relativen* Häufigkeit der Mittelohrtuberkulose zu dem selteneren Auftreten der Tuberkulose überhaupt in den ersten Lebensmonaten. Er lehnt die Plazentarübertragung sowie die durch Kuhmilch ab und sieht den Grund der Erscheinung in der *prägnanten* Form des Auftretens. Ein Prozeß wie dieser kann nicht gut übersehen werden, wenn — was oft zu beobachten — dieselben Erscheinungen, die beim Erwachsenen Jahre zu ihrer Ausbildung brauchen, sich beim Säugling in Tagen vollziehen. — Während sonst Tuberkulose am häufigsten im zweiten Dezennium vorkommt, findet sich Mittelohrtuberkulose mit Vorliebe im ersten, dritten und vierten. Nach Ostmann besteht ein großer Unterschied in der Frequenz zwischen offener und geschlossener Tuberkulose. Kranke mit positivem Sputumbefund zeigten in 10,3%, mit negativem in 1,6% Mittelohreiterung. Frühstadien sind meist frei. So erklären sich auch die großen Unterschiede in Krankenhaus- und Heilstättenstatistiken. Unter chronischen Mittelohreiterungen fand Schwabach 4,2%, Bezold 4,4% tuberkulös. Männer sollen häufiger als Frauen betroffen sein. Entstehung überwiegend von einem Lungenherde her auf dem Wege über die oberen Luftwege durch die Tube. Die Schädigung der Hörfunktion tritt rascher ein als bei irgend einer anderen Mittelohrentzündung. Eine sichere Heilung kann nicht in Aussicht gestellt werden, ausgiebige und frühzeitige Operation ergibt zwar gute Resultate, aber auch sehr viele unvollständige Heilungen. Zur Behandlung müssen die Mittel der sozialen Fürsorge (Walderholungsstätten, Seehospize usw.), also Klimawechsel, Diät usw. regelmäßig mit herbeigezogen werden. — Einen *hygienischen* Schutz gibt es nicht. Der Vorschlag einer Isolierung von Schulkindern mit tuberkulöser Mittelohrvereiterung ist abzulehnen, da, wie gesagt, der bacillenarme Ohreiter nicht als wesentlicher Infektionsträger angesprochen werden kann.

Akute Seuchen. Epidemische Genickstarre bildet, da sie mit Vorliebe Kinder befällt, durch Schädigung des Mittelohres, ganz besonders aber des Innenohres eine sehr wichtige Ursache der erworbenen Taubstummheit. Nach Bezold in 74 unter 233 Fällen, nach Schönlank in der Schweiz zu 37%. Nach großen Epidemien, noch zuletzt nach der in Oberschlesien, zeigte sich eine deutliche Zunahme an taubstummen Kindern, so daß dort 1905 Mittel zur Erweiterung der bestehenden Taubstummenanstalten bewilligt werden mußten. — *Scharlach* führt zu umfangreichen Knocheneinschmelzungen des Ohres, zu Schädigungen des Labyrinths und erfordert oft rechtzeitige Operation. Holmgren stellte 1901 bis 1910 unter 9590 behandelten Scharlachfällen 2020 Otit. med. fest, 44% davon das erste und zweite Lebensjahr betreffend, nur noch 4% das zehnte, ein Beweis für die verhängnisvolle Rolle der Scarlatina als Grund *erworbener* Taubstummheit. — *Grippe* führt gleichfalls zu starken Einschmelzungen und frühzeitiger Operation (s. unten). Nach Jauquet sind die Zerstörungen bei der durch Kriegsentbehrungen geschwächten Bevölkerung besonders stark gewesen. — *Masern* führen gleichfalls zu Mittelohrentzündungen. — *Keuchhusten* hat vereinzelt Hörverlust zur Folge und ist Ursache von Taubstummheit geworden. *Epidemische Parotitis* kann zu Mumpstaubheit führen. — *Typhus abd.* verursacht Mittelohrentzündungen, besonders aber schwere degenerative Prozesse im Innenohr. — *Typhus exanth.* schädigte nach Zalewski unter 500 Fällen den nervösen Hörapparat in 1%.

Mißbrauch von Tabak und Alkohol. Tabak kann durch Schädigung der oberen Luftwege Katarrhe des Mittelohres verursachen. Wichtiger sind die direkten Schädigungen des Hörnerven, die sich in Ohrensausen, Schwerhörigkeit, Schwindel äußern. Manche Fälle heilen prompt durch Abstinenz, andere sind wenig oder gar nicht rückbildungsfähig. — Über den *Alkoholismus* der Eltern als Grundlage konstitutioneller Ohrenleiden wurde bereits gesprochen. Alkoholgenuß schädigt in ähnlicher Weise wie der Tabak teils die Schleimhäute, teils den Hörnerven. Verhängnisvoll kann die häufig zu findende Vergesellschaftung von chronischem Alkoholismus und Nicotinismus werden, besonders wenn, wie bei Arbeitern aus Staubbetrieben, die Schleimhaut oder, wie bei solchen aus Lärmbetrieben, das Innenohr schon vorher geschädigt war.

Wirtschaftliche Lage des Einzelindividuums. Daß enges Beieinanderwohnen der Unbemittelten mit seinen bekannten Begleiterscheinungen leichtere Übertragung von Infektionskrankheiten und damit Ausbruch von Ohrenleiden begünstigt, leuchtet ein, ebenso daß schwere Erreichbarkeit oder Erschwinglichkeit sachgemäßer Facharztbehandlung Komplikationen akuter Entzündungen begünstigen und zur Züchtung chronischer beitragen muß. Es wurde bereits erwähnt, wie nützlich planmäßige Kleinkinderfürsorge gewirkt hat, und jeder erfahrene Ohrenarzt weiß, daß mit Ausbreitung der Schulhygiene sukzessive die Zahl der jährlichen Totalaufmeißelungen wegen chronischer Mittelohrentzündungen abgenommen hat. Brauchbare größere Statistiken fehlen bisher, bedauerlicherweise auch solche über den Einfluß der Sozialversicherung. Ältere Untersucher nahmen an, daß die *Taubstummheit* vorzugsweise die ärmere Bevölkerung befalle. Mygind widerlegt das mit dem Beispiel Norwegens, wo konstatiert wurde, „daß sie unter den ökonomisch und hygienisch am besten gestellten Klassen vorzugsweise auftritt". Welche Rolle hier die Inzucht spielt, wäre noch zu klären.

II. Wirkung auf die Umwelt.

Mortalität. In der allgemeinen Todesursachenstatistik nehmen Ohrenleiden einen verhältnismäßig geringen Raum ein, so daß ein zahlenmäßiges Eingehen auf sie in diesem Zusammenhange nicht lohnt. — Die Lebensgefährlichkeit der verschiedenen Formen von Mittelohreiterung hat Scheibe unter Berücksichtigung ihrer Behandlung sowie des Lebensalters ausführlich studiert. „Relativ am gefährlichsten ist das unbehandelte oder unrichtig behandelte *Cholesteatom*" (Perlgeschwulst). Von diesem war im ersten Teil unserer Abhandlung deswegen nicht die Rede, weil soziale Verhältnisse auf sein Entstehen keinen Einfluß haben. Es zeichnet sich durch Knocheneinschmelzung der Umgebung aus. — Von den *akuten* Eiterungen sind am gefährlichsten die bei Influenza bzw. influenzaartigen Symptomen und die bei Lues III. Was die Grippe betrifft, möchte ich nach eigenen Erfahrungen auf die besondere *Lebensgefährlichkeit* der otogenen Spätmeningitis bei schon ausgeheiltem primärem Herd aufmerksam machen.

Morbilitätsstatistik. Nach Grotjahn darf unter den wenigen Gebrechenzählungen die des australischen Staates Neu-Seeland (nach dem Census of the British Empire 1901) als eine zuverlässige gelten. Aus ihren von Prinzing zusammengestellten Tabellen entnehme ich, daß auf je 10 000 Lebende kamen:

Gebrechen durch	0—15	15—30	30—40	40—50	50—60	60—70	über 70	zusammen
				Jahre				
Männlich:								
1. Taubstummheit . .	3,9	3,5	3,3	2,7	2,7	1,3	1,1	3,3
2. Taubheit allein . .	0,7	3,7	4,8	4,9	12,0	23,9	56,3	6,0
Weiblich:								
1. Taubstummheit . .	2,4	2,6	3,3	1,9	2,8	1,4	3,2	2,5
2. Taubheit allein . .	0,5	3,1	4,1	6,7	13,3	19,2	50,7	4,6

Interessant ist hier die zahlenmäßige Erfassung der Altersschwerhörigkeit. Was die übrigen Zahlen angeht, so dürften sie nach Ansicht der betreffenden Autoren als Mindestziffern anzusehen sein, da es sich in jenem Staate um klimatisch wie sozial günstige Bedingungen handelt. Über die Verbreitung der *Taubstummheit* in den Kulturstaaten siehe die Statistiken Roesle bei Grotjahn. In Deutschland gab es 1900 49 750 Taubstumme, in Preußen 1905 33 567, Taubblinde bei der letzten Volkszählung vor dem Kriege in Deutschland 350, Preußen 144. — Sozial wichtig ist, daß nach erfolgter *Radikaloperation* (chron. Eiterung,

Cholesteatom) nach Rauchs Forschungen in 66% eine Hörverschlechterung eintritt.

Sozialversicherung. Die für die *Krankenversicherung* wichtigen, mit *Erwerbsunfähigkeit* einhergehenden Ohrenleiden habe ich nach dem Standardwerk des statistischen Reichsamtes über die „Ortskrankenkasse für Leipzig und Umgebung" 1910 folgendermaßen errechnet:

Es kamen Ohrenkrankheiten auf

10000 Krankheitsfälle	46,4%
„ versicherte Personen	19,5%
„ Krankheitsfälle bei männlichen Pflichtmitgliedern	49,3%
„ „ „ weiblichen „	41,2%
„ versicherte Personen bei männlichen Mitgliedern	19,5%
„ „ „ „ weiblichen „	17,2%

Von 1000 Krankheitsfällen der Ohren dauerten:

über	1 Woche	696,0
„	4 Wochen	182,0
„	13 „	32,0
„	20 „	10,0
„	26 „	5,6
„	34 „	2,8

Die bei männlichen Pflichtmitgliedern gezählten 1332 Fälle von *Mittelohrkrankheiten* hatten eine Durchschnittsdauer von 20,6 Krankheitstagen. — Für die *Invalidenversicherung* habe ich bereits früher einenAuszug aus den Berichten der Landesversicherungsanstalt Berlin 1900—1908 veröffentlicht. Ich zählte unter einer Gesamtzahl der Hauptursachen der Invalidität von 29800 Ohrenleiden als Hauptursache 163mal, bei anderen Hauptursachen als Nebenursache 485mal. In der *Unfallversicherung* spielt neben Hörbeschränkung und Hörverlust *Gleichgewichtsstörungen* infolge Schädelerschütterung und -verletzung sowie subjektive Ohrgeräusche eine Rolle. Genaueres hierüber sowie über *psychogene Hörstörungen* der Kriegsteilnehmer, die für das *Versorgungswesen* wichtig sind, enthalten die Kapitel dieses Handbuches „Gewerbekrankheiten" und „Unfallversicherung". A. Barth hat — was hier erwähnt sei — auf die Beeinträchtigung der Erwerbsfähigkeit durch Schwerhörigkeit bei sonst Gesunden eindringlich aufmerksam gemacht, weil manche Versicherungsbehörden zu dieser Frage eine widerspruchsvolle und unklare Stellung einnehmen. Schließlich sei noch auf die Wichtigkeit einer sachgemäßen und durchdachten *Berufsumleitung* in diesem Zusammenhange hingewiesen.

Privatversicherung. Bei schweren eitrigen Prozessen am Mittelohr, die mit *Knochen*einschmelzung einhergehen, muß die Aufnahme in eine Lebensversicherung abgelehnt werden. Bei *Schleimhaut*eiterungen, trockenen Perforationen sowie bei Radikaloperationen, die mehrere Jahre geheilt geblieben sind, kann sie unter erhöhter Prämie, bei allen anderen Ohrenleiden ohne weiteres erfolgen.

Rechtspflege. Für die Beurteilung der sich hier ergebenden sowohl im Interesse der Gesellschaft wie des Einzelindividuums bedeutungsvollen Probleme (Zeugenaussage, Haftfähigkeit, Strafunterbrechung usw.) sei auf das vorzügliche Buch von Imhofer sowie auf meine eigenen Ausführungen im „Handbuch der Hals-, Nasen-, Ohrenleiden" von Denker-Kahler, Bd. VIII, S. 312ff. (J. Springer 1927) hingewiesen, da der Raum eine auch nur andeutungsweise Behandlung nicht gestattet.

Jugendfürsorge, Erziehung, Unterricht, Fortbildung. Schwerhörige. Das Jugendfürsorgepersonal sollte mehr als bisher in der *frühzeitigen* Erkennung von Ohrenleiden, nicht nur solchen, die sich an Infektionskrankheiten anschließen, geschult werden, besonders liegt die fürsorgerische Erfassung des Kleinkindes

(Spielkind, Schulrekrut) noch einigermaßen im argen. Deshalb habe ich bereits
1910 Ausbildung der Schwestern durch einen Ohrenarzt gefordert; F. KOBRAK
tritt sogar für eigene „Ohrschwestern" ein, was mir jedoch als zu weitgehend
erscheint und die bereits bestehende Zersplitterung der Fürsorge noch vergrößern
könnte. Mit Schuleintritt bessern sich die Verhältnisse und von Jahr zu Jahr
nimmt die Zahl der unversorgten hörkranken Kinder ab. Am 1. Juli 1909 konnte
die amtliche Statistik in Preußen an bildungsfähigen Schulkindern von
7—15 Jahren noch 788 sehr schwerhörige und 744 taubstumme feststellen,
die nicht beschult waren (Vorlagen Herrenhaus, Session 1911, Nr. 13). (Über
Schulohrenarzt s. oben Teil I.)

Man unterscheidet zu praktischen Zwecken drei Grade der Hörstörung,
den leichteren mit einem Gehör für Flüsterstimme über 0,5 m, für laute Stimme
über 1,0 m, hochgradigere mit Gehör unterhalb dieser Grenzen und Taubheit, d. h.
mit Verlust des Sprachgehörs oder mit Gehör nur für Geschrieenes. Leichtschwer-
hörige Schüler werden dem Lehrer nahe gesetzt, das bessere Ohr ihm zugewendet,
ein guthörender Nachbar dient nötigenfalls als Helfer. Hochgradig Schwerhörige
kommen in Schwerhörigenklassen bzw. -schulen oder erhalten, wo solche nicht
bestehen, Absehunterricht. Während der Schulzeit Ertaubte werden entsprechend
umgeschult. Bei der ersten Kategorie erfolgt der Unterricht völlig durch das Ohr,
bei der zweiten gleichfalls, mit Zuhilfenahme von Apparaten, wie des Vielhörers
von REINFELDER, und durch das Auge. In Deutschland gab es 1922 (einschließlich 3 Berliner Einzelklassen, die als eins gerechnet sind) 26 Schwerhörigenschulen mit über 144 Klassen und über 10740 Schülern (über einige Städte waren
statistische Angaben nicht zu gewinnen). Für die Fortbildung wird, wie es scheint
ausnahmslos, für Haushaltungsunterricht nur in einigen gesorgt. Über die geistig
zurückgebliebenen Schwerhörigen sowie schwerhörige Krüppel handeln die entsprechenden Abschnitte dieses Handbuches. — *Taube* Kinder gehören in die
Taubstummenanstalten (s. unten). Eine wie große Anzahl von Berufen Schwerhörigen und Ertaubten zur Verfügung stehen, geht aus der oben (Berufsberatung)
zitierten Literatur (SCHORSCH, PEYSER) hervor. SCHORSCH hat durch systematische
Umfrage bei Berufstätigen deren praktische Berufserfahrungen geprüft und der
Berufsberatung in dieser Hinsicht äußerst wertvolle Aufschlüsse verschafft. Für
die wissenschaftliche Weiterbildung sorgt in Berlin ein „*Pflegamt f. w. W.*",
das Vortragsreihen und Einzelvorträge veranstaltet. Die leicht Schwerhörigen
folgen ihnen auf den vordersten Sitzreihen, die höherer Grade mit Hilfe des
Vielhörers, der z. B. in der Urania mit 100 Anschlüssen versehen ist. Schließlich veranstaltet das Pflegamt auch Kurse an der Fortbildungsschule.

Taubstumme. Das Ziel des Taubstummenunterrichtes ist eine möglichst gute
Verständigung der Taubstummen mit Normalhörigen, darum lehnen die Taubstummen*lehrer* die Gebärdensprache (französ. System) im Unterricht ab, welche
die Taubstummen selbst als soziologisch wichtiges Mittel der Verständigung
untereinander nicht entbehren wollen, und unterrichten nach dem deutschen
Abseh- und Artikulationssystem. Diesem will BRAUCKMANN zur Zeit eine neuere
„sensomotorische Methode" hinzufügen, die sich in der Praxis Bürgerrecht erst
erwerben muß. Die Ausnutzung vorhandener Hörreste wird daneben betrieben,
doch scheint man nach anfänglichem Enthusiasmus die praktischen Erfolge
augenblicklich skeptischer zu beurteilen. Für das Spielalter bestehen, wenn auch
noch spärlich, *Kindergärten*. In Deutschland gibt es einschließlich der privaten
78 Taubstummenanstalten, dazu in Danzig 1, in Deutschösterreich 11, 37 sind
Internate, 31 Externate, die übrigen gemischt, Schülerzahl in Deutschland
6745, Lehrerzahl 880. Klassentrennungen sind in einigen derselben nach Gehör-
resten, Sprachbesitz, geistigen Fähigkeiten, auch nach Religionsbekenntnis vor-

genommen. Für schwach Befähigte gibt es besondere Einrichtungen, für besonders gut Begabte *Sonderklassen* (Berlin und Köslin). Ergänzend wirken hier und dort *Horte* für taubstumme Kinder.

Die Schul- und Unterhaltspflicht ist in Deutschland noch nicht *einheitlich* geregelt, obwohl sie es nach § 145 der deutschen Reichsverfassung, der allgemeinen Schulzwang festsetzt, sein sollte. Die meisten Staaten haben sie eingeführt, so (zeitlich ziemlich an letzter Stelle) Preußen durch das Gesetz vom 7. August 1911: Schulpflicht für taubstumme Kinder vom vollendeten 7. bis 15. Lebensjahr. In Mecklenburg bestehen bisher keinerlei gesetzliche Bestimmungen, in Bayern nur eine so unvollkommene Regelung, daß nach Schorsch dort 40,5% aller Taubstummen ohne Unterricht aufwachsen und von den Geburtsjahrgängen 1897 bis 1907 647 Kinder mit großer Verspätung, nämlich im Alter von 9—15 Jahren, den Anstalten zugeführt wurden. An solchen Mängeln ist zum Teil die in der Praxis schwierige Regelung der Unterhaltspflicht schuld, die von wenig leistungsfähigen Ortsverbänden gern umgangen wird. — So kommt es, daß noch vor 10 Jahren nur 65% der Taubstummen erwerbstätig waren. Ein kleiner Prozentsatz scheidet vielleicht auch durch seine psychologische Einstellung aus. Was diese betrifft, so unterscheidet Wegwitz neben dem mit seinem Schicksal nie Ausgesöhnten, der leicht zum Querulanten wird, und dem „brav Mittelmäßigen", den fleißigen Arbeiter, der stets für seine Weiterbildung sorgt, und einen sehr verinnerlichten und ausgeglichenen „religiösen" Typus. Im großen und ganzen bilden also die Taubstummen, wenn die Gesellschaft ihre Pflicht ihnen gegenüber erfüllt, einen wertvollen Faktor im sozialen Gefüge. Die organisierten Taubstummen haben ihr Schicksal selbst in die Hand genommen und neuerdings folgende Reformvorschläge gemacht, von denen ich einige fortlasse, die den Beifall der gleichfalls organisierten Lehrerschaft nicht gefunden haben.

1. Für alle taubstummen Kinder dasselbe Ausbildungsrecht wie für die hörenden, nämlich durch Kindergärten, Taubstummenschulen und Fortbildungsschulen. 2. Für die befähigten der jetzt zur Schulentlassung kommenden gehörlosen Schüler die Ausbildungsmöglichkeit auf einer besonders für sie eingerichteten Oberschule mit Abschluß durch eine Reifeprüfung, die den Hochschulbesuch ermöglicht. 3. Für die Reifeschüler die Einrichtung einer Hochschulabteilung. 4. Daß nur solche Lehrer an den Taubstummenanstalten Anstellung finden, die für diesen schwierigen Beruf besonders geeignet und mit der Psychologie des Taubstummen, mit seiner Denk- und Ausdrucksweise hinlänglich vertraut sind. 5. (fällt fort). 6. Daß die Zöglinge der Taubstummenanstalten nach ihrer geistig-sprachlichen Veranlagung gruppiert und ihrer Eigenart nach pädagogisch behandelt werden. 7. Daß in den Taubstummenanstalten neben dem wissenschaftlichen Unterricht mehr als bisher noch auf die gewerbliche Ausbildung der Zöglinge Bedacht genommen wird.

Für die 4—5000 Berliner Taubstummen bestehen *Volkshochschulkurse.* Der Ausbildung der *Taubblinden,* über deren geistiges Leben und Erziehung Genaueres von Schlaeger vorliegt, dient das Oberlinhaus in *Nowawes* bei Potsdam.

Gemeinschaftsleben. Von deutschen Schwerhörigen sind drei Vereinigungen gegründet, der Verein der Schwerhörigen, genannt *Hephata,* der *Schutzverband* und der *Deutsche Schutzverband.* In Österreich bestehen zwei, „Vox" und Gesellschaft zur Fürsorge für Hörlose. In *Schweden* breitet sich seit 1921 die Bewegung unter Holmgren, in Amerika durch die „New York League for the Hard of Hearing" aus (Annetta Peck). Ihre vielseitige Tätigkeit erstreckt sich auf kirchliche und Unterrichtsbedürfnisse, wirtschaftliche und rechtliche Interessen, auch suchen sie die Leidenden vor Ausbeutung durch reklamehafte Anpreisung von Heilmitteln, Heilmethoden und schwindelhaften Hörapparaten zu schützen. Eine Sammlung und kritische Besprechung der letzteren verdanken wir unter anderem Zwardemaker und Oppikofer. Die Mehrzahl der schweizerischen kantonalen Regierungen verbietet ihre Anpreisung und bestraft im Übertretungsfalle auch den Herausgeber der betreffenden Zeitung. — Für Taubstumme bestehen zahlreiche Vereine. Über sie und sonstiges Wissenswertes enthalten das Nötige die bereits im 22. Jahrgang erscheinenden „*Statistischen Nachrichten*", begründet von RADOMSKI und herausgegeben vom *Statistischen Ausschuß des Bundes deutscher Taubstummenlehrer*. Der staatlichen Taubstummenanstalt in Leipzig ist das *deutsche Museum für Taubstummenbildung* und eine große *Bücherei* angeschlossen.

Literatur.

(Die Hand- und Lehrbücher der Ohrenheilkunde sowie ältere Monographien sind fortgelassen.)

ALBRECHT (Tübingen): 1. Zur Vererbung der konstitutionellen Taubheit. 2. Zur Vererbung der hereditären Labyrinthschwerhörigkeit. Verhandl. d. Ges. dtsch. Hals-, Nasen- u. Ohrenärzte. Leipzig: K. Kabitzsch 1921. — ALEXANDER, G. (Wien): Fleckfieber und Ohr. Ebenda; — Kindergärten für Taubstumme. Monatsschr. f. Ohrenheilk. 1916, S. 654; — Taubstummblinde. Ebenda 1916, S. 410; — Syphilis des Gehörorgans. Wien: Hölder 1915; — Das Gehörorgan der Kretinen. Arch. f. Ohren-, Nasen- u. Kehlkopfheilk. Bd. 68. — BARTH, A.: Wird die Erwerbsfähigkeit durch Schwerhörigkeit beeinflußt? Zeitschr. f. Hals-, Nasen- u. Ohrenheilk. Bd. 80, S. 285. — BECK: Erbsyphilis und akustischer Ohrapparat. Med. Klinik 1916, Nr. 12. — BEYER, H.: Lues des Mittelohres. Passow-Schäfers Beitr. Bd. 16, H. 4/6. — BLOHMKE: Otosklerose und Schwangerschaft. Arch. f. Ohren-, Nasen- u. Kehlkopfheilk. Bd. 102. — BONDY: Gravidität und Mittelohreiterung. Internat. Zentralbl. f. Ohrenheilk. 1920, S. 227. — BRAUCKMANN: Das Wesen des Absehens. Zeitschr. f. Hals-, Nasen- u. Ohrenheilk. Bd. 6, S. 152. — BRIEGER: Tuberkulose des Mittelohres. Versamml. d. dtsch. otolog. Ges. in Stuttgart 1913. Jena: G. Fischer. — BURGER: Erblichkeit chronisch fortschreitender Schwerhörigkeit. Internat. Zentralbl. f. Ohrenheilk. Bd. 14, S. 233. — DREYFUSS: Schulohrenarzt. Passow-Schäfers Beitr. Bd. 16, H. 4/6. — DREYFUSS, ALEXANDER, HOPMANN: Organisation des schulohrenärztlichen Dienstes. Verhandl. d. Ges. deutsch. Hals-, Nasen- u. Ohrenärzte. Leipzig: K. Kabitzsch 1921. — GROTJAHN: Soziale Pathologie. 1. Aufl. Berlin: August Hirschwald 1912; 3. Aufl. (neu bearbeitet). Berlin: Julius Springer 1923. — GLOAGUEN: Le rhino-pharynx de la race jaune. Arch. de méd. et pharm. navales. — HAMMERSCHLAG u. STEIN: Die chronisch progressive labyrinthäre Schwerhörigkeit, ein kritischer Beitrag zur Wertung der konstitutionellen Disposition. Wien. med. Wochenschr. 1917, S. 1614. — HAMMERSCHLAG: Vererbbarkeit der Otosklerose. Monatsschr. f. Ohrenheilk. u. Laryngo-Rhinol. Bd. 40. 1906. — HEILIKO: Erkrankungen des inneren Ohres bei Parotitis. Ref. Internat. Zentralbl. f. Ohrenheilk. 1917, S. 245. — HEPHATA: Zeitschr. f. Schwerhörige. Berlin: M. Nay. — HESSLER: Einfluß des Klimas und der Witterung auf die Entstehung und Verhütung von Ohrenleiden. Jena 1898. — HOFER: Erworbene Taubstummheit nach Pertussis. Internat. Zentralbl. f. Ohrenheilk. 1920, S. 227. — IMHOFER: Gerichtliche Ohrenheilkunde. Leipzig: K. Kabitzsch 1920. — JAUQUET: Mastoiditis bei Grippeinfektion von besonderem Charakter. Ref. Zentralbl. f. Hals-, Nasen u. Ohrenheilk. Bd. 1, H. 5. — KRASSNIG: Die funktionellen Störungen bei Lues des Cochlearis nebst kritischen Bemerkungen über die Salvarsantherapie. Ebenda Bd. 6, S. 242. 1923. — DE KLEYN: Familiäre Labyrinthtaubheit. Internat. Zentralbl. f. Ohrenheilk. Bd. 13, S. 216. — KOBRACK, F.: Über die klinische Bedeutung der Innenohrlues usw. Dermatol. Zeitschr. Bd. 39. — KOBRAK, F.: Anregungen zu einer Bekämpfung der Schwerhörigkeit im vorschulpflichtigen Alter. Med. Klinik 1922, II. — KOELSCH: Berufswahl und körperliche Anlagen. München u. Berlin: Oldenbourg 1912. — KÖRNER: Das Wesen der Otosklerose im Lichte der Vererbungslehre. Zeitschr. f. Hals-, Nasen- u. Ohrenheilk. Bd. 50, S. 98. — LAUBI: Fürsorgebestrebungen für ohrenkranke Schulkinder. Korrespondenzbl. f. Schweiz. Ärzte 1916, Nr. 51. — LEEGARD: Familiäres Auftreten von Peritonsillarabscessen. Ref. Internat. Zentralbl. f. Ohrenheilk. Bd. 19, S. 177. — MAILAND: Beiträge zur Statistik über die Häufigkeit der Ohrerkrankungen bei Schulkindern in Kopenhagen. Ebenda 1918, S. 187; — Verschiedene Maßnahmen beim Unterricht schwerhöriger Schulkinder. Dänische otolaryngol. Ges. 4. X. 1916. — MENTBERGER: Entwicklung und gegenwärtiger Stand der Arsentherapie und Syphilis. Jena: G. Fischer 1913. — NAGER: Endemische Hörstörung. Zeitschr. f. Hals-, Nasen- u. Ohrenheilk. Bd. 80. — NELLE: Ist die Unterbrechung der Gravidität bei Otosklerose gerechtfertigt? Passow-Schäfers Beitr. Bd. 9, H. 3/4. S. 149. — OPPIKOFER: Schwindelhafte Ohrapparate. Korrespondenzbl. f. Schweiz. Ärzte 1919, S. 1769. — PARNER: Grippe und Otitis im Verlauf der Epidemie 1918. Ebenda 1919, H. 12. — PARREL, G. DE: Etiologie et pathologie de la surdi-mutité. Rev. de laryngol. d'otol. et rhinol. Jg. 43, Nr. 19, S. 777. 1922. — PECK, ANNETTA W.: How the deafened rebuild their lives. Laryngoscope 1920, S. 490. — PEYSER, A.: Die Mitarbeit des Arztes an der Säuglings- und Jugendfürsorge. Leipzig: Verband der Ärzte Deutschlands 1910; — Über Hörstörungen in ihren Beziehungen zur klinischen und sozialen Medizin. Fortschritte der deutschen Klinik VON LEYDEN

u. F. Klemperer, Bd. III. Urban & Schwarzenberg 1913; — Arzt und Berufsberatung. Berlin: Leonhard Simion 1922. — Plath: Das Pflegamt der Stadt Berlin für die wissenschaftliche Weiterbildung der Schwerhörigen, seine Entwicklung und seine Ziele. Berlin: Verlag des Pflegamts 1919. — Prym: Erkrankungen des Mittelohres bei Influenza. Dtsch. med. Wochenschr. 1919, Nr. 32, S. 880. — Rauch: Hörresultate bei Radikaloperierten. Monatsschr. f. Ohrenheilk. u. Laryngo-Rhinol. 1917, S. 466. — Scheibe: Lebensgefährlichkeit der Mittelohreiterungen usw. Zeitschr. f. Hals-, Nasen- u. Ohrenheilk. Bd. 75. 1917. — Schläger, Gertrud: Über das geistige Leben und die Erziehung der Taubblinden. Passow-Schäfers Beitr. Bd. 9, S. 179. 1917. — Schorsch: Berufswahl und Berufsberatung der Schwerhörigen. Berlin: Wilh. Pilz 1920; — Der gegenwärtige Stand des Taubstummenbildungswesens in den deutschen Ländern. Blätter f. Taubstummenbildung 1922. — Spira: Zur Frage der Heredität der Ohrenkrankheiten. Ref. Internat. Zentralbl. f. Ohrenheilk. 1918, S. 108. — Statistische Nachrichten über die Taubstummenanstalten, Schwerhörigen- und Sprachheilschulen Deutschlands und Österreichs. Camberg (Nassau): Effelberger 1923. — Stein, Konrad: Konstitution und Gehörorgan. Zeitschr. f. Hals-, Nasen- u. Ohrenheilk. Bd. 76. — Stein u. Pollak: Über den Einfluß vasomotorischer Störungen im Kindesalter auf das Gehörorgan. Arch. f. Ohren-, Nasen- u. Kehlkopfheilk. Bd. 96. — Voss: Geburtstraumen und Gehörorgan. Zentralbl. f. Hals-, Nasen- u. Ohrenheilk. Bd. 6, S. 182. 1923. — Wollermann u. Mittelstädt: Bericht über die 11. Versamml. des Bundes dtsch. Taubstummenlehrer zu Hildesheim. Osterwieck a. Harz: Elwin Staude. — Zalewski: Ohrerkrankungen bei Flecktyphus. Monatsschr. f. Ohrenheilk. u. Laryngologie 1922, S. 649.

Leibesübungen: Verwaltung und Organisation.

Von

A. MALLWITZ
Berlin.

1. Einleitung.

Bei der Behandlung des Arbeitsgebietes bedarf es zunächst der grundsätzlichen Feststellung, daß es sich in dem hier wiedergegebenen Rahmen um eine Frage der öffentlichen Gesundheitspflege handelt. Eine nähere Begründung dafür, daß die Leibesübungen in einem Handbuch der sozialen Hygiene Aufnahme finden müssen, erübrigt sich, da sich der Sport in allen seinen Zweigen während der letzten 20 Jahre als eine Angelegenheit des öffentlichen Lebens durchgesetzt hat. Es kann auch davon abgesehen werden, die Begriffe Leibesübung und Sport als solche zu definieren. Vielmehr genügt die allgemeine Feststellung, daß Turnen, Spiel, Sport und Wandern nicht als Selbstzweck, sondern als aussichtsreiches Mittel für die Erhaltung und Vermehrung der Volksgesundheit in sozialpolitischer Hinsicht zu betrachten sind. Obwohl — was noch zu zeigen sein wird — weitverzweigte Fragen rein finanzieller Art mit dem gesamten Sportwesen in engem Zusammenhang stehen, haben wir uns hier vorwiegend auf die sozialhygienische Seite zu beschränken.

Die eigentlichen Verkehrs- und technischen Sports gehören zunächst also nicht in den Rahmen des Themas. Dasselbe gilt für die pädagogischen Ziele und für die philosophische Betrachtung der Sache. Der Ideologe wird zwar mit dieser Beschränkung nicht recht einverstanden sein, da er in der einseitigen Behandlung der Materie in Turn- und Sportvereinen an sich schon die Abkehr von den Geisteswissenschaften sieht. Es liegt jedoch umgekehrt: Infolge der fast gänzlichen Vernachlässigung der Körperbildung durch Lehrer und Erzieher früherer Jahrzehnte hat zum Ausgleich dieses schweren Fehlers eine Gegenbewegung eingesetzt, die bewußt einseitig vorgeht und den bisher für richtig befundenen Weg tatkräftig verfolgt. An dieser (neuerdings gemilderten) Haltung der Sportkreise tragen aber auch die sozialen Verhältnisse in den Städten und die bis vor gar nicht langer Zeit gänzlich abwartende oder ablehnende Haltung der Ärzteschaft in der Sportfrage eine wesentliche Schuld; denn die Ärzte haben die sozialen Voraussetzungen, auf Grund deren „Sport" erst entstehen konnte, lange Zeit vollkommen übersehen. Die Leibesübungen werden aber als Kulturerscheinung erst dann richtig gewertet werden und in der Sozialpolitik den ihr zukommenden Platz erhalten, wenn nicht nur die Ärzteschaft, sondern auch Volkswirtschaftler, Finanz-, Industrie- und Handelskreise, letzten Endes auch die Vertreter der Geisteswissenschaften sich ihrer nachdrücklich angenommen haben werden. Also erst in absehbarer Zeit wird es gelingen, mit Hilfe einer planmäßigen Regelung der Körperübung von Jung und Alt unter gleichzeitiger Ausnutzung physikalischer und chemischer Umwelteinflüsse Gesundheitspolitik

auf lange Sicht zu treiben. Für die Lösung volkswirtschaftlicher Probleme ist
die Ökonomie der Kraft des Einzelwesens von entscheidender Rolle für das
Volksganze. Mit Hilfe ernsthaft ausgeübten Sportes soll jedem einzelnen die
Möglichkeit gegeben werden, seine Kräfte zum Besten des Volkes und damit
der Menschheit zu erhöhen.

Geschichtliches.

In der Gesundheitspflege ringt sich die Tatsache immer mehr durch, daß
Vorbeugen besser ist als Heilen. Die vielseitige Entwicklung der Medizin, der
in den letzten Jahrzehnten bedeutende erkenntnistheoretische Erfolge vorbehalten gewesen sind, hat das Eindringen in spezialisierte Einzelheiten aller
Disziplinen gefordert. Grundlegende Umwälzungen auf Teilgebieten der Heilkunde haben jahrzehntelang die Aufmerksamkeit so stark in Anspruch genommen, daß größere Gesichtspunkte allgemeiner Natur darüber verloren
gehen konnten. Selbst die dem Turn- und Sportwesen verhältnismäßig nahestehende *Orthopädie* hat jedoch ihre Schwester, die Gymnastik, so vernachlässigt, daß führende Fachmänner an Universitäten sie kaum dem Namen nach
gekannt haben. Trotz rühmlicher Ausnahmen kann man den Orthopäden den
Vorwurf nicht ersparen, daß sie die biologischen Grundlagen ihres Faches nur
allzueng gezogen haben. Entkräftet wird das eben Gesagte, wie es auf
einem der letzten orthopädischen Kongresse versucht wurde, keineswegs durch
die Tatsache, daß Männer wie Hoffa, Spitzy u. a. schon seit Jahrzehnten dieselben Forderungen ab und zu wiederholt haben; denn erst in der letzten Zeit
ist es durch Einfluß von Biesalski, A. Blencke usw. anders geworden. Auf
dem Orthopädenkongreß 1926 hat die Gymnastik den Auftakt gebildet. Auch
auf dem 18. Kongreß der Deutschen Orthopädischen Gesellschaft im Jahre 1923
wurde beispielsweise der Frage des Schulturnens eine besondere Bedeutung dadurch beigemessen, daß 4 Referate darüber gehalten wurden.

Verfolgt man bis in die letzten Jahre hinein die große Anzahl aller Lehrbücher der *Hygiene*, so wird man bestätigt finden, daß in der Vorkriegszeit
vielfach das Kapitel „Leibesübungen" entweder ganz fehlte oder — wenn schon
vorhanden — Unzureichendes bot, da der Sport trotz Anerkennung eines gewissen hygienischen Wertes wegen der angeblichen gesundheitsschädigenden
Wirkung meist verurteilt wurde. An Hand von Zahlen und Befunden wird oft
genug nachgewiesen, daß Sport zwar eine die Gesundheit fördernde Sache sei,
im Grunde genommen aber viel Schaden anrichte. Tatsache ist, daß man z. B.
akute und chronische Herzkrankheiten, Fälle von Herztod auch sonst in der
ärztlichen Literatur in früheren Jahren vielfach dem Sport allgemein zur Last
legte. Dabei wurden oft Ursache und Wirkung verwechselt, weil die nötige
Sachkenntnis — namentlich der sportlichen Praxis — dem Mediziner fehlte. Der
Schaden mußte von den theoretisch und namentlich praktisch im Sport unter-
richteten Ärzten, deren es in den vergangenen Jahren relativ viel zu wenig gegeben hat, wieder gutgemacht werden.

Den *Physiologen* fällt neben der rein experimentellen Forschung u. a. die
Aufgabe zu, die auf die Heilung von Krankheiten und die auf Abwehrmaßnahmen von Schädlichkeiten gerichtete Tätigkeit des praktischen Arztes in
dauernder Fühlung zu halten mit den biologischen Grundgesetzen. Unter ihnen
finden sich hervorragende Vertreter dieser Disziplin, deren wissenschaftliche
Fachtätigkeit von einer großzügigen Kulturpolitik ihren Ausgangspunkt nimmt,
denen kein biologischer Gedankengang zu kühn ist, um den großen Naturgesetzen
nachzugehen. Unter den für Turnen und Sport interessierten Physiologen hat
der Name du Bois-Reymond einen besonderen Klang. Die berühmte Rektorats-

rede des Vaters des Berliner Physiologen: „Über die Übung", die er im Jahre 1881 als Rektor der Universität Berlin gehalten hat, kennt zwar nicht jeder Arzt, aber doch jeder gut ausgebildete Turn- und Sportlehrer. Sie enthält heute noch ganz unumstößliche Wahrheiten.

RENÉ DU BOIS-REYMOND hat der akademischen Turn- und Sportbewegung jahrelang förderlich zur Seite gestanden. Er hat selbst viel geübt, auch noch in späteren Jahren. Dadurch wurde er auch befähigt, auf Grund praktischer Erfahrungen die Ergebnisse seiner experimentellen Forschung mit der Empirie in Einklang zu bringen. Nicht ganz verständlich ist, daß er — obwohl selbst tätig bei der Ausbildung von Fachlehrern, obwohl selbst Lehrer an der Hochschule für Leibesübungen — mehrfach in der Presse seine Gegnerschaft gegen die Sporthygiene als selbständigem Wissenschaftsgebiet ausgedrückt hat. Daß der praktische Sportarzt dem Fachphysiologen nicht ins Handwerk zu pfuschen hat, ist ganz selbstverständlich. Daher sind physiologische Grenz- und Streitfragen nur von geeigneten Spezialisten zu lösen. Ort solcher Forschung sollten die Physiologischen Institute der Universitäten sein, falls nicht Sportplätze und Turnhallen ausnahmsweise entsprechend ausgestattet sind.

Wie sah es früher nun in anderen Teildisziplinen der Medizin aus? Der *Internist* hatte sich beispielsweise hinsichtlich der Beurteilung der Wirkung des Sports so festgelegt, daß es Jahrzehnte dauerte, bis er überhaupt zum Helfer auf dem Gebiet gewonnen wurde, bis beispielsweise von den Spezialisten für Erkrankungen der Kreislauforgane zugegeben wurde, daß nicht die Vergrößerung, sondern im allgemeinen die Verkleinerung des Herzens die Folge körperlicher Leistungen ist. Ausnahmen bestätigen auch hier die Regel. Das Vorurteil gegen sportlich betriebene Leibesübungen war dem Volke durch veraltete Schulmänner, durch sachunkundige Ärzte so eingeimpft, daß es kaum zu überwinden war. Hier scheint dem Deutschen ein Radikalmittel erst die Augen geöffnet zu haben: der Krieg mit seinen grenzenlosen Leistungen und die Niederlage im Kriege mit ihren Folgen. Was vielleicht im stillen Kampfe um die Gewinnung der Geister noch lange gedauert hätte, das ist jetzt erreicht worden. Man weiß nun, daß die Folgen der Blockade, des Hungers, der Verarmung und der Wirtschaftsnot, des Wohnungselends und der Demoralisierung mit Hilfe planmäßiger Körperpflege gemildert werden können. Ich sage nicht, durch Turnen und Sport allein; die Leibesübungen sind vielmehr nur eine der vielen Möglichkeiten, durch die das hohe Ziel erreicht werden muß und erreicht werden wird. Denn sie sind einer der aussichtsreichsten Wege zur Abhilfe.

Die *hygienische Volksaufklärung* hat durch universell gebildete Ärzte viel Gutes schon jetzt geschaffen; in der öffentlichen Gesundheitspflege ist die Erkenntnis, daß wir an die Stelle von Abwehrmaßnahmen gegen Schädlichkeiten positive Leistungen setzen müssen, allmählich durchgedrungen. Vor einigen Jahren hat der damalige Leiter der Preußischen Medizinalverwaltung, GOTTSTEIN, gelegentlich der Fünfzigjahrfeier der Berliner Gesellschaft für öffentliche Gesundheitspflege in seinem Referat „Sozialhygiene" ausdrücklich darauf hinwiesen, daß Vorbeugungsmittel gegen Krankheiten besser als Heilmittel wären und daß der Hygieniker auf die Aktivierung nicht ausgebildeter Eigenschaften und Kräfte des Körpers sein besonderes Augenmerk zu richten hätte. Diese Erklärung hat damals auf mich einen ähnlichen Eindruck gemacht wie im Jahre 1907 die Feststellung, daß es in Deutschland einen Chirurgen gab (AUGUST BIER), der in geeigneten Fällen durch Bestrahlung mit natürlichem Sonnenlicht chirurgische Tuberkulose besser zu heilen wußte als mit dem Messer.

Beachtenswert ist auch die Ergänzung, die Begriffe wie *Fürsorge* und *Wohlfahrt* im letzten Jahrzehnt erfahren haben[1]). Früher kannte man fast

---

[1]) Das am 1. April 1924 in Kraft getretene Reichs-Jugendwohlfahrts-Gesetz hat allerdings zu dem an sich unerfreulichen Zustand geführt, daß die zu erfassende Jugend mindestens

nur die Sorge für körperlich oder seelisch, geistig oder wirtschaftlich Schwache. Daß für Kümmerliche gesorgt werden muß, versteht sich von selbst. Heute werden über diesen Schwächsten und Ärmsten des Volkes aber auch die Gesunden nicht ganz vergessen. Das gilt insbesondere für die Jugend.

2. Reich, Länder, Landesteile.

a) Reich.

Nach Artikel 7 Ziff. 7 der Reichsverfassung hat das Reich die Gesetzgebung über Bevölkerungspolitik ... Jugendfürsorge.

Artikel 120 der Reichsverfassung lautet:

„Die Erziehung des Nachwuchses zur leiblichen, seelischen und gesellschaftlichen Tüchtigkeit ist oberste Pflicht und natürliches Recht der Eltern, über deren Betätigung die staatliche Gemeinschaft wacht."

Artikel 122 Abs. 1 lautet:

„Die Jugend ist gegen die Ausbeutung sowie gegen sittliche, geistige und körperliche Verwahrlosung zu schützen. Staat und Gemeinden haben die erforderlichen Einrichtungen zu treffen."

Bisher hat die Reichsregierung Gesetze auf dem Gebiete der körperlichen Erziehung oder der Leibesübungen nicht erlassen. Gefordert wird von einzelnen Verbänden für Leibesübungen

1. ein Spielplatzgesetz,
2. die gesetzliche Einführung der Turn- und Sportpflicht.

Das erste war wegen der herrschenden Finanznot undurchführbar, obwohl fast alle deutschen Länder ihr grundsätzliches Einverständnis im Jahre 1921 bereits erklärt hatten. Von der reichsgesetzlichen Regelung einer Sportpflicht hat die Reichsregierung aus innen- und außenpolitischen Rücksichten Abstand genommen.

Weitere Forderungen zielen auf die gesetzliche Einführung der täglichen Turnstunde und der gänzlichen Steuerfreiheit des Sport- und Turnbetriebes hin.

Das in Sportfragen *federführende Ressort* der Reichsregierung, das *Reichsministerium des Innern*, setzt sich, sofern Zuständigkeiten anderer Reichsministerien berührt werden, in den einzelnen Fragen mit diesen in Verbindung, in Sachen der Fahrpreisermäßigung z. B. mit dem Reichsverkehrsministerium, in internationalen Angelegenheiten mit dem Auswärtigen Amt (Wettspiele, Sammelsichtvermerke bei Auslandsfahrten u. a.), in Steuersachen mit dem Reichsminister für die Finanzen. In den Jahren 1920—1922 hat beim Reichsministerium des Innern ein *Fachreferat*, das vom Verfasser versehen wurde, bestanden.

Der *Reichshaushalt* enthält einen Sportfonds seit dem Jahre 1921, der nach den Schwankungen der Inflationszeit jetzt wieder auf 1 Million M. gestiegen ist; das Reich bewilligte 1925 ein Extraordinarium von 1 Million M. für das Deutsche Sportforum im Grunewald. In dem Dispositiv des Sportfonds stehen Mittel vorwiegend für zwei Aufgaben zur Verfügung, und zwar für

1. Einrichtungen, die für das ganze Reich vorbildliche Bedeutung haben,
2. Einrichtungen, die sich über das ganze Reich erstrecken.

---

schon stark angekränkelt sein muß, um der Wohltaten der Fürsorge und Wohlfahrt würdig befunden zu werden. Die dadurch entstandene Verwirrung der Begriffe ist ja jetzt erfreulicherweise etwas beseitigt worden. Wenige Jahre zurück war man in Fürsorgekreisen tatsächlich der Ansicht, daß Jugendpflege und Leibesübungen mit den Bestrebungen der Wohlfahrt an sich nicht das geringste zu tun habe. Verfasser erklärte auf dem Deutschen Kongreß für Jugendfürsorge im Jahre 1917, daß es neben der relativ geringen Anzahl fürsorglich zu betreuender Jugendlicher (2—3 Millionen) doch annähernd etwa 10 Millionen gesunde, normale Jungen und Mädchen in Deutschland gäbe, die sich mit aller Kraft dagegen wehrten, Almosen zu empfangen; er führte aus, daß das damals in Vorbereitung befindliche Jugendwohlfahrtsgesetz die Jugend*pflege*, die schließlich dann noch als Kann-Aufgabe in das Reichsgesetz hineingeflickt wurde, kaum berücksichtige, und daß an Turnen, Spiel, Sport und Wandern scheinbar überhaupt nicht gedacht worden sei.

Als Beispiel zu 1. gelte die Deutsche Hochschule für Leibesübungen im Deutschen Stadion. Eine Parallele dazu bildet die Bundesschule des Arbeiterturn- und Sportbundes, die in Leipzig ihren Sitz hat und in Hannover ebenfalls eine Zweiganstalt besitzt; beide sind hauptsächlich zu dem Zweck geschaffen worden, Turnwarte für die Arbeitervereine auszubilden. Zu 2. kommt beispielsweise die Unterstützung der Spitzenorganisationen auf dem Gebiete des Turn-, Spiel-, Sport- und Wanderwesens in Frage (vgl. Verzeichnis auf S. 719). Dazu darf bemerkt werden, daß es fast für alle einzelnen Zweige der Leibesübungen, z. B. Schwimmen, Turnen, Rudern, Athletik usw., Spitzenverbände gibt, die sich über das ganze Reich erstrecken und daher *nicht von den deutschen Ländern, sondern vom Reich* unterstützt werden.

Der *Reichsbeirat für körperliche Erziehung* ist ein aus Vertretern der Spitzenverbände geschaffener Gutachterausschuß, der dem Reichsministerium des Innern seit dem Jahre 1920 zur Seite steht.

Die *Reichsschulkonferenz*, die 1920 in den Deutschen Reichstag einberufen war, beschäftigte sich im Ausschuß 11b mit Fragen der Körperbildung und nahm Leitsätze an, die sich auf allgemeine Ziele der Leibesübungen (Schüler, Turnlehrer, Übungsstätten, Vereine und Organisationsfragen) beziehen. Den amtlichen Bericht (erstattet vom Reichsministerium des Innern) hat der Verlag Quelle & Meyer, Leipzig (1921), herausgegeben. Er enthält die Verhandlungen des Ausschusses, die Berichterstattung des Vorsitzenden DOMINICUS an das Plenum und die Entschließungen, die den Regierungen der deutschen Länder, den kommunalen Spitzenorganisationen usw. übersandt worden sind.

Das *Reichsgesundheitsamt* hat sich am 3. und 4. Mai 1921 mit Fragen der Leibesübungen beschäftigt. Sein früherer Präsident Dr. BUMM stellte auf Veranlassung des Reichsministeriums des Innern (Abtg. II) im Rahmen der Verhandlungen über die Schaffung von Einheitsformularen für Gesundheitsstatistik unter anderm auch die Einführung von Leistungsprüfungen zur Erörterung. In dem Erlaß des Reichsministeriums des Innern vom 24. Juli 1922 — II. 3895 A — an die Landesregierungen ist darüber folgendes gesagt:

„Im Hinblick auf die hervorragende Bedeutung, welche der Pflege der Leibesübungen in den Schulen beigemessen werden muß, sind in den Vordrucken für den Gesundheitsschein (Formular 1 und 1a) auch Eintragungen für die körperlichen Leistungsprüfungen vorgesehen, deren Ergebnisse einstweilen jedoch nur bei der Schulentlassung statistisch verwertet werden sollen. . . . Formular 2 soll der Zusammenstellung statistischer Durchschnittswerte bei Schulanfängern und Schulentlassenen dienen, wie sie sich auf Grund der Feststellung über die allgemeine Körperbeschaffenheit und über die körperlichen Leistungen in dem Gesundheitsschein ergeben.“

Der *Reichsrat*, die Vertretung der deutschen Länder bei der Gesetzgebung und Verwaltung des Reichs, und der *Reichstag*, die Vertretung des deutschen Volkes durch seine Abgeordneten, befassen sich im Rahmen ihrer Befugnisse mit allen einschlägigen Fragen laufend. Besonderen Anlaß zur Erörterung der Bedeutung von Leibesübungen bieten regelmäßig die Beratungen über den Reichshaushalt. Die Drucksachen des Reichsrats und des Reichstags enthalten die Niederschriften der Verhandlungen und der gefaßten Entschließungen. Unter Vorsitz des *Reichstagspräsidenten* wurde am 17. Januar 1926 ein interfraktioneller Reichstagsausschuß für die körperliche Erziehung gegründet; er ergänzt sich von Fall zu Fall durch Vertreter von Spitzenverbänden für Leibesübungen und geeignete Sachverständige.

Der *Herr Reichspräsident* hat durch die Bekundung seines persönlichen Interesses, durch Empfang von Abordnungen der deutschen Turn-, Sport- und Jugendverbände, durch Stiftung einer Siegerurkunde für die Reichsjugendwettkämpfe sowie einer Plakette für die Sieger bei Wettkämpfen am Verfassungstage die Leibesübungen gefördert.

b) Länder.

Den deutschen Ländern steht verfassungsrechtlich die *Verwaltung* des
Arbeitsgebietes zu. Daher haben eine Reihe von Ländern auch fachlich vorgebildete Referenten. Wo dies nicht der Fall ist, werden Gutachten turn- und
sportverständiger Beamter nachgeordneter Stellen eingeholt. Zuständig sind,
außer in Preußen, die Unterrichtsverwaltungen der Länder. In Preußen liegt
die Federführung beim Ministerium für Volkswohlfahrt, während alle Schulangelegenheiten, auch der Hochschulsport, beim Ministerium für Wissenschaft,
Kunst und Volksbildung bearbeitet werden, soweit nicht ärztliche und sportärztliche Angelegenheiten in Frage kommen. Das Fortbildungsschulwesen
ressortiert beim Handelsministerium, Leibesübungen an Forstakademien usw.
beim Landwirtschaftsministerium.

Den Ressorts der Länder stehen heute für Jugendpflege und Leibesübungen
entsprechende Etatsmittel, die durchweg zu gering bemessen sind, zur Verfügung.
Preußischer Staatsrat und Landtag haben mit Unterstützung aller Parteien für
1927 die Einsetzung eines neuen Titels „Leibesübungen" einstimmig gefordert.

Die größeren Länder besitzen Landesturnanstalten (Turnlehrerbildungsanstalten) zur Ausbildung und Fortbildung der Lehrer(-innen) und Fachlehrer(-innen). Den meisten Ländern stehen auch *Landesbeiräte* für körperliche
Erziehung und Jugendpflege zur Seite; in ihren *Parlamenten* sind vielfach
interfraktionelle Ausschüsse für das Arbeitsgebiet gebildet worden, sofern dieses
nicht in anderen Ausschüssen, z. B. für Bevölkerungspolitik, Gesundheitspflege
usw., behandelt wird.

In den *Preußischen Landesgesundheitsrat* sind neuerdings einzelne Sachverständige (Sportärzte) berufen worden. Ein besonderer Ausschuß für Leibesübungen, zu dessen Sitzungen geeignete Gutachter herangezogen werden, ist
gegründet worden. In seinen bisherigen Sitzungen beschäftigte er sich mit
folgenden Fragen:

1. Prüfungsordnung für Lehrer(-innen) der vorbeugenden und ausgleichenden
Leibesübungen (früher: orthopädisches Schulturnen),

2. Leistungsprüfungen[1]),

3. Vereinheitlichung der sportärztlichen Fragebogen.

Außerdem bedient sich die Medizinalverwaltung Preußens des 1924 im
Ministerium für Volkswohlfahrt gegründeten *Deutschen Ärztebundes zur Förderung der Leibesübungen* als eines *Gutachterausschusses* in Sachen des Sportarztwesens.

Die Unterrichtsverwaltungen der Länder veröffentlichen die auf Turnen
und Sport bezüglichen Erlasse regelmäßig in ihren Ministerialblättern. Die
preußischen Erlasse werden außerdem laufend auch in den Weidmannschen
Taschenausgaben (32) von Verfügungen der Preußischen Unterrichtsverwaltung
herausgegeben. Einzelne Erlasse dem Wortlaut nach anzuführen, gestattet bei
der Fülle des Stoffes der Mangel an Raum nicht.

In der Abteilung für Allgemeine Volkswohlfahrt des Ministeriums werden
sämtliche Fragen der *Jugendpflege, Jugendbewegung* und *Leibesübungen* bearbeitet.

In der *Jugendpflege* der Schulentlassenen bildet den Ausgangspunkt für alle
späteren Arbeiten der Behörden der bekannte Erlaß des Preußischen Kultusministers vom 18. Januar 1911, dessen Bearbeiter der Ministerialdirigent i. R.

---

[1]) 100-m-Laufen, 3000-m-Laufen, Hochsprung, Weitsprung, Kugelstoßen, Ballweitwerfen. Vgl. Schnell S. 750, Fußnote.

Geh. Oberregierungsrat Dr. Hinze gewesen ist. Über die Maßnahmen des Staates und den derzeitigen Stand der Jugendpflegebewegung in Preußen geben folgende Schriften nähere Auskunft:

1. *Jugendpflege*[1]). Zusammenstellung der wichtigsten Bestimmungen und Erlasse und Verzeichnis der Ausschüsse für Jugendpflege in Preußen. Berlin SW 68: Druck und Verlag der Schriftenvertriebsgesellschaft G. m. b. H. 1914.

2. *Die staatliche Wohlfahrtspflege in Preußen 1919—1923* von HEINRICH HIRTSIEFER. Berlin: Carl Heymann (12).

3. *Denkschrift über die Förderung der Jugendpflege in Preußen.* Berlin SO: G. Hackebeil *1925* (33).

In der *Abteilung Volksgesundheit* des Ministeriums für Volkswohlfahrt werden folgende Gebiete besonders bearbeitet: Wissenschaftliche Erforschung der Leibesübungen, Konstitutionshygiene einschließlich Körpermessung und Leistungsprüfungen, Sportärztliches Ausstellungs-, Film- und Pressewesen, Fachärztliche Beratungsstellen in Gemeinden, Vereinen usw. Es besteht ein besonderes Referat für gesundheitliche Angelegenheiten auf dem Gebiete der Leibesübungen und des Wanderns, für Statistik der Leibesübungen, für Lehrgänge zur Ausbildung oder Fortbildung von Ärzten einschließlich der beamteten Ärzte, für Schulgesundheitspflege, Gewerbehygiene und Psychophysik, soweit bei diesen Materien die Leibesübungen in Betracht kommen.

Von der Medizinalverwaltung Preußens sind bei der besonderen Wichtigkeit der Leibesübungen für die Erhaltung und Vermehrung der Volksgesundheit folgende *Richtlinien* als Ausgangspunkt für die praktische Arbeit aufgestellt worden:

„1. Die planmäßige Pflege von Leibesübungen ist im hohen Maße geeignet, der Vorbeugung von Erkrankungen der Jugend zu dienen und bei vielen Krankheiten einen leichteren Verlauf zu sichern.

2. Wegen der damit einhergehenden Abhärtung der Haut (leichte, licht- und luftdurchlässige Kleidung) und der Gewöhnung des Körpers an klimatische Einflüsse (Erhöhung der Widerstandskraft) sind Übungen im Freien, besonders im Winter, durch lebhafte Bewegungsspiele, Waldlaufen und Wintersport zu bevorzugen.

3. Jede Übungsart hat ihre bestimmten gesundheitlichen Vorzüge. Bei Beachtung der individuellen Verschiedenheit biologischer Grenzen können durch richtige Dosierung des Übungsmaßes gesundheitliche Nachteile, auch bei wettkampfmäßigem Betriebe der Leibesübungen, vermieden werden. Unnötiger Überängstlichkeit bei den Eltern ist daher entgegenzuwirken.

4. Schwächlinge mit minderwertigen Anlagen, die keine ernsten Organfehler haben, sind in erhöhtem Maße zu den Übungen heranzuziehen.

5. Die Förderung des natürlichen Bewegungstriebes verursacht bedeutende Wachstumsreize und stärkt die funktionelle Leistung der inneren Organe z. B. des Herzens und Blutkreislauf, von deren Leistungsfähigkeit Dauer und Qualität des Lebens abhängen.

6. Wegen der Unzulänglichkeit der Körpermessungen im Sinne einer positiven Bevölkerungspolitik sind künftig die körperlichen Eigenschaften Jugendlicher und Erwachsener in einigen urwüchsigen Übungen (Laufen, Springen, Werfen) durch Leistungsprüfungen zu erfassen. Wo Gelegenheit zum Schwimmen ist, kann eine Schwimmprobe hinzugenommen werden.“

Bemerkenswert sind ferner die von der Medizinalverwaltung herausgegebenen „Veröffentlichungen aus dem Gebiete der Medizinalverwaltung“ (Berlin, Wilhelmstr. 10; Rich. Schoetz), die in einer ganzen Anzahl von Heften die Leibesübungen und die Jugendpflege zum Gegenstand haben[2]).

---

[1]) Vgl. außerdem: *Grundlegende Erlasse* betreffend Förderung der Jugendpflege in Preußen. Berlin: Druck u. Verlag der Schriftenvertriebsgesellschaft G. m. b. H. 1920.

[2]) Veröff. a. d. Geb. d. Medizinalverwalt., Heft 17. ASCHER: Planmäßige Jugendfürsorge für die Jugend bis zur Militärzeit. Versuch einer Konstitutionsstatistik. 1913. — Heft 44. KAUP: Jugendlichenpflege. 1914. — Heft 100. MALLWITZ: Jugendpflege durch Leibesübungen vom fachärztlichen Standpunkt. 1920. — Heft 121. BENINDE: Die Hebung der deutschen

Neben den den Unterrichtsverwaltungen zur Verfügung stehenden Haushaltsmitteln haben die Länder meist auch für Jugendpflegezwecke besondere Fonds, aus denen die Leibesübungen zum Teil mitbedacht werden müssen. Der preußische Jugendpflegefonds betrug 1926: 3 Millionen M. (1925: 2,5 Millionen M.). Außerdem ist im Etat der Medizinalverwaltung ein Betrag von 5000 M. für sportärztliche Fortbildung eingesetzt. Bei der Verteilung dieser Mittel ist als Hauptziel die praktische Arbeit ins Auge gefaßt worden. Beihilfen werden gegeben für Übungsstättenbau, für Lehrgänge und sonstige Sachzwecke. Für Verwaltungsaufgaben der Turn- und Sportverbände sind Beihilfen bisher nicht gewährt worden. Nach den neusten Erlassen werden sowohl die für Beihilfen als auch die für Darlehen zur Verfügung stehenden Staatsmittel durch die Regierungspräsidenten auf die ihnen unterstützungswürdig und unterstützungsbedürftig erscheinenden Vorhaben verteilt. Die Überweisung erfolgt durch das Ministerium. In den letzten Jahren wurden in Preußen Tausende von Jugendheimen, Herbergen, Turnhallen, Schwimmbädern, Spiel- und Sportplätzen sowie anderen Übungsstätten mit Staatsbeihilfen fertiggestellt. Das ist in einer Zeit schwerer wirtschaftlicher Not eine erfreuliche Tatsache.

Über die Gesundheitsstatistik sei folgendes bemerkt: Das wissenschaftlich am besten bearbeitete Teilgebiet der Medizinalstatistik sind die Sterblichkeitsziffern. Recht gute Werte weisen auch die Zahlen über die Mortalität u. a. auf. Für den lebenden Menschen und namentlich den Nachwuchs sind diese Zahlen relativ belanglos, da sie im Vergleich zu den Ergebnissen der Erforschung von Wachstumsgesetzen und der funktionellen Leistungsprüfungen negative Bedeutung haben. Daher fordert der Sporthygieniker die Aufnahme der Ergebnisse von Leistungsprüfungen, die einen zahlenmäßigen Einblick in die Funktionstüchtigkeit des Organismus gewähren, in die Medizinalstatistik (geordnet nach den verschiedenen Lebensaltern beider Geschlechter).

Aus den Belangen des *Ministeriums des Innern* ist zu erwähnen, daß in Spandau eine Polizeischule für Leibesübungen besteht, an der nicht nur Mannschaften und Offiziere, sondern auch Polizeiärzte in sportlicher Beziehung ausgebildet werden, sofern dies nicht auch an anderen Stellen geschieht.

In ähnlicher Weise wie in Preußen gestaltet sich der Ausbau und die organisatorische Durchdringung des Arbeitsgebietes vom Standpunkt der Staatsverwaltung auch in den übrigen deutschen Ländern.

Abschließend sei bemerkt, daß die Hauptarbeit jedoch auf den Schultern der freien Vereine und Verbände aller Richtungen ruht.

c) Selbstverwaltungskörper.

Provinzen. Durch das Reichsjugendwohlfahrtsgesetz ist die Jugendfürsorge geregelt worden; auch die Jugendpflege und mit ihr die Leibesübungen sind in den Begriff Jugendwohlfahrt einbegriffen. Reichsgesetz und Ausführungsbestimmungen der Länder weisen aber gerade diese beiden den Gemeinden nur als Kann-Aufgaben zu. Der an sich unerfreuliche Zustand, daß auf dem Gebiet der Leibesübungen das Reichsgesetz recht bescheiden ausgefallen ist, besteht nun einmal; damit muß man sich abfinden. Mit einem neuen Reichsgesetz, das die Jugendpflegeangelegenheiten und das Turn- und Sportwesen regelt, ist vorläufig nicht zu rechnen. Die durch das Gesetz in dem Verhältnis der Regie-

---

Volkskraft, namentlich durch Anwendung der Leibesübungen in der Jugend. 1920. — Heft 177. Kirchberg: Die Ausnutzung der deutschen Seeküste für die Ertüchtigung der Jugend. Wert der See für die Gesundheit der Kinder. 1924. — Heft 207. Ascher u. Brieger: Beiträge zur körperlichen Betätigung der arbeitenden Bevölkerung. 1926.

rungsstellen zu den Selbstverwaltungen entstandenen Schwierigkeiten sucht der Erlaß des Preußischen Ministers für Volkswohlfahrt vom 19. Februar 1925 — III C 24/25 — zu regeln.

Gemeinden.
(Siehe SCHNELL S. 764.)

3. Sport und Wirtschaft.

a) Allgemeines.

Bisher von den Führern unserer Großindustrie in Deutschland nur wenig beachtete Zusammenhänge zwischen *Sport und Wirtschaft* müßten endlich, und zwar nicht in den Kreisen, die diesem Gedanken nahestehen, sondern in denen, die es wirklich angeht, ernstlich erörtert werden.

Mit einem gewissen Stolz äußerte ein Großfabrikant, daß in seinem Betriebe nach dem FORDschen System gearbeitet würde, daß seine Arbeiter aber im Vergleich zu denen seines amerikanischen Kollegen sehr geschont würden, da sie in derselben Zeit etwa nur die Hälfte dessen zu leisten brauchten wie die Amerikaner. Es bleibt trotzdem zu befürchten, daß die Mechanisierung der Arbeit, d. h. doch letzten Endes das restlose Ausnutzen der Menschenkraft, auch bei uns Fortschritte macht. Meine Frage, was er denn dafür tue, daß die Arbeiter nach relativ anstrengender Leistung wieder frisch würden und ihr Tagewerk mit neuen Kräften begännen, ob er denn Spiel- und Sportplätze, Übungshallen für ungünstige Witterung, die erforderlichen Übungsleiter (Turn- und Sportlehrer) und einen Arzt, der gleichzeitig das Training überwache, für seine Arbeiter besitze, zeitigte ein mehr als negatives Ergebnis. Daß Bauchwellen nicht zwischen Schraubendrehen gemacht werden sollen, versteht sich von selbst, aber für die Erholungszeit nach der Arbeit sollte wenigstens pflichtgemäß eingetreten werden. Das TAYLOR-System kann ohne wirklich gute Ausnutzung der Erholungsstunden nicht durchgeführt werden. Physiologie und Hygiene der Arbeit haben in der letzten Zeit gute Ergebnisse gezeitigt. Das Arbeitsphysiologische Institut hat in Berlin unter RUBNER und ATZLER für die Lösung wichtigster Fragen über die Ökonomie des Körperhaushalts bei leichter, mittlerer und schwerer Arbeit, auch unter Berücksichtigung sportlicher Gesichtspunkte, gute Erfolge aufzuweisen. Aber die experimentell und empirisch gewonnenen Ergebnisse sollten auch Gemeingut des Volkes, namentlich aber der Wirtschaftsführer werden.

Neben der physischen Seite der Angelegenheit kommt auch die psychische als ausgleichendes Moment zwischen Erholung und Arbeit in Betracht. Es ist erwiesen, daß die arbeitenden Teile des Körpers eine starke Zufuhr von Blut erhalten, das den nichtarbeitenden Organen entzogen wird. Dabei handelt es sich um komplizierte, durch das Nervensystem geregelte Vorgänge. Welcher Art diese Vorgänge sind, ist hier nicht zu erörtern. Beachtenswert aber ist, daß einseitige mechanische Körperarbeit allgemein durch Leibesübungen verschiedener Art günstig kompensiert werden kann. Der durch planmäßige Bewegung geförderte Umlauf des Blutes entgiftet die durch berufliche Arbeit ermüdeten Körperpartien schneller, während die bei der Arbeit vernachlässigten Teile infolge sportlicher Übungen genügende Blutzufuhr erhalten. Dabei wird auch die innere Sekretion der Drüsen in zweckmäßiger Weise beeinflußt und das Zentralnervensystem gut mit Blut versorgt. So werden die geistigen und psychischen Lebensäußerungen ebenfalls gefördert.

Anläßlich einer Kundgebung für die Notgemeinschaft der Deutschen Wissenschaft hat im Plenarsaal des Reichstages FRIEDRICH V. MÜLLER in einem Referat über „Wissenschaft und Volksgesundheit" (27) geäußert: „Es wäre unrichtig, das

Thema Volkswohl und Wissenschaft nur von der medizinischen Seite aus zu betrachten, also nur etwa im Sinne der Krankheitsbekämpfung und -verhütung. Richten wir unsere Aufmerksamkeit auf die Erhaltung der Volkskraft und der Arbeitsfähigkeit. Es ist notwendig, daß wir die Ermüdungserscheinungen, die Arbeitsfähigkeit, die Eignung zur Arbeit genauer prüfen, daß wir nach dem Beispiel, welches uns Amerika durch die Versuche Taylors gegeben hat, gründlich weiterarbeiten."

Erstaunlich ist, daß für die körperliche Ausbildung des Nachwuchses der Arbeiterschaft — der *Lehrlinge* — so wenig geschieht. Der jämmerliche Zustand des Oberkörpers bei vielen jungen Arbeitern und erst recht die Unterwertigkeit der Arbeiterinnen sollten planmäßig korrigiert werden, und zwar so früh wie es irgend geht. Hier liegt noch ein weites Betätigungsfeld für den Gewerbehygieniker vor. Man vergleiche hierzu die in der Literatur Nr. 12—14, 38 angeführten Arbeiten Kaups. Dem Staat stehen leider Mittel zur Förderung solcher Zwecke vorläufig überhaupt nicht zur Verfügung. — Beachtenswert ist die Selbsthilfe der Arbeiterschaft durch Ausbau ihres Turn- und Sportvereinswesens, ihr Streben nach hygienischer Fortbildung. Bei der ärztlichen Trainingsüberwachung in Fabriken sollte es sich weniger um wissenschaftliche Forschung als vorwiegend um praktische Arbeit handeln. Die Tätigkeit der Sportlehrer, die in Deutschland heute meist schon über recht gute hygienische Kenntnisse verfügen, müßte mit der ärztlichen natürlich Hand in Hand gehen. Regelmäßige Übungen und Leistungsprüfungen geben dem Fachlehrer und dem Facharzt hinreichendes Material für die Verbesserung der Übungsmethode und der Einteilung des Übungsplanes für die junge Arbeiterschaft, über die konstitutionellen Fähigkeiten des Körpers, über die Wachstumsfortschritte der Jüngeren, über die Erhaltung der Jugend und Kraft bei den Älteren. Es gibt höchst einfache Mittel hier: Körpermessungen umfangreicher Art können entbehrt werden; aber man nehme bei jedem Arbeiter und auch jeder Arbeiterin im Rahmen der regelmäßigen Übungen Leistungsprüfungen vor.

Dabei kommt es nicht auf die Höchstleistung an, sondern in erster Linie auf Gutleistungen bei Schwachen und Schwächsten, vielleicht sogar nur auf die Erreichung einer Mindestgrenze der Leistungsfähigkeit. Hier haben wir ein sozial-ethisches Ziel anzustreben, das zunächst allerdings noch etwas hoch gesteckt ist. Bei Einführung so gearteter Betreuung der Arbeiter, Angestellten und Beamten in Großbetrieben sind noch wesentliche Fortschritte zu erwarten.

Die Entwicklung vorhandener, in der Jugend aber ungepflegten Erbanlagen, die infolge ungünstiger Umwelteinflüsse und wirtschaftlicher Not oft genug verkümmert bleiben, steht für die Volkshygiene im Vordergrund. Wie praktisch zu verfahren wäre, sei kurz erläutert: Alle, die bei Leistungsprüfungen unter gewissen Mindestleistungen bleiben, werden in besondere Körperpflege genommen. Vorhandene Mängel müssen durch Haltungsübungen, Massage, Wasseranwendungen, vorsichtige Leistungssteigerung und andere hygienische Maßnahmen ausgeglichen werden. Die dadurch bedingte Hebung der Körperkraft und der zahlenmäßig zum Ausdruck kommenden Formverbesserung wird auch Zutrauen zu sich selbst, Beseitigung lebenswidriger Gleichgültigkeit und Steigerung der Freude an Leben und Arbeit hervorrufen können.

Noch ein Wort über die Leistungsprüfung der Arbeiterinnen. Viele ängstliche Gemüter, auch Ärzte, warnen immer noch vor einer planmäßigen Einführung der Gymnastik der Frauen, namentlich vor Sprung- und Laufübungen. Dieser Auffassung stehen Erfahrungen englischer und amerikanischer Ärztinnen gegenüber, die gerade durch entsprechend dosierte Übungen, allerdings leichterer

Art, Frauen von ihren Beschwerden sogar während der Menses befreit haben; Nachteile gesundheitlicher Art waren nicht festzustellen.

Ein *Leistungsbuch* sollte den Lehrling vom Eintritt in die praktische Berufsarbeit an begleiten. Es sollte beim Wechsel von Arbeitsstellen als Ausweis dienen und gleichzeitig dem künftigen Arbeitgeber als eine sichere Unterlage für seine Bewertung gelten. In Amerika ist diese Art der Beobachtung der Wachstumsvorgänge Jugendlicher, besonders der Studenten, seit Jahrzehnten im Gange. Andere Länder sind dem Beispiel gefolgt, wenigstens in den Schulen. Da es ein wirtschaftspolitischer Fehler ersten Ranges ist, dem Nachwuchs der Arbeiterschaft viel zu geringe Beachtung zu schenken, dürfte es an der Zeit sein, hier einen Wandel herbeizuführen. Viel gewonnen wäre schon, wenn zunächst einige Großfirmen den Anfang mit der Registrierung der körperlichen Leistungsfähigkeit ihrer Arbeiter machen würden. Der in diesem Jahre gegründete Ausschuß für Leibesübungen des *Preußischen Landesgesundheitsrates* hat sich der Sache angenommen. Auch die Unterrichtsverwaltung ist diesen Dingen jetzt nähergetreten. Daher darf man hoffen, daß in verschiedenen Schularten wenigstens versuchsweise mit Leistungsprüfungen begonnen wird. Da die Volksschulen, aus denen die Kinder bereits mit 14 Jahren entlassen werden, zunächst für die allgemeine Einführung von Leistungsprüfungen nicht in Frage kommen, erscheint die körperliche Fürsorge für die volksschulentlassene Jugend auf dem hier vorgeschlagenen Wege um so nötiger. In *Berufsschulen* Turnen und Sport oder gar Leistungsprüfungen der empfohlenen Art einzuführen, wäre zwar äußerst erwünscht, ist nach Lage der Verhältnisse aber zur Zeit noch nicht durchführbar.

b) Steuern.

Ein immer noch nicht völlig gelöstes Problem wirtschaftlicher Art ist die Entlastung der hauptsächlichsten Träger des Turn- und Sportwesens (der Vereine und Verbände) von Steuern. Es ist einfach unfaßbar, daß der Staat auf der einen Seite Mittel für Beihilfen aufwendet, auf der anderen Seite aber Steuern, Abgaben, Gebühren aller Art erhebt. Ebenso empfindlich wie der finanzielle Verlust ist die Notwendigkeit ausgedehnterer Verwaltungsarbeit, die oft genug gerade auf diesem Gebiete nicht ohne Rechtsbeistand erledigt werden kann. Daher haben Reich und Länder es seit Jahren als ihre wichtige Aufgabe angesehen, eine Änderung des Steuerrechtes, soweit die den Sport besteuernden Gesetze nebst Ausführungsbestimmungen und sonstigen Erlasse in Frage kamen, herbeizuführen. Es ist dies nur teilweise gelungen; für die Zukunft ist daher hier noch manches zu erreichen. Hätten die Gesetzgeber auf die Interessen der auf die körperliche Erziehung unserer Jugend gerichteten Bestrebungen rechtzeitig Rücksicht genommen, so wäre viel unnötige Arbeit und vor allem auch eine tiefgehende Beunruhigung der einschlägigen Kreise erspart geblieben.

Wesentliche Erleichterungen sind auf folgenden Teilgebieten erreicht worden:
a) Vergnügungssteuer,
b) Umsatzsteuer,
c) Grundvermögens- und
d) Hauszinssteuer.

Nachdem die beiden erstgenannten in gewissem Umfange aufgehoben worden sind, geben die unter c) und d) aufgeführten immer noch Anlaß zu Unklarheiten. Daher seien die darauf bezüglichen Erlasse dem Wortlaut nach hier wiedergegeben:

„Über die *Stundung oder Niederschlagung der Grundvermögens- und Hauszinssteuer für Grundstücke, die den Zwecken der Jugendpflege dienen,* sind folgende Bestimmungen erlassen worden, die ich den beteiligten Kreisen hiermit zur Kenntnis bringe.

Vf. d. FM. v. 9. 4. 1924, betreffend Stundung der Grundvermögenssteuer bei Grundstücken,
die ausschließlich der Pflege von Leibesübungen dienen.
(K.V. 2. 1211.)

Soweit die Einziehung der Grundvermögenssteuer bei denjenigen Grundstücken, die
ausschließlich der Pflege von Leibesübungen dienen, für den Eigentümer oder, im Falle
der privatrechtlichen Abwälzung der Steuer, auch für den Nutzungsberechtigten mit Rücksicht auf deren wirtschaftliche Lage zu außergewöhnlichen Härten führen würde, kann nach
dem Grundsatze der Rdvf. v. 27. 11. 1923 — K.V. 2. 2577 — (FMBl. S. 530) zunächst nur
Stundung der Steuer gewährt werden. In den genannten Fällen wird im allgemeinen damit
zu rechnen sein, daß die Voraussetzungen für die Stundung der Steuer bis zum Ablauf der
Geltungsdauer des Grundvermögenssteuergesetzes fortdauern werden, so daß also die spätere
Einziehung der durch die Stundung angesummten Steuer unter Umständen kaum möglich
sein wird. Mit Rücksicht hierauf ist für die Behandlung der vorbezeichneten Stundungsanträge eine besondere und einheitliche Regelung erforderlich, die im folgenden gegeben wird:

I. Die Stundung kommt nur in Frage,

a) wenn es sich um Grundstücke handelt, welche ausschließlich und unmittelbar der
Pflege von Leibesübungen dienen und hierfür hergerichtet sind,

b) wenn die diese Grundstücke benutzenden Personenvereinigungen lediglich die planmäßige und der Allgemeinheit dienende, aber nicht die gewerbs- oder berufsmäßige Pflege
der Leibesübungen sich zur Aufgabe machen,

c) wenn und insoweit die Steuer von dem Verein bzw. den Vereinsmitgliedern mit
Rücksicht auf deren wirtschaftliche Lage ganz oder teilweise nicht getragen werden kann, und

d) wenn und insoweit die Gemeinde ihre Steuer vom Grundbesitz (§ 25 oder § 26 KAG.)
ausweislich einer von der Gemeindebehörde ausgestellten Bescheinigung ebenfalls stundet.

Liegen die vorstehenden vier Voraussetzungen sämtlich vor, so ist die staatliche Steuer
vom Grundvermögen auf Antrag des Eigentümers oder des Nutzungsberechtigten zins- und
fristlos zu stunden. In welcher Höhe die Steuer (ganz oder teilweise) zu stunden ist, hängt
von der wirtschaftlichen Leistungsfähigkeit der Vereinsmitglieder und der Stellungnahme
der Gemeinde ab.

Zur Erläuterung wird folgendes bemerkt:

Zu a). Die in Betracht zu ziehenden Grundstücke (Gebäude, Plätze, Wasserflächen)
müssen ausschließlich dazu bestimmt sein, der systematischen Pflege und Ausarbeitung des
Körpers durch Leibesübungen (Rasen-, Wasser-, Kampfsport usw.) zu dienen. Hierher
gehören vor allem: Turn- und Übungshallen, Sportplätze, Spielplätze, Ruderhäuser.

Hierher gehören insbesondere nicht:

1. Grundstücke, die nicht ihrer *Haupt*bestimmung nach der Pflege der Leibesübung
dienen. Eine nur vorübergehende oder nebenher erfolgende Benutzung für diese Zwecke
schließt die Stundung aus;

2. Grundstücke, deren Herrichtung für sportliche Zwecke nicht unzweifelhaft erkennbar
ist. Bei bebauten Grundstücken geben Einrichtung und vorhandenes Gerät unschwer einen
Maßstab für die Beurteilung ab; bei unbebauten Grundstücken wird beispielsweise Art und
Maß der Ebnungsarbeiten in Betracht gezogen werden müssen;

3. Grundstücke, welche nicht unmittelbar für die Vornahme der Leibesübungen selbst
verwandt werden. Die sportliche Betätigung muß in, auf oder im unmittelbaren Zusammenhange mit dem Grundstück erfolgen.

Zu b). Als Personenvereinigungen, die die Pflege der Leibesübungen betreiben, können
nur solche in Betracht kommen, die durch einen planmäßigen Übungsbetrieb der Förderung
der körperlichen Leistungsfähigkeit und damit der Ertüchtigung des Volkes dienen. Es
scheiden daher aus:

1. alle Personenvereinigungen, deren Zweck nicht ausschließlich in der Betätigung von
Turnen, Spiel und Sport liegt. Nur wo Leibesübungen wegen der in ihrem Wesen liegenden
Werte systematisch betrieben werden, ist Raum für die Stundung der Steuer. Die etwaigen
Satzungen und das tatsächliche Verhalten der Personenvereinigungen werden hierfür von
Bedeutung sein;

2. alle Personenvereinigungen, welche zwar Leibesübungen betreiben, diese aber nicht
mit Nachdruck und planmäßig, insbesondere ohne die sachgemäße Leitung pflegen;

3. alle Personenvereinigungen mit Gewinnabsicht im wirtschaftlichen Sinne (Berufs-
sport). Nur denjenigen Personenvereinigungen, welche nicht auf ihren oder ihrer Mitglieder
Nutzen, sondern ausschließlich auf das Wohl der Allgemeinheit abgestellt sind, kann Stundung gewährt werden. Die Gewerbsmäßigkeit ist schon dann gegeben, wenn bei öffentlichen
Veranstaltungen, für deren Besuch ein Eintrittsgeld erhoben wird, Personen als Darbietende
auftreten, welche das Auftreten berufs- oder gewerbsmäßig betreiben.

II. Über die Stundung der staatlichen Grundvermögenssteuer in den vorliegenden
Fällen entscheidet entgegen der Anordnung unter Ziff. 32 der Rdvf. v. 28. 2. 1924 — K.V.
2. 858 — (FMBl. S. 41) für alle Gemeindebezirke der Vorsitzende des Grundsteuerausschusses.

Ob die Voraussetzungen unter I zu b) und c) vorliegen, ist vom Regierungspräsidenten (in Berlin vom Oberpräsidenten) festzustellen und gegebenenfalls in einer Bescheinigung anzuerkennen. Die Anerkennung darf mit Rücksicht auf die gegenwärtige Finanznot des Staates nur in engen Grenzen ausgesprochen werden.

Der an den Vorsitzenden des Grundsteuerausschusses zu richtende Stundungsantrag, dem eine Bescheinigung der Gemeindebehörde gemäß I zu d beizufügen ist, ist zur Vereinfachung des Geschäftsganges in Stadtkreisen durch die Hand des Bürgermeisters (Magistrats) und in Landkreisen durch die Hand des Landrats zunächst an den Regierungspräsidenten (für Berlin an den Oberpräsidenten) zu leiten. Die Durchgangsstelle, welche durch ihre Beziehungen zur Jugendwohlfahrtspflege für eine Berichterstattung besonders geeignet ist, hat zu dem Antrage Stellung zu nehmen, insbesondere dahin, ob die Voraussetzungen dieses Erlasses gegeben sind, und ob und in welchem Umfange sie die Stundung der staatlichen Steuer für notwendig hält. Der Regierungspräsident (Oberpräsident) gibt alsdann den Stundungsantrag nebst Anlagen unter Beifügung der ihm obliegenden Bescheinigung an den Vorsitzenden des Grundsteuerausschusses ab. In die Bescheinigung ist ein Vermerk aufzunehmen, in welchem Umfange die Stundung für notwendig erachtet wird. Sofern die Notwendigkeit der Stundung nicht anerkannt wird, ist der Antragsteller von dem Regierungspräsidenten (Oberpräsidenten) ablehnend zu bescheiden, so daß es der Weitergabe des Antrags an den Vorsitzenden des Grundsteuerausschusses nicht bedarf.

Abdrücke dieser Verfügung zum Dienstgebrauch und zur Weitergabe an die Katasterämter (für jeden Katasterdisrektor 2 Abdrucke) liegen bei.

gez. v. Richter.

An sämtliche Herren Regierungspräsidenten und an den Herrn Präsidenten der preußischen Bau- und Finanzdirektion in Berlin.

Verfügung des Finanzministers vom 7. Juli 1924 — K.V. 2. 2490 —

Die durch meine Rundverfügung vom 9. April d. Js. — K.V. 2. 1211 — angeordnete Stundung der Grundvermögenssteuer bei Grundstücken, die ausschließlich der Pflege von Leibesübungen dienen, findet auf die Hauszinssteuer sinngemäße Anwendung.

gez. v. Richter.

An sämtliche Herren Regierungspräsidenten und an den Herrn Präsidenten der preußischen Bau- und Finanzdirektion in Berlin.

Vf. d. FM. v. 27. 10. 1924, betreffend Stundung der Grundvermögenssteuer für die von dem Verband für Deutsche Jugendherbergen benutzten Grundstücke (K.V. 2. 4424).

Mit Rücksicht darauf, daß durch die Jugendherbergen der Wandersport gefördert wird, will ich anerkennen, daß sie der Pflege der Leibesübungen dienen. Es ist daher die durch meine Rundverfügung vom 9. 4. 1924 — K.V. 2. 1211 — (FMBl. S. 97) getroffene Regelung über die Stundung der Grundvermögenssteuer bei Grundstücken, die ausschließlich der Pflege von Leibesübungen dienen, auch auf die von dem Verband für Deutsche Jugendherbergen benutzten Grundstücke anzuwenden, soweit sie ausschließlich und unmittelbar als Jugendherbergen dienen.

Diese Verfügung wird im Finanz-Ministerial-Blatt veröffentlicht.

I. V.: gez. Weber.

An sämtliche Herren Regierungspräsidenten und an den Herrn Präsidenten der preußischen Bau- und Finanzdirektion, Berlin.

Verfügung des Finanzministers vom 6. November 1924 (K.V. 2/4423).

Die durch meine Rundverfügung vom 9. April d. Js. — K.V. 2. 1211 — genehmigte Stundung der Grundvermögenssteuer bei Grundstücken, die ausschließlich der Pflege von Leibesübungen dienen, findet unter den gleichen Voraussetzungen auch auf die von Jugendbünden benutzten Turn-, Spiel- und Sportplätze Anwendung, sofern die Jugendbünde neben der geistigen und sittlichen Förderung der Jugend auch deren körperliche Ertüchtigung durch planmäßige Pflege der Leibesübungen erstreben.

Diese Verfügung wird im Finanzministerialblatt bekanntgegeben.

I. A.: gez. Schultz.

An sämtliche Herren Regierungspräsidenten und an den Herrn Präsidenten der preußischen Bau- und Finanzdirektion in Berlin.

Verfügung des Finanzministers vom 30. September 1925 (K.V. 2. 3349).

Auf das gefällige Schreiben vom 17. Juli d. Js.— III. C. 1697 —.

Bereits durch meinen Runderlaß vom 6. November 1924 — K.V. 2. 4423 — (Fin.Min.Bl. S. 230) habe ich die durch meine Runderlasse vom 9. April und 7. Juli 1924 — K.V. 2. 1211 und 2490 — genehmigte Stundung der Grundvermögens- und Hausszinsteuer bei Grundstücken, die ausschließlich der Pflege von Leibesübungen dienen, auch auf die von *Jugendbünden* benutzten Turn-, Spiel- und Sportplätze ausgedehnt, sofern die Jugendbünde neben der geistigen und sittlichen Forderung der Jugend auch deren körperliche Ertüchtigung durch planmäßige Pflege der Leibesübungen erstreben. Zu den Jugendbünden sind meines Erachtens auch die Vereinigungen für Jugendpflege und Jugendbewegung zu rechnen, so daß ein Unterschied in der Besteuerung der Vereinigungen für Leibesübungen einerseits und für Jugendpflege und Jugendbewegung andererseits nicht besteht.

Für die anderen Zwecken dienenden Grundstücke der Vereine für Jugendpflege kann die Steuer nach Maßgabe meines Runderlasses vom 27. August 1924 — II. A. 1. 1762. —[1]) gestundet oder nach Maßgabe meines Runderlasses vom 9. Februar 1925 — K.V. 2. 475 —[2]) niedergeschlagen werden, wenn der Verein wegen ungünstiger wirtschaftlicher Verhältnisse zur Zahlung der Steuerbeträge nicht in der Lage ist oder wenn die zwangsweise Einziehung der Steuer das wirtschaftliche Bestehen des Vereins gefährden würde. Entsprechende Stundungsanträge sind in den Stadtgemeinden an den Magistrat und in den Landgemeinden an den Vorsitzenden des Grundsteuerausschusses zu richten.

gez. Dr. Höpker Aschoff.

An den Herrn Minister für Volkswohlfahrt.

c) Übungsstättenbau. Städtebaugesetz.

Eine der sozialpolitisch ganz großen Aufgaben des Arbeitsgebietes ist die Schaffung ausreichender Übungsflächen. Deutschland hat noch kein Spielplatzgesetz. Aber es wird überall in deutschen Ländern an einer Vergrößerung der benutzbaren und technisch wirklich einwandfreien Spielplätze rege gearbeitet — von Verein, Gemeinde, Provinz und Staat. Über die bisherigen Erfolge geben die statistischen Angaben der Länder und sonstige Veröffentlichungen Aufschluß. Trotz der großen Wirtschaftsnot hat Preußen in den letzten Jahren Tausende von Übungsstätten für die Jugend mit Staatsmitteln einrichten helfen.

---

[1]) Abgedruckt im FMBl. 1924, S. 190ff. Hervorzuheben ist aus Abschn. A. I folgende Bestimmung unter e):

Soweit die Grundvermögenssteuer und die Hauszinssteuer auf vermieteten Grundstücken ruht, bleibt die bestehende Vorschrift in Kraft, wonach dem steuerpflichtigen Eigentümer in dem Umfange Stundung zu bewilligen ist, als er von den Mietern durch die Miete die auf die vermieteten Räume entfallenden Steuerbeträge nicht zu erlangen vermag. Soweit in solchen Fällen die Verhältnisse des Mieters auf die Bewilligung der Stundung von Einfluß sind, sind die vorstehenden Grundsätze entsprechend anzuwenden.

[2]) Abgedruckt im FMBl. 1925, S. 25ff. Aus dem Inhalt werden folgende Bestimmungen hiermit wiedergegeben:

Über die Niederschlagung der staatlichen Grundvermögenssteuer und der Hauszinssteuer ist folgender Staatsministerialbeschluß ergangen:

Soweit die staatliche Steuer vom Grundvermögen oder die staatliche Hauszinssteuer gestundet ist, kann der Finanzminister die gestundeten Beträge ganz oder teilweise niederschlagen, wenn die Einziehung der rückständigen Steuer eine erhebliche Härte nach sich ziehen würde. Der Finanzminister kann die Befugnis zur Niederschlagung auf ihm unterstellte Behörden übertragen.

Berlin, den 9. Februar 1925.

Das Preußische Staatsministerium.

Zu vorstehendem Staatsministerialbeschluß führt der Herr Finanzminister u. a. auch folgendes aus:

6. Der Niederschlagung muß, soweit nicht im folgenden Abweichendes bestimmt ist, eine Prüfung des Einzelfalles vorangehen, ob die Voraussetzung für die Niederschlagung nach Maßgabe der unter Ziff. 2 und 3 genannten Grundsätze erfüllt ist.

8. Ohne Prüfung (Ziff. 6) ist die Voraussetzung für die Niederschlagung als gegeben anzusehen in allen Fällen, in denen berechtigte Stundung gewährt worden ist auf Grund der Rundverfügung vom 9. 4. 1924 — K.V. 2. 1211 — (FMBl. S. 97), betreffend Stundung der Grundvermögenssteuer bei Grundstücken, die ausschließlich der Pflege von Leibesübungen dienen, sowie auf Grund der ergänzenden Rundverfügung vom 27. 10. 1924 — K.V. 2. 4424 — und vom 6. November 1924 — K.V. 2. 4423 — (FMBl. S. 218 und 230).

Es hat sich im Städtebau als fehlerhaft herausgestellt, willkürlich hier einen Spielplatz, dort eine Turnhalle oder ein Jugendheim, eine Wassersportanlage oder eine Jugendherberge zu errichten. Planwirtschaft wird vielmehr, soweit die Geldmittel es gestatten, von gut geleiteten Gemeinden betrieben werden müssen. Der unhaltbare Zustand aber, daß private Vereine und Verbände häufig nur für ihren engeren Interessenkreis auf dem Wege der Selbsthilfe Übungsanlagen schaffen — so anerkennenswert an sich es auch sein mag —, muß allmählich überwunden werden. Wenn auch vielfach die Kommunen diese Pflicht der Allgemeinheit gegenüber zwar anerkennen, andere Aufgaben aber für wichtiger halten, so muß das bedingungslos anders werden. Durch kein Beispiel kann die Lückenhaftigkeit des Reichsjugendwohlfahrtsgesetzes hinsichtlich der Leibesübungen deutlicher bewiesen werden als durch die Tatsache, daß die Einrichtung von Übungsstätten keine Pflichtaufgabe der Gemeinden ist. Trotz vieler rühmlicher Ausnahmen haben es selbst bekannte Städte bisher nicht für erforderlich gehalten, auch nur eine einzige kommunale Übungsfläche anzulegen. Diesen Mangel der Kommunalpolitik auszugleichen, ist eine zwingende Notwendigkeit. Bei gutem Willen und der an allen beteiligten Stellen doch nun endlich vorhandenen Erkenntnis sollte es erreichbar sein, daß Staats-, Provinzial- und Kommunalverwaltungen einheitliche Übungsstättenpolitik treiben. Natürlich gehört dazu Geld. Das muß aber beschafft werden, wenn die Jugend nicht von Generation zu Generation weiter geschädigt werden soll.

Eine neuerdings entstandene Schwierigkeit ist hier zu erwähnen: das ist die Abgrenzung der Interessen von Kleingärtnern und Spielplatzerbauern. Man begegnet hier oft der ganz einseitigen Fragestellung, ob Schrebergärten oder Übungsflächen für die Jugend der Volksgesundheit mehr Nutzen zu bringen geeignet seien. Richtig ist doch, daß sowohl für den Kleingärtner und die spielende Jugend Raum geschaffen werden muß. Wo die Frage seitens der Gemeinden generell zu lösen versucht wird, gibt es immer wieder Kämpfe der einen Partei gegen die andere. Bei ausreichenden Grünflächen und genügendem Raum wird man künftig hoffentlich auch inmitten der Schrebergärten Übungsstätten verschiedener Art in den Bauplan rechtzeitig einsetzen.

Die Frage, ob Gartenarbeit und Landbebauung oder Turnen und Sport der Gesundheit dienlicher sind, wird ebenfalls häufig erörtert. Die Bodenbearbeitung dürfte wertvoller sein. Auf eigener Scholle wird auch die Liebe zur Heimat gehoben, das Selbständigkeitsgefühl gefördert und bei Besiedlung größerer Flächen auch auf eine Dezentralisation der übervölkerten Städten hingearbeitet. Gewisse aus der Gartenarbeit entstehende Nachteile können durch Körperpflege und ausgleichende Gymnastik behoben werden. In dem heute vorhandenen Umfange werden die Leibesübungen vom Städter doch als ein Ersatz für die körperliche Betätigung des Ackerbauers betrachtet. Bezeichnend für die soziale Einstellung des englischen Volkes ist die seit langem durchgedrungene Erkenntnis, daß man allen aus der Anhäufung von Menschen in Städten, bei Industriearbeit und Bureautätigkeit sich ergebenden Übeln mit einfachsten, aber erfolgreichen Mitteln entgegengearbeitet hat. Es ist kein Zufall, daß der Sport in den angelsächsischen Ländern schon vor langer Zeit in seiner gesundheitlichen Bedeutung erkannt worden ist. Die frühere und schnellere Entwicklung der Industrie Englands zwang bereits in einer Zeit dazu, als Deutschland noch ein Agrarstaat war.

Die heutige Ausnutzung der *Wasserflächen* zu Übungszwecken findet ihre Erklärung durch die Tatsache, daß der Wassersport in Verbindung mit Luft- und Sonnenbädern durch die Einschaltung allereinfachster Umwelteinflüsse den Körper außerordentlich abhärtet. Mit gutem Grund darf behauptet werden, daß das unwirtliche *Klima* Deutschlands durch zweckentsprechende Ausarbeitung im Freien, namentlich auch im Winter, nicht nur auszugleichen, sondern sogar in das Gegenteil umzuwandeln ist. Von autoritativen Seiten her wird bei jeder Gelegenheit darauf hingewiesen, daß auch in Deutschland täglich genügend Licht- und oft auch Sonnenstunden zur Verfügung stehen, um diese zur Verbesserung der Gesundheit unseres Nachwuchses ausnutzen zu können. Welche Bedeutung einer ausreichenden Belichtung des Körpers zukommt, geht schon daraus hervor, daß lichtarme Sommer erfahrungsgemäß ein Heer von Erkältungs- und Infektionskrankheiten nach sich ziehen. Ein sonnenreicher schöner Herbst kann vieles wieder gutmachen. Deutsche Mittelgebirgsdörfer, in denen man noch vor gar nicht langer Zeit den Wintersport überhaupt nicht kannte, weisen jetzt einen starken Rückgang der Infektions- und Erkältungskrankheiten auf, da heute schon fast jedes Kind nach dem ersten Schneefall auch zu dem Wintersportgerät greift. Jeder entsinnt sich noch der früheren Ängstlichkeit der Landbevölkerung vor Witterungseinflüssen im Winter: Kindern wurden von Müttern, Großmüttern und Tanten Kopf und Hals mit Wolltüchern dicht umhüllt; die Fenster blieben ungeöffnet. In den Kreisen der Lehrerschaft haben heute auch die Bestrebungen, Stadtkinder zum Wintersport in die Berge zu schicken, bedeutend an Boden gewonnen. Einer der ersten auf dem Gebiet ist der Studienrat J. Schneider gewesen, der Begründer des Jugendausschusses des Deutschen Ski-Verbandes. Unstreitbare Erfolge haben dazu geführt, daß man in den Nachkriegsjahren die Kinderverschickung auf das Land von privater, kommunaler und staatlicher Seite aus in ihrer ganzen Tragweite erkannt und nach Kräften gefördert hat. Von der Wochenend-Bewegung ist ebenfalls viel zu erwarten.

Das in Vorbereitung befindliche *Städtebaugesetz* bietet eine ganze Reihe von Möglichkeiten, neue Wege zu gehen, und zwar bei der Anlegung von Grüngürteln, Spiel- und Erholungsstätten, Sportplätzen und Übungshallen aller Art. Bei Regelung der Fluchtlinien und Verteilung der Bebauungsflächen soll den Kommunen in ganz anderer Weise als es bisher der Fall war, freie Hand gelassen werden. In Amerika wie in England hat man dies schon viel früher erkannt und ist bei der Beseitigung alter Fehler auch zu einem Radikalmittel übergegangen: man reißt ganze Stadtviertel nieder und baut, wenn es nötig ist, an ihrer Stelle Übungsflächen, Planschwiesen für die Kleinen, Anlagen und Erholungsparks für die Erwachsenen. In Amerika steht der Baufachmann heute auf dem Standpunkt, daß der nächste Spielplatz in höchstens $1/_4$ Stunde zu erreichen sein muß, so daß auch die ganz Kleinen mit dem Kinderwagen dort hingefahren werden können. Man vergleiche damit die dichtbevölkerten Stadtteile in Arbeitervierteln unserer Großstädte. Amerika verfügt allerdings auch über die erforderlichen Mittel, obwohl nicht übersehen werden darf, daß die großen Parks und Platzanlagen im Zentrum amerikanischer Städte hier und da bereits vor vielen Jahrzehnten angelegt und damals mit sehr geringen Kosten gebaut wurden.

New York mußte 1905 für 4 ha Spielfläche mehr öffentliche Gelder aufbringen als 1863 für 350 ha des Zentralparks (11). Im Jahre 1917 wurden von 342 amerikanischen Städten 5,7 Millionen Dollars ausgegeben für Spielflächen und Volksparks (nicht Zierparks). Hegemann faßt seine sehr beachtenswerten Ausführungen folgendermaßen zusammen: „Möchten die deutschen Städte auch auf dem Gebiet der Parkpolitik zugreifen, ehe es zu spät ist. Die Stadt, die als erste die Bedürfnisse der Zukunft erkennt und vorangeht auf dem Wege einer entschlossenen Parkpolitik, wird sich in ihren Parks den denkbar schönsten bürgerlichen Ehrenkranz flechten, einen Ehrenkranz, der ihr ewige Jugend verheißt."

Auch in deutschen Städten sind in Erfüllung dieses Wunsches in letzter Zeit schon wertvolle Fortschritte erzielt worden (7—9, 25). Es sei erinnert an die großzügige Anlage des Grüngürtels der Stadt Köln, an das Beispiel von Hannover, Dresden, Berlin usw. Gute Gelegenheit, Versäumtes nachzuholen, bietet sich in den früheren Festungen. Das Deutsche Stadion und sein Erweiterungsbau des Deutschen Sportforums ist der privaten Initiative des Deutschen Reichsausschusses für Leibesübungen zu verdanken. Infolge der weitsichtigen Arbeit ihrer Stadtbauräte und Stadthäupter ist die Forderung der Spitzenverbände (3 qm Spielfläche auf den Kopf der Bevölkerung) hier und da bereits erreicht oder überschritten worden. Eine private Umfrage bei einigen hundert Gemeinden hat kürzlich ergeben, daß durchschnittlich 1,5 qm auf den Kopf der von der Statistik erfaßten Gemeinden entfallen.

Städtebaugesetz[1]).

Der vorliegende Entwurf sieht in einem für die Turn- und Sportkreise erfreulich weitgehenden Maße die Möglichkeit vor, den Ansprüchen auf Beschaffung ausreichender Übungsflächen zu genügen. Bei der vorgesehenen Abänderung der bisherigen Bestimmungen sind vorwiegend *gesundheitspolitische Gründe* ausschlaggebend gewesen.

§ 1 besagt, daß in den Flächenaufteilungsplan der Gemeinden auch *Spiel-* und *Sportplätze* (c) als eine Art von *Flächen* festgesetzt werden können, *die dem Wohnbedürfnis entzogen werden sollen.* Auch Ziffer h ist in diesem Zusammenhang von Bedeutung.

Wenn nach § 2 Ziffer 2 den Regierungspräsidenten (in Berlin dem Oberpräsidenten) das Einspruchsrecht gegen Flächenverteilungspläne von Gemeinden zusteht, so wird diese Maßnahme bei der jetzigen Einstellung der Regierungen zu der von ihnen voll anerkannten *Notwendigkeit eines ausreichenden Übungsstättenbaues* dazu dienen, dem herrschenden Mangel an geeigneten Flächen abzuhelfen. Sollten getroffene Entscheidungen den gegebenen Verhältnissen nicht entsprechen, so kann nach Ziffer 3 dieses Paragraphen Beschwerde an das zuständige Ministerium für Volkswohlfahrt gerichtet werden.

In öffentlichen Park- und Gartenanlagen, bei Spiel- und Sportplätzen ... ist nach § 4 die Einrichtung von baulichen Anlagen nur in solchem Umfange gestattet, als sie zu Zwecken dienen sollen, die mit der Flächenbenutzung in Verbindung stehen.

Für den Wassersport ist von Wichtigkeit, daß nach § 7 als Fluchtlinie auch Freihaltung von Straßenseiten, z. B. Panoramastraßen, bei kleinen Wasserläufen, Seen usw. festgesetzt werden können.

§ 9 enthält ebenfalls einige wesentliche Bestimmungen:

Ziffer 1 besagt: Bei der Festsetzung der Fluchtlinien sind das Wohnungsbedürfnis, die Anforderungen der Feuersicherheit, *die Gesundheit der Bevölkerung* und der zu erwartende öffentliche Verkehr zu berücksichtigen.

Ziffer 2: Im Interesse des gesunden Wohnens ist darauf zu sehen, daß *in ausgiebiger Zahl und Größe Erholungsflächen* vorhanden sind.

Nach § 13 kann der Regierungspräsident die Festsetzung neuer oder die Abänderung bestehender Fluchtlinienpläne verlangen, sofern ... die *öffentliche Gesundheit* ... es erfordert.

Nach Vorstehendem bedarf es nur noch des Hinweises auf die dem Herrn Minister für Volkswohlfahrt durch den Gesetzentwurf gegebenen Handhaben.

Mit dem Gesetzentwurf wird auch dem bisherigen Mißstand, daß Pachtverhältnisse aus spekulativen Gründen von privaten Eigentümern gekündigt werden können, wenigstens teilweise begegnet. Daher entfällt die Notwendigkeit des Erlasses einer Pachtschutzordnung für Turn-, Spiel- und Sportplätze, wie sie aus volksgesundheitlichen Gründen für Kleingärten, Kleinpachtland und landwirtschaftliches Pachtland geschaffen worden ist. Daß der § 1 des Wohnungsgesetzes, in das entsprechende Bestimmungen des Fluchtliniengesetzes von 1875 aufgenommen worden sind, für den Übungsstättenbau und den Spielplatzschutz gänzlich ungenügend sind, bedarf nur der Feststellung.

---

[1]) Entwurf eines Städtebaugesetzes nebst Begründung. Berlin: Carl Heymann 1925.

4. Die Entwicklung des Sportarztwesens.

Die Mitwirkung von Ärzten ist wohl so alt wie die Gymnastik selbst, d. h. sie ist auf die ältesten Vorzeiten, in denen es schon Ärzte oder Heilkundige gab, zurückzuführen. Im Altertum haben Hippokrates, Celsus, Galen u. a. grundlegend mitgewirkt, Hunderte und Tausende nach ihnen. Im Laufe der Zeiten gingen aber die alten Erkenntnisse fast völlig verloren. Aus den letzten Jahrhunderten ist eine ganze Reihe von Ärzten bekannt, die sich für die Leibesübungen eingesetzt haben.

Folgende Zusammenstellung ist der sorgfältigen Arbeit (30) des Kollegen Adolf Thiele entnommen:

Friedr. Hoffmann, Halle 1715, Meurer 1733, Maul 1739, Ziegler 1740, Haacke 1744, in der zweiten Hälfte des 18. Jahrhunderts Peter Frank 1778, Faust 1792, Reil 1804, Hufeland (Makrobiotik) 1796, v. Könen 1817, K. F. Koch, Magdeburg 1828, E. und W. Weber 1836, Lorenser 1836, Eckardt 1844, C. A. Neumann 1852, Eulenburg 1854, Bock, Schubert, H. E. Richter, Friedrich 1843, der Turnvater F. Götz, Ideler 1858, Angerstein 1859, Abel 1861, Langenbeck, E. du Bois-Reymond, Bock 1855, Frerichs und Virchow 1863, Pfaff 1863, Meding-Frankenberg 1876, O. H. Jäger 1866, Vogl 1870, Niemeyer 1875, Hoffmann (Zentralturnanstalt) 1874, um 1880 F. Hüppe, Fritsch, R. Zander, F. A. Schmidt-Bonn (seit 1882 Vorsitzender des Bonner Turnvereins, 1891 Mitgründer des Zentralausschusses zur Förderung der Volks- und Jugendspiele, später der Zeitschrift „Körper und Geist" und 1924—1926 Vorsitzender des Deutschen Ärztebundes zur Förderung der Leibesübungen).

Hoppe-Seyler, Jolly, Kussmaul 1882, Örtel 1884, Partsch, Breslau, Führer der Deutschen Turnerschaft und des Akademischen Turn-Bundes, Ehrenvorsitzender des Deutschen Hochschulamtes für Leibesübungen), Graf, Virchow (Schulkonferenz 1880), R. du Bois-Reymond, Grützner, Sickinger, Rubner um 1900. Nach der Jahrhundertwende reihen sich die Namen in bunter Reihenfolge: N. Zuntz, Kolb, Braune und Fischer, Loewy, Caspari, Albu, F. Müller, A. Smith, Fick, Kraus, G. F. Nikolai, Krehl, His, Romberg, v. Leyden, Schott, Fraentzel, v. Vogl, Schieffer, Moritz, Grober, Dietlen, de la Camp, Töplitz, v. Leitensdorfer, Kirchner, v. Schjerning, Leu, Külbs, Schwiening, Schultzen, Meisner, Martinek, A. Thiele, E. Weber, Boruttau, v. Saar, Bartsch, Schnell, v. Driegalski, Gastpar, Lewandowski, Selter, Stephan, Aschoff, Hoffa, Spitzy, Biesalski, Lubinus, Blencke, Muskat, Rotfeld, Pick, Greef, Finkler, Baur, Altschul, Luckow, Bluntschli, Wagner-Hohenlobbese, Alice Profé, Dietrich, Gottstein, A. Bier, Flügge, Goldscheider, Klapp, Hahn, Grotjahn.

Nach Gründung der vom Verfasser besonders nachdrücklich geforderten Schaffung des Sportarztberufes sind als Fachärzte zu nennen: Willner, Joh. Müller-Spandau, Halben, Münter, Brustmann, Jäger-Leipzig, Eicke, Horwitz, Böhmig, W. Kohlrausch, Herxheimer, Lehmann, Rautmann, Kupsch, Full, Tichy, Worringen, Weitz und all die vielen, die sich nach der Organisation des Bundes der Sportärzte der Sache speziell annehmen und die Bezeichnung „Sportarzt" erworben haben.

Den Anstoß zu der neueren Entwicklung des *Sportarztwesens* (37) in Deutschland hat unsere Teilnahme (1) an den Olympischen Spielen 1906 ebenso gegeben wie die Anregung zu den Vorarbeiten für die Organisation des damals erst auf ganzer Linie einsetzenden Sportwesens überhaupt, namentlich auch der Sportmeisterschaften (15) usw. an den deutschen Hochschulen (2, 22, 23). Die Wiederbelebung des modernen Olympismus im Jahre 1894 war ein tastender Versuch. Sportärztliches aus diesen ersten Anfängen ist dem Verfasser nicht bekannt geworden. Bei den II. Internationalen Olympischen Spielen in Paris 1900 wurden anthropometrische und namentlich kinematographische Aufnahmen vieler sportlicher Übungen unter Leitung von Marey gemacht. Das historisch so wertvolle und grundlegende Material für die Bewegungslehre war uns Deutschen leider selbst auf entsprechende Bitten hin bisher nicht erreichbar. Über die Olympischen Spiele in Amerika 1904 (St. Louis) hat F. A. Schmidt mehrfach berichtet, z. B. über seine Beobachtungen von der Einwirkung des Marathonlaufes auf die Teilnehmer. Für die ganze Bewegung von ausschlaggebender Bedeutung war die aktive Beteiligung des Verfassers und Brustmanns an den Olympischen Spielen 1906. Aus diesem Anlaß hatte A. Smith einen Röntgenapparat auf eigene

Kosten nach Athen gesandt und dort installiert. Die Untersuchungen ergaben u. a. an der Hand so wertvollen und umfangreichen Materials die Bestätigung der Herzverkleinerung nach sportlichen Leistungen. Bei dieser Gelegenheit wurden auch sportärztliche Fragebogen wohl zum erstenmal ausgegeben, ebenso wie später bei den Olympischen Spielen in London 1908 und Stockholm 1912. Teilergebnisse davon sind in dem Athletik-Jahrbuch 1909 (23) wiedergegeben.

Besonders interessant war die Beobachtung der Wirkung des Klimas anderer Länder, anderer Ernährung und Lebensweise auf die körperliche Leistungsfähigkeit der Olympiateilnehmer (1). Für uns junge Mediziner war das, was wir im Ausland als Erfolg planmäßigen Trainings an den Wettkampfteilnehmern gesehen und beobachtet haben, ausschlaggebend für die berufliche Umstellung und die damals von uns immer wieder erhobenen Forderungen nach einer fachärztlichen Ausbildung und nach Schaffung des für die Gesundheit, namentlich des Nachwuchses, so wichtigen Spezialfaches. A. THIELE schreibt (l. c. S. 382) darüber folgendes: „In MALLWITZ haben wir den ersten Vertreter des neuen ärztlichen Spezialisten vor uns, den *Sportarzt*. Am eigenen Leibe beobachtete der junge Mediziner die Wirkung höchst gesteigerter Leibesübungen, und schon als Kandidat konnte er seinen Sportfreunden hygienische Ratschläge geben. Kein Wunder, daß er als Doktorarbeit eine Aufgabe zu lösen versuchte, die ganz auf seinem eigenen Gebiet lag: Hier stellte er zum ersten Male das Programm einer notwendigen *Sporthygiene* auf, das er später mehr und mehr verwirklichen konnte. ‚Der Sportarzt — eine Forderung des deutschen Volkes' war das Thema (19, 6). Er schied Sporthygiene von der eigentlichen Physiologie und Hygiene der Leibesübungen." (Vgl. Deutsches Fußball-Jahrb. 1910.)

In die Zeit nach den Athener Spielen 1906 fallen auch die ersten Versuche der damals zum Teil ja noch ganz jungen deutschen Sportverbände, den Sportarzt bei Aufstellung von Wettkampfprogrammen zur Trainingsberatung und der Organisation des fachärztlichen Dienstes heranzuziehen. Dies geschah beispielsweise, soweit nicht die Deutsche Turnerschaft Ärzte für ähnliche Aufgaben schon herangezogen hatte, seitens des Deutschen Reichsausschusses für Leibesübungen, der Deutschen Sportbehörde für Leichtathletik, des Deutschen Fußballbundes, des Deutschen Skiverbandes, des Deutschen Schwimmverbandes u. a., die teilweise wissenschaftliche und ärztliche Ausschüsse für Fachfragen gründeten. Besondere Bedeutung wurde der sportärztlichen Frage von dem Akademischen Sportbund, dem Deutsch-Akademischen Bund für Leibesübungen und seinen Anschlußverbänden und später seit dem Jahre 1920 vom Deutschen Hochschulamt für Leibesübungen gewidmet. Voraussetzung dafür war zunächst natürlich die Gründung akademischer Sportmeisterschaften, landschaftlicher Hochschulwettkämpfe, örtlicher Hochschulmeisterschaften, akademischer Olympien.

Die nächste größere Etappe in der Entwicklung des Fachgebietes war die Vorbereitung der sportärztlichen Abteilung der Internationalen Hygiene-Ausstellung 1911. Näheren Aufschluß darüber gibt der Sportkatalog (36) derselben, der die Grundlage für den Aufbau wissenschaftlicher Abteilungen von Sportausstellungen darstellt. Die wissenschaftliche Abteilung der IHAD. und deren sportärztliches Laboratorium bildeten den ersten Versuch der Veranschaulichung der auf die wissenschaftliche Erforschung der Leibesübungen gerichteten Bestrebungen; die sportärztliche Abteilung der Ausstellung wies allerdings noch Lücken auf. Doch darf behauptet werden, daß der anfänglich selbst von N. ZUNTZ, dem nachherigen Leiter der wissenschaftlichen Abteilung, für undurchführbar gehaltene Gedanke des Verfassers, ein sportärztliches Laboratorium einzurichten, sich trotz aller Zweifel durchsetzte. Bei den Untersuchungen waren außer den

Genannten Kraus, Albu, du Bois-Reymond, G. F. Nicolai, Brahm, Markwald
tätig. Bei Auflösung des wissenschaftlichen Ausschusses der IHAD. gegen Ende
des Jahres 1911 in einer von Zuntz in Berlin geleiteten Sitzung wurden dem
Vorsitzenden und Nicolai etwa 1000 Kurven und graphische Darstellungen, das
experimentelle Ergebnis der Laboratoriumsarbeiten von Dresden, übergeben.
Bei dieser Gelegenheit wurde vom Verfasser der Vorschlag gemacht:

1. einen sportärztlichen Kongreß einzuberufen,
2. eine sportärztliche Vereinigung zu gründen.

Nicht lange vor Zuntz' Tode, am 29. Januar 1918, wurde der letzte Versuch gemacht, des wertvollen Materials wieder habhaft zu werden. Zuntz behielt
sich damals vor, Näheres über die Verwertung des Materials noch zu veranlassen.
Darüber ist der große Pionier für sportphysiologische Arbeiten leider heimgegangen.

Der erste *sportärztliche Kongreß* fand dann vom 20.—23. September 1912
unter Leitung von F. Kraus statt. Bei dieser Gelegenheit wurde das sog.
„Deutsche Reichskomitee zur wissenschaftlichen Erforschung der Leibesübungen"
gegründet. Einen ausführlichen Bericht enthält die Sammlung „Gesundheit und
Sport" I. in J. F. Lehmanns Verlag, München 1925 (37).

Der Vorschlag, die Apparatur des Dresdner Laboratoriums dem 1913 er-
öffneten Deutschen Stadion einzuverleiben, wurde von den maßgebenden Leuten
im Reichsausschuß kurzsichtigerweise abgelehnt, angeblich wegen der Kosten
für die Einrichtung des Laboratoriums. Das auf die Initiative von A. Gottstein, damaligen Stadtrats von Charlottenburg, errichtete Sportlaboratorium
der genannten Gemeinde ging leider ein, bevor es überhaupt eröffnet worden ist.

Neben der vielfach in Vereinen und Verbänden geleisteten Arbeit von
Ärzten bedeutete ein weiteres Ereignis, die Eröffnung des *Deutschen Stadions*
am 13. Juni 1913, einen neuen Abschnitt in der geschichtlichen Entwicklung:
mit diesem Tage wurde die erste vom Verf. versehene hauptamtliche Stelle eines
Sportarztes (Stadionarztes) geschaffen, dessen Tätigkeit 1. Überwachung des
Trainings, 2. Dienst in der stadionärztlichen Beratungsstelle, 3. Unterricht,
4. erste Hilfe bei Wettkämpfen zunächst umfaßte.

Der D. R. A. f. L. nahm noch vor Beginn des Krieges am 19. Mai 1914 einen
Antrag auf Einrichtung einer Forschungsstätte im Stadion an. Der Krieg vernichtete alle diese Pläne und Gründungen. Erst im Jahre 1917 griff er die
Angelegenheit auf und beschloß erneut die Einrichtung eines wissenschaftlichen Laboratoriums.

Der Deutsche Reichsausschuß für Leibesübungen, dessen Stadion neben der
Preußischen Landesturnanstalt unter Joh. Müller zunächst den Angelpunkt
für die auf sportärztlichem Gebiet vorhandenen Bestrebungen bildete, hat im
Mai 1917 folgender Entschließung zugestimmt:

„Die auf praktischem Wege gefundenen Erfahrungen über die gesundheitlichen Wirkungen der Leibesübungen und die gesundheitlichen Grenzen körperlicher Anspannung
bedürfen der Gegenprüfung durch berufene Wissenschaftler. Die so gefundenen Erfahrungen
verhindern dann einesteils mögliche Überanstrengungen, andernteils übertriebene Warnungen
Voreiliger, über die besonders der Sport zu klagen Ursache hat.

Die Feststellung der Leistungsgrenze für die einzelnen Lebensalter und die Geschlechter
auf den verschiedenen Gebieten der Leibesübungen ist eine ebenso notwendige, wie nur auf
dem gegebenen Wege unter Vereinigung von Wissenschaftlern und Praktikern sowie des
ausreichenden Materials und der geeigneten Stätte zu lösenden Aufgabe.

Die nötigen Räumlichkeiten sind im Stadion leicht bereitzustellen, dadurch würde der
bisherige Verbandsraum voll ausgenutzt. Eine Ergänzung des Instrumentariums ist auf
möglichst kostenfreiem Wege anzustreben."

Aus den einzelnen Beratungen über die Organisation eines besonderen
Ausschusses für wissenschaftliche Forschung ergab sich schließlich der Entschluß
zur Errichtung einer freien Hochschule, nämlich der

Deutschen Hochschule für Leibesübungen.

Im Januar 1919 wurde ein dahingehender Antrag mit folgendem Wortlaut eingebracht:

„Die wachsende Erkenntnis der Bedeutung der Leibesübung für das Volkswohl wird, wie in anderen Ländern, auch bei uns zur Gründung einer Hochschule für Leibesübungen führen. Die Unterzeichneten bitten daher den DRA., diesen Gedanken aufzunehmen, für ihn zu werben und für ihn bei der Unterrichtsverwaltung, in Hochschul- und Fachlehrerkreisen einzutreten.

gez. G. HAX, Vertreter des Deutschen Schwimmverbandes,

Dr. med. A. MALLWITZ und WIEDEMANN,

Vertreter des Deutsch-akademischen Bundes für Leibesübungen,

J. SCHNEIDER, Vertreter des Deutschen Skiverbandes,

O. SCHÖNING, Vertreter des Deutschen Eislaufverbandes."

Die Deutsche Sportbehörde für Athletik schloß sich diesem Antrage nachträglich an.

Eine von C. DIEM ausgearbeitete und im September 1919 vorgelegte Denkschrift über die Gründung einer freien Hochschule für Leibesübungen im Anschluß an das Deutsche Stadion zu Berlin

1. zur Heranbildung wissenschaftlich geschulter Lehrkräfte für Leibesübungen,

2. zur wissenschaftlichen Erforschung aller auf die Theorie und Praxis der Leibesübungen bezüglichen Gesetze

wurde in der Öffentlichkeit freundlich aufgenommen. Der Vorstand des DRA. beschloß am 3. Oktober 1919 ihre Gründung.

Durch einen besonderen Ausschuß wurde in zwei Sitzungen Satzung, Aufbau, Einrichtung und Finanzierung beraten und das Ergebnis in einer Denkschrift niedergelegt. Diese Arbeit leitete der Vorsitzende des DRA, Staatssekretär Dr. LEWALD, selbst. Die Reichsregierung entsandte Regierungsrat Dr. BOURWIEG, die preußische Regierung Geh. Oberregierungsrat Dr. HINZE und Geh. Regierungsrat Dr. DIEBOW, Professor Dr. MÜLLER und Geh. Med.-Rat Dr. BENINDE. Von der Universität nahmen die Professoren RUBNER, BIER, REINHARDT, GOCHT und CASPARI teil. Die Sanitätsverwaltung der Reichswehr war durch Generaloberarzt Dr. SCHULZEN, Dr. WALDMANN und Dr. ECKERT vertreten. Die Arbeiter-Turn- und Sportverbände wirkten gleichfalls an den Ausschuß- und Unterausschußsitzungen durch Vertreter der Zentralkommission für Sport- und Körperpflege mit und sind auch bis zur Stunde durch Vertreter im Kuratorium und Senat beteiligt. Das Reich stellte von vornherein eine Unterstützung in Aussicht; die Universität Berlin erbot sich, ihre Hörsäle und Institute kostenlos herzugeben. Eine Anzahl von Professoren erklärte sich zur Mitarbeit bereit.

Die Pläne fanden allgemeine Zustimmung. Eigentlich sind nur zwei Gegenmeinungen von den süddeutschen Universitätsprofessoren v. GRUBER und ASCHOFF laut geworden, die die Gründung einer besonderen Hochschule für Leibesübungen für unnötig hielten. Aus ihren Begründungen ging aber hervor, daß sie sich von dem Umfang der Lehr- und Forschungsarbeit, der damals schon erkennbar war, kein Bild machen konnten. Der Arbeitskreis der *staatlichen Landesturnanstalten* hatte sich auf beschränktere Ausbildungsziele eingestellt; Forschungsarbeit wurde, von Einzelheiten abgesehen, nicht getrieben. Der Preußischen Landesturnanstalt wurde erst ein halbes Jahr später, und sicher angeregt durch die Gründung des DRA., der Titel einer Hochschule verliehen.

Am 15. Mai 1920 fand in der Aula der Berliner Friedrich-Wilhelms-Universität in Gegenwart des Reichspräsidenten, der Vertreter aller Reichs- und Staatsbehörden, Berliner und auswärtiger Hochschulen, der Stadt Berlin und der Vertreter der Turn- und Sportverbände der feierliche Gründungsakt statt, über den eine besondere Denkschrift herausgegeben worden ist. Staatssekretär SCHULZ vom Reichsministerium des Innern, Staatssekretär BECKER vom preußischen Ministerium für Wissenschaft, Kunst und Volksbildung, Geh. Regierungsrat Professor Dr. MEYER, der Rektor der Berliner Universität, hießen die neue Anstalt willkommen, andere Glückwünsche schlossen sich an, und der Geh. Medizinalrat und Prof. der Chirurgie an der Universität Berlin, Dr. BIER, übernahm das Rektorat, indem er die ersten 25 Studenten immatrikulierte. Bier ist nach Ablauf seiner ersten Amtszeit wiedergewählt und waltet noch seines Amtes.

Die Anstalt wurde als private Lehrstätte begründet. Ihre Notwendigkeit und Bedeutung wurde von den Behörden des Reiches und der Einzelstaaten anerkannt und dadurch gefördert, daß sie sich ihrer zur Ausbildung von staatlichen Turn- und Sportlehrern und zur Abhaltung von Lehrgängen für Studenten, Ärzte, Vereins-Turn- und Sportwarte, Schulaufsichts- und Verwaltungsbeamte bediente.

Therapie durch Leibesübungen.

Gegen Ende des Krieges — das darf bei einer Beschreibung der Entwicklung des Sportarztwesens nicht unerwähnt bleiben — wurde auf Grund des Verständnisses des Feldsanitätschefs v. Schjerning und seiner Mitarbeiter Hamann, Hochheimer und Napp die Möglichkeit geschaffen, wohl erstmalig in Deutschland die Leibesübungen in größerem Stile in die Therapie, in diesem Falle von Kriegsbeschädigten, einzuführen und zu erproben. Die praktische Durchführung der Idee war hauptsächlich möglich durch das tatkräftige Einsetzen des stellvertretenden Korpsarztes des III. Armeekorps Leu[1]) und des Landesdirektors v. Winterfeld. Ein Bilderwerk über diese Arbeit, das nur in wenigen Stücken hergestellt wurde, soll dem Archiv des Museums für Leibesübungen e. V. einverleibt werden, ebenso ein der Kulturabteilung der Ufa gehörender Film; erstmalig wurde dieser auf dem 3. Kriegschirurgischen Kongreß in Brüssel (5) abgerollt. Aus dem Arbeitsgebiet haben sich folgende Gesichtspunkte für die Praxis ergeben[1]):

„1. Turnen, Spiel und Sport haben neben oder nach der eigentlichen Krankheits- und Wundbehandlung in der Kriegsbeschädigtenfürsorge einen breiten Raum einzunehmen. Die Leibesübungen sind besonders geeignet:

a) zur Erhöhung des Heilerfolges und der gesamten Körperfähigkeiten durch planmäßige Leistungssteigerung;

b) zur Funktionsprüfung für Gliedmaßen oder Körperteile von Schußverletzten sowie Organprüfungen aller Art.

2. Die Leibesübungen ordnen sich der Gesamtbehandlung als Teil des Ganzen ein und erreichen erst zusammen mit den anderen therapeutischen Mitteln einschließlich Schulunterricht, Werkstättenbetrieb, Landwirtschaft ihre volle medizinische und soziale Wirksamkeit.

3. Der sozialen Tätigkeit des Arztes sind hier — auch im Hinblick auf Unfallversicherung und Rentenwesen — große Aufgaben gestellt.

4. Der die Übungen beaufsichtigende Arzt hat die Einteilung der Kriegsbeschädigten zu den verschiedenen Übungsgruppen vorzunehmen, um durch Ausschaltung ungeeigneter Übungen die Beeinträchtigung des Erfolges zu verhüten. Es werden im Anschluß an die chirurgische Behandlung oder nach Ablauf fieberhafter innerer Krankheiten bei Rekonvaleszenz alle Lazarettkranken zu den leichteren Übungen befohlen.

5. Da körperliche Übungen bei Lazarettkranken der anerzogenen und gewohnten Bequemlichkeit entgegenstehen, ist der Mangel an Einsicht über die Vorteile dieser neuartigen Behandlungsmethode durch genaue Dienstvorschriften betreffs Teilnahme an den Übungen zu überwinden (namentliche Listenführung, genaue Zeiteinteilung u. a.).

6. Der Widerstand von Leuten, deren Absichten auf Rentenjägerei hinauslaufen, muß im Interesse der Gesamtheit gebrochen werden.

7. Die Übungsleiter sollten nach Möglichkeit alte Turner oder erfahrene Sportsleute sein und müssen die richtige Technik der verschiedenen Übungsarten so beherrschen, daß sie auch für die ärztlichen Gesichtspunkte das nötige Verständnis haben. Es muß ihnen durch freudige Hingabe an die Arbeit auch gelingen, den Eifer der Kriegsbeschädigten zu beleben.

9. Die Technik der einzelnen Körperübungen beruht auf physiologischen Grundsätzen; falsche Ausführung bedingt Vernachlässigung oder gar Ausschaltung vorhandener Körperanlagen, namentlich bei Amputierten.

10. Die sportliche Ausführungsform beschleunigt bei den oft unter starker seelischer Niedergeschlagenheit leidenden Schwerbeschädigten die Wiedergewinnung von Lebensfreude und Arbeitslust.

---

[1]) Hoffmann, W.: Die deutschen Ärzte im Weltkriege, ihre Leistungen und Erfahrungen. Kapitel Mallwitz: Die Leibesübungen als Heilverfahren für Kriegsbeschädigte, S. 211. Berlin: E. Mittler & Sohn 1920.

11. Wettkämpfe[1]) besitzen auch bei Kriegsbeschädigten ausgezeichneten Erziehungswert und haben sich als Mittel zur Funktionsprüfung vortrefflich bewährt.

12. Leistungsprüfungen sind zur Feststellung therapeutischer Fortschritte erforderlich: Uhr und Zentimetermaß bieten gute Anhaltspunkte für die ärztliche Beobachtung.

13. Der Grad der Leistungssteigerung bedingt die Größe des Arbeitserfolges der Kriegsbeschädigten im alten oder neuen Beruf.

14. Das mediko-mechanische Heilverfahren, dem sich der Verletzte nur zu gern zu entziehen sucht, kann die natürlichen Körperübungen nicht ersetzen, so unvollkommen diese anfänglich vonstatten gehen mögen.

15. Mediko-Mechanik gehört in die chirurgische, Leibesübung in die orthopädische Behandlung des Verwundeten hinein. Daher sollte jedes chirurgische Lazarett eine mediko-mechanische Abteilung, jedes orthopädische Lazarett seine Turn- und Sportplätze, seine Turn- und Sportlehrer haben.

16. Die Anlage eines physiologischen Laboratoriums im Zusammenhange mit den Übungsanlagen ermöglicht die wissenschaftliche Verwertung des Materials und sichert die exakte Nachprüfung der körperlichen Veränderung.

Auf Grund eines Berichtes auf der 3. Kriegsärztlichen Tagung entschloß sich die Sanitätsinspektion, ein physiologisches Laboratorium in Görden bei Brandenburg a. d. H. einzurichten. Als Grundlage für die experimentellen Arbeiten diente die Fragestellung:

1. Welchen Mehrverbrauch an Energie weist ein Kriegsbeschädigter (z. B. Beinamputierter) im Vergleich zum Gesunden bei gleicher Arbeitsleistung auf? Feststellung des Arbeitsverlustes und der Einschränkung der Erwerbstätigkeit bei Schwerkriegsbeschädigten.

2. Welche Leistungsfähigkeit kann ein Kriegsbeschädigter durch körperliche Übungen erlangen?

3. Welche Einwirkung hat körperliche Arbeit und Übung auf den Gesundheitszustand von Kriegsbeschädigten verschiedener Art?

Die Ergebnisse der angewandten physiologischen, psychologischen und klinischen Methoden wurden nur teilweise veröffentlicht. Weitere Einzelheiten befinden sich in einem Bericht über die 3. Kriegschirurgen-Tagung. Wegen der erzielten Heilerfolge wurden die Gördener Lazarette in den Jahren 1917 und 1918 zu einem Mittelpunkt für sportärztliche Lehrgänge, Besichtigungen usw. Die Einrichtungen sollten in das damals von der Sanitätsinspektion vorbereitete, später nicht zustande gekommene Lazarett in Frohnau übernommen werden.

Universitäts-Institute[2]) für Leibesübungen.

Schon bei Gründung des Akademischen Sportbundes am Vorabend des I. Deutschen Akademischen Olympia am 10. Juli 1909 wurde die Notwendigkeit der Einführung sportärztlicher Trainingsregeln und sportärztlicher Einrichtungen an den Hochschulen betont. Später hat der Deutsch-akademische Bund für Leibesübungen (Dabfl.) sich der Angelegenheit angenommen und sich in der ersten ordentlichen Sitzung nach dem Kriege am 2. Februar 1919 auf Vorschlag des Verfassers mit folgenden, auf die Vertiefung des Arbeitsgebietes gerichteten Punkten beschäftigt:

1. Vervollkommnung der Leibesübungen in ihrer praktischen Ausführungsform auf Grund von Forschungsergebnissen.

2. Aufstellung einer Konstitutions-Statistik der Studentenschaft.

3. Biologische Fortbildung der Hochschulturn- und Sportlehrer.

4. Errichtung wissenschaftlicher Lehr- und Forschungsstätten an Universitäten und Hochschulen.

5. Gründung Gymnastischer Institute an Hochschulen.

6. Errichtung einer Fachhochschule für Leibesübungen.

Die unter 5. und 6. bezeichneten Angelegenheiten wurden dann vom Deutschen Hochschulamt für Leibesübungen, in dem der Dabfl. 1920 aufging, zunächst dilatorisch behandelt,

---

[1]) Vgl. die Tabelle auf S. 708 (entnommen aus: Nr. 18 des Literaturverzeichnisses).
[2]) Vgl. Literatur S. 722, Nr. 34, Heft 36/37 (Dr. SCHÜTZ).

Übung		Frühjahr 1917	Sommer 1917	Herbst 1917		Frühjahr 1918	Sommer 1918	Herbst 1918
I.	a)	1 8,44 m	3 7,97 m	5 9,90 m	a)	32 8,43 m	34 9,80 m	—
Kugelstoßen	b)	—	4 6,42 m	6 6,05 m	b)	33 7,09 m	35 7,10 m	39 6,25 m
5 kg	c)	2 6,76 m	2 6,93 m	2 8,88 m	c)	—	—	—
II.	a)	—	—	—	a)	36 29,65 m	37 35,55 m	—
Speerwerfen	b)	—	—	7 22,50 m	b)	33 22,80 m	38 20,45 m	40 20,70 m
	c)	—	—	2 26,55 m	c)	—	—	—
III.	a)	8 24,39 m	—	10 30,00 m	a)	—	—	—
Schleuderballwerfen	b)	—	9 21,85 m	11 22,70 m	b)	41 27,70 m	40 24,65 m	42 24,08 m
	c)	—	—	2 30,55 m	c)	—	—	43 l. 26,85 m
								44 r. 32,15 m
IV.	a)	12 16 P.	14 5 P.	15 4 P.	a)	45 12 P.	47 8 P.	—
Handgranatenwerfen	b)	—	—	—	b)	46 10 P.	42 7 P.	48 15 P.
Zielwerfen	c)	—	—	16 5 P.	c)	—	—	—
Weitwerfen		13 39,72 m	—	17 u. 18 40 m				
V. VI. VII.		18 19,04 m	—	—				
Werfen und Stoßen		19 9,70 m	—	—				
		19 4,66 m	—	—				
VIII. 25 m		—	—	—		49 8 P.	—	—
Bogenschießen 30 m	a)	20 8 P.	20 8 P.	22 9 P.	a)	—	50 5 P.	—
30 m	b)	—	—	—	b)	35 u. 41 6 P.	35 6 P.	51 9 P.
Weitschießen		21 156,50 m	—	—				
IX. 50 m	a)	27 7,7 Sek.	24 7,0 Sek.	25 7,1 Sek.	a)	—	37 6,1 Sek.	—
Laufen 50 m	b)	—	2 7,2 Sek.	2 7,1 Sek.	b)	—	—	—
500 m		25 1:31 Min.	—	—		52 1:25 Min.	37 1:35 Min.	53 1:42 Min.
X. XI. 50 m		—	—	—		54 7,8 Sek.	—	—
Hürdenlauf 60 m	a)	27 9,6 Sek.	3 9.0 Sek.	—				
XII. 50 m	1.	—	—	—	1.	55 30 m	57 —	—
Wettgehen 200 m	2.	—	—	—	2.	56 100 m	58 —	—
XIII.	a)	27 1,40 m	28 1,55 m	30 1,55 m	a)	59 1,45 m	37 1,65 m	—
Hochsprung ohne	b)	23 1,30 m	29 1,40 m	29 1,50 m	b)	41 1,35 m	23 1,45 m	23 1,40 m
Brett	c)	—	2 1,45 m	2 1,45 m	c)	—	—	—
XIV.	a)	25 4,91 m	31 4,75 m	28 4,95 m	a)	—	—	—
Weitsprung	b)	23 3,07 m	—	—	b)	—	—	—
	c)	—	2 4,53 m	2 4,40 m	c)	—	—	—
XV. Dreisprung	c)	—	9 6,63 m	16 5,88 m	b)	60 7,00 m	—	23 7,87 m

V. Diskuswerfen. VI. Gewichtwerfen $12\frac{1}{2}$ kg. VII. Steinstoßen $\frac{1}{3}$ Zentner. a) Leichtbeschädigte; b) Einbeiner; c) Einarmer. 1. mit Stock, 2. ohne Stock. Die Übenden sind durch Nummern bezeichnet. Nur einer (Nr. 23), ein einbeiniger Springer, hat sich an den Übungen beider Jahre beteiligt; er kam zweimal in die Lazarettbehandlung.

bis in dem Handbuch „Leibesübungen an deutschen Hochschulen" (22) die Angelegenheit im Auftrage des Deutschen Hochschulamts f. L. zuerst eingehender erörtert wurde.

Gymnastik als *Lehr- und Forschungsfach an den deutschen Hochschulen* (4, 22).

Im Jahre 1919 veröffentlichte BIER (4) folgenden Plan für die damals vom Verfasser[1]), jetzt von KOHLRAUSCH geleitete Gymnastische Abteilung der Universitäts-Kliniken Berlin:

1. Ausübung des Lehrfaches der Leibesübungen an der Universität.
a) Vorlesung für Studierende aller Fakultäten und Angehörige des Turn- und Sportlehrerkursus (wöchentlich einstündig);
b) Vorlesung für Medizinstudierende (wöchentlich zweistündig);
c) praktische Übungen, Methodik und Technik;
d) Schaffung von Übungsgelegenheiten aller Art.
2. Ausübung als klinisches Fach.
a) Poliklinik mit täglicher Sprechstunde betreffend Leibesübungen als Heilmittel für Kranke;
b) praktische Anwendung der Leibesübungen als Heilmittel.
Haltungsgymnastik. Turnen für Skoliotische (Kriechübungen), schwedische Gymnastik. Atmungsgymnastik. Verwandte physikalische Maßnahmen, Luft- und Sonnenbäder, Massage, Heißluft, Diathermie usw.
Ich bitte den Herrn Kultusminister zu bewilligen: An Personal den Abteilungsleiter, 1—2 Turn- und Sportlehrer, 1 Schwester zur Abwicklung der Poliklinik und zur Vornahme der Atmungsgymnastik, 1 Stenotypistin zur Erledigung der umfangreichen Schreibarbeiten. Dafür sind folgende Geldaufwendungen nötig:
1. Gehalt für den Leiter der gymnastischen Abteilung der Universitätskliniken,
2. Gehalt für zunächst 1 Turnlehrer,
3. Gehalt für die Schwester,
4. Gehalt für die Stenotypistin,
5. Einrichtung eines Übungsplatzes.

Der Greifswalder Pharmakologe RIESSER nahm damals mehrfach in ähnlicher Weise zur Frage der Universitäts-Institute für Leibesübungen Stellung. Als Lehraufgaben bezeichnete er folgende:

1. Die Durchführung von mindestens viersemestrigen Kursen zur Ausbildung von Fachturnlehrern und -lehrerinnen. Die Vorlesungen dieser Kurse sind zugleich öffentliche Vorlesungen für Hörer aller Fakultäten. Es ist anzustreben, daß sie in den obligatorischen Lehrplan aller Lehramtskandidaten aufgenommen werden. (Inzwischen z. T. durchgeführt.)
2. Sondervorlesungen für Mediziner, insbesondere Schulärzte, über Arbeitsphysiologie und verwandte Gebiete.
3. Kurze, etwa 4 Wochen dauernde Volkshochschulkurse zur Verbesserung der Ausbildung von Vorturnern und Sportlehrern, wie sie zur Zeit von allen geoßen Verbänden erstrebt und oft nur notdürftig durchgeführt werden. Die Übernahme dieser Kurse durch die Universitätsinstitute würden die Gediegenheit dieser Ausbildung sichern, wie sie angesichts der verantwortungsreichen Tätigkeit der Vorturner usw. unbedingt erforderlich ist.

RIESSER schließt mit folgenden, hauptsächlich gegen M. v. GRUBERS Auffassung gerichteten Ausführungen:

„Es ist kein Zweifel, daß die allgemeine Einführung der Lehre von der körperlichen Erziehung an den Hochschulen, wie sie schon von den Vätern des deutschen Turnens gefordert wurde, unmittelbar vor der Verwirklichung steht. Diejenigen, die gleich dem Verfasser seit vielen Jahren dieses Ziel erstrebten und erarbeiteten, freuen sich des Erfolges ihrer Sache und wünschen, daß nach Überwindung der unvermeidlichen Kinderkrankheiten dieser jüngste Sproß deutschen Hochschullebens, diese schöne Verknüpfung frischen jugendlichen Lebens mit ernstester Wissenschaft, sich in absehbarer Zeit zu einem würdigen Gliede des Ganzen entwickeln werde."

---

[1]) Verf. richtete schon 1908 unter BIER und KLAPP, die gerade nach v. BERGMANNS Tod die Klinik und Poliklinik übernommen hatten, die ersten gymnastischen Übungsgelegenheiten und erteilte in Ermangelung von Lehrkräften selbst den Unterricht.

Vom Standpunkt des Pädagogen hat H. Kuhr, der verstorbene Turnlehrer der Universität Leipzig und Mitbegründer der akademischen Organisationen auf diesem Gebiete in seinen Schriften den Gedanken des Gymnastischen Instituts wesentlich gefördert und zwar vorwiegend in Bezug auf das erziehliche Problem.

Sommer und Huntemüller (28), von denen das Institut für Körperkultur ihrer Universität in erster Linie getragen ist, haben mehrfach ihre Stimme entscheidend erhoben; mit Hilfe des Akademischen Ausschusses für Leibesübungen am 30. Januar 1920 wurde u. a. folgende, sich auf die Gründung des Instituts beziehenden Leitsätze angenommen:

1. Um alle Fragen der Körperkultur wissenschaftlich zu behandeln, soll die Universität ein Institut für Körperkultur schaffen (dann folgt nähere Bezeichnung des Aufgabenkreises als Lehrinstitut).

2. In diesem Institut soll möglichst jeder Studierende auf seine körperliche Beschaffenheit untersucht und über seine körperliche Ausbildung belehrt werden.

Am 20. Oktober 1920 wurde das Institut vom Rektor eröffnet.

Verfasser forderte (l. c. S. 96) insbesondere eine planmäßig ausgebaute Abteilung für Gesundheitslehre (s. dazu auch das von Bier auf S. 709 Gesagte) mit Laboratorien für

1. Körpermessung und Leistungsprüfungen (Anthropometrie und Konstitutionsforschung),

2. Physiologie,

3. Psychologie,

4. nach Möglichkeit auch für physikalisch-chemische und technische Arbeiten.

Seiner Ansicht nach kommt der Name „Institut für Leibesübungen", die keinen hauptamtlich tätigen Facharzt und keine Abteilung Gesundheitslehre besitzt, nicht zu.

Beachtenswert ist auch die Denkschrift betr. die körperliche Erziehung als Lehrgegenstand, die in der damaligen Zeit an das Bayerische Kultusministerium gerichtet worden ist. Darin wurde u. a. auf die Vorlesungen von du Bois-Reymond (Berlin), Riesser (Frankfurt a. M.), de la Camp und Rautmann (Freiburg) Bezug genommen und in der Begründung folgendes zum Ausdruck gebracht:

„Wenn nicht die zukünftigen Lehrer, Ärzte und Verwaltungsbeamten in ihrer Hauptausbildungzeit eine eingehende Kenntnis dieses Gebietes vermittelt erhalten, ist mit der Verbreitung der Leibesübungen unter den kommenden Geschlechtern nicht zu rechnen."

Daß die Universitäten in erster Linie für derartige Einrichtungen die geeigneten Stätten abgeben, ist ferner hervorgehoben worden auf der Hallenser Professorentagung am 28. März 1920, auf dem ersten ordentlichen Deutschen Studententage in Göttingen (Juli 1920) und dem zweiten Deutschen Hochschultag 1920 sowie bei der Gründung des D. Hochschulamts f. L. (Dehofl.) September 1921.

F. A. Schmidt-Bonn hat in Gemeinschaft mit Dominicus (Zentralausschuß für Volks- und Jugendspiele) an das frühere Preußische Kultusministerium folgende Ausführungen gerichtet:

„Die wissenschaftliche Forschung der Einwirkungen, welche die verschiedenartigen Leibesübungen auf den Körper besitzen, ist in den letzten Jahrzehnten ernstlich in Angriff genommen worden. Dementsprechend hat sich die Einsicht in die physiologische und hygienische Bedeutung der Leibesübungen nicht nur im ganzen stark gemehrt, sondern wir besitzen auch wichtige Anhaltspunkte dafür, welches Maß von Übung für die einzelnen Altersstufen am zuträglichsten ist, welche Arten von Übungen im einzelnen Falle am meisten zu empfehlen sind und wo bei angreifenderen Übungen die Grenzen des noch Zuträglichen und Nützlichen liegen, über welche hinaus bereits ein schädigendes Übermaß von Anstrengung sich geltend macht. ... Die Physiologie und Hygiene der Leibesübungen ist mithin ein bedeutendes Sondergebiet, dessen Kenntnisse unentbehrlich sind sowohl für die Jugenderzieher als auch für den Arzt, besonders aber den Schularzt. ..."

Seit 2 Jahren ist die Frage erneut in den Vordergrund des Interesses gerückt worden: Schmid-Burgk (Aachen) hat noch vor seinem Tode als Vorsitzender des Dehofl., nach ihm Laas auf der Sitzung 1926 in Meiningen zusammen mit Paulcke darüber referiert und den VDH.[1]) besonders interessiert. Als vor-

---

[1]) Vgl. S. 712.

läufiges Ergebnis all der Bemühungen dürfen die Erlasse[1]) des Preußischen Herrn Ministers für Wissenschaft, Kunst und Volksbildung angesehen werden, die von größter Tragweite sind. So werde erst die Zukunft erweisen, was sie für die Jugend Deutschlands bedeuten. Darin wird angeordnet, daß die bestehenden Universitäten derartige Einrichtungen als Institute für Leibesübungen zusammenzufassen haben. Vorläufig ist die Leitung dem akademischen Turn- und Sportlehrer übertragen, der hinsichtlich der Verwaltung dem Herrn Kurator unmittelbar untersteht. Sehr erfreulich ist, daß das Ministerium entsprechenden Anregungen zufolge das Institut keiner der alten Fakultäten angegliedert hat; dadurch wird ihm eine größere Entwicklungsmöglichkeit gewährleistet. Der Akademische Ausschuß für Leibesübungen ist dem Fachlehrer für die Gestaltung des Unterrichts und dessen Einordnung in den Lehrplan beigeordnet. Ziel ist der jahrzehntelang verfolgte Gedanke: ,,Leibesübungen müssen ein neues Lehr- und Forschungsfach werden.'' Der Ausbau der von den akademischen Turn- und Sportvereinen sowie ihren Spitzenorganisationen gegründeten und durchgeführten Einrichtungen praktischer Art, z. B. Wettkämpfe aller Art, wird wohl auch künftig eine Aufgabe der Studentenschaft bleiben.

Für die weitere Fortentwicklung des Gedankens darf als Unterlage der Beschluß (23) des 8. (7. ordentlichen) Deutschen Studententages zu Berlin Anfang August 1925, betr. Hochschulstatut, dienen. Er lautet:

Das Institut für Leibesübungen.

§ 1. Dem Institut für Leibesübungen obliegt die Pflege der Leibesübungen an der Hochschule; insbesondere hat das Institut für Leibesübungen folgende *Aufgaben:*
1. Verwaltung.
2. praktische Durchführung der Leibesübungen,
3. Lehre und Forschung,
4. öffentliche Fortbildungslehrgänge.

§ 2. Die *Leitung* des Instituts für Leibesübungen liegt in den Händen eines *Verwaltungsrates,* dem angehören
der Fachlehrer,
der Facharzt,
der Leiter des Amtes für Leibesübungen der Studentenschaft,
der Vorsitzer der Studentenschaft und
eine gleiche Anzahl von Dozenten und Studenten.
Die Dozenten werden vom Senat, die Studenten von der Kammer gewählt.
Den *Vorsitz* im Verwaltungsrat führt ein vom Verwaltungsrat aus seiner Mitte gewählter *ordentlicher Professor.*

§ 3. Die laufenden Geschäfte werden nach Maßgabe einer *Geschäftsordnung* geführt:
1. vom Vorsitzenden des Verwaltungsrates,
2. von dem Fachlehrer (zu ergänzen: und Facharzt),
3. von dem Leiter des Amtes für Leibesübungen.

§ 4. Rektor und Senat sind berechtigt, in die Tätigkeit des Institutes für Leibesübungen Einsicht zu nehmen.

§ 5. Die Rechte des Amtes für Leibesübungen der Studentenschaft werden durch das Institut für Leibesübungen in keiner Weise berührt (Veranstaltungen, Verwaltung usw.).

5. Universitäten und Hochschulen.

Man hätte erwarten können, daß gerade die Hochschulen als akademische Behörden sich eines kulturell und gesundheitspolitisch so wichtigen Gebietes, wie es die Leibesübungen sind, mit aller Entschiedenheit angenommen hätten. Aber gerade das Gegenteil war bedauerlicherweise der Fall, von einzelnen Führern, die aber fast alle in ihrer Eigenschaft als ,,Alte Herren'' von akademischen Vereinen und Verbindungen tätig waren, abgesehen: Geheimrat PARTSCH, Breslau, und REINHARDT, Berlin, RIESSOM, Heidelberg, als A.T.V.er, R. DU BOIS-REYMOND als Turner und Sportler (A.S.B.) zugleich.

[1]) Vom 18. 8. 1924 — U VI Nr. 1169 — und Erl. auf S. 713 (Fußnote).

An die Hochschulen bzw. die Rektorenversammlung gerichtete Aufforderungen, wie sie z. B. an den 3. Hochschullehrertag in Leipzig (etwa 1910) und an die 6. außerordentliche Rektorenkonferenz in Halle (1918) vom Verfasser gerichtet worden waren, blieben erfolglos und unbeantwortet.

Ein Jahr später, im April 1919, richtete
1. der Vorsitzende des Geschäftsausschusses der Akademischen Ausschüsse für Leibesübungen an den Hochschulen, Geheimrat Partsch, zur Förderung der Leibesübungen einen Aufruf an die Rektoren und Senate aller Hochschulen,
2. der Rektor der Deutschen Hochschule für Leibesübungen, Aug. Bier, an das Preußische Ministerium für Wissenschaft, Kunst und Volksbildung entsprechende Eingaben (4).

a) Verband der Deutschen Hochschulen (V.D.H.).

Die Entwicklung der Bewegung im Rahmen des Verbandes der Deutschen Hochschulen erkennt man aus den folgenden Beschlüssen:

1. Der II. Deutsche Hochschultag (Halle 1921) fordert Einführung regelmäßiger Leibesübungen für die Studierenden aller deutschen Hochschulen und beschleunigtes, kraftvolles Ergreifen aller Maßnahmen, die diesem Ziele näher führen.

Er beantragt daher Bereitstellung ausreichender Mittel in den Haushaltsplänen der Reichs- und Landesregierungen zwecks Bestreitung der wichtigsten Erfordernisse für einen wirksamen Übungsbetrieb, in der Hauptsache: Schaffung von Turnhallen, Anlage von Spielplätzen, Anstellung hauptamtlich angestellter akademisch gebildeter Turn- und Sportlehrer, Einrichtung von Lehrgängen für Fortgeschrittene zur Ausbildung von Spielleitern.

Der Hochschultag betrachtet den Verband der Deutschen Hochschulen angesichts der in Aussicht genommenen Arbeitsgemeinschaft mit den übrigen Fachorganisationen als die für die treuhänderische Verwaltung der erbetenen Mittel berufene Stelle.

Schließlich erwartet der Hochschultag zwecks Deckung der erforderlichen Kosten des Turn- und Sportbetriebes an den Hochschulen Einführung eines gleich sonstigen Gebühren von jedem Studierenden an Quästur oder Sekretariat abzuführenden Semesterbeitrages.

2. III. Deutscher Hochschultag (Marburg 1923).

Der III. Deutsche Hochschultag begrüßt es mit besonderer Freude, daß durch die Zusammenarbeit von Dozenten und Studenten im Deutschen Hochschulamt für Leibesübungen ein Fortschritt in der körperlichen Kräftigung der Studierenden erzielt ist. Der Deutsche Hochschultag empfiehlt, daß sich die Dozenten unserer Hochschulen mit warmem Interesse der weiteren Förderung der Leibesübungen annehmen. Vom Reiche und den Ländern erwartet der Deutsche Hochschultag die Bereitstellung von Mitteln für die Anstellung hauptamtlicher akademisch gebildeter Turn- und Sportlehrer und zur Schaffung von Plätzen und Übungsgelegenheiten für alle Hochschulen.

3. Hauptausschußsitzung in Jena vom 13.—14. März 1924.

Der Hochschulverband dankt den Regierungen, die hauptamtlich akademisch gebildete Turn- und Sportlehrer an den Hochschulen angestellt haben und hofft, daß bald auch die anderen Landesregierungen diesen Beispielen folgen. Der Hochschulverband fordert sämtliche Hochschulen auf, der Pflege der Leibesübungen dauernd ihre Aufmerksamkeit zu schenken und besonders sich an der in Marburg im Juli stattfindenden großen Feier des Akademischen Olympia rege zu beteiligen.

4. IV. Deutscher Hochschultag (Darmstadt 1925).

Bei der Bedeutung der Leibesübungen für Gesundheit, Charakterbildung und Gemeinschaftssinn fordert der IV. Deutsche Hochschultag in Darmstadt, daß an allen Hochschulen Deutschlands durch staatliche Maßnahmen eine ausreichende Pflege der Leibesübungen für alle deutschen Studierenden sichergestellt wird.

Insbesondere wird als ein wirksames Mittel hierzu gefordert, daß als Vorbedingung für die Zulassung zu den Prüfungen aller akademischen Berufe der Nachweis der Teilnahme an den Leibesübungen während mehrerer Semester verlangt wird.

Leider wurden die für diese Resolution vom Verfasser vorgeschlagenen, das Sportarztwesen an den Hochschulen betreffenden Richtlinien von Professor Laas nicht vertreten und daher auch in der Entschließung nicht berücksichtigt.

Nach Vorstehendem hat der D.H.V. zum Teil wieder gut gemacht, was in früheren Jahren und Jahrzehnten von der Hochschulprofessorenschaft vollkommen vernachlässigt war. Von den genannten Forderungen sind inzwischen durchgeführt worden: Die Anstellung hauptamtlicher Fachlehrer[1]), die Verpflichtung von Lehramtskandidaten[2]) und Ingenieuren[3]), Leibesübungen zu treiben, die Abgrenzung der Aufgabengebiete zwischen staatlichen, akademischen und studentischen Stellen[4]) usw.

Die früheren Sonderausschüsse des Hochschulverbandes wurden aufgegeben und durch eine Vertretung im Deutschen Hochschulamt für Leibesübungen ersetzt (3 Vertreter, 3 Ersatzmänner).

b) Deutsches Hochschulamt für Leibesübungen (Dehofl).

Das Dehofl wurde bereits in der der Deutschen Studentenschaft bald nach ihrer Gründung vorgelegten Denkschrift des Verfassers „Das Turn- und Sportamt der Deutschen Studentenschaft" vorgeschlagen und unter Anbahnung von Beziehungen zu dem damaligen Führer der Sache im Rahmen des Hochschulverbandes, HICKFANG, vorbereitet. Nach den jahrelangen Schwierigkeiten organisatorischer Art mußte es als ein bedeutsamer Schritt angesehen werden, eine oberste neutrale Stelle für alle Fragen der Leibesübungen endlich zu besitzen. Die Institution war um so wertvoller, als das Dehofl. von den Behörden des Reichs und der Länder anerkannt und teilweise auch mit Mitteln gefördert wurde.

Das Dehofl. setzt sich zusammen aus:
3 Professoren (gewählt vom Hochschulverband),
3 Studenten (gewählt von der Deutschen Studentenschaft),
3 Hochschul-Turn- und Sportlehrern (gewählt von der Vereinigung der Akad. Turn- und Sportlehrer),
3 Altakademikern (vorgeschlagen von der Deutschen Studentenschaft, gewählt vom Dehofl).
Aufgabe des Dehofl ist es, die Leibesübungen an den Deutschen Hochschulen zu fördern und zu verbreiten. Für die verschiedenen Gebiete sind folgende Fachausschüsse im Dehofl gebildet: 1. Fachausschuß für Turnen und Sport, 2. Fachausschuß für Wirtschaftsfragen, 3. Fachausschuß für Presse und Propaganda.
Der Unterbau besteht aus den Akademischen Ausschüssen für Leibesübungen an jeder einzelnen Hochschule. Ihm gehören Dozenten und Studenten, Fachlehrer und Fachärzte an. Den Vorsitz führt entweder der Rektor oder ein dem Arbeitsgebiet nahestehendes Mitglied des Lehrkörpers. Der A.f.L. regelt alle geschäftlichen Angelegenheiten, insbesondere Finanzfragen, Aufstellung des Haushaltsplans, Einrichtung von Übungsstätten usw. An jeder Hochschule besteht außerdem ein Amt für Leibesübungen, das aus Mitgliedern der Studentenschaft besteht und die rein sportlichen Angelegenheiten regelt.

Außerdem besteht seit Anstellung hauptamtlicher Fachlehrer eine „Vereinigung der akademischen Turn- und Sportlehrer an deutschen Hochschulen".

c) Deutsche Studentenschaft (D.St.).

Die D.St. hat sich seit ihrer Gründung auf den Deutschen Studententagen mit größter Hingabe der Pflege der Leibesübungen angenommen und bereits 1919 im ersten Geschäftsjahr das vom Verfasser geleitete Amt für Leibesübungen der Deutschen Studentenschaft (zunächst Turn- und Sportamt der D.St. genannt) geschaffen. Leitung und Mitglieder dieser studentischen Zentralstelle werden jährlich auf dem Deutschen Studententag gewählt, die Geschäftsstelle befindet sich in Hannover, Welfengarten 1a. Besondere Verdienste um die Organisation in der Studentenschaft hat Diplom-Ingenieur WORTELMANN.

---

[1]) Erl. des Pr. Min. f. Wiss., Kunst u. Volksbildung: v. 29. 5. 23 — U VI. 1636.
[2]) Desgl. v. 24. 3. 25 — U VI. 230.
[3]) Desgl. v. 2. 5. 25 — U VI. 290.
[4]) Desgl. v. 3. 3. 26 — U VI. 161.

d) Sportärztetagung.

Bei der ersten

Tagung der Sportärzte an deutschen Hochschulen (29)

in Halle am 10. Januar 1926 wurden folgende *Entschließungen* gefaßt, die auf Grund eines Beschlusses des VIII. Deutschen Studententages, Berlin 1925[1]), vorbereitet wurden:

1. Angestrebt wird die hauptamtliche Anstellung eines Facharztes für Leibesübungen.
2. Solange dies nicht erreicht ist, bleibt der bisher (ehrenamtlich) damit betraute Arzt hierfür zuständig.
3. Wo ein Facharzt für Leibesübungen nicht vorhanden ist, ist den bisher ehrenamtlich mit den Aufgaben des Sportarztes betrauten Herren ein Assistent, der lediglich mit sportärztlichen Aufgaben zu betrauen ist, zur Seite zu stellen.
4. Zu § 3 der Satzung des Instituts für Leibesübungen (Beschluß des Berliner Studententages 3b) ist der Zusatz „... und vom Facharzt geführt ..." zu setzen.
Das Arbeitsgebiet des Sportarztes wird in folgenden Entschließungen näher umrissen:
5. Es ist anzustreben, daß der Sportarzt mit caritativen Maßnahmen nicht belastet wird.
6. Die pflichtmäßige Gesundheitsuntersuchung ist nicht Aufgabe des Sportarztes. Sie findet nach Möglichkeit in klinischen Instituten, Heilanstalten usw. statt. Die Ergebnisse sind dem Sportarzt zur Verfügung zu stellen.
Gesundheitlich Gefährdete (z. B. Astheniker usw.), deren Gesundheitszustand durch planmäßiges Training wesentlich gebessert werden könnte, sind dem Sportarzt zuzuführen.
7. Der Sportarzt hat die *Pflicht,* von den Ergebnissen der klinischen Untersuchung Kenntnis zu nehmen, und das *Recht,* jeden auf dem Sportplatz Erscheinenden zu untersuchen.
8. Die praktische Tätigkeit des Sportarztes erstreckt sich auf die
a) Leitung der Beratungsstelle,
b) Überwachung des Gesundheitsbetriebes.
9. Die Frage, ob der Sportarzt auch Vorlesungen (Sporthygiene usw.) halten soll, wird bejaht.
10. Wissenschaftliche Auswertung von Wettkampfergebnissen, Leistungsprüfungen u. a. ist Sache des Sportarztes.
11. Nach dem Vorbild einiger Unterrichtsverwaltungen sind auch die übrigen Hochschulländer zu bitten, Lehraufträge für das sportärztliche Gebiet zu erteilen.
12. Schaffung der erforderlichen Einrichtungen
a) für sportärztliche Untersuchungen,
b) für hygienische Zwecke (Duschen, Massagen usw.),
c) Einrichtungen für erste Hilfe, Unfälle usw.
13. Anzustreben ist die Schaffung einer wissenschaftlichen Untersuchungsstelle auf den Sportplätzen.
14. An Hochschulen, z. B. technischen Hochschulen usw., die keine medizinische Fakultät haben, kann die allgemeine Untersuchung vorläufig in den Aufgabenkreis des Sportarztes fallen.
15. Die Versendung der Ergebnisse der sportärztlichen Rundfrage und der vorstehenden Richtlinien an die zuständigen Stellen wird gebilligt.

Der letzten Entschließung entsprechend wurde von der Deutschen Studentenschaft am 15. März 1926 (Vorstand Tgb.-Nr. 5971/1522) folgende vom Verfasser vorbereitete

Eingabe an die Unterrichtsverwaltungen der Hochschulländer

gerichtet:

„Eine dringende Aufgabe harrt zur Zeit ihrer Lösung: das ist die entschiedene Förderung der allgemeinen Gesundheitspflege der gesamten deutschen Studentenschaft und die Einführung der pflichtmäßigen Gesundheitsuntersuchung.
Durch Kriegsjahre, Hungersnot und Wirtschaftselend in Wachstum und Leistungsfähigkeit geschädigte Studenten beziehen heute in Scharen die deutschen Hochschulen. In

---

[1]) „Der Deutsche Studententag hält die pflichtmäßige Einführung ärztlicher Untersuchungen für unbedingt nötig; es erscheint erforderlich, zwecks einheitlichen Vorgehens in allen Hochschulländern den bisherigen Stand der Angelegenheit zu klären. Das Amt für Leibesübungen der Deutschen Studentenschaft hat im Einvernehmen mit Reg.-Rat Dr. Mallwitz die nötigen Feststellungen zu machen und einen entsprechend formulierten Antrag an die Hochschulländer auszuarbeiten."

wenigen Jahren werden auch die im Kriege Geborenen, die unter ganz besonders ungünstigen Bedingungen ins Leben getreten sind, Studenten sein. Zur Verhütung einer schweren Schädigung des Nachwuchses für die akademischen Berufe sind rechtzeitig Maßnahmen zu treffen, die geeignet sind,

a) den kranken oder gesundheitlich gefährdeten Studenten einer zweckmäßigen Behandlung zuzuführen;

b) den Gesundheitszustand der Studentenschaft im allgemeinen zu heben.

Neben der klinischen Behandlung Erkrankter darf als eines der aussichtsreichen Mittel zur Hebung des Gesundheitszustandes angesehen werden:

a) Die planmäßige Pflege von Turnen, Spiel, Sport und Wandern;

b) die Abhärtung des Körpers durch physikalische, chemische Umwelteinflüsse (Licht, Luft, Sonne, Wasser usw.);

c) die Einhaltung einer gesundheitsgemäßen Lebensführung [1].

Nachdem man an den deutschen Hochschulen allgemein dazu übergegangen ist, Übungsstätten aller Art, insbesondere Sportplätze zu errichten und hauptamtliche Fachlehrer anzustellen, tritt der an sich erfreuliche Wettkampfbetrieb im Turnen und Sport zugunsten der Erhöhung der Durchschnittsleistungen durch die Erfassung der gesamten Studentenschaft in den Hintergrund. Daher hat sich die ganze Bewegung neuerdings zu einer gesundheitspolitischen Angelegenheit verbreitert und vertieft, die die von den Hochschulen und der Wirtschaftshilfe der Deutschen Studentenschaft bereits getroffenen Abwehrmaßnahmen in wertvollster Weise ergänzen.

Zur Klärung der Sachlage hat die Deutsche Studentenschaft in Ausführung des Beschlusses des Deutschen Studententages 1925 eine Umfrage veranstaltet, deren Ergebnis auf S. 115. des Nachrichtenblattes vom 1. Februar 1926 im Referat des Regierungsrats Dr. MALLWITZ zusammengefaßt ist (2). Außerdem fand am 10. Januar 1926 in Halle a. d. S. eine Tagung der Sportärzte an den Hochschulen mit den Vertretern der Deutschen Studentenschaft statt, auf der die ebenfalls beigefügten Entschließungen [2] gefaßt wurden; durch sie wurden gewisse vorläufige Richtlinien geschaffen, die sich insbesondere auf die Abgrenzung des sportärztlichen Aufgabenkreises beziehen.

Nunmehr sind auch die Leibesübungen als Aufgabengebiet in die neue Verfassung sämtlicher Hochschulen aufgenommen worden. Daraus erwächst nicht nur den Hochschulen, sondern auch den Hochschulländern die Pflicht einer einheitlichen Regelung der Angelegenheit.

Daher bitten die Unterzeichneten auf Grund der Entschließung des Deutschen Hochschultages die Unterrichtsverwaltungen der deutschen Länder:

1. die ärztliche Untersuchung aller neuimmatrikulierten Studierenden anzuordnen;

2. bei den Instituten für Leibesübungen hauptamtliche Fachärzte für Leibesübungen anzustellen.

Wir würden dankbar sein, wenn zu einer etwaigen Beratung dieser Anträge auf der Hochschulländerkonferenz zwei Sachverständige der Deutschen Studentenschaft hinzugezogen würden. Als weitere Anlagen werden beigefügt:

1. ein Heft des Nachrichtenblatts der Deutschen Studentenschaft: „Leibesübungen" [3],

2. ein Jahrbuch 1925 „Turnen und Sport an deutschen Hochschulen" [4], das über den Stand der Turn- und Sportbewegung näheren Aufschluß gibt."

Der Vorstand der Deutschen Studentenschaft.
(gez.) HINSCH.   (gez.) STELTER.

6. Ausstellungswesen.

Nachdem 1884 eine Turn- und 1895 eine Sportausstellung veranstaltet worden war, und sich der Gedanke, Anschauungsmaterial über die verschiedenen Teilgebiete der Leibesübungen von Zeit zu Zeit zu zeigen, allmählich eingebürgert hatte, ist in den letzten Jahren oft genug von unberufener Stelle zur Vorbereitung und Veranstaltung von Fachausstellungen aufgefordert worden. Vor diesem Ausstellungsunwesen haben sogar die Spitzenverbände der Fabrikanten und Händler deutscher Turn- und Sportgeräte eindringlich gewarnt. Es ist bei

---

[1] Man vgl. dazu die Trainingregeln auf S. 720.

[2] Siehe S. 714.

[3] Sondernummer des „Nachrichtenblatts der Deutschen Studentenschaft", Jg. 1926. Charlottenburg, Kurfürstenallee 12.

[4] MALLWITZ, WORTELMANN, ZIMMERMANN: Turnen und Sport an den deutschen Hochschulen. Jahrbuch 1925. Hochschulverlag Göttingen.

der wirtschaftlichen Not unserer Zeit einfach untragbar, daß jährlich eine ganze Reihe von Sportausstellungen veranstaltet werden. In den Jahren 1925/26 wurden Dutzende von Ausstellungen angekündigt, die meistens wegen finanzieller Undurchführbarkeit oder aus sonstigen Unzulänglichkeiten heraus abgesagt werden mußten. Unter der Überschrift: „Die Sportausstellungs-Flut" wendet sich die Deutsche Sportartikelzeitung[1]), das Organ der in der Fußnote[2]) verzeichneten Spitzenorganisationen, gegen jedes Übermaß an Ausstellungen mit folgenden Worten:

„Es bedeutet nicht nur für den Sport, sondern auch für den gesunden Entwicklungsprozeß für Sportartikelfabrikation und -Handel eine nicht von der Hand zu weisende Gefahr, wenn, wie es heute der Fall ist, irgendwelche Privatpersonen oder auch Organisationen das Recht der Veranstaltung unbeschränkt selbst in die Hand nehmen können und sich nun, leider zumeist ohne die nötigen Vorkenntnisse, daran begeben, Sportausstellungen in die Welt zu setzen, die nachher wirklich nicht diese Bezeichnung für sich in Anspruch nehmen können.

Wir haben schon lange den Standpunkt vertreten und die Ansicht verfochten, daß die Veranstaltung von Ausstellungen von einer behördlichen Stelle lizenziert werden müßte, die erst nach sorgfältigster Prüfung der Personalien der Unternehmer sowie ihrer für den besonderen Ausstellungszweck gearteten Kenntnisse endgültig zu entscheiden hätte, ob eine Erlaubnis erteilt wird oder nicht. Es würde hierdurch unbedingt mit den wilden Ausstellungen aufgeräumt werden.

Wir haben bei fast allen Sportausstellungen, die während der letzten zwölf Monate das Licht der Welt erblickt haben, einwandsfrei feststellen können, daß die Veranstalter von dem Bestehen unserer Fabrikanten- und Händlerorganisationen überhaupt keine Ahnung hatten."

Es dürfte von Interesse sein, im folgenden die bisherigen Fachausstellungen, soweit sie von größerer Bedeutung und dem Verfasser bekanntgeworden sind, aufzuzählen und festzuhalten[3]):

1895: Allgemeine Ausstellung für Sport, Spiel und Turnen. Berlin (Dr. Gebhardt).
1907: Sportausstellung *Berlin*, Ausstellungshallen am Zoo.
1908: Allgemeine Sportausstellung *Hamburg*.
1909: Wintersportausstellung in *Triberg*.
1910: Wintersportausstellung *Friedrichroda*.
   Allgemeine Ausstellung für Sport und Spiel in *Chemnitz*.
   Internationale Sportausstellung *Barmen* anläßlich des XI. Kongresses für Volks- und Jugendspiele.
   Internationale Sport-Ausstellung *Frankfurt a. M.*
1911: Wintersportausstellung *Annaberg*.
   Internationale Hygiene-Ausstellung *Dresden*, Sportausstellung.
1922: Deutsche Sport-Ausstellung anläßlich der Deutschen Kampfspiele 1922 *Berlin*.
1923: Jahresschau Deutscher Arbeit, Spiel- und Sportausstellung *Dresden*.
1924: Volkskraftausstellung, Ausstellungsgebäude am Lehrter Bahnhof *Berlin*.
   Breslauer Jahrhundertausstellung.
1925: Sportausstellung *Essen*.
   Allgemeine Wassersport-Ausstellung *Potsdam* (jetzt jährlich).
   Wanderausstellungen des Deutschen Reichsausschusses für Leibesübungen in *Magdeburg, Neiße, Danzig, Leipzig, Weimar* usw.
   Leipziger Herbstmesse: Sportartikel-Ausstellung.
1926: Allgemeine Deutsche Hygiene-Messe *Berlin*.
   Gesolei *Düsseldorf*.

---

[1]) 15. Jahrg., Nr. 22, 26. Nov. 1924. N. B. Bloch, Berlin SW. 11, Tempelhofer Ufer 35a.
[2]) Reichsbund Deutscher Sportartikel-Fabrikanten E. V., Berlin SO 16, Engelufer 16 II; Verband Deutscher Turn- und Sportgeräte-Fabrikanten E. V., Berlin SO 16, Engelufer 16 II; Reichsverband Deutscher Sportgeschäfte E. V., Berlin S 42, Ritterstr. 91; Verband der Sportartikelhändler Deutsch-Österreichs, Wien.
[3]) Auf Vollständigkeit des Verzeichnisses wird daher kein Anspruch erhoben.

Verkehrs-, Luftfahrt- und andere Ausstellungen ähnlicher Art sind nicht aufgeführt, weil diese vorwiegend vom Standpunkt des Verkehrswesens und der Technik aus interessieren. Auch Jagd- und Geweihausstellungen sind nicht berücksichtigt worden.

Ganz anders steht es mit den ständigen Ausstellungen. Trotz der derzeitigen Wirtschaftslage hat sich die Leipziger Sportmesse, auf der nur Fabrikanten ausstellen, bisher ganz leidlich gut angelassen. Unter den hier erörterten Gesichtspunkten ist es auch begrüßenswert, daß die Interessenten ein eigenes Sportmessehaus in Leipzig errichtet haben. Statt der oft genug von Vereinen und Verbänden von ungeeigneten Kräften ohne praktische und kaufmännische Erfahrung aufgezogenen und verpfuschten Sportausstellungen sollten sich überall die Kommunen der Sache annehmen und eine der hygienischen Aufklärung dienende ständige Ausstellung einrichten. Die verschiedenen Zweige der öffentlichen Gesundheitspflege, darunter nicht zuletzt auch die Leibesübungen, sollten darin gut vertreten sein. In solchen Zentralbildungsstätten sollte die Hygiene der täglichen Lebensführung als positive Maßnahme im Vordergrund des Interesses stehen. In größeren oder finanzkräftigen Gemeinden könnten im Zusammenhang damit regelmäßige Vorträge (Lichtbild und Film) stattfinden. So würde der Zusammenhang all der Dinge der großen Masse des Volkes in leicht faßlicher Weise geboten werden. Das Bildungsbedürfnis, gerade in bezug auf Lebensführung, ist da; die bereits an anderer Stelle des Handbuchs geschilderte Einrichtung der für das ganze Reich und die einzelnen Länder geschaffenen Ausschüsse für Volksaufklärung haben sich bereits allenthalben bewährt und zeitigen unmittelbare Erfolge.

Durch Industrieausstellungen allein, besonders sachlich unzureichende, kann man den angestrebten Zielen nicht nahekommen. Diese sind für gewöhnlich nach rein äußerlichen oder geschäftlichen Gesichtspunkten angeordnete Sammlungen von Statistiken, Gebrauchsgegenständen, geschichtlichen Objekten, Trainingsmethoden usw. Zur Dekoration werden Händler und Fabrikanten herangezogen. Von einer anschaulichen Vertretung aller mit den Leibesübungen verknüpften Zweige der Wissenschaft und Kunst, Theorie und Praxis konnte bei den bisherigen Sportausstellungen, von einzelnen Ausnahmen abgesehen, nicht die Rede sein.

Zur Durchführung volksbildnerischer Ausstellungszentralen wären natürlich umfangreiche Vorbereitungen in der Richtung erforderlich, daß den Kommunen auf dem Wege der Reproduktion als Grundstock für die in Frage kommenden Gebiete der Aufklärung Standardmaterial, namentlich in Form von anschaulichen Bildertafeln, zu billigsten Preisen geliefert würden. Das kann natürlich nur auf dem Wege der Massenherstellung möglich werden.

Über den Plan der Errichtung eines *Museums für Leibesübungen*, das zunächst durch eine Sammelstelle vorbereitet wird, sei nunmehr kurz berichtet.

7. Museum für Leibesübungen.

Schon 1911 tauchte der Gedanke (36) auf, ein *Museum für Leibesübungen* ins Leben zu rufen, um ein neuartiges Kulturzentrum für die Körperbildung der breiten Massen die Wege ebnen zu helfen. In Erkenntnis der Notwendigkeit einer Zentralstelle für Anschauungs- und Lehrmittel ist ein Verein „Museum für Leibesübungen" e. V., der seinen Sitz in Berlin hat, gegründet worden.

Gleich anderen ähnlichen Einrichtungen, z. B. dem Germanischen Museum in Nürnberg, dem Märkischen Museum in Berlin, die auch aus der Form des privaten Vereins hervorgegangen sind, hat der Verein „Museum für Leibesübungen" die Vorarbeiten zur Errichtung eines Museums übernommen. Das Museum, dessen Grundstock die kleine Sammlung MINDT bildete, gewährt einen

Überblick über die Entwicklungsgeschichte der Leibesübungen, die Gestaltung der Turn- und Sportgeräte, Kunst und Wissenschaft, Sport- und Turnpresse, sowie Literatur, Bau von Übungsstätten und vielen weiteren Teilgebieten der Leibesübungen.

Vorstand des Vereins: Vorsitzender: Oberregierungsrat Dr. Mallwitz, 2. Vorsitzender: Ministerialrat im Ministerium für Wissenschaft Professor Dr. Ottendorff, 1. Schatzmeister: Verleger N. B. Bloch, stellvertretender Schatzmeister: Ober-Magistrats-Rat Dr. Häussler, Direktor des Berliner Jugendamts, Beisitzer: Professor Heinrich. Vorsitzende des Hauptausschusses für Leibesübungen und Jugendpflege: Ministerialrat Dr. Richter, Ministerium für Volkswohlfahrt, Oberregierungsrat Dr. Hoffmann, Oberpräsidium der Mark Brandenburg. Die Herren Reichenberg und Jordan gehören als Vertreter der Industrie und des Handels dem Vorstand an. Die führenden Männer deutscher Spitzenverbände bilden einen Sachverständigenbeirat. Erich Mindt ist Geschäftsführer des Vereins. Anschrift lautet: Museum für Leibesübungen, Berlin C 2, Schloß, Lustgarten.

Das Preußische Ministerium für Volkswohlfahrt hat zwecks Förderung der Arbeit des Museums an die nachgeordneten Dienststellen folgenden *Erlaß*[1]) gerichtet:

„Die erfreuliche Entwicklung auf allen Gebieten der Leibesübungen hat zu dem Gedanken geführt, ein Museum für Leibesübungen zu gründen, das einen Überblick über die Entwicklungsgeschichte der Leibesübungen, der sie pflegenden Vereine und Verbände, der Gestaltung der Turn- und Sportgeräte, der Übungsstätten sowie der Beziehungen von Kunst und Wissenschaft zu Turnen, Sport, Spiel und Wandern ermöglichen soll. Die Durchführung dieses Gedankens hat sich ein am 20. Juli dieses Jahres gegründeter Verein „Museum für Leibesübungen E. V." zur Aufgabe gestellt, der seinen Sitz in Berlin hat und dessen Eintragung in das Vereinsregister des Amtsgerichts Berlin-Mitte beantragt worden ist.

Eine gewisse Einflußnahme des Staates auf die Tätigkeit des Vereins ist dadurch gesichert, daß der Preußische Minister für Volkswohlfahrt satzungsgemäß den 1. Vorsitzenden des Vereins zu ernennen hat. Das Nähere über den Verein ergibt die in der Anlage beigeschlossene Satzung.

Den Grundstock für das Museum bilden die Sammlungen von Sportgeräten, Kunstwerken, Bildern, Büchern, Plänen, Modellen usw., die der Sportschriftsteller Mindt in jahrelanger Arbeit zusammengebracht und nunmehr dem Verein übertragen hat.

Die Verwirklichung der Ziele des Vereins verdient jede Förderung seitens der staatlichen Behörden, der Gemeinden und der Gemeindeverbände sowie der auf dem Gebiete der Leibesübungen tätigen Verbände und Vereine. Gelingt es, die Sammlungen des Vereins so zu gestalten und auszubauen, daß sie einen wirklichen Überblick über die gesamte Entwicklung der Leibesübungen und der zu ihrer Pflege dienenden Hilfsmittel gewähren, so werden aus ihnen nicht nur die Sportler, Turner, Wanderer selbst, sowie ihre Förderer, die staatlichen und kommunalen Behörden, Anregungen schöpfen können, sondern es wird überhaupt das Interesse an den Leibesübungen im Volke stark gefördert werden.

Hiernach scheint es erwünscht, die Mitgliederwerbung des Vereins zu unterstützen sowie seinen Sammlungen geeignete Stücke, z. B. Modelle, Zeichnungen, Pläne von Turn- und Sportplätzen, Lichtbilder vom Betrieb der Leibesübungen in den einzelnen Städten, auf Turnen, Sport, Spiel usw. bezügliche Kunstgegenstände und Geräte, Bücher und Schriften, Reproduktionen, Abgüsse, Doppelstücke, Preise, Plaketten, Ehrenurkunden, statistisches Material, Aktenmaterial u. dgl. zur Verfügung zu stellen.

Zu näherer Auskunft ist die vorläufige Geschäftsstelle des Vereins „Museum für Leibesübungen", Berlin C 2, Schloß, Lustgarten, gern bereit.

Überdrucke dieses Erlasses nebst einem Stück der Satzungen sind für die Landräte und selbständigen Stadtkreise beigefügt. Formulare zu Beitrittserklärungen können bei der vorgenannten Geschäftsstelle des Vereins angefordert werden."

Es ist bereits eine ansehnliche und außerordentlich wertvolle Sammlung von Gegenständen aus dem Altertum, dem Mittelalter und der Gegenwart vorhanden; aber das Museum befindet sich erst in den Anfangsstadien seiner Entwicklung und richtet die Bitte an alle Freunde der Turn- und Sportbewegung, den großen Gedanken, der der Schaffung eines solchen Instituts zugrunde liegt, durch tatkräftige Mitarbeit fördern zu helfen. Die Sammlungen sind — unter den verschiedensten Gesichtspunkten entsprechend zusammengestellt — bereits oft der Öffentlichkeit gezeigt worden.

---

[1]) III C 3264 vom 22. Sept. 1925.

Es gilt, das Volk für die wissenschaftliche Entwicklung der Leibesübungen zu interessieren. Die Einführung in die Turn- und Sportwissenschaft ist hierfür ein unerläßliches Mittel. Wie jedes Museum der Wissenschaft und Belehrung dient, wie es Kunde gibt von der Entwicklung der einzelnen Kulturtaten, so soll auch das Museum für Leibesübungen ein Lehrmeister für alle Turn-, Sport-, Spiel- und Wanderfreunde, nicht zuletzt aber auch für die Jugendpfleger, Pädagogen, Ärzte und Vereinsleiter sein.

Der Stoff ist folgendermaßen gegliedert:
Geschichte, Völkerkunde, Kunst, Hygiene, Übungsstättenbau, Turn- und Sportgerät, Ausrüstungsgegenstände, Jugendherbergswerk, Verbands- und Vereinswesen. — Deutsches Archiv für Leibesübungen: Bibliothek, Film- und Bildarchiv; Kunstarchiv; Statistik (Vereine und Verbände, Leistungsprüfungen, Übungsstätten, Stadtämter f. L. usw.).

8. Verbandswesen.

In einem Handbuch der sozialen Hygiene wird es genügen, wenn man die bestehenden Spitzenorganisationen in Deutschland aufzählt. Es dürfte sich erübrigen, in diesem Rahmen auf die Geschichte der einzelnen Verbände, auf die die Spitzenorganisationen bewegenden Verwaltungsfragen usw. näher einzugehen. Bei der ständig zunehmenden Bedeutung der Mitarbeit der Ärzteschaft und besonders der Hygieniker und Sozialpolitiker ist es jedoch notwendig, wenigstens ein genaues Verzeichnis der bestehenden Verbände mit den allernotwendigsten Angaben über Sitz, Geschäftsstelle usw. zu bringen. Es folgt nunmehr die Aufzählung der in 7 Spitzenorganisationen zusammengefaßten Reichsverbände:

Deutsche Spitzenorganisationen.

I. Deutscher Reichsausschuß für Leibesübungen.
Geschäftsstelle: Berlin W 35, Kurfürstenstr. 48.
Die dem Reichsausschuß angeschlossenen Verbände.

a) Die international organisierten Verbände: 1. Deutscher Athletik - Sportverband von 1891 e. V.; 2. Deutscher Eislauf-Verband; 3. Deutscher Fußball-Bund; 4. Deutscher Reichsverband für Amateurboxen; 5. Deutscher Kanu-Verband; 6. Bund Deutscher Radfahrer; 7. Deutscher Schwimm-Verband; 8. Deutscher Ski-Verband; 9. Deutsche Sportbehörde für Leichtathletik.

b) Die keinem internationalen Verband angeschlossenen deutschen Verbände: 1. Deutsch-Akademischer Bund für Leibesübungen; 2. Deutscher und Österreichischer Alpenverein; 3. Deutscher Ärztevereins-Bund; 4. Deutscher Bobsleigh-Verband; 5. Deutscher Fechter-Bund; 6. Deutscher Golf-Verband; 7. Deutscher Hockey-Bund; 8. Reichsverband für Deutsche Jugendherbergen; 9. Jungdeutschlandbund; 10. Deutsche Jugendkraft, Reichsverband für Leibesübungen in kath. Vereinen; 11. A. T. S. (Ausschuß für Turnen und Sport) im Reichsverband der evangelischen Jungmännerbünde Deutschlands; 12. Deutscher Kegler-Bund; 13. Deutscher Luftfahrt-Verband; 14. Deutscher Motoryacht-Verband; 15. Deutscher Philologen-Verband; 16. Deutscher Rad- und Motorradfahrer-Verband Concordia; 17. Deutscher Rodelbund; 18. Deutscher Ruder-Verband; 19. Deutscher Damenruder-Verband; 20. Deutscher Renn- und Wanderruder-Verband; 21. Deutscher Rugby-Fußball-Verband; 22. Verband Deutscher Sportlehrer; 23. Verein Deutsche Sportpresse; 24. Vereinigung deutscher Schießverbände; 25. Deutscher Städtetag; 26. Deutscher Tennis-Bund; 27. Deutscher Turnlehrerverein; 28. Deutsche Turnerschaft (Charlottenburg 9); 29. Allgemeiner Deutscher Turnerbund; 30. Turnergilde im Deutschnationalen Handlungsgehilfen-Verband; 31. Vereinigung ländlicher Reit- und Fahrvereine Deutschlands; 32. Deutscher Motorradfahrer-Verband; 33. Bund Deutscher Rollschuh-Vereine, Sitz Stuttgart; 34. Automobilklub von Deutschland, E. V.; 35. Allgemeiner Deutscher Automobilklub in München; 36. Reichsverband für Zucht und Prüfung deutschen Halbbluts.

II. Zentralkommission für Arbeitersport und Körperpflege e. V.
Geschäftsstelle: Berlin W 57, Bülowstr. 29.

Angeschlossene Verbände: 1. Arbeiter-Turn- und Sportbund; 2. Arbeiter-Radfahrerbund „Solidarität"; 3. Arbeiter-Athletenbund; 4. Touristenverein „Die Naturfreunde"; 5. Arbeiter-Samariterbund; 6. Verband Volksgesundheit; 7. Arbeiter-Schachbund; 8. Arbeiter-Schützenbund.

III. Reichsausschuß der Deutschen Jugendverbände.
Geschäftsstelle: Berlin NW. 40, Moltkestr. 7.

1. Alt B. K.ler-Bund; 2. Alt-Wandervogel, Deutsche Jungenschaft; 3. Bismarckjugend der Deutschnationalen Volkspartei; 4. Bund der Kaufmannsjugend im D. H. V.; 5. Bund deutscher Jugendvereine; 6. Bund der Könegner; 7. Bund der Nibelungen; 8. Bund deutscher Neupfadfinder; 9. Bund deutscher Ringpfadfinder; 10. Bund deutscher Wanderer; 11. Christdeutsche Jugend; 12. Deutsche Jugendkraft, Reichsverband für Leibesübungen in kath. Vereinen; 13. Deutscher Bund der Mädchenbibelhorte; 14. Deutscher Hochschulring; 15. Deutscher Pfadfinderbund; 16. Deutsch-Evangelischer Verband sozialer Jugendgruppen; 17. Evangelischer Verband für die weibliche Jugend Deutschlands; 18. Fahrende Gesellen im D. H. V.; 19. Großdeutsche Jugend; 20. Großdeutscher Jugendbund (D. N. J.); 21. Jugendabteilungen der Deutschen Turnerschaft; 22. Jugendbund der deutschen Baptistengemeinden; 23. Jugendbund der Evangelischen Gemeinschaft in Deutschland; 24. Jugendbund für entschiedenes Christentum; 25. Jugendbund im Gewerkschaftsbund der Angestellten; 26. Jugendbund im Verband kath. kaufm. Vereinigungen Deutschlands; 27. Jugendbündnisse der Bischöfl. Methodistenkirche von Deutschland; 28. Jugendgruppen des Freideutschen Bundes e. V.; 29. Jugendgruppen des Gesamtverbandes der christl. Gewerkschaften; 30. Jugendgruppen des Verbandes der weibl. Handels- und Büroangestellten; 31. Jugendgruppen des Vereins für das Deutschtum im Auslande; 32. Jugendsekretariat des Allgemeinen Deutschen Gewerkschaftsbundes; 33. Jugendsekretariat des Allgemeinen Verbandes der Versicherungsangestellten; 34. Jugendsekretariat des Katholischen Frauenbundes; 35. Jugendverband evangelischer Arbeiterinnen; 36. Jungborn, kath. abst. Jugendbewegung der Werktätigen; 37. Jugend- und Hospitantengruppen des Bundes der technischen Angestellten und Beamten; 38. Jungdeutsche Zunft (Handwerkergilde); 39. Jungdeutscher Bund; 40. Jungdeutschlandbund; 41. Jungnationaler Bund, Bund deutscher Jugend e. V.; 42. Jungsturm; 43. Jung-Wandervogel; 44. Kartell republikanischer Studenten Deutschlands und Österreichs; 45. Kartellverband der kath. Studentenvereine Deutschlands; 46. Kath. Jugendbund werktätiger Mädchen Deutschlands; 47. Kreuzfahrer, wandernde kath. Volksjugend; 48. Kronacher Bund der alten Wandervögel e. V.; 49. Neudeutschland, Verband kath. Schüler höh. Lehranstalten; 50. Neuland, Verband der Studien- und Neulandkreise; 51. Quickborn, kath. Jugendbewegung auf abst. Grundlage; 52. Reichsausschuß der Jungsozialisten der S. P. D.; 53. Reichsbund deutscher demokratischer Vereine; 54. Reichsjugendausschuß der Deutschen Volkspartei; 55. Reichsjugendgruppe im Zentralverband der Angestellten; 56. Reichsstand, Gefolgschaft deutscher Wandervögel e. V.; 57. Reichsverband der deutschen Windthorstbunde; 58. Reichsverband der evangelischen Jungmännerbünde Deutschlands; 59. Reichsverband der Schüler-Bibelkreise; 60. Verband der jüdischen Jugendvereine Deutschlands; 61. Verband der kath. Jugend- und Jungmännervereine Deutschlands; 62. Verband der sozialistischen Arbeiterjugend Deutschlands; 63. Verband kath. Gesellenvereine; 64. Wandervogel, Völkischer Bund; 65. Wanderscharen e. V.; 66. Wehrlogen des I. G. G. T.; 67. Zentralverband der kath. Jungfrauenvereinigungen Deutschlands; 68. Deutsch-Christl. Studentenvereinigung; 69. „Kameraden", Deutsch-Jüdischer Wanderbund.

IV. Reichsverband für deutsche Jugendherbergen.
Geschäftsstelle: Hilchenbach i. Westf.

Mehr als 100 Zweigausschüsse, Landesverbände und Ortsgruppen aller Richtungen sind diesem Verband angeschlossen.

V. Deutscher Ärztebund zur Förderung der Leibesübungen.
Geschäftsstelle: Berlin W 8, Leipziger Straße 3 (Ministerium f. Volkswohlfahrt).

VI. Deutsches Hochschulamt für Leibesübungen.
Geschäftsstelle: Charlottenburg 2, Kurfürstenallee 12.

9. Trainingsregeln.

1. Beharrlichkeit im Training ist von ausschlaggebender Bedeutung. Zielbewußte Lebensweise soll das ganze Jahr hindurch und — wenn man nach Olympia- oder Meisterschaftsehren trachtet — Jahre hindurch dauern. Die speziellen Regeln für technisches Können und taktische Arbeit gehören nicht hierher.

2. Alkohol, Tee, Kaffee, Tabak sind im Training nicht zu genießen, es sei denn — als Medikamente.

3. Sexuelle Abstinenz ist während des eigentlichen Wettkampftrainings im Hinblick auf die Steigerung der Leistungsfähigkeit erforderlich.

4. Für die Ernährung ist eine gut gemischte Kost, die reich an Kohlenhydraten, frischem Obst, leichten Gemüsen, grünen Salaten usw. ist, einer eiweiß- und fettreichen vorzuziehen.

5. Als Erfrischungsmittel ist klares Wasser mit Zusatz reiner Fruchtsäfte bei starkem Durst, sonst reifes und saftiges Obst zu genießen, da die aromatischen, ätherartigen Stoffe der frischen Früchte äußerst wohlschmeckend sind und den Durst völlig löschen.

6. Ausgiebiger Schlaf von mindestens 8 Stunden ist erforderlich.

7. Systematische Abhärtung der Haut durch Luft- sowie Sonnenbäder und der Gebrauch des Wassers erhöht Wohlbefinden und Leistungsfähigkeit.

8. Massage sollte, wie im Altertum, zum täglichen Lebensgenuß gehören und als wichtiger Trainingsfaktor weit mehr Beachtung finden als bisher.

9. Nach anstrengenden Leistungen sind heiße Wasseranwendungen in Form von Bad und Duschen mit nachfolgender kurzer kalter Abkühlung das einzig richtige.

10. Das von den Athleten im Altertum angewandte *Einölen* des Körpers hat physiologische Vorzüge, auf deren Wirksamkeit nicht verzichtet werden sollte.

11. Das Führen von Trainingsbüchern ist ein unerläßliches Gebot, um die Wirkung von Gesundheitsstörungen, Unregelmäßigkeiten in der Lebensweise und den Einfluß der technischen Übung auf den Leistungsfortschritt stets beobachten und beurteilen zu können.

12. Bei Muskelrissen, Sehnenzerrungen und Nervendehnungen ist Ruhe bei sofortigem Aussetzen des Trainings das sicherste Mittel zur baldigen Heilung.

13. Magen- und Darmkrankheiten ist das allergrößte Gewicht beizulegen; sie müssen sofort ärztlich behandelt werden.

14. Abspannung und nervöse Erscheinungen anderer Art, die auf körperliche Überbürdung (Übertraining) zurückzuführen sind, erheischen ebenfalls Aussetzen des Trainings.

15. Bei jedem Körpersport ist zwecks gediegener Ausbildung des Brustkorbes und der gesamten Muskulatur Turnen und Gymnastik (auch Atemgymnastik), hauptsächlich im Winter, ausgiebig zu pflegen.

16. Laufen, Springen und Werfen sind die einfachsten und natürlichsten Übungen und müssen wegen ihrer physiologischen Bedeutung auch bei anderen Sportarten in die Trainingsvorschriften aufgenommen werden.

17. Sportärztliche Untersuchung ist vor Beginn des eigentlichen Wettkampf-Trainings unerläßlich; auch während und nach Beendigung des Trainings ist ärztliche Beratung wünschenswert.

18. Der Sportarzt muß aus naheliegenden Gründen mit den verschiedenen Zweigen der Leibesübungen auf Grund eigener Ausübung vertraut sein.

Literatur.

1. Athletik-Jahrbuch 1907, S. 56. A. Steidel, Berlin. — 2. Bericht: Der Deutsche Studententag 1923. Referat MALLWITZ: Die Stellung der Leibesübungen im Rahmen der deutschen Hochschulen. Verlag der Deutschen Studentenschaft. Charlottenburg, Kurfürstenallee 12. — 3. BERGER, L.: Hochschulverlag Göttingen 1920, S. 93. — 4. BIER: Die Pflege der Leibesübungen, ein Mittel zur Rettung des deutschen Volkes aus seiner Erniedrigung. Münch. med. Wochenschr. 1919, Nr. 41, S. 1159—1162. München: J. F. Lehmann. — 5. Bruns' Beitr. z. klin. Chir. Bd. 113, Heft 2. Verlag der H. Lauppschen Buchhandlung, Tübingen 1918. — 6. Deutsches Fußball-Jahrbuch 1910, S. 85. Selbstverlag des D. F. B. — 7. DIEM, CARL: Die Deutsche Hochschule für Leibesübungen. 1924. Selbstverlag. — 8. DIEM u. BERNER: Städtische Sportanlagen. Berlin: Ullstein & Co. — 9. DIEM u. SEIFFERT: Sportplätze und Kampfbahnen. Berlin: Weidmannsche Verlagsbuchhandl. 1922. — 10. Förderung der Jugendpflege in Preußen. Denkschrift des Preuß. Min. f. Volksw., vorgelegt dem Landtag für die Etatsberatungen 1925. Berlin: G. Hackebeil. — 11. HEGEMANN, WALTER: Amerikanische Parkanlagen. Berlin: Ernst Wasmuth. — 12. HIRTSIEFER, HEINRICH: Die staatliche Wohlfahrtspflege in Preußen 1919—1923. Berlin: Carl Heymann 1924. — 13. KAUP, J.: Einwirkung der Kriegskost auf die Wachstumsverhältnisse der Jugendlichen. Münch. med. Wochenschr. 1921; — 14. Sozialhygiene des Jünglingsalters. Jugendpflege Bd. I, S. 39. Jena: Eugen Diederichs 1912; — 15. Jugendlichenpflege. Bd. 44 der Veröff. a. d. Gebiete der Medizinalverwaltung: Preuß. Min. f. Volksw. Berlin 1914. — 16. MALLWITZ, A.: Die Organisation der Akademischen und Hochschulmeisterschaften von Deutschland. Deutsches Fußball-Jahrbuch 1912, S. 43. Selbstverlag des Deutschen Fußball-Bundes; — 17. Die sportärztlichen Tagungen in Berlin und Oberhof. S. 173ff.; — 18. Die Wettkämpfe der Gördener Kriegsbeschädigten. Jahrb. f. Volks- u. Jugendspiele. Leipzig u. Berlin: B. G. Teubner 1919; — 19. Der Sportarzt — eine Forderung des deutschen Volkes. (Aus: Körperl. Höchstleistungen mit bes. Berücksichtigung des olympischen Sportes.) Dissert. Halle a. S. 1908; — 20. Hygienische Ratschläge für Sportleute. Athletik-Jahrbuch 1907. Verlag A. Steidel, Berlin; — 21. Körperliche Höchstleistungen mit besonderer Berücksichtigung des olympischen Sportes. Halle: Kaemerer & Co. 1908; — 22. Gymnastik als Lehr- und Forschungsfach an Hochschulen.

Handbuch von L. Berger, herausgeg. i. A. des Deutschen Hochschulamt f. L. Hochschulverlag G. m. b. H. Göttingen 1922, S. 93; — 23. Athletik-Jahrbuch 1909: Sportärztliches von den Olympischen Spielen in London. S. 41. Grethlein & Co. — 24. Nachrichtenblatt der Deutschen Studentenschaft 1. Sept. 1925, Folge 1. Amtlicher Teil, und Bericht über den 8. (7. ordentl.) Deutschen Studententag zu Berlin. Selbstverlag der D. Studentenschaft, Charlottenburg, Kurfürstenallee, Bau 12. — 25. Scharroo und Wils: Gebäude und Gelände für Gymnastik, Spiel und Sport. Verlag O. Baumgärtel, Berlin W 30. — 26. Seiffert: Spielplätze und Festspielplätze. Bemerkungen zu ihrer Raumgestaltung. Berlin: Weidmannsche Verlagsbuchhandl. 1924. — 27. Sonderdruck aus Internat. Monatsschr. f. Wiss., Kunst u. Technik Jg. 15, II. Leipzig-Berlin: B. G. Teubner. — 28. Sommer und Huntemüller: Das Institut für Körperkultur an der Universität Gießen, seine Entstehung und seine Aufgaben. Münch. med. Wochenschr. 1925, Nr. 15, S. 602ff. — 29. „Sportärzte-Sondernummer" des „Nachrichtenblatts der Deutschen Studentenschaft" vom 31. 12. 1925. Charlottenburg, Kurfürstenallee 12. Druck: Franz Weber, Berlin W 66. — 30. Thiele, Adolf: Die neue Erziehung. Werden und Wesen der Leibesübungen für Ärzte, Lehrer und Erzieher, Sportsleute, Turner und alle Freunde der Leibesübungen. Leipzig: Grethlein & Co., Bibliothek für Sport und Spiel. — 31. Verhandlungsbericht. Zeitschr. f. orthop. Chir.; Stuttgart: F. Enke 1927. — 32. Verhandlungsbericht S. 176ff. Zeitschr. f. orthop. Chir.; Stuttgart: F. Enke 1924. — 33. Verzeichnis der besonders bestellten Jugendpfleger und Jugendpflegerinnen sowie der Orts-, Kreis- und Bezirksausschüsse für Jugendpflege in Preußen. Herausgeg. vom Preuß. Ministerium für Volkswohlfahrt. — 34. Weidmannsche Taschenausgaben von Verfügungen der Preußischen Unterrichtsverwaltung. Heft 35: Turnlehrer und Turnlehrerinnen. Ihre Ausbildung, Prüfung, Anstellung, Besoldung usw. Von Turnrat Dr. Schütz; — Heft 36/37: Der Unterricht in den Leibesübungen an Schulen und Hochschulen. Von Turnrat Dr. Schütz; — Heft 38: Prüfungsordnung für Lehrer und Lehrerinnen der vorbeugenden und ausgleichenden Leibesübungen. Von Ministerialrat Dr. Ottendorf und Amtsrat Briese; — Heft 42: Richtlinien für die körperliche Erziehung an den höheren Mädchenschulen Preußens. Von Ministerialrat Dr. Ottendorf. Berlin: Weidmannsche Buchhandl. 1926. — 35. Zuntz, Brahm, Mallwitz: Katalog der Sportausstellung der Internat. Hygiene - Ausstellung Dresden. Lehmannsche Druckerei Dresden, Obergraben, 1911. — 36. N. Zuntz, Brahm, Mallwitz. Sonderkatalog der Abteilung Sportausstellung (Abteilungsleiter Mallwitz) der Internationalen Hygieneausstellung Dresden 1911. Ausstellungsverlag. — 37. Mallwitz: Sportärztetagungen 1912 und 1924. J. F. Lehmanns Verlag München 1925. — 38. Adam-Engel-Lorentz: Gesundheitslehre für die Fortbildungs-, Berufs- und Fachschulen. Leipzig: F. C. W. Vogel 1926, S. 39.

Leibesübungen und Sozialhygiene.

Von

WALTER SCHNELL

Halle a. S.

Mit 4 Abbildungen.

I. Einleitung. Geschichtliche Entwicklung.

Wenn in den allerletzten Jahren erst in größerem Umfange die deutsche Ärzteschaft und in erster Linie die Sozialhygieniker der Selbstverwaltungen beginnen, die Leibesübungen in ihr berufliches Interessen- und Arbeitsgebiet einzubeziehen, so bedeutet dies nicht mehr als die Erkenntnis und Auswertung einer Tatsache, die dem Instinkt breitester Volksmassen längst geläufig ist: der Tatsache, daß jede Form von Leibesübung eine günstige Beeinflussung der Körperbeschaffenheit durch planmäßige zeitweilige Veränderung wesentlicher Umweltbedingungen und insbesondere durch Steigerung der funktionellen Reize zum Zwecke hat. Ob beim praktischen Betrieb von Turnen und Sport dies erstrebte Ergebnis tatsächlich erreicht wird, ob das Mittel ein taugliches ist, ist bereits eine Fragestellung, die zu beantworten Aufgabe der Hygiene ist; das Ziel ist unter allen Umständen ein hygienisches. Seine besondere Note als Sozialhygiene erhält das Problem vor allem durch die bereits bestehende Beteiligung weitester Volkskreise an Turnen und Sport und die wie bei keiner anderen positiv hygienischen Maßnahme wenigstens theoretisch bestehende Möglichkeit, die gesamte Bevölkerung zu erfassen, sei es durch Zwang, wie er für die schulpflichtige Jugend sowie einzelne Berufsklassen (z. B. Polizei, Reichswehr und Studentenschaft) bereits besteht, für die schulentlassenen Jugendlichen von vielen Seiten empfohlen wird, sei es durch Werbung, Aufklärung und Erleichterung der äußeren Bedingungen durch Gewährung von Sportplätzen und Turnhallen unter Zuhilfenahme von Mitteln der Öffentlichkeit.

Man pflegt als Musterbeispiel einer solchen völligen Erfassung eines Volkes mit allseitigster und edelster Körperkultur in erster Linie die alten Griechen zu nennen und dabei zu vergessen, daß die Kulturgüter des alten Hellas nur Besitztum einer glücklichen Oberschicht waren und von einer sozialhygienischen Bedeutung der Leibesübungen daher im stärksten Gegensatz zu unseren Verhältnissen und zum eigentlichen Sinne des Wortes nur mit beschränktem Rechte gesprochen werden kann. Richtig ist jedoch, daß bei dem Sport der Griechen, der in seiner innigen Verquickung ästhetischer, ethischer, intellektueller und körperlicher Erziehungsziele den praktischen Ausdruck des Strebens nach der allseitigen Einheit der hochkultivierten Persönlichkeit darstellte, das hygienische Moment zwar keineswegs das allein maßgebende war, aber doch in seiner Bedeutung voll erkannt und gewürdigt wurde. PLATO hält die Prophylaxe durch Leibesübungen für bedeutungsvoller, als die Behandlung bereits ausgebrochener Krankheiten; auch in der Behandlung selbst war dem Arzte die Verwendung des in den verschiedenen Körperübungen zur Verfügung stehenden Heilschatzes eine Selbstverständlichkeit. Es ist nicht ohne Interesse, daß auch damals gelegentlich eine von Nichtärzten erfundene gymnastische Behandlungsweise gegen den anfänglichen Widerstand der vorsichtigeren Ärzteschaft sich bei dieser durchzusetzen vermochte, z. B. die von einem Kurpfuscher zuerst geübte Tuberkulosebehandlung mit Atemgymnastik, gegen die die Gefahr der Hämoptyse von den Ärzten ins Feld geführt wurde. Als die Römer die griechischen Lebensformen übernahmen, war es weniger der Ideengehalt griechischer Kultur, als der unmittelbar praktische Nutzen, der die Eigenart des römischen Volkes ansprach. Daher trat bei den Leibesübungen — soweit sie nicht zu Sensationsschauspielen herabsanken — das hygienische Moment als Selbstzweck weit mehr in den Vordergrund. Für Galen ist der Lehrer der Leibesübungen, der Gymnast, nichts anderes als der Gehilfe des Arztes und hat nach seinen Weisungen vorzugehen. Mit dem Ende des klassischen Altertums ist für lange Jahrhunderte eine bewußte volksgesundheitliche Auswertung der Leibesübungen durch die Ärzte unterbrochen. Zwischen den blühenden volkstümlichen und ritterlichen Körperübungen der germanischen Völker und einer in Kirchenzucht und mönchischer Überlieferung gebannten Heilwissenschaft gab es keine lebendige Brücke. Der Versuch des humanistischen Physiologen Hieronymus Mercurialis, in seinem an geradezu modern anmutenden Gedankengängen reichen großangelegten Werke „De arta gymnastica" die antike Persönlichkeitsbildung mit ihrer glücklichen Einheit von gesunder Seelen- und Körperbildung zu neuem Leben zu erwecken, mußte gegenüber den andersgerichteten Zeitströmungen ein rein literarisches Unternehmen bleiben.

Der weitschauende Johann Peter Frank war es, der als erster Sozialhygieniker den Leibesübungen ihren bedeutungsvollen Platz unter den Maßnahmen der öffentlichen Gesundheitspflege zuwies, ohne daß jedoch seine Vorschläge auf diesem Gebiete zu seiner Zeit erheblichere praktische Folgen gehabt hätten. Auch an der Wiege der bald darauf geborenen Jahnschen Turnerei, die schnell alles das in sich aufsog, was auf dem Gebiete der Reformation und Belebung der Leibesübungen von den pädagogischen Vorläufern geleistet war, stand nicht die Hygiene als Pate, sondern die vaterländische Begeisterung, das Ideal völkischer Freiheit und bewußten nationalen Eigenlebens. Es bedurfte erst eines Abklingens des anfänglichen Begeisterungs- und Erlebensrausches der jungen Turnerschaft, um die unmittelbar praktischen, nämlich gesundheitlichen Ziele mehr in den Vordergrund treten zu lassen. Allerdings war die damalige ärztliche Wissenschaft in ihrer Auffassung des Wertes der Leibesübungen von der Universalität altgriechischer und heute wieder modern gewordener Vorstellungen weit entfernt. Wenn man die gewaltige Literatur durchsieht, die Mitte des vorigen Jahrhunderts in dem temperamentvoll ausgetragenen Streit um die Zweckmäßigkeit eines einzelnen Jahnschen Geräts, des Barrens, entstand und in der insbesondere die gewichtige Stimme du Bois-Reymonds — selbst eines eifrigen Turners — den Ausschlag zugunsten des Barrens gab, gewinnt man den Eindruck, daß das Turnen ganz überwiegend als eine Angelegenheit des Bewegungsapparates aufgefaßt wurde, den in seinem aktiven Teil zu kräftigen und in seinem passiven Teil im orthopädischen Sinne zu gestalten den gesundheitlichen Selbstzweck darstellte — ein Zweck, der allerdings keineswegs ausreichen konnte, um mit einer hygienischen Argumentation die Massen zu gewinnen. Tatsächlich sind auch die turnenden Ärzte, die in einzelnen Fällen, z. B. Götz, sogar leitende Führer der Bewegung wurden, meist ohne den Versuch einer engeren Beziehung zu ihrem ärztlichen Beruf auf reiner turnerischer Erlebensgrundlage als Privatleute Turner gewesen. Auch der von Schweden her durch Ling unternommene und von Rothstein in die preußische Armee eingeführte Versuch einer Reformation des Turnens in Sinne einer physiologischen Planwirtschaft geht so gut wie ausschließlich von Muskelübungserwägungen und orthopädischen Zielen aus, ohne dem eigentlichen biologischen Sinne der Leibesübungen gerecht zu werden. Das schwedische Turnen nahm den Leibesübungen viel von ihrer Ursprünglichkeit und Frische, konnte daher in den breiteren Massen nicht Fuß fassen; das, was es als Anregung lehrte, kam insbesondere dem rein zweckgerichteten Turnen des Orthopäden zugute, während der in mancher Hinsicht vorteilhafte Einfluß auf die deutsche Volks- und Vereinsturnerei in seiner gesundheitlichen Wirkung größtenteils aufgehoben wurde durch die gerade auch unter schwedischem Einfluß in steigendem Maße Ausbreitung gewinnende Tendenz des deutschen Turnens, immer mehr das Schwergewicht auf die künstlichen Übungen des den Anfängen der Turnbewegung fremden Turnsaals zu verlegen und die von *Jahn* selbst mit Recht als wichtiger aufgefaßten natürlichen Übungen des Wanderns, Laufens, Werfens, Springens und Schwimmens in freier Natur zu vernachlässigen. So kam es, daß gerade in der Zeit, als es nach langen Kämpfen endlich gelang, die gesundheitliche Forderung einer allgemeinen Einführung des Turnens in den Unterricht der Schulen zu verwirklichen, eben dieses Turnen aus einer freien, lebendigen und natürlichen Körperpflege zu einem einseitigen, dabei aber hochkomplizierten Werk kniffeligsten Schematismus geworden war, das seine eigenen Werte zum großen Teil selbst vernichtet hatte. Da waren es in den achtziger Jahren zwei Ärzte, FERDINAND HUEPPE und FERDINAND AUGUST SCHMIDT, die die Leibesübungen zum Gegenstand gründlicher hygienisch-physiologischer Forschung machten und den Mut besaßen, innerhalb der Turnerschaft der zum Dogma gewordenen Tradition entgegenzutreten und unter schweren Kämpfen und Nichtachtung heftigster persönlicher Angriffe für die verlorengegangenen Güter von Sonne, Luft und Licht, von Spiel und volkstümlichen natürlichen Übungen zu kämpfen. Der *Zentralausschuß für Volks- und Jugendspiele* entstand, begeistert wurden die neuen Gedanken von der Jugend aufgenommen, aber leider war die Durchdringung des Althergebrachten mit dem neuen Leben noch nicht in den Anschauungen der Vereine hinreichend fundiert, um den in ähnlicher Richtung strebenden, vom Ausland kommenden Sport als etwas Eigenes, Zugehöriges ohne weiteres aufzunehmen und durch schnelle Assimilierung von seinen nicht immer erfreulichen, dem deutschen Wesen fremden Besonderheiten zu befreien. Wir werden später noch darauf einzugehen haben, in wie großem Maße dieser Ausgleich der zunächst grundsätzlich verschiedenen biologischen Ziele von Turnen und Sport heute durch gegenseitige Anregung tatsächlich erreicht ist; in der organisatorischen Form jedoch ist zum Schaden der Leibesübungen eine Spaltung verewigt, die nur historisch verständlich, in Wirklichkeit aber gegenstandslos ist.

Schulturnpflicht und Sport zwangen plötzlich die Ärzteschaft in unzähligen Einzelfällen zu einer Stellungnahme über die gesundheitliche Zweckmäßigkeit, zu der ihr in ihrer Mehrzahl die Grundlage eigener praktischer Erfahrung fehlte. Der Turnbefreiungsdrang vieler Schüler und Eltern, teils auf berechtigter Besorgnis vor individuell bedingten Überanstrengungen, teils aber auf mangelnder Einsicht in die Bedeutung des für Examenszwecke ganz gleichgültigen und daher als minderwertig angesehenen Lehrfachs beruhend, führte ebenso zum Arzt, wie die unausbleibliche Folge maßloser Übertreibung des neuen und in seiner Anwendung und seinen Grenzen noch nicht durch Erfahrungen bekannten, noch nicht von vorsichtigen Führern geleiteten Sports der Jugendlichen. Es war für den gewissenhaften Arzt eine Selbstverständlichkeit, daß da, wo es sich um Kinder und Jugendliche handelte, die nach irgendeiner Richtung, wenn auch nur in bezug auf den allgemeinen Kräftezustand, von der Norm abweichen, größte Vorsicht am Platze war gegenüber der doch immerhin bestehenden Möglichkeit einer Schädigung durch einen Anstrengungsfaktor, dessen Natur und Wirkungsrichtung nicht nur dem einzelnen turnunerfahrenen Arzt, sondern zum überwiegenden Teil der ärztlichen Wissenschaft überhaupt unbekannt war. Da außerdem Sportschädigungen in reicher Zahl zur Beobachtung kamen und auf der anderen Seite der Schulturnbetrieb vielfach keineswegs geeignet war, sich dem ärztlichen Urteil als ein wirklich taugliches Mittel wesentlicher Gesundheitsförderung zu erweisen, ergab sich eine Bereitwilligkeit zu Befreiungsattesten, die, von Schülern und Eltern bald ausgenutzt, in größtem Umfange die schwächlichen, d. h. gerade diejenigen Kinder von den Leibesübungen fernhielt, denen sie am nötigsten gewesen wären. Auch die Verlegung der Turnbefreiungsbefugnis in die Hand beamteter Schulärzte konnte diese wesentliche weitere Wertbeeinträchtigung des Schulturnens nur insofern mindern, als eine gewisse Gleichmäßigkeit des Gesichtspunktes und stärkere Betonung des Schulinteresses gegenüber offenbaren Versuchen der Drückebergerei durchführbar war; eine wesentliche Änderung war nur denkbar, wenn einerseits die Forschung über die tatsächlichen Einflüsse der Leibesübungen ein klareres Bild zur Entlastung der Verantwortung des einzelnen Untersuchers schuf und wenn andererseits diese Forschungsergebnisse auf dem Umweg über eine Vertiefung der biologischen Durchbildung der Turnlehrerschaft praktischen Einfluß auf eine gesundheitliche und dem Alters- und Individualzustand angepaßte Gestaltung des Turnunterrichtes selbst gewannen. So entstand gewissermaßen erst sekundär für den berufenen Hüter der Volksgesundheit die Notwendigkeit, mit wissenschaftlichem Rüstzeug einzudringen in ein Gebiet, das primär ein gesundheitliches war, ohne sich jedoch in allen Phasen seiner Entwicklung über die Tatsache klar zu sein, daß jede nach irgendeiner Richtung planmäßige Leistungssteigerung des Körpers — mögen die Ziele noch so sehr auf ethischem oder allgemeinpädagogischem Gebiete vom Geist der Zeit gesucht werden — ein Experiment mit dem hochkomplizierten Apparat des menschlichen Körpers darstellt und daß das günstige Ergebnis dieses physiologischen Ziels jedem anderen Zweck als Bedingung übergeordnet ist. Eine wesentliche Unterstützung dieser Entwicklung, in der wieder Schmidt und Hueppe die ersten Führer waren, kam von seiten des *Sports*. Sein Streben nach Höchstleistung schuf nicht nur weit häufiger als die turnerische Betätigung die Voraussetzung zu Gesundheitsschädigungen, die sein Ansehen schädigten und ihm die besten Kräfte oft vorzeitig raubte, sondern erzeugte bei einsichtigen Führern den Wunsch, durch die nur dem Arzt zur Verfügung stehende Kenntnis des Organismus und seiner Reaktionsfähigkeit ihre rein empirischen Maßnahmen der Leistungssteigerung zu ergänzen und dadurch wirksamer zu gestalten. Insbesondere entwickelte sich aus der Frage, ob der Betrieb einer bestimmten Sportart denjenigen Grad notwendiger individueller Voraussetzungen fände, der eine Ausbildung im Interesse des Vereins lohnend erscheinen ließ, das weitere Problem einer individuellen Eignungsberatung überhaupt, mit dem Ziele, jedem Sporttreibenden nach Möglichkeit den Sonderweg zu zeigen, der ihm eine erfolgreiche Betätigung gestattete. Wenn auch für einen jungen Sportsmann, der sich zu sehr als Gesunder fühlt, um an den Begriff Gesundheit und deren Förderung zu denken, hierbei wesentlich Leistungs- und Ehrgeizgesichtspunkte maßgebend sein mögen, so ist doch mit einer solchen Eignungsberatung — von deren einigermaßen vollkommenen Durchführbarkeit wir noch heute weit entfernt sind — ohne weiteres das dem Arzt und dem besonnenen sportlichen Führer vorschwebende wichtigere Ziel individueller Leistungsanpassung im gesundheitlichen Sinne gleichzeitig erreicht. Solche im eigentlichen Sinne sportärztliche Arbeit, die durch ihre Befassung mit der Individualkonstitution des Gesunden einen wichtigen Schritt aus der Krankenberatung hinaus in· unbetretenes Neuland bedeutete, erforderte unbedingt eigene genaue Kenntnis der in Betracht kommenden Formen der Leibesübungen und ihrer Technik, mußte deshalb zunächst auf einen ziemlich engen Kreis von Ärzten beschränkt bleiben, die selbst Turner und Sportler waren oder gewesen waren. Da diese Zahl bei weitem nicht ausreichte, um einen so erheblichen Bruchteil der Leibesübung Treibenden zu beraten und soweit Einfluß auf den Betrieb von Turnen und Sport zu gewinnen, daß daraus im sozialhygienischen Sinne ein wirklicher Erfolg zu erwarten gewesen wäre, da fernerhin das Darniederliegen insbesondere der Jugendgesundheit nach dem Kriege eine gesundheitliche Auswertung der mit der Urgewalt eines natürlichen Selbstheilungsinstinktes aufblühenden Leibesübungen zur gebieterischen Notwendigkeit machte, suchten die staatliche und kommunale Öffentlichkeit sowie die inzwischen im „*Deutschen Reichsausschuß für Leibesübungen*" zusammengeschlossene Leitung der Turn- und Sportverbände nach Wegen zur Hilfe. Sportärztliche Beratungsstellen, die infolge ihrer Leitung durch angestellte Ärzte weit mehr Ratsuchende insbesondere auch aus den Vereinen der ärmeren Bevölkerung erfassen konnten, als der geringen Zahl sportärztlich tätiger Allgemeinpraktiker neben dem eigentlichen Berufe möglich war, wurden in verschiedenen Städten — wohl zuerst 1920 in Halle — von den Stadtverwaltungen, teilweise auch von poliklinischen Universitätsinstituten oder privaten Vereinigungen geschaffen.

Der Reichsausschuß für Leibesübungen in Zusammenarbeit mit dem „Zentralausschuß für Sport und Körperpflege" als Spitzenorganisation des Arbeitersports schufen auf erste Anregung von MALLWITZ und tatkräftige Initiative von DIEM die „Deutsche Hochschule für Leibesübungen", die ihre Absicht der biologisch wissenschaftlichen Durchdringung ihres Arbeitsgebiets überzeugend dadurch dokumentierte, daß sie einen Mann wie AUGUST BIER an ihre Spitze stellte. Hier, sowie in der ebenfalls zu einer „Preußischen Hochschule für Leibesübungen" ausgebauten ehemaligen Landesturnanstalt entwickelte sich auf dem unmittelbaren Boden der Praxis in engster Zusammenarbeit von Turn- und Sportlehrer und Arzt neben der Lehr- eine intensive Forschertätigkeit, die in zahlreichen Universitäts- und anderen Instituten nach der theoretischen Seite Ergänzung fand. Das preußische Volkswohlfahrtsministerium veranlaßte und unterstützte in beiden Hochschulen Ärztekurse, die der Einführung in die Leibesübungen und die sportärztliche Tätigkeit zu dienen bestimmt waren. So stieg allmählich die Zahl der ärztlichen Mitarbeiter, die sich im Jahre 1924 zum „Deutschen Ärztebund zur Förderung der Leibesübungen" zusammenschlossen. Die Zeit des Entstehens war damit abgeschlossen, die Leibesübungen als sozialhygienisches Problem und damit die Führerrolle des Arztes auf seinem Teil des Gebietes anerkannt, die Grundlage geschaffen für einen Ausbau und eine ärztliche Wirksamkeit, die uns im folgenden zu beschäftigen haben werden.

II. Die Leibesübungen in ihrer hygienischen Auswirkung.

Leibesübungen sind *artgemäße Gestaltung der Umweltreize*. Der innere Grund jeder Domestikationserscheinung, sei es bei Mensch, Tier oder Pflanze, ist in der Divergenz zwischen den optimalen artgemäßen und den tatsächlich bestehenden Reizverhältnissen gegeben. Die Lebensreize sind beim wildlebenden Naturwesen in seiner ursprünglichen Umwelt deshalb optimal, weil eben diejenigen speziellen Bedingungen noch heute bestehen, die für die phylogenetische Form- und Funktionsgestaltung richtunggebend waren, denen also das einzelne Lebewesen mit derselben inneren Notwendigkeit angepaßt ist, wie die Gesamtheit irdischen Lebens an chemische Zusammensetzung, Wasser, Klima und Sonnenintensität der Erde überhaupt. Jede Zivilisation bringt eine grundlegende Änderung dieser Reizverhältnisse und zwar in einer Kürze der Zeit und Sprunghaftigkeit, die für eine phyletische Anpassung im Sinne einer reaktiven Herabsetzung und qualitativen Änderung des Reizbedürfnisses bei weitem nicht ausreicht. Wir wissen von den menschlichen Vorfahren, daß sie ihre Konstitution entwickelten unter der zwingenden Notwendigkeit des körperlichen Kampfes um die Lebenserhaltung durch mühevollen Nahrungserwerb, stete Fluchtbereitschaft gegenüber stärkeren Feinden, Verfolgung und Erlegung des schwächeren Gegners, unter der Einwirkung von Sonne, Wasser und Witterung. Das Gleichgewicht zwischen Reizbedürfnis zum Zwecke der Herausarbeitung des harmonischen Optimum und tatsächlich vorhandenen Reiz war durch die Kausalität der natürlichen Lebenszusammenhänge zwangsläufig gegeben. Jeder Fortschritt der Zivilisation, der in irgendeiner Form äußere Lebenserleichterung und Arbeitsteilung verursacht, bildet zwar ein wertvolles Gut durch die Ermöglichung des Schaffens von Werten, die über die Befriedigung des Nahrungsbedürfnisses hinausgehen, und damit der Grundlagen einer Kultur, läßt aber die Kluft zwischen biologischem Reizbedarf und tatsächlichem Reizangebot sowohl qualitativ wie quantitativ immer größer werden. Der Vergleich mit Haustieren und Treibhauspflanzen zeigt ohne weiteres, daß auch dann, wenn diese Reizänderung eine wirkliche Besserung der Lebensverhältnisse, Gleichmäßigkeit und Fernhaltung rauher und im Einzelfalle sogar lebensbedrohender Umwelteinflüsse bedeutet, sie trotzdem nicht nur die Widerstandsfähigkeit gegen nichtgeübte, aber überraschend auftretende Änderungen der gewohnten Schonungsumwelt herabsetzt, sondern die gesamte Vitalität erheblich beeinträchtigt. Wir finden dann zwar üppige Wachstumsformen, farbenprächtige Blüten, einseitige Hochzuchtergebnisse auch im funktionellen Sinne, aber Unfähigkeit zu eigener Erhaltung im Daseinskampf, Verringerung des schützenden Instinktlebens, herabgesetzte Widerstandskraft gegen Krankheiten. In vielen Fällen geht die Rasse durch Verminderung der Fortpflanzungsfähigkeit zugrunde, in anderen wird trotz herabgesetzter Lebensqualität der Nachkommenschaft diese in einer Scheinblüte dadurch weitergezüchtet, daß eine ständige Fernhaltung intensiverer Naturreize die biologische Unterwertigkeit der Konstitution äußerlich kompensiert. Unter primitiven menschlichen Zivilisationsformen wird die Notwendigkeit eines künstlichen Ausgleichs für den als Naturzwang wegfallenden Teil der Lebensreize ebenso instinktiv empfunden und befolgt, wie das Kind von Mensch und Tier ohne äußere Anleitung sich dasjenige Maß und diejenige Art von Bewegung schafft, die es als Übungsreiz für die Entwicklung seines wachsenden Organismus braucht. Spiele, Tanz und Leibesübungen verschiedenster Art spielen daher bei allen jetzt lebenden primitiven Völkern, die sämtlich nicht mehr als Naturvölker im letzten und eigentlichen Sinne anzusprechen sind, nicht nur eine große, sondern wahrscheinlich sogar eine rassenerhaltende Rolle bedeutender Art. Die plötzliche Übernahme der Lebensformen höherer Kulturvölker zerstört einen stabilen und bewährten Gleichgewichtszustand und führt daher oft zum Untergang. Jedes Volk ist in der Ausbildung seiner Kultur unbewußt bestrebt, ein solches die Gesamtheit seiner Lebensäußerungen umfassendes Gleichgewicht zwischen dem erbangelegten biologischen Reizbedürfnis und seiner Daseinsgestaltung zu finden, eine Aufgabe, die mit steigender Zivilisation immer schwerer wird und daher bei hochstehenden Kulturen — im Gegensatz zu der jahrtausendelangen unerschütterlichen Stabilität bodenständig und kulturkonservativ bleibender primitiver Völker — je nach Gelingen entweder zum Aufstieg oder zum Niedergang und völkischen Tode führt. Die Geschichte lehrt uns, daß Kulturformen, die für ein Volk unter gewissen Lebensbedingungen, nämlich denen des Kampfes und der Entfaltung unter Überwindung schwerer Widerstände, optimal waren, dann zur Grundlage des Untergangs werden, wenn nach Erreichung von Machthöhe, Ruhe und Sicherheit die Lebensbedingungen wesentlich geändert waren, die zu früheren Zeiten zweckmäßig gewesene kulturelle Lebensgestaltung aber konservativ und ohne Änderung beibehalten und dadurch zu den inneren Lebensbedingungen im biologischen Sinne unharmonisch wurde. So dürfte Altern und Untergang hoher Kulturen im wesentlichen durch die im Volksganzen sich auswirkende mangelhafte Persönlichkeitsgestaltung der Einzelindividuen zu suchen sein, die um so leichter eintritt, als mit steigender Zivilisation die zwangsläufige Wirksamkeit des regulierenden Instinktlebens schwindet oder doch sich nicht in ausreichendem Maße gegen die Perseveranz von Sitte und Gewohnheit durchzusetzen vermag. Ein um seine Zukunft besorgtes Volk wird deshalb an der Notwendigkeit bewußter Kulturanpassung zur Erzielung und Erhaltung seines biologischen Optimum nicht vorübergehen können. Daß bei diesem für die verlorengegangene Selbstregulierung durch Umweltzwang eintretenden planmäßigen Streben die Leibesübungen im weitesten Sinne, nämlich als alles das, was unserem Körper Ergänzung der Lebensreize bringt, eine bedeutende Rolle zu spielen haben, ergibt sich aus der Erwägung, daß körperliche Vorgänge Bedingung jeder anderen Lebensäußerung und daher das Ursprünglichste und damit Bedeutsamste für die Erhaltung eines Volkes darstellen. Es wird dies bestätigt durch die Beobachtung, daß aus dem Instinktleben des Volkes, insbesondere der instinktiven Einflüssen noch zugänglicheren Jugend, geborene lebensreformatorische Bewegungen selbst dann, wenn sie lediglich ethische Ideale predigten, tatsächlich doch als ersten Schritt die Kluft zwischen Naturanlage und Zivilisation in ihrer Art auszufüllen bestrebt waren, sei es in der Philosophie Rousseaus, im Turnen Jahns, im Sport oder in der größtenteils aus Gedankengängen des Wandervogels hervorgegangenen modernen Jugendbewegung. Auch das nur zu erlebende, nicht beschreibbare unmittelbare und unegoistisch wunschlose Glücksgefühl des Kulturmenschen, der zum ersten Male die Wirkung froher körperlicher Betätigung unter dem Einfluß der Sonne auf die entblößte Haut kennen gelernt hat, kann nur als ein Wiederfinden des Naturinstinktes zur Harmonie verstanden werden.

Wollen wir das hygienische Ziel der Leibesübungen begrifflich näher umschreiben, so kann uns der Vergleich zwischen domestiziertem und wildlebendem Tiere noch weitere Aufklärung geben. Der in der Natur von dem harten Daseinskampf verwirklichte körperliche Ausbildungsgrad hebt die Leistung des einzelnen Organs nicht zu der überhaupt von der Konstitution gestatteten höchsten Grenze. Wir sehen vielmehr, daß wir durch einseitiges Training auf bestimmte Leistungen hin, z. B. Rennleistung, eine außergewöhnliche Entwicklung bestimmter Organe in engbegrenzter Funktionsrichtung erreichen können, aber dies ist einerseits nur möglich unter Zurückstellung anderer Funktionen und Organe, andererseits nur vorübergehend. Nach Aufhören des scharfen Trainings geht auch bei Fortdauer regelmäßiger Übung das auf überharmonische Höchstleistung eingestellte Organ wieder zu einer individuell bestimmten Leistungsgrenze zurück; wir haben es also mit einem an sich unphysiologischen Vorgang zu tun. Die Natur hebt vielmehr durch ihren Übungszwang im Wildleben die Ausbildung jedes Organs zu demjenigen höchsten Grades, der eben noch mit der höchsten Leistung jedes anderen Organs vereinbar ist. Wo diese optimale Höhe der Entwicklung jedes Einzelorgans und damit gleichzeitig die optimale Entwicklung des Körpers als Ganzen liegt, bestimmt in jedem Falle die Konstitution, die demnach funktionelle Proportionswerte morphologischer und funktioneller Art von lediglich individueller Gültigkeit für jeden Körper vorzeichnet. Wir gewinnen somit aus dem feinabgestimmten Zusammenwirken der inneren und äußeren Bildungskomponente und der sinnvollen, dem Gesamtkörper untergeordneten Entwicklung jeder entwicklungswerten Einzelanlage der Konstitution das Bild einer *individuellen Harmonie*, die das Ideal jeder biologisch gerichteten Körperkultur sein muß und deren Erreichung das hygienische Ziel der Leibesübungen darstellt. Hierin liegt zunächst die Ablehnung des alten turnerischen Harmoniebegriffes, der den Körper sowohl in seiner ästhetisch-morphologischen Bewertung, wie in seinem funktionellen Ausbildungsziel in ein nichtindividuelles, nach anthropometrischen oder gymnastischen Durchschnittswerten künstlich nach dem jeweiligen Modegeschmack geschaffenes Schema allen widerstrebenden Sonderanlagen zum Trotz hineinzuzwängen bestrebt war. Ebensowenig hat die sportliche Überzüchtung einzelner Leistungen über die individuelle Harmonie hinaus mit wirklicher Körperkultur strengen Sinnes etwas zu tun, wenn auch auf dem Boden breitester körperlicher Allgemeinausbildung die vorübergehende besondere Betonung des Gebietes individueller Sonderbegabung als Mittel zum Zweck ihre Bedeutung behält, da ohne die anspornende, auf uralten Naturinstinkten beruhende Anregung von Wettstreit und körperlichem Ehrgeiz Leibesübungen als Selbstzweck niemals auf längere Dauer zur Volkssache werden können — die Geschichte aller in ihrer Art noch so vortrefflich ausgeklügelter gymnastischer „*Systeme*" beweist dies ebenso schlagend, wie die unverwüstliche Werbekraft von Turnen und Sport. Letztere beide haben ihre anfängliche innere Gegensätzlichkeit — jeder nach seiner Richtung vom biologischen Ziel abweichend — durch starken gegenseitigen Einfluß aufgegeben und sind, durch Erfahrung die Richtigkeit unserer theoretisch abgeleiteten Zielsetzung bestätigend, einen Weg gegangen, der den Arzt nur befriedigen kann. Die Turner haben vom Sportler die Hochbewertung des individuellen Moments und die Berechtigung einer starken Berücksichtigung des Gebiets besonderer Eignung gelernt. Der Sport andererseits hat sich davon überzeugt — gerade das Beispiel der mit ihrer ganzen wirtschaftlichen Existenz vom Erfolg abhängigen Berusfssportler zeigt heute im Gegensatz zu früheren Verhältnissen die gleiche Richtung —, daß die höchste Leistung im Sondergebiet nur durch einen allseitig durchgebildeten Körper, insbesondere ein durch dazu geeignete Übungen gekräftigtes Herz erreicht werden kann. Diese allgemeine Grundlage wird durch das „Vortraining" vor der eigentlichen Spezialübungszeit sowie den in den wettkampffreien Jahreszeiten durchgeführten „Ergänzungssport" geschaffen. Auch die Jugendabteilungen arbeiten nicht nur aus jugendpflegerischen, sondern insbesondere auch aus rein praktischen Erwägungen auf die Allgemeinkräftigung als wichtigste Bedingung späterer Einzelleistungen hin. Da das naturgewiesene Ziel der individuellen Harmonie fernerhin nicht bestimmte Leistungen, sondern die Herstellung des richtigen Verhältnisses von Übung und Konstitution erfordert, können wir erwarten, daß der durch die Gunst seiner Erbanlagen zum Rekordsportsmann oder Gipfelturner Prädisponierte nicht mehr gesundheitlichen Nutzen aus seinen Leibesübungen wird ziehen können, als jeder körperlich nur mäßig begabte, fleißig übende gesunde Mensch. Die sozialhygienische Bedeutung dieser durch die Erfahrung vollauf bestätigten Feststellung liegt auf der Hand. Eine weitere sich aus der Zieldefinition ergebende Forderung ist die sorgfältige Berücksichtigung der im täglichen Beruf geleisteten körperlichen Arbeitsart und Arbeitsmenge sowie die Schaffung eines Ausgleichs für Einseitigkeiten der beruflichen Tätigkeit.

Die Reizwirkung unterliegt in ihrem Erfolg der Arndt-Schulzschen Regel, das die Lebensanfachung und Kräftigung durch Reize mittlerer Intensität der Schädigung und Funktionsbeeinträchtigung durch stärkste Reize scharf gegenüberstellt. Jedem Arzt und Lehrer ist bekannt, daß dem Kräftezustand angepaßte Rückenübungen beispielsweise geeignet sind, die Wirbelsäulenmuskulatur wesentlich an Masse und Kraft zunehmen zu lassen und damit die statischen und dynamischen Verhältnisse der Wirbelsäule beim Rückenschwächling günstig zu beeinflussen, während auf der anderen Seite die an Dauer und Intensität weit darüber hinausgehende Übung der gleichen Muskulatur, wie sie für den schwächlichen Schulanfänger das stundenlange Aufrechtsitzen in der Schulbank bedeutet, keineswegs eine Kräftigung, sondern eine erhebliche Rückenmuskelschädigung mit herabgesetzter Widerstandsfähigkeit gegenüber den auf die Wirbelsäule einwirkenden Torsions- und Verbiegungskräften im Gefolge hat. Auf ein zweites wichtiges Gesetz haben zuerst René du Bois-Reymond und Peltret aufmerksam gemacht, als sie durch Stoffwechselversuche die während einer gut geleiteten Turnstunde geleistete physiologische Arbeit maßen und dabei zu erstaunlich geringen Zahlen kamen, wie sie etwa einem langsamen Spaziergang in der gleichen Zeit entsprachen. Sie schlossen daraus, daß für die trotzdem nicht zu bezweifelnden Erfolge der Turnstunde an Kraftzunahme und Organzuwachs nicht die tatsächlich geleistete *absolute* Arbeitsmenge, sondern die Arbeit in der *Zeiteinheit* maßgebend sein müsse, also die gewissermaßen aufpeitschende Wirkung zwar kurzdauernder und von häufigen Ruhepausen unterbrochener, dann aber hochkonzentrierter Anstrengung. Daß dieses scharfe und plötzliche Überschreiten der Reizschwelle, ohne jedoch in der durch die Dauer wesentlich bestimmten Gesamtarbeitsmenge die durch die Arndt-Schulzsche Regel gezogene individuelle Grenze zu überschreiten, tatsächlich weit wirksamer zur Erzielung von Kraftgewinn und auch von Erfrischung ist, als langdauernde Schwerarbeit, wird bestätigt durch die unterschiedliche Wirkung des Gewichthebens und des Gewicht„reißens" in der Schwerathletik und den durch letztere Methode in bedeutend überlegenem Maße erzielbaren Muskelzuwachs. Wir finden hierin ein wesentliches Erklärungsprinzip für die erfrischende Wirkung kurzdauernder aber kräftiger morgendlicher Leibesübungen, die, im scheinbaren Gegensatz zu den Ermüdungsgesetzen, keine Ermüdung, sondern vielmehr eine Belebung in der nachfolgenden Berufsarbeit zur Folge haben. Ferner sehen wir Licht auf die Tatsache geworfen, daß auch der körperliche Schwerarbeiter, z. B. der Landwirt, wenn er sich einmal zur Teilnahme an Leibesübungen entschlossen hat, daraus den gleichen subjektiv wahrgenommenen Vorteil zieht, wie der Stubenhocker, dem der Sport die einzige körperliche Betätigungsform überhaupt darstellt. Leibesübungen und berufliche Schwerarbeit sind keineswegs einander gleichzusetzen. Von aller etwaigen Einseitigkeit des Berufs und allen gesundheitlich ungünstigen Umständen gegenüber der planmäßigen Vielseitigkeit ausgleichend ausgewählter Gymnastik abgesehen finden wir auf der einen Seite gewaltige gleichmäßig geleistete Arbeitssummen, die jedoch kaum jemals die Reizschwelle so wesentlich und insbesondere nicht so oft wiederholt überschreiten, wie im Sport, bei dem, von gewissen Dauerübungen abgesehen, trotz augenblicklicher Hergabe der letzten Kraft mit starker physiologischer Reizwirkung auf Muskulatur, Kreislauforgane und Nervensystem, doch die tatsächliche Arbeitsleistung im allgemeinen gering bleibt. Am auffälligsten zeigt sich der Unterschied beim Vergleich der früh alternden Schwerarbeiterinnen, insbesondere auf dem Lande, mit Turnerinnen und Sportlerinnen, die gerade durch ihre Betätigung mit Erfolg bestrebt sind, sich Jugendfrische und Elastizität lange zu erhalten. Welche Reizgröße einerseits zur Erzielung des Erfolges nötig ist, andererseits jedoch nicht die durch das Arndt-Schulzsche Gesetz gezogene Grenze überschreitet, unterliegt bis zu einer individuell durch Erbanlage festgesetzten Höhe einer durch den jeweiligen Übungszustand bestimmten Verschiebung. Die alten Griechen haben den Inhalt des heutigen Begriffs „Training" sehr genau gekannt, wenn uns von einem athenischen Athleten berichtet wird, der auf die Frage, wie er es nur fertig bringe, einen Stier dreimal um das Stadion zu tragen, antwortete: „Ich habe das Tier schon als kleines Kälbchen täglich herumgetragen und dabei gar nicht gemerkt, wie es allmählich schwerer geworden ist." Training ist die notwendige Voraussetzung für jede Leistungserhöhung, sowohl vom gesundheitlichen wie vom sporttechnischen Standpunkt. Für die Schwere der Einwirkung einer bestimmten Arbeit auf den Körper ist nicht deren objektive Größe maßgebend, sondern ihr Verhältnis zu der durch adäquate Übung geschaffenen Leistungsfähigkeit. Ein und dieselbe Arbeit wird also bei demselben Menschen in verschiedenem Übungsstadium entweder einen gewohnten und durchaus heilsamen Reiz oder aber eine schwerschädigende Überreizung darstellen. Die Kunst des Lernens und der Vermeidung von Schädigungen ist demnach der langsame Aufstieg vom Leichten zum Schwereren. Dieser systematische Aufbau, der stets die optimale Reizschwellengröße sowohl nach der positiven wie nach der negativen Seite im Auge behält und so einerseits jede Überreizung vermeidet, andererseits trotz fortschreitender Übungsanpassung niemals die Arbeit unterschwellig werden läßt, ist das Training. Ist es demnach heilsam und notwendig, so dürfen wir doch auch nicht vergessen, daß das Training, zumal wenn es so gründlich und unbeschränkt aufgefaßt wird, wie es zum Erfolg erforderlich ist, einen nicht unbeträchtlichen Eingriff in das physiologische Geschehen darstellt. Der an körperliche Arbeit nicht gewöhnte Mensch, dessen Muskulatur nicht nur, sondern auch dessen Kreislauforgane und Nervensystem zumal nach langer Wintersruhe eine Bereitschaft zu intensiverer Tätigkeit nicht aufweisen und dessen Reservedepots an Fett teilweise übermäßig angefüllt sind, soll plötzlich durch Leibesübungen, durch zweckmäßige Diät, die ihrerseits einen Umschwung in vieler Hinsicht bedeutet, durch Enthaltsamkeit von vielen gewohnten und an sich durchaus nicht absolut verwerflichen Genüssen seine überschüssigen Reservedepots abbauen, dafür an Muskelmasse zunehmen, das Herz soll sich in verhältnismäßig kurzer Zeit an eine um ein Vielfaches gesteigerte Arbeitsfähigkeit gewöhnen, die Brustkorbdehnbarkeit soll dem vermehrten Sauerstoffbedürfnis Rechnung tragen, das Nervensystem soll sich darauf einstellen, zunächst willkürlich und mühselig zu erlernende Bewegungen der sportlichen Technik allmählich zu einem festfundierten und unverlierbaren Eigentum zu machen, so daß die Bewegung ohne ermüdende Mitwirkung des Großhirns maschinell verläuft und nunmehr unter gleichzeitiger Auswirkung der neugewonnenen Körperkräfte zu stärkster Höchstleistung gesteigert werden kann. Dieses kurze Bild, das beliebig erweitert werden könnte und nur einen kleinen Teil des Fragenkomplexes „Training" darstellt, zeigt schon hinreichend, daß wir einen Eingriff in den Körper unternehmen, der fast an das erinnert, was die Natur bei der Pubertätsumstellung der Menschen vornimmt. Einen deutlichen Ausdruck des im Training geänderten Zellzustandes bildet die jedem Sportsmann wohlbekannte auffällige Intoleranz gegen sehr geringe Mengen von Alkohol und anderen Narkoticis, die — in voller Analogie zu den Verhältnissen im wachsenden Organismus — eine im Leistungsniveau leicht feststellbare Schädigung und auf Grund dieser Erfahrung die bei den meisten Sportverbänden im Training vorgeschriebene absolute Alkoholabstinenz veranlassen. Wie bedeutungsvoll ein richtig und zweckmäßig durchgeführtes Training nicht nur vom Leistungsinteresse des Sportsmanns, sondern, mit diesem hierbei völlig parallel laufend, vom gesundheitlichen des Arztes ist, erweist die einen zweifellosen Sieg der Praxis gegenüber einer nicht empirisch fundierten Theorie bedeutende Feststellung, daß nach allen sorgfältigen sportärztlichen Beobachtungsergebnissen bei einem gesunden Menschen nach gründlichem und jede sprunghafte Steigerung vermeidenden Training, beim Fehlen krankmachender Zufälligkeiten (z. B. extreme Hitze, Diätfehler) und bei hinreichender Ruhe nach dem Wettkampf selbst solche Leistungen ohne jeden Nachteil ertragen werden, die zunächst als geradezu unsinnig erscheinen, z. B. der vielgeschmähte Marathonlauf über 42 km! Und wenn wir uns gegen Auswüchse glauben wenden zu müssen, so dürfen wir doch nicht vergessen, daß wir — etwa durch generelles Verbot extrem langer Laufstrecken — manchem Sportler, der seiner ganzen Veranlagung nach nur in dieser Betätigungsform seine für ihn adäquate Übungsweise findet, auch vom gesundheitlichen Standpunkt Unrecht tun. Wenn das Training selbst seinerseits zu einer gesundheitlichen Gefahrenquelle wird, dann liegen Fehler vor, bei deren Abstellung durch den sporterfahrenen Arzt wiederum nicht nur dem gesundheitlichen, sondern mit diesem auf weitere Sicht stets übereinstimmend, auch dem rein sportlichen Gesichtspunkt Förderung zuteil wird.

Am eindeutigsten ist das physiologische Ergebnis von Leibesübungen auf solchen Gebieten nachzuprüfen, in denen die Möglichkeit zahlenmäßigen Vergleichs eine objektive Grundlage bietet. Daher steht, wenn auch nicht dem tatsächlichen biologischen Werte nach, so doch als Index für an sich wichtigere, aber nicht in gleicher Weise einwandfrei zu verfolgende innere Organveränderungen, die *Beeinflussung der äußeren Körpergestalt* im Vordergrunde des Interesses zahlreicher Untersucher. Wenn wir zunächst die Verhältnisse des *Längenwachstums* ins Auge fassen, müssen wir uns erinnern, daß nicht nur die aktiv tätigen Gewebe den Gesetzen der Übung unterliegen, sondern, daß diese in durchaus gleicher Weise für die passiv bewegten Stützgewebe gelten; insbesondere kommen hierbei Knochen, Knorpel und Bindegewebe in Gestalt von Sehnen, Bändern und Fascien in Betracht. Wie eng und unmittelbar auch hier die Korrelationsverhältnisse von Funktion und quantitativer Veränderung sind, lehrt schon der Vergleich der Skelette eines Athleten und eines Schwächlings in der verschiedenen Ausbildung der Knochenmasse insgesamt und der vom Muskelzug geschaffenen und von dessen Intensität abhängigen Vorsprünge und Rauhigkeiten. Haben wir es bei letzteren offenbar mit einer reaktiven Wachstumsauslösung durch unmittelbare mechanische Bewirkung zu tun, so haben wir bei einem Teil der Veränderungen Ursache zu der Annahme, daß auch eine Bewirkung der inneren Wachstumsursache, der Hormone, bei der Gestaltsbeeinflussung durch Leibesübungen eine Rolle spielt. An sich ist eine Beeinflussung hormonaler Vorgange durch Umweltreize nichts Neues; der klimatische Einfluß auf die Zeit des Pubertätseintrittes ist ebenso bekannt, wie die erhebliche Pubertätsverzögerung in den Nachkriegsjahren der schlechtesten Ernährungslage und deren Behebung durch Umweltveränderung. Aber auch der in diesen ungünstigsten Jahren beobachtete durchschnittliche Kleinwuchs, insbesondere die Verzögerung und geringe Intensität der zweiten Streckung, sowie die eigenartige Tatsache, daß nicht nur bei Kinderversendungen in günstigere Lebensverhältnisse, sondern auch bei örtlich durchgeführten planmäßigen und dem Kräftezustand angepaßten Leibesübungen *vor* einer relativen Gewichtszunahme die Körperlänge in geradezu sprunghafter Weise das bestehende Minus auszugleichen bestrebt war, sind nur auf dem Umweg über die innere Sekretion zu erklären, obwohl wir über den Mechanismus eines solchen Einflusses auf den Drüsenapparat keinerlei Vorstellung haben. Beim Säugling liegt der Übungseinfluß auf das Längenwachstum einfach. Wir sehen sein Extremitätenwachstum in Schüben erfolgen, deren zeitlicher Eintritt von der Arbeit der Glieder, zunächst der Arme, dann — im Anschluß an die ersten Laufversuche — der Beine unmittelbar und offenkundig bestimmt wird. Bei Schülern und Jugendlichen dagegen finden wir einseitige Riesenlänge ohne Breite und Kraft beim Überwiegen des inneren hormonalen Wachstumsantriebs über allzu geringe äußere, d. h. Tätigkeitsreize, wie es uns gleichartig bei Pflanzenkeimen, denen die natürlichen Lebensreize fehlen, eine geläufige Beobachtung ist. Die Überlänge der Großstadtjugend, insbesondere der höheren Schüler, gegenüber der Landbevölkerung bei mangelhafter Breiten-, Brustkorb- und Herzentwicklung, eine Erscheinung, die nicht nur der besten Körperleistung abträglich ist, sondern auch den von Hart mit Recht betonten und durch pathologisch-anatomische Statistik erwiesenen anatomisch bedingten Dispositionsanteil zur Tuberkulose schafft, ist als disharmonische Kümmerform zu bewerten. Demgemäß finden wir als Folge von Leibesübungen bei Schülern und Jugendlichen sehr bemerkenswerter- aber doch einleuchtenderweise eine relative Verringerung der Längenwachstums- geschwindigkeit und dafür eine bessere Breitenzunahme. Godin, und nach ihm Matthias an über 600 Versuchspersonen hat bei Altersgruppen von 18 bis 19jährigen bzw. 14—18jährigen den Wachstumsreiz des Turnens, berechnet an dem von Länge und Brustumfang bestimmten Erismannindex, überzeugend nachgewiesen und dabei auch den naheliegenden Einwurf einer vorherigen Selbst- auslese des Materials und ausschließliche Beteiligung der Kräftigeren am Turnen dadurch widerlegt, daß er bis dahin nichtturnende, schwächliche Schüler heranzog und mit ihnen etwa die gleichen Wachstumsergebnisse erzielte. Die an unserem Amt in Bearbeitung befindlichen vergleichenden Nachuntersuchungen der am täglichen Turnen einer dazu als Versuchsschule ausgewählten großen Volks- schule teilnehmenden Klassen, zeigen in ihrem auf Tabelle 1 vorliegenden Er- gebnis eine deutliche Verringerung der relativen Längenzunahmen gegenüber

Tabelle 1. *Ergebnisse sechsmonatiger Einwirkung der täglichen Turnstunde auf Gewicht und Länge.* Gemessen an je einer Altersstufe (Doppelklasse einer 24klassigen Volksschule mit gleichartiger Kontrollschule).

		Weingärtenschule (tägliche Turnstunde)		Durchschnittswert nach Camerer für gleiche Zeit und gleiches Lebensalter	Glauchaschule (Kontrollschule ohne tägliches Turnen)	
		Gesamtkörperverfassung			Gesamtkörperverfassung	
		schlecht („Konstitution III")	mittel oder gut („Konstitution I und II")		schlecht („Konstitution III")	mittel oder gut („Konstitution I und II")
10jährige Knaben (9 Jahr 2 Mon. bis 10 Jahr 1 Mon.)	Gewichtszunahme in kg	1,9	1,4	1,3	1,3	1,4
	Längenzunahme in cm	2,25	1,1	2,5	2,7	2,1
13jährige Mädchen (12 Jahr 2 Mon. bis 13 Jahr 1 Mon.)	Gewichtszunahme in kg	2,3	3,1	2,5	2,8	3,2
	Längenzunahme in cm	3,6	3,4	3,5	4,1	4,1

Stadtgesundheitsamt Halle a. S.

den völlig gleichartigen Kontrollklassen und damit Zunahme des Körperfüllen- index nach Rohrer oder des Querschnittlängenindex nach Kaup. Leider er- geben die Brustmessungen dieser bisher untersuchten Klassen infolge der bei Kindern bekannten großen Fehlerquellen kein hinreichend brauchbares Material zur Vervollständigung des Bildes. Im Gegensatz dazu fanden wir 1922, als das Längenwachstum infolge der Ernährungslage stark gehemmt war, sowohl bei den Teilnehmern der Schulschwimmkurse ohne vermehrte Nahrungszufuhr, wie als Resultat der Erholungsfürsorge, durchschnittlich hohe, im einzelnen oft überraschend plötzliche Längenzunahmen. Der Tätigkeitsreiz hat demnach nicht eine unabänderlich bestimmte Körpergestaltungsrichtung, sondern er er- strebt den jeweils bestmöglichen Zustand. So teleologisch und mystisch dies klingen mag, so ist es doch nur der Ausdruck der Tatsache, daß die als Schöpfer menschlicher Artkonstitution wirksam gewesenen Reize auch heute noch die Regulierung unseres gesundheitlichen Schicksals beherrschen. Ohne gewisse teleologische Vorstellungen kommen wir bei der Registrierung der Ergebnisse funktioneller Reize als Erklärungsprinzip ebensowenig aus, wie etwa bei der noch viel wunderbareren formativen Reizwirkung bei den innerlich nahe verwandten Regenerationsvorgängen niederer Tiere. Wir müssen annehmen, daß ebenso wie der Eizelle, so auch dem wachsenden Organismus die Erreichung der individuellen optimalen Körperform, etwa vergleichbar mit einer Idee im PLATOschen Sinne, als Ziel vorschwebt und die gebotenen Umweltreize nicht schematisch gleich einer physikalischen oder chemischen Reaktion eine stets gleichgerichtete, sondern diejenige reaktive Verwertung erfahren, wie sie jeweils der Zustand des Körpers erfordert. Finden wir doch auch in der speziellen orthopädischen Gymnastik, daß es ganz unmöglich ist, Übungsformen zu finden und anzuwenden, die dem in sehr komplizierter Weise dreidimensional veränderten Wirbelsäulenapparat einen wirklich vollkommenen Ausgleich im Sinne einer Übungsredression jeder Einzelkomponente darbieten, und daß wir trotzdem mit relativ einfachen Übungen Erfolge dann erzielen, wenn es uns nur gelingt, günstige Bedingungen für die natürliche innere Zielstrebigkeit des Organismus zu schaffen und wenn dieser spontanen, von der Idee des morphologisch und funktionell optimal entwickelten Körpers geleiteten Aktivität nicht bereits unüberwindliche mechanische Hindernisse im Wege stehen. Es ist geradezu grundlegend für die Anwendbarkeit unserer empirisch gewordenen und keineswegs immer physiologisch zweckmäßigen oder gar individuell angepaßten Leibesübungen, daß unser Körper sich wenigstens beim gesunden jungen Menschen, soviel Regenerationskraft bewahrt hat, daß er auch die Reize unzweckmäßigerer Übungsformen in der ihm dienlichen Form auszuwerten bestrebt ist, daß er also nicht mit der mechanischen Kausalität einer toten Maschine reagiert. Diese Tatsache ist bei dem heute nur sehr lückenhaft möglichen Versuch des Nachweises von Einflüssen bestimmter Übungsformen auf die einzelnen physiologischen Vorgänge nicht zu vergessen, da die reine Beurteilung des Mechanismus leicht zu Fehlschlüssen führen kann.

Was das *Körpergewicht* angeht, so haben die Beobachtungen an Quäkerspeisung und Erholungsfürsorge der vergangenen Jahre erwiesen, daß es durch gesteigerte Nahrungszufuhr allein unmöglich ist, mehr als vorübergehende Gewichtszunahmen zu erzielen. Vermehrtes Nahrungsangebot führt zwar zur Vergrößerung der Reservedepots, nie jedoch zur assimilatorischen Vermehrung lebendiger Substanz. Erholungskuren mit eifriger Pflege von Spiel, Sport und Sonnenbad brachten durchschnittlich geringere Gewichtsanstiege, die jedoch bei Nachuntersuchungen nach einem Vierteljahr größtenteils erhalten waren oder gar weiterhin zugenommen hatten. Ja sogar bei unveränderter Nahrungszufuhr stieg bei unseren Untersuchungen von Schulklassen, die am pflichtmäßigen Schulschwimmen teilnahmen, das Gewicht zur Zeit schlechtester Ernährungslage an! Deutlich gehen ferner diese, wie die im folgenden zu erwähnenden Einflüsse planmäßiger Leibesübungen auf die inneren Organe aus unseren Tabellen 2 und 3 hervor. Die lebendige Substanz vermehrt sich lediglich unter der in der Funktionserhöhung gegebenen Stärkung des für sie physiologischen Reizes, nie durch Materialbereitstellung allein. Andererseits erfährt das im Körper an Nährstoffen Vorhandene eine günstigere Ausnutzung, so daß, wie auch die Beobachtung mancher Schwerstarbeiter und mancherlei neuere Ernährungsversuche erweisen, von einer geraden Proportion zwischen Körperleistung und erforderlicher Nahrungsaufnahme nicht gesprochen werden kann. Unseres Wissens hat v. DRIGALSKI als erster Arzt 1919 hieraus die praktische Konsequenz gezogen, indem er entgegen weitverbreiteter Zeitmeinung für die besonders schlecht beschaffene Jugend Halles Stafettenläufe größeren Stils befürwortete und in der

Tabelle 2. *Untersuchung am Technischen Lehrerinnenseminar.* Turnlehrerinnen im 1. Jahr des Ausbildungskursus. Im Stadtgesundheitsamt Halle untersucht von Prof. Japha. 1. Untersuchung 18. 1. 1922 (Ziffern gewöhnlich), 2. Untersuchung 22. 1. 1924 (Ziffern schräg).

Name	Alter	Gewicht		Größe		Puls						Rira-Rocci		Hämoglobin		Brustumfang		Vital-kapazität		Bemerkungen
						Ruhe Puls	nach 10 Knie-beug.	nach 1 Min.	Ruhe Puls	nach 100 Knie-beug.	nach 1 Min.									
	Jahr	kg		cm								mm Quecksilber		%		cm		ccm		
Gertrud P.	19	53	*53,4*	169	*169*	112	152	112	*72*	*106*	*80*	115	*96*	66	*76*	75/82	*75/83*	3100	*3800*	
Hilde B.	19	48,6	*51,9*	157,5	*158,8*	112	140	112	*96*	*120*	*112*	98	*94*	73	*78*	74/81	*77/86*	3300	*3900*	anämisches Geräusch
Gerda S.	17	43,3	*48,9*	159,5	*161,5*	124	160	120	*84*	*120*	*84*	78	*78*	73	*79*	71/78	*74/81*	2400	*3500*	*kein anämisches Geräusch*
Irene R.	17	51,4	*55,4*	165,5	*165,8*	100	144	100	*72*	*96*	*84*	113	*92(?)*	70	*70*	77/82	*78/84*	3300	*3800*	
Hilde W.	18	48,5	*49,2*	159	*159,8*	72	132	72	*80*	*84*	*80*	100	*94*	74	*74*	77/83	*78/85*	2600	*3600*	
Margarete S.	19¹/₂	65,4	*66,0*	165,5	*165,5*	76	120	80	*84*	*108*	*92*	105	*98*	72	*76*	83/91	*84/93*	3000	*4400*	
Ella D.	17¹/₂	55,3	*53,9*	162	*162*	116	168	124	*84*	*100*	*88*	116	*112*	72	*74*	75/85	*77/85*	2800	*3400*	Puls etwas unregelmäßig
Anna W.	24	53,8	*55,2*	158	*158*	84	128	72	*84*	*108*	*84*	104	*106*	66	*73*	77/83	*79/84*	3500	*4100*	*Puls regelmäßig*

genauen Kontrolle der Teilnehmer seine Erwartung bestätigt fand. Sehr bezeichnend ist auch die im Jahresbericht 1925 der Deutschen Hochschule für Leibesübungen zahlenmäßig nachgewiesene. fast ausnahmslose Gewichtszunahme aller Teilnehmer der verschiedensten Ausbildungskurse, trotz der sehr erheblichen körperlichen Anstrengungen. Für die Ärztekurse galt trotz des relativ hohen Durchschnittsalters der Teilnehmer die gleiche Gesetzmäßigkeit. Die Vermehrung der Substanz betrifft nicht etwa nur die zunächst beteiligte Muskulatur, sondern alle an der Leibesübung mittelbar beteiligten Organe, d. h. die Gesamtheit des Körpers. Das Übersehen der engen Korrelation von Muskelarbeit mit Atmungskreislauf-, Stoffwechsel-, Drüsen- und Nervenfunktion sowie mit der Anpassung der Stützgewebe gibt noch heute manchem ein durchaus einseitiges Bild der Leibesübung und läßt über dem vielleicht — übrigens ganz mit Unrecht — als unwichtig angesehenen Turnziel der Muskelkräftigung und Steigerung von Gewandtheit, Beweglichkeit und Ausdauer die weit bedeutsamere Hebung des Leistungsniveaus der lebenswichtigsten Organe, den damit für Zeiten schwerer Beanspruchung, z. B. bei Krankheiten, gegebenen unmittelbaren Lebensschutz vergessen. Oft läßt uns allerdings die Wage als Maßstab des Erfolges infolge der konkurrierenden Momente von Zunahme an Organeiweiß und vorausgehendem Verlust von Fett im Stich. Wir finden diese entgegengesetzten, das Gewicht bestimmenden Faktoren im ersten Kurs der Tabelle 3, dessen Teilnehmerinnen in abgekürzter Zeit ein schweres Examensziel erreichen mußten, sowohl im Gewicht wie in den Brustmaßen wirksam, ebenso in Tabelle 1 in dem gegensätzlichen Verhalten der schwächlichsten Gruppe zehnjähriger Knaben, die unter dem Einfluß täglicher Turnstunde erheblich zunahmen, zu den dreizehnjährigen Mädchen, die im Alter physiologischer Zunahme des Unterhautfetts in dessen

weiterem Ansatz hinter den Kontrollkindern zurückblieben. Auch fanden Röder
bei Schülerwandergruppen, Cäsar, zahlreiche andere Schulärzte und wir nach
anderen Arten von Leibesübungen bei Schulkindern und Erwachsenen auch
dann, wenn keine Gewichtsvermehrung, gelegentlich sogar in Einzelfällen ein
Gewichtsrückgang bestand, zweifelsfreie andere Zeichen des Erfolges in Form
von Erhöhung der Atemkapazität, des Brustumfangs, der Blutkörperzahl, des
Hämoglobingehalts, der Herzleistung und insbesondere einer deutlichen Besserung
des nur mit der subjektiven, aber doch aufschlußreichsten Methode ärztlicher
Inspektion und Prüfung des Gewebsturgors festzustellenden Gesamtbeschaffenheit und Frische. Extreme Schwächlichkeit der Kinder bei schlechter Ernährung
läßt nachweisbare Erfolge von Leibesübungen oft vermissen, wohl weil diese

Tabelle 3. *Vergleich des Einflusses zweier Turnlehrerinnenkurse.* Lebensalter durchschnittlich 19 Jahre. Im Stadtgesundheitsamt Halle untersucht von Prof. Dr. Japha.

Durchschnittswerte von	Kurs A. Dauer ³/₄ Jahre. Intensivste Beanspruchung durch Examensarbeit und Stoffzusammendrängung in einem Kurzkurs.	Kurs B. Dauer 1 Jahr. Erster Jahrgang mehrjährigen Lehrgangs. Ruhige Arbeit ohne Examensvorbereitung
Gewichtszunahme in kg	+ 0,4	+ 2,0
Abnahme des Blutdrucks in mm Queck- silber	− 4,3	− 7,6
Prozentzunahme des Hämoglobingehalts	+ 2,5%	+ 4,3
Veränderungen des Brustumfangs bei Einatmung in cm	+ 0,4	+ 2,0
Veränderungen des Brustumfangs bei Ausatmung in cm	− 1,5	+ 1,3
Zunahme der spirometrisch gemessenen Vitalkapazität in ccm	+ 100	+ 800

in der geübten Form das individuelle Kräftemaß überschreiten; wir beziehen uns
dabei auf noch unveröffentlichte Untersuchungen Japhas, der im Halleschen
Stadtgesundheitsamt 1923 die Kinder Erwerbsloser mit ihren Klassengenossen
in den Schulschwimmeinflüssen verglich. Ist es dagegen möglich, unter ärztlicher Aufsicht die Leistung genau zu individualisieren und langsam zu steigern,
sie insbesondere mit den gleichgerichteten Einflüssen von Luft- und Sonnenbad
zu kombinieren, so erlebt man gerade bei den charakteristischsten Typen von
„Unterernährung“ und latenten Formen kindlicher Tuberkulose Gewichtsanstiege auch ohne Nahrungsänderung, die auf das schlagendste beweisen, daß
das in der Nachkriegszeit so oft gebrauchte Wort „Unterernährung“ in den meisten
Fällen unzutreffend war, soweit damit ein quantitativ ungenügendes Calorien-
angebot gemeint war. Der Nahrungsmangel war mehr ein qualitativer als calorimetrischer, die erschreckende Magerkeit das Ergebnis des circulus vitiosus:
dumpfe, enge Wohnung und Lichtmangel, Anämie, Appetitmangel — dieser
wesentlich gesteigert durch das Fehlen der zu einer schmackhaften und anregenden
Nahrung erforderlichen hochwertigen Rohstoffe und die, infolge des unmittelbar
nach Schulentlassung erfolgten Eintritts der Mütter in die Munitionsfabriken,
fehlende häusliche Kochkunst —, geringe Aufnahme der Nahrung auch dann,
wenn diese quantitativ dem Calorienbedarf diente, schlechte Auswertung im Körper, fehlende Freudigkeit zu Spiel und Bewegung. Jeder Eingriff in diesen Ring,
sei es durch vorübergehende Beseitigung des Wohnungselendes durch Erholungs-
versendung, sei es durch Bekämpfung von Anämie und Appetitmangel durch

Tabelle 4. *Sonderturnkurse der für Normalturnunterricht aus gesundheitlichen Gründen nicht geeigneten Schüler und Schülerinnen von $10^1/_2$—13 Jahren.*

Schule	Teinehmerzahl des untersuchten Kursus	Geschlecht	Beobachtungsdauer	Höhe der Brustmessung	Absolute Zunahme der Brusterweiterung. Differenz zwischen Ein- und Ausatmungsmaß							Relative Zunahme der Brusterweiterung (Proz.)					Gemessener Durchmesser	Zunahme des Brustkorbdurchmessers in Atempause mit Tasterzirkel gemessen			
					0 cm	1 cm	2 cm	3 cm	4 cm	5 cm	6 cm	0	1—50	51—100	über 100	über 200		0 cm	1 cm	2 cm	3 cm
Wittekind . .	17	Mädchen	9 Monate	oben	4	8	4	—	1	—	—	4	11	1	1	—	sagittal	1	11	5	—
				unten	5	6	2	2	1	—	1	5	8	2	1	1	quer	—	10	7	—
Giebichenstein	23	Mädchen	10 Monate	oben	6	4	8	3	1	—	1	6	11	5	—	1	sagittal	9	13	1	—
				unten	4	3	10	4	2	—	—	4	11	8	—	—	quer	2	10	8	3
Freiimfelde .	18	Mädchen	10 Monate	oben	3	7	4	3	1	—	—	3	11	3	1	—	sagittal	1	10	7	—
				unten	5	6	5	—	2	—	—	5	10	1	2	—	quer	2	6	10	—
Hutten . . .	16	Mädchen	9 Monate	oben	7	7	2	—	—	—	—	7	9	—	—	—	sagittal	6	10	—	—
				unten	7	5	3	1	—	—	—	7	7	2	—	—	quer	1	11	4	—
Hutten . . .	16	Knaben	8 Monate	oben	3	7	5	1	—	—	—	3	7	6	—	—	sagittal	6	8	2	—
				unten	6	5	3	2	—	—	—	6	7	3	—	—	quer	2	10	4	—
Glaucha . . .	14	Knaben	9 Monate	oben	10	2	2	—	—	—	—	10	4	—	—	—	sagittal	8	6	—	—
				unten	2	5	4	2	—	1	—	2	8	3	—	1	quer	—	9	5	—

Stadtgesundheitsamt Halle.

die obengenannten örtlichen Kuren, bei denen Leibesübung und Sonne die wichtigste Rolle spielten, hob das Gewicht und Allgemeinbefinden in einem so erstaunlichen Grade, daß z. B. WORRINGEN sogar soweit geht, gymnastische Kuren und Anleitung zum Betrieb derselben im eigenen Hause als unentbehrliches Rüstzeug jeder Tuberkulosefürsorgestelle zu fordern. Wesentlich übersichtlicher und einheitlicher liegen die Verhältnisse der Gewichtsveränderung beim erwachsenen trainierenden Sportsmann und können daher auch zu praktischen diagnostischen Zwecken mit gutem Erfolg herangezogen werden. Nach anfänglichem Gewichtsverlust durch Fettabnahme, den durch intensive Entfettungsmethoden erheblich zu steigern — etwa bei Berufsathleten, um mit größerer Siegesaussicht in einer niedrigeren Gewichtsklasse kämpfen zu dürfen — meist der Leistung sehr abträglich ist, tritt bald langsame Zunahme ein, bis auf der Höhe des Trainings ein durchaus gleichmäßiges Gewichtsplateau erreicht ist, das Trainingsgewicht, das einen für die Dauer des Trainings außerordentlich stabil bleibenden Gleichgewichtszustand darstellt und mit zunehmenden Lebensjahren bei derselben Person allmählich höher wird. Die Kontrolle des Trainingsgewichts durch tägliche kurvenmäßige Eintragung ist deshalb bedeutungsvoll, weil jeder eintretende gesundheitliche Nachteil, insbesondere der Zustand des „Übertrainiertseins" durch plötzlichen Gewichtsabfall sich objektiv im allgemeinen früher zu erkennen gibt, als irgendwelche subjektiven Symptome auftreten. Diese für rechtzeitiges ärztliches Eingreifen zur Vermeidung des Schadens wichtige Reaktion gibt gleichzeitig ein überaus anschauliches Bild von den engen und, wie wir oben sahen, planmäßiger gesundheitlicher Auswertung sehr zugänglichen Beziehungen zwischen Körpergewicht und Leibesübungen überhaupt.

Mit der Feststellung der Beeinflussung des *Brustkorbs* durch Leibesübungen berühren wir ein Gebiet, dessen Bedeutung für Gesunderhaltung und Tuberkulose prophylaxe ein ungeheuer großes ist. Haben wir es hier doch gleichzeitig mit der Prüfung der Funktionsverhältnisse eines für das endgültige Lebensschicksal des Menschen in einer sehr großen Prozentzahl aller Fälle entscheidenden Organs zu tun, da die Übung der Lunge selbst und deren Ergebnis lediglich im Brustkorb ihren Ausdruck findet. Interessiert uns dabei das Ruhebrustmaß nur in bezug auf die Konstitutionstypenforschung, so gibt die Messung der Ein- und Ausatmungsdifferenz Werte von unmittelbar gesundheitlicher Bedeutung. Hierbei ist es weniger die Differenz selbst als das Maß ihrer Veränderlichkeit, die einen wesentlichen Indicator nicht nur für den körperlichen Zustand des Untersuchten, sondern auch für den Grad der Zweckmäßigkeit verschiedener Leibesübungen darstellt. Schon unsere früher gegebenen Tabellen erwiesen die schnelle und erhebliche Beeinflussung dieser Differenz in Übereinstimmung mit jeder sportärztlichen Erfahrung. Die Tabelle 4 stellt die Ergebnisse einer verschieden lange dauernden Übung bei den unter ärztlicher Leitung an unserem Amt zu Sonderturnkursen vereinigten schwächlichsten Kinder verschiedener Hallescher Volksschulen dar. Bei der Bewertung der Ergebnisse ist zu bedenken, daß es sich dabei ausschließlich um das allerungünstigste Kindermaterial handelt, das, vielfach auf Grund bestehender Leiden, so ungewöhnlich schwächlich ist, daß es am allgemeinen Turnunterricht nicht teilzunehmen imstande ist.

Zu größeren Vergleichsreihen, insbesondere bei Kindern, eignet sich die Brustmessung bei Ein- und Ausatmung wegen der vielen Fehlerquellen und der verschiedenen kaum mit Sicherheit fixierbaren Methodik verschiedener Beobachter nicht. Zu einwandfreieren Ergebnissen führt die spirometrische Messung der *Vitalkapazität*, zumal, wie der Vergleich der durch Spirometrie und Brustmessung bei denselben Versuchspersonen gewonnenen Resultate unserer Tabelle 2 erweist, erhebliche Differenzen sich dadurch ergeben, daß andersartige Momente, z. B. der Fettverlust während der Übungsdauer oder die Zunahme der Brustmuskulatur, unkontrollierbare Fehlerquellen zuungunsten der Maßmethode schaffen. Die Veränderung der Atemkapazität geht in so eindeutiger und klarer Weise dem gesamten übrigen Übungserfolg von Turn- und Sportkursen parallel, daß wir seit Jahren bei Lehrerausbildungskursen die spirometrische Methode mit Erfolg dazu benutzen, um durch eigene Beobachtung der Veränderungskurve das Verständnis für den körperlichen Einfluß der Leibesübungen bei den Teilnehmern zu wecken. Daß es sich bei dieser Funktionserhöhung des Brustkorbs nicht nur um einen Erfolg von lokaler Bedeutung, sondern auch um einen Indicator des günstigen Allgemeineinflusses der Leibesübungen handelt, ergibt sich aus der bei regelmäßiger Kontrolle der Versuchspersonen immer wieder auffallenden und auch von SCHMIDT und WORRINGEN betonten Beobachtung, daß jedes Übertraining sowie jede interkurrente Erkrankung ein sofortiges Absinken der Vitalkapazität ebenso frühzeitig im Gefolge hat, wie wir es in gleicher Weise für das Trainingsgewicht feststellten. In seiner die bisherige Literatur zusammenfassenden und auf eigene Untersuchung von 4000 Sportsleuten gegründeten Arbeit ist WORRINGEN den Beziehungen der einzelnen Sportarten zur Vitalkapazität nachgegangen. Er findet in Übereinstimmung mit älteren Angaben für körperlich ungeübte Erwachsene einen Durchschnitt von 3250 ccm gegenüber den Sportsleuten mit 4450 ccm (LORENTZ: 4250 ccm) und errechnet die Abhängigkeit der Vitalkapazität von Alter, Körpergewicht und Körpergröße in folgender Weise:

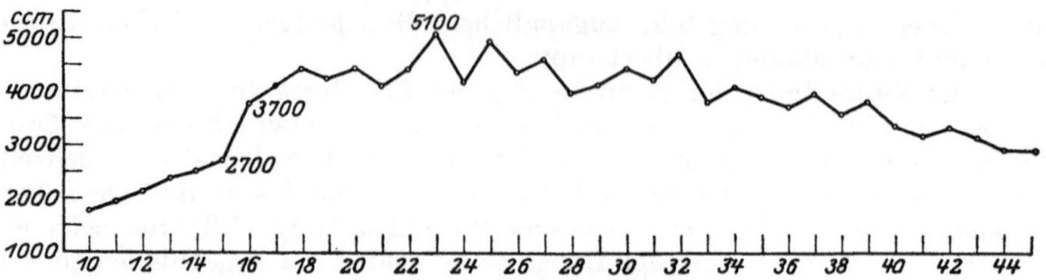

Abb. 1. Alter und Vitalkapazität.

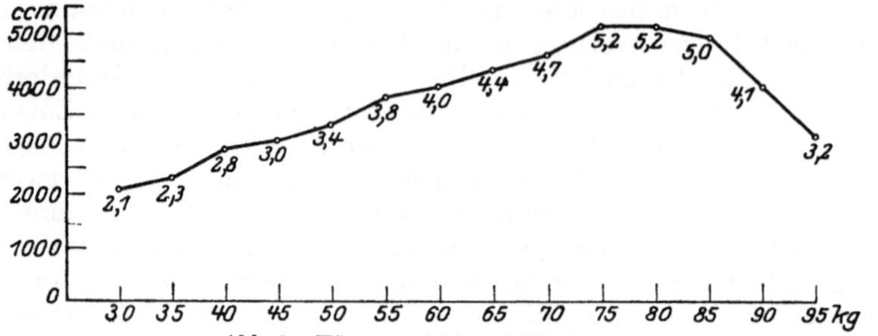

Abb. 2. Körpergewicht und Vitalkapazität.

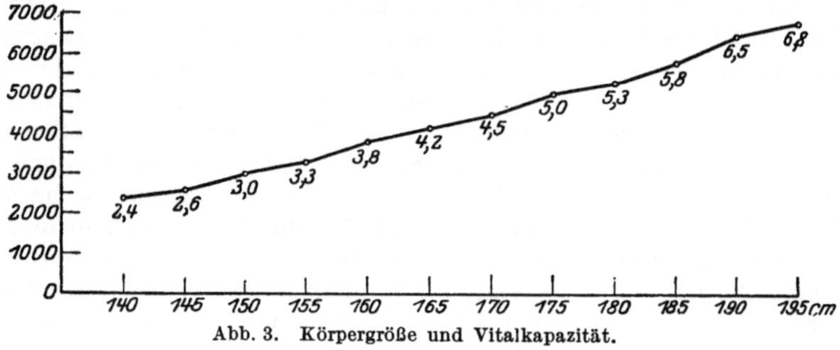

Abb. 3. Körpergröße und Vitalkapazität.

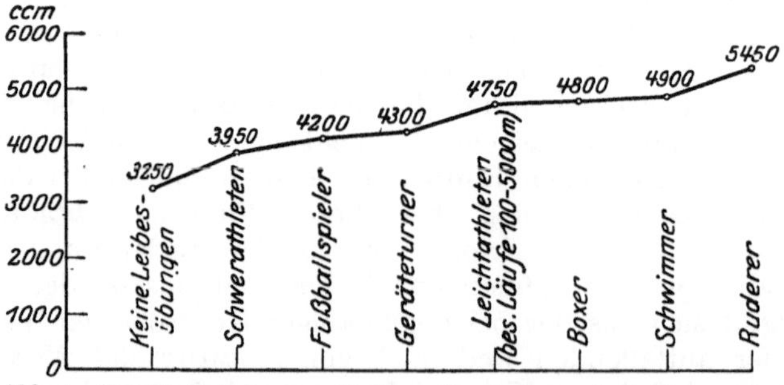

Abb. 4. Der Einfluß der verschiedenen Sportarten auf die Fassungskraft der Lunge.

Alle Zahlen, mit Ausnahme der an Schülern gewonnenen Angaben für das 14.—16. Lebensjahr beziehen sich auf Sportleute, wobei in Abb. 4 eine Zusammenstellung von je 100 (bei den Boxern 50) solcher wohlgeübter Personen erfolgte, die nach Möglichkeit einseitige Repräsentanten ihres Sportzweiges darstellten. Die gradlinige Abhängigkeit der Einwirkung der einzelnen Sportarten auf die Atemkapazität von ihrem zirkulatorischen Einfluß und Sauerstoffbedarf liegt auf der Hand, wobei bei Ruderern und Schwimmern die von der sportlichen Technik begünstigte Atemführung den Erfolg erhöht, während die im Verhältnis zur exquisiten zirkulatorischen Bedeutung des Laufes auffallend niedrig erscheinenden Zahlen bei den Leichtathleten durch die gemeinsame Berechnung der Läufer mit Springern und Werfern, bei den Fußballspielern durch die im allgemeinen bei diesem Sport weniger scharf durchgeführte Trainungslebensweise ihre Erklärung finden. Von weiteren gesundheitlichen Übungseinflüssen in bezug auf die Atmung ist zunächst die durch geeignete Übungswahl im Turnen sowie durch die aus technischen Gründen zwangsläufig verschiedene Atemführung bei den einzelnen Sportarten, insbesondere des Laufens und Schwimmens, gegebene Möglichkeit zu erwähnen, daß der Mehrleistung entsprechende Plus an Lungentätigkeit entweder auf die Gesamtheit der Lungenabschnitte oder aber auf einzelne Abschnitte, z. B. Flanken- oder obere Brustgegend, vorzugsweise zu verlegen und so individuellen Mängeln abzuhelfen. Ferner ist der erheblichen zirkulatorischen Erleichterung durch den mechanischen Erfolg extremer Tiefatmung zu gedenken, die mit Erfolg zur gymnastischen Behandlung von Staungserscheinungen, Plethora abdominalis, Störung der Darmtätigkeit, Gallensteinleiden, Bronchialasthma und Herzstörungen vielfach ausgewertet worden ist. Die große Bedeutung der Atemübung hat in letzter Zeit zu einer Fülle von Atemgymnastiksystemen geführt, die in primärer passiver oder aktiver Erhöhung der Atemgröße mehr oder weniger alles Heil erwarten und auf dieser Grundlage nicht nur weitgesteckte ärztliche Ziele erreichen wollen, sondern — wohl verständlich bei den engen Beziehungen zwischen Atemführung und psychischen Vorgängen — geradezu Weltanschauungsgebäude errichten. Wir dürfen gegenüber dieser Modeerscheinung nicht vergessen, daß es künstlichen Atemübungen niemals möglich ist, auch nur annähernd diejenige Dauer und Intensität von Atemsteigerung durchzuhalten, wie sie der physiologische Atemzwang insbesondere aller Laufübungen automatisch und mühelos vermittelt. Die Domäne der primären Atemübung ist die Erziehung zur zweckmäßigen und tiefen Atemform, um über diese — an Stelle hilflosen oberflächlichen Luftschnappens der Ungeübten — bei eintretendem Mehrbedarf an Sauerstoff verfügen zu können; ferner ist sie dann indiziert, wenn zirkulatorisch-mechanische Ziele erreicht werden sollen, ohne gleichzeitig der Herzkraft die dem physiologischen Atemzwang zugrunde liegende gewaltige Mehrleistung zumuten zu wollen.

So bedeutsam alle diese Einwirkungen der Leibesübungen auf den Atemapparat sind, genügen sie doch nicht allein zur Erklärung der von BIER, KISCH, KLARE, WORRINGEN und vielen anderen erzielten Erfolge im Kampfe gegen die Tuberkulose, deren Prophylaxe und Therapie durch Leibesübungen, nachdem auch die 1925 stattgefundene Danziger Tagung der Lungenfürsorge- und Heilstättenärzte sich auf diesen Standpunkt gestellt hat, als ein festfundierter Teil ärztlichen Wissens angesprochen werden darf. Eine allgemeinere Einführung gymnastischer Behandlung latenter Tuberkuloseformen ist dadurch wesentlich erleichtert, daß wir nach den am großen Scheidegger Material gewonnenen Beobachtungen KLARES in dem Ausfall der Blutsenkungsreaktion ein Kriterium besitzen, das wenigstens bei Kindern in einwandfreier Weise über die Zweckmäßigkeit und Unbedenklichkeit körperlicher Übungen Aufschluß gibt. Hierbei spielt zunächst außer dem unmittelbaren Brustkorbeinfluß die durch Stoffwechsel und Zirkulationsanregung gegebene Erhöhung der Vitalität der Gewebe zweifellos eine Rolle, die zwar an sich nichts Spezifisches, Antituberkulöses darstellt, jedoch im Sinne einer Förderung der unspezifischen Immunität und allgemeinen Körperbeschaffenheit wirkt. Daneben drängt sich durch die auffälligen Erfolge kombinierter Anwendung von Sonne und Gymnastik der Gedanke einer Verbesserung der Wirkungsbedingungen ultravioletter Strahleneinflüsse — im Wesen zwar unbekannt, aber doch im gewissen Sinne als Specificum gegen Tuberkulose anzusprechen — durch Schaffung regerer Reaktionsverhältnisse im Zellstoffwechsel auf.

Im engsten Zusammenhange mit der Atembeeinflussung durch Leibesübungen stehen die *Kreislaufverhältnisse*. Jede Muskelarbeit bringt dem Herzen ebenso wie dem Skelettmuskel Zuwachs an Übung, eine Tatsache, die zur Behandlung Herzkranker längst verwertet wird. Allerdings besteht keineswegs eine gerade oder auch nur für verschiedene Arten von Leibesübungen gleichartige Proportion, da die Zirkulationserleichterung durch Atemvertiefung sowie die Capillarerweiterung im arbeitenden Muskel bei Übungen größerer Muskelabschnitte das Herz wesentlich entlastet, und da — wie wir noch sehen werden — die Widerstände im Gefäßsystem sowohl in verschiedenen Lebensaltern wie bei verschiedenem Übungszustand ein und derselben Person durchaus verschieden sind. Maßgeblich für die *Herzübung* ist in erster Linie die Summe des Sauerstoffbedarfs, falls die individuelle Reizschwelle wirksam überschritten wird. Die Konzentration in der Zeiteinheit spielt bei sehr kurz dauernden Leistungen eine weit geringere fördernde Rolle als bei der Skelettmuskulatur, da bei örtlich beschränkten Kraftübungen, auch wenn sie die Muskulatur der beteiligten Abschnitte aufs äußerste anstrengen, eine wesentliche Stoffwechselerhöhung nicht eintritt, bei schweren allgemeinen Übungen dagegen oft durch äußere Umstände, insbesondere den vielfach zur Fixation des Armmuskelansatzes am Brustkorb unentbehrlichen Akt der Pressung, die Bedingungen für eine Anpassung der Herzarbeit außerordentlich ungünstige werden. Bei ruhigen Dauerübungen ist zwar die Summe der geleisteten Arbeit gelegentlich enorm hoch, jedoch ist wieder der Reiz in der Zeiteinheit so gering, daß der Herzeinfluß sowohl in der Richtung des Übungserfolgs wie der Ermüdung nicht so groß ist, als erwartet werden könnte. Bei anstrengenden Dauerübungen erschöpfendster Art steht im Vordergrunde die Produktion von Ermüdungsstoffen im Gesamtkörper, also auch im Blute der Coronararterien. Bei ihnen, wie bei den allgemeinen Kraftübungen, z. B. dem Ringen, wird eine erheblich gesteigerte Herzkraft mehr vorausgesetzt als erzielt, eine Tatsache, der im Training gebührend Rechnung zu tragen ist. Die besten Voraussetzungen zu intensiver Herzübung bieten Übungen vom Dauertyp, deren Erschwerung weniger in zeitlicher Ausdehnung als vielmehr in schnellster Ausführung oder in Erhöhung der geleisteten physikalischen Arbeit durch Überwindung von Niveauunterschieden oder durch Gepäckbelastung besteht. Laufen, Bergsteigen, Skilaufen, Rennrudern, sowie alle Übungen, die, wie Boxen und Bewegungsspiele, intensives Laufen entweder als wichtigste Trainingsvoraussetzung oder während ihres Betriebes erfordern, stehen daher in bezug auf den Herzeinfluß in erster Linie. Ihr Erfolg wird von der Herzleistung wesentlich bestimmt. Die wichtigste Kunst des Läufers ist es, die ihm zur Verfügung stehende Herzkraft genau zu kennen und sie über die in Angriff genommene Strecke haushälterisch zu verteilen. Beim Schwimmen sind darüber hinaus die Übungsverhältnisse für das Herz dadurch besonders günstig, daß die Herzmehrarbeit nicht nur auf der Skelettmuskelarbeit, sondern auch auf der — bei Wassersprüngen besonders intensiven — durch den Kältereiz verursachten Änderung der Kreislaufverhältnisse beruht. Es kreisen daher im Körper, und damit gleichzeitig im Coronarblut, weit weniger Ermüdungsstoffe, als der Herzermüdung entspricht; die Herzerholung kann demnach nach sportlichen Schwimmleistungen trotz erheblichen Übungserfolgs besonders schnell und gründlich erfolgen. Das anatomische Übungsergebnis ist auch bei wesentlich verbesserter Herzleistung keineswegs immer eine physikalisch nachweisbare Herzmuskelhyperthrophie, wie wir sie beim Tierexperiment im Verlgeich von arbeitenden und ruhenden Jungtieren des gleichen Wurfes finden, oder wie wir sie nach dem um ein mehrfaches größeren relativen Herzgewicht von schnell laufenden oder fliegenden Wildtieren gegenüber langsamen Läufern oder Stalltieren ihrer nächsten zoologischen Verwandtschaft erwarten dürften. Auch bei einem durch plötzliche untrainierte Überanstrengung, durch Alkoholmißbrauch bei Leibesübungen oder durch fehlende Körperruhe nach schweren Leistungen geschädigten Herzen ist die akute Dilatation ein selten (von uns z. B. nach großen Radrennen) beobachteter Befund; das durch Leibesübungen geschaffene, durch chronische Dilatation und Hypertrophie große Herz — — das im übrigen weit seltener ist, als man im allgemeinen annimmt — stellt bereits einen Spätzustand dar, dessen Eintritt durch zweckmäßiges Verhalten und ärztliche Überwachung immer zu vermeiden ist. Das funktionelle Ergebnis, für das unsere Tabellen Beispiele geben, läßt sich am einfachsten durch die Beobachtung der Beruhigungszeit nach vergleichbaren Testübungen, sowie insbesondere durch die regelmäßig eintretende starke Frequenzverringerung des Ruhepulses als Ausdruck höheren Schlagvolumens auch zahlenmäßig nachweisen. Diese Herzkräftigung als eine der wesentlichsten gesundheitlichen Einflüsse der Leibesübungen überhaupt, bildet nicht nur ein Rüstzeug für plötzliche exzessive Herzbeanspruchung durch Zufälligkeiten des äußeren Lebens, sondern kann bei Erkrankung mit starker Beanspruchung der Herzleistung für den Ausgang entscheidend sein. Es war nur ein kleiner Schritt, das bei Gesunden regelmäßig beobachtete Ergebnis auch dem Herzkranken unter Erweiterung der früheren vorsichtigen Versuche einer funktionellen Kräftigungstherapie nutzbar zu machen. Das Resultat solcher Versuche, die Reservekraft des Herzens zu erhöhen und so den Eintritt einer Dekompensation hinauszuschieben, war ein so günstiges, daß wir heute im Falle bestehender Möglichkeit kurzfristiger ärztlicher Kontrolle des Patienten und der von ihm betriebenen Übungen — Bedingungen, die insbesondere beim Schulturnen schulärztlich überwachter Schulen erfüllt sind — keine Bedenken tragen, geeignete Fälle von Mitralinsuffizienz, gelegentlich aber auch von Aorteninsuffizienz, an der Mehrzahl turnerischer und sportlicher Übungen teilnehmen zu lassen. Gerade bei der Mitralinsuffizienz ist die mit einer solchen Therapie verknüpfte Gefahr wegen des langsamen, im ersten Beginn erfaßbaren Eintritts von Kompensationsstörungen sehr gering; daß aber auch die Aorteninsuffizienz einer Behandlung durch Sport sich keineswegs immer entzieht, ergibt sich schon aus der von BRUNS berichteten Tatsache, daß der deutsche Skimeister von 1924 an einem solchen Herzfehler nach Gelenkrheumatismus leidet. Einige seit Jahren in unserer schulärztlichen Überwachung befindliche gleichartigen Fälle sprechen in demselben Sinne. Beim gesunden wie beim kranken Herzen ist für den Erfolg wie für die gesundheitliche Unbedenklichkeit ein vorsichtig fortschreitendes individuelles Training die Grundlage.

Diese hohe Bedeutung des Training bestätigt die Untersuchung der Verhältnisse des *Gefäßsystems*. Beim untrainierten Menschen beobachten wir beim Beginn einer sportlichen Arbeit zunächst das in seinen Gründen von WEBER näher beleuchtete Absinken des Blutdrucks als Ausdruck der Capillarerweiterung der arbeitenden Muskulatur. WEBER hatte auf Grund seiner Versuche angenommen, daß diese Erweiterung sich auch bei örtlich beschränkter Arbeit jedesmal auf die Gesamtheit der Skelettmuskulatur bezöge, und daraus eine Methode abgeleitet, um dann, wenn sich infolge des Eintritts der Ermüdung die Reaktion umkehrt, durch eingeschobene kurzdauernde Anstrengung bisher unbeteiligter Muskelgruppen eine erneute Gefäßerweiterung und erleichterte Entmüdung der vorher arbeitenden Muskeln und damit eine Vergrößerung der Arbeitsdauer zu ermöglichen — eine neuerdings von BRUNS bestrittene Annahme, über die wohl noch nicht das letzte Wort gesprochen sein dürfte. Im Verlaufe der Arbeit steigt mit zunehmender Anstrengung der Blutdruck an, um dann als Frühsymptom der Herzermüdung am Schluß mit solcher Regelmäßigkeit abzusinken, daß man in der Blutdruckmessung über ein ausgezeichnetes Mittel verfügt, um die Kondition objektiv zu prüfen, in der ein Sportsmann sein Ziel erreicht. Daß solche Konditionsbestimmungen, wenn sie neben dem rein sportlichen Erfolg in die Wertbeurteilung der Leistung einbezogen würden, von hervorragender gesundheitlicher Bedeutung wären, liegt auf der Hand. Interessant und bedeutungsvoll ist nun, daß die Drucksteigerung während der Leistung bei trainierten Übungen ausbleibt. Wir können also durch vorsichtiges, aber intensives Training gerade in den früher als Ausschließungsgrund von körperlicher Leistung geltenden Fällen stark erhöhten Blutdrucks — soweit das Bestehen einer Nierenentzündung ausgeschlossen werden kann — nicht nur die psychologische und durch mäßige Körperübungen gegebene Blutdruckherabsetzung ungefährdet verwerten, sondern auch die gefahrdrohende plötzliche Blutdrucksteigerung bei unvermuteter Überanstrengung des täglichen Lebens durch Schaffung einer Reservekraft vermeiden sowie die beim Arteriosklerotiker herabgesetzte Reaktionsfähigkeit des Gefäßsystems planmäßig üben. Hierbei ist die von Goldscheider — der über erhebliche durch Sport erzielte Blutdruckabnahmen bei Arteriosklerotikern (z. B. in einem Falle von der Normalhöhe von 200 alljährlich durch Hochtouren im Urlaub auf 180 cm) berichtet — angedeutete Möglichkeit eines trophischen und damit unmittelbar heilenden Einflusses solcher gesteigerten funktionellen Reize sehr zu beachten. Der Blutdrucksenkung durch Leibesübungen, deren Mechanismus wir uns nach zahlreichen, von Müller zusammenfassend referierten Untersuchungen der letzten Jahre als Folge der Vagusreizung durch als Mehrleistungsanpassung zustande gekommene Erhöhung der Alkalireserve des Blutes vorstellen müssen — steht doch der trainierende Sportsmann auch in zahlreichen anderen Symptomen aus dem Zirkulations-, Nerven-, Drüsen- und Hautgebiet dem typischen Vagotoniker gleich — entspricht eine durchaus gleichartige Wirkung des Luft- und Sonnenbades, so daß wir es in der Hand haben, durch geeignete Kombination beider Faktoren den Effekt zu erhöhen und die Leibesübungen unter von vornherein günstigen Zirkulationsbedingungen sich abspielen zu lassen.

Im *Blute* selbst erweisen die zweckmäßigen Anpassungsreaktionen der Alkalireserve, in ihrem Umfang meist in gerader Proportion zur Leistungsfähigkeit des trainierten Individuums stehend, sowie die in gleicher Weise der Ermöglichung verstärkter Dauerarbeit dienende Blutdruckerhöhung nach Langstreckenläufen (Cäsar und Schaal) überzeugend die tiefgehenden Einwirkungen der Leibesübungen auf den Körperchemismus, die wir für das Hormongleichgewicht nur vermuten konnten. Auch die Untersuchungen über das Verhalten der verschiedenen Leukocytenformen, das an die Wirkung von Entzündungen auf das Blutbild wohl nicht nur zufällig und äußerlich erinnert (Hippke), zeigen Tiefenwirkungen, deren Kenntnis jedem Arzt beweisen muß, wie wenig er es verantworten kann, so eingreifende Vorgänge im Körpergeschehen regellos der Laienhand zu überlassen und wie bedeutsam das therapeutische Agens sein wird, wenn seine volle Beherrschung und Auswertung einmal möglich sein wird. Von der Möglichkeit planmäßiger Veränderung der roten Blutkörperzahl und des Hämoglobingehalts macht heute schon die öffentliche Jugendfürsorge, wie oben berichtet, mit Erfolg Gebrauch. Unseres Wissens hat zuerst Meyer, später Schnell bei Fliegern das Verhalten der Erythrocyten nachgeprüft und dabei festgestellt, daß nach einmaligen Höhenflügen erhebliche Vermehrung der Erythrocytenzahl eintritt, die sehr bald wieder abklingt, daß jedoch nach mehrwöchigen Flugperioden die Vermehrung zu einem noch nach monatelangem Aussetzen des Flugdienstes nachweisbaren Gewinn geworden ist. Offenbar hat es sich im ersteren Falle lediglich um eine Ausschwemmung aus den Reservedepots gehandelt, die jedoch bei häufiger Wiederholung einen regenerativ gerichteten Reiz zur dauernden

Bereitstellung der in großen Höhen erforderlichen Blutkörpermenge durch echte Neubildung darstellt. Die gleiche Notwendigkeit einer Hämoglobinkonzentration besteht bei anstrengenden Leibesübungen, da sie dem Herzen den Transport großer Sauerstoffmengen mit relativ geringer Pumparbeit gestattet. Mit solchen Erwägungen übereinstimmend, sind akute Zunahmen der Erythrocyten nach Leibesübungen, soweit sie nicht erschöpfenden Charakter tragen, oft beobachtet worden. Über Dauerfolgen liegen beim sportlichen Training Untersuchungen noch nicht vor, jedoch machen die bei der Beeinflussung der kindlichen Anämie erzielten Ergebnisse wahrscheinlich, daß die Verhältnisse sich von den bei Fliegern beobachteten nur graduell unterscheiden und wir daher in der Lage sind, durch im Heimatort durchgeführte Leibesübungen insbesondere im Freien gleichgerichtete Erfolge wie beim Hochgebirgsaufenthalt zu erzielen.

Wir beschränkten uns zum Beweise der hygienischen Bedeutung der Leibesübungen und ihrer Richtung auf die Darstellung einiger Hauptgebiete, die der objektiven Prüfung zum Zwecke der Vergleiche des vor und nach den Leibesübungen bestehenden Körperzustandes in besonders leichter Weise zugänglich sind. Ohne damit eine Wertabschätzung geben zu wollen, verzichten wir auf die Schilderung solcher Einflüsse, deren Interesse mehr rein physiologischer oder sportlich technischer Art als unmittelbar hygienisch ist, z. B. auf die Muskulatur, oder solcher, die teils jedem Arzt geläufig — z. B. die durch Abhärtung, „Turnen der Hautgefäße", krankheitsschützende Wirkung auf die Haut — teils noch wenig erforscht sind, z. B. die Beziehungen der Körperarbeit zum Drüsenapparat. Nicht unerwähnt bleiben dürfen dagegen gewisse Beziehungen der Leibesübungen zum *Nervensystem* und zum Geistesleben, die über rein gesundheitliche Ergebnisse hinaus sich in ihrer Bedeutung auf das Gesamtgebiet der Pädagogik erstrecken und in diesem Teile ihrer Wirkung hier nur so weit angedeutet werden können, als sozialhygienische Fragen dadurch berührt werden. Der moderne Arbeitsschulgedanke geht von der Grundlage aus, daß das „Begreifen" im ursprünglichsten Sinne des Wortes, das Erfassen mit den Sinnen, die Erarbeitung des Begriffes durch Nachbildung mit eigener Hand der intellektuellen Verwertung als Vorstufe und Grundlage dient. Die sinnliche Umwelt und die aktive Reaktion auf deren Reize durch Bewegungen steht vor dem theoretischen Begriff und muß diesen ganz ersetzen, wo, wie in der Hilfsschule, pädagogische Ziele bei solchen Kindern zum Zwecke späterer sozialer Selbständigkeit erreicht werden müssen, die zur Abstraktion unfähig sind. Turnen und Handfertigkeit erhebt sich daher in der Hilfsschule schon heute aus dem technischen Nebenfach zur wesentlichen Erziehungsmethode. Die Ärztin Montessori hat mit Erfolg den gleichen Gedanken der Kindergartenerziehung dienstbar gemacht. Den Mechanismus der Wirkungsmöglichkeit gut gewählter Leibesübungen im Intelligenzgebiet erläutern die in Kriegs- und Nachkriegszeit oft und erfolgreich unternommenen Heilversuche an Hirnverletzten anschaulich. Prinzipiell analog den erwähnten Verhältnissen in der Hilfsschulpädagogik, jedoch infolge des Fehlens angeborener Herabsetzung des möglichen Zieles viel umfangreicher, wurde bei Hirnverletzten die Übung motorischer Gehirnfunktionen zum Ausgangspunkt der regenerativen und funktionellen Wiederbelebung nicht unmittelbar motorischer Hirnteile auf dem Umwege über die engen korrelativen Zusammenhänge aller Hirnzentren gemacht und dadurch die geistige Leistungsfähigkeit erneut und gestärkt. Das durch recht komplexe Ursachen bedingte durchschnittliche geistige Zurückbleiben und die seelische Eigenart des Krüppels und der in Schulleistung und Wesen deutlich zum Ausdruck kommende Erfolg körperlicher Entkrüppelungsmaßnahmen gehört ebenfalls hierher. Die unmittelbare, belebende Einwirkung kurzdauernder, frischer und kräftiger Leibesübungen am frühen Morgen auf die geistige Leistungsfähigkeit während der folgenden Stunden kennt jeder, der es versucht hat. Für Schulklassen hat beim Wechsel von Turnunterricht und geistigen Fächern Sippel mit objektiv registrierenden psychologischen Untersuchungsmethoden das gleiche Ergebnis erzielt. Die demnächst zur Veröffentlichung kommenden günstigen Resultate Kindermanns bei psychologischer Auswertung der von ihm zum ersten Male an einer Halleschen Volksschule 1 Jahr lang durchgeführten täglichen Turnstunde, die sich über alle dem Unterricht überhaupt zur Verfügung stehenden Stunden des Vor- und Nachmittags gleichmäßig verteilte, werden am besten gekennzeichnet durch einen einstimmigen Beschluß seines Lehrerkollegiums, der den Minister um die Ermächtigung zur Fortführung der täglichen Turnstunde bittet. Zweckmäßige Auswahl und Dosierung der jeweils gewählten Übungen, Rücksicht insbesondere auf die zeitliche Lage der Turnstunde zum übrigen Unterricht bei der Verteilung von koordinationsbildenden Übungen und solchen, die die höheren Nervenzentren schonen, ist als Grundlage günstiger Ergebnisse ebenso selbstverständlich, wie wir die Bedeutung des Mathematikunterrichts nicht nach den Fehlergebnissen eines pädagogischen Pfuschers beurteilen. Auch für ein Stoffgebiet des intellektuellen Unterrichts, das dem Arzt der gewünschten praktischen Auswirkungen wegen besonders am Herzen liegt, kann das Turnen bedeutungsvoll werden. Der *biologische Unterricht* in seiner hygienischen Anwendung auf den eigenen Körper will erlebt sein, wenn er bleibende Früchte tragen soll. Das Befragen selbst hochgebildeter ehemaliger höherer Schüler nach in der Schule erlerntem biologischen Tatsachenmaterial ergibt schon nach wenigen Jahren erschreckend geringe Reste trübseligen Gedächtniswissens. Die vielfach vorgeschlagene Übernahme hygienischer Tatsachen in den Rechen- und Deutschunterricht wird hierin nichts ändern, wohl aber der von einem selbst biologisch denkenden Turnlehrer ausgehende, aus der jeweiligen Praxis sich ergebende Anschauungsunterricht im Rahmen eines der eigenen Körperpflege dienenden Lehrfachs, wenn dieses eben nicht als stumpfsinniges Handwerk aufgefaßt wird. Inwieweit ferner Kunstsinn und ästhetisches Gefühl durch Leibesübungen geweckt und zur höchsten Blüte gebracht werden können, haben die Griechen erwiesen. Weiterhin weist uns die Verfolgung der engen Beziehungen zwischen physischem und psychischem Geschehen, die der Arzt auch in seinem therapeutischen Handeln immer mehr zu berücksichtigen lernt, pädagogisch den Weg zur ethischen Erziehung, die in ihrer Aufgabe einer Ausbildung der ursprünglichsten Eigenschaft der Persönlichkeit am unmittelbarsten deren ursprünglichsten Äußerungsform, der körperlichen Bewegung und Tat, im Sinne einer wechselseitigen Beeinflußbarkeit zugänglich ist. Durch Haltungsschulung schaffen wir aus dem krummrückigen schlaffen Willensschwächling nicht nur das Bild eines selbstbewußten Menschen, sondern diesen selbst. Kraftgefühl und Leistungsfreude als Wesensbestandteil freudigen und fördernden Persönlichkeitsgefühls erwachsen am ursprünglichsten auf dem Boden körperlicher Betätigung. Mut, freiwillige soziale Einordnung, Selbstüberwindung werden zum echten Charakterbestandteil nur durch die Tat, nie durch abstrakte sittliche Belehrung. Ethik ist, wenn sie echt ist, Gegenstand des Erlebens allein; die Theorie kann nur auf Erlebtem aufbauen, wenn sie mehr erreichen will, als äußere Nachahmung sittlichen Verhaltens, die vor jedem ernsten Interessenkonflikt zusammenbricht. Ethik ist die selbstlose Freude am guten und richtigen Handeln. Wenn das ursprüngliche und mit nichts vergleichbare Glücksgefühl, das uns fern von jeder Ehrgeizbefriedigung bei und nach körperlicher Arbeit in Turnen und Sport beseelt, nicht als ethisch bezeichnet zu werden pflegt, so liegt das lediglich an falscher Einengung des Sprachgebrauchs, nicht an der Sache selbst. Daß das Glück sportlicher Leistung selbst ethisch ist, erweist die hinlänglich bekannte Tatsache, daß der innerlich gesunde Leibesübungen treibende Jugendliche allem, was er als Beschmutzung von Seele und Körper auffaßt, mit jugendlichem Schwung und hemmungsloser unkritischer Restlosigkeit den Kampf ansagt, sei es Alkohol, Nikotin, Schundliteratur, geschlechtliche Ausschweifung oder Kino. Die Erklärung z. B. der geschlechtlichen Reinhaltung der sporttreibenden Jugend durch die Ableitung des Blutstroms aus der Beckengegend ist ebenso banal und erweist ebensolche eigene Erlebensarmut, wie die Erklärung des glückvollen Leistungsgefühls aus dem günstigen Zirkulationsverhältnissen, die von der Muskulatur bedingt, auch das Gehirn betreffen. „Höchstes Glück der Erdenkinder ist nur die Persönlichkeit!“ Dieses auf den Grund der Dinge, auf die letzten Ziele der Pädagogik gehende Worte des größten Deutschen, der sein Leben lang vollbewußt Vollkommenheit des Körpers als Wesensteil seiner eigenen Persönlichkeit anstrebte und erreichte, erklärt mehr als alle mechanistische Deutelei. Gewiß findet nicht jede Form des Turnunterrichts den pädagogischen Weg zur Seele. Wir finden in dieser Hinsicht wertvolle Anregungen in der rhythmischen Gymnastik. Daß sie, bewußt von den körperlichseelischen Zusammenhängen ausgehend, den persönlichen Erlebensrhythmus sucht und erzieherisch zu beeinflussen gestattet, ist ihre Stärke, aber auch ihre Gefahr bei einseitiger oder falscher Anwendung. Diese Gefahr ist für den Knaben die verweichlichende Übertonung des Individuellen, für das Mädchen die Verführung zu spielerischen Anmutgetue. Der Geist der rhythmischen Gymnastik kann befreiend wirken, wenn er ohne Vernachlässigung des Alterprobten, autoritär Straffen zum Kampf gegen Schematismus und Verknöcherung in das Turnen aufgenommen wird. Er zeigt dann auch dem Uneinsichtigsten die in der Körpererziehung liegenden psychologischen Werte. Auch bei der Behandlung *Kranker* mit Leibesübungen sehen wir einen wesentlichen Anteil des Erfolgs in der Weckung des glücklichen intuitiven Bewußtseins wohlablaufender Funktionen. Das Fehlen eines solchen körperlichen Selbstbewußtseins ist nicht nur die Krankheitsursache des Hypochonders, sondern stellt eine wesentliche Teilursache des Krankheitsgefühls und der subjektiven Beschwerden bei der großen Mehrzahl organisch bedingter Erkrankungen dar. Die Vermittlung des nach Art und Umfang nur durch persönliche Erfahrung zu ermessenden psychischen Heilfaktors geht jedoch über das Symptomatische und Palliative weit hinaus, ohne daß Art der Zusammenhänge und Grenzen der organischen Wirkung sich heute schon übersehen ließen. Bei den erheblichen Blutdruckssenkungen der Arteriosklerotiker spielt gewiß neben dem echt zirkulatorischen und hormonalen Einflusse der Leibesübungen das seelische Heilmoment ebensosehr eine Rolle, wie bei den überraschend günstigen Ergebnissen, die MALLWITZ bei schweren Diabetikern sah — erinnern wir uns doch der großen Abhängigkeit gerade des Diabetikers von Allgemeinbefinden und Gemütslage —; das gleiche dürfte für die öfters als Folge von Leibesübungen berichtete Beseitigung von Dyspepsien und anderen Beschwerden von seiten des Verdauungsapparates wie auch der weiblichen Beckenorgane teilweise Geltung haben.

Eine oft diskutierte Frage geht dahin, ob die Summe der geschilderten kürzer oder länger dauernden Einwirkungsfolgen der Leibesübungen eine so stabile Zustandänderung schaffen kann, daß von einer Veränderung der *Konstitution* gesprochen werden könne. Ohne zu dem so verschiedenartig ausgelegten Konstitutionsbegriff als solchem hier kritisch Stellung nehmen zu wollen, fassen wir für unsere vorliegende praktische Fragestellung die Konstitution als die Summe aller ererbten und erworbenen Eigenschaften morphologischer und funktioneller Art, soweit sie ihrer Dauer und Bedeutung nach geeignet sind, die Reaktionsweise eines Lebewesens auf Reize und die Art seiner Einordnung in die

Umwelt zu bestimmen. Wir lernten in unseren physiologischen Erörterungen eine ganze Reihe von Veränderungen kennen, die an sich ihrer Natur nach sehr wohl so eingreifend sein könnten, daß sie konstitutionelle Bedeutung hätten, falls sie sich wirklich auch über die Zeit der Übungseinwirkung hinaus als dauerhaft geschaffene Ursachen einer neuartigen Umweltreizverwertung bewähren sollten und nicht lediglich zeitlich begrenzte Wirkung einer bereits vorher bestehenden und im Wesen unveränderten Reaktionsform sind. Hierher könnten z. B. die Vagotonie, die Veränderung der Herzkraft und der Herzarbeitsverhältnisse sowie die Folgen der veränderten Vitalkapazität gehören, insbesondere aber jede vorläufig nur zu vermutende Umstellung auf dem Gebiete der inneren Sekretion. Eine exakte Stellungnahme zu diesem Problem würde über lange Zeiten sich erstreckende, auch nach Aufhören des Sports fortgesetzte Untersuchungsreihen mit experimenteller Prüfung der Reaktionsart bei systematischer Umweltveränderung nach verschiedenen Richtungen voraussetzen, wie sie heute noch nicht vorliegen. Wir sind daher auf Vermutungen angewiesen, die uns in mancher Hinsicht, z. B. bei der sicher bald nach Trainingsbeendigung verschwindenden Vagotonie und bei der chemischen und morphologischen Blutveränderung zu einem negativen Ergebnis führen müssen, während nach anderer Richtung, z. B. bezüglich des Anpassungsvermögens von Muskulatur, Herz und Atmung an neue Mehranforderungen, sowie in der unmittelbaren Bereitschaft zur Schaffung solcher chemischer Umstellungen, die bei neuer Übung deren Leistungserfolg zu erhöhen geeignet sind, eine Überlegenheit eines früher längere Zeit geübten Menschen sowohl dem subjektiven Eindruck des Praktikers wahrscheinlich ist, als auch mit den auf anderen analogen Gebieten, z. B. dem der Immunitätslehre, gewonnenen modernen theoretischen Anschauungen in vollem Einklang steht. Die Prüfung der im eigentlichen Sinne konstitutionell zu nennenden Veränderung der *Übbarkeit* — vielfach in der Literatur verwechselt mit dem rein konditionellen Begriff des Übungszustandes und der daraus sich ableitenden objektiven Leistung — ist so gut wie ausgeschlossen, solange wir noch in der Untersuchung funktioneller Konstitutionswerte methodisch auf die groben Unterschiede pathologischer Abweichungen beschränkt sind. Die Konstitutionsphysiologie des Gesunden, die Erfassung der Eigenart einer nach jeder Richtung hin in den Grenzen des Normalen bleibenden Person über den einmaligen funktionellen Status hinaus, ist die heute kaum in den Kinderschuhen steckende Grundlage eigentlich qualifizierter Sportarztarbeit mit der Möglichkeit einer nach einzelnen Übungsarten spezialisierten Leistungsprognose. Diese Methodik, die die heute noch fehlende exakte Kenntnis der physiologischen Vorgänge bei den einzelnen Leibesübungen zur Voraussetzung hat, kann ihrerseits erst den Grund legen zu dem Versuch, die Reaktionsart ein und derselben Person zu verschiedener Zeit des Lebens zu vergleichen und damit konstitutionellen Dauerwirkungen wissenschaftlich näherzukommen.

Wie primitiv heute noch unsere Kenntnisse der speziellen Physiologie der Leibesübungen sind, hat insbesondere V. Baeyer nachgewiesen, der bei der Nachprüfung der Muskelarbeit an Modellen zeigen konnte, daß wir uns über die Funktion anscheinend einfacher Einzelmuskeln, z. B. des Biceps brachii, bisher ganz falschen Vorstellungen hingegeben haben. Funktionelle Konstitutionsforschung an Gesunden ist für die wissenschaftliche Bearbeitung der Leibesübungen die wichtigste Zukunftsaufgabe, dabei geeignet, in ihren Ergebnissen auf einem Sondergebiet die Gesamtheit unseres Wissens vom Menschen auf eine breitere Basis zu stellen und so auch der Heilkunde und dem gesundheitlichen Jugendwohlfahrtswesen im allgemeinen wesentlich zu nützen. Bis wir soweit sind, müssen wir unsere Wahrscheinlichkeitsschlüsse durch Analogiebeweise zu erhärten bestrebt sein, wie wir sie in erster Linie in der schon heute einigermaßen verfolgbaren morphologischen Zustandsänderung unter dem Einflusse bestimmter Leibesübungen suchen. Die Methodik solcher Untersuchungen, die nur bei völlig übereinstimmender Technik aller Untersucher ein vergleichbares statistisches Massenmaterial von hinreichender Beweiskraft ergeben kann, ist von MARTIN im 1. Bande dieses Werkes geschildert. Die zahlreichen sportlich anthropometrischen Einzelveröffentlichungen erweisen schon heute, daß ein gewisser Parallelismus zwischen Körperform und funktionellen Reaktionsverhältnissen zu bestehen pflegt, der uns aus dem objektiv Zugänglichen Rückschlüsse zu ziehen gestattet. Weil aber diese Beziehungen lediglich statistische Durchschnittsergebnisse, keineswegs aber allgemeingültige Gesetzmäßigkeiten darstellen, da das Morphologische lediglich ein Symptomenbild für die Konstitution, nicht diese selbst darstellt, ist niemals für den Einzelfall der Schluß gestattet, daß die körperliche Eignungsrichtung dem aus Massenuntersuchungen gleicher Körperbautypen abgeleiteten Verhalten tatsächlich entspricht; der Sportarzt, der seine praktischen Ratschläge auf solcher Grundlage aufbauen wollte, würde bald durch peinliche Erfahrungen zu größerer Zurückhaltung veranlaßt werden. Mit diesem Vorbehalt, der der wissenschaftlichen Bedeutung anthropometrischer Feststellungen keinerlei Eintrag tut, führen wir einige Formeigentümlichkeiten solcher Sporttypen an, die von den Untersuchern, insbesondere KOHLRAUSCH und KRÜMMEL übereinstimmend und auf hinreichend großes Material gestützt, mitgeteilt wurden: Unter den Läufern sind die Langstreckenläufer und ebenso die Skiläufer durchschnittlich von geringer Größe, dabei relativ langbeinig, von hagerer Gestalt und schlanker Muskulatur; das Herz ist groß, der Brustkorb gut gewölbt. Ebenfalls schlank, aber durchschnittlich größer sind die Kurz- und Mittelstreckenläufer; ihre körperliche Eigenart ist besonders bezeichnet durch relative Überlänge der Oberschenkel gegenüber Unterschenkel und Gesamtkörper, sowie niedrige Brustdurchmesserwerte in querer und sagittaler Richtung. Groß, schlank und langbeinig, ohne Bevorzugung des Oberschenkels, sind die Springer. Allen gemeinsam ist eine dem asthenischen Typus nahestehende Gesamtbeschaffenheit. Den extremsten Gegensatz bilden die pyknischen Schwerathleten mit breiten Quermaßen von Schultergürtel, Becken und Herz, mittlerer Größe und massigknolliger Muskulatur. Auch die Werfer sind breit und muskelstark, jedoch größer an allgemeinem Durchschnittsmaß wie an relativer Gliederlänge. Mitteltypen stellen die vielseitigeren Mehrkämpfer sowie die Schwimmer dar, von denen die letzteren über durchschnittlich reichlicheres Fettpolster verfügen. Von diesem Mitteltypus weichen einerseits die Fußballspieler, andererseits die Geräteturner und Boxer insofern ab, als bei ersteren Beckenmaße und untere Extremität, bei letzteren Schultergürtel und Arme eine relativ bedeutendere Entwicklung aufweisen. Alle diese Wuchstypen sind lediglich Feststellungen von Befunden; ob sie darüber hinaus die Bedeutung haben, den Ausdruck spezifisch gerichteter Dauereinwirkungen einzelner Leibesübungen darzustellen, ist von der Entscheidung der Frage abhängig, ob eine Veränderung von beobachteten Einzelpersonen in der Richtung solcher Sporttypen durch den Sporteinfluß vorkommt, oder ob es sich lediglich um eine Selbstauslese solcher Personen handelt, deren zufällig bestehender Körperzustand günstigste Voraussetzungen für Erfolge in einem Sonderzweig der Leibesübungen schafft. Die Annahme, daß diese Selbstauslese eine erhebliche Rolle spielt, wird dadurch verstärkt, daß die Maßergebnisse vorwiegend bei einer Auswahl der Besten ihres Sportzweigs gewonnen wurden, die zu größeren Wettkämpfen von ihren Vereinen entsandt worden waren und im Kampf um den Sieg eben gerade aus ihrem Wuchstypus Vorteile vor anders gebauten Konkurrenten gewinnen konnten. Andererseits mußten wir oben den starken allgemeinen Einfluß der Körperübungen auf den wachsenden Körper feststellen und wissen insbesondere aus den Untersuchungen Kaups an Lehrlingen, daß die bei den einzelnen Berufen verschiedenen Umweltreize sehr wohl auch in spezieller Richtung zu Eigentümlichkeiten von Wuchsform und körperlicher Entwicklung Anlaß geben können. Gerade der Vergleich mit den Verhältnissen der Lehrlinge, bei denen man früher dem körperlichen Selbstausleseprinzip in der Berufswahl für das Zustandekommen charakteristischer Durchschnittseigentümlichkeiten von Maß- und Gewichtsverhältnissen eine größere Rolle zuschob, als die eingehendere Forschung bestätigte, lassen einen morphologisch fundierten körperlichen Einfluß der verschiedenen Einzelformen der Leibesübungen als sehr wahrscheinlich erscheinen, der gemeinsam mit der Selbstauslese in der Richtung des für die Sportart optimalen Wuchstypus wirksam ist.

Die oft auch bei hervorragenden Sportlern beobachtete völlige Abweichung des tatsächlichen morphologischen Bildes von dem nach den Durchschnittsfeststellungen zu erwartenden Typus sowie das Streben nach unmittelbarer und auch individuell gültiger Feststellung konstitutioneller Einflüsse, haben in letzter Zeit nicht nur bei dem die Fortschritte seiner Schulklasse prüfenden Pädagogen, sondern auch bei dem lediglich biologisch interessierten Arzte die Frage der *Leistungsprüfungen*[1]) in den Vordergrund des Interesses geschoben. Als eine zwar selbstverständlich erscheinende, aber nach unseren Erfahrungen in der großen Mehrzahl der Fälle fehlende Voraussetzung ist dabei zunächst Exaktheit und Vergleichbarkeit der Versuchsbedingungen und Methoden zu fordern. Selbst in Schulen, in denen beim gesamten Lehrerkollegium wegen des über die probeweise eingeführte tägliche Turnstunde zu gewinnenden Urteils lebhaftes Interesse geweckt war, ergab die vergleichende Auswertung der im Abstand eines halben Jahres beim gleichen Schülermaterial gewonnenen Feststellungen, daß die Unerprobtheit der Methode, die Subjektivität verschiedener Beobachter und die Differenz der äußeren Verhältnisse — z. B. Tageszeit, vorhergehende Anstrengung usw. — zu derartig weitgehenden Fehlerquellen führte, daß von einer Verwertung des sehr umfangreichen Materials gewisserhafterweise abgesehen werden mußte. Aber selbst einwandfreie Feststellungen könnten bei aller Anerkennung des Wertes für die Schule dem Arzt nur beschränkte Aufschlüsse geben. Ein Schüler, der beispielsweise eine früher nie geübte Leistung während der zur Vergleichsgrundlage dienenden Übungszeit erheblich steigern könnte, wird einem anderen, dessen konstitutionelle Übbarkeit zwar viel größer ist, der aber beim Einsetzen der Versuchszeit sich infolge früherer Übung bereits nahe der oberen Grenze des für ihn in dieser Übung erreichbaren Leistungsmaßes befand, im Ergebnis des Vergleichs überlegen sein, ohne daß daraus irgendwelche konstitutionellen Schlüsse gezogen werden könnten. Die Beobachtung, daß ein Schüler bei der ersten Prüfung 1,35 m hoch springt, nach einem halben Übungsjahr dagegen 1,45 m, beweist nichts weiter, als eben diese beobachtete Tatsache; mit Konstitution hat das nichts zu tun. Wertvoller könnte diese Feststellung schon im Rahmen eines jedesmal gleichzeitig ärztlicherseits erhobenen allgemeinen Konditionsbildes sein, das das Zufällige vom Konstitutionellen zu sondern bestrebt ist. Zu den Leistungsprüfungen, wenn sie mehr sein wollen als eine rein technische Maßnahme, gehört die Mitarbeit des Schularztes, der aber ebenfalls durch sie keine Unterlagen eines zahlenmäßig-objektiven Konstitutionsbildes, sondern lediglich ein Symptom mehr für sein subjektives ärztliches Gesamturteil erhält. Sollen Leistungsprüfungen mehr bedeuten, so müssen sie einfachste

---

[1]) In die vom Reich und Preußen empfohlenen Fragebogen sind auf Anregung von Mallwitz je 2 Läufe, 2 Sprünge und 2 Würfe als Leistungsprüfungen aufgenommen worden, und zwar: 100 m Laufen (kurze Strecke), 3000 m-Laufen (lange Strecke), Hochsprung, Weitsprung, Kugelstoßen, Ballweitwerfen (Klimmzüge, 100 m-Schwimmen).

Bewegungsformen klargerichteter Art darstellen, die selbst nicht Gegenstand der Übung waren, sondern lediglich über den allgemeinen Organeinfluß der Übungen Aufschluß geben. In einfachster und rohester Form unternimmt der Arzt solche Prüfungen, wenn er z. B. die Beruhigungszeit der Herztätigkeit vor und nach dem Training unter dem Einfluß einer bestimmten Anzahl von gleichmäßigen Kniebeugen prüft. Die Auffindung geeigneter Methoden für die Begutachtung der Übbarkeit verschiedener Körperfunktionen ist eine wichtige, noch völlig ungelöste Aufgabe der Sportphysiologie. Wir besitzen heute noch nicht einmal zur Feststellung der Muskelkraft und -ausdauer ein brauchbares Dynamometer, das den Fehlerquellen der Ermüdbarkeit jeder metallischen Feder nicht unterworfen wäre. Wenn wir die Auffindung und planmäßige Auswertung der konstitutionell gerichteten Dauereinflüsse der Leibesübungen als Problem sozialhygienischer Art auffassen, so ist dies demnach vorläufig mehr die Bezeichnung einer Aufgabe künftiger Forschung, als der Gegenstand wissenschaftlich wohlfundierter praktischer Arbeit.

Aus der Frage nach dem Einfluß auf die Konstitution ergibt sich die weitere, ob es etwa gar möglich ist, konstitutionelle Resultate zu vererben und so den Leibesübungen eine unmittelbar *rassehygienische* Rolle zuzubilligen. Eine solche Annahme, die die Vererbbarkeit durch Umwelteinflüsse erworbener Eigenschaften zur Voraussetzung haben würde und selbst bei Anerkennung dieser Möglichkeit nur unter der weiteren unbewiesenen Voraussetzung einer stabilen Verankerung der Übungseinflüsse im innersekretorischen Apparat denkbar wäre, ist unseres Wissens von ärztlicher, den Leibesübungen nahestehender Seite nie ernsthaft aufgestellt worden. Trotzdem haben Gegner der Leibesübungen, insbesondere LENZ, geglaubt, die biologische Bedeutung von Turnen und Sport damit erschüttern zu können, daß sie den höchstwahrscheinlich durchaus zutreffenden Nachweis eines Fehlens von vererbbaren Übungsergebnissen versuchten. Selbst bei größter Hochschätzung der Bedeutung der Rassehygiene wird man den Gedankengängen einseitiger Vertreter dieses Faches nicht folgen können, wenn sie übersehen, daß die nur für den Verlauf des Individuallebens sich auswirkende zweckmäßige Gestaltung der Umweltreize, die das eigentliche Wesen der Leibesübungen ausmacht, für das gesundheitliche Lebensschicksal des einzelnen und damit auch des ganzen Volkes von größerer praktischer Bedeutung ist als der in den Grenzen seiner Möglichkeiten noch recht problematische Versuch einer Verbesserung der konstitutionellen Erbwerte. Selbst wenn rassehygienischen Methoden dieser Versuch in praktisch wertvollem Umfange gelungen sein sollte, wird es stets Aufgabe der Hygiene bleiben, innerhalb der großen erbmäßig bestimmten Variationsbreite das individuelle Optimum durch Herstellung der individuellen Harmonie von Reizbedürfnis und Reizangebot und damit aus lediglich potentiellen gesundheitlichen Werten reale zu schaffen. Daß es dadurch, daß Eltern für ihre Person es gelernt haben, durch zweckmäßige Auswertung der in der Umwelt gegebenen Möglichkeiten ihre ererbte Individualität optimal in diese einzufügen, erreichbar sein solle, daß ihren Kindern diese Mühe erspart bliebe und sie lediglich Erbempfänger eines aus konstitutionellen und konditionellen Momenten von den Eltern geschaffenen biologischen relativen Optimum wären, ist ein durchaus absurder Gedanke. Trotzdem liegt die Anerkennung mittelbarer Einflüsse auch auf den Zustand der Nachkommenschaft dann auf der Hand, wenn wir lebenskulturelle Nebenerfolge der Leibesübungen mit in ihr Wirkungsbereich einbegreifen. Die oben in ihren Gründen beleuchtete Enthaltung vom Alkoholmißbrauch sowie die relativ stark herabgesetzte Gefahr geschlechtlicher Infektion bei Sporttreibenden, helfen Keimschädigungen anerkannter Art und deren Folgen für die Nachkommenschaft verhüten. Die durch Leibesübungen geschaf-

fene Freude am gesunden, frischen und schönen Körper, das geweckte somatische
Beurteilungsvermögen und Verantwortlichkeitsgefühl, sind mehr als alle theoretische Belehrung geeignet, in der Gattenwahl das gesundheitlich-körperliche
Moment im Volksbewußtsein zu stärken und damit auch den heute außerordentlich geringen tatsächlichen Einfluß ärztlicher Eheberatung vorzubereiten und
zu vertiefen. Daß außerdem die Erhöhung der Vitalität der Körpergewebe, die
auch subjektiv das gesamte Lebens- und Körperbewußtsein nachhaltig beeinflußt, sich auch im günstigen Sinne dem Keimplasma mitteilt, ist ein Gedanke,
der ebenso möglich ist wie die allgemeine und wohlfundierte Annahme, daß an
Verschlechterungen des körperlichen Gesamtbefindens durch Vergiftungen oder
chronische Allgemeinerkrankungen auch der keimplasmatische Teil des Gesamt-
körpers seinen Anteil hat. So wenig beweisbar und so sehr dem subjektiven
Eindruck unterworfen die Auswirkungen solcher günstigen Beeinflussung des
Keimplasmas und damit der Nachkommenschaft sein mögen, stehen sie doch
mit den herrschenden biologischen Auffassungen in keinerlei Widerspruch;
mit Erblichkeit im eigentlichen Sinne haben sie zwar nicht ohne weiteres in jedem
Falle zu tun, ebensowenig wie die Keimschädigungen, wohl aber — ebenso wie
diese — mit praktischer Rassehygiene.

Die durch mancherlei morphologische und physiologische Abweichungen
bedingte Sonderstellung des *Einflusses der Leibesübungen im Kindesalter* erfordert eine Prüfung der biologischen Verhältnisse, soweit für sie nicht unsere
oben gegebenen allgemeinen Erwägungen zutreffen, und der sich daraus ergebenden Besonderheiten unseres praktischen Handelns zur Erreichung des hygienischen
Ziels. Die wichtigste Aufgabe des kindlichen Körpers ist das Wachstum. Wenn
auch von der Calorienzufuhr nur etwa $^1/_5$ zu diesem Zweck verbraucht wird, so
bildet doch die Wachstumsperiode insbesondere in den Abschnitten physiologisch
gesteigerter Wachstumsintensität eine Zeit körperlicher Umwälzungen und gesteigerter Zelltätigkeit, in der jede anderen Zwecken dienende ähnliche Belastung
der Lebensvorgänge, wie wir sie etwa im sportlichen Training finden, ausgeschlossen werden muß, um Störungen zu vermeiden. Alles, was der Höchstleistung
unter letzter Hergabe der Kraft dient, also echtes Training und Wettkampf mit
Erwachsenen, ist daher bis zum Abschluß der wichtigsten Wachstumsvorgänge,
also etwa bis zum vollendeten 18. Lebensjahr, als ebenso bedenklich zu bezeichnen wie schwere Kraftübungen, bei denen außerdem ungünstige Wirkungen
auf den noch ungenügend gefestigten Stützapparat zu erwarten sind. Andererseits ist die Zeit des größten hormonalen Wachstumsantriebes gleichzeitig diejenige
des größten Bedarfes an physiologischen äußeren Wachstumsreizen, um die
Ausbildung der jedem Schularzt, insbesondere an den höheren Schulen wohl-
bekannten disharmonischen Kümmerformen zu vermeiden. Im Säuglings- und
Kleinkindesalter führt der noch unverbildete Instinkt dann die nötige Bewegungs-
menge in Strampeln, Kriechen, Laufen und Spiel herbei, wenn wir nicht durch
unzweckmäßiges Einwickeln, frühzeitige Gewöhnung an Sitzhaltung, Unterdrückung des Bewegungsdranges durch falsche Erziehung zu ruhigen Muster-
kindern oder durch die noch heute in vielen Kindergärten üblichen Beschäfti-
gungsmethoden mit Handarbeiten die instinktive Regelung verhindern, oder
wenn nicht die erforderliche Spielfläche in unmittelbarer Nähe der Wohnung
fehlt. Die Bereitstellung aller verfügbaren Grünflächen in den dichtbesiedelten
Stadtteilen für das freie Spiel der Kinder ist eine ebenso wichtige gesundheitliche
Aufgabe der Stadtverwaltungen, wie die Schaffung von Sport- und Spielplätzen
für Erwachsene in der Stadtperipherie. Bei der Frage nach dem Verwendungs-
zweck innerhalb des Stadtinneren gelegener Freiflächen hat stets das Kind mit
seinen Lebensbedürfnissen den Vorrang vor dem Sport. Bei schwächlichen Kin-

dern mit geringem spontanen Betätigungsdrang und bei Rachitis ist die Unterstützung der Körperentwicklung durch eigentliche Leibesübungen bereits im Säuglingsalter durchführbar und insbesondere von NEUMANN-Neurode zu einem wohlbewährten System ausgebaut. Bei Kleinkindern tritt, vor allem im Kindergartenbetrieb, zur Spielanleitung die Durchführung von zwar kurzdauernden, aber mehrmals täglich wiederholten Freiübungen, bei denen ebenso wie im Säuglingsalter die Pflege der Rumpfmuskulatur an Bedeutung im Vordergrunde steht. Mit Vorteil ist dabei von Bewegungsformen in Vierfüßlerhaltung, etwa nach Art des Klappschen Kriechens, Gebrauch zu machen. Neuerdings wird vielfach schon vor dem Schuleintritt mit dem Schwimmunterricht begonnen, wovon wir bei kräftigen, nicht anämischen Kindern wider eigene Erwartung niemals Schädigungen erlebten. Wesentlich für die Beurteilung aller Leibesübungen bis zur Beendigung der zweiten Streckung sind die von den Verhältnissen des Erwachsenen stark abweichenden Kreislaufverhältnisse. Der Erwachsene besitzt nach BENEKE im Verhältnis zur Körperlänge eine 3—4mal größere Herzmuskelmasse als das Kind vor der Pubertät. Dagegen verfügt das Kind über eine relativ erheblich größere Weite der großen Schlagadern und daher geringeren Blutdruck, sowie über eine größere Schlagfolge, die z. B. beim 14jährigen Knaben durchschnittlich 87, beim 3jährigen Kinde 108 in der Minute beträgt. Nach F. A. SCHMIDT nimmt das Herzvolumen vom Kindesalter bis zum abgeschlossenen Wachstum um das 12fache zu, der Umfang der Aorta aber nur um das 3fache. Die wichtigste Zeit des Herzwachstums liegt in den Pubertätsjahren, in denen das Herzvolumen um das Doppelte größer wird. Aus diesen Tatsachen ergibt sich die Begründung für die Leistungsunfähigkeit des kindlichen Herzens bei allen langdauernden Anstrengungen, in denen die Herzkraft entscheidet, z. B. dem Lauf über die lange Strecke, sowie bei allen Kraftübungen, die nur bei einer augenblicklich zur Verfügung bereitstehenden erheblichen Reservekraft des Herzmuskels ohne Schädigung durchführbar sind. Dagegen ist das Kind bei den mäßigeren Anstrengungen eines kurzen Laufes dadurch im Vorteil, daß infolge der geringeren Widerstände im Gefäßsystem die zirkulatorische Anpassung ohne wesentliche Belastung des Herzens gelingt, und dieses infolgedessen viel schneller von den Ermüdungsfolgen solcher leichten Anstrengungen befreit wird, als dies beim Erwachsenen möglich ist. Das Kind ist daher bei seinen von häufigen Pausen unterbrochenen Laufspielen, seinem freien Umherspringen und seinen Balgereien zu Gesamtleistungen im Laufe eines Tages ohne Herzermüdung befähigt, die für den Erwachsenen eine erschöpfende Anstrengung darstellen würden. Freie Spiele, in denen das Kind nach eigenem Bedarf laufen und pausieren kann, in denen nicht, wie etwa beim Fußball, die Riegendisziplin das Maß der Leistungen vorschreibt, sind daher die ideale Form kindlicher Leibesübung und bieten dem Herz, dem Brustkorb, sowie dem Bewegungsapparat individuell dosierte Entwicklungsreize. Das freudeschaffende Gefühl von Freiheit und Ungebundenheit erhöht die Wirksamkeit und Leistungsgröße durch die unmittelbar von Momenten der Stimmungslage abhängige Verkürzung der Reaktionszeit im Nervensystem; frische Luft und Sonne, aber auch ungünstiges Wetter mit Regen und Wind vervollständigen die hohe gesundheitliche Bedeutung des Bewegungsspieles, wie wir es, abgesehen von den Neck- und Haschspielen der Kleinsten, in einer für ältere Schüler geeigneten Form insbesondere im deutschen Schlagballspiel und Barlauf zur Verfügung haben. Es ist als ein bedeutsamer Fortschritt zu begrüßen, daß das an Schulhof oder gar Turnhalle und zeitlich jedesmal auf weniger als eine Stunde beschränkte Turnen eine Ergänzung im pflichtmäßigen allwöchentlichen Spielnachmittag gefunden hat, der gerade die unerläßlichen äußeren Faktoren zum gesundheitlichen Erfolg gewährleisten würde, wenn es überall schon

den Lehrkräften gelungen wäre, die innere Umstellung vom Spiessschen System-
turnen alter Schule zu wirklicher moderner Körpererziehung auch für ihre Person mitzumachen. Daneben verliert ein mit zunehmendem Lebensalter an Intensität gesteigertes Heranziehen solcher Übungen, die Kraft, Gewandtheit, Ausdauer
Straffheit und körperliche Disziplin vermitteln, nicht seinen hohen körperbildenden und pädagogischen Wert. Vorsichtige Weckung des Ehrgeizes schafft freudige Mitarbeit jedes einzelnen, die insbesondere durch reiche Abwechslung,
durch Schwimmen, Rudern, Ski- und Schlittschuhlauf gesteigert werden kann.
Bei allen sportlichen Übungen, einschließlich der „volkstümlichen" (Laufen,
Springen und Werfen), ist eine Nachahmung der Betriebsart der Erwachsenen
streng zu meiden und die Leistung unter Darlegung der Gründe an die Schüler
auf das der Altersklasse zuträgliche Maß zu beschränken. Die Ausbildung der
Rumpfmuskulatur, die im Sport meist zu kurz kommt, ist gerade in dieser Zeit,
in der ein Einfluß auf die endgültige Körpergestalt noch möglich ist und die Gefahr
von Sitzschäden durch die Schule einen Ausgleich erfordert, durch geeignete
Freiübungsgruppen planmäßig zu pflegen. Die Koordinationsbildung als Grundlage allgemeiner körperlicher Gesundheit bleibt im wesentlichen den turnerischen
Geräteübungen vorbehalten, deren für die Kraftausbildung vielfach mit Recht
als überflüssig bezeichnete Vielgestaltigkeit auf diesem Gebiet nicht ohne Schaden
entbehrt werden könnte. Die Erteilung eines guten wirksamen Turnunterrichts,
die zweck- und altersgemäße graduelle Verteilung des gewaltigen Stoffs verschiedener Übungsgebiete über die einzelne Stunde, ohne Überlastung aber auch ohne
Langeweile der Schüler, die Notwendigkeit der Jugend ein fröhlicher Kamerad
zu sein und sie doch im nächsten Augenblcik in froher aber straffer Disziplin
in der Hand zu haben, ist eine schwere Aufgabe für den Lehrer. Es wird jedoch
darüber hinaus ein Eingehen auf die Individualität des Schülers, eine Berücksichtigung und anlagegemäße Förderung der Schwachen und Kränklichen von
ihm gefordert, ferner eine Einfügung der Turnstunde in den Gesamtrahmen des
Unterrichts, die ihm zur Erhaltung der Lernfähigkeit in den folgenden wissenschaftlichen Stunden beispielsweise eine strenge Unterscheidung der Übungsarten nach ihrer Großhirnbelastung auferlegt. Alles dies erfordert ein Maß
biologischen Eindringens in das Wesen der Leibesübungen, wie es zwar der moderne
Turnlehrer in seiner mehrjährigen und größtenteils von Ärzten erteilten Fachaus-
bildung sich zu eigen machen kann, nicht aber der allgemeine Volksschullehrer,
dem in der überwiegenden Mehrzahl der Volksschulklassen die Erteilung des
Turnunterrichts nicht nur heute obliegt, sondern stets obliegen wird. Die Grundforderung für jeden erfolgversprechenden Ausbau unseres trotz aller verständ-
nisvollen Ministerialerlasse vielfach noch recht schematisch und handwerksmäßig
erteilten Schulturnunterrichts ist daher eine Reform der gesamten Lehrerbildung,
die weit mehr als bisher der Tatsache Rechnung zu tragen hat, daß nicht die Vermittlung einzelner Wissengebiete, sondern das Erziehungsobjekt im Vordergrund
seiner Berufsarbeit steht, und daß dessen Wesen nicht mit psychologischen
Feststellungen allein zu erfassen ist. Das Kind als lebendigen Organismus verstehen zu lehren, und auf dieser Grunderkenntnis den intellektuellen, ethischen
und körperlichen Teil der Erziehung als eine innerlich untrennbare Einheit
aufzubauen, muß das Ziel der in Gründung begriffenen pädagogischen Akademien
sein. Notwendig ist ferner, in Übereinstimmung mit dem Turnerlaß des preußischen
Unterrichtsministers vom Juni 1924 eigene gymnastische Erfahrung jedes Lehrers
als einzige Möglichkeit der nur selbst zu erlebenden, nicht theoretisch erlernbaren
Erkenntnis von dem lebensspendenden Einfluß der Leibesübungen auf die Bildung
der Gesamtpersönlichkeit. Das pädagogische Ziel der Erfassung des ganzen
Menschen und der Wunsch nach gesundheitsgemäßer Erteilung auch des nicht

unmittelbar dem Körper gewidmeten Unterrichts, läßt eine solche Reform auch wünschenswerter erscheinen, als weiteren Ausbau des Fachturnlehrersystems; die neuerdings hervortretenden Bestrebungen nach einer völligen Trennung von Leibes- und Geistesschule verdienen schärfste Ablehnung.

Was die der körperlichen Erziehung zu widmende Zeit angeht, stellt die *tägliche Turnstunde* eine gesundheitliche Mindestforderung dar, deren Durchführbarkeit und körperlicher Erfolg nach den vorliegenden Versuchserfahrungen in Halle keinem Zweifel mehr unterliegen. Wirklicher Körperbildungseinfluß ist nur durch Reize möglich, die nicht gelegentlich oder in größeren Pausen, sondern als regelmäßiger Umweltfaktor sich geltend machen können. Jedem, der als Arzt versucht hat, auf körperliche Vorgänge auch nur nach einer einzelnen Richtung hin Einfluß zu gewinnen, würde der Gedanke absurd erscheinen, seinen planmäßigen Eingriff in das Körpergeschehen etwa 2mal wöchentlich vorzunehmen und an den dazwischenliegenden Tagen den Körper ohne Hilfe, ohne Arznei oder Diät sich selbst zu überlassen. Bei dem viel weiter gesteckten umfassenden Ziel der Entwicklungslenkung durch körperliche Erziehung kann man es kaum als erfolgversprechende ernsthafte Arbeit bewerten, wenn man die feindlichen Faktoren der Sitzhaltung täglich stundenlang wirken läßt, stundenlang den Geist zur körperfremden Intelligenzmaschine einseitig zu drillen sucht und dann 2—3 armselige Wochenstunden opfert, die Ausgleich von 30 Sitzstunden sowohl wie bildender Umweltfaktor sein sollen. Man hat 1910 in richtiger Erkenntnis dieser Verhältnisse ein schwächliches Kompromiß durch Einführung des täglichen „10-Minutenturnens" neben den Turnunterricht geschaffen. Es soll nicht bestritten werden (NIELS BUKH hat es uns vielleicht am klarsten gezeigt), daß in voll ausgenutzten 10 Minuten recht viel erreicht werden kann. Aber was wurde in der Praxis daraus? Sehen wir ab von der Ungeheuerlichkeit, daß manche Lehrer bei schlechtem Wetter die Kinder mit forcierten Tiefatemübungen den Klassenstaub schlucken ließen, von dem Mißstand, daß meist Lehrer die Übungen leiteten, die nicht das geringste von dem verstanden, was sie zwischen ihren eigentlichen Fächern schlecht und recht und ohne Einsicht des Grundes unterrichten sollten, daß endlich oft genug beim Aufsuchen des Schulhofes im ordnungsmäßig Drum und Dran der größte Teil der kurzen Zeit verbraucht wurde, so bleibt ein Hauptbedenken: Der Schüler braucht seine Pausen zur Erholung in freier Bewegung und Ungebundenheit. Wird zwischen die geistige Konzentration zweier Unterrichtsstunden statt der Pause der straffe Koordinationszwang kommandierter Übungen eingeschaltet, so muß unter nervöser Überreizung die Schulleistung und die Gesundheit statt gefördert, beeinträchtigt werden. Das 10-Minutenturnen ist verdientermaßen eingeschlafen; soll es wiederkehren, dann nur mit sachverständigen Lehrern und außerhalb der Pausen. Ein Ersatz für die tägliche Turnstunde kann es nicht sein, höchstens eine vorübergehende unzureichende Übergangslösung bis zur technischen Erreichbarkeit des wirklichen Zieles. Eine völlige Verkennung biologischer Grundtatsachen bedeutet auch die vielfach versuchte Abwandlung der täglichen Turnstunde in 6 Wochenturnstunden, wobei es der Organisation vorbehalten bleibt, mehrere Stunden auf einen Tag zusammenzudrängen. Es ist dies dasselbe, wie wenn der einen dekompensierten Herzkranken behandelnde Arzt am Sonntag die ganze Wochendosis von Digitalis verausgabte und die übrigen Wochentage behandlungsfrei ließe, und so an Stelle wirlicher Therapie periodische Digitalisvergiftung mit Aussetzen jeder Behandlung abwechselte. Eine gute Turnstunde, d. h. eine planmäßige Vollausnutzung jeder Minute im Wechsel der Beanspruchungsart, bei ständiger aktiver und frischer Teilnahme jedes Schülers, unterstützt durch den Reiz von Sonne und Wetter auf den größtenteils nackten Körper — eine solche Turnstunde, die allerdings das Gegenteil darstellt zu dem gelangweilten Herumstehen von 30 Schülern, die einem am Gerät in vergeblichen Versuchen herumzappelnden Schwächling zusehen, sie strengt den Schüler so an, daß das Aneinanderkoppeln mehrerer Stunden zur Arzneimittelvergiftung würde. Schränken wir aber im Spiel- oder Wandernachmittag die Leistungskonzentration so ein, daß sich die Leibesübung über längere Stunden verteilt, so fördern wir wohl den Organismus, bringen aber nicht den Erfolg von mehreren, sondern von einer guten Turnstunde. Der an sich wertvolle und unentbehrliche Spielnachmittag kann also nur die Turnstunde desselben Tages ersetzen, er ist lediglich eine der möglichen zweckmäßigen Abwechslungsformen des täglichen Turnens.

Bleibt im Turnunterricht der Lehrer auch methodisch und lehrplanmäßig allein der Führer, so ist doch eine Mitwirkung des Schularztes zunächst stets dann unentbehrlich, wenn es sich darum handelt, die körperliche Eigenart eines nach irgendwelcher Richtung von der Norm abweichenden Schülers festzustellen und darauf eine individuelle unterrichtliche Behandlung aufzubauen. Darüber hinaus kann die aus Einzelfällen erwachsene, auf gegenseitigem Vertrauen beruhende enge Zusammenarbeit des turnsachverständigen Arztes und des biologisch geschulten Turnlehrers sehr wohl auch in der Gesamtheit des Turnunterrichts eine Hebung der gesundheitsgemäßen Durchführung und Förderung seiner bestmöglichen Gestaltung mit sich bringen. Für den Arzt ist nur unter solchen Umständen die Möglichkeit gegeben, unter seiner Aufsicht und Verantwortung auch bei kranken Kindern das Turnen geradezu therapeutisch auszuwerten und die *Turnbefreiungen* fast völlig in Wegfall kommen zu lassen. Immer noch wird es zwar Fälle geben, in denen eine Turnbefreiung unvermeidlich ist, aber es sind dies seltene Ausnahmen; der Arzt kann das erreichen, was der Schule auf dem Wege der Verfügung nicht möglich ist und nicht möglich sein darf, nämlich nach verantwortungsbewußter Untersuchung dafür zu sorgen, daß fast allen Kindern der Segen körperlicher Übung zuteil wird durch weitestgehende Einschränkung der Befreiungen. Und wenn schon ein zwingender Grund zu einer solchen vorliegt, dann sei es jedenfalls nur eine zeitliche Beschränkung mit kurzfristiger kontrollierender Nachuntersuchung, vor allem aber keine Totalbefreiung! Das Streben nach dem freien Nachmittag beflügelt die Krankheitsphantasie erstaunlich und die Lücken objektiver Feststellungsmöglichkeit in besonderen Fällen werden vom Schüler bald erkannt. Wenn dann die Befreiten während der erlassenen Turnstunde draußen munter Fußball spielen, klettern und sich balgen, so ist das zwar für die Kinder selbst immerhin ein gewisser schlechter Ersatz für das Turnen, für den Arzt jedoch kein erfreuliches Zeugnis. Gewiß treten bei der auf einzelne Übungen beschränkten Teilbefreiung zuweilen manche Schwierigkeiten im Unterrichtsbetrieb ein, aber nur dann, wenn es sich, was bei genügend scharfer Kritik nicht vorkommt, um zahlreiche teilbefreite Kinder einer Klasse handelt. Wenn wir im folgenden als ungefähren Anhalt für Befreiungen diejenigen Richtlinien geben, die sich uns in jahrelanger Schularztarbeit bewährten, so muß vorher ausdrücklich betont werden, daß es sich lediglich um allgemeine Winke handeln kann, die keinesfalls für den Einzelfall bindend sein dürfen, insbesondere für unter ärztlicher Verantwortung stehende Sonderkurse keinerlei Gültigkeit haben. Zahlreiche der im folgenden aufgeführten Erkrankungen gestatten in leichteren Fällen (die die Mehrheit sind) die Teilnahme am Turnen und Schwimmen; das ärztliche Gesamtbild, in anderen Fällen die Möglichkeit regelmäßiger Überwachung, entscheidet. Hauptziel bleibt bei aller Vorsicht tunlichste Einschränkung der Befreiung überhaupt, besonders der totalen. Nur unter diesem Vorbehalt geben wir folgende

Richtlinien für Turn- und Schwimmbefreiung.

I. Allgemeinleiden.

1. Allgemeine Körperschwäche, Rekonvaleszenz, hoher Grad von Blutarmut, Skrofulose, schwere Unterernährung: Befreiung vom Schwimmen und schweren Geräteübungen, falls durchführbar jedoch erst auf Grund eines kontrollierten Versuches oder Teilbefreiung mit vorsichtiger Steigerung der Ansprüche, Befreiung von längerem Dauerlauf und größeren Märschen; Witterung und besondere Klagen des Schülers beachten!

2. Schwachsinn: Befreiung von Übungen mit Unfallgefahr.

3. Hämophilie: Völlige Befreiung außer kleinen Wanderungen und Spielen ohne Lauf und Wurf.

II. Akute Erkrankungen.

1. Zum Beispiel Darmkatarrh, Bronchitis, Blasenentzündung, Chorea-, Weichteilverletzungen, Bindehautentzündung, Hautkrankheiten: Völlige Befreiung bis zur Heilung.

2. Entzündung von Knochen, Muskeln und Gelenken, Nephritis, akute Herzmuskelerkrankung, geheilte Bauchfell- und Blinddarmentzündung, Bruchoperation: Völlige Befreiung bis $^1/_4$—$^3/_4$ Jahre nach der Heilung. Nachgewiesene Neigung zu Rheumatismus: Schwimmbefreiung.

III. Innere Organstörungen (chronische Form).

1. Herzklappenfehler und chronische Herzmuskelerkrankungen: Völlige Befreiung. Bei fehlenden subjektiven Erscheinungen und leichterem Befund sind kleine Wanderungen, Spiele ohne viel Lauf, Ordnungsübungen, leichte Freiübungen gestattet; bei kurzfristig wiederholter Überwachung kann kompensierte Mitralinsuffizienz (nur diese!) auch zu schwereren Übungen in vorsichtig stufenweisem Anstieg der Leistung mit bestem Erfolg herangezogen werden.

2. Herzbeschwerden ohne organische Grundlage: Befreiung von schweren Gerät- und ausdauernden Laufübungen sowie vom Schwimmen, jeweils höchstens auf ein halbes Jahr. Der Befund von respiratorischer Arhythmie und „anämischen" Geräuschen (bei Anstrengung oft verschwindend!) ist im allgemeinen, falls nicht mit anderen Erscheinungen kombiniert, für das Turnen bedeutungslos.

3. Kropf- mit Herzbeschwerden wie unter III, 1. Kropf ohne Herzbeschwerden: Keine schwereren Kraftübungen, keine Rumpfbeugungen.

4. Asthma, chronische Bronchitis, Reste alter Pleuritis: Befreiung von schweren Kraftübungen, ausdauerndem Lauf und anstrengenden Laufspielen, Schwimmen. Hallen vermeiden, dagegen Übungen im Freien!

5. Tuberkulöse Lungenerkrankungen: Falls echte Lungentuberkulose: völlige Befreiung, falls Hiluserkrankung: Verhalten wie unter III, 4.

6. Seitenstechen: Falls nicht organischer Befund: beim Lauf austreten lassen nach Bedarf.

7. Brüche: Operation empfehlen. Ohne Bruchband keine Leibesübungen (Schwimmen bei leichteren Fällen gestattet). Mit Bruchband: Befreiung von Geräteübungen (außer einfachen Hang-, Stütz- und Leibesübungen), Tauziehen, Rumpfbeuge- und Springübungen.

8. Pubertätsstörungen beim weiblichen Geschlecht: Je nach Fall völlige Befreiung oder Befreiung von schweren Übungen, insbesondere vom Springen.

IV. Sinnesorgane und Nervensystem.

1. Hochgradige Myopie: Meidung aller drucksteigernden Übungen (Kraft- und anstrengende Lauf- und Springübungen).

2. Mittelohrentzündung und dauernde Perforation des Trommelfells: Schwimmen verboten. Andere Übungen mit Vorsicht nach Lage des Falles.

3. Epilepsie: Völlige Befreiung.

4. Neigung zu Schwindel- und Ohnmachtsanfällen: Befreiung von anstrengenden Geräte- und Laufübungen, von Rumpfbeuge- und Rundlaufübungen, von allen Übungen mit Gefahr (hohe Geräte, Schwimmen).

5. Neigung zu Kopfschmerz: Je nach spezieller Anamnese. Im allgemeinen Befreiung von Spring- und anstrengenden Laufübungen, vom Schwimmen, von Rundlauf- und Rumpfbeugeübungen.

6. Hysterie schwerer Form, falls Teilnahme am Turnen und Schwimmen nicht ohne weiteres erreichbar, Vorsicht, um nicht psychogene Protestanfälle usw. im Turnen auszulösen. Überredung mit Geduld, evtl. Zuziehung eines Nervenfacharztes.

V. Bewegungsorgane.

1. Knochenbrüche: Bis zur Heilung völlige Befreiung, dann Schonung des betreffenden Gliedes ein halbes Jahr nach Heilung (bei Schlüsselbeinbrüchen ein viertel Jahr), bei Heilung mit Versteifung dauernde Schonung des betreffenden Gliedes.

2. Verkrüppelungen: In Zweifelsfällen Gutachten der Krüppelfürsorgestelle einholen.
3. Ausgeheilte Knochen- und Gelenktuberkulose: Zulassung zu geeigneten Übungen unter Schonung im allgemeinen nur unter Mitverantwortung des die Behandlung leitenden Arztes.
4. Statische Deformitäten der Beine: Stärkere Grade von X- und O-Bein, Platt- und Knickfuß: Befreiung von Spring- und Dauerlaufübungen.

Soll das Turnen für die Allerschwächlichsten, d. h. Turnbedürftigsten der Kinder wirklich nutzbar gemacht werden, so muß für diese besonders gesorgt werden. Andernfalls müßte entweder das Unterrichtsniveau zum Schaden der Kräftigen den Schwächlichsten angepaßt oder aber die Gefahr ihrer Schädigung durch überstarke Reize befürchtet werden. Wir kommen damit zur Notwendigkeit von *Sonderturnkursen*, wie sie unter ständiger ärztlicher Leitung in Halle auf unsere Anregung bereits 1922 eingeführt wurden und sich gut bewährten, oder wie sie Kohlrausch unabhängig von der Schule in der Bierschen Klinik durchführte. Aus den Reihen der extremen Rückenschwächlinge mit oder ohne Vorliegen leichter Verbiegungen oder Torsionen, aber auch der aus anderen Gründen zum Normalturnen Untauglichen oder wenig Geeigneten wurden in Halle bei einer Einwohnerzahl von etwa 190 000 insgesamt 317 Kinder zu 21 solcher Kurse zusammengestellt. Die Methode ähnelt in vieler Hinsicht dem orthopädischen Schulturnen strengeren Sinnes, von dem sich das Sonderturnen hauptsächlich durch die allgemeinere Zielsetzung unterscheidet. Wir sind überzeugt, daß auch die Erfolge des auf spezielleren therapeutischen Erwägungen aufgebauten eigentlichen orthopädischen Turnens — dessen Abhandlung seiner Natur als Heilgymnastik nach außerhalb des Rahmens dieser Darstellung liegt — soweit es nicht von Fachorthopäden durchgeführt sondern in den Schulen abgehalten wird, im wesentlichen ihrer Richtung nach mit denjenigen unseres Sonderturnens identisch sind, und daß sie sich weniger auf unmittelbare gymnastische Bewirkung einer Deformität als auf den allgemeinen Einfluß schonender und dem Körperzustand angepaßter Leibesübungen gründen.

Ist bei den Schülern die Notwendigkeit körperlicher Erziehung und einer allgemeinen gesundheitlichen Fürsorge allgemein anerkannt, so ist dies bei den *schulentlassenen Jugendlichen* keineswegs im gleichen Maße der Fall. Trotz einer, unseres Wissens nur an 10 preußischen Schulen durchgeführten Verfügung des Preußischen Handelsministeriums, die bereits 1914 einen pflichtmäßigen Turnunterricht in den Fortbildungsschulen anordnete, ist es in der Praxis dem einzelnen überlassen, ob er unter völliger Vernachlässigung seines Körpers die Freiheit im Wirthaus und Kino verbringen, oder aber andererseits durch unsinnige sportliche Übertreibungen im Bestreben, den erwachsenen Mitgliedern seines Vereins gleichzutun, sich gesundheitlichen Schaden zufügen will. Wie wichtig eine sozialhygienische Erfassung auch der Jugendlichen trotz der entgegenstehenden großen organisatorischen Schwierigkeiten ist, erweist der übereinstimmende Bericht der Fürsorgeärzte, wonach die körperlichen Folgen der schweren vergangenen Jahre bei dieser Altersklasse bisher am wenigsten ausgeglichen sind, erweist auch der aus analogen Verhältnissen eines anderen Landes sich ergebende Hinweis Gottsteins, wonach die Schwächung der Widerstandskraft des in den schlimmsten Ernährungsverhältnissen aufgewachsenen Bevölkerungsteils dann krankheitsstatistisch und damit volkswirtschaftlich sich auszuwirken droht, wenn diese Generation in das Erwerbsalter der zwanziger und dreißiger Jahre mit ihrer an sich gesteigerten Tuberkulosehäufigkeit eintritt. Unabhängig von dieser aus der Zeitlage sich ergebenden besonderen Gefährdung bedeutet das Verlassen der Schule für die Jugendlichen schon deshalb ein einschneidendes Ereignis in gesundheitlicher Beziehung, weil die leichte, auf die individuelle Leistungsfähigkeit zugeschnittene Schularbeit abgelöst wird durch die auf die

Eignung des einzelnen keine Rücksicht nehmende berufliche Inanspruchnahme. Das Bedeutungsvollste ist das Hineinfallen dieses wichtigen Lebensabschnittes in die Zeit größter Wachstumsintensität. Die Wachstumsentwicklung geschieht nicht gradlinig und gleichmäßig, sondern in Schüben, wobei durch wechselweise Bevorzugung einzelner Wachstumsrichtungen und Organe vorübergehende schwere Störungen der körperlichen Harmonie entstehen, die nicht ohne Rückwirkung auf physiologisches Geschehen und allgemeine Beanspruchbarkeit und Widerstandskraft bleiben können. Abgesehen von den äußeren, auch dem Laienauge sich klar zeigenden Proportionsverhältnissen, ist es vor allem das Herz, dessen Umstellung der Größen- und Arbeitsverhältnisse sich nicht ohne häufige zeitweilige Inkongruenzen zwischen Herzwachstum einerseits, Entwicklung des Gefäßsystems oder des Körperwachstums andererseits abspielt. Die darauf beruhenden Herzstörungen verschwinden oft erstaunlich schnell bei richtiger Erkennung und Behandlung durch Dosierung der beruflich und sportlich geleisteten Arbeitsmenge, während sie bei unzweckmäßigem Verhalten zu bleibender Schädigung führen können. Eine weitere Komplikation von individuell sehr verschiedenartigem Umfang ist durch die gleichzeitige geschlechtliche Reifeentwicklung gegeben, deren Einfluß sich keineswegs auf die Umbildung der Geschlechtsorgane beschränkt, sondern eine ins Tiefste gehende Revolution des gesamten körperlichen und psychologischen Geschehens bedeutet. Ein dem Schulalter mindestens gleichwertiges gesundheitliches Fürsorgebedürfnis und dessen Richtung ergibt sich aus diesen Erwägungen; auch den finanziellen Interessen der Öffentlichkeit kann nicht besser Rechnung getragen werden, als durch Erhaltung voller Erwerbsfähigkeit in einem Alter, das die Zukunft unseres Volkes auch in ökonomischer Beziehung darstellt. Wir haben auf Grund dieser Erwägungen sowohl in Frankfurt 1922 wie in Halle 1925 die Ausdehnung schulärztlicher Überwachung, die für das Jugendlichenalter in beiden Städten bis dahin nur bei höheren Schülern bestand, auch für die Fach- und Fortbildungsschulen eingeführt und die auch den nicht eingeschulten Jugendlichen zur Verfügung stehenden Sprechstunden insbesondere auch in den Dienst sportärztlicher Beratung gestellt. Obwohl uns von einer Reihe von Sport- und Turnvereinen regelmäßig die Jungmannschaften zugeführt wurden, und wir hierbei Gelegenheit hatten, unter anderem in der Frage des Wachstumsherzens einerseits sportliche Schädigungen abzustellen, andererseits aber den ebenso bedenklichen Wegfall jeglicher Körperübung unter dem Eindruck der subjektiv oft sehr lebhaft empfundenen Symptome zu verhindern, so kann doch von einer in größerem Rahmen wirksamen gesundheitlichen Sportüberwucherung der Jugendlichen ebensowenig die Rede sein, wie von einer wirklich allgemeinen Verbreitung irgendeiner noch so bescheidenen Form von Körperpflege, solange nicht irgendeine gesetzliche Form des Zwangs gefunden wird, die den großen finanziellen sowie den in der Zeiteinteilungsfrage des angestellten Lehrlings liegenden Schwierigkeiten Rechnung trägt. Es scheint uns insbesondere auch unter Berücksichtigung des Freiheitsdranges der Jugendlichen, der allem, was nach Schulzwang aussieht, von vornherein mit einem gewissen Mißtrauen gegenübertritt, hierbei der Weg über die freie Vereinstätigkeit sowohl organisatorisch leichter gangbar, als auch wirksamer zu sein. Wir kommen damit auf die vom Reichsausschuß für Leibesübungen propagierte Turn- und Sportpflicht der Jugend mit unserer 1921 auf der Nürnberger Tagung des Deutschen Vereins für öffentliche Gesundheitspflege vorgeschlagenen Erweiterung bzgl. der gesundheitlichen Überwachung von Übungsbetrieb und Teilnehmern. Wir würden, da die Widerstände gegen ein solches Gesetz anscheinend noch unüberwindlich sind, in der vorläufigen Einschränkung auf die Fortbildungsschüler als Ersatz und in Ausführung des im

Prinzip bereits verfügten Turnunterrichts eine leicht erreichbare Übergangslösung sehen. Wir würden damit einerseits den notwendigen Zwang für die unlustigen, meist gerade allerbedürftigsten Schüler zur Verfügung haben, andererseits aber wichtige Versuchsgrundlagen für ein allgemeineres Gesetz erwerben. Es müßten dann allerdings anstelle der sehr viel höheren Aufwendungen für das Fortbildungsschulturnen für die Vereine mit geeigneten und als solche jeweils zu konzessionierenden Jugendabteilungen Mittel bereitgestellt werden, wofür als Gegenleistung diese Vereine in Fragen der Jugendabteilung sich eine gewisse Aufsicht sowohl von seiten der turnsachverständigen Schulaufsichtsstelle wie von deren beamteten Vertrauensarzt, dem Schularzt, gefallen lassen müßten. Unterstützt wird die Forderung nach dem Aufsichtsrecht durch die sehr wichtige, an Lehrlingen nachgewiesene Feststellung Kaups, daß die Teilnahme an Sportvereinen noch keinerlei Gewähr wirklichen Körperausgleichs gibt, sondern daß nur systematische und individuell geeignete Übungen zu objektiv kontrollierbaren Ergebnissen führen.

Mußten wir schon einleitend feststellen, daß für die Auswahl des jeweils von weiteren Volkskreisen bevorzugten Formenkreises und für die Art des Betriebs der Leibesübungen — von einseitig zweckgerichteter Gymnastik abgesehen — niemals Gründe physiologischer Zweckmäßigkeit primär maßgebend gewesen sind, mußten wir vielmehr in den Leibesübungen stets empirisch gewordene Ausdrucksformen ihrer Kulturepoche sehen, so gilt dies für die *Leibesübung der Frau* in ganz besonderem Maße. Einschätzung von Wert und Aufgabengebiet der Frau waren ebenso dem Wechsel der Zeiten unterworfen, wie die Auffassung von Schicklichkeit und Wohlanständigkeit, wobei vielfach männliche Urteile und Wünsche eine größere Rolle spielten, als die eigenen der Frau selbst. Alle diese Änderungen der Kultur und Mode fanden ebenso wie die der jüngsten Geschichte angehörende Selbstbesinnung der Frau auf ihre vom Mann unabhängigen eigenen Rechte ihren Niederschlag in der Einstellung zum Leibesübungsproblem. Wollen wir den für uns, die wir selbst unter dem Banne unserer Kulturepoche stehen, sehr schwierigen Versuch machen, von Zeitströmungen nach Möglichkeit abstrahierend das gesundheitlich Wesentliche und Eigenartige weiblicher Leibesübungen in seinen allgemeinen Grundlinien zu umgrenzen, so müssen wir bestrebt sein, einerseits die kulturellen Bedingtheiten der gegenwärtigen Übungsformen aufzufinden, andererseits sie an der Hand der anatomisch-physiologischen Eigentümlichkeit des weiblichen Körpers auf ihre biologische Berechtigung zu prüfen. Wir finden hierbei zunächst als unbewußten Ausdruck des kulturellen, wirtschaftlichen und politischen Gleichberechtigungsbestrebens der Frau den Versuch, auf ehemals lediglich dem Manne vorbehaltenen Gebieten von Turnen und Sport mit den ohne weiteres vom Manne übernommenen Methoden Tüchtiges zu leisten und sich dabei für berufliche Aufgaben zu kräftigen, die ebenfalls denen des Mannes in zunehmendem Maße gleichartig geworden sind. Eine Betonung weiblicher Eigenart wird hierbei weitgehendst vermieden. Die innere Beziehung zu der im wesentlichen wirtschaftlich bedingten zunehmenden Nivellierung der Geschlechter in Beruf, äußerer Lebensform, Kleidung, ja sogar im gegenwärtigen Modetyp des Schönheitsgeschmacks, liegt auf der Hand. Eine Reaktion gegen die Auswüchse dieser Zeitströmung bildet der mit dem Schlagwort „rhythmische Gymnastik" im allgemeinen zusammengefaßte Versuch, auf charakteristischen weiblichen Eigentümlichkeiten, mögen diese nun in dem inneren Rhythmus der Bewegung als solchen oder in der Bewegungsdarstellung seelischer Vorgänge oder in dem aktiven Bewegungsausdruck der persönlichen Beziehung zum musikalischen Erleben von den verschiedenen Systemen gesucht werden, eine Leibesübung aufzubauen, die im Streben nach Individualisierung der Bewegungsform oder künstlerischer Verinnerlichung oder nach Betonung ästhetischer Momente einen ausgesprochenen und bewußten Gegensatz zu den straffen, zweckgerichteten, gewissermaßen von außen her an den Einzelmenschen herangebrachten Übungsformen des Mannes darstellt. Eine 3. Richtung, insbesondere ausgebaut durch die Ärztin Mensendiek und ihre Schülerinnen, sucht in enger Anlehung an Gedankengänge des Lingschen schwedischen Turnens und anderer rein gesundheitlich orientierter Systeme, z. B. J. P. Müllers, unter Berücksichtigung des weiblichen Körperbaues physiologisch-planwirtschaftlich den rein praktischen Ausgleich von Schäden des Zivilisations- und modernen Berufslebens unter vorzugsweiser Berücksichtigung des Bewegungsapparates nach Methode und Ziel. Für die Wahl des einen oder anderen Weges ist im wesentlichen die seelische Grundeinstellung der einzelnen Frau zu den in der Tiefe liegenden kulturellen Fragen maßgeblich. Wie schwer es ist, einen Kompromißweg zwischen diesen, jedes in seinem Teile wertvollen und berechtigten Extremen zu finden, zeigen am besten die bis vor kurzem gültigen staatlichen Richtlinien für das Mädchenturnen, die eine Nachahmung des Knabenturnens in etwas abgeschwächter Form, Anmuts- und Reigenübungen ohne eigentlich körperbildenden Wert und orthopädisch gymnastische Haltungsübungen unvermittelt nebeneinander stellten. Auch den vielfach verbesserten neuen Richtlinien für höhere Mädchenschulen konnte es naturgemäß bei dem Fehlen jeder Abklärung und organischen Durchdringung der verschiedenen sich bekämpfenden Richtungen und Einzelsysteme vorläufig noch nicht in dem erstrebten Umfang gelingen, etwas Einheitliches aus der Fülle von Einzelanregungen zu schaffen, das nach jeder Richtung als die optimale Übungsform des heranwachsenden weiblichen Körpers anzusprechen wäre. Als Ärzte müssen wir uns zunächst erinnern, daß sowohl kritikloser Gleichmacherei wie scharf durchgeführter Trennung der Leibesübungen für die Geschlechter eine fehlerhafte Einseitigkeit zugrundeliegt. Als einheitlich ist zunächst festzustellen, daß die Vorgänge von Kreislauf, Atmung, Stoffwechsel, Muskelkräftigung und Haltungsentwicklung bei beiden Geschlechtern von denselben physiologischen Gesetzen beherrscht werden, daß also alles, was über die Einflüsse der Leibesübungen im allgemeinen, wie über die Gründe notwendiger Vielseitigkeit im Schulturnunterricht ausgeführt wurde, grundsätzlich auch für die Frau volle Bedeutung hat. Jede Methode, die in ihrem Streben nach an sich wertvollen Teilzielen diese Tatsache übersieht, verzichtet beispielsweise auf die eben nur durch Laufanstrengungen in dieser Intensität gebotene Anregung der Herztätigkeit und Atmung oder auf die Koordinations- und Kraftentwicklung, wie sie in diesem Ausmaße nur den turnerischen Geräteübungen eigen ist. Wenn Sellheim von Erwägungen des Geburtsvorganges ausgehend, einen grundsätzlichen Unterschied der weiblichen Muskelfaser annimmt, die „weniger auf starke Kontraktionen, als auf aktives Nachgeben im geeigneten Moment gestimmt" sei, so können wir uns darunter muskelphysiologisch nichts vorstellen und vermissen den experimentellen physiologischen Nachweis so fundamental neuer und aller bisherigen Auffassung von der Muskeltätigkeit widersprechender Annahmen. Graduell findet allerdings diese notwendige Verwandtheit der Methode ihre Einschränkung durch die Berücksichtigung der verschiedenen Leistungsfähigkeit der Geschlechter, sowie durch ästhetische Momente, bei deren Bewertung es allerdings fast unmöglich ist, sich von der herrschenden Zeitauffassung freizumachen. Für die Fassungskraft der Lunge fand Worringen in seiner oben zitierten Arbeit als Durchschnittsgröße bei 175 Sportlerinnen von 18—32 Jahren nur 2950 ccm. Diese, von vornherein eine Unterwertigkeit der Frau bei Dauerübungen bestimmende erhebliche Differenz gegenüber den beim Manne gewonnenen Zahlen dürfte wesentlich durch die vorzugsweise Brustatmung der Frau ohne die Möglichkeit starker Zwerchfellverschiebungen — also durch eine Zweckmäßigkeitsanpassung an die Atemverhältnisse während der Schwangerschaft — bedingt sein, eine Eigenart, die, oft bestritten oder auf schnürende Kleidereinflüsse zurückgeführt, doch bei Untersuchungen von Naturvölkern und bei unseren Messungen von Frauen, die nie ein Korsett getragen hatten, ihre Bestätigung fand. Die geringere Muskelmasse, der schwächere Band-, Bindegewebs- und Knochenapparat, die geringere Blutmenge, die mechanische Leistungserschwerung durch die für den Lauf und zahlreiche andere Übungen nachteilige relative Kürze der Beine und Breite des Beckens mit starker Konvergenzstellung der Oberschenkelknochen, ferner durch die dem Geräteturnen ungünstige relative Schwäche des Schultergürtels und Winkelstellung des Unterarms, machen eine Konkurrenz mit den Leistungen des Mannes unmöglich und schränken sogar die Durchführbarkeit mancher Übungsformen überhaupt stark ein. An ästhetischen Momenten ist zu bedenken, daß wir sowohl starke Muskelentwicklung durch Kraftübungen, als auch den allzuweit gehenden Fettabbau durch leichtathletische Übungen als häßlich empfinden — während beispielsweise das Schwimmen gerade im Sinne der Erreichung uns als „weiblich" erscheinender Körperformen wirksam ist —, daß ferner anstrengende Dauerübungen die gleichen unerwünschten Ergebnisse bei der Frau zu zeitigen pflegen, wie wir sie bei früh alternden Schwerarbeiterinnen finden. Das Reizmoment kurzdauernder kräftiger Übungen ohne wesentliche Gesamtarbeitsleistung ist daher beim Frauensport besonders zu berücksichtigen und bildet auch für die körperlich intensiv tätige Hausfrau oder Arbeiterin einen als wohltätig und erfrischend empfundenen Ausgleich.

Die grundsätzlich unterscheidenden, eine Sonderberücksichtigung gegenüber dem Mann erfordernden Momente sind im wesentlichen in den Geschlechtsaufgaben der Frau zu suchen. Daß bei einer gesunden unverheirateten Frau die Lage des Uterus eine pathologische Änderung erfahren könne durch bestimmte Übungen, z. B. Springen, ist nach der Festigkeit der aufhängenden Bänder von vornherein nicht wahrscheinlich und auch durch die Erfahrung nicht bestätigt. Die Fälle von habitueller Bindegewebsschwäche, meist auch durch anderweitige Symptome kenntlich, können für generelle Einschränkungen des gesamten Frauenturnens ebensowenig eine ausreichende Begründung geben, wie etwa die Möglichkeit eines nicht diagnostizierten Herzfehlers bei einem ärztlich nicht untersuchten Knaben die Grenzen des Knabenturnens bestimmt. Dagegen empfiehlt sich wegen der großen Häufigkeit unbekannt bleibender entzündlicher Vorgänge der Uterusschleimhaut — z. B. gonorrhoischer Natur — bei verheirateten Frauen vor Antritt schwerer Sportanstrengung grundsätzlich die Einholung eines fachärztlichen Gutachtens. Daß auch bei der menstruellen Hyperämie des Uterus Leibesübungen aus gesundheitlichen Gründen zu unterlassen seien, wird zwar fast überall in der Literatur als feststehende Tatsache hingenommen, das Urteil der sporttreibenden Frau selbst, deren Erfahrungen z. B. Kohlrausch durch eine Umfrage bei den Studentinnen der Deutschen Hochschule für Leibesübungen sammelte, geht über diese offenbar nur individuell zu entscheidende Frage weit auseinander. Auch über den Einfluß von Leibesübungen auf die Intensität der menstruellen Blutungen wird von verschiedenen ärztlichen Beobachtern durchaus abweichend berichtet. Daß der schwangere Uterus des Schutzes vor Erschütterungen bedarf, ist eine Selbstverständlichkeit. Von richtunggebender Bedeutung für das Programm weiblichen Turnens ist die große Rolle der Bauch- und Beckenbodenmuskulatur in Schwangerschaft, Geburt und Wochenbett; wenn auch eine bewußte Übung des wichtigen Beckenbodens in Sport und Gymnastik nicht vorkommt, so ist seine Kontraktion doch mit zahlreichen Betätigungen der Bauch-

und äußeren Beckenmuskulatur automatisch verbunden. KABOTH weist ferner auf den Anteil an der Psoaskontraktion hin, den die in den Uterusligamenten verlaufenden Muskelfasern ihrer Lage zu dem im Beckeninneren verlaufenden Psoasabschnitt nach haben können, sowie auf ähnliche Beziehungen der glatten Fasern des Ligamentum rotundum zu der Bauchdeckenmuskulatur, die sogar quergestreifte Fasern längs des Bandes bis zum Uterus hin entsendet; die Möglichkeit einer Übung des Bandapparates selbst ist damit gegeben. Die besondere Bedeutung einer gymnastischen oder turnerischen Pflege des Haltungstypus bei der Frau ergibt sich ebenfalls aus den Beziehungen zum Geschlechtsapparat. Übermäßige Beckenneigung mit Lendenlordose schafft die Voraussetzungen zu Hängebauch und Enteroptose, Flachstellung des Beckens zum Prolaps. Die aus räumlichen Gründen im Interesse des wachsenden Kindes notwendige relative Länge des Lendenabschnittes der Wirbelsäule sowie die Kürze des Brustbeins erleichtern gemeinsam mit der physiologischen Muskelschwäche das Zustandekommen bereits im Schulalter bei Mädchen weit zahlreicheren Wirbelsäulendeformitäten im verschiedensten Sinne, sowie der oft auf Haltungsanomalien zurückzuführenden Rückenschmerzen der Frauen (KABOTH). In allen diesen Fällen ist sowohl durch zweckgerichtete Gymnastik, z. B. die Beckenübungen des Mensendieksystems, wie durch haltungsfördernde Übungen aus dem großen Schatz der in Turnen und Sport gegebenen Möglichkeiten eine nicht nur für den lokalen Befund, sondern für den körperlichen Allgemeinzustand wichtige Einflußnahme leicht möglich, insbesondere ist die Prophylaxe derartiger Abweichungen Aufgabe des Mädchenturnens in der Schule. Gute Haltung und freier Gang, zweckmäßige, natürliche und daher schön wirkende Bewegungen des täglichen Lebens sind ästhetische Ergebnisse eines den dynamischen Verhältnissen Rechnung tragenden Turnens, deren Wert nicht nur in der Befriedigung weiblicher Eitelkeit, sondern in der gesundheitlich wie pädagogisch bedeutungsvollen Weckung des körperlichen Selbstbewußtseins liegt. Bei den früher gestreiften engen psycho-physischen Zusammenhängen, die es nicht gestatten, die Leibesübungen als ein rein körperliches Problem aufzufassen und die auch den physiologisch ausgezeichnet zusammengestellten Übungen etwa des Mensendieksystems bei ausschließlichem Betrieb den Stempel einer gewissen Einseitigkeit aufdrücken, darf auch an der psychischen Eigenart der Frau, insbesondere der dominierenden Rolle des Gefühlslebens, bei der Auswahl geeigneter Leibesübungen nicht vorübergegangen werden. Hier treten neben ihren spezielleren physiologischen Zielen — insbesondere der Beseitigung von gewohnheitsmäßigen Dauerkontraktionszuständen und Mitbewegungen zugunsten freier und lockerer Beweglichkeit — die Systeme der rhythmischen Gymnastik in ihr Recht. Andererseits ist es nicht ganz richtig, wenn man vielfach liest, sportlicher Wettkampf sei für die Frau unter allen Umständen unnatürlich. Wettkampf ist, abgesehen etwa vom Ringen, Boxen und Fechten, nicht Kampf im eigentlichen Sinne, sondern Wettbewerb um die bessere Leistung. Daß dieser der seelischen Einstellung der Frau keineswegs von Natur fremd sein kann, erweist die nie bestrittene Tatsache, daß sportlicher Ehrgeiz bei Frauen meist viel restloser und erbitterter zu sein pflegt als bei Männern, so daß oft genug der Arzt ein warnendes „Halt" rufen muß. Wenn auch nach dem oben Ausgeführten ein durchgreifendes Training, ein körperliches Aufgehen im Sport, nicht Sache der Frau sein darf, wenn auch die zum Wettkampf geeigneten Übungen eine erhebliche Einschränkung, insbesondere bezüglich der Dauerleistungen erfahren sollten, so ist doch nicht einzusehen, warum nicht von einem Mittel Gebrauch gemacht werden sollte, das bei der Frau wie beim Manne Freude und Anregung, sichtbares Zeichen des Erfolgs und der eigenen Leistung gibt. Über

die hygienische Bedeutung der Leibesübungen der Frau, deren keimplasmatische
mögliche Wirksamkeit für sie in gleichem Maße wie für den Mann angenommen
werden kann, deren unmittelbarer Einfluß auf Geburt und erstes Lebensschicksal
des Kindes aber wesentlich höher zu bewerten ist, besteht kein Zweifel mehr.
Die geeignetste Form wird sich aus dem gegenwärtigen Gären und Kämpfen
ebenso allmählich herausbilden, wie das Turnen des Mannes im Laufe der Zeit
eine Fülle zunächst feindlich erscheinender neuer Strömungen als wertvolle
Anregungen assimiliert hat. Der Arzt ist nur kritischer Beurteiler a posteriori,
seine Mitwirkung am Zustandekommen einer neuen körperlichen Erziehung
des weiblichen Geschlechtes muß sich auf die Aufweisung des biologischen Tat-
bestandes und die bei der Frau besonders wichtige Individualberatung beschränken. Schöpferisch ist nur die Praxis mit ihren zunächst tastenden Versuchen,
aus denen in erster Linie der natürliche Instinkt der Frau selbst den richtigen
Weg zu finden haben wird.

III. Kommunale Öffentlichkeit und Leibesübungen.

Selbst in Ländern mit hohem Lebensstandard, wie in Amerika und England,
ist es den breiteren Massen der Bevölkerung nicht möglich, diejenigen Geldmittel
auf dem Wege freier, privatwirtschaftlicher Vereinsarbeit in vollem Umfange
aufzubringen, die insbesondere für die Beschaffung der nötigen Spielplätze und
ihrer Einrichtungen erforderlich sind. In einem Lande mit verarmter Bevölkerung
und niedrigst gestelltem Lebensniveau der werktätigen Klassen ist — abgesehen
von Sportklubs der reicheren Kreise und solchen Vereinen, die große Einkünfte
aus öffentlichen Wettspielen ihrer Ligamannschaften beziehen — der Betrieb
von Turnen und Sport in besonders hohem Maße von öffentlicher Hilfe abhängig.
In Betracht kommen hierbei in erster Linie gesetzliche und finanzielle Hilfen des
Staates, über die Mallwitz oben berichtete, und der Gemeinden. In der Fürsorge für Kinder und Jugendliche ergibt sich zumindestens eine moralische Verpflichtung hierzu aus dem § 1 des Reichsjugendwohlfahrtsgesetzes, der den Anspruch jedes Kindes auf Gesundheit feststellt; tatsächlich haben bereits vor dieser
gesetzlichen Regelung die Gemeinden längst durch freie Entschließung die Gesundheitsförderung der Jugend und die Schaffung der Voraussetzungen hierzu
auch für die ärmere Bevölkerung als eigene Aufgabe anerkannt und über die
Verpflichtungen der Schulgesetzgebung hinaus durch schulärztliche Überwachung,
Schaffung von Spielplätzen und individuelle Wohlfahrts- und Kräftigungsmaß-
nahmen für gesundheitlich gefährdete Kinder eine rege Betätigung entfaltet.
Bei der Gesundheitsfürsorge für Erwachsene liegen die Verhältnisse insofern
grundsätzlich anders, als individuelle Maßnahmen, soweit sie sich nicht für einen
beschränkten Personenkreis aus der Fürsorgepflichtverordnung als Pflichtauf-
gaben der Städte ergeben, dem Selbstverantwortungsgefühl des einzelnen nach
ihrer Durchführung, der privaten oder versicherungsmäßigen Regelung nach
ihrer Finanzierung unterliegen. Dagegen befaßt sich auch über den Personenkreis der Fürsorgeberechtigten hinaus die kommunale Öffentlichkeit mit Maßnahmen genereller Natur, die geeignet sind, der Gesamtheit der Bevölkerung die
Möglichkeit der Gesunderhaltung zu erleichtern. Unter solchen Einrichtungen,
die keineswegs lediglich humanitäre Begründung haben, sondern selbst bei zunächst erheblich erscheinenden öffentlichen Aufwendungen doch durch Vermeidung späterer Fürsorgelasten im Falle vermeidbarer chronischer Erkrankung
oder frühzeitiger Erwerbsunfähigkeit Sparmaßnahmen wirksamster Art darstellen, steht die Vorsorge für gesundheitlich betriebene Leibesübungen mit
an erster Stelle. Wenn wir nur einen kleinen Teil der gänzlich unwirtschaftlichen

Fürsorgeausgaben durch wirksame Maßnahmen zur Gesunderhaltung ersparen können, so wird selbst einer auf kürzeste Sicht eingestellten Finanzpolitik die Mehrausgabe für körperliche Erziehung des Volkes als eine werbende erscheinen müssen. Diese Tatsache wird bestätigt durch die relativ außerordentlich niedrigen Summen, die auch bei einem bestausgebauten vorbeugenden Gesundheitsfürsorgesystem dieses in einem städtischen Etat einschließlich der Subventionssummen für Leibesübungen erfordert. Neisser hat einmal mit Recht darauf hingewiesen, daß man bei der Prüfung der Rentabilität gesundheitlicher Ausgaben nicht im einzelnen Jahre die Einnahmen- der Ausgabenseite gegenüberstellen kann, da die aufgewandten Beträge gewissermaßen Versicherungslasten bedeuten, die das Risiko auf längere Fristen hin vermindern, und daher ebensowenig wie andere Versicherungslasten kurzfristiger Rentabilitätsberechnung zugängig sind. Einen durchaus gleichartigen wirtschaftlichen Nutzen aus dem Betrieb der Leibesübungen, wie die Kommunen, ziehen die Träger der öffentlichen Versicherung, insbesondere die Landesversicherungsanstalten, deren Teilnahme an der Aufbringung wenigstens des unmittelbar dem Gesundheitsschutz dienenden Teils der entstehenden Lasten, durchaus sachlich gerechtfertigt wäre. Neben den bereits früher erwähnten Grünflächen für Kleinkinder steht im Vordergrund der Geldaufwendungen die Bereitstellung einer hinreichenden Menge von Luft- und Sonnenbädern, die nach unseren Erfahrungen nur dann wirklich von größeren Teilen der Bevölkerung besucht werden, wenn sie nach Art der Strandbäder am Wasser gelegen sind und Wechsel von Wasser- und Luftbad gestatten, von Sport- und Spielplätzen, von Schwimmbädern in Hallen und im Freien und von Turnsälen. Wenn der Reichsausschuß für Leibesübungen in seinem Spielplatzgesetzentwurf einen Mindestspielplatzraum von 3 qm für den Kopf der Bevölkerung fordert, so nennt er damit eine keineswegs unbescheidene Zahl, die von vielen Städten bereits erheblich überschritten ist. Der Vergleich der Verhältnisse in verschiedenen Städten erweist, daß die Quadratmeterzahl allein kein wirkliches Bild einer ausreichenden Versorgung zu geben imstande ist, sondern daß die Art der Ausnutzung entscheidende Bedeutung besitzt. In Halle ist es bei der zunächst technisch unmöglich erschienenen Einführung der täglichen Turnstunde in einer großen 24 klassigen Volksschule gelungen, zu zeigen, wieviel schon bei rationellerer Bewirtschaftung der bereits jetzt bestehenden Übungsflächen wenigstens als Übergangslösung erreicht werden kann. Oft genug kann man beobachten daß die Überlassung von Sportplätzen an zahlenmäßig kleine oder wenig betriebsame Vereine den Platz ohne wirklich ausreichende Verwertung der Öffentlichkeit entzieht, daß er nach einiger Zeit mehr einem verkrauteten botanischen Garten, als einer Übungsstätte gleicht. Auch regsame starke Vereine sind oft in der Zeit ihrer Sportbetätigung so beschränkt, daß man mit Bedauern den für andere Zwecke, etwa für Spielnachmittage oder Turnstunden benachbarter Schulen, so kostbaren Platz überwiegend brachliegen sieht. Diese Erwägung und die Beobachtung, daß nicht alle Vereine durch pflegliche Behandlung den Platz sporttechnisch auf der Höhe zu halten verstehen, lassen es in sehr vielen Fällen als gerechtfertigt erscheinen, städtische Plätze, insbesondere wenn sie nach Art von Stadien zu größeren Gesamtkomplexen zusammengefaßt sind, in eigener städtischer Regie unter Pflege durch die Gartenbauverwaltung zu halten und den Vereinen so zur Verfügung zu stellen, daß bestmöglichste Ausnutzung gewährleistet ist. Hierdurch ist es gleichzeitig möglich, hygienische Erfordernisse, Wasch-, Dusch-, Massage- und Ankleideräume zum gesundheitlichen Vorteil der einzelnen Sporttreibenden in einer Weise auszubauen, wie es für den Betrieb eines einzelnen kleinen Vereins oder gar auf dessen eigene Kosten keinesfalls möglich wäre. Wirksame und in der Form geeignete städtische Hilfe in der

Sportplatzfrage vermeidet fernerhin erhebliche hygienische Gefahren, die im allgemeinen zu wenig beachtet werden. Ein kleinerer oder mittlerer Verein kann den mit gewaltigen steuerlichen Lasten verknüpften Besitz eines eigenen Platzes nur durch zwei Wege finanzieren; der erste besteht darin, daß der Verein, um in Ligaspielen sich große Eintrittseinnahmen zu verschaffen, die Züchtung des Sportkanonentums als seine wertvollste Aufgabe betrachtet und diese Sonderklasse durch allsonntägliches Herumhetzen zu den verschiedensten Wettkämpfen körperlich erschöpft und des eigentlichen Sinnes der Leibesübungen beraubt, andererseits die viel wichtigere Ausbildung der großen Masse der Mitglieder vernachlässigt. Der zweite Hilfsweg, meist mit dem ersten kombiniert, führt zum Alkoholkapital und verkauft den gesundheitlichen Erfolg zahlreicher Sporttreibender einer Brauerei, die als Gegenleistung für finanzielle Hilfen eine Schankkonzession erhält. Schankkonzessionen für sportliche Übungsstätten sollten von den Stadtmagistraten dem Bezirksausschuß grundsätzlich zur Ablehnung empfohlen werden — wobei aber zu bedenken ist, daß man damit dem Verein ein wirtschaftliches Existenzmittel nimmt, für das nur seitens der Stadtverwaltung selbst ein Ersatz geschaffen werden kann. — Diese Fülle sich ergebender Fragen sowie die Ausrüstung und sachgemäße Unterhaltung aller Übungsstätten erfordert zu wirksamer und wirtschaftlicher Erledigung ein solches Maß von Sachverständnis, wie es bei der meist üblichen Zersplitterung der hierher gehörigen Aufgaben über die verschiedensten Dezernate, z. B. Grundeigentumsverwaltung, Stadtgärtnerei, Badedeputation, Jugendamt, Schulverwaltung, Tief- und Hochbauamt, kaum bei jedem derselben erwartet werden kann, und weiterhin eine Einheitlichkeit der Gesichtspunkte, die ohne straffe zentrale Zusammenfassung keinesfalls durchführbar ist. Die Gründung besonderer *Stadtämter für Leibesübungen* ist daher in größeren Gemeinden wohl gerechtfertigt und bedeutet keine organisatorische und finanzielle Belastung, solange lediglich Aufgaben zusammengefaßt werden, die vorher mit unvermeidlicher Doppelbearbeitung sowieso von anderen städtischen Stellen wahrgenommen worden waren. Nun gilt jedoch das berechtigte Interesse der Öffentlichkeit nicht nur den Leibesübungen als Selbstzweck, sondern in erster Linie ihrer gesundheitsgemäßen Durchführung und ihren sozialhygienischen Erfolgen. Es ist deshalb notwendig, Subventionen an bestimmte Voraussetzungen zu knüpfen und so die zur Erreichung dieses Zieles — ohne Beeinträchtigung der Vereinsselbständigkeit — unentbehrliche Möglichkeit städtischer Einflußnahme sicherzustellen. Dem Amt für Leibesübungen, in dem dem Arzt unter allen Umständen eine maßgebliche Mitwirkung zustehen muß, erwächst damit zunächst die Aufgabe der Veranstaltung von Führerkursen zur Ausbildung sachverständiger Leiter insbesondere der Jugendabteilungen. Auf die Beschickung solcher Kurse und auf einwandfreien Sportbetrieb unter Ausschaltung offenbaren Unfugs — z. B. Alkoholmißbrauch, Turnen der Kinderabteilungen in später Abendstunde, schwerathletische Dressur Jugendlicher — kann auf dem Subventionswege ein starker Druck ausgeübt werden. Bei Vereinen mit Kinderabteilungen ist eine Einflußnahme, die sich sogar zur Forderung des Rechts schulärztlicher Überwachung des Betriebs dieser Abteilungen steigern kann, weiterhin der Schulverwaltung durch die ihr rechtlich zustehende Versagung der Eintrittserlaubnis für Schulpflichtige möglich. Eine gewisse Scheidung von gut geleiteten Vereinen und solchen, in denen das Wort „Jugendpflege" nur zum Aushängeschild für den Erwerb behördlicher Hilfen dient, läßt sich nach dem Frankfurter Vorbild dadurch erreichen, daß man nur die dem Ortsausschuß für Jugendpflege angeschlossenen Vereine unterstützt, der seinerseits die Aufnahme von gewissen nachzuprüfenden Voraussetzungen abhängig macht. Unsere früheren Ausführungen ergaben, daß gesundheitlicher Nutzen in vielen Fällen nur bei der Möglichkeit ärztlicher Individualberatung und laufender Kontrolle des gesundheitlichen Ergebnisses zu erwarten ist. Diese ist bei Jugendabteilungen durch Bereitstellung des schulärztlichen Apparates für diesen Sonderzweck ohne weiteres, insbesondere ohne für Vereine oder Stadt entstehende Kosten erreichbar. Diese Vereinigung der Gesundheitsüberwachung des außerschulischen Sportbetriebes der Kinder und Jugendlichen mit der allgemeiner gerichteten Jugendgesundheitsfürsorge stellt eine organische Notwendigkeit dar, da die von städtischer Stelle überwachte gesundheitliche Entwicklung eines Kindes sich nicht nach zufälligen Momenten trennen läßt; die Leibesübungen in und außerhalb der Schule sowie darüber hinaus die Gesamtkonstitution des Kindes bilden als ätiologische Faktoren eine Einheit, deren Ergebnis der jeweilige Gesundheitszustand des Kindes ist. Es bedeutet also die Einbeziehung der sportärztlichen Fragestellung in die Jugendfürsorge keineswegs eine Erweiterung der von der kommunalen Öffentlichkeit durchgeführten Jugendfürsorgemaßnahmen, sondern einen untrennbaren Bestandteil derselben. Die Tatsache, daß Maßnahmen aus dem Gebiete der Leibesübungen auf dem Gebiete der Erholungsfürsorge, insbesondere der örtlichen, eine wesentliche Rolle spielen, erweisen diese Einheit noch aus einem weiteren unmittelbar praktischen Grunde. Wir können also diese Form hauptamtlicher Fürsorge für die Leibesübungen der Jugend als wohlbewährt bezeichnen und halten deshalb auch insbesondere eine Übertragung des sich auf die Leibesübungen erstreckenden Anteils der Jugendüberwachung auf besondere Sportärzte für durchaus abwegig und unzweckmäßig.

Auch bei Erwachsenen jenseits der Grenzen der Jugendgesundheitsfürsorge besteht zweifellos ein wesentliches öffentliches Interesse an einer beratenden Mitarbeit des Arztes in der sportlichen Tätigkeit, die über die unmittelbaren Einwirkungen der Leibesübungen und deren hygienische Auswertung hinaus einen nicht zu unterschätzenden Nebenerfolg mit sich bringt: sie gibt uns die Möglichkeit, bei weiten Kreisen des Volkes eine Früherkennung von Krankheiten und eine Früheinleitung der Behandlung durchzuführen und damit prophylaktische Erfolge auf einem Wege zu erzielen, der sich früher beim Heere, heute bei der schulärztlichen Arbeit bestens bewährte. Öffentliche Hilfen, sei es des Staates und der Kommunen, sei es der Versicherungsträger, machen sich also, wenn sie der Ermöglichung solcher Sportarztüberwachung dienstbar gemacht werden, in doppelter Hinsicht bezahlt. Die Erkenntnis dieser Tatsache ließ in verschiedenen Großstädten meist hauptamtlich geleitete *ärztliche Sportberatungsstellen* entstehen, die entweder den bestehenden Stadtgesundheitsämtern angeschlossen (als erste unsere hallesche Einrichtung von 1920) und von dessen Ärzten ohne Neuanstellung von Personal verwaltet, oder aber als gesonderte Einrichtungen von Städten (Essen, Leipzig) oder Vereinigungen (Hannover) unterhalten wurden. In letzter Zeit haben in größerer Zahl Polikliniken und — bisher nur in einem Einzelfalle — Krankenkassenverbände Sportberatungsstellen an ihren Betrieb angegliedert. In einer Zeit, in der weder Privatärzte in hinreichender Zahl zur Durchführung sportärztlicher Aufgaben die nötige Ausbildung besaßen, noch die Sportvereine Gelegenheit hatten, sich von der Wichtigkeit sportärztlicher Mitarbeit für ihre eigenen sportlichen Interessen zu überzeugen und daher auch nicht geneigt waren, die erforderlichen Mittel aufzubringen, war der von den Kommunen beschrittene Weg der hauptamtlichen Übernahme sportärztlicher Beratung der einzige, der imstande war, eine für die Öffentlichkeit bedeutungsvolle Aufgabe erstmalig in Fluß zu bringen. Diese kommunalen Sportberatungsstellen, die sämtlich trotz noch so verschiedenem organisatorischem Aufbau grundsätzlich gleichartig sind, haben eine unentbehrliche Pionierarbeit geleistet, ohne die es unmöglich gewesen wäre, Sportvereine und Ärzteschaft in dem jetzt bestehenden Umfange von der Notwendigkeit einer Zusammenarbeit zu überzeugen und ihnen dazu die erforderlichen Grundlagen praktischer Erfahrung zu bieten. In diesem Sinne hatten diese Einrichtungen ihre Berechtigung und haben sie an vielen Stellen auch heute, wo nämlich die von ihnen zu leistende Vorarbeit noch nicht in hinreichendem Maße durchgeführt worden ist. Als Dauerzustand muß eine hauptamtliche Sportarztberatung unseres Erachtens jedoch aus grundsätzlichen und praktischen Erwägungen abgelehnt werden. Grundsätzlich ist es nicht unbedenklich, einen Präzedenzfall für die Erweiterung individueller Gesundheitsfürsorge bei Erwachsenen über die Fürsorgeberechtigten hinaus zu schaffen, da dieser Schritt in eine Sozialisierung ärztlicher Arbeit hinein — mag man über deren Zweckmäßigkeit denken, wie man will — nicht ohne Klarheit über die Konsequenzen und gewissermaßen versehentlich bei einer Nebenfrage getan werden sollte. Praktisch darf nicht übersehen werden, daß jede gut geleitete Sportberatungsstelle, wenn sie durch ihre Erfolge bei den Sporttreibenden für ihre Bedeutung Propaganda macht, sehr bald an die Grenze ihrer Leistungsfähigkeit kommen wird. Auch die Tätigkeit am Halleschen Stadtgesundheitsamt mußte sich, von vereinzelten Ausnahmen abgesehen, auf solche Beratungen beschränken, die reihenweise zu vereinbarter Stunde in den Räumen des Amtes selbst stattfinden konnten und mußte auf die viel wichtigere Überwachung der Sporttreibenden am Ort ihrer Tätigkeit selbst meist verzichten. Eine weitere Beschränkung war insofern notwendig, als sich die Untersuchungen nur auf die Trainingsmannschaften einer geringeren Anzahl von Vereinen erstrecken konnten, die anfangs dem Rufe des Gesundheitsamtes Folge geleistet hatten, während dem inzwischen erwachsenen großen Bedürfnis der Sportvereine keinesfalls entsprochen werden kann. Da die Inanspruchnahme sportärztlicher Tätigkeit mit innerer Notwendigkeit sich auf alle Sporttreibenden ausdehnen wird, sobald diesen der Wert ärztlicher Hilfe klargeworden sein wird, ist zur hauptamtlichen Durchführung auf längere Sicht ein so großer ärztlicher Beamtenapparat erforderlich, daß er weit alle übrigen personellen Aufwendungen für den städtischen Gesundheitsfürsorgedienst übertreffen müßte. Alle jetzt bestehenden Sportberatungsstellen in Deutschland können nur geringes Stückwerk leisten, sobald das Interesse der Sportvereine durch ihre Tätigkeit wächst. Da die Sportarzttätigkeit sich an jeden Leibesübungen treibenden Menschen wendet, also an den Personenkreis, für dessen gesundheitliche Versorgung die gesamte frei praktizierende Ärzteschaft zur Verfügung steht, da es ferner aus dem oben für die Jugendfürsorge dargelegten Gründen abwegig ist, die ärztliche Überwachung und Behandlung eines Menschen durch künstliche Grenzen zu zerreißen, gehört die Sportarzttätigkeit zweifellos zu den Aufgaben jedes praktischen Arztes. Es muß zugegeben werden, daß der Ärztestand, dem früher in der Betätigung als Hausarzt auch die prophylaktische Überwachung aller Mitglieder der betreuten Familie oblag, sich unter dem Zwange der hauptsächlich durch die Sozialversicherung abgeänderten Verhältnisse im wesentlichen während der letzten Jahrzehnte auf die Behandlung von Krankheiten beschränkte und daher großenteils in der Beratung Gesunder, insbesondere auf dem für ihn neuartigen Gebiete der Leibesübungen, unzureichende Erfahrungen bis vor kurzem besaß; inwieweit diese Verhältnisse heute schon eine weitgehende Veränderung erfahren haben, wird später darzustellen sein. Eine Befassung der gesamten Ärzteschaft mit den Leibesübungen bringt noch den weiteren praktischen Vorteil, daß damit den Sportvereinen eine große Anzahl gesundheitlicher Berater zu ihrem Vorteile erwächst, daß der Hausarzt in den Familien bezüglich der Leibesübungen der Kinder nicht Warner allein, sondern auch in positiver Richtung sachverständiger Berater wird, und daß er auch in der Behandlung gewisser chronischer Krankheitszustände in der Lage ist, entsprechend den modernsten Erfahrungen die dem Patienten zugänglichen Leibesübungen als Hilfsmittel der Therapie heranzuziehen. Es bringt also die Generalisierung der sportärztlichen Arbeit auf die Gesamtheit des Ärztestandes volksgesundheitliche Werte mit sich, die von hauptamtlichen Sportärzten nicht in gleichem Maße geboten werden können. Wenn wir demnach hauptamtliche städtische Sportarzttätigkeit nur als eine Pionierarbeit von vorübergehender Berechtigung auffassen — wobei selbstverständlich die Sonderverhältnisse großer Stadien u. dgl. durchaus andersartiger Beurteilung unterliegen —, so wird dadurch der bleibende Wert von Sportberatungsstellen als solchen und von öffentlicher Hilfe nicht verringert. Wir glauben aber, daß solche unentbehrlichen Hilfen mehr den Charakter genereller als individueller Gesundheitsmaßnahmen bei Erwachsenen besitzen sollen, und daß auf diesem Wege außerdem mit wesentlich geringerem Mittelaufwand erheblich größerer Erfolg erreicht werden kann. Zunächst ist die Bereitstellung je nach Ausdehnung der Stadt einer oder mehrerer Sportberatungsstellen, d. h. mit den nötigen Untersuchungsspezialgeräten, Formularen usw. ausgestatteten Räumen nebst Hilfspersonal — das unter mittleren Verhältnissen, wie bei uns in Halle, lediglich aus einer für Stunden bereitgestellten Schwesternkraft zu bestehen braucht —, eine wesentliche Voraussetzung für private Sportarztarbeit, da die Mehrzahl der Privatärzte ebensowenig wie ein kleinerer Verein in der Lage ist, das zu sportlichen Reihenuntersuchungen Erforderliche selbst zu stellen. Für den untersuchenden Arzt ist ferner die Möglichkeit der Einsicht in die städtischerseits während der Jugendfürsorgezeit erhobenen und kartothekmäßig festgelegten Befunde von großem Werte für die Beurteilung schwierigerer Fälle. Der Vorteil für das städtische Gesundheitswesen liegt in der den untersuchenden Ärzten zur Pflicht zu machenden Ausfüllung gleichmäßiger und zu späterer wissenschaftlicher Verwertung geeigneter Untersuchungsformulare, wie sie der Ärztebund zur Förderung der Leibesübungen gemeinsam mit dem preußischen Landesgesundheitsamt aufgestellt hat, und in der Möglichkeit, die darin niedergelegten Befunde für gleichzeitig in städtischer Fürsorge befindliche Fälle jederzeit greifbar zur Hand zu haben. Die organisatorische Leitung durch einen Stadtarzt, der hierzu nur einen Bruchteil seiner Arbeitszeit verwendet, sorgt für die Zeiteinteilung der sich jeweils zur Untersuchung durch den freigewählten Arzt ihres Vertrauens anmeldenden Vereine, für Gleichmäßigkeit der sich damit organisch in den Rahmen der Gesundheitsamtsarbeit einfügenden Sportberatungstätigkeit, für die Ergänzung des Untersuchungsgeräts und für wissenschaftlich statistische Auswertung der Ergebnisse. Da das Instrumentarium ebenfalls für Untersuchungen von Jugendlichen in der schulärztlichen Tätigkeit Verwendung finden kann, falls diese im gleichen Hause zu anderen Zeiten stattfindet, entstehen Kosten nur in sehr geringfügigem Maße. Schwieriger ist schon die Beschaffung der zur Bezahlung der ärztlichen Arbeit erforderlichen Beträge. An dem Grundsatz der Zahlungspflicht des Vereins für die Untersuchung und Beratung seiner Mitglieder muß zwar aus den obengenannten Gründen festgehalten werden, tatsächlich ist aber vorläufig nicht zu erwarten, daß von demjenigen Teil der Vereine, der nur mit öffentlicher Hilfe sein Leben fristen kann, erheblichere eigene Aufwendungen für einen Zweck geleistet werden, dessen Wert für den Vereinsbetrieb als solchen meist geringer eingeschätzt wird als derjenige für allgemeinere Gesundheitsinteressen, für deren Pflege sich der Verein nicht verantwortlich fühlt. Proletarische Vereine, in denen weder Geldmittel zur Verfügung stehen, noch Ärzte als Mitglieder kameradschaftlichen Rat gewähren, würden damit aus sportärztlicher Betreuung, die gerade für sie am wichtigsten wäre, praktisch ausscheiden. Von den Ärzten ehrenamtliche Tätigkeit zu fordern, um damit der Schwierigkeit zu entgehen, ist unberechtigt, auf die Dauer nicht durchführbar und auch jetzt schon der naturgemäß sich ergebenden und notwendigen Erweiterung nicht zugänglich. Wird die Sportarztarbeit nicht in der ärztlichen Berufsarbeit eigentlichen Sinnes verankert, so werden nur solche Ärzte — abgesehen von einigen Idealisten, für die die wirtschaftliche Frage keine Rolle spielt — bereit sein, sich der Ausbildung und Tätigkeit zu unterziehen, die in der Praxis noch nicht voll beschäftigt sind, oder vielleicht sogar in einzelnen Fällen, die auf diesem Weg Eingang in die Praxis zu finden hoffen — ein Hauptgrund der Gegnerschaft des Ärztestandes gegen die Gratisarbeit —. Sie werden auf die Sportarztarbeit verzichten müssen, sobald die Praxis, die die wirtschaftliche Grundlage ihrer Existenz bildet, sich vergrößert. Damit wird nicht nur ein auf die Dauer unerträgliches Moment der Unstabilität in die Sportarztarbeit hineingetragen, sondern es unterbleibt sowohl die allgemeine Interessierung der Ärzteschaft, wie die Mitwirkung gerade der tüchtigsten und daher beschäftigtsten Ärzte. Aus den gleichen grundsätzlichen Erwägungen, die gegen hauptamtliche Sportarztarbeit sprechen, muß es auch als untunlich bezeichnet werden, daß nun etwa die Städte die entstehenden nebenamtlichen Untersuchungshonorare tragen, obwohl dies bereits eine erhebliche Verbilligung gegenüber hauptamtlicher Tätigkeit darstellen würde. Der geeignetste Ausweg scheint uns das Verfahren, die Sportberatungsstellen seitens aller finanziell oder ideell an Maßnahmen der vorbeugenden Gesundheitsfürsorge interessierten Stellen der Öffentlichkeit — Staat, Gemeinde und Versicherungsträger — mit einer gemeinsamen Pauschalsubvention auszustatten, mit der besonderen Auflage, diese Summe zur Ermöglichung der Heranziehung eines Sportarztes durch zahlungsunfähige Vereine zu verwenden. Dieser Ausweg, der in den von uns gepflogenen Verhandlungen bereits die grundsätzliche Zustimmung eines Teils der Kostenträger fand, dürfte für die nächste Zeit die billigste und wirksamste Form insbesondere kommunaler Einflußnahme auf volle gesundheitliche Auswertung der Leibesübungen darstellen.

Die Schwierigkeit dieser Verhältnisse, die Notwendigkeit verständnisvoller Zusammenarbeit mit der Ärzteschaft sowie das Übergreifen in zahlreichen Fragen der allgemeinen Gesundheitsfürsorge erweist, daß ein Stadtamt für Leibesübungen nur dann das Optimum an Leistungsfähigkeit und organisatorischer Vereinfachung erreichen kann, wenn es sich in die Pflege des gesamten städtischen Gesundheitswesens eingliedert. Für größte Städte dürfte das Vorgehen Berlins, das das an sich selbständige Stadtamt für Leibesübungen dezernatmäßig dem Stadtmedizinalrat unterstellte, die beste Lösung darstellen; für kleinere Orte liegt es im Interesse der Vereinfachung des Bureauapparates, die Geschäfte eines Stadtamtes für Leibesübungen vollständig dem Stadtgesundheitsamt zu übertragen.

IV. Der heutige Stand des Sportarztwesens.

Eine der wichtigsten Aufgaben des 1924 gegründeten Deutschen Ärztebundes zur Förderung der Leibesübungen war die Schaffung organisatorischer Grundlagen, um dem Bedürfnis nach ärztlicher Hilfe in den Vereinen durch Bereitstellung einer hinreichenden Anzahl dazu ausgebildeter Ärzte zu entsprechen und das Bedürfnis der Sportvereine selbst durch die Ermöglichung von Erfahrungen mit sportärztlicher Hilfe zu beleben. Das Hauptgewicht ist dabei auf wirkliches Sachverständnis zu legen. Gute Erfahrungen mit ärztlicher Mitarbeit können nur dann gesammelt werden, wenn der zu Rate gezogene Arzt nicht nur auf seinem medizinischen, sondern auch auf sportlichem Gebiete Sachverständiger ist und seinen Rat den tatsächlich gegebenen Verhältnissen anzupassen vermag. Enttäuschungen, die ein Verein erleben muß, wenn dieses spezielle Sachverständnis des Arztes fehlt, werden den Verein mit Sicherheit veranlassen, auf ärztliche Hilfe zugunsten des bewährten Trainers zu verzichten, dessen Erfolge ja zweifellos vor den Augen aller Vereinsmitglieder liegen. Die Minderzahl der Fälle, in denen Schädigungen eintreten, weil individuelle Besonderheiten dem Trainer nicht bekannt sein können, treten in dem Bewußtsein des Vereins völlig zurück, da der Geschädigte meist seinen Sport aufgibt und sich dadurch der Kenntnis des Vereins entzieht. Durch solche Enttäuschungen können geradezu systematisch Kurpfuscher aus den berufsmäßigen Trainern und Sportmasseuren gezüchtet werden, die ergänzende Mitarbeiter des Arztes auch zur Erreichung der gesundheitlichen Ziele sein könnten und sollten. Das Befassen eines Arztes mit sportlichen Fragen, von denen er nichts versteht, ist daher nicht nur unnütz, sondern unmittelbar schädlich für den Sport sowohl wie für das Ansehen ärztlicher Tätigkeit und ärztlichen Standes. Die Grundforderung muß daher in der Beschränkung sportärztlicher Arbeit auf solche Ärzte bestehen, die ihre Befähigung dazu nachgewiesen haben. Diese Erwägungen führten vielfach zur Diskussion des Gedankens der Ausbildung besonderer Sportfachärzte. Sowohl von sportfreundlichen Ärzten als Wunsch, wie von anderer Seite als Schreckgespenst aufgefaßt, spielte diese Möglichkeit bei den Verhandlungen des Ärztebundes zur Förderung der Leibesübungen mit den Spitzenorganisationen der Ärzteschaft, die wir in Durchführung unseres Organisationsplanes im Auftrage des Vorstandes des Ärztebundes für Leibesübungen 1925 führten und gelegentlich der Verhandlungen des Ärztetages 1925 in Leipzig zum Abschluß brachten, eine erhebliche Rolle. Nun entnimmt aber sportärztliche Tätigkeit ihre Methodik aus der Untersuchung des gesamten Körpers mit allen seinen Organen. Es gibt keine sportfachärztliche Methodik strengen Sinnes, sondern lediglich eine Zusammenstellung von Methoden aus allen Zweigen der Medizin und der Anthropometrie nach den Gesichtspunkten einer bestimmten Fragestellung. So wie es sich hierbei um allgemeinärztliches Wissen handelt, bringt uns auch die Sportphysiologie keine neue Wissenschaft, sondern lediglich die Bearbeitung bestimmter Fragen aus dem Gesamtgebiet der Physiologie mit der besonderen Note, daß die Leibesübungen für die Untersuchungsrichtung als Anreger gewirkt haben. Liegen somit die Kriterien des Facharztbegriffes nicht vor, zumal unsere in Kursen den bereits in der Praxis stehenden Ärzten zu vermittelnde Ausbildung vorläufig noch eine recht oberflächliche bleiben muß, so gilt noch außerdem, ebenso wie für den beamteten Sportarzt, eine wesentliches organisatorisches Bedenken, da nämlich kleinere Städte überhaupt auf Sportarzthilfe würden verzichten müssen. Wir sahen oben bereits, daß durch die Einbeziehung möglichst weiter Kreise der gesamten Ärzteschaft in das neue Arbeitsgebiet auch den Leibesübungen sachlich und propagandistisch am besten genützt wird. Zu vergessen ist aber auch nicht, daß die Sportarztüberwachung gesunder Menschen für den Ärztestand nicht nur einen Schritt der Rückkehr zum alten Hausarztprinzip, sondern auch in die fürsorgeärztliche Tätigkeit hinein bedeutet, die der praktische Arzt im eigenen Interesse nicht als etwas für ihn abseits Liegendes betrachten sollte. Die gewaltige Vermehrung des Umfangs ärztlicher Verantwortung und Zuständigkeit dürften ebenfalls für die Entwicklung des Ärztestandes von nicht geringer Bedeutung sein. Aus diesen Erwägungen ergab sich die Notwendigkeit, die sportärztliche Arbeit der Gesamtheit der Ärzteschaft zugänglich, jedoch durch einen gewissen Schutz der Bezeichnung „Sportarzt" von gewissen Voraussetzungen der Vorbildung abhängig zu machen. Diese Voraussetzungen mußten so gehalten sein, daß sie von jedem Arzt auch wirklich erfüllt werden konnten. Für diese

Vorbildung wurden nach unserem Vorschlag vom Ärztetag folgende Richtlinien beschlossen:

1. Teilnahme an einem praktisch und theoretisch durchgeführten und von dem Ärztebund z. F. d. L. als zweckmäßig anerkannten Fortbildungskursus. Für solche Ärzte, die nicht in der Lage sind, zwecks Teilnahme an einem der von der Deutschen oder Preußischen Hochschule für Leibesübungen schon seit Jahren veranstalteten Kurse einige Wochen lang auf die Ausübung ihrer Praxis zu verzichten, werden nach Möglichkeit in allen größeren Städten durch die Ortsgruppen des Ärztebundes z. F. d. L. gemeinsam mit den örtlichen Ärztevereinen im Rahmen des ärztlichen Fortbildungswesens lokale Kurse eingerichtet, die neben der Berufsarbeit die notwendigen Kenntnisse und Fertigkeiten vermitteln. Sportphysiologische, sporthygienische, sportmedizinische Vorlesungen wechseln hierbei mit praktisch gymnastischen Kursen, Demonstrationen verschiedener Turn- und Sportarten und Erklärung ihrer Technik und ihres Trainings, sowie mit Übungen auf dem für den Arzt wichtigen Gebiete der Sportmassage ab.

2. Nachweis der halbjährigen aktiven Mitgliedschaft in einem einer der bestehenden Spitzenorganisationen angeschlossenen Turn- oder Sportverein, der zu bescheinigen hat, daß der betreffende Arzt als Mitglied nicht nur mit der betreffenden Leibesübung genau vertraut geworden ist, sondern auch über das Vereinsleben, die Organisation und das Wettkampfleben hinreichend sich orientiert hat. Dieser letztere Nachweis ist für den Praktiker, der alle seine Ratschläge den in den Vereinen tatsächlich bestehenden Verhältnissen anpassen muß, besonders unentbehrlich.

Die Ausbildung des noch studierenden ärztlichen Nachwuchses kann sich mehr in die Tiefe des Eindringens in das neue Fachgebiet erstrecken und muß daher über die Übergangsbestimmungen hinausgehen. Im einzelnen wurde folgendes als Vorbedingung festgelegt:

1. Teilnahme an einem an jeder Universität abzuhaltenden Kursus über Sporthygiene mit praktischen Übungen auf den verschiedensten Gebieten der Gymnastik und Massage. Voraussetzung hierzu ist die allgemeine Schaffung von sporthygienischen Lehraufträgen, wo geeignete Lehrkräfte zur Verfügung stehen. An die einzelnen Ministerien und medizinischen Fakultäten ist inzwischen seitens des Ärztebundes z. F. d. L. unter ausführlicher Darlegung des Bedürfnisses und der Gründe herangetreten worden, und es ist bei dem bisher von ministerieller Seite gezeigten Verständnis für die Bedeutung unserer Arbeit am Erfolg kaum zu zweifeln. Über ein Mindestprogramm als Grundlage einer Anerkennung solcher Kurse durch den Ärztebund als vollgültige Ausbildungsmaßnahme wird ebenfalls verhandelt werden. Für Studierende, die zunmal in der Übergangszeit keine Gelegenheit zum Besuch eines sporthygienischen Kursus an der Universität haben, wird der nachträgliche Besuch eines sportärztlichen Fortbildungskursus im obengenannten Sinn als ausreichend anerkannt.

2. Der Nachweis mindestens halbjähriger praktischer Betätigung in einem Turn- oder Sportverein im oben ausgeführten Umfange, jedoch mit der Ergänzung, daß einem Verein gleichartige Maßnahmen der Universität oder studentischer Korporationen als gleichwertig betrachtet werden.

3. Der Nachweis einer vielseitigen persönlichen Ausbildung auf dem Gebiet der Leibesübungen und der Erfüllung gewisser Mindestanforderungen in einigen Hauptsportarten. Da es für einen derartigen Nachweis in den Bedingungen zur Erwerbung des deutschen Turn- und Sportabzeichens bereits eine sehr gründlich durchgearbeitete und bestens bewährte Grundlage gibt, wurde die Erwerbung des Turn- und Sportabzeichens zur Bedingung erhoben. Da es körperlich besonders befähigte Studenten gibt, die ohne jede Vorübung die Bedingungen erfüllen können und die daher durch den Besitz des Abzeichens tatsächlich nicht den Nachweis erbringen, eine Zeitlang Leibesübungen getrieben und insbesondere das Training am eigenen Körper kennengelernt zu haben, kann auf die unter 2. genannte Bedingung mindestens halbjähriger Sportausübung nicht verzichtet werden. Der Besitz des deutschen Turn- und Sportabzeichens bringt noch den weiteren sehr hoch zu veranschlagenden Vorteil, daß jeder Sportverein den Träger des Abzeichens ohne weiteres als in den Leibesübungen erfahren anerkennt und dadurch der Arzt niemals in den heute oft bestehenden Verdacht geraten kann, abseits von der praktischen Arbeit den Leibesübungen als reiner Theoretiker und Warner gegenüberzustehen.

Auf dieser Grundlage ist bereits in der inzwischen vergangenen Zeit eine große Anzahl von Ärzten in Sportarztkursen, die sich über alle Teile des Reiches erstreckten, ausgebildet worden. Sporthygienische Lehraufträge zur Ermöglichung einer gründlichen sportärztlichen Ausbildung künftiger Ärztegenerationen sind in einzelnen Universitäten bereits erteilt; ihre Erweiterung auf eine größere Zahl von Universitäten wird, wie uns an zuständiger Stelle des Preußischen

Kultusministeriums mitgeteilt wurde, im wesentlichen nur von dem örtlichen Vorhandensein geeigneter Lehrkräfte abhängen.

In den Sportarztkursen selbst soll aus der Theorie nur so viel geboten werden, wie als anregende Einführung in das Verständnis eines den meisten Teilnehmern neuartigen Fragenkomplexes als Grundlage späterer Weiterarbeit erforderlich ist, und fernerhin alles das, was einer Demonstration bedarf, um anschaulich zu wirken. Lehrbuchmäßige Darstellung kann einen solchen Kursus niemals ersetzen. Bei weitem das Wichtigste ist der praktische Teil, sowohl durch seine Erlebenskomponente, die der Mehrzahl der Teilnehmer überraschend neue Erkenntnisse über die Tiefe der Beeinflußbarkeit körperlichen Geschehens gibt, wie durch die erforderliche praktische Fühlung mit den wichtigsten Zweigen der Leibesübungen. Am besten sind zweifellos Kurse in den großen Stadien, die auf einige Wochen den Arzt nicht nur aus seiner Praxis, sondern auch seiner gesamten Umwelt herauslösen und ihm die wertvollen Momente spartanisch einfachen und dabei doch unendlich freudigen Lebens bieten, das ganz der Sonne, der Luft und dem Sport gewidmet ist. Im allgemeinen sind es vorläufig überwiegend beamtete Ärzte, die zu solchen Kursen die Zeit finden; die Erfahrung, daß es auch für den vielbeschäftigten Praktiker kaum eine erholendere Verwertung der Ferienwochen geben kann, bricht sich erst langsam Bahn. Daß jedoch auch in ärztlichen Kursen, die sich nur auf die einigermaßen berufsfreie Zeit am späten Nachmittag und Abend erstrecken, außerordentlich viel erreicht werden kann, erweisen die Erfahrungen unseres im Frühjahr 1925 als erste derartige Veranstaltung eingerichteten Frankfurter Kursus. Die Berechtigung einer solchen abgekürzten Ausbildung besteht einerseits darin, daß leicht zugängliche ärztliche Kurse den Hebel darstellen, mit dem allein das Interesse weiterer Kreise der Ärzteschaft erfaßt und gehoben werden kann, andererseits in der Erkenntnis, daß der Kursus selbst lediglich das erste Glied einer Kette von ärztlichen Fortbildungsmaßnahmen sein muß, die in Gestalt von Vorträgen, Erfahrungsaustausch und Anleitung zu praktischer Tätigkeit die Aufgabe der heute in allen großen und mittleren Städten bestehenden Ortsgruppen des Deutschen Ärztebundes für Leibesübungen darstellen.

Die Prüfung der Voraussetzung zur Erteilung der Sportarztbefähigung — einen „Sportarzt*titel*" als solchen, der etwa auf ärztlichen Türschildern oder in Adreßbüchern geführt werden dürfte, gibt es nicht —, die Mitteilung an die Sportvereine über die geschehene endgültige Anerkennung durch den Zentralvorstand des Deutschen Ärztebundes z. F. d. L. zur Vervollständigung der Sportärztelisten, die ihnen die Auswahl des Arztes ihres Vertrauens ermöglicht, ferner die Regelung anderer Fragen, an denen die Gesamtheit der ärztlichen Standesorganisationen ein Interesse hat, insbesondere die Genehmigung von unentgeltlicher Arbeit aus besonderen Gründen, oder die Festsetzung von Liquidationsprinzipien, über die es in der ärztlichen Gebührenordnung heute noch an einer Grundlage fehlt, liegt örtlichen Kommissionen ob, die sich aus Vertretern des Ärztevereins, der Ortsgruppen des Hartmann-Bundes und derjenigen des Ärztebundes zur Förderung der Leibesübungen zusammensetzen. Alle Fragen von grundsätzlicherer Bedeutung, sowie die Verwertung der von den örtlichen Kommissionen gesammelten Erfahrungen mit dem Ziele der Gewinnung von Grundlagen für die Einführung allgemein gültiger Maßnahmen, sind Aufgabe einer für ganz Deutschland zuständigen „*Arbeitsgemeinschaft für das Sportarztwesen*", die sich aus Vertretern der in Frage kommenden Spitzenorganisationen zusammensetzt. Mit der Schaffung dieser Organisation ist es uns gelungen, die Bestrebungen eines zunächst doch immerhin an Zahl beschränkten Kreises interessierter Ärzte auf die breite Basis des gesamten deutschen Ärztestandes zu stellen, und damit dem, was wir oben als öffentliche Aufgabe bezeichneten, die zur Durchführung erforderlichen wichtigsten Voraussetzungen zu geben. Beides, öffentliche, insbesondere kommunale und freie Arbeit des Ärztestandes muß sich ergänzen, wenn es gelingen soll, die zahlreichen noch ungeklärten Fragen, insbesondere der Finanzierung und der Werbung einer hinreichenden Zahl von Ärzten für die Sportarztausbildung, einer Lösung zuzuführen und damit tatsächlich dem Sportarztwesen denjenigen Platz in der Arbeit praktischer Sozialhygiene zu geben, den es auszufüllen seiner Natur und seiner Aufgabe nach imstande ist.

Eine wesentliche zweite Aufgabe des Ärztebundes für Leibesübungen besteht darin, für eine wissenschaftliche Bearbeitung solcher Fragen Sorge zu tragen und sie nötigenfalls auch finanziell zu unterstützen, die zur Durchführung Erfolg versprechender Individualberatung grundlegend sind. Die bisherigen Kongresse des Bundes leisteten auf diesen Gebieten wertvolle Arbeit, ebenso — insbesondere auf unmittelbar praktischen Gebieten — ein auf Anregung des Ärztebundes für Leibesübungen geschaffener Fachausschuß des Landesgesundheitsrats (Näheres vgl. Mallwitz). Auch die in ihren Ergebnissen oben dargestellten wissenschaftlichen Arbeiten sind zum Teil mit Hilfe und auf Veranlassung des Ärztebundes durchgeführt worden. Von besonderer Bedeutung ist es sowohl für die wissenschaftliche Vergleichbarkeit der gewonnenen Resultate, wie für die Gewährleistung einer Untersuchung, die alle wesentlichen Punkte umfaßt, daß für alle sportärztlichen Untersuchungen ein einheitliches Schema zugrundegelegt wird, das in den letzten Wochen durch den Fachausschuß des Landesgesundheitsrates und den anthropometrischen Ausschuß des Ärztebundes zur Förderung der Leibesübungen nach den bisherigen Erfahrungen neu aufgestellt wurde und S. 776 u. 777 abgedruckt wird, da es schneller und umfassender als jede Beschreibung in den Gang und die Richtung sportärztlicher Untersuchungen einzuführen vermag.

Ein besonders dankbares Aufgabengebiet erwächst dem Sportarzt aus der *Sportmassage.* Auch auf diesem Gebiet gibt es zwei Ziele, die sich nicht widersprechen, sondern ergänzen, das allgemein hygienische und das sportliche. Beide Momente finden wir bei der sog. „Vorbereitungsmassage" im Vordergrund, die den Körper frisch und geschmeidig machen, die Zirkulation anregen, Ablagerungen beseitigen soll und die keineswegs nur psychologische, sondern objektiv feststellbare Erfolge aufweist. Sie dient zur allgemeinen Körperpflege des Sportsmanns außerhalb des eigentlichen Trainings sowie zur Vorbereitung im eigentlichen Sinne, d. h. zur Schaffung günstigster Bedingungen auf zirkulatorischem und muskulären Gebiet für sofortigen Beginn schärfster Anstrengung unter Ausschaltung der Anfangsphase verminderter Leistung. Sie kann keinesfalls selbst die Muskeln üben oder die Leibesübungen irgendwie ersetzen, bildet jedoch durch Schaffung günstiger Wirkungsvoraussetzungen im Körper eine wesentliche Ergänzung. Rein sportlichen Zielen dient die „Zwischenaktmassage", die in den Pausen zwischen zwei Wettkämpfen oder Teilen von solchen rascheste Entmüdung der in erster Linie angestrengten Muskelgruppen zu erreichen sucht und deren praktisches Ergebnis vielfach auch für den Arzt geradezu verblüffend ist. Die „Entmüdungsmassage" im eigentlichen Sinne, die den Abschluß des Sportes bilden soll, erreicht bei sachgemäßer Durchführung eine erstaunliche Frische auch nach hochgradig ermüdenden Übungen, ein Gefühl von Stärkung und Leichtigkeit, das oft noch am folgenden Tage anhält. Die Muskelschmerzen („Turnfieber", „Muskelkater") werden vermieden, der belebende und psychisch förderliche Einfluß der Leibesübungen wird nachdrücklich verstärkt. Der Arzt hat aus verschiedenen Gründen Ursache, das Gebiet der Sportmassage in seinen Interessenkreis einzubeziehen. Zunächst überzeugt jeder Versuch am eigenen

Körper, daß nur wenige, nämlich die bestausgebildeten Masseure in der Lage sind, die oben skizzierten Ziele zu erreichen. Eine schlechte Massage verstärkt durch mechanische Muskelreizung die Ermüdung und hat auf nervösem Gebiet das Gegenteil des erstrebten Ergebnisses. Ein guter Sportmasseur muß, um erfolgreich arbeiten zu können, folgende Vorkenntnisse besitzen: 1. Sportkenntnis aus eigener Erfahrung, 2. gründliche Vertrautheit mit der allgemeinen Massagetechnik, aus der sich die Sportmassage als Sonderzweig entwickelt; 3. Kenntnis der anatomischen Verhältnisse der Körperoberfläche und Muskulatur sowie der physiologischen Grunsdtatsachen, soweit sie zum Verständnis der Massagewirkung erforderlich sind. Der Arzt muß deshalb Lehrer des Masseurs sowohl wie der Sporttreibenden bei Erlernung der für manche Zwecke vollkommen ausreichenden Selbstmassage sein und zu diesem Zweck selbst die Massage in ihrer Anwendung auf den Sport beherrschen. Als Masseur selbst kommt der Arzt insbesondere bei schwierigen Fällen in Betracht, es ist aber nicht einzusehen, warum ein Arzt es ablehnen sollte, soweit es seine Zeit erlaubt, selbst die Sportmassage in ihrer einfachsten Form aktiv auszuüben. Die Zeit, in der ihm eine solche, finanziell zum mindesten wenig lukrative Arbeit möglich war, wird ihm für die Zukunft wertvoll sein durch Sammlung von Erfahrungen auf einem Gebiet, in dem neben den theoretischen Grundlagen lediglich die immer wiederholte Übung selbst allmählich den vollausgebildeten Fachmann schafft. Reine Aufgabe des Arztes ist die therapeutische Massage, die bei Sportunfällen eine größere Rolle spielt, als auf irgendeinem anderen Gebiet. Nur auf Verordnung des behandelnden Arztes und in strengster Beachtung von dessen Anweisungen kann auch hier der Masseur zum ausführenden Organ gemacht werden, das Erwünschte bleibt in solchen Fällen die Ausführung durch den Arzt selbst. Zahlreiche Grenzgebiete erfordern vor der etwaigen Heranziehung eines Sportmasseurs die Entscheidung des Arztes, die stets dann umgänglich ist, wenn die Ursache irgendwelcher besonderen Beschwerden und Schmerzen unklar ist. Auf der einen Seite wurden uns mehrfach, z. B. nach den für die Schultergürtelmuskulatur ungeheuer anstrengenden Langstreckenkanuregatten über 25 km und darüber, angebliche Schultergelenksverrenkungen zur Behandlung gebracht, die zuweilen sogar vom Arzt — wegen der völligen Unbeweglichkeit im Gelenk, reflektorischen Muskelspannung und extremen Berührungsschmerzhaftigkeit — als solche diagnostiziert wurden, und die als akute Muskelüberanstrengungen schwerster Art in einer vorsichtig beginnenden Massage zum Staunen der Zuschauer innerhalb einer halben Stunde der Heilung zugeführt wurden. Der etwa vom nichtärztlichen Masseur aus einer solchen Erfahrung zu ziehende praktische Schluß könnte in zahlreichen Fällen echter, aber schwer erkennbarer Knochenbrüche und Verrenkungen höchst gefährlich werden. Eine noch größere Gefahr besteht bei der Verwechslung appendizitischer Reizzustände oder traumatischer Erkrankungen der Baucheingeweide mit einfacher, durch Leibesübungen hervorgerufener Bauchmuskelschmerzhaftigkeit, die einer Massagebehandlung durchaus zugänglich ist. Auch die Generalisierung lokaler Infektionsherde ist mehrfach als Folge von Massage beobachtet. Wir haben in der Massage wie in den Leibesübungen selbst ein wirksames Mittel, das stets als Erholungs- und Erfrischungs-, zuweilen auch als Heilmittel nützliche Anwendung finden, in Pfuscherhänden aber eine Gefahr bedeuten kann. Der Arzt wird sich deshalb nicht nur zum Lehrer, sondern auch im laufenden Betrieb der von ihm beratenen Sportvereine zum Leiter der Massage machen und den Masseuren ihr Arbeitsgebiet zuweisen müssen, soweit nicht seine eigene praktische Mitwirkung nach Lage des Falles in Betracht kommt.

Die *sportliche Unfallkunde* liegt an sich außerhalb des eigentlichen Sportarztwesens als einer sozialhygienischen Aufgabe. Sie ist ein Zweig chirurgischer

Datum:	Name:	Vorname:	Ledig: Verheiratet: Kinder:	Geburtsdatum:	Alter

			100 m Lauf
Adresse:	Wievieltes Kind? Von wieviel Geschwistern?	Brustkind oder Flaschenkind?	3000 m Lauf
Beruf:	Alter des Vaters? Alter der Mutter?	Treiben die Eltern Leibesübungen?	Weitsprung
Seit wann treiben Sie Leibesübungen?	Hauptsport?		Hochsprung
Wie oft wöchentlich? Trainierten Sie ernstlich?	Sportliche Erfolge?		Kugelstoßen
Wieviel Alkohol bezw. Tabak täglich?	Besondere Ernährungsformen?		Ballweitwurf
Krankheiten in der Familie Vor allem Tuberkulose, Geisteskrankheiten, Krebs, Rheuma usw.:			Klimmzüge
Eigene durchgemachte Krankheiten und ihre Folgen: (Gelenkrheuma, Blinddarm-, Lungen-Entzündung usw.)			100 m Schwimmen
Bestehen z. Z. Beschwerden?		Brillenträger?	

Verein?

Vitalkapazität	Hüftbreite	Schulterbreite	Oberschenkelumfang	Oberarmumfang	Brustumfang	Stammlänge	Größe	Gewicht	Datum	Beobachter

100 m Lauf	3000 m Lauf	Weitsprung	Hochsprung	Kugelstoßen	Ballweitwurf	Klimmzüge	100 m Schwimmen	

Vital-kapazität | Hüftbreite | Schulterbreite | Oberschenkelumfang | Oberarmumfang | Brustumfang | Stammlänge | Größe | Gewicht | Datum | Beobachter

Gesamteindruck des Körperbaues **bes. Brustkorb, Wirbelsäule, Muskulatur, Fettpolster** etc.

Nachuntersuchung

Ärztlicher Befund: (**bes. Drüsen, Lunge, Herz, Bauchorgane, Reflexe, Urin, Pulsbeschaffenheit,** Blutdruck)

Nachuntersuchung

						Atembreite	Größe Brustumf. × 100	Größe² Gewicht × 100

Therapie, verdient jedoch auch in diesem Zusammenhang eine kurze Erwähnung deshalb, weil zahlreiche Besonderheiten dieses Teilgebiet aus dem Rahmen der allgemeinen Unfallkunde herausheben und daher jeden Arzt, der sich mit Sportfragen beschäftigt, zwingen, sich mit den aus der Eigenart der Unfallursachen ergebenden Abweichungen vertraut zu machen. Eine besondere Beziehung zur Hygiene ergibt sich aus der Tatsache, daß ebenso wie bei Betriebsunfällen die unmittelbaren Ursachen sich im allgemeinen oft wiederholen, da sie charakteristische Momente der Technik bestimmter Sportarten darstellen. Wir besitzen daher in Analogie zu gewerbehygienischen Maßnahmen die Möglichkeit prophylaktischer Verwertung der gewonnenen Erfahrungen zur Beseitigung häufigerer Unfallursachen, soweit ihre Abstellung mit der Eigenart des betreffenden Sports überhaupt vereinbar ist. Die Tatsache der zunehmenden Ausbreitung eines Berufssportlertums — so sehr wir dieses vom pädagogischen, ethischen und gesundheitlichen Standpunkt außerhalb der Leibesübungen stellen — verstärkt den gewerbehygienischen Charakter solcher Maßnahmen, wie wir sie als typische Verletzungen der Flieger, Mandl für die verschiedensten Sportarten aus der jeweiligen Eigenart von Technik und Gerät abzuleiten versuchten. Besonderheiten der Unfallbehandlung ergeben sich aus der relativen Einheitlichkeit des gesunden und kräftigen Menschenmaterials, sowie aus dem lebhaften Wunsch zu schneller Heilung, einem Wegfall aller Rentenwünsche und sonstigen Momente, die eine Krankheitsverlängerung des Patienten als erwünscht erscheinen lassen könnten. Eine weitere Besonderheit, auf die auch Mandl mit Recht hinweist, besteht in dem Heilungsziel. Während bei den Unfällen des täglichen Lebens der Begriff „Heilung" dann Anwendung finden kann, wenn die Schmerzen beseitigt sind und die Funktion soweit wiederhergestellt ist, daß keine Beeinträchtigung der Berufsfähigkeit vorliegt, verlangt der Sportsmann vom Arzt die Schaffung der Sportfähigkeit in eben dem Sportzweig, der den Unfall verursachte, d. h. eine völlige Restitutio ad integrum, die auch den letzten Rest von Schwäche oder Bewegungseinengung des verletzten Gliedes beseitigt. Wird dieser Gesichtspunkt die Therapie nur gelegentlich modifizierend beeinflussen, so ist er doch für die Stellung der Prognose von größter Bedeutung und stellt hierin dem Arzt, der die Krankheitsdauer nach anderen Gesichtspunkten zu schätzen gewohnt ist, vor neue und ohne einschlägige Erfahrung recht schwierige Fragen. Bei der starken subjektiven Bewertung der Wiederherstellung der Startmöglichkeit seitens des Verletzten, der Abhängigkeit wichtigster Entschließungen der Sportvereine vom prognostischen Urteil des Arztes, etwa der Frage der Personenbesetzung von Fußballigamannschaften für künftige Spiele, endlich bei Berücksichtigung der wirtschaftlichen Lage von Berufssportlern wird sich der Arzt dieser Fragestellung keinesfalls entziehen können, ohne das Vertrauen der Sportkreise zu verlieren. Vielfach wird auch bei der Behandlung selbst die Verwertung der in dem vom Patienten beherrschten Sport gegebenen therapeutischen Möglichkeiten abhängig und zweckmäßig sein, insbesondere vom psychologischen Standpunkte aus unter sonst gleichen Verhältnissen vor jeder anderen Form von Heilgymnastik den Vorzug verdienen. In den Krankheitserscheinungen selbst, die durch sportlichen Unfall verursacht werden, finden sich Besonderheiten weniger bei den schwereren Verletzungen als bei den dem Arzt häufig fremden Symptomen leichterer Muskelrisse, Sehnenbänder- und Meniskusverletzungen, deren pathologische Bedeutung für das allgemeine Leben vielfach so gering ist, daß sie den Patienten nicht zum Arzt führen würden, die aber unter dem Gesichtswinkel der sportlichen Leistungsfähigkeit von erheblicher Bedeutung sind. Bei anscheinenden schweren Sportfolgen ergibt oft die genauere Untersuchung, daß die Leibesübungen lediglich den zufälligen Gelegenheitsanlaß darstellen. Insbesondere müssen wir LININGER durchaus zustimmen, wenn er in der Anerkennung einer traumatisch bedingten Tuberkulose äußerst zurückhaltend ist. In vielen Fällen, in denen die Literatur die Tuberkulose als Sportfolge bezeichnet (MANDL) können wir den Nachweis für diesen Zusammenhang keineswegs als geglückt ansehen. Die Häufigkeit ernstlicher Vorkommnisse ist trotz einer keineswegs geringen Zahl von Sportunfällen relativ, gemessen an der Menge der regelmäßig Sporttreibenden, nicht erheblich. In zahlreichen Fällen gilt für Unfälle das gleiche, was wir auch auf dem Gebiet der Schädigung innerer Organe feststellen mußten, daß nicht die Leibesübungen selbst, sondern deren gesundheitswidriges Betreiben in einer Anzahl von Fällen als Ursache anzusprechen ist. Gelingt es den Ärzten, durch sachverständige Mitarbeit diese vermeidbaren Schäden abzustellen, so ist der verbleibende Rest von Schädigungsmöglichkeiten im einzelnen so verschwindend gegenüber den gesundheitlichen Nachteilen Unzähliger durch das Unterlassen jeglicher Leibesübungen und durch reines Zimmer- und Großstadtleben, daß die in den Leibesübungen liegende Schädigungsmöglichkeit nicht als Beeinträchtigung ihres sozialhygienischen Wertes aufgefaßt werden kann.

Literatur.

BRUNS: Münch. med. Wochenschr. 1924 u. 1925; — Zentralbl. f. Herz- u. Gefäßkrankh. 1924. — BUKH, NIELS: Grundgymnastik. Leipzig u. Berlin 1922. — DU BOIS-REYMOND u. PELTRET: Arch. f. Anat. u. Physiol. 1914. — GOLDSCHEIDER: Leibesübungen 1925 H. 6 und mündliche Mitteilungen. — GOTTSTEIN: Klin. Wochenschr. 1922, Nr. 12. — HIPPKE, zit. nach MÜLLER, cf. 6. — KABOTH: Zentralbl. f. Gynäkol. 1926. — KAUP: Konstitution und Umwelt im Lehrlingsalter. München 1922. — KINDERMANN u. SCHNELL: Die tägliche Turnstunde. Berlin 1926. — KOHLRAUSCH: Zeitschr. f. Konstitutionslehre Bd. 10, H. 4 u. Zeitschr. f. physik. Therapie 1923. — KÜLBS: Arch. f. exp. Pathol. u. Pharmakol. Bd. 55. — KRÜMMEL: Dtsch. Sportschule 1921. — LININGER: Der Rentenmann. — LORENTZ: Sporthygiene. Berlin 1923. — MALLWITZ: Jugendpflege durch Leibesübungen vom fachärztlichen Standpunkte. Berlin: Richard Schoetz 1919; Die Sportärztetagung Berlin 1924. Anhang: Sportärztlicher Kongreß Oberhof 1912. München: J. F. Lehmann 1925. — MANDL: Chirurgie der Sportunfälle. Berlin 1925. — MATTHIAS: Die gegenwärtigen Erziehungs- und Unterrichtsmethoden im Lichte der Biologie. Bern 1922. — MÜLLER: Die Leibesübungen. Leipzig u. Berlin 1926. — RÖDER u. WIENEKEN: Jugendwanderung und Jugendkraft Berlin. 1912. — SCHENK: Marburger sportwissenschaftl. Untersuchungen und Beobachtungen 1925. — SCHMIDT: Unser Körper. Leipzig 1920. — SCHNELL, W.: Biologie und Hygiene der Leibesübungen. Berlin u. Wien 1922; — Arzt u. Leibesübungen. Berlin u. Wien 1925. — SCHNELL: Münch. med. Wochenschr. 1921; — Zeitschr. f. öff. Gesundheitspflege 1926. — SELLHEIM: Das Geheimnis vom Ewig-Weiblichen. Stuttgart 1924. — SIPPEL: Leibesübungen — geistige Leistung. II. Aufl. Berlin: Weidmann 1926. — WEBER: Arch. f. Anat. u. Physiol. 1914. — WORRINGEN: Zeitschr. f. d. ges. physik. Therapie 1926, H. 5. — Weitere Literatur bis 1922 zusammengestellt bei SCHNELL, „Biologie und Hygiene der Leibesübungen", für die neueste Zeit bei MÜLLER, „Die Leibesübungen".

Namenverzeichnis.

Übersicht über die bereits erschienenen Bände des Handbuches der sozialen Hygiene und Gesundheitsfürsorge

Erster Band: Grundlagen und Methoden
522 S. 37 Abb. RM 30.— geheftet; RM 35.— gebunden

Zur Geschichte der Sozialhygiene. Von Geheimrat Professor Dr. Ferdinand Hueppe, Dresden-Loschwitz.

Methoden und Technik der Statistik mit besonderer Berücksichtigung der sozialen Biologie. Von Sanitätsrat Dr. Wilhelm Weinberg, Stuttgart.

Die statistischen Grundlagen der sozialen Hygiene. Von Sanitätsrat Dr. F. Prinzing, Ulm.

Vererbungsgeschichtliche Probleme der sozialen und Rassenhygiene. Von Professor Dr. rer. nat., Dr. med. h. c. Valentin Haecker, ord. Professor der Zoologie und vergl. Anatomie in Halle a. S.

Anthropometrie. Von Geheimrat Professor Dr. Rudolf Martin †, München.

Hygienische Volksbildung. Von Dr. Martin Vogel, Wissenschaftlicher Direktor am Hygiene-Museum, in Dresden.

Der Unterricht der Studierenden und der Ärzte. Von ord. Professor Dr. Alfred Grotjahn, Berlin.

Die Organisation der Gesundheitspflege, insbesondere die Aufgabe von Reich, Ländern, Landesteilen und Gemeinden auf dem Gebiet der Gesundheitsfürsorge und die damit betrauten Stellen. Von Ministerialdirektor Wirkl. Geh. Obermedizinalrat Professor Dr. E. Dietrich, Berlin.

Die Organisation der Gesundheitsfürsorge, insbesondere die Aufgabe von Provinz, Stadt- und Landkreisen auf dem Gebiet der Gesundheitsfürsorge. Von Professor Dr. P. Krautwig, Beigeordneter in Köln a. Rh.

Zweiter Band: Gewerbehygiene und Gewerbekrankheiten
823 S. 56 Abb. RM 54.— geheftet; RM 59.70 gebunden

A. Allgemeiner Teil:

Gewerbehygienisches Arbeiten und Forschen. Von Gewerbemedizinalrat Dr. Ludwig Teleky, Düsseldorf.

Begriff, Diagnose, rechtliche Stellung der Berufskrankheiten, Verhütung gewerblicher Gesundheitsschädigungen. Von Gewerbemedizinalrat Dr. Ludwig Teleky, Düsseldorf.

Die Aufgaben des Arztes in der Durchführung der Gewerbehygiene. Von Gewerbemedizinalrat Dr. Ludwig Teleky, Düsseldorf,

Die gesetzliche Regelung des gesundheitlichen Arbeiterschutzes. Von Gewerbemedizinalrat Dr. H. Betke, Wiesbaden.

Die Gewerbeaufsicht in Deutschland. Von Geh. Regierungsrat Dr. R. Fischer, Senatspräsident im Reichsversicherungsamt, Potsdam.

Übersicht über die Internationale Gewerbeaufsicht. Von Professor Dr. Ernst Brezina, Wien.

Einfluß verschiedener Betriebsformen auf die Gesundheit der Arbeiter und das Entstehen der Gewerbekrankheiten. Von Dr. M. Epstein, München.

Wissenschaftliche Betriebsführung (Taylorsystem), Arbeitszeit, Arbeitspausen, Nachtarbeit. Von Professor Dr. Ernst Brezina, Wien.

Arbeit von Frauen, Kindern und Jugendlichen. Von Ministerialrat Professor Dr. Adolf Thiele, Dresden.

Beruf und Geschlechtsleben. Von Gewerbemedizinalrat Dr. H. Betke, Wiesbaden.

Allgemeine hygienische Gesichtspunkte bei der Anlage von Fabrikbauten. Von Professor Dr. Bruno Heymann, Berlin.

Hygiene des Fabrikbaues, der Beleuchtung, Lüftung und Heizung; Krankheits- und Unfallverhütung; Unfallhäufigkeit (Statistik), Von Geh. Regierungsrat Dr. R. Fischer, Senatspräsident im Reichsversicherungsamt, Potsdam.

Erste Unfallhilfe. Von Oberarzt Dr. E. Koch, Bochum.

B. Gewerbepathologie und -hygiene.

Berufsmorbidität und -mortalität. Von Ministerialrat Professor Dr. Franz Koelsch, München.

1. Gewerbliche Vergiftungen.

Grundzüge der Giftwirkung. Von Professor Dr. G. Joachimoglu, Berlin.

Vergiftungen durch Blei. Von Gewerbemedizinalrat Dr. Ludwig Teleky, Düsseldorf.

Vergiftungen durch Quecksilber. Von Gewerbemedizinalrat Dr. Ludwig Teleky, Düsseldorf.

Vergiftungen durch Metalle (außer Blei und Quecksilber). Von Medizinalrat Dr. H. Fischer, Stuttgart.

Gewerbliche Vergiftungen durch nichtmetallische anorganische Gifte (Metalloide) und deren Verbindungen. Von Professor Dr. Heinrich Zangger, Zürich.

Vergiftungen: Aliphatische Verbindungen. Von Ministerialrat Professor Dr. Franz Koelsch, München.

Vergiftungen: Cyclische Verbindungen. Von Ministerialrat Professor Dr. Franz Koelsch, München.

2. Andere Berufseinflüsse und deren Folgeerscheinungen.

Wirkung von Wärme und Feuchtigkeit. Von Geh. Oberregierungsrat Professor Dr. O. Spitta, Berlin.

Wirkung von Preßluft. Von Primärarzt Dr. Wilhelm Mager, Brünn.

Schädigung durch Elektrizität. Von Dr. Bruno Sellner, Brünn.

Gewerbliche Infektionskrankheiten. Von Professor Dr. F. Holtzmann, Karlsruhe.

Durch Eingeweidewürmer bedingte Berufskrankheiten. Von Professor Dr. Hayo Bruns, Gelsenkirchen.

Neubildungen und Beruf. Von Ministerialrat Professor Dr. Franz Koelsch, München.

Über den Einfluß der Berufe auf das Herz. Von Prof-ssor Dr. Rudolf Kaufmann, Wien.

Gewerbekrankheiten der oberen Luftwege. Von Sanitätsrat Dr. Alfred Peyser, Berlin.

Berufskrankheiten der Lunge. Von Professor Dr. Maximilian Sternberg, Wien.

Einfluß der Berufe auf die Verdauungsorgane. Von Dr. A. Alexander, München.

Die gewerblichen Erkrankungen der Muskeln, Sehnen, Knochen und Gelenke. Von Professor Dr. Georg Hohmann, München.

Nervenkrankheiten. Von Dr. Kurt Mendel, Berlin.

Gewerbliche Erkrankungen der Augen. Von Professor Dr. Richard Cords, Köln.

Gewerbekrankheiten des Ohres. Von Sanitätsrat Dr. Alfred Peyser, Berlin.

Die Schädigungen der Haut durch Beruf und Arbeit. Von Professor Dr. Moriz Oppenheim, Wien.

Berufliche Stigmata. Von Professor Dr. B. Chajes, Berlin.

C. Hygiene einzelner Gewerbe und Berufe.

Land- und Forstarbeiter. Von Regierungsmedizinalrat Dr. Richard Bernstein, Erfurt.

Gärtnerei. Von Gewerbemedizinalrat Dr. H. G e r b i s, Erfurt.

Kohlenbergarbeiter. Von Professor Dr. W. S c h ü r - m a n n, Bochum.

Eisengewinnung. Von Gewerbemedizinalrat Dr. E. B e i n t k e r, Arnsberg.

Die Verhüttung von Blei, Zink, Kupfer, Silber, Gold, Platin und Quecksilber. Von Dr. G. F r e y, Direktor am Reichsgesundheitsamt, Berlin-Zehlendorf.

Aluminiumgewinnung. Von Gewerbemedizinalrat Dr. L. T e l e k y, Düsseldorf.

Metallbearbeitung. Von Gewerbemedizinalrat Dr. H. G e r b i s, Erfurt.

Die Herstellung von Bleiakkumulatoren. Von Gewerbemedizinalrat Dr. E. B e i n t k e r, Arnsberg.

Die Erzeugung von Bleifarben und Bleiverbindungen. Von Gewerbemedizinalrat Dr. L. T e l e k y, Düsseldorf.

Edelmetall- und Edelsteinbearbeitung. Von Professor Dr. F. H o l t z m a n n, Karlsruhe.

Steingewinnung und -bearbeitung. Von Professor Dr. Maximilian S t e r n b e r g, Wien.

Zementfabriken und Kalkbrennereien. Von Gewerbemedizinalrat Dr. E. B e i n t k e r, Arnsberg.

Keramische Industrie. Von Ministerialrat Professor Dr. Franz K o e l s c h, München.

Glaserzeugung und Glasbearbeitung. Von Gewerbemedizinalrat Dr. H. G e r b i s, Erfurt.

Unfall- und Krankheitsverhütung in der chemischen Industrie. Von Geh. Regierungsrat Dr. R. F i s c h e r, Senatspräsident im Reichsversicherungsamt, Potsdam.

Kunstseide-Industrie. Von Gewerbemedizinalrat Dr. H. G e r b i s, Erfurt.

Gummi-Industrie. Von Gewerbemedizinalrat Dr. H. G e r b i s, Erfurt.

Verarbeitung von Wolle und Baumwolle. Von Ministerialrat Professor Dr. Adolf T h i e l e, Dresden.

Verarbeitung von Lumpen (Hadern). Von Ministerialrat Professor Dr. Adolf T h i e l e, Dresden.

Papier-Industrie. Von Gewerbemedizinalrat Dr. E. B e i n t k e r, Arnsberg.

Ledererzeugung und -bearbeitung. Von Professor Dr. F. H o l t z m a n n, Karlsruhe.

Holzverarbeitung und Holzverwertung. Von Gewerbemedizinalrat Dr. E. B e i n t k e r, Arnsberg.

Bearbeitung von Haaren und Borsten. Von Professor Dr. F. H o l t z m a n n, Karlsruhe.

Zuckerfabrikation und -verarbeitung. Von Landesgewerbearzt Dr. A. N e u m a n n, Breslau.

Müller, Bäcker, Zuckerbäcker. Von Gewerbemedizinalrat Dr. H. G e r b i s, Erfurt.

Zigarren- und Tabakarbeiter. Von Professor Dr. F. H o l t z m a n n, Karlsruhe.

Alkoholgewerbe. Von Gewerbemedizinalrat Dr. E. B e i n t k e r, Arnsberg.

Kleiderkonfektion und Schneiderei. Von Dr. A. A l e x a n d e r, München.

Schuhmacherei und Schuhfabrikation. Von Gewerbemedizinalrat Dr. H. G e r b i s, Erfurt.

Hutmacherei. Von Gewerbemedizinalrat Dr. H. G e r b i s, Erfurt.

Kürschnerei. Von Gewerbemedizinalrat Dr. H. G e r b i s, Erfurt.

Wäschereien. Von Dr. A. A l e x a n d e r, München.

Caissonarbeiter (siehe Wirkung von Preßluft).

Maurer und ihre Hilfsarbeiter. Von Dr. A. A l e x a n d e r, München.

Maler, Anstreicher, Lackierer. Von Gewerbemedizinalrat Dr. Ludwig T e l e k y, Düsseldorf.

Graphisches Gewerbe. Von Professor Dr. Maximilian S t e r n b e r g, Wien.

Das Handelsgewerbe. Von Chefarzt Dr. Arnold C z e c h, Wien.

Seeleute. Von Professor Dr. K. S a n n e m a n n, Hamburg.

Eisenbahn- und Straßenbahnpersonal. Von Hofrat Dr. A. B o g d a n, Wien.

Die Krankenpflegerinnen. Von Dr. M. E p s t e i n, München.

Musiker. Von Regierungsmedizinalrat Dr. Richard B e r n s t e i n, Erfurt.

Dritter Band: Wohlfahrtspflege, Tuberkulose, Alkohol, Geschlechtskrankheiten

801 S. 37 Abb. RM 54.— geheftet; RM 59.70 gebunden

Die rechtlichen Grundlagen und die Organisation der Fürsorge einschließlich des Armenrechtes und des Rechtes des Kindes. Von Ministerialrat Dr. Hans M a i e r, Dresden.

Die Tuberkulose. Von Gewerbemedizinalrat Dr. Ludwig T e l e k y, Düsseldorf (Dr. Alfred G o e t z l, Wien, Dr. Sigismund P e l l e r, Wien, Dr. Georg S i m o n, Aprath, Professor Dr. Richard V o l k, Wien).

Der Alkohol und seine Bekämpfung. Von Professor Dr. E. G. D r e s e l, Heidelberg.

Die Geschlechtskrankheiten einschließlich der Prostitution. Von Dr. Hans H a u s t e i n, Berlin.

Vierter Band: Gesundheitsfürsorge, Soziale und private Versicherung

886 S. 42 Abb. RM 63.— geheftet; RM 69.— gebunden

Gesundheitsfürsorge. Von Kreismedizinalrat Dr. L. A s c h e r, Frankfurt a. M.

Säuglingsfürsorge (einschließlich Pflegekinderwesen und Mutterschutz). Von Professor Dr. St. E n g e l, Dortmund, und Dr. H. B e h r e n d t, Frankfurt a. M.

Kleinkinderfürsorge. Von Dr. G. T u g e n d r e i c h, Berlin.

Soziale Hygiene und Schulalter. Von Professor Dr. A. G a s t p a r, I. Stadtarzt, Stuttgart.

Der Schularzt. Von Geh. Sanitätsrat Dr. A. O e b - b e c k e, Stadtarzt a. D., Wiesbaden.

Schulkinderfürsorge. Von Dr. Th. H o f f a, leitender Arzt des städtischen Säuglingsheims, Barmen.

Die Fürsorge für moralisch Minderwertige. Von Professor Dr. A. G r e g o r, leitender Arzt der badischen Erziehungsanstalt Flehingen.

Fürsorge für Schwachsinnige und Epileptiker. Von Oberarzt Dr. C. K l e e f i s c h, Essen.

Fürsorge für Geisteskranke. Von Dr. E. M a t t h i a s, Lübeck.

Schwangeren- und Wöchnerinnenfürsorge einschließlich Anstalten. Von Professor Dr. Ed. M a r t i n, Direktor der Rheinischen Provinzial-Hebammen-Lehranstalt, Elberfeld.

Mutterschaftsschutz und -fürsorge im Gesetz (Sozialversicherung, Gewerbeordnung). Von Clara S c h l o ß m a n n †, Düsseldorf.

.Beratungsstellen. Von Kreismedizinalrat Dr. L. A s c h e r, Frankfurt a. M.

Krüppelfürsorge. Von Professor Dr. W. V. S i m o n, Frankfurt a. M.

Fürsorge für Blinde. Von Sanitätsrat Dr. W. F e i l c h e n f e l d, Charlottenburg.

Fürsorge für Taubstumme. Von Dr. E. M a t t h i a s, Lübeck.

Die Hilfsorgane der Gesundheitsfürsorge, ihr Wirkungskreis und ihre Ausbildung. Von Stadtmedizinaldirektor Dr. H. R o s e n h a u p t, Leiter des städtischen Gesundheitsamtes, Mainz.

Desinfektoren und Seuchenschwestern. Von Professor Dr. E. S e l i g m a n n, Abteilungsdirektor im städtischen Hauptgesundheitsamt, Berlin.

Die Sozialversicherung. Von Dr. H. D e r s c h, Senatspräsident im Reichsversicherungsamt, Berlin.

Der Arzt in der deutschen Sozialversicherung. Von Dr. W. P r y l l, Chefarzt der allgemeinen Ortskrankenkasse, Berlin.

Der Arzt in der Invaliden- und Unfallversicherung. Von Obermedizinalrat Professor Dr. H. K n e p p e r, Köln a. Rh.

Privatversicherung. Von Professor Dr. G. F l o r - s c h ü t z, I. Bankarzt, Gotha.